全国高等学校医学规划教材
国家精品课程主讲教材

（供临床医学等专业用）

外 科 学 （八年制）

Waikexue

主编　郑树森

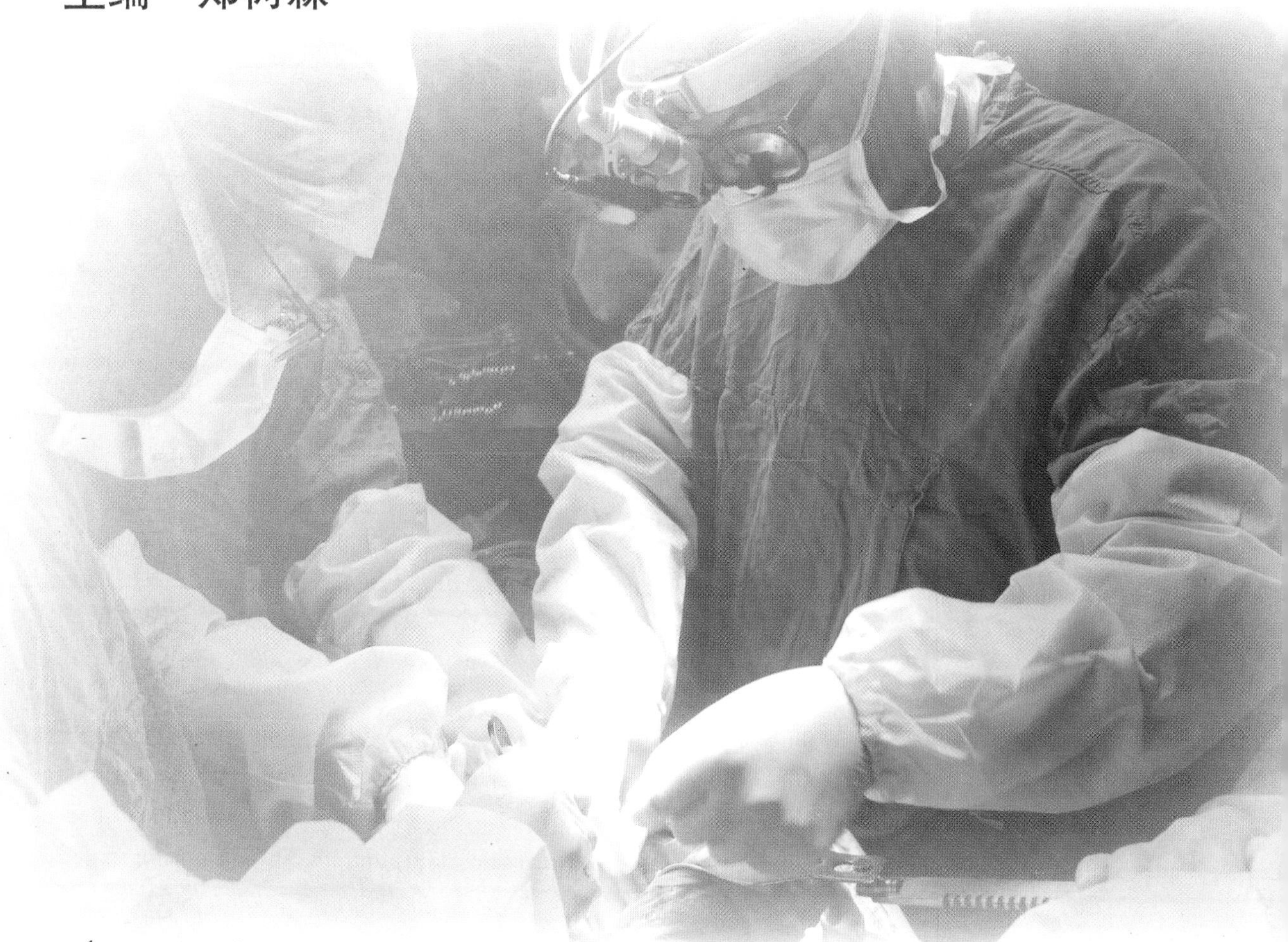

高等教育出版社·北京
HIGHER EDUCATION PRESS　BEIJING

内容简介

　　本书共 117 章，由包括 14 位院士在内的 120 余位国内外科领域的知名专家、教授联合编著而成。本书秉承"三基"与学科新进展并重的编写理念，针对我国高等医学教育模式的不断转变和培养高素质、深层次医学人才的需求，在充分阐述外科学基础知识的同时，着重介绍了当今外科学的新技术、新理论以及最新临床研究进展，如机器人与外科、分子与细胞生物学在外科学中的应用、移植常用免疫抑制剂及其药理机制和微创外科等内容，以适应外科学发展的需求。各章节前设有英文学习要点，章节内插入言简意赅的"Box"，有利于学生提纲挈领、抓住重点，并能纵向及横向拓展知识点，同时有利于提高学生的专业英语水平。结合现代教育数字化发展趋势，本书将拓展知识、手术视频、思考题、参考文献放在数字课程上，便于学生获得更深入的学习资料，以提高教学效果。

　　本书主要作为临床医学等专业八年制学生的教科书，也可作为临床医师的参考书。

图书在版编目（ＣＩＰ）数据

　　外科学 / 郑树森主编. — 北京：高等教育出版社，2012.8

　　供临床医学等专业用. 八年制

　　ISBN 978-7-04-034488-2

　　Ⅰ. ①外… Ⅱ. ①郑… Ⅲ. ①外科学－研究生－教材

　　Ⅳ. ①R6

　　中国版本图书馆CIP数据核字(2012)第168981号

总 策 划　林金安	策划编辑　杨　兵	责任编辑　杨　兵	装帧设计　张　楠
责任校对　金　辉	责任印制　毛斯璐		

出版发行	高等教育出版社	咨询电话	400-810-0598
社　　址	北京市西城区德外大街 4 号	网　　址	http://www.hep.edu.cn
邮政编码	100120		http://www.hep.com.cn
印　　刷	北京中科印刷有限公司	网上订购	http://www.landraco.com
开　　本	889 mm×1194 mm　1/16		http://www.landraco.com.cn
印　　张	67.75		
字　　数	2400 千字	版　　次	2012 年 8 月第 1 版
插　　页	14	印　　次	2012 年 8 月第 1 次印刷
购书热线	010-58581118	定　　价	138.00 元

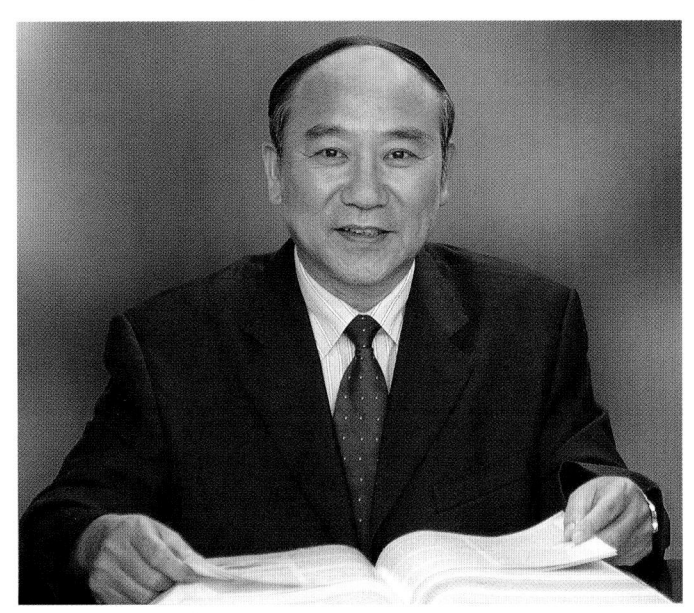

郑树森院士

  我国著名的外科学家，中国器官移植及多器官联合移植的开拓者之一，国家重点学科外科学（普外）学术带头人。

  现任浙江大学医学部副主任、浙江大学附属第一医院院长、卫生部多器官联合移植研究重点实验室主任、浙江大学外科研究所所长、中国医师协会副会长、国务院学位委员会第六届学科评议组临床医学Ⅱ组召集人、教育部高等学校临床医学教学指导委员会主任委员、中华器官移植学会主任委员、肝移植学组组长、中华医学会外科学分会副主任委员、器官移植学组组长、美国外科医师协会会员（FACS）、国际肝移植协会（ILTS）组织委员会委员、*Hepatobiliary & Pancreatic Diseases International* 主编、《中华移植杂志》（电子版）总编辑。

  在器官移植和肝胆胰外科领域成绩卓著，创立国际学术界广泛认可的肝癌肝移植"杭州标准"，在国际上首次提出肝移植术后乙肝复发防治新方案。所施行的肝肾联合移植和胰肾联合移植受者，分别创国内和亚洲最长存活记录。连续两次担任器官移植领域"973计划"项目首席科学家，主持"十一五"国家科技重大专项课题、国家自然科学基金重点项目、教育部长江学者和创新团队发展计划等重大科研项目，发表SCI收录学术论文150余篇，主编《外科学》《外科学进展》、《肝脏移植》、《胰腺移植》等教材及专著；所领导的肝移植团队先后荣膺教育部"长江学者和创新团队发展计划"和国家自然科学基金委员会创新研究群体。两次作为负责人荣获国家科技进步二等奖。

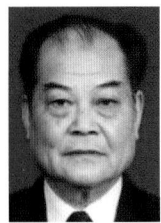

黎介寿院士
· 著名普通外科专家、医学教育家
· 南京军区南京总医院
· 我国肠外瘘治疗的鼻祖，临床营养支持的奠基人，亚洲同种异体小肠移植的开拓者

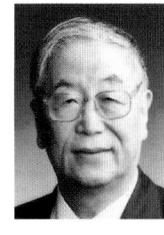

郭应禄院士
· 著名泌尿外科专家
· 北京大学
· 新一代泌尿外科和男科学学科带头人，体外冲击波碎石领域开拓者，腔内泌尿外科学领域奠基人

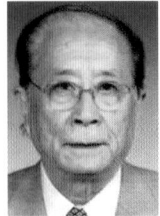

王澍寰院士
· 著名手外科专家
· 首都医科大学
· 我国手外科专业奠基人，在断肢再植、显微外科领域有突出贡献

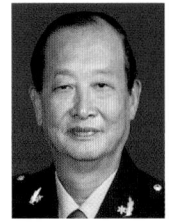

王正国院士
· 著名战创伤医学专家
· 第三军医大学
· 交通医学奠基人，为我国战创伤研究做出卓越贡献

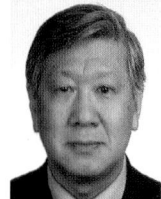

顾玉东院士
· 著名手外科专家
· 复旦大学
· 在肢体创伤的组织移植修复及周围神经损伤修复领域做出卓越贡献

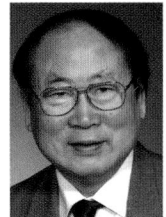

朱晓东院士
· 著名心脏外科专家
· 北京协和医学院
· 在心脏外科临床、人工心脏瓣膜与心室辅助装置领域有突出贡献

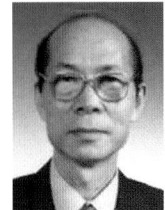

汤钊猷院士
· 著名肿瘤外科专家
· 复旦大学
· 在肝癌早期发现、诊断和治疗方面做出突出贡献

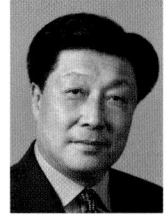

郝希山院士
· 著名肿瘤外科专家
· 天津医科大学
· 在肿瘤外科、肿瘤免疫与生物治疗方面取得多项创新性成果

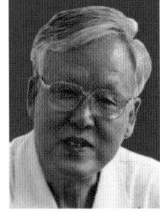

王忠诚院士
· 著名神经外科专家
· 首都医科大学
· 在我国中枢神经系统肿瘤、脑血管疾病、颅脑外伤等外科手术治疗方面做出重大贡献

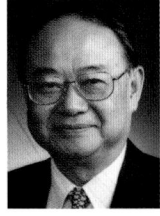

戴尅戎院士
· 著名骨科专家
· 上海交通大学
· 在骨关节损伤和人工关节的临床与基础研究、生物材料、生物力学、干细胞与骨再生研究等众多领域做出重大贡献

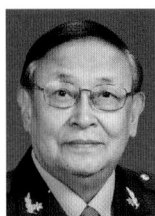

卢世璧院士
· 著名骨科专家
· 中国人民解放军总医院
· 在人工关节、周围神经损伤修复、脊柱外科及骨、软骨组织工程等方面的研究有独到的建树

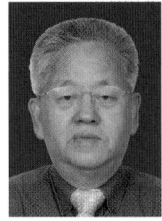

邱贵兴院士
· 著名骨科专家
· 北京协和医学院
· 在脊柱外科及关节外科领域做出卓越贡献

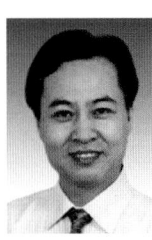

赵玉沛院士
· 著名胰腺外科专家
· 北京协和医学院
· 在肝胆、胃肠、甲状腺等普通外科领域做了许多开创性工作，特别在胰腺外科方面有着深厚的造诣

数字课程

外科学

登陆方法：
1. 访问 http://res.hep.com.cn/34488
2. 输入数字课程账号（见封底明码）、密码
3. 点击"LOGIN"
4. 进入学习中心，选择课程

账号自登录之日起一年内有效，过期作废。
使用本账号如有任何问题，
请发邮件至：medicine@pub.hep.cn

登陆以获取更多学习资源！

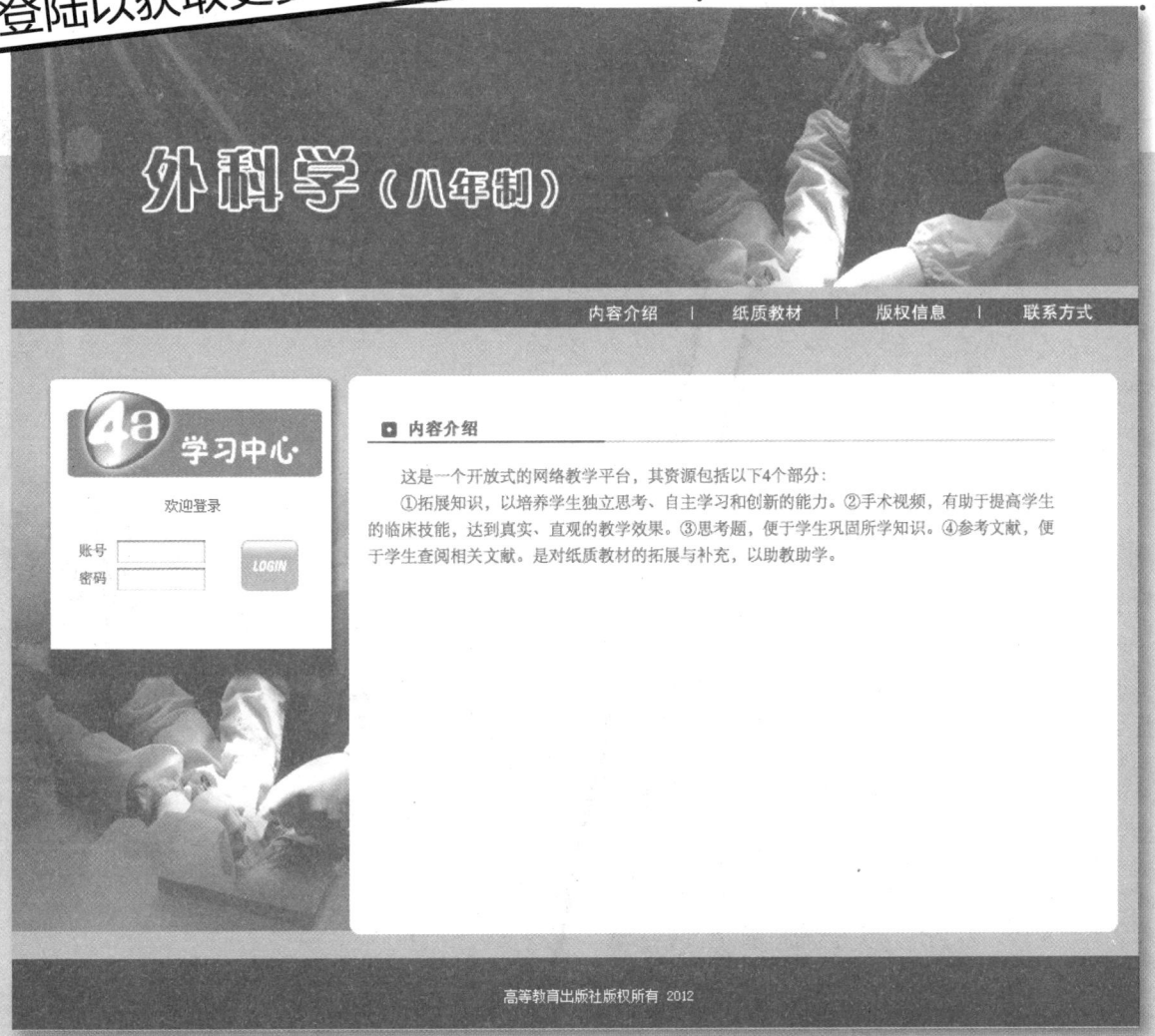

外科学（八年制）

内容介绍 | 纸质教材 | 版权信息 | 联系方式

4a 学习中心

欢迎登录

账号 ☐
密码 ☐
LOGIN

内容介绍

这是一个开放式的网络教学平台，其资源包括以下4个部分：
①拓展知识，以培养学生独立思考、自主学习和创新的能力。②手术视频，有助于提高学生的临床技能，达到真实、直观的教学效果。③思考题，便于学生巩固所学知识。④参考文献，便于学生查阅相关文献。是对纸质教材的拓展与补充，以助教助学。

http://res.hep.com.cn/34488

外科学(八年制)编委会

主　编　郑树森

副主编　黎介寿　郭应禄

分编负责人

外科学的基本原理与围术期管理	黎介寿　郑树森
创伤和急诊外科	王正国
器官移植	郑树森
肿瘤	郝希山
头颅与神经外科	王忠诚
心胸外科	朱晓东
普通外科	郑树森　黎介寿　汤钊猷
血管外科	王玉琦
泌尿及男性生殖外科	郭应禄
骨科	卢世璧　戴尅戎
手外科	顾玉东　王澍寰
整形外科	曹谊林

编写秘书　吴　健

参加编写人员

（以姓氏拼音为序）

巴　一　（天津医科大学）

曹　晖　（上海交通大学）

曹谊林　（上海交通大学）

陈　斌　（复旦大学）

陈　亮　（复旦大学）

陈　忠　（首都医科大学）

程国良　（解放军 401 医院）

戴尅戎　（上海交通大学）

戴显伟　（中国医科大学）

符伟国　（复旦大学）

顾玉东　（复旦大学）

郭大乔　（复旦大学）

郭全义　（中国人民解放军总医院）

郭树忠　（第四军医大学）

郭应禄　（北京大学）

郝继辉　（天津医科大学）

郝立波　（中国人民解放军总医院）

郝希山　（天津医科大学）

贺石生　（同济大学）

洪光祥　（华中科技大学）

侯铁胜　（第二军医大学）

胡　坚　（浙江大学）

胡振华　（浙江大学）

黄晓波　（北京大学）

江基尧　（上海交通大学）

姜洪池　（哈尔滨医科大学）

蒋建文　（浙江大学）

景在平　（第二军医大学）

阚世廉　（天津医科大学）

劳　杰　（复旦大学）

黎介寿　（南京军区南京总医院）

李　波　（四川大学）

李　慧　（天津医科大学）

李慧武　（上海交通大学）

李　立　（昆明医科大学）

李　宁　（南京军区南京总医院）

李　强　（首都医科大学）

李秋荣　（南京军区南京总医院）

李维勤　（南京军区南京总医院）

李晓强　（苏州大学）

李学松　（北京大学）

李幼生　（南京军区南京总医院）

李泽坚　（北京协和医学院）

林洪远　（中国人民解放军总医院）

林建江　（浙江大学）

林向进　（浙江大学）

林晓曦　（上海交通大学）

林子豪　（第二军医大学）

刘昌伟　（北京协和医学院）

刘凤祥　（上海交通大学）

卢世璧　（中国人民解放军总医院）

罗开元　（昆明医科大学）

罗世祺　（首都医科大学）

毛远青　（上海交通大学）

潘柏年　（北京大学）

彭志毅　（浙江大学）

亓发芝　（复旦大学）

祈佐良　（上海交通大学）

秦新裕　（复旦大学）

秦运升　（浙江大学）

邱贵兴　（北京协和医学院）

任建安　（南京军区南京总医院）

沈文律　（汕头大学）

孙晓江　（上海交通大学）

谈伟强　（浙江大学）

汤钊猷　（复旦大学）

田光磊　（北京大学）

田惠忠　（首都医科大学）

汪仕良　（第三军医大学）

王建军　（华中科技大学）

王深明　（中山大学）

王澍寰　（首都医科大学）

王伟林　（浙江大学）

王新颖　（南京军区南京总医院）

王玉琦　（复旦大学）

王正国　（第三军医大学）

王忠诚　（首都医科大学）

文　亮　（第三军医大学）

吴　健　（浙江大学）

吴性江　（南京军区南京总医院）

吴中学　（首都医科大学）

武正炎　（南京医科大学）

刑　新　（第二军医大学）

徐达传　（南方医科大学）

徐建光　（复旦大学）

徐建国　（南京军区南京总医院）

徐　骁　（浙江大学）

序

　　高等医学院校教育存在着不同层次的教育形式,八年制临床医学专业的使命必当是培养高素质医疗卫生精英人才,自创办以来始终实行"高进、优教、严出"的英才教育模式。该专业自开办以来,已为中国医学事业的发展培养了一大批优秀骨干人才。八年制临床医学专业的办学原则是"八年一贯,整体优化,加强基础,注重临床,培养能力,提高素质",目标是培养具有医学博士专业学位的高层次、高素质的临床和科研人才。更注重能力和素质培养,强调"三高"、"三基"、"三严":三高即高标准、高起点、高要求,三基即基本知识、基本理论、基本技能。三严即严格要求、严密方法、严肃态度。

　　"千里之行,始于足下;百尺高台,始于垒土",优秀临床医生的培养,医学科学家、教育家的涌现,都是以医学教育作为基础。随着转化医学时代的到来,外科学发展更是日新月异,编撰、出版符合当前我国八年制医学生教学的《外科学》教材,正是时代的需要。

　　历经三年,投入了大量精力和时间,由郑树森院士领衔的众多知名外科学者、专家,在繁忙的临床、科研和教学工作之余,贡献精湛的专业知识与丰富的临床经验,群策群力,同心同德,阐述外科学的基础知识,介绍学科最新临床和研究进展,汇编成八年制《外科学》教材,将艰深难懂的知识和先进尖端的技术,用通俗易懂的语言表达出来,并辅以详细的图表解说;将丰富的外科学知识和信息,巨细无遗地传承给后学者。

　　此外,本书在内容、形式上有众多新颖之处:①本书参考、借鉴国外出版的外科学教材《克氏外科学》,内容广泛,秉承"三基"知识与前沿知识并重的编写理念,夯实八年制医学生的医学基础并拓宽知识面;②与时俱进,适应医学教育模式的转变,融入较多外科学领域的新动态、新技术和新理论,如机器人与外科、微创外科等;③体现转化医学的理念,强调基础学科和临床学科的交叉融合,注重医学生创新、转化能力的培养;④本书章节前设有英文学习要点,可以提纲挈领,有利于抓住重点;⑤本书各个章节内增设"Box",总结的知识点言简意赅,可以纵向及横向拓展知识;⑥根据现代教育数字化发展趋势,将拓展知识、手术视频、思考题、参考文献放在数字课程上,有利于学生知识拓展和形象、直观地学习;⑦本书包含14位院士在内的120余位编者,均为经验丰富、造诣深厚并长期工作在外科学临床、教学、科研第一线的学者和专家。

本书可谓真正适应了时代的潮流,先进性和经典性并举。借此机会,我本人欣然向所有参与本书编写的同道朋友们严谨求实、创新进取、精益求精的治学精神表达诚挚的敬意。本书具有较高的学术价值,不仅可作为八年制医学生的教科书,亦可作为其他生物医学领域相关人员及众多科技人士的参考书。

全国人大常委会副委员长,中国工程院院士

2012 年 7 月于北京

前　言

医学教育是一项关系我国医学事业长期健康发展和广大人民群众切身利益的树人工程。近年来,伴随我国医学事业的飞速发展,医学教育工作也面临前所未有的机遇与挑战。我国广大医学教育同仁在课程设置改良、教学手段革新、教学观念转变等方面做出了巨大的努力,取得了卓著的成就。

教材建设是医学教育不可分割、不可或缺的重要组成部分。在当前教学改革蓬勃推进、教育理念日新月异之际,顺应当前医学发展趋势,适合我国医学教育实际情况,以培育新世纪高水平、宽视野、厚基础的高等医学人才为目标,建设新型医学教材已成为广大医学同道的共识。《外科学》八年制教材正是为适应我国高等医学院校长学制(八年制)教育发展的需要,按照"八年一贯,整体优化,加强基础,注重临床,培养能力,提高素质"的办学原则和"培养具有医学博士专业学位的高层次、高素质的临床和科研人才"的教学目标,秉承"三高"、"三基"、"三严"的编写思想编写而成,"三高"即高标准、高起点、高要求,"三基"即基本知识、基本理论、基本技能,"三严"即严格要求、严密方法、严肃态度。本教材由 14 位我国医学界和外科学界享有盛誉的院士牵头,汇集 120 余位工作在临床、教学、科研第一线的著名专家教授辛勤编撰成稿。

本教材形式新颖,特色鲜明、贴近临床、突出学科前沿进展,与传统医学教科书相比有较大不同:

1. 在章节前设立了"Key concepts",全英文书写,内容提纲挈领,概括本章节最重要知识点,包含重要英文专业词汇,便于学生学习。

2. "Box"的设置是本教材的一个创新之处,"Box"的内容主要提示知识衍生和横向联系,加深学习广度和深度,如基础研究、最新进展、临床前后知识贯穿联系等,有助于学生的临床知识融汇贯通,引导学生进行基础科研、把握学科发展方向。

3. 及时反映当今外科学的最新进展,本教材增加了手外科、整形外科、机器人与外科、微创外科等章节。

4. 在编写语言和文字上,本教材力求精练,内容深入浅出,简明易懂。

本教材在编写过程中,得到了教育部、卫生部、高等教育出版社、中国工程院、中华医学会、中国医师协会、教育部临床医学教学指导委员会等上级部门领导的大力支持。数十位德高望重的前辈大家或者提供宝贵意见、建议,或者不辞辛劳亲自参加编撰工作。来自全国各地高等医学院校、科研机构百余位工作者反复斟酌、增删数稿。本教材初稿形成后,也曾多方征求八年制医学生的意见,以求定位明确,最大程度地满足八年制医学生的教学需求。本教材得以面世,供高等医学院校广大师生使用,正是全体编委和工作人员的心血凝集,在此谨致以诚挚的谢意和由衷的敬意。

全书稿虽然经过多次讨论、修改和审校,必然还会存在不少缺点和疏漏,热忱欢迎同道和医学生不吝指正,提出修改意见,使本教材不断完善和提高。

郑树森

2012 年 6 月于杭州

目 录

第十二部分　整形外科

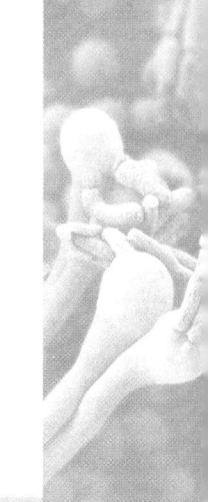

第 1 章

外科学发展史

本章要点 (Key concepts)

Surgery has been taken a long history of developing in many aspects which include anti-bacterial, aseptic technique, anatomy, anesthesia and surgical techniques.

In modern surgery, people make much more focus on some new concepts, such as the concepts of minimally invasion, evidence-based surgery etc. Also, the methods of diagnosis and therapy have been made great progress during these years.

Surgery is comprehensive theoretical knowledge and skill which is necessary in a doctor's career path.

外科学(surgery)是医学的一个分支,是临床医学的二级学科。Surgery 一词来自拉丁文 chirurgia,又由古希腊文 cheir(手)和 ergon(工作)组成,指以手术为主要手段的医疗方法,因此外科是以手术或手法治疗为主的临床学科。随着医学的发展,临床分工愈来愈细,外科又分为普通外科、骨科、胸外科、神经外科、泌尿外科、烧伤整形科等;还可根据专业的不同分出血管外科、肝胆外科等。

一、外科学的建立

医学是人们在与自然界作斗争的过程中逐渐形成的一门实用性科学,外科更是如此,在人们与自然界作斗争的过程中,机体常受到损害,如组织破损、骨折等,涉及止血、消毒、修复、包扎等治疗手段,汇集起来升华为专门的外科技术。

我国在商代(公元前 1300 年)已有人体解剖部位名称和疾病如"龋齿"、"疥"、"疮"的描述。《黄帝内经》(公元前 305—前 240 年)一书对血循环概念已有认识。南北朝龚庆宣所著《刘涓子鬼遗方》(483 年)是中国最早的外科学专著。隋代巢元方所著《诸病源候病》(610 年)中记述了肠吻合术、大网膜结扎切除术、血管结扎术等外科手术方法和步骤。明代陈实功所著《外科正宗》中记叙刎颈切断气管,应急用丝线缝合刀口。清代王清任解剖犯人的尸体,撰写了《医林改错》一书,纠正了前人有关解剖的许多错误。清末高文晋所著《外科图说》(1856 年)是以图解为主的中医外科学。

公元前 460—前 377 年,古希腊医学家 Hippocrates 针对骨折、脱位和创伤创立了许多治疗的新方法,成为西方外科学的最初奠基人。Celstts 描述的炎症四大症状——红、肿、热、痛仍沿用至今。在 16 世纪初的欧洲,《论疾病的部位和原因》一书与 1794 年 Hunter 的《论血液、炎症和枪伤》对炎症均有叙述,炎症逐渐成为外科第一病理变化的原因。1843 年维多利亚女王成立了英国皇家外科学院,外科医生开始有独立的教育机构。

医学的发展除有本身的动力外,在很大程度上受到其他学科发展的影响与推动。手术能成为一种治疗手段的基础是无菌技术、麻醉、人体解剖学、病理生理学与手术基本操作技术的发展和进步。

(一) 抗菌、无菌术

19 世纪初手术开始出现,但术后感染甚为严重,死亡率极高,匈牙利产科医生 Semmelweis(1818—1904)提出产褥热是感染性疾病,要求医生在接生前必须用含氯石灰(漂白粉)洗手,产妇的死亡率即由 10% 降至 1%。英国的 Lister(1827—1912)应用苯酚作为杀菌剂浸泡器械,喷洒手术室,使截肢术后病人的病死率由 45% 降至 15%,法国 Pasteur(1822—1895)提出疾病的细菌学理论,德国 Bergmann(1836—1907)创造蒸汽灭菌法,美国 Halsted(1852—1922)提出手术时戴灭菌橡皮手套,使手术的无菌术逐步完善。

(二) 麻醉

1800 年 Davy 应用笑气作为麻醉剂,1842 年美国的 Long 使用乙醚,1847 年苏格兰医生 Simpson 介绍了氯仿的应用。麻醉技术的发展有力地促进了手术学的进步。

（三）解剖学

手术必须以人体结构为基础，较完整的人体解剖学的发展起源于16世纪欧洲文艺复兴时期。艺术家为了了解人体的精细结构而实施了人体解剖。比利时Vesaluis（1514—1564）专心从事人体结构的研究，成为16世纪最有造诣的解剖学家。1858年英国的H. Gray出版了《格雷氏解剖学：描述与外科》一书，其后该书经不断更新、充实，至今仍是世界上具有权威性的解剖学教科书。

（四）生理学

外科学和生理学的结合使外科学的视野从局部扩展到整体。随着对生理学的了解，生理学与外科学相结合的重要性越来越被重视。1952年美国外科学家Moore提出了外科手术的代谢反应与管理的问题，加强了外科病人手术前后的代谢处理，改善了手术效果，使外科学与生理学的结合更深入了一步。

（五）手术基本操作技术

手术的基本操作是切开、分离、止血、缝合。然而，规范化的操作方法是逐渐完善的，如手术止血术可用止血钳及丝线结扎血管，将空腔器官如肠管断端连接起来的吻合技术，各种组织应该按层缝合的理论，组织间或体腔中的渗出物应引流至体外的理论与引流物的设计，都是保证手术成功的基础。

二、现代外科学的发展

在19世纪，外科学虽已形成独立的学科，然而，对人体疾病的治疗仅处于初步阶段，人体的许多部位不能进行手术操作，被认为是手术的"禁区"。直至20世纪，外科学才有了突飞猛进的发展。

（一）概念的创立

1. 围术期　围术期的概念于20世纪80年代被提出，此前学者认为应以手术为中心，将手术分为术前、手术与术后三个阶段。后来认识到手术前、中、后是一个整体，改变了既往的唯手术论的认识，提高了手术成功率。

2. 微创概念（concept of minimally invasion）　外科属一种创伤性治疗方法，在治疗疾病的同时，对机体也造成一定程度的创伤，如组织的丧失、生理被扰乱、器官功能的损害等。随着科学技术的发展，医学的进步，对疾病认识的深入，高技术的新型手术，医疗器械、仪器的应用，病人遭受较小创伤而能获得较好效果的愿望逐步成为现实。

为使病人承受最小创伤而获得预定的效果，医生在外科各种操作中都应贯穿"微创"的概念，这一概念可通过各种技术来完成。因此，微创技术的应用并不局限在某一种或某一类疾病上，而是涉及每一专科和每一操作。随着对微创概念广泛、深入的认识，科学技术的进步，微创技术将会有更多的发展，它是当代外科学的一大进展。

3. 循证外科学（evidence-based surgery）　医学是一门生命科学，它的工作对象是人，许多药物、治疗方法、手术等是经动物实验取得证据后应用到临床。虽然，其中的许多结果可以作为在人体应用的依据，但是药物和治疗方法在人与动物之间的应用并不完全一致甚至相差甚远。而且很多人类的疾病不可能在动物体上模拟出来。因此在医学治疗中，很多方法是经验的积累，常出现同一药物或同一治疗方法在不同时期、不同的病程或由不同的医生采用而出现不同的结果，文献中的报道结果常是相互矛盾，有的更只是专家的独家经验，难以科学地判断、选择。

为了了解某一药物或某一方法的临床应用效果、副作用等，研究者常采取随机、对照研究（randomize controlled trial，RCT）方法，并且还可在多个中心展开，以求获得足够的在人群应用的准确证据来指导临床实践。最初这一种验证主要用于药物的研究，其后逐渐在临床各领域推广应用。20世纪70年代以后，学者开始逐步重视用这种客观、细致的方法来评价一个药品、一种治疗方法、甚至诊断方法的效果、安全性等。20世纪末期，这种概念得到发展并被命名为"循证医学"（或证据医学）。顾名思义，医学应以证据为基础，其经典定义为"慎重、准确和明智地应用当前所能获得的研究依据，结合医生个人的专业技能和临床经验，同时考虑病人的价值和愿望，将三者完美地结合，制定出病人最优化的治疗措施。"

外科实践中同样涉及诊断、药物、非手术治疗、手术方式等问题，也需要按照循证医学的要求去选择最佳的方法，遂有"循证外科学"（evidence based surgery）之称。

"循证外科学"的研究范畴可概括为三类：①在外科治疗中应用的药物或非手术治疗方法。②手术方式的对比。③手术治疗与非手术治疗的对比。虽然在外科治疗中，难以完全达到随机对比的条件，降低了结果的可信度，但循证医学仍然是使外科学进步的基础。

（二）诊断技术的进步

1. 影像学　随着电子学、光学、器械学的进展，医学诊断设备得到了迅速的改革与创造，使人体的大体组织结构与细微改变都能得到直观或相似的成像，可显示组织结构有无异常，准确地显示病变的所在部位、形态与大小，进而使得医生在术前能够作出较准确的诊断，选择合适的手术方案，提高了手术治疗的合理性与治疗效果。常用的有数字X线成像（CR、DR）、计算机X线断层扫描（CT）、数字减影血管造影(DSA)、单光子发射计算机断层扫描(ECT)、磁共振成像(MRI)、B超等。

2. 内镜与腔镜 20世纪70年代以后,各式各样的内镜与腔镜不断地被创制出来。可以说机体上有腔隙的部位,不管是有腔器官或有间隙的组织几乎都有相应的窥镜进行直接观察,同时还可在镜下直接进行手术治疗。

3. 免疫学诊断 随着分子生物学、免疫学的发展,检测方法得到了改进,尤其是肿瘤的早期诊断有了明显的进步,使早期治疗得以实现,许多肿瘤标志物如甲胎蛋白(α-fetoprotein,AFP)、血清癌胚抗原(CEA)、胃癌相关抗原、糖类抗原199(CA-199)等可为原发性肝细胞癌、结肠癌、胃癌、胰腺癌等的诊断提供线索。

（三）治疗方法的进步

1. 微创技术 当前,随着高科技的发展,创造了许多器械、设备,使治疗手段、方法微创化,按所用器械、设备等的不同,这些微创技术(minimally invasion techniques)可以概括为:①显微技术。②介入技术。③窥镜技术。④其他。随着科学的发展,将出现更多的微创技术、方法,甚至是"零创伤"技术。

(1) 显微技术(microsurgery) 应用显微镜或放大镜将手术部位加以放大,并进行操作。手术操作可以很精细,创伤也小。断肢再植术的小血管吻合是其代表。

(2) 介入技术(intervention technique) 是在X线透视下,将导管经血管送到需治疗的部分,注入药物或某些物质以达到治疗的目的。如经股动脉插入导管选择到达肠系膜上动脉或其分支,注入血管收缩剂治疗肠管某一部位的出血。介入技术的发展,简化了手术治疗,如腹主动脉瘤、先天性动脉导管未闭等可用介入法加以治疗而不需开放手术。

(3) 窥镜技术(scope technique) 窥镜可以分为两大类:①通过自然孔道进入体腔进行操作的称内镜,如气管镜、支气管镜、食管镜、胃十二指肠镜、直肠镜、结肠镜、小肠镜、膀胱镜、输尿管镜等;②通过人工通道进入体腔进行操作的称腔镜,如腹腔镜、胸腔镜、关节镜、胆道镜、脑室镜、血管镜等。经窥镜不但可以通过观察、取活检作诊断,还可以进行治疗,如经腹腔镜行胆囊切除、肠切除、胃切除、肝叶切除,经胸腔镜行肺叶切除等,都是20世纪后期发展起来的腔镜技术。

(4) 其他技术 如冷冻、微波固化、伽马刀等也都属于微创技术的范畴。

2. 器械的改进与代用品的应用 器械制造、仿生学、电子学等与医学相结合所制造的许多器械与设备使手术操作的准确性、有效性大为提高,从单纯的手工操作逐步向半自动化与自动化发展,如应用订书机原理的胃肠吻合器、关闭肠断端或支气管断端的闭合器、可施行脑部或腹部手术的电子计算机控制的机器手、治疗肾结石的体外震波等。

组织缺失修复有困难时一些组织代用品发挥了很大的作用,如人工血管、人工瓣膜、人工肾、人工关节等以及用高分子织物(聚丙烯、四氟乙烯)修补腹壁缺损。当代兴起的组织工程学,更是生物工程与高分子化学的结合,以生物相容性良好并可被机体逐渐降解和吸收的高分子物质作为基质,将组织细胞吸附于其上,塑造组织代用品如再造耳郭、人工肌腱、软骨等。

3. 器官移植的产生和进步 器官移植是20世纪医学界的一大进展,它的成功在治疗学上开辟了一个新领域。以往外科治疗的基础是建立在组织、器官的修复、重建上,而器官移植则是更换已损毁的组织、器官,因此是器官组织功能损坏至不可逆转程度时的理想治疗方法。自20世纪60年代肾移植获得成功后,大器官(如心、肺、肝、肠)移植都相继获得成功,且数量不断增加,移植后的生存率也呈大幅度提高,肾、心、肝等移植1年成活率已达90%,并有不少长期存活的病例。移植器官也从单一器官移植过渡到肝肾、胰肾、心肺甚至更多器官联合移植,也有一个供体器官移植给两个受体,即一供二受;供体的获取来源也从尸体扩大到活体;在克隆技术迅速发展的当代,有望从转基因的动物获得供器官,器官移植将从同种异体向异种异体发展。

（四）药物的创新

感染是外科手术治疗中的一个重点问题,如手术合并感染就可能导致失败。虽然,操作时重视无菌技术可降低感染发生率,但并不能完全阻止感染的发生。20世纪40年代青霉素、磺胺类抗生素的出现,为控制感染提供了有效的药物,20世纪的后半叶,抗菌药物尤其是抗生素的发展极为迅速,有效减少了手术后感染的发生,提高了手术的成功率。

免疫抑制剂的问世,促进了器官移植范围的扩大与疗效的提高。

生物工程的应用制造了许多新型的生物制剂、细胞因子制剂、激素制剂,促进了组织的愈合与功能的恢复,进一步改善了手术的操作条件与效果。

三、外科与内科的关系

外科与内科是临床医学为适应病人治疗的需要逐渐出现的两个分支。医学的发展使分工越来越细,分科越来越多。但治疗方法的增多，使原来包括在外科范畴内的许多操作都难以确定应划入哪一分支，一种疾病的治疗也不能完全固定地归入哪一学科。早在 20 世纪中期，权威性的 *Christopher Surgery* 教科书中即提出"外科医生是内科医生加手术治疗"。1937 年 Ochsner 与 Wangensteen 提出"内科与外科之间已经不存在清楚的界限，内外科之间的界限不是固定的，而是在不断地变更，当疾病不能采用内科方法进行有效的治疗时，就需要努力寻找外科方法。同时，也要不断寻求新的内科疗法以替代有效的但有创的手术治疗"。

为了求得对疾病治疗的连贯性，在部分医疗机构中，已实行按系统(如心血管系统、消化系统、神经系统等)分工，这或许是将来医学发展的一种模式。

四、怎样学习外科学

任何学习的成功在于对学习内容要有明确的学习目的，因此，要学好外科学首先是要明确学习的目的——掌握、应用它解除病痛，恢复健康。

谈到外科学，就必然联想到手术，对外科医生就有"一把刀"的赞誉。其实不然，对一位外科病人治疗的成功绝不是单纯依靠手术，手术只是其中的一种方法。因此，学习外科学不是单纯学习怎样施行手术，而是学习在治疗病人的过程怎样使用手术这一治疗手段，要做到这一点就必须学习有关的基础理论知识和基本操作技能。

基础理论知识包括了基础医学知识和其他临床各学科的知识。20 世纪外科学能够迅速地发展，主要是将深入发展的解剖学、病理学、生理学等基础理论应用到外科学的结果，免疫学阐明与解决了组织器官移植排斥的问题，基因学的发展使人们认识到某些疾病的发生与不同个体对同一损害有不同反应有关。

基本技能是外科临床日常进行的一些技术操作，诸如病史采取与记录、体格检查、创面处理、各种穿刺、置管等，虽是一些日常的操作，却是外科处理中的重要组成部分，一个正确、熟练的操作可减轻病人的痛苦并改善治疗效果，一个不正确、生疏的操作却可加重病人的痛苦甚至影响预后，切开、分离、结扎、缝合是外科手术的基本技能，必须正确熟练地掌握。

手术是外科学中占主要地位的治疗方法，手术主要包含切除、修复、重建三个主要步骤，各种手术方式均按此程序进行。切除是切除病变部分，修复是修复损坏的组织、器官，重建是重建组织、器官的结构和功能。这三者在各种手术方式中所占的比重因手术目的的不同而异，手术方式的设计必须基于基础理论知识与基本技能。虽然每一手术方式都有具体的步骤，但不可依葫芦画瓢，而必须懂得每一步骤的含义。现代外科是以生理学、生物学为基础的学科，每个病人的情况各异，即使施行的手术方式大同小异，但这一"小异"却常常使手术出现截然不同的结果。因此，学习外科手术方式，主要是学习这一手术方式的目的、设计原理、对机体生理功能的影响，做到"知其然与其所以然"，绝不仅仅是学习一种方法或一项技能，也就是要努力成为一名外科医生而不是手术师。

(黎介寿)

第2章

外科伦理学

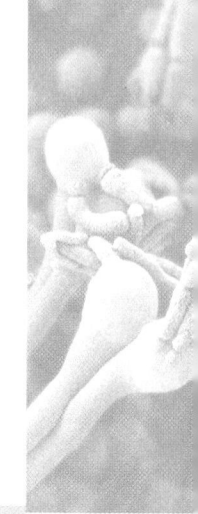

本章要点 (Key concepts)

A surgeon must take responsibility to patients first and foremost. The provision of competent surgical care, with compassion and respect for human dignity and rights are the responsibility of surgeons.

伦理学是生命之学、人伦之学、人性之学,是人之本体的绽放和弘扬。外科学是一种爱人之学、人道之学、健康之学,是对人之本体的呵护与关爱。外科学与伦理学的关系历经了浑然一体、水乳交融的远古萌芽,经过了分道扬镳、泾渭分明的千载磨砺,最终实现了重新融合的演变过程。

第一节 / 外科手术与临床的伦理学原则

手术是许多疾病高效、速效、特效的治疗手段,也是一类具有痛苦、充满风险、隐藏纠纷的医疗过程。对临床人员的法律规范和道德约束不仅是维护人的尊严与权益的需要,也是医学健康发展的前提。临床伦理学基本原则如下。

一、有利(beneficence)原则

医生为病人所做的一切都应当产生有利的结果,医务人员应有对病人"不伤害"和"确有助益"的义务。当然由于医疗行为的双重效应,难免出现一些危害病人身心健康的结果。有利原则要求权衡行动后果能否有益病人,不可避免的伤害是否值得。

医生术前对病人的手术指征、条件、时机、风险等问题准确理解,仔细权衡病人的利弊得失,及时准确地使用证明有效的治疗方法,作为综合治疗的最重要的组成部分,手术应在最适当的时机、以最恰当的术式、由最恰当的人完成。

二、尊重(respect)原则

尊重自主权是指尊重有行为能力的人对涉及其个人的问题自行决定、自己负责的权利。对每个个体而言,生命、健康是最大的事,与之相关的医疗行为自然应受到该个体的极大关注。

尊重知情同意权,是维护病人自主权的具体体现,疾病情况、治疗措施等有关信息应让病人知晓,并高度尊重他们在不受外来干扰的情况下作出的选择。对缺乏行为能力者,应取得监护人或代理人的同意。

三、公正(justice)原则

医生对于病人应平等相待,不分性别、相貌、年龄、肤色、种族、政治、经济、身体状况均应一视同仁,切忌歧视。联合国《世界人权宣言》中提出,作为综合治疗最重要组成的"人类生来平等"的精神,应在病人的受益与负担的分配上集中体现。

四、互助(solidarity)原则

在医疗活动中,必须兼顾个人、集体、社会的利益,现代人与未来人利益,才能使医疗活动持续发展。

五、微创(minimally invasion)原则

外科手术是一创伤性治疗,在治疗疾病的同时,对机体造成一定程度的创伤,导致一系列的反应,如组织的丧失、生理的扰乱、器官功能的损害等等。手术操作动作要细致、轻柔,爱护组织、器官,组织结构的重建要符合生理,是外科手术中应遵守的原则。

病人接受治疗时,除肉体将遭受创伤、忍受疼痛外,还将承受心理上的压力,如恐惧,担忧疾病的发展,手术的风险和效果,对以后的工作、家庭的影响等等,医生除应注意减少病人机体所受的创伤外,还应该注意减轻病人的心理压力,使病人保持稳定的心理状态,在接受治疗的过程中,生理与心理上都仅受到"微创"。

第二节 / 现代外科创新和发展中的伦理学问题

在外科实践中出现的新问题以及人们对外科治疗的要求不断提高,外科中的创新和改革也显得越来越重要。然而,随着外科学的不断发展,在创新和发展中出现的一些伦理学问题也越来越引起我们的重视。

一、外科创新伦理学问题

（一）外科创新存在的伦理学问题

1. 直接应用问题 在我国的临床实践中,有些外科医生直接照搬国外经验或者自行进行一些技术改造,并未经过安全性和有效性的深入研究,就直接广泛地应用于临床。这样就可能会出现两种截然不同的结果:一种是达到了这种新技术的目的,提高了疗效;另一种则是出现明显负效应。

2. 科学性问题 一个新技术的真正价值需要经过严格设计的前瞻性随机双盲对照临床试验来证实,它要求研究者要在一种绝对平衡的状态下得到结果。然而,现代外科创新的临床研究实际上很难达到这样的实验要求,很多影响观察效果的非处理因素确实难以控制;从主观方面来讲,有些外科医生"戴着有色镜"去观察效果,没有达到双盲的目的。

3. 知情同意问题 在很多国家的医患关系中,医生处于绝对优势,具有"家长式"作风,医生提供给病人的所选治疗方案可能很少,或者有意诱导病人或家属,使其选用某种方法。病人虽然同意了某种治疗或诊断方法,但这绝对不是真正意义的知情同意。

（二）外科创新应实施的伦理学方法

1. 加强法制建设 英国于1998年制定的《人权法案》已经于2000年10月在英格兰与威尔士开始实施,临床医学协会也制定了一些相应的制度来进一步解决创新临床试验中的伦理学问题。目前,我国正在制定相应的法规。

2. 成立"临床试验伦理审查委员会" 目前,我国新技术的临床研究要经过相关部门批准后方可实施,而这只是一种行政手段,相关部门并不一定深入考虑维护受试者利益的原则、知情同意原则等问题。目前,在对临床试验伦理问题尚缺乏足够认识的前提下,大的医疗机构成立这样的委员会似乎是很必要的。

3. 提高创新的科学性 外科新技术的创新临床试验要达到随机和双盲是很困难的。因而许多科学家如Lindley等提出了"测不准原则"（the principle of uncertainty）等方法用于提高临床试验的科学性。

4. 注重创新研究和职业道德有机的结合 努力提高外科医生的职业道德,自己提出的创新研究,一定要让病人和家属同意,而且要切实做到知情同意。

二、外科学发展的伦理学问题

（一）高科技在外科应用中的伦理问题

1. 生命质量的伦理问题 高科技为维护人的生命质量提供了有效的手段与设备,医务人员可凭借先进的医疗设备维持大脑已处于不可逆转昏迷的病人和有严重先天性缺陷的新生儿的生命,如何看待人的生存质量并作出选择已成为高科技应用于医疗时所面临的严峻道德问题。

2. 生命价值的伦理问题 医学高科技的应用,大大提高了人类的生命价值,是对人类生命的尊重。如对于呼吸停止和心脏停搏的病人,医务人员可通过人工心肺机恢复、维持他们的生命;对于器官衰竭的病人,医务人员通过器官移植可恢复他们的健康,但有人对这种情况下的生命价值问题提出了质疑。

3. 高科技手段的使用与医学的服务理念一致的问题 医务人员要充分认识医学高科技手段的合理应用范围,树立为大多数人服务的原则。在使用高科技手段过程中,怎样提高整体的医疗服务质量,避免出现在医疗预防服务中的高技术、低感情的道德倾向,正受到人们的普遍关注。

4. 医学高科技的使用与医学目的相统一的问题 高科技在医疗服务中应符合国际认同的伦理准则,又要密切和各国传统文化相结合,科学家对如何使医学高科技的应用与医疗服务中伦理道德的合理性相统一,也存在不同看法。

（二）高科技在外科应用中的伦理原则

1. 行善原则 该原则又称有利或有益原则,强调人类所使用的高科技手段要为人类造福。主张施行者应给受施者以好处,应预防其受伤害,使之获益。

2. 自主原则 在应用先进科学技术前,施行者应向病人或受施者说明该项技术应用的目的、好处,可能发生的结果,以及出现不良结果时可以采取的补救措施,由病人自主作出决定。自主权包括思想自主、意愿自主和行动自主。

3. 避害原则 在现实生活中,先进科学技术的应用往往存在着"利害并存"的难题,因此,避害原则实质上是"权衡利害"的原则,即在权衡对病人或受施者的利害关系之后,采取"两利相权取其重"、"两害相权取其轻"的原则。

4. 公正原则 在应用高科技进行医疗服务时,医务人员必须坚持公平和正义原则,以保证社会能够有序化和合理化运转,主张不论种族、性别、宗教、社会地位以及智力如何,病人均应得到相同的对待。目前,医学界大多采用的公正原则是平等、顺序、急症与重症优先和需要等原则。

5. 知情同意原则 知情系指受施者(病人)被告知并了解事实真相;同意是指"自愿同意、遵从或应允",也有人称之为"认知同意"或"知晓同意"。知情同意除了必须是知情与自愿以外,受施者必须有能力自己作出决定。

6. 保密和隐私原则 高科技应用者有责任保护受试者的隐私权,特别是对受试人的基因信息、干细胞的采取以及培养和使用情况,骨髓库、脐血库提供者的信息应予保密,并给予尊重。在医患关系处理上,病人有权要求对其病史、会诊、检查、治疗、病情变化等私人信息进行保密。

7. 互助原则 人是组成社会的细胞,任何个人都必须与社会和其他人团结互助,社会各成员必须相互照顾、和睦共处。这是每个人对他人的义务和责任,也是社会稳定发展的基础。在应用高科技为病人治病时,医务人员应兼顾个人、集体、社会利益,兼顾当代人与下一代人甚至未来几代人的利益,这是人类生存与发展的必然要求。应用高科技进行环境的保护,对弱势人群的卫生救助,以及对有限卫生资源进行公平而合理的配置过程中,医务人员都需要本着团结互助的道德原则予以调节。

8. 审慎原则 生命科学是 21 世纪最有生命力的学科。有关克隆技术可能产生克隆人的研究,人畜细胞融合术培养干细胞的研究,基因组药物研究及其专利,死亡和安乐死的研究等,都会对社会的稳定的伦理道德带来很大的冲击,稍有不慎,会给人类带来很大的不利影响。

三、器官移植中的伦理问题

人体器官移植是医学科学的重大进展,已经成为拯救器官衰竭病人的重要手段。《人体器官移植条例》规定:器官捐献必须尊重捐献人意愿,遵循自愿、无偿原则,严禁买卖人体器官;切实保护未成年人,任何组织或者个人不得摘取未满 18 周岁公民的活体器官用于移植;严格对从事人体器官移植医疗机构的监督管理;严格人体器官摘取、申请和移植各环节的条件和审查程序;明确违法摘取他人器官和非法从事人体器官移植活动等行为的法律责任。

器官移植的意义主要表现在:①使许多本来难以恢复健康的病人得以康复,使患有某些终末期心、肝、肾、肠等疾病的病人,有了生存的希望和可能,并能够延长数年以至数十年的寿命。②从一定意义上讲,能使有限的医疗资源发挥更大的效益。

(一) 尸体器官的采集的伦理问题

1. 自愿捐献 自愿捐献器官应有法律规定,美国的《人体器官赠与法案》是典型代表,该法规定:任何超过 18 岁的个人都可以捐献其遗体的全部或部分器官用于教学、科研、治疗或移植;如果死者生前未作出捐献表示,他们的近亲有权作出捐献表示,除非已知死者生前反对捐献;如果死者生前已作出捐献表示,则其亲属无权取消。

2. 推定同意 推定同意是指法律授权医生在病人死亡后,从其尸体上采集所需组织和器官。分为两种形式:一种是只要死者生前没有表示不捐献器官,就推定其为自愿捐献器官者,医生有权摘取其有用的器官和组织,而不考虑死者亲属的愿望;另一种是死者生前没有表示不捐献器官,在其死后,医生还必须在其亲属不反对的情况下,才可以从其尸体上采集器官和组织。

无论是自愿捐献还是推定同意,伦理和法律都禁止医生的如下行为,即为保证移植用器官的质量而在确认病人死亡到来之前就从人体上摘取器官;伦理和法律应规定确定病人死亡的医生不能同时是实施器官移植的手术者。

(二) 活体器官采集的伦理问题

人体中的部分器官在摘除后不至于危及捐献者的生命,这部分器官从医学角度来讲可作为活体摘除,例如,人有两个肾,摘除一个不会造成人的死亡,对人的健康也不造成严重影响;而另一部分器官对人的生存不可缺少,如心脏,这部分器官在人活着的时候是不可能被摘除的。后者在伦理上是不允许的,在法律上也应明确被禁止;前者应在不违背伦理准则和法律许可的条件下限定严格的条件,因为活体摘除器官肯定会损害供体的健康,有时还会危及其生命。

围绕活体供器官的伦理问题,存在两种观点:一种观点认为,肾衰竭、肝衰竭、肠功能障碍病人如能选择移植手术,有利于其生存,如在不危害供体自身的生命及降低自身生存质量的前提下,自愿把自己的器官献给一个生命垂危的病人来拯救他们的生命,应视为是一种高尚的利他的道德行为。另一种观点认为,活体器官移植无论对受体还是供体都存在着风险。因此,应从伦理角度出发,首先应考虑有遗传关系的亲属之间的相互移植,鼓励双胞胎中的一个为另一个做器官供体,然后再考虑其他有利道德观念的自愿捐献者。

活体捐献器官应遵守的伦理准则:①捐献者必须是具有完全民事行为能力的人;②捐献者应在无任何外界压力的环境下明确地表示愿意捐献自己的特定器官;在器官被摘除前,捐献者有权随时撤回其意愿,且无须说明理由;③捐献者应被告知器官摘除可能带来的后果和危险;④应对捐献者进行全面体格检查,并能预料其捐献器官后健康仍有保障;⑤所捐献器官应移植在指定的受体身上。

未成年人只能向自己的父母、同胞兄弟姐妹捐献器官,而且是在器官接受者若不接受器官移植,则必会死亡的情况下,需有专家小组提出关于器官捐献可行性的诊断。

（三）异种器官移植的伦理问题

异种移植既能解决世界性的供体器官缺乏问题,又不会引起诸如从人的尸体或活体采集器官所产生的严重阻碍器官移植的社会伦理问题。但异种移植产生了新的技术伦理和法律问题,首先必须解决异种免疫排斥反应问题。近代高新技术采用的一个途径就是将人体基因移植到某些动物体内,当这些带有人体基因的动物器官植入人体后,人体免疫系统对其不产生免疫排斥反应,但有可能将人基因与动物基因混合制出自然界没有的新物种,这将对整个人类带来灾难。

异种器官的移植虽然已攻克了许多难题,但在技术上还有许多问题有待进一步研究,并且在伦理上也引起了很多的争议:①与生殖有关的器官,如睾丸、卵巢的移植,应严格禁止,否则将严重违背伦理准则。②保护动物是人类应遵守的道德。因在异种器官移植时,灵长类异种器官移植将成为首选,人类必须遵守保护此类动物的法律和道德;③异种移植的安全性问题,动物的病毒也有可能带给人类,会给人类带来意料不到的恶果。

（四）器官分配的伦理问题

有限的移植器官供体与大量需要移植器官的病人之

间存在着供不应求的矛盾。因此,有限的移植器官供体如何分配,谁能优先得到器官?由谁做出裁决?都受到社会的关注。在国家还没有对器官移植立法前,医务人员将会承担很大的社会道德责任。因此,医务人员必须公正,严格遵照有关的规定,按选择标准程序进行分配。现在常采用的分配标准有两个方面。

1. 医学标准 目前医务人员主要是对血缘亲疏、心理素质状况、引起并发症可能性大小和病人全身抗体相对强弱等因素进行综合考虑。

2. 社会标准

（1）年龄 年龄在 30 岁以下者优先于 30 岁以上者。

（2）个人的应付能力 包括病人配合治疗的能力、社会应付能力和经济支付能力。器官移植属于高难度技术,所花费的经费非常昂贵,而且有些病人一次治疗不能成功,即使移植成功的病人也可能存活时间不长。在经济支付能力上,个人自费和社会能否资助往往起着决定性作用。

（3）社会价值 有人认为对社会有贡献者应优先,也有人认为无子女者应优先,但这和医德的一视同仁、公平、公正、平等原则相当冲突,争议较大。

（4）医学科技进步原则 有人认为不开展器官移植会影响医学的发展和人的生存权利,同时高科技也是在这实践中逐渐成熟起来的,其花费也会逐渐减少。器官移植技术的进步,将会给人类健康带来更多的福音。

（五）医务人员在器官移植中的道德责任

目前,我国尚没有器官移植的统一准则,建议医务人员在进行器官移植中必须遵循以下的道德责任。

（1）对活体捐赠者,应坚持医学标准来证明其身体器官是健康的,是可以作为移植用的,在移植手术过程中尽量避免或减少并发症。

（2）捐赠者应在无任何压力、明确利弊和出于他利的情况下被摘取器官。

（3）应对捐赠者亲属告知实情,坚持亲属的知情同意原则。

（4）应有两名以上医生在做出准确无误的死亡判定后,才能摘取捐赠者器官,并且抢救医生不得参与移植手术。

（5）对器官的分配,应坚持医学标准和参照社会标准,尽量做到公正、公平地分配,使捐赠的器官能得到最佳的利用。

（6）向器官接受者告知器官移植手术的风险,但为了其利益医务人员应尽量争取移植手术的成功。

（7）医务人员不得参加有商业行为的器官移植活动。

(8) 医生应履行医生的道德责任，并对供者、受者和社会负责，减少因器官移植而引发的道德问题和医疗纠纷。

四、干细胞研究与医学发展

（一）人类干细胞研究的伦理问题

干细胞（stem cells）是机体在生长发育中起主干作用的原始细胞，它具有自我复制、无限增殖及多向分化的潜能，是国际生命科学领域所关注的热点。

人类干细胞研究的伦理问题，主要集中在正确对待人类胚胎的问题上，这场伦理争论正受到各国政府和全社会的关注，争论的焦点包括胚泡是不是人，应不应该得到尊重，胚泡是否具备道德人格和道德地位等。

（二）人类胚胎干细胞研究的伦理原则

1. 禁止生殖性克隆　人类胚胎干细胞研究有可能涉及体细胞核移植技术，因此要对克隆技术严加管理，反对滥用体细胞克隆技术，严格禁止用于复制人类为目的的任何研究。

2. 支持治疗性克隆的研究　如将胚胎干细胞体外培养技术与体细胞核移植技术相结合，产生出特定的细胞和组织用于临床治疗，既可为病人提供组织修复材料，又可克服排异反应，这种为病人造福的治疗性克隆是符合伦理道德的，应予支持。

3. 谨慎对待胚胎实验　从不孕夫妇人工受精时多余的和自愿捐献的胚胎中分离和培养胚胎干细胞是合乎伦理道德的；从自愿捐献人工流产胚胎中分离和培养胚胎生殖细胞以建立多能干细胞系用于临床治疗，可以看作等同于捐献的器官用于器官移植，也是合乎伦理道德的；移去卵母细胞核移植术创造人类囊胚，从中分离和培养胚胎干细胞，此类干细胞在遗传上与病人基本相同，用于临床治疗可避免排异反应，也是合乎伦理道德的。

（三）将胚胎干细胞用于临床治疗的行动准则

将胚胎干细胞应用于临床的研究人员必须是经过专业训练、技术熟练、有执业资格的医务人员。"避免伤害，有利病人"是胚胎干细胞应用中必须遵守的行动准则。

（黎介寿）

第 3 章

循证医学与外科

本章要点 (Key concepts)

EBM is "the conscientious, explicit and judicious use of current best evidence in making decisions for the care of the individual patient. It means integrating individual clinical expertise with the best available external clinical evidence from systematic research".

Clinical expertise refers to the clinician's cumulated experience, education and clinical skills. The best evidence is usually found in clinically relevant research that has been conducted using sound methodology.

Evidence-based medicine requires new skills of the clinician, including efficient literature-searching, and the application of formal rules of evidence in evaluating the clinical literature. The limitation of EBM determines it can not totally substitute clinical surgery.

Evidence-based surgery may be defined as the consistent and judicious use of the best available scientific evidence in making decisions about the care of surgical patients.

循证医学 (evidence-based medicine, EBM) 是指慎重、准确和明智地应用当前所能获得的最好的研究证据,同时结合临床医生个人专业技能和多年的临床经验,考虑病人的价值和愿望,将三者完美地结合起来,制定每个病人最佳的诊治方案。

第一节 / 循证医学的产生与发展

长期以来,医生对病人的诊断与治疗依据来源于认真观察病人的情况、系统的医学理论知识、个人的临床实践经验、文献报道和其他医生的经验等,这些构成了临床医学的基础。但是,1980 年以来,许多临床的大样本、随机对照研究 (randomized controlled trial, RCT) 结果表明,一些理论上或经验上有效的治疗方法,实际上是无效或弊大于利,而另一些似乎无效的治疗方法被证实利大于弊,应该推广。总结这些临床实践与传统理论、经验不一致的教训后,人们认识到需要有新的理论和原则来指导临床研究和实践,循证医学在这样的背景下诞生了。

循证医学的理念并非近年来才出现,遵循研究证据给病人治病的思想由来已久。早在希波克拉底著述中就将观察性研究引入了医学领域,中国宋代《本草图经》的作者也已提出通过人体试验验证人参效果,而中国清朝的《考证》则第一次提出了循证思维。但是"循证医学"名词的提出和在医疗卫生领域中的推广应用是近十年开始的。著名英国流行病学家、内科医生 Archie Cochrane 在 20 世纪 70 年代早期提出了在医疗服务中如何才能做到既有疗效、又有效益的问题。70 年代后期 Cochrane 提出的循证医学思想是应根据某一治疗措施,收集全世界相关的随机对照研究进行评价,并以得出的综合结论去指导临床实践。而 "evidence-based medicine" 一词最早是在 90 年代由加拿大 McMaster 大学 David Sackett 领导的小组提出的,其精髓为 "提倡在临床经验和已存在的客观临床研究的基础上作出医疗决策;现代医生应既有临床经验,又能掌握当前最佳证据,两者缺一不可"。

循证医学的产生离不开其他学科的发展,特别是临床流行病学、计算机和网络技术的发展。流行病学研究方法的迅速进展与日益成熟,不仅为预防医学提供了开展人群研究的技术,也受到临床各学科青睐。

第二节 / 循证医学的必要性及可能性

一、循证医学的必要性

早期狭义的循证医学主要指循证临床实践,广义的循证医学还包括循证宏观医疗卫生决策,即任何关于群体医疗卫生服务的循证实践。实施循证医学,有利于推广低廉有效、物有所值的措施,阻止新的无效措施进入医学实践,淘汰现行无效的措施,从而充分利用有限的卫生资源,不断改善医疗卫生服务的质量和效率,提高人民健康水平。

循证医学意味着新的机会,同时也提出了新的挑战。医学教育需要改革,需要加强对医务人员收集、评估和利用证据进行决策能力的培养。知识不断更新,新证据不断出现,医务人员必须不断地学习新证据和新知识。医学研究必须加强与医疗卫生服务直接相关的研究,应该从医疗卫生的重大问题出发,以委托的方式资助那些可以提供重大决策需要证据的科学研究。

二、开展循证医学的可能性

1. 临床流行病学提供了评价证据的方法　临床流行病学是一门科学地解释和观察临床问题的方法学,其对临床研究进行设计、测量、评价的方法在20世纪70年代起由 David Sackett 为首的加拿大 McMaster 大学的临床流行病组制定。这些标准成为日后评估证据科学性的标准,为开展循证医学奠定了基础。

2. 获得证据的方法

(1) Meta 分析　Meta 分析又称为荟萃分析,1976年由 Glass 提出。Meta 分析通过综合多个目的相同的研究结果,以提供量化结果来回答根据临床情况提出的研究问题,是进行系统综述的一种研究手段和方法。由于 Meta 分析的资料来源全面,有清晰的搜索收集资料的措施,是在批判、评价基础上搜集证据,有统一的评估方法,对资料进行质量综合,而不是以往综述中的定性估计。文章的推论常常建立在证据的基础上,为临床进一步研究和决策提供全面的文献复习和综合。由于作定量综合时增加了样本数,因此在临床发生率较低情况下为发现两种结果之间的差异,增加了统计学上的把握度,增加了对治疗作用的正确估计,有助于防止小样本导致的偏倚。通过分析有可能测定及解决文献报道中矛盾的结果,研究不同文献异质性的来源和重要性,还可研究不同亚组的变化。因此,Meta 分析的结果常被用作开展循证医学的证据。

(2) 系统综述　又称系统评价,是系统全面地收集全世界已发表或未发表的临床研究,筛选出符合质量标准的文章,进行定量综合,得出可靠的结论。系统综述的方法基本同 Meta 分析,但比 Meta 分析更为严谨,需事先订方案,进行预审,并在发表后不断更新。系统综述为临床提供了质量高、科学性强、可信度大、重复性好的证据,以指导临床实践,也为临床科研提供重要信息。

(3) Cochrane 中心　由于现有的系统综述在数量、质量上都不能满足临床实践和医学决策的需要,为了生产、保存、传播和更新临床医学各领域防治效果的系统综述以满足临床实践的需要,各国临床医学专家们决定联合起来,于1992年首先在英国成立 Cochrane 中心,1993年成立国标 Cochrane 中心协作网,帮助人们进行系统综述,把系统综述结果通过电子杂志、光盘、互联网分发给世界各地的医生、病人和决策者,使循证医学的开展、证据的获得有了条件。Cochrane 现有系统综述专业组50余个,几乎涵盖了临床医学各专业。

3. 二次性医学杂志的出现　二次性杂志是在收集原创性文献基础上,对其科学性进行评价,按照 Meta 分析和系统综述原则进行综合并予以发表,目前常用的二次性医学杂志主要有:美国医师学院杂志俱乐部(http://www.acpjc.org)、循证医学杂志(http://www.ovid.com)、Cochrane 图书馆(http://www.cochrane.org)等。

4. 制订和应用有效方法进行终生学习和改进临床实践　自20世纪80年代末至今,已有许多出版物介绍了开展循证医学的步骤与方法。

第三节 / 循证医学实施步骤和应注意的问题

一、循证医学实施的步骤

循证医学的实施应遵循 Rosenberg 等提出的临床实践循证医学的五个步骤：①针对病人的某种具体情况提出一个清晰的临床问题；②搜寻相关的临床论文文献；③严格评价论文文献的真实性和实用性，对各个论文结果进行综合分析；④将综合分析的研究结果应用于临床实践；⑤对实施结果进行追踪和再评估，修正错误，发现更好的方法。

（一）从临床存在的问题确定研究方向

临床上要解决的问题很多，例如，如何正确解释从病史、体检及实验室中得到的资料，如何确定疾病的原因，如何选择、决定诊断试验，如何估计病人可能产生的临床过程及并发症，如何通过确定和改变危险因素降低疾病发生的机会，如何通过筛检早期诊断疾病等等。

（二）搜寻相关的临床论文文献

如何保持知识更新，改进医疗技术，更好更有效地进行临床实践，即如何获得有效的临床证据是实施循证医学的关键。证据的来源可以是研究原著、系统评价报告、实践指南、其他针对治疗指南的综合研究证据或专家意见。搜集证据的途径包括期刊、电子光盘检索，参考文献目录，与同事、专家、药厂联系获得未发表的文献，如学术报告、会议论文、毕业论文等。通常最新的系统评价最具说服力，实践指南对某种疾病或药物的处理和应用带有全面指导性质。而更多问题没有系统评价或实践指南时，或者我们需要开展循证医学研究时，研究原著则是可收集的最佳证据。如果研究原著也没有，专家意见、摘要、病例报告等材料也是证据。无论是系统评价报告、实践指南，还是专家意见等，都要不断地变化和更新，特别是实践指南，必须根据最新的研究结果制定，才能合理、准确。

（三）评价论文文献的真实性和实用性：

证据是循证医学的基石，遵循证据是循证医学的本质所在。研究依据按质量和可靠程度最早分为 5 级，以后进一步细化，将Ⅰ、Ⅱ级进一步分为 a、b、c 三等，Ⅲ级分为 a、b 二等（Table 1-3-1）。这样，资料的可信度更高。

在收集所有的资料后，需要对各个研究结果进行综合分析，在实施前要考虑 3 个问题：①资料提供的研究结果是否正确可靠；②结果是什么；③这些结果对处理自己的病人是否有帮助。

Table 1-3-1　Levels of evidence

Ⅰa	A systematic review of randomized controlled trials
Ⅰb	At least 1 individual randomized controlled trial
Ⅰc	An all-or-none case series
Ⅱa	A systematic review of cohort studies
Ⅱb	At least 1 individual cohort study
Ⅱc	Ecological studies or outcomes research
Ⅲa	A systematic review of case-control studies
Ⅲb	An individual case-control study
Ⅳ	Case series (and poor-quality cohort and case-control studies)
Ⅴ	Expert opinion without explicit critical appraisal (or based on) physiology, bench research or first principles

（四）将综合分析的研究结果应用于临床实践

在评价了文献的真实性和科学性之后，我们的目标就是应用这些研究的结果处理自己的病人。应用循证医学解决临床问题的简便方法是找到可以直接应用的系统综述或实践指南。但需要注意的是，无论系统综述或者实践指南，均存在时效性、地区性和科学性，在应用时同样需要评价结论是否科学、结果大小以及是否适用自己的病人。

（五）对实施结果进行追踪和再评估，修正错误，发现更好的方法

实际上临床决策是将最佳的证据、医生的技能、医院的设施、病人的意愿结合起来的最佳诊治方案。尽管临床决策是在遵循证据的基础上制定的，同时由于医生和病人的共同参与，提高了临床诊治的概率，但也存在着不成功的可能或不够完善之处。这就要求临床医生边实践、边总结经验与教训，为进一步研究提供证据。

二、循证医学实施时应注意的问题

在实施循证医学时需要将最佳的证据用于临床实践，在具体应用时应注意以下几个方面。①正确地应用：使用证据时应在正确的时间、正确的地点应用正确的方法；②医生应对每个病人的不同情况有所了解，即病人本身的健康情况是否会影响所用的治疗措施的安全性和有效性；③病人的愿望：这一项是实施循证医学的三大要素之一，医生应将每一项要实施的诊疗措施的优缺点告诉病人，并根据病人或家属的意愿作出决定；④病人的依从性：依从治疗计划和疗效好坏密切相关，建立有效方案，鼓励病人依从十分重要。

第四节 / 临床医学与循证医学的联系与区别

临床医学和循证医学两者的主要目的都是要治病救人、解决临床问题,它们既有内在的联系,又有区别,不能将两者割裂开来。近年来随着对循证医学认识的不断深入,循证医学在不断客观、公正的评价中逐渐发展与完善,但医务人员也要注意不能将循证医学作用无限扩大化,认为其无所不能。

一、临床医学和循证医学的共同点

1. 以病人为基础的医学　不论是临床医学还是循证医学均是以病人为基础,医生均应在仔细采集病史和体格检查的基础上,根据临床实践中需要解决的问题,进行有效的文献检索,并对其进行评价,找到最适宜和有力的证据,通过严谨的判断,将最适宜的诊断方法、最精确的预后估计及最安全有效的治疗方法用于每个具体病人,任何临床医疗决策的制定都建立在客观的科学研究证据基础上。

2. 因病人而异　不论是临床医学还是循证医学均应该因病人而异,最好的临床证据在用于某位具体病人时,必须因人而异,结合临床资料进行取舍;忽视临床实践经验的医生即使得到了最好的证据,也可能用错。

二、循证医学是临床医学及其他学科发展的必然结果

循证医学并非现今才有,凡是接受过正规医学教育的临床医生,都具备现代生物学、人体解剖学、生理学、病理学、免疫学等基本理论知识,他们对病人的诊治,也是从临床实际出发,根据病人的临床特征,结合自己掌握的理论知识和临床经验,作出相应的诊治决策。在一定程度上,当然也是“循证”的,不应都认为是“经验医学”。

然而,临床医学是一门实用科学,总是随着自然科学和临床科学的发展、人们认识的深化而不断发展和丰富。因此,临床医生要使自己的临床工作一流化,就必须不断地更新自己的知识。正是临床医学发展到了一定的程度,并与其他学科(如流行病学、统计学和计算机科学等)的发展结合才产生了循证医学。

三、循证医学的作用及局限性

(一)循证医学的作用

循证医学对临床医学的贡献表现在促进了临床医疗决策的科学化,避免乱医乱治、浪费资源,从而促进临床医学发展;促进临床医生业务素质的提高,紧跟科学发展水平;发掘临床难题,促进临床与临床流行病学的科学研究;促进临床教学培训水平的提高,培训素质良好的人才;提供可靠的科学信息,有利于卫生政策决策的科学化;有利于病人本身的信息检索,监督医疗,保障自身权益。

(二)循证医学的局限性

1. 循证医学的局限性　虽然循证医学将会大大提高医疗卫生服务的质量和效率,但它并不能解决所有与人类健康有关的问题,如社会、自然或环境问题;原始文献研究背景和研究质量不一,即使经过严格的证据评价,循证医学实践得到的结论仍有可能存在各种偏倚;医疗卫生决策并不是一个简单的科学问题,在资源有限的状况下,它又是一个经济和伦理问题。决策者必须兼顾个人和社会利益,在经济和伦理原则面前,往往科学证据也不得不做一定的让步。

2. 证据的局限性　循证医学强调证据在决策中的重要性和必要性。但是,证据本身不是决策。面对被研究充分证明无效的干预措施时,证据可能是决策的决定因素,阻止或取缔该类措施的应用可能是最好的决定。然而,我们也会因经济因素拒绝采纳一项科学研究充分证明有效的治疗。我们也可能会因为病人希望把有限的积蓄花到更需要的地方,拒绝采纳一项充分证明有效而且经济上负担得起的治疗。因此,医学决策者必须兼顾和平衡证据、资源和价值取向三个方面,依据实际情况,作出合理的决定。

另外,证据是关于疾病病因、诊断、治疗和转归一般规律的科学发现。研究证明一个药物在人群中有效,并不等于它会治好每一位病人,判断哪个病人可能从治疗中得益,是所有临床决策者共同面临的难题,这时,研究证据必须由临床经验来补充。因此,利用证据进行个体病人的诊治时,医生必须根据病人的具体情况和自己的临床经验,判断病人从治疗中获益的可能性及其大小,并根据病人的经济能力和意愿,作出最适合该病人的决定。由此可见,循证医学不是把医学实践简单化,也不可能脱离实践经验而实现,更不是把医学变成照本宣科式的实践,而是使医学决策更加合理、更加科学。

第五节 / 循证外科

一、循证外科的产生与发展

循证外科（evidence-based surgery, EBS）是循证医学应用于外科的衍生名词，其特点主要表现为：①将外科临床领域的研究结果进行全面系统的综合评估，借以形成能够指导临床实践的严格证据，最终作出处理病人的决策；而并非局限于对症状和征象的苦记，某一症结的计较和从个别病案中取得的经验。②强调外科医生的行医能力，是依据而行的必要条件。最好的医学证据，合理的治疗措施，需要通过医学实践来实施和完成。这就要求该医疗体系和（或）医生必备相应的医学能力，去解决问题，最终实现治疗目的。③以预防性降低严重事件的发生率，延长病人寿命和提高生活质量作为外科治疗目的。④要有外科经济学分析的观点。⑤不排斥临床经验以及疾病相关的病理生理性推断。

二、循证外科的特点

近年来，循证医学在外科领域得到更为广泛的应用，但外科中 RCT 的研究数量少，而且存在其特有的陷阱与偏差，与内科和药物试验有很大的不同（Box 1-3-1）。

Box 1-3-1 药物试验与外科干预的区别	
药物试验	外科干预
成分不改变	不断进展
随着应用并发症增加	随着应用并发症减少
结果与医生的技能无关	结果随术者而异
容易实施安慰对照	具体一个病人没有对照
交叉设计较少	交叉设计常用

随机、双盲、对照试验不仅能够纠正研究人员的偏差，而且能够纠正安慰剂的作用。为了使研究结果减少偏差，所有参加同一研究的外科医生在进行研究前应接受相同的培训，以使达到标准化。导致外科实验出现偏差的另一原因是病人和外科医生难以做到双盲。通过独立的研究者评估研究预后可减少偏差。在 RCT 研究中通过严格限制适合参与研究的病人标准，可以剔除不典型病人，这样可使研究结果更为客观化。

三、循证医学在外科领域中的作用

1. 影响外科医生的临床医疗模式　医疗费用的急剧上涨已成为全球共同面临的难题，如何利用有限的卫生资源，满足不断增长的人口和日益提高的卫生需求，同样是外科医生面临的挑战。外科医生不能只根据自己的实践经验、高年资医生的指导、教科书或医学期刊上的零散研究报告来处理病人。应以最佳科学研究的结果为依据，制订各专业、各病种的循证治疗指南，是克服治疗措施滥用、误用和不统一所造成浪费的有效方法。

2. 指导临床上开展新的手术方式、引进新技术　临床医疗实践丰富多彩，诊治措施和新药的发现层出不穷，新的技术不断改变传统的医疗实践。但在引进某种新技术之前，应用循证医学的方法广泛搜集证据，客观评价这种新技术的疗效，才可能避免盲目引进带来的害处。

3. 提高外科医生的临床医疗水平和整体素质　临床流行病学的原理和方法学，特别是对医学文献严格评价的标准和方法是循证医学最重要的基础。同时，这也是一个高素质临床医生必须具备的。实践循证医学有利于开展临床科研、医学论文写作。一方面，学习循证医学，开阔了视野、掌握了最新的研究现状，有利于自己在临床工作中发现问题，确立科研题目；另一方面，学习循证医学掌握了对医学文献严格评价的标准和方法，自己在科研设计、资料收集、统计分析时就可以自觉地减少系统偏倚，写出高质量的论文。

四、临床中如何实践循证医学

外科医生实施循证医学仍然需要遵循 Rosenberg 等提出的临床实践循证医学的五个步骤。其次，作为证据的提供者，外科医生可在以下几个方面开展工作：

1. 开展更多的随机对照试验提高外科临床科研水平　实践循证医学首要是要有证可循，而这些证据就来源于临床科研，尤其是随机对照试验。因此，应提倡外科临床医生要从临床问题入手，开展与临床实践密切相关的前瞻性临床研究。

2. 参与外科专业领域内的系统评价　系统评价是一种临床研究方法，近十余年来系统评价发展迅速，已日趋广泛,几乎已运用于所有的临床领域。特别是 Cochrane 协作网的工作,使系统评价为循证医学的发展提供了方法学的基础,是最佳的证据来源。

3. 制订临床实践指南　临床实践指南是指针对特定的临床情况,系统制定出的帮助临床医生和病人做出恰当处理的指导意见。临床实践指南是连接研究证据与临床实践的桥梁,通常包括两个部分,即证据的综合和概括以及如何将这一证据应用于具体病人的详细的推荐意见。外科医生应努力根据自己所在地区经济状况、病种的特点,广泛搜集证据,建立各专业、各病种的循证医疗指南,规范所在地区、医院的医疗行为,使病人获得最好、最经济的医疗服务。

第六节 / 走出循证医学的误区

一、将推广某项临床随机对照试验(RCT)结果认为是实施循证医学

循证医学强调用最佳的证据指导临床实践。在临床研究中,RCT 所提供的证据可信度最高,但这并不意味着根据某个 RCT 的结果去治疗病人,就是循证医学。评价 RCT 的结果是否可信时,其方法学评价十分重要,有的虽然写着随机分组,其实没有真正做到随机,而是随意或假随机。即使试验设计合理,实施过程偏倚少,科学性强,也应根据对自己病人的具体情况分析来决定是否应用。因此,不能简单地把推广某个临床随机试验结果认为是实施循证医学。

虽然 RCT 被认为是评价临床干预的最有价值的数据资料,但并不排斥其他研究方法。在一些情况下,尤其是病因学研究中,用 RCT 既不可能、也缺乏伦理道德,而须改用精确方法来观察。事实上,一个好的队列或病例对照研究比一个设计得很差、在执行过程中有很多缺点以及解释结果也很差劲的 RCT 要好得多。某些情况下,对于致死性疾病进行了成功的治疗或不能等待试验结果时,就不一定需要 RCT。

二、将系统综述、Meta 分析与循证医学等同

系统综述和 Meta 分析的结果常常为开展循证医学提供最有价值的证据,但并不是一提到系统综述或 Meta 分析就是在开展循证医学。

三、将 Cochrane 中心与循证医学等同

其实两者是有区别的,前者的建立就是为了及时地将各领域最佳证据加以系统综合评价并迅速地传播开去,属于信息科学范围,是寻找最佳证据的手段之一,其生产的系统综述为开展循证医学提供了证据。循证医学并不是单纯的信息科学,不是单纯收集及评价资料,而是需要通过解决不同病人不同的临床问题,达到医疗资源最佳使用。

四、将科学研究与循证医学等同

科学研究活动本身也不是循证实践。科学研究产生科学证据,科学证据是实施循证医学的前提,然而循证医学的核心在于利用证据进行实践,重点在"用"字。

循证医学是一场将知识转化为行动的革命。正像医学实践本身一样,也与任何其他新生事物一样,循证医学不是完美无缺的,还在不断发展和完善之中。在讨论循证医学的意义和作用时,不应孤立地品评其优缺点,应该将其与过去的医学实践模式相比较,看循证医学是否意味着进步,否则将会陷入理想主义的误区,因过于追求完美而放弃今天合理的医疗活动。

(李幼生)

第 4 章

外科实验设计

本章要点 (Key concepts)

Surgical research which includes experimental research and clinical research served for exploring individual surgical patient. The effectiveness of surgical research must be evaluated from the patient's point of view. This contribution presents proposals for designing more effective concepts, structure and organization for clinical research. Surgical research does not refer solely to therapy research. The new, essential tasks are in the methods to carry out controlled clinical trials, establish guidelines and scores, and design instruments for measuring outcome.

The design of surgical clinical trials requires attention to ethical considerations that do not arise in pharmaceutics and medicine trials. The primary differences are due to the invasive nature of the surgical intervention, especially in the control subjects.

医学科研是在专业理论的指导下,围绕人类身心健康对尚未研究或尚未深入研究的事物进行探讨,旨在于揭示事物矛盾的内部联系与客观规律,比较正确地回答和解决所提出的新观点、新技术。

第一节 / 医学科研方法的分类及特点

现代医学研究分为基础医学、临床医学、预防医学和卫生事业管理学研究。而实施这些研究的方法可概括为调查研究和实验研究两大类。实验研究又可分为临床试验、动物实验和社区干预试验等(Box 1-4-1)。

Box 1-4-1 医学科研方法的基本类型

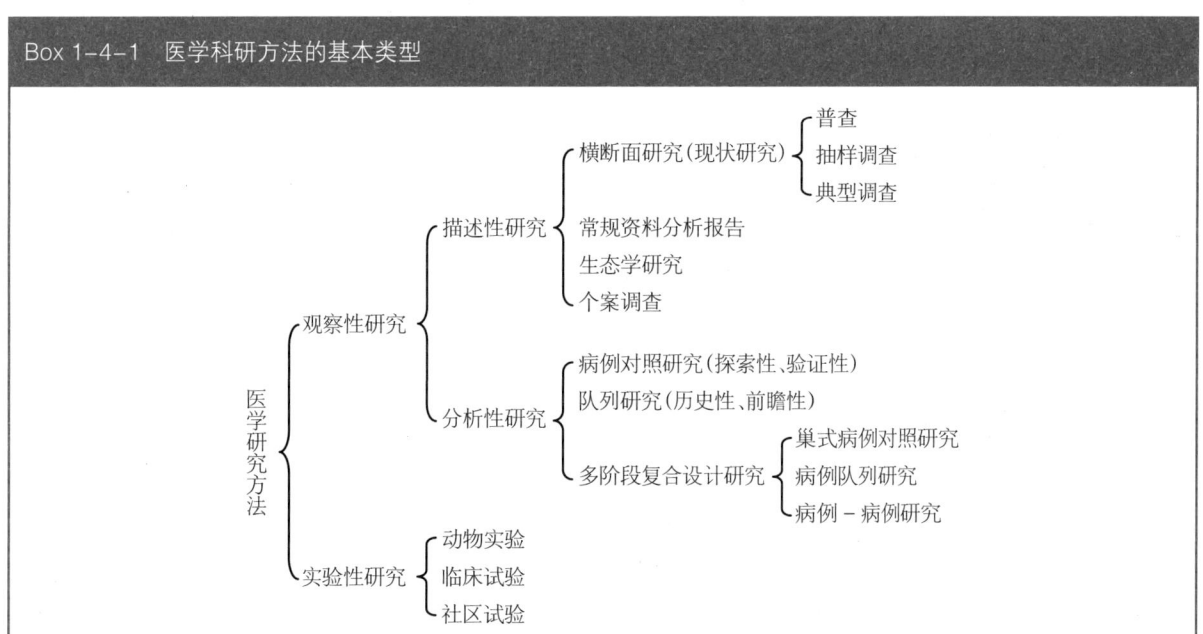

一、调查研究及其特点

调查研究是指研究者对调查对象不施加任何干预,被动地观察自然条件及不同暴露情况下某现象的实际发生情况及其相关特征。其特点是:①研究因素是客观存在的,只能对研究对象作被动观察;②非研究因素同时也是客观存在的,不能采用随机分配的方法来平衡混杂因素对调查结果的影响。这是区别于实验研究的最重要的特征。调查研究根据时间可分为:现状调查(横断面调查)、回顾性调查、前瞻性调查等。

二、实验研究及其特点

实验研究指研究者根据研究目的主动加以干预措施,并观察总结其结果,回答研究假设所提出的问题。即将一组随机抽取的实验对象随机分配到各处理组,观察比较不同处理因素的效应结果。其特点是:①研究者能人为地设置研究因素;②研究对象接受何种处理是由随机分配而定的。因此,各处理组间具有较好的均衡性,使非处理因素对研究因素的影响相同。实验研究能够更有效地控制误差,并能使多种实验因素包括在较少次数的实验中。在实际工作中调查研究和实验研究经常结合应用、相互补充。

实验研究中较常用的是动物实验与临床试验。所谓临床试验(clinical trial)是按实验法,运用随机分配的原则将试验对象(病人)分为试验组和对照组,给前者实施某种治疗措施,不给后者这种措施或给以安慰剂,经过一段时间后,评价两种或多种措施产生的效应,目的是评价临床治疗、预防措施的效果和病因研究。临床试验是临床研究的重要组成部分,尽管临床试验具有很多的优越性,但并不能替代临床研究中的其他观察方法,实际上,临床研究中其他各种研究方法均有其独特的价值(Box 1-4-2)。

Box 1-4-2　不同研究层次的特点

	对照组	前瞻性	研究对象随机分配
系列病例分析	不需要	不需要	不需要
病例对照研究	需要	不需要	不需要
队列研究	需要	需要	不需要
随机对照研究试验	需要	需要	需要

临床研究分为以下几类:

1. 病例报告(case report) 是有关单个病例或数个(多为10个以下)病例的详尽临床报告,是对罕见病例进行临床研究的一种重要方式。但由于病例报告是高度选择研究对象,故而特别容易产生偏倚。

2. 病例分析(case analysis) 与病例报告相似,但报告病例较多(多在10例以上)。所获得的结论仍有局限性,仅能代表所报道的病例。

3. 横断面研究(cross sectiona study) 又称普查(survey),通常将被研究的人群进行随机抽样,对抽取的对象进行调查,了解某病或某些研究因素的发病情况。适用于多发病、慢性病的定量研究,不大适用于罕见病或病程短的疾病的研究。

4. 病例对照研究(case control study) 是一种回顾性调查研究,从现在回顾过去,调查患有某病的病例组和不患该病的对照组在发病前是否有暴露情况,从中找出该因素与某病是否存在联系及联系的程度,多应用于少见病致病因素的研究。优点是省人、省钱、省时,且可同时分析诸多因素;缺点是易产生偏倚。

5. 队列研究(cohort study) 是一种前瞻性调查研究方法,是将被研究人群按照他们是否暴露于某一因素分成两组,好比两个队列,然后分别随访若干年,比较暴露组和未暴露组疾病的发生率或死亡率,多用于最重要的科学研究。优点是结论可靠、确定,且可研究一个因素与多个结局的关系;缺点为研究成本较高。

6. 序贯试验(sequential analysis) 与一般预先确定好样本含量,要待试验全部完成后才进行分析不同,它事先不规定样本含量,是试验一个或一对受试者后即进行分析,待可下结论时立即停止试验,比较适合临床试验。优点是避免盲目加大样本而造成浪费,又不至于样本过小而得不到应有的结论;缺点是观察指标不能太多。

7. 随机对照研究试验(randomized control trials,RCT) 是一种前瞻性研究,是将研究对象随机地分配到试验组(治疗组)和对照组,研究者将干预处理(治疗措施),给予试验组而不给予对照组,从而观察两组差异的一种实验研究,是检验一种假设最有力的武器。优点是结论可靠,缺点是存在医学伦理学的问题。

第二节 / 医学科研设计的选题

医学科研设计由选题、课题设计、实验与观察、结果分析等部分组成。选题为科学研究的第一步，从事医学研究（当然包括外科研究）首先要明确研究对象和切入点，好的研究大多来自对自然现象或临床现象细微的观察，特别是在临床中遇到的悬而未决的问题，注意到了这些现象并进行深入的思考，进而确定自己的研究题目。

临床研究选题须对研究领域发展有系统的了解。在阅读文献时，不仅要阅读近期的文献，而且还要熟悉以往研究的相关内容，这样可以避免重复研究，甚至是重复已被证实错误的研究。如果本研究结果与预期的研究目标或以往的研究不一致，一定要认真分析当时的研究设计、研究条件及研究内容是否与本研究一致，由于受当时研究条件所限，某些研究内容可能没有观察到，也可能是研究方法导致了相反的结果，有必要再次进行合理的研究设计与重复实验。

第三节 / 医学研究实验设计的目的及步骤

实验设计是对整个研究过程、步骤和方法的总体水平把握，一个好的实验设计是建立在研究者对课题深刻而准确的了解、广泛查阅文献的基础上。因此，实验设计的指导思想应该是对前人研究工作的超越和完善。目的是为了节省人力、财力和时间，使实验研究既经济又可靠，从而获得较可信的结果。

实验研究的设计步骤包括以下几个方面：

一、确立研究目标

研究目标是指课题设计所要达到的最终目的，设计者应明确课题的目的及所需解决的现实问题。

二、选定研究内容

研究内容是指为达到课题设计的总体目标而将要采取的一系列措施和步骤，包括采取的研究方法、技术路线等。研究目标确立之后，就要开始考虑如何实现这一目标了。

三、研究方法

选择研究方法要根据具体的研究内容而定，例如，进行动物实验还是临床试验以及选择何种临床试验，不同的临床试验有不同的要求，随着实验更加合理、严密，对实验要求也更高。分子生物学技术的发展，为观察内容提供了更多先进的研究方法，如是从基因水平还是从蛋白水平进行观察，基因水平观察又有原位 PCR、基因芯片和 Nothern 杂交等技术，蛋白层面的研究可选用免疫组化、Western-blot 蛋白印迹及蛋白质组学技术等，现在又有系统生物学技术可用于生命科学的研究。最终研究者选择哪种技术作为研究方法，一方面要根据实验的要求，另一方面考虑所在实验室的技术条件和研究者对所选择方法的熟悉程度，同时研究经费亦是需要加以考虑的因素。

四、确定技术路线

为达到课题设计的总体水平，研究者往往需要根据不同的研究内容，选用多个相对独立的实验方法。技术路线就是指能够将各个相对独立的实验方案有机地联系在一起，并按照课题的总体要求逐步展开的一套实施程序。技术路线设计是否合理，是研究成败的关键。一个设计缜密的技术路线可使整个研究项目有条不紊地展开，各个分立的实验方案相得益彰，有机连贯。若技术路线有缺陷，则有可能将研究引入"死胡同"，无法继续深入，甚至失败。

五、可行性分析

研究课题在正常实施之前，应进行可行性分析。确认研究目标是否明确、研究方法是否恰当、技术路线是否合理、研究经费是否满足要求。多数研究需要进行适当的预实验，以评估研究方案的可行性。

第四节 / 外科实验设计的基本原则

外科实验设计须遵循三个基本原则,即随机的原则、对照的原则和盲法的原则。

一、随机的原则

随机(randomization)指被研究的样本是从所研究的总体中任意抽取的,也就是说从研究的总体中抽取样本时,要使每一个观察单位都有同等机会被分配到观察组或对照组。随机的意义:①消除选择性偏倚,消除临床研究中由于选择研究对象不当而使研究结果偏离了真实情况;②增加观察组和对照组之间的可比性;③经统计学处理可以得到可靠、真实的结果。随机的方法主要有以下几种:

1. 简单随机法 可以按掷硬币的正反面、某些证件的末位单、双号等来确定每一个研究对象被分配到观察组或对照组。但是以上的方法都可能掺杂有不随机因素。正规的简单随机法是根据随机数表来确定每一个研究对象被分配到观察组还是对照组。

2. 区组随机法 在研究对象数较少时,可出现观察组和对照组的研究对象数不等。为了克服这种缺点,提出了区组随机法,是按时间顺序,将全部对象分成相等的若干区组,再将每个区组的研究对象随机分组。这样,既可使观察组和对照组研究对象的数目相等,又遵循了随机分配的原则。

3. 分层随机 根据已知的重要临床特点、预后因素或危险因素等,将研究对象分为不同的组,在统计学上称为分层,再将层内不同数量的研究对象随机分配到观察组或对照组。分层随机的意义是保证了这些重要的因素在观察组与对照组分布的均衡性,从而使两组更具有可比性。

4. 比例随机 临床研究有时可按一定比例将病人随机分配到观察组或对照组,如:①考虑到安慰剂的问题时,接受新药治疗与服用安慰剂可以不是1:1;②若比较药物不同剂量的疗效,同时还探讨药物总量与安慰剂的差异时;③在临床研究实施中,又有一种新药需加入观察时常采用比例随机方法分组。但是由于选入观察对象的时间不同,其可比性难以保证,易产生偏倚。

二、对照的原则

选择除了所要研究的处理因素外,其他非处理因素具有可比性的一组或几组病例同步进行观察,然后对比参照称为对照(control)。临床研究设立对照的意义:①可控制非研究因素的影响和偏倚,以确定观察组和对照组的差异是否来自研究因素;②可确定临床研究中不良反应的发生率。常用的对照方法有:

1. 随机对照(random control trials,RCT) 按正规随机化方法确立的对照组。优点:消除病人分组时可能产生的偏倚。试验组与对照组除研究因素外,临床特征、预后和其他因素均衡可比。

2. 非随机同期对照 这种研究的观察组与对照组在随访时间和判断结果时间上大体相同,但两组的研究对象不按随机原则分配。如两个同级医院合作,在同一时间内,一个医院采用新疗法,另一个医院采用传统疗法,研究结束时进行比较。优点:方便、简便易行、易为病人接受。缺点:研究组与对照组在基本临床特征和主要预后因素分布不均,导致研究结论偏倚。

3. 交叉对照 为随机对照研究的特例。这种研究过程分两个阶段。全部研究对象随机分成两组后,第一阶段甲组病人接受新疗法,乙组病人做对照;间隔一定(足够)时间后,进入第二阶段,这时乙组病人接受新疗法,甲组病人做对照。优点:不仅可以进行组间对照(甲组两个阶段与乙组两个阶段之间进行对照;甲、乙两组新疗法与对照疗法进行对照),还可以进行自身对照(甲、乙两组两个阶段各自对照),既降低了对比时的变异度,提高评价效率,还可以节约样本。需要注意的是:第一阶段的干预作用不能影响第二阶段。

4. 历史对照 这是一种非随机、非同期的对照研究方法。观察组采用新的干预方法,其对照资料来自于文献资料或研究者本单位的历史资料。对比时需注意两组的病情特点和预后因素应相似。优点:所有病人均可得到新的治疗,符合伦理及病人要求,省钱、省时间。缺点:两组病人在主要特征及预后因素上可能不相同;文献及过去的病历记载不详;诊断手段改进后轻型及不典型病人得到诊断,因此病人病情轻重不一致。

5. 潜在对照 有时临床研究可无对照。如国内小肠移植的第1例成功与从未实施过小肠移植的成功事实相对照等即为潜在对照。

三、盲法的原则

在实验研究中有三个基本角色,即受试对象、执行者和设计者(监督者)。他们当中的一个、两个或三个不知道研究对象接受的是何种干预措施(被分配在观察组还是对照组)时称之为盲法(blind)。盲法的意义在于:可消除测量性偏倚。其主要方法有:

1. 单盲法 研究对象不知道研究因素是什么而研究人员知道。优点:避免了研究对象的主观因素对研究结果的影响。缺点:不能避免研究人员的主观因素对研究结果所引起的偏倚。

2. 双盲法 这种临床研究设计是使研究对象和研究执行人员都不知道研究因素是什么,而设计者知道(不具体操作),在很大程度上减少了研究对象和研究执行人员主观因素对研究结果的影响。与单盲设计相比,双盲设计较复杂,执行起来较困难,但其研究结果更客观、可靠。

3. 三盲临床试验 对该方法尚有争议,此方法是设计者、研究执行人员和研究对象都不知道研究因素是什么,虽然可以更客观地评价研究结果,但削弱了对临床研究安全性的监督。

4. 非盲法 在临床研究中,有些研究,如手术与非手术或几种手术方法的疗效研究等可用非盲临床试验,即研究对象和研究者都了解分组情况。此法较容易实施,容易发现研究中的问题以便及时处理并判定研究是否继续进行,其主要问题是产生偏倚。外科研究中许多研究均是非盲法的研究。

第五节 / 医学研究实验设计的要素

实验设计的三大要素包括研究因素、受试对象和实验效应。如何正确选择三大要素是实验设计的关键问题。

一、研究因素(确定研究项目)

研究因素一般是自外界强加给研究对象的一些因素,包括①生物因素:细菌、病毒、寄生虫等;②物理因素:温度、紫外线、手术术式等;③化学因素:药物、毒物、营养物等;④研究对象本身具有的特性:性别、年龄、心理、遗传、不良行为等。

研究因素通常分为单因素和多因素。单因素研究是每次临床研究只观察一个研究因素的效应,包括单因素一个水平和单因素多个水平。单因素一个水平的优点是目的明确、单一,相对来说容易操作、执行,研究条件容易控制。缺点是能说明的问题少,研究的效率低。如果有多种因素有待探讨,则研究速度缓慢,浪费了对照组。单因素多个水平研究时,研究因素虽然单一,但一个因素有不同水平或称不同等级,如观察一种药物及其不同剂量的疗效等。多因素研究一般是在一次临床试验中同时观察多种因素的效应,如果多因素中每个因素又具备不同的水平,则称之为多因素多水平设计。

在临床研究中,对设计中规定了的最适研究因素的强度实施后则不应轻易变动。在整个研究过程中,应用研究因素的条件要始终保持一致,规定得要具体、细致,如药物的每日使用次数、每次使用剂量等,这样,所获得的资料才具有可比性,更有利于分析研究因素与结果间的关联。为使临床研究结果更客观、真实,在研究实施中还应重视对研究因素质量的控制,及时发现问题,及时处理。

二、研究对象的选择与样本量

临床研究设计时,要充分考虑研究对象的可靠性和代表性。研究对象的可靠性,是指所选中的每一个研究对象确实是要加以研究疾病的一位病人;研究对象的代表性,是指所选中的研究对象的症状、体征和具体的预后因素均可反映该病的真实情况。

研究对象的选择直接影响实验结果。大多数医学科研的受试对象是动物或人,也可以是器官、细胞或分子。在外科研究中,作为受试对象的前提是所选对象必须同时满足两个基本条件:必须对处理因素敏感;反应必须稳定。受试对象的疾病应诊断明确(依照国内或国际统一的诊断标准),且表现具有典型性。

生物学研究中受试对象的选择异常重要,所需样本量主要根据测量指标平均水平的预测值和个体的变异程度进行估算。在动物实验中,所需的样本含量一般较少,主要考虑动物的种类和品系,如猫的神经系统较为丰富,因此一些与神经有关的实验常采用猫作为实验对象;裸鼠的免疫力低,常被用作复制肿瘤模型;未成年动物的机体反应不如成年动物,雌雄动物的生理和机体代谢也有一定的差异,因此,采用雌、雄各半的成年动物进行实验已成为一般科研工作中的常规做法。

三、实验效应与观察指标

临床研究中,观察指标的选择对研究因素在研究对象上体现出的效应有直接影响,因此在临床研究设计中应重视指标的选择问题。在选择观察内容时有以下几点需要引起重视：

1. 指标的关联性　选用的指标必须与所研究的题目具有本质性联系，且能确切反映被试因素的效应。所选指标是否具有关联性，充分反映了研究者的专业知识与技术水平。

2. 指标的客观性　指标数据来源决定它的主、客观性质。主观性指标来自观察者或受试对象，易受心理状态与暗示作用的影响，在科研中一般尽量少用。客观性指标是指通过精密设备或仪器测定的数据，能真实显示试验效应的大小或性质，排除了人为因素的干扰。

3. 指标的灵敏度　通常是由该指标所能正确反映的最小数量级或水平来确定。一般要求其灵敏度能正确反映处理因素对受试对象所引起的反应就够了，并非灵敏度越高越好。

4. 测定值的精确性　精确性具有指标的精密度与准确度双重含义。准确度是测定值与真实值接近的程度，精密度是重复测定值的集中程度。从设计角度来分析，第一强调准确，第二要求精密。既准确又精密最好，准确但精密度不理想尚可，而精密度高但准确度低则不行。指标精确性除与检测指标的方法、仪器、试剂及实验条件有关外，还取决于研究者的技术水平及操作情况。

5. 指标的有效性　是由该指标的敏感性（敏感度）与特异性（特异度）来决定的。医学研究中，理想的试验是阳性只出现在患有本病的条件下，未患本病时的试验是阴性。但是绝大多数生物学与医学试验，由于生物个体之间存在差异，试验结果呈正态分布或偏态分布，从试验结果来分析，病人与非患本病者通常在分布上存在不同程度的交错重叠现象。

6. 临床科研观察指标分类

(1) 计数指标　即把研究对象产生的效应按某种属性或类别分组的指标，也就是反映"是"、"否"各多少例的指标，其特征是没有计量单位。如痊愈、未愈，有效、无效，阴性、阳性等。

(2) 计量指标　即能在研究对象身上测出不同程度效应的指标，其特征是有计量单位。如身高、体重、脉搏、血压等；一些实验室检查，具有单位名称的指标。

(3) 等级资料　介于前两者之间，具有连续性和等级性质的观察指标。如营养不良评估中正常、轻度、中度及重度等。

(4) 定性资料　是指不可以用数字表示的观察指标，如形态学变化（病理）。

(5) 定量资料　是指所有可以用数值表示的观察指标。

第六节 / 实验结果的收集与分析

一、实验数据的收集

广义"数据"概念泛指实验过程中获得的所有信息，其中包括"非数值"的图像信息等。

实验数据是对实验结果进行分析的重要依据，因此，数据收集时应忠实地保持数据的原始性，不得有任何随意的删改和更动，应在实验设计之初考虑如何采集数据。收集的数据要长期地保存，以便以后的研究数据与其进行比较，同时也是他人进行重复性研究的参考资料。

二、实验结果的分析

随着实验按照预定的技术路线不断被推进，研究者将会陆续获得各种实验数据，这些都是原始的资料，要认识和理解这些数据的内涵，首先要对这些原始资料进行整理和分析，生物医学研究的原始数据按不同的性质可分为计数资料和计量资料、定性资料和定量资料，选择适当的统计学方法进行分析。

实验结果的结局一是与预期的结果相吻合，另一是否定了原来的预期结果。无论是哪一种均有意义，特别是研究的结果与预期的结果不一致时，要慎重地分析，不要仅凭本次研究的内容就否定既往的研究结论，更不要轻易地将自己研究结果否决，必要时重复研究。

第七节 / 外科动物实验研究的特点及注意事项

在外科实验研究中除了上述提到的临床试验外，动物实验（animal experiments）研究亦是外科实验的重要组成部分，与临床试验相比有其特殊性，动物实验研究设计时需要重视下述问题：

一、实验动物的来源、定义和特点

实验动物可来源于野生动物、经济动物及观赏动物,经人工培育,实验者对其携带的微生物实行控制,动物的遗传背景明确或来源清楚,可用于科学研究、教学、生物制品或药品鉴定以及其他科学实验。

二、动物选择

选择正确的实验动物是生物医学研究取得成果的一个前提。由于各类实验动物的生物学特性不同,不同的实验动物解剖、生理特征各有差异,对实验结果也会产生不同的影响,甚至使整个实验徒劳无功。

1. 选择与人的机能、代谢、结构及疾病特点相似的实验动物 动物种系发展阶段在选择实验动物时应是优先考虑的问题,一般来说,动物愈高级,进化愈高,其机能、代谢、结构愈复杂,反应就愈接近于人类。如猴、猩猩、长臂猿等灵长类动物是最近似于人类的理想动物;犬具有发达的血液循环和神经系统以及基本和人相似的消化过程,在毒理方面的反应和人比较接近,适合做实验外科学、营养学、药理学、毒理学、生理学和行为学等研究。

2. 选用标准化的实验动物 标准化的实验动物是指遗传背景明确,饲养环境一致(标准化)和体内微生物得到控制的动物。使用标准化动物,并在实验过程中也按标准环境饲养,能消除因实验动物随意交配及遗传上的不稳定性和携带细菌、病毒、寄生虫等引起的反应不一致性。因此,实验者应根据研究目的要求选择采用遗传学控制方法培育出来的纯系或近系动物、封闭群动物、突变系动物、系统杂交动物(下代动物),或采用微生物学控制方法培育出的无菌动物、已知菌动物(或称悉生动物)、无特定病原体动物、清洁级动物,确保实验结果的可靠性、重复性和一致性。

3. 选择不同种、系实验动物 不同种动物,甚至同种而不同品系的动物对同一实验处理的反应有时可能存在很大差异。因此,不同实验动物存在的某些特殊反应性,对于动物实验时选择实验动物至关重要。

4. 根据手术操作特点选择实验动物 由于每一个手术通路不完全一样,所以实验者必须在对组织解剖结构熟悉的基础上选择合适的动物。如猪肝的方叶与邻近叶分界不清,右后叶内包被部分下腔静脉,因此,背驮式肝移植不适合选用猪。

5. 选用年龄合适、性别及健康状态良好的实验动物 一般说来,动物实验研究常用的是成年动物,而在一些慢性疾病的或长期实验中,因观察周期长或需要观察动物生长发育情况,要选用幼年动物作为实验对象。

6. 选择容易获得、易于管理的实验动物 生物医学实验研究选用的动物种类虽然相当广泛,但在具体选择实验用动物时必须考虑所选择的动物是否易获得、是否经济、是否易于饲养管理。如猪和犬均可用于小肠的移植,但前者更容易管理且易获得,而且其消化道生理与解剖更接近于人类,因此,近年来,猪更多的用于小肠移植的实验研究。

7. 选择实验动物时应遵循的基本原则

实验者运用动物实验研究时应该遵循 Russell 和 Burch(1959 年)提出的"3R"原则:①替代原则(replaced),指尽可能采用可以替代实验动物的替代物,如用细胞组织培养方法,或用物理、化学方法代替实验动物的使用;②减少原则(reduction),减少实验用的动物和实验的次数;③优化原则(refinement),对待实验动物和动物实验的工作应做到尽善尽美。

第八节 / 外科实验研究的特点及要求

外科实验是医学实验的重要组成部分,但外科实验与药物、内科及诊断等试验研究有很大的区别。随机、对照和盲法的原则是医学研究中课题设计的基本原则,但在外科研究中,特别是手术研究中有时难以满足上述三个原则,甚至一个原则都难以达到。

一、外科实验研究有别于药理、内科干预研究

外科干预有别于药物试验,因为外科干预研究本身有时是极为危险的,如外科研究中常用的麻醉,可能导致病人昏迷。此外,外科手术亦可以给病人带来危险,即使相同的外科手术,但具体操作时亦有很大的差异,实际上,有时完全标准化的手术是达不到预期的手术治疗目的。

二、手术治疗的不可逆转性

手术治疗的不可逆转性即手术后的病人不可能恢复到手术前的状态。药物治疗效果不理想可停药、更换新药或调整剂量及配伍,手术效果不理想则可能被病人或家属、同行认为是手术医生的水平不高,而不被认为是因进

行 RCT 而采取的手术方法不好。

三、医生手术熟练程度和经验的影响

外科医生的熟练程度和经验对手术效果有着决定性影响,因而可使随机化研究失去意义。某些医生可能偏爱或擅长、熟悉某一手术方法,而另一些医生可能偏爱或擅长、熟悉另一手术方法,如手术医生勉强按随机分配的手术方法操作,对具体病人、具体手术可能是不合适的,也妨碍手术技巧的发挥。

四、医德、伦理与法律问题

如对于随机化分配病人和治疗方法,外科医生如果不能肯定哪一种方法优越,要随机化分配病人,从中筛选最佳疗法是不现实的。通过阅读文献资料、咨询专家意见及自身经验,多数外科医生可能会认为某一方法对某一特定的病人较好,在此基础上随机化分配病人,有的手术方法可能对某个具体病人是不合适的,对病人进行不合适的手术显然有悖于医德。

在外科 RCT 研究中设置对照手术(sham surgery)与双盲法分组较为困难,也是目前医学界在伦理方面争论最大的问题,难以在外科研究中实施。已有研究证实对照手术(sham surgery)手术增加病人的死亡率,盲法研究在外科实验中也受到谴责,不能让外科医生戴着面具参加外科干预,因此,在外科治疗时不可能做到三盲,双盲研究也较少,甚至有时单盲的研究都做不到。

因此,外科实验设计不同于药理与内科学等,这种差异是由外科干预的侵害性特点决定的,但是一个良好的外科设计能够降低实验的误差,给病人(临床研究)和动物(实验研究)造成更少的损害,增加成功的可能性,得到更为可靠的实验结果,但在外科实验设计时绝不能完全按照循证医学的要求生搬硬套。

(李幼生)

第 5 章

电子学、信息学、机器人与外科

本章要点 (Key concepts)

As a branch of surgery, intelligent robotic surgery is associated with the electronics, informatics, laparoscopic surgery, mechanical technology and artificial intelligence. Due to a lot of advantages of traditional operative surgery and traditional endoscopic surgery, which make surgical operation easier and make a great progress in the development of modern surgery. However, some shortages were also found in clinical works, such as expensive investment which also has huge size. The most famous surgical robot system is the Da Vinci system, which has been used widely in general surgery, urinary surgery, neurosurgery and so on. In this section, we will study the basic components of surgical robot system, the relationships between intelligent robotic surgery and electronics or informatics, also the clinical usage of this new medical technology will be mentioned.

电子学、信息学、机器人技术的迅速发展为现代外科学的发展带来了巨大变革。现代外科学正结合电子学技术、远程通讯和计算机技术、人工技术、机器人技术开创着一个机器人外科的新时代。

第一节 / 电子学、信息学与外科

电子学是一门研究电子特性、行为以及电子器件的物理学科。它以电子运动和电磁波及其相互作用的研究和利用为核心,并以应用为主要目的。现代电子学是一个庞大的专业和学科体系,在这个体系里包含有众多的分支,这些分支按性质不同可划分为四大类,即基础理论与基础技术;元件、器件、材料与工艺;系统与大系统技术;交叉专业和学科类。电子学应用于医学,不仅形成了从工程科学的角度研究生物、人体的结构和功能以及功能与结构之间相互关系的生物医学电子学,而且产生了各种类型的电子监护系统、物理治疗系统、辅助诊断系统等电子医疗系统。

20 世纪中后期,在电子学技术与信息理论高速发展的背景下,信息科学应运而生。信息科学是以信息为主要研究对象,以信息的运动规律和应用方法为主要研究内容,以计算机等技术为主要研究工具,以扩展人类的信息功能为主要目标的一门新兴的综合性学科。信息科学由信息论、控制论、计算机科学、仿生学、系统工程与人工等学科互相渗透、互相结合而形成。信息技术(information technology,简称 IT),则是对用于管理和处理信息所采用的各种技术的总称。它主要是应用计算机科学和通信技术来设计、开发、安装和实施信息系统及应用软件。信息技术的发展极大地带动了医疗仪器技术的发展,从医学的基础研究到临床诊断都将广泛地应用医用信息技术,不仅大大改善了医学研究的手段,促进了医学研究的进程,而且提高了对疾病的诊断和治疗水平。

第二节 / 机器人外科的概念、功能和优缺点

机器人外科(intelligent robotic surgery)是将由计算机控制、能够帮助定位和手术操作的外科机器人运用到临床中的先进的医学学科,它属于外科手术学的范畴。外科机器人比普通工业机器人的技术要求更为复杂,使用条件更

为严格,不仅要求接受无菌处理、配合医疗器械,也将受到手术室空间的制约。

目前外科机器人技术能够完成的外科操作主要包括经皮实质脏器的活检、骨科手术中高精度和高灵活性的钻孔和切割、三维重建、显微和微创手术、内镜操作以及在有害环境中的手术操作。此外,外科机器人系统可以对病人术前、术中、术后的资料进行归纳并加以整理,连接有CT、MRI等设备的外科机器人可以帮助制定术前计划,并为远程医疗提供硬件保障。医生也可以远在千里之外通过外科机器人实现远程会诊和手术。例如2001年9月,法国医生Marescaux领导的医疗团队完成了跨大西洋的"宙斯机器人胆囊切除术"。

与传统的外科手术相比,机器人外科有明显的优越性,比如具有三维的图像、机械臂可以完全模拟人手的动作;机器人系统能通过软件处理来消除手术医生手部的颤动;还能将控制柄的大幅度移动按照比例转换成病人体内的精细动作;具备的三维视觉和深度知觉较传统的腹腔镜摄像系统有了很大的提高,可以让医生看到人眼难以观察到的地方;图像的放大,可以增加图像的清晰程度;医生控制器械准确、直观和灵活,一个主刀医生就可以完成一个电视腔镜手术团队的全部工作;机器人不怕放射性物质和感染性疾病等。病人也从这种新的手术方式受益良多,切口变小、康复时间缩短、住院天数减少,减少麻醉需求量及感染风险,伤口美观等。综合起来,使用机器人系统可以让复杂的微创手术变得如普通手术一般简单,能够获得更接近理想的手术效果、更小的创伤和更大的手术适用范围。

但是机器人手术系统依然有其不完善的地方。缺点:一是机器人手术系统的购买及后期维护费用较昂贵,限制了其应用的推广;二是机器系统的尺寸太大,每个机器人系统都有一个较大的底座和相对较累赘的机械臂;三是机器人系统装备的兼容性差,缺少某个部件就可能会影响到整个手术的操作。

第三节 / 外科机器人的发展历程和分类

一、外科机器人的发展历程

近20年来,腔镜手术在临床上的成功运用开创了微创外科的新领域,也为外科机器人的诞生奠定了良好的平台。

1985年Kwoh等利用"美洲狮560"机器人来提高神经外科活检的精确度,并取得了良好效果。3年后,Davies等用"美洲狮560"行经尿道前列腺切除术获得了成功。与此同时,Sacramento CA联合手术设备有限公司发明了"ROBODOC",用于髋关节置换中股骨的精确定位和调整,并成为第一个被美国食品药品监督管理局(FDA)审批通过的外科机器人。此外,美国加州Computer Motion公司研究并发明了一种由手术医生声控的"扶镜"电子机械手——伊索(AESOP)。随后,Mountain View公司将伊索整合到现在的直视手术系统中并通过SRI Green远程手术系统许可,经过广泛地重新设计,命名为达·芬奇手术系统(Da Vinci)。同期,Computer Motion公司开发并投产了宙斯机器人手术系统(Zeus)。

二、外科机器人的临床分类

1. 被动式机器人 被动式机器人系统的动力来源于外科医生,系统能提供有关手术器械与操作定位的信息。在手术操作困难的部位,它可以把持住医生在目的区域所导入的器械,如腔镜固定器等设备。

2. 半自动式机器人 半自动式机器人是指部分功能自动化,而其余功能仍靠医生操控的装置,如腔镜辅助机器人系统(LARS)和伊索(AESOP)持镜机器人系统。腔镜辅助机器人系统(LARS)具有四级可调活动度的机械臂,可安装摄像头或者回收装置,并装有控制力量大小和扭矩的传感器。该装置依靠手术者来操作,但是当力量超过一定上限,如身体组织的承受力时,机器就会停止操作直到操作者恢复正常的操作。伊索(AESOP)持镜机器人系统即内镜自动定位声控机械手(voice-controlled robotic arm),其具有声控指令系统。该系统成功地取代了持镜助手,避免了助手持镜常会使镜头不稳定、定位不准确、镜头旋转而影响术者的判断和操作的缺陷。

3. 主动式机器人 带有自己的动力装置,可不依赖医生指令来完成手术操作。这类机器人的设计一般是为了一些特定的目的,使用较为安全。主要包括:

(1) 矫形外科机器人 矫形外科手术的目标位置比较固定,特别适合使用自动化程序。其可以进行精细的骨质穿孔,减少医源性损伤,比如髓内钉手术中辅助术者进行髓内钉远端锁孔的操作,改善骨与假体的连接,获得更好的长期效果。1992年Integrated Surgical Systems公司推出其商业化产品 ROBODOC 系统,该系统能够完成全髋关节置换术(THA)、全膝关节置换术(TKA)及全膝关节置换翻修术(RTKA)等一系列的骨科手术,明显地改善了手术的精度、质量、效率和稳定性。

(2) 神经外科机器人　最早的神经外科机器人只被用作定向工具,而目前具有动力驱动、计算机辅助、影像导航功能的机器人系统已广泛被应用于神经外科手术中。如 Minerva 和 NeuroMate 都是通过 CT 等影像系统来进行导航的神经外科机器人。

(3) 泌尿外科机器人　使用泌尿外科机器人可提高经尿道前列腺切除术(TURP)的手术精度。Probot 是一种带驱动、有影像导航、由计算机控制的进行 TURP 操作的机器人,计算机通过特殊的软件根据超声的影像重建前列腺的三维影像,再由医生来决定切除部位和范围。同时外科医生在工作台上可监控整个操作过程,并且可以不断调整切割参数和设置,也可以随时停止操作,保证了手术的安全性。

4. 主 – 从式机器人　是一种有自身动力、由电脑控制、完全依靠医生操控的机器人系统。医生面对的是控制台,机器人手臂被安放在病人的手术野中,医生可以通过一个显示器来观察视野,用手操作机械传感器,医生的动作通过操控台传给机械臂,机械臂相应地操作各种器械。其优势在于:手术者控制着稳定的摄像镜头平台;手术野能以一个三维图像形式呈现给手术者;机器人设备有更大的活动空间,使得其功能更接近人手;因为有动作缩减和滤颤功能,操作提高了精确性,并消除人手的颤动。然而,主 – 从机器人也有其明显的局限性,如缺乏触觉反馈系统,硬件设备体积太大等。在外科学界应用最广泛、得到普遍认可的达·芬奇机器人系统和宙斯机器人系统都属于主 – 从式机器人系统。

第四节 / 机器人外科的临床应用和发展前景

机器人手术的早期研究主要集中在可行性方面,如 Cadiere 等研究评价了 146 例达·芬奇机器人手术系统的腹腔镜手术,证实了机器人腹腔镜手术的可行性,也发现机器人腹腔镜手术在腹腔内的显微手术和狭小的空间操作方面具有明显优势,并没有发现机器人手术所致的并发症。

机器人手术在医学领域产生最大的轰动是在心脏微创手术领域。国外进行的机器人辅助冠脉左前降支搭桥手术和房室瓣修补术已获得成功。结果表明,该手术近期效果较好,而且没有并发症。机器人手术在胸外科的应用也较多。达·芬奇机器人手术系统可以辅助施行一些胸腔镜手术,包括肺叶切除术、肺部肿瘤局部切除术、对患有自发性气胸的病人实行肺大疱切除术及纤维蛋白胶封闭术等。我国北京 301 医院的高长青教授采用目前国际上最先进的达·芬奇机器人系统,成功开展多例心脏外科手术,没有发生并发症。

机器人手术系统被研究的新用途是在小儿外科领域中的应用。当前腹腔镜手术对于吻合 2~15 mm 的管道无能为力。国外专家已在猪身上使用宙斯机器人手术系统开展了肠肠吻合术、胆肠吻合术等。结果证实机器人辅助腔镜手术在技术上是可行的,可能对某些特定的早产儿疾病更有帮助。

一些机器人系统当前已经被 FDA 批准应用在某些特殊的手术中。伊索在骨科领域被用于髋关节置换手术中的精确定位。宙斯系统和达·芬奇系统已经被用于许多手术操作,包括胆囊切除、房室瓣的修补、前列腺根治术,以及很多胃肠手术、肾切除和肾移植手术。机器人辅助的腹腔镜手术使远距离的遥控手术成为可能,腹腔镜手术专家可以通过先进的卫星通信系统操纵遥远偏僻地区的机器人系统进行遥控手术。

机器人外科系统是涉及医学、自动化、远距离传输等多个领域的综合性技术,代表着未来外科技术发展的方向。目前影响机器人外科系统发展和进步的最主要障碍就是触觉反馈系统的缺乏,只能通过三维视觉反馈进行部分代偿,相信随着科学技术的快速发展和机器人系统触觉反馈方面的研究,这一难题终将突破。在手术室的有限空间中,机器人系统还与 X 线机、麻醉机等其他手术设备挤占空间,这一问题在手术室的规划设计中,可将机器人系统所占用的空间整合进去,解决其体积较大问题。

随着科学技术的发展,研究一种可以放在病人腹腔内遥控的微型机器人,为外科医生提供全方位的视觉图像信息和完成不受腹壁小切口限制的精细和准确的手术操作将不是梦想。随着机器人辅助腹腔镜手术技术及设备的改进和完善,包括诸如增加触觉反馈系统、末端效应器的微型化、研究和发展先进的遥控外科电子通信技术等方面,机器人辅助的腹腔镜手术将会以标准腹腔镜手术无可比拟的优势在临床上广泛开展。目前的早期研究结果尚需大量的前瞻性临床随机对照试验,才能使机器人外科技术在不久的将来得到长足的发展。

第五节 / 达·芬奇远程机器人外科手术系统简介

"达·芬奇"系统是世界上首套可以正式在医院手术室腹腔手术中使用的机器人手术系统,它于2000年7月11日通过了美国FDA市场认证。达·芬奇外科机器人系统是当今世界上为微创外科技术提供的最先进的技术平台,高清晰的立体三维视野、高度灵活的腕部和可活动的手术器械以及精确的位置控制使得达·芬奇的操纵者能够超越传统外科手术技术,使微创技术在复杂外科手术中的应用成为可能。

达·芬奇系统有三个组成部分(Figure 1-5-1):①手术医生操作的主控台,主控台显示器产生的图像是经过计算机处理过的三维立体图像,具有真实感;脚控台能操作电凝开关、摄像头调焦、机械臂和摄像臂的移动。②移动平台,具有三个固定于基部的机械臂,摄像臂有两个摄像头,产生的图像是三维立体的,基部通过线缆与手术控制台相连,组成移动平台;③内镜系统。

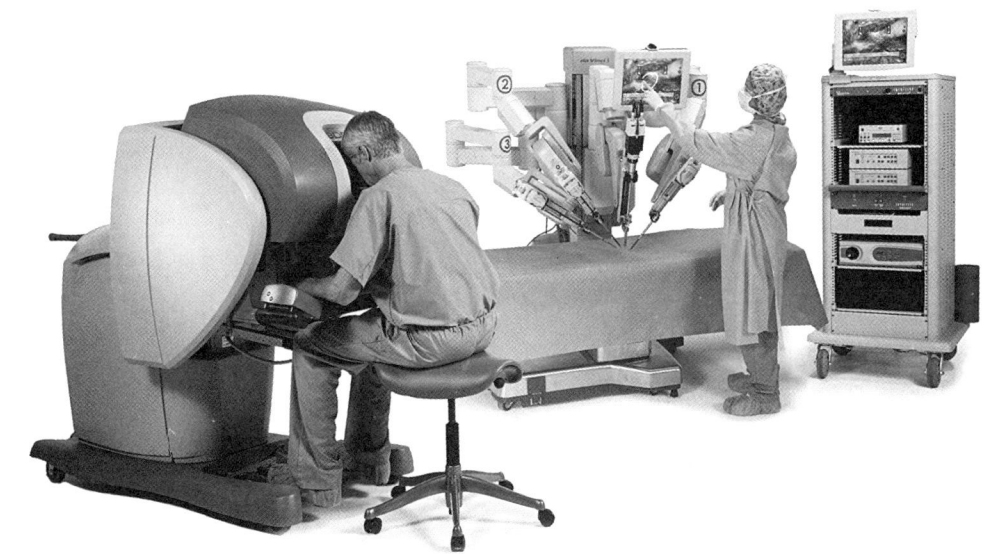

Figure 1-5-1　Composition of the Da Vinci surgical robotic system

1. 手术主控台　手术主控台由内部图像系统、器械控制器、控制面板、一系列脚踏以及系统安装组成。

(1) 内部图像系统　高分辨率的内镜具有两台三芯片摄像机和两条光学通路,可以产生两个图像,每个图像被发送到一只眼中以形成高质量的三维图像,通过双眼观察器来进行观察。双光源可使光线亮度最优化,医生通过调整摄像机插入深度来控制图像放大倍数。

(2) 器械控制器(控制者)　医生坐在一个舒适的位置,每个手的拇指和示指都放在与主控制器相连的调整环内,示指与拇指接近操纵器械进行钳夹动作。多连接的主控制器在所有空间方向上自由独立运动,允许对器械和摄像机进行直观控制。

(3) 控制面板　在医生两侧的两个面板上存在不同的系统安装功能,一个面板上有摄像机和内镜校准以及动作测量,另一个面板上有系统开始的控制键、紧急停止键和待命键。一旦系统安装并开始操作,任何病人一侧的动作,如更换器械,首先要将系统转入待命状态,更换完成后,通过再次待命键重新连接系统。按压紧急停止键导致主控制器立刻脱离,只有在按压故障撤销键时才能重新进行连接。

如果发生了紧急需要中转开放手术或迫切需要对病人采取新的入路而被机器人车的存在所阻碍的情况时,系统可以快速转入待命状态,这时病人侧的助手可以迅速移走器械和摄像机,并通过按压每个机械臂上的离合器键移走套管,折叠机械臂,移走器械。

(4) 脚踏　达·芬奇系统总共有五个脚踏控制器。中央的脚踏调整摄像机的焦距,通常只在初始安装时使用;摄像机脚踏用来控制导航员系统(intuitive surgical, Inc),进而控制外科手术视野;离合器脚踏可以简单地使器械从控制器上脱离,使控制器可以在不移动器械的情况下运动到工效学上舒适的位置;另一个脚踏激活电热系统;第五个脚踏通常不使用。

(5) 系统安装 达·芬奇系统需要进行顺序安装:首先近 1 min 的自检,助手随后对机械臂进行消毒铺巾,并连接摄像机和内镜并进行校准。在机器人的套管放置前,病人必须被放在最后确定的位置并不再改变。医生在控制台前就位,按压准备完毕键,示指及拇指放在控制器的环内,最后头部对准双眼观察器,这时可以开始手术。按压待命键可使器械以及摄像机脱离,同样,观测器内的红外感受器对头部的感应消失也会使器械和摄像机脱离,处于待命状态。

2. 移动平台 达·芬奇系统的移动平台具有三个固定于基部的机械臂,基部通过线缆与手术控制台相连。

中心机械臂握持移动摄像机系统(insite vision system,intutive surgical,Inc)。摄像机有一个双透镜系统,具有两台三芯片摄像机,空间上分隔位于 12 mm 镜内部。这样,两个复杂的视镜系统整合在一起,分别代表了左眼和右眼。两个空间分隔的图像投影在双眼并用的观察器,使得控制台上可出现真实的三维图像。两只外周机械臂握持

外科器械。每个机械臂具有一系列的多位置关节及可旋转的末端关节与套管相连,这样在安装时易于放置机械臂位置,并保证手术的全部范围的运动。

达·芬奇腕部可转动的手术器械有 7 个自由度,其独特的腕部结构比人的手腕具有更大的活动范围,当外科医生在操控台进行操作的时候,达·芬奇会自动感知并过滤掉医生手部的颤抖,并把操作动作准确的传到腕部可转动的器械上;达·芬奇机器人还可以等比例缩小医生手的运动幅度并传递给手术器械,并产生相应的精细运动;系统要求器械的每一个动作都必须在医生的直接操控下完成,同时还会有多达 1 500 次 /s 的同步安全检查,避免器械或机器臂出现意外运动。

3. 内镜系统 具有标准内镜的所有特点,包括监视器、CO_2 充气机、光源以及摄像机,也可使用二维监视器以供候补成员、助手及参观者观察。二维监视器上的图像来源于两台摄像机中的一台的输出信号,代表了左眼或右眼的视觉。光源来源于两个高强度的照明器。系统包括两个摄像机控制单位、两个图像同步器和一个聚焦控制器,以便在控制台上产生高质量的三维图像。以上关键部件见 Figure 1-5-2:

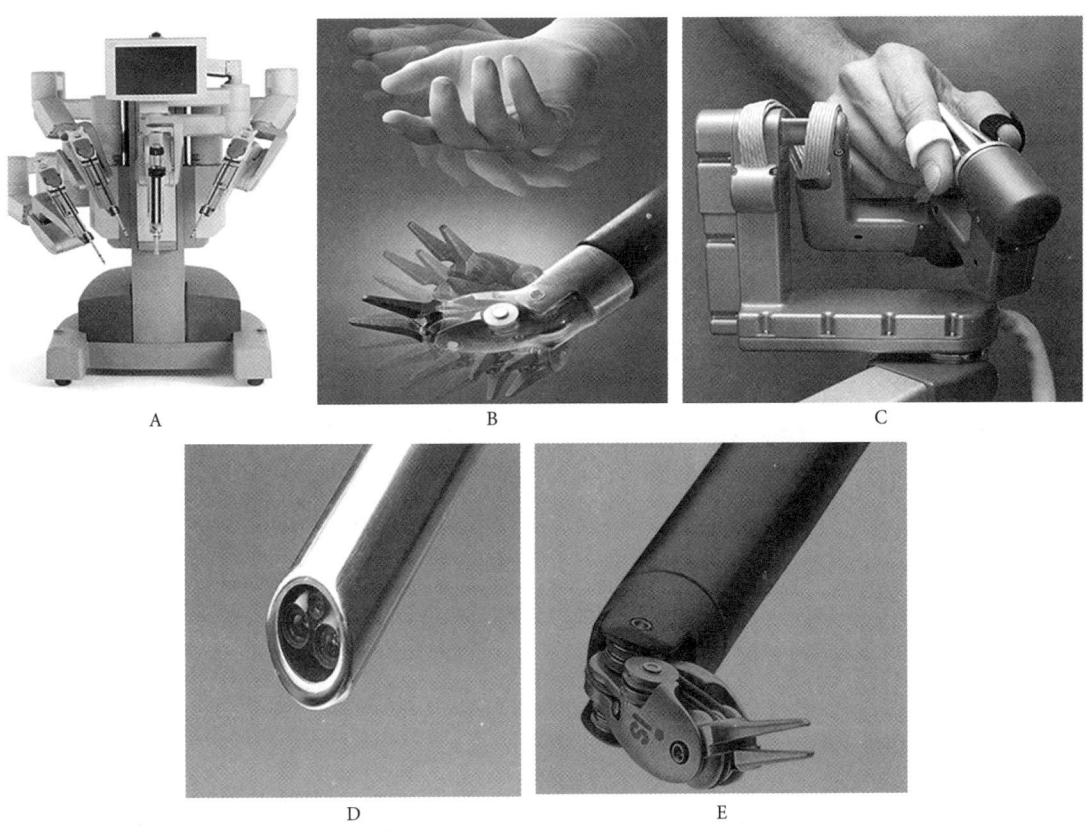

Figure 1-5-2　Critical components of the Da Vinci surgical robotic system
A. Bedside operating system; B. Mechanical simulated arm; C. Joystick; D. Three-dimensional endoscopic; E. Bipolar forceps

(郑树森　蒋建文)

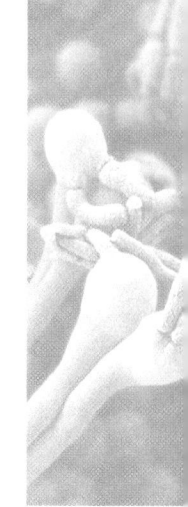

第6章

分子与细胞生物学在外科学中的应用

20 世纪 80 年代以来,分子与细胞生物学飞速发展,为基于分子技术的外科疾病的预防、诊断和治疗打下坚实的基础。本章将重点介绍与外科学有关的分子与细胞生物学基本理论和技术。

第一节 / 人类基因的结构、功能及其表达调控

本节要点 (Key concepts)

DNA was the hereditary material that made up genes. This genetic information encoded in DNA is translated into RNA and then protein, leading to the expression of specific biologic characteristics or phenotypes. DNA is composed of two antiparallel strands of unbranched polymer wrapped around each other to form a double helix. Each strand of DNA double helix encodes nucleotide sequences complementary to its partner strand; both strands contain identical genetic information and serve as templates for the formation of an entirely new strand.

RNA molecules are synthesized from DNA. One strand of DNA is used as a template. RNA directs synthesis of a particular protein in the cytoplasm. Gene expression can be controlled at five major steps in the synthetic pathway from DNA to RNA and to protein.

一、基因和 DNA 的结构

DNA 是由两条反向平行的互补核苷酸链组成的双螺旋结构(Figure 1-6-1)。构成 DNA 的基本结构单位是核苷酸,由五碳糖、磷酸基团和碱基三部分组成。DNA 分子的五碳糖是脱氧核糖,碱基有四种,分别为腺嘌呤(adenine,A)、鸟嘌呤(guanine,G)、胸腺嘧啶(thymine,T)和胞嘧啶(cytosine,C)。磷酸二酯键将相邻两个核苷酸分子核糖上的 3′ 碳和 5′ 碳连接起来,形成一个长的核苷酸链,DNA 分子通过双链上的碱基互补配对形成双螺旋结构,其中 A 和 T 配对、G 与 C 配对。构成 DNA 分子的糖 – 磷酸骨架是恒定不变的,碱基组成和排列顺序的变化使 DNA 携带不同的遗传信息。

人类全部的遗传信息或称人类基因组是由约 3×10^9 个碱基对(base pairs,bp)组成的。但其中仅有约 10% 的 DNA 序列能转录为功能 RNA(functional RNA),包括编码蛋白质的信使 RNA(messenger RNA,mRNA)和结构 RNA 如转运 RNA(transfer RNA,tRNA)和核糖体 RNA(ribosomal RNA,rRNA)等。DNA 分子上能指导功能 RNA 合成的核苷酸序列称为基因(gene)(Figure 1-6-1)。人类基因大多数为断裂基因(interrupted gene),由编码序列和非编码序列组成。在组成上占绝大多数的非编码序

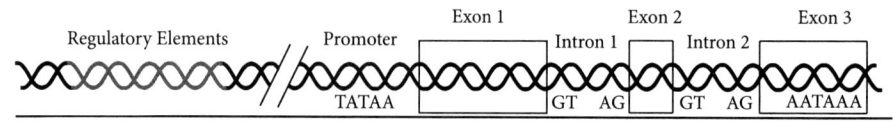

Figure 1-6-1　Gene structure
(Modified from Rosenthal N: Regulation of gene expression. N Engl J Med, 331, 932, 1994.)

列称为内含子(intron),它们把整个基因中的编码序列分割为若干个小段称为外显子(exon)。例如,甲状腺珠蛋白基因共有约30万个核苷酸分子组成,该基因有36个内含子,而其 mRNA 只有 8 700 个核苷酸。

人类共有 46 条染色体,包括 44 条常染色体和 2 条性染色体。每条染色体都包含 3 种特殊的功能元件(functional elements):复制起点(replication origin)、着丝粒(centromere)和端粒(telomere),其主要作用是在细胞世代中确保染色体的复制和遗传稳定。

二、DNA 复制和修复

在细胞分裂前期,整个染色体组 DNA 都将发生精确的复制,随后以染色体为单位把已完成复制的染色体平均分配到两个子代细胞中去。DNA 的复制迅速而且高度精确。在人类,DNA 复制速率可达每秒 50 个核苷酸,每复制 10^9 个核苷酸仅出现 1 个碱基错配。DNA 双螺旋两条链的核苷酸序列是互补的,每条链都包含特定的遗传信息,而且可以作为模板去复制形成一条完整的新链。DNA 的复制沿 5′-3′方向进行,通过不断加入互补的核苷酸向前延伸,最终形成两个完全相同的 DNA 分子。

DNA 在复制过程中可能产生错配,如果错配的碱基在复制后固定下来称为突变(mutation)。DNA 的突变包括两种,即点突变(point mutation)和移码突变(frameshift mutation)。点突变是指单个碱基对的改变。错义突变是指引起单个氨基酸改变的点突变,其可引起组成蛋白质的氨基酸序列发生改变,进而导致其生物活性改变。无义突变是指编码氨基酸的密码子突变为终止密码,这将引起蛋白质翻译的提前终止,产生无生物活性的蛋白质片段。如果突变引起一个或几个碱基的插入或缺失,称为移码突变,这将导致读码框序列改变或终止密码子产生。DNA 错配可能造成其结构与功能的破坏,从而引起生物突变,甚而导致死亡。然而在一定条件下,生物体自身存在的一些机制使其 DNA 的损伤得到修复,这是生物在长期进化过程中获得的一种保护功能。

三、RNA 和蛋白质合成

RNA 是由四种核苷酸组成的单链分子,与 DNA 不同,组成 RNA 糖-磷酸骨架的五碳糖是核糖,尿嘧啶(U)代替了 DNA 中的胸腺嘧啶(T)。在 DNA 指导下的 RNA 合成称为 DNA 转录(DNA transcription)。DNA 转录的产物主要有三种:mRNA、tRNA 和 rRNA。这三种分子都参与了蛋白质的翻译,但只有 mRNA 携带遗传信息,是蛋白质合成的模板。RNA 合成是一个高度选择的过程,人类整个的 DNA 只有不到 1% 能转录形成 RNA。DNA 转录与 DNA 复制不同,它的产物 RNA 是一条单链。转录后 RNA 分子经过剪切(splicing)、拼接、编辑和重编码等加工成为成熟的 RNA 分子。

RNA 指导蛋白质的合成,这一过程称为 RNA 翻译(RNA translation)。mRNA 的核苷酸序列翻译为氨基酸,最终形成蛋白质。每三个核苷酸为一个密码子(codon),编码一种氨基酸。组成 RNA 的核苷酸共有四种,根据其组成和排列顺序的不同形成 64 个密码子($4 \times 4 \times 4$)。这 64 个密码子编码组成蛋白质的 20 种氨基酸,有的氨基酸有多个密码子。由密码子翻译形成氨基酸这一规律称为遗传密码(genetic code)。蛋白质翻译需要核糖体(ribosome)的参与。核糖体由 50 多种蛋白和 rRNA 分子组成。核糖体与 mRNA 的起始密码子(AUG)结合启动了蛋白质的翻译,翻译沿着 5′-3′方向进行,当遇到终止密码子(UAA、UAG 或 UGA)时,蛋白质翻译停止。

四、基因表达调控

基因表达(gene expression)是指生物体基因组中特定的结构基因所携带的遗传信息,经过转录、翻译等一系列过程,合成具有特定生物学功能的蛋白质,表现出特定生物学效应的全过程。在同一机体的各种细胞中虽然含有相同的遗传信息即相同的结构基因,但并非它们都在所有细胞中同时表达,必须根据机体的不同发育阶段、不同的组织细胞及不同的功能状态,选择性、程序性地表达特定数量的特定基因,这就是基因表达的调控。基因表达主要在五个水平受到调控:基因组、转录、转录后、翻译和翻译后水平。

基因表达的调控最主要是在转录水平进行的。基因转录复合体装配并与基因启动子(promoter)结合开始 mRNA 的转录。启动子是位于转录起始位点上游的一段 DNA 序列,主要由 T 和 A 组成(如 TATA box)。基因转录复合体是由 RNA 聚合酶和几种转录蛋白组成。基因转录复合体装配并与启动子(promoter)结合决定了基因转录的速率,这是受到基因调控蛋白(gene regulatory proteins)的调节。与转录蛋白不同,细胞中的基因调控蛋白有上千种,它们中的大多数与特异的 DNA 序列结合,可以激活或者抑制基因的转录,称为调控元件(regulatory elements)。基因调控蛋白在细胞中的表达量很低而且具有细胞特异性。不同的调控元件组合对基因转录起着不同的调控作用。人类基因超过 20 种调控元件,其中一些是转录激活因子,一些是转录阻遏因子,这两者之间的平衡决定基因转录的水平。总而言之,调控元件的组合和基因调控蛋白的类型决定一个基因在何时何地转录。虽然基因转录水平的调控是大多数基因最主要的调控方式,但其他几个水平的调控在基因表达中也是至关重要的。

第二节 / 细胞信号转导

本节要点 (Key concepts)

The cells must be coordinated to form specific tissues. Both neighboring and distant cells influence behavior of cells through intercellular signaling mechanisms. Abnormal cell signaling can lead to diseases, such as cancer. This section reviews the general principles of intercellular signaling and examines the signaling mechanisms of two main families of cell surface receptor proteins including G-protein-coupled receptors and enzyme-coupled receptors.

正常的细胞间信号转导,保证基因表达的时间和空间的特异性,维持基因正常的表达水平;异常的细胞间信号转导,会改变基因表达的特异性和表达水平,导致机体疾病的发生。

一、配体和受体

细胞通讯是通过一些信号分子如蛋白质、小分子肽、氨基酸、核苷酸、类固醇、脂肪酸衍生物甚至一些可溶性气体如 NO、CO 等实现的,信号分子可经自分泌、旁分泌或内分泌的方式影响自身、邻近细胞或远距离靶细胞的功能。这些信号分子称为配体(ligand),它们可与靶细胞膜上或胞质内的蛋白质受体(receptor)特异性地结合,激活细胞内的信号转导通路,改变细胞的生物学行为。人体细胞通常只对一些特定的信号分子做出反应,引起细胞增殖、分化或者凋亡。

二、G 蛋白偶联受体

G 蛋白偶联受体(G protein-coupled receptors)存在于细胞表面,由单条多肽经 7 次跨膜形成。该受体的作用主要通过 G 蛋白(G protein)偶联,在细胞内产生第二信使,从而将胞外信号跨膜传递到细胞内,影响细胞的行为。G 蛋白是三聚体 GTP 结合调节蛋白(trimeric GTP-binding regulatory protein)的简称,位于质膜内的胞质一侧,由 α、β、γ 三个不同亚基组成,βγ 二聚体通过共价结合锚于膜上起稳定 α 亚基的作用,而 α 亚基本身具有 GTP 酶活性。G 蛋白在信号传导过程中起着分子开关的作用,当 G 蛋白 α 亚基与 GDP 结合,处于关闭状态;当胞外配体与受体结合形成复合物时,导致受体胞内结构域与 G 蛋白 α 亚基偶联,并促使 α 亚基结合的 GDP 被 GTP 交换而被活化,即处于开启态,从而传递信号。该受体可介导胞外信号分子的细胞应答,包括蛋白或肽类激素、局部介质、神经递质和氨基酸或脂肪酸衍生物等。信号转导过程通常为:胞外信号分子与受体结合,G 蛋白被活化,从而激活腺苷酸环化酶(AC)或磷脂酶 C(PLC),引起细胞内第二信使 cAMP 或 Ca^{2+} 增加,激活下游的分子,使胞外信号传递到胞内,引起一系列的生物学效应。

三、酶偶联受体

酶偶联受体(Enzyme-coupled receptors)通常又称为催化性受体(catalytic receptor),这类受体均为跨膜蛋白,当胞外信号分子与受体结合即激活受体胞内段的酶活性。目前的研究表明该受体至少包括六类:①受体酪氨酸激酶。②受体丝氨酸 / 苏氨酸激酶。③受体酪氨酸磷脂酶。④受体鸟苷酸环化酶。⑤与酪氨酸激酶连接的受体。⑥与组氨酸激酶连接的受体(与细菌的趋化性有关)。这类受体的共同点是:①通常为单次跨膜蛋白。②接受配体后形成二聚体从而被激活,启动其下游信号转导。受体酪氨酸激酶(receptor tyrosine kinases)又称为酪氨酸蛋白激酶受体,是细胞表面一大类受体家族。许多生长因子如表皮生长因子、血小板衍生生长因子、胰岛素样生长因子、血管表皮生长因子、肝细胞生长因子等的受体都是该家族的成员。该类受体在个体发育及维持内环境稳态等方面起着至关重要的作用,而且许多癌基因表达的激活都是通过该家族受体信号转导通路实现的。该受体家族信号转导的过程:当胞外配体与受体结合后,受体形成二聚体,胞内段的酪氨酸激酶被激活,使自身发生磷酸化,与细胞内一些小的信号蛋白如 Src、Shc、SOS 和 GRB2 等结合形成多分子复合物,活化 RAS 蛋白,通过一系列磷酸化级联反应激活 MAPK(mitogen-activated protein kinases)及下游分子,将胞外信号传递至细胞核内,引起细胞生理和(或)基因表达的改变。

第三节 / 细胞凋亡的调控

本节要点 (Key concepts)

Physiologic cell death is a genetic program pathway which called apoptosis. Apoptosis has been implicated in various physiologic functions, including tissues remodeling during development, removal of senescent cells and cells with genetic damage beyond repair, also the maintenance of tissue homeostasis. In this section we review the biologic and morphologic features of apoptosis and the molecular mechanism which controls apoptosis.

细胞凋亡是指为维持机体内环境稳定,由基因决定的细胞自主、有序的死亡过程,受遗传机制的程序性调控。它是细胞的一种基本生物学现象,在生物体的进化、维持内环境的稳定以及去除衰老和无法修复的细胞中起着重要作用。

一、凋亡的生物学和形态学特征

虽然凋亡与坏死的最终结果极为相似,但它们却是两种截然不同的现象。坏死是指细胞受到强烈的物理、化学或生物因素作用引起的细胞损伤和死亡过程。表现为细胞肿胀、胞膜破裂、细胞内容物(包括肿大和破碎的细胞器)渗漏、DNA不完全降解、引起局部严重的炎症反应。与此不同的是,凋亡是一种主动的、高度程序性的、由基因决定的细胞死亡方式。细胞凋亡经历了如下形态和生化变化:

凋亡早期:细胞表现为细胞皱缩,体积缩小,与周围细胞脱离。最早的生化特征之一是位于细胞膜上的磷脂酰丝氨酸外翻到膜表面。线粒体膜电位消失,通透性改变;细胞核固缩,核内染色质分布不均,向异染色质区集中,形成染色质团块,电子密度高于正常,核仁消失,此时核膜尚完整。

凋亡中期:该期变化包括染色质凝集,形成新月形帽状结构,继而发生核碎裂,DNA被核酸内切酶切割为180~200碱基对的片段。

凋亡晚期:大小不等的染色质片段与某些细胞器(如线粒体)一起,被反折内陷的胞膜包围,细胞表面产生许多泡状或芽状突起,之后逐渐分割形成凋亡小体,凋亡小体可迅速被周围细胞吞噬,不引起周围组织的炎症反应。

二、细胞凋亡调控的分子机制

细胞凋亡经历三个时相:诱导期、效应期和降解期。在诱导期,细胞接触各种凋亡诱导因素从而引发继发效应;进入效应期后,经过凋亡促进和凋亡抑制分子的调控,启动细胞进入不可逆的程序化死亡,导致了凋亡细胞的形态学和生物学变化。

许多因素可以诱导细胞凋亡,大致可以分为两大类。①物理因素:包括射线(如紫外线、γ射线等)、温度(如冷、热)刺激等。②化学及生物因素:包括活性氧基团和分子(如超氧自由基、羟自由基、H_2O_2)、钙离子载体、视黄酸、细胞毒素、DNA和蛋白质合成的抑制剂、生长因子和营养缺乏、特异性死亡受体激活等。

第四节 / DNA 重组技术

本节要点 (Key concepts)

It is now routine practice in molecular laboratories to excise a specific region of DNA, to produce unlimited copies of it, and to determine its nucleotide sequences. Isolated genes can be engineered and transferred back into cells in culture or into a germline of an animal, so that the altered gene is inherited as part of the organism's genome. The most important recombinant DNA technology includes the ability for cutting DNA at specific sites by restriction nucleases, rapidly amplifying DNA sequences, determining nucleotide sequences, cloning DNA fragment, and creating DNA sequence.

从 20 世纪 70 年代至今,DNA 重组技术已经取得了巨大的进步,这些进步大大地推动了人类基因组的研究。现在 DNA 片段的获取、体外大规模扩增和核酸测序已经成为常规技术,而且转基因也成为现实。DNA 重组技术主要包括利用限制性核酸酶在特定位点切断 DNA、DNA 的快速扩增、快速的核苷酸测序、DNA 克隆以及 DNA 的合成。

一、限制性核酸酶

限制性核酸酶是一类能特异性识别 4~8 个核苷酸序列从而将 DNA 双链切开的细菌酶。目前已从不同细菌中分离得到了四百余种,它们可特异性识别一百多个不同的核苷酸序列。常用的限制性核酸酶通常能识别由 6 个核苷酸组成的回文序列如 GAATTC 等。限制性核酸酶能将 DNA 分子水解成为一系列特异性的片段,这些片段常具有黏性末端或平末端。具有相同黏性末端的片段还能重新连接成一个新的片段分子。多种不同的限制性核酸酶共同作用于 DNA 分子,能产生 DNA 限制性图谱,大大促进了单个基因的分离。限制性核酸酶也常用于单一基因的处理分析。

二、DNA 克隆

DNA 克隆是指将目的 DNA 片段与克隆载体如质粒或病毒等连接成重组 DNA 分子,然后转移至宿主细胞,并利用宿主细胞复制系统进行复制过程。一旦该重组 DNA 进入宿主细胞,它便可随着宿主细胞的增殖而使该 DNA 分子得到大量扩增。利用该方法可以获得大量包含人类基因组片段的重组分子,建立人类 DNA 文库,从而为人类基因组的研究提供便利。

三、DNA 工程

DNA 工程是在 DNA 克隆技术的基础上发展起来的,它是指将目的 DNA 片段与表达载体相连接成为重组载体,然后转入宿主细胞,利用宿主的蛋白表达系统表达相关蛋白的过程。该项技术的发明在基因和蛋白质功能的研究方面发挥了重要的作用,另外对生物制药也起到了巨大的推动作用。目前利用该技术生产的重组人胰岛素、生长激素、干扰素以及疫苗等已在临床得到了广泛的应用。

四、转基因动物

所谓转基因动物,是指用实验方法,把外源基因导入到动物体内,这种外源基因与动物本身的染色体整合,这时外源基因就能随细胞的分裂而增殖,在体内得到表达,并能传给后代。根据不同的目的,转基因动物操作可以简单地划分为四种类型:①疾病型转基因动物。②利用转基因动物制药。③动物改良型。④基础生物学研究。转基因动物在诸多领域具有广阔的应用前景:①转基因动物是对多种生命现象本质深入了解的工具,如研究基因结构与功能的关系,细胞核与细胞质的相互关系,胚胎发育调控以及肿瘤等。②用来建立多种疾病的动物模型,进而研究这些疾病的发病机理及治疗方法。③改造动物的基因组。④作为医用或食用蛋白的生物反应器。

五、RNA 干扰(RNA interference,RNAi)

过去对基因功能的研究最有效的方法是反求遗传学(reverse genetics),也就是通过靶向缺失某基因,观察其引起的生物学效应。到目前为止,只有少数几种方法如同源重组和反义寡核苷酸等被认为是有效的。技术方法上的限制使得反求遗传学的研究进展缓慢同时耗资巨大。1998 年 Andrew Fire 等发明了 RNA 干扰技术,使得该领域的研究取得了突破性的进步。RNAi 是指将序列特异性的双链 RNA(double-stranded RNA,dsRNA)导入细胞,以使目的基因 mRNA 发生特异性的降解,导致其发生转录后基因沉默(post-transcriptional gene silencing,PTGS)(表达受抑制)。其基本过程为:dsRNA 导入细胞后,特异性的核酸内切酶(dsRNA-specific endonuclease)Dicer 将其降解为 21~23 个核苷酸的小片段 RNA(short interfering RNA,siRNA),siRNA 与 Dicer、解旋酶等结合在一起形成 RNA 诱导沉默复合物(RNA-induced silencing complex,RISC)。RISC 与目的 mRNA 结合后,RISC 中的核酸内切酶就会将目的 mRNA 裂解,使目的 mRNA 失去指导蛋白质合成的活性,阻断或降低该基因的表达。该技术不仅在基因功能研究中发挥重要作用,还将为一些疾病的基因治疗提供一条有效的途径。

(李秋荣)

第 7 章

全身炎症反应综合征

本章要点 (Key concepts)

Systemic inflammatory response syndrome (SIRS) is the systemic inflammatory response to a variety of severe clinical injury. The response is manifested by two or more of the following characters:

Temperature >38℃ or <36℃.

Heart rate > 90 beats/min.

Respiratory rate >20 breaths/min or $PaCO_2$<4.3 kPa.

WBC>12×10^9/L, or <4×10^9/L, or >10% immature (band) forms.

Sepsis is the systemic inflammatory response to infection.

第一节 / 全身炎症反应综合征的相关概念

一、概念的演变

创伤感染等多种损伤的外科病人往往出现心率加快、呼吸频率加快且急促、发热、大汗和白细胞计数增多等临床表现。全身炎症反应综合征 (systemic inflammatory response syndrome, SIRS) 是人们在对多器官功能障碍综合征 (multiple organ dysfunction syndrome, MODS) 发生机制认识过程中提出的新概念。1973 年 Tilney 报告了一组主动脉瘤破裂病人术后因出现多个脏器衰竭而死亡，首次向人们展示了一个重要的事实，即局部损伤造成严重的生理紊乱可造成远距离器官功能的衰竭，此后逐步形成了多系统器官功能衰竭 (multiple systems organ failure, MSOF) 的概念，但局部的损伤如何导致远距离器官功能损伤的机制并不清楚。1980 年，Fry 提出了革兰染色阴性杆菌感染是 MSOF 发生的最主要原因。但 Meakins 观察到一些非细菌感染的疾病也会出现脓毒症的临床表现，提出了"非细菌性临床脓毒症" (nonbacterial clinical sepsis) 的概念。1985 年，Fisher 观察到 30% 有脓毒症表现的病人，在临床上并未发现有感染灶，所累及的器官无细菌。在此基础上，同年 Goris 和 Bone 等提出了全身炎症反应综合征的概念，

指出 MSOF 是 SIRS 引起的，并非直接由细菌及其毒素本身因素所致。与此同时，基础研究发现了一组细胞因子 (TNF、IL-1、IL-6 等) 与全身炎症反应综合征及脓毒症有关。至此，炎症介质—SIRS—脓毒症—MODS 之间的关系日益清晰。

1991 年，美国危重病医学会和胸科医师学会联席会议，重新定义 SIRS、Sepsis、MODS (Figure 1-7-1)。将这组症候群命名为全身炎症反应综合征，并将由感染引起的 SIRS 命名脓毒症 (sepsis)，而多器官功能障碍综合征 (multiple organ dysfunction syndrome, MODS) 被认为是全身炎症反应综合征的最终发展结果。

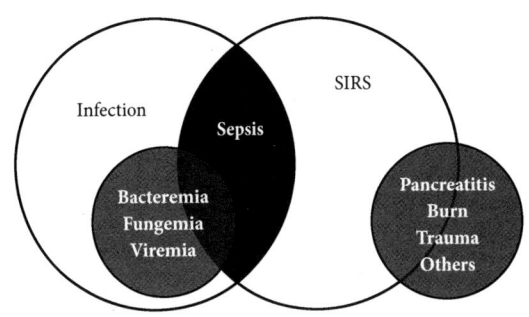

Figure 1-7-1　The relationship between sepsis and SIRS

二、全身炎症反应综合征及其相关概念

1. 感染（infection） 微生物存在于或侵入正常组织并引起局部的炎症反应。

2. 菌血症（becteremia） 血液内存在活菌，仅指血培养阳性，如果血液中存在病毒、真菌等则分别称之为病毒血症和真菌血症等。

3. 全身炎症反应综合征（SIRS） 由各种感染和非感染因素作用于机体所导致的一系列全身性炎症反应的过程，称之为 SIRS，其病因包括两类情况。①由感染引发的 SIRS，应更确切地称之为脓毒症；②非感染性病因：如出血性休克、缺血、多发性创伤、组织损伤、急性胰腺炎、中毒、烧伤及药物热等同样可以引发 SIRS。

其诊断是具备以下两项或两项以上体征：①体温 >38℃或 <36℃；②心率 >90 次 /min；③呼吸急促，频率 >20 次 /min，或过度通气，$PaCO_2$<32 mmHg；④ WBC>12×10^9/L，<4×10^9/L 或幼稚细胞 >10%，但应排除可以引起上述急性异常改变的其他原因（如化疗等）。

4. 脓毒症（sepsis） 由感染引起的 SIRS 称为脓毒症。脓毒症的诊断包括：①首先必须具有感染的确实证据，临床上存在可证实的感染灶，但血培养可以阳性或阴性；②其余指标则与 SIRS 完全一致。

脓毒症除包含了感染及其病原微生物这一方面外，同时还包含了宿主对感染的反应。在脓毒症的过程中，将出现程度不同的病理生理改变，根据其器官功能障碍程度、乳酸酸中毒、少尿、低灌注或低血压、意识状态变化或输液之后仍然持续性低血压等，可分为严重脓毒症，脓毒症性低血压及脓毒性休克。

(1) 严重脓毒症（severe sepsis） 指脓毒症伴有器官功能障碍、低灌注或低血压。器官低灌注可引起神志改变、乳酸血症、少尿等。

(2) 脓毒症性低血压（sepsis-induced hypotension） 指收缩压 <90 mmHg 或较原血压水平降低 40 mmHg 以上。须排除其他原因引起的低血压，如失血或心源性休克等。

(3) 脓毒性休克（septic shock） 是脓毒症严重的阶段，病人虽经恰当的输液治疗，低血压依然存在，同时伴有灌注不足或器官功能障碍。应用血管活性药物，低血压被缓

解，但低灌注或器官功能障碍却持续存在，病人处于休克状态。

5. 多器官功能障碍综合征（MODS） 即指在急性危重病情况下，多个器官功能发生改变，不能维持其自身功能，从而影响全身内环境的稳定。器官功能障碍是相对的，MODS 将随着病程的进展而改变，可以加重，也可以逆转。

MODS 可分为原发性与继发性两种：①原发性 MODS 是由于某种明确的生理损伤直接作用的结果，如创伤引起的肺挫伤、横纹肌溶解引起急性肾衰竭、多次输血引起凝血功能障碍等。②继发性 MODS 并非由原始损伤本身所直接引起的器官功能损害，而是机体异常反应的结果，即损伤引起 SIRS，而过度的 SIRS 造成远距离多个器官功能障碍。

6. 多器官衰竭综合征（multiple organ failure syndrome，MOFS） 即指在急性损伤情况下，两个以上的器官或系统发生衰竭。临床演进的特点是序贯性和渐进性加重，死亡率高。MOFS 是 SIRS 及 Sepsis 进行性加重过程的结果，是 MODS 的终末阶段。

7. 代偿性抗炎反应综合征（compensatory anti-inflammatory response syndrome，CARS）和混合性的炎症反应综合征（mixed inflammatory response syndrome，MARS） 创伤感染的病人除了出现过度的炎症反应外，还可以出现免疫低下，病人表现为容易感染或对感染无反应性。因此，1996 年，Bone 提出了代偿性抗炎反应综合征的概念。其基本理论是：在机体产生炎症反应抵御有害刺激的同时，也伴有抗炎症反应来限制组织和全身的进一步损伤，TNF、IL-1、IL-6 等参与炎症反应，而 IL-4、IL-1 受体拮抗剂、糖皮质激素等参与抗炎反应，促炎介质与抗炎介质之间的较量往往不平衡，如果炎症反应占优势，则炎性反应过度，表现为 SIRS；如果抗炎反应占优势时，则炎性反应低下，表现为 CARS。如果两者抗争的结果，既有炎性反应过度，又有免疫反应低下，则表现为 MARS。近年来越来越多的证据表明，免疫低下广泛存在于创伤感染的病人中。从理论上讲，在过度炎症反应时，减轻炎性反应有利于病人生存，免疫低下时，应用免疫增强剂刺激免疫反应可能更有裨益。

第二节 / 全身炎症反应综合征的病理生理

一、机体对损伤的生理性炎症反应

机体与生俱有的自身防御能力通常基于三个方面:①外部的屏障,阻止入侵和组织损伤;②非特异性系统阻止外来的病原体;③抗原特异的对外来病原体的应答。炎症是机体遭受机械、化学和微生物等损伤时最初的非特异反应,炎症是快速、高度放大、良好控制的体液和细胞免疫应答。通过对巨噬细胞和内皮细胞的激活,补体、激肽、凝血和纤溶级联反应先后被触发。这种局部的炎症反应只要被调控在适当的强度,通常是有益的,是机体的防御机制。

炎症时局部通常出现四个主要的变化:血管扩张、微血管的通透性增加、细胞激活、黏附和凝血。血管扩张和微血管的通透性增加,增加损伤局部组织的氧和营养物的供应,并产生红、肿、热、痛四个典型的表现。

细胞因子是炎症时主要的生理信使,包括 TNF、IL-1、IL-6 和 IL-8 等,多形核白细胞(PMNs)、单核-巨噬细胞和内皮细胞是炎症反应主要的效应细胞。各种损伤激活白细胞、内皮细胞,表达大量的黏附分子和受体,黏附分子表达的增加使微循环中的血细胞由"轴流"变成"边流",出现血细胞附壁、集聚,继而出现凝血级联反应,形成局部微血栓,从而减少血液的丢失,限制损伤进一步扩散,在生理上起到隔离炎症区域的作用。

二、全身炎症反应综合征的病理生理变化

正常情况下,机体对损伤应激产生一系列心血管和神经内分泌的改变,比如心率增快、心排血量、儿茶酚胺、糖皮质激素、抗利尿激素、胰岛素和胰高血糖素等释放增加。炎症主要的代谢改变表现为:起初氧消耗增加,机体通过代偿,尚能维持适当的氧输送,但如果机体不能代偿进一步增加的氧耗,氧债加大,无氧代谢增强,乳酸等代谢产物集聚,血管阻力下降。如果没有遭受再一次的损伤打击,机体对损伤局部和全身的炎症反应高峰通常发生在损伤后的数天内,并可延续7~10天。在临床上,如自发的尿量增加,第三间隙液体减少,心率和体温呈下降趋势,则预示着病情好转,并且临床过程将较简单。

局部的炎症反应是机体损伤的保护性反应,它通常被严格控制在损伤的局部,如果失去了局部的控制,或过度地激活,常导致过度的全身炎症反应,即为 SIRS。导致 SIRS 的原因包括两类:①由细菌、病毒等感染引发;②非感染性病因诸如出血性休克、缺血、多发性创伤、组织损伤、急性胰腺炎、中毒、烧伤及药物热等同样可以引发。

Bone 将 SIRS 的发展分为三个阶段:第一阶段,针对损伤局部的炎症反应,机体在局部环境中产生少量的细胞因子,有利于创伤的修复和募集网状内皮系统的细胞。第二阶段,少量细胞因子从损伤局部被释放到血循环中,以增强局部的炎症反应,包括募集白细胞和血小板、刺激生长因子产生、启动急性相反应等,同时通过促炎介质和抗炎介质之间的平衡,炎症反应严格地被控制在适当的状态,直到损伤恢复。少部分病人进入第三阶段,促炎介质和抗炎介质不能达到平衡,细胞因子的主要效应不是保护而是破坏作用,全身炎症反应开始启动,大量的炎症介质触发神经体液反应,同时微循环的完整性丧失,并造成远处终末器官的损伤。

SIRS 时机体发生神经-内分泌-免疫系统复杂的相互作用,但由炎症介质和效应细胞间的相互作用导致的潜在破坏性效应归纳起来主要包括以下几个方面:

(1) 白细胞和内皮细胞的激活 细菌及其细胞壁成分、病毒、真菌、组织细胞碎片等物质均可激活单核-巨噬细胞产生 TNF、IL-1、IL-6 和 IL-8 等炎症介质,在这些介质环境中,内皮细胞被激活,表达大量的黏附分子和受体,导致白细胞、血小板黏附到内皮细胞上,出现血细胞附壁、集聚,继而引发凝血级联反应,形成局部微血栓,除了机械性阻碍微循环的血流外,还能损伤内皮细胞间的连接导致血管通透性增加。而集聚的白细胞和血小板裂解后又产生新的炎症介质,包括前列腺素、白三烯、激肽、血小板活化因子(PAF)、NO、活性氧自由基等,这些介质影响血管张力和渗透性,引起循环障碍,并使炎症反应放大。激活的多形核白细胞(PMNs)游出血管外释放氧自由基和溶酶体酶等,可介导组织的损伤。白细胞和内皮细胞的激活是 SIRS 病理生理改变的重要基础。

(2) 外周血管扩张和血管通透性增加 没有控制的全身血管扩张,常导致持续的外周血管阻力下降和低血压。而全身血管通透性增加则导致血管外第三间隙液体集聚,再加上心肌收缩力被抑制(由于 NO 的旁分泌、心肌抑制因子作用等),往往使低血压病人的液体复苏十分

困难,容量的丢失和外周血管的低张力往往抵消了心血管系统的代偿,造成脓毒性休克,最终造成终末器官低灌注、水肿、无氧代谢和器官功能障碍。在肺部,血管通透性的增加和血管外组织含水量的增多与 ARDS 的发生密切相关。

(3) 微血管内的凝血 血细胞附壁、集聚,形成微血管内凝血,继而触发了凝血 – 纤溶系统的级联反应,是导致弥散性血管内凝血和休克的重要病理生理基础。

另外,炎症介质还可以导致机体和细胞的营养代谢发生显著改变,这些变化与器官衰竭息息相关。如发热、高代谢、高分解,以及糖类、蛋白质、脂肪、维生素和微量元素的代谢障碍。如果病人遭受“二次打击”,如感染、休克、缺血和缺氧等,SIRS 的过程可明显加重,并加速造成器官的低灌注和功能障碍,最后导致 MOFS。

第三节 / 全身炎症反应综合征的炎症介质

炎症介质(inflammatory mediators)是指在各种损伤因素的作用下,由局部组织细胞或血浆产生、释放的,参与或引起炎症反应的化学活性物质(化学介质)和生物活性物质(细胞因子)。外源性的有细菌及其产物(内毒素等);细胞源性的介质包括细胞因子、花生四烯酸代谢产物、溶酶体等;血浆源性的介质包括激肽系统、补体系统、凝血系统、纤溶系统等。炎症介质的作用包括:①扩张血管,升高通透性,引起渗出;②对炎症细胞的趋化作用;③导致组织损伤;④引起局部和全身的炎症反应。

一、内毒素和外毒素

内毒素(脂多糖,lipopolysaccharide,LPS)是革兰染色阴性菌的细胞壁成分,可来自开放性创面,也可来自呼吸道、泌尿道或各种介入管道,近年的研究发现胃肠道是更重要的来源。在创伤感染等损伤时,内毒素的主要作用是激活宿主的炎症反应,LPS 与效应细胞的作用,通常需要 LPS 首先与脂多糖结合蛋白(LBP)或细菌通透性增加蛋白(BPI)结合,LPS-LBP 或 LPS-BPI 复合物再与细胞膜上的多种受体(CD11/18,CD14 等)相互作用,通过激活细胞内和核内的信号转导系统激活巨噬细胞和内皮细胞,产生一系列的炎性介质。如:TNFa、IL-1、IL-6、IL-8、IFN-r、PG、白三烯、补体片段 C3a、C5a、PAF 等,从而介导细胞、组织、器官的损伤。但近年还发现内毒素也能直接作用于许多实质细胞(如内皮细胞),介导炎症反应。

革兰染色阳性菌感染同样也可以诱导 SIRS,但它是通过外毒素起作用的。外毒素作为一种超抗原,被免疫系统识别后激活免疫炎症细胞,从而产生大量细胞因子,介导全身炎症反应综合征。

二、细胞因子

细胞因子(cytokine)是免疫细胞产生的一类具有广泛生物活性的多肽物质,在炎症过程中起着重要的作用,其中最主要的炎症相关细胞因子包括:

1. 肿瘤坏死因子 -α(tumor necrosis factor,TNF-α) 多种网状内皮细胞系统,如单核细胞、巨噬细胞和肝的库普弗细胞被激活后均能产生 TNF-α,内毒素是巨噬细胞产生 TNF 最强大的刺激物。TNF-α 在介导全身炎症反应综合征的过程中起主导作用,将 TNF-α 注入动物或人体内,可产生与 SIRS 相似的病理生理过程。其作用包括:① TNF 激活单核 – 巨噬细胞,释放多种炎症介质;② TNF-α 激活内皮细胞,促进内皮细胞表面黏附分子 ICAM-1、ELAM-1 的表达,增加白细胞与内皮细胞的黏附;同时 TNF-α 还能刺激内皮细胞产生 PAF、PGI_2、PGE_2 等介质。③ TNF-α 对多性核白细胞(PMN)的作用:TNF-α 增强 PMN 的黏附能力;刺激 PMN 释放氧自由基和溶酶体酶;诱导 PMN 游出,介导组织损伤。④ TNF-α 对代谢产生广泛的影响,介导机体的高代谢和高分解反应。由此可见,TNF-α 能直接或间接启动全身炎症反应,并通过刺激其他炎症介质产生,放大炎症反应。

2. 白细胞介素 -1(interleukin-1,IL-1) 主要由单核细胞和巨噬细胞产生,IL-1 在 SIRS 过程中的作用包括:①诱导内皮细胞表达大量的黏附分子,促进 PMN、淋巴细胞和单核细胞与内皮细胞的黏附,促使 PMN 穿越血管壁;②促进内皮细胞的促凝反应;③诱导内皮细胞产生 IL-1、IL-6、IL-8、PAF 等介质,放大炎症反应。

3. 白细胞介素 -6(interleukin-6,IL-6) 是由多种淋巴细胞和非淋巴细胞自发或在不同刺激下产生。在 SIRS 过程中,IL-6 主要与 TNF-α 和 IL-1 协同作用,促进胸腺细胞和 T 细胞的增殖分化,促进 PMN 的激活和集聚,并且诱导肝的急性时相反应。

4. 白细胞介素 -8(interleukin-8,IL-8) 由内皮细胞产生,其作用主要包括:①对 PMN 的趋化作用。但组织和血浆中的 IL-8 可导致不同的病理表现,如皮下给 IL-8 则诱导血浆外渗、PMN 积聚,而静脉给 IL-8 则阻止 PMN 迁移。②刺激 PMN 释放超氧化物和溶酶体酶。③ IL-8 对人嗜碱性粒细胞有趋化作用并刺激其释放组胺。④ IL-8 对淋巴细胞也有趋化作用,且比对 PMN 的反应敏感 10 倍。

三、黏附分子

在 SIRS 的始发阶段,白细胞黏附和穿越血管壁,向炎症部位游走,并聚集在炎症部位,其分子生物学的基础是白细胞与血管内皮细胞表面的黏附分子。黏附分子按结构特点分为三个家族:①整合素(integrin)家族,包括 CD11/CD18 和 VLA-1;②免疫球蛋白超家族:包括 ICAM-1、ICAM-2 和 VCAM-1,与 integrin 成员互为配体 - 受体;③选择凝集素(selectin)家族:包括 E- 选择素(ELAM-1)、P- 选择素(CD62)和 L- 选择素(LECAM-1)。细胞因子 IL-1、IL-3、IL-4、TNF-α、INF-γ 均可通过调控黏附分子的表达促进白细胞和内皮的黏附。

四、化学介质

来源于细胞和体液的化学活性炎症介质种类繁多,概括如下:①前列腺素可引起血管扩张;②组胺、C3a 和 C5a、缓激肽、白细胞三烯、血小板激活因子均可引起血管通透性升高;③ C5a、白细胞三烯 B4,白介素 -8、细菌产物都具有趋化作用;④氧自由基、溶酶体酶可加重组织损伤,在炎症和 SIRS 过程中起重要的作用。

1. 组胺(histamine) 是最早发现的一种炎症介质,组胺由肥大细胞和嗜碱粒细胞产生,分别通过 H1、H2 和 H3 三种不同的受体发挥生理作用,组胺在炎症中的作用主要由 H1 受体介导,其作用包括:①舒血管活性,组胺可引起微动脉舒张,使毛细血管前阻力降低;使毛细血管微静脉

的通透性增强,血中大分子物质渗出;这些变化导致局部充血水肿,严重时发生休克。②致痛作用。

2. 花生四烯酸代谢产物 为二十碳不饱和脂肪酸,它的代谢产物可分为两类:经环氧化酶作用产生的前列腺素类(prostaglandins,PGs)和经脂氧化酶作用产生的白三烯类(leukotrienes,LTs)。前列腺素类主要有 PGG_2、PGH_2、PHI_2、PGF_2 和 PGD_2,另外还有一部分血栓素 TXA_2 和 TXB_2 等。PG 在炎症中的作用有:①舒张血管。②趋化作用。③炎症的免疫调节作用。白三烯类脂氧化酶产物主要有 LTB4、LTC4、OTD4 和 LTE4,其中 LTB4 是一种趋化因子。

3. 血小板活化因子(platelet-activating factor,PAF) 是一种磷脂类介质,主要由巨噬细胞、中性粒细胞、血小板和内皮细胞合成,因有激活血小板的能力而命名。PAF 可凝聚和活化血小板,使其释放活性胺类,引起毛细血管扩张和通透性增强;可激活中性粒细胞和嗜酸粒细胞,是已知的最强的嗜酸粒细胞趋化因子;注入皮肤可引起红肿和白细胞浸润。此外,PAF 对巨噬细胞、PMN 黏附到血管内皮细胞,释放各种氧自由基和水解蛋白酶,破坏内皮细胞的形态和功能也均起重要作用。

4. 氧化亚氮(nitric oxidce,NO) 是源于内皮细胞的松弛因子(EDRF),是由 L- 精氨酸在酶作用下,通过体内 L- 精氨酸 -NO 途径合成,其合成的部位除血管内皮细胞外,还可以在中枢及外周神经系统、内分泌腺、肝、肺、肠及各种炎症、免疫细胞内被合成。SIRS 发生时,巨噬细胞和 PMN 均可产生 NO。在 SIRS 发生的过程中,NO 的产生和作用的调节极其复杂,存在不同水平的调控,通常认为,NO 的增加与 SIRS 的血流动力学改变有关。NO 具有细胞毒作用,表现为它不仅对入侵生物有细胞毒作用,而且对产生 NO 的细胞和临近细胞均有毒性作用,其组织损伤的机制可能与超氧亚硝酸化合物的产生有关。

第四节 / 全身炎症反应综合征的治疗策略

迄今,治疗 SIRS 尚无理想的方法。治疗 SIRS 的目的和核心是及时有效地阻止 SIRS 向 MODS 转化。因此 SIRS 整体治疗的重点,应包括三个方面:原发病的治疗、器官功能的保护、预防"二次打击"。

一、原发病的治疗

尽管机体受损伤,SIRS 被触发以后,沿着其自身的规

律发展,其过程与原发损伤并无直接关系,但是,持续地损伤或再次地损伤无疑会加重 SIRS,导致病情恶化。因此,妥善处理原发病,积极防治原发病的并发症,对 SIRS 的治疗具有根本的意义。

二、从整体的观念出发,维护器官功能

首先是液体复苏。机体遭受创伤感染或急性胰腺炎

后,较早出现的全身病理变化往往就是器官低灌注和组织缺血缺氧。快速补充血容量,取得最佳前负荷,维持终末器官的灌注,从分子水平纠正缺氧状态,可以减轻缺血-再灌注损伤,是保护器官功能的重要措施。

当出现个别器官的功能损害,内稳态不能维持时,医生应及时果断地采取相应的器官功能支持措施。低氧血症或呼吸困难的病人应及时给予机械通气,有利于纠正组织缺氧,对胃肠道黏膜的缺氧有保护作用,而胃肠道黏膜缺氧被纠正,可以减少内毒素的吸收,影响炎症反应过程,从而间接地减轻SIRS反应。同样,及时纠正血流动力学障碍、纠正酸碱和水电解质的紊乱,维持病人适当的营养摄入,对其他器官功能的保护具有重要意义。

三、预防"二次打击"

创伤感染等早期直接损伤作为第一次打击,造成的全身炎症反应往往较轻,但第一次打击激活了机体的免疫系统,如果此后病情稳定,炎症反应往往就逐步减轻,病人康复。如果第一次损伤后再出现感染、休克、缺血、缺氧等第二次、第三次的打击,机体已处于激活状态的免疫系统,则产生大量的炎症介质,导致组织器官更严重的损害,第二次打击强度本身可能不及第一次打击,但往往是致命的。对治疗过程中可能出现的潜在发病因素施行预警性早期干预,防止"二次打击",打断疾病趋向恶性化的链条,对预防SIRS转化为MODS具有重要的意义。

四、针对SIRS本身治疗的探索

抗介质治疗已被证实无效,糖皮质激素、血液滤过、免疫刺激等治疗近年似乎让人们看到希望,尚需进一步研究。

1. 针对炎症介质的抗介质治疗 尽管体外和动物实验证实TNF-α单克隆抗体、重组IL-1受体拮抗剂和IL-6单克隆抗体能不同程度地缓解脓毒症并能提高动物的存活率,但细胞因子拮抗剂无一通过Ⅲ期临床试验,抗介质治疗以失败告终。因为参与SIRS的介质多达上百种,指望通过阻断其中几种就可以大幅度降低SIRS和MODS的病死率目前还不现实。

2. 抗内毒素治疗 内毒素被普遍认为是促发SIRS的重要因子,及早和有效阻止内毒素的启动曾经被认为是对SIRS或MODS最有力的控制手段。目前已有的两种抗内毒素单克隆抗体(HA-1A和E5)已用于临床研究,但其临床效果尚待被证实。

3. 糖皮质激素 具有抗炎症作用,小剂量激素能明显抑制TNFα等细胞因子的释放,有研究表明激素能减少细胞因子的生成和减轻感染器官的衰竭程度。

4. 血液滤过 是应用对流原理清除溶质的一种血液净化技术,先前主要作为紧急肾替代治疗。血滤器截留的相对分子质量为50 000,主要用于清除血清中的中分子质量物质,多种主要的炎症细胞因子相对分子质量均小于50 000,可被血滤器清除,将它用于SIRS和MODS的治疗已获得一定的临床效果。但是,血液滤过治疗SIRS的效果尚需要更多随机对照的临床研究证实,同时血液滤过的方法、适应证和时机的选择等有待进一步研究。

(黎介寿 李维勤)

第8章

休克、水电解质紊乱和酸碱失衡

本章要点 (Key concepts)

Shock in surgery includes many types which will make a big trouble for patient sometimes. Here, we mainly described hypovolemic shock and septic shock which are very common in our clinical work.

Hypovolemic shock is a syndrome of reduced cardiac output caused by a reduction in blood volume. A surgeon treating a patient in hypovolemic shock faces two concurrent challenges. First, the surgeon must restore intravascular volume to normal. Second, the surgeon must identify the cause of the patient's hypovolemic shock and decide whether immediate surgical therapy is needed.

Septic shock is mainly caused by severe infection which is arised in perioperative period often. Fluid resuscitation, controlling infection and anti-acid-base disorders are the main therapy for this kind of shock.

Acid-base disorders are a frequent and potentially lethal problem for patients. Patients are acidotic if they have an excess number of protons in their body fluids. Patients are alkalotic if they have a significant deficit in protons in their body fluids. Acidemia means the proton concentration in ECF exceeds 40 nmol/L, whereas alkalemia means the proton concentration in ECF is less than 40 nmol/L. Sodium is the predominant cation in ECF and associates with the anions chloride and bicarbonate. The normal potassium concentration ([K^+])in ECF is 4.5 mmol/L. [K^+] can neither increase nor decrease more than 3 mmol/L from the normal value without endangering the patient's life.

第一节 / 外科休克

休克是有效循环血量减少、组织灌注不足所导致的细胞缺氧和器官功能受损的一种综合征,是临床常见的急、危、重症。休克的分类方法也很多,目前尚未统一,外科中一般把休克分为低血容量性(包括失血性休克、失液性休克、烧伤性休克、创伤性休克)、脓毒性、过敏性、心源性、神经源性休克共五大类。各种休克的发生发展机制不尽相同,但有共同的病理生理基础,即有效循环血量锐减以及组织灌注不足。实践证明,在休克的早期及时地采取治疗措施可阻止休克继续发展为不可逆性休克。本节重点讲述失血性休克以及感染性休克。

一、失血性休克

失血性休克即大量失血引起的休克,在外科中很常见。一般在 15 min 内快速大量失血超过全身总血容量的 20% 左右时即可引起休克。根据失血量,失血性休克分为三级(Table 1-8-1),第三级最为严重,病人面临立即死亡的威胁。

Table 1-8-1　Grade of hemorrhagic shock

Parameter	I	II	III
Severity	Compensatory	Decompensation	Fatal
Blood loss (%)	<20%	20%~40%	>40%
Mean arterial blood pressure	Normal	Descend	Descend obviously
Cordis、cerebral perfusion	Normal	Descend	Descend obviously

（一）病因

创伤失血、胃溃疡出血、食管静脉曲张破裂出血、恒径动脉畸形、宫外孕、产后大出血和弥散性血管内凝血（DIC）等。

（二）病理生理

病理生理改变包括微循环改变、代谢变化和内脏器官继发性损害。

1. 微循环改变　在休克早期，由于总循环血量显著减少和动脉血压明显下降，机体通过一系列代偿机制，如交感-肾上腺轴兴奋释放大量的儿茶酚胺、肾素-血管紧张素系统分泌增加，使皮肤、肌肉血管和内脏小血管收缩，从而导致血液重新分布，以保证心、脑等重要器官的供血；并通过自身输血、自身输液的机制以增加回心血量。

休克中期，由于在无氧状态下，组织细胞产生大量酸性代谢产物，这些物质降低毛细血管前括约肌对缩血管物质的反应性，从而使其扩张，而后括约肌仍处于收缩状态，造成毛细血管内静水压升高、通透性增高、血浆外渗、血液浓缩、血液黏滞度增加，大量血液淤滞于毛细血管网中，使回心血量显著减少，以至于心、脑等重要器官灌注不足。

在休克后期，病情继续发展并呈不可逆性。微血管麻痹性扩张，血流完全停止，出现不灌不流状态，组织几乎不能进行物质交换。此期由于淤滞的黏稠的血液在酸性环境中处于高凝状态，易发生 DIC，由于细胞严重缺氧受损，可导致多器官功能障碍综合征（MODS）。

2. 代谢变化　休克时细胞缺氧，无氧酵解成为主要的供能方式。葡萄糖的无氧代谢产生的能量比有氧代谢少得多，因此休克时细胞处于极度的能量缺乏状态；由于无氧代谢生成大量乳酸且微循环障碍，酸性代谢产物不能及时被清除，肝对乳酸的代谢能力下降，从而使得乳酸盐不断堆积，因此机体发生严重的代谢性酸中毒。重症酸中毒对机体影响极大，各生命器官均可受累。

3. 内脏器官继发性损害　休克时的低灌注和缺氧可导致多个器官功能受损，常见的是肺、肝、肾、胃肠道、心、脑。

（三）症状

休克早期：面色苍白、大汗淋漓、四肢发冷、心搏加快、血压正常或稍高而脉压减小、脉细速、尿少、烦躁不安。

休克中期：口唇肢端发绀、出冷汗、四肢厥冷、脉搏细速、血压进行性下降、少尿甚至无尿、神情淡漠。

休克后期：全身皮肤黏膜明显发绀、四肢厥冷、脉搏摸不清、血压测不出、少尿或无尿、神情淡漠、反应迟钝甚至意识模糊（Table 1-8-2）。

Table 1-8-2　Clinical manifestation in every phase of shock

Phase	Mind	Dipsia	Skin and mucous colour	Temperature	Pulse	Blood pressure	Blood vessels in body surface	Urine volume
Prophase	Clear, irritability, restlessness	Dipsia	Pallor	Coldness	Below 100 beats/min, still effective	Contractive pressure is normal or slightly high, diastolic blood pressure raises up, pulse pressure decreases	Normal	Oliguria
Metaphase	Indifference	Fairly dipsia	Purple	Reversal Cold	100~200 beats/min	Contractive pressure is 70~90 mmHg, little pulse pressure	Superficial vein collapse, capillary filling retardation	Oliguria
Anaphase	Indifference, confusion Coma	Very dipsia, no complaint	Purpl	Reversal Cold	Quick extenuate or touched no chear	Contractive pressure belows 70 mmHg	Superficial vein collapse, capillary filling retardation	Oliguria or anuria

（四）诊断

应根据病史及临床表现来迅速诊断失血性休克。若遇到创伤、急腹症、呕血、黑便以及严重损伤、感染、过敏和心功能不全病人，医生应该警惕失血性休克的可能，再观察病人的临床表现是否符合失血性休克的症状，确切诊断需要根据监测的血流动力学参数的变化来完成。必须记住的是失血性休克的主要特点为"三低一高"——中心静脉压、心排血量、动脉血压降低，外周阻力升高。

（五）监测

通过对病人的监测，医生可以了解病人的休克程度以及随时调整治疗方案。

1. 一般监测

（1）精神状态　病人的精神状态反映脑组织的灌注情况。精神状态不好，提示循环血量不足。

（2）皮肤温度、色泽　肢体的温度、色泽反映体表组织灌注情况。休克时，四肢皮肤苍白或发绀、湿冷。

（3）脉率　变化较血压变化快，因此可作为休克的早期诊断指标和休克恢复的早期指标。休克指数（脉率/收缩压）可以帮助判断有无休克及休克程度。0.5 以下，多表示无休克；超过 1.0~1.5，表示存在休克；在 2.0 以上，表示休克严重。

（4）血压　是监测休克中最常用的指标。通常认为收缩压 <90 mmHg、脉压 <30 mmHg 是休克存在的表现。血压回升，脉压增大，表明休克好转。

（5）尿量　反映肾血流灌注情况。尿量 <30 mL/h，尿比重增加，表明肾血管收缩或存在血容量不足；血压正常，但尿量仍少，比重降低，则可能发生急性肾衰竭；尿量稳定在 30 mL/h 以上时，表示休克纠正。

2. 特殊监测

（1）中心静脉压（CVP）　中心静脉压反应右心房的压力和回心血量，是右心室前负荷的指标。CVP 的动态观察较一次测定值更有意义。正常值为 5~12 cmH$_2$O，低于 5 cmH$_2$O 时，表示血容量不足。

（2）肺毛细血管楔压（PCWP）　用 Swan-Ganz 导管来测定，正常值 6~12 mmHg，不超过 18 mmHg。它反映左心室的前负荷和右心室的后负荷，在休克治疗中可以指导补液量及心肌收缩药物的使用。当 PAWP 增高，中心静脉压无增加时，即应避免输液过多，以防引起肺水肿，并应考虑降低肺循环阻力。

（3）心排出量和心脏指数　通过肺动脉插管和温度稀释法，可测定心排血量，算出心脏指数和总外周阻力。心脏指数（即单位体表面积的心排出量）正常值为 2.5~3.5 L/(min·m^2)。总外周阻力 =（平均动脉压 − 中心静脉压）×80/心排血量，正常值为 100~130（kPa·s）/L。

（4）氧供应及氧消耗　氧供应是指单位时间内机体组织所能获得的氧量，氧消耗是指单位时间内组织所消耗的氧量。监测意义：当氧消耗随氧供应相应提高时，提示此时的氧供应还不能满足机体的代谢需要，应继续提高氧供应，直至氧消耗不再随氧供应升高而增加为止。只要达到这种状态，即使心排血量仍低于正常值，也表明氧供应已满足机体的代谢需要。

（5）动脉血气分析　动脉血氧分压正常值为 80~100 mmHg，反映氧供应的情况。动脉血二氧化碳分压正常值为 35~45 mmHg，反映通气和换气的情况。碱剩余正常值为 −3~+3 mmol/L，反映代谢性酸中毒或碱中毒。血 pH 正常值为 7.35~7.45，反应总体的酸碱平衡状态。

（6）动脉血乳酸盐测定　正常值为 1~1.5 mmol/L。一般地，休克持续时间愈长，血液灌注障碍愈严重，动脉血乳酸盐浓度也愈高。乳酸盐浓度持续升高，表示病情严重、预后不佳。乳酸盐浓度超过 8 mmol/L 者，死亡率几乎达 100%。

（7）弥散性血管内凝血的检测　血小板计数低于 80×10^9/L，凝血因子小于 1.5 g/L 或呈进行性降低，凝血酶原时间较正常延长 3 s 以上，血涂片中破碎红细胞超过 2% 以及血浆鱼精蛋白副凝固试验阳性，上述五项中有三项符合并且临床上有休克及微血管栓塞症状和出血倾向时，即可诊断为弥散性血管内凝血。

（8）胃肠黏膜内 pH 监测　休克病人的胃肠道在缺血、缺氧、低灌注时最易受损，是休克病人遭受"第二次打击"最大可能的"策源地"。其 pH 正常值是 7.35~7.45。

（六）治疗

由于休克的程度不同，休克病人的治疗也不相同。对于严重程度为 I 级的病人，只需静脉输注平衡盐溶液补足失血量即可。而严重程度为 II 级的病人需要输血治疗。失血量超过 40% 病人不仅需立即液体复苏，同样重要的是要进行外科止血。下面重点介绍失血性休克常用的治疗方法。

1. 止血　对失血性休克病人立即进行止血极为重要，否则后续治疗不可能纠正休克。临时止血措施有重要的临床意义，如指压法控制浅表大动脉的出血等。而内脏器官的出血最好进行手术止血。在紧急止血方面，可先用临时止血措施，待休克初步纠正后，再进行根本的止血手术。如果临时止血措施难以控制出血，应一面补充血容量，一面进行手术止血。

2. 补充血容量　积极补充血容量是扭转组织低灌注和缺氧的关键。可在连续监测动脉血压、CVP 和尿量的基础上，结合病人皮肤温度、脉率以及毛细血管充盈时间等情况，估计所需补充的液体量。一般地，休克越严重，需补充的液体量就越多。一般先采用晶体液（如平衡盐溶液），再加用胶体液（如羟乙基淀粉，最大用量为 1 000~1 500 mL/d）。高相对分子质量（10 万~20 万）的产品可维持扩容作用超过 6 h，是紧急补充血容量的最佳选择。若血细胞比容低于 30%，应给予病人浓缩红细胞。大量出血时应快速输注全血，也可应用高渗盐溶液（3%~7.5% 的氯化钠溶液）行液体复苏治疗，因其高渗，组织间隙和肿胀细胞内的水分将进入血管内，从而起到扩容的作用，并且高钠有助于增加碱储备和纠正酸中毒。凝血机制紊乱的严重病人，应输注凝血因子成分。

3. 纠正酸中毒　休克中后期时，组织细胞严重缺氧从而进行无氧酵解，产生大量乳酸，可导致较严重的酸中毒，此时需根据血气分析的结果输注碱性药物，常用 5%

的碳酸氢钠。而休克早期,组织细胞缺氧程度轻,酸中毒不严重,机体在获得足够的血容量之后,酸中毒可自然缓解,此时不需用碱性药物纠正,以免矫枉过正;而且按照血红蛋白氧离曲线的规律,酸性环境有利于氧从血红蛋白中释出,从而有利于组织摄取氧。

4. 血管活性药物的使用 血管活性药物应在扩容治疗的基础之上使用,而不宜单独应用。血管活性药物包括血管收缩剂、血管扩张剂两大类。现主张在充分扩容的情况下使用一些血管扩张药,使原来处于收缩状态的小血管重新得到血液灌注,若扩容并应用血管扩张药仍无效时,可用适当剂量的血管收缩药。常用的血管收缩剂有多巴胺(小剂量)、多巴酚丁胺、去甲肾上腺素等;常用的血管扩张剂有异丙肾上腺素、酚妥拉明、酚苄明、硝普钠等。

5. 弥散性血管内凝血的治疗 DIC 为休克终末期的表现。可用肝素进行抗凝治疗,有时还可用抗纤溶药(如氨甲苯酸、氨基己酸)以及抗血小板黏附和聚集的药物(如阿司匹林、双嘧达莫、低分子右旋糖酐)。

6. 皮质醇类 皮质醇类对于休克的治疗作用有:阻断 α 受体兴奋,扩张血管,降低外周血管阻力,从而改善微循环;增强心肌收缩力,增加心排血量;促进糖异生,使乳酸转化为葡萄糖,减轻酸中毒;保护溶酶体,防止溶酶体膜破裂释放溶酶体酶而溶解组织细胞;增强线粒体功能,防止白细胞凝集。一般主张大剂量应用,如地塞米松 1~3 mg/kg,静脉滴注。

7. 损伤控制性复苏 损伤控制性复苏主要针对创伤性失血性休克,是近年来提出的一个新概念,是由"损伤控制性外科"理论发展而来。损伤控制性外科是指外科医生通过手术解除威胁病人生命的问题之后让病人回到 ICU 病房区进行复苏,纠正酸中毒和低体温。凝血机制异常、代谢性酸中毒和低体温是严重创伤病人死亡的三联症。损伤控制性外科仅集中于酸中毒的迅速纠正与低体温的预防,完全忽略了对凝血机制异常的防治。和损伤控制性外科不同的是损伤控制性复苏强调创伤病人在急诊进入(野战)医院时,立即同时处理凝血机制异常、代谢性酸中毒和低体温。损伤控制性体液复苏的具体步骤有两步:首先,维持收缩压在 90 mmHg 左右,防止血压过高,引起再次出血。其次,以血浆为主要复苏液体,恢复血管内血容量,至少按与浓缩红细胞(PRBC)1∶1 或 1∶2 的比例给予病人血浆,对于同等创伤的病人,这一比例较传统复苏方法能显著降低病死率。

二、脓毒性休克

脓毒性休克(septic shock)是感染的一种危重并发症。严重感染,特别是革兰染色阴性菌感染时,内毒素释放进入血液循环,与体内的抗体、补体及其他成分结合,刺激交感神经从而引起血管痉挛,并损伤血管内皮细胞。另外,内毒素可激活宿主的效应细胞产生大量的细胞因子,并促使组胺、激肽、前列腺素及溶酶体等炎症介质释放,引起全身性炎症反应,最终导致微循环障碍、代谢紊乱及器官功能不全等(Figure 1-8-1)。

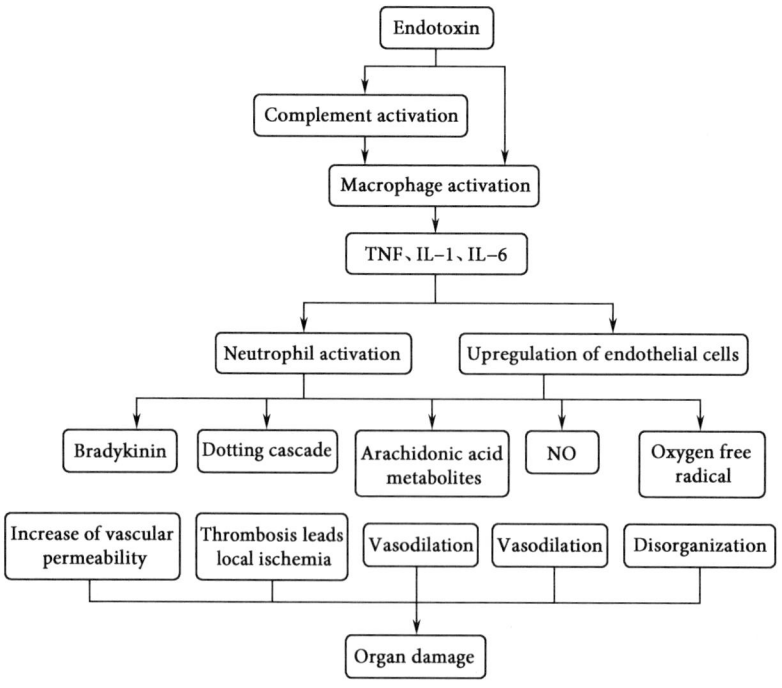

Figure 1-8-1　Endotoxin-mediated organ damage

（一）病因

机体各种严重的感染，尤其是血流较丰富部位的感染，如肺炎、腹膜炎、胆管炎、肾盂肾炎、脑脊髓膜炎、胰腺炎、软组织感染、湿性坏疽等，都可导致脓毒性休克。

（二）病理生理

脓毒性休克的病理生理变化比较复杂。细菌侵入机体后，释放毒素（如内毒素），内毒素作用于细胞表面的 Toll 样受体 4（TLR4），将信号传导到细胞内，启动细胞内的一系列信号转导通路，如 NF-κB 信号通路、MAPK 信号通路，释放一系列的细胞因子，并不断放大，引起过度的炎症反应。

根据过分激活的炎症反应对机体造成的损伤程度，可将脓毒性休克的发生过程分为四个阶段，即全身炎症反应综合征、脓毒血症、重症脓毒血症和脓毒性休克，每个阶段的特征见 Table 1-8-3。

Table 1-8-3　Diagnostic criteria of systemic inflammatory response in four stages

Systemic inflammatory response syndrom (SIRS)
SIRS typically manifests with ≥ 2 of the following:
Temperature > 38° C or < 36° C
Heart rate > 90 beats/min
Respiratory rate > 20 breaths/min or $PaCO_2$ < 32 mmHg
WBC count > 12 000 cells/ mm³ or < 4 000 cells/ mm³ or > 10% immature forms in smear
Sepsis
Clear infection focus in addition to SIRS
Severe Sepsis
Sepsis plus organ hypoperfusion and organ dysfunction
Arterial systolic blood pressure ≤ 90 mmHg
Or 40 mmHg less than patient's normal blood pressure
Lacticemia
Oliguria
Obvious changes in mental status
Septic Shock
Severe sepsis plus both the following two points
Intravenous fluid resuscitation is not sensitive
Need positive inotropic drug or agent of vasopressin to sustain
Systolic blood pressure

（三）症状与体征

随着脓毒性休克病情的发展，血流动力学状态可经历高排低阻型和低排高阻型两个阶段。高排低阻型，外周阻力降低、心排出量正常或增高，一般为休克早期的表现，又称为暖休克；低排高阻型，外周阻力增加、心排出量减少，一般为休克后期的表现，又称为冷休克，少数重症病人也可在早期就表现为此型。

（四）临床表现

1. 意识与精神状态　在休克早期，病人神志尚清醒；随着病情的发展，病人可表现为躁动、淡漠、嗜睡甚至意识不清。

2. 皮肤色泽、温度　在暖休克期，皮肤淡红或潮红，比较温暖、干燥；当病情发展到冷休克期时，皮肤苍白、湿冷，口唇和甲床轻度发绀；进一步发展，皮肤可花斑样发绀。

3. 脉搏　增快、无力，在早期尚可触知，随着病情的发展，脉搏变得细速，无法触知。

4. 血压与脉压　血压的变化较滞后，在休克早期可正常，脉压 >30 mmHg；随着病情的加重，血压逐渐下降，一般收缩压 <90 mmHg，平均动脉压（MAP）<70 mmHg，脉压 <30 mmHg。

5. 呼吸频率和幅度　呼吸频率加快，在早期表现为深快，到晚期表现为浅快，但在严重失代偿时，呼吸频率可减慢，甚至出现呼吸衰竭。

6. 血管充盈情况　在暖休克期，毛细血管充盈良好，充盈时间为 1~2 s；随着微循环的衰竭，发展到冷休克期时，毛细血管充盈时间明显延长，表浅静脉塌陷。

7. 尿量　休克时尿量减少，在暖休克期，尿量 >30 mL/h，随着血压的降低，尿量也进一步减少，在冷休克期，尿量 <25 mL/h。

（五）实验室检查

1. 血常规　白细胞计数 >12×10⁹/L 或 <4×10⁹/L，中性粒细胞可有核左移现象；有的病人可出现红细胞计数与血红蛋白下降；当合并 DIC 时，血小板可进行性下降。

2. 细菌培养　应用抗生素之前，留取血液或脓液等标本（血液应留取双侧）进行细菌培养，以鉴定感染的病原菌，并作药敏试验。

3. 动脉血气分析　休克时常合并酸碱平衡紊乱，应及时进行血气分析并根据结果判断是否存在酸碱失衡以及失衡的类型。

4. 动脉血乳酸盐测定　乳酸盐是无氧酵解的结果，正常值为 1~1.5 mmol/L，乳酸盐值越高，说明缺氧越严重，预后越差。

5. 弥散性血管内凝血的检测　疑有 DIC 的病人，应进行此项检测，根据结果诊断是否有 DIC。

6. 胃肠黏膜内 pH（pHi）　pHi 反映组织局部的灌注和供氧情况，可评估病情，提示预后，pHi<7.35 者预后不良。

（六）治疗

脓毒性休克治疗的原则是纠正休克与控制感染并

重。当存在休克时，抗休克措施应放在首位，兼顾抗感染；在休克纠正之后，则应着重抗感染。主要包括以下几个方面：

1. 补充血容量　具体补液方案应根据病人的实际情况而定。临床试验证明胶体液与晶体液的治疗效果并没有显著差异，一般可先给病人输注平衡盐溶液，迅速扩容，再配合输注适量的胶体液（人工胶体、血浆或全血等），维持一定的胶体渗透压，以恢复足够的循环血量，并将血红蛋白浓度调至 70~90 g/L，血细胞比容达 25%~30%，以保证正常的心脏充盈压、动脉血氧含量和较理想的血黏度。在补充血容量的同时应常规监测中心静脉压（CVP），使其维持在 8~12 cmH$_2$O，肺动脉楔压（PAWP）维持在 15~18 mmHg，并根据 CVP、PAWP、MAP 和尿量调整补液的量与速度。感染性休克病人常合并心、肾功能受损，应警惕因输液过多而导致的不良后果。

2. 控制感染　主要措施是应用抗菌药物和处理原发灶。首先应尽可能在应用抗生素之前留取标本进行细菌培养，并且一旦确认脓毒性休克后，应尽早静脉滴注抗生素。对于病原菌尚未确定的病人，可选用一种或者多种的广谱药物对抗所有可能的病原微生物，或者根据临床经验判断最有可能致病的病原菌来选择药物，如腹腔内的感染，大多数为肠道的各种致病菌所致，可考虑选用第三、第四代头孢菌素，广谱青霉素或者喹诺酮类等抗生素，可加用甲硝唑、替硝唑，并且要保证能达到足够的药物浓度；一旦确定病原菌后应选用敏感而抗菌谱窄的抗生素。

另外，应尽快寻找原发感染灶，对于某些需紧急处理的疾病，如弥漫性腹膜炎、梗阻性化脓性胆管炎、肝脓肿、坏死性筋膜炎等，应尽早引流，其中包括必要的手术，但是最好采用对生理损伤最小的有效干预措施，例如对脓肿宜进行经皮穿刺引流而非手术引流。

3. 纠正酸碱失衡　脓毒性休克经常伴有严重的酸中毒，而且发生较早，应及早发现并及时处理，但是对于低灌注所致的高乳酸血症病人，当 pH≥7.15 时，不需处理。纠正酸碱失衡的方法是在补充血容量的同时，从另外的静脉途径给予 5% 的碳酸氢钠 200 mL，并在约 1 h 后复查动脉血气，并根据结果决定是否追加用量。

4. 心血管药物的应用　若病人在接受足量的液体复苏后仍持续低血压，应考虑应用血管活性药物，如去甲肾上腺素、多巴胺等，使平均动脉压（MAP）≥65 mmHg。血管活性药物通过 α 肾上腺素能受体的缩血管效应增加全身血管阻力（SVR），使皮肤与骨骼肌血管收缩，从而增加 MAP。去甲肾上腺素与多巴胺或多巴酚丁胺联合应用效果更好。在应用血管活性药物时，应监测 SVR 作为机体反应的指标。对于 α-肾上腺素能药物没有反应的难治性休克病人，可以加用小剂量的垂体后叶素（加压素），后者作用于血管平滑肌表面的 V1 受体使血管平滑肌收缩，从而有效增加 SVR。但是并不是每个病人对同一种药物的反应都是相同的，应根据病人的血流动力学反应随时调整血管活性药物的种类与剂量。值得注意的是低剂量的多巴胺对肾并没有保护作用。脓毒性休克常伴有心功能的损伤，可用强心苷（毛花苷 C）改善心功能。

5. 糖皮质激素治疗　作为一种强有力的免疫抑制剂，能抑制多种炎症细胞因子的释放，可在所有层次上调节宿主的免疫反应。传统主张早期、大剂量、短期使用。但试验证明在治疗过程中给予生理剂量的糖皮质激素可以提高生存率，部分病人在发生脓毒性休克时肾上腺功能受损，血浆激素水平下降，所以可静脉注射糖皮质激素以进行替代治疗，剂量为 100 mg/（8~12 h），并在 5~11 d 内逐渐减量。

6. 其他治疗　包括免疫治疗、营养支持、血糖控制、对重要器官功能不全的处理等。免疫治疗包括抗炎因子与抗凝治疗（如活化蛋白 C），但这些药物仅对高死亡风险的病人有利；营养支持主要为对长期不能进食者给予静脉高营养支持；血糖控制指给予胰岛素使血糖水平维持在 4.4~6.1 mmol/L，严格控制血糖水平可以减少器官的损伤从而提高生存率；对重要器官功能不全的处理包括对呼吸衰竭者进行机械通气、对急性肾衰竭者进行持续肾替代治疗或间断血液透析等。

（七）预后

脓毒性休克是外科较多见且治疗相当困难的一类休克，其死亡率超过 50%。其预后主要取决于体内促炎因素与抗炎因素能否取得平衡，具体因素有以下几个方面：

1. 原发感染灶　若能彻底清除或控制原发感染灶，则病人预后较好。

2. 对治疗的反应　若病人对治疗较敏感，治疗后血压有效回升，则预后较好。

3. 并发症　若伴严重酸中毒、并发 DIC 或 MODS，则预后较差。

4. 基础疾病　若病人伴有严重的基础疾病，如糖尿病、恶性肿瘤、心脏病等，则预后较差。

第二节 / 体液代谢的失调

正常人体能维持体液的容量、电解质浓度、渗透压在一定的正常范围内,称为水电解质平衡。水电解质的动态平衡由神经－内分泌系统调节。体液的正常渗透压通过下丘脑－垂体后叶－抗利尿激素来调节,血容量则是通过肾素－醛固酮系统来调节。这两个系统共同作用于肾,调节水、钠等电解质的吸收及排泄,从而达到维持体液平衡、保持内环境稳定的目的。

1. 血浆渗透压的调节

体内丧失水分时,血浆渗透压增高,刺激分布在下丘脑以及颈内动脉的渗透压感受器,引起渴感及抗利尿激素(ADH)释放。渴感导致饮水,而 ADH 改变肾集合管的通透性,增加水的重吸收,使血浆渗透压恢复正常。反之,血浆渗透压降低则抑制渴感和 ADH 的释放。这一系统对血浆渗透压十分敏感,只要血浆渗透压较正常有 2% 的变化就能引起明显的 ADH 释放,血容量变化下降达 10% 时也可引起 ADH 释放。

2. 血容量的调节

血容量减少和血压下降时,可刺激球旁细胞分泌肾素,进而刺激肾上腺皮质球状带细胞分泌醛固酮,醛固酮可促进远曲小管对 Na^+ 的再吸收和 K^+、H^+ 的排泄。随着钠重吸收增加,水的重吸收也增加,从而有助于恢复有效循环血量。

血容量与渗透压相比,前者对机体更重要。所以当血容量锐减又有血浆渗透压降低时,前者对 ADH 的促分泌作用远强于低渗透压对 ADH 的抑制作用。说明机体优先维持血容量的正常,以保持重要器官的灌注和氧供。

体液平衡失调可分为三种类型:容量失调、浓度失调和成分失调。容量失调指等渗性体液减少或增加,只引起细胞外液容量的变化,而细胞内液容量无明显变化。浓度失调指细胞外液的水分增加或减少,导致渗透微粒的浓度改变,渗透压发生改变。由于钠离子构成细胞外液渗透微粒的 90%,此时发生的浓度失调就表现为低钠血症或高钠血症。成分失调指细胞外液中数量少的其他离子如钾、钙、镁等,其改变一般不会对细胞外液渗透压造成明显的影响,但其浓度的变化可造成成分失调,如低钾血症或高钾血症、低钙血症或高钙血症、酸中毒或碱中毒等。

一、水和钠的代谢紊乱

水和钠的代谢紊乱是临床上最常见的水电解质平衡紊乱,常导致体液容量和渗透压改变。不同原因引起的水和钠的代谢紊乱,在缺水和失钠的程度上会有所不同,不同形式的缺失会引起不同的病理生理变化和临床表现。临床分为以下几种类型:

(一) 等渗性缺水

等渗性缺水在外科病人中最常见。水和钠按其在血浆中的浓度成比例丢失,血钠浓度正常,细胞外液的渗透压也保持正常,而细胞外液容量减少。由于细胞外液的渗透压基本不变,细胞内液不会向胞外转移,细胞内液容量一般无变化。

细胞外液的容量与有效循环血量密切相关。有效循环血量减少引起肾小管内压力下降,刺激肾小球小动脉壁的压力感受器;同时肾小球滤过率下降,远曲小管液钠浓度也下降,这两条途径可以激活肾素－醛固酮系统,产生血管紧张素 II,引起小动脉血管平滑肌收缩,并刺激肾上腺皮质球状带细胞分泌醛固酮,醛固酮作用于肾集合管,促进水和钠的重吸收,从而代偿性地使细胞外液量回升。

1. 病因 主要由短时间内大量等渗体液丢失引起。常见的病因有:

(1) 消化液的丢失 如肠外瘘、剧烈呕吐、腹泻等,是等渗性缺水最常见的原因。

(2) 体内大量液体潴留 如大量胸、腹水形成,胃肠梗阻等。

(3) 体液经体表丢失 如烧伤等。

2. 临床表现 血容量减少使回心血量减少,心排血量降低,出现血容量不足的症状。醛固酮和 ADH 分泌增多促进水和钠重吸收,同时尿量减少。病人表现为恶心、厌食、乏力、少尿,但不口渴。失液量达体重 5%(细胞外液 25%)时,病人可出现脉搏细弱、肢体湿冷、血压降低。若血容量迅速而严重减少,失液量达体重 6%~7%(细胞外液 30%~35%)时,病人可发生休克,这时代谢产物堆积可导致代谢性酸中毒;若丢失的体液是胃液,则有可能发生代谢性碱中毒。

3. 诊断 根据病史和临床症状常可诊断。

实验室检查可有血液浓缩的现象,包括红细胞计数、血红蛋白、血细胞比容增高,血清钠、氯浓度无明显变化,尿相对密度增高。血气分析可以检查是否存在酸、碱中毒。

4. 治疗　等渗性缺水如不及时处理,病人可因醛固酮分泌增多而保留较多的钠,另一方面又通过呼出气、液体蒸发等继续丢失较多的水,从而转变为高渗性缺水。而如果治疗不当,补液时补充水分较多,可以转变成低渗性缺水。

原发病的治疗十分重要,消除病因后缺水很容易纠正。治疗缺水则需恢复正常血容量,并处理可能并发的酸碱或电解质紊乱。注意补充的液体应该是含钠的等渗液,否则容易导致低钠血症。一般可以通过静脉滴注平衡盐溶液或等渗盐水扩充血容量,平衡盐溶液的电解质含量和血浆内含量相仿,用于治疗等渗性缺水比较理想。等渗盐水的 Cl⁻ 含量比血清 Cl⁻ 高,大量输入后可能导致血 Cl⁻ 过高,引起高氯性酸中毒。目前常用的平衡盐溶液有碳酸氢钠等渗盐水溶液和乳酸钠–复方氯化钠溶液两种。对血容量不足的表现不明显者,可给予上述溶液 1 500~2 000 mL。若病人已出现脉搏细弱、血压下降,需静脉快速滴注上述溶液 3 000 mL,并监测心率、中心静脉压、肺动脉楔压等,同时应补给日需水量 2 000 mL,NaCl 4.5 g。

缺水纠正后排钾量有所增加,钾的浓度也因稀释而降低,应注意预防低钾血症的发生。一般当尿量达 40 mL/h 后,补钾即应开始。

(二) 低渗性缺水

低渗性缺水 (hypotonic dehydration) 又称慢性缺水或继发性缺水,机体缺水与缺钠同时存在,缺钠多于缺水,血钠浓度 <130 mmol/L。

1. 病因与病理生理　机体与外环境水、钠交换的动态平衡紊乱,钠的入不敷出比水更严重。由于渴感和抗利尿激素的释放对渗透压敏感,钠的相对减少使细胞外液呈低渗状态,垂体分泌抗利尿激素减少,不思饮且尿量排出增多,机体失水和失钠使细胞外液总量更为减少。循环血量减少,使肾素–血管紧张素–醛固酮系统兴奋及垂体分泌抗利尿激素增多,肾保钠保水,水再吸收增加。

(1) 肾外丢失　①随消化液丢失,如反复呕吐、长期胃肠减压引流或慢性肠梗阻;②大创面的慢性渗液。

(2) 肾性失钠　多见于长期应用高效利尿药而饮食又低盐或未注意补给适量的钠盐。

(3) 等渗性缺水治疗时补水过多。

2. 临床表现　随缺钠的程度而不同。一般均无渴感,常有恶心、呕吐、头晕、视物模糊、软弱无力、发生直立性低血压晕厥等。病人早期可排出较多低渗尿。循环血量明显下降时,病人往往有静脉塌陷、眼窝和婴儿囟门内陷等。肾的滤过量相应减少,以致体内代谢产物潴留,可出现淡漠、肌痉挛性疼痛、腱反射减弱和昏迷等。

根据缺钠程度分为三度。①轻度:血钠在 135 mmol/L 以下,病人感疲乏、头晕、手足麻木。尿中钠减少。②中度:血钠在 130 mmol/L 以下,病人除有上述症状外,尚有恶心、呕吐、脉搏细速、血压不稳定或下降、脉压下降、浅静脉塌陷、视物模糊、直立性低血压晕厥。尿量少,尿中几乎不含钠和氯。③重度:血钠在 120 mmol/L 以下,病人神志不清,肌痉挛性抽痛,腱反射减弱或消失,出现木僵,甚至昏迷。常发生休克。

3. 诊断　如病人有相应的病史和临床表现,可初步诊断为低渗性缺水。进一步检查包括以下几项。①尿液检查:尿相对密度常在 1.010 以下,尿钠和氯常明显减少;②血钠测定:血钠浓度低于 135 mmol/L,表明有低钠血症。血钠浓度越低,病情越重;③红细胞计数、血红蛋白量、血细胞比容及血尿素氮值均有增高。

4. 治疗　首先恢复正常血容量,并处理可能并发的酸碱或电解质紊乱。积极处理致病原因。低渗性缺水仅伴轻度低钠血症(120 mmol/L 以上),可口服或静脉滴注生理盐水;低钠血症较严重(低于 120 mmol/L)可给高渗盐水,使血钠浓度逐步恢复,病人脱离危险。

静脉输液的原则是先快后慢,总输入量应分次完成。每 8~12 h 根据临床表现及检测资料,包括血 Na⁺、Cl⁻ 浓度、动脉血气分析和中心静脉压等,随时调整输液计划。低渗性缺水的补钠量可按下列公式计算:

需补充的钠量(mmol)=[血钠的正常值(mmol/L)−血钠测得值(mmol/L)]× 体重(kg)×0.6(女性为 0.5)

公式仅作为补钠安全剂量的估计。一般总是先补充缺钠量的一部分,以解除急性症状,使血容量有所纠正,肾功能亦有望得到改善,为进一步的纠正创造条件。如果将所有计算出的补钠量全部快速输入,反而可能造成血容量过高,导致心、脑损伤。

重度缺钠出现休克者,应先补足血容量,以改善微循环和组织器官的灌注。用以扩容的晶体液(复方乳酸氯化钠溶液、等渗盐水)和胶体溶液(羟乙基淀粉、右旋糖酐和血浆)都可应用。但晶体液的用量一般要比胶体液用量大 2~3 倍。然后可静脉滴注高渗盐水(一般为 5% 氯化钠溶液)200~300 mL,尽快纠正血钠过低,以进一步恢复细胞外液量和渗透压,使水从细胞内外移。但输注高渗盐水的量每小时不应超过 100~150 mL。以后根据病情及血钠浓度再决定是否需再继续输注高渗盐水或改用等渗盐水。

在补充血容量和钠盐后,由于机体的代偿调节功能,合并存在的酸中毒常可同时得到纠正,所以不需一开始就用碱性药物治疗。如酸中毒未完全纠正,则可静脉滴注5%碳酸氢钠溶液100~200 mL或平衡盐溶液500 mL。以后再视病情需要追加治疗。当尿量达到40 mL/h后,要注意钾盐的补充。

(三) 高渗性缺水

高渗性缺水(hypertonic dehydration)又称原发性缺水。机体同时缺水、缺钠,且缺水程度高于缺钠,机体总液体量减少。

1. 病因

(1) 水分摄入不足 可见于①水源断绝。②进食或饮水困难。如食管癌致吞咽困难,危重病人给水不足,经鼻胃管或空肠造口管给予高浓度肠内营养液等。③渴感障碍。

(2) 水分丢失过多

1) 经肾丢失:中枢神经系统疾患如创伤、神经外科手术、感染等可影响ADH分泌或影响其对肾的作用,使肾排水多于排钠;输注高蛋白制剂、甘露醇、高渗葡萄糖等可引起渗透性利尿;未控制糖尿病使大量尿液排出等。

2) 肾外丢失:①经皮肤丢失:高热、暴露于高温环境、大量出汗、大面积烧伤暴露疗法等。②经呼吸道丢失:过度换气。③经消化道丢失:严重的呕吐,腹泻排出大量水样便等。

(3) 此外,若等渗性缺水治疗不及时,则可能因为机体的代偿作用而转化为高渗性缺水。

2. 机体的代偿机制

(1) 口渴中枢 高渗状态刺激口渴中枢(渴感障碍者除外),使病人饮水,从而降低细胞外液渗透压。

(2) 抗利尿激素(ADH) 高渗状态也可使ADH分泌增多,使肾小管对水的重吸收增加,从而降低细胞外液渗透压,并增加其容量。

(3) 体液分布变动 细胞外液的高渗状态使胞内的水向胞外转移。严重时可导致细胞内、外液量均减少,最终由于脑细胞缺水导致脑功能障碍。

(4) 醛固酮 缺水加重时,循环血量严重减少,会引起醛固酮分泌增加,促进水钠的重吸收,以维持血容量。

3. 临床表现 可根据缺水的程度将高渗性缺水分为以下三度。

(1) 轻度缺水 主要症状为口渴。缺水量为体重的2%~4%。

(2) 中度缺水 极度口渴,尿少和尿相对密度增高,乏力、唇舌干燥,皮肤失去弹性,眼窝下陷,常有烦躁不安。缺水量为体重的4%~6%。

(3) 重度缺水 除上述症状外,有躁狂、幻觉、谵妄甚至昏迷。缺水量 > 体重的6%。

4. 诊断 病史及临床表现有助于高渗性缺水的临床诊断。

实验室检查有:①尿相对密度变高。②红细胞计数、血红蛋白量、血细胞比容轻度升高。③血钠浓度 >150 mmol/L。

5. 治疗

(1) 解除病因,及时补水 可增加饮水或静脉滴注5%葡萄糖溶液或低渗的氯化钠(0.45%)溶液。所需补液量的计算方法有:①根据临床表现,估计出丢失水量占体重的百分比。再按成人每丢失体重的1%,补液400~500 mL计算。②根据血钠浓度计算补水量,补水量(mL)=[血钠测得值(mmol/L)− 血钠正常值(mmol/L)]× 体重(kg)× 4。计算所得的补水量不宜在当日一次输入,一般可分2天补给,这是为了防止补液过量而导致血容量过分扩张及水中毒。治疗一天后,根据全身情况及血钠浓度,可酌情调整次日补液量。在计算出的补液量中还应加入每天正常需水量 2 000 mL。

(2) 补钠 高渗性缺水同时存在缺钠,若不纠正,则可能出现低钠血症。

(3) 补钾 若同时存在缺钾,则在尿量超过40 mL/h后补钾。若经上述治疗后仍存在酸中毒,可酌情补碳酸氢钠溶液。

(四) 水中毒(water intoxication)

机体内水总量过多,细胞外液容量增加,循环血量增加,血钠降低,血浆渗透压下降。

1. 病因

(1) ADH分泌过多

1) ADH分泌不当:如充血性心力衰竭、肾病综合征、肝硬化时有效循环血量减少,刺激ADH释放。另外还有ADH分泌不当综合征。

2) 药物作用:①外源性ADH样药物如血管加压素、催产素等;②促进内源性ADH释放和增强其作用的药物,如降血糖药、吗啡、胆碱能药物、异丙肾上腺素等;③有抗利尿作用但机制未明的药物,如环磷酰胺、阿米替林等。

3) 肾上腺皮质功能低下。

(2) 肾排尿能力下降。

(3) 机体摄入水分过多,包括静脉过多地输注液体。

（4）低渗性缺水治疗不当，如只补水未补钠或补钠不足。

2. 机体的代偿机制

（1）体液分布 细胞外液量增加，血钠浓度降低，导致渗透压下降，水分就由胞外转向胞内，使细胞内外液体量均增加，可出现细胞水肿。

（2）醛固酮 已增大的细胞外液量抑制醛固酮的分泌，导致钠的重吸收减少，血钠浓度进一步降低。

3. 临床表现

（1）急性 发病急骤。由于脑细胞水肿可造成颅内压升高，引起神经、精神症状，如头痛、嗜睡、躁动、精神紊乱、定向能力失常、谵妄甚至昏迷。若发生脑疝则出现相应的神经定位体征，严重者可发生呼吸、心搏骤停。

（2）慢性 常被原发病的症状、体征掩盖。可有软弱无力、恶心、呕吐、嗜睡等。体重明显增加，皮肤苍白湿润。偶有唾液、泪液增多。

4. 诊断 红细胞计数、血红蛋白量、血细胞比容和血浆蛋白量、血浆渗透压、平均血红蛋白浓度均降低，红细胞平均容积增高，说明细胞内外液量均增加。

5. 治疗 一经诊断，立即限制水分摄入。轻度病人仅需限制饮水，排出多余水分后即可解除水中毒；严重者除禁水外，应立即利尿，促进水分排出。一般使用渗透性利尿剂，如20%甘露醇或25%山梨醇注射液200 mL静脉快速滴注（20 min内滴完）。也可静脉注射襻利尿剂，如呋塞米（速尿）、依他尼酸。还可静脉滴注5%高渗氯化钠溶液以迅速改善低渗状态和减轻脑细胞水肿。

6. 预防 对于水中毒，应注重预防。有些疾病能引起ADH分泌过多，对这类病人进行输液治疗，应避免过量。急性肾功能不全和慢性心功能不全者，应严格限制水分摄入。

二、钾代谢紊乱

人体细胞内最主要的阳离子就是钾离子，机体内的钾离子也主要分布在细胞内。正常情况下，机体钾的98%分布在细胞内，胞内钾浓度约为150 mmol/L，而血清钾浓度在3.5~5.5 mmol/L之间波动，通常取4.5mmol/L进行计算。细胞内外钾离子浓度的梯度产生了细胞的跨膜电位，维持细胞的正常功能和代谢，钾离子浓度的变化特别是胞外钾离子浓度的变化，能够对细胞的跨膜电压和功能产生重要的影响，特别对心脏、骨骼肌、平滑肌功能的影响更为显著。当血清钾离子浓度超过或低于正常值3 mmol/L以上时，就会立即威胁机体的生命，所以维持正常钾离子的

浓度至关重要。

钾离子的浓度跟钾总量的平衡有关，钾总量的平衡取决于机体的摄入量和排出量。在日常饮食中，个体每天能够从食物中摄取50~100 mmol的钾。大部分都在小肠被吸收入体内，80%~90%由肾排出，其余经粪便或出汗排出体外。正常人的肾每天能够通过尿液排出20~400 mmol的钾量，从而维持机体钾离子浓度的稳定。增加远端肾单位的尿流量和钠的转运，以及肾素－血管紧张素－醛固酮系统的激活均可以使尿液中钾含量增加，促进钾的排泄。当血浆中醛固酮增加时，尿中的钾量也相应增加。因为肾在排钾方面发挥巨大作用，所以肾衰竭时极易导致机体钾浓度升高，此时机体粪便的排钾量相应增加，可达到摄入量的35%左右。大量出汗如高温作业等，钾经过汗液的排出量可达到150 mmol以上。

由于细胞外钾的浓度相对细胞内浓度低，所以细胞外钾离子浓度变化对机体的影响相对大而且迅速，所以钾代谢的紊乱主要指细胞外液中钾离子浓度的异常，尤其是血钾浓度的变化。通常我们按血清钾浓度的高低将钾代谢的紊乱分为低钾血症和高钾血症。

（一）低钾血症

血清钾浓度低于3.5 mmol/L即为低钾血症(hypokalemia)。低钾病人体内钾的总量不一定减少，但如果存在持续性低钾血症，则常表示体内明显缺钾。

1. 病因

（1）钾摄入减少 长期进食不足，外科病人禁食，肠外营养补钾不足等。

（2）钾排出过多 ①经胃肠道：呕吐、严重腹泻、肠瘘、肠减压术、输尿管乙状结肠吻合术后以及久用泻药、灌肠剂等。②经肾丢失：长期使用利尿剂或用量过多；盐皮质激素过多，如原发或者继发性高醛固酮血症、Cushing综合征、皮质激素治疗等；肾功能障碍，如肾小管性酸中毒、急性肾衰竭多尿期等；镁缺失。③经皮肤丢失：见于持续大量出汗。

（3）钾分布异常 见于各型碱中毒以及大量使用胰岛素及葡萄糖等。

（4）低血钾型周期性瘫痪 为染色体显性遗传病，临床少见。

2. 病理机制 血钾低时，细胞内外K^+浓度差增大，静息膜电位负值增大，与阈电位之间的距离变大，组织细胞的兴奋性降低。

3. 临床表现

（1）早期表现 肌无力，四肢软弱，后可延及躯干和

呼吸肌,出现呼吸困难或窒息,还可有腱反射减弱、消失或者软瘫。

(2) 胃肠道症状 消化道平滑肌无力导致胃肠功能改变,出现厌食、恶心、呕吐,严重者可出现麻痹性肠梗阻。

(3) 心脏功能异常 心律失常及传导阻滞,ECG 显示心动过速、T 波低平、ST 段降低、Q-T 间期延长、U 波出现。

(4) 低钾性碱中毒,反常性酸性尿。

4. 诊断 根据原发病、病史及临床表现可诊断低钾血症,血清钾浓度低于 3.5 mmol/L 具有诊断意义,但要注意机体在血容量降低或酸中毒时,血清钾浓度可不显示降低,而仅表现为缺水等症状,在纠正缺水后,可出现低钾症状。

5. 治疗

(1) 防治原发病,去除病因。

(2) 补钾 低钾血症严重、临床表现明显者须及时补钾,对外科低钾血症者多采取分次静脉补给液体方法,应低浓度、慢滴速、在心电监护下进行,补钾量参考血钾降低程度。一般将 10%KCl 加入葡萄糖液中,输液速度控制在 20~40 mL/h,60 滴/min,通常每日补钾量不应超过 80 mmol,少数严重缺钾者除外。休克病人应先扩容及补充胶体液,待尿量超过 40 mL/h 后再补钾。理论上不应采取静脉推注,但可使用微量泵低速静脉注射。

(3) 纠正水和其他电解质代谢紊乱 如低钾血症由缺镁引起,需及时检查,积极处理,单纯补钾往往难以奏效,应予以补充适量镁离子,如 $MgSO_4$。

(二) 高钾血症

血清钾超过 5.5mmol/L 时称为高钾血症(hyperkalemia)。血钾轻度高可无或少有临床症状,但血钾严重的高会引起病人心脏骤停,因此需要及早发现和治疗。

1. 病因

(1) 摄入过多 肾功能不全的病人,食用含钾丰富的食物、低钠高钾的食用盐代替品或服用含钾药物可引起高钾血症;治疗低钾血症病人时,过快过量地静脉输注钾盐液;大量输入库存血等。

(2) 钾的排出量减少

1) 肾衰竭:急性肾衰竭少尿期多见,此时肾小管流量锐减,功能性肾小管数量减少,钾排出障碍;间质性肾炎病人肾小管和肾间质受损,肾小管泌钾功能受损,亦可引起高钾血症;慢性肾衰竭末期也可发生高

钾血症,此时肾小球滤过率过低,尿量减少,钾不能有效排出。

2) 肾上腺皮质激素不足:主要见于 Addison 病和选择性醛固酮减少症。Addison 病病人,盐皮质激素和糖皮质激素都分泌不足,如果食盐摄入充分,则一般不会发生高钾血症;如果限制食盐摄入,到达远曲小管的 Na^+ 减少,Na^+-K^+ 交换因而减少,又加之醛固酮分泌减少,肾排钾减少,导致高钾血症。选择性醛固酮减少症是因为酶缺陷致醛固酮合成障碍,儿童多见,其临床表现为高钾血症、低醛固酮、糖皮质激素分泌正常。还可见于 IV 型肾小管酸中毒,由于肾小管对醛固酮产生抵抗,致使醛固酮不能发挥作用。

3) 保钾利尿剂的大量使用:药物如螺内酯、氨苯喋啶等阻断醛固酮保钠排钾的作用,致钾在体内潴留,发生高钾血症。

(3) 钾在机体内的分布异常

1) 组织损伤:大面积组织创伤,组织出血水肿,血型不合的输血导致大量溶血,挤压综合征等,损伤的细胞内大量钾外流到细胞外液中,致使高钾血症发生。

2) 酸中毒:休克病人,组织缺血缺氧,机体呈酸中毒状态,大量 K^+ 被置换到细胞外液中,导致高钾血症发生;高血糖合并胰岛素不足致机体酮症酸中毒。

3) β受体阻断剂:阻断 β 激动剂促 K^+ 进入细胞内的作用;琥珀酰胆碱用作肌松剂时,可增加肌细胞对离子的通透性,K^+ 离子流入到细胞外液中;盐酸精氨酸治疗肝性脑病时,常发生高钾血症。

(4) Gordon 综合征 一种很罕见的常染色体显性遗传病。临床表现为家族性高血压伴高钾血症、高氯血症以及关节畸形等。

2. 病理生理 急性高钾血症时,静息膜电位和阈电位之间的差值变小,可使组织的兴奋性变高;但严重高钾血症时,静息膜电位与阈电位之间的距离消失,可使组织的兴奋性消失,处于去极化阻滞的状态。

3. 临床表现 高钾血症的临床表现无特异性,一般不引起注意,当高钾血症发展到严重程度时,会引起严重的心律失常而威胁生命。

(1) 轻度时神志模糊、感觉异常、四肢软弱,严重时皮肤苍白、青紫、湿冷。

(2) 心脏损害 心跳缓慢、心律不齐、心跳骤停。高钾血症常有心电图变化,典型心电图为 P 波压低、增宽,P-R 间期延长,QRS 增宽,R 波降低,T 波高尖,Q-T 间期延长。如 Figure 1-8-2 所示。

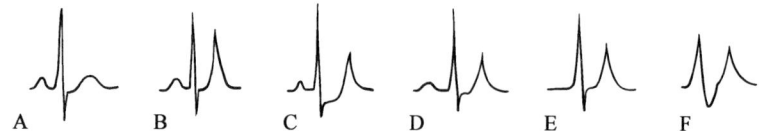

Figure 1–8–2　ECG of hyperkalemia

4. 诊断

(1) 病史中有引起血钾升高的可能病因,并且出现一些原发病所不能解释的临床表现,应考虑高钾血症的可能。

(2) 血清钾 >5.5 mmol/L。

(3) 心电图的特征变化。

5. 治疗

(1) 停止钾的摄入。

(2) 迅速降低血钾浓度。

1) 可采取以下措施,使 K^+ 转入细胞内:①静脉输注5% 碳酸氢钠 60~100 mL,再继续静脉滴注碳酸氢钠溶液100~200 mL,待心电图好转后可减量或停用;②静脉输入25% 葡萄糖注射液 100~200 mL,每 3~4 g 葡萄糖加入 1 U 胰岛素。

2) 血液透析或腹膜透析,用于上述治疗后仍无法降低血清钾浓度时。

(3) 防治心律失常　快速静脉推注 10% 葡萄糖酸钙20 mL。但要注意的是,钙离子只是暂时对抗钾的心脏毒性作用,并不能降低血清钾浓度,只是短时的急救药物。

(4) 治疗原发病和改善肾功能。

三、钙异常

钙是人类骨骼、肌肉和神经系统中不可缺少的元素,也是许多代谢过程的必要条件。外科手术中钙代谢异常较多见,主要表现如下。

(一) 低钙血症

1. 病因　激素和肾在低钙发生过程中有很重要的作用。其中常见病因有以下几方面:

(1) 激素代谢障碍　维生素 D 摄入和转化障碍,甲状旁腺功能障碍。

(2) 吸收障碍　如消化道瘘。

(3) 排出增多　如急、慢性肾衰竭。

(4) 钙沉淀增多　如胰腺炎、坏死性筋膜炎、大量库存血、晶体液、碱中毒等。

2. 病理生理　钙代谢的调节和甲状旁腺激素(PTH)、降钙素和维生素 D 密切相关。维生素 D 不足,肠吸收钙少,肾丢失钙增加。PTH 不足促进破骨,二羟维生素 D 生成,

肾排泄钙减少。而肾功能障碍导致磷酸钙沉淀增加,维生素 D 代谢障碍。另外,胰腺炎产生大量脂肪酸,库存血内的枸橼酸都会使钙沉淀。所有这些都导致血清钙离子大量丢失。

3. 症状　主要是神经肌肉症状,易激动、指端和口角麻木、四肢抽搐、肌痛、腱反射亢进,Chvostek 和 Trousseau 征阳性。

4. 诊断　结合临床表现和病史,再根据血钙检测即可确诊。血清钙浓度范围为 2.25~2.75 mmol/L,低于 2 mmol/L 即可诊断。

5. 治疗　轻度低钙可选择短期治疗：10% 葡萄糖酸钙 10~20 mL 或 10% 氯化钙 10 mL 静注,纠正碱中毒。严重低钙则应使用长期治疗:除补钙外还应补充维生素 D,以减少用药量。

(二) 高钙血症

1. 病因　激素和肿瘤是高钙血症的两大祸首。

(1) 激素　甲状旁腺增生和腺瘤、甲状腺功能亢进等。

(2) 肿瘤　骨肿瘤、骨转移瘤等。

2. 病理生理　PTH 促进破骨,还使二羟维生素 D 合成增加,肾排钙减少。骨原发和转移瘤、甲状腺素、肾上腺皮质功能减退等促进破骨。而有些肿瘤可以分泌 PTH 类似蛋白,结果使得血清内的钙浓度升高。

3. 症状　最重要的是神经肌肉抑制症状,记忆减退、疲劳、抑郁、精神分裂、木僵、昏迷,四肢肌肉松弛,腱反射消失。其他症状如心血管症状:心律不齐、心动过缓、心排血量增加(正性肌力)。肾:口渴、多尿、夜尿增多、晚期肾小管纤维化、钙化、结石甚至尿毒症。以及恶心、呕吐,血管、关节周围、软骨、结膜等异位钙化。

4. 诊断　有相关病史,又表现出症状的病人可高度怀疑。而一旦实验室诊断血清钙浓度高于 2.75 mmol/L 时可确诊。

5. 治疗　应该对症施治,如甲状旁腺功能亢进选择切除增生的甲状旁腺组织。而肿瘤骨转移主要要坚持低钙饮食,还可以配合静脉注射降钙素(钙密息)和氯屈膦酸二钠。

四、镁异常

镁既是神经、肌肉、心血管系统的重要组成成分,也是

许多生化反应的辅助因子,在体内十分重要。镁代谢异常主要有:

(一)低镁血症

1. 病因 镁在体内的摄入、分布和排出障碍都可导致低镁血症。

(1)摄入不足 饥饿、营养不良、吸收障碍综合征、低镁肠外营养、消化液丢失等。

(2)镁排出过多 呕吐、肠瘘、肾病、襻利尿药、透析。

(3)分布障碍 如大量输注胰岛素、急性胰腺炎等。

2. 病理生理 镁是钙的生理拮抗剂,与钙有很多共同之处。营养不良和小肠病变使小肠吸收不足,严重的肾小球损坏会使镁排出增加。糖原合成需镁,胰岛素使用后降低血镁。

3. 症状 与低钙相似的神经肌肉症状,面色苍白、肌肉震颤、四肢抽搐、记忆减退、精神紧张、易怒、烦躁、谵妄、惊厥。

4. 诊断 少见,不易察觉,依据主要是血镁浓度。正常血清镁浓度为 0.70~1.10 mmol/L,低于 0.70 mmol/L 即低镁血症。

5. 治疗 一般静脉注射 $MgCl_2$ 或 $MgSO_4$ 0.25 mmol/(kg·d)。肾功能正常者甚至可按 1 mmol/(kg·d)补足。严重低镁持续用 1~3 周,5~10 mmol/d,镁中毒可用葡萄糖酸钙拮抗。低镁常与低钾、低钙同时发生,故应注意同时补充。

(二)高镁血症

1. 病因 高镁也涉及三个环节原因,常见的有:

(1)排出过少 如肾功能不全。

(2)细胞内外分布异常 如糖尿病酮症酸中毒、烧伤、创伤等。

(3)摄入过多 如用镁盐治疗子痫、静脉补镁过多等。

2. 病理生理 肾衰竭少尿期、甲状腺功能和肾上腺皮质功能减退导致醛固酮对镁重吸收的抑制减弱,镁排出量减少。糖尿病人脱水、少尿、糖原合成补足、镁利用水平下降。烧伤和创伤导致细胞分解代谢增加都会导致高钾血症合并高镁血症。

3. 症状 乏力、疲倦、腱反射消失、血压下降、心功能障碍、晚期呼吸抑制、嗜睡、昏迷甚至心脏停搏。

4. 诊断 在临床中极易被忽视。测定血清镁离子是主要手段,血清镁浓度高于 1.10 mmol/L 即应认为是高镁血症。

5. 治疗 静脉注射 2.5~5 mmol 葡萄糖酸钙或氯化钙,并纠正糖尿病酮症酸中毒和脱水,如果严重或以上治疗无效者可使用透析去除多余镁离子。

五、磷异常

成人体内含磷 700~800 g,约 85% 存在于骨骼中,其余以有机磷酸酯形式存在于软组织中。细胞外液中含磷仅 2 g,正常血清有机磷浓度为 0.96~1.62 mmol/L。磷对机体代谢有十分重要的作用。磷是核酸、磷脂等的基本成分;是高能磷酸键的成分之一,在能量代谢中有重要作用;参与蛋白质的磷酸化过程;以磷脂形式参与细胞膜的组成;是某些凝血因子的成分;以及磷酸盐参与酸碱平衡等。

(一)低磷血症

低磷血症时血清无机磷浓度 <0.96 mmol/L。

1. 病因

(1)磷向细胞内转移,见于大量葡萄糖及胰岛素的输入以及呼吸性碱中毒。

(2)排出增多,如甲状旁腺功能亢进症、严重烧伤或感染。

(3)由肠道进入细胞外液的磷减少,如饥饿、剧烈呕吐、腹泻或过量应用结合磷的抗酸药等。

2. 临床表现 低磷血症时可引起红细胞功能障碍,导致出血;可有神经肌肉症状,如头晕、厌食、肌无力等;重症者可有抽搐、精神错乱、昏迷,甚至可因呼吸肌无力而危及生命。

3. 治疗 长期静脉输液者,溶液中应每天补充磷 10 mmol,如甘油磷酸钠 10 mL。严重者可酌情加量,但应注意监测。甲状腺功能亢进者,手术治疗可纠正低磷。

(二)高磷血症

高磷血症时血清无机磷浓度 >1.62 mmol/L,临床上少见。

1. 病因 急性肾衰竭、甲状旁腺功能减退以及淋巴瘤等化疗或酸中毒时导致磷从细胞内逸出。

2. 临床表现 高磷可继发性导致低钙血症,出现一系列低钙血症症状。

3. 治疗 除防治原发病外,可针对低钙血症进行治疗。急性肾衰竭伴明显高磷血症者,必要时可作透析治疗。

第三节 / 酸碱平衡

机体的代谢活动必须在适宜的酸碱环境中才能正常地进行。在物质代谢过程中,机体虽然不断摄取、排出酸性和碱性物质,但能依赖机体内的缓冲系统、肺和肾及组织细胞的调节作用使体液的酸碱维持在一个适宜的水平。人体适宜的酸碱度用动脉血 pH 表示,正常人的 pH 为 7.35~7.45,平均为 7.40。这种体液维持相对稳定的过程,称为酸碱平衡。

一、酸碱平衡的维持

血液 pH 仅在一个很小的范围内变动,体液酸碱的调节是通过体液的缓冲系统、肺的呼吸和肾的排泄及组织细胞对酸碱平衡的调节而完成的。

血液中的缓冲系统主要有碳酸氢盐缓冲系统、磷酸盐缓冲系统、血浆蛋白缓冲系统、血红蛋白和氧合蛋白缓冲系统五种,其中以碳酸氢盐缓冲系统最为重要,它们可以立即缓冲所有的固定酸。肺在酸碱平衡中的作用是通过调节肺泡通气量控制 H_2CO_3 释放的 CO_2 排出量,从而使血浆中 HCO_3^- 和 H_2CO_3 的比值接近正常,以保持血浆相对正常的 PH。肾的排泄在机体酸碱平衡中起到重要的作用,肾通过肾小管细胞排酸保碱维持正常的血浆 HCO_3^- 浓度,使血浆 PH 不变。机体大量组织细胞内液也是酸碱平衡的缓冲池,细胞的缓冲作用主要是通过 H^+ 和 HCO_3^- 在细胞内外的转运进行的。

如果酸碱量超负荷或者机体调节功能障碍,则平衡状态被打破,形成不同形式的酸碱失衡。pH、HCO_3^- 及 $PaCO_2$ 是反映机体酸碱平衡的三个基本要素。其中 $PaCO_2$ 反映呼吸因素,原发性 $PaCO_2$ 增高或降低,引起呼吸性酸中毒或碱中毒;HCO_3^- 反映代谢因素,原发性 HCO_3^- 减少或增加则引起代谢性酸中毒或碱中毒。有时可同时存在两种以上的原发性酸碱平衡失衡,此即混合型酸碱平衡失调。

二、单纯性酸碱平衡失调

(一) 代谢性酸中毒

代谢性酸中毒是指原发性 HCO_3^- 减少而导致 pH 下降,它是临床上最常见的一种酸碱平衡紊乱。根据阴离子间隙 AG(血液中未被测出的阴离子的量,通常通过公式 $AG=Na^+-HCO_3^--Cl^-$ 计算)的不同分为 AG 增高型和 AG

正常型,又分别称为正常血氯型和高氯型代谢性酸中毒,两者的原因不尽相同。

1. 病因

(1) 酸摄入过多

1) 经静脉补充过多的酸性物质。

2) 口服过多的酸性药物:如服用过多水杨酸、含氯的酸性药物如氯化铵、盐酸精氨酸等。

(2) 酸排出障碍　多见于急慢性肾功能不全。内生性 H^+ 不能排出体外(远曲小管功能障碍)或者 HCO_3^- 重吸收减少(近曲小管功能障碍)。

(3) 体内产生或体内分布异常

1) 酮症酸中毒　糖尿病时由于机体的糖利用不足,脂肪和蛋白质的分解造成了酮体的堆积。

2) 乳酸酸中毒　休克时由于微循环衰竭造成缺氧,糖酵解造成乳酸的堆积。

3) 高钾血症　各种原因造成细胞外液 K^+ 增多时,K^+ 与细胞内的 H^+ 交换,使得细胞外的 H^+ 增加而细胞内的 HCO_3^- 减少。

(4) 碱丢失过多

1) 经肠道丢失　严重的腹泻、肠道瘘管或引流。

2) 经肾脏丢失　使用利尿药如碳酸酐酶抑制剂。

以上四种原因都会使 HCO_3^- 减少,H_2CO_3 相对增多。代谢性酸中毒发生后,机体可通过多种途径进行代偿,如 H^+ 浓度升高可以刺激呼吸中枢,使呼吸加快加深,以加速 CO_2 的排出,保持血液 pH 的正常。与此同时,肾小管上皮细胞中碳酸酐酶和谷氨酰胺酶活性增高,增加 H^+ 和 NH_3 的生成,两者形成 NH_4^+ 后排出。此外 $NaHCO_3$ 的再吸收也会增加。虽然有上述的代偿机制,但是其程度还是十分的有限。当机体代偿不足以维持平衡时,就会造成很多临床数据的改变。

2. 临床症状

(1) 轻度代谢性酸中毒可无明显症状。

(2) 重症病人可有疲乏、眩晕、嗜睡、感觉迟钝或烦躁等症状。

(3) 呼吸深快,频率可以达到 40~50 次 /min。

(4) 病人可表现出面色潮红、心率加快、缺水、血压降低、腱反射减弱、神志不清、昏迷等神经精神的改变。糖尿病病人呼出的气体可带有酮味。

(5) 由于代谢性酸中毒可以降低心肌的收缩力和周围血管对儿茶酚胺的敏感性，病人容易发生心律失常、急性肾功能不全和休克。

3. 诊断　根据病人有严重的腹泻、肠瘘或休克史，又有深而快的呼吸，应怀疑有代谢性酸中毒。血气分析可以明确诊断，并可了解代偿状况和酸中毒的严重程度。血 pH 和 HCO_3^- 可以明显下降，代偿期 pH 可在正常范围内，但 HCO_3^-、BE 和 $PaCO_2$ 均有一定程度的降低。在除外呼吸因素之后，二氧化碳结合力（正常值为 25 mmol/L）的下降也可确定酸中毒的发生。

4. 治疗

(1) 对于轻度的代谢性酸中毒病人，由于机体本身有一定的调节能力，因此只要消除原发病并补充液体、纠正缺水，常可自行恢复。

(2) 失血性休克等伴有代谢性酸中毒的病人，若酸中毒轻微，则不宜过早使用碱剂。经补液、输血纠正休克后，轻微的酸中毒可以随之自行被纠正，若过早使用碱剂可能造成代谢性碱中毒。

(3) 对血浆 HCO_3^- 低于 10 mmol/L 的重症酸中毒病人，应立即输液并补充碱。常用的碱性药物为碳酸氢钠溶液。5% 碳酸氢钠每 100 mL 含有 Na^+ 和 HCO_3^- 各 60 mmol。估计碳酸氢钠用量时可用以下公式计算：

HCO_3^- 需要量(mmol)=[HCO_3^- 正常值(mmol/L)－HCO_3^- 测量值(mmol/L)]× 体重(kg)× 0.4

一般将计算量的一半于 2~4 h 内输入。但是临床上根据酸中毒的严重程度，补给 5% 碳酸氢钠溶液的首次剂量可 100~250 mL 不等，用 2~4 h 后复查动脉血气以及血浆电解质，根据结果来决定是否继续输给以及输给的量。在输入 5% 碳酸氢钠时速度不能过快，以免造成血液渗透压上升。另外，在纠正代谢性酸中毒的同时，应注意同时纠正水、电解质紊乱，如纠正低钾血症和低钙血症等，可根据临床的实际情况进行补充。

(二) 代谢性碱中毒

由于原发性 HCO_3^- 增多而导致 pH 升高称为代谢性碱中毒(metabolic alkalosis)。

1. 病因

(1) H^+ 丢失

1) 经胃丢失：常见于剧烈呕吐、长期胃肠减压、胃液抽吸等，是外科病人发生代谢性碱中毒最常见的原因。大量胃液丢失也会导致 Na^+ 的丢失，肾小管代偿性 K^+－Na^+ 和 H^+－Na^+ 交换上升，K^+ 大量丢失，形成低钾血症。

2) 经肾丢失：①利尿剂的作用：常见于呋塞米、伊他尼酸等襻利尿剂的长期使用。襻利尿剂可抑制髓襻升支粗段 Na^+－K^+－$2Cl^-$ 同向转运体，减少 NaCl 的重吸收。但由于其排出的 Cl^- 多于 Na^+，重吸收入血的 Na^+ 和 HCO_3^- 增多，导致低氯性碱中毒。②盐皮质激素的作用：常见于肾上腺皮质增生或肿瘤造成的原发性醛固酮增多症，也可见于有效循环血量不足导致的继发性醛固酮增多症。由于醛固酮保 Na^+ 排 K^+ 促进 H^+ 分泌，并可刺激集合管泌氢细胞 H^+－ATP 酶分泌 H^+，导致低钾性碱中毒。

(2) HCO_3^- 过多

1) 大量库存血的输注：柠檬酸盐等抗凝剂入血后可转化成 HCO_3^-。

2) 消化道溃疡病人服用 $NaHCO_3$ 过多。

3) 治疗代谢性酸中毒时滴注 $NaHCO_3$ 过多。

(3) 其他

1) 低钾血症：因细胞外液 K^+ 减少引起细胞内外 K^+－H^+ 交换，细胞外 H^+ 减少，发生代谢性碱中毒，并伴反常性酸性尿。

2) 肝衰竭：血氨过多，尿素合成障碍，导致代谢性碱中毒。

2. 临床表现　轻度时无明显症状，严重的代谢性碱中毒可导致以下临床表现：

(1) 中枢神经系统兴奋　病人常有烦躁不安、精神错乱、谵妄、意识障碍等。目前认为其机制可能与抑制性神经介质 γ- 氨基丁酸的生成减少有关。

(2) 呼吸系统受抑　由于 H^+ 浓度降低，呼吸变浅变慢，但这种代偿常不能持续，当 $PaCO_2$ 达到 55 mmHg 时，呼吸反而加深加快。

(3) 组织供氧不足　血液 pH 升高导致血红蛋白氧离曲线左移，氧释放障碍，造成组织缺氧。若发生在脑组织，也可引起中枢神经系统功能改变。

(4) 低钾血症　导致骨骼肌软弱无力、供血不足、肌肉痉挛，甚至缺血性坏死；胃肠道运动减弱，病人食欲缺乏、消化不良、恶心、呕吐、便秘，甚至麻痹性肠梗阻；心脏出现以心率加快、节律不整为基本特征的心律失常。

3. 诊断　根据病史及临床表现可作出初步诊断，血气分析可确定诊断并评价其严重程度。实验室检查：血 HCO_3^- 与 CO_2CP 升高，AB、SB、BB 均升高，AB>SB，BE 正值增加，pH 与 $PaCO_2$ 正常或升高，$PaCO_2$ 的预测代偿公式为 $PaCO_2=(24+\Delta HCO_3^-×0.9)± 5$(mmHg)。尿液 pH 偏碱，若呈反常性酸性尿，提示有严重低钾血症。

4. 治疗　纠正碱中毒不宜过于迅速，一般也不要求完全纠正，关键在于解除病因。对于 HCO_3^- 45~50 mmol/

L,pH>7.65 的严重碱中毒，可将 1 mol/L 盐酸 150 mL 溶入生理盐水 1 000 mL 或 5% 葡萄糖溶液 1 000 mL 中，经中心静脉导管以 25~50 mL/h 速度缓慢滴注，并每隔 4~6 h 监测血气分析及血电解质。对于丧失胃液所致的代谢性碱中毒，可输注等渗盐水或葡萄糖盐水，必要时可补充盐酸精氨酸。对于伴有低钾血症的代谢性碱中毒，应补充氯化钾，但应注意须在病人尿量超过 40 mL/h 后才可补钾。

（三）呼吸性酸中毒

呼吸性酸中毒是由于肺泡通气或换气功能障碍而导致 $PaCO_2$ 升高，pH 下降的一种酸碱失衡状态。

1. 病因　呼吸性酸中毒的病因可分为 CO_2 吸入过多和 CO_2 排除受阻两类，临床上由于外呼吸通气障碍而致 CO_2 排除受阻更为多见。常见原因有：呼吸中枢抑制剂（吗啡、巴比妥类）过量、全身麻醉过深、中枢神经系统损伤、呼吸机使用不当、急性肺水肿、严重气胸等，上述原因均可明显影响呼吸，导致通气不足，从而引起高碳酸血症。另外，肺组织广泛纤维化、重度肺气肿等慢性阻塞性肺部疾病，有换气功能障碍或 V/Q 比例失调，都可引起 CO_2 潴留，引起高碳酸血症。

2. 分类

呼吸性酸中毒按病程分可分为两类：

（1）急性呼吸性酸中毒　常见于急性气道阻塞、急性心源性肺水肿、中枢或呼吸机麻痹引起的呼吸骤停及急性呼吸窘迫综合征等。

（2）慢性呼吸性酸中毒　见于气道及肺部慢性炎症引起的 COPD 及肺广泛性纤维化或肺不张，一般指 $PaCO_2$ 高浓度持续达 24 h 以上者。

3. 病理生理

（1）急性呼吸性酸中毒时，由于肾的代偿作用十分缓慢，因此主要靠细胞内外离子交换及细胞内液缓冲，这种调节与代偿十分有限，因此常表现为代偿不足或失代偿状态。

（2）慢性呼吸性酸中毒时，由于肾的代偿，有可能是代偿性的。慢性呼吸性酸中毒时由于 $PaCO_2$ 和 H^+ 浓度升高，可增强肾小管上皮细胞内碳酸酐酶和线粒体中谷氨酰胺酶活性，促使小管上皮排泌 H^+ 和 $NH_3 \cdot NH_4^+$，同时增加对 HCO_3^- 的重吸收。这种作用的充分发挥需 3~5 天才能完成，而其代偿作用也是强大的。

4. 临床表现　通气障碍时可有胸闷、呼吸困难、躁动不安等症状；肺泡换气功能障碍时可有缺氧、头痛、发绀等表现。酸中毒加重时可有血压下降、昏迷、谵妄、脑水肿、脑疝等表现，脑疝压迫呼吸中枢时可有呼吸骤停。

5. 治疗　对于呼吸性酸中毒的治疗首先要明确病因，

尽快治疗原发疾病而非立刻补碱，对于 CO_2 排除受阻导致的呼酸，补碱后产生的是 CO_2，如果呼吸未改善，补碱还是徒劳。治疗呼酸应采取积极措施改善病人的通气功能，包括去除呼吸道梗阻使之通畅或解痉，使用中枢兴奋剂或人工呼吸器，对慢阻肺病人还需控制感染、强心、解痉和祛痰。

慢性呼酸时，由于肾排酸保碱的代偿作用，应谨慎使用碱性药物，遵循"宁酸勿碱"的原则，将 pH 控制在一定范围内，特别是通气尚未改善者，错误的使用碱性药物，则可引起代谢性碱中毒，并使呼吸性酸中毒病情加重，使高碳酸血症更进一步加重。

（四）呼吸性碱中毒

呼吸性碱中毒（respiratory alkalosis）是指血浆中 H_2CO_3 或 $PaCO_2$ 原发性减少，而导致 pH 升高。其发生机制为肺泡通气过度，致 CO_2 排出过多，体内碳酸减少，血 pH 上升。

1. 病因

（1）低氧血症　外呼吸障碍如肺水肿及吸入氧分压过低导致 PaO_2 降低引起过度通气。

（2）肺疾患　急性呼吸窘迫综合征、肺炎等除引起低氧血症外还可以通过牵张感受器和肺毛细血管旁感受器引起通气过度。

（3）呼吸中枢直接刺激　精神性通气过度如癔症；中枢神经系统疾病如脑炎、脑外伤、脑肿瘤的刺激；某些药物如水杨酸可直接兴奋呼吸中枢。

（4）呼吸机使用不当造成的过度通气。

2. 代偿　呼吸性碱中毒时 HCO_3^- 浓度相对增高，机体通过缓冲系统和细胞调节作用使 H_2CO_3 浓度有所上升；$PaCO_2$ 的降低起初可抑制呼吸中枢，使呼吸变慢，CO_2 排出减少，但这种代偿因导致机体缺氧很难持续；肾的代偿作用表现在肾小管上皮细胞泌 H^+ 减少，HCO_3^- 重吸收减少，排出增多，使 HCO_3^-/H_2CO_3 接近正常，减少 pH 的变动。

原发性 $PaCO_2$ 下降与 HCO_3^- 继发性降低的关系可遵循下列代偿公式：

急性：$\Delta HCO_3^- = (\Delta PaCO_2 \times 0.2) \pm 2.5$（代偿时限为数分钟）

慢性：$\Delta HCO_3^- = \Delta PaCO_2 \times 0.5 \pm 2.5$（代偿时限为 3~5 d）

3. 临床表现及诊断　多数病人有呼吸急促表现。呼吸性碱中毒病人可有眩晕、四肢及口周围感觉异常、肌震颤、意识障碍及抽搐。危重病人发生急性呼吸性碱中毒多提示预后不良。呼吸性碱中毒病人血 pH 升高，$PaCO_2$ 和 HCO_3^- 减少，结合临床症状，较易诊断。

4. 治疗

（1）积极防治原发病，减少病人的过度通气，如为精神性通气过度可使用镇静剂。

(2) 可用纸袋或长筒袋罩住口鼻,以增加呼吸道死腔,减少 CO_2 的呼出;也可吸入含 $5\%CO_2$ 的氧气,达到对症治疗的作用,但这种气不易获得。

(3) 手足抽搐者可静脉适量补给钙剂以增加血浆 Ca^{2+} 浓度(缓注 10% 葡萄糖酸钙 10 mL)。

(4) 危重病人或中枢神经系统病变所致的呼吸急促,可用药物阻断其自主呼吸,由呼吸机进行适当辅助。

(5) 如系呼吸机使用不当造成的过度通气,应调整呼吸频率及潮气量。

三、混合性酸碱平衡失调

混合型酸碱平衡失调(mixed acid-base disturbances)是指两种或两种以上的原发性酸碱平衡障碍同时并存。

当两种原发性酸碱平衡失调使 pH 向同一方向变动时,则 pH 偏离正常更为显著,例如代谢性碱中毒合并呼吸性碱中毒的病人其 pH 比单纯一失调水平更高。当两种失调使 pH 向相反的方向变动时,血液 pH 取决于占优势的一种障碍,其变动幅度因受另外一种抵消而不及单纯一种失调程度大。如果两种失调引起 pH 相反的变动正好互相抵消,则病人血液 pH 可以正常,例如代谢性碱中毒合并呼吸性酸中毒(Table 1-8-4)。

此外,还存在两种三重性混合型酸碱平衡紊乱

1. 呼吸性酸中毒合并 AG 增高型代谢性酸中毒和代谢性碱中毒。特点是 $PaCO_2$ 明显增高,AG>16 mmol/L,HCO_3^- 一般也升高,Cl^- 明显降低。

Table 1-8-4　Common dual-acid-base balance disorders

Categories	pH	HCO_3^-	$PaCO_2$	Judge principle	Commonly encountered disease
Metabolic acidosis combined with respiratory acidosis Respiratory acidosis combined with metabolic acidosis	↓↓	↓	↑	Calculate accordance to the metabolic acid adaptation prediction formula, measured $PaCO_2$ value > the maximum forecast values Calculate accordance to the acid adaptation prediction formula, measured HCO_3^- value < the minimum forecast values	Heartbeat and sudden respiratory arrest, acute pulmonary edema
Metabolic alkalosis combined with respiratory acidosis Respiratory acidosis combined with metabolic alkalosis	Normal	↑↑	↑↑	Calculate accordance to the metabolic alkalosis adaptation prediction formula, measured $PaCO_2$ value > the maximum forecast values Calculate accordance to the respiratory acidosis adaptation prediction formula, measured HCO_3^- value > the minimum forecast values	Chronic obstructive pulmonary disease
Metabolic acidosis combined with respiratory alkalosis Respiratory alkalosis combined with metabolic acidosis	Normal	↓↓	↓↓	Calculate accordance to the respiratory acidosis adaptation prediction formula, measured $PaCO_2$ value < the minimum forecast values Calculate accordance to the respiratory alkalosis adaptation prediction formula, measured HCO_3^- value < the minimum forecast values	Diabetes, renal failure or septic shock
Metabolic alkalosis combined with respiratory alkalosis Respiratory alkalosis combined with metabolic alkalosis	↑↑	↑	↓	Calculate accordance to the metabolic alkalosis adaptation prediction formula, measured $PaCO_2$ value < the maximum forecast values Calculate accordance to the respiratory alkalosis adaptation prediction formula, measured HCO_3^- value > the minimum forecast values	Common in critically ill patients, such as traumatic brain injury, patients with hypoxemia

2. 呼吸性碱中毒合并 AG 增高型代谢性酸中毒和代谢性碱中毒。特点是 $PaCO_2$ 明显增高,AG>16 mmol/L,HCO_3^- 可高可低,Cl^- 一般低于正常。

三重性酸碱平衡紊乱较复杂,其诊断步骤是:

1. 根据临床表现和血气分析确定原发性酸碱平衡。

2. 预计代偿的计算,与实测值比较,判断有无多重酸碱平衡紊乱。

3. 计算 AG 值,若 >16 则说明伴有 AG 增高型代谢性酸中毒。

4. 根据 $\Delta AG=\Delta HCO_3^-$,计算未被固定酸中和前实际碳酸氢根值,即实测 $HCO_3^-+\Delta AG$(mmol/L),与预计代偿最大值比较,判断是否合并代谢性碱中毒。

(任建安)

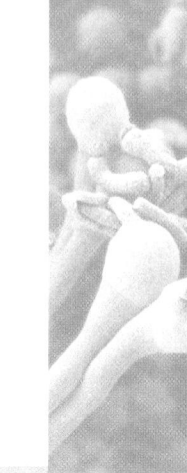

第 9 章

凝血机制与外科

本章要点 (Key concepts)

- **Coagulation Mechanisms**

Traditional concepts of coagulation include the intrinsic pathway and the extrinsic pathway.

- **Evaluations of disorders of hemostasis and coagulation**

An accurate history and physical examination of a patient undergoing elective surgery offer the most valuable source of information regarding the risk of bleeding.

Preoperative laboratory screening may be useful for patients undergoing major procedures.

- **Congenital coagulation defects**

Congenital disorders of coagulation usually involve a single coagulation protein. Hemophilia A and B is caused by deficiency of factor Ⅷ and Ⅸ, while von Willebrand's disease is caused by lack of von Willebrand's Factor (vWF).

- **Acquired coagulation defects**

Acquired coagulation defects are more common than congenital ones. The most common causes include vitamin K deficiency, usage of anticoagulant drugs, hepatic failure, renal failure, thrombocytopenia or thrombocytopathy and hypothermia.

Recognition and correction of these risk factors are important for prevention of uncontrolled intraoperative and postoperative hemorrage.

- **Disseminated intravascular coagulation (DIC)**

DIC is a systemic thrombohemorrhagic disorder with evidence of coagulant activation, deposition of fibrin, fibrinolytic activation, consumption of coagulation factor and platelets, and end-organ dysfunction. The ultimate manifestation of severe DIC is bleeding from fibrinolysis and depletion of coagulation factors.

Correction of the underlying condition is critical for successful management of DIC.

　　止血（hemostasis）是人体重要的生理防御机制。当小血管损伤发生出血时，生理性止血机制将启动血管收缩反应，动员血小板，进而触发凝血级联反应形成血栓使出血停止；而抗凝血与纤溶系统则可避免血栓的过度形成，与促凝血机制之间形成了动态的平衡，如果平衡被打破将意味着机体止凝血功能障碍或发生血栓形成性疾病。在外科治疗过程中时常会遇到与机体止凝血功能相关的并发症，及时作出正确诊断并给予合理有效的止血措施，对减少手术失败和挽救病人生命具有重要意义。

第一节 / 止血和凝血机制

一、生理性止血

　　生理性止血大致可分为初级止血和次级止血两个阶段。初级止血是血管损伤后的快速反应，主要为血管的收缩和血小板的黏附－聚集－释放反应，形成血小板止血栓以暂时封堵血管缺损，次级止血则是在初级止血的基础上凝血因子序列激活,发生级联酶反应,最终形成纤维蛋白血栓,使出血停止。

(一)初级止血过程

血管受损后,局部血管收缩是最初反应,血管收缩使损伤血管壁破损口缩小,血流减慢,血黏度增高,凝血物质积聚,有利于止血。血管收缩通过多种机制实现,局部刺激可引起缩血管的神经反射,并使血液循环中儿茶酚胺等缩血管物质增加;在损伤处黏附的血小板可释放血栓烷A₂(thromboxane,TXA₂)二磷酸腺苷(ADP)和5-羟色胺(5-HT),内皮细胞则释放内皮素(endothelin,ET),这些因子均可促进血管平滑肌收缩。

血管损伤后内皮下成分暴露,血小板依靠自身膜糖蛋白 GPIb 结合 vWF 因子(von Willebrand 因子),迅速地黏附于内皮下的胶原组织。血小板膜糖蛋白 GPⅡb 和 GPⅢa 形成复合物 GPⅡb/Ⅲa,与纤维蛋白原相互交联,使血小板发生不可逆的聚集,形成血小板栓以封堵血管破损。在黏附聚集过程中,血小板可即时合成和释放 TXA₂,并释放储存在 α 颗粒及致密体内的活性物质,包括 ADP、5-HT、血小板因子(PF)等,促进血小板的聚集和活化,加速止血过程。

(二)次级止血过程

次级止血主要是凝血系统激活,使血小板栓加固成为纤维蛋白血栓。凝血过程可分为凝血酶原复合物的形成、凝血酶的激活和纤维蛋白的生成三个阶段。凝血酶原复合物的形成可分为外源性途径和内源性途径,两条途径的汇合点是活化 X 因子形成凝血酶原复合物,后者使凝血酶原转化为凝血酶。外源性途径是由血液外的组织因子(tissue factor,TF)启动的凝血途径。血管损伤时,血液接触血管外组织中的 TF,TF 结合因子Ⅶ形成Ⅶ-TF 复合物,后者在磷脂和 Ca²⁺ 存在的条件下可迅速地激活 X。内源性途径是完全由来自血液的凝血因子活化启动的凝血途径。凝血因子Ⅻ与带负电荷的表面接触,激活成为具有活性的因子Ⅻₐ,后者在高分子量激肽原和激肽释放酶作用下加速活化,并继续激活因子Ⅺ形成Ⅺₐ,后者再级联激活因子Ⅸ形成Ⅸₐ。因子Ⅸₐ 与活化的因子Ⅷₐ、Ca²⁺ 及磷脂组成复合物激活因子 X。

上述两种途径活化 X 后即汇合成共同途径,在 Ca²⁺ 存在的情况下,Xₐ 在血小板提供的磷脂表面上与 V 因子形成凝血酶原复合物,后者即可活化凝血酶原为凝血酶。纤维蛋白原是大分子的血浆蛋白,由两对多肽链组成。凝血酶可对这些肽链进行剪切,形成纤维蛋白单体。纤维蛋白单体继而在因子Ⅷ的作用下互相交联,形成稳定的纤维蛋白凝血块(Figure 1-9-1)。

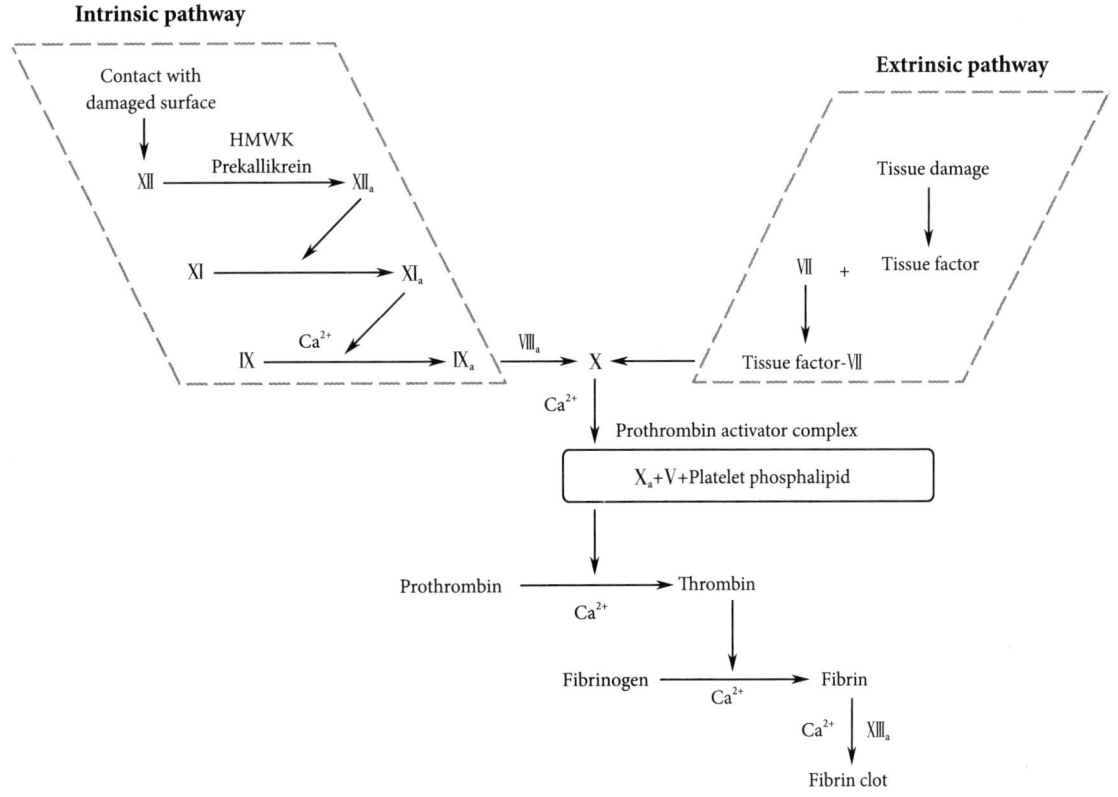

Figure 1-9-1　Coagulation mechanisms

二、抗凝和纤溶系统

凝血过程有逐级放大的效应，但血栓的形成总是被控制在血管受损的部位，其原因是人体有完善的抗凝和纤溶系统拮抗止血机制，两者形成动态的平衡，可避免凝血因子的大量消耗和血栓的过度形成。

（一）抗凝机制

血小板和凝血因子的激活受多种机制的调控。生理状态下，血小板和血管内皮下成分被血管内皮细胞所隔绝，不会激活血小板黏附反应；血小板的聚集则被内皮细胞分泌的前列环素（PGI_2）和氧化亚氮所抑制。机体内源性抗凝物质也是重要的抗凝血机制，主要为丝氨酸蛋白酶抑制物、肝素、凝血酶调节蛋白 - 蛋白质 C- 蛋白质 S 系统和组织因子途径抑制物（tissue factor pathway inhibitor，TFPI）等。丝氨酸蛋白酶抑制物（主要为抗凝血酶）可灭活凝血酶和活化的 IX、X、XI 因子，肝素可大大加强抗凝血酶的活性。蛋白质 C 是依赖维生素 K 合成的酶原，被凝血酶所活化，在蛋白质 S 的辅助下灭活 V 和 VIII 因子，内皮细胞表面的凝血酶调节蛋白（thrombomodulin）可促进蛋白质 C 活化。组织因子途径抑制物由血管内皮合成，是外源性凝血途径的特异性抑制物。

（二）纤溶系统

当血栓形成后，纤溶酶（plasmin）随即也开始将纤维蛋白水解为可溶性片段，纤溶活动的亢进可引起血栓过早溶解而再次出血，纤溶活动的低下则会加重血栓栓塞和延迟血管再通。纤溶酶原（plasminogen）主要由肝合成，在组织型纤溶酶原激活物（t-PA）或尿激酶型纤溶酶原激活物的作用下形成具有活性的纤溶酶。t-PA 由内皮细胞合成，在血栓形成时分泌增多，t-PA 激活纤溶酶原的过程需要纤维蛋白的参与，有利于纤溶活动局限在血栓形成部位。尿激酶由肾小管的上皮细胞合成，不需要纤维蛋白的参与就能激活纤溶酶原，但血浆水平很低，可作为溶栓治疗的药物。

纤溶酶是血浆中活性最强的蛋白酶，可将纤维蛋白和纤维蛋白原降解为多种可溶性短肽，统称为纤维蛋白降解产物，其中 D- 二聚体（D-dimer）在临床上被用来反映纤溶活动和诊断血栓形成性疾病。纤溶活性的主要抑制因子是纤溶酶原激活物抑制因子 -1（plasminogen activator inhibitor，PAI-1）和 $α_2$- 抗纤溶酶（$α_2$-AP）。PAI-1 可使 t-PA 和尿激酶失活，而 $α_2$-AP 则可直接灭活纤溶酶。生理情况下，血浆中的纤溶酶活性被 PAI-1 和 $α_2$-AP 等抑制，但纤维蛋白可保护纤溶酶和纤溶酶原激活物的活性，保证了血栓形成部位纤溶活性的强度。

第二节 / 止血和凝血异常的诊断

一、病史和体检

对择期手术的病人，仔细询问病史和详尽的体格检查是诊断病人有无出血风险最有价值的指标。既往出血史、瘀斑（自发或创伤性）、黏膜出血、经期过多（月经不规则、经期延长或月经量过大）、血尿、鼻出血。有创操作时大出血史或家族史都是再次出血的危险因素。药物史也应注意询问，尤其要注意华法林、阿司匹林、非甾体类抗炎药和口服避孕药等影响凝血功能的药物。此外，肝肾功能不全、严重代谢或内分泌紊乱等病史也非常重要。

二、实验室检查

1. 筛选检查 通过检测血小板计数，活化部分凝血活酶时间（APTT），凝血酶原时间（PT）和凝血酶时间（TT），初步判断血小板、凝血因子或纤溶系统有无异常。

2. 确诊检查 根据筛选检查结果和临床需要，可进一步检查血小板功能、凝血因子功能活性、抗凝蛋白、纤溶成分

和循环抗凝物质等，以便确定出凝血异常环节（Table 1-9-1）。

三、常见出血性疾病

（一）血小板病变

1. 血小板减少症 人体正常血小板计数为 $(150~400)×10^9/L$，少于 $100×10^9/L$ 称为血小板减少症。血小板计数为 $(40~100)×10^9/L$ 时，损伤或术后出血加重，但极少发生自发性出血；$(10~20)×10^9/L$ 时可出现自发性出血。低于 $10×10^9/L$ 时则会发生经常而严重的自发性出血。血小板减少的常见症状为皮肤自发性出血，表现为皮肤瘀点、紫癜和淤血，也可引起黏膜出血和术后出血增加。严重的胃肠道出血和中枢神经系统出血是血小板减少致命的并发症。血小板减少一般不会引起组织大出血或关节血肿。

血小板减少的病因包括：药物（如奎尼丁、磺胺类、H_2 受体阻断剂、口服降糖药、酒精、利福平和肝素等）、免疫性血小板减少性紫癜、脾功能亢进、骨髓浸润性疾病、血栓性

Table 1-9-1　Preoperative screening for bleeding disorders in patients undergoing surgery

Tests	All surgery	Major surgery	High risk surgery$	History of bleeding disorder
History	√	√	√	√
Physical examination	√	√	√	√
Platelet count	√	√	√	√
APTT	√	√	√	√
PT	√	√	√	√
Fibrinogen level		√	√	√
Prothrombin time			√	√
Factor Ⅷ level			√	√
Coagulation factor level*				√
Platelet function test				√

*Depending on the results of other screening tests. √ Tests should be performed preoperatively

$High risk surgery, cardiovascular: cerebral, organ replacement surgery

血小板减少性紫癜、感染、输血、维生素缺乏和妊娠等。对于诊断有意义的病史要点包括近期药物或输血史、重度酗酒(酒精导致血小板减少)、基础免疫性疾病史(如关节痛、雷诺综合症、不明原因发热)等。查体时需注意体温及脾的大小。发热合并血小板减少常发生于感染、系统性红斑狼疮和血栓性血小板减少性紫癜,但不见于特发性血小板减少性紫癜和药物引起的血小板减少。脾大小正常的血小板减少最常见于血小板破坏增加(如特发性血小板减少性紫癜、药物相关的免疫性血小板减少),伴脾大的血小板减少常见于脾功能亢进及继发于淋巴瘤或骨髓异常增生综合征等。实验室检查显示,血小板减少可引起出血时间显著延长。外周血细胞计数可为血小板减少的诊断和严重程度提供线索。巨大血小板比例增加提示血小板代偿性合成增加,常继发于血小板破坏或利用增加。骨髓穿刺活检对确定诊断或排除某些病因具有重要意义。

治疗由破坏增加引起的血小板减少主要在于纠正病因。浓缩血小板可暂时增加血小板数量,但反复使用可诱导抗血小板抗体产生,降低治疗效果。如短期内无法纠正病因,则仅限在活动性出血时输注血小板。糖皮质激素对骨髓功能障碍引起的血小板减少有一定疗效。

2. 血小板功能异常　可继发于药物或缘于先天性异常和代谢紊乱等。对血小板有较大影响的药物包括化疗药、噻嗪类利尿剂、酒精、雌激素、抗生素(如磺胺类、奎尼丁和奎宁)、甲基多巴和五加等。最常见的抑制血小板功能的药物包括阿司匹林、氯吡格雷等药物。阿司匹林停用5~7 d后,对血小板功能的影响将逐渐消失;其他非选择性NSAIDs对血小板的影响时间取决于其代谢速度;选择性环氧化酶-2抑制剂对血小板的影响很小。通常阿司匹林造成的出血风险并不会太大,故除眼科和神经科中的高

风险手术外,其他手术无需推迟手术时间。氯吡格雷通过阻断血小板ADP受体抑制血小板聚集,该药半衰期长,择期手术前10 d需停用。遗传性血小板功能缺陷非常罕见,包括血小板释放功能障碍、Glanzmann血小板无力症(糖蛋白Ⅱb/Ⅲa功能不全)和Bernard-Soulier综合征(血小板糖蛋白Ⅰb/Ⅸ/Ⅴ受体缺陷)等。尿毒症等代谢紊乱性疾病亦可影响血小板功能,治疗原发病可纠正出血时间延长。

(二)遗传性出血性疾病

血友病　是由编码凝血因子的基因缺陷引起,这些凝血因子的异常通常导致内源性途径凝血的功能障碍。

血友病A(hemophilia A)也称经典血友病,是凝血因子Ⅷ缺乏或功能缺陷引起的凝血功能障碍,是一种X染色体连锁隐性遗传性疾病,病人几乎全部为男性。血友病A的严重程度可根据凝血因子Ⅷ的功能水平确定。如凝血因子Ⅷ水平小于2%,可发生严重出血,2%~5%出现中度出血,5%~30%出现轻度出血。血友病A病人常出现大的血肿和关节血肿,常发生于受伤后数小时至数天,这与血小板异常所见的黏膜出血不同。血友病A病人的凝血功能测定结果常为APTT延长、凝血因子Ⅷ减少等,而PT、出血时间、血小板计数和凝血因子Ⅷ R抗原水平正常(可排除von Willebrand病)。

血友病B(hemophilia B)也称Christmas病,由凝血因子Ⅸ缺乏或功能缺陷引起,是一种X染色体连锁隐性遗传性疾病,男性多见。症状表现同A型血友病,症状的严重程度与循环中凝血因子Ⅸ的水平有关。血友病B的凝血功能测定结果显示APTT异常、凝血因子Ⅸ水平下降,而PT、出血时间、血小板计数、凝血因子Ⅷ和ⅧR抗原水平均正常。由于凝血因子Ⅸ的产生依赖于维生素K,维生

素 K 缺乏时也可以出现因子IX水平下降的表现,但此时 PT 会延长,且补充维生素 K 后可恢复正常,依靠这一点可以鉴别。

轻度血友病 A(凝血因子VIII基础水平为正常的 5%~10%)病人给予去氨加压素(desmopressin,DDAVP)可暂时提高凝血因子VIII的水平。施行小手术的轻度血友病病人,可采用 DDAVP 治疗,不需补充凝血因子VIII。DDAVP 静脉给药 0.3 μg/kg,可使凝血因子VIII水平增加 2~10 倍。DDAVP 加抗纤溶药物(如氨基己酸或氨甲环酸)也可减轻出血,对牙科术后或儿科病人尤其有效。但 DDAVP 对重度血友病 A 无效。严重出血的血友病病人需输注凝血因子VIII,可选择血浆来源的凝血浓缩凝血因子VIII和重组凝血因子VIII。血浆来源的凝血因子VIII可达中高纯度,价格较重组因子VIII低,但存在病毒传播的风险。不论产品类型,通常 1 U/kg 的凝血因子VIII能使凝血因子VIII水平提高 2%。为防止拔牙后或早期关节出血,血液中凝血因子VIII或IX的水平应至少恢复到正常水平的 30%。若中度大关节或肌肉出血,则需达 50%。而危及生命的出血或大手术前,则需恢复到 100%。

血友病 B 的传统治疗方法为输注浓缩凝血酶原复合物,亦可使用血浆来源的浓缩凝血因子IX或重组凝血因子IX,通常 1 U/kg 的凝血因子IX能使凝血因子IX水平提高 1%,其治疗策略与血友病 A 相类似。

血管性血友病(von Willebrand's disease,vWD)von Willebrand 病是常染色体遗传的先天性凝血异常,多数病人表现轻度凝血异常。von Willebrand 因子(vWF,又称VIII R)的作用是辅助血小板黏附于血管壁胶原和稳定血浆中的VIII因子。vWD 的临床症状与血小板功能不全类似,表现为黏膜出血、淤血、鼻出血和月经过多。实验室检查可发现出血时间延长和 vWF 因子显著缺乏。一般 Von Willebrand 病分为三型:I 型,常染色体显性遗传,表现为 vWF 量和活性成比例降低;II 型:遗传方式不定,通常也是常染色体显性遗传,vWF 有结构和功能异常;III 型:常染色体隐性遗传,vWF 几乎完全缺乏,严重凝血功能障碍。

去氨加压素(0.3 μg/kg)可显著缩短凝血时间,并使因子VIII活性恢复正常。有效减少围术期失血。血管内皮一般需要 48 h 才能重新储存因子VIIIR,因此,第二次注射去氨加压素的时间应距首次 48 h 以上,以避免其效价降低。输冷沉淀物也可以补充VIIIR。

(三)获得性凝血异常

1. 维生素 K 缺乏 含有羧基谷氨酸残基的凝血因子被称为维生素 K 依赖性凝血因子,包括凝血酶原、凝血因子VII、IX、X 以及蛋白 C 和 S。长期缺乏维生素 K 可使维生素 K 依赖性凝血因子和蛋白 C、蛋白 S 的水平低下甚至耗竭。维生素 K 缺乏的原因包括摄入不足、吸收不良、胆盐缺乏、阻塞性黄疸、胆瘘、口服抗生素或长期全肠外静脉营养(TPN)。多种广谱抗生素可以引起维生素 K 依赖的凝血功能障碍,包括头孢类、喹诺酮类、多西环素、磺胺类等。

小的出血或轻度 PT 时间延长可口服维生素 K 纠正。严重出血时补充维生素 K 可以从静脉给予,6~12 h 内可纠正凝血时间。起始剂量可达 5 mg,静脉缓慢给予。早期的维生素 K 制剂较目前使用的纯度较低,静脉使用有引起严重过敏和死亡的报道。当前高纯度的维生素 K 制剂较少引起并发症,但静脉使用时仍需谨慎。肌内注射或皮下注射剂量可达 10~25 mg/d,多次肌注或皮下注射(10~25 mg/d,连续 3 天)能够补充机体缺乏的维生素 K。新鲜冷冻血浆(FFP)能够迅速纠正凝血障碍,可与维生素 K 合并用于大出血的病人。

2. 肝衰竭 肝疾病,包括严重肝损伤、肝硬化、胆道梗阻等均可影响凝血动能。肝是除 vWF 以外所有凝血因子的主要合成部位。肝疾病相关的凝血功能障碍表现为血清纤维蛋白原减少、PT 延长、APTT 正常或轻度延长。肝疾病时常伴有血小板减少或功能不全,原因为血小板合成减少、脾功能亢进、循环中存在抗血小板抗体和肝炎病毒感染(尤其是丙型肝炎)。此外,肝硬化病人常存在纤溶系统的异常,进一步加重了凝血功能障碍。维生素 K 补充治疗可纠正肝功能不全引起的轻度凝血功能障碍,严重肝功能不全病人或行侵入性的操作时通常需要输注 FFP 以维持正常凝血因子水平。

3. 肾衰竭 肾功能不全和尿毒症可引起血小板功能不全,导致可逆性凝血功能障碍。肾衰竭病人血小板数量减少,血小板聚集和黏附能力下降,出血时间延长,但目前机制尚不清楚。去氨加压素能改善肾功能不全病人术后的凝血障碍,静脉给予 0.3 μg/kg 可缩短出血时间、增强血小板的滞留功能和凝血因子VIII的活性。冷沉淀物等也能缩短出血时间。

4. 抗凝药物的使用 华法林(warfarin)可阻断维生素 K 依赖的凝血因子的合成,降低凝血酶原、凝血因子VII、IX 和 X 水平,延长 PT,并使 APTT 轻度延长。华法林的血清半衰期约为 40 h,应用华法林治疗期间必须监测 PT 或国际标准化比值(INR)。一般计划进行侵入性操作时,华法林治疗应在择期手术前停用 4~5 d,使 INR 下降至 1.5 以内较为安全,手术后确认无出血征象后可重新开始华法林治疗。如无法中断抗凝治疗,术前可用低分子肝素替代治疗直至手术前数小时。华法林治疗引起的大出血可静脉输注维生素 K,对于危及生命的大出血,可给予 FFP。

普通肝素(unfractionated heparin, UFH)可增强抗凝血酶对凝血酶和凝血因子 X 的灭活而起到间接的抗凝作用。普通肝素是相对分子质量不均一的混合物,作用较为复杂,还可影响血小板的功能,容易引起出血倾向。UFH 可影响所有的凝血试验结果,其中以 APTT 最为敏感。肝素的作用时间较短,通常给予单次剂量的 UFH 后,6 h 内可完全被清除,但亦可能受其他因素如肝功能、体温和休克的影响。硫酸鱼精蛋白可中和 UFH(每 100 U UFH 需要约 1 mg 鱼精蛋白)。在约 5% 的人群中,应用肝素可诱导产生肝素 – 血小板因子 4(PF4)复合物的 IgG 抗体,引起血小板减少症。在绝大多数的病人中,肝素可导致血中血小板水平暂时性下降,极少数情况下可导致血小板显著下降。对于血小板减少症病人,不论何种原因,立即停用肝素,如有需要,改用其他抗凝剂,如来匹卢定(lepirudin)或阿加曲班(argatroban)。

低分子量肝素(low molecule weight heparins, LMWH)抗凝血因子 Xa 活性较 UFH 更强,但对凝血酶影响小,故 LMWH 导致出血并发症的风险小,常用于深静脉血栓预防和治疗。LMWH 一般不影响 PT,故无需监测 PT 或 INR。若 LMWH 疗效不确切,则需要测定抗 Xa 抗体活性。LMWH 也可以引起血小板减少。

第三节 / 外科手术异常出血的病因和防治

外科手术过程中如发现病人出血量过多,甚至出现低血压、休克,排除了血管结扎、缝合手术操作的原因,则异常出血很可能系止血和凝血障碍所致。与手术相关的常见病因包括:

1. 凝血因子缺陷　常见的如血友病、vWD 和血小板无力症等,病人平时无出血症状,术前询问病史不详或应用不敏感的凝血试验可造成试验结果正常的假象。如术前已判断病人有血液性疾病,但在术中和术后仍有异常出血倾向,表明所采取的防治措施还不充分。

2. 肝脏疾病　肝功能的受损程度与出血的严重性相关,而肝手术对肝功能的影响更大。肝功能受损时凝血因子和抗凝蛋白合成均减少,导致凝血、抗凝机制紊乱。另外,肝病严重时常并发原发性纤溶或 DIC,导致凝血因子消耗过多。肝功能受损使肝细胞合成的肝素酶减少,类肝素物质因不能及时被灭活而使循环血液中抗凝物质以及纤维蛋白降解产物(fibrin degradation products, FDPs)增加。

3. 弥散性血管内凝血(disseminated intravascular coagulation, DIC)　挤压综合征、体外循环、血管外伤、大面积烧伤、虫蛇咬伤、电击、冻伤、手术创伤、术中输血等均可诱发 DIC。在 DIC 发病率中,外科手术促发的约占 8%。

4. 原发性纤溶症(primary fibrinolysis)　常见于子宫、前列腺、甲状腺、胰腺和肿瘤等手术过程,手术创伤使纤溶酶原激活物释放入血,激活纤溶酶降解纤维蛋白原而使手术野、缝合针眼或静脉穿刺部位异常出血。

5. 存在抗凝血物质　体外循环使用的肝素,肝病时类肝素物质的增多,DIC 和原发性纤溶时 FDPs 的增多,以及凝血因子 VII 和凝血因子 VIII 的抗体,均可使手术创面异常出血。

6. 输血相关的凝血功能障碍　特别是大量输注库存血。造成出血的原因有:①血小板质和量改变,库存 3 h、24 h 和 48 h 后,血小板数分别下降 2%、12% 和 60%;②血浆凝血因子含量显著减少,库存血中缺乏凝血因子 V 和 VIII;③血循环中增加大量 ACD 保养液,但缺乏钙离子。如发生血型不合输血,可造成严重溶血和 DIC,此时可有手术创面持续渗血,脉率加快,血压下降或休克,并伴血红蛋白尿和急性肾衰竭等。

7. 低体温　37℃时进行的标准凝血功能测定,不能反映低温病人的实际凝血状态,体温低至 30~34℃时,即使凝血因子和血小板计数正常,也会引起凝血障碍。低温是长时间手术或围术期输入大量液体的病人凝血异常最常见的原因之一。开胸或开腹手术,病人的热量丢失较多,故最易出现凝血异常。低温导致凝血功能不全的特征表现为纤溶活性增加、血小板减少、血小板功能下降、胶原诱导的血小板聚集能力下降以及血红蛋白对氧的亲和力增加。低温可伴有肝功能不全,而大量输血可造成血枸橼酸水平增加和低钙血症,病人有时可能会有休克症状,这些因素都会加重凝血功能障碍。

手术中发现止血和凝血功能障碍的治疗原则是:

1. 局部止血　除严密止血和牢固结扎外,运用局部止血剂如明胶海绵、氧化纤维素、外用凝血酶等。

2. 纠正血小板缺陷　输注富含血小板血浆或血小板浓缩剂(成分输血)。

3. 补充凝血因子　可输新鲜血浆和各种凝血因子制品。

4. 治疗 DIC　见本章第四节。

5. 拮抗循环中抗凝物质　应用硫酸鱼精蛋白中和肝素及类肝素物质。

6. 纠正输血引起的凝血功能紊乱　每输注 1 000 mL 库存血,应加 200 mL 新鲜血,以补充凝血因子 V、Ⅷ,并静脉输注 10%CaCl$_2$ 10 mL,以补充 Ca^{2+} 的不足,如确系异型输血,务必作紧急的特殊处理。

7. 复温　病人覆盖加热空气对流毯,输液管道接加热控温装置,呼吸机管道也需加热,目标体温设定为 37℃。成功复温将恢复凝血过程中辅助因子的正常功能,达到控制出血和纠正乳酸酸中毒的目的。严重者需采取暂时性关腹的手段,即出血部位填塞,迅速结束手术,暂时关腹,将病人转至 ICU 复温,对于避免死亡三联征(低温、酸中毒和凝血障碍)起非常关键的作用。

第四节 / 弥散性血管内凝血

弥散性血管内凝血(DIC)是一种以全身性出血和凝血过程紊乱为表现的综合征,能引起 DIC 的疾病包括严重创伤、溶血、大量输血、产科并发症、脓毒血症、病毒感染、恶性肿瘤、肝疾病以及某些自身免疫性疾病等。DIC 的诊断和治疗目前仍存在一些争论。DIC 的主要临床表现是出血,故常被认为是一种出血性病变,但必须认识到真正的 DIC 常伴有微血管(有时为较大的血管)内血栓形成,并引起多器官衰竭。实验室检查可发现凝血系统过度活化、纤溶亢进、凝血物质大量消耗和多器官功能障碍。DIC 的实验室检查表现多样,与基础病变有关。常见为 PT 和 APTT 延长、纤维蛋白原下降、血小板数量迅速减少、FDP 和 D- 二聚体水平显著升高。周围血涂片可见红细胞碎片,但不具有特异性。

现阶段 DIC 的死亡率仍较高,且与基础疾病密切相关。轻度 DIC 在纠正基础病变后常可缓解,部分病人需要肝素治疗。暴发型 DIC 的治疗有争论,由于缺乏客观研究的证据,且基础疾病多样,使得治疗非常复杂。DIC 治疗的关键在于纠正基础疾病。在纠正基础疾病的同时,为控制出血可采用 FFP 补充凝血物质,并输注洗涤红细胞、血小板和晶 / 胶体溶液扩容,但随意输入血制品,尤其是富含纤维蛋白原的血制品,反而有可能加重症状。为控制凝血系统过度激活,在 DIC 早期可用肝素治疗,但其作用并不肯定;输注浓缩抗凝酶对某些病人有效。氨基己酸等抗纤溶药物可用于抑制纤溶亢进,同时给予肝素可避免加重血栓形成。

(李　宁)

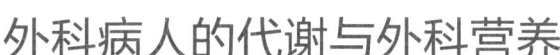

第 10 章

外科病人的代谢与外科营养

本章要点 (Key concepts)

● **Background**

Malnutrition is highly prevalent among surgical patients, which has important effects on postoperative outcome as follows: increased complications rate, mortality, extended hospital stay and increased costs. Nutrition support in surgical or trauma patients have been evolved dramatically during the last 50 years from a supportive way to therapeutic method.

● **Risk factors**

Malnutrition can be caused by multifactor as follows: decreased intake (anorexia, gastrointestinal symptoms, prolonged perioperative fasting) and increased demands (hyper-catabolism due to underlying disease, surgical stress, eventual postoperative complications).

● **Clinical presentation**

a. Weight loss; b. Wound healing delaying; c. Immunological function suppression.

● **Staging and classification**

a. Kwashiorkor malnutrition; b. Adult marasmus malnutrition; c. Mixed marasmus and malnutrition.

● **Management**

The most important management for malnutrition is full evaluation of nutritional risk both by screening on admission and whenever situation changes throughout the whole hospitalization.It is a mandatory step for developing an accurate nutritional care plan in these patients. The postoperative recovery of all surgical patients can be improved by an early postoperative enteral nutrition. Total parenteral nutrition can be given only when the enteral administration is impossible.

第一节 / 外科病人的代谢

一、营养物质的代谢

（一）蛋白质的代谢

1. 蛋白质的需要量　体重 70 kg 的男性,其蛋白质含量 11~12 kg,每天更新的蛋白质为 250~300 g。由于黏膜细胞脱落和消化酶的分泌,肠道是蛋白质更新中所占比例最大的器官。食物被消化后,除 1 g 氮经粪便排出外,全部氨基酸被吸收,然而每天经消化吸收的氨基酸只有 25 g 到了游离氨基酸库,另外 250 g 氨基酸来源于内源性蛋白质的分解。此时,如果提供的热量充足,这些氨基酸中的绝大部分可以再合成蛋白质。经校正后蛋白质

的平均需要量是 0.8 g/(kg·d) 或 60~70 g/d,创伤病人的蛋白质需要量增加。蛋白质更新率随年龄增加而降低,外源性蛋白质需要量新生儿约 25g/(kg·d),到 1 岁降为 7 g/(kg·d),成年人为 1~1.5 g/(kg·d),男性稍高。必需氨基酸的比例随年龄递减,婴儿的必需氨基酸占蛋白质的 40%~50%,成人在没有创伤、应激和感染时,欲达到正氮平衡,必需氨基酸只占总量的 19%~20% 即可。热量的提供对蛋白质供给十分重要,糖类在胰岛素作用下可增加肌肉蛋白质的合成;脂肪可增加肝、肌肉和其他内脏蛋白质的合成,但较前者作用弱。

2. 氨基酸结构、种类和调节　氨基酸的基本结构是

α碳原子上都有一个氨基、一个羧基和不同长度的侧链，大多数具有生物活性的氨基酸均为左旋氨基酸。组成参与蛋白质的氨基酸有20种，必需氨基酸是指那些在体内不能合成的氨基酸，有8种：缬氨酸、亮氨酸、异亮氨酸、色氨酸、苯丙氨酸、蛋氨酸、赖氨酸和苏氨酸。而条件必需氨基酸是指部分能够由体内必需氨基酸合成，包括谷氨酰胺和精氨酸等。

氨基酸库受肝、骨骼肌、肺等器官的调节，其中肝是调节血浆游离氨基酸水平最重要的器官。而静脉营养时营养物质首先供应体循环，而不是门脉系统，于是正常状态下调控蛋白质的主要器官肝被绕过了，使得氨基酸的调节被省掉。骨骼肌中有着机体一半以上的氨基酸，其中支链氨基酸通过转氨基作用形成丙氨酸和谷氨酰胺，后者在创伤后24 h，大部分可以分解，其量相当于尿中排出的尿素的量。肌肉蛋白质通过多种途径分解，其中泛素途径（ubiquitin pathway）最为重要。

（二）糖类代谢

供能的单糖有葡萄糖、果糖、山梨醇、木糖醇和甘油，其中葡萄糖是最佳的糖类，也是节省蛋白质的最佳能量物质，1 g葡萄糖提供16.73 kJ的热量。尽管果糖可经过磷酸–戊糖短路转为葡萄糖，但需要耗能，并会产生严重乳酸血症。山梨醇有肝毒性，也限制了其临床应用。机体内红细胞、白细胞和中枢神经系统均需要葡萄糖供能。机体内300 g肝糖原在禁食24 h内即可耗竭，200 g肌糖原也很快消耗。葡萄糖经过三羧酸循环可完全氧化，产生38个高能磷酸键；而无氧酵解生成乳酸时产生的高能磷酸键明显减少。

由乳糖、甘油、丙酮酸及氨基酸等非糖物质转变为糖的过程称糖异生，主要在肝及肾进行。感染或创伤时，糖异生作用明显加强，同时胰岛素抵抗持续存在，很容易产生高血糖。而此时葡萄糖更易通过无氧糖酵解途径生成过量乳酸，后者可经肝转为葡萄糖，加剧高血糖的发生。因此很难在提供充足热量的同时不引起血糖升高，一种常见的改善办法是供给脂肪。

（三）脂肪的代谢

脂肪以三酰甘油储存在脂肪细胞中，水解成脂肪酸和甘油。游离脂肪酸经过连续氧化成酮体（乙酰乙酸、β–羟丁酸和丙酮）提供大量能量，1 g脂肪可提供37.66 kJ的热量。不同激素对脂肪的调节作用不同，胰岛素可以抑制脂肪分解，而类固醇、儿茶酚胺、胰高血糖素和一些细胞因子可以促进这一过程。尽管脂肪不能转变为葡萄糖，不能阻止糖异生，但可以作为能量替

代部分的葡萄糖，因此能够降低葡萄糖的用量，减少高血糖的发生。

脂肪不仅为机体提供能量，也能供给必需脂肪酸，同时也是前列腺素的前体物质。未来，有关脂质对机体免疫功能和炎症反应影响的研究日益重要。在正常状态或轻度应激时，究竟是脂肪还是糖类对氮平衡贡献最大，目前还很难区分。应用脂肪乳剂，尤其对于严重感染病人应监测脂肪的廓清能力，否则可能出现脂肪过度综合征，表现为发热、背痛、寒战、肺功能障碍和网状内皮细胞功能受损。

二、外科病人的代谢改变

（一）代谢的改变

1. 神经内分泌变化　创伤或感染等应激发生时，中枢神经系统立即出现适应性反应，产生一系列神经内分泌改变。首先交感神经兴奋，肾上腺髓质分泌增加，血中肾上腺素、去甲肾上腺素和多巴胺浓度升高，伤后短期内儿茶酚胺的血浓度可达最高水平。与此同时，脑垂体轴的活动增强，血中皮质醇、生长激素、甲状腺素、抗利尿激素浓度升高，肾素–血管紧张素系统活跃，胰高血糖素明显增加，而胰岛素分泌明显受抑。其中促合成激素包括胰岛素、生长激素、胰岛素样生长因子等，而胰高血糖素、儿茶酚胺和皮质醇则是促分解激素。

2. 细胞因子　是机体产生的小分子多肽类物质，如白介素（interleukin, IL）–1、IL–2、IL–6、肿瘤坏死因子（tumor necrosis factor, TNF）等，它们是机体对感染、创伤和出血反应所不可缺少的因素，同时对营养物质的代谢也有影响，前两者是分解代谢反应的促发因子，但可以增加肝脏蛋白质的合成，如转铁蛋白、糖蛋白等。

（二）外科病人营养底物的代谢变化

1. 糖类　神经内分泌改变导致机体糖代谢异常。儿茶酚胺直接作用于肝，致糖原分解、葡萄糖释放；作用于肌肉致肌糖原分解产生乳酸，乳酸在肝脏通过葡萄糖乳酸盐循环合成新的葡萄糖。儿茶酚胺使胰岛素与胰高血糖素的比值降低，加速糖原分解和糖异生，使血糖升高；同时，脂肪及蛋白质分解也为糖异生提供了大量底物。另外，由于儿茶酚胺直接抑制胰岛素受体和胰岛β细胞的分泌，体内出现胰岛素抵抗现象，使葡萄糖耐量下降，血糖进一步升高。应激产生的细胞因子如IL–1可引起胰高血糖素分泌增加，产生高血糖。血糖升高与疾病严重度相关，不仅反映了疾病对机体的损害程度，并且预示了继发感染的风险。

2. 脂肪 外科病人儿茶酚胺分泌增加和胰岛素抵抗可致脂肪组织动员,血游离脂肪酸升高。糖皮质激素也能促进脂肪动员,血中蛋白质、磷脂和脂蛋白水平升高。其中部分脂肪酸酯化生成三酰甘油和磷脂,另一部分通过形成脂肪酸—肉毒碱复合体进入线粒体进行 β-氧化,产生能量和乙酸辅酶 A,后者进一步代谢成酮体,酮体的产生可抑制肌肉分解,节省蛋白质。感染、创伤后血中肉毒碱水平不同程度下降,尿及伤口肉毒碱排出增加,肉毒碱缺乏影响脂肪酸的 β-氧化,导致三酰甘油在体内积聚。

3. 蛋白质 外科病人的蛋白质合成与分解代谢均增加,但分解大于合成,结果表现为净蛋白丢失。在分解激素和细胞因子作用下,机体内脏及骨骼肌蛋白质分解,氨基酸释放。氨基酸在肝和肾脏中发生糖异生,肝合成急性相反应蛋白,修复组织,为维持机体更好的功能提供底物。氨基酸释放增加或消耗过多可以导致体内的血浆氨基酸谱改变。早期血浆总游离氨基酸明显下降,总量减少 20%~30%,以生糖氨基酸下降为主。其后以非必需氨基酸下降为主,可能由于氨基酸消耗增加,肝功能低下,非必需氨基酸合成受抑。病情越重血浆氨基酸谱的改变也越明显,说明机体分解代谢很明显,此时外源性补充氨基酸不

能很好地被利用。

感染或应激时蛋白质合成也受到体内激素水平变化的影响,胰岛素可促进肝蛋白质合成和脂肪储存,抑制脂肪分解并增加肌肉中氮的储存,尤其是经门静脉给药时作用更明显。胰高血糖素、儿茶酚胺和皮质醇促进蛋白质分解。外科病人的白蛋白值与病情的严重度有密切关系,血清白蛋白值与外科病人死亡率呈正相关。除丢失(含血管外渗)与分解的因素外,外科白蛋白值的下降与肝细胞白蛋白 mRNA 表达受抑有关。

4. 能量代谢与机体组成的变化 高代谢是外科病人代谢的一个特征,机体处于高分解状态,心排血量、氧耗量及二氧化碳产生量均增加,如有发热则更增加能量消耗,体温每升高 1℃,能量消耗增加 10%~15%,静息能量消耗(resting energy expenditure,REE)的增加与蛋白质分解增加相关。人体组织的构成包括脂肪组织、细胞外液和体细胞群三部分。当处于应激、分解代谢状态时,该三部分的构成比例迅速发生改变,最明显的是水钠潴留,细胞外液增加;其次表现为体重下降,主要是体脂和体细胞群减少。应激时,脂肪作为能源被动员,然而蛋白质与脂肪不同,因其构成各项功能和组织结构,一旦丢失,就意味着某些功能丧失。

第二节 / 外科病人的营养支持

一、外科病人的营养评价

营养评价是根据机体组成的改变来预测手术治疗的危险性。理论上应该从功能上对瘦体组织群进行监测,包括对肌肉、呼吸、心脏、肝、肾和免疫防御功能的评价,但实施此种监测并不容易。目前的方法多是监测组织储存情况,如中臂肌围、身高体重之比、三头肌皮褶厚度等,而非功能状态。

合理的营养评定包括主观与客观两个部分,主观部分是根据以往的身体健康和患病后病史判断体重变化、食欲改变、胃肠道吸收功能等,可参照病人的整体营养状况评估表(scored PG-SGA);客观部分包括静态和动态两种测定方法,静态营养评定包括人体测量性指标,如身高、体重、理想体重、三头肌皮褶厚度、上臂肌周径、白蛋白及其他用于估计慢性营养不良的一些指标,动态评定包括氮平衡、尿 3-甲基组氨酸测定、血浆氨基酸谱和一些半衰期较短的内脏蛋白如前白蛋白、纤维连接蛋白等。

体重是营养评定中最简单、直接而又可靠的指标,其改变与机体能量供给和蛋白质改变相平行,可从总体上反映机体营养状况。最早认识营养不良的危害和营养支持在外科病人中的重要性,起源于对体重丢失与外科手术并发症相关性的认识。外科病人常常伴有大量输液、肥胖、水肿或体液潴留,体重的准确性常受影响,有条件的单位可以应用人体组成分析仪(生物电阻抗的方法)测定机体组成变化。体重指数(body mass index,BMI):BMI= 体重(kg)/ 身高(m)²,被认为是反映蛋白质热量营养不良以及肥胖症的可靠指标。其他人体测量学指标如三头肌皮褶厚度(triceps skinfold thickness,TSF)和上臂肌周径(arm muscle circumference,AMC)也容易获得。动态测量有助于判断机体的营养状况。

白蛋白是机体肝合成的主要蛋白质,在维持机体内稳态、与胆红素及氧自由基等物质结合方面起重要作用。半衰期约为 20 d,故仅在有明显的蛋白质热量摄入不足或营养不良持续时间较长时才有显著下降。前白蛋

(prealbumin，PA)在肝合成，半衰期约为 1.9 d，判断蛋白质营养状况较白蛋白敏感。

氮平衡是评价蛋白质营养状况的一个可靠且常用的指标，动态反映蛋白质和能量平衡。正常消化吸收口服饮食的情况下，氮排泄量＝尿尿素氮 −4 g，这 4 g 代表经皮肤（0.5 g）、粪便（1~1.5 g）的丢失及氨等尿中未测定的蛋白质分解终产物（2 g），食物中的蛋白质每 6.25 g 含 1 g 氮。在肠外营养治疗时，几乎没有大便，粪便丢失可以忽略，可应用下列公式计算：氮平衡（g/d）＝氮摄入量（g/d）−［尿尿素氮（g/d）+3 g］。

尿 3- 甲基组氨酸测定：3- 甲基组氨酸由体内组氨酸甲基化生成，主要存在于肌动蛋白和肌球蛋白，是肌原纤维蛋白的分解产物，它是蛋白质分解代谢的一个可靠指标。

免疫功能测定是内脏蛋白质含量的另一个重要指标。营养不良常伴有体液和细胞免疫功能降低，使机体对细菌、病毒等外源性致病因素的抵抗力下降，外科病人手术并发症和死亡率增加。总淋巴细胞计数是反映免疫功能的简易参数之一，在细胞免疫功能低下或营养不良时，淋巴细胞总数下降。目前评价免疫功能的指标很多，包括人类白细胞呈递抗原 DR（HLA-DR）、淋巴细胞亚群等，但与营养不良之间的关系仍需要进一步明确。

营养支持的目的是保持或增加瘦肉体，因此营养评价中有关蛋白质代谢的动态评价指标有氮平衡、3- 甲基氨酸等，但蛋白质代谢的中间过程仍像黑箱一样，我们了解得非常少。近几年来，稳定性同位素标记检测蛋白质的合成率备受重视。

二、营养不良的判断

根据全面营养评定的结果，可以了解病人是否存在营养不良以及判断营养不良的类型和程度。营养不良主要有 3 类：

1. 低蛋白血症型营养不良（hyporoteinmal nutrition）营养良好病人在严重疾病时，因分解代谢和营养素摄取不足，导致血清白蛋白、转铁蛋白降低，细胞免疫功能与总淋巴细胞计数下降，但人体测量的数值（体重 / 身高、三头肌皮肤褶皱厚度、上臂肌围）正常，易被临床医生所忽视。

2. 成人消瘦型营养不良（adult marasmus） 由于蛋白质能量摄入不足而导致肌肉组织与皮下脂肪逐渐消耗，是临床上易于诊断的一种营养不良。表现为体重下降、肌酐 / 身高指数与其他人体测量值均较低，但血清蛋白质可维持在正常范围。

3. 混合型营养不良（mixedmal nutrition） 由于长期营养不良而表现上述两种营养不良的某些特征，是一种非常严重、危及生命的营养不良。骨骼肌与内脏蛋白质均有下降，内源脂肪与蛋白质储备空虚，多种器官功能受损，感染与并发症的发生率均高。外科病人初期多为急性蛋白消耗型营养不良，至后期则转为混合型营养不良。

三、营养不良对外科病人的影响

外科病人的代谢改变早期以应激所致的营养不良为主，后期以应激加饥饿所致的营养不良为特点。由于外伤、手术及感染等应激，病人处于高分解代谢状态，体内营养物质大量消耗。因胃肠道功能受损，病人不能经消化道摄食，经静脉途径输入的营养物质又不能被机体合理利用；随着疾病进展，消耗的营养物质得不到及时足够地补充，病人出现营养不良，不仅体内储存的糖原、脂肪消耗殆尽，而且脏器的结构和功能也受到损害。因此外科病人发生营养不良的风险较高，发生率可高达 50%。

营养不良对机体免疫功能的损害，主要表现在：缺乏蛋白质会抑制循环中抗体的生成与分泌，体液免疫受抑制；脂肪缺乏，尤其是必需脂肪酸缺乏，导致花生四烯酸等免疫调控物质合成减少，最终引起免疫调控受抑；而能量与蛋白质缺乏可引起 IgA、巨噬细胞、补体系统、抗体和细胞因子产生减少；微量元素缺乏，如锌的缺乏则会导致 T 和 B 细胞的增生障碍。尽管各种免疫功能损害的确切病理机制尚不清楚，但与应激激素、各种细胞因子及由脂肪衍生的炎症因子介导有关。此外，严重疾病和应激可造成分解代谢过程的加速，使肌蛋白储备耗尽、肌肉萎缩无力，从而限制了人体的排痰和咳嗽功能，易合并肺炎。营养不良也可造成伤口愈合不良，主要表现在：炎症过程延长，纤维化受阻，成纤维细胞增生、蛋白多糖和胶原合成、神经血管生成和伤口塑形减慢。甲硫氨酸、组氨酸、精氨酸缺乏，影响伤口愈合。镁、铜、钙、铁、锌缺乏影响胶原合成，表现为细胞上皮化减慢、伤口拉力降低、胶原纤维韧性减小。同时，儿童病人因生长发育需要，其营养过低有特殊性。生长与体重增加迟缓是早期营养不良的重要指征，正常生长速度的恢复可反映疾病的缓解，若无能量和营养素的摄取，则难以改善。需要强调的是，监测营养素的摄取、吸收对病儿尤为重要，儿童特别是幼儿耐受完全禁食和低热量摄取的时间非常有限。所有营养不良和外科病人都伴有不同程度的器官功能损害，因而合理的营养支持是外科病人治疗过程中的一个重要组成部分。

四、营养支持途径的选择

目前外科营养支持主要包括两种途径:肠外营养支持和肠内营养支持。

肠外营养支持指通过胃肠外途径(静脉)提供机体所需的营养物质;有中心静脉和周围静脉置管,后者只适合短期肠外营养支持,前者可以为病人提供足够的能量和氮量,放置时间也较长。硅胶或聚四氟乙烯涂层的导管反应性低、血栓形成机会少,已取代聚氯乙烯涂层的导管。近几年肠外营养还可选择经外周静脉插入中心静脉导管(PICC),多由上臂头静脉、贵要静脉等将很细的导管插入中心静脉,导管偏细但强度很好,可保存1~2年。输液港(port-cath)导管前端在上腔静脉,后半部分在皮下潜行,输液港放在前胸或腹部的皮下,应用时将针头刺入输液港,建立中心静脉通道,可减少感染的发生。

肠内营养系通过口服或管饲等方式经肠道提供代谢需要的热量及营养基质,是符合生理、安全的营养支持方式。肠道黏膜的营养主要来自腔内,即从肠腔内摄取营养底物供自身利用,占总营养底物摄取的70%,其余30%来自动脉血液供给。由于肠黏膜具有高代谢及绒毛微血管的特性,导致其对缺血、缺氧特别敏感。当机体处于应激状态时,肠道血供和氧供减少,可引起肠黏膜急性损伤。继发的肠道细菌易位和细胞因子的产生可导致全身炎症反应综合征(SIRS),甚至多器官功能障碍综合征(MODS)。因此肠道被认为是外科病人"应激器官的中心"。肠内营养的有益作用如下:①肠道营养有助于维持肠黏膜细胞结构与功能的完整性,支持肠黏膜屏障,预防肠道黏膜内细菌或其代谢产物的移位,减少儿茶酚胺和其他应激因子的分泌,从而预防高代谢状态的发生。②经胃肠道营养,肝可以维持其摄取、处理和储存营养物质和神经内分泌作用下释放营养物质的能力,同时保护与改善肝功能。③刺激消化液和胃肠道激素的分泌,促进胆囊收缩,减少肝、胆并发症。当然,外科病人要想实施完全的肠内营养有一定困难,这主要与肠道的运动、消化与吸收功能受抑制有关,此时可采用"肠内+肠外"全营养支持模式。认识肠内营养比肠外营养安全有效是近期营养支持的一个重要变化,现已证明营养物质经肠内摄取的比例占20%,即可取得所具有的免疫学、肝蛋白质合成和减少细菌易位三方面的优势。因此外科病人要努力恢复肠内营养,贯彻"如果肠内有功能,就应使用肠道"(if the gut function,use the gut)的原则。

肠内营养支持的方式有多种:口服、鼻饲(鼻胃管和鼻肠管)、经皮内镜下胃肠造口(PEG或PEJ)、手术胃造口和空肠造口以及经胃瘘或肠瘘口给予等,可根据病人肠道运动功能的恢复情况和具体病变部位加以选择,以18~20 h持续输注为主(Box 1-10-1)。

Box 1-10-1　肠内营养的优点

肠内营养作为符合生理的营养支持途径,具有多种优点:①营养因子(trophic factors)经门静脉进入肝。②能自控营养的吸收。③营养素较全面。④促进肠蠕动。⑤增加门静脉系统的血流。⑥促进释放胃肠道激素。⑦改进肠黏膜屏障功能。⑧减少肠道细菌易位。⑨并发症少、成本低

五、肠外营养与肠内营养的适应证

(一)肠外营养的适应证

外科病人肠外营养的适用人群指胃肠道不能应用营养制剂或由胃肠道提供的营养不足以满足机体需要的病人。目前分为主要治疗和支持治疗,主要治疗中疗效确定的有胃肠瘘、肾衰竭、肝衰竭、烧伤和短肠综合征。

1. **胃肠道皮肤瘘**　肠瘘病人的治疗方法因营养支持发生了变化,肠外营养可以增加肠瘘的自愈率,不能自愈的病人也能在更好的条件下接受手术。

2. **肾衰竭**　肠外营养能够降低急性肾衰竭病人的死亡率,进行血透的病人可改用必需和非必需氨基酸组成的混合溶液。

3. **短肠综合征**　这类病人由于残存的小肠不能维持机体生存,肠外营养成为常规治疗。当然,部分病人经过康复治疗后残存小肠能够充分代偿,最终能够减少甚至停止对肠外营养的依赖。

4. **烧伤**　大面积烧伤病人由于高代谢状态,补充性肠外营养支持可使死亡率明显下降。

5. **肝衰竭**　由于氨基酸-神经递质学说的提出,给予肝功能衰竭病人富含支链氨基酸的溶液可以纠正血浆氨基酸失衡,增加对输入蛋白质以及由此引起的肝性脑病的耐受性。前瞻性研究表明对肝衰竭病人进行营养支持可以改善生存率,围术期静脉营养可以明显改善肝衰竭病人的手术治疗效果。

6. **炎性肠道疾病**　克罗恩病、广泛溃疡性结肠炎等肠道炎症性疾病,在急性发作期或手术准备时,均适用肠外营养。此时病人口服普通食物往往导致腹泻加剧,肠道丢失更多的水、电解质和蛋白质。采用肠外营养可使肠道休息,有利于减轻炎症和控制症状。

7. 胃肠道梗阻　慢性幽门梗阻、慢性肠梗阻等胃肠道梗阻病人适用肠外营养。

8. 肿瘤　肿瘤病人接受大面积放疗和大剂量化疗时，由于放疗的照射、药物的毒性及胃肠道黏膜上皮细胞对药物的易感性，病人常有厌食、恶心及腹泻等反应，此时营养支持能够支持机体完成治疗全过程，加强体力和全身的抵抗力，减少肿瘤发展和并发症的发生。

9. 大手术前体重下降　病人体重明显下降，实施大手术会增加并发症风险，原因主要在于免疫功能失常和愈合功能下降。研究表明体重下降超过 15%、血清白蛋白低于 30 g/L 病人的手术并发症和死亡率增加，因此这组人群为高危组。而手术前给予 7~10 d 静脉营养支持能够降低手术相关感染并发症，营养指标如前白蛋白等也有明显改善。

（二）肠内营养的适应证

肠内营养含小分子营养素较为全面，它的可行性主要取决于小肠是否具有吸收各种营养素的功能，适应证包括：

1. 创伤或大手术后　病人营养素需要量增加但经口摄食不足，或口腔、咽喉、食管手术后不能经口摄食，脑血管意外以及咽反射丧失不能吞咽者。

2. 短肠综合征　肠康复治疗包括使用肠内营养促进肠道发生代偿性增生与适应。

3. 胃肠道皮肤瘘　其治疗中能够利用有效的肠段给予肠内营养，不增加瘘口的流出量，同时可以利用收集的肠液回输，人工恢复肠道的完整性。

4. 炎性肠道疾病　在病情缓解时可以使用肠内营养进行康复治疗。

5. 急性胰腺炎　胰腺炎病人早期麻痹性肠梗阻消退后，建立经空肠通路后可开始肠内营养支持，在胰腺休息、减少分泌的同时支持病人度过漫长病程。

6. 烧伤　早期肠内营养能够降低机体的高分解代谢反应，药理营养素如 ω-3 多不饱和脂肪酸、谷氨酰胺和精氨酸可减少高代谢反应物质的生成，改善预后。

7. 术前或术后的营养补充　目前认为早期肠内营养能够降低外科病人的死亡率，但存在安全性问题，联合经小肠营养、使用促胃肠动力药物和采用头部抬高 30° 的体位，可以作为优化营养支持的策略。注意，休克、血流动力学或呼吸功能不稳定时不宜使用营养支持。

六、营养底物与制剂的选择

（一）肠外营养制剂的选择

肠外营养制剂成分包括氨基酸、脂肪、糖类、平衡的多种维生素、平衡的多种微量元素、电解质、水等，均系中小分子营养素。制剂要求无菌、无毒、无热源；适宜的 pH 和渗透压；相容性好；稳定性好。为了保证机体组织的合成和利用，临床肠外营养支持时应将各种营养物质混合输注，称为全营养混合液（total nutrient admixture，TNA）或"全合一"（all in one）营养液。其配制按无菌技术操作，一定的步骤配置，在层流装置中进行。

静脉用蛋白质是由合成的氨基酸混合物组成，分为平衡型和非平衡型氨基酸，前者是由不同种氨基酸（必须含有 8 种必需氨基酸和 2 种半必需氨基酸）组成，比例按照国际公认模式，生物利用度高，对正常血浆氨基酸谱干扰小，尿中丢失少。而后者不同组分氨基酸组成可用于治疗不同疾病。氨基酸的营养价值在于供给机体合成蛋白质及其他生物活性物质的氮源，而非机体能量。因此供给氨基酸时需同时供应能量，来自葡萄糖和脂肪的双能源，脂肪由 10% 或 20% 大豆油或红花油的脂肪乳剂或物理混合的中长链脂肪乳剂提供，用卵磷脂作为乳化剂，脂肪颗粒与天然的乳糜微粒十分相似。脂肪乳剂不仅具有高能量密度，还可以作为脂溶性维生素的载体提供必需脂肪酸，制剂是等渗的，无利尿作用。脂类营养素对细胞因子有着重要的调节作用，包括调节二十烷合成代谢中的介质活性，改变膜的通透性及影响非二十烷类第二信使的产生。通过给予营养素调节细胞因子是一个对代谢过程干预的方法，是未来营养支持发展的新方向。安全的氮量为 0.25 g/(kg·d) 或蛋白质用量 1.5 g/(kg·d)，热量 146.4 kJ/(kg·d)，30%~50% 的非蛋白热卡由脂肪提供对于肝蛋白质的合成是最佳比例。另外，适当地给予维生素和微量元素十分必要，缺乏它们均有相应的临床表现。脂溶性维生素只需要给每日最低量，避免过量产生毒性。电解质主要维持血液的酸碱平衡和水盐平衡，保持机体恒定的内环境，根据检查结果随时补充和调节。

然而手术或创伤等应激发生时，机体有组织大量分解与代谢严重紊乱的现象，外源性营养支持实为困难。因此，如何为这些应激病人提供营养支持成为当代研究的重点课题。1987 年 Cerra 提出代谢支持（metabolic support）的概念，目的是为机体提供必需的营养底物，而又不增加机体器官的负荷，建议供给的热量为每天小于 146.4 kJ/kg（1 kcal=4.184 0 kJ），其中糖与脂肪的比例为 6∶4，以减少糖氧化产生过多 CO_2 而增加肺的负荷，氮量提高至每天 0.35 g/kg，非蛋白热卡与氮的比例（NPC∶N）降至 418 kJ∶1 g，并以中、长链脂肪乳剂或结构脂肪乳剂替代长链脂肪酸，改善脂肪的分解利用。这种方法对某些病人确实起到了营养支持的作用,而严重创伤病人分解代谢紊乱严重,采用代谢支持的方法仍然不能达到临床的要求。1988年Shaw提出代谢调理(metabolic intervention)的概念,希望采用抑制分解代谢激素产生的方法,降低分解代谢;或应用促进蛋白质合成的方法,减低负氮平衡。降低代谢的方法可采用对抗或抑制分解激素分泌的药物如α、β肾上腺素能阻滞剂、生长抑素等。环氧酶抑制剂吲哚美辛、布洛芬等可抑制前列腺素、IL-1的产生,降低部分分解代谢,是当前应用较多的制剂。同化激素(苯丙酸诺龙)、胰岛素等能够促进蛋白质合成,但因其副作用或效果不明显而未能广泛应用于临床。重组人生长激素已被证明能促进蛋白质合成,改善氮平衡,加速伤口愈合,但其明显的副作用如升高血糖常常限制了它在严重应激病人中的应用。

(二)肠内营养制剂的选择

目前肠内营养剂型丰富,供给途径多样;临床医生对剂型、类别、组成和特性的充分了解有助于肠内营养的有效实施。根据剂型组成,肠内营养可分为要素制剂和非要素制剂;根据所含营养成分的全面与否分为完全营养制剂和组件制剂等。

1. 要素制剂 蛋白水解物或氨基酸、葡萄糖、脂肪、矿物质和维生素的混合物,既能为人体提供必需的热卡和营养素,又无需消化即可直接吸收利用,低渣或无渣,无乳糖。但由于蛋白质要素形式的气味和口感差,多需要管饲给予。适合于胃肠功能障碍的病人。

2. 非要素制剂 由整蛋白或蛋白质游离物为氮源,与葡萄糖、脂肪、矿物质和维生素形成混合物,特点是等渗、口感好,可口服或管饲,适用于胃肠道功能好的病人。分为匀浆制剂和其他制剂,前者是采用天然食物捣碎并搅拌制成,残渣量大。

3. 完全营养制剂 包含全面营养素的肠内营养制剂,完全可以满足病人需要。

4. 组件制剂 又称不完全制剂,仅以某种或某类营养素为主的肠内营养制剂。临床上可用于完全制剂的补充或强化,适合病人的特殊需要。分为蛋白质组件、糖类组件、脂肪组件等。

七、特殊营养底物

现代营养支持的目的已经不只是满足病人的营养需要,而是发挥其营养药理学的作用,如肠内营养可以起到抗生素也无法完成的抵御感染的作用。营养支持的药理作用可以概括为两个方面,即免疫调控和增强肠道屏障功能,提供特异性营养物质刺激免疫细胞,增强免疫功能,减轻有害或过度的炎症反应。由于多种特殊营养素如谷氨酰胺、膳食纤维、ω-3脂肪酸、中链三酰甘油和精氨酸等可以调节免疫功能,故含有这些营养素的营养支持统称为免疫营养。在此基础上加用机体正常菌群改善病人肠道微环境称为微生态免疫营养。目前在外科病人的治疗中研究较多的是谷氨酰胺和膳食纤维。

谷氨酰胺是小肠黏膜细胞的主要供能物质,也是所有快速增殖细胞特别是免疫细胞的能源物质。感染或大手术病人血中谷氨酰胺浓度明显降低,与病人感染率、死亡率的增加密切相关。这是由于应激时内脏器官对谷氨酰胺需求增加,消耗大量的谷氨酰胺,远远超过外周组织分解产生的量,导致血谷氨酰胺浓度下降。应激时肠道对谷氨酰胺的摄取远超过其他氨基酸,肠内给予的谷氨酰胺有50%被肠黏膜细胞所代谢,因此谷氨酰胺是肠黏膜细胞的条件必需氨基酸。血浆谷氨酰胺除来源于小肠对食物蛋白的吸收外,体内有很多组织能够合成、释放谷氨酰胺。其中最重要的是骨骼肌,它不仅能合成谷氨酰胺,而且能像肝储存糖原那样储存谷氨酰胺,通过膜表面的特殊载体释放。严重创伤、大手术、脓毒症时机体蛋白质分解产物除了为糖异生和肝合成蛋白质提供前体外,还通过维持肌肉内的有效氨基酸池,为肌肉合成谷氨酰胺提供氮源。谷氨酰胺对免疫系统的各个组成部分均有作用。因此,在应激状态下,单纯改善机体的氮平衡,而不维持血浆谷氨酰胺浓度,可能是没有价值的,甚至可能损害机体的免疫系统,不利于病人康复。补充谷氨酰胺可以维持机体细胞内和细胞外谷氨酰胺的水平,促进机体的生长和氮的储存,改善免疫功能和加强肠道屏障作用,减少病人的死亡率。但谷氨酰胺水溶液不稳定,容易降解,静脉谷氨酰胺溶液是双肽制剂,如丙氨酰谷氨酰胺或甘氨酰谷氨酰胺。

膳食纤维对结肠黏膜生长和细胞增殖均有刺激和促进作用,但不同的膳食纤维对肠道形态结构、胃肠道运送及营养素吸收起着不同的作用。非水溶性纤维(纤维素)可增加粪便容积,加速肠道运送;而特异性水溶性纤维(乳果胶)则可延缓胃排空,减慢肠道运送时间,因而具有减轻感染病人腹泻的作用。可发酵的水溶性纤维(非淀粉多糖)被厌氧菌分解产生短链脂肪酸(包括乙酸盐、丙酸盐、丁酸盐),易于被结肠黏膜吸收作为能量而利用,对其生长和细胞增殖有促进作用。其中,丁酸盐是结肠黏膜细胞最好的氧化底物,占结肠消耗能量的80%,可以改善肠黏膜屏障,防止或减少细菌易位。

近年来,微生态免疫营养概念的提出对创伤及感染病人的治疗有重要意义,能够改善外科病人的严重菌群失调,但仍需相关的研究和大量的临床实践来完善。营养支持的发展趋势详见 Box 1-10-2。

八、营养支持的并发症和预防

(一) 肠外营养的并发症及预防

肠外营养的并发症分为机械性、代谢性和感染性三类。

1. 机械性并发症

(1) 近期并发症　多为插管并发症,与中心静脉置管处复杂解剖有关。详细了解解剖,严格操作可以降低发生率。

1) 气胸:体格偏瘦或恶病质病人容易产生,置管时头降低 45° 或选择颈内静脉可以减少其发生。

2) 血胸:血液自锁骨下静脉渗出所致,进针角度与水平面夹角偏小,不大于 10° 可避免。

3) 胸腔积液:因导管位置不佳输入液体进入胸腔所致。

4) 空气栓塞:严格操作,选择头低位可减少发生。

5) 导管栓塞:置管时操作不当,将导管割断造成栓塞。

6) 神经损伤:常为臂丛损伤。

7) 交感性渗出:为纵隔血肿刺激的双侧性渗出,可有胸骨后疼痛和发热。

8) 纵隔血肿:常为凝血功能不良病人所伴发。

9) 动脉撕裂:罕见。

10) 胸导管损伤:左侧置管时可能出现。

(2) 远期并发症　多为长期置管后出现。

1) 锁骨下静脉血栓形成:表现为上肢肿胀和颈根部疼痛,一旦怀疑此症,应立即拔出导管。证实后即开始溶栓治疗,后持续抗凝治疗。

2) 感染性血栓:严重并发症,立即抗感染和溶栓治疗,必要时取栓。

2. 代谢并发症　可分为糖代谢紊乱、供给不足导致的营养素缺乏和其他代谢并发症等。

(1) 与输入高渗葡萄糖有关的并发症

1) 高血糖:机体对高渗性葡萄糖不耐受,尤其在严重感染、外科创伤等情况下易出现。

2) 低血糖:在停用肠外营养后容易出现,重在预防。

(2) 营养素缺乏相关并发症

1) 低磷血症:在严重营养不良或再灌食综合征时容易出现,严重者表现为昏睡、肌肉软弱、口周或肢端刺痛感、呼吸困难,甚至昏迷、抽搐等。

2) 锌缺乏症:不注意补充和监测时容易发生,锌是许多重要酶所必需的元素,和免疫功能有关,严重缺乏时可增加病人感染率。表现为口周、肛周红疹,出血性皮疹,腹痛,脱发,腹泻或伤口愈合不良等。

(3) 水、电解质代谢紊乱　完全肠外营养病人维持水和电解质平衡至关重要,必须每天计算。

(4) 其他并发症

1) 肝胆系统异常:长时间肠外营养支持可发生淤胆性胆囊炎,表现为胆囊肿大、肝酶谱异常,有时伴有右上腹痛、发热和黄疸等。这是由于静脉营养物质绕过肝进入门静脉和肝的营养物质形式不同于肠道吸收的营养物质,从而造成肝损害;同时长期不经口进食,十二指肠/空肠黏膜缺乏刺激,导致胆囊收缩素分泌减少。

2) 肠道屏障受损:长期禁食状态会导致肠上皮细胞萎缩、变稀,肠壁变薄,肠道屏障结构和功能受损。预防方法是尽可能早地恢复肠内营养,全肠外营养期间加用谷氨酰胺。

3. 感染并发症　随着置管过程和管道护理无菌技术的进步,感染并发症发生率明显下降。导管脓毒症是与导管相关的脓毒症,表现为发热和感染症状,全身未查出确定感染灶,导管拔除后症状消失。拔管前导管取血样细菌培养阳性,即可诊断。肠外营养期间一旦怀疑导管脓毒症,原则上应拔除中心静脉导管。

(二) 肠内营养并发症及防治

1. 喂养管并发症　鼻饲管(鼻肠或鼻胃管)放置后,要通过抽吸、注气听诊或 X 线等证实导管尖端是否在消化道内,放置不良后喂养管可误入气管,产生吸入性肺炎;放置时间过长也有可能造成消化道穿孔。因此对于需要长期放置导管的病人,可采用质地柔软、稳定性好的导管。

2. 误吸　因呕吐导致的误吸常发生于虚弱、昏迷的病人,食管反流者呕吐或咳嗽后易发生。肠内营养中氨基酸 pH 较低,误吸后对支气管黏膜刺激性较强,一旦发生吸入性肺炎,较为严重。因此应注意喂养管的位置和输注速率,采取头部抬高 30° 体位,定时检查胃内充盈程度及残留量,一旦胃内残留量超过 200 mL,应减慢或停止输入。

3. 腹泻　为肠内营养支持最常见的并发症,部分病人因为腹泻导致停用营养,严重者可有脱水、肾衰竭,甚至昏迷和死亡。腹泻常见的原因为:营养液、病人和喂养不当三方面因素。营养液温度过低、渗透压过高或本身被污染;病人低白蛋白血症、乳糖酶缺乏而乳糖不耐受以及喂养过程中出现污染等因素均可以导致腹泻的发生。纠正低白蛋白血症,增加绒毛的吸收能力,可以减少腹泻的发生。临床上对腹泻原因进行评价,减少高危因素,及时处理,可以减少腹泻的发生率。

4. 腹胀　病人病情许可时,尽可能使用含有膳食纤维较多的肠内营养,必要时应用胃肠动力药或灌肠改善腹胀的发生。

5. 糖代谢紊乱　高血糖多发生在患有胰腺疾病病人或老年人中,应该通过低糖饮食、口服降糖药物或胰岛素加以控制,同时加强监测。缓慢停止营养支持或注意补充其糖分可以避免低血糖的发生。

九、营养支持的监测与管理

(一)肠外营养支持的监测与管理

1. 插管位置监测　中心静脉插管后常规拍摄胸片,确认导管尖端在腔静脉的根部后开始肠外营养。

2. 导管相关感染的监测　置管处每天换药,定期微生物培养。

3. 体液平衡的监测　水、电解质和氮平衡的监测十分重要,出入量的精确统计及电解质监测是进行肠外营养支持的重要依据。

4. 营养指标的监测　包括人体测量指标(体重、上臂肌周径、三头肌皮褶厚度等),实验室项目(血白蛋白、前白蛋白、氮平衡、血糖及电解质等)。

5. 管理　应尽可能在无菌的条件下放置中心静脉导管,输液管道保持无菌通畅,单腔导管不可作为其他用途,多腔导管按一定程序可用作其他用途。医生应每天观察并制定营养方案,护士观察生命体征及严格运转输液系统,以免各种事故的发生。

(二)肠内营养的监测与管理

肠道营养应像静脉营养一样予以监测,包括电解质和出入量;同时观察病人对肠内营养的反应,及时发现并发症,对肠道营养不能耐受的症状及时记录并给予相应的治疗。

营养支持和体外循环、麻醉技术、重症监护等一起成为20世纪医学的重要进展,半个世纪以来,营养支持的基础理论、应用技术和制剂类型都有了迅速的发展,挽救了无数危重病人的生命。营养支持已不再是单纯供给营养的方法,而是治疗疾病的措施之一。目前,营养支持正向着更深更广的方向发展,并且在临床实践中进一步完善,将在病人的治疗中发挥更大的作用。

(王新颖)

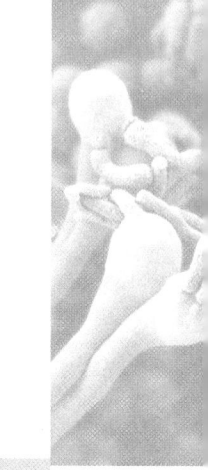

第 11 章

移植免疫学基础

本章要点 (Key concepts)

A considerable key project is immunology issue in organ transplantation.

Transplant rejections which include hyper acute rejection, acute rejection and chronic rejection has complicated molecular biology mechanisms. The whole detailed procedure can be promoted by transplant antigen initially, which will be presented by APC (antigen presenting cell), then, T cell recognition and activation impetus immune effector cell damage the target tissue. ABO-compatible organ transplantation and HLA matching will reduce transplant rejection and prolong survival as much as possible.

Xenotransplantation is a possible way to solve serious donor shortage of organ transplantation although it still has many problems.

The ultimate purpose of organ transplantation is to establish transplant tolerance and prolong graft survival. Transplant tolerance refers to transplant recipient has continuous and specific immune non-response status to donor antigen. Multiple mechanisms can be explained for immune tolerance.

器官移植已经成为临床治疗器官终末期病变的有效手段。器官移植中提供器官的一方为供者(donor),接受器官的一方为受者(recipient)。器官移植后由于受者的免疫系统识别供者器官所携带的异体抗原而引起的一系列免疫反应,是移植免疫学的研究对象。近年来,由于对移植免疫学理解的不断深入并取得突破,临床器官移植学科得以快速发展。这些研究包括免疫排斥的发生机制、免疫耐受的诱导、免疫抑制剂的研制等关键问题。移植免疫学已经发展成为免疫学一个有自身特色的重要分支学科,本章主要介绍移植免疫学的基础知识。

第一节 / 移植排斥反应

免疫系统的主要细胞成分是抗原提呈细胞(antigen presenting cells,APC)、淋巴细胞(lymphocytes)和效应细胞(effector cells)。这些细胞在机体防御外来入侵者中扮演各自特有的角色。APC 提呈抗原给淋巴细胞,淋巴细胞识别 APC 提呈的抗原后触发机体免疫反应,效应细胞产生免疫效应。

在机体对外来抗原产生免疫应答的过程中,免疫系统无法区分对机体有利的入侵者(如移植器官)和对机体有害的入侵者(如病原体),因此产生免疫排斥反应。移植排斥反应包括同种异体移植排斥反应、异种移植排斥反应和移植物抗宿主病(graft versus host disease,GVHD)。

同种异体移植排斥反应是由于受体的免疫系统识别来自移植器官的同种异体抗原而产生的一系列免疫反应,最终导致移植器官功能丧失。本节主要讨论同种异体移植排斥反应。

一、移植排斥反应的分类

根据临床上排斥反应发生的时间及病理学特征,器官移植排斥反应主要有三种。

(一)超急性排斥反应

超急性排斥反应(hyperacute rejection)是由于受体存在针对移植器官特异性抗原的预存抗体(performed antibody）而产生的排斥反应,通常发生在移植后数分钟到数天内。受体通常由于输血、妊娠、以往接受移植等原因而预先接触到移植器官特异性抗原,因而使体内预先产生了 IgG 型抗体。当移植器官再灌注后,抗原抗体迅速结合,随后激活补体,引发级联反应,导致移植器官广泛的微血管血栓形成,导致移植器官迅速被损伤。超急性排斥反应仅能够通过监测预存抗体来避免,一旦发生,只能通过再次移植来治疗。

（二）急性排斥反应

急性排斥反应（acute rejection）是由受体 T 淋巴细胞所介导的排斥反应。急性排斥反应是移植后 3~6 个月内常见的排斥反应事件,通常首次发生在移植后 1~3 周内。当受体 T 淋巴细胞识别移植器官特异性抗原后,T 淋巴细胞发生活化（activation）、增殖（proliferation）、分化（differentiaton）,引起一系列细胞免疫、体液免疫反应及相关效应机制,最终导致移植物被损伤。急性排斥反应通常可用免疫抑制治疗获得良好控制。

急性排斥反应可表现为两种类型:急性血管排斥反应（acute vascular rejection）和急性细胞排斥反应（acute cellular rejection）。急性血管排斥反应是两者中比较严重的类型,是导致移植器官远期并发症非常重要的潜在危险因素。急性血管排斥反应产生的机制为:受体 T 细胞识别抗原,激活机体的体液免疫,产生针对移植物血管内皮的 IgG 型抗体;抗原抗体结合,激活补体,直接导致血管内皮细胞的崩解或者通过产生细胞因子引起炎症细胞聚集和激活,最终导致内皮坏死。这种急性排斥反应通常发生在未给予免疫抑制治疗的同种异体移植后一周内。急性细胞排斥反应发生的机制为:受体 T 细胞识别抗原,激活机体的细胞免疫;移植器官内淋巴细胞和巨噬细胞浸润,导致间质细胞崩解、坏死。这个过程的确切机制尚未被完全阐明,单核细胞介导的效应机制与迟发型过敏反应相类似,淋巴细胞介导的效应机制为细胞毒性 T 淋巴细胞（cytotoxic T lymphocyte,CTL）诱导的间质崩解。

（三）慢性排斥反应

慢性排斥反应（chronic rejection）可由多次急性排斥反应所致,亦可能与急性排斥反应无关。慢性排斥反应原因未明,可能不仅仅是单纯的免疫学现象。移植前后引起移植物损伤的任何危险因素,如缺血再灌注损伤、炎症反应等,均有可能是慢性排斥反应的诱发因素或者参与了慢性排斥反应。从免疫学的角度来看,慢性排斥反应是由受体 T 淋巴细胞和 B 淋巴细胞共同介导的排斥反应,在移植后数月或数年均可能发生,是器官移植一年后移植物丧失功能的最常见原因。慢性排斥反应通常无法采用现有的免疫抑制治疗给予控制,多需再次移植。

二、移植排斥反应的细胞及分子机制

（一）移植抗原

导致移植排斥反应的根本原因是移植抗原被免疫系统识别,引起免疫反应。移植抗原包括主要组织相容性抗原及其他移植抗原。

1. 主要组织相容性抗原　组织相容性是指不同个体间进行组织器官移植时,移植物和受体双方相互接受的程度。主要组织相容性抗原表达于细胞表面,是导致移植免疫反应最主要的抗原,编码该抗原的基因为主要组织相容性复合体（major histocompatibility complex,MHC）,其产物为 MHC 分子,包括 MHC-Ⅰ 类和 MHC-Ⅱ 类分子。在人类,MHC 位于第 6 号染色体短臂,其编码的主要组织相容性抗原又称人类白细胞抗原（human leukocyte antigens,HLA）。MHC 亦编码其他一些非移植抗原的免疫分子,称之为 MHC-Ⅲ 类分子,诸如肿瘤坏死因子（TNF）、补体蛋白、热休克蛋白（heat shock protein）和核转录因子 β（nuclear transcription factor-β）等。

人类 MHC-Ⅰ 类分子包括 HLA-A、HLA-B、HLA-C,均由两条多肽链组成,一条相对分子质量为 45 000 的 α 链和一条相对分子质量为 12 000 的 β 链（又称 β2 微球蛋白）,表达于所有有核细胞表面;MHC-Ⅱ 类分子包括 HLA-DR、HLA-DQ、HLA-DP 和 HLA-DM,通常只表达在免疫系统相关的细胞表面,如树突状细胞（dendritic cell,DC）、巨噬细胞（macrophage,Mφ）、B 细胞和活化的 T 细胞表面。

2. 其他移植抗原　包括次要组织相容性抗原、血型抗原、组织特异性抗原等,在移植免疫反应中亦起着一定的作用。

（二）移植抗原的处理、提呈和 T 细胞识别

1. 移植抗原的处理和提呈

（1）MHC 分子是提呈移植抗原的载体　X 线衍射晶体结构分析发现 MHC-Ⅰ 类分子和 MHC-Ⅱ 类分子结构相似,都包含四个结构域:一个抗原肽结合域、一个类似免疫球蛋白的结构域、一个跨膜结构域及一个胞质内结构域。MHC 分子的结构决定了它具有提呈抗原的功能。移植抗原被机体细胞摄取后,经过一系列细胞内降解及加工,成为小片段的抗原肽。这些抗原肽在细胞内与 MHC

分子上抗原肽结合域结合,提呈至细胞表面,与 T 淋巴细胞接触,才能引起移植免疫反应。MHC 分子具有高度多态性,这就使得 MHC 分子能够结合无数的抗原肽,并引起同种异体移植排斥反应。

MHC 分子抗原肽结合域三维结构似沟槽状,故亦称为抗原结合沟(antigen-bingding groove)。MHC-I 类和 MHC-II 类分子结合的抗原肽的长度不同:MHC-I 类分子抗原结合沟两端距离较窄,只有 8~10 个氨基酸残基组成的抗原肽才能够进入该抗原结合沟;而 MHC-II 类分子的抗原结合沟两端相对比较开阔,故结合的抗原肽长度无严格限制,常可结合至少 13 个氨基酸残基或者更长的抗原肽。MHC-I 类分子和 II 类分子结合的抗原肽类型也不同。MHC-I 类分子通常结合细胞内的抗原,也称为内源性抗原。这些抗原肽由胞质内的蛋白酶体(proteosome)降解成小肽段,随后被转运至内质网,与 MHC-I 类分子 α 链的抗原结合沟及 β-2 微球蛋白装配成一个复合体,后者经高尔基体转运至细胞表面。而 MHC-II 类分子则结合细胞外抗原。细胞外抗原被抗原提呈细胞吞噬,在吞噬溶酶体内降解,然后吞噬溶酶体与高尔基体来源的小泡发生融合,该小泡内即含有原始的 MHC-II 类分子及一个 CLIP(class II invariant chain peptide)。CLIP 占据着 MHC-II 类分子的抗原结合沟,避免其他内源性抗原肽与 MHC-II 类分子结合,并且稳定该复合体。当含部分降解的外来抗原肽的吞噬溶酶体与含 MHC-II 类分子的小泡融合后,外来抗原肽与 CLIP 分子发生交换,结合于 II 类分子的抗原结合沟,然后融合泡与细胞膜融合,MHC-II 类分子/抗原肽复合物表达于细胞表面。MHC-I 类和 MHC-II 类分子将抗原提呈给不同的 T 细胞亚群:MHC-I 类分子主要将移植抗原肽提呈给 CD8+ 细胞毒性 T 淋巴细胞(CTL),而 MH-II 类分子主要将移植抗原肽提呈给 CD4+ 辅助性 T 细胞(TH)。

(2)移植抗原提呈细胞 只有在少数特定情况下,移植器官的组织细胞 MHC-I 类分子/移植抗原复合物可以直接提呈给移植前已经预先活化的抗原特异性 CD8+T 淋巴细胞,直接产生细胞毒效应导致移植器官组织的损害。而在绝大多数情况下,移植抗原都需要经过 APC 摄取加工并形成 MHC 分子 - 移植抗原复合物后,才能提呈给 T 淋巴细胞识别。机体免疫系统中有三种专职 APC,分别为树突状细胞(dendritic cell,DC)、巨噬细胞和 B 细胞,其中 DC 对于移植抗原的提呈尤为重要(Box 1-11-1)。

Box 1-11-1 树突状细胞(DC)的分类

1. Pre-dendritic cells(pre-DCs)
Pre-DCs are cells without immediate dendritic form and DC function,but with a capacity to develop into DCs with little or no division. Different types of pre-DC give rise to different DC subtypes. Examples include interferon-producing plasmacytoid dendritic cells(pDCs)and monocytes

2. Conventional dendritic cells(cDCs)
These cells already have DC form and function. cDCs can be divided into several categories
(1) Migratory dendritic cells They are the classical text-book DCs. They act as sentinels in peripheral tissue. They migrate to the lymph nodes through the lymphatics,bearing antigens from the periphery. They present these antigens to T cells in the lymph nodes. Examples include Langerhans cells and dermal DCs
(2) Lymphoid-tissue-resident dendritic cells They do not migrate through the lymph. Their function and life-history are restricted to one lymphoid organ. They collect and present foreign and self-antigens in that lymphoid organ. They can be further divided into specialized subsets. Examples include thymic cDCs and splenic cDCs

3. Inflammatory dendritic cells
These are DCs that are not normally present in the steady state,but appear as a consequence of inflammation or microbial stimuli. An example is the TNF and inducible nitric-oxide synthase-producing DCs(Tip DCs). Inflammatory monocytes can produce inflammatory DCs

2. T 细胞受体识别移植抗原 发受者 T 细胞受体(T cell receptor,TCR)识别供者同种异体主要组织相容性抗原是同种异体排斥反应早期最重要的细胞和分子事件。TCR 对同种异体抗原的识别需要在 TCR/CD3 复合体、抗原肽以及 MHC 分子组成的三分子复合体共同作用下才能完成。目前已经明确,同种异体免疫反应的抗原提呈主要通过直接途径和间接途径完成(Figure 1-11-1)。直接途径是同种异体移植物内的供者 APC 通过它的 MHC 分子将移植抗原提呈给受者 TCR,并引起相应 T 淋巴细胞克隆的活化,该途径被认为在急性排斥免疫反应过程中起主要作用。间接途径是受者 APC 通过它的 MHC 分子将移植抗原提呈给受者 TCR,并引起相应 T 淋巴细胞克隆的活化,而该途径则被认为在慢性排斥免疫反应过程中

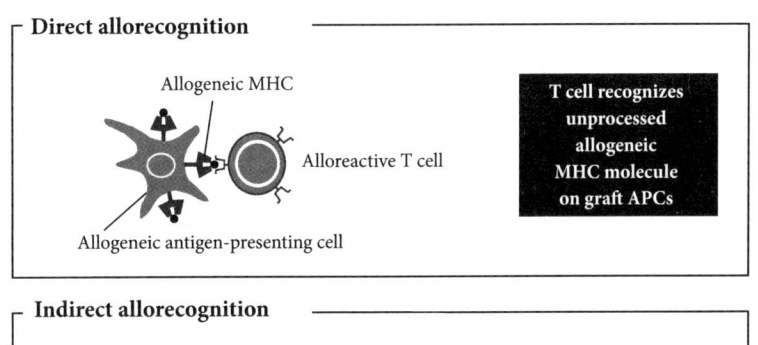

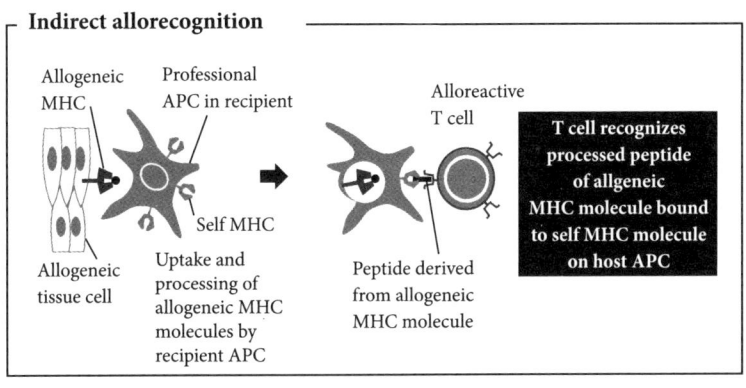

Figure 1-11-1　Antigen-presenting of allogeneic immune response

起主要作用。

　　(三) T 淋巴细胞的活化

　　T 淋巴细胞未活化前称作幼稚 T 淋巴细胞(naive T cell)。目前,Lafferty 有关 T 淋巴细胞活化的"双信号"理论已经广为人们所接受。这个理论同样适用于移植免疫过程中 T 淋巴细胞的活化(Figure 1-11-2)。TCR/CD3 复合体、抗原肽以及 MHC 分子组成的三分子复合体是第一信号,这一信号是抗原特异性的。第二信号,或称共刺激信号,是通过 APC 表达的一些表面分子和 T 淋巴细胞表面一些相应的配体结合而产生的,它是非抗原特异性的(Box 1-11-2)。如果 T 淋巴细胞只受到第一信号的刺激,而第

二信号被阻断,此时 T 淋巴细胞不能活化,取而代之的是该 T 淋巴细胞失能(anergy)和程序性细胞死亡(programmed cell death)。在"双信号"刺激下,触发了 TCR/CD3 复合体与跨膜蛋白 CD4 或 CD8 分子结合,进而激活 T 淋巴细胞胞质内的蛋白酪氨酸激酶(protein tyrosine kinases,PTKs),细胞内钙离子浓度升高,激活蛋白激酶 C(protein kinase C,PKC),细胞内大量合成白介素 -2(interleukin-2,IL-2)、IL-2 受体(interleukin-2 receptor,IL-2R)及其他相关细胞因子,从而引起 IL-2R 在细胞表面表达增多,同时细胞因子也以自分泌(autocrine)和旁分泌(paracrine)的形式出胞,以正反馈的方式作用于自身或者附近的细胞,此时 T 淋

Box 1-11-2　作用于 T 淋巴细胞的共刺激信号通路

机体存在正向共刺激通路和负向共刺激通路两类

正向共刺激通路	负向共刺激通路
CD28-B7 通路	CTLA4-B7 通路
CD40-CD154(CD40L)通路	PD1-PDL1/PDL2 通路
ICOS-B7h(ICOSL)通路	BTLA/LIGHT-HVEM 通路
CD134-CD134L 通路	B7-H3 通路
4-1BB-4-1BBL 通路	
CD27-CD70 通路	

正向共刺激通路中最重要的是 CD28-B7 和 CD40-CD154 (CD40L)通路,其作用是促使抗原特异性 T 细胞活化、增殖和分化和产生细胞因子,引起免疫反应　　　　负向共刺激通路中最重要的是 CTLA4-B7 和 PD1-PDL1/PDL2 通路,其作用是导致抗原特异性 T 细胞失能或者凋亡,同时抑制 细胞因子的产生

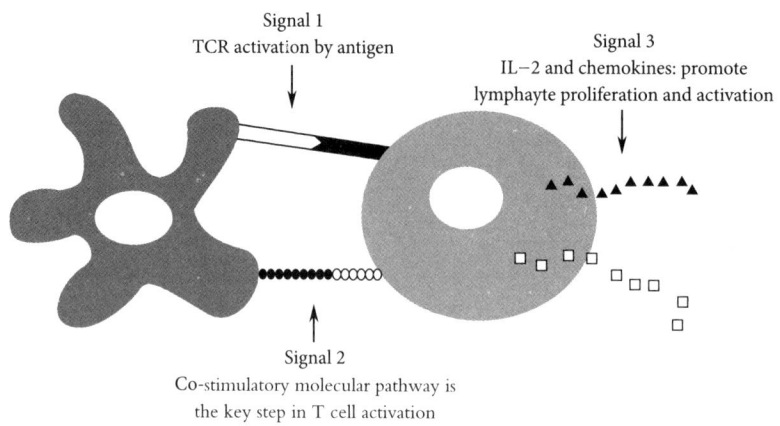

Signal 1
TCR activation by antigen

Signal 3
IL-2 and chemokines: promote
lymphayte proliferation and activation

Signal 2
Co-stimulatory molecular pathway is
the key step in T cell activation

Figure 1-11-2　T cell activation in the process of transplantation immunity

巴细胞开始增殖。因此这些具有正向性调节作用的细胞因子也称为 T 淋巴细胞活化的第三信号。

（四）移植免疫效应细胞的活化及其效应

1. T 淋巴细胞亚群　可分为 CD4+ T 淋巴细胞和 CD8+ T 淋巴细胞两大亚群,分别在移植免疫反应中发挥各自的功能。CD8+ T 淋巴细胞识别 MHC-Ⅰ类分子/移植抗原复合物,激活的 CD8+ T 淋巴细胞亚群是细胞毒性 T 淋巴细胞(CTL),直接裂解外来细胞。CD4+ T 淋巴细胞识别 MHC-Ⅱ类分子/移植抗原复合物,激活后转变成辅助性 T 淋巴细胞(T helper,Th),分泌许多细胞因子,调节其他淋巴细胞的活化、增殖和分化。根据 Th 分泌细胞因子的不同,Th 又分为两个主要的亚群:调节细胞免疫的 Th1 和调节体液免疫的 Th2。Th 细胞自身并不直接损伤移植器官,其重要的功能是活化其他免疫细胞,从而放大免疫反应。Th 活化的下游细胞可造成更为持久而严重的移植器官损伤,因此 Th 在移植免疫反应中处于中心地位。新近发现的 Th17 细胞在移植免疫反应中也起到重要的作用,目前主要认为其能促进排斥反应的发生。

近年来,调节性 T 细胞(regulatory T cell,Treg)在移植免疫反应中的作用引起了极大的关注,也有人把它归为 Th3,其特征是分泌 IL-10 及转化生长因子 β(transforming growth factor β,TGF-β)。目前认为最为重要的 Treg 亚群是 CD4+CD25+FoxP3+T 细胞,它可抑制其他抗原特异性

T 淋巴细胞的免疫活性,而且这种抑制作用可以通过输注该 T 淋巴细胞亚群过继转移给另一个体,称为"感染性耐受"(infectious tolerance)。

2. 自然杀伤细胞(natural killer cells,NK)　是一种大颗粒细胞,无需抗原特异性的活化即可杀灭移植器官中的外来细胞、自身病毒感染细胞或肿瘤细胞等靶细胞。NK 细胞的溶细胞机制与 CTL 不同,它主要表达一簇杀伤细胞抑制受体(killer-inhibitory receptors,KIRs)。KIRs 可与靶细胞表面的 MHC-Ⅰ类分子结合,并抑制 NK 细胞的杀伤效应。若此抑制信号缺乏,则 NK 细胞会溶解靶细胞。移植器官中的外来细胞、自身病毒感染细胞或肿瘤细胞由于 MHC-Ⅰ类分子的表达减少或缺如,KIR 结合后产生的抑制信号较弱,这些细胞易被 NK 细胞杀灭。NK 细胞也分泌 γ 干扰素(interferon-γ,INF-γ),激活巨噬细胞参与杀灭靶细胞的免疫反应。

3. B 淋巴细胞　产生针对外来抗原的体液免疫或者抗体介导的免疫反应。B 淋巴细胞在细胞表面表达免疫球蛋白(抗体),这些细胞膜表面表达的免疫球蛋白是 B 细胞特异性的抗原受体,引起抗原特异性的免疫反应。

4. 单核细胞　在移植免疫中也扮演重要的角色。外周血中的单核细胞进入到组织炎症部位,转化为巨噬细胞或者组织细胞(histiocyte)。单核细胞和巨噬细胞的主要功能是吞噬、加工和提呈外来抗原给淋巴细胞,并产生大量的细胞因子,调节免疫反应。

第二节 / ABO 血型、HLA 配型与移植

器官被移植给免疫系统功能健全的受者就有产生移植排斥的风险。尽可能减少供者和受者之间异体抗原

(alloantigen)的差异是减少移植器官抗原性的最佳方案。ABO 血型相容性和减少排斥反应的关系最早在肾移植的

临床实践中被认识。目前,ABO 血型相容成为减少移植器官抗原性的一项基本措施。

另外一个减少移植器官抗原性的关键是供受者之间 HLA 相匹配的程度,即 HLA 配型(HLA typing)或称组织配型(tissue typing)。每个人都有两套不相同的 HLA-A、HLA-B 和 HLA-D 等位基因(来自父母各一套)。供受体间 HLA 完全相符是避免排斥和延长移植器官生存的另一重要途径。以往,微量细胞毒试验(microcytotoxicity)是标准的 HLA 配型血清学检测方法,但不够精确,特别是对于 HLA 中 II 类抗原的检测存在局限性。目前血清学方法正被分子生物学方法即基因核苷酸序列分析法,简称 DNA 配型(DNA typing)逐步取代,DNA 配型目前有聚合酶链反应(polymerase chain reaction,PCR)和 DNA 测序等方法。

第三节 / 异种移植

移植器官的严重短缺导致许多病人在等待移植的过程中失去生命,异种移植是解决移植器官短缺的一个可能的途径。异种移植和同种异体移植的免疫反应机制不同,异种移植常导致异常强烈的免疫排斥反应。人体内存在 IgM 型异种反应性自然抗体,它是预先存在于体内不需要异源性抗原致敏即产生的抗体。与 ABO 血型抗体类似,IgM 型异种反应性自然抗体作用的靶点为非己的糖类组分。多数异种反应性自然抗体可直接攻击异种的 α-乳糖,激活补体,导致细胞损伤。IgM 型异种反应性自然抗体的存在与物种间亲缘关系密切相关。物种间亲缘关系愈近,IgM 型异种反应性自然抗体组分就越少。例如人类和黑猩猩等灵长类动物之间存在较少的 IgM 型异种反应性自然抗体,而人和猪之间存在较多的 IgM 型异种反应性自然抗体。

异种移植排斥反应可分为超急性异种排斥反应(xenogeneic hyperacute rejection)和迟发异种排斥反应(delayed xenograft rejection)。超急性异种排斥反应许多的免疫学特征与 ABO 血型不符的同种超急性排斥反应相似,完全依赖于补体介导的凝血因子激活和血小板聚集。但是与同种异体移植情形不同,异种移植调控补体级联反应的能力缺失。例如,人类细胞表达一种控制补体介导损伤的衰减因子 CD55,但猪的细胞不表达 CD55。给予人类 CD55 和补体受体治疗能够减轻异种急性排斥反应的程度。通过转基因技术让猪表达人类 CD55 分子也在探索过程中。此外,克隆不产生乳糖转移酶的猪从而使器官不表达相应的 α-乳糖,也是一种避免超急性异种排斥反应的策略。

只有当超急性异种移植排斥反应得到控制,研究迟发异种排斥反应才有了可能性。动物实验发现 NK 细胞和巨噬细胞所调节的炎症反应参与了迟发异种排斥反应。由于缺乏自身的 MHC 分子提供抑制信号,NK 细胞激活后免疫功能无法被抑制。激活的 NK 细胞分泌细胞因子,如 TNF 和 INF-γ 等。这些细胞因子促使巨噬细胞的产生和激活。

第四节 / 移植免疫耐受

一、免疫耐受

当前人类器官移植最大的障碍在于移植排斥反应。器官移植后需要终生服用免疫抑制剂防治排斥反应,维持移植器官的功能。当前所用的免疫抑制剂为非特异性的,势必导致受者整个免疫系统功能受到抑制。机体的免疫防御能力降低导致了发生机会性感染和恶性肿瘤的风险。绝大多数免疫抑制剂有毒副作用,而且现有的免疫抑制剂及免疫抑制治疗方案对慢性排斥反应基本无效。因此,控制移植排斥反应最理想的方法是诱导移植耐受(transplant tolerance)。移植耐受是指移植受体对供者抗原产生持续的特异性的免疫无应答状态。这种免疫无应答状态只特异性地针对移植抗原,而不影响宿主的其他免疫功能,并且不依赖持续性地给予外来非抗原特异性的免疫抑制剂。

二、移植免疫耐受的机制

1953 年,Billingham 和他的同事首先报道了"获得性移植物特异性耐受"(acquired donor-specific tolerance)现象。他们利用共用一个胎盘的两头异卵双生小牛进行试验。共用一个胎盘导致了出生后的小牛为先天性血红细胞嵌合体，每头小牛血液中都含有一定数量对方的血红细胞。两头小牛互相行皮肤移植未发生排斥反应，当两头小牛给予第三方的皮肤移植，第三方的皮肤被排斥，证实了小牛间产生了抗原特异性免疫耐受。此外，他们也发现将供体骨髓来源的细胞注射给胎鼠，当胎鼠成年后移植供体皮肤也能诱导出抗原特异性免疫耐受。机体的免疫反应主要是在胚胎发育的晚期形成，此期间所接触的任何外来抗原均被识别为自身抗原而被耐受。上述试验也提供了重要的信息：获得性免疫耐受依赖于受体对移植抗原的免疫能力的丧失而非移植物自身的改变。

迄今为止所提出的有关移植免疫耐受的理论只是建立在一系列实验或临床观察上所提出的假说。由于 T 淋巴细胞在移植免疫过程中扮演着重要的角色，抗原反应性 T 淋巴细胞克隆清除（clonal deletion）和克隆无能（clonal anergy）被认为是这些假说的细胞学基础。克隆清除可以发生在胸腺这个中枢淋巴器官也可以在外周淋巴器官。胸腺内阴性选择是抗原反应性淋巴细胞克隆清除最主要的机制。克隆无能主要发生在外周淋巴器官，它可以通过阻止 T 淋巴细胞共刺激信号或者通过免疫抑制机制来实现。免疫抑制机制包括运用抗原反应性 T 淋巴细胞 TCR 独特型的调节细胞、否决细胞（veto cell）及诸如 TGF-β 负调控细胞因子等。在中枢免疫器官内，能识别异源抗原的 T 淋巴细胞和 B 淋巴细胞克隆被清除或处于无反应性状态而形成的耐受称中枢耐受。在外周免疫器官，成熟 T 和 B 淋巴细胞在克隆无能、调节性免疫细胞等机制作用下形成的对外源性抗原耐受，称外周耐受。中枢耐受和外周耐受均属于移植耐受。

由于阴性选择所致的克隆清除仅在胚胎和新生儿期发生，故通过中枢耐受机制来诱导供者特异性免疫耐受并不现实。对于成年的动物和人类，目前的移植耐受策略多为诱导外周耐受。可行的外周耐受方案有以下几种：①全身放疗、全身淋巴系统放疗或者单克隆抗体引起细胞清除；②单纯供者骨髓输注或造血干细胞输注导致嵌合体形成；③方案 1 和 2 结合；④细胞表面分子靶向治疗（例如抗细胞黏附分子单克隆抗体、抗 T 淋巴细胞亚群分子单克隆抗体等）；⑤免疫抑制药物（如环孢素、西罗莫司）；⑥供体特异性输血结合药物或者单克隆抗体治疗；⑦调控特定的细胞群（即基因改造的致耐受性 DC、调节性 T 淋巴细胞），尤其是近年来体外培育的调节性 T 淋巴细胞过继输注成为一个研究热点。

（郑树森　严　盛）

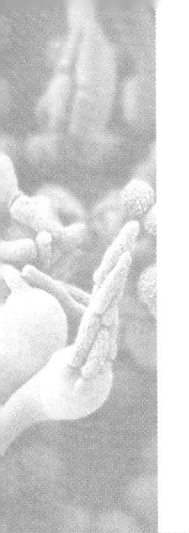

第 12 章

伤口愈合

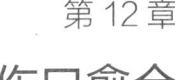

本章要点 (Key concepts)

Wound healing is the effort of tissue to restore normal function and structure after injury. The same events, in the same order, occur in every healing process regardless of the tissue type or the inciting injury. All wounds undergo the same basic steps of repair.

Wound healing are divided into primary, secondary, and tertiary repair.

Primary healing are those wounds that are immediately sealed with simple suturing, skin graft placement, or wound closure.

Secondary healing, is represented by the highly contaminated wound, involves no active intent to seal the wound. It will be closed by reepithelialization and contraction of the wound.

Tertiary repair, a contaminated wound, is initially treated with repeated débridement and perhaps systemic or topical antibiotics for several days to control infection. Once it is assessed as ready for closure, surgical intervention, such as suturing, skin graft placement, or flap design, is performed.

Wound healing phases.

The inflammatory (also reactive) phase is the immediate response to injury. The body's defenses are aimed at limiting the amount of damage and preventing further injury.

The proliferative (also regenerative or reparative) phase is the reparative process with reepithelialization, collagen synthesis, and neovascularization to relieve the ischemia of the trauma itself.

The final maturational (or remodeling) phase is the period of scar contraction with collagen cross-linking, shrinking, and a loss of edema.

组织愈合是组织创伤后恢复正常结构和功能的过程,是外科治疗的基础。通过组织愈合,机体可减少体液丢失,限制异物入侵,并重建正常的血供和淋巴引流,恢复损伤组织的完整性和屏障功能。组织损伤后,无论创伤的严重程度和组织类型有何不同,在成年人机体所有部位,组织创伤的修复过程几乎都是以瘢痕形成替代组织再生来完成的。只有胚胎组织、低等生物或某些特定组织(骨骼,肝)才存在完全的组织再生过程。增强对伤口愈合过程的理解有助于合理处理创伤,以达到最佳的治疗效果。

第一节 / 伤口愈合类型

依据创面损伤、污染的情况不同,伤口愈合可分为三期:①一期愈合或初期:发生于切缘对合良好的闭合性伤口,如缝合的清洁皮肤切口。切口缺损很快再上皮化,基质沉淀封闭创面;②二期愈合:发生在伤口边缘对合不良时,如开放的皮肤穿刺活检的创面,深度烧伤面,开放留待肉芽形成的感染性伤口。由肉芽组织充填伤口,接着创面收缩和再上皮化。③三期愈合或延期愈合:发生于损伤数天后二次缝合的开放性伤口。此种伤口由于污染严重,初期保持开放,典型的例子是切除穿孔阑尾后的伤口。在关闭腹膜和筋膜防止内脏脱出之后,皮肤和皮下组织保持开放,伤口用湿润的纱布疏松地填塞。数天后,当伤口的污染程度明显减轻后再关闭伤口。这类伤口完全以再上皮化愈合,很少像其他伤口那样需要基质形成和重塑。

开放和闭合的伤口愈合都遵循同样的基本修复机制:上皮化封闭伤口,基质形成提供结构化强度。当组织存在缺损时,通过牵拉正常组织覆盖缺损的收缩作用而促使伤口闭合。收缩作用明显不同于由于瘢痕紧缩使组织活动性丧失的挛缩作用。在非全层皮肤损伤中,皮肤附属器如汗腺和毛囊可以自行修复,而在全层皮肤损伤中则不能再生。

第二节 / 伤口愈合的修复过程

依据伤口愈合的不同阶段,又可将愈合过程分为三个阶段:①炎症(反应)期:有害因素损伤后的即刻反应阶段。机体防御系统通过出血、凝血和炎症反应控制损伤范围,预防损伤加重。②增生(再生或修复)期:是基质合成、新血管形成以及组织上皮化的阶段,此阶段创伤组织自身逐渐缺血。③成熟期(重塑期):是胶原纤维交错、瘢痕收缩、皮肤皱缩、水肿消失的阶段。对于挤压伤、烧伤焦痂等创面,这三个阶段可以同时发生,交错存在。可同时既有纤维蛋白渗出、肉芽组织增生,还有组织收缩的成熟期表现。

一、炎症(反应期)期

炎症期即受伤组织对创伤的即刻反应阶段。受伤组织试图通过出血、凝血来控制损伤,血凝块封闭创面,炎症细胞清除所有坏死组织、异物碎屑或细菌。组织损伤、血管损害导致内皮下胶原暴露,血小板黏附、聚集,凝血系统激活,局部小动脉和毛细血管强烈收缩,并随后扩张,通透性增加。血流减慢,损伤部位毛细血管内皮上附着的红细胞和血小板栓子阻塞毛细血管,出血停止。

(一)血小板

在组织损伤的过程中,血管通透性增加导致血小板构象变化,激活细胞内信号传导系统,释放生物活性蛋白,再进一步激活保存在细胞器内的血小板 α 颗粒。

凝血过程受到内源和外源双重途径的激活。当血小板被激活,膜磷脂结合的凝血因子 V 与凝血因子 X 相互作用。膜结合的凝血酶原被激活,促进凝血酶指数级增长。凝血酶可再激活血小板并进而促进纤维蛋白原向纤维蛋白转化。纤维蛋白与红细胞相互作用形成血凝块封闭创口,形成网状支架。形成的网状支架可以网罗内皮细胞、炎症细胞以及成纤维细胞。

(二)白细胞

在组胺和 5-羟色胺的作用下,毛细血管通透性增加。不同趋化因子促进中性粒细胞渗出到炎症部位,游走并黏附到创伤部位的血管内皮。补体因子如 C5a 和白三稀 B4 促进中性粒细胞黏附并相互吸引。纤维蛋白沉积并渗入淋巴管,进一步促进局部组织水肿。强烈的血管扩张和通透性增加导致出现炎症状态,表现为皮肤红、肿、烧灼感以及疼痛。

受损后,通常在白细胞游走 24~48 h 后,伤口的污染得到控制,中性粒细胞游走停止,并开始死亡,组织创面从中性粒细胞渗出占优转为单核细胞占优。如果创面污染持续或继发感染,补体系统继续活跃,中性粒细胞通过其他途径持续的趋化作用,持续进入创面,造成炎症的持续状态,延迟创面愈合,破坏正常组织,促进组织坏死和脓肿形成,从而加重机体感染。

(三)巨噬细胞

巨噬细胞是伤口愈合的中心细胞。在伤口愈合过程中,中性粒细胞消退的同时出现在伤口内。血液单核细胞在趋化因子的作用下,在受伤 24~48 h 内出现并游走,转化为创伤局部的巨噬细胞,诱导中性粒细胞凋亡。巨噬细胞能识别并调理病原体,促进吞噬作用,在 IL-2 的存在下,释放自由基。自由基可使细菌碎屑激活单核细胞,产生氧化亚氮,增加杀菌活力。伤口中巨噬细胞释放蛋白水解酶,降解细胞外基质,去除异物,促进细胞运动,调理细胞外基质的转归。巨噬细胞释放生长因子,进而刺激成纤维细胞、内皮细胞以及角化细胞增生。在伤口增生期非常重要。

(四)淋巴细胞

伤后第五天,T 淋巴细胞数量显著增加,第七天达到高峰。B 淋巴细胞在伤口的愈合过程中并没有显著的作用,但当伤口关闭时,可下调组织的愈合过程。淋巴细胞在急性伤口的愈合过程中,尤其在没有过度炎症状态下,作用较小,巨噬细胞吞噬异物碎屑(细菌或酶降解的宿主蛋白),为淋巴细胞提呈抗原,从而刺激淋巴细胞增生和细胞因子释放。T 淋巴细胞产生 IFN-γ,刺激巨噬细胞释放 TNF-α、IL-1 等一系列细胞因子。IFN-γ 还可降低前列腺素合成,抑制胶原合成并阻止巨噬细胞离开伤口。因此,IFN-γ是慢性伤口不愈合的重要介质。

二、增殖(再生或修复)期

增殖期是随着出血和炎症得到控制,伤口开始形成纤维支架、开始创面修复的过程。这个阶段以富含毛细血管、成纤维细胞、疏松排列的胶原、纤维连接蛋白以及透明质酸酶的肉芽组织形成为特点。

（一）血管再生

机体受伤后,内皮暴露,在多数可溶因子和黏附的血细胞的相互作用下,细胞表面黏附分子(VCAM)-1的表达上调,基质降解酶被释放和活化,基底膜降解。随着毛细血管后微静脉基底膜的降解,上皮细胞开始沿着基质支架游走。游走的内皮细胞分化并形成微小管腔,新生毛细血管成熟。血管再生过程中,一些新的毛细血管分化成静脉和动脉,其他的退化或凋亡,而被巨噬细胞吞噬。

TGF-β是成纤维细胞的化学引诱物,并可能促进成纤维细胞产生FGFs,帮助生成血管。其他已明确能诱导血管生成的因子包括:血管生长因子、IL-8和乳酸。纤维连接蛋白和透明质酸酶也具有促血管生成作用。巨噬细胞和损伤的内皮细胞产生纤维连接蛋白和纤维蛋白原,胶原通过促进内皮细胞小管化以促进血管生成。血管生成为创口的修复创造了非常必要的环境。

（二）纤维组织形成

成纤维细胞在结缔组织中不同于其他间质细胞,是一种特殊的细胞。它们并不经血管渗出到达伤口。在伤害性刺激后,正常处于静止和稀疏的成纤维细胞被吸引到炎症部位,在此分化并产生细胞外基质成分。

成纤维细胞在炎症期就开始合成胶原,从未分化间质细胞分化成为高度特异成纤维细胞阶段,大致需要3~5 d,成纤维细胞在趋化因子的作用下开始游走。4周后,胶原合成下降,最终胶原在胶原蛋白酶(MMP-1)作用下合成与破坏达到平衡,伤口进入成熟期。成熟期可持续数月或数年,此阶段糖蛋白和黏多糖水平下降,新生毛细血管退化并消失。这些变化改变了伤口的外观,增加了强度。

（三）上皮形成

表皮是防止液体丢失和细菌入侵的重要物理屏障。上皮细胞间的紧密连接使得上皮通透性极低。创面在受伤后数小时就开始发生上皮形成。起初血凝块迅速封闭伤口,随后上皮细胞游走封闭缺损。位于残留上皮基底层的角质化细胞或上皮深层的真皮层附件游走到受损上皮表面,重新上皮化创面。上皮化过程包含角质化细胞的一

系列过程,包括细胞分离、游走、增殖、分化以及分层的过程。如果基底膜区完整,上皮化进程迅速。

细胞外基质(ECM)作为支架具有稳定组织结构的作用,同时也调节接触细胞的行为,起着活跃和复杂的作用。支架内的细胞产生大分子物质,包括①葡萄糖胺聚糖(GAGs),常以共价键方式与蛋白结合形成蛋白聚糖的多糖链;②纤维状蛋白质如胶原、弹力蛋白、纤维连接蛋白以及层粘连蛋白。

在结缔组织内,黏蛋白分子形成胶样基质。这种高水合凝胶既可缓冲压力,还能允许营养、代谢产物以及激素等在血管和组织细胞之间快速扩散。基质中的胶原纤维能增强组织强度,弹性蛋白纤维能增加弹性回缩力,基质蛋白具有黏附功能。

在愈合过程中,伤口基质聚集并不断改变成分,平衡基质中的沉积和降解。临时基质由纤维蛋白、纤维蛋白原、纤维连接蛋白以及玻璃粘连蛋白组成,是细胞迁移的支架。GAGs以及蛋白聚糖随后合成,支撑进一步的基质沉积和重塑,最终形成胶原。黏附蛋白,如纤维蛋白和纤维连接蛋白,通过与细胞表面整合素蛋白受体结合提供对ECM的连接。

成纤维细胞和ECM之间存在动态的和相互可逆的关系。细胞因子由于ECM组分的不同,可以调节成纤维细胞的反应,如细胞因子刺激成纤维细胞后上调MMPs。纤维蛋白溶酶原激活剂将纤维蛋白溶酶原激活为纤维蛋白溶酶,进而有利于细胞的游走。这些过程通过细胞基质相互作用调节伤口愈合。基质的调节同样也可见于肿瘤的转移过程。

（四）胶原结构

胶原由多种细胞分泌,是皮肤、骨骼的主要成分,占动物整个蛋白质的25%。富含脯氨酸和甘氨酸的胶原分子长、硬度强,三倍螺旋结构由三种α多肽链组成,像绳索一样构成超螺旋。由于其环状结构,每条α链的脯氨酸提供稳定的螺旋构象,甘氨酸分子小,致密填塞于三条α链的脯氨酸螺旋内,形成超螺旋结构。胶原至少有20种,结缔组织中主要为Ⅰ、Ⅱ、Ⅲ、Ⅴ和Ⅺ型胶原。Ⅰ型胶原是皮肤、骨骼的主要胶原,最常见。成年人皮肤胶原的80%为Ⅰ型,20%为Ⅲ型胶原。新生儿中Ⅲ型胶原远多于成人。伤口愈合的早期,Ⅲ型胶原表达增加。Ⅰ型胶原为纤丝状胶原或细丝形胶原,它们分泌进入细胞外间隙装配成胶原纤维(直径10~300 nm)。

胶原合成:胶原多肽在核糖体上合成,然后作为α链前体进入内质网。在内质网腔内,一些脯氨酸和赖氨酸羟

基化形成羟基脯氨酸和羟基赖氨酸,羟基化通过形成氢键,构成稳定的三螺旋结构。α多肽链随后通过氢键结合另外两个原胶原形成三股的螺旋分子。

在分泌进入细胞外基质后,特异蛋白酶劈开原胶原分子,形成胶原单体。这些单体在 ECM 中自我装配形成胶原纤维,各组织交联的程度和类型不同,肌腱抗张强度很大,胶原交联非常高。哺乳动物皮肤,胶原纤维呈网状排列以抵抗多方向的张力。肌腱胶原纤维沿主轴方向并列排列。

（五）弹力纤维

皮肤、血管和肺需要强度和弹性。这些组织 ECM 中的弹性纤维提供弹性回缩力,以便在被短暂拉长后能够回缩。弹性纤维的化学成分主要是弹性蛋白,一种高度疏水蛋白。可溶的弹性蛋白原分泌到细胞外空间,同其他弹性蛋白原分子形成赖氨酸交联以形成大的弹性纤维网和膜。弹力蛋白由疏水的、富含丙氨酸和赖氨酸的α多肽链的螺旋片段相互交替组成。疏水片段与分子的弹性相关。弹力纤维由弹力蛋白作核心外覆微纤维鞘,这个鞘由不同的糖蛋白组成,如原纤维蛋白。弹力蛋白与原纤维蛋白结合是弹力纤维完整的基础。

在新生成的组织中,微纤维出现早于弹力纤维并且似乎形成支架以供分泌的弹力纤维分子沉着。弹力纤维产生于生命的早期,状态一直稳定,伴随着整个生命周期并不经历进一步的降解。弹力纤维网状结构在出生后似乎随着机体的长大而同步逐渐长大。在未受伤的环境下几乎没有弹力纤维退化。这可能由于弹力纤维极端疏水,很难进入高度折叠的蛋白内部所致。

（六）葡萄糖胺聚糖和蛋白聚糖

GAGs 是由双糖单位重复组成的无分支的多糖链。由于大多数 GAGs 中带有硫酸根和羧基,所以带有高负电荷。GAGs 存在四种亚型。①透明质烷（HA）。②硫酸软骨和硫酸软骨素 B。③硫酸乙酰肝素。④硫酸角质素。

结缔组织中的 GAGs 通常占纤维蛋白重量的 10%。它们的高阴性电荷吸引活跃的阳离子如 Na^+,造成大量水进入基质,并造成多孔的水合凝胶,使原本能承受压力的基质膨胀。

透明质烷（HA）是最简单的 GAGs,由重复的非硫化的双糖单位组成,在胎儿伤口中含量非常丰富,被认为是胎儿伤口瘢痕小的原因。在伤口愈合过程中,HA 大量生产,并通过全身分布的 ECM,促进细胞游走,允许细胞增加游走空间,降低细胞同基质纤维的黏着强度。在胚胎、

心脏、其他器官的发生中,HA 由上皮基底合成,产生一个细胞自由空间以利游走。当细胞游走完成,剩余的 HA 通过透明质酸酶降解。

蛋白聚糖是一类由核心蛋白和 GAGs 链介导的糖蛋白。GAGs 同核心蛋白结合的数量和类型差距非常大。蛋白聚糖与不同的分泌信号结合,并且调整信号活性,进而起到化学信号作用。蛋白聚糖还能结合其他蛋白,如蛋白酶、蛋白酶抑制剂。蛋白聚糖可以是胞质膜的成分,或具有穿膜的核心蛋白或通过糖基磷脂酰肌醇（GPI）锚粘于类脂双层膜上。这些蛋白聚糖作为复合受体,同其他细胞表面受体蛋白一起将细胞结合于 ECM 并启动细胞对细胞外信号蛋白的反应。例如多配体聚糖,位于多种细胞表面,如成纤维细胞、上皮细胞,是跨膜蛋白聚糖。在成纤维细胞中,多配体聚糖以黏着斑存在,并与细胞表面的纤维连接蛋白、细胞骨架以及细胞内信号蛋白相互作用。

ECM 还有其他非胶原蛋白,如纤维连接蛋白,具有多个位点并能与其他基质大分子以及细胞表面受体结合。这些相互作用帮助协调基质以促进细胞黏附。在动物的胚胎发育中,纤维连接蛋白是很重要的。

纤维连接蛋白以可溶的纤维丝亚型存在。可溶的血浆纤维,以不同体液方式循环,从而增强血液凝固性,促进伤口愈合和吞噬。纤维连接蛋白原纤维形成于成纤维细胞表面,通常与邻近细胞内肌动蛋白张力丝配对。肌动蛋白丝促进纤维连接蛋白原纤维合成并影响小纤维归巢。可收缩的肌动蛋白和肌球蛋白细胞骨架收缩纤维连接蛋白基质,产生张力。

（七）基底膜

基底膜是可折叠的,厚度 40~120 nm,由表皮细胞和真皮结缔组织细胞分泌形成,位于表皮与真皮交界处。基底膜区分为若干个连续的层次,包括:①透明层(电子低密度)由层粘连蛋白和硫酸乙酰肝素组成;②致密板(电子高密度)由Ⅳ型胶原组成;③网板,由网状纤维的产物——锚丝构成。基底膜的主要功能包括:①作为分子滤器,阻隔大分子物质通过(如肾小球);②作为某些细胞的选择性屏障(如上皮下的基底膜防止上皮细胞形成纤维,但并不终止巨噬细胞或淋巴细胞);③作为新生细胞游走的支架;④利于组织再生。

（八）ECM 的降解

ECM 的代谢对许多生物过程非常重要。ECM 在新生肿瘤经过血液或淋巴系统发生远处转移时发生降解。在损伤或感染情况下,ECM 发生局部降解以使细胞能够通过基底膜游走到达损伤或感染的部位。ECM 中的蛋白

水解作用帮助细胞游走,并从而清理出基质通道,暴露结合位点,促进细胞结合或游走;促进细胞脱落并运动;释放信号蛋白以促进细胞游走。

三、成熟(重塑)期

(一)伤口收缩

为胶原交联、收缩、水肿减轻的过程。临床表现为瘢痕收缩。伤口收缩是伤口周围全层皮肤向心运动,减少瘢痕紊乱的过程。相反,伤口过度收缩,超过正常伤口收缩能力并导致功能不良时为挛缩,常见于过度瘢痕,如超过正常水平或横贯关节的瘢痕,影响关节伸展;或累及眼睑、口唇的瘢痕,造成眼睑外翻,是典型的挛缩。

伤口收缩是细胞外基质和成纤维细胞相互作用的复杂过程,机制并不十分清楚。许多研究表明,在收缩伤口中的成纤维细胞可以转变成受刺激的细胞,如成肌纤维细胞。这些细胞具有和成纤维细胞和平滑肌细胞相同的结构和功能,并能成束表达称之为张力丝的 α 平滑肌肌动蛋白。这个肌动蛋白在伤后第 6 d 出现,并持续高水平表达 15 d,4 周后随着细胞凋亡消失。受刺激的成纤维细胞会逐渐具有收缩能力,这与胞质内肌动 – 肌球蛋白复合物的形成相关。当这个受刺激的细胞放置于长纤维细胞聚集的胶原蛋白网络中时,收缩得更快。成纤维细胞收缩造成的张力,刺激胞质中肌动和肌球蛋白结构。成纤维细胞依据张力方向排列成线,使细胞呈球状。

(二)重塑

成纤维细胞数量减少,致密的毛细血管网络退化,伤口强度在 1~6 周内迅速增加,并在伤后一年达到高峰。比较未受伤的皮肤,瘢痕的抗张强度仅能达到 30%。在大约 21 d 后,抗断裂强度增加,这很可能是交联的结果。虽然胶原交联造成进一步的伤口收缩并增加强度,同时也使瘢痕更脆而没有弹性。

第三节 / 影响伤口愈合的临床因素

一、营养

最佳伤口愈合所需的确切热卡目前尚不确定。大的创伤如烧伤明显增加了代谢率,而小的损失如孤立的骨折并不增加营养需求。若近期体重丢失超过 15%~25%,导致的蛋白质缺乏不利于伤口愈合。低蛋白血症的病人伤口裂开的危险性增加,提示慢性营养不良不利于伤口修复。同时,维生素 C、维生素 A、维生素 B_6 及锌、铜等微量元素的缺乏,也与伤口愈合不良有关。

二、氧、贫血和灌注

伤口需要足够的氧供才能愈合良好。氧是炎症反应、血管生成、上皮化和基质沉积的必要条件。缺血的伤口愈合不良并具有很高的感染危险性。组织灌注是伤口氧合和营养程度的最终决定因素。为了达到伤口的最佳修复,必须防止那些导致伤口缺血的因素存在。缝合不能过紧,病人应该保暖,疼痛要得到良好控制以防止儿茶酚胺介导的血管收缩,并且要纠正低血容量。

三、糖尿病和肥胖

由于一些尚未明确的机制,糖尿病和肥胖病人的伤口愈合不良。如果血糖水平得到良好的控制,可以促进伤口愈合。伤口灌注不良和坏死的脂肪碎片可能是影响糖尿病和非糖尿病肥胖病人的伤口愈合的原因。

四、皮质类固醇、化疗和放疗

类固醇药物降低伤口炎症、上皮化和胶原蛋白的合成,不利于伤口愈合,特别是在伤后头三天内应用。

放射和化学治疗药物对正在分裂的细胞都具有极大的杀伤作用。在被照射的组织中,内皮细胞、成纤维细胞和角质细胞的分裂受阻,使伤口愈合减缓。因此,化疗药物至少要到手术后 5~7 d 才能应用,以防止其对初期愈合的不利影响。

五、感染

若伤口被细菌(每千克组织超过 10^5 个)污染会导致临床伤口感染和延期愈合。感染的伤口表现为红斑和触痛,常常有脓液流出,并且病人往往有发热表现。这时必须拆除缝线,敞开伤口并彻底清创,应用抗生素治疗周围的蜂窝织炎。

(赵允召 黎介寿)

第 13 章

无菌术

本章要点 (Key concepts)

Microorganisms causing surgical site infection (SSI) can be either exogenous or endogenous. Exogenous microorganisms come from the operating team or the environment around the surgical site. Endogenous microorganisms come from the bacteria present in at surgical site or other part of patient.

Two primary measures existed to control the bacterial load in surgical site: aseptic and antiseptic methods, antimicrobial prophylaxis.

Good management of operation room (OR) can reduce the bacterial load as much as possible. Basic principles of OR manage include size of the OR, air management, equipment handling, and traffic rules.

Comprehensive operation room person and surgical site preparation, on the other hand, are important in avoiding SSI.

手术感染是外科的一大难题,因此无菌术(aseptic technique)的意义显得尤为重要。人体和周围环境中普遍存在各种微生物。在外科手术及各种有创诊疗过程中,病原微生物可通过直接接触、空气或飞沫传播进入伤口,引起感染。无菌术是临床医学的一项基本操作技术,是针对可能的感染来源和途径采取的一系列有效措施,包括灭菌法(asepsis)、消毒法(antisepsis)、无菌操作规则及管理制度等。

灭菌系指杀灭一切活的微生物,而消毒系指杀灭病原微生物和其他有害微生物,并不要求清除或杀灭所有微生物(如芽胞等)。灭菌法一般是指预先用物理方法,彻底消灭与手术区或伤口接触的物品上所附带的微生物。应用于灭菌的物理方法有高温、紫外线和电离辐射等,其中在医院内以高温的应用最为普遍。有的化学品如甲醛、戊二醛、环氧乙烷等,可以杀灭一切微生物,故也可在灭菌法中应用。消毒法又称抗菌法,常指应用化学方法来杀灭微生物,例如器械的消毒、手术室空气的消毒、手术人员手臂的消毒以及病人的皮肤消毒。

无菌操作规则和管理制度则是在医疗实践过程中总结出来的规范,目的是保证已经灭菌和消毒的物品,已行无菌准备的手术人员或手术区不再被污染,防止手术切口和手术野被感染。

第一节 / 无菌术的历史

一百多年前,伤口感染是外科医生所面临的最大难题之一。当时,截肢手术的死亡率高达 40%~50%。外科医生已经注意到常见的坏疽(gangrene)、丹毒(erysipelas)、脓血症(pyemia)、脓毒症(sepsis)等与手术环境有一定的关系,并称之为"医院病(hospitalism)"。

英国外科医生 Joseph Lister(1827—1912)奠定了抗菌技术的基本原则,被公认为抗菌外科的创始人。受到法国 Luis Pasteur(1822—1895)"空气中的微生物导致了食物腐败"学说的启发,Lister 怀疑手术伤口化脓发炎由微生物引起,进而尝试将大剂量饱和苯酚溶液注入伤口进行消毒。在他坚持定期用苯酚处理病人伤口后,病人不再出现坏疽现象。此后,Lister 改进了消毒的方法,发明了无感染手术即通过保持手术室洁净和使用无菌器械来防止细菌侵入伤口。根据 1864 年的统计,Lister 所在的爱丁堡医院病人手术后的感染死亡率高达 45%,由于采用了这种消毒方法,经 Lister 手术的病人的死亡率降至 15%。1878 年,德国细菌学家 Koch 发现了造成伤口感染的病原菌,之后德国医生 Bergmann(1836—1907)发明了高压蒸汽灭菌法,对敷料进行灭菌,建立了现代外科学中的无菌技术。1887 年,Mikulicz-Radecki 倡议手术者戴口罩;1889 年,德国 Furbringer 提出手臂消毒;1890 年,德国 Halsted 提议戴灭菌橡胶手套,从而使无菌技术趋于完善。现代微生物学、流行病学、生物化学等学科的迅猛发展,极大地促进了无菌技术的进一步完善。此后,经过不断实践,无菌技术不断改进和发展,逐渐发展演变成现代的无菌术(asepsis)。

第二节 / 手术器械、物品、敷料的灭菌法和消毒法

灭菌法所用的物理方法有高温、紫外线、电离辐射等,而以高温的应用最为普遍。手术器械和应用物品如手术衣、手术巾、纱布和盆、罐等都可用高温来灭菌。电离辐射主要用于药物如抗生素、激素、类固醇、维生素等以及塑料注射器和缝线等的灭菌。紫外线可以杀灭悬浮在空气中、水中和附于物体表面的细菌、真菌、支原体和病毒等,且不能射入食物和衣料、被服等纺织物,故一般常用于室内空气的灭菌。消毒法所用化学制剂的种类很多。理想的消毒药物应能杀灭细菌、芽胞、真菌等一切能引起感染的微生物而不损害正常组织,但目前尚无能够达到上述要求的药物。一般可根据要消毒的器械、物品等的性质,来选用不同的药物,以发挥药物的作用和减少其不良反应。常用灭菌法和消毒法见 Table1-13-1。

Table 1-13-1　Common method of sterilization and disinfection

Methods	High temperature sterilization	High pressure steam sterilization	Exhaust pressure steam sterilizer
			Pulsation vacuum pressure steam sterilizer
		Dry heat sterilization	Incineration
			Dry roasted sterilization
		Boiling sterilization	
	Gas sterilization	Include ethylene oxide sterilization method, gases such as ozone and negative ion sterilization method. The most commonly used method is ethylene oxide sterilization which kills various microbes but not easily damage items with strong penetrability and wide range of application	
	Ionizing radiation sterilization	An industrial sterilization. ^{60}Co ionizing radiation has reliably effects. It is used to all medical devices and large-scale application of disposable items, such as plastic injection, thread, etc; it is also used in certain medications such as antibiotics, hormones, steroids, vitamin-sterilization of such items. It has strong penetrability with capability of killing various microbes, so it has wide range of application	
Methods	Drug immersion disinfection	2% Aldehydes with glutaraldehyde disinfectant NET	
		75% Ethanol	
		1:1 000 Chlorhexidine solution	
		0.5% Peracetic acid solution	
	Formaldehyde fumigation	Formaldehyde has a strong irritant effect, this method of disinfection is gradually no longer be used	
	Ultraviolet disinfection	UV can kill the bacteria mycoplasma and virus in the water, suspended in the air, and attached to the surface. It is usually used in indoor air and surface disinfection	

一、灭菌法

1. 高压蒸汽灭菌法　用高温使微生物的蛋白质及酶发生凝固或变性而死亡,是目前应用最普遍的灭菌方法,效果可靠。多用于能耐受高温的物品,如金属器械、玻璃、搪瓷、敷料、橡胶类、药物等灭菌。

高压蒸汽灭菌器可分为下排气式压力蒸汽灭菌器和脉动真空压力蒸汽灭菌器。下排气式压力蒸汽灭菌器是普遍应用的灭菌设备,压力升至 102.9 kPa,温度达 121~126℃,维持 20~30 min,可达到灭菌目的。脉动真空压力蒸汽灭菌器是目前最先进的灭菌设备,蒸汽压力 205.8 kPa,温度达 132℃ 以上并维持 10 min,即可杀死包括具有顽强抵抗力的细菌芽胞在内的一切微生物。

高压蒸汽灭菌的注意事项:①包裹不宜太大、过紧,一般应小于 30 cm×30 cm×50 cm;②包裹放置不宜过密;③包内包外各放置一条灭菌指示带,当压力、温度、时间达到要求时指示带会变色;④禁放易燃、易爆品(如碘仿、苯类等)及利器(如刀剪等,以防变钝);⑤瓶装液体灭菌时,要用玻璃纸和纱布包扎瓶口;如有橡皮塞时,应插入针头排气;⑥注明灭菌日期和物品保存时限,一般可保留 1~2 周;⑦由专人负责,每次灭菌前,应检查安全闸的性能,保证安全使用。

2. 煮沸灭菌法　压力锅内蒸汽压力可达 127.5 kPa,锅内最高温度可达 124℃ 左右,10 min 即可灭菌,是目前效果最好的煮沸灭菌法。本法适用于金属器械、玻璃及橡胶类等物品,在水中煮沸至 100℃ 后,持续 15~20 min,一般细菌可被杀灭,但带芽胞的细菌需要每天至少煮沸 1~2 h,连续 3 d 后才可要求。如在水中加入碳酸氢钠,使其成为 2% 的碱性溶液,沸点可提高到 105℃,灭菌时间可缩短到 10 min,并可防止金属物品生锈。高原地区气压低、沸点低,海拔高度每增高 300 米,需延长煮沸灭菌时间 2 min。

煮沸灭菌注意事项:①物品完全浸没入水中。②橡胶和丝线类应在水煮沸以后再放入,持续煮沸不超过 15 min,以免煮沸过久影响质量。③玻璃品用纱布包好,放入冷水中煮沸,以免骤热而破裂;如为玻璃注射器,应拔出其内芯,将针筒和内芯配对包好,再煮沸灭菌。④锐性器械不宜用煮沸灭菌,以免变钝。⑤灭菌时间从煮沸后计算,若中途加入其他物品,应重新计时。⑥煮沸灭菌器的盖应严密关闭,保持沸水的温度。

3. 烧灼灭菌法　在急需的情况下,将金属器械放在金属或搪瓷盆中,倒入少量 95% 乙醇,点火燃烧 3~5 min 即可灭菌。对于乙型肝炎、破伤风、气性坏疽和铜绿假单胞菌感染病人使用过的一些物品也可用火烧的办法销毁。不宜常用,其对器械的损害较大。

4. 干烤灭菌法　用干热灭菌箱(多采用机械对流型烤箱)进行灭菌。灭菌条件为:160℃,2 h;或者 170℃,1 h;或者 180℃,30 min。适用于易被湿热损坏和在干燥条件下使用更方便的物品(如金属、玻璃、陶瓷及凡士林纱布条等)灭菌。

二、消毒法

1. 药液浸泡消毒法　锐利器械、内腔镜等不适合热力灭菌的器械,可用化学药液浸泡消毒。

（1）2% 戊二醛水溶液

适用范围:适用于畏热不怕湿的医疗器械和精密仪器(如内镜、刀片、剪刀等)的消毒与灭菌。使用方法:将清洗、晾干的待消毒处理医疗器械及物品浸没于装有戊二醛的容器中,加盖,一般 30 min,取出后用灭菌水冲洗干净并擦干。

注意事项:①戊二醛对手术刀片等碳钢制品有腐蚀性,使用前应先加入 0.5% 亚硝酸钠防锈;②戊二醛对皮肤黏膜有刺激性,接触戊二醛溶液时应戴橡胶手套,防止溅入眼内或吸入体内。

（2）75% 乙醇溶液　属中效消毒剂,具有中效、速效、无毒、对皮肤黏膜有刺激性、对金属无腐蚀性等特点,受有机物影响很大,易挥发、不稳定。

1）适用范围:适用于皮肤、环境表面及医疗器械的消毒等。

2）使用方法:常用消毒方法有浸泡法和擦拭法。①浸泡法。将待消毒的物品放入装有乙醇溶液的容器中,加盖。用 75% 乙醇溶液浸泡 10~30 min。溶液应每周更换或过滤,并测定和调整其浓度;②擦拭法。对皮肤的消毒。用 75% 乙醇棉球擦拭。

（3）1:1 000 氯己定(洗必泰)溶液　属低效消毒剂,浸泡 30 min 可达消毒效果,常用于刀片、剪刀、缝针的消毒。

（4）0.5% 过氧乙酸溶液

1）适用范围:输尿管导管、塑料类及有机玻璃的消毒等。

2）使用方法:用 0.5% 过氧乙酸溶液浸泡 30 min。然后,诊疗器材用无菌蒸馏水冲洗干净并擦干后使用。

3）注意事项:①过氧乙酸不稳定,应贮存于通风阴凉处,用前应测定有效含量,原液浓度低于 12% 时禁止使用;②稀释液临用前配制;③过氧乙酸对金属有腐蚀性,对织物有漂白作用。金属制品与织物经浸泡消毒后,即时用清水冲洗干净;④消毒被血液、脓液等污染的物品时,需适当延长作用时间。

2. 紫外线消毒　消毒使用的紫外线是 C 波紫外线,其波长范围是 200~275 nm,杀菌作用最强的波段是 250~270 nm。紫外线可以杀灭各种微生物,包括细菌繁殖体、芽胞、病毒、真菌、立克次体和支原体等,凡被上述微生物污染的表面、水和空气均可采用紫外线消毒。

注意事项:①紫外线辐照能量低,穿透力弱,仅能杀灭直接照射到的微生物,因此消毒时必须使消毒部位充分暴露于紫外线下;②用紫外线消毒纸张、织物等粗糙表面时,要适当延长照射时间,且两面均应受到照射;③紫外线消毒的适宜温度范围是 20~40℃,温度过高或过低均会影响消毒效果,可适当延长消毒时间,用于空气消毒时,消毒环境的相对湿度低于 80% 为好,否则应适当延长照射时间;④用紫外线杀灭被有机物保护的微生物时,应加大照射剂量。空气和水中的悬浮粒子也可影响消毒效果。

三、部分手术器械和用品的灭菌和消毒适用方法

1. 手术器械包的灭菌　灭菌前的准备—清除污染:非感染病人使用后的手术器械应选用加酶洗涤剂浸泡擦洗或选用洗净消毒装置和超声清洗装置清洗去污。感染病人使用过的手术器械应分别采用物理或化学消毒方法处理。先用洗涤剂溶液浸泡擦洗,去除器械上的血垢等污染,有关节、缝隙、齿槽的器械,应尽量张开或拆卸,进行彻底刷洗,然后用流水冲净,擦干或晾干,并尽快打包,以免再污染。灭菌方法:①高压蒸汽灭菌。②环氧乙烷气体灭菌,环氧乙烷用于不耐热手术包的灭菌。

2. 手术缝线的灭菌　手术缝线根据不同用途分为吸收型肠线、非吸收型丝线、尼龙线、金属线等。手术缝线是密封的、灭菌后可长期保存使用的一次性灭菌手术用品,也可在使用前随时灭菌。灭菌方法:①环氧乙烷灭菌。②高压蒸气灭菌。

3. 不耐热手术用品的灭菌　大量高分子材料被广泛应用于医疗用品,其中有相当一部分是手术用品,包括心脏起搏器、人工心肺机、人工瓣膜、整复手术材料、外科手术刀具、麻醉器材、各种导管、各种内镜、节育器材等。这类用品,不能采用热力灭菌,只能用冷灭菌方法或化学灭菌处理。灭菌方法:①环氧乙烷气体灭菌法。②戊二醛灭菌:戊二醛可用于不耐热手术器械的灭菌,如麻醉机附件等灭菌。2% 碱性、中性、强化酸性戊醛均可应用,浸泡10 h 可达到灭菌。

4. 手术用敷料的灭菌　手术用敷料都是透气性能好的材料,要求灭菌后干燥保存。一般建议,温度25℃以下10~14 d,潮湿多雨季节应缩短天数;过期应重新灭菌方能使用。灭菌方法:①压力蒸汽灭菌:除极少数不宜用湿热灭菌的敷料外,手术敷料首选压力蒸汽灭菌。②干热灭菌:凡士林油纱布、纱条的灭菌,蒸汽不易穿透,适宜于干热灭菌。将准备好的纱布、纱条放入盒内,倒入融化的凡

士林,待灭菌。需干热灭菌的凡士林纱布、纱条装放不宜太多太厚。厚度不超过 1.3 cm。置干热灭菌器内,温度160℃,2 h。

5. 注射器、输液器的灭菌

(1) 灭菌前准备—清除污染　注射器、输液器用后,立即用清水冲洗。感染病人用后的输液器材,特别是经血传播病原体、炭疽杆菌、分枝杆菌污染的器材和普通病人用于穿刺的头皮针、注射器、针头等,应分别浸泡于中、高效消毒液内消毒。

(2) 压力蒸汽灭菌的注意事项　①包装注射器时,管芯应抽出,普通铝饭盒无论加盖与否均不能装放注射器进行灭菌。②灭菌后的注射器、输液器应放在洁净专用柜中,干燥条件下储存,一般建议,有效期在温度 25℃以下时为10~14 d,潮湿多雨季节应缩短天数。

6. 分枝杆菌、经血传播病原体污染器具的消毒灭菌方法　分枝杆菌、炭疽菌、气性坏疽杆菌、肝炎病毒、人类免疫缺陷病毒等污染的器具应先采用含氯或含溴消毒剂(1 000~2 000 mg/L)浸泡 30~45 min,清水冲净,擦干,耐高温的管道与引流瓶、开口器、舌钳、压舌板等可采用压力蒸汽灭菌,不耐高温的部分可于清洁后再次在含二溴海因的消毒剂(1 000~2 000 mg/L)中浸泡 30~60 min 后,清水冲净,晾干,清洁干燥后封闭保存备用。有条件的医院可直接放置在洗净灭菌装置内洗净灭菌,可有效地减少环境污染及保护医务人员。

7. 内镜的消毒灭菌　根据内镜在人体内使用部位的不同,要求对其进行消毒或灭菌处理。选择内镜消毒、灭菌方法原则是内镜的消毒、灭菌应首选物理方法,对不耐湿热的内镜可选用化学方法消毒、灭菌。灭菌方法有①压力蒸汽灭菌:主要适用于能耐湿热内镜的灭菌,如金属直肠镜、直接喉镜金属部分的灭菌以及能耐湿热的腹腔镜、关节镜、脑室镜等的灭菌。②环氧乙烷灭菌:适于各类内镜的消毒、灭菌。③ 2% 戊二醛浸泡消毒、灭菌:消毒需浸泡 20 min,灭菌需浸泡 10 h。④酸性氧化电位水消毒:适用于胃肠内镜的消毒。⑤煮沸消毒:煮沸 20 min,可用于内镜金属部分的消毒。内镜附件如活检钳、细胞刷、切开刀、导丝、碎石器、网篮、造影导管、异物钳等应做到用一次灭菌一次,消毒方法首选压力蒸汽灭菌,也可用环氧乙烷灭菌或用 2% 戊二醛浸泡 10 h 灭菌。

第三节 / 手术人员和病人手术区域的准备

一、手术人员的准备

手术人员在进入手术室后,先更换专用的衣裤和清洁鞋,并戴上手术用的帽子和口罩。更换好后,进行手臂消毒并穿戴无菌手术衣和手套。

1. 手术帽的应用　戴工作帽可防止头发上的灰尘及微生物落下造成污染。头发全部塞入帽内,不得外露。工作帽每周更换两次,手术室或严密隔离单位,应每次更换。

2. 口罩的应用　戴口罩可防止飞沫污染无菌物品。口罩应盖住口鼻,系带松紧适宜,不可用污染的手触及。不用时不宜挂于胸前,应将清洁面向内折叠后,放入干净衣袋内。口罩如潮湿,则病菌易于侵入,应及时更换。

3. 手臂消毒　甲沟、皮肤皱纹、毛囊和皮脂腺等处都藏有细菌,因此,必须对手臂进行刷洗消毒,消毒后还必须要穿戴手术衣和手套。手臂消毒法有传统的肥皂水刷手法和新型灭菌剂刷手法等。特别注意手臂部存在破损或感染时,不可参加手术。参加手术时指甲剪短并去除内部积垢。

(1) 肥皂水刷手法

1) 术者先用肥皂洗手,随后用无菌刷蘸取肥皂水,先刷指尖,然后刷手、腕、前臂、肘部到肘上 10 cm,特别要刷净甲沟、指间、腕部。刷完一遍后,以指尖朝上、肘朝下的姿势用清水冲洗手臂。共刷洗三遍,需时 10 min。刷洗完毕,用无菌毛巾依次擦干手部至肘部,擦过肘的毛巾不可再擦手。

2) 将洗好的手和手臂(指尖至肘上 6 cm)在 70% 乙醇内浸泡 5 min。

3) 也可用 1:1 000 苯扎溴铵或 1:2 000 氯己定溶液代替乙醇,相应将刷手时间减至 5 min。手臂上不可留肥皂水,否则会影响溶液杀菌力。苯扎溴铵溶液只可使用 40 次。

4) 手臂消毒完成后,双手保持于胸前半伸位,并注意不接触未消毒物品。

(2) 新型灭菌剂的刷手法

1) 碘尔康刷手法:使用肥皂水刷手至肘上 10 cm,耗时 3 min。冲净擦干后使用浸透 0.5% 碘尔康的纱布依此涂擦手、前臂和上臂一遍,干后即可。

2) 灭菌王刷手法:清水冲洗至肘上 10 cm,用无菌刷蘸取灭菌王 3~5 mL 依次刷手和前臂,刷 3 min 后用清水冲净。然后先用无菌纱布擦干,再用灭菌王浸泡过的纱布

球涂擦手及前臂,待其自然风干。

3) 聚维酮碘(碘伏)刷手法:第一步与肥皂水刷手法相同,刷洗两遍,5min,清水冲净用无菌纱布擦干,再用 0.5% 聚维酮碘浸泡过的纱布球涂擦手及前臂,涂擦两遍后待自然风干。

4) 丹尼尔洗手液洗手法:肥皂水刷手一遍,冲净后用丹尼尔液 3~5 mL 依次刷手、前臂、上臂至肘上 6 cm 处,待自然风干。

注意:①如果前一个手术为无菌手术,手套无破损,手术衣也未被污染湿透,需要继续施行下一个手术,应更换手术衣和手套,不必重新刷手,只需浸泡于上述消毒液中 5 min,或涂擦碘尔康或杀菌王,即可穿戴无菌手术衣和手套。②更衣方法:先由助手解开衣带,将手术衣自背部向前反折脱出,同时使手套腕部翻折于手上;接着,术者用左手捏住右手的手套边缘,将右手的手套脱去;再用右手指伸入左手掌部,将左手手套推下脱去。总而言之,脱手套时,不应使手套外面接触皮肤。③若前一台手术为污染性或感染性手术,或者本人手套已破损,或者手术衣已被湿透,应重新洗手,再穿无菌手术衣。

4. 穿无菌手术衣　需要在较大的空间穿衣。将手术衣抖开,提起衣领两角,将衣服轻轻抛起,同时两手插入袖内,两臂前伸,由助手协助穿上。稍弯腰,双手交叉将下垂腰带以小指勾起后递向背后,助手在身后将系带系紧。注意:衣服外面不能直接用手触摸或触到其他物品。此时背部、腰部以下、肩部以上应视为有菌区,不能接触。较为标准的手术衣,其后襟呈叠盖状,腰带由本人在前腹部系结。

5. 戴无菌手套　核对手套号码及有效期。打开手套袋,取滑石粉涂抹双手,注意避开无菌区。手套可分别或同时取出。双手分别捏住袋口外层,打开,左手持手套翻转折部(手套内面),取出;另一手五指对准戴上。右手指插入另一只手套的翻折面(手套外面),将另一手套取出,同法戴好,戴手套时不可强拉。最后将两手套翻折面套在工作衣袖外面。用无菌盐水冲净手套外面的滑石粉。注意手套外面为无菌区,应保持其无菌。

二、病人手术区的准备

1. 消毒

(1) 目的　消灭拟作切口处及其周围皮肤上的细菌。

（2）方法

1）皮肤上的油脂或胶布残迹可用汽油或松节油擦洗。

2）2.5%~3% 碘酊涂擦皮肤，干后用 70% 乙醇涂擦两遍。或用 0.5% 碘尔康或 1：1 000 苯扎溴铵溶液涂擦两遍。

3）0.75% 吡咯烷酮碘消毒，可应用于婴儿、面部、口腔、肛门、外阴部的消毒。因为此消毒液刺激性小，作用持久。

4）植皮时供皮区可用 70% 乙醇涂 2~3 次消毒。

5）术区是否剃毛意见尚不统一。手术前一天剃毛，如皮肤出现划痕或浅表割伤，易造成细菌入侵机会。因此，主张当日术前剃毛。若毛发细小，也可不剃毛，并不增加切口的感染概率。最好采用专用粘布粘贴去毛。

注意：①一般消毒顺序为从手术区向外周皮肤涂擦。而对于肛门、外阴部及感染处的消毒，先涂擦外周，后涂擦肛门、外阴部及感染处。一旦接触污染部位的药液纱布，不应再返回清洁部位。②消毒范围为距手术切口 15 cm 以上。如手术有延长切口的可能，则应事先相应扩大皮肤消毒范围。

2. 手术区铺单

（1）目的　遮盖除手术切口部位的其他皮肤部位，避免术中污染。

（2）方法

1）手术切口部位粘贴无菌塑料薄膜，其余部位至少要有两层无菌布单遮盖。

2）小手术切口部位可仅盖一块孔巾，大手术需要铺盖无菌巾。

3）四块无菌巾，每块的一边双折少许，在切口四面各铺盖一块，顺序为先铺操作者对面或相对不洁区，然后铺近侧。铺好后需用布巾钳将交角夹住，防止移动。

4）无菌巾铺好后不可再移动，若位置不对，只可由手术区向外移，不可向内移。

5）根据具体情况，铺中单或大单。要求大单头部盖过麻醉架，两侧和足部垂下并超过手术台边 30 cm。

6）进行上下肢手术，进行皮肤消毒后先在肢体下面铺双层无菌中单。若为肢体近端手术，需用双层无菌巾将远端包裹；若为远端手术，需用无菌巾将近端包绕。

第四节 / 手术进行中的无菌原则

在手术过程中，器械和物品都已灭菌、消毒，手术人员也已洗手、消毒、穿戴无菌手术衣和手套，手术区已消毒和铺盖无菌布单，在手术进行中，需要有一定的规章来保持这种无菌环境。这个所有参加手术的人员必须认真执行的规章，即为无菌操作规则。在手术室中，必须严格遵守无菌操作规则，若有违反，必须立即纠正。手术中的无菌原则包括：

严格区分无菌区和非无菌区。无菌区内所有物品都必须是灭菌的，如稍有怀疑应立即更换。物品有下列情况者，应视为有菌：①在非限制区内的灭菌敷料。②无菌包破损或潮湿。③无菌包坠落在地面上。④灭菌有效时间及效果不能肯定。⑤怀疑无菌物已被污染。穿手术衣戴手套后，脐平面以上、乳腺平面以下、两侧腋前线至胸前区为无菌区；背部、腰以下和肩以上都应视为非无菌区，手术台边缘以下也应视为非无菌区，不能接触。

不可在术者背后传递物品、器械，手术人员也不可伸手自取。器械落至无菌巾或手术台边以外不可拾回再用。如器械越过有菌区，应重新灭菌。手术切口前，戴无菌手套的手，不可随意触摸病人皮肤。手套破损或污染，应及时更换手套，手指被污染，用 0.5% 聚维酮碘或 75% 乙醇棉球涂擦污染区。前臂、肘部触到有菌区应更换无菌衣或加套无菌袖套。手指无菌巾、布单等被浸湿，应加盖干无菌布单。同侧人员调换位置时，一人应先退后一步，背对背转身，以防触及对方背部不洁区。绕过器械台时，应面对器械台，减少碰触及污染。

切口边缘应用无菌大纱布垫，用巾钳或缝合固定，仅显露手术切口。也可粘贴无菌塑料薄膜保护手术切口。作皮肤切开或缝合前需用 75% 乙醇或 0.5% 聚维酮碘再消毒皮肤一次。腹膜缝合后，应用生理盐水冲洗切口。进行胃肠道、呼吸道、子宫等空腔脏器手术时，在切开空腔前应用干纱布保护周围组织，并随时吸除外流的内容物。被污染的器械和其他物品应放在污染盘内，实行隔离。全部污染步骤完成后，手术人员应用无菌水冲洗或更换手套。

如因故手术需要暂停进行时（如等待病理冷冻切片报告），切口应用无菌巾覆盖。术中进行 X 线拍片、造影或病人躁动时，应注意保护无菌区不被污染。参观人员不能站得太高、靠得太近（保持 20cm 以外的距离），尽量减少室内来回走动和说话。手术室不能开窗通风或使用电扇，空调机风口不能吹向手术台，以免扬起尘埃污染手术室空气。

第五节 / 手术室的管理

　　手术室是医院治疗、抢救外科病人的重要技术部门,在医疗工作中起着重要作用。手术室需要良好的管理制度来保证手术室的清洁和无菌环境。只有严格按照手术室的管理原则执行,才能减少手术感染、手术事故的发生,保证手术顺利和安全地进行。手术室的管理原则是:

　　1. 无菌手术与有菌手术应严格隔开,若无条件隔开者,需用一个手术室连续进行数台手术时,先行无菌手术,再行污染手术或感染手术。传染病病人的手术应安排在非传染病病人后面。

　　2. 需设有专门接送病人的通道和专用的废弃物运送通道。

　　3. 每次术毕和每天工作结束后应彻底擦洗地面、桌面、无影灯,清除污液、敷料等杂物。每周一次大扫除。

　　4. 室内定期空气消毒:完成一般清洁工作后,开窗通风 1 h。再用乳酸消毒法或中药苍术乙醇浸剂消毒法进行空气消毒。

　　(1) 乳酸消毒法　每 100 m³ 空间用 80% 乳酸 12 mL,加等量的水,紧闭门窗用酒精灯熏蒸至蒸发完,30 min 后再打开通风。

　　(2) 中药苍术乙醇浸剂　苍术 1 g+ 乙醇 2 mL 浸 24 h 后替代乳酸,熏蒸同上,封闭 4 h。此乙醇浸剂熏蒸时有清香味,且对物品无腐蚀作用。

　　5. 手术室使用紫外线空气消毒法,要求:温度 20~22℃,湿度 60%,辐射的 253.7 nm 紫外线强度不得低于 70 μW/cm²,时间 30~60 min,距离不超过 2 m。

　　6. 层流手术室是采用空气洁净技术对微生物污染采取程度不同的控制,达到控制空间环境中的空气洁净度,以适应各类手术的要求;并提供适宜的温、湿度,创造一个洁净舒适的手术空间环境。不同级别的层流手术室其空气洁净度标准不同,例如 100 级层流手术室的标准为每立方尺空气中≥0.5 μm 的尘粒数,≤100 颗或每升空气中≤3.5 颗。1 000 级为每立方尺空气中≥0.5 μm 的尘粒数,≤1 000 颗或每升空气中≤35 颗。

　　7. 铜绿假单胞菌感染手术后,先乳酸空气消毒 1~2 h 后进行扫除,再用 1∶1 000 苯扎溴铵擦洗室内物品,并通风 1 h。

　　8. 破伤风、气性坏疽手术,每立方米空间用 40% 甲醛 2 mL+ 高锰酸钾 1g 熏蒸 12 h 后打开窗户通风。

　　9. HBsAg 和 HBeAg 阳性病人手术后,①手术台及地面撒 0.1% 次氯酸钠水溶液或 0.5% 过氧乙酸清扫擦拭;②手术器械用 0.1% 次氯酸钠水溶液或 0.5% 过氧乙酸浸泡杀菌,清洁后高压蒸汽灭菌两次。

　　10. 患有急性感染性疾病,尤其是上呼吸道感染者,不宜进手术室。

　　11. 凡进入手术室者必须更换专用衣物、鞋、帽和口罩,以防交叉感染。

　　12. 控制参观人数,一般每间手术室参观人员不宜超过 2 人。

(任建安)

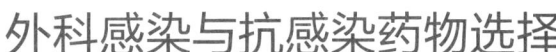

第 14 章

外科感染与抗感染药物选择

本章要点 (Key concepts)

Surgical infections which include sepsis, severe sepsis and septic shock, may develop before or post operation. Severe sepsis is defined as sepsis-induced organ dysfunction or tissue hypoperfusion. Septic shock is defined as sepsis induced hypotension persisting despite adequate fluid resuscitation.

Soft tissue infections are a diverse group of diseases that involve the skin and underlying subcutaneous tissue, fascia or muscle. Such infections may be localized in a small area or may involve a large portion of the body.

Tetanus is characterized by an acute onset of hypertonia, painful muscular contractions and generalized muscle spasms without other apparent medical causes.

Gas gangrene (also named clostridial myonecrosis) refers to infection of muscle tissue by toxin-producing clostridia.

The goal of anti-infection therapy is to achieve antibiotic levels at the site of infection which can be exceed the minimum inhibitory concentration for pathogens present. For mild infections, antibiotic concentration may be achievable with oral antibiotics when appropriate choices are available. For severe surgical infections, however, the systemic response to infection may make gastrointestinal absorption of antibiotics unpredictable and thus antibiotic levels unreliable. In addition, for intra-abdominal infections, gastrointestinal function is often directly impaired. For this reason, most initial antibiotic therapy for surgical infection is begun intravenously.

第一节 / 外科感染与脓毒症

外科感染是指需要外科手术处理或发生于外科病人的感染。按感染的范围,可分为局部感染与全身感染。常见的局部感染包括皮肤软组织、腹腔感染、肺部感染、泌尿生殖系感染和血管内导管相关感染。外科手术部位感染(surgical site infection,SSI)是手术后常见的局部感染。如全身抵抗力下降或细菌毒力较强,局部感染即可发展至全身感染。

全身性外科感染按病情严重度不同可分为脓毒症、重症脓毒症和脓毒症休克。脓毒症是细菌等微生物入侵机体后引起的全身炎症反应综合征(systemic inflammatory response syndrome,SIRS)(详见第 7 章)。

重症脓毒症是指伴有脏器功能障碍的脓毒症,这些器官功能障碍包括:低血压、低氧血症、少尿、代谢性酸中毒与血小板减少。脓毒症休克是指尽管进行了合理的体液复苏,但仍伴有休克和组织低灌注的重症脓毒症。

历史上,学者曾用菌血症、败血症、毒血症和脓毒败血症来描述全身性的外科感染。但这些概念仅着眼于细菌本身,不能完全描述宿主的反应,现在文献中已鲜有使用,仅保留使用菌血症(bacteremia)这一概念,但并不用于诊断。菌血症是指血液中存在细菌,可以为无明确感染灶的原发菌血症,亦可是血管内外感染灶引起的继发菌血症。脓毒症常由细菌感染引起,但不是引起全身炎症反应并最终导致重症脓毒症的必要条件。事实上,不到 50% 的脓毒症病人合并菌血症。

一、病因学

导致全身性外科感染的原因是致病菌数量多、毒力强和(或)机体抗感染能力低下。它常继发于严重创伤后的感染和各种化脓性感染,如大面积烧伤创面感染、开放性骨折合并感染、急性弥漫性腹膜炎、急性梗阻性化脓性胆管炎等,但还有一些潜在的感染途径值得注意。

静脉导管感染(catheter-related infection):静脉留置导管尤其是中心静脉置管,护理不慎或留置时间过长而污染,很容易成为病原菌直接侵入血液的途径。如形成感染灶,可成为不断播散病菌或毒素的来源。肠源性感染(gut derived infection):肠道是人体中最大的"储菌所"和"内毒素库"。健康情况下,肠黏膜有严密的屏障功能,而对于严重创伤等危重的病人,肠黏膜屏障功能受损或衰竭时,肠内致病菌和内毒素可经肠道移位而导致肠源性感染。原有抗感染能力降低的病人,如糖尿病、尿毒症、长期或大量应用皮质激素或抗癌药等病人,患出脓性感染后较易导致全身性感染。全身性感染的常见致病菌如下:

1. 革兰染色阴性杆菌 是外科感染的常见致病菌。在社区获得性感染中常见的致病菌有大肠埃希菌、变形杆菌等。在医院获得性感染中常见的致病菌有铜绿假单胞菌、鲍曼不动杆菌、肺炎克雷伯杆菌和阴沟肠杆菌。表达超广谱 β- 内酰胺酶(ESBL)的大肠埃希菌也十分常见。革兰染色阴性菌的内毒素是导致脓毒症休克的主要原因。

2. 革兰染色阳性球菌 外科感染中常见的革兰染色阳性球菌为金黄色葡萄球菌、表皮葡萄球菌和肠球菌。金黄色葡萄球菌对青霉素、半合成青霉素敏感。对耐药的金黄色葡萄球菌可选用加酶抑制剂的青霉素类制剂。如金黄色葡萄球菌对甲氧西林耐药,则可选用万古霉素或去甲万古霉素。表皮葡萄球菌则常见于血管内导管相关感染和手术部位感染(SSI)。由于万古霉素的大量使用,发达国家外科危重病人的感染中耐万古霉素的肠球菌成为医院获得性感染的主要致病菌之一,国内亦开始出现并有升高趋势,医生在临床用药中要注意。

3. 无芽胞性厌氧菌 常见于腹腔脓肿、肛旁脓肿、脓胸、脑脓肿、吸入性肺炎、口腔颌面部坏死性炎症和会阴部感染。厌氧菌感染的 2/3 病人同时合并需氧菌感染,两类细菌可协同作用,使坏死组织增多,易于形成脓肿,脓液可有粪样恶臭。常见的无芽胞性厌氧菌为拟杆菌、梭状杆菌、厌氧葡萄球菌和厌氧链球菌。

4. 真菌 白念珠菌是外科真菌感染中的主要致病菌,亦可见曲霉菌、毛霉菌、新型隐球菌的感染。外科真菌感染属于条件性感染,一般发生在长期使用超广谱抗生素的病人,如有免疫抑制,则更易发生真菌感染。常见的真菌感染为腔静脉导管相关感染。临床上,使用广谱抗生素的病人仍表现有严重的感染症状时,除想到细菌耐药外,还应考虑真菌感染。

二、发病机制与病理生理

脓毒症是侵入机体的微生物与机体的免疫、炎症反应和凝血系统相互反应的综合表现。侵入机体的细菌与机体的反应均会影响脓毒症的结局。当宿主对入侵细菌反应过度时即会导致脓毒症与脏器功能障碍。入侵的细菌过多过强,如细菌可产生超抗原或具有拮抗中和与吞噬能力及耐药能力时,宿主不能局限原发感染,脓毒症也会不断发展。

1. 天然免疫与早期脓毒症的炎症反应 免疫细胞表面分布着 Toll 样受体(TLR),其中的 TLR-2 和 TLR-4 分别介导革兰阳性菌与革兰阴性菌引起的炎症反应。革兰阳性菌的肽聚糖会与 TLR-2 结合,革兰阴性菌的脂多糖可与 TLR-4 和 CD14 相结合。由此激活细胞内的信号转导通路,最终激活细胞内核因子 κB(NF-κB)。激活的 NF-κB 由胞质进入细胞核内,与核转录因子相结合,由此增加肿瘤坏死因子(TNF)、白细胞介素 1β(IL-1β)和白细胞介素 10(IL-10)等的转录。

2. 获得性免疫特异放大天然免疫反应 微生物还会刺激特异的体液与细胞介导的获得性免疫系统,进一步放大天然免疫反应。脓毒症时 T 细胞亚群也会发生改变。CD4$^+$ 还可进一步分为一型辅助细胞(Th1)和二型辅助细胞(Th2)。Th1 主要分泌促炎因子 TNF-α 和 IL-1β,这些促炎因子可激活获得性免疫系统,导致更多细胞因子的释放,但也可引起病人直接或间接损害。Th2 分泌抗炎因子 IL-4 和 IL-10,这些抗炎因子具有灭活激活的巨噬细胞等抗炎作用。脓毒症还会增加诱导型氧化亚氮合成酶(iNOS)的作用,进而增加氧化亚氮(NO)的合成,导致血管扩张。

3. 促凝与抗凝系统平衡的打破 促炎细胞因子通过上调血管内皮细胞黏附分子的表达激活内皮细胞,进而通过诱导中性粒细胞、单核细胞、巨噬细胞和血小板与内皮细胞结合损伤内皮细胞。这些效应细胞释放蛋白酶、过氧化物、前列腺素和白三烯等炎症介质,损伤内皮细胞,导致毛细血管渗透性增加与血管进一步扩张,打破促凝与抗凝系统的平衡。理解脓毒症的关键是休克继发的缺血与肺损伤导致的缺氧等二次打击,通过组织因子的释放与血浆激活酶原的释放进一步扩大了促炎反应和高凝反应。

4. 脓毒症后期免疫抑制与凋亡　现已认识到脓毒症后期的死亡原因主要是免疫抑制。同样使用脂多糖刺激，脓毒症病人单核细胞分泌的细胞因子明显低于健康人的单核细胞，提示脓毒症病人确实存在免疫抑制。脓毒症病人后期脏器功能障碍的部分原因可能是抗炎因子分泌过度和重要免疫细胞、上皮细胞及内皮细胞凋亡。在脓毒症病人体内，激活的 T 细胞逐渐转为分泌抗炎因子的 Th1 细胞，B 细胞和 CD4$^+$T 细胞凋亡导致了免疫抑制。激活的 B 细胞、T 细胞、促炎因子和皮质激素在脓毒症早期均会升高并始动细胞凋亡。TNF-α 和脂多糖还会导致肺与肠上皮细胞的凋亡。NO、TNF-α、IL-6 和其他炎性介质均会引起循环休克、血液重分布、血管阻力下降、低血容量和心肌收缩力下降，最终导致心功能障碍。肺功能障碍是以微循环渗透性增加为特征的急性肺损伤。肾功能障碍最明显，也是并发症发生与死亡的主要原因。

三、临床表现

（一）主要症状

1. 全身炎症反应综合征（SIRS）　脓毒症的症状通常并不特异，一般包括寒战、发热以及疲劳、乏力、焦虑和神志模糊。这些症状不为感染疾病所特有，在创伤、烧伤及胰腺炎等非感染性疾病中也会出现。对于一些严重感染病人，特别是老年病人，这些症状可能缺如。

2. 寒战和发热　寒战多为细菌或细菌毒素侵入血引起，继之就是发热。有些脓毒症可不伴寒战，但发热是脓毒症的最常见症状。应注意热型（逐渐发热还是突发高热），持续时间和最高温度。突发高热多与严重感染有关，发热的程度与脓毒症严重度呈正相关。

3. 呼吸频率增加　这是脓毒症的常见症状，也提示脓毒症较重。其原因是由于内毒素与其他炎症介质刺激了延髓的呼吸中枢。为代偿组织低灌注导致的代谢性酸中毒，呼吸频率也会增加。病人会出现气促并表现出焦虑症状。

4. 神经精神症状　脓毒症病人多会有不同程度的精神症状。老年病人特别容易出现轻度的定向力障碍与神志模糊，更为严重的精神症状包括理解障碍、焦虑和烦躁，最严重者进入昏睡与昏迷状态。脓毒症病人出现的神经精神症状的机制并不完全清楚，但可能与低灌注导致的脑供血不足与血氨基酸谱的改变有关。

5. 局部感染症状　常提示感染源所在，也应重视。头颈部感染会出现耳痛、咽痛、鼻窦部肿胀与疼痛、鼻塞与流分泌物和淋巴结肿大。胸肺部感染会出现咳嗽、咳痰、

胸痛与呼吸困难。腹腔或胃肠道感染会出现腹痛、恶心、呕吐和腹泻。盆腔与泌尿生殖系感染会出现下腹与会阴部疼痛、阴道与尿道分泌物增加、尿频、尿急与尿痛。皮肤软组织及骨关节感染会出现局部红、肿、热、痛。

（二）实验室检查

白细胞计数明显增高，一般常高于 10×10^9/L，或降低，核左移，幼稚型细胞增多，出现毒性颗粒；可出现不同程度的酸中毒、氮质血症、溶血，尿中出现蛋白、血细胞、酮体等，代谢失衡和肝、肾受损征象；寒战、发热时抽血进行细菌培养，较易发现细菌。

四、诊断

根据在原发感染灶的基础上出现典型脓毒症的临床表现，医生一般可以做出初步诊断。再根据原发感染灶的性质及其脓液性状，结合一些特征性的临床表现和实验室检查结果综合分析，可大致区分致病菌为革兰染色阳性或阴性杆菌。但对原发感染灶比较隐蔽或临床表现不典型的病人，有时诊断可发生困难。另外，对临床表现如寒战、发热、脉搏细速、低血压、腹胀、黏膜皮肤瘀斑或神志改变，不能用原发感染病来解释时，也应提高警惕，医生对这类病人应密切观察和进一步检查，以免误诊和漏诊。

确定致病菌应作血和脓液的细菌培养，但由于多数病人在发生脓毒症前已经接受抗菌药物治疗，以至血液培养常得不到阳性结果，故应多次或一天内连续多次，最好在预计将发生寒战、发热前抽血作细菌培养，可提高阳性率。对多次血液细菌培养阴性者，应考虑厌氧菌或真菌性脓毒症，可抽血作厌氧菌培养，或作尿和血液真菌检查和培养。

五、治疗

由于脓毒症已成为重症监护病房内病人的主要死因。2001 年，由全球 20 多个感染相关组织组成了抗感染同盟，就脓毒症的治疗达成了共识，形成了以循证医学为基础的脓毒症治疗指南，并于 2008 年对该指南进行了修改和完善。目前外科感染的临床治疗主要以这一指南为指导。内容包括以下几个方面：

（一）复苏与早期目标导向治疗（early goal-directed therapy，EGDT）

早期治疗是指在脓毒症发生的 6 h 内进行治疗。以改善组织灌注为目的，通过静脉输注晶体液、输血和血管活性药物的使用，维持平均动脉压在 65 mm Hg 以上、中心静脉压在 8~12 cmH$_2$O 之间，血细胞比容在 30% 以上，

中心静脉血氧饱和度 70% 以上。EGDT 包括以下三步疗法：①根据 CVP 调整晶体液的输注，或直接输注晶体液 500 mL 将 CVP 维持在 8~12 cmH_2O。②如仅通过输液病情没有改善，可给予血管活性药物，将平均动脉压维持在 65 mm Hg 以上。③根据中心静脉血氧饱和度（SvO_2）调整治疗。SvO_2 可通过中心静脉抽血获得，它反映外周组织氧供和心排血量。SvO_2 低于 70% 提示治疗需要调整。此时可查血细胞比容，如血细胞比容低于 30%，可通过输血将血球压积提高至 30% 以上。如 SvO_2 仍低，则应给予多巴胺以提高心排血量。

（二）肺保护性机械通气

复苏的同时，应进行肺保护性通气。过大的潮气量和肺泡反复的开合可导致肺损伤，而急性肺损伤可加重脓毒症。现多主张肺保护性机械通气即小潮气量机械通气，即潮气量可设定为 6 mL/kg，如平台压超过 30 cmH_2O，潮气量可低至 4 mL/kg。为脓毒症病人提供小潮气量通气可减轻脏器功能损伤、降低细胞因子水平并最终降低死亡率。

研究表明呼气末正压通气（positive end-expiratory pressure，PEEP）可降低氧供，但过高的 PEEP 并不能降低脓毒症病人的死亡率。对行机械通气的脓毒症病人，应合理使用镇静剂，避免延长机械通气时间，导致医院获得肺炎的发生。避免使用肌松剂，以免延长神经肌肉功能障碍的时间。

（三）广谱抗生素的使用

由于感染源和致病菌在脓毒症发病早期很难确认，在抽血行细菌培养与药物敏感试验后，即应开始经验性使用广谱抗生素。以后可根据培养结果与治疗反应调整抗生素的使用。初始选择了不敏感的抗生素常会致脓毒症治疗失败，因此应重视抗生素的使用。要综合考虑病人的抵抗力、当地致病菌流行情况以及细菌耐药情况，选择有效的抗生素。

（四）纠正贫血

因为脓毒症伴随的炎性细胞因子 IL-1β 和 TNF-α 可抑制促红细胞生成素的基因与蛋白表达，贫血在脓毒症病人中十分常见。脓毒症的早期，通过输血将血红蛋白维持在 70~90 g/L，可降低死亡率。

（五）激素的使用

虽然几十年来人们一直关注激素在脓毒症治疗中的作用，但循证医学的证据表明短期（48 h）大剂量激素的使用不能降低脓毒症伴 ARDS 的病人入住 ICU 的死亡率，也不能改善脓毒症病人的存活质量。此外，脓毒症病人使用激素可导致高血糖、神经肌肉病变、淋巴细胞降低、免疫抑制和肠黏膜细胞的凋亡，并可能由此导致医院获得性感染并影响伤口的愈合。

（六）发现并控制感染源

在外科感染的治疗中，有一个基本原则是不变的，即抗生素不能代替引流，其实所有的治疗手段都不能代替感染源的外科处理。病人相对稳定后，应通过 B 超或 CT 检查发现感染源，并给予及时处理，如腹腔脓肿引流，胸腔积液穿刺引流。

（七）使用血管加压素

脓毒症病人会出现血管加压素缺乏与血管加压素受体的减少。血管加压素可以扩张肾、肺、脑和冠状血管。静脉小剂量给予血管加压素（0.03~0.04 U/min）可提高血压、增加尿量和肌酐清除率，明显减少血管活性药物的使用。但血管加压素也会引起肠缺血、减少心排血量、皮肤坏死，甚至是心脏骤停，给予速度过快时（>0.04 U/min）这些副作用会更明显。

（八）高血糖与强化胰岛素疗法

脓毒症病人普遍存在着胰岛素拮抗和高血糖。高血糖可促进血凝、导致细胞凋亡、损害中性粒细胞功能、增加感染的风险、影响伤口愈合，增加死亡风险，因此高血糖对脓毒症病人危害较大。相反，使用胰岛素将血糖控制在 10.0~11.1 mmol/L 可降低高血糖、改善血脂水平，此外胰岛素还具有抗炎、抗凝和抗细胞凋亡的作用。

（九）肾功能障碍与透析

脓毒症病人并发肾功能障碍时会增加并发症发生率与死亡率。连续肾替代疗法（continuous renal replacement treatment，CRRT）在国内引起高度热情关注，其虽可降低有关炎症指标，但尚无证据表明 CRRT 可改善预后。小剂量多巴胺 2~4 μg/（kg·min）并不能改善肾功能，也不能提高存活率。因此，脓毒症病人不建议使用小剂量多巴胺。脓毒症病人乳酸酸中毒十分常见，但给予碳酸氢钠并不能改善血流动力学指标，也不能改善对血管活性药物的反应。

（十）其他

在脓毒症治疗的后期，仍应努力将 SvO_2 维持在 70% 以上，坚持使用小潮气量机械通气并及时撤机。应积极使用肠内营养。对机械通气的病人，还可使用 H_2 受体阻滞剂或质子泵阻滞剂抑制胃酸分泌以减少应激性溃疡的发生。尽量减少镇静药、肌松剂和激素的使用。对免疫低下的病人还可使用免疫增强剂，如给白细胞减少的脓毒症病人使用集落细胞刺激因子。

第二节 / 皮肤软组织感染

一、定义与分类

皮肤软组织感染是一组涉及皮肤、皮下组织、筋膜或者肌肉的感染性疾病,亦称软组织感染。这种感染可能局限于一块区域,也可能波及身体的一大部分。全身任何部位软组织都可能感染,下肢、会阴部和腹壁是最常见的感染部位。临床表现可不明显,亦可表现为明显的坏死、水疱及全身毒性反应。临床结局可无危害,亦可致命。

以治疗为目的,可将软组织感染分为坏死性感染和非坏死性感染。非坏死性软组织感染侵犯皮肤表层和皮下组织这两层或其中一层,且单独应用抗生素有效。而坏死性软组织感染除了皮肤、皮下组织和浅筋膜,还会侵犯深筋膜和肌肉,且必须立即行外科清创术。有时这两种感染很难区分。常见的皮肤软组织感染如Table 1-14-1 所示。

Table 1-14-1 Skin and soft tissue infections

Superficial part infection	Pyoderma
	Impetigo
	Erysipelas
	Folliculitis
	Furuncle carbuncle
	Infection of injured skin
	Animal bite
	Human bite
	Cellulitis
	No necrotic
	Necrotic
Deep necrotic infection	Necrotizing fasciitis
	Myonecrosis
	Gas gangrene
	Diffusion gas gangrene

二、诊断

软组织感染的诊断基于病史和体检。病人通常因近期发作的疼痛、触痛和红斑而就诊。需询问造成正常皮肤屏障破坏的环境因素(Table 1-14-2),以及造成病人易感性上升和自我清除能力下降的宿主因素;询问特殊的病史和与之相关的不寻常的病原体,如动物咬伤(与出血败血性巴斯德菌有关)、人咬伤(啮蚀艾肯氏菌)、慢性皮肤病(金黄色葡萄球菌)、海水暴露史或生食海产品史(嗜盐弧菌)、半咸水或淡水暴露史(嗜水气单胞菌)。

Table 1-14-2 Environmental factor of destruction skin and change the normal barrier function

Incesed injury, laceration or contusions
Injection with pollutional needle
Animal, human or insect bite
Skin disease (atopic dermatitis, tinea, eczema, scabies, chicken infection, angular cheilitis)
Bed sore, phlebostasis or ischemic ulcer
Pollutional surgical incision

体格检查常常可以发现红斑、触痛和硬结。脓疱病人可见水疱和淡黄色结痂斑块。丹毒的特点是张力较高且边界清晰的红斑。毛囊炎为一个水肿性红色斑丘疹伴触痛,且常见其中有一根毛干。单个红色皮肤硬结伴疼痛和触痛提示为疖。多个炎症性结节伴窦道即为痈。蜂窝织炎伴褥疮或下肢的缺血性溃疡常提示革兰阴性菌的多重感染。红色线痕是淋巴管炎的特征,常提示继发于化脓性链球菌的浅表感染,可能还伴发淋巴结病。

三、治疗

1. 非坏死性感染　抗生素是非坏死性感染病人治疗的基础。这些病人通常需要使用对 A 组溶血性链球菌和金黄色葡萄球菌有效的抗生素。社区获得性耐甲氧西林金黄色葡萄球菌菌株的流行越来越引起重视,这些菌株现在比甲氧西林敏感的菌株多一倍,这个趋势使得对这类感染的经验性治疗发生了变化。根据疾病的自然进程和严重程度,外用、口服或静用抗感染药物制剂均可应用。如果怀疑有多重感染,须单用或联合应用广谱抗生素。

2. 坏死性感染　坏死性软组织感染的治疗基于早期诊断和急诊清创。治疗方案包括:①纠正水电平衡紊乱;②广谱抗生素;③紧急而彻底的坏死组织清创术;④支持疗法(详见气性坏疽节)。

四、常见皮肤软组织感染的治疗

表层感染
表层感染占软组织感染的大部分。主要累及表皮和真皮(脓皮病)或者皮下组织(蜂窝织炎)和动物或人咬伤后继发的皮肤损伤。

1. 脓疱病　是由破损皮肤接触致病菌引起,局限于表皮,主要累及面部和四肢。婴儿和学龄前儿童最常见,且患儿常原有基础皮肤疾病(如湿疹、特应性皮炎、水痘、口角炎和疥疮)。温暖湿润的天气、拥挤的生活环境、卫生条件差均可促成脓疱病。主要病原体是金黄色葡萄球菌,可造成大疱或非大疱性病变,表现为大量的大疱,水疱变为脓疱,1~2 d后破裂,形成厚的、蜜黄色、结痂斑块,并持续数天至数周。少见的酿脓链球菌,造成非大疱性病变,以红斑和小而不多的小囊疱为特色,小水疱后来变成皮肤上的腐蚀状结痂。皮肤的病变异常瘙痒,搔抓可导致水疱。大疱和小囊疱内的液体释放,然后局部扩散。

确诊需囊液或痂块的细菌革兰染色和培养。皮肤病变通常2~3周后自行缓解。可局部使用抗生素药膏,如红霉素、林可霉素软膏,促进病变的缓解。患有播散性脓疱病或头皮、口腔的脓疱病,需口服抗生素治疗。

2. 丹毒　是主要使皮肤淋巴管网受累的急性化脓性链球菌感染,几乎均由化脓性链球菌引起。先期症状多似流行性感冒。细菌感染皮肤创口后通过皮肤淋巴管扩散,出现触痛、瘙痒、红斑、界限清楚且隆起的斑块。病人主诉疼痛,常伴高热、皮温增高、白细胞增多。淋巴管炎和淋巴结病常并发。小腿是最常见的发病部位,也可发生于面部、上肢和大腿。

诱发丹毒的局部因素包括足癣、下肢溃疡和静脉淤滞性皮炎。丹毒常发生于淋巴水肿、糖尿病、酒精中毒、免疫力低下和潜在皮肤病变未经正确治疗的病人。如无有效治疗,丹毒病人在第一次发作后6月内的复发率为10%,3年内复发率为30%。

治疗无并发症的丹毒首选青霉素,对至少80%病人有效。丹毒病人需抬高患肢,减轻水肿和疼痛。一旦恢复正常运动,需穿弹力袜,以减少下肢淋巴水肿的发生。有脚癣的病人,局部可应用抗真菌药物防止复发。

3. 毛囊炎　是细菌造成的毛囊感染,为单一或多发,可发生于任何有毛发的部位,表现为疼痛、触痛和红色丘疹。中心有脓疱,脓疱的中央可见毛干,脓疱破溃后常并发浅表的糜烂。剔、拔毛、蜜蜡脱毛、湿热、应用皮质激素或抗生素、免疫抑制剂、布、胶水、塑料紧裹皮肤均可促发毛囊炎。

绝大多毛囊炎是由金黄色葡萄球菌感染引起,只有极少数由其他细菌引起,如铜绿假单胞菌、克雷伯菌、肠道菌、变形菌、真菌。假单胞菌性毛囊炎常因长时间暴露于游泳池、热水盆、按摩浴缸中含氯的水所致。感染病人在暴露后6 h至3 d后,发生背部、臀部、下肢多发丘疹、脓疱,伴发热和不适。细菌可以在脓疱或感染的体液中生长。长期使用抗生素治疗的寻常痤疮病人易发生克雷伯菌、肠道菌、变形菌性毛囊炎。真菌性毛囊炎易发生于免疫力低下的病人。

对于绝大多数病人,毛囊炎可在7~10 d自愈。外用克林霉素、红霉素,并与热敷联用,可以加速缓解。外用异维A酸、口服喹诺酮类抗生素可用于治疗革兰阴性细菌毛囊炎。庆大霉素乳剂能使假单胞菌毛囊炎的多个小脓疱脱水。当考虑金黄色葡萄球菌为最可能的致病菌时,应口服复方磺胺甲噁唑、四环素或克林霉素。但去除易感因素是减少复发的关键。

4. 疖和痈　是毛囊的深部感染,其皮下组织的受累范围大于毛囊。金黄色葡萄球菌是最常见的病原菌。

疖实为小脓肿,表现为皮肤易摩擦部位(如大腿内侧和腋下)出现质中、压痛、红色结节。疖也可发生于脸、颈部、上背部和臀部。易感因素包括摩擦增多、出汗(见于肥胖人群和运动员)、皮质激素的应用、糖尿病、遗传或获得性中性粒细胞功能缺陷症。

初始治疗包括热敷和口服对金黄色葡萄球菌敏感的抗生素。疖会随着时间推移,出现波动感,脓积聚到皮下,当病变不能自行排出时,须切开排脓。

痈是侵犯多个毛囊的表皮深部感染。以纤维组织间隔破坏,继而形成一组相连的小脓肿为特点。典型表现为患处皮肤的疼痛、红、压痛、硬结和多个窦道,可伴有发热和全身不适。痈更常见于后颈部、上背部和大腿背侧。这些部位的皮肤较厚,易导致感染向侧面扩散以及小脓腔形成。病人常有相对较大的皮肤窦道、结痂和炎性结节的融合。

切开排脓的指征为痈触及波动感。应全面的检查脓腔,保证深部积脓的充分引流。局部受累皮肤和皮下脂肪广泛切除对于预防复发是必要的。还应给予口服针对金黄色葡萄球菌抗生素。所有毛囊感染的患处都应使用含碘溶液消毒。

5. 咬伤的感染　动物或人咬伤造成的皮肤损伤使得病人容易发生软组织感染。感染的风险与咬伤的类型、部位、就诊时间、宿主因素和伤口处理情况有关。大多数动物和人咬伤的伤口非常小,伤者不予重视。但总感染概率5%~15%,据国外资料统计,狗咬伤感染率为2%~20%,猫咬伤为30%~50%,人咬伤为10%~50%。因此,对动物与人咬伤还应积极处理。

动物咬伤后感染的病人有剧痛、软组织肿胀、压痛,还伴随神经、肌腱、骨骼、关节、血管的损伤。手部的咬伤更易患腱鞘炎、脓毒性关节炎和脓肿形成。

猫或狗的咬伤后感染常常为需氧菌和厌氧菌的多重感染。动物咬伤的伤口必须立即用肥皂和清水冲洗。狗咬伤的伤口应充分清创,如清创满意可以缝合。12 h 以上的感染伤口、猫咬伤、手部的伤口,均应敞开,不予缝合。所有与动物咬伤有关的感染,最好进行感染部位的需氧菌和厌氧菌培养。且应评定病人是否注射过破伤风抗体,当必要时给予被动免疫治疗。若是由非家养的肉食动物咬伤(如蝙蝠、臭鼬、浣熊、狐狸或丛林狼),伤口需用聚维酮碘充分清洗,接种狂犬病疫苗。

对已表现感染的咬伤,应选用对需氧菌和厌氧菌均有效的广谱抗生素,如阿莫西林 – 克拉维酸、复方磺胺甲噁唑、多西环素和环丙沙星,治疗至少 3 d。

人咬伤可分为咬合伤(牙齿穿破皮肤)或者拳击伤(手主动接触牙齿后受伤)。咬合伤与动物咬伤的感染概率大致相同。拳击伤有较高的感染概率,主要发生在第三掌指关节,掌指关节关节囊的穿通可以导致化脓性关节炎和骨髓炎。

人咬伤所致软组织感染是需氧菌和厌氧菌的混合感染。从人咬伤的伤口处平均可分离到 5 种不同的微生物,明显多于动物咬伤。另外,人类口腔的细菌浓度比动物高。人咬伤感染的厌氧菌,除了常见的杆菌外,其余同狗和猫的咬伤相同。但人咬伤中的厌氧菌病原体大多产生 β– 内酰胺酶。人咬伤感染的主要需氧菌为金黄色葡萄球菌、表皮葡萄球菌、α 或 β 型溶血性链球菌和棒状杆菌。其他可能通过血液或唾液的接触传染的病原菌,包括乙型、丙型肝炎病毒,结核分枝杆菌和 HIV。

人咬伤的伤口处理与动物咬伤相同。伤口最好以 1% 聚维酮碘充分清洗,因其既杀菌又杀病毒。穿刺状的咬伤应该用小导管高压清洗。感染的伤口应行需氧菌和厌氧菌培养。失活组织无论是否感染,必须清创,敞开伤口。肢端损伤应制动,抬高患肢。

手部伤和有感染风险的非手部伤病人应用抗生素治疗。特别对于并存发热、寒战等全身中毒症状,重症蜂窝织炎,免疫力低下,糖尿病,手部严重咬伤,伴随关节、神经、骨骼和肌肉受累等情况,均应住院静滴抗生素。与动物咬伤相同,需使用破伤风类毒素和(或)破伤风抗体。

6. 蜂窝织炎　是真皮层和皮下组织的急性细菌感染,主要发生于下肢,但也可侵犯其他部位如眶周、面颊、肛周、切口周围和皮肤刺破处。发生蜂窝织炎的常见原因包括:①注射毒品、异物损伤、咬伤、烧伤;②手术部位感染;③已有皮肤病变的继发感染(如湿疹、足癣)、褥疮、静脉淤血、缺血性溃疡。蜂窝织炎分为非坏死性和坏死性两种类型。

非坏死性:绝大多数蜂窝织炎病人为非坏死性感染。常以疼痛和软组织红斑而就诊,多伴有全身症状(如发热、寒战、不适)。体格检查可见边界扩大的红斑、皮温高、压痛、水肿。还可能存在淋巴管炎,表现为以延伸至骨盆淋巴结引流的红色线状条纹,可有淋巴结肿大、发热、白细胞核左移。

蜂窝织炎常由单一的需氧菌导致。而身体原本健康的成人,通常为链球菌和金黄色葡萄球菌导致。其中,链球菌在淋巴结肿大的病人中更常见,而金黄色葡萄球菌更多见于有慢性皮肤病的病人。

在大多数情况下,蜂窝织炎的治疗为针对链球菌和金黄色葡萄球菌的抗生素的经验性用药。对无并发症且无全身表现的蜂窝织炎病人,可口服抗生素门诊治疗。可给予以下药物的一种,如双氯西林、头孢力新、头孢菌素、红霉素、克林霉素。当怀疑 MRSA 感染,可给予复方磺胺甲噁唑、四环素、克林霉素。红斑的边缘用墨水描记,以观察治疗是否有效。如果怀疑革兰染色阴性菌感染,病人又伴发褥疮和糖尿病足,应加用头孢唑林钠或哌拉西林钠 – 他唑巴坦钠。MRSA 感染以及青霉素严重过敏的病人亦可使用万古霉素、替卡西林和利奈唑胺。

坏死性:坏死性蜂窝织炎与非坏死性蜂窝织炎在病原学和发病机制上是相同的,但更严重,进展快。坏死常发生于当感染被忽视和治疗不当时。坏死和非坏死性蜂窝织炎多由相同的微生物导致,除外坏死性蜂窝织炎常可见产气荚膜杆菌和其他梭状芽胞杆菌。除了抗生素治疗以外,必须立即手术清创。

7. 深部坏死性感染　主要表现为坏死性筋膜炎和肌坏死。坏死性筋膜炎以微生物侵犯、血栓形成和液化坏死为特征。浅筋膜进行性坏死,深部真皮和浅筋膜被多型核白细胞浸润,小血管血栓形成。细菌在破坏的筋膜里增殖,并沿皮下筋膜扩散。当疾病进展,皮肤出现缺血性坏死,而且皮下脂肪和真皮出现坏疽(进行性皮肤坏死)时,皮肤可形成大疱和小水疱,并可见皮肤溃疡。肌坏死是由梭状芽胞杆菌导致的快速进展、威胁生命的骨骼肌感染。典型的肌坏死是梭状芽胞杆菌气性坏疽(参见下节"气性坏疽")。

第三节 / 破伤风

破伤风(tetanus)是以阵发性肌肉痉挛和自主神经高度不稳定为特点的外科危重病。它由破伤风梭菌经由皮肤或黏膜伤口侵入人体,在缺氧环境下生长并繁殖,产生的痉挛毒素和溶血毒素所引起,死亡率极高。解放以后,通过全民接受计划接种疫苗,我国的破伤风发病率与死亡率逐年降低。外伤处理是预防破伤风的重要措施之一,但临床实践中很难见到破伤风发病。尽管通过接种疫苗就可很容易地预防破伤风,其在世界范围内的发病率与死亡率仍然很高。在重视预防的同时,仍应了解破伤风的诊断与治疗方法。

一、流行病学与病因学

国际上尚无有关破伤风发病率的实际报告。据估计,世界范围内其每年发病人数达 50 万~100 万。病例大多发生在发展中国家,其中 50% 为新生儿。在发达国家极为少见,20 世纪 80 年代以来,每百万人口每年发病率仅为 0.15%。

大多数破伤风病人发病前均有急性外伤史,主要是锐器扎伤、挫裂伤。少有手术引起破伤风的报告。慢性致病因素包括慢性伤口,如吸毒、糖尿病的并发症。少见的原因包括中耳炎、鼻腔内异物、角膜外伤、溃疡、异物、口腔科手术、肌内注射、流产、分娩和烧伤。约有 6%~8% 的病人无法明确病因。无免疫接种是导致破伤风的最主要风险因素。从世界范围看,老年人、低收入人群及未服役的人是易感因素。即使给予及时合理的治疗,破伤风的全球死亡率仍高达 30%~50%,老年人的死亡率更高,但完成三次疫苗接种的病例无 1 例死亡。

二、发病机制或病理生理

破伤风的致病菌为破伤风梭菌。破伤风梭菌大量存在于人与多数动物的粪便中,其产生的外毒素可为人体内消化酶灭活,故肠道内的细菌并不能致病。粪便进入土壤后,此菌可形成芽胞而长期存在,形成此菌的典型形状,即鼓槌状革兰染色阳性专性厌氧菌。培养 48 h 后可转化为革兰染色阴性菌,但仍为专性厌氧。细菌本身的抵抗力与其他细菌相似。但芽胞抵抗力很强,在土壤中可存活数十年,须煮沸 30 min,高压蒸汽灭菌 10 min 或苯酚浸泡 10~12 h 方可灭活。

破伤风梭菌经土壤和异物污染伤口后,可发芽繁殖并分泌外毒素从而致病。在一般浅表伤口中不易生长,只有在伤口缺氧的环境下才能生长。易形成伤口缺氧环境的因素包括刺伤、大面积挫伤、烧伤、组织缺血。此菌并无侵袭力,易在局部繁殖,不能侵入其他部位。

破伤风梭菌产生的外毒素主要是痉挛毒素(tetanospasmin)和溶血毒素(tetanolysin),前者引起全身性肌痉挛等一系列症状和体征,而后者则引起局部组织坏死和心肌损害。

破伤风痉挛毒素为神经毒素,对人的致死量不足 1 μg。其通过神经、淋巴和血液途径到达中枢神经系统,但最主要的侵入途径为神经途径。毒素由神经末梢沿轴索从神经纤维的间隙逆行向上至脊髓前角,进一步可上行至脑干。毒素与神经节苷脂结合后进入神经细胞,通过轻链的作用封闭抑制性突触的介质 γ- 氨基丁酸和甘氨酸的释放,导致骨骼肌伸肌与屈肌同时强烈收缩,肌肉强直痉挛,形成破伤风特有的角弓反张和牙关紧闭。毒素还可封闭抑制性神经元的协调作用,导致自主神经的高度不稳定性。

破伤风发病的潜伏期越短,疾病越严重。恢复要等到新的突触前神经抑制性递质生成并释放至远端轴突。这也解释了为什么破伤风临床症状的改善要等到 2~3 周以后。

三、临床表现

破伤风的潜伏期一般为 7~8 d,但亦可于短至 24 h 或长达数月、数年后发病。90% 以上的病人在受伤后 2 周内发病。根据细菌侵入的局部神经和病情程度,临床上将破伤风分为四种类型:全身型、局部型、头型和新生儿型。其中全身型约占破伤风总发病率的 80%。

全身型的首发症状多为牙关紧闭,亦称"下巴闭锁"(lockjaw),主要是由咬肌痉挛所致,占所有病例的 50%~75%。面肌痉挛还可发生"肌笑征"(risus sardonicus)。颈背部强直与吞咽困难亦可成为首发症状。随着疾病的进展,病人可因微小的噪音和接触刺激或无任何诱因,发生全身性的肌肉痉挛。全身肌肉痉挛的典型症状是颈背肌强烈收缩,腹部前突、头足后屈,因身体形如弯弓且又与生理的弯腰相反,故名"角弓反张"。严重的痉挛可引起椎骨骨折、长骨干骨折和肌腱由附着处撕脱。不幸的是，病人的神志清楚，故全身痉挛发生时，病人极为痛苦。

急性期的死亡主要是由于膈肌麻痹和咽部肌肉痉挛所致的呼吸衰竭所致。通过重症监护治疗，主要是肌松药的使用与机械通气可避免此类死亡。渡过急性期后，自主神经的功能障碍成为死亡的主要原因，占总体死亡的 11%~28%。自主神经的不稳定在发病后的数天发生，主要表现为高血压、心动过速和高热，由此引发的心律失常与心肌梗死是死亡的主要原因。其发病机制尚不完全清楚，推测与交感神经的过度抑制有关。

局部型破伤风主要表现为受伤部位及附近肌肉的持续痉挛。这种肌肉僵硬可持续数周并自行缓解。需要警惕的是，这种局部肌肉僵硬亦可能是全身型破伤风的早期表现。

头型破伤风是主要侵及脑神经的局部破伤风，发病率约6%，头部外伤与中耳炎是主要的诱因，约有三分之二的病人会发展成全身性痉挛，总体死亡率达 15%~30%。最易侵及第Ⅶ对脑神经，以后依次为第Ⅵ、Ⅲ、Ⅳ、Ⅻ对脑神经。除肌肉痉挛表现为牙关紧闭外，有近一半的病人可引起脑神经麻痹，临床此种情况易造成误诊。如侵犯第Ⅶ对脑神经，表现极像面神经炎引起的面瘫（Bell's palsy）。

新生儿破伤风是在婴儿出生一周左右发生的全身型破伤风，破伤风梭菌主要是通过切断的脐带伤口进入。首发症状为烦躁和不愿进食，进而发展至全身痉挛。其主要危险因素是分娩时的卫生状况与母体的免疫状态。因为婴儿体重轻，毒素的相对浓度较高，新生儿破伤风的死亡率高达 50%~100%。新生儿破伤风主要发生在发展中国家，其中亚洲和非洲的 12 个国家占 80%。在高发地区孕妇接受计划免疫可显著减少新生儿破伤风的发病率。

四、诊断

典型的临床症状包括"牙关紧闭"、"苦笑面容"、"角弓反张"即可诊断破伤风。尚无有效的实验室指标能明确或排除破伤风。血清保护性抗毒素抗体水平在 0.01 U/mL（体内）或 0.15 U/mL（体外）时，一般不会发生破伤风，但并不绝对。

破伤风需与以下疾病鉴别。①化脓性脑膜炎：虽有"角弓反张"和"颈项强直"，但无阵发性痉挛，而有高热和头痛、呕吐、视乳头水肿等颅内高压表现，脑脊液检查压力增高，呈渗出性改变；②狂犬病：有被疯狗咬伤病史，以吞咽肌抽搐为主，惧怕听见水声或看见水；③低钙性抽搐：有引发低钙性抽搐的原发病存在，注射钙剂后能缓解；④其他：如肌张力障碍综合征、颞颌关节炎、牙周脓肿、子痫、癔病、士的宁中毒等。

"压舌板试验"可用于破伤风的鉴别诊断。小心地将压舌板放入口腔，用压舌板刺激咽部，阴性反应为病人恶心作呕并试图吐出压舌板。阳性反应为病人咬住压舌板，此系咬肌痉挛所致。阳性反应即可诊断为破伤风。这一试验在破伤风高发地区如印度，敏感性达 94%，特异性达 100%。

五、治疗

破伤风的临床治疗重点包括中和循环中的毒素，控制肌痉挛，预防呼吸与代谢并发症及清除感染源。

1. 中和游离毒素　可使用破伤风抗毒素（TAT）或人破伤风免疫球蛋白（HTIG）中和循环中的游离毒素，避免其侵入神经系统。破伤风抗毒素（TAT）是最常见的被动免疫制剂，常用剂量是 1 500 U 肌内注射。若伤口大、污染重或受伤已超过 24 h 者，剂量须加倍。注射后抗体可维持有效浓度 1 周左右，故对于污染严重的伤口，应每周重复注射一次，直至伤口基本愈合。如有过敏者需按脱敏法注射。HTIG 为乙型肝炎疫苗免疫后再经破伤风类毒素免疫的健康献血员中采集效价高的血浆或血清制成。尤其适用于对 TAT 有过敏反应的病人。不需皮试，只限肌内注射，不能静脉注射。一般认为预防剂量为 500 U，治疗剂量可达 3 000~10 000 U。因为 HTIG 的半衰期为 25 d，故一次使用即可。因为是血中的游离毒素决定用量，而不是体重，所以成人与儿童用量一样。

2. 控制与解除痉挛　破伤风治疗的关键是控制痉挛，减少痉挛的发生，从而达到减少并发症、降低死亡率的目的。镇静安眠药可达到减少焦虑、松弛肌肉和镇静作用，所以是最常用的抗痉挛用药。因为地西泮可促进 γ- 氨基丁酸（GABA）的释放，促进突触传递功能，每次 10 mg，每天 2~4 次，必要时可反复静脉注射，文献报告 24 h 用量可达 3 400 mg。

苯巴比妥可延长地西泮的作用，用于控制严重的肌肉痉挛。无呼吸机支持使用此类药物时，要注意避免呼吸抑制。有呼吸机支持时，可适当增加用量达到控制痉挛的目的。可按 1 mg/kg 肌内注射，每 4~6 h 1 次，总量不要超过 400 mg/d。对仍不能控制痉挛的破伤风病人，也可使用冬眠疗法。

对于早期严重病例，还可使用肌肉松弛剂如琥珀胆碱解除严重的痉挛。但要注意避免引起呼吸肌麻痹。使用时应在床旁备有气管插管或气管切开设备。后期使用琥珀胆碱可引起高钾血症，应慎用。还可使用 α 与 β 受体阻滞剂对症处理自主神经不稳定引起的血压波动和心动过速。

3. 保持呼吸道通畅 破伤风导致的喉头痉挛、呼吸肌与膈肌痉挛可引起窒息、呕吐物误吸、肺炎、肺不张等并发症。呼吸系统病变也是破伤风最常见的并发症，应积极行气管插管治疗。由于气管插管可能刺激病人，加重痉挛的发作，病情较重者可及时行气管切开。此类病人如同时接受大剂量的镇静安眠药和肌松剂治疗，需行呼吸机辅助呼吸。

4. 伤口处理 应在使用 TAT 或 HTIG 后数小时再行伤口的清创，以减少毒素释放入血。伤口处理的要点是引流脓液，清除污染坏死的组织，敞开伤口。可用 3% 过氧化氢冲洗伤口，建立一个富氧的环境，坏死组织的切除范围应达正常组织的 2 cm 以上。

5. 抗感染药物的使用 可使用大剂量青霉素和甲硝唑治疗。

6. 加强护理与支持治疗 病人应进入重症监护病房，并安排在安静、偏暗的房间里，尽量减少声、光和各种操作的刺激。由于肌肉持续痉挛，病人能量消耗严重，可于早期给予肠外营养支持，后期可放置鼻肠管，实施肠内营养支持。注意监测水、电解质的变化，维持酸碱的稳定。

六、预防

破伤风的治疗较为困难，而预防接种可有效预防破伤风的发生。在处理外伤的临床实践中，应根据伤口状况（Table 1-14-3）与病人既往的预防接种计划，决定防止破伤风发生的治疗计划。

Table 1–14–3　Wound characteristics

Protection factors	Risk factors
Time<6 h	Time>6 h
Depth<1 cm	Depth>1 cm
Clear wounds	Contaminated wounds
Linear	Stellate
Neurovascular complete	Neurovascular injury
No infection	Infection

破伤风免疫计划一般由破伤风类毒素(TT)与百日咳、白喉疫苗以不同组合实施。有效的破伤风全程免疫至少注射三次。以后可据外伤与破伤风发生的风险每 5 年增强注射一次。外伤后，除非伤口清洁、边缘整齐且伤口表浅无污染，一般的污染、较深且缺血的伤口均认为有发生破伤风的可能。如未完成免疫接种计划，应及时给予破伤风类毒素，并于此后的 4 周和 6 月后完成全程免疫计划。全程免疫已完成超过 5 年以上且未做增强注射，应立即注射一针 TAT 增强对破伤风的免疫。破伤风治愈后应完成一次全程免疫计划，因为原来致病的破伤风外毒素虽可致病，但却不能诱导抗毒素的产生。对高危人群，如老年人、孕妇、吸毒和艾滋病病人应进行强化免疫。

第四节 / 气性坏疽

气性坏疽（gas gangrene），也称梭菌性肌坏死（clostridial myonecrosis），是以严重毒血症和肌肉组织坏死、水肿并产气为特点的特异性感染。致病菌主要为产气荚膜梭菌，亦可合并水肿杆菌、腐败杆菌、梭状杆菌和溶组织杆菌。气性坏疽分为创伤后、手术后和自发性气性坏疽，是一种发展迅速、预后极差的厌氧感染，预后也取决于早期诊断与早期清创处理。

一、病因学与发病机制

主要的致病菌产气荚膜梭菌是一种广泛分布于自然界以及人与动物肠道的厌氧芽胞梭菌。致病物质除外毒素外，还有多种侵袭酶及荚膜，构成强大的侵袭力，入侵创面后可造成严重的局部感染与全身中毒症状。产生的外毒素多达十余种。最重要的为 α 毒素，生化本质为卵磷脂酶，具有溶血性和卵磷脂酶活性，能分解细胞膜上磷脂和蛋白质的复合物，可破坏红细胞、白细胞、血小板和组织细胞，引起溶血、组织坏死、血管内皮细胞损伤，促进血小板凝聚，导致血栓形成、组织缺血。血管内皮细胞损伤后，血管通透性增加，可致局部水肿，加剧缺血缺氧。α 毒素还可作用于心肌，致血压下降、心率减慢，导致休克，是气性坏疽死亡的主要原因。

外毒素还包括胶原酶、透明质酸酶、溶纤维酶和脱氧核糖核酸酶。这些外毒素相互协同作用，破坏感染区域组织的肌肉与胶原纤维，使细菌迅速扩散，并沿肌束和肌肉间隙扩散，使肌肉变成暗红色并失去弹性。其次，这些酶可以分解组织中的糖与蛋白质，产生大量气体，包括 H_2、CO_2、H_2S 和 N_2。透明质酸酶可分解细胞间质中的透明质酸，有利于细菌及毒素的扩散。

二、临床表现

潜伏期一般在创伤后 1 至 6 d，最早为伤后 6~10 h，最迟为5~6天。

1. 局部表现　伤口处的突发剧痛往往是首发症状，疼痛程度往往超过类似伤口的疼痛强度。疼痛进行性加重，有伤口爆裂感，患肢有沉重感。继疼痛症状之后，感染区域迅速出现肿胀和浆液性渗出。肿胀与局部创伤所能引起的程度不成比例，并迅速向上下蔓延，肿胀每小时都可见到加重。伤口中有大量浆液性或淡血性渗出物。

伤口及周围组织积气是气性坏疽的显著特点。这些气体多为外毒素分解组织产生的硫化氢等多种不可吸收的气体，有恶臭味。不但伤口局部产气，气体还会迅速沿组织间隙与肌间隙向周边组织漫延。如皮下有积气，触之可有捻发感。X线平片与CT等影像学检查可示皮下间隙与肌间隙积气征。

由于肌肉组织肿胀、积气、积液，皮肤张力增大，静脉回流与血供相继发生障碍。皮肤颜色由大理石样斑纹渐变为古铜色，进而变成蓝黑色和黑色，同时伴有黄色浆液性、血性红色水泡出现。

探查伤口时，如属筋膜上型，可发现皮下脂肪变性、肿胀；如为筋膜下型，筋膜张力增高，肌肉如"熟肉状"，切之无出血。组织活检及渗出物涂片染色可见革兰染色阳性粗大梭菌。

2. 全身表现　全身状况迅速恶化，病人出现烦躁、间断欣快感和恐惧感。并出现与体温不符的心率增快、低血压，病情突然恶化。皮肤、口唇苍白，大量出汗、脉搏快速、体温逐步上升。随着病情的发展，可发生溶血性贫血、黄疸、血红蛋白尿、酸中毒，全身情况可在12~24 h内全面迅速恶化。

三、诊断

因病情发展迅速，早期诊断十分重要。诊断气性坏疽有三大要点：①伤口分泌物涂片可见革兰染色阳性粗大梭菌；②X线平片可见软组织积气影（Figure 1-14-1）；③伤口周围皮肤可及捻发感。

需要与气性坏疽鉴别诊断的包括以下情况。①食管、胃、气管破裂穿孔合并的皮下气肿：因手术或外伤后气体溢出至组织间隙甚至是皮下，体检可出现皮下气肿、捻发音等，但这类疾病很少伴有全身中毒症状；局部的水肿、疼痛、皮肤改变均不明显，而且随着时间的推移气体可逐渐吸收。②大肠埃希菌、克雷伯菌等一些兼性需氧菌的感染，也可产生一定的气体。但气体以 CO_2 为主，是可溶性气体。不易在组织间大量积聚，而且无特殊臭味。③厌氧性链球菌也可产气，但其所造成的损害如链球菌蜂窝织炎、

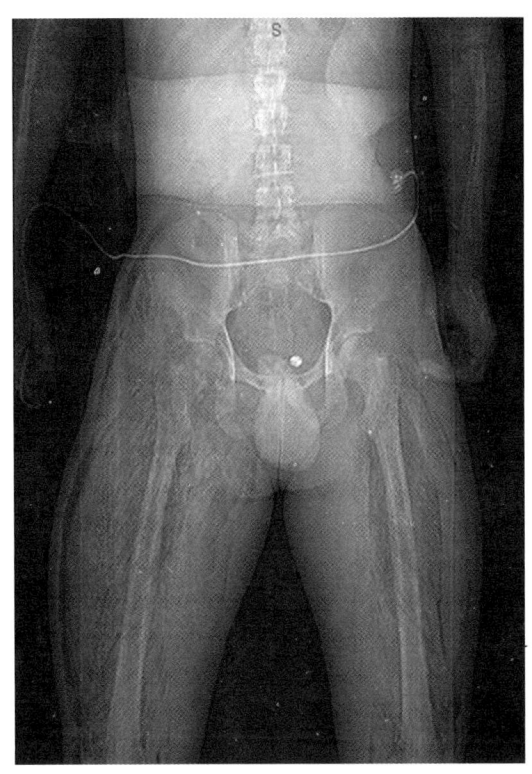

Figure 1-14-1　X-ray showed tissue pneumatosis

链球菌肌炎等，病情发展较慢，全身中毒症状较轻。若处理及时，切开减张、充分引流，加用抗生素等治疗，预后较好。

四、治疗

一旦明确诊断，即应开始积极治疗。早期诊断与早期治疗是减少组织坏死与降低截肢率、死亡率的关键。

1. 紧急清创　清创的要领包括以下几点。①清创要早：越早清创，组织坏死的范围越小。②范围要广：深部病变往往超过表面显示的范围，故病变区应作广泛、多处切开。包括伤口周围水肿或皮下气肿区。彻底清除变色、不收缩、不出血的肌肉。③探查要充分：因细菌扩散的范围常超过肉眼病变的范围，故应整块切除肌肉，包括肌肉的起止点。如感染限于某一筋膜腔，应切除该筋膜腔的肌群。④截肢要果断：当感染涉及整个肢体，全身感染加重且将危及生命时，应果断截肢。如感染已部分超过关节截肢平面，其上的筋膜腔应充分敞开，术后用氧化剂冲洗、湿敷，经常更换敷料，必要时还要再次清创。

2. 应用抗感染药物　清创术前就应使用大剂量抗感染药物。对产气荚膜梭菌，青霉素大多敏感，故首选青霉素，但使用剂量需大，每天应在1 000万U以上。大环内酯类（如琥乙红霉素、麦迪霉素等）和硝咪唑类（如甲硝唑、

替硝唑)也有一定疗效。氨基苷类抗生素(如卡那霉素、庆大霉素等)对此类细菌已证实无效。

3. 高压氧治疗 高压氧可提高组织间的含氧量,造成伤口内组织的富氧环境,抑制细菌增殖,阻断组织的进一步坏死,降低截肢率。

4. 营养支持与器官功能支持 应给予积极营养支持,肠道有功能时,可使用肠内营养。对合并呼吸功能障碍的,应积极行呼吸机支持,改善组织缺氧。对肾功能损害的可行持续性血液滤过治疗。

五、预防

对容易发生气性坏疽的创伤需特别注意。如开放性骨折合并大腿、臀部广泛肌肉损伤或挤压伤者;有重要血管损伤或继发血管栓塞者;用止血带时间过长、石膏包扎太紧者。

预防措施包括以下几点。①早期彻底清创:清除失活、缺血的组织,去除异物特别是非金属性异物。②减张切开:筋膜下张力增加者,应早期进行筋膜切开减张。③充分引流:对深而不规则的伤口应充分敞开引流(避免无效腔存在)。④彻底冲洗:对疑有气性坏疽的伤口,可用 3% 过氧化氢溶液冲洗、湿敷。⑤密切观察:对受损组织早期无法判断活力的,可在 24~36 h 内反复观察。对腹腔穿透性损伤。特别是结肠、直肠、会阴部创伤,也应警惕此类感染的发生。⑥抗感染药物治疗:对疑有气性坏疽的病人均应早期使用大剂量的青霉素和甲硝唑。

第五节 / 外科应用抗菌药物的原则

抗菌药物是抗生素和各种化学合成的抗细菌药物的总称。抗菌药物是 20 世纪医学的重要发明之一,各种抗菌药物的发明与临床应用,彻底改变了感染病人的预后,也改变了外科感染的多种治疗策略。合理的引流与抗菌药物的使用成为外科感染治疗的两项重要策略。要合理使用抗菌药物,必须了解外科感染常见致病菌的特点、抗菌药物作用机制与特点、外科抗菌药物的经验性使用与目标性使用,并重视监测、预防细菌耐药。

一、外科感染的常见致病菌

外科感染因部位不同,其常见致病菌亦有所不同,但在外科常见以下四种。①革兰染色阳性球菌,常见的有金黄色葡萄球菌、表皮葡萄球菌和链球菌。皮肤软组织感染、腔静脉导管感染、丹毒多为此类细菌感染。近来,肠球菌在外科感染病人中有增多趋势,这类细菌感染常见于重危病人的肠源性感染即肠道菌群易位,也与三代头孢菌素、万古霉素等抗生素的筛选有关。②革兰染色阴性杆菌,常见的有大肠埃希菌、铜绿假单胞菌、变形杆菌、克雷伯菌和其他肠杆菌科细菌。这类细菌常见于各种消化道穿孔所致的急性化脓性腹膜炎、急性梗阻性化脓性胆管炎及其他泌尿生殖系感染。③厌氧菌,主要是无芽胞厌氧菌,其中以拟杆菌、梭状杆菌、厌氧葡萄球菌和厌氧链球菌最为常见。④真菌,外科危重感染病人,在广泛使用超广谱抗感染药物后,还会发生真菌感染,表现为深部真菌病和真菌脓毒症。常见的致病菌包括白念珠菌、光滑念珠菌和曲霉菌。

二、常见抗菌药物的作用机制与特点

要想有效地使用抗菌药物,还应了解各种常见抗菌药物的作用机制与特点。抗菌药物的主要作用机制包括:抑制细菌细胞壁的合成、影响胞质膜的通透性、抑制蛋白质合成、抑制核酸代谢和影响叶酸代谢。

青霉素类属于化学结构中含 β- 内酰胺环的抗生素。抗菌活性强、毒性低、临床疗效好,均为繁殖期杀菌药。作用机制为阻断肽聚糖合成的最后阶段即肽聚糖链组装和三维结构的构建,使正常繁殖期细菌的细胞壁合成障碍,导致菌体细胞壁损坏,从而使细胞因渗透压改变等原因发生溶解死亡。这类药物包括天然青霉素、耐青霉素酶青霉素和广谱青霉素,广谱青霉素又分为氨基组、羧基组和尿基组青霉素。

头孢菌素类均具有 β- 内酰胺环和二氢噻嗪环即 7-氨基头孢烷酸结构,分为第一、二、三和四代头孢菌素。其抗菌作用机制类似于青霉素,抑制转肽酶而干扰细菌细胞壁合成。

第一代头孢菌素对革兰染色阳性菌的抗菌活性较第二、三代强。由于易被革兰染色阴性菌的 β- 内酰胺酶分解,故对此类细菌的抗菌作用较弱,并易发生耐药性。第二代头孢菌素对革兰染色阳性菌的活性与第一代相似或略差,对多数革兰染色阴性菌的活性较强,但对铜绿假单胞菌无抗菌活性,对 β- 内酰胺酶较稳定。

第三代头孢菌素对革兰染色阳性菌的抗菌活性不如第一、二代头孢菌素，对革兰染色阴性菌，包括大肠埃希菌、铜绿假单胞菌和厌氧菌均有较强的抗菌活性，对第一代、二代耐药的细菌也较敏感。第四代头孢菌素与第三代相比，抗菌活性更广泛。对革兰染色阳性菌的抗菌活性增强，对 β- 内酰胺酶更稳定，对革兰染色阴性菌的抗菌活性仍然较强。

碳青霉烯类的结构式为青霉素类噻唑环的硫原子被碳原子取代，第 6 位酰胺键为短脂肪链取代。此类抗生素可结合革兰染色阳性菌和阴性菌的青霉素结合蛋白 1 (PBP1) 和 2 (PBP2)，导致细菌细胞的延长和溶解，对革兰染色阴性菌的外膜有良好的穿透作用并有后效应。除了嗜麦芽窄食单胞菌和某些脆弱类杆菌，对其他几乎所有由质粒介导的 β- 内酰胺酶稳定，因而是目前所使用抗生素中有最广抗菌谱的药物，抗菌活力特别强，具有快速杀菌作用。

头霉素类抗生素化学结构与头孢菌素相似，但在 7- 氨基头孢烷酸 (7ACA) 的第 7 位碳上有甲氧基，抗菌谱与抗菌活性也与头孢菌素相似。抗菌作用与第二代头孢菌素相似，对革兰染色阳性菌的作用较弱。

单环 β- 内酰胺类抗生素由单个 β- 内酰胺环和该环连接的不同侧链构成，母核为 3- 氨基单菌霉素，侧链取代基与对酶稳定性、抗菌谱及活性有关。其对染色体介导的 β- 内酰胺酶相当稳定，很少诱导细菌产生耐药性。为窄谱抗生素，对革兰染色阴性菌谱有良好的穿透作用，并和阴性需氧菌的 PBP3 结合，抑制细胞分裂，促使细菌死亡。但其与阳性需氧菌的 PBP 结合力差，故只作用于革兰染色阴性需氧菌。

β- 内酰胺酶抑制剂，是一类新的 β- 内酰胺类药物。此类酶抑制剂与 β- 内酰胺酶有较高的亲和性，以竞争性和不可逆的抑制方式发挥作用，与 β- 内酰胺类抗生素联用能增强后者的抗菌活性，包括克拉维酸、舒巴坦和他唑巴坦。

糖肽类为线性多肽，至少有 5 个氨基酸碱基与苯环相邻，形成一个三苯醚和一个二苯结构，芳香环上带有各种取代基。其作用机制是与一个或多个肽聚糖合成中间产物 D- 丙氨酰 -D 丙氨酸末端形成复合物，可阻断肽聚糖合成中的转糖基酶、转肽基酶及 D-D 羧肽酶发挥作用，从而阻止了细胞壁的合成。这类抗生素中的万古霉素和替考拉宁，主要作用于革兰染色阳性菌，特别是耐甲氧西林的葡萄球菌。

氨基苷类抗生素分子结构中含 2 个或多个氨基糖分子，1 个六元环氨基环醇，以糖苷键结合，故名之。其可与细菌核糖体 30S 小亚基发生不可逆结合，抑制 mRNA 的转录和蛋白质合成，导致细菌死亡而发挥杀菌作用；同时也可造成遗传密码子的错读，产生无意义的蛋白质。该类抗生素依靠其离子的吸附作用，吸附在菌体表面，造成细胞膜的损伤，导致膜的渗漏，使细菌死亡，为杀菌类抗生素。氨基苷类抗生素通过主动的运输即耗氧、能量依赖主动转运过程进入胞质内，当与细胞壁合成抑制物联合使用时产生协同作用，因为细胞壁合成抑制物使细胞壁不能完整合成，药物易于进入菌体而达到核糖体作用靶位。氨基苷类抗生素对需氧革兰染色阴性杆菌有强大的抗菌活性，如大肠埃希菌、克雷伯菌。

氨基苷类抗生素对革兰染色阴性杆菌和阳性球菌均有明显的抗生素后效应 (post-antibiotic effect, PAE)。对细菌还有初次接触效应 (first exposure effect, FEE)，即细菌首次接触、暴露在有氨基苷类抗生素存在的环境里，能被这种抗生素迅速杀死，当再次或多次接触同一种抗生素时，抗生素的杀菌效果明显下降，这种初次接触效应也曾称为细菌对抗生素的快速耐受现象。

氟喹诺酮类药物主要作用于 DNA 旋转酶，现已进展至第四代。其第四代药物如莫西沙星展现了良好的广谱抗菌活性，不但对革兰染色阴性菌与阳性菌均有作用，还有良好的抗厌氧菌活性。有口服和静脉制剂，特别适用于社区获得性的中重度外科感染。此外，还有大环内酯类、四环素类、林可酰胺类、链阳菌素类、磺胺类抗菌药物，亦可选择性地应用于外科感染病人。特定的抗厌氧菌药物还包括甲硝唑、替硝唑和奥硝唑，这些药物均属化学合成类药物。

三、外科感染应用抗菌药物的基本原则

1. 只有高度怀疑或明确为细菌性感染者，方有指征应用抗菌药物。

2. 尽早查明致病菌，根据病病菌种类及细菌药物敏感试验的结果选用抗菌药物。

3. 抗菌药物治疗方案应结合病人、病情及抗菌药物的特点制定。

(1) 品种选择　外科感染的抗菌药物的选择一般是经验性治疗，即急性外科感染一般都是在尚未获得细菌培养和药物敏感试验结果的情况下进行的。外科医生要根据感染的部位、性质，估计是哪一类细菌引起，再据此类细菌对哪一类抗菌药物敏感来选择抗菌药物的品种。如针

对伴穿孔的化脓性阑尾炎,可选择针对革兰染色阴性菌的抗菌药物。轻症病人可选择氨基苷类、半合成青霉素类。中重度病人可选择三代头孢或四代氟喹诺酮类药物,如头孢哌酮－舒巴坦、莫西沙星等。治疗一段时间后,应据治疗反应调整治疗。治疗效果好的,可坚持原有经验性用药方案。治疗反应差的,应根据细菌培养及药物敏感试验结果,重新评估原有用药方案,调整抗菌药物的品种与剂量。

(2) 给药剂量　按各种抗菌药物的治疗剂量范围给药。治疗重症感染和抗菌药物不易到达的部位,抗菌药物剂量宜较大,可达治疗剂量的范围高限。如治疗单纯性下尿路感染时,由于多数药物尿中药浓度远高于血药浓度,则可应用较小剂量,如治疗剂量的低限。

(3) 给药途径　轻症感染或无胃肠道功能障碍的外科感染病人,可选择口服给药。重危外科感染病人多合并有不同程度的胃肠道功能障碍,口服药物吸收不确切,宜采用静脉给药。局部应用抗菌药物易引起细菌耐药,尽量避免局部应用抗菌药物。

(4) 给药次数　为保证药物在体内能最大地发挥药效,杀灭感染灶细菌,应根据药代动力学和药效学相结合的原则给药。青霉素类、头孢菌素类和其他β－内酰胺类、红霉素、克林霉素等消除半衰期短者,应一天多次给药,如每 6、8 h 或 12 h 一次。氟喹诺酮类、氨基苷类等可 1 天给药 1 次。

(5) 疗程　对外科感染病人,抗菌药物疗程一般宜用至体温、血白细胞正常和感染症状消退后 72~96 h。但对脓毒症、骨髓炎、溶血性链球菌咽炎和扁桃体炎、深部真菌病、腹腔结核病等需较长的疗程方能彻底治愈,并防止复发。

4. 抗菌药物的联合使用要有指征　单一用药可有效治疗的感染,不需联合用药,仅在下列有指征时联合用药。即病原菌尚未查明的严重感染;单一用药不能控制的脓毒症,或两种以上细菌的混合感染;单一用药毒副作用大,联合用药可降低毒副作用的。

四、细菌耐药与对策

细菌的耐药性又称抗药性,一般是指细菌与药物多次接触后,对药物的敏感性下降或消失,致使药物对耐药菌的疗效降低或无效。细菌对耐药性的转移主要通过质粒介导、转座子或整合子转移。细菌耐药的生化机制主要是产生灭活酶,包括水解酶如 β－内酰胺酶和纯化酶。其他机制包括形成对抗菌药物的渗透障碍、产生抗生素的主动外排机制、药物作用于细菌的靶位发生改变以及细菌体内代谢途径的改变。

细菌耐药是世界性难题。从青霉素发明开始,很快就有了产青霉素酶的金黄色葡萄球菌,之后是耐青霉素的各种葡萄球菌与链球菌。20 世纪 70 年代后又先后出现了耐甲氧西林葡萄球菌、耐万古霉素肠球菌、耐青霉素肺炎链球菌。随着第三代头孢菌素的广泛应用,多年来一直稳定的 β－内酰胺酶突然加速突变,短短数年时间由于 β－内酰胺酶的突变而形成的超广谱 β－内酰胺酶和诱导性 β－内酰胺酶的革兰染色阴性杆菌在世界各地不断被发现。这些酶介导的细菌对青霉素和一、二、三代头孢菌素及单环菌素均耐药,但对头霉素、碳青霉烯及酶抑制剂敏感。近年来,在一些重症监护病房甚至出现了耐目前所有抗菌药物的泛耐药菌,如泛耐药的铜绿假单胞菌和鲍曼不动杆菌。

针对当前的细菌耐药,抗感染专家提出了抗生素应用干预策略、抗菌药物的策略性替换等方法。针对细菌耐药,外科医生应积极监测外科感染细菌的流行病学变化,尽可能有根据地进行经验性用药。在抗生素使用前获得血液及有关体液的细菌培养与药敏试验,争取做到目标性用药,减少并延缓细菌耐药性的产生。

(任建安)

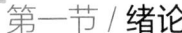

第15章

麻醉、镇静和镇痛

第一节 / 绪论

本节要点 (Key concepts)

Anesthesiology are now perioperative medicine, caring in variety of locations from perioperative evaluation clinics to clinical anesthesia, intensive care unit and pain medicine.

麻醉(anesthesia)一词最早的含义是使用药物或某些方法使病人丧失意识或不感知疼痛以便能进行外科手术或诊断性操作,在麻醉作用消失后意识和各种感觉、运动功能又能及时地恢复正常。由于麻醉方法、药物、监测手段和调控内环境紊乱的理论和实践的发展,当代麻醉学科也发展成为一门集麻醉、疼痛处理(pain management)和重症治疗医学(critical medicine)为一体的临床二级学科。

古代即有麻醉实践的传说,现代麻醉学始于19世纪中叶。1846年10月16日,Morton在美国麻省总医院首次公开演示用乙醚作全身麻醉,被认为是麻醉学的第一个里程碑。在Wells和Smith等先行试用氧化亚氮的基础上,Andrew于1868年将氧化亚氮与氧的混合气体成功用于全身麻醉。20世纪吸入麻醉和静脉麻醉均得到了长足的发展,麻醉安全性明显提高,麻醉死亡率从20世纪50年代的1/万减低至1/10万。

临床麻醉常分为两大类:全身麻醉(general anesthesia)和局部麻醉(local anesthesia)。全身麻醉是指药物作用于中枢神经系统,使病人意识暂时消失,不感觉疼痛,现今全身麻醉还要求术中无知晓,抑制伤害性刺激反应,循环稳定,肌肉松弛和苏醒迅速、舒适。全身麻醉包括吸入麻醉(inhalation anesthesia)、静脉麻醉(intravenous anesthesia)和静吸复合麻醉。

局部麻醉是指麻醉药物作用于某些外周神经、神经束或脊髓某些节段,使神经支配区域暂时失去疼痛感觉。根据阻滞的方法不同,分为表面麻醉(topical anesthesia)、局部浸润麻醉(infiltration anesthesia)、神经阻滞(nerve block)、神经丛阻滞(nerve plexus block)和椎管内阻滞(intrathecal block)。椎管内阻滞又分为蛛网膜下隙阻滞(subarachnoid block)、硬脊膜外腔阻滞(epidural block)和骶管阻滞(caudal block)。蛛网膜下隙阻滞又称脊麻或腰麻。

临床麻醉的目的是为外科手术提供最佳的工作条件和保障病人的安全,因而对机体各脏器和器官功能的监测以及调控,也是麻醉学的重要内容。

近年来术后和创伤后止痛、分娩镇痛、无痛人流、无痛胃肠镜和治疗慢性疼痛的微创方法也日益普及。麻醉医师(不要称呼麻醉师)应用所掌握的临床药理学知识、解剖学知识和神经阻滞技术、微创治疗技术,正越来越广泛地用于治疗慢性疼痛和癌痛,疼痛治疗已经是麻醉学密不可分的二级学科。

第二节 / 麻醉前准备和麻醉前用药

本节要点 (Key concepts)

Knowledge of the pathophsiological characteristics of coexisting diseases and an understanding of the implications of concomitant drug therapy are essential for the optimal management of anesthesia for an individual patient.

Anesthesiology physical status classification of American Society (ASA class) is widely used in preoperative evaluation criterion.

Commonly used preoperative medication are sedative hypnotics (benzodiazepines or barbiturates), opioids, anticholinergics. Sometimes antiemetics, steroids and antibiotics are helpful.

一、麻醉前准备

麻醉医师在麻醉前应访视病人或通过麻醉门诊了解病情,熟悉病史,进行体格检查和各项常规化验及检查,评估病人的心肺和其他脏器功能状态,尤其应关注全麻病人是否有困难气道的可能,区域麻醉是否有禁忌,以及病人的脏器功能、水电解质和酸碱状态,考虑服用的药物和麻醉药之间可能出现的相互作用。对有危险因素的病人,应分析其预后及可能产生的并发症,采用预防诊治措施,决定是否需要术后重症监护治疗(intensive care)。

美国麻醉医师协会(American Society Of Anesthesiology, ASA)将手术病人分为五级,对评估病情有重要参考价值。① ASA I 级:病人没有全身性疾病,仅有局部的病理改变;② ASA II 级:病人有轻到中度脏器(心、肺、肝、肾和中枢神经系统)病变,但代偿功能良好;③ ASA III 级:病人有严重脏器(心、肺、肝、肾和中枢神经系统)病变,但其功能尚能代偿;④ ASA IV 级:病人有危及生命的全身性疾病;⑤ ASA V 级:病人存活机会小,处于濒死状态,手术可能是唯一的治疗措施,如腹主动脉破裂的病人。⑥急诊手术病人的分级为在上述分级后加 E(emergency),如 I E、III E 等,表示危险性增加。ASA I - II 级病人对麻醉和手术耐受好,很少发生麻醉并发症,ASA III - IV 级尤其是 V 级病人麻醉危险性依次增加,并发症的发生率增高。

麻醉前原则上应禁食以免因胃内食物反流、呕吐和误吸导致吸入性肺炎甚至呼吸道梗阻。正常胃内容排空需 4~6 h,择期全麻手术病人麻醉前应禁食 6 h。术前需服用降压药、扩张冠状动药、降糖药等病人,术前服用少量水或清流汁(成人不超过 100 mL),不导致胃内压增加。也有人认为术前 2 h 服用 200 mL 含糖晶体液(不包括牛奶)有助于防止术前乳酸性酸中毒。

除抗凝药和大剂量血管紧张素转化酶抑制药术前可能需停药外,病人术前所服用的抗高血压、抗心绞痛、降糖药、皮质激素等均应服至手术日的清晨。但使用长效降糖药应注意术中低血糖倾向,必要时改为术前注射胰岛素。

二、麻醉选择

根据病情、手术种类,麻醉及监测设备决定麻醉的方式。最好选择麻醉医师自己最熟悉的方法和药物。与外科医师充分交流对了解手术方式和范围、手术所需时间和手术可能带来的脏器功能影响也是十分重要的。小儿不易合作,以采用全身麻醉或全身麻醉复合局部浸润麻醉和椎管内麻醉为主要方法。对脏器功能损害严重、全身情况不佳的病人和老年病人,除了全身麻醉外,局麻的"最小的干扰"不失为安全的选择。如需采用全麻或椎管内麻醉时,应加强监测、妥善用药,确保能达到"最大的控制"。严重休克病人为防止循环功能进一步恶化,不宜选用椎管内阻滞。神经外科、颌面外科、耳鼻喉科、腔镜手术、心脏和脊柱手术选择全身麻醉。胸科、上腹部手术选择全身麻醉或全身麻醉复合硬膜外阻滞。T_{10} 以下包括下腹部和下肢的手术,常选择蛛网膜下隙阻滞或蛛网膜下隙与硬膜外联合阻滞。

三、麻醉前用药

镇静和抗焦虑,缓解操作引起的疼痛,减少呼吸道腺体分泌,是术前用药的三大目的。

常用的镇静药物主要是苯二氮䓬类(benzodiazepines)药物,具有抗焦虑、镇静、催眠、顺行性遗忘、抗惊厥和中枢性肌松弛等作用,并且能够提高中枢神经系统的局部麻醉药中毒阈值。常用咪达唑仑(midazolam),成人口服量 7.5 mg,肌内注射 5~10 mg,静脉注射剂量 2~5 mg;劳拉西泮(lorazepam),口服 1~4 mg。巴比妥类药物,具有镇静、催眠和抗惊厥作用,并能预防局麻药的毒性反应。苯巴比妥(phenobarbital),成人口服剂量为 30~90 mg,肌内注射剂量为 0.1~0.2 g。常用的镇痛药如吗啡,成人肌内注射剂量为 5~10 mg,有一定镇静作用,并可降低肺动脉压;哌替啶(meperidine),成人肌内注射剂量为 25~50 mg。抗胆碱药主要是毒蕈碱样受体拮抗类药物,松弛平滑肌,减少呼吸道黏液和唾液的分泌,此类药还有减弱迷走神经反射的作用。常用的药物有阿托品,成人剂量为 0.5 mg;东莨菪碱,成人剂量为 0.3 mg。羟利定(Penehyclidine)不阻断 M_2 胆碱能受体,故较阿托品有不影响心率和循环的优点。心动过速者、甲状腺功能亢进症病人、高热或炎热条件下,不宜用抗胆碱药。

第三节 / 全身麻醉

本节要点 (Key concepts)

General anesthesia is broadly defined as a drug-induced reversible depression of the central nervous system resulting in the loss of response and perception of all external stimuli. But the definition is not accurate enough. Now we prefer use component changes in behavior or perception todefine anesthetic state: unconsciousness, amnesia, analgesia, immobility and attenuation of autonomic response to noxious stimulation.

The quantitative measurement of anesthetic potency is essential. Minimum alveolar concentration (MAC) is defined as the alveolar partial pressure of a anesthetics gas at which 50% of humans will not respond to a surgical incision. A   MAC equivalent for parenteral anesthetics is the free concentration of the drug in plasma requried to prevent response to a noxious stimulus in 50% of humans.

The blood concentration of the inhaled anesthetics can be closely estimated from the end-tidal concentration of agents.

The inhalation anesthetics potentiate neuromusclar blockage when administrated with muscle relaxants. All opioids decrease the MAC of volatile or parenteral anesthetics.

一、吸入麻醉

(一) 吸入麻醉药的吸收和麻醉强度

麻醉药经呼吸道进入肺泡,再通过肺泡膜进入血液循环后,到达中枢神经系统,产生全身麻醉作用称为吸入麻醉。麻醉药的吸入浓度愈高,肺泡分钟通气量增加,心排血量增加,可加快麻醉药的吸收。麻醉药的血气分配系数愈低,麻醉药越容易离开血液进入中枢神经系统或返回肺泡排出,越容易加深或减浅麻醉。

吸入麻醉药的麻醉强度以最低肺泡有效浓度(minimal alveolar concentration,MAC)表示。MAC 指在一个大气压下麻醉药与氧同时吸入时,使 50% 病人在切皮时无体动的最低肺泡浓度。而使 95% 病人切皮时无体动的最低肺泡浓度约为 1.3 MAC。常用吸入麻醉药氟烷、异氟烷、七氟烷和地氟烷的 MAC 分别为 0.74、1.15、2.0 和 6.0。MAC 反映的是吸入麻醉药对伤害性刺激引起体动反应的阻断情况,表示吸入麻醉药的镇痛性能。吸入麻醉药使病人意识丧失通常仅需 0.4 MAC。

(二) 吸入麻醉的实施

氧化亚氮、氟烷和七氟烷对呼吸道无刺激性,可用于吸入麻醉诱导。但 N_2O 麻醉性能弱,氟烷副作用大,目前均已很少应用于麻醉诱导。以七氟烷用于小儿全麻诱导时,将麻醉面罩置于病人的口鼻部,开启氧气和麻醉药挥发器,逐渐增加麻醉药的吸入浓度,然后静脉注射肌松弛药和麻醉性镇痛药以喉罩或气管插管建立人工气道。

小儿可使用七氟烷诱导也可采用潮气量诱导法。

氧化亚氮麻醉效能弱,多与其他吸入麻醉药合用。挥发性吸入麻醉药如恩氟烷、异氟烷、七氟烷和地氟烷,能够单独用于维持全身麻醉,术中根据手术刺激的强弱调整吸入麻醉药和镇痛药浓度。

(三) 吸入麻醉的优缺点

优点包括:麻醉性能强,且易于调节,达一定浓度时可有效抑制伤害性刺激触发的应激反应,还能够产生一定程度的肌肉松弛。由于易透过肺泡-血液屏障,因此,监测呼气末麻醉药的浓度,就能够了解血液中和体内作用部位麻醉药的浓度。临床所用吸入麻醉药均不燃烧,不爆炸。

缺点包括以下几点。①环境污染:吸入麻醉药会造成空气污染破坏臭氧层。氧化亚氮经紫外线照射后可产生有毒物质。②肝毒性:主要是氟烷,它在体内的代谢率为 11%~25%,代谢经还原途径生成无机氟化物,该物与肝细胞表面蛋白结合后具有抗原性,再次使用氟烷时,可以引起肝细胞的损害。③恶心和呕吐:发生率高。④恶性高热(malignant hyperthermia):挥发性吸入麻醉药,特别是氟烷,偶可触发恶性高热,表现为骨骼肌的代谢急性增加,体温迅猛升高(每 5 min 升高 1℃),同时发生骨骼肌强直、心动过速、二氧化碳分压异常增高(可高达 100 mmHg 以上),并出现严重的代谢性酸中毒,死亡率很高。

(四) 常用吸入麻醉药

1. 氧化亚氮(笑气,nitrous oxide,N_2O) 必须与不低于 30% 的氧气同时吸入,N_2O 浓度大于 60% 时,可保证术中病人无知晓。但镇痛效能弱,须复合其他麻醉药,增强其他吸入麻醉药的麻醉强度,减少吸入麻醉药的用量。

由于氧化亚氮的血/气分配系数低(0.47),吸入后易于弥散至含有空气的体腔(如气胸、气腹或肠腔),使体腔内压增加,因此,对于张力性气胸、肠梗阻及颅内手术等含有闭合腔隙的病人,不应使用。氧化亚氮通过抑制蛋氨酸合成酶而影响维生素 B_{12} 的合成,同时干扰叶酸代谢,抑制 DNA 合成和细胞发育,长时间高浓度吸入氧化亚氮,可引起贫血、白细胞和血小板减少。对吸入氧化亚氮浓度大于60%,时间长于 6 h 的病人,应补充维生素 B_{12}。

2. 氟烷(halothane) 麻醉性能较强,用于小儿麻醉诱导迅速。氟烷具有显著扩张血管作用,且直接抑制心肌和阻滞交感神经节,导致血压下降,同时可发生心动过缓。鉴于使用氟烷后,可出现肝细胞坏死,已很少应用。

3. 恩氟烷(安氟醚,enflurane) 既扩张外周血管,又抑制心肌。深麻醉时,血压下降,致反射性心率增快,但不易引起心律失常。恩氟烷深麻醉时,可诱发癫痫样异常脑电活动。由于苏醒较慢,目前临床上使用日趋减少。

4. 异氟烷(isoflurane) 是恩氟烷的同分异构体,麻醉后苏醒较恩氟烷快,但两者因有呼吸道刺激,且诱导慢,故不用于诱导麻醉。异氟烷明显扩张外周血管,对心肌抑制轻微,在麻醉过程中血压和器官灌流量容易维持。近年来证实,异氟烷、七氟烷等吸入麻醉药具有缺血预适应(ischemic preconditioning),即给予异氟烷或七氟烷后,能够在一定程度上缓解心肌随后出现的缺血性损害。异氟烷与氟烷、恩氟烷一样,能够扩张支气管平滑肌。其体内生物转化率较低(0.2%),对肝肾功能无影响。

5. 七氟烷(七氟醚,sevoflurane) 血/气分配系数为0.65,有特殊的芳香气味,无刺激性,麻醉性能较强,麻醉诱导快,苏醒快。不增加心肌对儿茶酚胺的敏感性。体内生物转化率较低(2%),无肝肾毒性。七氟烷适用于麻醉诱导,尤其是小儿麻醉诱导。用于维持麻醉时,术中血流动力学易于维持平衡。麻醉后苏醒迅速。

6. 地氟烷(地氟醚,desflurane) 沸点23.5℃,在室温下的蒸气压接近 1 个大气压,故不能使用普通的麻醉药挥发器,必须使用电加温的挥发器,使挥发器温度保持在23~25℃。对心肌收缩力无明显抑制,对心率和血压影响较轻,并不增加心肌对外源性儿茶酚胺的敏感性;但吸入浓度迅速增加时,可兴奋交感神经系统,引起血压升高和心率增快。此药有较强的呼吸道刺激作用,不宜用于全身麻醉的诱导。地氟烷是现在临床使用吸入麻醉药中血/气分配系数最低的,麻醉后病人苏醒最快。

二、静脉麻醉

(一)静脉麻醉的实施

由于几乎所有的静脉麻醉药输入后都有循环和呼吸抑制效应,当病人意识消失后,应用面罩给病人吸入高浓度氧,并静脉注射肌肉松弛药,待全身肌肉松弛后,进行气管内插管行人工通气。为减轻气管内插管引起的应激反应,插管前应静脉注射阿片类镇痛药或进行局部表面麻醉。喉罩置入容易,插入反应轻,可在使用肌肉松弛药,或不使用肌肉松弛药、仅使用阿片类镇痛药的情况下插入。

术中根据手术刺激强度及麻醉药物的药理,分次或持续静脉注射静脉麻醉药、麻醉性镇痛药和肌肉松弛药,达到稳定的麻醉状态。

(二)静脉麻醉的优缺点

优点:麻醉诱导快而平稳,对呼吸道无刺激作用,病人感觉舒适。对环境无污染,使用时设备简单,丙泊酚麻醉后恶心、呕吐发生率低,病人苏醒较舒适。

缺点:对静脉麻醉药的反应个体差异大,与吸入麻醉相比其可控性较差。另外,除氯胺酮外,静脉麻醉药都无良好的镇痛作用,必须同时给予麻醉性镇痛药和肌肉松弛药,才可能达到最佳麻醉状态。

(三)常用静脉麻醉药

1. 硫喷妥钠(thiopental sodium) 溶液呈强碱性(pH=10),不能与其他药物混合。静脉注射后,15~30 s 病人神志消失,持续 15~20 min,醒后继续睡眠 1~2 h。但是重复注射或持续输注后,药物在血浆中浓度下降的速度显著延长。

硫喷妥钠对循环和呼吸有剂量依赖性抑制作用,硫喷妥钠有抑制交感神经而兴奋副交感神经的作用,使喉头、支气管平滑肌处于敏感状态。对喉头、气管和支气管产生刺激,易诱发喉痉挛或支气管痉挛。用于全身麻醉的诱导,常用浓度为 2%~2.5%,用量(4~6)mg/kg。

2. 丙泊酚(propofol) 是起效迅速的超短效静脉麻醉药,起效时间 30~40 s,作用维持时间 7 min 左右。作用时间取决于体内的再分布和肝内、肝外的代谢和失活。

丙泊酚能使颅内压降低,脑氧代谢率降低。能引起剂量相关的心血管和呼吸系统抑制。

丙泊酚可以用于麻醉诱导和维持,长时间持续给药后,病人停药后很快就可以苏醒,并且清醒的质量高,很少出现恶心或呕吐,特别适用于需要早清醒的手术。丙泊酚无镇痛作用。

丙泊酚麻醉诱导剂量为 1.5~2.0 mg/kg；麻醉维持剂量 6~12 mg/(kg·h)，持续镇静的剂量 0.3~3 mg/(kg·h)。丙泊酚静脉注射时可引起注射部位的疼痛，可给予小剂量利多卡因预防。

3. 苯二氮䓬类(benzodiazepines)　该类药中的劳拉西泮和咪达唑仑分别用于术前用药或麻醉诱导。随着剂量的不同，该类药产生抗焦虑、镇静、催眠、顺行性遗忘、抗惊厥和中枢性肌肉松弛等作用。苯二氮䓬类药物轻度降低脑血流量和脑氧耗量，对循环有剂量相关的轻度抑制作用，可提高局麻药的中枢性惊厥阈值。苯二氮䓬类药物具有剂量相关的中枢性呼吸抑制作用，合并慢性阻塞性肺部疾患，同时使用阿片类镇痛药的病人，给予苯二氮䓬类药物后，呼吸抑制更为显著。

咪达唑仑可用于术前用药、诊断性操作、局部麻醉时的镇静和用于术后镇静、抗焦虑，提高局麻药的中毒阈值，用量为肌内注射 0.07 mg/kg 或静脉注射 0.03~0.06 mg/kg。在此期间病人入睡，但意识并未丧失，对指令和周围的事件并无记忆，表现为对随后手术操作等不良刺激的顺行性遗忘。

4. 氯胺酮(ketamine)　临床使用的氯胺酮注射液是它的等量左旋和右旋异构体，是目前唯一同时具有镇痛和麻醉作用的静脉麻醉药，非竞争性拮抗 NMDA 受体，可选择性地抑制大脑联络径路、丘脑和新皮质系统，激活边缘系统和海马等部位，但对神经中枢的某些部位(如脑干网状结构)影响轻微。氯胺酮麻醉后病人并非处于类似正常的睡眠状态，而是呈现一种木僵状态，对周围环境的变化不敏感、表情淡漠、意识丧失、眼睑或张或闭、泪水增多、眼球震颤、瞳孔散大、对手术刺激有深度镇痛作用，表现出与传统全身麻醉不同的意识与感觉分离现象，因此称之为分离麻醉(dissociative anesthesia)。单次静脉注射 30~60 s 后意识丧失，麻醉维持时间为 10~15 min，定向力完全恢复需要 15~30 min。氯胺酮苏醒初期，病人常常出现愉快或不愉快的梦幻、恐惧、视觉紊乱、漂浮感以及情绪改变。注射氯胺酮前给予苯二氮䓬类药物，能有效地减少氯胺酮的不良反应。

低剂量氯胺酮有明确的镇痛效应，也可用低剂量咪达唑仑 0.05~0.15 mg/kg 和低剂量氯胺酮 0.5 mg/kg 联合静脉注射。肌内注射氯胺酮 4~6 mg/kg，是国内对不合作儿童最常用的诱导方式，3~5 min 后儿童意识丧失。

5. 依托咪酯(乙咪酯，etomidate)　起效迅速，静脉注射后，几秒钟内病人便入睡。对循环系统几乎无不良影响，很少引起血压和心率的变化。对呼吸系统无明显抑制。

依托咪酯一过性抑制肾上腺皮质的 11β- 羟化酶和碳链酶，影响皮质醇的合成，降低血中皮质醇的水平，因而主要用于麻醉诱导，尤其适合老年人和心血管代偿功能不良病人的诱导。其术后恶心和呕吐发生率较高，且有一定的注射痛发生率。

三、肌肉松弛药及其在麻醉中的应用

肌肉松弛药(以下简称肌松药，muscle relaxant)作用于运动神经末梢与骨骼肌运动终板，阻滞烟碱样胆碱能受体，使骨骼肌暂时失去张力而松弛，有利于外科手术的操作。肌松药很少通过血脑屏障，一般对中枢神经系统没有影响，肌松药应用于临床麻醉后，避免了深麻醉可能对病人带来的不良影响，是现代麻醉学的重要发展。

(一) 肌松药的作用原理和分类

神经肌肉结合部位包括运动神经末梢和运动终板。在生理状态下，当神经冲动传导到运动神经末梢时，引起存在于运动神经末梢中的囊泡与神经膜融合，并将囊泡中的乙酰胆碱释放，乙酰胆碱离开神经末梢后与运动终板上的乙酰胆碱受体结合，使离子通道开放，Na^+内流，导致肌细胞去极化，触发肌收缩。根据肌松药对神经肌肉结合部位的神经冲动干扰方式的不同，将肌松药分为去极化肌松药(depolarizing muscle relaxant)和非去极化肌松药(nondepolarizing muscle relaxant)。

1. 去极化肌松药　是乙酰胆碱受体激动剂，能与运动终板胆碱能受体结合，引起运动终板去极化，肌肉处于松弛状态。胆碱酯酶抑制剂不仅不能拮抗去极化肌松药产生的肌肉松弛作用，反而会增加去极化阻滞作用。此类药如琥珀酰胆碱(succinylcholine)。给予琥珀酰胆碱后，产生肌松弛以前，常会出现短暂的肌颤搐，这是由于运动终板开始去极化，部分肌纤维成成束收缩但尚未延及至整条肌肉的结果，也是术后肌痛的原因。

2. 非去极化肌松药　该类药在运动终板上与乙酰胆碱竞争受体，妨碍乙酰胆碱与其受体的结合，使肌肉松弛。在出现肌松弛以前，不产生因肌纤维引起的肌颤搐。此类药物有泮库溴铵(pancuronium)、维库溴铵(vecuronium)、阿曲库铵(atracurium)、罗库溴铵(rocuronium)、哌库溴铵(pipecuronium)、顺式阿曲库铵(cisatracurium)等。

(二) 常用肌松药

1. 琥珀胆碱　静脉注射后被血浆胆碱酯酶迅速水解，起效快、作用时间短是其优点。琥珀胆碱应用后可使血清钾升高，高钾血症病人(严重创伤、烧伤等)，上运动神经元损伤(例如截瘫)和骨骼肌病变的病人使用琥珀胆碱时,更易产生严重的血清钾升高,甚至引起心脏停搏。琥珀胆碱可使眼内压升高,有穿透性眼损伤及青光眼的病人应慎用。琥珀胆碱引起的肌颤可致病人术后肌痛,预先用小量非去极化肌松药(维库溴铵 0.5~1 mg),可以防止琥珀胆碱引起肌颤搐的发生。临床主要用于气管插管,静注 1~1.5 mg/kg,30~60 s 显效,作用持续 8~10 min。

2. 泮库溴铵和哌库溴铵 均为长效肌松药,前者能阻断心脏毒蕈碱样受体,引起心率增快,甚至出现心动过速,可抑制去甲肾上腺素的再摄取,引起血压升高,后者对心血管影响轻,两者可控性差,目前已很少应用,主要用于手术时间长或术后需要进行长时间机械控制通气的病人。

3. 维库溴铵 作用时间较短,对心血管系统影响小,不引起组胺释放,适合于循环系统不稳定或有过敏倾向的病人。给药后主要以肝、肾排出为主,仅 10% 转化为 3-羟维库溴铵,肝肾功能严重障碍的病人,其作用时间延长。临床用于全身麻醉气管内插管和术中维持肌肉松弛。静脉注射 0.07~0.1 mg/kg,2~3 min 后,完成气管插管,45 min后可追加 2~4 mg。

4. 阿曲库铵和顺式阿曲库铵 对心血管系统影响较轻。主要经霍夫曼(Hofmann)降解和非特异性酯酶水解。霍夫曼降解是单纯的化学反应,在生理的酸碱状态和温度下,不需要生物酶参与,可自发水解为甲基四氢罂粟碱(劳丹诺辛,Laudanosine)和四价丙烯酸盐。前者引起组胺释放的发生率高,常导致皮肤和全身过敏、类过敏反应。后者几乎不引起组胺释放,是目前最常用的肌松药之一,较适用于肝肾功能不良的病人。

5. 罗库溴铵 单季铵甾类化合物,是目前起效最快的非去极化肌松药。罗库溴铵不引起组胺释放,对心率和血压无明显影响,主要经肝代谢,经胆道排出;部分以原型经胆道排出,插管剂量为 0.6~0.9 mg/kg,静脉注射 60~90 s 后起效,作用时间为 30~45 min,维持剂量为 0.1~0.2 mg/kg。

四、气管内插管术

全身麻醉时为了保证病人的呼吸道通畅,常需置入喉罩或通过口腔或鼻腔气管内导管,保持气道通畅进行控制或辅助通气。气管插管能防止异物进入呼吸道,也便于及时清除气管和支气管内的分泌物。

气管插管分为经口和经鼻气管插管,插管器械包括弯型或直型喉镜,对声门和气管暴露困难的病人,还可使用视频喉镜、纤维支气管镜和光棒等。在气管插管时,要注意张口度、牙齿有无脱落残缺、有无义齿、颈椎活动度等插管条件,插管困难、无通气时间过长可能导致窒息,也要注意防治气管插管可能导致儿茶酚胺过度分泌,可引起血压升高,剧烈呛咳甚至喉痉挛和支气管痉挛。

五、围麻醉期并发症及其处理

(一) 呼吸系统并发症

1. 呕吐与误吸 全身麻醉时因病人意识消失,吞咽及咳嗽反射丧失,贲门松弛,胃内容物较多时,极易发生反流(regurgitation)、呕吐、误吸(aspiration),进而造成窒息或吸入性肺炎。呕吐或反流最容易发生并且危险最高的是在麻醉诱导时、气管内插管前和麻醉苏醒期拔除气管内导管后。误吸的严重程度与误吸物的 pH 和量有关。误吸大量固体食物时,可以引起急性完全呼吸道阻塞,病人可因窒息导致心跳停止。误吸胃液的量大于 0.4 mL/kg,pH 低于 2.5,将迅速引起化学炎症反应,出现哮鸣、发绀、肺间质出血和水肿等急性呼吸窘迫综合征。此时,除给予氨茶碱(5~6 mg/kg,30 min 滴完)和抗生素外,应给予大剂量糖皮质激素 2~3 天,以抑制支气管周围的渗出反应。必要时需行呼吸器治疗,维持机体通气和氧合正常。

2. 呼吸道梗阻 以声门为界,呼吸道梗阻分为上呼吸道梗阻和下呼吸道梗阻。

上呼吸道梗阻以吸气困难为主要的症状,舌后坠时,若有自主呼吸,可听到鼾声。上呼吸道完全梗阻时,病人出现鼻翼扇动和"三凹征"。只要把下颌托起或放入口咽导气管或鼻咽导气管,便可解除梗阻。

上呼吸道梗阻的另一常见原因为喉痉挛,浅麻醉下刺激喉头、尿道、宫颈及肛门括约肌时可诱发。表现吸气时鸡鸣声,并可迅速发生缺氧。处理原则是除去诱发原因,加压给氧吸入,即可缓解,上述处理无效者,必须静脉注射琥珀胆碱,经面罩给氧通气或经环甲膜穿刺置管行加压给氧,必要时进行气管内插管。

下呼吸道梗阻常因气管、支气管内分泌物,特别是支气管痉挛引起,多发生在有哮喘史和患有慢性梗阻性肺部疾病的病人。全身麻醉麻醉过浅、气管内导管刺激等在病人支气管平滑肌张力原本已经较高的情况下,可引起严重的气管和支气管痉挛。氯胺酮和吸入麻醉药均有支气管扩张作用。支气管痉挛时,可缓慢静脉注射氨茶碱、糖皮质激素或 β_2 受体激动药。

(二) 循环系统并发症

收缩压低于 80 mmHg 或下降超过基础值的 30% 时称为低血压。常见的原因是麻醉过深、术中失血失液过多而血容量补充不足或手术直接刺激迷走神经反射,引起血压明显下降。过敏反应、肾上腺皮质功能低下以及术前存在心血管疾病、休克、水电解质失常,亦是导致低血压的因素。麻醉期间出现低血压时,首先应减浅麻醉,同时补充血容量,必要时暂停手术操作,给予收缩血管药物,并采取针对病因的治疗。

收缩压高于 140 mmHg 或舒张压高于 100 mmHg 或血压高于基础值的 30% 时称为高血压。麻醉过浅、镇痛不足时进行气管内插管或手术操作、通气不足和 CO_2 潴留,是围术期引起血压增高的常见原因。原有高血压、妊娠中毒症等并存疾病控制不佳者,易发生高血压。麻醉中出现高血压时,首先必须解除诱发血压增高的因素,并且要保证麻醉深度适宜。可同时给予血管扩张剂,静脉注射尼卡地平(nicardipine)每次 0.5~1 mg,乌拉地尔(urapidil)12.5~25 mg,或伴心率增快者给予 10~20 mg 艾司洛尔。麻醉期间给予血管扩张剂时,应遵循少量、分次的原则,注意血管扩张剂与麻醉药之间有降压协同效应。

心律失常(arrhythmia)的诱发因素包括麻醉过浅、手术刺激、低血压、高血压、CO_2 潴留及缺氧,原有心脏病,特别是心律失常的病人,麻醉中更易发生心律紊乱。血清电解质和酸碱失衡,特别是低钾血症,也容易诱发心律失常。心律失常的治疗包括去除病因和使用抗心律失常药物。

心搏骤停(cardiac arrest)与心室纤颤(ventricular fibrillation)须及时诊断,并进行心肺脑复苏。

（三）体温异常

1. 高热(hyperthemia)　指机体中心温度超过 38℃。麻醉中高热以感染病人和小儿,尤其婴幼儿多见。婴幼儿的体温调节中枢未发育健全,受多种因素(使用抗胆碱能药物、多层布料覆盖、感染性疾病等)影响,术中容易发生高热,可以引起抽搐甚至惊厥,应积极控制体温。当发生抽搐,则需立即提高吸入氧浓度,静脉注射咪达唑仑、小量硫喷妥钠或丙泊酚,同时积极进行物理降温,特别是头部降温。若麻醉中发生不明原因的体温急剧升高,严重酸中毒,呈现高代谢状态时,应警惕出现恶性高热(malignant hyperthermia),除停用相关药物(琥珀胆碱或吸入麻醉药)外,丹曲林(dantrolene)为特效对抗药,使用剂量为 1~2 mg/kg。

2. 低温(hypothermia)　指机体中心温度低于 36℃。麻醉时体温调节中枢抑制,肌肉和肝产热减少,外周血管扩张和体腔暴露后增加热量丢失,静脉输入大量的室温液体和冷库血均可使机体温度明显降低。低温导致凝血功能障碍,麻醉药物代谢缓慢和麻醉苏醒延迟。低温还可导致麻醉苏醒时病人寒战,使全身氧耗量增加,诱发心肌缺血。体温低于 32℃时,易发生心律失常,心肌收缩力抑制,血压下降;体温低于 28℃时,极易出现心室纤颤。

全身麻醉气管内插管的病人应该使用湿化器,以减少经呼吸道热量的丢失;所有输入体内的液体最好加温至 40℃后再输注;长时间手术病人、小儿和老年病人以及术中体液变化较大的病人,应该监测体温,并使用温毯机维持体温正常。

（四）中枢神经系统并发症

1. 麻醉苏醒延迟　全身麻醉后超过 2 h 意识仍不恢复,在排除昏迷后,可认定为麻醉苏醒延迟。原因有麻醉药物过量、循环或呼吸功能障碍、体温过低、严重水、电解质紊乱或糖代谢异常等。如病人陷入昏迷,应考虑发生中枢神经系统缺血、缺氧或颅内发生病理改变(如颅内动脉瘤破裂)。

2. 术后认知功能障碍(postoperative cognitive dysfunction,POCD)　与术后脑微栓塞、缺血、缺氧、使用中枢抗胆碱药物以及过度应激反应相关。可以在术后即刻发生,也可在术后 1~2 d 发生,可持续 1 d 至数周。

第四节 / 局部麻醉

本节要点 (Key concepts)

Use of local anesthetics in clinical anesthesia is varied and composed of topical anesthesia, infiltration, peripherial nerve block, spinal anesthesia and epdural anesthesia.

The knowledge of anatomy and pharmacology is necessary to obtain optimal local anesthesia effects.

Commonly used local anesthetics are bupivacaine, ropivacaine, lidocaine, tetracaine, prilocaine, procaine and chlorprocaine.

局部麻醉(local anesthesia)广义上亦称区域麻醉(regional anesthesia)。是指将局部麻醉药应用于身体局部,可逆性阻断某一区域感觉神经传导功能,运动神经可能被阻断或保持完好。局麻对病人生理功能影响较小,适用于表浅小手术或术中应用以阻断不良神经反射等。临床常用的局麻方法有局部浸润麻醉、表面麻醉或神经丛阻滞等技术。

一、局麻药药理

(一) 作用机制

局麻醉药直接作用于神经细胞膜 Na^+ 通道特异性受体,阻断 Na^+ 内流,从而阻断神经冲动的传导。

(二) 分类

常用的局麻药都有共同的基本化学结构,即芳香基(脂溶性高)-中间链-胺基(水溶性高)。芳香基与中间链之间以酯(—COO—)或酰胺(—NHCO—)连接,并据此分为酯类和酰胺类两大类。酯类局麻药有普鲁卡因、丁卡因、氯普鲁卡因等,酰胺类局麻药有利多卡因、布比卡因、罗哌卡因等。在临床上也常依据局麻药作用持续时间的长短分类,布比卡因、罗哌卡因、丁卡因等为长效局麻药,作用持续时间在 4 h 以上;利多卡因、丙胺卡因等属中效局麻药,作用时间为 2~4 h;普鲁卡因、氯普鲁卡因属短效局麻药,作用在 1 h 左右。

(三) 理化性质与临床麻醉特性

局麻药的脂溶性、解离度及蛋白结合率分别决定了该种局麻药的临床效能、显效时间及阻滞作用的持续时间,某些临床因素对麻醉效果也可产生较大影响。

1. 脂溶性、解离常数(pKa)和蛋白结合率 脂溶性是局麻药阻滞麻醉效能的决定因素。脂溶性高的药物,较易穿透神经组织膜并发挥对神经传导的阻滞效能。

局麻药分子需解离成具有活性的自由碱基才能穿透各层组织屏障和生物膜,因此,自由碱基比例大则显效快。而自由碱基比例多少主要取决于该种药物分子的 pKa 值,pKa 值越高,与正常组织的 pH 差值亦增大,有药理作用的自由碱基比例减少,神经阻滞显效时间则延长(如布比卡因和罗哌卡因的 pKa 为 8.1,而起效快的利多卡因 pKa 为7.9)。当然局麻药显效快慢还与用药浓度及剂量、局部血流情况等有关。蛋白结合率高的局麻药同受体蛋白结合数量多,阻滞作用的持续时间延长。

2. 局麻药的药代动力学

(1) 吸收 决定其进入循环量的主要因素为 ①进入血循环的速度:静脉给药最快,咽喉部、气管、支气管黏膜的血吸收速度次之;再次为肋间注射;皮下或皮内注射吸收最慢。②用药剂量及浓度:血药峰值浓度与单位时间内注药剂量成正比。③是否加入血管收缩药:局麻药液中加入缩血管药物如肾上腺素可使血管收缩,延缓药物吸收及

降低单位时间内的血药浓度,可延长作用时间并减少毒性作用。

(2) 分布 吸收入血液的局麻药大部分与血浆蛋白相结合,再分布于其他组织内。

(3) 生物转化及排泄 酯类局麻药主要经血浆中假性胆碱酯酶催化水解,产生芳香酸和氨基醇,属肝外代谢。如患有先天性假性胆碱酯酶减少或因肝硬化、严重贫血、恶病质及妊娠后期致此种酶生成异常,则应减少酯类局麻药用量。酰胺类局麻药主要在肝细胞内质网由微粒体酶水解,肝功能代谢障碍病人应减少用量。

3. 局麻药的不良反应

(1) 全身不良反应 血药浓度过高所致,并以中枢神经系统和心血管系统毒性最为严重。常见原因有 ①局麻药过量;②误注入血管内;③血液供应丰富部位注射,血液吸收局麻药速度过快;④病人机体状态,如高热、恶病质、休克、老年等对局麻药耐力降低。

一般局麻药的中枢神经系统毒性表现先于心脏毒性。①轻度毒性反应:表现为多语、烦躁、头晕、口周麻木等。应立即停止用药,同时吸氧。②中度毒性反应:烦躁,血压升高,脉搏趋缓。除停药和吸氧外,应注射地西泮或咪达唑仑。局麻药血中浓度骤然增高,可不出现轻、中度毒性反应,而即刻出现惊厥等中毒症状。③重度毒性反应:表现为肌颤发展为肌痉挛、抽搐,如不处理,可迅速死亡。处理的关键在于尽快解除惊厥,用 2.5% 硫喷妥钠或 1%~2% 丙泊酚缓慢静脉推注直至惊厥停止,必要时琥珀胆碱快速气管内插管,进行人工通气,并同时输液或使用升压药物维持循环稳定。

局麻药引起心脏毒性的剂量常为中枢神经系统惊厥剂量的 3 倍以上,一旦发生心脏毒性,可出现心律失常、血压下降,甚至心搏骤停。布比卡因导致心脏毒性出现较早,复苏困难,可试用脂肪乳剂静脉注射。

毒性反应的预防措施包括:①限定局麻药不超过安全剂量;②注射前必须抽吸,无血液时方可注药,并在注入试验剂量时观察有无不适反应;③对无禁忌者,局麻药液中加入适量肾上腺素,以减慢吸收;④麻醉前给予适量巴比妥类或苯二氮䓬类药物,以提高毒性阈值。

(2) 过敏反应 酯类局麻药的降解产物对氨基苯甲酸可形成半抗原,引发变态反应。严重变态反应极为罕见。注入少量局麻药后一旦出现荨麻疹、喉头水肿、支气管痉挛、低血压等表现时必须给予处理,严重者应立即静注肾上腺素,给予糖皮质激素或抗组胺药物。皮试过敏反应意义不大,因局麻药可使局部血管扩张,或稳定剂可使皮肤

充血,所以假阳性率在 50% 以上,且皮试阴性也不能防止过敏反应。

4. 常用局麻药

(1) 普鲁卡因(procaine) 局麻时效短,穿透和弥散力较差,已较少应用。适用于局部浸润麻醉,常用 0.5% 浓度,作用持续 45~60 min。一次用量不超过 1 g。

(2) 丁卡因(tetracaine) 表面麻醉浓度为 1%~2%,起效时间 10~15 min,作用持续时间可达 3 h 以上。一次限量为 40 mg;硬膜外麻醉可用 0.2%~0.3% 浓度,一次限量为 60 mg,持续时间 2~3 h。不用于局部浸润麻醉。

(3) 利多卡因(lidocaine,lignocaine) 起效快、弥散好、穿透性强、无明显扩张血管作用等特点,是临床上应用最广泛的局麻药。表面麻醉用 2%~4% 浓度,一次限量为 100 mg,起效 5 min,持续 10~15 min。局部浸润麻醉用 0.25%~0.5% 浓度,时效为 120~400 min;神经阻滞则用 1.0%~2.0% 浓度,时效为 60~120 min;硬膜外腔阻滞用 1.0%~2.0% 浓度,时效 90~120 min。这后三种麻醉一次限量为 400 mg。蛛网膜下隙阻滞用 2.0%~4.0 % 浓度,时效为 60~90 min,一次限量为 40~100 mg。

(4) 布比卡因(bupivaine) 又名丁吡卡因、麦卡因(marcaine),麻醉效能和持续时间是利多卡因的 2~3 倍。临床常用浓度为 0.25%~0.75%,成人安全剂量为 150 mg。胎儿 / 母血浓度比为 0.30~0.44,透过胎盘量少,故对产妇应用安全,对新生儿也无明显抑制。0.25%~0.5% 布比卡因溶液用于神经阻滞;0.5% 溶液用于硬膜外阻滞或腰麻。布比卡因不用于表面麻醉,也极少用于局部浸润麻醉。

(5) 罗哌卡因(ropivacaine) 其脂溶性和麻醉效能大于利多卡因,但小于布比卡因,对运动神经阻滞和感觉神经阻滞的相分离作用较布比卡因更明显,对心脏毒性较布比卡因小,适用于硬膜外阻滞、腰麻、局部浸润、神经阻滞和硬膜外术后镇痛。一次限量为 300 mg。

二、局部麻醉方法

局部麻醉方法包括以下几种。①将渗透能力强的局麻药涂敷、滴注、喷洒于黏膜、关节囊等表面产生局麻作用的表面麻醉;②将局麻药注入皮内、皮下、肌膜、肌内等各层组织,阻滞其中的神经末梢的局部浸润麻醉;③围绕手术区,在其四周及底部注射局麻药,以阻滞进入手术区神经干的神经末梢的区域阻滞麻醉;④将局麻药注射至某神经干、丛、节的周围,使之支配区域达到麻醉的方法,称神经阻滞或神经丛阻滞。

目前临床上已广泛使用神经刺激器或超声引导行外周神经定位,明显提高了阻滞的成功率,并减少了穿刺导致的并发症以及局麻药的使用量和毒性反应。可以预见,随着超声技术的发展,神经阻滞必将走向可视化道路。

第五节 / 椎管内麻醉

本节要点 (Key concepts)

Spinal and epidural anesthesia can reduce the stress response to surgery, decrease intraoperative blood loss, lower the incidence of postoperative thromboembolic events and provide postoperative analgesia.

Epidural coadministration of lower dose of opioids with lower concentration of local anesthetics can achieve potent analgesia without significant motor blockage. Another advantage is concomitant decrease in the incidence and severity of side effects.

将局麻药注入椎管内的蛛网膜下隙或硬膜外腔,脊神经根受到阻滞使该脊神经支配的相应区域产生麻醉作用,统称为椎管内麻醉(intravertebral anesthesia)。根据注入部位不同可分为注入蛛网膜下隙的阻滞(腰麻或脊麻)(subarachnoid block or spinal anesthesia)和硬膜外阻滞。将腰麻和硬膜外两种技术同时应用以增强麻醉效果,称腰麻 - 硬膜外联合(combined spinal-epidural,CSE)阻滞。

一、椎管内的解剖和生理

蛛网膜下隙除脊髓外,还充满着脑脊液。成人脑脊液总量为 120~150 mL,蛛网膜下隙中仅占 25~30 mL。

硬膜外腔总容积约为 100 mL,其中骶部约占 25~30 mL。在妊娠晚期,硬膜外腔的静脉丛呈怒张状态;老年人由于骨质增生或纤维化使椎间孔变窄,硬膜外腔相对变小。

硬膜外腔呈现负压。脊柱前屈使硬膜外腔负压趋向增加,腹内压增高使硬膜外腔负压变小。

脊神经共 31 对,8 对颈神经、12 对胸神经、5 对腰神经、5 对骶神经和 1 对尾神经。每对脊神经根分为前根和后根。前根从脊髓前角发出,由运动神经纤维和交感神经纤维的传出纤维组成;后根由感觉神经纤维和交感神经的传入纤维组成,进入脊髓后角。骶段蛛网膜下隙阻滞麻醉又称"鞍区"麻醉(saddle anesthesia);而骶段硬膜外腔阻滞时又称骶管麻醉(caudal anesthesia)。为便于记忆脊神经对躯干皮肤的支配区,可按体表的解剖标志记忆:甲状软骨部位皮肤为 C_2,胸骨柄上缘是 T_2,双乳头连线是 T_4,剑突下是 T_6,季肋部是 T_8,平脐是 T_{10},腹股沟为 T_{12},大腿部前面为 L_{1-3},小腿部前面和足背为 L_{4-5},大小腿后部及足底、会阴部是 S_{1-5} 神经支配。

二、椎管内麻醉

由于各种神经纤维粗细不等和传导神经冲动的功能不同,用相同浓度的局麻药在硬膜外阻滞时对不同神经纤维阻滞作用的速度及效能不同,顺序为:交感神经→冷觉→温觉(消失)→温度识别觉→钝痛觉→锐痛觉→触觉消失→运动神经(肌松)→压力(减弱)→本体感觉消失。消退顺序则与阻滞顺序相反。硬膜外阻滞时交感神经阻滞平面比感觉神经高或宽 2~4 个节段。而运动神经阻滞较晚且持续时间亦短,其被阻滞范围也较感觉神经低或窄 1~4 个节段。

三、椎管内麻醉方法

(一)蛛网膜下隙阻滞麻醉

1. 重比重液和轻比重液 由于蛛网膜下隙充满脑脊液,局麻药的比重高低对药物在蛛网膜下隙内的移动和扩散范围有较大的影响,按局麻药液比重的不同,可分为重比重和轻比重液。利用轻比重上浮、重比重下沉的特性,配合体位可调节阻滞平面。

2. 适应证及禁忌证 单次脊麻适用于 2~3 h 以内下腹部、下肢及会阴部等手术的麻醉。高平面阻滞对病人生理扰乱较大,多被连续硬膜外腔阻滞所替代。

冠心病、低血容量性休克、呼吸功能不全病人应慎用,脊髓外伤、脊髓多发性硬化症、脑膜炎、败血症、穿刺部位有感染及脊柱转移癌等病人均为禁忌。

3. 麻醉准备 麻醉前常用苯二氮䓬类肌内注射或口服。病人最好处于清醒镇静状态。

4. 局麻药液配制 常用药物为 0.25%~0.33% 丁卡因

10 mg,不超过 15 mg。维持时间 2~3 h,阻滞平面固定需 15~20 min。也可使用布比卡因或左旋布比卡因,常用剂量为 6~15 mg,起效 5~15 min,维持 3~4 h。罗哌卡因常用剂量为 15~20 mg。

5. 病人体位及穿刺部位

(1) 体位 一般取抱膝屈曲侧卧位或坐位(鞍区阻滞),以两侧髂骨翼连线与脊柱交叉处(相当第 4 腰椎)或 L_{3-4} 棘突间为穿刺点。

(2) 穿刺 常用穿刺方法有两种。①直入穿刺法:将穿刺针刺入棘突间隙中点保持与病人背部垂直位,针头抵达黄韧带时阻力增加,当突破黄韧带时阻力突然消失,出现所谓"落空感",继续推进时,常有第二个"落空感",此时即提示已突破硬脊膜而进入蛛网膜下隙。②侧入穿刺法:在棘突间隙中点旁开 1 cm 处作为穿刺点,穿刺针向中线倾斜与皮肤约成 75° 角,对准棘突间孔方向刺入。

穿刺成功的确切标志是脊麻穿刺针有脑脊液流出。穿刺成功后将装有配置好的局麻药注射器与穿刺针、细菌滤过器紧密衔接,稍加回抽后将药液以每 5 秒 1 mL 的速度注入。

(3) 麻醉平面调控 临床上常通过针刺皮肤试痛以测知阻滞平面。应在极短的时间内,将麻醉平面控制在手术所需要的范围内,避免平面过高或过低。影响阻滞平面因素较多,如穿刺间隙的高低、病人体位、局麻药的浓度、剂量、容量及比重,以及针尖的斜口方向和注药速度等。

1) 穿刺部位:病人仰卧位时,正常脊柱生理弯曲形成最高点为 L_3 和 C_3,最低点为 T_6 和骶椎,取 L_{3-4} 穿刺时,注药后病人转为仰卧位,大部分药液向骶段移动,麻醉平面易偏低,而从 L_{2-3} 穿刺注药时大部分药液向胸段流动,麻醉平面易偏高。

2) 病人体位:重比重药液在蛛网膜下隙向低处移动,轻比重向高处移动。注药后一般应在 5~10 min 内调节病人体位,一旦平面固定后,则体位影响较小。

3) 针尖方向和注药速度:针口方向朝头部,注药速度越快,麻醉平面也越不易上升,注药速度愈慢,麻醉平面愈窄。

6. 并发症

(1) 麻醉中的异常情况有以下几种 ①血压下降、心动过缓:血压下降的速度和幅度与阻滞范围及病人的代偿能力相关,少数病人可骤然下降。处理原则为静脉扩容和使用血管收缩药,例如麻黄碱(3~6 mg)静脉注入。也可临时将病人双下肢抬高,增加回心血量。如有心动过缓可给予阿托品 0.3~0.5 mg 静脉注射。②呼吸抑制:应给予吸氧或面罩辅助通气,直至肋间肌肉运动能力恢复。如呼吸停止,应立即气管插管人工通气。因膈神经较粗,呼吸多在20~30 min 内恢复。③恶心、呕吐:多因低血压致脑缺氧而致,另外麻醉后交感神经阻滞而迷走神经功能亢进致胃肠蠕动增强,以及手术牵引等因素也易发生恶心和呕吐。如为手术牵引内脏所致,可行内脏神经阻滞或静脉注射哌替啶、异丙嗪或氟哌利多后可缓解。

(2) 麻醉后的并发症如下 ①头痛:常见原因是穿刺致脑脊液从硬膜孔不断涌出,使颅内压下降所致。女性高于男性,年轻人发生率高。穿刺针越粗大,发生率愈高。头痛多在麻醉作用消失后 6~24 h 内出现,2~3 d 最剧烈,一般在 7~14 d 消失。用 25~26 G 笔式穿刺针可明显减少脑脊液外漏。轻度头痛者,保持病人平卧 2~3 d 后自行消失;中度头痛者,应用非甾体镇痛药或镇静药;严重头痛经上述处理无效,可行硬膜外腔自体血充填疗法,有效率可达 95% 以上。②尿潴留:多因支配膀胱的骶神经恢复较晚所致,也可能因下腹部手术刺激膀胱、会阴及肛门手术疼痛以及病人不习惯卧位排尿等引起,一般短时间内恢复,必要时导尿。③脑神经受累:脊麻后脑神经受累多发于第Ⅵ对和第Ⅶ对脑神经,可能与颅神经因颅内压下降等原因受牵拉所致。④粘连性蛛网膜炎:多由药物的化学刺激所致,从运动障碍发展至完全下肢瘫痪,治疗效果不佳。⑤马尾神经综合征:以下肢感觉和运动功能障碍、大小便失禁、尿道括约肌麻痹等骶神经受累为特征。

(二)硬膜外阻滞

硬膜外阻滞分为连续法和单次法两种。连续硬膜外阻滞是通过置入硬膜外腔的导管间断或连续注入局麻药,可随时掌握用药量,使麻醉按需求延长,是目前临床普遍应用的麻醉方法之一。单次硬膜外麻醉是将所需局麻药一次性注入硬膜外腔产生麻醉作用。此法一次用药量偏大,阻滞范围可控性差,常引起血压剧烈变化,易出现全脊椎麻醉意外等并发症,故较少应用。

1. 硬膜外阻滞麻醉方法

(1) 适应证与禁忌证 脊神经支配区域的手术,理论上都可采用硬膜外阻滞,但颈部及上肢麻醉后对呼吸和循环功能影响大,应用较少。目前,硬膜外阻滞也应用于改善冠心病的心肌缺血、血管闭塞性疾病和带状疱疹的辅助治疗。严重贫血、高血压及心脏代偿功能不良者慎用;不能合作、脊椎损伤和严重休克、穿刺部位有感染灶、凝血功能障碍者应禁用。对呼吸功能障碍的病人不宜选用颈、胸段硬膜外麻醉。

(2) 麻醉前用药 为减少局麻药中毒,术前 1 h 应给巴比妥类或苯二氮䓬类药物。

(3) 硬膜外腔穿刺术 多取侧卧位,姿势与蛛网膜下隙麻醉相同。穿刺点应选择支配手术区中央或低一阶脊神经相应的棘突间隙。硬膜外腔穿刺也有直入法和侧入法。穿刺针抵达硬膜外腔所经层次及阻力变化(第一个落空感)与腰麻相同而更强,结合负压现象,可判断穿刺是否成功。可采用一些客观的方法如接注射器的阻力消失法,或硬膜外穿刺针尾放一滴液体的悬滴吸入法判断是否已入硬膜外腔。

穿刺针进入硬膜外腔后,如用单次法,可注入 2~4 mL 局麻药作为试验剂量,确定未进入蛛网膜下隙或硬膜外导管未置入血管内后(分别表现为出现腰麻症状或心率加速 >30 次/min,持续 30 s),即可分 2~3 次将所需局麻药全量注入。连续法则将特制硬膜外导管插入超过针口约 3~4 cm,然后边拔针边固定导管。

2. 常用局麻药选择及注药方法 见 Table 1–15–1。

试验剂量和追加剂量之和不能超过每种局麻药的最大限量。维持麻醉药量约为初量的 1/3~1/2。

3. 硬膜外腔阻滞平面的调节

(1) 穿刺部位、导管位置及方向 如果导管偏向一侧,可出现单侧麻醉,如导管误入椎间孔,则只能阻滞单个脊神经根。导管在硬膜外腔向上走行增多可能改变路径,甚至打折。

(2) 药物容量和注药速度 容量愈大、注药愈快、阻滞范围愈广。

(3) 体位 硬膜外腔内的药液扩散受体位影响不如脊麻明显。

(4) 病人状况 老年人、婴幼儿、妊娠妇女或腹腔巨大肿瘤病人的硬膜外腔相对狭小,所需药量较小。另外,

Table 1–15–1 Concentration and dose of local anesthetics used for epidural anesthesia

Local anesthetic	Concentration (%)	Maximum dose (mg)	Onset time (min)	Duration of action (min)	Neural toxicity dose (mg/kg)
Tetracaine	0.2~0.3	75~100	15~20	90~180	2.5
Lidocaine	1.5~2.0	400	5~15	60~120	7.0
Bupivacaine	0.5~0.75	150~225	10~20	120~240	2.0
Ropivacaine	0.5~0.75	300	10~20	120~240	3.5

全身情况差、脱水、血容量不足、腹内压增高等病理因素均可加快药液扩散，宜少量分次给药。

4. 并发症

（1）穿破硬脊膜　一旦穿破硬脊膜，最好改为其他麻醉方法，如全麻或神经阻滞，如更换穿刺点再实行硬膜外阻滞，要严防一次注药过量或过快，使药物从穿破处直接进入蛛网膜下隙，导致广泛脊神经阻滞。

（2）全脊椎麻醉（total spinal anesthesia）　将超过脊麻数倍剂量的局麻药注入蛛网膜下隙而产生异常的广泛阻滞称为全脊椎麻醉，表现为全部脊神经支配区均无痛觉、低血压、意识丧失甚至呼吸、心搏骤停。

处理原则为①维持病人循环和呼吸功能；呼吸停止应立即气管内插管，机械通气。加快输液，输注血管活性药物提升血压，如能维持循环功能稳定，短时间内病人多能清醒；②若心搏骤停，迅速作心脏按压常可很快恢复心跳，并按心肺脑复苏程序进行处理。观察有无脑脊液流出和采用试验剂量注药是预防或避免全脊麻的重要措施。

（3）血压下降和呼吸抑制　处理与脊麻相同。

（4）脊神经根损伤　如病人主诉有电击样痛并向单侧肢体传导，应立即停止进针，调整进针方向。神经根损伤表现为受损神经分布区疼痛或麻木，典型症状为咳嗽、喷嚏、用力憋气时疼痛或麻木加重等脑脊液冲击征。3天内神经根痛最为剧烈，一般2周内多能缓解或消失，但麻木感可遗留达数月。

（5）导管拔出困难或折断　遇到硬膜外导管拔出困难，应让病人再处于原穿刺体位，常可顺利拔出；如椎旁肌群强直可用局麻药行导管周围注射再拔管；如仍未成功，可留置2天，待导管周围组织变疏松后拔出。若导管折断

在体内，应严密观察，使用抗生素预防感染。如无感染或明显神经刺激症状，不一定需手术取出。

（6）硬膜外血肿　是硬膜外麻醉并发截瘫的首要原因。一旦术后病人发生剧烈背痛，或硬膜外腔末次注药2h后肢体运动、感觉功能仍未恢复，应高度警惕，及早行磁共振成像（MRI）检查，及早（8h内）行椎板切开减压术，清除血肿，症状多可缓解或恢复。如手术延迟至12h以后常可致永久性截瘫。对有凝血障碍或正应用抗凝治疗的病人，应避免应用硬膜外麻醉。

（7）硬膜外脓肿　无菌操作不严格，穿刺部位感染或全身感染引发硬膜外感染并形成脓肿。症状为高热伴腰背疼痛和神经根受刺激的放射痛或截瘫。大剂量抗生素和引流减压是主要的治疗方法。

（三）骶管阻滞麻醉

骶管阻滞是经骶裂孔将局麻药注入骶段硬膜外腔即骶管腔以阻滞骶神经，适用于直肠、肛门及会阴部手术，也可用于小儿腹部手术。常用1.33%~1.6%利多卡因、0.5%布比卡因或0.375%罗哌卡因溶液12~15 mL以获得骶管麻醉的效果。

（四）蛛网膜下隙与硬脊膜外腔联合阻滞

蛛网膜下隙与硬膜外腔联合（combined spinal-epidural，CSE）阻滞麻醉，简称腰麻－硬膜外联合阻滞麻醉。腰麻起效迅速，镇痛及运动神经阻滞完善，而硬膜外麻醉可经导管连续间断给药以满足长时间手术或术后止痛的需要，并可弥补平面的不足。腰麻－硬膜外联合阻滞麻醉一般选$L_{2~3}$或$L_{3~4}$间隙，用特制管内针型联合穿刺针穿刺，当硬膜外穿刺成功后，用25G腰麻穿刺针经硬膜外穿刺针管腔行蛛网膜下隙穿刺，注入局麻药，拔出蛛网膜下隙细穿刺针，再经硬膜外穿刺针向头侧置入硬膜外导管3~4 cm。

第六节 / 麻醉期间及麻醉恢复期的监测和管理

本节要点 (Key concepts)

Monitoring is an essential aspect of anesthesia care and anesthesia safety. Standards for basic anesthetic monitoring have been established by ASA and CSA. The standards emphasized the importance of regular and frequent measurements of vital sign, intergration of clinical judgement and experience, and the potential for externuating circumstances that can influence the accuracy of monitoring systems.

The components of intraoperative and postoperative intensive care unit (PICU) monitoring include assessment of airway patency, endotracheal tube or laryngeal mask airway position, ventilation adequacy, level of consciousness, heart rate and heart rhythm, blood pressure, volume status and hemodynamics, urine output, temperature, function of invasive monitor, location of various catheters and equipments.

临床麻醉过程中监测种类日益繁多,美国麻醉医师学会制定了麻醉监测最低检测标准,无论何种麻醉包括局麻均应执行以下标准。①麻醉手术期间,麻醉医生和麻醉护士必须时刻在病人身边,对病人进行监测和随时处理。②至少每 5min 测定一次动脉压和心率。③持续监测心电图。④每个全麻病人连续观察或触摸呼吸囊,听呼吸音,监测吸入或呼出气流,特别是监测呼气末 CO_2 分压,触诊脉搏。⑤呼吸环路脱落报警。⑥吸入氧浓度和脉氧饱和度(pulse oxygenation saturation,SPO_2)。⑦体温。

有些病人还需要再增加一些监测项目,如脑电双频谱、中心静脉压、肺动脉压、肺毛细血管楔压、心排血量、食管超声等。虽然各种测装置能提供丰富的生命指标资料,但不能代替麻醉医生对病人的直接观察和对病情全面准确的分析判断。

一、麻醉深度监测

目前尚无简单、准确判断全麻深度的方法。临床上主要依靠病人术中血压、心率、呼吸幅度和节律、眼部症状、肌松程度等临床症状,并结合麻醉监测技术综合判断麻醉深度。采用的麻醉深度监测技术除麻醉药呼气末浓度外,有数量化脑电图、听觉诱发电位等。由普通脑电图演化而来的双频指数(bispectral index,BIS)能较好判断丙泊酚、咪达唑仑、挥发性麻醉药的镇静深度,BIS 量化后的参数,其范围从 0~100,随镇静程度加深,数值减低,全麻一般主张保持 BIS 在 40~60。

二、循环系统监测及管理

循环系统主要监测指标为①心率;②动脉压;③心电图;④微循环变化;⑤中心静脉压;⑥尿量;⑦必要时包括其他血流动力学指标如肺动脉楔压等。麻醉中发生循环紊乱的原因复杂,表现形式多样。

低血压、高血压、心肌缺血和心律失常是循环系统常见的并发症,处理见前。原则上应包括去除病因、调整麻醉深度、纠正内环境紊乱,必要时使用血管活性药物或抗心律失常药物。

三、呼吸监测及管理

呼吸监测包括以下几个方面。①观察呼吸运动的方式、频率、节律和幅度。②呼吸机械性能监测:包括潮气量、分钟通气量、气道压力及峰值压、呼吸频率、PEEP、氧浓度及呼气末二氧化碳浓度(end tidal carbon dioxide pressure,$PetCO_2$)等项目。③脉搏和血氧饱和度监测。④必要时进行血气分析监测。

呼吸异常的表现如下。①屏气:多发生在麻醉过浅等情况,应暂停手术,加深麻醉。②呼吸过速:呼吸频率>40 次 /min,常见于缺氧和二氧化碳蓄积,气管导管插入一侧支气管或支气管麻醉引起气体交换面积不足,气道不通畅(导管扭曲或打折)、钠石灰失效、机器活瓣失灵、休克、心力衰竭、麻醉过浅等,需检查原因,调整处理。③支气管痉挛:表现为呼气性呼吸困难、两肺广泛喘鸣音、气道阻力增大。

四、体温监测及管理

身体各部位的温度不一样,机体深部温度即中心温度相对较为恒定,血液循环丰富的部位如大脑、心、肾温度较高,接近 38℃,而其他脏器温度略低,血液温度可作为内部脏器温度的平均值。

麻醉和手术中控制体温的方法有:①调节手术室温度;②麻醉机上安装并使用气体加温加湿器,可减少机体该部分热量的损失;③温毯或辐射加温器;④输液加温。

第七节 / 镇静

本节要点 (Key concepts)

During local anesthesia or in ICU, subhypnotic dosages of parenteral anesthetics can be infused to produce sedation, anxiolysis, amnesia and enhance patient comfort, without producing side effects (nausea, vomiting, circulatory or respiratory depression). Benzodiazepines, particularly midazolam, are the most widely used for sedation in ICU, and for relief of anxiety during local anesthesia. Marked variability exists for midazolam in individual dose-effect relationship, and marked tolerance may develop with prolonged infusion.

Rapid and smooth recovery with antiemetics effect is advantage of propofol, compared with midazolam in the ICU setting, use of propofol sedation mellowed for more rapid weaning from artificial ventilation.

创伤和手术可能引起精神心理反应和应激反应,故手术和手术后需在 ICU 治疗的病人,尤其是术后需机械通气的病人,应给予足够的镇静以消除恐惧、焦虑,减少病人异常应激的发生。

一、焦虑、谵妄和镇静

焦虑(anxiety)是一种令人不愉快的情绪和情感改变,常伴有紧张不安,但仍能正常地思考和理解,通常不伴有认知功能障碍。

谵妄(delirium)是伴有急性精神紊乱和认知功能障碍状态的情绪和躯体变化,谵妄常伴有躁动,但躁动是非特异性症状,身体任何不适如疼痛、恐惧、导尿管的不适等均可引起躁动,可能导致伤口出血、水肿加重,各种引流管和导管从体内脱落和移位,也可使心率加快、血压升高,导致心脑血管的并发症。

镇静(sedation)是指意识的松弛和静息状态,不伴有焦虑。轻度镇静又称为保存意识的镇静,病人对语言和指令性刺激有适当的反应。深度镇静是指对言语刺激无反应,但对强刺激,如疼痛、敲打等刺激仍有反应。镇静水平有多种评估方法,如 Ramsay 评分,它将病人的镇静程度分为 6 个等级,见 Table 1-15-2。1 级为未镇静,2~3 级为轻度镇静,4~5 级为深度镇静,6 级为进入麻醉状态。

Table 1–15–2　Ramsay sedation scale

Sedation scale	Conscious state
1	Patient is anxious and agitated or restless, or both
2	Patient is co-operative, oriented, and tranquil
3	Patient responds to commands only
4	Patient exhibits brisk response to light glabellar tap or loud auditory stimulus
5	Patient exhibits a sluggish response to light glabellar tap or loud auditory stimulus
6	Patient exhibits no response

二、镇静药物的选择

术前访视病人,给予必要的解释和心理疏导可能减轻病人的紧张和焦虑,但对围术期严重的焦虑,尤其是谵妄或躁动常需药物治疗。原则上静脉输注短效药物(如丙泊酚),容易滴定剂量,适于短时间镇静,而苯二氮䓬类药物主要适于长时间镇静。苯二氮䓬类药物分为短效和长效,短效药物包括咪达唑仑、劳拉西泮,长效药物包括地西泮、三唑仑。

丙泊酚长时间给药不产生清醒延迟,但长时间输注量过大可导致脂肪乳的过度负荷和横纹肌溶解综合征,其诱导剂量为 1~2.5 mg/kg,超过 2 mg/kg 常导致深镇静,维持剂量为 10~75 μg/(kg·min)。

氟哌利多有良好的制止谵妄和抗呕吐作用,小剂量使用很少引起低血压,对通气影响轻微,锥体外系统副作用也不常见。较大剂量氟哌利多(2.5 mg)可发生心电图 Q-T 间期延长,尖端扭转型或多源型室速甚至心跳停止。初始剂量为 0.5~1 mg,每日需给药 2 次,为安全起见,最好心电图监测 Q-T 间期。

氯胺酮常用剂量为 1~2 mg/kg 静注或 5~8 mg/kg 肌注,低于此剂量也有一定的镇痛作用。

阿片类药物既能镇痛又能镇静,有较强的镇咳和呼吸抑制作用,故常用于气管插管和机械通气的病人,能改善病人与呼吸机的呼吸同步性能。但该类药遗忘作用不确切,可造成恶心、呕吐和便秘,长期应用还可产生耐药性和依赖性。常用药物为吗啡、芬太尼、舒芬太尼和氢吗啡酮。

以上几种药物联合应用可能发挥相加或协同作用,如苯二氮䓬类与丙泊酚合用,其镇静、催眠、止惊作用均会发生协同,而苯二氮䓬类与阿片类合用,镇静和呼吸抑制均会发生协同。

第八节 / 镇痛

本节要点 (Key concepts)

Maximum relief postoperative pain with minimum side effects is a primary goal of PACU.

Oral analgesics have a limited role in the PACU but are helpful for ambulatory patients. Parenteral non-steroid anti-inflammatory drugs, tramadol or opioids are effective analgesis. Non-selective NSAIDs or selective COX-2 antagonist lower

一、疼痛的定义和分类

(一)疼痛的定义

疼痛是组织损伤或潜在组织损伤所引起的不愉快感觉和情感体验。对病人而言,疼痛是机体面临损害或疾病的信号,是影响生活质量的重要因素。对医生而言,疼痛是机体对创伤或疾病的反应,是疾病的症状。

(二)疼痛的分类

1. 根据疼痛的持续时间以及损伤组织可能愈合的时间,可以将疼痛划分为急性疼痛和慢性疼痛。

(1)急性疼痛 通常指疼痛时间短于3个月。常与手术创伤、组织损伤或某些疾病状态有关。

(2)慢性疼痛 为持续3个月以上的疼痛,可在原发疾病或组织损伤愈合后持续存在。病人常伴有焦虑、抑郁等精神心理改变,正常生理功能和生活质量严重受损。

(3)从急性痛发展为慢性痛 急性疼痛如果不能在初始状态下充分被控制,可能发展为慢性疼痛,这可能是由于外周伤害感觉器发生敏化,脊髓神经元发生可塑性变化以及中枢神经系统致敏所致。

2. 从病理生理学角度,根据疼痛的发生性质可以将疼痛划分为伤害性疼痛和神经病理性疼痛。

(1)伤害性疼痛(nociceptive pain) 是有害刺激(如化学、机械和热刺激)作用于伤害性感觉器($A_δ$ 和 C 纤维)而导致的疼痛,它与实际的组织损伤或潜在损伤相关。伤害性疼痛还可分为躯体痛(又分为皮肤的皮下浅表痛和骨关节、肌肉软组织的深部疼痛)和内脏痛。通常对阿片类和非甾体类抗炎药反应良好。

(2)神经病理性疼痛(neuropathic pain,NP)或神经痛 是由于神经系统原发性损害或功能紊乱所激发或引起的疼痛。NP 主要由于中枢或周围神经系统损伤未能正常修复导致的敏化所致,为持续性或阵发性的自发性疼痛(spontaneous pain),被描述为"烧灼样"、"电击样"、"麻刺感"和"射击样"性质。异常性感觉(allodynia,不引发疼痛反应的刺激如轻触可引起明显疼痛)和痛觉过敏(hyperalgesia,对痛觉刺激的敏感性增强)是其特征性表现。治疗较困难,某些抗惊厥药、抗抑郁药和抗心律失常药有一定的效果,局麻药阻断神经也可能有效。阿片制剂对 NP 的治疗效果比炎性疼痛要差,一般作为三线药物用于难治性神经痛。对 NP 的治疗不仅应注重治疗外周或中枢神经损伤,尤其应将关注点放在外周、脊髓和脑的疼痛敏化机制上,并应重视并消除共存的抑郁、焦虑、睡眠障碍。

二、疼痛评估

(一)强度评估

疼痛评估是疼痛有效管理的重要环节。

1. 视觉模拟评分法(visual analogue scales,VAS) VAS 简单易行、有效,相对比较客观而且敏感。是使用一条长 10 cm 的标尺,正面是无刻度,背面有"0~10"的刻度。临床使用时,将有刻度的一面背向病人,标尺左端表示无痛,标尺右端表示最剧烈疼痛,病人根据疼痛的强度标定相应的位置,医生从该位置直接读出疼痛评分。一般 VAS 方法用于 6 岁以上、能够正确表达自己感受和身体状况的病人。

2. 数字等级评定量表(numerical rating scale,NRS) 是通过数字评估疼痛强度的直观表达方法。用 0~10 数字的刻度标示出不同程度的疼痛强度等级,"0"为无痛,"10"为最剧烈疼痛,让病人自己圈出一个最能代表其疼痛程度的数字(Figure 1-15-1)。

通常可用疼痛与睡眠的关系提示疼痛的强度,若疼痛完全不影响睡眠,疼痛应评为 4 分以下,为轻度痛;若疼痛影响睡眠但仍可自然入睡,疼痛应评为 4~6 分,为中度痛;若疼痛导致不能睡眠或睡眠中惊醒,需用镇痛药物或其他手段辅助睡眠,疼痛应评为 7~10 分,为重度痛。

3. 语言等级评定量表(verbal rating scale,VRS) 将疼痛强度口述表达为无(none,0 分)、轻(mild,1~3 分)、中(moderate,4~6 分)和重(severe,7~10 分)。

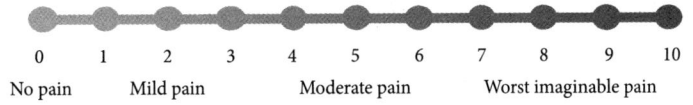

| 0 | 1 | 2 | 3 | 4 | 5 | 6 | 7 | 8 | 9 | 10 |
| No pain | | Mild pain | | | Moderate pain | | | Worst imaginable pain | | |

Figure 1-15-1　Numerical rating scale

4. Wong-Baker 面部表情量表(Wong-Baker faces pain rating scale)(Figure 1-15-2)　此表由六张从微笑或幸福直至流泪的不同表情的面部像图组成,适用于交流困难,如儿童(3~6岁)、老年人、意识不清或不能用言语表达的病人。

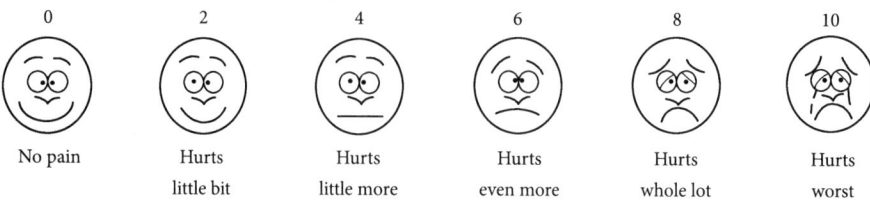

Figure 1-15-2　Wong-Baker faces pain rating scale

（二）治疗效果的评估

应定期评价药物或治疗方法,并根据结果作相应调整。

原则包括:①评估静息和运动时的疼痛强度。②评估病因和疼痛性质。③在疼痛未稳定控制时,应反复评估、治疗和再评估。原则上静脉给药后5~15 min、口服用药1 h后应评估治疗效果。④记录疼痛和对治疗的反应,包括副作用。⑤对突来的剧痛,尤其伴有生命体征改变的(如低血压或发热)应立即评估,同时对可能的切口裂开、深静脉血栓形成等情况作出新的诊断。⑥对生活质量的影响,疼痛加重或减轻的因素。

评估疼痛定时进行,作为术后镇痛治疗小组的一项常规工作。

三、全身镇痛药物

（一）对乙酰氨基酚(paracetamol)和非甾体类抗炎药(non-steroid anti-inflammatory drugs,NSAIDs)

非甾体类抗炎药是一类具有解热、镇痛、抗炎、抗风湿、抗血小板聚集作用的药物。主要作用机制是抑制环氧合酶(cyclooxgenase,COX)和前列腺素(prostaglandins,

PGs)的合成。对 COX_1 和 COX_2 作用的选择性是其发挥不同药理作用和引起不良反应的主要原因之一。

1. 对乙酰氨基酚　几乎无外周抗炎作用,主要为中枢镇痛作用。单独应用对轻至中度疼痛有效,与阿片类或曲马多联合可发挥相加或协同的镇痛作用。口服常用剂量为 10 mg/(kg·4~6 h),最大剂量不超过 100 mg/(kg·d),1 天的口服剂量超过 4 000 mg 可引起严重肝损伤和急性肾小管坏死。

2. 非选择性 NSAIDs 和选择性 COX_2 抑制剂　原则上 NSAIDs 药物均可用于病人(可口服药物)术后轻至中度疼痛的镇痛,或在手术前、手术结束后即刻服用作为多模式镇痛的组成部分。临床上用于手术后镇痛的口服药物包括布洛芬、双氯芬酸、美洛昔康、氯诺昔康、塞来昔布和依托考昔;注射药物有氯诺昔康、酮洛酸、氟比诺芬酯和帕瑞昔布。药物的剂量和作用时间见 Table 1-15-3 和 Table 1-15-4。

环氧化酶抑制剂非选择性地抑制前列腺素,在发挥解热、镇痛、抗炎效应的同时,也可能导致血小板、消化道、肾和心血管方面的副作用。其他副作用还包括过敏反应及肝损害等。血小板上仅有 COX_1 受体,阿司匹林是特异

Table 1-15-3　Dosage of oral NSAIDs used to treat post-operative pain

Medication	Half -time (h)	Dose (mg)	Frequency	Maximum dose/day (mg)
Ibuprofen	2	400~600	Tid/qid	2 400~3 600
Diclofenac	2	25~50	Bid/tid	75~150
Meloxicam	20	7.5~15	Qd	7.5~15
Lornoxicam	4	8	Tid	24~32
Celecoxib	11	100~200	Qd/bid	200~400
Eloricoxib	22	30~120	Qd	150

Table 1-15-4　Dosage of parenteral NSAIDs used to treat post-operative pain

Injection	Dosage (mg)	Onset time (min)	Action time(h)	Recommended maximum daily dose (mg)
Lornoxicam	8~24	20	3~6	32
Ketoprofen	10~60	50	4~6	120
Flurbiprofen Axetil	50~150	15	4~8	200
Parecoxib	20~40	10~15	6~12	80

性 COX_{-1} 受体抑制剂,导致血小板不可逆性改变,可造成术中出血增加。其他非选择性 NSAIDs 药物只导致血小板的可逆性改变。选择性 COX_{-2} 抑制药不影响血小板功能。所有非选择性 NSAIDs 和选择性 COX_{-2} 抑制药都影响肾功能。一般而言,非选择性 NSAIDs 的上消化道损害发生率高于选择性 COX_{-2} 抑制药。选择性 COX_{-2} 抑制药和众多非选择性 NSAIDs 都有心血管副作用。使用环氧化酶抑制剂的高危因素见 Table 1-15-5。

Table 1-15-5　Risk factors of NSAIDs

GI toxicities: age> 65 yr, history of peptic ulcer disease or excess alcohol use

Renal toxicities: age> 65 yr, compromised fluid status, interstitial nephritis, papillary necrosis and concomitant administration of nephrotoxic drugs

Cardiac toxicities: history of cardiovascular disease or at risk for cardiovascular disease

High-dose NSAIDs given for long time

Concomitant administration of steroids

Hypertension, diabetes, heavy smoking

环氧化酶抑制剂均有"天花板"效应,故不应超量给药,但缓慢静脉滴注不易达到有效血药浓度,应给予负荷量。此类药物的血浆蛋白结合率高,故不同时使用两种药物。

环氧化酶抑制剂用于手术后镇痛的主要指征是:中小手术后单独应用镇痛;大手术后与阿片类药物或曲马多联合或多模式镇痛;术前即开始使用,即超前镇痛,发挥抗炎和制止疼痛敏化作用;大手术后使用阿片类药物 2~3 d,作为疼痛减轻后的补充治疗。

（二）曲马多

曲马多(tramadol)是一种中枢镇痛药,通过不同机制发挥镇痛作用:(+)- 曲马多及其代谢产物(+)-O- 去甲基曲马多(M_1)是 μ 阿片受体的激动剂, (+)- 曲马多和(-)- 曲马多还分别抑制 5- 羟色胺和去甲肾上腺素的再摄取,提高了对脊髓疼痛传导的抑制作用。两种异构体的协同作用增强了镇痛作用并提高了耐受性。曲马多主要应用于创伤后和术后镇痛、也用于产科痛和肾、胆绞痛等。

等剂量曲马多和哌替啶作用相当。对于手术后镇痛,曲马多的推荐剂量是手术结束前 30 min 静脉注射 2~3 mg/kg,术后病人自控止痛每 24 h 的剂量是 300~400 mg,冲击剂量不低于 20~30 mg,锁定时间为 5~6 min。副作用为恶心、呕吐、眩晕、嗜睡、出汗和口干,但便秘和躯体依赖发生率低于阿片类药物。

（三）阿片类镇痛药

阿片类镇痛药又称麻醉性镇痛药,是一类能消除或减轻疼痛并改变对疼痛情绪反应的药物,是治疗中重度急、慢性疼痛的最常用药物。通过结合外周及中枢神经系统(脊髓及脑)的受体而发挥镇痛作用。目前已发现的阿片类受体包括 μ、κ、δ 和孤啡肽四型,其中 μ 和 κ 受体是镇痛相关的主要受体。

阿片药物根据镇痛强度的不同可分为强阿片药和弱阿片药。弱阿片药有可待因,双氢可待因,主要用于轻、中度急性疼痛。强阿片药包括吗啡、芬太尼、哌替啶等,主要用于手术后重度疼痛治疗。

阿片类药物镇痛强,无器官毒性,几乎无封顶作用,用药应遵循能达到最大镇痛作用和不产生严重副作用的原则。控缓释剂型主要用于慢性疼痛,手术后镇痛主要采用短效药物静脉给药。

1. 阿片类药物的剂量和作用　吗啡是阿片类药物的金标准。临床上,哌替啶 100 mg 与曲马多 100 mg、吗啡 10 mg、阿芬太尼 1 mg、芬太尼 0.1 mg、舒芬太尼 0.01 mg 大致等效。

2. 阿片类药物的副作用及其治疗　阿片类药物的副作用实际是阿片受体激动效应的表现,为剂量依赖性,除便秘外,多数副作用短时间(1~2 周内)可耐受,但就术后而言,必须防治副作用。

（1）恶心和呕吐　地塞米松 2.5~5 mg/12 h,氟哌利多 1.0~1.25 mg/12 h 和 $5-HT_3$ 受体拮抗药恩丹西酮等是较常用的静脉抗呕吐药物。其他抗呕吐药物包括安定类药物、抗晕动药、抗胆碱药、吩噻嗪类药等。抗呕吐的原则是联合使用不同类型的抗呕吐药,而不主张盲目加大单一药物的剂量,如对发生恶心和呕吐的高危病人,可采用静脉滴注小剂量氟哌利多和地塞米松或甲氧氯普安预防,如预防无效采用 $5-HT_3$ 受体拮抗药治疗。

（2）呼吸抑制　阿片类药物所导致的呼吸抑制表现为呼吸频率≤8 次 /min 或 SpO_2<90%。治疗方法包括:吸氧;建立人工气道或机械通气;静脉注射纳洛酮,每次 0.1~0.2 mg,或 5~10 mg/（kg·h）。

（3）躯体依赖　规律性给药的病人,停药或骤然减量可导致停药反应,表现为焦虑、易激惹、震颤、皮肤潮红、全身关节痛、出汗、卡他症状、恶心、呕吐、腹痛、腹泻等。逐步减量可避免躯体依赖的发生。

（4）其他副作用　包括瘙痒、肌僵直、肌阵挛和惊厥、镇静和认知功能障碍、缩瞳、便秘等,可对症处理。阿片类药物导致的身体和精神依赖,在手术后疼痛的短期药物治疗情况下一般不予考虑。

（四）辅助镇痛药

辅助镇痛药包括 N-甲基-D-门冬氨酸（N-methyl-D-aspartate,NMDA）受体拮抗剂如氯胺酮等,作用在电压依赖性钙通道的 $\alpha_2\delta$ 亚基,加巴喷丁（gabapentin）和普瑞巴林（pregabalin）,三环类抗抑郁药（tricyclic antidepressants,TCAs）阿米替林,选择性 5-羟色胺和去甲肾上腺素再摄取抑制剂（selective serotonin and norepinephrine reuptake inhibitors,SSNRs）文拉法辛（venlafaxine）、度洛西汀（duloxetine）等主要用于神经病理性疼痛。α_2 肾上腺素能受体激动剂可乐定（clonidine）和右旋美托咪定用于辅助镇静、镇痛。

四、病人自控镇痛（patient controlled analgesia,PCA）

PCA 起效较快、无镇痛盲区,血药浓度相对稳定,可及时控制爆发痛;用药个体化,病人满意度高,是目前手术后镇痛最常用和恰当的方法,适用于手术后中到重度疼痛。

PCA 需设置负荷剂量（loading dose）:术后立刻给予,药物需起效快,剂量应能制止术后痛,避免术后出现镇痛空白期;持续剂量（continuous dose）:保证术后达到稳定的、可持续镇痛的血药浓度,在静注 PCA 时,对芬太尼等脂溶性高、蓄积作用强的药物不应使用恒定的背景剂量或仅用低剂量;冲击剂量（bolus dose）:使用速效药物,迅速制止爆发痛,一般冲击剂量相当于每天剂量的 1/12~1/10;锁定时间（lockout interval）:保证第一次冲击剂量药物达到最大作用后,才能给予第二次剂量,避免药物中毒。

根据不同的给药途径分为:静脉 PCA（PCIA）、硬膜外 PCA（PCEA）、皮下 PCA（PCSA）和外周神经阻滞 PCA（PCNA）。

五、多模式镇痛和微创治疗

1. 多模式镇痛（multimodal analgesia） 联合使用作用机制不同的镇痛药物或镇痛方法（但不同时使用作用于同一受体的两种药物）,由于每种药物的剂量减小,副作用相应降低,镇痛作用相加或协同,从而达到最大的效应/副作用比。临床应用中常将下列药物进行组合:对乙酰氨基酚、NSAIDs、曲马多、阿片类。某些病人在度过疼痛的急性期后,疼痛持续存在或停止镇痛后疼痛再度出现,其急性痛转为慢性痛以及神经病理性疼痛的形成中有中枢和外周神经的敏化形成,使用多靶点或针对敏化机制的药物联合,可能不但能制止疼痛,还能阻止慢性痛的发生。

2. 微创治疗 在慢性疼痛的治疗中有举足轻重的地位。慢性疼痛除了药物治疗外,首先采用神经阻滞治疗,阻断疼痛的传入和恶性循环,消除局部炎症,有反推病人疼痛原因和病变部位的作用,使用的药物常为局麻药和肾上腺皮质激素的混合液。由于长期使用激素可能带来相关副作用,含激素的神经阻滞或局部痛点阻滞疗法,应根据激素的半衰期决定使用频率,如复方倍他米松通常每 3~4 周使用 1 次。臭氧治疗有抗炎、消肿的良好功效,副作用小,可代替皮质激素或在阻滞治疗后局部使用。神经毁损疗法包括颈、腰椎间盘突出及外周及中枢神经的射频或激光治疗,等离子治疗,旋切术,胶原酶髓核溶解术,无水乙醇或酚甘油毁损等。椎管内腔镜也是新颖的疼痛微创治疗技术。

脊神经电刺激（spinal cord stimulator,SCS）是将电极置入硬膜外腔通过适当地刺激靶神经产生麻木样感觉并覆盖疼痛区域达到缓解疼痛的目的,对药物和其他方法治疗无效的躯体痛可能有一定作用。

置入式蛛网膜下隙镇痛泵是一种置入体内向脑脊液缓慢释放药物的装置,由于药物直接进入蛛网膜下隙,用量小（蛛网膜下隙 1 mg 吗啡相当于静注 100 mg 或口服 300 mg）,而且外周副作用如便秘的发生率低,由于价格较贵,治疗指征限于 3 个月以上的慢性疼痛尤其是癌痛病人。

慢性疼痛治疗还包括理疗、针灸、拔火罐、艾条、银质针、中草药熏蒸等动植物药物治疗方法,其作用待进一步证实。

（徐建国）

第16章
微创外科

微创外科(minimally invasive surgery,MIS)有狭义和广义之分。狭义的微创外科通常指腔镜外科和内镜外科,是一种外科技术。广义的微创外科则相对于传统的外科手术而言,是一种外科理念,即在不降低传统外科治疗效果的前提下,尽量减少病人的手术创伤。因此,它通常既包含腔镜外科和内镜外科,也包含一切微小切口或创伤的治疗手段,如显微外科技术、射频消融术及各种介入技术。微创外科创伤小、痛苦少、恢复快的优势易于被广大病人接受,这也是近年来微创外科迅猛发展的重要原因。正如我国外科鼻祖裘法祖院士所言:"微创医学(minimally invasive medicine,MIM)是21世纪的医学,也是生命科学的重要组成部分"。

腔镜外科技术、内镜外科技术和显微外科技术是微创外科的重要组成部分,而非外科学的分支学科。下面分三节予以阐述。

第一节 / 腔镜外科技术

本节要点 (Key concepts)

Laparoscopic surgery, also called keyhole surgery, is a modern surgical technique in which operations are performed through small incisions as compared to larger incisions needed in traditional surgical procedures. Laparoscopic surgery includes operations within the abdominal or pelvic cavities, whereas keyhole surgery performed on the thoracic or chest cavity is called thoracoscopic surgery. There are a number of advantages to the patient with laparoscopic surgery versus an open procedure. These include reduced pain due to smaller incisions and hemorrhaging, and shorter recovery time.

This section contains: history of laparoscopy, equipment and instrumentation, the role of laparoscopy in clinic and complications of laparoscopic surgery.

一、腔镜外科发展史

腹腔镜外科的发展经历了100余年,近20年发展最为迅速。回顾其发展历程,经历了以下三个阶段:

(一) 诊断腹腔镜时代(1901—1933 年)

1901年,德国的Kelling采用膀胱镜检查狗的腹腔,开创了腹腔镜应用的先河。1910年,瑞典的Jacobaeus首次将腹腔镜用于观察人的腹腔。1928年,德国腹腔镜学院奠基人Kalk率先用腹腔镜作了肝穿刺活检,并提倡在腹腔镜检查中运用双套管针穿刺技术,为手术腹腔镜的发展开辟了道路。

(二) 手术腹腔镜时代(1933—1987 年)

1933年,普外科医生Fervers报告了在腹腔镜下使用活检装置和烧灼法松解腹内粘连。1936年,德国的Boesch第一个用腹腔镜单极电凝技术进行输卵管绝育术。1952年,Fourestier制造的"冷光源"玻璃纤维照明装置,以及Hopkins设计的柱状石英腹腔镜为现代腹腔镜外科的发展打下了坚实基础。

(三) 现代腹腔镜时代(1987 年至今)

电子内镜与电视的结合给腹腔镜手术带来了革命。1987年,法国里昂妇科医生Mouret完成了世界上第一例电视腹腔镜胆囊切除术,这一技术在世界范围引起极大的震动,也使腹腔镜外科成为最具活力的领域。各种腹腔镜手术相继出现,如胃部分切除术、胃空肠吻合术、脾切除、肾上腺切除术、肝部分切除术、结肠切除术、疝成形手术等。1990 年以后,腹腔镜技术广泛地被应用于普外科、胸外科、妇产科、泌尿外科、小儿外科等各个领域,成为 20 世纪外科手术发展史上的一个里程碑。

我国腹腔镜技术起步较晚,但发展迅速。20 世纪 70 年代腹腔镜技术被引进,1980 年郎景和等在我国首次发表"腹腔镜在妇科临床诊断上的应用",1991 年,荀祖武等完成我国第一例电视腹腔镜胆囊切除术。经过数十年的快速发展,我国已开展 50 多类腹腔镜手术,病例已超过百万例。腔镜手术由最初的单纯切除、重建类手术向切除及重建、大脏器切除术以及肿瘤根治术发展,同时在无自然腔隙的腹膜后、腹膜外、颈、腋窝及股部建造人工腔隙实施甲状腺、乳腺腔、大隐静脉、股静脉等腔镜手术。目前所面临的问题已不是腔镜能够做什么手术,而是对某一病人、某一种疾病而言,腔镜手术与传统开腹手术哪个更有利。

二、腔镜手术设备和器械

(一) 图像显示与存储系统

图像显示与存储系统包括以下几部分。①腔镜:光线通过组合的石英玻璃柱束传导并经空气透镜组折射而产生极其明亮清晰的图像,这种图像失真度小。临床上常用的镜面视角为 0°或 30°、直径 10 mm 的腔镜。②微型摄像头和数模转换器:微型摄像头将腔镜图像通过光电偶合器(CCD)把光信号转换成数字信号,再通过数模转换器把信号输送到显示器上将图像显示出来。③显示器:经 CCD 处理后的数字信号,通过数模转换器转换成模拟信号后在显示器上显示图像,图像的水平解析度达 800 线以上。④冷光源:冷光源通过光导纤维与腔镜连接以照亮手术野,灯泡热量通过机器内的排风扇排出及光导纤维的传导散热,以避免手术野组织器官的热损伤。⑤图像存储系统:通过图像存储系统把腔镜手术图像作为资料保存以用于教学、科研及学术交流(Figure 1-16-1)。

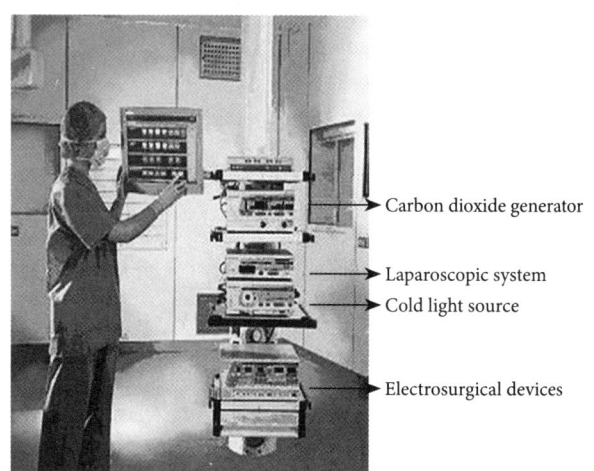

Figure 1-16-1   Laprascopic equipment

(二) 气腹系统

气腹系统包括全自动大流量气腹机、二氧化碳钢瓶、带保护装置的穿刺套管鞘、弹簧安全气腹针。

(三) 器械

器械主要有电钩、分离钳、抓钳、持钳、穿刺针、牵拉钳、持针钳、打结器、施夹器、各类腔内切割缝合与吻合器、超声刀、冲洗吸引器等(Figure 1-16-2)。

三、临床常见腔镜手术

(一) 腹腔镜胆囊切除术

腹腔镜胆囊切除术(laparoscopic cholecystectomy,LC)被公认为治疗胆囊结石的金标准术式,是目前开展数量最多、最普及、最成熟的腹腔镜手术。LC 的手术适应证与

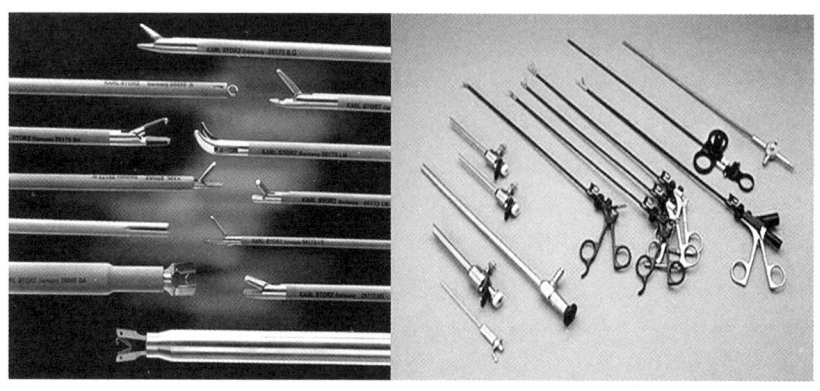

Figure 1-16-2   Laparoscopic instrumentation

开腹手术相同,主要包括胆囊结石、胆囊息肉(大于 1 cm、有恶变倾向者),对胆囊结石合并重症胆管炎、Mirizzi 综合征、重度出血倾向、胰腺炎、妊娠、严重的心肺功能不全、上腹部手术史者,应列为相对禁忌证。LC 适应证范围与手术者的实际操作水平密切相关。

(二) 腔镜结直肠癌手术

腹腔镜结直肠癌手术是腹腔镜在消化系肿瘤外科中最成熟的手术方式。全直肠系膜切除(total mesorectal excision,TME)已成为低位直肠癌根治术的"金标准"。腹腔镜下行 TME 与开腹 TME 相比,优势明显。①对盆筋膜脏壁二层间疏松组织间隙的判断和入路的选择更准确。②腹腔镜可抵达狭窄的小骨盆,对盆腔自主神经丛的识别和保护更确切。③沿盆筋膜间隙解剖能更完整地切除含脏层盆筋膜的直肠系膜。

(三) 腹外疝

腹腔镜疝修补术目前采用较多的术式为经腹膜前修补术(transabdominal preperitoneal,TAPP)和全腹膜外修补术(totally extraperitoneal,TEP),这两种术式技术合理,早期复发率低,已成为应用最广泛的腹腔镜疝修补术。

(四) 实体脏器

腹腔镜手术在实体脏器疾病的治疗中应用非常广泛,如腹腔镜脾切除术、肝囊肿开窗引流术、肝切除等。

(五) 胸腔镜手术

胸腔是一个固定的空间,只要小切口进入胸腔,采用双腔气管插管麻醉,另一侧的肺塌陷,即能形成人工气胸,提供手术的空间。因此胸腔镜手术(video-assisted thoracic surgery,VATS)已经成为肺叶切除、纵隔肿瘤切除的常规术式。

(六) 腹膜后腔镜手术

在腰间作一小切口,切开肌肉,在腹膜外将后腹膜和腹壁钝性分离,注入 CO_2 形成人工间隙,以供手术操作。适用于腹膜后的胰腺脓肿清创引流、肾上腺、肾、输尿管疾病的微创治疗。

四、腹腔镜手术的并发症

腹腔镜手术除了发生与开腹手术同样的并发症外,还有其特有的并发症。

(一) 与气腹相关的并发症

气腹会导致膈肌上抬、肺顺应性降低、有效通气减少、心排血量减少、下肢静脉血流淤滞和内脏血流减少等副反应,从而对病人心肺功能产生影响,可导致皮下气肿、气胸、气体栓塞、高碳酸血症与酸中毒、心律失常、下肢深静脉血栓形成等并发症。

(二) 与器械相关的并发症

1. 气腹针、穿刺针引起的血管损伤、内脏损伤。
2. 电勾、电刀等引起的热损伤。
3. 腹壁戳孔引起腹壁血肿、戳孔感染、腹壁坏死性筋膜炎、戳孔疝等。

第二节 / 内镜外科技术

本节要点 (Key concepts)
Endoscopic surgery means using scopes going through natural body openings or small incisions to examine the interior of a hollow organ or cavity of the body and doing therapy. Endoscopic surgery involves gastrointestinal tract, respiratory tract, urinary tract, and so on.

This section contains: history of endoscopy, equipment and instrumentation, the role of endoscopy in clinic and complications of endoscopy.

一、内镜发展史

1805 年,就有人提出内镜的设想,然而直到 1957 年研制成第一台纤维胃、十二指肠镜,人们才真正实现通过内镜对疾病进行诊治。内镜发展的历史经历了从硬式内镜到光导纤维内镜,再到电子数字内镜的过程,大致可分为四个时期。

(一) 硬管式内镜时期(1805—1932)

1805 年,德国医生 Philip Bozzini 提出了内镜的设想并研制出世界上第一台金属管直肠镜。1864 年,出现第一台宫腔镜。1877 年,Nitze 和 Leiter 研制出第一台间接膀胱镜。1901 年,George Killing 研制成功第一台腹腔镜。

(二) 半可曲式内镜时期(1932—1957)

随着光学系统的引入,硬管式内镜虽然得以不断地完善与发展,但由于内脏器官多存在解剖上的生理弯曲,用硬管式内镜难以充分检查,半可屈式内镜应运而生。Wolf-Schindler 式胃镜的创制,开辟了胃镜检查术的新纪元。

（三）纤维内镜时期(1957—1983)

1957 年,Hirschowitz 制成了世界上第一个用于检查胃、十二指肠的光导纤维内镜原型并发表了一系列的学术论文,为纤维内镜的发展拉开了帷幕。

（四）电子内镜时代(1983 年至今)

1983 年,美国 Welch Allyn 公司研制并应用微型图像传感器(charge coupled device,CCD)代替内镜的光导纤维导像束,宣告电子内镜的诞生。

目前临床上应用的内镜种类很多,据其用途可分为胃镜、十二指肠镜、结肠镜、双气囊小肠镜、胆道镜、胰管镜、气管镜、胸腔镜、膀胱镜、输尿管镜、肾盂镜、宫腔镜、关节镜、椎间盘镜、脑室镜、鼻咽镜以及血管镜等。现在通常将硬质内镜称为腔镜,将软质内镜称为内镜。融超声和内镜为一体的超声内镜(endoscopic ultra-sonography,EUS)以及完全不同于传统内镜结构的胶囊内镜(capsule endoscope)也属于内镜的范畴。

内镜外科是指将内镜通过人体的自然通道、人工建立的通道或窦道抵达或接近体内病灶处,在内镜直视、内镜超声辅助或 X 线透视下,应用内镜器械进行止血、切割、清除(结石或异物)、引流以及狭窄管道支撑重建的技术操作,通过该技术达到明确诊断、缓解症状或治愈疾病的目的。内镜外科的优点是简便、快速、高效、安全、损伤小、痛苦少,并发症发生率低、死亡率低和总耗费低等。内镜外科技术的快速发展,已经影响并改变了外科医生的诊治思维,如治疗消化道出血首先采用内镜下止血、治疗梗阻化脓性胆管炎首先考虑 ERCP 鼻胆管引流等。内镜外科技术不但给医学科学带来革新性的进步,同时也已成为传统外科的重要补充。

二、内镜手术的设备和器械

（一）内镜系统

内镜系统是内镜外科的基本要素,包括内镜、光源和内镜监视器。内镜包括用于视野照明的光学部分和用于操控的机械部分。机械部分包括插入部和手控操作部。插入部为软性,可以弯曲,头段(约 10 cm)可根据操控钮的调节完成不同方向的转动。手控操作部有上／下、左／右两个旋钮以调节头段转动方向,同时配有注水／气、吸引两个按钮冲洗清洁镜面、显露视野。内镜具有一个或两个工作孔道,近端开口于手控操作部,远端开口于镜端。用于

诊断和治疗的各种器械经过内镜工作孔道进入人体,不同用途内镜的工作孔道内径各不相同,因此选择手术器械时不但取决于手术需求,也取决于内镜工作孔道内径的大小。内镜所使用的光源为冷光源,无组织损伤性。电子内镜通过镜身前端装备的 CCD 成像,CCD 将图像经过图像处理器处理后显示在监视器的屏幕上(Figure 1-16-3)。

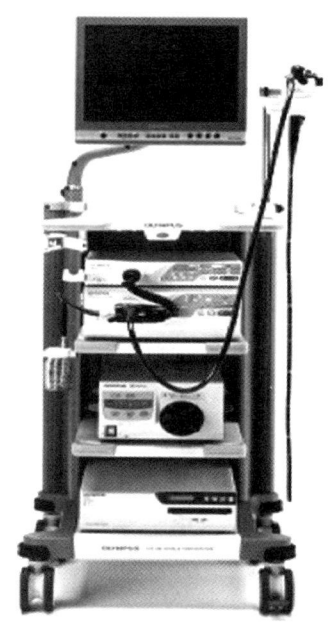

Figure 1-16-3　Endoscopic system

（二）手术设备

手术设备包括高频电发生器以及氩气刀、液电碎石器、微波机、激光器、热凝器等。

（三）手术器械

手术器械包括各种类型的活检钳、注射针、息肉圈套器、异物钳、多连发曲张静脉结扎器、狭窄扩张器、造影导管、导丝、十二指肠乳头切开刀、取石网篮和气囊、囊肿穿刺器、内镜穿刺针、机械碎石器等。用于治疗的各种支架和引流管,如食管支架、胆道支架、胰管支架、呼吸道支架及鼻胆(胰、囊肿)外引流管等。

三、内镜外科技术的临床应用

（一）消化内镜外科技术

消化内镜技术在内镜外科的发展最为全面和成熟,其诊疗操作技术已经成为内镜外科的基本技术。

1. 胃肠道疾病

(1) 消化道异物及胃石症　内镜下抓取、套取异物,高效、安全,并发症发生率低,基本可取代外科手术。

(2) 消化道出血　内镜止血的适应证包括食管、胃底

曲张静脉破裂出血,食管贲门黏膜撕裂出血,消化道溃疡出血,肿瘤性出血等。对于曲张静脉性出血,内镜下止血可采用注射止血术、结扎止血术、钳夹止血。非曲张静脉性出血可以采用注射、电凝、氩气刀以及止血夹等方法进行止血,也可联合其中几种方法。内镜下止血术快速、准确,可在明确诊断的同时予以治疗,成功率达95%以上,是临床治疗消化道出血的首选方法。

(3)消化道狭窄 消化道狭窄根据病因可分为良性狭窄和恶性狭窄。良性狭窄多由于食管、胃、结肠或直肠的局限性炎症、理化损伤或溃疡愈后狭窄以及术后吻合口狭窄等引起。恶性狭窄常由于无法手术切除消化道晚期肿瘤引起。内镜下可采用狭窄扩张术和支架放置术。

(4)消化道肿瘤的内镜下切除术 使用内镜切割刀、圈套器,直接或剖开病灶表面将病灶套住,接通高频电流以切除病灶。内镜黏膜切除术(Endoscopic Mucosal Resection,EMR)、内镜黏膜下层剥离术(Endoscopic Submucosal Dissection,ESD)已成为消化道癌前病变和早期癌的重要治疗手段。EMR即通过吸引或用钳子将病变处牵起呈息肉状,然后借助套圈将病变切除。ESD则利用多种内镜下切开刀切开病变周围黏膜,沿着黏膜下层进行剥离并切除病灶。对于直径小于2 cm的消化道(食管、胃、结肠和直肠)原位癌、黏膜或黏膜下层癌,无肌层浸润、无远处淋巴结转移者,EMR、ESD即可以达到根治性切除的效果。由于其具有侵袭小、术后疼痛轻微和康复快等特点,已逐渐成为早期消化道癌的推荐术式。

(5)鼻腔肠管放置术 内镜或联合X线透视下放置营养管于空肠上段,行小肠内营养支持治疗。多用于短期内不能进食病人的肠内营养支持治疗。

(6)经皮内镜下胃/空肠造口术(percutaneous endoscopic gastrostomy/jejunostomy,PEG/PEJ) 对于无法进食或长期不能进食的病人,如口咽疾病、重症胰腺炎、吻合口漏、食管狭窄、食管-气管瘘、幽门狭窄、脑卒中等病人行经皮胃或空肠造口术,给予肠内营养支持治疗,有助于病情恢复、降低医疗费用。胃/空肠造口管可以长期留置并可更换,病人在家庭环境中就可以接受肠内营养治疗,有利于提高病人的生活质量。

2. 肝胆胰疾病 1968年,McCune等施行的内镜下逆行胰胆管造影(Endoscopic Retrograde Cholangiopancreatograph,ERCP)技术拉开了内镜技术用于肝胆胰疾病诊治的序幕。1973年Classen和Kawai施行十二指肠乳头切开技术,选择性插管成功后使用乳头切开刀切开十二指肠乳头括约肌,打开通入胆管或胰管的通路,为治疗性胰胆管内镜手术打开了"方便之门"。

(1)胆总管结石 内镜下取石已成为目前胆总管结石治疗的首选方法。手术方式包括以下几种。①乳头切开取石术:包括选择性胆管插管、乳头括约肌切开、网篮套取结石三个基本步骤。适用于直径<2 cm、胆管下段无狭窄的病人。如为年轻病人或伴乳头旁大憩室,可采用乳头气囊扩张后取结石。②碎石术:无法直接取出的结石先行机械碎石术或液电碎石术,再分次取出碎结石。③引流术:当多发或巨大结石不能或不宜立即行内镜取石时,置入胆道内引流管或外引流管可以保证胆汁引流通畅、解除梗阻,为进一步内镜下碎石取石或外科手术创造条件。

(2)肝内胆管结石 经皮肝胆道镜(percutaneous transhepatic cholangioscopy,PTCS)技术的临床应用,局部麻醉超声引导经皮肝行肝管穿刺引流,序贯扩张建立PTCS人工通道,经PTCS通道置入胆道镜,探查肝内胆管情况及取石。为肝内胆管结石的治疗提供了有益补充。

(3)胆道梗阻 肝外胆管良性或恶性梗阻继发黄疸或急性梗阻化脓性胆管炎,通过内镜下置入内支架或外引流管,可有效解除梗阻、缓解黄疸,为外科手术创造条件(Color figure 1)。

(4)胰腺炎 急性胆源性胰腺炎常由于结石嵌顿于十二指肠乳头引起胆管、胰管内压力增高所致。内镜下切开乳头、清除结石可有效地解除梗阻,降低胰管压力,达到治疗胰腺炎的目的。对由于开口引流不畅而致的慢性胰腺炎以及复发性胰腺炎,通过乳头切开术、胰管取石术、胰管狭窄扩张术、胰管支架术等降低胰管高压的手段可有效缓解胰性疼痛。

(5)十二指肠乳头、壶腹周围疾病 内镜下可以明确十二指肠主或副乳头形态有无异常、乳头旁有无憩室、乳头与憩室的关系等情况。发现病灶,可在内镜下取组织进行活检。结合ERCP腔内超声、胆道子母镜可对胰、胆管腔内病变进行检查,确定病变的浸润深度和范围等。

(6)肝胆胰术后并发症 常见的并发症包括胆瘘、胆管狭窄、结石残留、吻合口狭窄、胰瘘等。①胆瘘(bile leakage):通过ERCP造影确定胆瘘的位置、程度、判断是否需要再手术。内镜治疗的基本思路是解除瘘以下胆道的梗阻,在瘘口的部位"架起一座桥"(置入内支架或外引流管),封堵瘘口,使瘘口上方的胆汁经过内支架或外引流管引流到十二指肠或体外。②胆道狭窄:ERCP术中行狭窄段扩张或狭窄段放置支架支撑内引流术。③结石残留可通过T管窦道行胆道镜取石或ERCP取石。吻合口狭窄可采用ERCP下狭窄扩张(Figure 1-16-4)、放置支架

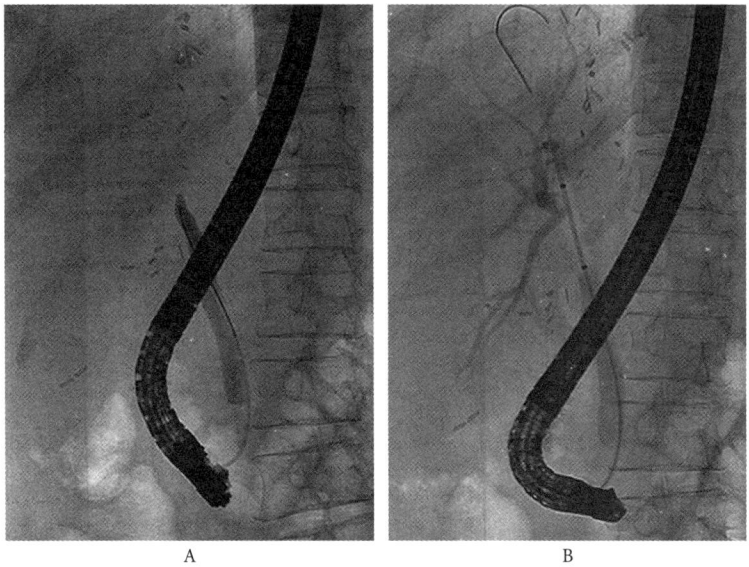

Figure 1–16–4　Therapy of bile duct obstruction by ERCP
A. Cholangiography shows anastomotic stricture of recipient of living donor liver transplantation; B. Balloon dilatation

或采用 PTCS。

（二）呼吸内镜外科技术

1. 呼吸道异物、呼吸道出血、恶性气道梗阻等疾病　呼吸内镜外科的主要技术是异物清除术、氩气刀凝切术和支架置放术。气管异物可通过气管镜取出。气管镜直视或超声气管镜介导下可对气管内或气管病变穿刺活检。对无法手术切除的呼吸道恶性肿瘤，内镜治疗的主要目的是止血、再通呼吸道以及保持痰液引流通畅，以缓解呼吸困难等症状。

2. 呼吸道内镜术后并发症

（1）吻合口狭窄　内镜直视下采用氩气刀凝切术（argon plasma coagulation，APC）方法环行凝切吻合口的瘢痕组织，并可用镜身作为扩张器扩张狭窄环，通常 1~2 次治疗即可完全缓解呼吸困难症状，从而避免再次外科手术。

（2）术后缝线异物肉芽肿　可用 APC 凝切缝线基底部，使用异物钳抓取，从而有效解除肉芽肿。

（3）外科手术后呼吸道感染　尤其是器官移植术后所发生的严重呼吸道真菌感染是致死率极高的并发症。内镜下可见主气道中下段、气管隆凸处正常气管黏膜消失，并可见半游离状态的坏死黏膜似活瓣门随呼吸活动，不同程度地堵塞气道。内镜下抓取坏死物行病原学检查可明确病原菌，但坏死物的清除较困难，可用喷散两性霉素于呼吸道。结合全身用药，通常经过 3~4 次的治疗即能清除呼吸道真菌感染坏死物，通畅呼吸道。

（三）超声内镜外科技术

超声内镜（EUS）融合了内镜和超声的优点。超声探头距病变部位很近，可有效避免胃肠道气体干扰，从而将消化道的管壁层次的组织学特征及周围邻近脏器的超声图像清晰地显示在屏幕上。有助于确定病灶大小、来源、性质、浸润深度、有无局部淋巴结肿大，从而确定需要内镜手术或外科手术。

1. 超声内镜引导穿刺针吸活检术（fine needle aspiration，FNA）　使用扇形扫描超声内镜，在内镜超声引导下对管壁外邻近器官或组织内的可疑病灶行穿刺针吸活检，可有效提高内镜的诊断价值。已用于食管旁淋巴结、胰腺占位性病变、纵隔占位性病变、气管旁占位性病变的诊断。

2. 超声内镜下手术　是超声内镜的发展方向，目前已经能够在超声内镜下行经胃胰腺假性囊肿穿刺引流术、腹腔神经丛阻滞术（celiac plexus neurolysis，CPN）以及超声内镜引导下胆道、十二指肠置管引流术等。

（四）联合内镜外科技术

有些疾病采用腔镜手术，病灶定位较困难，如采用内镜手术，受内镜工作孔道及手术器械的限制，操作较困难。联合应用腔镜、内镜技术，取长补短，可显著降低手术难度。如食管黏膜瘤、早期胃癌，超声内镜下确定肿瘤的大小、位置、性质、有无淋巴结转移、与周围血管的关系，为腔镜定位，而且可在腔内监控肿瘤切除的全过程，有助于确定切除肿瘤的过程中是否发生穿孔、病灶有无完整切除。

（五）自然腔道外科

内镜专家在行内镜黏膜切除术及黏膜下层剥离术切除胃或结肠肿瘤时发现穿破了的胃肠壁很快可以得到愈

合,并未造成严重不良影响。因此设想通过胃肠壁施行腹腔内手术。1998 年美国 5 所大学专家组成"阿波罗"小组,专门从事这一研究。因不涉及皮肤切口,所以称之为"无瘢痕外科"(scarless surgery)、无切口外科(incisionless surgery)或"自然腔道外科"(Natural Orifice Translumenal Endoscopic Surgery,NOTES)。随着内镜手术器械的不断革新,通过自然腔道进入腹腔用软式内镜施行手术已得实现。2004 年,约翰斯-霍普金斯大学 Kalloo 等报告了他们的动物实验,证实了经胃打孔进入腹腔操作的可能性,并正式提出了 NOTES 的概念。2007 年,法国特拉斯堡大学 Marescaux 完成世界首例人体 NOTES 试验——经阴道腔镜胆囊切除术。这一研究堪称 NOTES 从试验阶段走向临床应用的里程碑。

与传统外科手术和腔镜不同,NOTES 完全打破了体表入路的手术模式,采用软式内镜为手术工具,不经皮肤切口,而经口、阴道、直肠等自然腔道,对腹腔疾病进行治疗。该手术具有减轻或无术后疼痛、美容效果佳、未在体表造成创伤而给病人带来良好的心理效应等优点,因此 NOTES 成为人们追逐的目标。正如腹腔镜手术发展过程曾经遭到的非议一样,NOTES 的临床应用目前还存在许多问题,如腹腔入路的选择、内脏创孔的闭合、手术器械的研发以及医生的培训等,但日新月异的科技发展必将为 NOTES,乃至整个微创外科的发展提供支撑,鼓励人们在微创手术的道路上不断探索。

第三节 / 显微外科

本节要点 (Key concepts)

Background: Microsurgery is a general term for surgery requiring an operating microscope to allow anastomosis of successively smaller blood vessels and nerves.

Indications: 1. Cover exposed vital structures; 2. Restore shape; 3. Restore function; 4. Finger reimplantation.

Surgical principles: 1. Exposion of donor and recipient sites properly; 2. Preparation of vessels to healthy tissue; 3. Microsurgical anastomoses using meticulous technique.

Postoperative management: 1. Adequate fluid hydration and body temperature; 2. Promote venous drainage and minimize swelling; 3. Anticoagulation; 4. Blood flow monitoring.

Complications: 1. Thrombosis; 2. Stenosis; 3. Twisting; 4. Aneurysm; 5. Vascular crisis.

显微外科是指手术者借助光学放大手段,辅以精巧的手术器械和缝合材料,完成高度精密、无创的手术操作。最早由 Nylen(1921)用手术显微镜作内耳手术,而现代显微外科先驱则是 Jacobson(1960),他利用手术显微镜,成功缝合直径 1.6~3.2 mm 的小血管。我国的显微外科则以杨东岳应用小血管吻合技术移植足趾(1966)和移植皮瓣成功(1973)为起点。显微外科是近代外科技术发展的新里程碑,它提高了手术的精确度、安全度和治疗效果,使肉眼下无法实施的手术得以开展,诸如断肢(指)再植,游离皮瓣、肌肉、骨移植,器官移植微小血管吻合,周围神经吻合以及泌尿生殖器手术等。

一、手术器械和设备

手术显微镜与放大镜是显微外科的基本设备,对于直径在 2 mm 以下的血管或神经吻合,均应在手术显微镜或放大镜下操作。

手术显微镜最常用的为落地式双人双目显微镜,采用冷光源照明,工作放大倍数一般在 10 倍左右(6~40 倍可调),放大倍数越大,手术视野越小。变倍、调焦以及转动显微镜均可由脚控或手控开关来控制,尚可配摄像和实时录像转播系统(Figure 1-16-5)。

手术放大镜以眼镜式最为常用,有的还配有照明装置和摄像系统。放大倍数为 3~6 倍,可帮助外科医生进行精细的解剖和细微的吻合(Figure 1-16-6)。

基本显微手术器械包括显微组织镊、持针器、剪刀、血管夹、无创缝合针、双极电凝等(Figure 1-16-7)。显微外科器械应该符合微小、精细、轻巧、锐利的要求。

1. 组织镊 用作夹持、提取、分离组织以及打结等,是显微外科手术自始至终都必须使用的工具。镊子尖端必须精细平滑,两臂相捏时尖端必须有 5~10 mm 长的一段紧密接触,这样夹捏薄膜状组织或线打结时不宜滑脱。术者用以夹捏时手感要好,柄端弹簧需松紧适当,过紧或

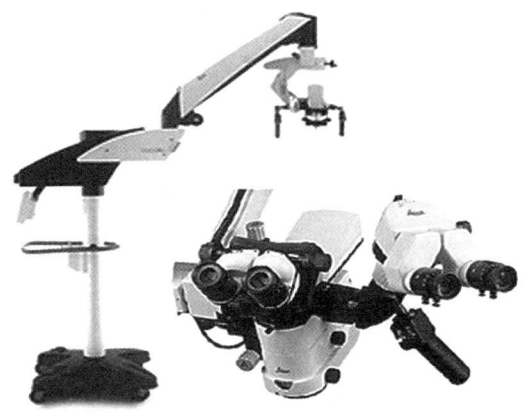

Figure 1-16-5　Surgical microscope

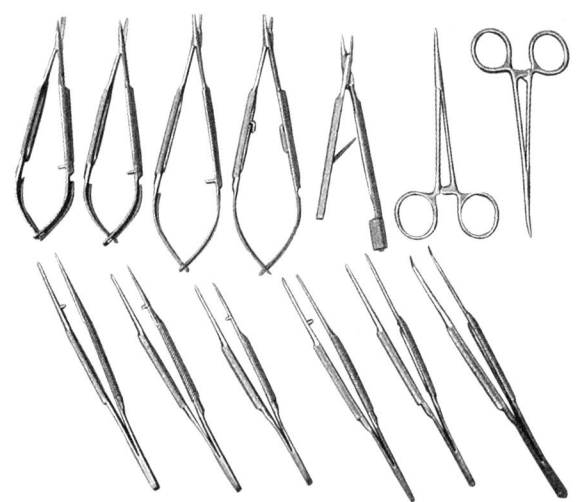

Figure 1-16-7　Microsurgical instrument

又不能扯断。所以持针时需要两接触面紧密平滑,边缘不能锐利。有的持针器手柄近端带有可以锁住的齿,夹针时锁住比较稳固,但解锁时会有轻微的弹跳,影响显微手术操作。显微缝合手术要求稳、准,所以需要随时变换缝针的方向角度,故以半圆形柄持较适用。持针器的头有直形和弯形,也视缝合时进针出针的方向、角度及医生的操作习惯选用。

4. 显微血管夹　用作阻断细小血管的血流,便于作血管清创及吻合。压力要合适,以刚好压闭血管不使血液流出为度。血管夹可单个使用,也可选带有离合臂的两个血管夹并联,便于在无张力下缝合。当一面管壁缝合完毕,将两个血管夹连同横杠一起翻转180°,再缝合血管后壁。血管夹有多种多样,以弹性好、压力平稳、不损伤血管壁、大小适当及方便放置与取下为佳。

5. 缝合针线　缝合针线的质量直接关系到显微手术的成败。显微外科的缝合针线要求带给组织的创伤最小;针与线粗细的差别尽量小;针线接合处要非常平滑;针体要有一定的硬度,用持针器夹持及缝合过程中不易变形;针尖要锐利;缝线要光滑,能耐受适当的拉力,打结后不易滑脱。缝针的长度一般为5~6 mm,弧度有1/2、3/8、1/4、5/8等多种,直径为70~150 μm,横断面多为圆形,但也有呈三角形、梯形者。缝线多用尼龙单丝制成,直径为18~50 μm。常用的显微外科缝针为7-0、8-0、9-0、11-0无损伤尼龙缝针。

二、显微外科基本技术

显微外科的基本技术是为适应精细手术所进行的组织分离、提持、结扎、缝合等技术。显微组织要以剪刀进行

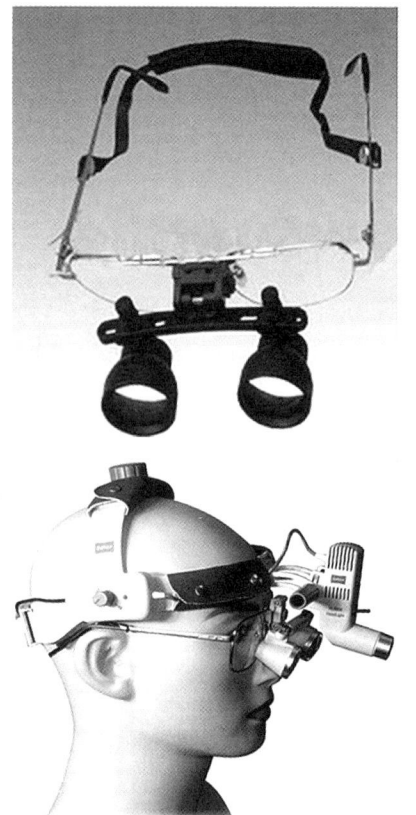

Figure 1-16-6　Surgical loupe

过松的弹簧柄都会造成操作的偏失和术者的手疲劳。

2. 显微剪　用于剪线、修剪和分离血管、神经、淋巴管等。要求尖端细小,两片剪刀对合精确,刃口锐利。剪柄为弹簧片制成,软硬要适度。剪柄呈片状,为了转动方便,便于持拿。剪刀有直形及弯形两种,弯形操作角度更大,可视具体情况及医生操作习惯选用。

3. 持针器　用作持针、缝合、打结等。尖端要求窄小,夹弯针时不损伤针的弯曲度。夹线打结时,既不能滑脱,

锐性分离为主,如需必要的钝性分离,宜使用显微血管钳或镊子作小幅度的分离。应使用无齿的整形外科镊或显微镊提持组织,只夹外膜,忌用镊子直接夹持血管内膜,避免损伤。应广泛使用双极电凝止血,减少周围组织的损伤。对需要吻合的血管的分支,仍以 5-0、3-0 丝线结扎或钛夹夹闭。血管的缝合练习阶段可从动物实验开始,从大鼠的股动静脉吻合,到完成小鼠腹部异位心脏移植和肾移植,使得血管通畅率达 90% 以上,再逐步开展临床显微血管吻合。

(一)显微血管吻合技术

显微血管的吻合方法有缝合法、袖套法、套管法、粘合法和机械吻合法等。血管吻合形式有端端吻合、端侧吻合和侧侧吻合等。缝合方法有单纯间断、单纯连续、间断褥式和连续褥式缝合等。目前仍以单纯间断端端缝合法最常用、最安全,操作简单,吻合口对合准确,术后通畅率高。

1. 操作技巧

(1)选择正常的血管进行吻合 正常的小动静脉呈充盈状态,管壁柔软,离断后管腔内壁呈乳白色,内膜、中膜结合紧密。当血管在撕脱、挤压、电灼、炎症等不利条件下,会失去正常形态,血管壁出现青紫斑块,血管节段征,内膜和中膜分离呈望远镜镜筒样,血栓形成等,手术时需彻底切除病变血管,才能保证血管吻合成功。

(2)吻合血管的准备 良好的暴露和清晰的手术视野。用显微血管夹分别夹住供受两个血管断端,端距约 5 mm。避免张力过大或过小。血管吻合前,常规剥除吻合口周围外膜,缝合时外膜被针线带入管腔,或夹在吻合口中,可造成血管栓塞。断端修剪整齐后,肝素水(肝素 12 500 U,加入林格液 200 mL)冲洗管腔,清除血凝块。放松近端血管夹,如动脉呈喷射状出血,表明供端血管条件良好。

(3)吻合的注意事项 进针一次完整,切忌反复穿刺血管壁,针距、边距应均匀,保证吻合口外翻。吻合口张力应适宜,准确对位,防止扭曲。手术野常用肝素水冲洗,防止血凝块进入吻合口,保持血管湿润。解除吻合血管的痉挛状态,可用机械扩张法,将镊子两叶捏合,轻轻放入管腔,利用放松镊子自动张开的弹性扩张血管,注意勿使镊尖自动滑出管口,以免划伤血管内膜;或者用冲洗针头注水膨胀法扩张血管,但注意水压力不可过大,以防内膜裂伤;也可以利多卡因或热生理盐水湿敷。

2. 显微血管吻合法

(1)端端吻合法(end-to-end anastomosis) 是最理想的吻合方法,恢复了血流的正常流向,能保持血液的最大流速及流量。为避免吻合口扭曲或对合不良,常采用两定点或三定点法。

1)两定点缝合法:断端对合后,在吻合口缘 0° 和 180° 两点,各缝 1 针,分别打结作为牵引。然后在两牵引线之间,间断缝合血管的前后壁。缝合的边距和间距要适中,依血管口径、管壁厚度作调整(Figure 1-16-8)。吻合结束后放松远端血管夹,再放松近端血管夹,如吻合口有少量漏血,用温热盐水纱布轻压片刻,即可控制。如有喷射性出血,则应酌情补针。一般 1~2 mm 的血管平均需缝 8 针。

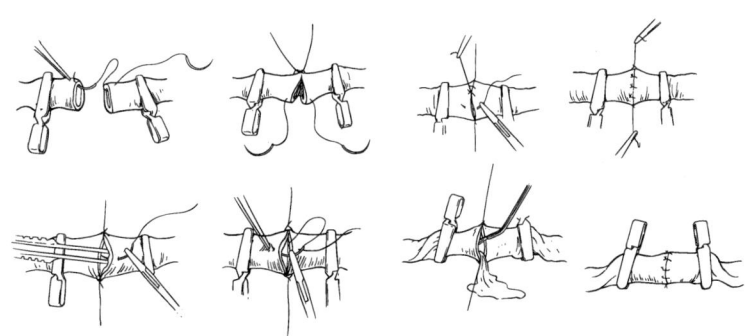

Figure 1-16-8　Two points method

2)顺序缝合法:先在后壁中点缝合第 1 针,在第 1 针上、下方,分别缝合第 2、3 及第 4、5 针,直到后壁完成,再缝合前壁,方法同上。此法适合于手术视野小,血管后壁不易暴露,一侧血管较短不易阻断,比如活体肝移植的肝动脉吻合(Figure 1-16-9)。

3)三定点缝合法:在吻合口缘 0°、120° 和 240° 三定点各缝 1 针牵引,然后在三牵引间根据管径大小各缝 1~2 针。三定点法可防止误缝到对侧壁,尤其适合于管壁很薄的内脏静脉的吻合。

4)盘端缝合法:从主干血管上取带盘的吻合血管,经

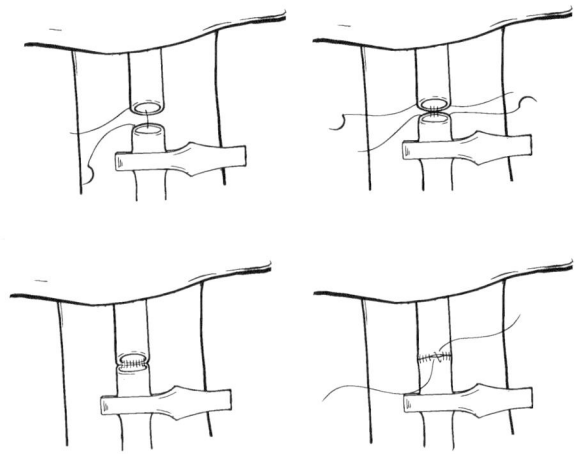

Figure 1–16–9　Reconstruction of hepatic artery in living donor liver transplantation

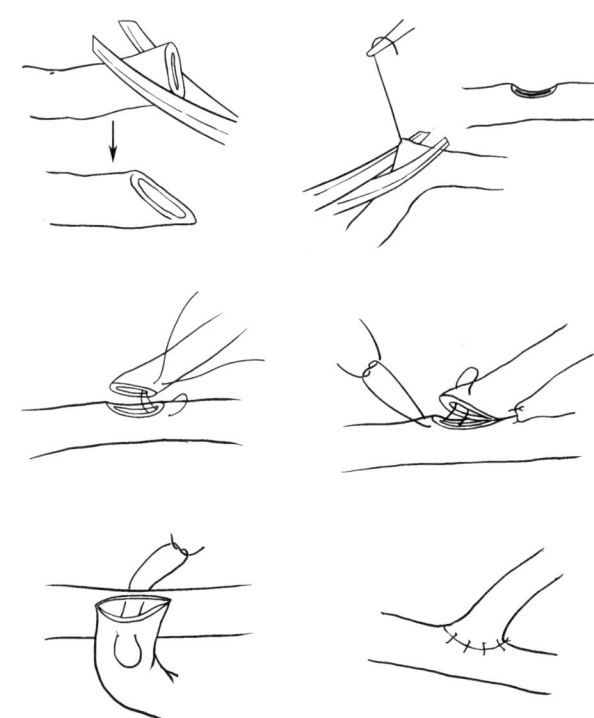

Figure 1–16–10　End-to-side anastomosis

过修剪整形,可增加吻合口直径。

5)"Y"形缝合法:将一侧血管侧侧吻合成一个吻合口,再与另一侧血管断端吻合,吻合完成后三条血管呈"Y"形。此法可增加血管吻合口直径,减少吻合次数。

6)等弧吻合法:当供、受血管管径比在1:1.5的范围内时,可采用等弧吻合法。直径较大的吻合口针距宽一些,直径较小者针距窄一些,两者针距的弧度相等。

7)斜口吻合法:当供、受血管管径比超过1:1.5的范围时,可将较细的吻合口剪成斜面,增加吻合口管径,再同较大管口吻合。

8)漏斗形吻合法:当供、受血管管径比超过1:3或1:4时,将较粗大吻合口留出较小吻合口管径,其余部分剪成漏斗形,角度为45°~60°,间断褥式或连续缝合斜面部分,留下的管口与对端间断吻合。

9)袖套吻合法:缝合针穿过受端管壁全层(距断缘约1 mm),再穿过供端血管的外膜和中膜(距断缘约5 mm),然后在90°、180°和270°位置再缝固1~3针,将供端血管插入受端血管腔内。此法加快了吻合速度,血管腔内可不显露或少显露缝线,减少血栓形成机会,但术后血流速度暂时稍缓。

(2)端侧吻合法(end-to-side anastomosis)适用于供、受端血管管径相差较大,或一侧血管不宜被切断时使用。

端侧吻合的末端血管剪成斜面,角度为45°~60°,斜面为顺血流方向。另一侧血管的侧壁剪一椭圆形裂口。可采用两定点法或顺序缝合法,前者适合于后壁暴露良好的情况,后者适合于后壁不易暴露的病例(Figure 1–16–10)。

(3)套管吻合法　将一端血管伸入套管腔内,把内膜翻转套在套管外固定,然后套在另一血管的血管腔内,并用丝线结扎。(Figure 1–16–11),优点是可使吻合的血管内膜外翻,管腔内无吻合材料暴露,通畅率高,缺点是<1.5 mm的血管管壁不宜翻转,吻合困难,且有套管异物留在组织内。

(4)显微血管移植　在显微外科手术中,常会遇到吻合血管长度不足,勉强在高张力下缝合,会造成血栓形成,必须采用血管移植修复。移植血管常选用自体小静脉。静脉切取后,长度会回缩30%左右,因此当修复动脉缺损时,静脉移植物长度应大于动脉缺损约30%。由于静脉本身有20%左右的伸展性,在修复静脉缺损时,静脉移植物长度只需略长于静脉缺损即可。移植静脉暴露后,用3–0

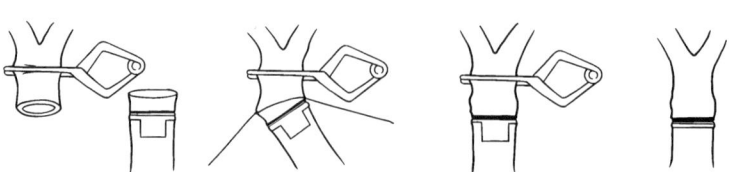

Figure 1–16–11　Cuff technique

丝线结扎每个分支。修补血管缺损时,需注意移植静脉方向,应与静脉瓣的方向相同。

3. 显微血管吻合术后处理

(1) 局部处理 1%~2% 的利多卡因,10% 硫酸镁或 3% 盐酸罂粟碱冲洗或湿敷于吻合口局部,有较好的预防和解除痉挛的效果。

(2) 全身处理 一般无需全身肝素化。术后 1 周内给予低分子右旋糖酐每日 500~1 000 mL 静脉滴注抗凝,必要时给予口服阿司匹林每日 100~300 mg、双嘧达莫 25~50 mg 每日 3 次抗凝,和(或)妥拉苏林 25 mg,每日 3 次,扩张血管。

(3) 术后管理 术后检测移植物的温度、色泽、水肿、毛细血管反应。使用广谱抗生素预防感染。保持适当的体位,以利循环。多普勒超声定期探查吻合口血流通畅程度。

4. 显微外科的并发症及处理

(1) 吻合血管血栓形成 显微外科血管吻合术后早期肝动脉血栓形成,需再次手术取栓。Color figure 2 示一例肝移植术后早期肝动脉血栓形成,急诊切开吻合口取栓后再次吻合肝动脉,吻合完成后 B 超探查提示肝动脉血

供不良,术中经股动脉插管通过动脉吻合口留置导管,术后给予尿激酶(50 万 U/d)溶栓,低分子肝素(0.4 mL/12 h)抗凝防止血栓再形成,最终挽救了移植肝。如术后 2 周左右出现移植物迅速坏死,需考虑远期血管血栓形成,再次移植是挽救生命的唯一方法。

预防血栓形成的有效方法见 Box 1-16-1。

> **Box 1-16-1 预防血栓形成的有效方法**
>
> 1. 吻合血管环境温度在 25~28℃
> 2. 病人血容量充足
> 3. 术者高度微创的操作(no touch technique)
> 4. 吻合完成后利多卡因和罂粟碱局部湿敷
> 5. 低分子右旋糖酐静滴,改善微循环

(2) 吻合口狭窄 吻合血管管径较大时,有的中心采用连续缝合法重建吻合口,有一定概率会发生吻合口狭窄。CTA 或 DSA 可明确诊断。Figure 1-16-12 示一例肝移植术后 CTA 考虑肝动脉狭窄,后经肝动脉 DSA 证实,植入动脉内支架,重新恢复肝动脉血流。

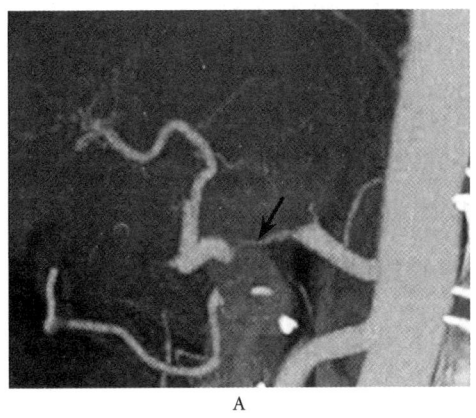
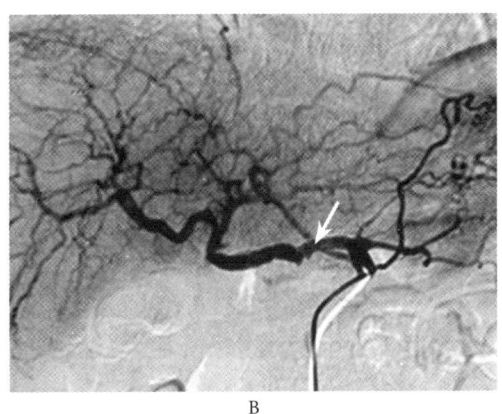

Figure 1-16-12 Hepatic artery stenosis before and after treatment
A. CTA indicated stenosis of hepatic artery; B. Reestablishment of blood flow by arterial stent implantation

(3) 吻合血管成角 供受端血管管径不匹配、血管错位吻合、端侧吻合、血管留置过长等,均易导致吻合血管成角。Figure 1-16-13 示一活体肝移植病例,受体肝动脉管径超过供体 2 倍。

(4) 吻合动脉假性动脉瘤 为一种罕见的动脉并发症,一旦发生可能导致动脉破裂出血,远端动脉狭窄,导致移植物失功。Figure 1-16-14 示一例肝动脉吻合口以下至腹腔干夹层动脉瘤形成,远端动脉狭窄。Figure 1-16-15 示一例肝动脉一分支动脉瘤形成,经 DSA 下动脉瘤栓塞治愈。如夹层动脉瘤保守治疗不成功,可再次手术行动脉瘤

切除,行大隐静脉或同种异体血管架桥,重建动脉血流。

(5) 血管危象(vascular crisis) 是指吻合血管的组织,移植后发生血流障碍,从而危及移植物存活的综合征,常发生于术后 24 h(Box 1-16-2)。造成血流障碍的原因可以是血管痉挛、血栓形成、血管扭曲或张力过大、血管周围血肿、组织水肿等。血管危象处理不及时,会导致吻合段血管广泛栓塞,导致移植物不可逆的损伤。发现血管危象征象后应采取积极治疗,包括密切监护、体位调整、保暖、解痉和抗凝,经处理半小时后,病情持续恶化,或者处理 2 h 后病情未继续恶化,但无明显好转者,应立即手术探查。

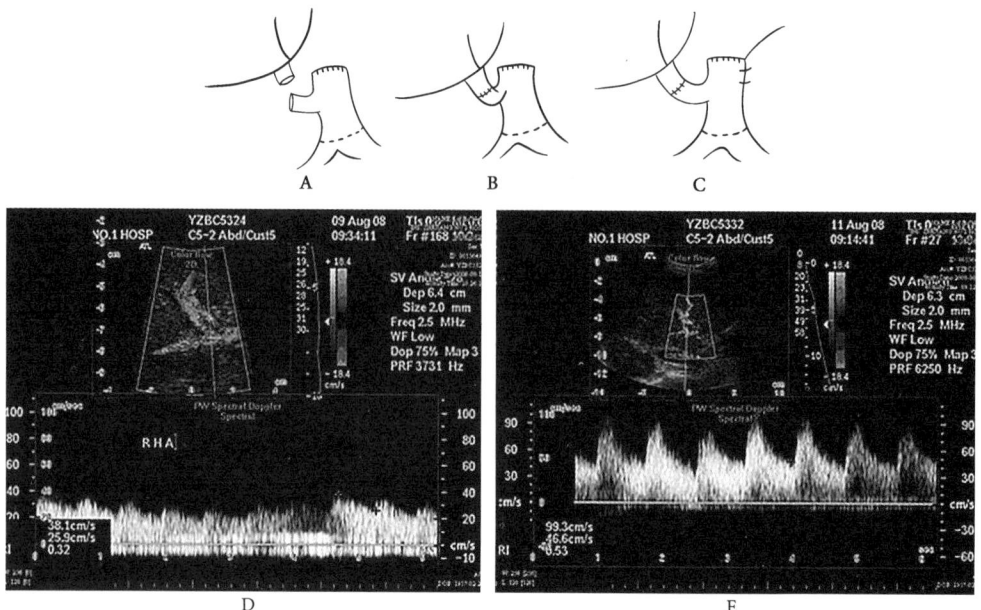

Figure 1–16–13　Vascular angulation

A. The larger end of the recipient artery was closed by continued sciture, and a short smaller branch that fit to the graft artery was reconstructed; B. Arcerial angulation was formed after reconstruction; C. The angulation was corrected by making two stretching stitches between recipient artery and parcreatic capsule; D. Ult rasonography shoued a low velocity of flow and resistance index on post-operative day 3; E. The patent anastomosis was confirmed by Ultrasonography re-operatively

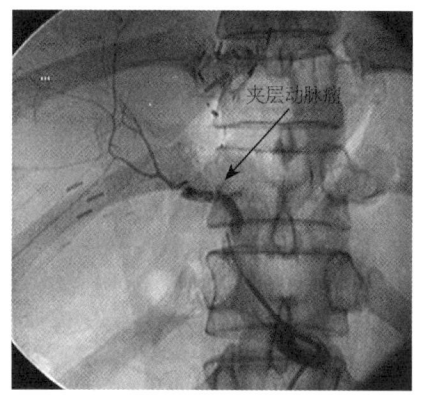

Figure 1–16–14　Dissecting aneurysm of the hepatic artery

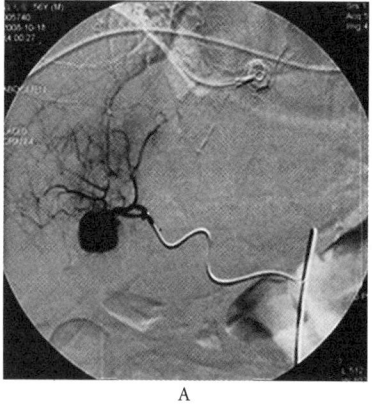
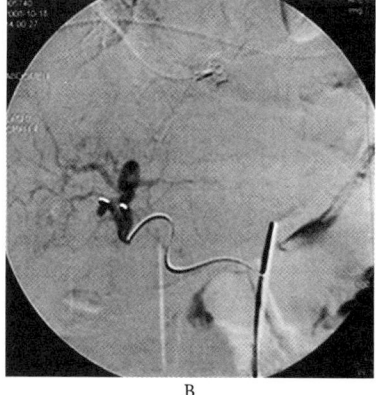

Figure 1–16–15　Hepatic artery branch aneurysm which is embolism by DSA
A. Hepatic artery branch aneurysm; B. Interventional aneurysm

Box 1–16–2　血管危象的表现

1. 移植物皮肤颜色发绀、变白
2. 移植物皮温比健侧下降2~4℃以上
3. 毛细血管充盈缓慢或消失
4. 静脉回流障碍
5. 动脉栓塞
6. B超证实移植物血流中断

（二）显微神经吻合术

显微神经吻合术适合于因外伤致神经断裂或疾病需切除部分神经者。切除创缘或病灶致正常神经组织两端对位准确,避免张力和扭转。在0°和180°位点各缝一针神经外膜以固定牵引,在两个固定点之间间断缝合神经外膜,一侧缝合完成后,翻转牵引线,同法缝合另一侧。如神经较粗,可先分组缝合神经束膜。缝合过程应尽量保留神经的营养血管。

（郑树森　秦运升　张启逸）

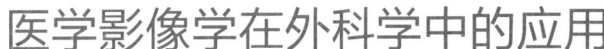

第17章
医学影像学在外科学中的应用

本章要点 (Key concepts)

Medical imaging whose development is amazing has come a long way. Moreover, Its domain continues to develop and expand.

Comprehensive application of various imaging techniques whose diagnostic value and limitation are different can improve detective and diagnostic ability of the disease.

With the development of medical imaging technology, the methods of medical imaging examination are increasing. How to select reasonably these detection methods and technology is a branch of knowledge.

1895 年,德国物理学家 Wilhelm Conrad Roentgen 发现 X 线,随后利用 X 线拍片照出他夫人的手,这是人类历史上第一张 X 线片。X 线被发现才 4 天,美国医生就用它找出了病人腿上的子弹。从此形成以 X 线技术为基础的放射诊断学(diagnostic radiology)。20 世纪 50 年代至 60 年代,逐步出现以超声成像和核素成像为基础的超声诊断和核素诊断,丰富了影像检查的范围。20 世纪 70 年代,英国工程师 N.Housfield 利用计算机技术在美国物理学家 Cormack Allan MacLeod 的研究基础上研制出计算机断层扫描机(computed tomography,CT),1971 年在英国成功地利用 CT 检查出一名妇女颅内的肿瘤。这一技术受到了医学界的高度重视,被誉为"放射诊断学史上又一个里程碑"。从此,放射诊断学进入了 CT 时代。1979 年的诺贝尔生理学或医学奖亦破例授给了 Housfield 和 Cormack 这两位没有医学背景的科学家。美国物理学家和化学家 Paul Lauterbur 于 1973 年又开发出了基于磁共振现象的成像技术(MRI),并且应用他的设备成功地绘制出了一个活体蛤蜊的内部结构图像。英国物理学家 Peter Mansfield 同时进一步发展了有关在稳定磁场中使用附加的梯度磁场的理论,为磁共振成像技术从理论到应用奠定了基础。2003 年两人因此获得生理学和医学诺贝尔奖。医学影像学经历了不同历史时期的发展阶段,虽然只有百年历史,但其发展着实令人惊叹。至今已形成了以计算机技术为基础的各种影像技术,包括普通 X 线成像、计算机体层 X 线成像(computed tomotraphy,CT)、磁共振成

像(magnetic resonance imaging,MRI)、数字减影血管造影(digital subtraction angiography,DSA)、核医学显像、超声、红外热像图等,以上所有影像技术成像构成了现代医学影像学。虽然各种成像技术的成像原理与方法不同,诊断价值与限度亦各异,但都是使人体内部结构和器官成像,借以了解人体解剖与生理功能状况及病理变化,以达到诊断疾病的目的。

近 30 年来,CT、MRI、超声和核素显像设备在不断地改进和完善,检查技术和方法也在不断地创新,影像诊断已从单一依靠形态变化进行诊断发展成为集形态、功能和代谢改变为一体的综合诊断体系。与此同时,一些新的成像技术如心脏和脑的磁源成像(megnetic source imaging,MSI),新的多种成像技术融合设备如 PET/CT 等和新的学科分支如分子影像学(molecular imaging)等在不断涌现,医学影像学的范畴仍在持续发展和扩大之中。特别值得指出的是医学影像学在自身迅速发展的同时,也促进了其他临床学科尤其是外科学的发展,为临床诊断和外科治疗水平的提高发挥着越来越大的积极作用,促使医疗事业整体水平在不断提高。

根据观察对象的不同水平,医学影像学可在以下几个层面进行检查:

一、组织器官解剖影像学

组织器官解剖影像学是以组织器官的大体解剖形态变化为主要研究对象,通过解剖比对发现异常,根据异常

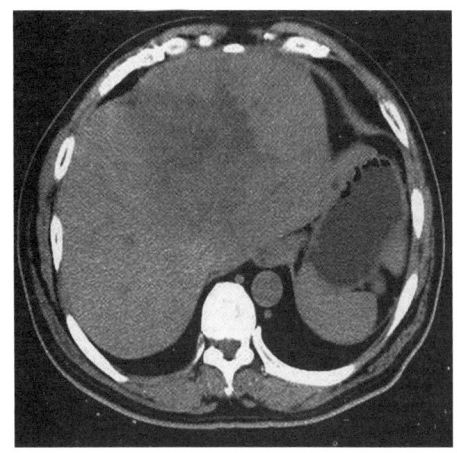

Figure 1-17-1　The abdominal CT scan shows low-density hepatocellular carcinoma in left lobe of liver

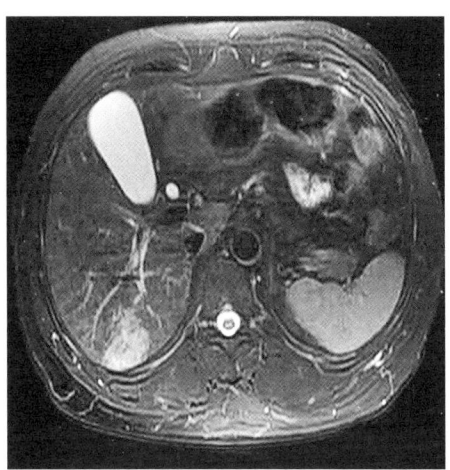

Figure 1-17-2　The abdominal MR image (T2WI) shows high-signal hepatocellular carcinoma in right lobe of liver

的特征性表现进行诊断和鉴别诊断。解剖影像学具有具体、直观、精确的特点,是医学影像学的基础。组织器官解剖影像学主要有以下几个内容:

1. 组织器官的解剖二维成像　常规 X 线检查、CT/MRI 和数字减影血管造影检查,都是以二维解剖图像为研究对象,是医学影像学检查的基本方法,如胸部平片能清楚显示纵隔、肺纹理、骨骼解剖及病变,临床最常用于对胸部疾病进行筛查,对肺部病灶起到提示和鉴别诊断的作用;胸腹部平片是胸腹部外伤或急腹症的首选检查,能第一时间诊断血气胸、骨折、肠梗阻。常规 X 线成像的局限性主要为该方法只获取二维的影像,多个组织重叠影响了解剖结构的显示,而且其组织分辨率不能满足临床需要。CT/MRI 尽管也是以连续的二维图像为研究对象,但是CT 具有良好的空间分辨率和密度分辨率,MRI 具有良好

的软组织分辨率,通过连续的层面图像能更清晰地观察组织器官内的解剖病理改变,如肝内肿瘤的位置、大小、形态、密度信号变化等,而且没有组织器官的解剖重叠干扰,避免了病灶的遗漏。

数字减影血管造影通过计算机技术将组织和骨骼减影去掉,仅保留血管影,以二维图像来观察血管的解剖结构,是目前血管性病变的检查金标准。但因是有创检查,近年来逐渐采用 CT 或 MRI 血管成像技术来进行检查筛选,再用数字减影血管造影检查进一步明确诊断,并在条件允许下有可能同时进行介入治疗。

2. 组织器官的三维成像　二维图像总不能形象直观地反映组织器官的解剖外形和内部细微结构。随着多排螺旋 CT 技术和 MRI 技术的发展,使得短时间内大范围薄层扫描有了可能;同时运用各种重建技术,如 3D 表面重建、多平面重建技术,使得组织器官可以三维显示,从而更全面、直观地显示病变的详细空间关系,甚至可以进行虚拟手术,帮助进行手术前的客观风险评估和制定周密的手术计划。如寰枢关节骨折可通过三维 CT 显示。

3. 动态增强检查　CT、MRI 和超声尽管有较高的密度、信号和回声分辨率,但是有时也难以判断病灶的性质。通过引入对比剂,加大正常组织和病灶的对比及显示、观察组织器官内对比剂的廓清过程,来判断病灶的性质,从而提高了 CT、MRI 和超声的定性诊断能力。早期由于设备性能较差,难以正确地采集到对比剂在组织器官内的廓清过程,影响诊断的正确性。随着影像设备技术性能的不断提高,设备图像采集的速度越来越快,使得我们可以正确地观察到对比剂在组织器官内的廓清过程,如动态增强CT、MRI 和超声检查,是临床诊断原发性肝癌的常用检查方法,表现为对比剂的“快进快出”,即在动脉期对比剂就已进入病灶内,而在延迟期对比剂已从病灶内廓清,低于周围正常肝实质的密度。

4. 血管成像　尽管数字减影血管造影是血管成像的金标准,但其缺点为血管腔内成像,对血管壁解剖结构显示不够,而且是有创检查。而以 CT、MRI 和超声为代表的血管成像技术,已经可以更全面地反映血管病变,从而可制定更准确的治疗方法,如 CT、MRI 和超声可以发现导致血管狭窄的原因是不稳定粥样斑块,提示需尽快进行内支架置入治疗。常用的血管成像技术有两大类:

(1) 用对比剂　利用对比剂在不同血管内的时间不同,分别采集图像,进行血管重建,可以分别获得各种血管影像,如肝的 CT 三期血管成像,可以分别获得肝动脉、门静脉和肝静脉的血管图像。

（2）无对比剂　利用 MRI 的流空效应进行血管成像，如 TOF 法显示脑血管。

5. 空腔管道器官成像　空腔器官通常与邻近组织缺乏密度对比，所以空腔器官的传统成像需引入对比剂，且为二维图像，存在解剖结构的重叠干扰。如胃肠道病变需引入硫酸钡对比剂，来观察胃肠道的轮廓及黏膜的改变。随着螺旋 CT 技术的发展，采用仿真内镜技术，可以三维显示气管、胃肠道，观察空腔内部结构，起到初步筛查作用。同时，也可以利用管道内的液体成分成像，如磁共振胰胆管成像（MRCP）是利用胆管内的胆汁和胰管内的胰液进行水成像，重建出胆管和胰管的解剖结构。

合理的综合应用以上成像手段和技术可以为日益复杂的高难度外科手术提供更多的必需信息和必要帮助，医学影像学已成为器官移植等高难度复杂手术成功的必备保障。如在活体肝移植术实施前后，影像学就发挥了不可或缺的重要作用。首先，多层螺旋 CT（multiple slice spiral CT，MSCT）具有快速螺旋扫描及三维后处理能力，通过三维重建技术获得清晰、精细的肝血管影像，从而在术前能准确地划分肝叶和肝段，测量供体全肝及肝叶、肝段的体积。活体肝移植是从正常人切取部分肝移植到病人体内，因此术前必须确定所需移植肝体积能满足受体需要，同时保留的肝也必须足以保证术后供体的需要。MSCT 能较准确地测量肝及肝叶、肝段体积，准确评估供体肝可移植的体积，同时能清楚显示肝内血管情况，是活体肝移植术前重要的检查项目。同时，MRCP 可以清晰的显示出供体肝的胆道系统，判定其是否存在变异，以上影像学资料可以帮助外科医生判断供肝是否适合移植，以及供肝移植的方法和策略。同样，影像学检查对肝移植后的评价、血管及胆道等并发症的发现也有重要意义。

二、组织器官的功能影像学

功能影像学是以人体解剖形态学为基础，着重反映相应组织器官的生物学特点，如功能、血流、代谢等。这种影像更接近人体生命本质，更易准确地诊断疾病。有整体功能影像学，如胃肠道钡餐造影观察胃肠道的蠕动和排空功能；器官水平功能影像学，如静脉肾盂造影观察肾的排泄功能；组织水平功能影像学，如灌注成像通过对器官血容量、血流量和流速等指标的判断，可以清楚地对局部病变的情况作出准确的判断。在脑梗死的诊断中，可以判断半暗带区范围，从而指导血管内溶栓；细胞水平功能影像学，如磁共振波谱（MRS）反映细胞代谢改变。临床上常采用 MRS 来鉴别颅内肿瘤的性质。

三、组织器官的分子影像学

医学影像学的飞速发展，已具有了显微分辨能力，并深入到细胞、分子水平，改变了传统医学影像学只能显示大体解剖学和病理学改变的形态显像能力，并与分子生物学等基础学科相互融合，奠定了分子影像学（molecular imaging）的物质基础。Weissleder 于 1999 年提出了分子影像学的概念：活体状态下在细胞和分子水平应用影像学对生物过程进行定性和定量研究。因此，组织器官分子影像学更着重显示活体组织器官分子水平的改变，能更早地显示病变的细胞分子基础。

分子影像学的成像技术主要包括 MR 成像、核医学及光学成像技术。常可用来进行病变的定量和定性检查，以期在病变的早期和超早期明确诊断；也可在分子水平对疾病的转归、治疗和预后进行显示、检测和研究。如采用 MRI-BOLD 技术，可以进行脑的许多功能成像检查；采用 PET 可以对活体组织中的生理和生化过程进行定量分析，如血流量、能量代谢、蛋白质合成、脂肪酸代谢和神经递质合成速度等，从而可以早期诊断肿瘤性疾病。由于分子影像技术可以在细胞和分子水平显示生物过程，不仅可以提高临床诊治疾病的水平，更重要的是有望在分子水平发现疾病，真正地达到早期诊断。分子影像学也有望显示出大大早于大体解剖学和病理学改变的信息，将有可能改变影像学目前的研究范畴，大大拓展影像学所能提供的内容，为影像学的发展带来新的活力和手段。因此，分子影像学的巨大潜力和不断发展将对现代和未来医学模式产生革命性的影响，对外科学的发展也必将产生深远影响。

随着医学发展和临床医学对医学图像要求的不断提高，以胶片为主要方式的医学图像显示、存储、传递技术已不能满足临床诊断和治疗发展的需求。全数字化医学影像图像的应用将是医学影像发展的必然趋势。数字化成像技术的应用使得各种医学影像均为数字化形式，大大提高了图像的显示能力及图像的后处理能力。采用了图像存档与传输系统（PACS），改变了图像的保存方式，通过利用网络技术，方便了图像的传输和浏览，大大提高了工作效率，使远程放射学（teleradiology）得以发展，同时也使快速远程会诊成为现实。如我们可以利用 PACS 将刚检查结束的外伤病人的图像传输到手术室，使临床医生可以第一时间获取病人必要的影像图像，为病人争取到宝贵时间，便于诊断和治疗。

医学影像学技术的发展和计算机技术发展的不断联合以及数字化成像的发展，为计算机辅助检测和计算机辅助诊断(computed aided diagnosis,CAD)的临床应用提供了可能,使医学影像学能借助计算机辅助进行诊断,提高病变的检出率;如胸部 X 线检查的 CAD 软件和乳腺钼靶 CAD 软件可以通过计算机提示可疑病灶,从而提高检查的检查出率,避免漏诊。此外,在数字化医学影像学的基础上,利用计算机进行导航技术,可以使外科手术精确化、微创化;如神经外科可以利用导航技术实现颅内神经核团的精确定位,来指导帕金森病的治疗。

20 世纪 70 年代兴起的介入放射学是在各种影像系统监视下对某些疾病进行诊断和治疗的新技术,在临床上已显露出其独特的优势,成为与内科和外科并列的三大治疗体系之一。介入放射学目前主要涉及的领域有:血管性和非血管性。血管性介入放射学主要涉及血管内灌注治疗,如经导管脑血栓溶栓治疗;经导管灌注化疗药物治疗肿瘤;血管内栓塞治疗,如血管内栓塞可以用于肿瘤、血管病变和出血等治疗;血管内成形术可以用来治疗各种原因的血管狭窄和闭塞等。非血管介入放射学主要涉及的有各种空腔脏器的瘘和狭窄,如内支架治疗食管癌的食管支气管瘘、内支架治疗恶性胆道梗阻;各种影像设备的引导下,经皮各器官的穿刺活检;各种影像设备的引导下,对病变进行各种消融治疗,如肝癌的射频消融治疗等。

随着影像设备和技术的发展,原有一些医学影像学检查显现出明显的缺陷,如诊断正确性差或病人较痛苦、并发症多,现在逐渐被新的检查技术所取代。如脊髓碘油造影以往用来观察脊髓及椎管内病变,但椎管内注入碘油有一定的发生并发症风险,而且也不能直观地观察椎管内病变,现在逐渐已被 MRI 和 CT 所取代;又如口服胆囊造影,由于其显示胆囊的解剖细节不够,也已被超声检查和 MRCP 及 ERCP 检查取代。因此,作为一名外科医生,需要不断地了解医学影像学的新发展。

随着医学影像学技术的发展,医学影像学的检查方法越来越多,如何选用、合理选用和正确联合这些检测方法和技术,是一门学问。有时一种检查方法就能明确诊断;有时一种检查方法不能发现病变,而另一种能弥补不足发现病变;甚至有时需要多种检查方法综合检查才能明确诊断。因此,首先要明确检查的目的,想要观察什么? 针对性地选用符合要求的检出技术;其次,要掌握每种检查方法的作用和限度,充分发挥每种检查方法的优势,互相弥补,最大限度发挥各种医学影像技术的优势,提高疾病的检出率和定性诊断疾病的能力。

(彭志毅)

第 18 章

外科手术常见的并发症

本章要点 (Key concepts)

Surgeons are reluctant to see the surgical complications which are unavoidable sometimes. Correct identification and effective treatment for the surgical complications can reduce perioperative mortality and improve the outcome of operation as much as possible.

The main surgical complications include wound related complications, abnormal thermoregulation, respiratory and heart complications, kidney and urinary tract complications, metabolic disorder and gastrointestinal complications.

第一节 / 切口并发症

一、切口液化

（一）病因学

切口液化由切口下脂肪、血浆和淋巴液的聚积造成。液体清亮、淡黄，有些黏稠。常见于皮下、真皮下和大皮片下方。多发生于乳腺、腋窝、腹股沟等部位手术后。可能与脂肪液化和淋巴引流不畅有关。

（二）临床表现和处理

切口液化通常表现为局限的、边界清楚的包块，有压痛，有时可从切口涌出清亮液体。腹部切口及四肢的切口液化常经针抽吸，纱布加压包扎就能治愈。乳房皮片、腋窝或腹股沟的液化处理困难。常需负压吸引，如不能及时控制可能形成大血肿。如反复抽吸，液化仍持续或继发感染，须切开换药至愈合。切口液化并不一定伴有皮肤红、肿、压痛。

二、血肿

（一）病因学

血液的异常聚积形成血肿，常见于切口皮下。关腹后切口出血是直接原因。多见于：①关腹时止血方法不当或处理粗暴。②腹部、胸腔大手术中凝血因子耗竭。③术前口服阿司匹林等非甾体类消炎药或华法林等抗凝药。④患有骨髓组织增生缺陷症、肝病、凝血因子缺乏以及血小板减少等疾病。

（二）临床表现和处理

临床表现差别很大，可以非常疼痛，或仅有感染的表现。常见皮下紫、蓝色瘀斑，伤口局部水肿。新鲜裂开伤口可有暗红色液体流出。偶有局部压痛、不适。颈部手术病人一旦发生血肿，会压迫气道周围软组织，影响呼吸，后果严重。穿刺抽空血肿非常必要。大血肿多见于腹膜后，可造成麻痹性肠梗阻、贫血或消耗大量凝血因子，继发大出血。

血肿的处理依切口的大小和新旧而不同。外科手术后不久被发现的血肿在无菌条件下抽吸，盐水纱布加压包扎既可。皮片下血肿需在手术室穿刺抽吸。术后两周发生的小血肿，保守治疗多能自行吸收。绝大多数腹膜后血肿只有补充凝血因子后才能处理。

（三）预防

关腹时仔细缝合皮下组织，严格止血是预防血肿的关键步骤。术前纠正凝血功能异常，停用抗凝药能有效预防血肿的发生。皮片范围过大，有较大腔隙的创面，需要充分负压引流，直到引流液中无血或无渗液。

三、切口裂开

（一）病因学

切口裂开以术后早期腹壁筋膜层裂开或腹部切口全

层裂开为特征。因有内脏膨出，需要紧急处理。术后不久发生的切口裂开，小肠通过筋膜层凸出到腹部皮下，需要立即二次手术关腹。术后10天以后发生的小切口裂开通常可以加压包扎，观察。切口裂开的原因常为缝针太靠边缘、针脚太大或腹壁张力太高。切口局部的血肿、感染也能诱发切口裂开。另外腹内压增高、营养不良等其他因素也可导致切口裂开。切口裂开的发生率占所有腹部手术的2%。事实上，深部切口感染是切口裂开的另一常见原因（Box 1-18-1）。

Box 1-18-1 伤口裂开的相关因素

技术错误
腹腔内感染
营养不良
老龄
长期应用激素
切口并发症（脂肪液化、感染、张力过高）
潜在疾病（糖尿病、肾衰竭、肿瘤、免疫缺陷、化疗、放疗）
腹腔内高压（腹水、肠管扩张、咳嗽、呕吐、用力）

健康病人，连续缝合或间断缝合切口裂开的发生率没有差别。高危病人，由于一处缝线的裂开会影响整个切口，连续缝合切口裂开的发生率更高，应行间断缝合。

（二）临床表现和处理

切口裂开通常表现为大量清亮或淡黄色液体突然涌出，多见部分裂开。拆除皮钉或缝线，探查伤口就能发现。一旦出现大段伤口裂开，小肠、网膜外露，应即刻入手术室清洗脱出的小肠，湿盐水纱布覆盖，并作准备，行急诊二次缝合。

术中注意观察，如果筋膜完好，强度正常，细心关腹，等待愈合。如果筋膜感染、薄弱或状况不佳，需要清创处理。要仔细寻找导致切口裂开的可能原因，包括吻合口瘘、腹腔内感染等。如果大量筋膜感染或组织结构不良，需要清创。就不应张力下勉强缝合，以免切口再次裂开。如果筋膜层无法无张力缝合，可放置可吸收网片缝合，直到解决切口裂开的原因。或行真空辅助的延期关腹技术。部分病人最终会发展成切口疝，需要择期再作永久修补。如果裂开较小，并且发生较晚，可以保守治疗，包括伤口清创、生理盐水纱布填塞、腹带包扎等。需注意，污染切口不能放置永久补片。

（三）预防

预防的关键在于细心缝合筋膜。缝合的间距、深度适当，并在完全无张力下缝合筋膜。对于高危病人，减

张缝合非常必要，或采取真空辅助的二期缝合，这有助于减少腹腔高压和切口疝等并发症的发生。许多外科医生选择可吸收网片修补。术前、术中排空胃肠积气、积液，虽然这个操作耗费时间，并且枯燥，但能明显减低腹腔压力，带来无张缝合。对于肠梗阻病人尤其有效。

四、切口感染

（一）病因学

切口感染一直是令外科医生困扰的问题。切口感染不仅增加并发症的发生率，而且增加住院费用和病人痛苦。据估计，切口感染约占健康人群的2.5%，占外科手术病人医院获得性感染的40%。外科伤口涉及机体各个部位。依据感染发生的部位不同，可分为：① 表层感染，包括皮肤、皮下组织。②深部感染，包括筋膜、肌肉。③器官间隙感染，包括机体内部手术区域的器官。伤口感染又称外科感染（SSIs），手术中沾染是外科切口感染的重要因素。造成细菌污染的途径很多。最常见的污染源是肠道，其次为表皮，再次来源于外科医生操作、器械或周围环境。病人的全身情况决定术后是否发生全身感染。感染相关的危险因素包括病人相关因素和手术相关因素（Box 1-18-2）。

Box 1-18-2 术后伤口感染的危险因素

病人因素	手术因素
高龄	术前准备不适当
营养不良	手术时间过长
糖尿病	有指征但未预防性应用抗生素
免疫抑制	器械污染
并存的远隔脏器感染	无菌器械破裂
细菌性肠炎	伤口内异物
放疗术后	缺血或组织失活
吸烟	术中大量沾染

手术相关因素包括：术中肠内容物大量涌出，术前皮肤准备不良和术中手套破裂等。病人也可能因为一系列危险因素增加手术风险。术后切口中的病原体反映细菌的来源。金黄色葡萄球菌以及凝血酶阴性的葡萄球菌、肠球菌均是伤口中最常见的细菌。胃肠道手术往往以肠道杆菌如大肠埃希菌为主。

外科伤口依据发生术后伤口感染的相对风险分为四级：①清洁。②轻度污染。③污染。④重度污染（Box 1-18-3）。

Box 1-18-3　外科伤口的分类		
类型	内容	感染率
清洁伤口	没有打开空腔脏器 一期缝合伤口 没有炎症 在脓毒症操作中没有破损 有选择的过程	1%~3%
轻度污染伤口	空腔脏器破裂,但在控制范围中 没有炎症 伤口一期缝合 使用机械引流 术前肠道准备 在脓毒症操作中仅有轻微损伤	5%~8%
污染伤口	外溢的消化液没有受到良好控制 存在炎症 开放的外伤伤口 在处理脓毒症中,受到较大的污染	20%~25%
重度污染伤口	未治疗,未经控制的肠内容物溢出 手术切口浸于脓液中 开放的化脓伤口 重度炎症	30%~40%

(二) 临床表现和处理

术后切口感染,表现红、肿、热、表皮张力增高、感染部位出现波动感,有时需要引流。切口感染常见于术后5~6 d,但可提前或推后。病人会出现血象升高,低热。

伤口感染的诊断依据包括:①伤口引出大量脓性物质。②伤口自发裂开,有脓性液体流出。③伤口引流液培养出革兰染色阳性或阴性细菌。④外科医生发现切口红肿或有液体流出。

术后伤口感染的处理依感染的深度不同而不同。皮肤和皮下的伤口感染(表层切口感染),剔除感染部位的皮钉、缝线,感染伤口会有大量脓性物质或脓液流出。轻探伤口和脓腔,无菌生理盐水冲洗,清除异物、坏死组织,充分引流,伤口多可愈合。

探查伤口是否累及筋膜或肌肉组织非常重要。腹部切口,仅仅筋膜表面感染,就不必再深入探查。如果筋膜裂开,脓液从深部溢出,就需行腹部CT检查或再次手术探查。对感染累及筋膜和肌肉组织的切口需仔细评估,如流出淡灰色洗碗水样液体或发现筋膜坏死,要考虑筋膜炎的可能。如果炎症范围广泛,需打开伤口,彻底清创。革兰染色阳性菌的存在提示产气荚膜菌的存在。任何外科切口出现捻发音都表明可能存在毒力很强的梭状坏死杆菌感染。

伤口清创后,应以生理盐水纱布填塞、充分引流,促进伤口自下而上愈合。如果存在广泛蜂窝织炎,需静脉加用抗生素。细菌培养加药敏非常重要。感染伤口的早期缝合关闭必须慎重,有时会导致深部组织感染复发。多数切口感染采用二期缝合(允许伤口从底部到表面上皮化而愈合)。部分病例经密切观察伤口5 d左右,如果伤口清洁,病人没有不适,再延期缝合。

(三) 预防

外科医生的择期手术,术前准备、术中操作在减少和减轻术后伤口感染中起着重要作用。重度吸烟的病人围术期戒烟,鼓励病人减肥,严格控制血糖都会降低伤口感染的危险。大剂量服用激素病人,术前停用或减量也会降低感染发生率。应鼓励病人术前抗菌皂沐浴。术前肠道准备亦能减少污染伤口的感染机会。

手术中外科医生必须确保无菌技术。要做到目的明确,细心处理组织,精细止血,术中注意保温,尽量减少对组织的损伤。清除失活组织、异物,防止污染或广泛暴露污染器官。污染创面要大量热生理盐水彻底清洗。还要严格控制所有腔内容物,确保手术器官血供良好。

污染伤口预防性应用抗生素并不能预防感染的发生。对清洁伤口是否应用抗生素的应用争论最大。轻度污染伤口术前基于手术区域可能污染的细菌种类给予适当的预防性用药非常有效。假体清洁手术术前应用抗生素主要预防金黄色葡萄球菌和链球菌,可用第一代头孢,如头孢唑啉;上消化道手术、复杂胆道手术或右半结肠切除的病人推荐应用第二代头孢,如头孢西丁或含β-内酰胺酶抑制剂的青霉素衍生剂。目前主张预防性应用,抗生素,应在术前、术中间隔4 h给药,术后适当间隔给药两次。

术前给药的时间非常重要。病人开始诱导麻醉、准备、铺巾阶段是应用抗生素的最好阶段。这样组织内抗生素浓度与伤口暴露于细菌的时间相当。同样,预防性用药术后不能过度延长,以免诱导细菌耐药和严重并发症(如假膜性结肠炎)的发生。

关于切口下引流管放置能预防术后切口感染的观点

目前仍有争论。一些小伤口、瘦弱病人的伤口内放置小橡皮管能在术后数天内引流污染液体,预防感染发生。同样,一些外科医生在深部、大手术伤口放置密闭的负压装置,预防污染液体的积聚,也非常有效。

五、慢性伤口不愈

(一)病因学

术后30~90 d不愈的伤口称为慢性伤口。许多原因可造成肉芽生长不良。多见于大剂量应用激素或免疫抑制剂、肿瘤病人放、化疗等情况。

(二)临床表现和处理

大型慢性伤口愈合困难,处理需要耐心。慢性愈合伤口常伴有肉芽的过度生长,创面渗出较多而影响愈合。加强创面冲洗和换药,应用伤口负压引流装置,精细护理伤口可以加速慢性伤口的愈合。肉芽过度生长的病人,适度清创有利愈合。全厚旋转皮片覆盖伤口也可加速愈合。邮票植皮常有助于伤口愈合。伤口细菌培养有助于确定病原微生物,选择敏感抗生素。减少激素用量、改善营养状态、应用表皮生长因子有助于慢性伤口的愈合。

(三)预防

大型慢性伤口的预防较为困难。防止在放疗照射部位手术、鼓励肥胖病人减肥、改善营养状况以及术前戒烟等措施有助于预防术后切口慢性感染。

第二节 / 体温调节并发症

一、低体温

(一)病因学

机体在一个有限的体温区间才能呈现最佳的生理功能。体温降低2℃或增加3℃都表明机体出现异常状况,需要立即干预。术前、术中或术后的多种原因可以产生低体温。创伤病人如遇冰冷环境,可致低体温;麻醉药、麻痹时机体丧失战栗能力,也可导致低体温;休克或危重病人通常伴有血管收缩,外周组织、器官低灌注,液体复苏时灌注大量冰冷液体;术中病人大量内脏暴露,蒸发;术中快速输液;腹腔内灌注冰冷或室温盐水;快速静脉内输液或输血;病人仅有部分反应时保暖不够等都能造成低体温。

机体对低体温的反应包括心排血量改变,心率下降,心律失常。体温低于35℃能显著影响凝血和血小板功能。因此出血是低体温病人的严重问题。研究表明,超过80%的择期手术病人体温下降,50%的创伤病人到达手术室时出现低体温。

(二)临床表现和处理

精确的体温监测是每个手术的重要部分。可经口腔、食管、直肠测温。危重病人常伴有心动过缓,呼吸频率减慢、昏迷和低血压,以及多尿、肝功能减低、神经精神症状。此外,低体温下病人处理酸碱的能力以及抗感染能力减低。大量文献提示术中严格控制体温,能显著降低术后感染并发症的发生率。

无论急诊还是择期外科手术,外科医生必须清醒认识在整个手术过程中维持适度体温的重要性。有很多方式可有助于维持恒定体温或改善低体温,包括:提高手术室温度,热气吹风式加热毯,加温输血、输液装置,加热和加湿吸入气体,温盐水灌洗腹腔,动静脉系统的加温再注射装置以及体外循环的应用。

(三)预防

预防最简单、便捷的方式就是从一开始就注意防止低体温。

二、术后发热

(一)病因学

造成术后发热的因素包括感染或非感染因素。虽然多数病人并不存在严重后果,但必须找出原因并加以处理。术后低热很常见,并不是严重威胁。多可逐渐自行消散。但是大波动的持续高热需要密切关注(Box 1-18-4)。

(二)预防和处理

病人术后24~72 h内常有发烧。多数认为是肺不张所致。可通过鼓励病人深呼吸、咳嗽而使肺复张。偶尔,梭状芽胞杆菌或链球菌性伤口感染可以表现手术后发热。

Box 1-18-4	术后发热的原因		
感染		**非感染**	
脓肿	脑膜炎	急性肝坏死	淋巴瘤
结石性胆囊炎	软组织感染	肾上腺功能不全	心肌梗死
菌血症	骨髓炎	过敏反应	胰腺炎
假膜性结肠炎	鼻窦炎	肺不张	嗜铬细胞瘤
器械相关的感染	腮腺炎	脱水	肺梗死
脓肿	会阴部感染	药物反应	腹膜后血肿
细菌性心内膜炎	腹膜炎	热损伤	蛛网膜下隙出血
真菌败血症	咽炎	肝肿瘤	SIRS
肝炎	肺炎	甲状腺功能低下	血栓性静脉炎
压疮	异物残留	实质脏器血肿	移植反应

第三节 / 呼吸系统并发症

术后造成肺功能异常的原因很多,主要包括:腹胀、上腹切口痛、肥胖或严重抽烟病史伴慢性阻塞性肺病、长期卧床、输液过多导致肺水肿及麻醉剂潴留等。术后前两天肺活量显著下降,大多数病人都具有轻到中度的呼吸功能不全,部分病人术后会发展成重度呼吸衰竭,需行气管插管、呼吸机支持。

常见的呼吸衰竭有:I 型呼吸衰竭:肺泡水平气体交换异常。以 PaO_2 降低,$PaCO_2$ 正常为主要表现。主要因通气 – 血流比例失调和短路所致。临床表现肺水肿、脓毒症。II 型呼吸衰竭:以高碳酸血症为特征,主要表现 PaO_2 降低,$PaCO_2$ 升高。CO_2 排除障碍。常见原因包括麻醉过度,CO_2 产生过多,呼吸做功不良以及 ARDS。肺部并发症约占术后所有并发症死亡率的第四位,死亡率约占 25%,占并发症总体发生率的 25% 以上。

预防的关键是术前认真了解肺部情况。对有严重吸烟史、肺切除史或伴营养不良的老年病人,因哮喘而行支气管扩张药物治疗的病人,伴有红细胞增多症和慢性呼吸性酸中毒的病人以及患有其他肺部情况的病人术前均需认真检查肺功能,并行胸片检查。高危病人需作动脉血气分析。任何病人 PaO_2 低于 60 mmHg,$PaCO_2$ 高于 50 mmHg,围术期并发症的发生率明显增加。对高危病人术前肺功能检查应重点测定第一秒用力呼吸肺功能,即第一秒用力呼出量(FEV1)。如果 FEV1 大于 2 L,肺功能基本正常。如果 FEV1 低于期望值的 50% 将会出现运动

性呼吸困难。经支气管扩张药物治疗如能提高呼吸功能 15% 以上,应加用支气管扩张药物治疗。

一、肺不张和肺炎

肺不张是术后最常见的呼吸道并发症。由于麻醉、腹部切口以及术后镇痛药物的作用,外周肺泡凹陷,肺血分流。如果不密切注意侵袭性肺不张以及由此引起的症状,肺泡持续凹陷,分泌液增多,从而继发感染。多见于重度吸烟者、肥胖者以及多痰者。术后需严密监控,以尽早发现肺不张的早期表现。术后应鼓励病人排痰,以消除肺炎的发生。医院获得性肺炎的发生率为 5%,多见于老年病人。

(一)临床表现和处理

术后 48 h 发热的最常见原因是肺不张,表现为低热、不适、下肺呼吸音减低。一般不需要处理。加大呼吸、咳嗽,大多数病人都会恢复。然而,如果不积极吸痰或病人拒绝配合,很快就会发展成肺炎。病人出现高热,精神症状,咳黏痰,白细胞升高,胸片呈渗出性表现。如果病人不能被快速诊断和治疗,会迅速进展为呼吸衰竭而需插管和呼吸机支持。插管同时应积极吸痰,并行深部痰培养和药敏试验。在等待培养结果的同时,静脉内应用广谱抗生素。一旦培养确定微生物,应用敏感抗生素。

(二)预防

术后肺不张和肺炎的预防与疼痛控制有关。止痛能

使病人加深呼吸和咳嗽。病人控制的止痛装置可以更好地改善排痰，上腹部手术病人尤其重要。呼吸关怀要从术前开始，鼓励病人深呼吸和咳嗽是防止肺不张和肺炎最有效的方法。

二、吸入性肺炎

（一）病因学

饱食、麻醉诱导期医源性操作增加吸入性肺炎的危险。常见误吸原因有鼻胃管留置、大量麻醉药应用及病人虚弱。吸入性肺炎的损害和酸性胃内容物吸入有关。pH越低，对支气管黏膜的伤害越重。包括上皮糜烂、肺不张以及出血。吸入性肺炎通常进展非常迅速，受伤不久就需气管插管、辅助呼吸。病人出现剧烈的炎症反应，继发严重肺部感染，由于合并局部灼伤，处理困难。

（二）临床表现和处理

误吸的病人常有呕吐。术中多见于麻醉诱导期。病房病人常见于放置鼻胃管、意识不清的病人。病人表现喘鸣和呼吸困难，迅速进展为呼吸衰竭，低氧饱和度和低PaO_2，需立即吸氧，拍胸片以证实临床诊断。双侧肺间质播散性渗出，出现毛团状改变。

误吸后立即密切监护病人，如面罩能维持氧饱和度，不需插管。否则，要用无创或有创呼吸机支持。插管后，肺内吸痰能明确诊断，改善通气。尽管对吸入性肺炎病人应用抗生素仍有争议，但多数医生会选用广谱抗生素开始治疗。

（三）预防

高危人群的确定非常重要。高危人群术前应适当禁食，应用 H_2 受体阻滞剂，插管时气囊加压。对老年人、过度镇静或意识不清不能保护气道的病人，术后应避免过度镇静，鼓励病人下床活动。对于神智不清、年老或过度劳累病人小心进食非常重要。

三、肺梗死

（一）病因学

肺梗死是严重的术后并发症。每年的发生人数大约500 000，其中 1/5 死亡。手术创伤、血流紊乱和高凝状态扰乱机体凝血系统，增加术后静脉血栓栓塞性疾病和肺梗死发生的风险。髂骨静脉血栓是肺栓塞的主要来源。此外，肺栓塞的较少见原因还有长骨骨折所致的脂肪栓塞、手术中和腔静脉的空气栓塞。

肺梗死的临床危险性大小取决于栓塞到肺血管的栓子大小。

（二）临床表现和处理

出现明显的呼吸困难、胸膜炎、胸痛、焦虑、咳嗽。大范围肺梗死可发生晕厥和咯血，但较少见。最常见的体征是呼吸急促，心动过速。约三分之一病人同时伴有下肢深静脉血栓形成。然而，肺梗死缺少特异的症状和体征，容易诱发心肌梗死、气胸、肺炎和肺不张。

病人出现急性胸痛和气短，需要立即检查动脉血气、心电图以及胸片，以排除其他病因。任何病人动脉血气 PaO_2 低于 70 mmHg 要考虑肺栓塞的可能。肺栓塞的心电图改变包括 T 波倒置，ST 段改变没有诊断价值。随着肺栓塞的加重，心电图会出现 S1、Q3、T3 图形，右束支传导阻滞或电轴右偏。胸片检查没有特异性，有时会有胸膜增厚、楔状缺损。主要肺动脉栓塞，受累节段血管突然截断（Westermark 征）。

病人一旦诊断肺栓塞，需立即面罩高流量给氧，输液，甚至呼吸机治疗。肺动脉造影是诊断肺栓塞的金标准。CTA 也是诊断肺栓塞的重要方式。诊断的敏感性和准确率分别达到 86% 和 92%。还可采用肺通气 / 灌注扫描协助诊断。肺栓塞概率高的病人需要立即给予抗凝处理。概率低的病人行肺动脉造影。一旦诊断明确，立即用 10 000 U 低分子肝素抗凝治疗，同时静脉持续滴注低分子肝素 1 000 U/h。同时，认真检测血栓弹力酶变化，还可检测部分凝血活酶时间。

病人入住 ICU、吸氧、卧床，严密监测。持续静脉注射低分子肝素直到病情稳定，口服华法林替代。并继续抗凝药治疗 6 个月以上。少数大面积肺栓塞病人，出现休克、发绀。这些病人需立即静脉输液、使用正性肌力药物，维持良好的心律。诊断明确后，10 天内没有颅内病变和手术史，没有腹部大手术史等禁忌证的病人可行溶栓治疗。常用溶栓药物包括：链激酶、尿激酶和组织型纤维蛋白溶酶原激活剂。有时，必须对腹部手术后病人做出是否采用溶栓治疗，甚至采用肺动脉取栓术的抉择。抗凝治疗的病人或大出血病人，腔静脉放置滤器可以防止肺、脑动脉栓塞的发生。

（三）预防

预防肺栓塞的最好方式是预防血栓形成。弹力袜、持续空气压迫装置、低分子肝素、抗凝小板药等具有良好的预防肺栓塞的作用。高危病人，原有深静脉血栓形成和（或）肺栓塞病史者，术前、术中要做强制性预防。包括术前应用低分子肝素，术中应用持续气压装置，术后早期应用低分子肝素，并鼓励早期下床。虽然高危病人应用低分子肝素，存在出血风险，但高凝的风险同样危害巨大。

第四节 / 循环系统并发症

一、术后高血压

(一)病因学

围术期高血压可导致主动脉瘤破裂、颅内血管意外、心律紊乱、心肌缺血或梗死、伤口出血甚至肾衰竭。约25%术前具有高血压病史的病人,麻醉后出现高血压。术前高血压多为原发性高血压,只有少数肾血管性高血压,更少数由动脉瘤引起。术中高血压可由药物引起。术后引起高血压的原因包括:疼痛、输液过多、高血压控制不良等。高血压如不能得到良好监测和控制就会导致不必要的高血压相关并发症。

(二)表现和处理

多数围术期高血压病例术前即可发现。术后出现的高血压要高度重视,以防发生脑卒中和手术切口出血。这多见于颈动脉内膜剥离术、主动脉瘤、头颈部手术等。任何病人舒张压高于 110 mmHg 就应给予降压药物治疗。择期手术病人如果术前出现高血压就应及时控制血压。治疗高血压理想的药物应起效迅速,作用时间短,副作用少。常见的是 β 受体阻滞剂和 α₂ 促进剂。最好术前即开始应用 β 受体阻滞剂。α₂ 受体促进剂(可乐定)能降低一些病人围术期心脏并发症的发生率。此外,钙通道阻滞剂、血管紧张素转化酶抑制剂(ACEI)以及静脉扩张剂,如硝酸甘油、硝普钠都具有保护作用。可用于严重和顽固性高血压,其他药物治疗无效的病人。

(三)预防

急诊手术病人,通常在手术诱导期和手术中应用药物来帮助降低血压。此时,麻醉师的主要作用就是在手术中严格控制血压,使其在可接受的范围。择期手术病人,术前就要良好控制血压。术中,麻醉师细心监测和控制血压。术后持续接受抗高血压治疗及止痛、镇静治疗。

二、围术期心肌缺血和梗死

(一)病因学

大约30%病人术中发生某种程度的冠状动脉疾病。

围术期心肌梗死的死亡率约占 30%。围术期心肌梗死并发症占围术期死亡率的 10%。70 年代,3 个月内心肌梗死的复发率占 30%。心肌梗死后 3~6 个月手术,心肌梗死的复发率占 15%。心肌梗死后 6 个月后手术,心肌梗死的复发率仅占 5%。近来,心肌梗死后 3 月手术再梗死的发生率仅 8%~15%。3~6 月手术心肌梗死的发生率仅 3.5%。心肌梗死非外科手术的总体死亡率为 12%。

(二)临床表现和处理

急性心肌梗死典型表现为胸痛,放射到下颌或左上臂。然而,外科病人表现模糊。围术期心梗常见左心口痛,病人表现呼吸短促,心率增加,低血压或呼吸衰竭。可疑术中或术后病人心肌梗死应即刻做心电图,检查血浆肌钙蛋白水平。绝大多数术后心肌缺血发作没有临床征象和症状。关注心功能水平,需做超声心动图检查。

病人一旦明确心肌缺血应立即高流量给氧,入住ICU,并给予 β 受体阻滞剂和阿司匹林以及全身肝素化。术后病人禁用溶栓治疗,慎用利尿药、抗心律失常药。新近证据表明,急诊狭窄扩张、冠状动脉支撑能有效改善心肌供血,较溶栓治疗更有效。应不断监测 ECG 以防致命心律紊乱、充血性心力衰竭的发生。预防心肌缺血范围扩大,改善冠状动脉供血,减少心肌工作是处理心肌缺血的目标。

(三)预防

术前判定病人围术期发生心脏并发症的风险能预防冠脉缺血并发症的发生。重点了解近期心肌梗死、心脏瓣膜疾病、充血性心力衰竭、心律失常的病史。通常应用心脏风险系数系统(CRIS),并接受非心脏手术病人术前相关风险系统的评估。

体检发现或患有充血性心脏病的病人,首先要解决心脏问题,经鉴定存在心脏高危风险的病人要使用 β 受体阻滞剂,术中小心监测。术后持续药物治疗,适当止痛。

第五节 / 泌尿系统并发症

一、尿潴留

(一)病因学

不能排尿就是尿潴留。尿潴留是术后常见的并发症,尤其多见于肛周手术和疝修补术。最常见的原因为术后疼痛、不适引起膀胱三角肌和逼尿肌失调所致。也可由脊柱手术或输液过度等引起。此外要排除尿道狭窄的原因。

(二)临床表现和处理

术后尿潴留的病人会有小腹持续钝痛。潴留加重会出现尿急、下腹疼痛。常见老年人或直肠手术后病人。处理原则包括:术后6~7 h不能排尿,行膀胱穿刺或置管导尿。医生不能确诊的,扣查耻骨上或行膀胱超声扫描。

(三)预防

预防术后尿潴留的最重要的原则是确切记录最后一次排尿时间。多数病人6~7 h内会有排尿。术后合理镇痛能减轻尿潴留的发生率。此外限制性输液也能减少术后尿潴留的发生。

二、急性肾衰竭

(一)病因学

突然少尿,血尿素氮升高即可诊断为急性肾衰竭。常见两型:少尿型,每天排尿量少于480 mL。非少尿型,每天排尿量超过2 000 mL,不能排除血中尿素氮。

肾衰竭包括:肾前性、肾性和肾后性(Box 1-18-5)。肾前性急性肾衰竭,肾灌注不良是主要原因。可由严重低血容量、出血、脱水、心功能不全以及术中补液不足造成。还可见于大量第三间隙液体丢失、肾血管硬化以及血栓形成。肾前性肾衰竭由于含氮废物的堆积,常有肾前性氮质血症。

Box 1-18-5 术后急性肾衰竭的原因		
肾前性	**肾性**	**肾后性**
出血	毒素(造影剂、脓毒症)	输尿管结扎
低血容量	药物(氨基苷类、两性霉素)	膀胱无功能
心力衰竭	色素性肾病(血红蛋白、肌球蛋白)	尿道阻塞
脱水		

肾性肾衰竭常为肾小球或肾小管的损害所致。常见原因包括:严重、持续的肾前性氮质血症。持续低血压、造影剂、氨基苷类、两性霉素类药物以及肌红蛋白等损害引起。肾性肾衰竭是外科最常见、最严重的肾衰竭类型,有时不可逆。

肾后性肾衰竭由排尿系统阻塞或膀胱受伤引起。常与术中输尿管结扎、损伤或尿道损伤有关,或由尿道被血块、黏液阻塞所致。

外科手术相关的急性肾衰竭,病人的手术通常复杂。大约10%的外科手术病人在围术期发生急性肾衰竭。某些手术尤其容易发生急性肾衰竭,主要有大血管手术(动脉瘤破裂、主动脉双髂动脉旁路)、肾移植、心肺旁路手术、腹部手术伴脓毒性休克、尿路大手术。此外,急性肾衰竭还可见于大出血、输血反应、严重糖尿病病人手术、威胁生命的创伤、大面积烧伤、多器官衰竭以及造影剂损害、伴糖尿病的血管疾病病人。

血容量不足、已存在肾功能不全的病人,外伤会更加重肾损害,并呈进行性。挤压伤病人有发生高肌球蛋白血症和高胆红素血症的危险,易造成肾脏损害。一旦发现小便赤黄,需立即补液,利尿,并碱化尿液,以预防肌红蛋白血症的发生。

此外,已有肾功能损害的病人围术期尤其要注意血肌酐状态,并需要细心处理,因为任何干扰都能导致仅存的肾功能丧失,并造成急性肾小管坏死。适当补液,避免应用肾毒性抗生素。尽量不用造影剂。腹腔间隙综合征也是急性肾衰竭的重要原因,腹腔高压能导致不可逆的急性肾小管坏死,腹腔开放是预防的关键。

(二)临床表现和处理

术前肾功能正常,术后出现无尿常见如下原因:导尿管扭结或阻塞,应首先检查导尿管。如无异常,要考虑输尿管结扎。多见于复杂骨盆手术。CT检查肾积水,有助诊断。外科手术是基本治疗方式。

术后急性肾衰竭可由肾前和肾性因素引起。均会表现少尿(每小时尿量少于15 mL或20 mL)、血尿素氮、肌酐升高。详细询问病史和术前检查可能发现术前肾功能不全的存在。胃肠道大量液体丢失的病人(腹泻、呕吐、瘘、回肠造口液的大量丢失)通常伴有严重脱水。血尿素氮升高的水平常常高于肌酐的上升水平,尿素氮/肌酐 >20。

此外,还会发现颈静脉充盈、肺部湿啰音以及心脏奔马律,出现心力衰竭征象,肾低灌注,造成少尿。此外,肾前型病人,肾单元的浓缩功能正常,尿渗透压正常>500 mOsm。而急性肾小管坏死,肾失去浓缩功能,尿液浓度与血浆相当,尿钠增高>40 mg/L。

鉴别肾前和肾性尿毒症的最好方法是尿钠的分级排泄试验(FENa)。肾前性尿毒症病人 FENa 为 1% 或更少,而肾性病人通常超过 3%。

只要正确诊断少尿和无尿,急性肾衰竭的处理非常简单。肾后性少尿通常通过清理导尿管就能解决,少数需再手术解除输尿管或尿路梗阻。肾前性氮质血症需要查明肾低灌注的原因,区别低血容量和心力衰竭非常重要,充血性心力衰竭病人的补液治疗会加重心力衰竭。低血容量病人应用利尿药也能加重肾衰竭。

心脏健康的年轻病人应快速输液(1 000 mL/20~30 min),并导尿、记录尿量。如果输液不能改善少尿,放置导管监测左心或右心充盈压。充血性心力衰竭的病人应利尿、限制输液以及应用合适的心脏药物。

肾性氮质血症一旦明确,必须支持治疗,改善水、电解质失衡,严密监测输液量,保护肾功能,合理供给营养,调整肾排药物的剂量,直到肾功能改善。

急性肾衰竭最紧急的处理是改善高钾血症和液体过多。限制液体输注,必要时行血滤。透析要持续进行直到肾功能恢复。

(三)预防

可以有很多方法预防外科手术病人发生急性肾衰竭。包括术前严密观察。肠道准备期间适当输液,避免肾毒性药物,使用造影剂前适当补液,术后严密监测。早期干预尿潴留、肾后阻塞以及腹腔高压都可预防肾损害。有充血性心力衰竭病史的病人,输液要慎重。急性肾小管坏死进行性加重而导致急性肾衰竭,要积极处理,甚至血滤,以预防肾衰竭并发症(出血、感染、营养不良、脑病以及愈合不良)的发生。

第六节 / 代谢并发症

一、肾上腺功能不全

(一)病因学

肾上腺功能不全,并不常见,但后果严重。原发性肾上腺功能不全系自身免疫性肾上腺萎缩(Addison 病),其他常见原因包括:感染(结核)、肾上腺出血、转移瘤、双侧手术切除。

继发的肾上腺功能不全可由下丘脑或垂体疾病导致促肾上腺皮质激素(ACTH)分泌不当引起。但最常见的原因为大量、长期应用外源性糖皮质激素。外源性糖皮质激素抑制 ACTH 分泌并进而抑制肾上腺,如突然停用,可导致肾上腺功能不足,出现症状,有时是致命的。尤其要重视类风湿性关节炎或炎性肠病以及自身免疫性疾病的病人有否长期、大量应用激素史。低于 15 μg/dL 的基础激素用量可用作诊断,迅速注射 ACTH 观察肾上腺反应也是可选的诊断方法。

(二)临床表现

突然出现心力衰竭。出现低血压、发热、神智不清、腹痛,低血钠、高血钾、低血糖和氮质血症。心电图提示低电压,T 波高尖。

(三)治疗

立即迅速注射氢化可的松或甲泼尼龙,并加强监测,直到病人临床症状得到改善。

(四)预防

高危病人包括:老年危重病人、有大量皮质激素应用史、肾上腺切除、大量腹膜后出血病人。全面了解术前病史,围术期适量地应用激素,以及高度警惕老年危重病人。

二、甲状腺功能亢进症

1. 病因学　甲状腺功能亢进症(简称甲亢)由甲状腺激素过度释放造成。可由 Graves 病、甲状腺腺瘤、毒性多结节甲状腺肿以及甲状腺激素超量自释放引起。甲亢最严重的症状是甲状腺危象,死亡率达 20%。

2. 甲亢的症状　涉及心脏(心动过速、心房颤动、呼吸困难、充血性心力衰竭)、胃肠道(腹泻、恶心、呕吐)、神经(焦虑、谵妄、烦躁、易怒)、眼睛(突眼)、骨骼肌(软弱)、皮肤(发烧、热耐受不良)。

3. 甲亢的诊断　甲状腺功能检查,甲状腺 ^{123}I 扫描以及超声检查。促甲状腺素激素(TSH)是诊断甲亢最准确的检查方法,显著抑制提示甲亢的存在。甲状腺功能异常的病人可用甲状腺扫描帮助诊断(Graves 病、腺瘤、多结节甲状腺肿)。

4. 甲亢的治疗　包括药物和手术治疗。Graves 病的标准治疗包括碘放疗或手术治疗。碘放疗对于老年高危病人具有明显的优势,但不适于儿童、孕妇和大的毒性腺瘤病人。必须认识甲状腺危象,外科手术后发生甲状腺危象的死亡率非常高。

三、甲状腺功能减退症

甲状腺功能低下表现为怕冷、便秘、毛发发脆、皮肤干燥、木讷、体重增加以及疲乏。严重情况,会出现黏液水肿和昏迷,死亡率可达 40%~50%。甲状腺功能低下可以是原发疾病导致(外科切除),也可继发于垂体功能减退或下丘脑疾病等。必须加以区分,以便对因治疗。原发性甲状腺功能减退症,血总 T_4、游离 T_4 和游离 T_3 低下,而 TSH 升高;继发疾病 TSH、游离 T_4 指数、游离 T_3 降低。继发性病变存在肾上腺功能不足,服甲状腺素片的同时需要服用可的松,否则病情就会恶化。严重的术后低体温、低血压、神经精神症状以及反应迟钝都是甲状腺功能减退的重要征象,应立即应用甲状腺激素治疗,同时静脉注射氢化可的松以防止肾上腺危象的发生。常用

剂量为 200~300 μg/d,直到能够口服。预防术后甲状腺功能减退在于合理认识临床症状,并术前治疗,直到甲状腺功能正常。

四、抗利尿激素分泌过多综合征

下丘脑持续分泌 ADH 造成抗利尿激素分泌过多综合征(SIADH)。当血钠水平升高,肾通过 ADH 分泌进行调节,增加水吸收。临床出现持续不能纠正的低钠就可诊断。原因包括:创伤、应激、ADH 肿瘤、药物(ACE 阻滞剂、非甾体类消炎药)以及肺情况。临床特征包括:恶心、呕吐、眩晕、厌食、迟钝、昏睡、昏迷甚至死亡。低钠血症的程度和发生的速率决定临床症状。SIADH 的治疗包括:①原发病的治疗。②限水(轻度病人);静脉滴注等渗钠(中度病人),速度为 0.5 mmol/L/h,直到血浆钠浓度达到或超过 125 mg/dL;利尿;部分严重病人静脉输注 3% 氯化钠注射液,纠正低钠血症。

(赵允召　黎介寿)

第 19 章

老年病人外科手术

本章要点 (Key concepts)

Oxygenation: Improving systemic oxygen delivery by maintaining pulmonary and cardiovascular functions which contribute to better outcome after surgery in geriatric patients.

Perioperative nutritional support: Hypocaloric nutritional support is the mainstay of therapy, intensive care should be given to avoid hyper- or hypoglycemia, nitrogen delivery should also be tailored to meet patients' need even in patients with renal or hepatic insufficiency.

Operative plan and the goal of treatment: Patients care a lot about improving life quality while making decisions for surgery. Safety is more important than completeness during the whole treatment. Early rehabilitation is very important for improving cardiopulmonary function, reducing muscle weakness and postoperative complications.

第一节 / 老年外科病人的特殊性

老年病人与普通病人相比有很多特殊性,在疾病谱、发病率、临床表现及处理方法等方面与普通病人均有不同。老年病人往往合并多种疾病,使用多种药物,干扰了疾病的临床表现,使其更为复杂或不典型。随着我国老龄社会的形成,老年病人日益增多,熟练掌握老年疾病的临床特点对于及时正确地治疗老年病人具有十分重要的临床意义。

由于老年病人脏器老化,代偿潜力有限,因此对饥饿、疼痛、感染等病理生理改变的耐受性要远低于普通病人。由于活动量有限,因此老年病人心、肺和周围血管等系统平时往往不表现出异常,在评估脏器功能时容易被忽视,一旦处于应激状态,容易出现失代偿。老年病人疼痛阈值较高,疼痛主诉较少,定位也不够准确,一旦老年病人主诉疼痛,往往表明病情严重。高龄病人出现感染时,发热可能并不明显,常表现为低体温,容易被医生、病人及其家属忽略,导致就诊晚。即使病人就诊,由于疼痛、发热等症状和体征较普通人轻,病情的严重程度往往被低估,甚至漏诊。例如老年阑尾炎或胆囊炎病人容易出现坏疽、穿孔和弥漫性腹膜炎就是典型的例子。

由于老年人的中枢神经系统对生理紊乱的敏感性增

加,使得很多疾病常合并神经系统症状,临床表现变得不典型(比如合并昏睡、谵妄或躁狂)或不直接(比如不明原因摔倒)。在疾病早期,往往是最脆弱的器官而不是发病器官最先出现临床症状,使病人及其家属甚至医生误以为是衰老的表现而忽视疾病的存在。由于部分老年病人有认知功能障碍(如阿尔茨海默病)、失聪或失语,不能提供详细的病史资料,给及时准确的诊断和治疗设置了障碍,容易耽误病情。因此,为了与病人进行有效的沟通,获取详细可靠的病史,医生必须付出额外的努力。

手术部位、范围及其对生理环境的扰乱程度与老年病人术后并发症的发病率有密切的关系,急诊手术并发症的发病率和死亡率要远高于择期手术。因此对老年外科疾病应该积极处理,争取早期诊断,早期治疗。急诊手术过程中应遵循损伤控制(damage control)的原则,缩小手术创伤程度和范围,以挽救生命为基本宗旨,不应只强调手术的根治性和彻底性,而对病人的客观病情和脏器功能状况不予关注,最终导致手术成功,病人死亡的悲惨结局。对择期手术,应该通过认真的术前准备、细致的术中处理和周到的术后康复措施将手术给病人造成的创伤降低到最低程度,即采用"加速康复外科"(Fast Track Surgery)的理念。

第二节 / 手术风险的评价与术前准备

在决定手术治疗之前,医生必须对病人的全身状况、病情及手术风险进行全面的评估。详细的病史资料和认真细致的体格检查能发现其他检查所无法提供的重要信息。对检查过程中发现的问题要给予足够的重视,因为即使表面看来并不严重的问题也可能导致手术后严重后果。由于老年病人病情复杂,各脏器的贮备功能差异悬殊,因此,准确估计手术风险是很困难的事,需要病人家属、保健医生、麻醉师及外科医生共同讨论,不能简单地用年龄大小衡量手术风险,而要结合病人的具体情况进行个体化的分析和评价。

心血管系统功能随着年龄的增加逐渐减退,冠心病、心肌梗死、各种原因的心律失常等疾病在老年人相当多见。老年人的心脏代偿潜力有限,对低血容量和缺氧的耐受性差,过多的心脏负荷容易造成心力衰竭,因此术前应对心血管功能进行全面客观的评价,为术中和术后补液等治疗提供依据。

肺部并发症在老年外科病人十分常见,是老年病人腹部手术后最常见的死亡原因之一。上腹部手术后肺部并发症的发病率要明显高于下腹部手术,另外全麻和长时间(>3 h)手术也导致了肺部并发症的发病率升高。老年病人术后容易出现认知功能障碍(阿尔茨海默病、谵妄、抑郁症),其原因不明,可能与手术方式、视力障碍、酗酒、麻醉时间过长、感染、使用镇痛剂以及再手术等因素有关。认知功能障碍病人术后并发症明显增多,尤其是肺部并发症,要高出普通病人 6 倍,生存率显著下降。因此对符合上述风险因素或曾有认知功能障碍的老年外科病人应实施认知功能障碍的风险评估,并详细了解肺部疾病史,特别重视吸烟、慢性阻塞性肺疾病(COPD)、活动期肺部感染以及神志障碍等病人的术前处理,减少术后肺部并发症的发生。

老年病人对口渴的敏感程度减弱,肾血流量、肾小球滤过率、肾髓质的渗透压梯度以及对血管加压素的反应性均有下降,保钠和保水功能减退,容易出现低血容量、电解质和酸碱平衡紊乱。由于老年病人骨骼肌萎缩,肌酐产生减少,肾清除率下降,因此,血尿肌酐比值比单纯的血肌酐水平更能准确反映肾功能的变化。

老年病人由于认知功能障碍、孤独、牙病、药物影响、味觉和食欲减退、消化吸收功能障碍、低代谢等多种原因,摄食量明显减少。入院后,由于禁食、手术应激等原因,摄入不足进一步加重,因此住院的老年病人营养不良发病率很高,有报道可达85%。营养不良首先表现为骨骼肌萎缩,导致肌力下降、活动减少、无力咳痰等一系列变化,不但容易出现肺部感染,而且妨碍伤口和吻合口的愈合,增加并发症的发病率和死亡率。因此,手术前应进行营养风险筛查,对有营养不良风险的病人,除鼓励病人自主进食外,应积极开展围术期营养支持。

实施外科治疗之前,应进行术前讨论,实施风险较大的手术更应如此。讨论内容除包括治疗方案外,还应听取病人对治疗效果的期望和要求,老年病人对生活质量的重视程度往往超过对疾病治疗彻底性的要求。如果病人无法表达自己的意愿,医生应与病人的配偶、子女或其监护人进行沟通,交代治疗方案、手术后预期恢复程度及需要病人家属承担的义务。手术前与病人进行充分的沟通和适应性训练(比如如何在床上大小便)等还能减轻心理紧张所造成的应激,稳定病人情绪,减轻焦虑和恐惧,降低心肌缺血和冠心病的发病率,减少术后镇痛剂的用量,改善呼吸治疗效果,加快康复。与病人沟通过程中要讲究技巧,充分尊重病人的自尊心和自主权、生活方式、文化信仰、知识程度及个人习惯,避免造成病人沮丧。

第三节 / 术中处理

由于老年病人的关节活动幅度有限,并且麻醉成功后,病人关节的自我保护能力丧失,此时给病人摆设的体位有可能是清醒病人所无法承受的。老年病人常有骨质疏松,如不注意关节和四肢的保护,很容易骨折。应将病人固定于自然舒适的体位,避免过伸,并注意避免引起血

供障碍。病人的支撑部位应垫上软垫,以免出现压疮或四肢神经损伤。胶带、粘贴电极板及保温毯等也容易对老年人的皮肤造成损伤,搬动病人或从病人身下抽取敷料时尤其需要注意。

老年人的保温、产热及降温等体温调节机制效率降

低,容易中暑,同时老年人对环境温度的敏感性下降,调节反应缓慢,寒战发生较晚,以及骨骼肌萎缩和营养不良,产热减少等原因,容易出现低体温。如体温度低于34℃,可能诱发难治性心律失常,影响凝血功能,导致术中失血增多,并增加术后感染发生率,患有甲状腺功能减退或糖尿病的老年病人更需警惕。预防术中低体温的措施包括控制室温,减少体表暴露面积,静脉输液和呼吸气体加热,以及使用保温设备如加温毯等。如果病人已经出现低体温,在通过各种加温措施复温的同时,通过机械通气改善氧供,能够减轻心肺负担。

第四节 / 术后管理

全麻和上腹部手术影响膈肌运动,加上肺及胸廓顺应性减退、气道绒毛转运功能下降等原因,老年病人术后潮气量和最大呼气流速均有下降,咳痰无力。平卧使膈肌上抬,双肺下叶小气道受膈肌压迫而关闭,加重通气血流比例失调。直立位能够增加功能残气量,改善气体交换,因此,应鼓励病人术后尽早下床活动,如果不能下床,应尽量采取坐立位或半卧位。有效的止痛、呼吸锻炼和机械辅助呼吸等措施有助于改善肺通气功能。老年病人术后应常规吸氧,直至恢复到术前的活动程度,即功能残气量恢复至术前水平。

老年病人氧供潜力十分有限,在机体耗氧量增加时,容易发生心肌缺氧,因此,应尽可能减少应激,如低体温、低血容量、酸中毒、疼痛及过早停用呼吸机等,降低不必要的氧消耗。手术是应激,必然造成交感神经系统兴奋,使血流重新分布,在补液过程中既要避免循环血量不足,也要防止心脏负荷过重,必要时应进行有创血流动力学监测。心肌梗死好发于术后早期,其中手术当天和术后第1天发病者占80%,死亡率达17%,由于此时病人处于麻醉或止痛状态,疼痛不明显,因此需要持续心电监护才能及时发现。另外围术期使用β-受体阻滞剂能够降低心率和血压,减轻心肌耗氧,从而减少老年病人术后相关并发症的发生。

老年病人肾功能减退,维持水电解质和酸碱平衡的能力下降,如果补液量或速度不当,会导致细胞外液量迅速增加或减少。术后早期,抗利尿激素(ADH)分泌增多,更容易造成细胞外液积聚、低钠和反常的高渗尿,引起低钠血症和水中毒。许多药物对肾功能有不利的影响,必须谨慎使用。低血容量时使用非甾体类抗炎药(NSAIDs)能导致肾血管收缩、血流量减少及肾小球滤过率下降,甚至诱发肾衰竭。

疼痛促进应激激素的产生和释放,激发全身应激反应,提高代谢率,加剧氧消耗,不利于病人恢复。有效地镇痛能够减轻应激,降低氧耗,帮助病人早期离床活动,增加肺活量,改善肺部气体交换。持续硬膜外或静脉镇痛能够更有效地减轻术后疼痛和应激,降低术后并发症的发病率和死亡率。

老年病人住院期间的生活自理能力应受到重视,鼓励术后病人恢复生活自理能力是医患双方努力的最终目标。病人麻醉苏醒后,即应在其床边放好术前使用的眼镜或助听器等辅助用具,为病人与他人交流、看报纸、听广播等提供方便,避免由于黑暗、安静、没有听觉、视觉等刺激使病人与外界隔绝,这些措施有助于预防认知功能障碍。病人能够离床时,应及时为其穿好厚底鞋和便于活动的衣服,备好助步器、拐杖或轮椅,鼓励病人离床活动。积极的运动锻炼能够维护骨骼肌功能,预防肺部并发症发生,改善心血管功能,提高组织对胰岛素的敏感性和葡萄糖的耐受性,降低深静脉血栓形成的发病率,还能促进胃肠道运动,帮助排便,减少压疮发生。即使病人不能主动运动,家属或护理人员帮助病人进行被动的四肢和躯体活动也有益处,能保持关节功能,避免压疮的发生。如果在床上休息,应取坐立位,避免长时间平卧。运动锻炼应注意劳逸结合。如病情允许,应尽量避免静脉输液和各种引流管以及其他可能限制活动的医疗护理措施,如果必须使用,应以不妨碍病人活动为原则。

术后谵妄在老年人十分常见,老年痴呆病人和手术持续时间较长时更多见,表现为神志有时清醒有时糊涂、注意力集中时间缩短、定向障碍、认知障碍、幻视、睡眠习惯改变及情绪改变(如易怒、反应迟钝)等。术后谵妄不是年龄增长的必然结果,而是表明有潜在的问题需要解决,如术后感染(肺炎、手术部位感染或泌尿系感染)或低氧血症;也可能与用药有关,尤其是镇静剂、镇痛剂及抗胆碱能药物;电解质紊乱(尤其是低钠血症)也常导致术后谵妄。体检时应注意以下几个方面:查找感染灶,警惕心肺功能不全和神经系统病变,做血常规、生化、血气分析检查,根据需要拍胸片、做心电图等检查。术后谵妄病人需要密切监护,以防受伤。家人或亲属陪伴和安静的环境有助于神志恢复,同时应多与病人交谈,向病人提供各方面的信息,一些十分简单的问题如天气、季节、日期、医院名称等都有助于减少谵妄等认知障碍的发病率。如经过上述努力神志仍不能恢复,则需要药物治疗。

锻炼控制大小便的工作应从术前即开始,术后应及早自己解大小便。导尿管不但是感染源,而且妨碍病人活动,应尽早拔除,不能为了监测尿量而放置过久。镇痛剂和卧床常导致尿潴留,如病人出现尿失禁,应检查膀胱残余尿量,如残余尿量超过 100 mL,表明膀胱无张力或有下尿道梗阻;如果残余尿量少于 100 mL,应缩短排尿间隔,待尿失禁现象消失后再逐渐延长排尿间隔。大小便失禁也不是年老的标志,而应视为存在临床问题,需要处理和治疗。

传统外科手术后几天之内,老年病人的方向感、运动功能及生活自理能力明显减退,一旦这些功能丧失,即使长期的康复治疗也不一定能完全恢复,因此必须采取"加速康复外科"的理念,包括充分的术前准备、合理的手术方案、减轻手术应激、积极预防手术并发症和促进术后康复等一系列措施,方能取得治疗的成功。术后限制活动、营养摄入减少、手术创伤等因素对老年外科病人造成的不利影响将使病人陷入恶性循环,很难再恢复到术前的生活质量水平和自理能力。外科医生必须摒弃只管治病、不管康复的错误认识,与护理人员和康复科医生一起,对术后病人进行康复训练,方能圆满完成治疗的全过程。

（朱维铭）

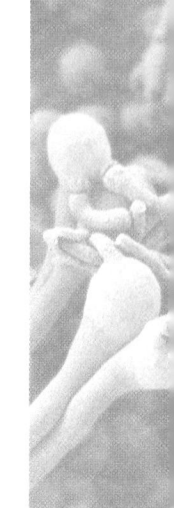

第20章
创伤急救

第一节 / 创伤急救的组织机构

本节要点 (Key concepts)

Through establishing emergency organization and network to allow the trauma patients receive timely and effective treatments at the scene of accident and on the way of transportation.

Through creating emergency medical service system, integrating pre-hospital care with the treatment of emergency department and ICU systematically, and training professionals in trauma care to ensure the trauma patients get definite treatments as early as possible.

随着现代文明的高速发展,创伤的发生率也逐年增加。在美国,创伤是20世纪初第7位死因,至60年代跃升为第4位,对于34岁以下的人群,创伤是第1位死因。在我国,创伤和中毒在1957年居死因第9位,1975年居第7位,2010年居全国第5位,并且道路交通事故造成的死亡是我国青少年的头号死因。因此,必须尽早建立和健全各级急救医疗组织并实现网络化,才能使创伤得到及时有效地救治。

一、建立急救组织,形成急救网

创伤已成为现代社会的重大公害,尤其是处理威胁生命的严重创伤或成批伤员时,无组织、无计划的治疗常导致灾难性后果,因此无论平时或战时,均需建立和健全救治组织。这其中涉及多种因素,如政府重视、法令制定、社会上多部门参与、机构建立和多专业技术人员协同等。

一些发达国家从20世纪60年代开始建立急救医疗系统。以美国为例,由防治交通伤开始发展急救医疗系统,1966年颁布《公路安全法案》,当时救治经费由交通部门提供。1968年交通安全顾问委员会拨款1 600万美元作为基金,建立起10多个急救医疗体系。1969年在马里兰州建立著名的休克创伤中心。1972年政府拨款建立急救医疗体系试点。1973年参、众两院通过法案,经总统签署颁布,正式在各地建立急救医疗服务系统(emergency

medical service system,EMSS)。1977年将急救医疗服务与休克创伤中心合并为马里兰州急救医疗服务系统研究所,集教育、研究、临床和急救医疗服务系统于一体,成为较完整的创伤急救医疗体系并发挥了重要作用,重伤员的死亡率由70%下降至16.3%。

在我国,1980年卫生部颁发《加强城市急诊医疗工作》,1983年又颁布《城市医院急诊室(科)建立方案》,急诊医疗有所加强,但均未涉及完整急救医疗体系的建立。20世纪80年代后期相继建成北京和重庆两个急救中心,但形成完整创伤救治系统的机构为数甚少,并且迄今尚无有关急救医疗体系的法案。

二、建立急救医疗体系

完整的急救医疗体系由院前急救、医院急诊科和重症监护病房三部分组成,这三部分各有特点和重点,相互紧密联系。专业化的急救医疗体系包括灵敏的通讯指挥系统、反应迅速的院前急救系统、能够实施监护抢救的运输工具、高水平的院内救治护理系统以及医疗部门的急救网络系统和科研情报机构。

三、建立院前急救医疗体系

受伤现场(或发病地点)至到达医院这段时间内的救治,在急救医学中占有重要位置,常起关键性作用,它代表着社会和医院的应急处理能力,是现代急救医疗体系的一

已陷入脓毒症的病人，多器官和系统的支持治疗很重要，但决定性的治疗应是对导致这些损害的背景和原因进行有效的干预。就目前研究资料来看，一些较有希望的治疗多数兼具抗炎、抗凝、抗细胞凋亡和改善免疫功能，如rhAPC、肝素、他汀类、胆碱类、高通量血滤等，它们被笼统地纳入"免疫调理治疗"的范畴。编者相信，有效的免疫调理治疗同时配合支持治疗，是最后战胜脓毒症的根本途径。

二、多发伤与复合伤

多发伤可以定义为同一致伤因素(如机械伤)造成身体不同解剖部位的多处损伤，且至少其中一处损伤对生命具有威胁性，如气胸合并脾破裂。复合伤则是指不同致伤因素导致的损伤，如烧伤合并有毒气体吸入的肺损伤。

在病人被送入重症医学科的时候，紧急的治疗工作如决定性手术或基本的检查通常已经初步完成，病人看来相对稳定，重症医学科的工作主要集中在进一步完善在急诊室和手术室未完成的治疗和检查，以及预防和治疗在后续病程中可能出现的一系列并发症。

(一) 继续完成复苏

全身循环稳定不意味着内脏器官已经脱离缺血，现代医学要求复苏治疗深入到内脏器官水平。

复苏要求 pHi≥7.320 或尽可能减少 $P(r-a)CO_2$、$P(sl-a)CO_2$(正常约 5 mmHg)。目前用 pHi 值判断病人预后的价值较明确；而 $P(r-a)CO_2$、$P(sl-a)CO_2$ 还没有可判断预后的阈值，但数值扩大肯定提示胃肠道存在低灌注。目前对胃肠道低灌注治疗的着力点仍是扩容，即使有时不单纯是容量问题。

(二) 低温病人的复温处理

低体温被定义为体温 <35℃，在此体温以下可以发生凝血紊乱、血液黏滞、心律失常等不良后果。低体温、酸中毒和凝血病通常被称作"死亡三角"，是导致休克病人早期死亡的主要原因，因此对低体温需要给予重视和积极处理。

复温方法有两种：<30℃的严重低温推荐采用快速复温，即进行有创性复温，如对胸、腹腔用温热生理盐水进行灌洗。而对此温度以上的低温则推荐缓慢复温，也即无创性复温，如使用升温毯等。同时，应对病人所有输入的液体进行加温处理，血制品和胶体液可以加温至 39℃，晶体液可以加温至 40℃。临床研究显示，快速复温总的疗效好于缓慢复温。但快速复温的并发症发生快，且凶险，包括严重的水电解质和酸碱平衡紊乱、心律失常甚至心脏停搏，故复温早期的病死率较高；而缓慢复温后期的病死率较高。

(三) 完善对病人的检查和治疗

伤员在急诊室只能得到最基本的处理，一些隐匿的损伤可能被遗漏，故在病人进入重症医学科后应对其采取以下措施：再次对病人从头到脚仔细进行体格检查；重复评估病人对复苏治疗的反应；与放射科和其他辅助科医生共同会诊影像学及其他检查资料，如果必要，还应获取伤员受伤前的医学资料；必要的有创性监测和其他检查也应在这个阶段完成，完整的胸部 CT 扫描有助于发现隐匿的气胸、肺挫伤乃至于主动脉损伤；对所有四肢骨折或软组织挫伤的病人都应警惕发生骨筋膜间隙综合征的可能；腹部创伤、骨盆骨折和严重休克而进行了大量液体复苏的病人，是发生腹腔间隙综合征的高危人群，从进入重症医学科就应该测量腹腔内压力，然后每 6 h 重复检测一次。要时刻想到颈椎、胸肋骨、骨盆和脊柱骨折的可能性，在获得可以排除的证据之前，谨慎移动病人，不要过早解除固定设备。

伴随检查的完善和新问题的发现，所有需要外科解决的问题都应该得到相应科室的及时处理，只有外科才能解决的问题必须尽快得到外科解决。毫无疑问，早期复苏和外科处理的质量是影响多发伤和复合伤病程发展及预后的重要因素。

第六节 / 休克复苏

本节要点 (Key concepts)

Hemorrhagic (also named low volume) and septic shock are very common in surgical ICU.

Restoring blood volume is a primary way for dealing with hemorrhagic shock, which indicates a better prognosis.

The efforts of current treatments which include anti-infection and anti-shock for septic shock are limited to increasing oxygen delivery and tissue perfusion pressure only, correction of blood distribution disorder and oxygen utilization still need further exploration in future.

一、失血性休克

失血性休克是因血容量丢失引起的。病人血容量在短期内急剧丢失,从而导致心排血量减少,继而造成细胞缺血、缺氧和代谢障碍。

(一)机体对失血性休克的反应和特点

血容量减少、心排血量下降和外周血管收缩为低容量性休克描绘了一幅典型的"低排高阻"的低动力型循环的画面。低动力型循环也见于心源性休克,不同的是,心源性休克的原因是"心泵"功能损害,由于心泵不能有效地泵出血液,因此不但心排血量降低,而且血容量往往相对过多。

失血性休克时机体反应并不仅限于循环系统的改变,还涉及代谢、免疫、凝血等系统。例如,休克和应激使肾上腺皮质激素和前列腺素分泌增加,泌乳素分泌减少,这些变化可以削弱免疫功能而使病人对感染的易感性增加。休克还可以诱发炎症介质,如肿瘤坏死因子、白细胞介素-1、白细胞介素-6释放,这些炎症介质不仅导致全身炎症反应,而且激活凝血系统和抑制纤溶,一些病人可能发展为弥散性血管内凝血。这些因素都会增加休克病人发生脓毒症和多器官功能衰竭的风险。

(二)血容量丢失评估

一般认为血容量急性丢失15%以下对机体不会造成明显影响,而一旦收缩压下降,则表明血容量丢失至少达到30%~40%,并且代偿失败。超过50%的血容量丢失可以使病人陷入濒死状态。按照美国ATLS(Advanced Trauma Life Support)教程,它们分别被列为Ⅰ度、Ⅱ度、Ⅲ度和Ⅳ度失血。上述评估是以急性失血为基础。如果慢性失血,情况可以大不一样。如24 h内缓慢失血千余毫升,除发现贫血外,休克征象可以不明显。这时,体液回流等所谓"自体输血"的代偿机制能够充分发挥作用。

在创伤病人,血液丢失量有时可以估计到,如外出血和不同部位骨折的内出血,如胫骨、肱骨骨折直接失血约700~800 mL;股骨骨折直接出血量约1 500 mL;严重的骨盆骨折直接出血量可达3 000 mL。除了这些直接出血以外,还应该把同时伴有的软组织伤的水肿液考虑在内,它们约25%来自血管内,因此上述骨折丢失的血容量实际比上述估计更高。但在更多情况下准确评估失血量很困难,这时,根据病人临床征象间接评估血容量丢失更重要。

(三)失血性休克诊断

1. 提高对发生失血性休克的警惕 失血性休克必然有短期内血容量急剧丢失的原因,所以采集病史和查找原因很重要。对创伤病人不能只注意外出血,还要警惕隐蔽的内出血,包括胸、腹、消化道、四肢和软组织的损伤,必要时借助特殊检查(包括超声和放射学检查)协助诊断。单纯的颅脑损伤不会出现休克,如果颅脑损伤出现休克应排除出血原因。

2. 重视休克的早期征象 没有任何实验室检查能够协助早期诊断出血性休克。休克的早期征象是器官灌注不足和正性肌力和血管升压素作用于循环系统的代偿表现。因此,失血后出现脉速、脉压缩窄、甲床血管充盈时间延长等外周血管收缩,以及烦躁、少尿等器官灌注不足的症状和体征,便可提示发生休克。心率快加、上四肢厥冷则是休克十分可靠的体征,而收缩压下降则是最不敏感的休克后期表现,表明循环系统已经失代偿。

3. 临床"陷阱" 临床上存在一些"陷阱"可以掩盖或弱化机体对休克的反应,例如安装起搏器的病人有固定心率;合并脊髓损伤的病人也不可能出现外周血管收缩的体征。另有一些"陷阱"是医源性的,如输注了高渗液体产生渗透性利尿而掩盖少尿症状。这些"陷阱"都会给早期认识和诊断出血性休克带来困难。

4. 与其他类型休克鉴别 创伤病人要警惕心源性休克,后者可发生于张力性气胸、心肌挫伤、心脏压塞等,这些情况在减速伤或刺通伤的病人并不少见。因此,凡是怀疑有膈上(胸部)创伤的病人均要常规行心电图、胸片和超声检查。另外,伤后送医院较晚的病人可能合并有脓毒性休克。虽然脓毒性休克往往同时伴有低血容量情况,但脓毒性休克的特点是外周血流分布紊乱以及细胞氧利用障碍。因此,除非有明确证据证实为脓毒性休克,所有创伤后休克的病人均应首先考虑是低容量性的。鉴别诊断可以在液体复苏后进行,而不应延误复苏。

(四)失血性休克的复苏

对失血性休克,有较标准的复苏程序可供执行。①保持气道通畅。②维持良好的呼吸。③纠正脉速、脉压小、血压低等全身循环参数异常。④保证足够的氧输送。⑤改善外周组织的氧摄取和氧利用。⑥进一步治疗。

其中第①、②两项虽然不是直接针对休克本身,但在休克复苏中是极其重要的先决条件,尤其对伴有昏迷、误吸、颌面部损伤或合并多发肋骨骨折、血气胸等胸部创伤的病人均须首先确保呼吸道通畅和肺脏通气、换气能力,否则休克复苏不可能成功。

第③项是休克复苏的基本目标,目标是稳定全身循环。对此,迅速恢复血容量无疑是最有效和基本的方法。它涉及两个方面:①制止血容量继续丢失;②补充足够的液体量。前者治疗往往需要采取外科手段,因此应该有外科医生在场给予协助。在出血被有效控制前,近年来主张给予有限的液体复苏,控制收缩压在85 mmHg左右的水平,此被称作"允许性低血压",目的是减少血液丢失。

在出血已经被有效控制后,则要充分补充血容量。迄今,对扩容液体的种类并无明确的优劣之分,无论晶体或胶体液"有什么给什么",但往往主张以晶体液为主。在充分扩容的基础上,有限的血液稀释是允许的,维持血红蛋白的目标值是70~90 g/L。

目前,对接受大量液体复苏的病人十分强调补充血小板和其他凝血物质。维持血小板的目标值是≥5×10⁹/L;PT和aPTT不超过正常的1.5倍;纤维蛋白原>1 g/dL,这些目标有助于预防凝血病发生。还要注意醉酒和低温对复苏产生的抵抗,对于来自暴露在寒冷环境中的病人应该同时行复温治疗。

原则上不主张对出血性休克病人使用血管加压剂和利尿剂,除非休克一时难以纠正或少尿时间过长。

只要活动性出血被及时控制且补液充分,第③项的目标通常不难达到。第④项是要保证氧输送能够满足机体的代谢需要,其包括两层含义:①使全身氧输送与氧需求相匹配。②使内脏器官氧输送与氧需求相匹配。前者要求ScvO₂≥70%;后者要求pHi>7.320,或尽可能低的P(r-a)CO₂或舌下-动脉梯度监测P(sl-a)O₂,目前没有提出这两项指标的复苏阈值。纠正内脏低灌注的主要方法仍然是继续扩容治疗,尽管也有学者建议给予低剂量多巴酚丁胺[3~5 μg/(kg·min)]。

第⑤项是对复苏较高的要求,也是触及复苏核心的问题。在经过充分扩容,组织灌注和氧输送已经满足要求的前提下,如果细胞缺氧仍然不能被解除的话,则提示细胞摄取和利用氧的能力发生障碍,但目前缺乏治疗的着力点。这种情况在失血性休克不多见,主要见于脓毒性休克。

第⑥项涉及更深入的复苏要求,主要针对休克和复苏所引发的炎症介质损伤,如缺血-再灌注损伤。为预防缺血-再灌注损伤,可在复苏开始前或至少在同时给予超大剂量的抗氧化剂,如叶酸、维生素C、E等,但目前没有成熟的经验和方案。

二、脓毒性休克

(一)脓毒性休克的病理生理学

感染、创伤和休克均可以诱发全身炎症反应,并对机体免疫功能造成损害,后者使病人陷入难以控制的全身严重感染,从而进一步加剧全身炎症反应。

在全身炎症反应中,C3a、C5a、血清素、缓激肽、氧自由基、弹性蛋白酶、水解蛋白酶、NO、内皮细胞黏附分子、前列腺素、血栓素、白细胞三烯等炎症介质与脓毒性休克的发生有密切关系。这些物质对循环系统的综合影响是造成心肌抑制、全身血管广泛地扩张和麻痹、通透性增加等,进而造成低血压、血流分布紊乱、渗漏综合征、低容量血症、心功能下降以及细胞氧利用障碍。

鉴于氧摄取和利用障碍是脓毒性休克(包括严重脓毒症)较其他类型休克更具特征性的表现,2001年华盛顿国际脓毒症定义共识会议将SvO₂≥75%也纳入脓毒症诊断标准。导致氧摄取障碍的原因有血流分布紊乱、分流增加、红细胞脆性增加、内皮细胞水肿、组织水肿、纤维蛋白沉积阻塞微循环等。而细胞氧利用障碍则是由于线粒体内的三羧酸循环和递氢体中的损害所引发,并被称作"细胞病性缺氧"。对于"细胞病性缺氧",即使细胞可以获得正常的氧弥散,也难以被有效利用。

全身炎症反应还使凝血系统处于高凝状态,一方面消耗着大量的促凝和抗凝物质而导致病人出血;另一方面又因纤溶被抑制而导致大量的纤维蛋白在微血管床中沉积,阻断组织和器官灌注,这是典型的DIC过程。因此,DIC也往往成为脓毒性休克的一部分。

(二)脓毒性休克的临床特征

并非只要脓毒症出现低血压就可诊断为脓毒性休克,因为低容量血症在脓毒症非常普遍并需要首先被排除。借此,脓毒性休克的定义是:脓毒症伴有不能被其他原因解释的低血压,所谓的"其他原因包括低容量血症和心功能不全"。除了低血压以外,脓毒性休克与低容量性和心源性休克在血流动力学上的表现明显不同:只要不是血容量过低,脓毒性休克几乎无例外地呈现"高排低阻"的高动力型循环状态。心排血量可以达到10 L/min以上,而外周血管阻力可以低至500 dyne·s·cm⁻⁵以下,因此脉压很大。早期病人四肢较温暖、尿量充沛,呈现"暖休克"状态,但休克后期也可以陷入低动力型循环。

脓毒性休克外周组织氧提取或利用障碍表现为较高的上腔静脉或混合静脉血氧饱和度,却同时伴有较严重的代谢性酸中毒。

(三)脓毒性休克的治疗

1. 早期目标治疗 是2001年美国学者Rivers提出并被SSC治疗指南推荐为脓毒性休克复苏的方法。该报告称,如果能够在6 h内按照预先设定的目标完成复苏,则能够明显改善脓毒症病人的预后。虽然该研究并未专门针对脓毒性休克,但被业界普遍用于指导脓毒性休克复苏。具体设定的复苏目标如下:中心静脉压(CVP) 8~12 cmH$_2$O;平均动脉压(MAP)≥65 mmHg;尿量≥ 0.5 ml/(kg·h);上腔静脉静脉血氧饱和度(ScvO$_2$ 或 SvO$_2$)≥70%。为实现上述目标,报告还设计了具体的复苏步骤:首先应纠正低容量血症,使 CVP 达 8~12 cmH$_2$O。在此基础上,如果低血压依然存在,使用血管加压药物。然后测量 ScvO$_2$,若未达到 70% 且 Hct(红细胞压积)较低,则输注浓缩红细胞使 Hct 不低于 30%。如果 ScvO$_2$ 仍未达到 70%,应给予多巴酚丁胺[最大剂量至 20 μg/(kg·min)] 以增加心肌收缩力。如此反复进行评估和治疗,最大限度地提高心排血量,最终使氧输送与氧耗相匹配。

2. 皮质激素治疗 现已证明,对脓毒症用糖皮质激素进行大剂量的冲击治疗是有害的,但中等剂量和较长疗程的皮质激素治疗对脓毒性休克病人却可能有益,即成人剂量为:氢化可的松 200~300 mg/d(静脉)+ 氟氢可的松 50 μg/d(口服),连续 7 d。此治疗方案也已经被 SSC 治疗指南所推荐。

在脓毒性休克病人中,高达 76.6% 的病人存在肾上腺皮质功能不全,且对皮质激素治疗呈现良好反应者也主要存在于这些病人中,因此推荐对脓毒性休克病人使用皮质激素,目的是修补肾上腺皮质功能缺陷,改善病人对血管加压药物的反应性,并非传统观念所赋予的"抗炎治疗"。

2004 年版的 SSC 治疗指南曾推荐使用 ACTH 试验筛选使用皮质激素的病人,但 2008 版指南取消了此推荐。

3. 抗感染治疗 在进行休克复苏的同时,必须积极查找引起脓毒性休克的感染源和致病菌。对感染源要实施有效和彻底的清除或引流,并在此基础上应用敏感抗生素。在获得细菌培养及药敏结果前,应采取"重拳出击"的策略,或先根据社区或院内优势致病菌经验性地使用强有力的广谱抗生素,待获得细菌学证据后再作调整。

4. 血管加压治疗 脓毒性休克血管张力下降导致不可避免地使用血管加压药物。

血管加压药物包括多巴胺、肾上腺素、去甲肾上腺素、去氧肾上腺素(新交感酚)、加压素等。但用于治疗的药物脓毒性休克,主要是去甲肾上腺素和多巴胺。两者比较 [0.5~5.0 μg/(kg·min) vs. 10~25 μg/(kg·min)],似乎前者优于后者。

去氧肾上腺素是纯粹的 α 受体激动剂,具有与去甲肾上腺素相似的收缩血管和提升血压的效果。去氧肾上腺素能够通过提升血压反射性地减慢心率,并且一般不会降低心排血量,故适宜用于伴有心动过速的病人。

肾上腺素是 α$_1$、β$_1$、β$_2$ 受体激动剂,具有一定的收缩血管作用,但目前不主张用于治疗低血压。主要问题是收缩血管作用较其他同类药物差,但如果扩容和其他加压药物治疗无效,可以试用。

血管加压素可以显著提高血压、增加尿量,且没有证据显示降低内脏血流灌注,是值得推荐的药物,已经被列入 SSC 治疗指南,往往只被作为其他加压治疗失败后的最后选择。

以上治疗的靶目标是纠正低容量血症、增加氧输送和提高灌注压,虽然都很重要,但充其量也只算作"基础治疗"。如前所述,参与脓毒性休克的机制十分复杂,除了血容量丢失和神经、体液对血管张力调控的紊乱外,还涉及毛细血管密度降低(组织水肿所致)、微血栓阻塞微血管床(凝血系统激活和 DIC 所致)、红细胞变形性下降和细胞线粒体氧代谢障碍(氧自由基和其他炎性介质损害所致)等因素。这些损害是脓毒性休克所特有的,但目前临床还缺乏有效的治疗着力点,这也是脓毒性休克病死率居高不下的主要原因。近年,有学者开展在维持灌注压的前提下,试图通过使用硝酸甘油、新斯的明等血管扩张剂来改善脓毒性休克预后的研究,但结论不一。编者认为,即使血管活性药物能够改善脓毒性休克微循环,其疗效也仍然有限,因为它不能解决脓毒性休克的其他问题。在这种情况下,将探索的目光转向导致这些损害的背景或许更有效。

第七节 / 重症医学科的监测和治疗

本节要点 (Key concepts)

Close monitoring is most important for ICU patient, which provides with definite and clear parameters for ICU doctors to make accurate evaluation and decision.

Non-invasive monitoring should be the first choice, since invasive monitoring will bring some unavoidable complications sometimes.

Monitoring itself does not improve prognosis of patients, only when appropriate treatment is taken.

对危重病人进行密切的生理功能监测是重症医学科的基本工作之一,获得的生理数据既是病人器官和系统功能变化的反映,也是对先前治疗干预的反馈,并为合理地制订后续的治疗方案提供依据。首先,要确保获得的监测资料是准确的,其次对监测资料的分析要全面合理。任何一项监测在目前还做不到十分精确和全面,应充分考虑每项监测的局限性和影响因素。

现代生理监测技术是传统检查技术的补充和延伸,但不能完全取代传统技术。例如,心脏瓣膜疾病可以改变对血流动力学资料的解释,气胸可以使休克难以复苏,这些问题难以被生理监测探察到,却能较容易地在物理检查中被发现,因此,传统的物理检查在今天仍然具有价值。

重症医学科对重症病人的监测是全方位的,涉及各个器官和系统,难以被本教材全面涵盖。其中最重要的仍是循环和呼吸系统,因为它们不但是疾病在严重状态下最易遭受打击的系统,更关系维持生命的基本要素——氧的摄取和供给。借此,本章只重点地介绍这两个系统的监测方法和治疗原则,更多的内容则建议参考有关专业书籍。

一、循环系统监测及治疗的基本方法

循环系统监测项目很多,但在功能上可以简单地分为全身监测和局部监测。全身监测包括心率、血压、脉压、尿量、甲襞、指(趾)端温度、经皮氧分压($PtcO_2$)、脉搏血氧饱和度(SpO_2)、血流动力学监测、混合或中心静脉氧饱和度、碱剩余(BE)、动脉血乳酸等;局部监测目前则有胃肠黏膜内pH(pHi)监测或由其衍生的$P(r-a)CO_2$和$P(sl-a)CO_2$监测,以及正交极谱成像(OPS)的观察。

在实施方法上,循环监测可分为有创监测和无创监测。最常用的有创监测包括中心静脉压(CVP)、有创动脉压、Swan-Ganz导管或PiCOO实施的血流动力学监测等。无创监测的项目包括脉搏血氧饱和度(远红外线法)、血压(袖带法)、心排血量等,也包括一些较特殊的血流动力学参数。pHi、$Pr-aCO_2$、$Psl-aCO_2$和OPS也均属于无创监测。

究竟采用何种方法和进行何种项目监测,主要取决于病人病况和医生分析的需要,但同时也受到技术条件的限制。由于任何一种监测都有盲点,结合使用往往可以相得益彰。

从最常用的到较复杂的,从大循环到微循环,循环监测项目繁多。但从临床实际需要看,除非遭遇十分复杂的情况,只要掌握了一些基本的监测项目并深刻了解其意义和局限性,通常能够完成绝大部分病人的治疗需要。

(一)大循环

"大循环"包括从心脏到微动脉和从微静脉到心脏两个部分的循环,前者的功能是向微循环输送血液;后者的功能是收集流经微循环的血液并回输到心脏,另外还有储血作用。大循环是循环系统的"龙头",其功能状态直接影响微循环,所以对于循环紊乱的病人,首先要纠正大循环紊乱。大循环紊乱对血压、心率、尿量、脉搏血氧饱和度等造成明显的影响。

1. 血压 血压是驱动血液循环的动力,在维护机体循环功能稳定中居于首要的重要地位。在血压下降前,机体势必动员一切手段进行代偿,而一旦血压下降,则提示循环的代偿功能已经衰竭。监测血压有"有创"和"无创"两者方法。有创测压准确度高,但监测管线中如有空气或血栓则导致压力衰减,故应时刻保持管线通畅。无创测压简便,不需特殊管理,但准确度较低,在血压异常时有趋向"正常"的倾向。因此,休克或有高度休克风险的病人,不主张使用无创测压。

机体维持血压稳定的代偿是通过增加心率、增强心肌收缩力、收缩血管、保存体液等方式实现的。因此,心率加速、指(趾)端温度厥冷、尿量减少等都是循环紊乱较早期的表现。它们的变化应该引起临床警觉,而不应等到低血压出现。应该注意,在放置了心脏起搏器的病人,可能只有固定心率而不产生心率增加的代偿作用;脊髓损伤病人也不会出现外周血管收缩的代偿征象。

2. 脉搏血氧饱和度(SpO_2) 能够监测血氧分压,同时也是监测循环的重要手段。由于测量部位在末梢循环,所以SpO_2降低也能反映末梢血液灌注不足,并与心排血量下降或血管痉挛有关。所以,当发现SpO_2降低时,应该鉴别是低氧血症还是循环障碍,最简单的方法是立即检测血气。应该注意,氧化亚氮中毒或指甲染色可以干扰SpO_2监测而获得伪结果。

3. 尿量 是内脏对血流灌注状态和内分泌(如醛固酮、抗利尿激素)变化的综合反映,循环紊乱可以导致尿量明显减少。但高动力性循环状态的病人(如脓毒症),虽然存在循环紊乱,但尿量可以依然充沛。此外,病人应激高血糖或使用了高渗液体复苏,均可产生渗透性利尿而影响对容量状态的判断。

上述监测方法简单易行,只要排除它们存在的"陷阱",依靠这些基本的监测方法并结合病人的相关资料,通常能够较早地发现大循环紊乱从而指导对大循环紊乱的治疗。但对一些较复杂的病人,如心功能损害合并低容量血症,医生往往需要在容量与心功能损害间进行仔细的平衡。这时,仅使用上述简单的监测是不够的,而不得不采用较复杂的监测方法,即血流动力学监测。

(二)血流动力学

血流动力学监测可以通过从中心静脉放置肺动脉导管(或称 Swan-Ganz 导管),或通过放置中心静脉导管及股动脉置管(PiCCO),或通过在胸部表面放置电极片(阻抗法)等方法进行。其中,最经典的方法是 Swan-Ganz 导管法;PiCCO 也已日渐普及,并获得较好的评价;而对阻抗法的准确性仍存在一些争议,尽管它是最简便的监测方法。

以 Swan-Ganz 导管法为例,它可以直接测量右房压(RAP)、肺动脉压(PAP)、肺动脉楔嵌压(PAWP)和心排血量(CO)。这些参数结合心率、血压和体表面积还可以进一步计算出每搏输出量及指数、心排血量及指数、心脏作功及指数、肺动脉及全身阻力及指数等一系列参数,它们对于深入了解病人的循环状态和指导治疗具有重要意义。透过这些复杂的参数,医生能够看到两种基本类型的血流动力学表现,即"高动力型"循环和"低动力型"循环,可从中分析循环紊乱的原因和治疗干预的方向。

"高动力型"循环的突出表现是"高排低阻",即心排血量不低且往往高于正常,而外周血管阻力却很低。这种状态主要发生在机体的急性炎症反应状态,如创伤、脓毒症、低容量休克复苏后。外周"低阻"被视为是引发高动力型循环紊乱的动因,"高排"则被认为是代偿表现。如果"高排"不足以代偿外周血管阻力下降,即可由于血压大幅降低而造成休克。应对这种病人,使用血管加压药物以恢复血管阻力是血流动力学干预的主要措施。此外,由于外周血管床扩大,可以造成相对的血容量不足,所以扩容治疗也是需要的。虽然表现为"高排",但脓毒症病人可能同时存在潜在的心功能损害,并以每搏量和心脏作功指数降低为证据。如果损伤十分严重,需要谨慎行血管加压和扩容治疗。

"低动力型"循环的突出表现是"低排高阻",即心排血量明显下降而外周血管阻力大幅增加。这种状态主要发生在心功能损害或低容量血症的病人。对于这两类病人,心排血量下降是动因,外周血管阻力增加是代偿结果。但对这两者的鉴别十分重要,因为涉及截然不同的治疗原则。除了其他临床资料以外,血流动力学监测能够提供相关的证据,如每搏指数、心脏作功指数等均会有明显的区别。显然,对于低容量血症最有效的措施是扩容治疗;而应对心功能损害则应该使用正性肌力药物给予强心治疗,同时适当控制血容量和降低后负荷。临床治疗最为棘手

的是心衰与低容量血症并存。应该强调,对心衰病人并非容量越低越好,衰竭的心脏也要求有与其匹配的最佳前负荷,医生的责任就是要在控制心衰与控制容量间找到平衡点,而且这个平衡点是动态的,伴随心功能改善,液体负荷应该同步增加,严密的血流动力学监测能够完成这个使命。

从血流动力学的角度看,调控血容量水平是纠正循环紊乱的首要环节。在实施其他干预前,包括使用血管活性药物和正性肌力药物,都应首先调整血容量以与其心血管状态相匹配。对于评估容量负荷的正确方法,前面已经作了详细阐述,这里不再重复。

向外周组织细胞输送氧是大循环的基本功能,而测量氧输送能否满足外周氧耗是评估循环治疗有效性的重要监测指标。它可简单地通过测量中心静脉或肺动脉血的血氧饱和度($ScvO_2$ 或 $SmvO_2$)来实现(Box 2-21-2)。这些部位的静脉血汇集了全身静脉的血液,其血氧饱和度反映了细胞对氧的需求和利用情况。正常情况下,外周对动脉血氧的利用率约 25%~30%,也即静脉存留的血氧饱和度应在 70%~75%。如果低于此值,提示存在氧输送危机,应该继续通过提高心排血量(包括扩容、强心)或增加氧含量(如提高 Hb 或动脉血氧饱和度)等方法增加氧输送,直至获得正常的 $ScvO_2$ 或 $SmvO_2$。必须指出,异常升高的 $ScvO_2$ 或 $SmvO_2$ 并非是好事,甚至是比低 $ScvO_2$ 或 $SmvO_2$ 更可怕的现象。因为异常升高的 $ScvO_2$ 或 $SmvO_2$ 提示外周细胞可能存在氧利用障碍甚至衰竭。证实这种情况的证据是,伴随 $ScvO_2$ 或 $SmvO_2$ 持续升高,代谢性酸中毒同步加剧。它主要见于严重脓毒症,目前对此尚缺乏有效的治疗手段。

Box 2-21-2

目前临床评估氧输送与氧耗关系的最简单的方法是测量中心静脉压血或肺动脉的混合静脉血的血氧饱和度($ScvO_2$ 或 $SmvO_2$)。两者各有优缺点,采集中心静脉血经中心静脉导管即可实现,操作方便。而混合静脉血必须通过 Swan-Ganz 导管采集,不易实现。但前者静脉血混合欠均匀,有时结果欠准确;而后者血液混合均匀,结果更精准。但多数情况下两者有较好的相关性,后者较前者约低 5 mmHg

---

(三)局部组织和器官的循环

心率、血压等全身监测参数获得稳定并不意味着局部组织器官的循环也稳定,因为不同部位的组织器官对循环紊乱的反应各不相同。由于在循环紊乱发生时内脏器官

是首先被牺牲的器官,所以胃肠道对缺血、缺氧的反应最敏感,发生最早,恢复也最晚。鉴此,对于那些在治疗过程中,血压、脉搏、尿量等指标已"正常"的病人,应该进一步关注胃肠道循环是否也已恢复,这对于预防病程后期并发症,尤其是预防脓毒症具有重要的意义。

pHi 是监测胃肠道循环的有效方法。研究显示,在不同方法引发的胃肠道缺氧(包括低氧血症、低氧血症加低灌注和单纯的低灌注)中,导致 pHi 下降的氧输送(DO_2)的阈值是不同的:低氧血症的阈值最低,低灌注的阈值最高,低氧血症加低灌注居中。可见 pHi 对低灌注具有较高的敏感度和一定的特异性。研究证实,胃肠道复苏应使 pHi≥7.320,此为能够明显改善病人预后的阈值。

(四)血液生化

低灌注导致细胞缺氧,进而产生乳酸蓄积和代谢性酸中毒。血液学检查可发现碱缺失和高乳酸血症。ATP 合成障碍并造成 H^+ 蓄积和 HCO_3^- 消耗,所以 HCO_3^- 降低是代谢性酸中毒的重要标志。由于血液中 HCO_3^- 还受呼吸影响,所以排除了呼吸因素的碱剩余(BE)更能反映代谢性酸碱平衡的真实情况。

乳酸是乏氧代谢产物,因此高乳酸血症也是机体缺血、缺氧的重要标志。近年认识到,除了细胞缺氧以外,重症病人的应激状态也会导致乳酸增加。此外,肝功能损害导致乳酸清除能力下降,也会造成血乳酸水平升高。鉴别的方法是:缺氧导致的高乳酸血症必然伴随其他缺氧表现,应激性的和肝功能损害导致的乳酸升高罕见超过 5 mmol/L 水平,但该水平的高乳酸血症在细胞缺氧病人中并不少见。除了乳酸水平高低以外,观察乳酸水平变化的趋势更有意义。如果伴随复苏和循环紊乱纠正,乳酸水平迅速下降,则表明治疗是成功的,病人有望获得较好预后;反之则提示治疗不成功,且病人预后不良。近年来,有学者推荐以乳酸清除率评价循环治疗和复苏的效果,但目前尚未对此进行充分评价。

(五)微循环

大循环紊乱必然引发微循环紊乱,而大循环稳定未必能使微循环恢复正常。由于微循环是实施氧气和其他营养物质交换的区域,其功能将最终决定循环治疗的意义。所以,在大循环稳定后必须着手改善微循环。

虽然早已认识到改善微循环对于循环治疗的重要性,但长期来由于监测手段匮乏,造成临床治疗的盲点。近年,OPS 技术使临床无创观察微循环变化的愿望成为可能。这种设备通过对病人舌体表面的微循环观察进行评估,由于舌体与胃肠道同属消化系统,故其微循环变化具有与胃肠道同等的敏感性。

目前,诸多研究集中在脓毒性休克的治疗方面。研究发现,虽然有效提升血压,但毛细血管串珠样改变、血液淤滞、断流等现象依然存在;而局部或全身给予血管扩张剂,可以改善这种现象和预后,且在一定范围内与血压无关,但对此也存在不一致的报告。正如前面所强调的,脓毒性休克所涉及的问题极其复杂,不能指望单靠血管活性药物解决所有的问题,但能够监测并指导开放微循环治疗无论如何也是脓毒性休克治疗的突出进步。

目前商品化的 OPS 监测仪尚有改进的空间。存在的主要问题有:①难以确保重复观察部位进行准确的再定位;②对微循环变化的定量分析技术还有缺陷。目前,该方法仍主要用于研究,临床普及尚待时日。

(六)治疗循环系统紊乱的基本步骤和方法总结

创伤、休克、脓毒症、心功能不全等常是引发循环紊乱的原因,有效地控制和治疗这些原发病是纠正循环紊乱的基础。在此基础上,针对循环紊乱可作如下处理:①首先调整病人的容量负荷至与其心血管功能相匹配的最佳状态。为此,往往需要通过容量负荷试验、功能性血流动力学监测等方法确认;②在病人容量负荷得到满足的基础上,可以针对低血压、低心排血量等情况适度使用正性肌力药物和血管活性药物;③循环治疗的初步目标是使氧输送满足外周组织的氧消耗,标志是中心静脉血氧饱和度($ScvO_2$)≥70%,或混合静脉血氧饱和度($SmvO_2$)≥65%,同时高乳酸血症得到纠正或缓解。为达至此目标,有时需要纠正可能同时存在的贫血和低氧血症或降低病人的代谢率;④进一步目标是纠正局部器官的缺血缺氧,使胃黏膜内 pH(pHi)≥7.320。

二、呼吸系统监测及治疗的基本方法

(一)体格检查

观察呼吸频率、幅度、节律、呼吸方式(胸式或腹式)、有无动用辅助呼吸肌、是否存在矛盾呼吸以及呼吸音听诊等,可以初步评估呼吸功能障碍及其类型。

正常的呼吸频率是 10~16 次/min,呼吸频率增加是呼吸功能障碍最早的反应并超前于血气的改变。超过 20 次/min 提示存在潜在的呼吸问题,超过 30 次/min 则表现为呼吸窘迫。

有时,简单的望诊便可获得许多的有用信息。例如,鸡胸或桶状胸说明病人存在慢性肺阻塞性疾病;一侧胸部隆起或塌陷提示该侧可能有气胸或肺不张;矛盾呼吸则是多发肋骨骨折的典型表现;肺顺应性下降和呼吸肌疲劳往往往导致浅促呼吸;呼吸过程中胸廓与腹部的非同步运动说明存在膈肌麻痹等。

此外,皮下捻发音、肺部的干湿罗音、双侧呼吸音不对称等体格检查发现均有助于探明发生呼吸功能障碍的原因。

（二）放射检查

X线检查难以发现肺部即刻发生的病变,但病变在12~24 h后则能够明显呈现。X线检查有助于证实肺部炎症、肺不张、肺栓塞、胸腔积液、气胸的存在。插管病人应常规行X检查以避免一侧主支气管插管和导管移位。经历胸部创伤、颈内或锁骨下静脉置管或机械通气中气道高压的病人,一旦突然发生呼吸困难均应立即进行X检查以排除气胸。

（三）血气分析

血气分析是评价肺脏气体交换功能的金标准。

1. 动脉氧分压（PaO_2） 低氧血症定义为:在海平面呼吸室内空气的条件下（吸入氧浓度为21%）$PaO_2<60$ mmHg。PaO_2是决定血氧饱和度及血氧含量最重要的因素。影响PaO_2的因素有肺泡内气体的氧分压和肺脏的换气（氧合）能力两方面,任何一方面发生变化均会导致PaO_2改变。

导致低氧血症的原因很多,如吸入空气氧浓度减低、通气不足、通气/灌注失衡、肺泡塌陷或水肿液体浸没等。所谓“换气”或“氧合”能力则主要与通气/灌注的匹配有关。在肺泡完全塌陷或完全被水肿液浸没时,流经肺泡的血液得不到氧合而产生分流效应。正常的动脉/肺泡氧分压的比值为0.85,这是检测肺氧合功能的重要指标。但临床更方便使用所谓的“改良氧合指数”,即PaO_2/FiO_2,其正常值≥300。目前将$PaO_2/FiO_2=200~299$定义为“急性肺损伤”（ALI）;将$PaO_2/FiO_2<200$定义为“急性呼吸窘迫综合征（acute respiratory distress syndrome, ARDS）”。ALI及ARDS代表了肺损害的两个不同阶段,严重的分流主要见于ARDS。

2. 动脉二氧化碳分压（$PaCO_2$） $PaCO_2$是评估肺通气能力的参数,正常值为35~45mmHg。$PaCO_2$升高称为高碳酸血症,如果因此导致血液pH降低则称为呼吸性酸中毒,见于各种原因导致的肺泡有效通气不足或通气无效腔增加。代谢性碱中毒也可以导致$PaCO_2$升高,这是呼吸系统为维持正常的血液酸碱度所做的有益代偿。$PaCO_2$降低称为低碳酸血症,如果因此导致血液pH升高则称作呼吸性碱中毒,由过度通气所导致,可见于较严重的应激状态、脑损伤或ARDS早期。近年来提出“允许性高碳酸血症”的概念,是伴随治疗ARDS的“小潮气量通气”或“保护性肺通气”策略诞生的一个妥协性的治疗对策,即在对ARDS病人通气治疗中,允许$PaCO_2$达到70 mmHg而不需纠正。不过,在合并有代谢性酸中毒和有颅内压增高倾向的病人,则禁止使用可允许性高碳酸血症。相反,对颅内压增高病人提倡达到$PaCO_2$ 30~35 mmHg的适度低碳酸血症,被认为有助于减轻脑水肿。

3. 动脉血氧饱和度和脉搏血氧饱和度 与血红蛋白结合是氧最主要的输送方式,故从某种意义讲监测血氧饱和度（SO_2）比监测氧分压更有意义。血氧饱和度监测有用动脉血液行动脉血氧饱和度（SaO_2）监测和在指（趾）端、耳垂、鼻尖等部位进行的脉搏血氧饱和度（SpO_2）监测两种方式。前者精准,后者方便,各有优势也各有不足。

SaO_2主要取决于PaO_2,两者关系（氧解离曲线）略呈“S”形。这条S型的曲线告诉我们:SaO_2受限于一个决定氧气与血红蛋白结合状态的PaO_2的阈值（生理状态下约为60mmHg）。如果PaO_2低于该阈值,氧与血红蛋白的亲和力便急剧下降,下降程度与PaO_2有明显的依赖关系,使SaO_2处在氧解离曲线的“陡部”;反之,如果PaO_2高于此阈值,氧对血红蛋白的亲和度便明显增加,SaO_2对PaO_2依赖度降低,使氧解离曲线走势平缓。SaO_2与PaO_2的这种关系具有重要的生理学意义:在氧分压较低的外周组织,有利于氧从血红蛋白中解离释放,供细胞使用;而在氧分压较高的肺脏,则有利于血红蛋白捕获并结合氧气,增加动脉血的氧含量。上述关系也同时告诉我们:对有呼吸障碍的病人,既要尽一切可能避免PaO_2下降至此阈值以下;也要尽一切手段使PaO_2恢复到此阈值以上,但也不必追求过高的PaO_2。

判断氧解离曲线位置的参数是P_{50},标准状态下（T=38 ℃、pH=7.4、$PaCO_2=40$ mmHg）氧解离曲线的$P_{50}=26.6$。其含义是:对应50% SaO_2的PaO_2是22.5 mmHg。但许多因素可以造成氧解离曲线移动。酸血症、发热或高碳酸血症可导致氧解离曲线右移而使P_{50}增加,此意味着氧与血红蛋白结合的能力削弱,欲获得同样的SaO_2需要有更高的氧分压,也意味着氧更容易从血红蛋白中释放。反之,碱中毒、低温或低碳酸血症则使氧解离曲线左移导致P_{50}减少,此意味着氧与血红蛋白结合能力增强,即便较低的氧分压也能获得较高的SaO_2,也意味着氧将较难以从血红蛋白中被释放。了解这种情况同样具有重要意义:如果呼衰能够得到基本纠正（SaO_2≥90%）,为使更多的氧在外周释放,血液酸一些比碱一些要好。

SpO_2是无创和连续监测血氧饱和度的方法。该法基于氧合血红蛋白与还原血红蛋白具有不同的吸收光谱的性质,然后通过光比色方法在某些末梢循环部位间接获得SaO_2,手指、脚趾或耳垂均可作为备选的监测部位。在监测部位血运良好的情况下,SpO_2与SaO_2具有高度相关性,并在氧解离曲线陡部最敏感,故对于警示低氧血症具有足够的可靠性。

在心排血量下降、使用血管加压药或微循环障碍等情况下,SpO_2读数可以较实际SaO_2低。因此,当SpO_2降低时,应该同时检测血气与实际SaO_2进行比较,如此才能够确保SpO_2用于呼吸监测的可靠性。

(四) 无效腔通气监测

无效腔通气是种无效通气,不能参与气体交换,严重的无效腔通气将导致CO_2潴留。呼吸道正常情况下便存在从口鼻直到小支气管的无效腔,此被称作解剖无效腔。解剖无效腔是相对恒定的,约150mL,并且是构成正常人无效腔的主要成分。如果肺泡过度充盈或肺泡血液灌注不足,使通气与灌注出现过高的匹配,也形成无效腔通气,此被称为生理无效腔。正常人几乎不存在生理无效腔,但在病理状态下则构成无效腔增加的主要成分,例如机械通气、肺泡血管阻塞等。了解无效腔通气在临床上有两个意义:①解剖无效腔是相对固定的或许还会增加(如气管插管),过低的潮气量将导致肺泡有效通气不足。在同等的通气量的情况下,浅促呼吸的肺泡通气量会明显低于深慢呼吸,故对过低的潮气量应该进行干预;②进行性增加的生理无效腔是肺部疾患恶化的表现。研究证明,ARDS的预后与无效腔的变化有密切关系。无效腔的计算公式如下:

$$VD(无效腔通气)=PaCO_2-(PETCO_2/PaCO_2)$$

其中$PETCO_2$为潮气末CO_2分压。

(五) 分流监测

正常人即存在一定程度的分流(<5%),但在ARDS则可高达20%以上,严重的分流将导致难以纠正的低氧血症。血液分流率可用以下公式表达:

$$Qs/Qt=(CcO_2-CaO_2)/(CcO_2-CmvO_2)$$

这里,Qs/Qt是分流率,CcO_2是指肺毛细血管静脉端的血氧含量,是氧合良好的血液;$CmvO_2$是指混合静脉血氧含量,是准备进入肺脏交换的血液。对此公式可以作如下解释:分子部分代表了肺毛细血管静脉端血氧含量与动脉血氧含量的差异,差异越小说明静脉血掺杂越少,分流的成分越低;分母部分代表了肺毛细血管静脉端血氧含量与混合静脉血氧含量的差异,差异越大,说明混合静脉血被氧合越充分,分流的成分越少。该公式有助于理解影响分流的几个因素,但难以真正用于临床,方便临床使用

的是:

$$Qs/Qt=(0.003×A-aDO_2)/CO$$

这里,Qs/Qt是分流率,$A-aDO_2$是肺泡 – 动脉氧分压差,CO是心排血量

肺泡通气不足甚至完全丧失是形成分流的基础,临床有效的措施是使用呼气末正压(PEEP)通气,以增加功能残气量和开放肺泡。

(六) 呼吸系统的力学监测

在行机械通气的病人,人们能够通过呼吸机测量到许多呼吸系统的力学参数,如气道压力、阻力和顺应性。气道压力包括气道峰压(Pp)、平台压(Pplat)和平均压(Pm)。峰压是气体进入肺脏过程中克服阻力所产生的压力,因此与潮气量大小、流速的快慢、肺脏和胸廓顺应性的高低,以及气道是否通畅等许多因素有关;平台压则是在吸气相完成后,呼气相开始前屏气期间所测量的气道压力。此期间气体被重新分布,气道压力得以下降,这时的压力便主要与肺脏和胸廓的顺应性有关。峰压与平台压的差值是气道阻力的反映,差值愈大说明气道愈不通畅,并往往是气道痉挛或分泌物过多以及气体流速过快所致。正常人的气道阻力$(Raw)≈2\sim3\ cmH_2O/L$可以用以下公式表达:

$$Raw=(Pp-Pplat)/V,其中\ V\ 为气体流速。$$

呼吸系统的顺应性是表示胸廓和肺脏弹性的参数,由胸廓和肺顺应性共同组成,但由于具体到某一病人的胸廓顺应性是相对稳定的,故顺应性的变化主要反映了肺顺应性的变化。呼吸系统顺应性的计算公式是:$C=Vt/P$,即在单位压力(cmH_2O)下肺可被扩张的容积。顺应性降低将增加自主呼吸作功和使机械通气中的气道压力增加。在机械通气下,正常的呼吸系统顺应性是$70\ mL/cmH_2O$,肺脏炎症、水肿、纤维化等均导致肺脏的顺应性降低,降低的程度与肺脏病变的严重程度成正比。

三、急性呼吸衰竭治疗的基本方法

(一) 氧疗

氧疗是呼吸衰竭病人的基本治疗,通过提高吸入空气的氧浓度(FiO_2)增加肺泡氧分压(PAO_2)来提高PaO_2。不同给氧途径能够提供的最高氧浓度有所不同,鼻导管最低,最高仅能达到40%;而呼吸机最高,可达到100%,准确度也最可靠。氧疗中需要注意的问题是:①避免持续地高浓度给氧,50%以上浓度的连续给氧不应超过24 h,否则易导致或加重黏膜上皮细胞损害;②除非特殊情况,应避免吸入纯氧,否则可能诱发肺泡萎陷;③以分流增加为主要原因的低氧血症对高浓度吸氧不敏感,应通过使用

PEEP 改善肺氧合,而将吸氧浓度维持于较安全的水平;④低氧血症必须纠正,但不必追求过高的氧分压。

(二)机械通气

对于单纯氧疗难以纠正的呼吸衰竭必须进行机械通气治疗。机械通气有"无创通气(NVPP)"与"有创通气(IVPP)"两种方式。前者使用面罩,后者需要建立人工气道,均是借由呼吸机提供的正压送气达到维持肺脏气体交换的目的;使用无创通气对病人条件要求较高,有创通气可用于所有呼吸衰竭病人。机械通气只为纠正血气紊乱,本身不但不会治疗甚至会加重肺损害。鉴此,机械通气应该扬长避短,目前较普遍接受以下策略:

1. 使用小潮气量通气,Vt ≈ 6 mL/kg,控制 Pplat≤30 cmH$_2$O。

2. 按照肺顺应性曲线,PEEP 水平应选择在下拐点以上。

3. 对于有严重的小气道和肺泡塌陷的病人(该类病人往往需要较高的 PEEP 维持氧合),可以尝试肺复张策略。成功的肺复张可以使维持氧合的 PEEP 有所降低。

4. 纠正低容量血症,如果使用较高水平 PEEP 应该进行血流动力学监测(重点在 CO 变化),并计算氧输送。

5. 有条件地容忍因小潮气量通气可能造成的通气量不足,在无代谢性酸中毒或颅内高压风险的前提下,允许 PaCO$_2$ 达到 70 mmHg 而不纠正。

6. 在导致呼吸衰竭的原因被控制,全身情况基本稳定后,应尽早尝试脱机。

7. 在行机械通气期间,应给予病人充分的镇静和镇痛(如果需要),减轻病人的不适,除非可以良好耐受。当具备撤机条件而准备撤机时,应采用"间断唤醒"策略。

以上策略反映了近年来机械通气理念的进步,即将既往追求血气的全面正常化(同时纠正低氧血症与高碳酸血症)的理念转向在纠正低氧血症的同时,最大限度地对肺脏提供保护。

目前,没有证据证明 ARDS 病人应该使用糖皮质激素。对于输液,如果不存在明显的低容量血症的话,适当限制液体是有益的,能够缩短带机时间和重症医学科的入住时间。

(林洪远)

第 22 章

烧伤、冷伤、咬螫伤

第一节 / 烧伤

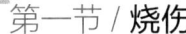

本节要点 (Key concepts)

● **Primary care**

Remove the causes of burn (put out the fire, disconnect electric current, wash with large quantities of clean water to eliminate chemical agents) as soon as possible is the first step to deal with burn. Vital issues such as cardiopulmonary arrest, airway obstruction and massive hemorrhage should be paid much attention to. The evaluation of burn extent and depth, cold therapy, analgesia and sedation, fluid resuscitation, antibiotics and tetanus prophylaxis should be given to the patient.

● **Wound management**

Dressing or exposure is used after immediate cleansing wound. After escharectomy, tangential excision and autolysis of devitalized tissue, auto-skin grafting are used in minor burns. Small pieces of skin autograft inserting into the punched holes of a large sheet of skin allograft, or smearing micro-grafts of auto-skin on a large sheet of skin allograft are transplanted on extensive burn wound. debridement and skin flap implanting is usually Performed after electrical injury as soon as possible.

● **Complications**

Cerebral edema, kidney dysfunction, GI ulcer and intra-abdominal compartment syndrome (ACS) are the most common complications of burns. Effective dealing with these complications can improve the outcome of burns.

烧伤是由热力包括火焰、热液、蒸气、热金属等引起的组织损伤,也可由电流、化学物质、放射线等所致损害。

烧伤病程一般分为三期,各期相互交叉重叠。①体液渗出期:烧伤区及其周围及深层组织毛细血管通透性增加,血管内血浆样液体渗入组织间隙形成水肿或渗出创面形成渗液、水疱。体液渗出高峰为伤后 6~8 h,36~48 h 渗出减少而趋停止,创面停止渗液,渗于组织水肿液开始回收,水肿消退,尿量增加,有称此时为"水肿回收期"。②感染易发期:水肿回收及坏死组织广泛溶解阶段是全身性感染的两个峰期。伤后一周水肿回收,经缺血缺氧打击,脏器、免疫功能受损,回收水肿液中含毒素、细菌、炎症递质等有害物质,易引发急性感染。伤后 2~3 周,坏死组织广泛溶解,是全身性感染另一峰期。③整修康复期:伤后炎症反应同时,即开始组织修复。浅Ⅱ度烧伤自行修复,深Ⅱ度由残存皮肤附件上皮覆盖愈合,Ⅲ度创面需植皮修复。条件许可,创面修复手术可在伤后立即或休克期进行。在创面修复过程中,应尽量减少瘢痕形成,恢复功能、容貌,注意心理、体能康复。

一、伤情判断

按烧伤面积、深度及合并伤情判断。

（一）烧伤面积估算

用九分法加手掌法（Table 2-22-1）。

中国九分法与国外华氏法（Figure 2-22-1）主要区别点在于中国人躯干体表面积较小。小儿与成人比较,头大下肢小,头颈部面积 =［9+(12- 年龄)]%,双下肢面积 =［46-(12- 年龄)]%,其他部位与成人相仿。成人、小儿手指并拢单掌面积约占体表面积 1%（Figure 2-22-2）,可用病人手掌估算烧伤面积 %,如医者与病人手掌大小相仿,也可用医者手掌估算烧伤面积。

Table 2–22–1   The "rule of nine" to estimate burn area (expressed as % of total body surface area, TBSA)

Area		Chinese rule of nine		Wallace rule of nine	
Head & Neck	Hair	3		3	
	Face	3	9×1	3	9×1
	Neck	3		3	
Both upper extremities	Both upper arms	7		8	
	Both forearms	6	9×2	6	9×2
	Both hands	5		4	
Trunk	Anterior trunk	13		18	
	Posterior trunk	13	9×3	13	9×4+1
	Perineum	1		1	
Both lower extremities	Both buttocks	5		5	
	Both thighs	21	9×5+1	18	
	Both legs	13		12	9×4
	Feet	7		6	

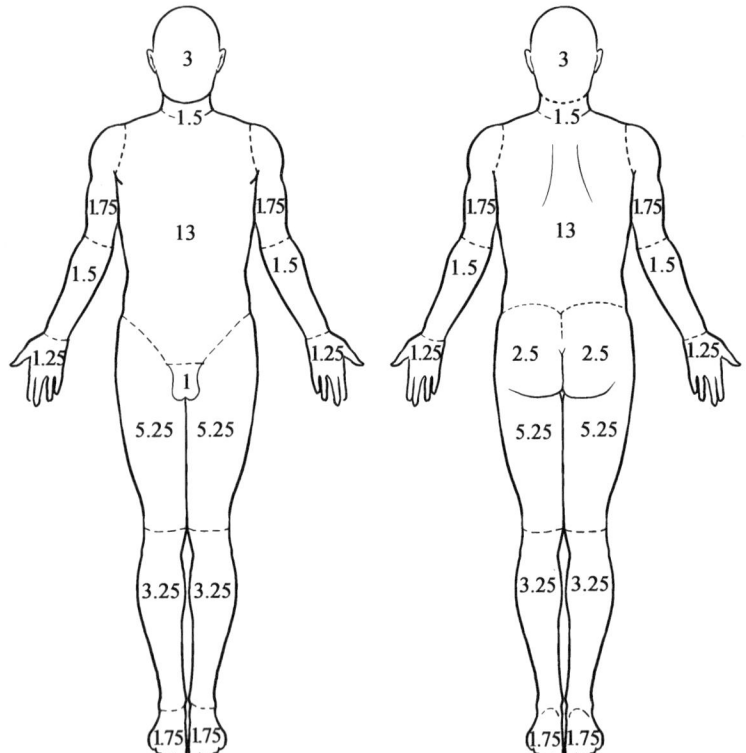

Figure 2–22–1   Eastimating percentage of adult body surface area by chinese rule of nine

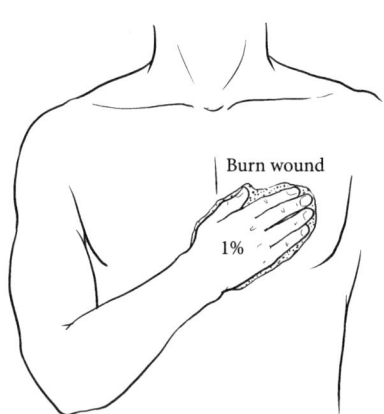

Figure 2–22–2   Eastimating percentage of body surface area by patient's palm

（二）烧伤深度判别

　　沿用三度四分法，烧伤深度分为Ⅰ度、浅Ⅱ度、深Ⅱ度和Ⅲ度（Table 2–22–2，Figure 2–22–3）。2004 年我国学者提出"四度五分法"，即将"三度四分法"的Ⅲ度再分为Ⅲ度（伤及全皮层、皮下脂肪）、Ⅳ度（伤及全皮层、皮下脂肪、肌肉、骨骼、脏器）以区别皮肤与皮肤深层组织损伤。

Table 2-22-2　Depth of burn

Depth (degree)	Tissue destruction	Clinical sign	Sensation	Pulling hair test*	Temperature	Healing
1st	Superficial epidermis germinal layer alive	Erythema no blister, slight red swelling, hot, pain	Burning sensation	Pain	Slightly increase	3~5 days, desquamation, no scar, no pigmentation
Superficial 2nd	Epiderm germinal layer and dermis papillary layer	Blister surface of moist, bright red, edema after removing epidermis (blister cuticle)	Megalgia, hyperesthesia	Pain	Increase	1~2 weeks, pigmentation, no scar
Deep 2nd	Dermis papillary and reticular layer	Smaller blister and less hydrops, surface is slight moist, white mottled red, fine vessel branches after removing blister cuticle	Pain, dysesthesia	Slight pain	Slight decrease	3~4 weeks, pigmentation scar
3rd	Full-thickness skin, muscle, skeleton, viscera	Eschar pale, sallow, charred, leather-like, coarse branches of vein thrombosis	Painless, insensitivity	Painless	Cool	Decrustation 3~4 weeks, require grafting, scar and deformity

* Pulling 1 or 2 hairs in burn area to differentiate between deep 2nd and 3rd degree, 3rd degree painless, deep 2nd slight pain

* "Germinal layer" of epiderm also called "stratum basale"

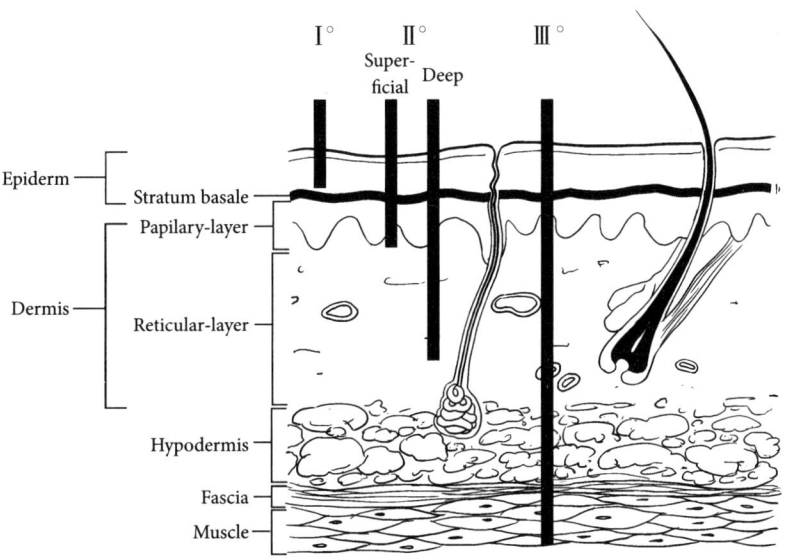

Figure 2-22-3　Depth of burn

（三）烧伤严重程度分类

The assessment of the severity in burnt adults see Table 2-22-3.

Table 2-22-3　The assessment of the severity in burnt adults

Degree of severity	Total body surface area burned (3rd degree) %
Minor	<10(0)
Moderate	11~30(<10)
Severe	31~50(11~20)
Critical	>50(>20)

* If there is one of the following conditions, even though burn area <30% (or 3rd degree<11%), it is still assessed as severe degree: ①shock, ②complicated injury, ③toxication, ④moderate or severe inhalation injury

二、急救、转运和早期处理

（一）急救

1. 迅速脱离伤源

（1）灭火　尽快脱去着火或热液浸渍的衣裤，就地翻滚或用非易燃衣服、棉被、毛毯扑盖灭火，尽量用洁净水灭火或跳入洁净水池、河沟内。切忌奔跑呼叫，以免风助火势，烧伤头面、呼吸道。迅速离开密闭和通风不良现场，防止吸入性损伤、窒息。

（2）电烧伤、化学烧伤的急救见"特殊烧伤"节。

2. 保护创面　不再污染、损伤创面，用烧伤制式敷料、急救包、三角巾或清洁被单、衣服等包扎,保护创面,勿用有色药物或油脂敷料,以免增加深度判定和治疗的困难。

3. 冷疗　用自来水或清洁冷水对创面淋洗、浸泡或冷敷,可减轻疼痛,减少渗出、水肿,阻止热力继续损害,伤后越早施行越好。水温调节以能止痛和伤员能耐受的冷为度,通常 15~20℃左右。冷疗持续时间至少 0.5 h,可达数小时,以冷疗停止后基本不痛为准,病员对冷难以忍受时可稍等片刻适度提高水温后再施行。冷疗适用于轻、中度烧伤,通常不用于重度、特重烧伤,冷刺激机体,不利于抗休克。

4. 合并危急情况处理　如发生心跳呼吸停止、大出血、气道梗阻、开放气胸等,即予体外心脏按压、人工呼吸、上止血带、敷料填塞、开放气胸,气道梗阻则可环甲膜穿刺或切开(勿伤及喉部,以免喉部狭窄)。

（二）转运

1. 轻度、中度烧伤　如当地无治疗条件,可随时转运。

2. 重度、特重烧伤　①如当地有条件,尽量就地治疗。②如当地无治疗条件,必须转运时,应尽量待休克平稳后再转运。如因环境、技术、人员等因素,必须在休克期转运时,则烧伤面积 30%~49% 病员尽量在 8 h 内送到指定医院,烧伤 50%~69% 病员尽量在 4 h 内送到,70%~100% 病员尽量在 1~2 h 内送到。

3. 转运工具　2 h 内可到达者用汽车,2 h 不能到达者争取空运。飞机起飞时病员头应向机尾,降落时病员头应转向机头,以防直立性低血压或脑缺血,病员横放或直升机起降时则无需变动体位。

4. 转运前及途中注意事项　①镇痛、镇静:一般用哌替啶或吗啡,有颅脑外伤、呼吸抑制、吸入性损伤呼吸困难者忌用,改用苯巴比妥钠。勿用冬眠合剂,以防直立性低血压。②保护创面:用消毒敷料或清洁单包扎、保护创面,勿用塑料布包扎创面(不透气、不吸水、易浸渍感染)。③处理合并伤:有骨折应予固定,出血者则用止血带、加压包扎、结扎血管予以止血。④补液:轻、中度烧伤者以口服含盐饮料为主,必要时静脉输液。重度、特重度烧伤则以静脉补液为主,参见本节三的烧伤休克治疗。⑤口服或注射抗生素。⑥保持呼吸道通畅:有发生呼吸道梗阻可能的病员,转运前应予气管切开。⑦静脉输液者应放置导尿管:观察尿量以调整输液速度。⑧保暖、防暑。⑨配置必需急救器材(如气管切开包、急救包)、药品(如口服或静脉补液)。

（三）烧伤早期处理要点(Box 2-22-1)

Box 2-22-1　烧伤早期处理要点

1. 脱离伤源:灭火,切断电源,大量清水持续冲去化学物质,脱离通风不良现场
2. 危急情况处理:心肺复苏、止血、气管切开、填塞开放气胸等
3. 伤情判断:根据烧伤面积、深度及合并伤情分为轻度、中度、重度、特重
4. 镇痛、镇静:哌替啶、吗啡或苯巴比妥钠
5. 合并伤处理:骨折固定,处理颅脑伤、胸腹伤
6. 补液:制定口服或静脉补液计划(见烧伤性休克)
7. 抗生素和破伤风抗毒素(过敏试验阴性后):污染重、严重深度烧伤者必须应用
8. 冷疗:适用于轻、中度烧伤
9. 创面处理:现场保护创面,无休克或休克平稳后清创,酌情给予包扎、暴露及外用药物。环状缩窄焦痂应尽早切开减压,以免深层组织压迫坏死
10. 转运:当地无治疗条件应转运

（四）成批烧伤早期处理

成批烧伤病员治疗远较单个烧伤困难,应注意抢救的组织、分类、转运。

一般可成立:①领导指挥组:由党、政领导及烧伤专家组成。②抢救治疗组:成立分类清创组、轻伤组、重伤组。轻、中度烧伤病人一般归入轻伤组,经处理后可予门诊治疗或收入一般病房;重度、特重烧伤一般归入重伤组,分别收入急救室、重病区或监护病房。医护人员分为若干小组,每小组负责处理一定数量的病员。③后勤供应组:负责药品、器材、敷料、全血、血浆等一切抢救所需物资供应,负责的病员家属和有关领导接待。

根据病员数量、伤情及当地医疗机构承受能力决定是否及如何分类转运。

三、烧伤性休克

（一）诊断

临床主要表现为:①尿量减少;②脉压变小,血压下降;③心率加快,脉搏细数无力;④周边静脉充盈不良,甲床毛细血管充盈时间延长;⑤口渴难忍;⑥烦躁不安,系脑缺氧表现;⑦血液检验可有血浓缩、低血钠、低蛋白,并发肺功能不全则有低氧血症、呼吸性酸碱失衡。

此外,如有条件可监测:①血流动力学指标:心排血

量(CO)、右房压(RAP)、中心静脉压(CVP)、肺动脉楔压(PAWP)、肺血管阻力(PVR)、左心室作功指数(LVWI)、外周血管阻力(SVR)。②动脉乳酸测定,休克乏氧代谢导致高乳酸血症。③胃肠黏膜pH,烧伤后胃肠道发生缺血早而恢复迟,这有助于发现"隐匿型代偿性休克"。④氧供(DO_2)和氧耗(VO_2)变化:氧供随氧耗相应提高,说明纠正缺氧措施有效,但仍有"氧债";氧供不随氧耗提高,说明氧供治疗已满足代谢需要,或氧供对纠正缺氧无效,氧利用陷于衰竭。⑤血液流变学紊乱,血小板数、血黏度、血浆纤维蛋白原增加,促凝血因子增多。

（二）治疗

1. 早期补液方案（Box 2-22-2） 救治严重烧伤需要通畅的静脉输液通道。

Box 2-22-2 烧伤早期补液方案

1. 口服补液:主要用于轻、中度烧伤,口服液体应含盐、碳酸氢钠,少量(成人100~200 mL/次、小儿20~50 mL/次)多次,逐步增加

2. 静脉输液:主要用于重度、特重烧伤。①伤后第一个24 h,每1%烧伤面积、每千克体重应补胶体(血浆、代血浆)0.5~1.0 mL及平衡盐液(2份等渗盐水 +1 份等渗 $NaHCO_3$ 或乳酸钠)1.0 mL,再补充水分(5%~10%葡萄糖液)2 000 mL,前8 h、后16 h各输一半。②伤后第二个24 h,胶体、平衡盐液为第一个24 h一半,补充水分仍为2 000 mL

3. 调整输液速度和成分的指标:①成人尿量不低于30 mL/h,以50 mL/h左右为宜,小儿1 ml/(kg·h)左右。②收缩压90 mmHg以上,脉压20 mmHg以上。③心率120次/min以下。④末梢循环(甲床毛细血管、周边静脉充盈)改善。⑤无明显口渴。⑥安静,无烦躁不安。⑦改善血浓缩、水电解质和酸碱失衡。有条件可监测血流动力学、胃肠黏膜pH、氧供和氧耗等指标

延迟复苏:在临床及血流动力学严密监测下,入院后较快补入按公式计算出的所需液量

---

2. 其他治疗

(1) 镇痛、镇静 减轻和降低应激及能量消耗。

(2) 预防控制感染 缺血、缺氧引发感染,感染加重休克。

(3) 维护脏器功能 参见"常见内脏并发症"节。

(4) 为减轻缺血再灌注损伤,可使用维生素 C、E、β-

胡萝卜素、谷胱甘肽等。

四、烧伤全身性感染

烧伤死亡原因以全身性感染居首位。

（一）来源

来自创面、静脉导管、气管切开后呼吸道及消化道(口腔、肛门、肠道)。肠源性感染的发生与烧伤后肠黏膜屏障损害及肠道菌群微生态失衡有关。

（二）诊断

诊断包括:①精神变化,兴奋、幻觉、妄想、定向障碍、淡漠或喊叫。②寒战,体温骤升骤降,持续高热或体温不升。③心率加快,呼吸急促。④创面暗晦,有出血点、出血坏死斑,创缘、皮片不长且有侵蚀,创面每克组织菌量 >10^5。⑤白细胞数骤升、骤降或持续升高、下降,肌酐清除率下降,血内毒素、尿素氮、血糖升高。⑥创面、血培养可有铜绿假单胞菌等革兰染色阴性杆菌、耐甲氧西林金黄色葡萄球菌(MRSA)等革兰染色阳性球菌、念珠菌、厌氧菌等。

（三）防治

防治包括:①积极处理休克:减轻缺血缺氧损害。②消除感染源:及早清除坏死组织、焦痂、痂皮,立即用皮片覆盖,防止静脉导管、气管切开导管、留置尿管以及病人接触床垫、被服、敷料、器械、工作人员所引发的感染。③选用抗生素:对污染或严重烧伤,可先选用针对本环境常见菌的1~2种广谱抗生素,待细菌培养药敏结果出来后再予调整。使用抗生素主要时机一为休克期,二为溶痂期(伤后2~3周),三为围术期(术前至术后2~3 d)。敢用敢停,以免持续应用抗生素而致菌群失调或二重感染(如真菌感染)。④维持机体抗力:代谢营养支持,适量糖、脂肪、蛋白质,早期喂养以维护肠黏膜屏障。

五、烧伤创面处理

（一）早期清创

争取在伤后6 h内进行,已发生休克者,待休克控制后再清创。通常在镇痛、镇静药物下进行,洗净创周皮肤,以大量灭菌等渗盐水(无灭菌盐水也可用清洁水)冲洗创面,必要时再予0.1%~0.2%聚维酮碘或1:2 000氯己定洗涤、涂搽。清创同时可予冷疗(适用于轻、中度烧伤),冷疗后再酌情采用暴露或包扎。

（二）非手术处理

常用非手术处理创面方式有包扎、暴露、半暴露(开

放）、湿敷、浸浴。

1. 包扎 内层敷料用单层油纱布（麻油、石蜡油、薄凡士林），外加多层脱脂纱布、敷料，早期渗出阶段敷料厚度3~5 cm，渗出期后适当薄些。包扎范围超出创缘5 cm，各层敷料铺平，肢体包扎从远端开始，加压均匀适度，保持功能位。浅Ⅱ度烧伤无感染者，不必常换敷料，多能自愈。

2. 暴露 将烧伤创面暴露在干热（室温30~32℃，相对湿度40%）空气中，不盖敷料，使渗液及坏死组织干燥成痂，以暂时保护创面。大面积烧伤应定时翻身，使创面交替受压，应用悬浮床者可不定时翻身。使用热风机、红外线、悬浮床者应适当增加补液量。

3. 半暴露（开放） 单层药物纱布紧贴于创面，常用于供皮区。

4. 湿敷 脱脂敷料或数层纱布浸透等渗盐水或药液平整敷贴于创面后包扎固定，促使引流、清除创面脓液、脓痂、坏死组织。多用于植皮前加速清洁创面，可数小时更换一次，湿敷面积不能大，持续时间不宜长，大面积无抗菌剂的等渗盐水长时间湿敷，可引发致命的铜绿假单胞菌等侵袭性感染。

5. 浸浴（浸泡） 病人全身或部分浸于温热等渗盐水或药液中，清洁创面，减少菌量，促痂分离，减轻换药疼痛，水中活动以改善功能。水温高体温1℃，通常38~39℃，开始浸浴时间不超过30 min。注意浸浴器具严格消毒，避免交叉感染。

（三）深度烧伤处理

深度烧伤一般指深Ⅱ度、Ⅲ度烧伤，Ⅰ度、浅Ⅱ度则为浅度烧伤。Ⅲ度烧伤坏死组织称焦痂，Ⅱ度烧伤坏死组织称痂皮。

1. 切痂植皮 切痂是将烧伤皮肤和皮下脂肪一起于伤后早期切除，通常至深筋膜平面，但也有主张保留健康脂肪者。有深筋膜、肌肉坏死则一并切除。切痂后创面立即移植自体皮或混植自、异体（异种）皮，及早封闭创面。

2. 削痂植皮 烧伤早期用辊轴取皮刀将深度烧伤（深Ⅱ度为主）坏死组织削除，用皮片（自体、异体、异种）或生物敷料覆盖封闭创面。

3. 植皮

（1）自体皮肤移植有游离皮片移植和皮瓣移植两类 ①游离皮片移植：按皮片大小可分大张、小片（0.5~1.0）cm×（0.5~1.0）cm，微粒（1 mm²以下）等皮片移植。按皮片厚度可分为刃厚（皮片厚0.15~0.3 mm）、中厚（0.3~0.6 mm）、全厚（皮肤全层）、带真皮下血管网全厚皮片移植。②皮瓣移植：皮瓣是有血供的皮肤及皮下组织组成，主要

分带蒂皮瓣及游离皮瓣，常用于电烧伤。

（2）大面积烧伤植皮术 ①供皮区：小面积烧伤大张自体皮片常由大腿供皮。大面积深度烧伤常用头皮作供皮区，头皮厚，血循丰富，毛囊多，断层切取后数天即愈，可多次重复切取，有达10次者，如切取方法正确，对头发生长无明显影响。②大张异体皮开洞嵌植小片自体皮：大张中厚异体皮均匀开洞（用刀尖），洞径约0.5 cm，洞距0.5~1.0 cm，张力缝合于创缘后包扎，2天后观察，如异体皮生长好，则于洞中嵌植（0.3~0.5）cm×（0.3~0.5）cm 小片自体皮（Figure 2-22-4）。1%体表面积自体皮可修复7%~10%烧伤创面。③大张异体皮涂布微粒自体皮移植：大张中厚异体皮稀疏戳少量小孔引流，于异体皮真皮面均匀涂布1 mm²以下微粒自体皮，张力缝合于创缘后包扎，微粒皮在异体皮下扩展融合而封闭创面。

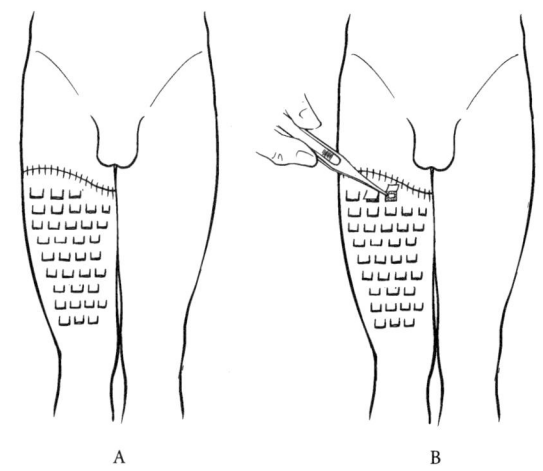

Figure 2-22-4 Inserting small pieces of skin autograft into the punched holes of large sheet of skin allograft
A. Graft large sheet of skin allograft with punched holes onto the burn wound; B. After setting up blood circulation of skin allograft primarily (2 days), inserting small pieces of skin autograft into the holes of the allograft

（四）合成及生物敷料

常用外层为人工合成高分子材料，内层为生物材料作为创面覆盖物，用于敷贴创面。高分子材料为硅膜、聚氨酯薄膜等，生物材料则为动物胶原等。

（五）常用创面抗菌药

1. 磺胺嘧啶银（SDAg） 制菌范围广，对革兰染色阳性、阴性菌均有效，对铜绿假单胞菌效果好，通常使用剂型为1%~2%霜剂及糊剂，糊剂是由粉剂与适量外用盐水混合搅拌成糊状后涂抹在痂上。

2. 磺胺米隆（sulfamylon，甲磺灭脓） 对铜绿假单胞

菌作用也强,某些厌氧菌(如破伤风杆菌、梭状芽胞杆菌)也有效。常用剂型为 5%~10% 霜剂(涂敷创面)、等渗盐水溶液(湿敷)。一次应用范围不超过体表面积 20%,以免吸收引起酸中毒。

3. 创面消毒剂 0.1%~0.2% 聚维酮碘(povidone iodine, PVP 碘,碘伏)、1:2 000 氯己定(chlorhexidine)用于冲洗、浸泡以消毒创面。3% 过氧化氢溶液,为强氧化剂,用于清洗创面,有去腐、除臭、消毒作用,尤适用于厌氧菌感染创面。

六、常见内脏并发症

1. 脑水肿 多因伤后早期因烦渴而大量饮用不含盐(电解质)的水或静脉输液时水分(5%~10% 葡萄糖液)偏多。一旦发生,立即给予利尿、脱水剂(20% 甘露醇等),并输注适量血浆、电解质液(平衡液),必要时镇痉(苯巴比妥钠等)。

2. 肾功能不全 ①积极防治休克:预防、减轻肾实质损害。②清除血(肌)红蛋白:利尿和碱化尿液。③及早清除坏死组织:去除感染源及化学毒性物质。④选用肾毒性小的抗生素。⑤纠正水、电解质及酸碱失衡:特别注意预防、控制高钾血症。⑥连续肾替代疗法(CRRT):血液净化,消除肾功能不全所致的有害物质如氮质、高钾、过多水分、毒素、炎症介质等。

3. 消化道溃疡 严重烧伤早期可予 H_2 受体拮抗剂(西咪替丁、法莫替丁)、质子泵抑制剂(奥美拉唑)预防之,其他处理同一般消化道溃疡。

4. 腹腔间隙综合征(intra-abdominal compartment syndrome,ACS) 多由早期补液量过多引起,由于腹腔内积聚液体使腹内压不断增加,出现腹胀、呼吸困难、心率加快、尿少,给予腹腔穿刺引流过量腹腔积液后,腹胀、呼吸、心率、尿量多可迅速改善。

七、特殊烧伤

特殊烧伤系特殊原因(电、化学、瓦斯、放射等)及特殊部位(呼吸道、手等)烧伤。

(一)吸入性损伤(inhalation injury)

主要由湿热空气(蒸气)、烟雾(含有大量毒性物质)吸入气道所致,可引起气道损伤、气道炎症、肺水肿、肺萎陷或肺不张。应迅速将病人撤离现场,有条件时吸 100% 氧以尽快消除 CO 和纠正缺氧,有呼吸道梗阻可能者及早气管切开,清除气道分泌物,灌洗气道,必要时予以机械通气。

(二)电烧伤(electric burn)

指电流通过人体引起的损伤,电流不通过身体而由

电火花引起烧伤,处理同火焰烧伤。①急救:立即切断电源或用不导电物品(木、竹棍棒)拨开电源,未脱离电源前急救者切勿接触伤员,以防自身触电损伤。脱离电源后,如伤员呼吸心跳停止,即行体外心脏按压和人工呼吸。②液体复苏:补液量、碱量及尿量(可用甘露醇利尿)应稍多于一般热力烧伤,电解质液的等渗盐液与等渗碱液比例可由 2:1 至 1:1,以处理肌肉、红细胞释放的大量肌红蛋白、血红蛋白。③及早清创皮瓣修复:应注意焦痂、筋膜切开减压,彻底切除坏死组织,保存有活力及可能有活力组织。尽量保持肌腱、神经解剖连续性,坏死血管切除后即予血管吻合,但在血管内膜损伤有可能发生血管栓塞处,不宜作血管吻合。清创后立即用皮瓣覆盖,术后应注意继发性出血,床旁常备止血带、止血包。④预防感染:创面坏死组织可用双氧水冲洗以防厌氧菌感染,早期应用抗生素、破伤风抗毒素。

(三)化学烧伤

立即脱去浸渍化学物质衣物,持续用大量清洁水冲洗,至少 30 min,条件允许可持续冲洗数小时,特别注意双眼冲洗。一般均不用中和剂,除非对该化学物质性质有清彻了解,否则会引起中和及中和产热损伤。

1. 酸烧伤 常见为硫酸、盐酸、硝酸烧伤,可使组织脱水、组织蛋白凝固而不向深部侵蚀。可用大量清水冲洗,再按一般热力烧伤处理。氢氟酸烧伤,由于 F^- 穿透性强,可引起组织液化坏死、骨质脱钙及顽固性剧痛。F^- 全身性中毒,则发生致命的低钙血症。除立即脱去污染衣物用大量清水冲洗外,局部可外用钙剂(氯化钙、碳酸钙等),局部可注射 10% 葡萄糖酸钙,Ca^{2+} 直流电导入,应用糖皮质激素等。深部组织液化坏死灶,则予以手术清创。

2. 碱烧伤 强碱(氢氧化钠)使碱离子穿透深部组织,皂化脂肪,损伤深部组织。急救时大量清水冲洗 10 h 或更长,直至创面无滑腻感。深度烧伤及早切痂植皮。生石灰烧伤时,在清水冲洗前,必先清除伤处生石灰,以免加水产热再烧伤。

3. 磷烧伤 除热力致伤外,还可由创面吸收引起肝、肾等脏器损害。用大量清水冲洗后将创面浸入水中,隔绝空气,忌暴露,以免磷继续燃烧。用 1% 硫酸铜清洗创面,形成黑色磷化铜,以便于识别并移除磷,控制硫酸铜浓度及用量,以免吸收后招致铜中毒。创面必须包扎,不能暴露,忌用油质敷料以免促使磷吸收,可用碳酸氢钠湿敷包扎。深度烧伤及早切痂植皮,以免磷吸收而致全身中毒。

(汪仕良)

第二节 / 冷伤

本节要点 (Key concepts)

- **Background**

Clod injury can be caused by cold environment. It is reported that there were more than one million military men suffering from cold injuries during World War Ⅰ and Ⅱ.

- **Classification**

Cold injury may be divided into two types: freezing and non-freezing injury. Freezing cold injury also named frostbite, which occurred after exposure to the temperature blow 0℃. Nonfreezing cold injury is happened when the temperature is always beyond 0℃, which includes chilblain (>16℃, mostly seen in hands, feet, ears and cheeks), immersion foot (0~10℃, mostly seen in feet and legs) and trench foot (0~10℃, always occur in feet and legs).

- **Management**

Systemic treatment of frostbite includes the maintenance of vital signs and local treatment, and prevention is mainly dependent on propaganda, local warmth and drugs.

冷伤(cold injury)系人员暴露于低温环境下所产生的组织损伤，是平时和战时寒区的一种重要伤类。据不完全统计，两次世界大战中，发生冷伤的人数超过 100 万。

一、致伤原因

冷伤的主要病因是寒冷环境。一般地说，冷伤程度与寒冷的强度及持续时间成正比。同时，还与潮湿度、风力、接触冷物和局部血液循环有关。

二、分类

冷伤分为冻结性冷伤(freezing cold injury)和非冻结性冷伤(non-freezing cold injury)两大类。冻结性冷伤亦称局部冻伤或冻伤(frostbite)，是在非常寒冷的条件下，身体局部组织温度降到冰点以下，组织经历冻结和融化后引起的损伤。多发生于足、手、颜面及耳郭等部位，战时以足部多见。非冻结性冷伤是指组织温度虽低，始终在冰点以上，局部最常见的是冻疮，其他有浸渍手、浸渍足和战壕足等，全身则称为冻僵(frozen stiff)，此时直肠温度降至 35℃以下。

冻伤可发生于不同的海拔高度，但高原(海拔 3 000 m以上)更为多见。一般海拔每增高 100 m，气温下降 0.56℃，5 000 m 高度则降低 28℃。

三、冻伤的临床表现

1. 反应前期 指冻伤后至复温融化前的一个阶段。自觉症状先为冻痛、刺痛至刀割样感觉，接着出现麻木和失去知觉，皮肤苍白，触之冰冷、发硬，其坚硬程度常与伤情有直接关系。

2. 反应期 指复温融化后的阶段，损伤范围于复温后数日才渐趋明显，故早期诊断有一定困难。目前多数学者主张将冻伤分为四度，其表现大致如下。

(1) Ⅰ度冻伤 仅伤及皮肤表层，皮肤充血、水肿，呈红色或紫色。自觉症状为患部痒感、灼热、刺痛、麻木，数日(1 周左右)可自愈。

(2) Ⅱ度冻伤 伤及真皮层。典型症状为水疱形成，并往往连成片状，疱液为橙黄色的透明浆液，疱底呈鲜红色。水疱周围充血、水肿，4~5 d 后水肿减轻。主要感觉为疼痛，皮肤触之有灼热和干燥感。如无感染，水疱吸收后形成较薄的痂皮，脱落后露出粉红色柔嫩的表皮，并逐渐正常化。后遗症为对冷刺激敏感，多汗。

(3) Ⅲ度冻伤 伤及皮肤全层并扩展到皮下组织。复温后冻区肿胀，皮肤呈青紫色或青灰色，与Ⅱ度冻伤比较水疱较小，疱底为污秽色。水肿更为严重并有血性渗出。病人疼痛难忍。如无感染，水疱逐渐干燥，形成较厚的黑而硬的干痂，痂皮不易脱落。去痂后露出肉芽组织，形成溃疡，以后逐渐形成瘢痕。如合并感染，可导致大片组织丢失。

(4) Ⅳ度冻伤 为皮肤及皮下各层组织的冻结性损伤。其特点是包括肌肉和骨骼在内的全部组织坏死。复温后冻区肿胀，皮肤为紫蓝色或青灰色，无水疱或仅有少数小的血性水疱，水肿出现较晚但很明显。伤部触之冰冷，痛觉和触觉均丧失。如无感染，冻后 2~6 周冻区逐渐变黑、干燥，呈干性坏死（木乃伊化），最后形成分界线，坏死组织脱落形成残端。如合并感染，组织腐烂，形成湿性坏死，甚至气性坏疽以至危及生命。

临床上常将Ⅰ度冻伤称为轻度冻伤，Ⅱ度冻伤为中度冻伤，Ⅲ度与Ⅳ度冻伤统称为重度冻伤。应当指出的是，在重度冻伤同一肢体中，自伤部中心向近心侧常有各种程度冻伤并存。

3. 后遗症　常见有肢端冷、痛或麻木，多汗、肤色异常、关节活动不灵等，遇冷时加重。严重的手、足冻伤还会引起骨关节炎，并可持续数年。儿童严重冻伤可引起骨断裂或未成年期的骨融合而致畸形。

四、冻伤的诊断

诊断标准可参考 Box 2-22-3。

Box 2-22-3　各度冻伤的临床特征及诊断标准

分度	临床表现			转归
	皮肤	水疱	渗出物	
Ⅰ	潮红，轻度水肿，温度正常或略高，痒感，轻度疼痛	无	无	无组织坏死，有上皮脱屑
Ⅱ	红或暗红，水肿明显，温度升高，疼痛加重	大水疱，往往成片，疱壁薄，疱液橙黄、清亮。疱底鲜红	少（浆液性渗出）	无组织坏死，痂皮脱落后裸露粉红色上皮，易损伤
Ⅲ	紫红或青紫，水肿明显，温度较低，感觉迟钝	较大水疱，散在，疱壁厚，疱液红或暗红，疱底暗红	较多（血性渗出）	全层皮肤和皮下组织坏死
Ⅳ	青灰，中度水肿，皮肤温度低，感觉丧失，肢体痛	小水疱或无水疱，疱壁厚，疱液咖啡色，疱底污秽	多（血性渗出）	皮肤、皮下、肌肉甚至骨组织全层坏死

五、冻伤的治疗

1. 紧急救治　迅速脱离寒冷环境，如伴有体温过低和全身性症状以及严重外伤，应先行抢救处理，给予保暖、强心、人工呼吸、给氧、输液等以防治休克和心、肺、肾等并发症。快速融化复温是救治仍处于冻结状态之冻伤的最好方法。将伤部放置于 38~42℃温水（如无温度计，以手试水温不烫手即可）中浸泡 30~60 min，不能浸泡的部位，如耳、鼻等可用温水不断淋湿或湿敷。病人获救后，了解受冻时气象条件，暴露时间与机体所处状态，以初步估计冻伤程度，如判断有困难时，均应按重度冻伤进行治疗。

2. 局部处理

(1) 创面给药　轻中度（Ⅰ、Ⅱ度）冻伤局部可敷 1% 呋喃西林霜、2% 新霉素霜或 5% 磺胺嘧啶锌霜等。重度（Ⅲ、Ⅳ度）冻伤，推荐用 0.1% 氯己定液多次温浸疗法。

(2) 水疱处理　较小的水疱可任其自然吸收不做任何处理，较大者可在无菌条件下抽出疱液或低位切开排液引流，切忌去除疱皮而暴露疱底。

(3) 痂皮处理　无感染、较薄的痂皮不必过早去除，任其自然脱落。较厚的痂皮或发生痂下积脓者应及时剪除，注意保护创面。

(4) 冻伤手术处理原则　对于冻伤组织的切除或截肢应尽可能在晚期进行，并采用分层切除法，尽可能多保留仍有生机的组织。

3. 全身治疗

(1) 改善微循环　用低分子右旋糖酐改善血液循环。动脉内注射乙酰胆碱或烟醇、普鲁卡因或血管扩张剂利血平、妥拉唑林等阻断交感神经或行交感神经切除术，应用肝素、纤维蛋白溶酶与抗蛋白酶制剂等激活血液抗凝血机制，降低血液凝固趋势。

(2) 保护血管壁　鉴于冻伤对血管壁的损伤作用，应用维生素 E、维生素 C、芦丁等保护血管壁。对疼痛较重者适当给予镇痛剂，以解除病人痛苦。抬高患肢、保护伤部，适当的活动及功能锻炼等均有益于促进痊愈。

六、非冻结性冷伤

（一）冻疮

冻疮（chilblain）是最常见的一种非冻结性冷伤，多发生于低温和潮湿条件下，如较为寒冷的初冬或早春季节（16℃以下）。好发部位为身体的暴露和末梢处如手、足、耳、面颊等，手、足尤为多见。

冻疮在未合并感染的情况下,一般在离开低温环境后可自愈(伤后 5~7 d)。局部每日用 0.1% 氯己定液温浸或用 1% 呋喃西林霜剂外涂,或仅用温水浸泡,并适当包扎保暖,均可加速治愈。愈后无明显后遗症,但往往易复发。

(二)浸渍足

下肢(主要是足)在低温(0~10℃)的水中或泥浆中长时间(12 h 以上)浸泡而且缺乏运动时发生的非冻结性冷伤称为浸渍足(immersion foot),多发生于船员、水手和海军。其病程缓慢,大体上经历缺血期、充血期、充血后期及后遗症期。严重的浸渍足可形成组织坏死与脱落;后遗症期表现为患部对寒冷和负重较敏感,疼痛、多汗等症状,可持续数年。

(三)战壕足

长时间在冰点以上的低温(0~10℃)潮湿或蒸气环境中(如战壕或防空洞)停留,肢体下垂,处于固定状态以及鞋靴过紧而发生的主要累及小腿和足的非冻结性冷伤称为战壕足(trench foot)。

其症状为早期局部冷感、麻木,进而红肿、水疱形成,重者发展为局部溃疡或组织坏死。

浸渍足和战壕足的治疗方法可参照冻疮和冷伤的治疗,其原则为早期治疗,预防感染及对症治疗。

七、冷伤的预防

冷伤的预防包括:①重视教育管理。②加强防寒保暖。③提高抗寒能力。④药物预防。

第三节 / 咬螫伤

本节要点 (Key concepts)

- **Snake bites**

Snake bites can be divided into neurotic poison, blood circulation poison and mixed poison according to the properties of venom.

Application of compression bandage over the bite and immobilization with splints of bitten extremity are the first aid.

Snake antivenins should be used as early as possible.

Supportive care.

- **Bites by mammalian**

Dog bites are the most common one which would likely cause rabies.

Immediate cleansing followed by rabies vaccines or rabies vaccines plus rabies antiserum or rabies immunoglobulin have turned to be effective for this bites.

- **Bites or stings by arthropod**

Maintenance of vital signs and local treatment are the predominant therapy for arthropod bites or stings.

动物咬螫伤主要通过咬螫的机械力作用、继发性感染和某些动物的毒素而使人体致伤。

一、毒蛇咬伤

目前世界上已知蛇类有 2 500 余种,其中毒蛇约 600 余种。我国蛇类有 200 余种,其中毒蛇有 50 余种,对人类危害较大的有 10 余种。当毒蛇咬人后,由毒腺分泌的蛇毒,经排毒导管、毒牙及伤口,沿淋巴及血液循环扩散至全身,引起一系列局部和全身中毒症状。

(一)临床表现

根据毒蛇种类、蛇毒成分以及中毒表现的不同,临床上可分为以下三种类型:神经毒为主的,如金环蛇、银环蛇和海蛇等;血循毒为主的,如尖吻蝮蛇、圆斑蝰蛇、竹叶青蛇、烙铁头蛇等;混合毒的有眼镜蛇、眼镜王蛇和蝮蛇等。现将其临床表现分述如下。

1. 神经毒表现 神经毒为低分子蛋白多肽类,能选择性阻断运动神经横纹肌接头的递质传递,导致横纹肌弛缓性瘫痪,可引起外周型呼吸麻痹。咬伤局部疼痛和红肿较轻,仅有轻度麻木感,少有出血或不出血,齿痕较少且无渗液。咬伤后 1~3 h 开始出现全身中毒症状,如头晕、头痛、嗜睡、四肢无力、流涎、视物模糊、复视、眼睑下垂、声音嘶哑、言语不清、张口和吞咽困难、牙关紧闭、颈强直和步态不稳等。严重者可出现肢体肌肉弛缓性瘫痪、呼吸麻痹、心力衰竭和肌红蛋白尿。如抢救不及时，可因呼吸麻痹和循环衰竭而死亡。

2. 血循毒表现　血循毒主要由溶蛋白酶和磷脂所组成，具有强烈的溶组织、溶血或抗凝血作用。咬伤局部疼痛剧烈，出血不止，局部肿胀严重，皮肤发绀，有大片皮下出血与瘀斑，较大的水泡或血泡，局部淋巴结肿痛。严重者，伤处软组织迅速坏死。全身症状有畏寒、发热、恶心、呕吐、心悸、胸闷、气促、腹痛、腹泻、烦躁不安、谵妄、视物模糊。全身有出血倾向。严重者可因颅内出血、心力衰竭、肾衰竭和休克而死亡。

3. 混合毒表现　对神经、血液和循环系统均有损害，但有所侧重。如眼镜蛇毒以神经毒为主，蝮蛇毒以血循毒为主，但也有复视等神经毒表现，此为蝮蛇咬伤的特征。

（二）诊断要点

1. 毒蛇与无毒蛇的鉴别　①毒牙和毒腺：毒蛇与无毒蛇最可靠的区别是毒蛇有毒牙和毒腺，而无毒蛇则没有毒牙和毒腺，只有锯齿状的牙齿。②牙痕：无毒蛇咬伤为一排或两排细牙痕，而毒蛇咬伤通常仅有一对较大而深的牙痕。③临床表现：毒蛇咬伤时局部和全身中毒症状明显，而无毒蛇咬伤时无显明的局部和全身中毒症状。

2. 毒蛇蛇种的鉴别　确定为毒蛇咬伤后，可根据蛇的形态特征、栖息环境、活动规律、地区分布和结合临床表现，进一步确定是哪一种毒蛇咬伤。此外，尚可采用天然乳胶凝集抑制试验法、免疫酶标法等方法来鉴别毒蛇种类。

（三）治疗原则

1. 现场急救　被毒蛇咬伤后，病人应保持安静，切忌惊恐奔跑，以减少毒素的吸收。尽快用加压绷带或就地用布带、手帕、绳索等在近心端咬伤部位以上 5 cm 处绑扎，松紧度以阻断淋巴和静脉回流为宜，每隔 15~20 min 放松 1~2 min。伤肢用夹板或其他代用品制动，然后取平卧位尽快送往医院作进一步处理。

2. 扩创排毒及冲洗伤口　用 1 : 5 000 高锰酸钾、3% 过氧化氢或生理盐水冲洗伤口及周围皮肤，以清除伤口残留的毒液和污物。伤口冲洗后，可将的牙痕间中心的皮肤上作长 1~1.5 cm 深达皮下的"十"字形切开，使毒液排出，伤口内如有断毒牙应予取出。有筋膜间隔综合征时应作筋膜切开减压术。蝰蛇和尖吻蝮蛇咬伤，为防出血不止，一般不作扩创排毒。

3. 局部封闭　将胰蛋白酶 2 000~4 000 U 或糜蛋白酶 15~30 mg 溶于 0.5% 普鲁卡因 10~20 mL 中，在伤口周围作环形封闭，以直接破坏蛇毒的作用。

4. 抗蛇毒血清治疗　抗蛇毒血清是治疗毒蛇咬伤的特效药物，应针对相应的蛇种尽早、尽快、一次足量应用，但对危重病人，即使咬伤后 24 h，仍推荐使用抗蛇毒血清治疗。明确蛇种类者，可选用同种抗蛇毒血清，暂不能明确蛇种者，可应用多价抗蛇毒血清或根据临床表现和本地可能出现的毒蛇选用相应的抗蛇毒血清。使用前应作过敏试验，过敏试验阴性方可使用。

5. 应用蛇药　如南通蛇药，对蝮蛇咬伤有显效，首次口服 20 片，以后每 6 h 服 10 片，至全身和局部症状明显减轻即可停药。

6. 支持治疗　如出现休克征象，应及时输液扩充血容量，低血压者可给予多巴胺静滴。溶血和贫血现象明显时，应输血，同时给予呋塞米利尿和 5% 碳酸氢钠碱化尿液以保护肾功能。糖皮质激素具有抗毒、抗炎、抗过敏和提高机体应激能力的作用，可用氢化可的松或地塞米松静脉滴注。局部有感染或组织坏死时，给予广谱抗生素。常规注射破伤风抗毒素。

7. 并发症的处理　如出现呼吸麻痹、心力衰竭、急性肾衰竭和 DIC 等并发症时，则按相应的救治原则处理。

二、兽畜类咬伤

犬、猫、猪以及野生哺乳动物虎、豹、熊、狼等可能咬伤人体，其中以犬咬伤最为多见。除动物的利牙和利爪损伤组织外，口腔及利爪中的细菌可引起继发感染，有的还可传染疾病，如狂犬病、鼠疫等。目前世界上每年约有数万人死于狂犬病。狂犬病已成为我国目前重要的公共卫生问题之一。为此，以下仅就狂犬病的临床表现和被狂犬咬伤后的处置作简要叙述。

（一）临床表现

狂犬病的潜伏期一般为 1~3 个月，但也可短至数天长达数年。主要临床表现为特有的恐水、怕风、恐惧不安、流涎、咽肌痉挛、进行性瘫痪等。病死率几乎达 100%。诊断主要依据有被狂犬或病畜咬伤或抓伤史以及临床表现，确认有赖于检查病毒抗原或尸检脑组织内基小体。

（二）处理原则

1. 伤口处理　人被狂犬咬伤后，应及时（指 2 h 内）严格处理伤口。用肥皂水或清水彻底冲洗伤口 15 min。然后用 2%~3% 碘酒或 75% 乙醇涂搽伤口。冲洗和消毒后伤口处理应遵循只要未伤及大血管，尽量不要缝合，也不应包扎。伤口深而大者应放置引流条，以利于伤口污染物及分泌物的排除。伤口较深、污染严重者酌情进行抗破伤风处理和使用抗生素等以控制狂犬病以外的其他感染。

2. 狂犬病疫苗和抗狂犬病血清的应用 如咬人的犬确为狂犬或疑为狂犬，应立即给予狂犬病疫苗注射；如疑为狂犬，经观察 10 d 后犬未发生狂犬病，也未死亡，则可终止注射。对一般咬伤可于 0、3、7、14、30 d 各肌内注射狂犬病疫苗 1 安瓿(液体疫苗 2 mL，冻干疫苗 1 mL 或 2 mL)，儿童用量与成人相同，成人在上臂三角肌肌内注射，儿童应在大腿前内侧区肌内注射；而对严重咬伤应于 0、3 d 加倍注射疫苗量(左、右两侧三角肌分针注射)，并于 0 d 应用抗狂犬病血清或免疫球蛋白，在全程后第 15、75 d 或第 10、20、90 天加强注射。

三、节肢动物咬伤和螫伤

我国常见的节肢动物咬螫伤主要为蜂、毒蜘蛛、蝎子等，除咬螫伤外，损伤主要由毒液所致。

(一) 蜂螫伤

蜂包括胡蜂、黄蜂和蜜蜂。蜂毒的主要成分为多肽和酶类。

1. 临床表现 局部症状包括疼痛、红肿、荨麻疹，皮损中央常有出血性瘀点。全身症状有头晕、头痛、恶心、呕吐、腹泻和全身性水肿。若为群蜂多处螫伤，可发生严重中毒反应，出现呼吸困难乃至呼吸麻痹而死亡。胡蜂螫伤还可引起溶血、凝血障碍、血红蛋白尿和肝肾功能损害。少数病人可发生过敏反应，从轻度的荨麻疹和血管源性水肿到严重的气道水肿、休克、心血管功能衰竭甚至死亡。

2. 治疗原则 蜜蜂螫伤时，应先拔出蜂刺，伤口用弱碱性溶液(3% 氨水、3% 碳酸氢钠、肥皂水等)洗涤。黄蜂、胡蜂螫伤时，用酸性溶液(3% 硼酸、1% 醋酸或食醋)洗涤伤口。有过敏反应、心、肺功能抑制和急性肾衰竭时，按相应的救治原则处理。

(二) 蜘蛛咬伤

我国毒性强的蜘蛛有红螫蛛、黑寡妇蜘蛛等。蜘蛛毒

的成分有神经毒、坏死毒和酶类等。

1. 临床表现 轻者可无自觉症状，重者局部有剧烈疼痛、肿胀，螫伤处苍白，周围发红、瘙痒、荨麻疹，进一步发展可形成水泡，围绕中心区有继发血栓形成的紫斑，组织坏死和溃疡形成。全身症状以儿童和黑寡妇蜘蛛的咬伤为甚。伤后 30 min 可出现大汗淋漓、流涎、腹部剧痛、腹肌痉挛，颇似急腹症，伴有头痛、恶心、呕吐、颜面苍白、软弱无力、胸闷、视物模糊、吞咽困难、血压升高和心动过速等表现。严重者可因溶血出现急性肾衰竭、DIC 等。

2. 治疗原则 立即在伤口近心端绑扎(详见毒蛇咬伤)。咬伤局部用胰蛋白酶 2 000~4 000 U 封闭治疗。伤口用 1：5 000 高锰酸钾溶液冲洗，或用拔火罐吸出毒液。严重病人可静脉滴注肾上腺皮质激素、10% 葡萄糖酸钙和抗蜘蛛毒血清。有急性肾衰竭和 DIC 等并发症时，则按相应的救治原则处理。

(三) 蝎螫伤

我国有钳蝎和全蝎两种毒蝎。蝎毒的主要成分为神经毒素、溶血毒素、出血毒素、凝血毒素和酶等。

1. 临床表现 最典型的局部症状是感觉异常和烧灼样疼痛，常伴有肿胀、水疱、血疱或组织坏死。全身症状有头晕、头痛、流涎、软弱无力、恶心、呕吐、出汗、肌肉痉挛和抽搐、语言障碍等。严重者可出现呼吸窘迫、急性心力衰竭、肾衰竭、肺出血、肺水肿等。

2. 治疗原则 局部处理包括切开伤处皮肤，吸出毒液，拔出毒刺，并用弱碱性溶液(3% 氨水、肥皂水)洗涤。局部冷敷，以减轻毒素吸收。局部剧痛可用 3% 盐酸依米丁 30 mg 于伤口附近作深部皮下注射。全身处理包括静脉注射 10% 葡萄糖酸钙以缓解肌肉痉挛和抽搐。严重中毒者，可给予肾上腺皮质激素和抗蝎毒血清治疗。有呼吸窘迫、休克、心力衰竭、肾衰竭、肺水肿等合并症者，则按相应的救治原则处理。

(杨志焕)

第 23 章

战伤外科

第一节 / 战伤外科工作特点

本节要点 (Key concepts)

- **Background**

During a war there are always massive casualties. War surgery is a discipline dealing with organization, technology, theories and emergency treatment of the wounded. It is not only a branch of surgery, but also an important part of military medicine.

- **The characteristics of working**

Under the circumstance of war and occurrence of massive casualties at the same time, all the surgical treatments must obey the principle of "echelon", i.e., the treatment of the wounded has to be divided into several steps: from simple and easy emergency measures to delicate operation step by step.

战伤外科学是研究现代战争条件下战伤的发生、发展规律、伤员救治的理论、技术和组织方法的一门学科。它既是外科学的一个分支,又是军事医学的重要组成部分。它是一般外科学的理论、技术在作战条件下的应用,同时又有本身独特的研究内容和工作方法。野战外科的工作特点如下:

1. 战时环境 战时工作环境艰苦、流动性大,战伤救治常在简陋的屏蔽所和缺乏水电等恶劣环境下展开,而且随时会受到敌人火力威胁和袭击。

2. 大量病员 一次战役或大规模战斗后,常突然在同一时间、同一地点出现大量病员,且种类繁多,伤情复杂,伤势严重,病员时空分布无一定规律,致使救治工作难度加大。

3. 分级救治 由于战时环境和条件限制,对病员的救治不能像平时那样,自始至终由同一个医疗机构完成,而必须把一个病员的全部治疗过程,从时间上、距离(空间)上分开,不同级别或层次的医疗机构按统一的救治原则和分级救治的组织形式分段实施。通常分为连营急救、团救护所紧急救治、师医院和一线医院早期治疗、二线医院以后进行确定性治疗和专科治疗。

4. 医送结合 在战场上,病员的医疗与后送是一个连续的过程,后送途中需要进行不间断的救治与监护,如飞机或汽车后送的同时,还可作进一步止血包扎和输液等抗休克治疗。

第二节 / 火器伤

本节要点 (Key concepts)

- **Background**

In conventional war, firearm wounds are always the most frequent ones, accounting for more than 90% of war wounds.

- **Wound ballistics**

It's a branch of terminal ballistics and deals with the moving rule and mechanism of projects in the body. It's also the theoretic guidance of debridement of firearm wounds.

- **Treatment**

The treatment of firearms includes three parts: emergency treatment or first aid, debridement (early clearance of wound with surgical way) and the late treatment (including delayed or second closure of the wound, early transplantation of skin and foreign body removing, etc.).

- . **Multiple war injuries**

Two or more regions of the body are suffered from war injuries. They are always difficult to treat because of synergistic effects of the pathophysiologic disturbances of multiple organ systems, increased frequency and severity of shock and high mortality.

一、伤道的病理特点

1. 出入口的形态　贯通伤的出入口变化有几种情况。其一是出口大于入口，此种情况较为多见。其二是出口与入口等大，多见于一般钢珠弹伤。其三是出口小于入口，常见于近距离的火器伤。

投射物（特别是钢珠）射入体内后，因组织密度不同，形成的伤道常常是曲折的（Box 2-23-1）。

Box 2-23-1　钢珠弹射入体内后常改变方向

钢珠质量较轻，表面光滑，球形，进入体内后易呈曲折或摇摆运动，进入不同密度的组织时，更易改变方向。例：钢珠由左侧腰部射入后，伤及左肾、结肠、脾、胃底，继而穿透横膈及肺脏，并发生血气胸

2. 伤道分区　按病理形态学，伤道可分为三个区域，自里向外分别为原发伤道区、挫伤区和震荡区。原发伤道区系投射物直接损伤组织后所形成的永久伤道，腔内充满失活组织、异物、污染物、血液和渗出物。挫伤区系暂时空腔形成期间周围组织受高度挤压、撕裂和牵拉而发生挫伤的区域，该区内的组织最终全部或大部分发生坏死，继而脱落，致使原发伤道扩大。挫伤区的宽度多在 0.5~1.0 cm 间，少数情况下可更宽。震荡区系挫伤区外未直接受到压缩、撕裂和牵拉的区域，其主要病变是血液循环障碍。伤后可见该区充血显著，数小时后，可发生液体外渗，偶见血栓形成。挫伤区与外层震荡区的分界通常在伤后 1~2 d 才能分清。

二、火器伤的一般救治

火器伤的救治包括初期外科处理和后续治疗两部分。前者主要指清创术，后者包括延期和二期缝合、早期植皮和存留异物的处理等。

（一）清创术

清创术又称初期外科处理，指伤道发生细菌感染前，用外科手术切除失去生机的组织，清除血肿和异物，有效地控制出血，尽可能地将污染的伤口变为新鲜的伤口，以预防感染，促进伤口愈合，降低残废率和死亡率。

1. 清创术的适应证　原则上火器伤都应进行清创，只有那些无明显污染的浅表软组织伤可不作清创，将伤口及其四周皮肤清洗干净消毒后，用无菌敷料包扎。

2. 清创术的时机　清创术最好在伤后 6 h 内进行。不得已时，在注射抗生素的条件下，延至 12~24 h 也可进行清创，但时间越晚，感染机会越大。

3. 清创注意事项　包括①清创前，对病员要作全面检查，必要时拍摄 X 线片，以判定有无骨折和金属异物。如为多发伤，要事先计划好手术的次序。②清创中，应严格遵守外科无菌技术要求，操作细致，避免损伤重要的血管和神经。③清创后，除颜面、会阴、头皮、手部以外，均不作初期缝合。"早期清创，延期缝合"，这是战伤处理的基本原则。

4. 清创方法　清创术虽较简单，但却是野战外科手术的重要问题。因此，应按下述方法精心操作。

（1）皮肤和伤口的准备　麻醉后，用软肥皂水和等渗盐水冲洗伤口及附近皮肤，清除泥沙等污染物。擦干四周皮肤，伤口内盖上无菌纱布，更换手套和器械后按无菌操作要求再次消毒皮肤。

（2）切口　为了彻底暴露伤道深部，必须充分扩大皮肤和筋膜的切口。切口方向依部位而定，在肢体沿长轴切开，但在浅表骨骼的皮肤上不作切口，在屈曲皱褶处的切口应常规沿纹理切开，经关节的切口应作"S"形、"Z"形或弧形。

（3）切除失活组织　要尽可能全部切除相当于挫伤区的失活组织。判定失活肌组织可参照"4C"法，即色调（colour）——暗紫；致密度（consistency）——软泥样；毛细血管出血（capillary bleeding）——切开时不出血；收缩力（contractility）——夹之不收缩。切除过程中注意彻底止血。

（4）清除异物　由浅及深地清除一切弹片、血块、泥沙和游离的坏死组织。

（5）特殊组织的处理　对断离的肌腱不作初期缝合或移植，仅修剪其不整齐的部分，利用附近软组织加以包

理,以备后期有选择地重建。对损伤的神经,一般只是用健康肌肉覆盖其暴露部分,不作其他处理,留待日后手术,但手与面部的神经损伤时应争取作初期吻合术。

(6) 感染伤口的处理 伤口未得到及时处理已发生感染时,不作彻底清创。手术仅限于扩大伤口,切开深筋膜,以解除深部组织的压力,并清除明显的坏死组织、血块、脓液和异物。术后要保持引流通畅,及时更换敷料,为二期缝合创造条件。

(7) 引流 清创后的伤口应呈浅船形,伤口内不留死腔。用等渗盐水冲洗后,将纱布(禁用凡士林纱布条填塞)疏松地(切勿过紧)充填于创腔内,以利引流。

(8) 包扎和制动 伤口用厚的吸水纱布垫覆盖,再用绷带包扎,但切勿用胶布作环形固定,以免妨碍血液循环。

(9) 术后处理 保持有利于引流的体位和关节功能位;并抬高伤肢以减轻局部肿胀。

Box 2-23-2　清创术中常见错误

1. 清创后,除颜面、会阴、头皮、手部外,均不做初期缝合,但有的医生却做了"早期清创、早期缝合",结果常常是数天后发生感染,伤口裂开,脓液流出

2. 切口不够大,由表层至深层,逐渐缩小,由此使深层的失活组织血块等不能清除干净

3. 清创后伤口内留有死腔,或填于创腔内的纱布过紧,致使引流不畅

4. 为避免松脱,纱布包扎后用胶布作环形固定,由此影响局部血液循环

(二) 后续治疗

通常指早期清创 4~5 d 后的创面处理。其主要目的是消灭创面,为此可采取以下措施。

1. 延期缝合 系指清创后 4~7 d 施行的缝合。伤口内已有少量肉芽组织形成。创面清洁、新鲜,且无全身感染症状,即可将伤口缝合。如伤口有脓液或坏死组织,扩大伤口,清除坏死组织,使引流通畅。伤口脓液较多时可用湿敷,一天更换数次。一般在 2~3 d 内,伤口转为清洁后即可进行缝合。

2. 二期缝合 伤口因感染或其他原因,错过延期缝合的时机,以后再进行的缝合称为二期缝合。依手术时间和肉芽组织的情况,分为早二期和晚二期缝合。清创后 8~14 d,创面清洁,虽已有较多的肉芽组织增生,但其底部纤维组织形成尚不多,不需作组织切除即可将伤口缝合时,称为早二期缝合;清创 14 d 后,创壁已硬化,创面肉芽

组织的底部已有较多的纤维组织增生,呈板结状,缝合时需将肉芽组织连其底部的纤维板结层一并切除方能将伤口拉拢者,称为晚二期缝合。

3. 早期植皮 大而浅的伤口不能缝合或经部分缝合后残留的创面,如肉芽新鲜、渗出物较少时,可采用中厚游离植皮,这样可使伤口愈合时间大为缩短,并可减少因瘢痕过大而引起的功能障碍。

(三) 异物处理

约半数以上的火器伤伤道内有异物存留,其中绝大部分为金属异物。

1. 取除异物的适应证 位置浅表或不太深的较大(直径大于 1 cm)异物;位置虽较深,但易损伤邻近重要脏器的异物;长期存留对伤部功能有较大影响的异物。

2. 取除异物的时机 依异物的位置和操作的难易而有所不同:①浅表或易取出的异物,尽量在清创时取出;②已化脓的异物,可在扩大的伤口内沿伤道探查或在 X 线透视下尽可能将其取除;③其余异物留待伤口愈合、伤员全身情况良好时再取除。通常在伤口愈合后 2~3 个月才施行。

3. 异物定位法 正侧位 X 线摄片是最常用的方法,许多异物应用此法后可定位,必要时可作 X 线透视下插针等方法。

三、战伤多发伤

多发伤是指人体同时或相继遭受两个以上解剖部位或脏器的较严重创伤,而这些伤即使单独存在,也属于严重创伤。例如,脑挫伤同时有股骨干闭合性骨折;腹部枪伤同时胃、肝穿破等。因此多发伤应与多处伤相区别,后者是指同一解剖部位或脏器有两处以上的创伤,例如股骨多处骨折、腹部穿透伤小肠多处穿孔、上肢多处钢珠弹伤等。多发伤也不同于复合伤。复合伤也可伤及多部位或脏器,但致伤因素为两种以上。例如烧伤复合脑挫伤(两种致伤因素)、放射性损伤复合烧伤和冲击伤(三种致伤因素)。

由于高爆炸性及高杀伤力武器的使用,多发伤的发生率有明显的上升。

在现代战争条件下,致伤因素也很复杂。多发伤大都为弹片、钢珠弹等致伤物所致;但亦可为单一致伤物引起。常见于腹部穿透伤、胸腹联合伤、炸伤、骨盆伤、钢珠弹伤、气浪弹伤、冲击伤等。

(一) 临床特点

1. 生理紊乱严重 所有严重创伤都伴随着一系列复杂的全身反应。多发伤往往是十分严重的创伤,因此,代

谢和内分泌变化要比一般严重创伤更为显著和持久。急性血容量减少、组织低灌注状态和缺氧等一系列危及组织生存的病理生理变化，可能长时间难以获得改善。并且常常演变为急性肾衰竭、急性呼吸功能衰竭或急性心力衰竭等严重后果，甚至迅速死亡。

2. **伤势严重，死亡率高**　伤势的严重性并不完全由遭到创伤的部位多寡来决定。不少因素都可能影响伤势，如投射物的速度、受伤的部位、损伤的程度、失血量、低血容量状态持续的时间、救治是否及时等，但就总的情况来看，多发伤的伤情要比一般单发伤严重，死亡率也较高。

3. **容易漏诊**　病史询问和全面查体往往受到一定的限制，加之一些情况常掩盖了某些症状或体征，因而易于发生漏诊，对此要特别警惕。

4. **治疗矛盾**　多发伤病员往往需要手术处理。有时两个部位的创伤都很严重，处理顺序上就可能发生矛盾。如处理不当，不仅影响救治效果，甚至危及生命。有些军医，由于平时长期从事专科工作，在处理多发伤时，易于专注于其专科范围内的创伤，而忽视了其他创伤。为此要加强平时各科的培养和训练。

（二）多发伤的诊断

1. **了解受伤史**　到达医疗机构，要尽可能详细地了解病员受伤时所采取的姿势和环境、致伤物的性质、致伤物发射或爆炸的距离和方向、负伤后的主要症状等。即使只能提供其中一部分，对诊断也会有帮助，甚至很关键。

2. **全面检查**　在大量病员存在的情况下，必须有严密的组织分工，采取全面和重点相结合的检查方法，以求尽可能减少漏诊。

（三）多发伤的处理

处理多发伤的首要任务是保全病员的生命，减少残废，防止伤情恶化。经全面的检查后，要对各部位的创伤及其严重性迅速做出判断，找出当时对病员生命威胁最大的创伤，安排好各部创伤的处理顺序，使需要优先处理的创伤确实获得优先的处理。

急救之后要进行复苏，重点是补充血容量，以求改善病员的一般情况，使其能承受必须施行的一系列手术。

手术处理是创伤的决定性治疗措施，甚至也可视为复苏不可分割的一部分。例如有进行性内出血时，不及时施行手术就不能达到复苏的目的，这样，手术控制出血是最有效的复苏措施。在确定手术顺序时，威胁生命的损伤优先处理。如两种情况均危及生命，应争分夺秒地同时进行抢救。

腹部伤同时有颅脑伤或脊髓伤，一般应该先进行腹部手术。如颅内血肿形成导致致命的脑受压，就必须立即手术清除血肿。若胸、腹部伤确实严重地威胁生命，而又有脑受压的症状出现，权宜的办法是用颅骨咬骨钳稍微扩大颅骨上的缺损，使引流通畅，先解除脑受压症状，而暂不进行颅脑伤的确定性手术。

如腹部、背部或臀部同时受伤，最好先给背部或臀部的创伤作清创术和止血，然后再施行腹部手术。若背、臀部创伤没有活动性出血，或腹腔内损伤严重，稍予耽误即可危及生命，则应先作腹部手术，待术后恢复一个阶段，情况趋于稳定后，再为背、臀部创伤作手术处理。

由于多发伤的伤势常常十分严重，加之战时的特殊环境，因此在初级医疗单位（如团救护所或师医院）进行手术时，既要遵循分级救治的原则，又可吸取近来平时创伤外科中的新理念和新方法，即损害控制外科（damage control surgery）。其基本内容是：当严重创伤病员大量失血，全身情况很差时，生理耐受程度低，为此，采用分阶段的方式进行手术治疗，即第一步作救命性的简化手术（如控制实质脏器破裂出血和空腔脏器造成的污染）；第二阶段是进行休克复苏，最大限度地维持循环功能稳定，恢复正常体温，纠正酸中毒和凝血功能障碍，进行机械通气支持，对病员作再次评估以防遗漏次要或隐藏部位的损伤；第三阶段是在病员生理紊乱得到纠正，生命体征基本恢复正常后作第二次确定性手术。

第三节 / 冲击伤

本节要点 (Key concepts)

● **Background**

Blast injuries are caused by highly explosive wave striking body surface. The pressure or blast wave is transmitted through gas, liquid or solid. Air bomb, shell, FAE and other highly explosive weapons all may produce intensive blast wave, resulting in blast injuries.

● **Clinical characteristics**

One of the most important characteristics of blast injuries is mild damage on the body surface, and much severe in the internal organs, especially in air contained organs, such as lung, large intestine and middle ear. Therefore, much attention should be paid on preventing missed diagnosis.

- **Target organs**

Lungs are most sensitive targets to blast wave, typical pathologic changes of lung blast injury are pulmonary hemorrhage and edema.

- **Treatment**

Taking rest after suffering blast injury is benefitial to the wounded to avoid secondary bleeding, early treatment to pulmonary hemorrhage and edema and protection of the respiratory and cardiac function may reduce the morbidity and mortality of the wounded with blast injuries.

一、概述

高速高压的冲击波作用于人体而造成的损伤称为冲击伤(blast injury),即临床上所说的爆震伤。冲击波还可使人体和物体位移、抛掷而造成继发性损伤。战时,冲击伤主要由炸弹、气浪弹、油气弹(燃料空气炸弹)、鱼雷或核弹等武器引起。核战争中,冲击伤是主要伤之一;现代常规战争中,高爆炸力武器有所增多,因而冲击伤的发生率显著增高。在平时,由于不断出现的恐怖性爆炸袭击及其他意外爆炸,致使冲击伤发生率也有明显增高趋势。

二、各部位冲击伤的救治

(一)听器冲击伤

由于超压冲击鼓膜,使中耳鼓室与外耳道间产生明显的压差,可导致鼓膜破裂、鼓室积血、听骨链断裂等。内耳也可能受损,包括耳蜗螺旋器中外毛细胞变性坏死、螺旋神经细胞继发性病变而总数减少等。

1. 临床表现　主要有耳聋、耳鸣、耳痛、眩晕、头痛等,外耳道可流出浆液或血性液体。

2. 治疗　关键在于防治感染。用消毒干棉球和小镊清除外耳道血性液、污物,但禁止填塞、冲洗,或向耳内滴注药液。清洁后用酒精棉球消毒。怀疑污染时,可全身应用抗生素。如已有感染,用干纱条引流(切勿填塞)。

(二)眼冲击伤

冲击波可直接作用于眼部而造成损伤。主要表现有结膜充血、出血,角膜混浊、溃疡甚至穿孔,房水、晶体混浊,还可继发视网膜脱离、脉络膜炎等,或合并眼球穿孔、球内异物。病员可有烧灼感、羞明、视物模糊,甚至失明。

早期可冷敷;出血可用维生素 K、维生素 C;冲洗伤部,取出可见异物;滴抗生素眼药水;虹膜睫状体炎可用扩瞳药、地塞米松、胰蛋白酶等;眼球穿孔可在局麻下手术处理,术后用扩瞳药和抗生素;前房积脓可用 0.025% 庆大霉

素冲洗。如无毁损伤,一般不作眼球摘除术。

(三)胸部冲击伤

肺是最易受冲击波致伤的靶器官,肺出血是其最主要的病理改变。肺膜表面常有相互平行的血性肋间压痕。伤后可立即出现肺水肿,有时与出血相混合,呈粉红色泡沫痰。其他改变有肺破裂、肺大疱、肺萎陷等;可导致气胸、血胸和肺不张。心脏冲击伤表现为心内膜下或肌层出血,心肌纤维断裂等。严重者可出现冠状血管气栓。

1. 临床表现　可因伤情不同而有所差异。轻者仅有短暂的胸痛、胸闷或憋气感;严重者可出现明显的呼吸困难、发绀及口鼻流出血性泡沫样液体,听诊有呼吸音减弱,广泛湿啰音。X 线检查可见肺纹理增强,点状或片状阴影等,超声波及动脉血气分析对判断伤情有一定帮助。部分病员可在 24~48 h 后发展成为急性呼吸窘迫综合征(ARDS)。心脏冲击伤严重者可有心前区剧痛、出冷汗,心尖区可闻及舒张期奔马律,心电图有异常改变(Box 2-23-3)。

> **Box 2-23-3　冲击伤实例**
>
> 成年男子因炸药爆炸受伤,伤后 1 h 入院,当时意识清楚。经初步检查,仅见眼球损伤,体表有数处擦伤,因而被送至手术室处理眼外伤。不到半小时,病员出现意识不清,口鼻流血,双肺有广泛湿性啰音,呈明显肺水肿征象,经抢救无效,于伤后 6 h 死亡。本例外伤轻,内伤重,伤情发展迅速,致死原因为严重急性肺出血,肺水肿

2. 治疗　①休息;②保持呼吸道通畅;③给氧治疗;④防治肺水肿;⑤防治出血和感染。酌情给予止血剂,如肺破裂伴大量出血应立即手术。同时,应全身应用抗生素以防治感染。

(四)腹部冲击伤

冲击波作用于腹部后,肝、脾等实质脏器可发生被膜下血肿,破裂;肠系膜易发生血管破裂出血;胃肠空腔脏器

常出现浆膜下和黏膜层出血、浆膜面撕裂、胃破裂和肠穿孔，以横结肠和乙状结肠损伤为多。临床表现可有腹痛、恶心、呕吐、腹膜刺激征、休克、血尿、血便等。结合病史及X线、B超检查，必要时作腹腔穿刺以助诊断。

治疗包括休息、禁食。确定或怀疑有腹内脏器伤者，应及时手术，并注意防治休克和抗感染等。

（五）颅脑冲击伤

原发性颅脑冲击伤轻者仅见脑膜及脑实质充血或点状出血，重者可有颅底骨折和脑气栓等。继发性损伤多见，主要是撞击到坚硬物体而造成的颅骨骨折、硬膜外和硬膜下血肿、脑挫伤和脑水肿等，救治方法与一般脑外伤相同。

第四节 / 新武器伤

本节要点 (Key concepts)

FAE injury

- **Background**

Fuel air explosive (FAE) bomb.

FAE disperse an aerosol cloud of fuel which is ignited by an embedded detonator to produce an explosion. There are four factors for inflicting casualties: heat (2 000~3 000℃, several seconds), blast wave (peak pressure > 15 kg/cm^2), hypoxia (because of greatly consuming air oxygen during detonation) and fragment.

- **Injury**

The main features of the wounded resulted from FAE are always blast injuries combined with mild burn and asphyxia. Sometimes fragment may play an important role to inflict injury.

Laser injury

- **Background**

Laser (light amplification by stimulated emission of radiation) weapons.

The dioptric system of human eyes has very strong ability of focus to near infrared ray, thus making the power density of laser energy on the retina 100 thousand times higher than that on the cornea surface.

- **Injury**

Intensive laser weapon may inflict blindness and skin / internal organ injuries.

- **Protection**

There are several types of protective spectacles to prevent laser eye injuries.

Microwave injury

- **Background**

Microwave weapon.

Intensive electromagnetic energy produced by intensive microwave generator and high gain directional antenna can destroy equipment of aeroplane, missile, satellite of enemy and inflict casualties.

- **Injury**

This is called high-power microwave (HPW) weapon. HPW can produce two effects: thermal and non-thermal. Thermal effects (power density > 1 MW/cm^2) may inflict a series of physiological, biochemical and morphological changes, and may kill normal and cancer cells. Non-thermal effects (power density equals to or less than 1 MW/cm^2) may cause CNS and cardio vascular changes.

- **Protection**

Protective clothes, skirt, caps and spectacles can effectively prevent microwave injury.

一、油气弹(燃料空气炸弹)伤

油气弹,或称燃料空气炸弹(fuel air explosive,FAE),是美军于 1975 年在越南战争中开始使用的武器,1991 年海湾战争中又大量应用,其主要成分不是炸药,而是环氧乙烷、环氧丙烷等混合燃料。第一次爆炸时,燃料散开呈微粒状,与空气中氧混合,再次爆炸,形成巨大的云爆区。其主要杀伤因素为冲击波、缺氧、高温和破片(Box 2-23-4)。

Box 2-23-4　油气弹弹片的杀伤作用

在一次油气弹静爆(放置在地面爆炸)的动物(狗)实验中,7.6 m(超压值为 5.98~11.2 kg/cm²)内布放的动物,均现场死亡;9.5 m(超压值为 3.2~2.03 kg/cm²)布放的动物,伤情重、极重以至现场死亡;15.0~30.4 m(超压值为 0.26~1.03 kg/cm²)布放的动物,一般仅为轻度冲击伤,更远处则无伤。

但是,布放在 19 m 处的一例动物,有两块弹片穿入腹腔,造成肝、肾和肠系膜破裂,呈极重度损伤。表明在某些情况下,弹片也可能成为油气弹的主要杀伤因素

油气弹伤的治疗方法与一般冲击伤、烧伤、机械性损伤相同。窒息时应使病员尽快离开现场,必要时作对症治疗。

二、激光武器伤

激光(laser,light amplification by stimulated emission of radiation)是在原子、分子体系内,通过受激辐射,使得光放大而产生的一种新型光,其主要特点是:①指向性好:发射出的光束平行度很高,发射角很小(小于 1 毫弧度);②能量在时空上高度集中,亮度也较普通光源强 1 亿~100 亿倍。利用这一特性,可对高熔点和高硬度的军事目标进行切割和击穿,对较远距离人员的眼睛致盲。

强激光武器利用高能激光辐射直接摧毁敌人飞机、导弹和卫星等目标。功率较低的激光致盲武器可造成人眼损伤,也可引起皮肤及脏器损伤。

(一)致伤效应

1. 致盲　人眼的屈光系统,对可见和近红外线激光有很强的聚焦作用,使到达视网膜上的激光能量功率密度比角膜表面高约 10 万倍,因此眼底最易发生损伤。不同波长激光可造成不同眼组织损伤。光谱吸收系数越大,越易受伤,波长 532 nm 的绿色激光引起的视网膜损伤阈值最低,是目前激光致盲武器中致伤效应最严重的一种。

2. 其他损伤　功能和能量较大的激光照射人体时,可引起眼睛以外的其他部位损伤。如皮肤可发生水疱、炎性渗出,以后结痂愈合;肺脏可发生出血、萎陷、细胞渐进性坏死;心脏出血;腹部可发生肝、脾、肾、胃、小肠和胰腺等的出血、细胞渐变性坏死;大脑皮质中的锥体细胞对激光较敏感,可发生变性坏死,周围有出血水肿;小神经元细胞、神经胶质细胞、白质、内囊、脊髓和神经干对激光的敏感性较差。

(二)防护

1. 激光防护眼镜　是单兵激光防护最有效的方法,防护眼镜有吸收型、反射型和复合型三类。

2. 其他　防护滤光片和新型防护材料,如激光防护燃料,快响应激光/弹道防护材料等,主要用于仪表或武器装备的光学仪器上。

(三)治疗

发生眼损伤后应适当休息,避免强光刺激。早期可用一些抑制炎症、促进水肿吸收的药物,如激素类药物、血管扩张剂、烟草酸、高渗葡萄糖等;稍晚期,应用一些促进瘢痕吸收的药物,如激素等。

三、微波武器伤

微波是频率 300 MHz(波长 1 m)到 300 GMz(波长 1 mm)的电磁波,其波长较长的一端接近无线电波,较短的一端接近红外线。利用强微波发生器和高增益定向天线辐射出强电磁波能量以破坏敌方飞机、导弹、卫星等装备和杀伤人员的武器称为高功率微波武器(high-power microwave weapon),由此引发的人员损伤称为微波损伤。高功率微波的峰值功率超过 100 MW,频率在 1~300 GHz(1 GHz=10³ MHz)之间,跨越厘米波和毫米波的波段。高功率微波武器是美、俄、北约等投巨资优先研制的定向能武器之一,它不仅是用于摧毁 C⁴I(即指挥 command、控制 control、通信 communication、计算机 computer 和情报 intelligence)系统的新型高技术武器,也是用于杀伤作战人员的新型武器系统。

(一)高功率微波辐照的致伤效应

1. 热效应(thermal effects)　当生物体受到一定强度的微波辐照并被吸收后,机体组织产生温度升高,若温度升高过多或持续时间过长,则可引起一系列因热效应造成的生理、生化和组织形态学的改变,如酶的灭活、蛋白质变性、生物膜通透性或激素形成方面的变化,并可产生正常细胞与癌细胞的杀伤作用。

2. 非热效应(non-thermal effects)　指当生物体反复

接受低强度微波作用后,体温虽未发生明显上升,但中枢神经系统及心血管系统可受到影响。

（二）微波辐射的个体防护

为避免接触者因过度暴露而造成的伤害,当接触高场强的微波环境时,应注意个体防护。个体防护用品包括防护服(含防护围裙)、防护帽与面罩、防护眼镜等。

（王正国）

第24章

皮肤移植

皮肤是人体最大的器官,不仅具有感觉、调节体温、分泌以及排泄等功能,而且还能阻止病菌或其他有害物体的侵入,防止体液、电解质和蛋白质的损失,以保卫生命和维持机体与环境相适应。如果身体皮肤有严重缺失而不能及时获得补偿,可危及病人的生命。再者,要保持体表器官的正常外形与肢体的正常功能活动,也必须有赖于完整的皮肤。皮肤移植(skin transplantation)的应用始于19世纪后叶。

第一节 / 皮肤的解剖和组织学

本节要点·(Key concepts)

- **Functions**

The skin, the largest "organ" in the body, provides a barrier from the external world, protecting the body from temperature extremes, evaporative losses, minor trauma, and invasion by micro-organisms. The skin also provides sensibility.

- **Anatomy and histology**

The skin is comprised of two basic layers—the epidermis and the dermis. The dermis extends to underlying subcutaneous tissue. Appendant organs of skin are hair follicles, sebaceous glands, sweat glands and nails etc.

成人皮肤的平均面积约 1.5 m²。正常人皮肤厚度随年龄、性别和部位的不同而有所不同。据 Soothwood 测量表明,人体皮肤厚度为 0.3~3.8 mm,平均厚 1 mm。女性皮肤比男性薄。眼睑皮肤最薄,约 0.3 mm,足底皮肤最厚,特别是表皮层达 1.5 mm。皮肤的厚薄通常随表皮的厚度而变化,但在大腿、背部,真皮要比表皮厚许多倍。

皮肤由表皮、真皮、皮下组织及附属器组成(Figure 3-24-1)。表皮分为基底细胞层、棘细胞层、颗粒细胞层、

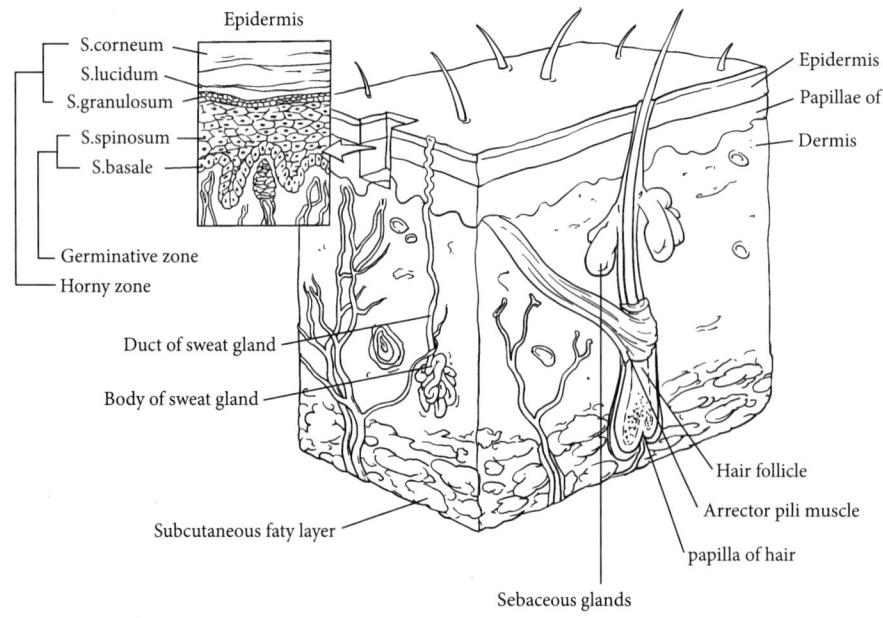

Figure 3-24-1　Cross-section view of skin
(Modified from Grabb and Smith's Plastic Surgery. Sixth Edition by Charles H. Thorne)

透明层、角质层。表皮和真皮之间是呈波浪状界面的基膜，把两者紧密联结起来。真皮位于表皮和皮下组织之间，含有胶原、网状、弹力3种纤维和皮肤附属器。从组织结构上来看，可分为上部的乳突层和下部的网状层。皮下组织主要由脂肪组织和疏松结缔组织构成。胶原纤维束形成小梁，将脂肪组织分隔成小叶，纤维梁中富有血管、纤维、神经、淋巴管等。汗腺、毛囊也可见于此层。附属器主要由毛发、皮脂腺、汗腺、指(趾)甲组成。

第二节 / 皮肤移植的适应证

本节要点 (Key concepts)

● **Indications for free skin grafting**

The essential indication is wound closure, but good blood supply should be provided in the recipient site.

● **Indications for flap grafting**

a. Replaces tissue loss due to trauma or surgical excision; b. Brings in better blood supply to poorly vascularized bed; c. Provides skin coverage through which surgery can be carried out later; d. Brings in specialized tissue for reconstruction including organ reconstruction.

外科医师面对创口，应对其所在部位、大小、深度、重要结构暴露的程度等作全面评估，再制订修复计划。皮肤移植可分为游离移植(皮片移植、游离植皮)和带蒂移植(皮瓣移植)两大类。

游离植皮适用于全身各部位不能或不宜直接拉拢缝合的皮肤全层缺损的覆盖，但其基底必须满足血运良好、无重要深层组织器官的暴露等条件。游离植皮不适用于：无骨膜或软骨膜的皮质骨面或软骨表面，无腱膜的肌腱表面，裸露的神经干表面，放射治疗后的组织，细菌总数 $>10^5$/g 的感染创面，溶血性链球菌感染的创面，裸露异物的表面。

皮瓣移植的适应证是：修复有深层重要组织、器官暴露的创面，修复局部血运差的创面，修复可能需要二期对深层组织器官进行再手术的创面，覆盖和衬里全部缺损的创面，器官再造。

第三节 / 皮肤的游离移植

本节要点 (Key concepts)

● **Classification of the skin grafts**

Skin graft can include either a portion of the dermis or the entire dermis. When a graft includes only a portion of the dermis, it is referred to as a split-thickness skin graft which can be divided ulteriorly according to the thickness. When the graft contains the entire dermis, it is called a full-thickness skin graft.

● **Split versus full thickness**

Split-thickness grafts can tolerate less vascularity but have a greater amount of contracture. Full-thickness grafts require a better vascular bed for survival, but undergo less contracture.

当外伤或手术因素造成皮肤连续性被破坏和缺损时，必须及时予以闭合，否则可能产生常见的创面急性或慢性感染，如有重要血管、神经、肌腱失去皮肤软组织的保护，则可致创伤加深、加重。较大面积皮肤缺损时，可导致水、电解质、蛋白质的过量丢失，经久可致机体营养不良。创面瘢痕愈合影响美观或合并功能障碍时，游离植皮也是常用的方法。

一、自体皮片的分类及特点

按照皮片厚度，自体皮片可分为断层皮片(刃厚、薄中厚、一般中厚、厚中厚)、全厚皮片及含真皮下血管网皮片3种(Figure 3-24-2, Table 3-24-1)。刃厚皮片最薄，在各种创面上易成活是其优点，但后期收缩性、色泽改变

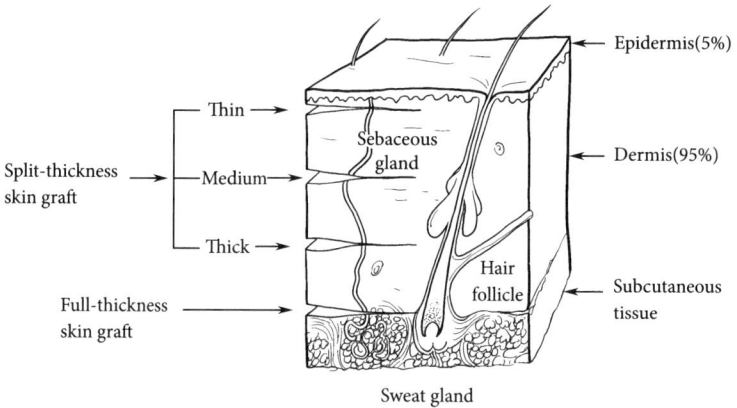

Figure 3–24–2　Skin graft thickness
(Modified from Grabb and Smith's Plastic Surgery. Sixth Edition by Charles H. Thorne)

Table 3–24–1　The characteristics of the skin grafts

Classification	Split level	Thickness (mm)	Graft survival	Contracture	Color change	Resource
Epidermal	Includes epidermis and papillary layer of dermis	0.2~0.25	Easy	40%	Obvious	Abundant
Intermediate split thickness	Includes epidermis and part of dermis	0.3~0.4 (thin)	Easy		Obvious	Abundant
		0.5~0.6 (medium)	Moderate	10%~20%	Moderate	Abundant
		0.7~0.78 (thick)	Moderate		Inapparent	Abundant
Full thickness	Includes epidermis and entire dermis	According to the location, 1 mm in average	Moderate	Almost none	Inapparent	Limited
Full thickness with subdermal vascular plexus	Includes epidermis and entire dermis and subdermal vascular plexus	According to the location	Difficult	None	Inapparent	Limited

最显著,主要用于肉芽创面、大面积烧伤及撕脱伤皮肤缺损的覆盖。中厚皮片通常分为 0.3~0.4 mm 的薄中厚皮片、0.5~0.6 mm 的一般中厚皮片、0.7~0.78 mm 的厚中厚皮片。由于身体各部位皮肤厚度不同,而且不同的人,皮肤厚度也不一样,因此上述厚度是相对值。中厚皮片存活较易,在收缩性、耐磨性、色泽改变等方面又近似全厚皮片。全厚皮片及含真皮下血管网皮片,移植存活较难,但存活后在质地、收缩性、色泽等方面改变不明显,是理想的皮肤移植材料。其皮源受到限制,且存活率显然不如刃厚和中厚皮片高,主要用于修复面部及功能部位(如关节周围、手掌、足底等)的皮肤缺损。

二、取皮、植皮术

(一) 供区的准备和选择

手术前供区以清洗为主,最好每日 1 次。头皮剃发应在手术之日进行,眉部手术不需剃眉。手术时供区以 75% 乙醇或聚维酮碘消毒为妥,忌用碘酊消毒。

通常供区与受区越接近,皮肤性质越相匹配。一侧上睑皮肤可用于另一侧上睑皮肤缺损的修复。耳后和乳突区域的全厚皮肤常用于眼睑部的移植,可用带耳软骨的全厚皮修复鼻翼缺损。锁骨上区皮肤的颜色与纹理都与耳后皮肤相似,可作为面部皮肤移植的供区,用来修复前额、鼻、颊、上唇和颌部缺损。上臂内侧及腹股沟区域的皮肤较隐蔽,且提供皮量也较多,可用来修复手、足部位的缺损,用于面部则色泽稍逊。来源于胸侧、大腿、臀、腹部等部位的皮片移植成活后,常会变成棕色或深棕色,皮片越薄,色素越深,暴晒后越显著,而且会持续很长时间。需要大量游离皮肤移植的病人,可用头皮多次取刃厚皮片,5~7 d 后就可重复切取。

(二) 受区的准备

对于开放性创面的受区,要掌握皮肤游离移植的"黄金时间",即创面上正常人皮肤表面的细菌数从 10^3/g 增至 10^5/g 所需的时间,一般是 6~8 h,经过初期处理或血供丰富的头面部可延至 12 h,此时间内经清创术后即可进行皮肤游离移植。

对于无创口的受区应清洁洗涤 3 d,尤其是将行瘢痕切除的受区,还要用汽油或松节油清除凹凸不平瘢痕的污垢。

对于肉芽创面,创面细菌数少于 $10^5/g$、无溶血性链球菌感染时方可进行皮片移植。术前局部使用一定浓度的抗生素溶液湿敷换药、每天用生物性敷料换药可减低创面的细菌量。全身抗生素治疗对改变肉芽创面细菌量是无效的,这与肉芽创面上纤维蛋白渗出沉着有关。植皮前刮除不健康的肉芽使创面平实,不仅能产生良好的受区血管床,也能减少皮肤表面的细菌数量。

（三）取皮术

取皮术主要分为徒手和器械两种取皮方式。徒手取皮适用于全厚皮片及真皮下血管网皮片的采取;器械取皮适用于断层皮片采取。目前应用于临床的有 3 种取皮器械(Figure 3-24-3):滚轴式取皮刀可取刃厚和中厚皮片;鼓式取皮机尤其适用于同一厚度的皮片采取;电动取皮机用微型电动机带动刀片,气动取皮机是用高压氮气带动刀片切取皮片。

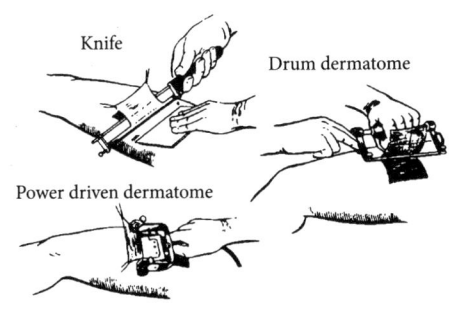

Figure 3-24-3　Harvesting methods of three cutisectors

在切取皮片时,在供区使用少量肾上腺素可降低出血量。取皮后供区创面应以凡士林纱布作内层敷料,再以多层干纱布覆盖后加压包扎。

（四）植皮术

植皮术分为受区创面处理和皮片固定两个步骤。

受区创面应在植皮前作很好的止血处理。清除创面的血凝块后,应该对活动性出血点尽可能仔细止血。充分止血无望时可采取延迟植皮,并将已切取的皮片冷藏保存,受区创面用油纱布或异体皮覆盖后加压包扎 24~48 h,再换自体皮片覆盖。

皮片固定的目的是使皮片紧贴于受区创面且不易移动,是保证皮片成活的重要环节。固定方法可分为以下四种。①缝线包扎法:为最常用的方法,普遍用于大片整张植皮。一般是从皮片缘向创缘缝合,留长线,用棉花或质软的细纱布,逐层堆在移植的皮片上达适当厚度,所留长线对应结扎。②加压包扎法:多用于肉芽创面行小块植皮不用缝线固定,也可用于某些部位无菌创面植皮,如手、足、四肢,包扎后不易移动。③模固定法:常用于眼窝、阴道、鼻腔、外耳道等处的皮片移植,模可用硅胶、丙烯醇、牙印胶等制成。在手术中要加以修整,使模外皮片紧贴于受区创面,拆线后要更换一个更耐用的模。

三、自体皮片移植的方式

移植方式可分为以下 5 种。①大张植皮:按受区大小切取中厚以上皮片,整张移植于创面上。该植皮方式愈合后局部光滑、挛缩性小,为修复体表缺损最常采用的方法。②网状植皮:将大张中厚皮片通过网状制皮机切割成网状,可使原皮片扩张 3~11 倍之多,该植皮方式省皮、省时,适用于肉芽创面及新鲜创面,多半用于早期烧伤的创面覆盖。③筛状植皮:在大张中厚皮片上用尖刀多处戳孔,大小为 0.5~1.0 cm,疏密按需要而定。有利于局部引流,防止大张皮片皮下积血、积液,适用于局部肉芽创面及新鲜创面。④邮票植皮:将刃厚或薄中厚皮片剪成邮票大小进行移植,适用于皮源较不充裕的肉芽创面。⑤点状植皮:将刃厚皮剪成 0.3~0.5 cm 的方形小片,移植于受区创面上,间距不宜超过 1 cm,适用于体表皮源不够的大面积烧伤或撕脱伤的肉芽创面。

游离皮肤移植的成活过程见 Box 3-24-1。

Box 3-24-1　游离皮肤移植的成活过程
第一期:血清吸收期,前 24~48 h,纤维蛋白层形成将皮片与受区粘连,血清渗出,皮片由此吸收营养
第二期:密切接合期,皮片与受区连接紧密,各自的毛细血管重新排列
第三期:血运形成期,72 h 后开始,受区的纤维长入,血供与皮片相通,可能为受区毛细血管长入,或受区与皮片内的毛细血管相互吻接,或兼而有之

第四节 / 皮肤的带蒂移植

本节要点 (Key concepts)

- **Classification**

According to the vascular anatomy, skin flap can be divided into random skin flap and axial skin flap.

- **Monitoring**

Clinical observation generally involves assessment of skin color, temperature, capillary refill and bleeding.

- **Complication**

The most common complications include dysaemia, hematoma, infection, and partial or complete loss of the skin flap.

皮瓣是由具有血液供应的皮肤及其附着的皮下组织所组成。皮瓣移植的出现,几乎是整形外科起始的记录,没有皮瓣移植,就无所谓整形外科。皮瓣移植的应用,使各类创伤的修复、重建、整形和再造技术发生变革,过去无法实施的手术,现今获得成功,而且皮瓣的供区遍布全身各部,让医生有更多、更灵活的选择余地(Box 3-24-2)。

> **Box 3-24-2 皮瓣移植的研究**
>
> 1. 临床研究 如何根据"受区修复重建好,供区破坏损失少,成活可靠,操作简单易行"的原则,针对每个病人进行个性化的皮瓣筛选和改进,是皮瓣临床应用永无止境的追求
> 2. 促进移植皮瓣的存活 是基础研究热点之一,比如应用基因治疗的手段
> 3. 组织工程预制皮瓣 将来有望制备皮肤、肌腱、肌肉、神经、血管、骨骼等组织培养制造工厂和储备库,需要什么组织即可取来进行修复,既可提高疗效,又可减少自身损伤

一、皮瓣的分类

按皮瓣血液循环的类型可分为以下两类:

(一)随意型皮瓣

随意型皮瓣也称任意皮瓣,由肌皮动脉穿支供血,在皮瓣中无知名动脉供血,仅有真皮层血管网、真皮下层血管网,有时也带有皮下层血管网,蒂部不受方向限制。在皮瓣移植时应注意长宽比例的限制(Table 3-24-2)。在操作时注意剥离平面的层次,并力争皮瓣平整,厚薄深浅一致,以保持血管网的延续性不受损伤。随意型皮瓣按供区距受区部位的近远,又可分为局部皮瓣、邻位皮瓣及远位皮瓣三大类。

Table 3-24-2 The length breadth ratio of random pattern skin flap

Location	Length breadth ratio
Head and neck	3~3.5 : 1
Trunk and limbs	2 : 1
Inferior segment of the legs	1~1.5 : 1

(二)轴型皮瓣

轴型皮瓣又称动脉性皮瓣,即沿皮瓣长轴走行含有知名动脉及伴行的静脉系统,构成轴型皮瓣的血供类型除直接皮肤动脉外,尚有其他四种类型:知名动脉血管干分支皮动脉血管网、肌间隙、肌间隔穿出的皮动脉,肌皮动脉的缘支、皮支,终末支动脉等。

二、皮瓣的设计原则

皮瓣设计之前首先要弄清楚缺损处的伤情,包括部位、形状、大小、有无严重挛缩情况、创基条件、周围的皮肤条件及血液供应情况。对于多种组织缺损,在条件允许时可以争取一期修复,即应用复合皮瓣(如肌皮瓣、骨肌皮瓣、带肌腱或神经的皮瓣等)修复。为使创面与组织缺损的修复取得最佳治疗效果,皮瓣设计的一般原则如下:

1. 应尽量选用躯干部较隐蔽的供区,尽量减少供皮瓣区的畸形与功能障碍。

2. 以局部、邻近皮瓣就近取材、简便安全的方案为首选。

3. 选择皮肤质地、颜色近似的部位为供皮瓣区。如足跟缺损首选足底内侧皮瓣;颜面颈部的修复选用胸三角皮瓣;阴道、阴茎再造宜选择阴股沟皮瓣等。

4. 应尽可能避免不必要的延迟及间接转移。

5. 注意皮瓣的长宽比例是否恰当。

6. 皮瓣的设计面积应大于创面,皮瓣切取后通常均有一定程度的收缩,故设计的皮瓣面积应大于受区创面10%~15%,以免转移缝合后张力过大而影响血运。

7. 顺应血管走向设计,应尽量按血管走行方向设计皮瓣、并使皮瓣蒂部位于血管的近心端。躯干中线一般为血管贫乏区,设计的皮瓣应尽量避免越过中线。

8. 采用逆行设计(也叫"试样"),即将纸片按受区创面大小与形状剪成皮瓣图样,其面积略大于创面实际面积。将皮瓣纸置于供区,固定皮瓣纸样部,试行将其掀起、转移,观察皮瓣蒂部位置是否恰当,皮瓣设计方向是否适宜,转移后皮瓣张力是否过大,蒂部是否过度折曲。若有不妥,再作调整,至满意后,用亚甲蓝画线标记。

三、皮瓣术后并发症及预防

皮瓣在形成和转移过程中经常发生各种并发症,常见的有以下四种。

（一）皮瓣血液循环障碍

1. 原因　皮瓣在设计中长宽比例过大；轴形皮瓣切取面积超过血供范围而又未行延迟术；动脉痉挛；静脉及淋巴回流不畅；血管吻合口不通畅；手术操作不当导致损伤蒂部血供或皮瓣的轴形血管；受区组织不健康；术后处理不当，如皮瓣受压、蒂部扭曲、环境温度低、紧张或者疼痛刺激等。

2. 鉴别皮瓣血运的方法　主要依靠临床观察，包括移植皮瓣的皮肤颜色、温度、毛细血管充盈试验、血管搏动及出血特点等。这些观察方法简单，无需特殊仪器，在临床上常用。

（1）颜色　色泽红润表示血运佳，发绀表示静脉淤血，苍白表示动脉缺血。

（2）温度　皮肤温暖表示血运佳，反之表示血运差。

（3）毛细血管充盈试验　指压后皮肤苍白，抬起后颜色迅速转为红润，表示血运佳。

（4）针刺出血　出血旺盛，色泽鲜红表示血运佳；无出血表示动脉缺血；出血呈紫黑色表示静脉淤血。

3. 治疗　若皮瓣转移后出现血循环障碍，需仔细分析可能的原因而加以解决。动脉痉挛可通过镇静止痛、保温、补充血容量、应用扩容抗凝等措施来疏通微循环。

对静脉回流障碍，可作以下处理：

（1）采用适当压力包扎，抬高肢体或皮瓣远端，采取体位引流的方法。

（2）将皮瓣边缘部分缝线拆除或剪开已结扎的创周边缘小静脉，用肝素、利多卡因生理盐水溶液经常擦拭，使淤滞的静脉血不断流出，持续3~5 d，待毛细血管建立静脉回流，皮瓣逐渐消肿时为止，皮瓣有可能成活。

（3）应用水蛭吸血及释放出抗凝血物质，既能减轻皮瓣肿胀淤血，又能防止血液凝固，有一定效果。

（4）用局部降温的方法，减轻局部的新陈代谢。

（二）皮瓣下血肿

如病人有出血倾向，而手术前未查出，可能导致皮瓣下血肿。另一原因是术中止血不彻底，包括止血不仔细、忽略出血点、止血技术不正确、术后结扎线松脱、局部浸润麻醉液内加入肾上腺素较多、术中血管收缩、未发现出血点、术后血管扩张引起出血，或为电凝止血、术后血管内压增高而出血。

预防方法是：术前尽量查明有无出血倾向；术中彻底止血，选用可靠的止血方法，较大的血管以结扎止血为可靠。虽然术中止血较彻底，仍应常规放置引流条或行负压引流，皮瓣边缘不要缝合太紧。发现皮瓣下有血肿时，宜立即拆除缝线，清除血肿，必要时再次进行手术探查，可用生理盐水冲洗；如有活跃的出血点，应设法予以结扎，然后放置半管形橡皮引流条或负压引流管。

（三）皮瓣感染

皮瓣在转移过程中一般较少发生严重感染。轻度感染多发生于单纯皮瓣断蒂手术以后，尤其是在蒂部下方创面难以完全闭合的情况下。但电烧伤、早期严重复杂热压伤或挤压撕脱的病人，一方面污染可能较重，另一方面是在早期清创时，难免因对失活组织辨别不准而有坏死组织残留，则更易液化感染，甚至引起整个皮瓣都无法附着。

如果在手术前先用大量生理盐水冲洗创面，或同时应用抗生素溶液作局部湿敷10 min左右，可有效降低感染的发生。在有怀疑的情况下，手术后应对皮瓣进行及时检查和更换敷料。如已经发生感染，则应及早将创面敞开引流，以防止扩散，必要时可每日更换敷料和换药。

（四）皮瓣撕脱

皮瓣在转移过程中，应妥善固定与制动，以防人体活动造成皮瓣撕脱。一旦发生，需要在清创后重新缝合固定。

（虞渝生　谈伟强　叶秀娣）

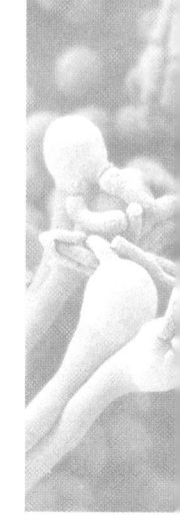

第25章

移植常用免疫抑制剂及其药理机制

第一节 / 免疫抑制剂概述

本节要点 (Key concepts)

Immunosuppressants administered in the postoperative period following solid organ transplantation play a crucial role in the survival of the grafts and the patients. Combination of corticosteroids and azathioprine were used in early stage of immunosuppression. Thereafter, anti-lymphocyte globulin (ALG) had been developed to treat acute rejection. Solid organ transplantation hadn't been adopted as routine treatment till the introduction of a new class of immunosuppressant, the so-called "calcineurin inhibitors (CNIs)" in the late 1970s. These compounds form the backbone of immunosuppression in liver transplantation recipients. Currently, two CNIs are available: cyclosporine A (CsA) and tacrolimus (FK506).

近年来,器官移植的成功率逐年提高,外科技术日臻成熟,并发症的发生率也逐年减少,但是最大的进展还应归功于各种新型免疫抑制剂的临床应用。环孢素(cyclosporine A,CsA)和他克莫司(tacrolimus,FK506)的临床应用使器官移植进入了一个新纪元,它们目前已成为国际上使用最广的一类免疫抑制剂。

尽管我们使用免疫抑制剂的方案不尽相同,但其目的是一致的,都是为了能获得尽可能长的移植物存活时间和减少免疫抑制治疗带来的严重并发症和不良反应。

在历史上,免疫抑制剂的临床应用主要经历了三个阶段,即硫唑嘌呤和泼尼松阶段、抗淋巴细胞球蛋白阶段和钙神经素抑制剂阶段。

第一阶段主要采用硫唑嘌呤和泼尼松不加选择地抑制所有分化的免疫细胞。20世纪50年代初人们用放射线照射来对抗排斥,移植组织难以存活。1951年,Medawar等发现全身或局部应用糖皮质激素可以使兔移植皮肤存活延长3~4倍。1959年,Schwartz和Dameshek发现巯嘌呤可以作为嘌呤代谢的抑制物,抑制兔子对人血清白蛋白产生免疫反应,同时也证明了巯嘌呤可以延长兔子同种皮肤移植物的存活。不久,Calne用巯嘌呤的衍生物硫唑嘌呤(azathioprine,Aza)使同种狗的肾移植存活水平从7.5 d延长到23.7 d,从此开创了器官移植的时代。后来又发现用于抗炎的糖皮质激素对狗和人体的同种移植物排斥反应都具有抑制作用,并且与硫唑嘌呤合用效果更好。Starzl在1962年最先报道了在临床肾移植中应用硫唑嘌呤和泼尼松可成功地抑制排斥反应,是第一个有效的临床免疫抑制治疗方案。因此在20世纪60年代到80年代初,硫唑嘌呤和糖皮质激素联合用药成了常规的免疫抑制治疗方案。

免疫抑制剂的第二个阶段主要着重于对T淋巴细胞功能的抑制研究。早在1899年Metchnikoff就制成了抗淋巴细胞血清(又称抗淋巴细胞球蛋白),但是直到1967年,才有人将抗淋巴细胞血清用于动物移植模型。随后,Starzl将抗淋巴细胞血清用于临床器官移植,证实了其有一定的疗效,与硫唑嘌呤和糖皮质激素联合可用于治疗排斥反应,或可作为初始免疫抑制治疗方案的一部分。

免疫抑制剂的第三个阶段是用药物抑制参与免疫反应的淋巴细胞。这一阶段药物研发迅猛。1976年,Borel等首先描述了环孢素具有选择性抑制淋巴细胞激活和增殖的免疫抑制作用,其后在1978年Calne等在英国剑桥大学首先将其应用于临床肾移植和骨髓移植,此后迅速地应用于临床各种不同类型的器官移植,都取得了理想的效果。CsA的出现和临床应用对近20年来器官移植的发展起到了巨大的推动作用,成为现代临床器官移植的里程碑。同期,由于单克隆抗体制备技术的出现,使人们可以选择性地获得针对T细胞表面特异性抗原的抗体。于是高选择性的抗 CD3 抗体(OKT₃)成功进入临床,用于诱导治疗或治疗耐激素的急性排斥反应。1989 年,匹兹堡大学学者使用新的免疫抑制剂 FK506 替代 CsA 用于肝移植,使肝移植的生存率又进一步提高。FK506 可以挽救许多在常规免疫抑制方案下仍出现排斥反应或移植物功能衰竭的病人,从而减少了再次器官移植。现在 FK506 和

CsA 一样都是临床器官移植最主要的基础免疫抑制药物。另外,目前专家们还研制出了一大批新型的免疫抑制剂,能抑制 T 细胞的激活或增殖反应,如吗替麦考酚酯、抗胸腺细胞球蛋白(ATG)、抗 IL-2 受体单克隆抗体(巴利昔单抗,达克珠单抗)、西罗莫司、依维莫司等。这些新药都已逐渐进入临床,得到了越来越广泛的应用。

第二节 / 常用的免疫抑制剂及其药理机制

本节要点 (Key concepts)

Corticosteroids have been a mainstay since early stage of transplantation. It is by far the most heavily used non-calcineurin inhibitor in transplantation. Corticosteroids exert their critical immunosuppressive effect by blocking T-cell-derived and antigen-presenting cell-derived cytokine expression, including IL-1, IL-2, IL-3, and IL-6. Corticosteroids continue to be universally used in reversing acute rejection and in maintenance therapy.

CsA exerts its action by binding to cyclophilin, while FK506 forming a complex with FK binding protein (FKBP12). These complexes inhibit calcineurin, which is a key enzyme involved in controlling the transcription of IL-2, IL-3, IL-4, IL-8, and various chemotactic factors. Inhibiting calcineurin activity, thereby impairing IL-2 transduction, they have a profound effect on the immune process of rejection. The efficacy of FK506 is 100 times more than that of CsA.

Polyclonal preparations are developed at multiple different epitopes on the T cell (CD2, CD3, CD4, CD8, CD28, etc.) as well as CD16 on natural killer cells and macrophages. These antibodies cause depletion of T cells by apoptosis, antibody mediated cytolysis and internalization of the cell surface receptors.

Monoclonal antibody OKT3 targets the CD3 antigen of T lymphocytes. This binding inactivates the adjacent T-cell receptor, which is critical for activation of T lymphocytes. The end result is a rapid fall in the number of mature lymphocytes. Two products of IL-2 receptor antibodies are basiliximab and daclizumab. Both bind to the IL-2R α-chain, which is upregulated on the surface of activated T lymphocytes. Immunosuppression is achieved by competitive antagonism of IL-2-induced T-cell proliferation.

Sirolimus (RAPA), MMF, and azathioprine interfere with the proliferative phase in the cell cycle. Azathioprine was the first antimetabolite used in transplantation but its use has decreased dramatically over time. Mycophenolate mofetil (MMF) is the most recent addition to the antimetabolite arena. RAPA binds to the same immunophilin (FKBP12) as FK506, but it has a very different mechanism of action. It prevents cell-cycle progression from the G1 to the S phase by inhibition of mammalian target of rapamycin (mTOR) (Figure 3–25–1).

一、肾上腺糖皮质激素

肾上腺糖皮质激素类药物是临床上最常用的免疫抑制剂。采用超生理剂量的激素有免疫抑制作用,与硫唑嘌呤和环孢素合用效果更显著。在急性排斥反应期,大剂量激素冲击仍然是首选的抗排斥反应的治疗措施。肾上腺糖皮质激素种类很多,临床器官移植中最常用的是泼尼松(prednisone,Pred)、泼尼松龙(prednisolone)、氢化可的松(hydrocortisone)和甲泼尼龙(methylprednisolone,MP)。

1. 免疫抑制药理作用 糖皮质激素对免疫反应的许多环节都有抑制作用。糖皮质激素在抗原进入前 24~48 h 应用,其免疫抑制作用最强。机体受到抗原刺激后,抗原被巨噬细胞吞噬并在胞内降解、消化,形成抗原多肽。此种抗原多肽由抗原呈递细胞提供给 T 淋巴细胞和 B 淋巴细胞识别,识别抗原后的 T 淋巴细胞或 B 淋巴细胞分别增殖分化成免疫母细胞,再分别转化为致敏淋巴细胞或浆细胞。浆细胞产生各种类型的抗体,而致敏淋巴细胞再次与同类抗原接触时,就能产生淋巴因子,使免疫活性细胞

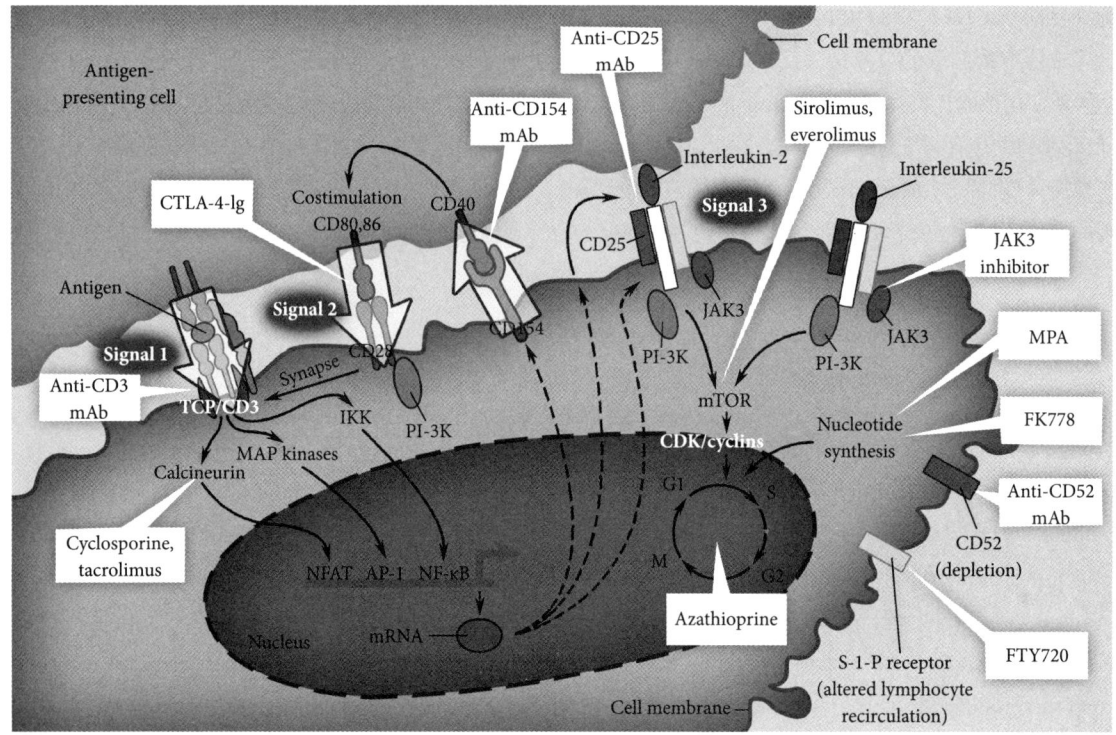

Figure 3–25–1　Cellular and molecular mechanisms of immunosuppressants

不断增殖,攻击移植物。糖皮质激素在这个免疫过程的作用中有以下几点:①通过稳定细胞膜影响巨噬细胞吞噬及处理抗原的作用;②破坏参与免疫活动的淋巴细胞;③对免疫母细胞的分裂增殖、浆细胞合成抗体及致敏淋巴细胞都有抑制作用;④干扰补体参与免疫反应;⑤对免疫反应引起的炎症反应有较强的抑制作用。

2. 临床应用　激素可以与硫唑嘌呤和环孢素等联合应用预防排斥反应,也是治疗急性排斥反应的首选药物。目前用药尚无统一方案,但总的趋势是为了减少其不良反应,主张小剂量用药或者不用激素。各种免疫抑制方案中一般都包括激素,但是对肝移植受者,目前多提倡不用激素或者早期停用激素的免疫抑制方案。

激素因其价廉,且易于静脉或口服应用,抗排斥作用明确,故是抗排斥反应治疗的第一线药物。抗排斥反应冲击治疗时每日静脉用甲泼尼龙 500~1 000 mg,对激素治疗敏感者往往用药后 48~96 h 可见明显效果。冲击治疗 3 天后,再改为原来的激素用量。如果第一次激素冲击治疗效果欠佳,可予以第二次激素冲击治疗。对耐激素的排斥反应,再应用其他抗排斥治疗方案。

3. 药物不良反应　长期大剂量应用激素引起的主要不良反应包括:

(1) 肾上腺皮质功能亢进症。即引起水、电解质、糖、蛋白质和脂肪等代谢紊乱,表现为满月脸、水牛背、向心性肥胖、皮肤变薄、痤疮、多毛、水肿、低钾血症、高血压、高血糖等。一般不需特殊治疗,停药或减量后症状可消失,数月可恢复正常。

(2) 诱发和加重感染,使体内潜在的感染病灶扩散。

(3) 影响伤口愈合,诱发或加重消化道溃疡,甚至可引起消化道出血或穿孔。

(4) 骨质疏松和肌肉萎缩。骨质疏松多见于儿童、绝经期妇女和老人,严重者可产生自发性骨折。

(5) 抑制生长激素的分泌,影响生长发育。

(6) 肾上腺皮质萎缩或功能不全。

(7) 中枢神经系统的兴奋性升高,可出现欣快、激动、失眠等现象。

(8) 对激素产生依赖,如果减量太快或突然停药,可出现糖皮质激素分泌不足的停药症状。

二、硫唑嘌呤

20 世纪 60 年代初期人们就注意到一些抗癌药物能降低外周淋巴细胞数量、减少抗体形成、抑制机体免疫反应,这些抗代谢药物包括硫唑嘌呤(Aza)、甲氨蝶呤、环磷酰胺、氟尿嘧啶、硫鸟嘌呤、阿糖胞苷等。临床上常用于器官移植抗排斥反应的药物是硫唑嘌呤,并且是早期免疫抑制的主要药物。它抑制免疫反应的主要机制是抑制淋巴细胞 DNA 合成。

1. 免疫抑制药理作用 抗代谢类药物的化学结构与核酸前身物相似,能干扰DNA生物合成。硫唑嘌呤的主要作用是阻滞S晚期或G_2早期的发展,减慢细胞分裂增殖速度,属于细胞周期特异性药物。硫唑嘌呤能抑制自身免疫、宿主抗移植物反应(host versus graft reaction, HVGR)、移植物抗宿主反应(graft versus host reaction, GVHR)和迟发型超敏反应(delated type hypersensitivity, DTH),也能抑制抗体生成。总的来说,硫唑嘌呤抑制细胞免疫比抑制体液免疫的作用强,抑制T细胞比抑制B细胞的作用强。

2. 临床应用 在临床器官移植中,Aza主要用于预防排斥反应的发生,一般与肾上腺糖皮质激素和环孢素等免疫抑制剂联合应用。硫唑嘌呤的用量和用法并不统一,个体差异较大,需要根据供受体间的HLA配型、联合用药的类型和剂量、肝肾功能情况加以调节。Aza应用后,一部分病人不能耐受,出现白细胞下降、血清免疫球蛋白异常降低或并发感染等,此时需酌情减少Aza的剂量。

3. 药物不良反应 硫唑嘌呤的毒性个体差异很大,多数受者能较好地耐受,主要的不良反应如下:①白细胞减少;②感染;③致癌作用及皮肤损害;④致突变及致畸作用;⑤对性功能及生育的影响。在使用Aza治疗的最初8周内,应至少每周检查一次血象,以后检查次数可酌情减少。

三、吗替麦考酚酯

吗替麦考酚酯(mycophenolate mofetil,MMF)是霉酚酸(mycophenolic acid,MPA)的一种酯类衍生物,是常用的免疫抑制剂之一,其发挥药效的活性物质是霉酚酸。

1. 免疫抑制药理作用 MPA是高效、选择性、非竞争性、可逆性的次黄嘌呤核苷酸脱氢酶(IMPDH)抑制剂,可抑制鸟嘌呤核苷酸的经典合成途径。嘌呤核苷酸代谢对人淋巴细胞的功能有重要作用,嘌呤代谢异常的特点常常表现为淋巴细胞显著减少或功能不良,抗原激活B细胞和T细胞高度依赖于嘌呤再合成。次黄嘌呤核苷酸脱氢酶是嘌呤核苷酸再合成的限速酶,MPA通过抑制IMPDH的作用,抑制嘌呤再合成。由于淋巴细胞不能通过补救途径再循环嘌呤核苷酸,其合成嘌呤仅依赖于经典合成途径,因此,MPA对淋巴细胞有高度选择性抑制作用,可以抑制T和B淋巴细胞对抗原刺激的反应。MMF作为选择性强的免疫抑制剂,可以控制细胞和抗体介导的排斥反应,抑制抗体形成。

2. 临床应用 吗替麦考酚酯免疫抑制药理作用与Aza相似,一般可用MMF替代Aza作为预防排斥反应的基础治疗,临床常用CsA/FK506+MMF+小剂量激素。MMF的最大优点是其无肾毒性,因此应用MMF可以减少CNIs的用量,减少肾功能损害。MMF还可以用作治疗和逆转急性排斥反应。在治疗排斥反应时,MMF也可以和激素或抗淋巴细胞球蛋白(ALG或OKT_3)合用。MMF还有可能治疗和预防慢性排斥反应,这在动物实验中已取得初步结果。另外,MMF甚至有可能预防淋巴瘤发生。目前临床上,MMF已经基本取代了硫唑嘌呤,作为一种常用的免疫抑制剂。

3. 药物不良反应 MMF的不良反应主要表现为胃肠道反应,如恶心、呕吐、腹泻和出血性胃炎等症状,剂量减少后,症状明显减轻;有时也可能出现白细胞减少症或某些类型的感染(如单纯疱疹病毒、巨细胞病毒、白色念珠菌感染等)发生率增加。MMF对骨髓具有抑制作用,但一般均可耐受。

四、环孢素

1976年,Borel等首次描述了环孢素(CsA)对淋巴细胞明确的选择性抑制作用。CsA的临床应用大大地提高了各种器官移植的成功率,是器官移植发展进程中的一个里程碑,使临床器官移植进入了CsA时代。

环孢素是从土壤真菌属中提取、最初目的是筛选一种抗真菌的新药。CsA的生物利用度个体差异很大,一般为5%~90%,平均40%,因此病人在服用CsA过程中需要监测CsA血药浓度。监测CsA浓度的时间可以定为服药前的谷值(C_0)或服药后2 h的峰值(C_2)。CsA在血液中33%~47%分布于血浆,41%~59%分布于红细胞,因此此在监测CsA浓度时,应注意区别全血浓度和血浆浓度。

1. 免疫抑制药理作用 环孢素通过与环孢亲和素结合,抑制淋巴细胞内钙神经素(calcineurin)的作用,因而这类免疫抑制剂被称为钙神经素抑制剂(calcineurin inhibitor,CNI)。CsA可以干扰淋巴细胞活性,阻断参与排斥反应的体液和细胞效应机制,从而防止排斥反应的发生。CsA突出的作用是干扰辅助T淋巴细胞(Th)的功能。CsA可以阻断激活的T淋巴细胞进入细胞分裂周期的S期。在细胞水平,CsA抑制白细胞介素(IL-2)、γ-干扰素和B细胞分化因子、淋巴因子的生成和释放,但是CsA不能阻断激活的淋巴细胞对淋巴因子的反应。

2. 临床应用 针对CsA药动学的个体差异,医生在设计治疗方案时必须考虑以下因素:①有效地预防急、慢性排斥反应;②尽量减少CsA的不良反应;③根据联合使用其他免疫抑制剂的种类和剂量,来确定 CsA 的最佳浓度;④根据术后不同病程和阶段,确定所需的 CsA 浓度。CsA 常与其他免疫抑制剂联合使用,这样能减少 CsA 的用量,减轻其不良反应,同时起到增强免疫抑制效果。联合用药的方案众多,一般有以下几种:

(1) 二联用药 环孢素 + 激素,环孢素 + 硫唑嘌呤,环孢素 + 吗替麦考酚酯。

(2) 三联用药 环孢素 + 吗替麦考酚酯 + 激素。

(3) 四联用药 抗淋巴细胞球蛋白 + 环孢素 + 吗替麦考酚酯 + 激素,它包括抗淋巴细胞球蛋白和环孢素序贯用药或同时用药两种方法。

3. 药物不良反应

(1) 肾毒性 环孢素的肾毒性是用于器官移植中最令人担忧的不良反应,发生率较高。CsA 所致的肾功能损害的临床表现有四种类型:① CsA 血浓度过高引起的移植肾小管功能不全;②由于肾血管收缩引起的急性可逆性移植肾功能损害;③特发性急性移植肾血管病变;④慢性不可逆移植肾病变,伴有移植肾间质纤维化等组织病理学改变。

(2) 高血压 CsA 可致移植病人术后出现高血压,其程度随时间的延长而逐渐减弱。CsA 诱发高血压可能与 CsA 引起全身血管内皮细胞损伤从而导致阻力血管收缩有关,或者由血浆肾素活性增高使肾素 - 血管紧张素 - 醛固酮系统紊乱所引起。当 CsA 引起移植术后高血压时,可减少 CsA 用量以改善高血压,通常的抗高血压药物都有效。

(3) 神经系统并发症 最常见的是双手震颤、手足麻木和刺痛,罕见的有嗜睡、抽搐和癫痫样发作。

(4) 感染 由于 CsA 直接作用于免疫系统,从而使机体抵抗力下降,引起各种类型的病原体入侵或体内正常菌群失调,造成各种类型的感染。

(5) 肝毒性 环孢素的浓度过高可引起肝毒性。肝毒性的临床表现为转氨酶的升高、高胆红素血症和低蛋白血症,还可见碱性磷酸酶、乳酸脱氢酶的升高。

(6) 其他 长期服用 CsA 可出现多毛症、牙龈增生、指甲易碎和恶心、呕吐等消化道症状。

五、他克莫司(tacrolimus,FK506)

他克莫司是一类大环内酯抗生素,虽然结构与环孢素迥然不同,但其免疫抑制特性与 CsA 类似而且效力更强。当时实验已经命名为 FK506,现在正式命名为他克莫司(tacrolimus)。1989 年美国肝移植专家 Starzl 首次将 FK506 用于肝移植,收到了很好的效果,目前 FK506 的应用已经越来越广泛。

1. 免疫抑制药理作用 FK506 与 FK506 结合蛋白(FKBP12)结合,抑制淋巴细胞内钙神经素的作用,从而抑制辅助性 T 淋巴细胞释放 IL-2 和 CTL 的增殖。体外实验证明,FK506 具有抑制动物和人混合淋巴细胞反应(MLR)及 CTL 增殖的作用,它主要抑制 Th 淋巴细胞释放 IL-2、IL-3、IFN-α 等活性因子以及 IL-2R 的表达。FK506 选择性抑制淋巴细胞分泌各种细胞因子的能力较 CsA 至少强 100 倍。FK506 主要抑制 T 淋巴细胞对抗原刺激的反应,但对已被 IL-2 激活的淋巴细胞的增殖却无抑制作用。FK506 对 NK 细胞、巨噬细胞等无直接抑制作用。

2. 临床应用 FK506 的用法一般分为 3 种:①单用 FK506;②二联用药:FK506 + 小剂量激素;③三联用药:FK506 + 吗替麦考酚酯 + 小剂量激素。临床上不主张 FK506 和 CsA 联合使用,因为两者的免疫药理作用相似,联用将会增加各自的药物毒性。FK506 在临床应用时,也必须监测其血药浓度,这有助于排斥反应或药物毒性的判断和药物剂量的调整。一般推荐移植后早期全血血药浓度维持在 10 ng/mL,术后 3 个月维持在 6~8 ng/mL。

肝移植是 FK506 应用最多、也是效果最佳的领域。根据治疗的目的和手段,FK506 用于肝移植可分为两种类型:一类是将 FK506 作为常规免疫抑制治疗的一部分,也称作基础治疗(baseline therapy);另一类是将 FK506 用于移植后出现常规免疫抑制剂无法控制的顽固性排斥反应,或者包括 CsA 在内的免疫抑制剂所致的毒性反应,又称作抢救性治疗(rescue therapy)。以下情况可由 CsA 改用 FK506:①大剂量激素冲击治疗无效的顽固性排斥反应;② CsA 引起多毛、牙龈增生、严重高血压等并发症;③由于胃肠道吸收功能差、严重胆汁淤积、胆瘘等引起的 CsA 吸收障碍。改用 FK506 时,必须先停用 CsA 24 h,然后开始服用 FK506 初始剂量。

3. 药物不良反应 由于 FK506 和 CsA 都具有抑制钙神经素的作用,两者的不良反应也相似,但是治疗量的 FK506 很少引起严重的不良反应。

(1) 肾毒性 FK506 和 CsA 在肾毒性方面十分相似。

(2) 致糖尿病作用 自从 FK506 用于临床以来,它的致糖尿病作用一直受到关注。约 50% 的病人在住院期间使用 FK506 后需要使用胰岛素来维持正常的血糖水平,但到出院时,绝大多数病人可以改用口服的降糖药。FK506 所致的糖尿病并不影响病人和移植物的长期存活。

可见,FK506 可能具有一种非剂量依赖性的可逆性致糖尿病作用。

(3) 神经系统毒性　FK506 和 CsA 一样,能引起头痛、震颤、癫痫、失眠等中枢神经系统异常。

(4) 感染　虽然 FK506 的免疫抑制作用比 CsA 高约100 倍,但是肝移植术后病人使用 FK506 治疗时细菌和病毒的感染率却比 CsA 低,这可能是因为其他免疫抑制剂用量减少的原因。

(5) 肝毒性　FK506 可以引起原发性胆汁性肝硬化,伴有血清胆红素升高,组织病理学检查显示有胆管坏死和肉芽肿反应持续存在,这种肝毒性反应少见。

总的说来,FK506 和 CsA 的毒性作用差不多,均有相似的肾毒性、轻度神经毒性,但 CsA 能引起多毛、牙龈增生、高血压等,而 FK506 少见;高血糖、糖尿病等不良反应的发生率则相反。

McAlister VC 等通过大样本的临床荟萃分析,包括 16 个临床随机对照研究(RCTs)的 3 813 例肝移植病人,其中 1 899 例应用 FK506,1 914 例应用 CsA。分析结果认为 FK506 的效果较好,其 1 年死亡率、移植肝生存率、排斥反应率、耐激素排斥反应率、药物顺应性方面均优于 CsA,而在慢性肾衰竭、淋巴细胞增生症的发生率方面无明显差异。但是,FK506 组的新发糖尿病发生率较高。简而言之,在 100 例肝移植病人中,如果应用 FK506 替代 CsA 治疗,大约可以减少 2 例死亡、5 例移植肝失去功能、9 例急性排斥反应、7 例耐激素排斥反应,但是增加 4 例新发糖尿病 (Table 3-25-1)。

Table 3-25-1　Tacrolimus versus cyclosporin immunosuppression after liver transplantation*

Adverse event	FK506 n/N (%)	CsA n/N (%)	Risk difference
Death	254/1 899 (13.4%)	302/1 914 (15.8%)	—2%
Graft loss	281/1 654 (17.0%)	365/1 664 (21.9%)	—5%
Acute rejection	720/1 865 (38.4%)	885/1 881 (47.0%)	—9%
Steroid-resistant rejection	110/1 193 (9.2%)	205/1 246 (16.5%)	—7%
PTLD	6/551 (1.1%)	6/556 (1.1%)	0%
Dialysis (de novo)	11/434 (2.5%)	7/439 (1.6%)	0.01%
Diabetes (de novo)	306/1 503 (20.4%)	242/1 520 (15.9%)	4%
Drug discontinuation	222/1 573 (14.1%)	392/1 583 (24.8%)	—11%

*Data from Am J Transplant, 2006, 6: 1 578.

六、西罗莫司

西罗莫司(sirolimus,SRL;rapamycin,RAPA) 也是一种大环内酯类抗生素,化学结构与 FK506 相似,具有免疫抑制作用。

1. 免疫抑制药理作用　虽然 RAPA 的化学结构与 FK506 很相似,都在 T 淋巴细胞的细胞质内与 FK506 结合蛋白(FKBP12)结合,但是其免疫抑制药理作用却与 FK506 不同。RAPA 具有其独特的药理作用,可以在 G_1 期调节细胞周期,抑制由细胞因子等第三信号引起的细胞分化和细胞增殖。RAPA 与 FKBP12 结合,阻断细胞因子(IL-2)和其受体结合(IL-2R)后的细胞内信号转导途径。其中最主要的是一种磷酸化磷脂酰肌醇激酶,称之为 mammalian target of rapamycin(mTOR)。FKBP12-RAPA-mTOR 的复合物可以抑制细胞周期 G_1 期新蛋白的合成,也可以抑制 T 细胞从 G_1 期向 S 期转化。

2. 临床应用　RAPA 在临床应用中的主要优势为无肾毒性和神经毒性,同时具有抗纤维细胞、平滑肌细胞增生和抗肿瘤的作用。在肝移植中,RAPA 主要应用在以下三方面:①肾功能不全的病人不能使用钙神经素抑制剂(CsA 或 FK506),或使用钙神经素抑制剂后出现肾功能不全的病人,可以使用 RAPA+MMF+Pred 的三联用药方案;②与钙神经素抑制剂联合应用,可以减少激素或钙神经素抑制剂的用量;③作为急性排斥反应的挽救治疗。

有报道证明免疫抑制剂 RAPA 可以逆转肾移植后出现的 Kaposi 肉瘤。体外实验也显示 RAPA 可以抑制乳腺癌、神经胶质瘤、白血病等肿瘤细胞的生长。近来不少学者将 RAPA 用于肝癌肝移植术后预防肿瘤复发,但仍未取得令人信服的证据。

3. 药物不良反应　RAPA 最主要的不良反应为高脂血症。在肾移植术后使用 RAPA,第二个月就有约 40% 病人出现高脂血症,但经饮食调整后常可以改善。RAPA 具有骨髓抑制作用,可以减少白细胞、红细胞和血小板的产生。RAPA 的应用还可以出现淋巴水瘤、口腔溃疡、切口愈合不良等。但是 RAPA 肾毒性较轻,没有神经毒性。

七、抗淋巴细胞球蛋白

抗淋巴细胞球蛋白可分为两大类即多克隆抗淋巴细胞球蛋白和单克隆抗淋巴细胞球蛋白。多克隆抗淋巴细胞球蛋白是针对人淋巴细胞表面不同抗原决定簇的多种抗体的混合物，其典型代表是ALG。单克隆抗淋巴细胞球蛋白特异性作用于T淋巴细胞亚群上特定的抗原决定簇，其典型代表是针对CD3的OKT3。

1. 免疫抑制药理作用

(1) 清除细胞 抗淋巴细胞球蛋白疗法的主要目的是去除血液循环中的淋巴细胞。

(2) 封闭功能性受体 单克隆抗淋巴细胞球蛋白可以占据其抗原的空间位置，遮盖抗原特异性受体，影响T淋巴细胞发挥功能。

(3) 不育性激活 在体外OKT3，低剂量时具有非常强的活化淋巴细胞并促进其增殖的作用。虽然T淋巴细胞被激活，但也使淋巴细胞丧失了抗原表现度和抗原受体，从而丧失了排斥反应能力。这种在激活的同时发生活化细胞表面相关抗原的调变或功能丧失称为"不育性激活(sterile activation)"。

(4) 刺激抑制性T淋巴细胞增殖。

(5) 结合毒素。

2. 临床应用

(1) 多克隆抗淋巴细胞球蛋白的临床应用 ALG的临床应用可以有以下3种方法。①作为常规免疫抑制治疗开始前的诱导疗法；②作为常规免疫抑制治疗的一部分，即CsA+Aza+Pred+ALG的四联用药方案；③用作对抗急性排斥反应的冲击治疗。

(2) 单克隆抗淋巴细胞球蛋白的临床应用 目前正式批准用于临床治疗的单克隆抗体有CD3 McAb和CD25 McAb(CD25 McAb将在后面另行介绍)。其他的单克隆抗体如CD4 McAb和TNF McAb也已进入临床试验期。在众多的CD3 McAb中，OKT3的应用最广，疗效肯定。OKT3也很少用于预防排斥反应，主要用于治疗一些难治性排斥反应。

3. 药物不良反应

(1) 寒战和发热 是最常见的不良反应，主要是由于淋巴细胞破坏导致细胞因子释放引起。在使用ALG或OKT3之前常规给予激素和抗组胺药物以预防"细胞因子释放综合征"。

(2) 过敏性反应 宿主对外来蛋白的免疫反应可以引起血清病，15%~20%的病人可以发生瘙痒和皮疹。在首次使用ALG前必须作皮试。

(3) 血小板减少 由于ALG中含有抗血小板抗体引起。

八、抗白细胞介素-2受体抗体

白细胞介素-2(IL-2)在T淋巴细胞激活的过程中起着极为重要的作用。自分泌与旁分泌的IL-2与IL-2R的结合可以促进淋巴细胞的增殖。只有激活的T淋巴细胞才表达IL-2受体，提示用单克隆抗体阻断该受体，可以比OKT3更加有选择性地预防排斥反应。目前供临床应用的有两种抗IL-2受体单克隆抗体，即巴利昔单抗(basiliximab)和达克珠单抗(daclizumab)。两者都是生物基因工程的产物，免疫原性低，前者为鼠/人嵌合的单克隆抗体，含90%人IgG序列和10%鼠序列，后者为重组并完全人源化的单克隆抗体。由于人源化程度的差异，两者的推荐给药方案不同，但疗效并没有显著差异。

1. 免疫抑制药理作用 T淋巴细胞表面的IL-2受体由α、β、γ三个亚单位组成，其中α亚单位(又称CD25)仅表达于激活的T淋巴细胞表面。巴利昔单抗和达克珠单抗与激活T淋巴细胞表面IL-2的受体CD25特异性结合，其功能类似于IL-2受体拮抗剂，从而可以阻断IL-2与激活T淋巴细胞表面IL-2受体的结合。这样，使用巴利昔单抗和达克珠单抗可以抑制IL-2介导的T淋巴细胞激活和增殖，即抑制移植排斥反应过程中细胞免疫反应的关键通道。

2. 临床应用 在临床肾移植中，巴利昔单抗或达克珠单抗加入原基础免疫抑制方案中能进一步降低急性排斥反应的发生率，明显提高病人存活率，改善移植器官的存活率。即使发生急性排斥反应，其严重程度也明显减轻，一般只需激素冲击治疗(而不需OKT3等)就能逆转。在肝移植中应用巴利昔单抗或达克珠单抗主要是为了在移植后早期减少或延迟使用钙神经素抑制剂，减少其肾毒性，但是钙神经素抑制剂一般应在术后1周内给予，否则会增加急性排斥反应。

3. 药物不良反应 巴利昔单抗或达克珠单抗均没有明显毒性，与安慰剂相比，它们不增加免疫抑制方案的毒性。巴利昔单抗或达克珠单抗不增加感染发生率。

第三节 / 常用的免疫抑制治疗方案

本节要点 (Key concepts)

The introduction of cyclosporin was an important landmark in transplantation, and to this day, calcineurin inhibitors (CsA or FK506) form the basis of most induction immunosuppression regimens. New drugs are being developed which are more specifically targeted to prevention of rejection, and multiple drug combinations have been proposed as a means of reducing the adverse effects of individual drugs. The typical triple combinations are CsA+Aza+Pred. Gradually FK506 took the place of CsA and MMF took the place of Aza. Nowadays, the most popular combinations are FK506+MMF+Pred. If the recipients cannot tolerate MMF, FK506+Pred are recommended. If the recipients are complicated with renal dysfunction, anti-IL-2R antibody preparations basiliximab and daclizumab are added to the triple combinations.

排斥反应是器官移植失败的主要原因。各种免疫抑制剂正确的联合应用,可以最大限度地减少排斥反应的发生率,并避免或减少相关的不良反应,因此,如何合理使用免疫抑制剂是医生所关心的问题。器官移植后免疫抑制剂的选用和治疗因移植器官的类型而不同,近年来临床多采用三联治疗,即以 CNI 为主,联合应用抗代谢药物和小剂量激素的三联用药模式。

典型的三联治疗方案有 CsA+Aza+Pred。后来,FK506 的应用逐渐增多而 CsA 相对减少,抗代谢药物 MMF 也逐渐代替了 Aza,因此 FK506+MMF+Pred 成了新的三联治疗方案。在此基础上,如果病人对 MMF 不能耐受,我们也可以采用 FK506+ Pred 的二联用药方案;如果病人术前存在肾功能不全等特殊情况,我们也可以应用单克隆抗体进行诱导治疗,从而形成四联用药方案,如巴利昔单抗 +FK506+MMF+Pred。近几年来,诱导免疫抑制治疗的比例在上升。如 1997 年,肝移植的诱导免疫抑制治疗约占 7%,而到 2004 年,诱导治疗上升到了 21%。免疫诱导的药物主要为抗 IL-2 受体的单克隆抗体。

目前器官移植的重心和注意点不再仅仅集中在移植后近期的生存率和并发症的防治,而主要着眼于移植后远期的并发症和死亡率。通过长期随访发现慢性排斥反应只占晚期器官功能丧失和病人死亡的一小部分,而与免疫抑制剂相关的并发症如感染、心血管疾病、复发性疾病和新生肿瘤却占了死亡病例的大部分,因此器官移植术后免疫抑制剂的逐渐减药十分重要。免疫抑制剂减药的第一步就是减少激素用量。在 1995 年到 2002 年间,绝大多数器官移植受者维持应用激素,而在 2002 年以后,激素的应用逐渐减少,在很多肝移植病人中成功应用了激素撤药方案或者无激素的免疫抑制治疗方案。

(郑树森　吴　健)

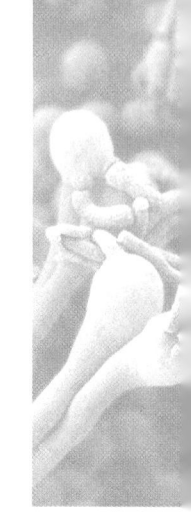

第26章
常见器官移植

第一节 / 概述

本节要点 (Key concepts)

Transplantation means a surgical operation for cell, tissue or an organ which is moved from donor to recipient. Over past decades, transplantation has been developed rapidly due to the improvement of surgical technique, clinical use of immunosuppressant and qualified peri-operational administration. Now, organ transplantation has become a routine treatment. Common types of organ transplant include liver transplantation, kidney transplantation, heart transplantation, lung transplantation and multi-organ transplantation.

将一个个体的细胞、组织或器官用手术或其他方法，移植到自己体内或另一个体的某一部位，统称移植术。19世纪初已有各种组织或器官移植的动物实验报道。20世纪以来，细胞、黏膜、脂肪、筋膜、软骨、骨、肌腱、肌、血管、淋巴管、综合组织移植和各种器官移植，包括单一和多器官联合移植都陆续开展。国际上通常所说的移植（transplantation）就是指器官移植。

一、概况

同种异体器官移植的实验研究始于19世纪，待20世纪初血管吻合技术创立后，实验动物的器官移植始获成功。临床上异体器官移植开始于20世纪30年代，在20世纪50年代以肾移植成功为标志而进入应用阶段。20世纪60年代第一代免疫抑制剂（硫唑嘌呤、泼尼松和抗淋巴细胞球蛋白）的问世，使器官移植获得稳步发展，到20世纪70年代取得了很大成绩。自20世纪80年代以来，由于新一代强有力的免疫抑制剂环孢素的研制成功，以环孢素为主联合上述常规免疫抑制剂或单克隆抗体OKT3的抗排斥反应方案的广泛应用，使移植疗效成倍提高。目前，肝移植与肾移植在许多国家（包括中国）已臻于成熟，成为一种常规性的手术，应用日益广泛。心、肺和骨髓等移植的良好疗效业已得到公认，胰肾联合、胰腺、胰岛、甲状旁腺、脾移植等已在临床应用获得较好的疗效；小肠移植一直是临床上难度最大的移植手术之一，

受益于免疫抑制剂的发展，目前小肠移植也处于快速发展阶段。

各种脏器移植的基础理论研究已深入到遗传免疫学、多种免疫耐受动物模型和异种移植的领域中去。可以认为，器官移植作为一种综合性的现代医学，确已形成一个新兴的学科。

二、分类和概念

献出移植物的个体称为供者，接受移植物者称为受者。如供受者为同一个体，叫作自体移植。在自体移植时，移植物重新移植到原来的解剖位置，称为再植术，如断肢再植术。

根据移植器官的多少，一般可分为单器官移植、联合移植和多器官移植。一次同时移植两个脏器，习惯称联合移植，如心肺、胰肾、肝心联合移植。一次同时移植三个或更多的器官，称为多器官移植。

供者和受者不属同一个体，叫做异体移植，按遗传学的观点可分：①同卵双生移植，也叫同质移植，供受者的抗原结构完全相同，移植后不会发生排斥反应。②同种异体移植，供受者属于同一种族，如人与人、狗与狗之间的移植，这是临床上应用最广的一种移植。但由于供受者的组织相容性抗原的不同，移植后会发生排斥反应。③异种移植，供受者属于不同种族，如人与狒狒、狗与狐，移植后会引起极强烈的排斥反应，目前尚限于

动物实验。

根据移植物植入部位,移植术可分为:①原位移植,即移植物植入到原来的解剖部位,移植前需将受者原来的器官切除,如原位心脏移植、原位肝移植;②异位移植,即移植物植入到另一个解剖位置,一般情况下,不必切除受者原来器官,如肾移植、胰腺移植一般是异位移植;③旁原位移植,即将移植物植入到贴近受者同名器官的位置,不切除原来器官,如胰腺移植到紧贴受者胰腺的旁原位胰腺移植。

根据移植物来源不同分为胚胎、新生儿、成人、尸体及活体供者。活体又包括活体亲属(指有血缘关系如双亲与子女、兄弟姊妹之间)和非亲属(如配偶)。

根据移植物性质分为细胞、组织和器官移植。为了准确描述某种移植术,往往综合使用上述分类,如原位尸体心脏同种移植、活体亲属同种异体肾移植、血管吻合的胎儿甲状旁腺异位移植。

三、器官保存液

(一) UW 液

1988 年,美国威斯康星大学的 Belzer 教授提出了作为有效保存液的 5 个条件:①减轻体温引起的细胞水肿;②防止细胞内酸中毒;③阻止细胞间隙的扩大;④防止氧自由基造成的损伤;⑤提供再灌注期间产生高能磷酸化合物的底物。基于上述观点,Belzer 探索出一种新型保存液——UW 液(University of Wisconsin solution),使肝的冷保存时间延长至 30 h 或更长。UW 液用乳糖盐代替葡萄糖作为非渗透性阴离子,并加入棉子糖和羟乙基淀粉防止细胞间隙扩大,磷酸盐预防酸中毒,谷胱甘肽和别嘌醇对抗氧自由基,突破了肝的保存时限,被视为器官保存史上的一个重大突破。同时也有研究表明,在 UW 液中加入钙拮抗剂——维拉帕米或在肝复流前用含抗氧自由基成分的 Carolina 冲洗液灌洗,再用 UW 液保存供肝,可有效抑制白细胞黏附,增加胆汁分泌和改善微循环。

(二) HTK 液

它是一种以组氨酸为缓冲分子的非生理型低 K^+ 保存液。有如下特点:①含钾量低,易于进入受者循环系统,且反复或持续性原位灌洗无任何副作用及危险性。②组氨酸/组氨酸 – 盐酸缓冲系统,组氨酸作为有效的非渗透性因子可防止内皮细胞肿胀并可有效地抑制酸中毒的发生。③色氨酸作为膜稳定剂可防止组氨酸进入细胞内。④α – 酮戊二酸及色氨酸作为高能磷酸化合物的底物。⑤HTK 液黏度低,更易于扩散至组织间隙及毛细血管丛,

在短时间内使器官降温。欧洲多中心试验表明:对于 24 h 内移植物的保存,HTK 液与 UW 液同样安全有效。

(三) CS 液

作为一种仿细胞外液型器官保存液,近年实验室与临床的研究表明,对于供肝保存 CS 液,堪与 UW 液媲美,并已经逐渐被应用于临床肝移植中。CS 液有以下特点:①高钠低钾,易于进入受者循环系统;②缓冲系统由组氨酸/乳糖醛酸组成,有较强的缓冲能力,且乳糖醛酸为有效的非渗透性因子,可防止内皮细胞肿胀;③含有的还原型谷胱甘肽、组氨酸、甘露醇作为羟自由基的清除剂,可防止氧自由基的损伤;④含有的谷氨酸盐作为高能磷酸化合物的底物;⑤高镁离子含量及轻度酸性可有效防止钙离子超载;⑥黏度低,易于扩散至组织间隙,在短时间内使器官降温。与 UW 液相比,低黏度、强抗氧化性、高抗水肿能力以及价格是 CS 液的最大优势。当然,CS 保存液效果还有待世界各大移植中心的临床研究来进一步证实。

四、器官移植与缺血再灌注损伤(ischemia-reperfusion injury,IRI)

机体组织器官正常代谢、功能的维持,有赖于良好的血液循环。各种原因造成的局部组织器官的缺血,常常使组织细胞发生缺血性损伤。在动物试验和临床观察中学者发现,在一定条件下恢复血液再灌注后,部分动物或病人细胞功能、代谢障碍及结构破坏不但未减轻反而加重,因而将这种血液再灌注后缺血性损伤进一步加重的现象称为缺血再灌注损伤。器官移植过程中,由于需要经过供器官的摘取和再植过程,不可避免地存在供器官的缺血再灌注损伤,缺血再灌注损伤是许多因子参与的复杂的病理生理过程,是缺氧器官细胞在恢复氧供后损伤更加严重的现象。

五、器官移植的未来发展方向

随着器官移植疗效的提高,其已发展成为常规性的治疗方法。然而,器官移植领域无论是在基础研究还是在临床技术上仍存在一些需要进一步提高的方面或亟待解决的难题。

(一) 外科技术的革新

尽管我国器官移植事业已取得显著性成就,进入了世界先进行列,但作为一项巨大的系统工程,器官移植由于手术难度大、学科涉及面广、术后管理困难等原因容易导致严重的并发症。因此,外科技术上的不断革新,已使外科手术相关并发症的发生率明显降低。尤其是在微创外

科快速发展的今天,微创理念应该在器官移植领域有重大的发展与应用,如显微外科吻合技术、手助式腹腔镜活体肝移植和取肝等。

(二)免疫耐受的诱导

20世纪70年代,CsA的问世在降低器官排斥反应的同时延长了受者生存时间,使得移植成功率显著提高,有力地推动了器官移植的发展。随后各种新型免疫抑制剂的临床应用,进一步显著降低了器官移植术后一年内移植物排斥反应的发生率,使移植受者术后生活质量得以明显改善。但是,免疫抑制剂又会带来不可避免的各种不良反应,增加潜在的致癌性和致感染性的风险。如何进一步开发新一代的免疫抑制剂,在有效抑制免疫排斥反应的同时,将机体全身免疫功能的抑制控制在安全范围,减少药物相关不良反应,是器官移植今后努力的方向。早在20世纪60年代,Starzl等就发现,在肾移植受者中术前应用免疫抑制剂可诱导免疫耐受的形成而获得稳定的嵌合状态。肝作为"免疫特惠器官",近年来研究发现部分肝移植受体对同种异体移植物具有免疫耐受现象,这也为临床撤除免疫抑制或免疫抑制剂最小化提供了证据。目前,获得移植物耐受主要有以下两个途径:①通过诱导治疗联合或不联合供体造血干细胞输注以诱导耐受或实现免疫抑制剂最小化;②移植受体偶尔会出现一种"自发性操作性耐受"(spontaneous operational tolerance,SOT)。目前主要的研究方向包括:对受体先进行全身淋巴照射,然后再移植供体的骨髓,形成嵌合体诱导耐受;胸腺内注射抗原,形成胸腺嵌合型诱导免疫耐受;先给受体使用抗CD4$^+$、CD8$^+$ T细胞抗体,再注射供体抗原诱导免疫耐受;用放射性核素标记供体的抗原注入受体,当标记的抗原与受体能识别该抗原的淋巴细胞接触时,可以选择性杀伤该反应的免疫活性细胞;阻断CD40-CD154、ICOS-B7、4-1BB和4-1BB等配体共刺激通路诱导免疫耐受;移植前给受体输注供体的未成熟树突状细胞以诱导免疫耐受。

(三)供体器官的拓展

由于终末期疾病所导致器官功能衰竭发生率的逐年增高和器官移植受者预后的不断改善,全球范围内器官移植的市场需求量在过去的十余年中迅速增加。然而,合适的供体器官资源非常有限,无法满足如此庞大的市场需求,使得器官资源紧缺的危机日益显著。据美国器官共享联合网络(United Network for Organ Sharing,UNOS)统计,2006年等候器官移植的病人高达95 000名,死亡者超过7 000名。而在我国,有9 000万乙肝病毒携带者,肝炎病人超3 000千万,其中一部分会最终发展成肝硬化甚至肝

癌,从而不可避免地会选择肝移植来提高生活质量和延长生存时间,这就意味着我国肝移植有着非常大的潜在市场需求。所以为了更好的解决器官资源短缺这一难题,我国器官移植领域的专家提出若干方案:

1. 鼓励活体器官的捐献 活体器官捐献(LOD)在世界范围内已成为器官捐献的三大来源之一,并在日本、韩国、中国香港和中国台湾等国家和地区成为主要的器官捐献来源。2007年,我国国务院颁布了《人体器官移植条例》,进一步加强了人体器官捐献管理。随着尸体器官移植数量明显减少,活体器官移植的数量增长超过近1倍,其中,中国肝移植的注册数据显示,活体肝移植例数增长超过5倍。可以说LOD已成为解决我国器官供体短缺的重要途径之一。

2. 完善规范化捐献体系和宣传普及工作,鼓励公民逝世后的器官捐献 从20世纪80年代开始,我国的有识之士即开始呼吁建立脑死亡法规,但进展甚微,至今仍未颁布《脑死亡条例》。同时,受限于我国宗教和传统文化的影响,脑死亡捐献(DBD)很可能需要相当长的时间才能为大众所接受,成为一个稳定的器官捐献来源。因此,我国开展DBD,在脑死亡立法、建立完善的各级急救系统和加强对公众的宣传力度等方面还任重道远。值得注意的是,近年来,在国家器官移植委员会的推动下,该项工作取得了突破性进展。2003年卫生部发布了《脑死亡判定标准》(成人)(征求意见稿)、《脑死亡判定技术规范》(征求意见稿),2009年卫生部再次修订了上述标准和规范。脑死亡标准的建立将推动相关法规的建立和完善,使DBD有法可依,提高公众的认同度,进一步缓解我国器官来源紧缺的现状。

3. 最大程度地利用心脏死亡者(DCD)的器官 我国标准化器官捐献走过了25年漫长而曲折的道路,经过不懈地辛勤努力,最终在中国红十字会和卫生部的推动下,于2009年正式启动了由10个省市参与的器官捐献试点工作,拟逐步建立中国器官捐献系统。心脏死亡器官捐献(donation after cardiac death,DCD)近年发展较快,包括:①无准备型心脏死亡器官捐献(non-controlled DCD);②有准备型心脏死亡器官捐献(controlled DCD);③有准备型脑死亡加心脏死亡/双死亡标准器官捐献(controlled DBD+DCD)三大类。

4. 进一步推进边缘性供体的扩大标准器官(ECD)的利用 随着器官来源短缺的日益严重和等候器官移植病人人数的激增,边缘性供体的概念被提出,我们希望能够充分利用那些扩大的标准器官选择范围,进一步缓解供

器官来源紧缺的现状。边缘性供体器官包括高龄、儿童、糖尿病病人、热缺血或冷缺血时间延长、心脏死亡、高血压、乙肝或丙肝感染、脂肪性和酒精性肝病等，其可增加约20%的器官来源。有研究证实，脂肪变性的供肝并不影响移植物功能及病人生存率，移植效果接近于正常供肝。而接受高龄供体心脏的心脏移植受者，术后也可获得理想效果。

5. 异种移植　临床上最早进行的异种移植尝试是Reemtsma 在 1964 年进行的将黑猩猩的肾移植到人的手术，其中的几例受者存活了数个月。其后因血液透析更加普及和脑死亡概念的确立，使得尸体供体更易得到，故异种移植的发展中断了 15 年。由于同种器官移植在技术上和效果上的明显改善，对异种移植被的兴趣重新燃起。更加重要的是，在同种移植广泛开展后，人体器官的供应量远远低于不断增加的需要器官移植的病人的数量。近年来，每年等待器官移植的人数往往是实际能得到移植人数的 5 倍多。1992 年 6 月 24 日美国匹兹堡大学的 Tzakis进行了首例狒狒供肝移植。虽然目前异种移植效果欠佳，但是有理由相信，随着基因转移技术和组织工程的发展，异种肝移植会有广阔的发展前景。此外，异种移植需要考虑的一个严重问题是来源于未知致病原的传染风险。因为许多人开始相信艾滋病的流行与同一种原先未知的非致病性的反转录病毒有关，当这些病毒从某种灵长类转移到人类中时就产生了艾滋病，因此关于异种移植的危险性的争论部分围绕着如何筛查鉴定一个适合的异种灵长类供体。

第二节 / 心脏和肺移植

本节要点 (Key concepts)

Heart transplantation, an effective treatment for end-stage heart disease, has been widely used in clinic. The methods of operation for heart transplantation include orthotopic heart transplantation and heterotopic heart transplantation. Lung transplantation is the only effective way to treat end-stage pulmonary disease. The technology of lung transplantation is still at the initial stage. Both heart and lung transplantations faced with immune rejection after operation.

一、心脏移植

心脏移植是治疗终末期心脏病唯一有效的方法。自1967 年首例人类心脏移植成功以来，心脏移植从试验阶段过渡到临床应用阶段，目前心脏移植技术日益成熟，全世界每年大约有 3 500 人接受心脏移植手术，心脏移植后总的 1 年、3 年、5 年和 10 年生存率分别为 79. 4%、71.19%、65. 2% 和 45. 8%。

(一) 心脏移植的发展史

1967 年 12 月，南非开普敦 Barnard 医生成功地进行了世界第 1 例人的同种原位心脏移植，这次手术的成功开创了心力衰竭非药物治疗的先河，并向终末期心力衰竭这一医学传统的概念提出了挑战。在首次心脏移植成功后不久全球许多中心开始进行心脏移植的手术。1968 年全世界有近 60 个医学中心共进行了 102 次心脏移植，由于排斥、感染等原因，病人大多死亡。1970 年起，心脏移植进入低潮。1981 年环孢素首次在斯坦福大学应用于心脏移植，获得良好效果，心脏移植工作重新复苏，并于 1987年在美国被列为常规手术。2010 年国际心肺移植协会统计资料显示，全世界登记的心脏移植例数已达到 89 000例，其中最长生存期已超过 30 年。有的中心移植术后 1年存活率高达 95% 以上，5 年存活率高达 85% 以上。中国大陆心脏移植起步较晚，目前全国有近 30 多家医院开展了心脏移植手术，至 2010 年底全国共完成原位心脏移植 1 000 多例。

(二) 心脏移植的适应证

心脏移植已成为目前治疗终末期心脏病的唯一有效方法，终末期心脏病包括扩张型心肌病、心脏瓣膜病、缺血性心肌病及先天性心脏病等，尤以扩张型心肌病多见。适合心脏移植的病人应具备下列条件：①内科或其他外科治疗手段无效的终末期心脏病；②射血分数（EF）< 20%；③预计生存时间大于 1 年的可能性 <75%；④年龄不宜大于 55周岁；⑤肺血管阻力必须 <6wood；⑥其他脏器无严重器质性病变。

(三) 心脏移植的供者选择

传统的供心标准包括：年龄 <50 岁；心脏超声没有心脏运动异常；左心室射血分数 >50%；瓣膜结构功能良好；正性肌力药物多巴胺 <15 μg/（kg·min）；供 - 受者体重比

例为 0.7~1.5；冷缺血时间 <4 h；没有感染；血清学检查未发现乙型肝炎、丙型肝炎、艾滋病等；心电图正常或者轻微的 ST-T 改变，无心脏传导异常。近年来，随着心脏移植技术的发展，供者心脏的标准也在适当地放宽。ABO 血型相配是避免急性排斥反应的首要条件，临床上首选同血型供者，在供者难以获得的情况下，也可采用血型相容的供心。目前认为，HLA 配型对心脏移植受者的 5 年生存率及血管病变发生率均有影响，但对急性排斥反应的发生率及近期死亡率未见显著影响，因此，在移植术前不常规行 HLA 配型也是可行的。

（四）供心保存的特殊性

供心保护的方法有：快速以停搏降低组织代谢所需；增加器官活性物质的供应；稳定细胞膜；减轻再灌注损伤；避免机械损伤和冻伤。然而，心肌的机械运动是耗能的主要方式，当心脏停搏时，随着温度降低，代谢及氧和能量的消耗也降至最低水平。因此，停搏、降温是心肌保护的主要手段。具体方法是经主动脉根部向冠脉开口注入冷高钾停搏液，使心脏停搏于舒张期。

目前，临床上有多种心肌保护液（停搏液）。大体上可分为仿细胞内液型（高钾低钠）、仿细胞外液型（低钾高钠）、非体液型等渗性保存液、与血浆成分相似的溶液及具有载氧功能的保存液。对于停搏液的选择，目前尚未达成统一的意见。

采用上述的方法只能降低代谢而减少能量消耗，因此供心的冷缺血时间必须小于 4 h。目前有很多研究表明，采用持续灌注法供应氧及能量物质，可使供心的保存时间延长至 24 h。但由于此方法的复杂性，目前在临床上应用较少。

（五）心脏移植的外科技术

Lower 及 Shumway 于 1960 年提出的原位心脏移植技术，一直沿用至今，它包括从心房中部离断（保留受者多根肺静脉与左房后壁的连接），切除供者和受者的心脏，并于相应的半月瓣上方切断大动脉。原位心脏移植术开展 40 多年来，手术术式不断改进，主要包括标准原位心脏移植术（SOHT）、全心原位心脏移植术（TOHT）和双腔原位心脏移植术（BOHT）3 种。双腔原位心脏移植术与标准术式相比，能够减少十字结构扭曲导致的瓣膜关闭不全，去除了受者自身的右房后壁和窦房结，从而减少了三尖瓣关闭不全和心律失常的发生率。此外，还有异位心脏移植术，因方法复杂且并发症较多，目前临床上较少应用。

（六）心脏移植术并发症

1. 围术期并发症

（1）心脏移植中后期常因肺动脉压升高，导致严重和顽固的右心衰竭，是造成围术期病人死亡的主要原因。

（2）肾功能不全也是心脏移植早期易出现的并发症之一。主要原因包括：同种心脏移植病人常伴有肾功能不全；免疫抑制药物环孢素的主要不良反应是肾毒性；体外循环和移植本身亦会导致肾功能的损害。术后早期要严密观察尿量及肾功能的变化，对出现急性肾衰药物治疗无效时，可使用腹膜透析或血液透析。

2. 排斥反应 同种心脏移植排斥反应分为超急性、急性和慢性三种类型。为早期检出心脏排斥反应，临床学者对超声心动图、磁共振、心电图和免疫学等许多不同的方法进行了研究，发现这些方法只能帮助判断有无排斥反应，并没有一种方法具有高度的敏感性和特异性，均不足以指导临床医生调整免疫抑制方案。到目前为止，对于心脏移植手术后的排斥监测，最可靠的方法和"金标准"仍是心内膜活检，可判断排斥反应的级别，并指导临床的治疗。心内膜活检结果如移植物 Ⅱ-2 mRNA 呈阳性，则意味着更严重的排斥反应将可能发生，这对于我们预防严重排斥反应有一定的帮助。

3. 感染 由于手术后应用大量的免疫抑制剂，造成了病人免疫功能低下，因而比较容易发生感染，感染原可以是细菌、真菌、病毒和原虫，可累及任何器官，尤以肺部感染和泌尿系统感染常见。感染比排斥原因死亡的比例更多，严格监测早期感染是非常重要的，采取积极的措施及时诊断和治疗各种感染关系到病人的生死存亡。

二、肺移植

肺移植是治疗晚期肺实质及肺血管疾病的唯一有效方法，然而在人类大器官移植中，肺移植成功最晚，至今仍然是医学上一个有待攀登的高峰。近几年肺移植的发展异常迅速，无论是单、双肺移植还是心肺移植，均已获得临床成功，并且越来越受到人们的关注。

（一）肺移植的发展史

肺移植开展至今已有 40 多年历史，1963 年，美国的 Hardy 为 1 例左侧中心型肺癌病人进行了人类史上的首例肺移植手术，病人生存了 18 天。1971 年 1 名 23 岁的终末期硅沉着病病人行右肺移植术后生存了 10 个月，最后出现支气管吻合口狭窄而死亡。1981 年加拿大多伦多肺移植研究组证实了大量激素的使用严重影响支气管愈合，此时新的免疫抑制剂环孢素 A 也开始应用于临床，同时证实应用带蒂大网膜包绕支气管吻合口可改善支气管血运供应，促进吻合口愈合，从此以后肺移植术才真正在临床上开展并取得成功。近 5 年来，肺移植的数量以每年 1 500 多例的速度增长,截至 2009 年底,全世界共完成单、双肺移植 32 000 多例,术后 3 个月的存活率为88%,术后 1、3、5、10 年的生存率分别为 79%、63%、52%、29%,中位生存时间为 5.3 年。我国肺移植起步早,但发展较慢。早在 1979 年,北京结核病研究所分别为 2 例肺结核病人成功进行了单肺移植,病人分别存活了 7 d 和12 d。经过 30 余年的发展,国内肺移植技术日臻成熟,单肺、双肺、肺叶移植及活体肺叶移植均已成功开展。从移植数量上看,现阶段国内每年肺移植量约 50~60 例,至2010 年底国内肺移植总计约 244 例,无论与国外肺移植还是与国内其他实体器官移植相比,国内肺移植均有很大的差距。

(二)肺移植术的适应证与禁忌证

1. 受者的适应证 所有药物治疗失败的慢性终末期肺疾病病人都有接受肺移植的适应证,主要有①肺阻塞性疾病:主要包括慢性阻塞性肺气肿和 α-1 抗胰蛋白酶缺乏症。②肺纤维化疾病:包括间质性纤维化及特发性肺纤维化疾病。③肺感染性疾病:包括肺结核毁损肺及双肺弥漫性支气管扩张进展为囊性纤维化。④肺血管病:原发性肺动脉高压和(或)合并心内畸形致艾森门格综合征病人。⑤肺再移植病人。

2. 禁忌证 2006 年国际心肺移植学会(ISHLT)的肺移植指南指出,肺移植的绝对禁忌证包括:①过去两年内曾发生除皮肤鳞状细胞癌和基底细胞癌以外的其他恶性肿瘤。局限性细支气管肺泡细胞癌是否也属于绝对禁忌证尚存在争议。②另一重要器官系统(如心、肝、肾)存在无法治疗的晚期功能衰竭。不能接受经皮介入或旁路移植治疗的冠心病或合并严重左室功能异常的冠心病,都是肺移植的绝对禁忌证,但这类病例经高度选择后可考虑心肺联合移植。③无法治愈的慢性肺外感染,包括慢性活动性乙型肝炎、丙型肝炎和 HIV 感染。④严重的胸壁或脊柱畸形。⑤已经证实病人不能依从药物治疗和(或)门诊随访。⑥无法治疗的精神或心理疾病,导致无法配合或依从药物治疗。⑦缺乏和谐或可靠的社会支持体系。⑧药物成瘾(如酒精、烟草或麻醉药),包括目前成瘾者和过去 6 个月内有药物成瘾者。相对禁忌证包括:①年龄 >65 岁。②功能状态严重受限,且康复的可能性很小。③高耐药力或高毒力细菌、真菌或分枝杆菌感染。④严重肥胖,定义为体质指数(BMI)>30 kg/m²。⑤严重或已出现症状的骨质疏松症。⑥机械通气。⑦其他尚未导致终末期器官功能衰竭的疾病状态如糖尿病、高血压、消化性溃疡和胃食管反流病,应在移植前给予最佳治疗。冠心病病人应在移

植前接受经皮介入或旁路移植治疗。

(三)供者的选择

供者选择:①供者年龄 <55 岁,既往无肺部疾病、胸部外伤及手术史;②无全身性疾病、肿瘤和传染病等,CMV 抗体(-)、HIV(-)、HBsAg(-);③支气管镜检未见感染性分泌物;④胸片正常,供肺大小、形态与受者肺相当;⑤供肺有良好的换气功能储备(复苏期间吸氧浓度(FiO₂)100%,PEEP 5 cmH₂O 时 PaO₂ 即可 >300 mmHg);⑥供受者 ABO 血型相同者一般不需要 HLA 配型,否则必须进行 HLA 配型,确保移植后供受者不出现免疫排斥反应。

供肺缺乏在器官移植中更为显著,许多病人在等待供肺的过程中死去,现在国外肺移植供者选择标准已经放宽,并且边缘性供者、活体肺叶供者、劈开全肺分成上、下肺叶供者以及心脏停搏供者已经开始应用于临床。

(四)供肺保存的特殊性

肺保存液的种类较多,按其电解质浓度可分为细胞内液型及细胞外液型两种。EC 液和 UW 液是细胞内液型的代表,均为高钾溶液。细胞外液型保存液主要有低钾右旋糖酐液(LPD)、ET-K 液、Celsior 液等,其中对 LPD 液的研究最多。大多数学者认为,细胞内液型保存液中 K⁺ 浓度较高,可以使血管平滑肌细胞去极化,从而引起肺血管收缩,肺循环阻力增加,提高肺动脉活性氧的产生,其直接后果就是肺移植后再灌注时肺动脉灌注压增高,肺血管内皮细胞损伤,加重再灌注时的肺水肿;而低 K⁺ 的 LPD 液则无此现象。因此对于肺保护,特别是在早期移植物功能的保护方面,细胞外液型供肺保存液较细胞内液型更有价值。同时,细胞外液型供肺保存液影响 Na⁺-K⁺-腺苷三磷酸(ATP)酶对 β-肾上腺素能药物的反应性和肺泡上皮细胞的活性,能有效地维持 ATP 酶活性,从而更好地保障肺泡液的吸收,减轻肺水肿。据 Gamez 等报道,在肺移植术后早期恢复阶段,LPD 液可以使肺严重缺血再灌注损伤发生率降低 50%。

尽管目前的保存液种类繁多,但保存效果都不尽理想,因此,在现有的保存液基础上,加入某些具有保护作用的药物,以达到更好的供肺保存效果,已成为目前的研究热点。常用的药物有前列腺素类药物、外源性环腺苷酸和外源性氧化亚氮、糖类(常用的有海藻糖和棉子糖)、钙离子拮抗剂和钾离子通道开放剂、血小板激活因子拮抗剂等。

目前采用的供肺灌注方式多为单次灌注,有顺行性灌注、逆行性灌注、顺行性灌注 + 逆行性灌注、顺行性灌注 + 支气管动脉灌注等。其中顺行性灌注和逆行性灌注最常

用。逆行性灌注对肺的保护作用已经得到了较广泛地验证和运用。对缺血时间较长的肺采用逆行性灌注能提高肺保存液在支气管壁的有效分布,有效地维持肺泡表面活性物质的功能,对早期移植物功能的影响较顺行性灌注更具有优势。采用顺行性灌注 + 支气管动脉灌注可以明显降低支气管黏膜的温度,下调区域淋巴结中炎症、免疫相关性细胞因子和趋化因子的表达,从而降低早期移植物功能障碍的风险。

同时,供肺保护对于灌注压及保存温度的要求比较高。一般认为灌注压以不超过肺平均动脉压为原则,通常为 10~20 mmHg;灌注量随不同的灌注液而异,多为 40~60 mL/kg。低温保存可以降低供肺的新陈代谢,并可抑制细胞降解酶,降低其细胞毒性;但同时也抑制 ATP 依赖性 Na^+-K^+ 泵的功能,引起细胞水肿。目前对于供肺的最佳保存温度并未达成共识,最常用的保存温度为 4℃,但也有学者认为 10℃、15℃ 是最适宜的供肺保存温度。

(五)手术方式

肺移植的手术方式主要包括 4 种。①单肺移植术:主要适用于无肺部感染的肺实质性疾病,以及无严重心力衰竭的肺血管性疾病。②双肺移植术:主要适用于合并感染的终末期肺疾病,如囊性肺纤维化、支气管扩张等,以及严重疱性肺气肿、无严重心力衰竭的肺血管性疾病。经典的整体双肺移植是劈开胸骨整块植入双肺,需要完全体外循环才能完成的复杂手术;而序贯式双侧单肺肺移植除了具有整体双肺移植肺功能改善好的优点外,还具有不需体外循环、术中心脏不停搏、没有解剖游离纵隔、减少术后出血和神经损伤、支气管吻合易行、并发症明显减少等优点。目前双侧单肺连续移植已逐渐取代了整体双肺移植。③活体肺叶移植术:主要适用于儿童和体型较小的成人(体重 20~50 kg)终末期肺疾病。④心肺联合移植:对于先天性心脏病导致的肺动脉高压,可行单纯肺移植同时心脏修补或心肺联合移植。

(六)术后免疫抑制剂应用

目前临床上肺移植的免疫抑制主要采用环孢素,硫唑嘌呤和皮质类固醇三联标准方案。标准方案使用时如果出现毒性反应、无效、排斥、原发疾病复发或存在细支气管阻塞综合征时,使用他克莫司和吗替麦考酚酯。

(七)术后并发症

术后并发症主要包括原发性移植物功能丧失(primary graft dysfunction,PGD)、细支气管阻塞综合征(bronchiolitis obliterans syndrome,BOS)、再灌注肺水肿、急性排斥反应、慢性排斥反应、支气管吻合口并发症和感染(主要为细菌性或病毒性)。中长期存活者的并发症有:闭塞性细支气管炎、感染(主要为细菌性或真菌性)、淋巴组织增生疾病、药物性肾损害、神经肌肉并发症、骨质疏松、胃肠道并发症、非淋巴组织增生性恶性肿瘤及其他药物相关的并发症。

第三节 / 肝移植

本节要点 (Key concepts)

Liver transplantation is gradually getting perfect in its development for half a century, though it is also facing a great challenge such as shortage of donors at the same time. To make rational use of donor livers, it is meaningful to search for transplantation criteria for liver transplantation in China. Living donor liver transplantation and deceased donor liver transplantation are two surgical methods of liver transplantation. Recurrence of HCC after liver transplantation is one of the important factors which influence the long-term surviving of patients. Effective prevention and treatment of postoperative complications can promote liver transplantation success rate. Heterotransplantation and hepatocyte transplantation maybe the future direction in this field.

据统计,在我国的传染病中,肝脏疾病的发病率至今名列前茅,其中乙肝病毒携带者约 0.9 亿,慢性乙肝病人 3 000 多万人。肝脏疾病在我国一直是一个严重的公共卫生问题,近年来病毒性肝炎、脂肪肝、酒精肝、肝癌等肝病已成为威胁人类健康的主要疾病。肝病的终末阶段,肝功能一旦衰竭,肝移植是目前唯一有效的治疗手段。

一、肝移植的发展概况

肝移植的研究起始于 20 世纪 50 年代,迄今已有 50 余年的历史。1955 年 Welch 提出并实施了首例犬的异位肝移植。1959 年 Moore 首先成功地施行了犬的同种异体原位肝移植(orthopedics liver transplantation,OLT)。1963

年 3 月 1 日 Starzl 在美国 Denver 市首先为一位先天性胆道闭锁患儿施行了原位肝移植手术,次年 Absolon 首次在临床施行异位肝移植,均未获得长期存活。1967 年 7 月 23 日 Starzl 为一肝癌病人施行原位肝移植,获得 1 年以上的长期存活,标志着肝移植进入临床应用阶段。80 年代初,由于环孢素的问世和肝移植的主要适应证由肝癌转向各种终末期肝硬化,特别是 1983 年美国国立卫生研究院正式宣布了肝移植是终末期肝疾病的有效治疗方法,促使肝移植迅速发展。

1958 年,我国肝移植的开拓者夏穗生教授首次尝试了犬的同种异体异位肝移植术。1973 年夏穗生教授率领的肝移植小组又开展了 130 例犬同种原位肝移植研究。1977 年在上海与武汉临床原位肝移植术被相继开展,从而揭开了我国肝移植的序幕。1977 至 1983 年,我国大陆有 18 个单位共施行了 57 例临床肝移植,但由于效果不佳,肝移植自 1984 年后基本处于停顿状态。进入 90 年代,国际上肝移植进展迅速,手术例数与日俱增,加之我国是肝炎大国,在这种情况下,国内年轻的医生们在借鉴国外经验的基础上,大胆创新与改革,使得我国的肝移植得以迅猛发展。1999 年是我国肝移植的一个跃进与关键之年,全国肝移植达 120 例。截至 2012 年 1 月,我国累计施行肝移植手术近 21 333 例,肝移植总数仅次于美国居世界第二,目前国内良性疾病行肝移植 1 年存活率接近 90%,3 年存活率超过近 80%,与世界水平相当。

二、肝移植的适应证和禁忌证

(一) 肝移植的适应证

任何局限于肝的终末期疾病,肝功能失代偿时,均适合行肝移植。概括起来有两类:①肝疾病严重到威胁病人生命,应考虑肝移植。②各种肝病致病人的生活质量下降,如复发性胆系感染、顽固性腹水、肝性脑病、食管胃底曲张静脉出血及无法纠正的代谢异常等。临床经验表明:肝病代偿功能越差,其围术期死亡率越高。因此应在出现严重并发症以前考虑行肝移植。成人最常见的原因为肝硬化,而儿童最常见的肝移植原因为胆道闭锁。

肝移植的主要适应证:

1. 良性终末期肝病

(1) 慢性肝病 肝炎肝硬化、酒精性肝硬化、胆汁性肝硬化、慢性活动性病毒性肝炎(乙肝、丙肝等)、自身免疫性活动性肝炎、药物性肝炎、硬化性胆管炎、巴德 - 吉亚利综合征、多囊肝、严重的遍及两肝叶的肝内胆管结石等。

(2) 急性或亚急性肝衰竭。

(3) 初次肝移植失败或原发病复发致肝功能失代偿者。

2. 肿瘤性疾病

(1) 良性肝肿瘤 巨大肝血管瘤、多发肝腺瘤。

(2) 恶性肝肿瘤 肝细胞肝癌、胆管细胞癌、肝血管内皮癌、平滑肌肉瘤、肝母细胞瘤、继发性肝癌(原发肿瘤已彻底根除、尤其是内分泌肿瘤)。

3. 先天性、代谢性肝病 先天性胆道闭塞、肝豆状核变性(Wilson 病)、肝内胆管囊状扩张症(Caroli 病)、糖原累积综合征、α1 - 抗胰蛋白酶缺乏症、酪氨酸血症等。

(二) 肝移植的禁忌证

随着技术的发展,肝移植手术的禁忌证在不断变化,以前门静脉栓塞是绝对禁忌证,现在已变成相对禁忌证。病人在某些临床状况下行肝移植预后差、疗效不好是肝移植的禁忌证,包括:

1. 肝外的难以根治的恶性肿瘤。

2. 难以控制的全身感染,如细菌、真菌、病毒感染。

3. 难以戒除的酗酒和毒瘾。

4. 心、肺、脑等重要脏器的严重器质性病变。

5. 艾滋病病毒感染者。

6. 有难以控制的精神疾病。

但是对于这些绝对禁忌证也是有选择的,如果肝功能衰竭与感染并存,而肝功能衰竭马上就要危及病人生命时,感染就变成了相对禁忌证。病人在一定的临床状况下进行肝移植可能会产生比较高的并发症和死亡率,但是也有可能取得满意生存率的情况是肝移植的相对禁忌证。

(三) 肝癌肝移植适应证(肝癌肝移植标准)

肝癌肝移植与非肿瘤的良性疾病肝移植相比,良性疾病受者的疗效明显优于肝癌受者。但在肝癌病人中,肝移植的治疗效果明显优于肝叶切除等其他治疗方法。对肝癌受者施行肝移植手术时,必须严格掌握受者选择标准。如果标准过宽,手术成功率低,会造成供体器官的浪费;如果标准过严,会使很多肝癌病人失去治疗机会。因此,肝癌肝移植的标准至关重要。肝癌肝移植受者的选择,需考虑以下方面:肿瘤的大小,肿瘤的组织学分级即分化程度的高低,高分化者移植的效果好,低分化者移植后易复发。门静脉等大血管是否受累,门静脉癌栓与移植术后肿瘤复发密切相关。

1996 年,意大利 Mazzaferro 等首先提出肝癌肝移植受者选择标准,即 Milan 标准(单个肿瘤直径≤5 cm 或多发肿瘤数目≤3 个且最大直径≤3 cm),取得了较好的疗效,并逐渐在国际上得到推广。过于严格的 Milan 标准把很多有可能通过肝移植得到良好疗效的肝癌病人拒之门外；由于供体的紧缺，原来符合 Milan 标准的肝癌病人很容易在等待供肝的过程中由于肿瘤生长超出标准而被剔除。此外，Milan 标准很难适用于活体供肝肝移植及中、晚期肝癌病人。

为弥补 Milan 标准可能过于严格的问题，2001 年美国加州大学旧金山分校 Yao 等又提出了 UCSF 标准，即单个肿瘤直径≤6.5 cm，或多发肿瘤数目≤3 个且每个肿瘤直径均≤4.5 cm、所有肿瘤直径总和≤8 cm。Yao 等分析了 70 例肝癌肝移植病人，符合 UCSF 标准的术后 1 年及 5 年生存率分别为 90% 及 75.2%，与符合 Milan 标准的肝癌肝移植无显著性差异；超越 Milan 标准但符合 UCSF 标准的肝癌肝移植病人，其两年生存率为 86%。

2008 年浙江大学附属第一医院肝移植中心，结合 10 余年的肝癌肝移植研究成果与中国国情提出了肝癌肝移植的杭州标准：①无门静脉癌栓；②累计肿瘤直径≤8 cm；③如果累计肿瘤直径 >8 cm，则必须同时满足 AFP 水平≤400 ng/mL 且组织病理学分级为中高分化。"杭州标准"较 Milan 标准明显扩大了肝癌肝移植的纳入范围，且不影响存活率，更适应我国国情，获得了国际移植学界高度的评价和认可。美国加州大学洛杉矶分校医学院器官移植中心 Ronald W. Busuttil 教授等国际肝移植权威给予高度评价并撰写述评，他们认为：杭州标准相比其他仅仅依赖肿瘤的大小和个数的标准，肿瘤分化程度的加入是杭州标准的一大优点，是对肝癌肝移植事业的一大重要贡献；杭州标准在肿瘤大小上超越了诸多国际公认的标准，而术后效果并无显著性差异，使得更多的 HCC 病人受益。

三、肝移植供体和受体的术前评估和选择标准

（一）供体的评估和选择

肝移植的供肝来源可以分为尸体和活体两类。理想的尸体供肝主要来源于生前健康、年轻、有心跳的"脑死亡"供者。虽然在部分西方发达国家已为"脑死亡"立法，但我国当前尚未健全"脑死亡"的相关法律，心脏死亡供肝者（deceased cardiac donation，DCD）仍是我国主要的尸体供肝来源。并且随着外科技术的不断进步，DCD 移植受者的长期存活率已接近或达到接受有心跳供者器官移植受者的水平，成为一种可靠的供体器官来源。美国器官共享联合网络（The United Network for Organ Sharing，UNOS）推荐尸体供肝者：年龄小于 50 岁；血型与受体相同；供肝体积与受体病肝接近或稍小；临终前血流动力学稳定，动脉血氧分压≥80 mmHg（10.7 kpa）；肝功能正常；

凝血功能正常；无肝脏外伤；无恶性肿瘤（除原发性脑肿瘤外）；无严重感染病灶；无明显高血压和动脉硬化；乙肝表面抗原（HBsAg）、丙肝、HIV 阴性；热缺血时间不超过 30 min。《中国人体器官分配与共享基本原则》在 UNOS 基础上进一步指出，影响供者匹配的主要因素还应包括地理因素，将全国有限的器官资源可以在局部地区科学合理地分配和利用。

活体供肝者的全面评估和严格筛选直接影响供者的术后安全。浙江大学附属第一医院肝移植中心总结 10 余年成人活体肝移植术前供者评估经验，建立包含伦理学评估、身心健康基础评估、影像学评估和重要脏器功能评估等四阶段的评估体系。通过该体系的评估可筛除 80% 以上的不合格供者，显著提高了筛选效率。首先，活体供肝的主要来源是有血缘关系的亲属，视受者体重情况决定供者捐献肝体积大小。每一例活体肝移植都须上报国家卫生行政部分，经过伦理委员会的认证并获得相应的许可后才可实施。病人与家属必须在术前充分了解移植手术潜在的危险及并发症，并签署知情同意授权。此外，由于胆道系统变异类型多，供者术前评估至关重要。Kashyap 研究发现，供者变异胆道类型为非 A 型者移植后胆道并发症风险增高 5.9 倍。故本中心经验主张术前 MRCP 结合术中胆道造影对供体进行充分的胆道系统评估，胆道并发症的发生率已降至 5%。关于供肝容量选择，从最初的左外叶、左半肝到不含肝中静脉的右半肝，再到发展至今的包含肝中静脉的右半肝，受者获得的肝容量逐渐增大。虽然这意味着受者安全性的提高，但理论上供者需承担的风险也在不断增高。大量前期研究表明，残余肝体积（remnant liver volume，RLV）和供肝总体积（total liver volume，TLV）比控制在 35% 以上，基本上可以保证供者残余肝脏功能术后尽早恢复正常。目前，右半肝已成为成人间亲体肝移植供肝选择的主流，但是否应包含肝中静脉尚存在广泛争议。与包含肝中静脉者相比，不包含肝中静脉的右半肝无疑降低了供者潜在的风险，但易导致受者出现移植物肝中静脉 V、Ⅷ 段属支回流障碍。攻克这一难题的关键在于术前全面正确评估移植物容量和流出道情况。本中心近年来通过计算机图形技术进行术前肝脏三维重建、彩色多普勒监测术中肝脏血流动力学，总结出一套规范化的肝中静脉属支重建方案，显著改善了移植肝 V、Ⅷ 段肝中静脉属支的局部淤血问题，进一步扩大了移植物体积，促进术后肝功能的恢复。然而，供者的长期安全性尚需更长时间的随访才能进一步明确，在临床实践中仍需持谨慎态度对供者进行严格筛选。

（二）受体的评估和选择

患有不可逆、进行性、致死性终末期肝病，且经过常规内外科治疗均不能治愈，预计在短期内死亡病人均可纳入肝移植候选名单，但病人必须对巨大手术创伤有一定耐受力并获得本人及家属对肝移植充分的理解和同意。

受者的术前评估包括：肝功能的评估、肝原发疾病进展程度的评估、肾功能的评估、脑功能的评估、肺功能的评估、心功能的评估以及凝血功能、营养状况等各个方面。为了科学评估肝移植受者情况，实现有限供肝资源的合理分配，UNOS（United Network for Organ Sharing）于 2002 年将终末期肝病模型（model for end-stage liver disease，MELD）评分纳入供肝分配评估体系，MELD=9.57×loge（血肌酐，mg/dL）+3.78×loge（血胆红素）+11.2×loge（国际标准化比值）+6.4，评分高者可获得肝移植的优先权。MELD 评分综合考虑了受者术前血清肌酐、血清胆红素和国际标准化比值（INR）水平，是预测肝移植后短期生存的可靠方法，并能有效评价移植前受者等待供肝期间的死亡率。近年来，有学者发现将血清钠离子浓度与 MELD 评分（MELD-Na）结合能够更好地评估并筛选受者，MELD-Na=MELD+1.59×（135-Na，mmol/L），其比 MELD 能更准确的预测受者移植后 1 年内的死亡率。此外，肝癌病人的评估还包括肿块的大小、数目、有无门静脉癌栓或下腔静脉癌栓、有无远处转移(肺、骨常见)等，均与肝移植术后生存及肿瘤复发情况密切相关。目前在世界得到广泛认可的肝癌肝移植筛选标准主要有 Milcm 标准、UCSF 标准和杭州标准等。当然，肝移植除常规术前准备外，还应检测各种病毒性肝炎标志物以及巨细胞病毒（CMV）、人类免疫缺陷病毒（HIV）、EB 病毒、单纯疱疹病毒等并判断其活动性。

四、供肝的保存

有研究表明，在 UW 液中加入钙拮抗剂——维拉帕米或在肝复流前用含抗氧自由基成分的 Carolina 冲洗液灌洗，再用 UW 液保存供肝，可有效抑制白细胞黏附，增加胆汁分泌和改善微循环。随着多种器官保存液的应用，UW 液已不是唯一有效的保存液。国外文献报道，对于 24 h 内移植物的保存，HTK 液与 UW 液同样安全有效，且术后 1 个月的移植物功能和受者 1 年生存率上无显著性差异。对于保存肝脏而言，含钾低的 HTK 液无需像含钾量高的 UW 液一样在再灌注之前将供肝内的保存液排尽。由于 HTK 液黏度低、含钾低、可反复持续灌洗，故能较好的预处理胆管树和其毛细血管丛，减少胆道并发症。

国外学者也发现对于 >80 岁的供体肝脏的保存效果 CS 液优于 UW 液。

五、肝移植手术术式

肝移植手术技术的发展，包括术式的创新，供肝的切取、灌洗、保存和植入等手术技术的熟练和改进。传统的术式是经典原位全肝移植，为了解决供肝资源日益紧缺的问题并进一步提高移植疗效，新移植术式不断更新，包括背驮式肝移植、劈离式肝移植、亲体肝移植、辅助性肝移植以及多器官联合移植等。随着医疗队伍经验的不断积累和现代显微外科技术及先进手术设备的不断更新，术中出血量大大减少，术后早期血管、胆道并发症发生率和死亡率显著下降，住院期间的手术相关死亡率已降至 2%~5%。

（一）原位肝移植（orthotopic liver transplantation，OLT）

1963 年由 Starzl 等首创，至今仍被公认是肝移植的经典术式。其将病肝和肝后下腔静脉一并切除。供肝植入时依次吻合肝上、肝下腔静脉，门静脉，肝动脉后开放血供，完成止血后，最后重建胆管。手术中需完全阻断肝上、肝下下腔静脉和门静脉，易导致无肝期的血流动力学不稳定，同时还阻断了双肾静脉的回流，对术后肾功能造成一定的影响。为此，体外静脉 - 静脉转流技术在 10 余年前被提出，它很好地维持了血流动力学和酸碱平衡的稳定，不仅减轻术者在手术中无肝期的心理压力，还良好控制术中转流血量和肝素化程度。然而，目前随着外科技术的熟练和进步，越来越多的肝移植中心已开展无肝期的非静脉 - 静脉转流下吻合，同样取得了理想的效果。

（二）背驮式肝移植（piggyback liver transplantation，PBLT）

为了克服经典肝移植术中血流动力学不稳的缺点，1989 年 Tzakis 等报道了世界首例背驮式肝移植。背驮式肝移植最早的适应证是肝移植术前曾经有门静脉下腔静脉分流手术史的受者，部分减体积肝移植也采用该术式。经典的背驮式肝移植在切除病肝时保留肝后下腔静脉，将供肝下腔静脉的上端与受体肝中、肝左静脉所形成的共同开口相吻合，供肝下腔静脉的下端结扎。该术式在无肝期仍维持了下腔静脉回流通畅，保证了手术过程中血流动力学的平稳，减少了肝移植术后肾衰竭的发生，对合并心功能不全或全身情况较差的重型肝炎或肝硬化终末期病人更为有利。

（三）劈离式肝移植（split liver transplantation，SLT）

由德国医生 Pichlmayr 首创于 20 世纪 80 年代末，将完整的尸体供肝分割成 2 个或 2 个以上的解剖功能单位分别移植给不同受者，达到"一肝两受"或"一肝多受"的目的，故 SLT 不仅能有效利用尸体供肝资源和缓解供肝短缺，还能缩短受者等待时间以获得更满意的移植效果。对小于 50 岁，血流动力学稳定的尸体供者，其可更好的耐受缺血再灌注损伤，可考虑实施 SLT。典型的 SLT 是将尸肝劈裂成左肝外侧部分和包括第四段及尾状叶的右半肝。至 20 世纪 90 年代末，SLT 技术已从最初主要应用于儿童肝移植逐渐过渡并扩展到双成人受者的肝移植。SLT 可分为原位和非原位劈裂法。前者与后者相比，断面止血更加彻底，冷缺血时间更短，但其需心脏跳动，血流动力学稳定的供肝者。自 2001 年我国开展第一例劈离式肝移植以来，国内已有多个肝移植中心纷纷开展了该项技术。随着供肝劈离技术和部分肝移植技术的改进，SLT 术后并发症大大减少，受者及移植物存活率已可与全肝移植相媲美。据欧洲 SLT 登记处统计 10 年移植物和受者存活率：择期儿童受者为 80% 和 88.9%，择期成人受者为 72.2% 和 80%，急诊成年受者为 55.6% 和 67.6%；最常见的并发症包括胆道并发症 18.7%，肝动脉狭窄 11.5%，门静脉血栓形成 4%。

（四）活体肝移植（living donor liver transplantation，LDLT）

随着供肝资源的日趋匮乏，活体肝移植重要性日益凸显，已成为目前解决供肝短缺最有效的手段之一。与尸体供肝相比，LDLT 的优点包括：①可选择手术时间，充分评价受体，在最适宜的时机进行手术；②供肝的冷缺血时间较尸肝（8～12 h）相比大大缩短（LDLT 通常 <1 h），可减少原发肝功能损害的发生率并提高肝功能短期恢复的比例；③ LDLT 供肝来自健康供者，而尸体供肝则来自因创伤、心脑疾病或其他危重疾病死亡的病人，故肝脏功能可能受损；④若亲属供肝，由于部分免疫调控基因的同源性，术后排异反应会减少。1989 年澳大利亚医生 Strong 等首先成功地将一位母亲的左肝外叶移植给其儿子，开启了活体肝移植的新篇章。迄今，全球已完成活体肝移植 13 000 余例，受体 1 年生存率超过 90%，两年生存率超过 85%。在我国，香港大学玛丽医院范上达院士于 1996 年完成首例成人扩大活体右半肝移植，主张采用含肝中静脉（MHV）的右半肝，保证了全部右半肝的静脉回流，使受体能得到足够的有效肝体积，最大程度地满足受者的代谢需要。浙江大学附属第一医院于 2001 年成功开展我国大陆首例成人扩大右半肝活体肝移植和年龄最小的儿童活体肝移植。截止 2011 年 11 月，本肝移植中心已累计完成活体肝移植 165 例。儿童活体肝移植受者累积一年生存率 90.2%，三年生存率 88.8%；成人活体肝移植受者累积一年生存率 86.2%，三年生存率 72.7%。

（五）辅助性肝移植（auxiliary liver transplantation，ALT）

在保留部分或整个原肝的情况下，由于受者腹腔内空间有限，大部分受者接受的是原位或异位部分肝移植。根据移植肝所在的位置不同可分为：辅助性部分原位肝移植（auxiliary partial orthotopic liver transplantation）和辅助性异位肝移植（auxiliary heterotopic liver transplantation），主要适宜于急性暴发性肝功能衰竭和某些先天性代谢性肝病的治疗。1991 年，Gubernatis 首先成功实施辅助性部分原位肝移植。其主要手术方法为①供体手术：供肝的切取同原位部分肝移植方法相同，但是供肝动脉必须带有腹主动脉的袖片；②受体手术：先将病肝行左外侧叶或左半肝或右半肝切除，然后将相应的移植物（左外侧叶或左半肝或右半肝）植入病肝切除部位。植入时先行供肝肝静脉同受者保留的肝静脉端端吻合，再行供肝门静脉与受体门静脉吻合。开放肝静脉、门静脉，肝再灌注。带有腹主动脉袖片的供肝动脉同受者肾动脉下方腹主动脉行端侧端合。最后，供肝的胆管与受者空肠行 Roux-en-Y 吻合。

（六）肝肾联合移植（combined liver and kidney transplantation）

肝肾联合移植是治疗终末期肝病合并肾衰竭的最有效方法，其适应证包括：①不同病因同时累及肝脏和肾脏，最常见的即终末期肾病需要长期血液透析的病人同时伴有终末期肝病（乙型或丙型病毒性肝炎所致居多）；②遗传性和代谢性疾病，如多囊肝和多囊肾、原发性高草酸尿症 I 型、糖原累积症 I 型、α1- 抗胰蛋白酶缺乏综合征、家族性淀粉样变性、家族性溶血性尿毒症综合征等；③急性中毒引起的肝肾联合衰竭。多采用经典式原位肝移植，移植顺序为先肝后肾。同单独肾移植相比，肝肾联合移植中移植肾的排斥反应发生率低，移植肾长期存活率高，通常认为这是肝脏作为免疫特惠器官对肾脏的免疫保护作用。浙江大学附属第一医院是国内开展多器官联合移植数量最多的单位之一，截止 2011 年 12 月，已开展肝肾联合移植 24 例，并保有国内受者存活 12 年的最长纪录。

六、肝移植术后免疫抑制治疗

Starzl 等率先应用环孢素（CsA）和激素的联合免疫抑

制方案,成功延长了肝移植受者2倍的生存时间。1989年他克莫司(FK506)首次应用于肝移植,不仅作用强度是CsA的10~100倍,还具有肝营养作用,并不依赖胆汁吸收。但是应用FK506的受者中大约有20%会因胰腺β细胞和外周胰岛素受体的损害而发生糖尿病;同时其过强的免疫抑制作用导致淋巴细胞增生性疾病发生率升高。自20世纪80年代开始,以CsA为主的三联和FK506为主的二联用药是目前我国经典的免疫抑制用药方案。但由于钙调磷酸酶抑制剂(CNIs)对肾脏功能影响大,临床上对出现肾功能不全的肝移植受者更多的是应用肾脏毒性小的吗替麦考酚酯(MMF)。2008年Neumam等报道,肝移植后3个月内使用MMF逐渐替代他克莫司,可使受者肾功能显著改善($P<0.01$),同时并不增加高血压及其他心血管疾病的风险。另有研究显示MMF可有效控制急、慢性排异反应。其最主要的不良反应是胃肠道反应,3%的受者会发生中性粒细胞减少症。对于肝癌肝移植受者这一特殊人群,如何平衡免疫抑制状态和肿瘤复发风险是肝移植亟待解决的难题。据报道,肝移植治疗肝癌如果术后3~6个月停用激素,肝癌复发率最低。相反,如果术后接受长期激素治疗,肝癌复发的危险性几乎增加了4倍。2008年科罗拉多大学一项研究发现,采用西罗莫司联用CNIs的肝移植受者与传统免疫抑制方案(包括CNIs,MMF,糖皮质激素)受者相比,1年和5年生存率均明显升高(95.5% vs 83%,78.8% vs 62%)。因其可以明显抑制肿瘤生长速度,对于移植术后发生肿瘤复发者,使用西罗莫司可延长带瘤生存时间。此外,两组受者在移植后主要并发症的发生率无明显差异,但西罗莫司组的肾功能损害更小。虽然西罗莫司的优势是肯定的,但使用的时机、方案以及剂量的调整对肿瘤复发及带瘤生存期的影响仍有待进一步研究。虽然白介素2(IL-2)受体抑制剂在肝移植受者中的有效性及安全性尚无统一定论,但一项包括3 251名肝移植受者最新的meta分析表明,IL-2受体抑制剂可显著降低1年内急性排斥反应和移植后新发糖尿病的发生率。且一年内的移植物功能丧失率、受者死亡率、移植后感染率、恶性肿瘤复发率、新发高血压及肾功能不全发生率均无明显改变。然而,由于Il-2受体抑制剂高昂的价格,其并未广泛应用于临床。

七、肝移植并发症

(一)血管并发症

肝移植术后常见的血管并发症有肝动脉血栓形成、肝动脉狭窄与门静脉血栓形成以及下腔静脉血栓形成或狭窄等。

肝动脉并发症为最常见的血管并发症,包括肝动脉血栓形成(hepatic artery thrombosis,HAT)或狭窄(hepatic artery stenosis,HAS),动脉瘤、动脉破裂等。随着肝移植技术的日益提高,肝动脉并发症越来越少,但仍有3%~12%的发生率。HAT的高危因素主要有吻合技术不佳、血管不通畅、有张力、血管内膜脱离、吻合口扭曲、吻合口成角等。贯彻微创外科理念,采用显微外科吻合技术和适宜的吻合材料,在操作中重视供受体肝动脉管径匹配性和吻合对位的问题、妥善的处理供肝动脉出现的变异、加强内膜保护、胆道血供保护的意识对于预防肝动脉并发症是非常重要的。同时,要提高对全身性和局部性非吻合技术因素的认识,增强对凝血功能、心血管系统监测,减少肝血流动力学紊乱。彩色多普勒超声、无创MRA和常规侵入性的血管造影技术能较明确的确定血管病变的性质、部位及程度,为制定治疗方案提供依据。一旦明确或高度怀疑早期肝动脉血栓形成以及肝动脉狭窄,应立即急症手术处理,争取血栓切除术,防止发生不可逆肝功能损害而需再次移植。对于肝动脉狭窄,小部分病人及时进行经皮腔内血管成形术、球囊扩张术或手术重建后,能成功消除狭窄,改善肝功能,不需要实施再次肝移植,一般可通过介入技术在狭窄处施放内支架来解除狭窄。

门静脉血栓形成(portal vein thrombosis,PVT)或狭窄(portal vein stenosis,PVS),下腔静脉血栓形成或狭窄,发生率为1%~12.5%,门静脉血栓发生主要原因在于吻合技术,如静脉保留过长、吻合口扭曲、术前已存在门静脉血栓、供受体的门静脉管径不匹配、使用了人工血管或冻存的血管、脾切除等。此外还与凝血机制紊乱、静脉内皮损伤等有关。临床表现以门静脉高压为主。术后1周出现的PVT会引起严重的急性肝功能损害。移植两周后的PVT临床表现主要取决于侧支循环建立的程度,可有腹水和上消化道出血,而肝功能恶化者少见。门静脉吻合口狭窄多发生于吻合口,多采用支架植入治疗,直接PTA技术进行球囊扩张效果不佳。下腔静脉狭窄或血栓形成常发生于吻合口。下腔静脉并发症较门静脉更为少见,其常见原因有吻合技术缺陷、供肝太大与受体不匹配,其次原因为Budd-Chiari综合征复发。移植后早期下腔静脉狭窄、阻塞,几乎都出现腹痛、肝功能迅速损坏,出现肾功能不全、肝大,危险性较大,须及时行介入治疗,解除梗阻,但往往难以成功,只好再次肝移植。具体治疗方法则根据病变性质、部位及程度而定。下腔静脉吻合口狭窄,首选PTA技术进行球囊扩张治疗。需注意的是,供、受体血管管径不符、静脉剩留过长以及供肝压迫倾斜等因素,可造成血流开放后下腔静脉扭曲。PTA技术不能解决这种扭曲性的狭窄。浙江大学附属第一医院主张针对下腔静脉扭曲所致的狭窄,以放置内支架的方法治疗较为妥当。早期发现肝上下腔静脉的血栓形成,且不伴严重的肝功能不全者,首先考虑PTA治疗。下腔静脉血栓形成者,多数学者倾向于立即手术重建血管,如果实施PTA同时辅以尿激酶为主的局部溶栓治疗,也能取得理想疗效。

(二)胆道并发症

肝移植术后胆道并发症是肝移植面临的全球性难题,其发生率7%~30%,与之相关的病死率可达6%~12.5%,主要包括胆瘘、胆管狭窄(吻合口、非吻合口)、胆管胆泥形成,是造成肝移植失败及影响存活率的重要原因。

1. 胆瘘 肝移植术后胆管吻合不佳、T管意外移位或早期脱落、长期免疫抑制治疗后组织修复能力差等容易发生胆管吻合口漏,肝叶切除术中肝断面胆管处理不当以及胆道手术中损伤肝外胆管、胆囊管处理不牢靠、T管拔除过早等都容易引起胆瘘。胆瘘一般在术后4周之内发生,可以有典型腹膜炎,肝下、膈下或是腹内某部位的积液,胆汁性腹腔引流,革兰染色阴性性菌血症或真菌血症,原因不明的发热等症状。胆瘘可发生在4个部位:①吻合口;②非吻合口;③T−导管口处;④Roux-en-Y肠襻。非吻合口性胆瘘是肝动脉阻塞后肝内或肝外胆道缺血、坏死的结果。而肝动脉良好通畅病人的吻合口瘘,多为技术失败和局部缺血。各种原因的胆瘘均应首先排除肝动脉栓塞,同时检查肝功能。如发生胆瘘,应在抗生素保护下尽早手术纠正。

2. 胆管狭窄 可以发生在吻合口或非吻合口,文献报道其发生率可达4.7%~12.5%。相关的危险因素有:①供肝缺血性损伤。供肝冷、热缺血时间过长,致胆管上皮损伤后出现狭窄。②供肝灌洗不充分。胆管内残留的胆汁可引起缺血状态下胆管上皮损伤,继发BS。③胆管血供减少。术中修剪供肝时破坏胆管滋养血管、门静脉开放至肝动脉恢复供血间的温缺血时间过长以及术后肝动脉狭窄或闭塞均可导致胆管缺血性损伤,继而出现BS。④免疫损伤。排斥反应致胆管上皮损伤可使胆管出现狭窄。其他如CMV感染、预防性化疗、原发性硬化性胆管炎移植术后复发、吻合技术不佳、ABO血型不符等多种因素与胆道狭窄相关。肝外胆道狭窄与肝功能损害较轻微者,首先予以利胆、护肝治疗,如多烯磷脂酰胆碱、熊去氧胆酸等。对于肝功能损害持续加重的单纯吻合口狭窄,首选介入治疗,放置胆道内支架能提供有效引流,可减轻病

情;而对狭窄严重、多次介入疗效不佳者,应及时行手术治疗,行胆肠吻合或在肝功能衰竭前果断实施再次肝移植。对于单纯肝门部胆管狭窄或肝内胆管局限性狭窄,首选放射和(或)内镜下球囊扩张或内支架置入。若出现弥漫性肝内胆管狭窄尤其是缺血性胆道病变,再移植在所难免。应重视保护胆道血供、改进手术技巧,减少胆树缺血性损伤,正确认识胆道并发症并采取有效对策是移植病人长期存活的重要保证。

3. 胆泥形成 肝移植术后胆管内的胆泥形成可遍及整个肝内胆管,尸检可见植入肝内大小胆管组织均为脆弱易碎、不易成形的墨绿色胆泥所充盈、淤塞,以致整个胆管树为胆栓所铸成。其形成原因可能为:缺血再灌注损伤、胆道系统血供不足、胆道冲洗不充分、急性排斥反应、胆道狭窄,其他因素如血型不符、CMV感染、胆道置管刺激等均有可能促使胆泥形成。

(三)排斥反应

1. 急性排斥反应 是肝移植术后最常见的排斥反应类型,一般术后2周内发生。经免疫抑制剂逆转后,仍然可以在术后半年以至一年内多次重复间隔出现。肝移植急性排斥反应的主要临床表现有发热、不适、肝区痛、嗜睡、腹泻、B超提示肝体积增大、胆汁量减少、色淡、总胆红素升高、肝内酶升高。但近年来,由于强效免疫抑制剂的应用,急性排斥反应发生时的临床症状和体征缺乏典型性,与感染不易鉴别。目前,急性排斥反应的治疗主要包括:①增大免疫抑制剂用量;②大剂量激素冲击治疗;③改变免疫抑制剂,如改以环孢素为主的免疫抑制联合方案为以FK506为主,或转换以FK506为主的免疫抑制方案为发环孢素为主。肝移植术后超急性排斥反应非常罕见。超急性排斥反应一旦发生,迄今尚无有效的治疗措施使其逆转,超急性排斥反应重在预防,术前须认真检查受体体内是否有抗供体的预存抗体。

2. 慢性排斥反应 肝移植术后发生慢性排斥反应并不具有确定的时间界限,多数慢性排斥反应发生在术后1年左右。由于抗排斥治疗技术的进步,肝移植术后慢性排斥反应的发生率已经从20世纪80年代的15%~20%降至目前的2%~5%。慢性排斥反应的发病机制较急性排斥反应更为复杂,涉及细胞免疫、体液免疫、热缺血和冷保存损伤、感染等多种因素。在较长期存活受者中,慢性排斥反应主要发生于各种原因停用或减量免疫抑制剂后。表现为不同程度的移植术后高胆红素血症。移植肝的穿刺活检是诊断与鉴别诊断移植肝慢性排斥反应的最直接的方法。移植肝穿刺活检和再移植术后病理检查仍是目前诊

断慢性排斥反应的"金标准",病理诊断以闭塞性动脉病变和胆管消失综合征为主要依据。晚期慢性排斥反应可导致不可逆性肝组织损伤和移植肝功能衰竭,再次肝移植往往成为挽救发生晚期慢性排斥反应所致移植肝功能衰竭受者生命的唯一治疗手段。近来研究发现,部分早期移植肝慢性排斥反应可逆转,组织学上可见消失的胆管出现再生,其机制尚不完全清楚,目前认为这可能与肝脏特殊的免疫特性及胆管独特的再生能力有关。因此,如能及时发现早期慢性排斥反应并积极进行合理的治疗,往往具有潜在的可逆性。

（四）感染

肝移植术后感染包括病毒、细菌、真菌和寄生虫感染。

1. 细菌感染　是肝移植术后的严重并发症,是病人术后早期死亡的主要原因。肝移植术后细菌感染主要发生在术后两周以内。感染部位主要集中在肺部、腹腔、血液等部位。感染早期缺乏典型的临床表现,往往被病人的手术不适所掩盖,应行多次体液培养以早期明确诊断。细菌感染以内源性及医院获得性感染为主,感染菌株主要为肠道及体表的正常菌群,多表现为混合感染。终末期肝病病人容易并发肺部感染及自发性腹膜炎,应在术前得到有效控制,并除外潜在感染灶,尽量获取阳性细菌培养和药敏结果,使术后治疗更有针对性。控制细菌感染的重点是加强预防,减少感染的危险因素。一旦发现病人存在感染症状,应积极采用抗生素治疗,并注意根据细菌培养结果和药敏试验选换适当的抗生素。

2. 真菌感染　常发生于移植术后 3 个月内,也可以在术后 3 月至 1 年内发生。国内外文献报道肝移植术后真菌感染的发生率高达 15%~42%,病死率达 10%~80%,高于急性排异反应、肾衰竭和病毒感染等并发症。受体发生侵袭性真菌感染的主要相关因素是术前病情、免疫因素、外科手术等因素。据文献报道,肝移植术后发生侵袭性真菌感染的易感因素包括:术前有肝性脑病、手术比较复杂、长时间手术、术中大量失血、术后大量输血、围术期广谱抗生素使用时间长、大剂量使用糖皮质激素、术后剖腹探查、肾衰竭、血透治疗等。念珠菌属、曲霉属、隐球菌属等是真菌感染最常见的病原体,其中绝大部分是念珠菌属和曲霉属感染。近年来,器官移植病人增多、新型免疫抑制剂的出现、常见真菌感染治疗经验的累积、术后抗真菌药物的使用使真菌感染谱发生了变化,目前趋势是侵袭性念珠菌感染发生率显著下降,如曲霉属以及隐球菌属、接合菌属、镰孢菌属等非念珠菌属感染机会上升。近年来,抗真菌药物也由传统的两性霉素 B、氟康唑、伊曲康唑等药物,扩大到棘白菌素类药物以及新一代三唑类药物。

3. 病毒感染　肝移植术后的病人,约 60% 有过 CMV 感染,仅一半有临床症状。CMV 感染常在肝移植术后第 2~12 周发生。分为两种类型:一种为 CMV 阴性受者接受了阳性的供肝或供血,出现原发性感染,另一种为潜在 CMV 阳性受者的再次发作。两种感染的发生频率相等,严重程度近似。临床上能引起发热不适、关节痛、白细胞和血小板减少,以及 CMV 性肺炎、肝炎等。CMV 感染能进一步抑制免疫系统,故常合并其他机会性感染,如真菌、肺囊虫感染。CMV 肝炎在组织学具有特异性表现。通过肝活检鉴别包涵体及作特异性抗 CMV 血清免疫组织化学检查,很容易做出诊断。胃肠道弥散性受累,内镜检查容易误认为胃炎或结肠炎。因 CMV 致死的多为间质性肺炎的病人。根据血抗原阳性细胞数目可以判断 CMV 感染临床状态,抗原阳性细胞 <10 个 /50 000PMNS 提示无症状性 CMV 感染。巨细胞病毒感染的防治:对确诊为活动性巨细胞病毒感染的病人,主要采用更昔洛韦治疗,而阿昔洛韦的抗巨细胞病毒能力仅为更昔洛韦的 1/50,对治疗活动性巨细胞病毒感染无效。更昔洛韦可阻断巨细胞病毒复制,有效率约为 80%,复发率为 20%~30%。

（五）乙型肝炎复发

在开展肝移植的早期,由于缺乏对术后乙肝复发的防治手段,复发率高达 58%~100%,乙肝复发可导致移植肝功能丧失或受体死亡。随着拉米夫定等核苷类似物问世,才使术后乙肝复发得到较好地控制,使肝移植术后乙型肝炎复发率下降至 0~10%,很大程度上提高了移植术后的生存率和生活质量,但仍有一定数量的病人术后出现乙型肝炎复发。肝移植术后乙型肝炎复发可能原因:①术后大剂量使用免疫抑制剂,使血液及肝外组织中 HBV 激活并感染移植肝。② HBV 阳性供体感染受体或输血、体液接触等外源性感染。③ HBV 变异耐药株产生。研究表明,肝移植后乙肝的复发率与下列因素有关:移植前病人的疾病状态、移植前病毒的复制水平、是否存在丁型肝炎病毒感染、乙肝的基因型。经预防后,复发的乙肝预后一般较差,病人常表现为血清 HBV 阳性和转氨酶显著增高。复发的乙肝通过一系列的肝小叶反应、慢性活动性肝炎后,大多数病人很快进入早期肝硬化,若不给予及时治疗,乙肝复发的肝移植受体其两年生存率将小于 50%。近年来,HBV 病毒 YMDD 变异及耐药性的产生已成为一个严重问题,而耐药性的产生是肝移植术后乙型肝炎复发的重要因素。如何合理使用核苷类似物,减少 HBV 耐药发生,对防治肝移植术后乙型肝炎的复发有重要意义。目前

HBIG 联合拉米夫定(LAM)方案被认为是肝移植术后预防 HBV 再感染的标准方案。浙江大学附属第一医院开展了小剂量肌内注射 HBIG 联合 LAM 预防方案,与国外 HBIG 静脉大剂量使用方法相比,其价格低廉、不良反应轻、减少 HBV 耐药性的发生,取得了令人满意的预防效果,同时显著降低了医疗费用,适合我国的具体国情。

(六) 代谢并发症

肝移植术后代谢并发症(post transplant metabolic syndrome,PTMS)包括糖尿病、高血压、血脂异常等,是肝移植术后常见的并发症。研究显示,PTMS 能极大地增加受体发生心脑血管事件的危险性,严重影响了肝移植受者的长期存活和生活质量。

肝移植后糖尿病(post transplant diabetes mellitus,PTDM)治疗中改变受者饮食习惯和加强体育锻炼非常重要,比单纯依赖药物治疗更有效果。在围术期和术后早期主要是通过胰岛素治疗。口服降糖药中,磺脲类比双胍类更容易出现体重增加和低血糖。双胍类特别是二甲双胍在合并肾衰竭受者中使用会引起乳酸中毒。噻唑烷一般耐受性良好,能改善移植术的肝功能,但应密切观察其心脏毒性。

移植术后高血压的控制目标为 <130/80 mmg,应积极查明原因并及时予以处理,在治疗上,结合发病机制,控制水钠潴留、限盐饮食、利尿能取得较好效果,必要时予以抗降压药物。由于肾小血管的收缩与移植术后高血压的发生密切相关,因此钙离子拮抗剂通常效果较好,可作为移植术后治疗高血压的一线用药,但硝苯地平能抑制肠道内细胞色素 P450 酶的活性,阻滞 CNI 药物代谢,从而使血药浓度升高,增加其毒性。二线用药主要为髓袢利尿剂、ACEI 类药物和血管紧张素 II 受体阻滞剂。ACEI 类药物和血管紧张素 II 受体阻滞虽然会加剧 CNI 介导的高钾血症,但是同时可降低肝纤维化和肾脏损害危险。

移植术后高脂血症的治疗,除术后及时调整激素与 CNI 的剂量之外,还可以采用药物治疗控制术后高脂血症。肝移植病人对他汀类药物具有很好的耐受性,可作为一线降脂药物使用。鱼油(w-3 脂肪酸)是治疗高三酰甘油血症的首选药物。其他药物包括纤维酸类药物衍生物,如氯贝丁酯、非诺贝特等,其耐受性良好,但与他汀类药物联合使用时易发生肌肉损伤。贝特类降脂药在使用时往往会造成 CNI 药物血药浓度的升高。

(七) 神经系统并发症

根据国内外报道的综合分析,肝移植术后神经系统并发症发生率为 8%~47%,平均 30% 左右。肝移植术后神经系统并发症的发生率较高,为 8.3%~42%。研究显示脑病、周围神经病变和锥体外系损害并发症常见,而癫痫发生率不高。肝移植术后脑病多发生在移植肝功能不良时,主要表现为嗜睡、躁动、昏迷,甚至癫痫发作。中枢神经系统脱髓鞘病变又称脑桥中央髓鞘溶解症(CPM),占肝移植术后中枢神经系统并发症的 8%~10%。多数研究认为与营养不良、电解质紊乱、免疫抑制剂的应用有关,其中低钠血症被过快纠正是最可能的原因。癫痫最常见的病因是免疫抑制剂的毒性。发作形式表现为全身性或局限性的发作,前者多见。肝移植术后凝血机制障碍、高血压术中、术后血流动力学改变、颅内感染等因素可引起脑出血、脑梗死等脑血管并发症。锥体外系损害和周围神经病变多与免疫抑制剂的神经不良反应有关,具体机制尚不清楚,往往与免疫抑制剂的剂量呈正相关,总之,对于肝移植术后神经系统并发症,临床上应注意药物浓度,观察躯体指标、临床表现,并结合 EEG、头颅 CT、MRI 及脑脊液检查,及时做出诊断,从而针对不同病因采取适当的处理,使病人得以长期生存。

(八) 肿瘤复发

肿瘤复发主要见于中晚期肝癌肝移植术后,复发率高,约 42.2%。肝癌肝移植后肿瘤复发转移是一个多环节多阶段的过程,移植时肿瘤切除不全,移植后免疫抑制状态下微转移灶的加速生长等可能在移植术后肿瘤复发中扮演重要的角色。肝癌肝移植术后肿瘤复发转移的病情进展迅速,复发后病人 1 年生存率只有 18%。同时,复发病人的生活质量也会随之大幅下降。针对不同个体采用适当治疗措施,包括手术切除复发转移灶、TACE、射频消融、微波、伽玛刀和生物治疗等,可延长病人生命。研究表明,索拉非尼与西罗莫司合用具有协同的抗肿瘤效应,移植术后复发转移病人应用西罗莫司联合索拉非尼,有望改善预后。

(九) 骨质疏松症

在肝移植术 4~6 个月后逐渐出现,常见于腰椎,容易引发外伤性骨折和缺血性骨坏死。长期应用激素、卧床,特别是因原发性胆汁性肝硬化而长期淤胆、原已有骨营养不夜的病人较易发生。早期补充足量的钙质和含维生素 D 的食物,维持血 1,25- 二羟维生素 D_3 值水平正常,有一定的预防作用。当术后发现骨质密度降低时,应立即行补钙加维生素 D 治疗。

(十) 移植物抗宿主病

移植物抗宿主病是移植物组织中的免疫活性细胞与受者组织相容性抗原之间反应所引起的一种特异的免疫现象。移植物抗宿主病是肝移植后罕见的并发症。其诊断主要依据临床症状和组织学检查。其主要处理方法是停用免疫抑制剂,高剂量糖皮质激素、白细胞介素2受体抑制剂也可用于移植物抗宿主病的治疗。

（十一）原发性移植肝无功能

原发性移植肝无功能将会导致严重的凝血障碍,代谢紊乱而死亡。偶尔可早在手术中发生,更多的是移植后数日。再次移植是唯一可挽救病人的措施。原发性移植肝无功能通常是因供体潜在病变所致（DIC等）,或是因器官摘取、保存技术与缺血性损伤。PNF也可继发于肺动脉或门静脉栓塞。临床表现为胆汁量少或无,难以控制的凝血障碍、肝性脑病和继发性肾衰竭。

（十二）其他并发症

其他并发症有心血管并发症、呼吸衰竭等。心血管系统并发症是肝移植术后常见和严重的并发症,并有较高的死亡率。选择合适的病人,维持出入量及凝血机制的平衡是降低术后心血管并发症的关键。呼吸系统并发症的原因包括:术中膈肌损伤、术后切口疼痛、术后胸腔积液、肺部感

染、肺水肿等。采取有效措施尽可能减少危险因素,早诊断早治疗术后肺部并发症,可以提高肝移植病人的早期预后。

八、其他肝功能支持治疗

人工肝作为体外的肝支持系统,人工肝适用于晚期肝病肝移植术前等待供体及肝移植术后排斥反应,移植肝无功能期的病人。晚期肝衰竭病人同时进行人工肝治疗可改善肝功能,延长等待肝移植的等待时间,为肝移植提供良好的手术条件,提高急性肝功能衰竭病人移植手术的成功率,并可减少术后并发症。此外,肝细胞移植(hepatocyte transplantation,HTx)是将分离、培养的肝细胞植入体内,可用于肝功能衰竭或代谢性肝疾病恢复或重建肝功能,短期支持病人过渡到肝移植,甚至促进自身肝再生而免于肝移植。HTx有望成为肝功能替代的一种有效手段。且有如下优点:一肝多用,细胞来源较广,移植技术简单,即使移植失败对受体的影响也十分微小,因而受到越来越广泛的重视。

第四节 / 胰腺移植

本节要点 (Key concepts)

Pancreas transplantation is the basic method to treat diabetes. Pancreas transplantation can be divided into three types: pancreas transplantation alone (PTA), pancreas after kidney transplantation (PAK) and simultaneous pancreas kidney transplantation (SPK) according to whether combined with kidney transplantation or not. With the advantage of less complications, better security and repeatable transplantation, pancreatic islet transplantation has been applied in more and more hospitals.

胰腺移植的历史最早可以追溯到19世纪90年代,当时自体胰腺移植的动物实验已取得成功,但随着1922年胰岛素的发现以及广泛的临床应用,胰腺移植的发展一度停滞不前。1966年12月7日美国Minnesota大学的Kelly和Lillehei完成了世界上第一例临床胰腺移植手术。该手术的成功使得终末期糖尿病病人得到较为理想的治疗效果。至2008年全球共施行胰腺移植3万余例。胰腺移植可使糖尿病病人术后具有正常功能的胰腺内分泌功能和生理性调节能力,从而阻止或逆转糖尿病及其并发症的进展,是终末期糖尿病病人的有效治疗方法。随着器官保存技术的发展、手术方式的日臻完善、新型免疫抑制剂的临床应用和移植免疫学的新发现以及术后管理、监测技术的进步,目前胰腺移植物和受者生存率明显提高,并能稳定甚至改善糖尿病相关并发症,因此,该手术已被广泛

认可与开展。

一、胰腺移植的适应证和禁忌证

（一）胰腺移植的适应证

1. 1型糖尿病病人具有下列情况　①存在明确的糖尿病并发症(如肾功能损害、外周血管病变、视网膜病变、神经系统病变等)。②糖尿病高度不稳定,胰岛素难以控制血糖或反复出现低血糖伴意识障碍、严重酮症酸中毒等。③难于脱敏的胰岛素过敏或出现抗皮下注射胰岛素状态。

2. 存在明确的糖尿病并发症或药物难于控制血糖的2型糖尿病病人。

3. 各种原因(如慢性胰腺炎、胰腺肿瘤、胰腺损伤等)导致行全胰切除术后。

（二）胰腺移植的禁忌证

胰腺移植的禁忌证是患有不可根治的肿瘤和精神疾病。任何急性病无论与糖尿病是否有关,都应在移植前治疗和处理,特别要注意治疗感染性疾病,受者的年龄上限一般要求不超过 60 岁。但随着胰腺移植疗效的提高及适应证的拓宽,其禁忌证也在不断改变。原先认为属于胰腺移植禁忌证的临床状况现在已经不是绝对,如受者年龄的限制。目前,胰腺移植的禁忌证是指病人在一定的临床状态下,胰腺移植的疗效或预后极差,则不应该予以选择。

二、胰腺移植的手术方式

胰腺移植主要包括单独胰腺移植(pancreas transplantation alone,PTA),肾移植后胰腺移植(pancreas after kidney transplantation,PAK)和胰肾联合移植(simultaneous pancreas-kidney transplantation,SPK)。SPK 可同时纠正糖代谢紊乱和尿毒症,胰、肾免疫保护作用和移植成功率高,全世界迄今为止 80% 以上的胰腺移植采用该术式。胰腺移植也分为节段性胰腺移植和全胰腺移植;按供胰来源不同又可分为尸体胰腺移植和活体胰腺移植。

（一）胰腺外分泌处理方式

胰腺移植的一大难点是胰外分泌的处理,胰腺移植术式的演变就是以如何引流胰腺外分泌为焦点而逐步发展的。根据胰腺外分泌处理方式不同,可分为胰腺膀胱引流式(Figure 2-26-1A)和胰腺肠道内引流式(Figure 2-26-1B)两种。即全胰腺十二指肠(全胰腺十二指肠瓣或全胰腺十二指肠袖片乳头)移植物通过手术吻合膀胱或小肠。胰腺膀胱引流式操作方便,近期并发症少,其最明显的优点在于可随时测定尿液淀粉酶的变化而早期诊断排斥反应。然而,该术式的缺点是远期并发症较多,如尿路感染、出血、因胰液丧失造成的代谢紊乱。由于肠道内引流术不存在膀胱内引流术式的尿路并发症与代谢问题,

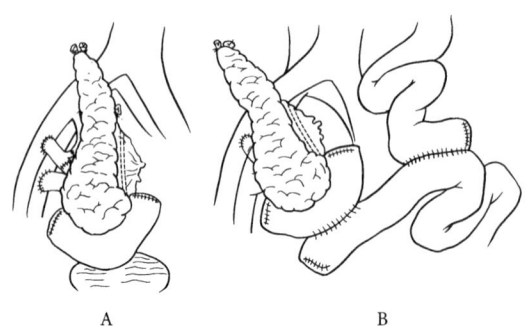

Figure 3-26-1 Pancreas recipient procedure
A. Bladder drainage of pancreaticoduodenal secretions; B. Small intestine drainage of pancreaticoduodenal secretions

而且随着外科技术的改进、吻合器的使用等,肠瘘等近期并发症明显减少,同时血清肌酐等用于监测排斥反应,肠道内引流术逐渐得以广泛认可和采用,从 20 世纪 90 年代后期开始逐渐替代膀胱内引流术式成为主流术式。

胰腺十二指肠手术吻合小肠或膀胱的方法较多,如手工缝合(内层可吸收连续缝合,外层间断缝合)、线性或环状吻合器缝合;而肠吻合方法还可分为十二指肠与近端空肠、远端回肠直接吻合方法或 Roux-en-Y 等方法,包括端端吻合、侧侧吻合、端侧吻合等方式。

（二）胰腺内分泌处理方式

移植胰腺血管重建和静脉回流的处理方法即胰腺内分泌引流方式,主要有经门静脉系统回流(portal venous drainage,PV)和经体循环回流(systemic venous drainage,SV)两种术式,目前国际上使用较多的是 SV 术式,但该术式是胰岛素直接回流入体循环,未经肝脏代谢,可造成高胰岛素血症,长期高胰岛素血症可引起高脂血症和高胆固醇血症,并可造成动脉硬化。而 PV 为胰岛素直接引流至脾静脉或肠系膜上静脉,通过肝脏的首过清除作用,能明显降低外周血胰岛素,预防高胰岛素血症,并能维持血糖的正常水平和 C 肽水平。此外,由于肝处理抗原或抗原抗体复合物,有利于减少排斥反应的发生。随着医学技术的不断进步、新型免疫抑制物的不断研发以及对两种术式机制的更深入的研究,更符合生理的 PV 回流方式会有更广阔的应用前景。

三、胰腺移植术后并发症

（一）排斥反应

排斥反应是胰腺移植的最主要并发症,并是导致移植胰腺慢性失功的危险因素。排斥反应发生的相关因素包括供受体状况、人白细胞抗原(HLA)配型、器官保存、手术方式、移植感染及免疫抑制方案等(Box 3-26-1)。目前对早期排斥反应尚缺少特异的检测指标,提示胰腺排斥反

Box 3-26-1　胰腺移植术后排斥反应相关危险因素
1. 供者因素　年龄 >50 岁或 <15 岁,肥胖系数 >25,体重 <40 kg,有饮酒史、胰腺疾病史、病毒感染史等
2. 受者因素　由于人的免疫机能随着年龄的增长而下降,有报道显示:高龄受者的排斥反应率低于低龄受者,但有关这方面的问题还存在着较大的争议
3. 手术方式
4. 免疫抑制剂因素
5. HLA 配型

应常用的指标有低尿淀粉酶、高血淀粉酶、难以解释的发热或移植区胀痛,若同时合并移植肾的排斥反应,可有尿量进行性减少,血肌酐、尿素氮升高,移植区压痛,移植肾质地变韧等。近年来利用胰液细胞学及流式细胞学(FACS)等手段检测排斥反应,提高了灵敏性和特异性。

（二）移植胰腺血栓形成

血栓形成是除免疫因素之外导致移植物功能丧失的主要原因,常见于术后一周左右,发生率约7%。血栓形成的原因主要是胰腺血运区属于低压供血区,1型糖尿病病人多伴有高凝状态。部分移植中心采用围手术期使用抗凝药物防止该并发症发生,但同时也会增加围术期出血的风险,因此目前尚存在争议。

（三）腹腔内感染

移植术后感染与术前患疾病状况、抵抗力低下、移植后应用大量免疫抑制剂等密切相关,感染并发症目前是胰腺移植后受体死亡的主要原因

（四）吻合口瘘、胰瘘

术中预防处理方法有保持吻合口无张力,移植胰腺周围通畅引流,术后每日观察引流物的量、颜色、性状,延缓拔管时间,同时应用生长抑素等药物抑制胰腺分泌,能有效预防吻合口瘘、胰瘘。

（五）移植胰腺炎

胰腺炎是胰腺移植术后的常见并发症。术中行胰腺被膜切开减压,术后常规使用抑制胰腺分泌的药物,可获得较好疗效。

此外,代谢性酸中毒、泌尿系统并发症(化学性膀胱炎、尿路感染等)等亦是影响受者术后长期生存的主要并发症。

四、胰腺移植的术后治疗

胰腺移植术后最重要的是免疫抑制剂治疗,免疫抑制治疗可分为免疫抑制诱导治疗和维持免疫抑制治疗。

在环孢素(cyclosporine,CsA)没有问世之前,几乎100%的病人发生排斥反应,存活率很低。CsA的出现开创了胰腺移植后免疫抑制治疗的新局面。随后,FK506、吗替麦考酚酯(mycophenolate mofetil,MMF)、他克莫司(tacrolimus,TAC)等新型免疫抑制剂问世,有效地提高了移植受者的存活率。

胰岛移植见Box 3-26-2。

Box 3-26-2 胰岛移植（islet transplantation）

1. 胰岛来源　人胎胰腺、成人胰腺、新生猪胰腺
2. 胰岛移植的优点　简单、安全、并发症少、易被病人接受
3. 胰岛移植的缺点　疗效尚不及全胰腺移植
4. 胰岛移植的发展方向　取代外源性胰岛素和全胰腺移植治疗1型糖尿病

第五节 / 肾移植

本节要点 (Key concepts)

Kidney transplantation is the most ideal method of treatment for chronic renal insufficiency. The selection of appropriate donors is of vital importance for improving the long-term survival rate of allograft. The most common complications of kidney transplantation are acute or chronic rejection, infections and toxicity of immunosuppressant.

肾移植是目前治疗终末期肾病最有效的治疗措施。1954年美国波士顿布里格姆医院的Joseph Murry实施了世界首例纯合双生子间的肾移植手术,获得成功,开辟了肾移植的新纪元。半个多世纪以来,随着移植免疫学、外科技术、免疫抑制药物等的发展,肾移植发展迅速。我国吴阶平院士于1960年率先施行第一例人体肾移植。20世纪70年代肾移植在全国正式展开,至2009年10月,我国已累计开展器官移植超过10万例,成为仅次于美国的第二大肾移植大国。

一、肾移植适应证和禁忌证

（一）肾移植适应证

1. 自体肾移植的主要适应证为肾动脉起始部具有不可修复的病变者。

2. 同种肾移植适于患有不可恢复的肾疾病并有慢性肾衰竭的病人(肾小球肾炎、间质性肾炎、肾盂肾炎、肾血管硬化症和多囊肾、外伤所致双肾或孤立肾丧失者)。

（二）肾移植禁忌证

1. 慢性肾衰竭病人如果伴有以下疾病不适宜进行肾移植　难以治愈的感染、消化性溃疡、精神病、慢性呼吸功能衰竭、顽固性心力衰竭、恶性肿瘤、凝血机制紊乱、严重的血管疾病等。

2. 部分导致慢性肾衰竭的全身疾患也应列为肾移植术的禁忌证　如淀粉样变性、结节性多动脉炎和弥漫性血管炎等。

二、供者来源

当前外科技术进步、免疫抑制药物的发展使得肾移植技术已近成熟，困扰肾移植发展的主要问题不再是技术问题，而是供体肾来源的短缺。目前供体肾的来源主要有：尸体肾、活体供肾，其中活体供肾又分为亲属与非亲属供肾。

世界三大器官捐献条款系统见 Box 3-26-3。

Box 3-26-3　世界三大器官捐献条款系统

1. 要求同意　即鼓励人们在生前登记同意捐献器官；或医院相关工作人员与潜在的供者家属接触，但并不期望得到同意
2. 假设同意　即假设潜在的供者同意捐献器官，除非其生前有特别声明不愿捐献；或医院的相关人员与潜在的供者家属接触，并期望其同意捐献
3. 指令要求　在美国，无论潜在的供者的亲属是否愿意捐献器官，负责的医生都必须与其讨论有关事宜。在我国，脑死亡的立法工作正在进行中，建立相应的器官移植协调组织也是需重视的工作

三、活体捐献者术前筛选

为保证供受者的安全，除手术前常规检查和病原学排除外，志愿捐献者需接受特定的筛查。现择其要简述如下：

1. 肾功能评估　肾小球滤过率（GFR）是评估预期供者（prospective donor）能否最终捐献的重要指标。一般将 GFR 较高的分肾留给捐献者本人。

2. 年龄　衰老导致移植肾存活率降低。高龄供肾术后移植肾功能延迟恢复的几率也明显增加，美国多数中心建议供者年龄不超过 70 岁，未满 18 岁的青少年除非考虑为同卵双胞胎间的移植，否则一般不作为捐献者。

3. 血压　三个不同时间点血压检测超过 140/90 mmHg 者要进行胸片、心电图、心脏彩超及眼底检查，必要时分析 24 h 尿白蛋白定量和随机尿白蛋白/肌酐比值。经过降压治疗仍不能稳定于正常范围内者则放弃捐

献。高血压捐献者术后随访监测血压和 GFR，并建议使用 ACEI 或 ARB 类药物。

4. 蛋白尿　捐献者蛋白尿应不高于总蛋白 150 mg/d 或白蛋白 30 mg/d。

5. 血尿　需通过膀胱镜、排泄性尿路造影或肾穿刺活检，排除肾脏本身疾病。

6. 泌尿系结石　曾被认为是捐献的禁忌证，但目前认为关键在于要分析结石复发和尿路梗阻的风险。对胱氨酸结石等易复发者要特别谨慎。复发风险低、单个 <1.5 cm、手术中能够去除的无症状者可以捐献。相关的检查包括血清钙、甲状旁腺素、尿胱氨酸量、尿培养、螺旋 CT 等。

7. 肾影像学检查　包括彩色超声波、尿路造影及肾动脉造影，以明确肾脏大小和各管道的解剖构成，帮助判断切取何侧肾脏并指导手术操作。肾动脉影像学检查包括介入造影、CT、MRI 等，其中多排 CT 成像无创、清晰、立体，无造影术的特殊并发症，费用相对低廉，已逐渐成为首选。

8. 糖尿病　明确诊断为 1 型或 2 型糖尿病病人一般不考虑捐献。

9. 肥胖　除术后伤口并发症增多外，肥胖与高血压和蛋白尿的发生也相关。体重指数（body mass index, BMI）>30 kg/m^2 的个体单肾切除后 10~20 年对侧肾会出现不同程度的蛋白尿和肾衰竭，BMI>27 kg/m^2 者其发生率是非肥胖者的 5 倍。BMI 在 30~35 kg/m^2 者为相对禁忌证，BMI>35 kg/m^2 为绝对禁忌证。

四、肾移植手术方式

一般采用将供肾移植于腹膜外髂窝的方法。供肾肾动脉与受者髂内动脉或髂外动脉吻合，肾静脉与受者髂外静脉吻合，供肾输尿管与受者膀胱吻合。一般受者病肾无需切除，若原有的肾脏病继续存在，会直接损害病人的健康或使疾病进一步扩散，则要考虑行病肾切除（Box 3-26-4，Figure 3-26-2）。

Box 3-26-4　肾移植需要切除病肾的情况

1. 严重肾结核　肾本身的功能已失去，结核病灶的存在，还会向各处扩散
2. 多发性铸型结石　伴发顽固的细菌感染，容易引发败血症、肾盂积脓、肾周脓肿等危及生命的并发症
3. 肾肿瘤
4. 巨大多囊肾
5. 大量血尿

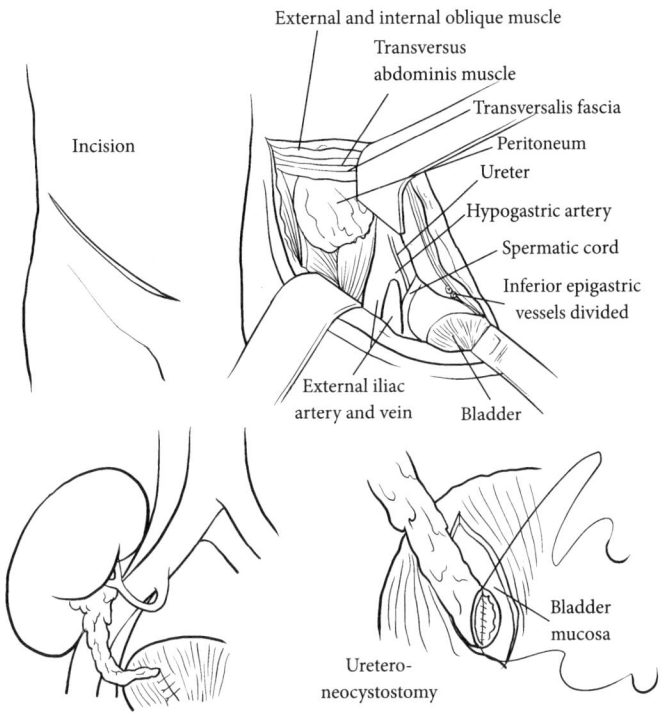

Figure 3-26-2　Recipient kidney operation

External and internal oblique muscle
Transversus abdominis muscle
Transversalis fascia
Peritoneum
Ureter
Hypogastric artery
Spermatic cord
Inferior epigastric vessels divided
Incision
External iliac artery and vein
Bladder
Bladder mucosa
Uretero-neocystostomy

五、肾移植术后管理

若供肾未受严重的缺血性损伤,则肾血管重建后应尽早采取利尿措施。由于血液中尿素氮的渗透性利尿作用、术中大量输液的影响以及供肾轻度的近端肾小管缺血,受者术后尿量可达 1 000 mL/h。即使存在术后血容量不足,术后第一个 12~24 h,应保证受者足够的尿量,如有必要甚至可使用利尿剂,因为此时血管阻塞、尿路梗阻甚至以少尿为先兆的急性排斥反应极易发生。当然,大量利尿可带来严重电解质紊乱,特别是低钠血症。因此积极地监测血电解质十分必要(至少每日 1 次)。

由于肾移植采用后腹膜途径,术后 12~24 h 内液体及药物可经口摄入。术后第一天即可下地,术后 1~2 d 可考虑移除导尿管。对于罹患高血压受者,术后仍应积极持续控制血压,通常使用 β 受体阻滞剂、肼苯哒嗪和钙通道阻滞剂。术后早期需使用制酸剂防治应激性溃疡,使用制霉菌素预防口腔白色念珠菌感染。为预防术后切口等部位感染,围术期抗生素的使用十分必要,通常使用磺胺类药物预防尿路感染和耶氏肺孢子菌病。

六、肾移植术后的并发症

1. 排斥反应　排斥反应是肾移植术后的主要并发症,是影响受者长期存活的重要因素。如何快速诊断和及时治疗排斥反应依然是人们研究的热点之一。血肌酐升高作为排斥反应的指标既不敏感,又无特异性。到目前为止,肾活检仍然是移植肾排斥反应的最可靠的诊断手段。

2. 感染　感染一直是移植术后严重的并发症,是移植肾受者死亡的主要原因,术后 1 年内 70% 病人至少发生 1 次感染,常见的感染有肺部感染、尿路感染、单纯和带状疱疹、乙型肝炎、巨细胞病毒感染等。

3. 免疫抑制剂的不良反应　长期应用非特异性的免疫抑制剂可以直接或间接影响移植受者和移植肾的存活。通过联合应用免疫抑制剂、采用药物代谢动力学和药效动力学模型监测等手段个体化指导用药,可以显著减少药物不良反应。通过各种手段诱导免疫低反应甚至免疫耐受可以达到减少甚至停用免疫抑制剂的目的,将是今后的发展方向。

4. 移植肾功能延迟恢复　以移植肾术后少尿、无尿或血肌酐不降或下降缓慢为特征,常需要透析治疗过渡。

5. 术后出血或血肿。

6. 伤口感染。

7. 尿瘘和输尿管梗阻尿瘘。

8. 心功能不全。

第六节 / 小肠移植

本节要点 (Key concepts)

Rejection rate of small bowel transplantation is high because there are a large number of lymphoid tissues in the small intestine and its mesentery. Graft survival rates were improved after FK506 (tacrolimus) had been used in small bowel transplantation. Intestinal failure which can't be treated with total parenteral nutrition (TPN) is the absolute indication for small bowel transplantation. Selection of proper immunosuppressive therapy and control of post-operative infection are the key points to raise the success rate of small bowel transplantation.

一、简史及发展

小肠是维持人体营养、生存的重要器官之一,但由于损伤、血管病变、肠管本身广泛的病变或先天性畸形,致使某些病人丧失了小肠或小肠的功能,造成不可逆转的肠功能障碍而不能维持机体需要的最低营养量,甚或水与电解质的平衡。自 1968 年全肠外营养(TPN)应用于临床后,部分病人依赖 TPN 得以长期生存。但是,长期的 TPN 严重地影响病人的生存质量,且能导致严重的甚至致命的并发症。因此,同种异体小肠移植是对 TPN 的一种有效的替代手段。虽然小肠移植被认为是治疗这类病人的合理方法,且早在 1964 年 Deterling 就曾尝试进行人小肠移植,但因排斥反应等问题而失败。

20 世纪后期免疫抑制剂环孢素(CsA)被应用于临床后,促进了肝、肾、心等器官的移植,并有效延长了病人的存活时间。但是,小肠移植仍无明显进展,其原因之一可能是小肠及其系膜含有大量的淋巴组织,移植后排斥反应的发生率明显高于其他器官,不但有受者对供者的排斥反应,还有供者对宿主的排斥反应(GVHD),影响移植的成功率;同时,肠黏膜屏障被破坏,随之产生细菌移位,病人可发生败血症而导致死亡。与此同时,TPN 在临床的有效应用,客观上也延缓了人们对小肠移植临床应用的探索,使小肠移植研究停顿了近 10 年。1990 年,Starzl、Todo 报道了单一小肠移植长期存活的结果。然而在应用 CsA 时代,病人的存活率仅 0~28%,移植肠的存活率 0~11%。直到 20 世纪 90 年代,FK506(tacrolimus)应用于临床小肠移植领域后,小肠移植的成功率与存活率才有所提高。

与其他实体器官移植一样,小肠移植的发展也是建立在反复的基础实验和临床尝试基础之上的,其中包括外科技术的改进、免疫学机制的研究,免疫抑制剂的改良(环孢素前期、CsA 期和他克莫司期)。同时,相伴而来的器官保存、多器官获取及小肠植入等技术的进展更是对小肠移植的临床应用起到了推动作用。每年开展的移植手术已达 180 例,5 年存活率接近 40%,最长生存时间达 15 年。但其效果仍难与肝、肾、心肺等实质器官移植相比。这是由小肠的生理、病理及免疫学特点决定的,其中急慢性排斥反应是引起移植小肠功能丧失的主要原因,移植后病人长期使用免疫抑制剂也会导致多种并发症和不良反应的发生。

二、适应证与禁忌证

无法以全肠外营养(TPN)治疗的肠衰竭是小肠移植的绝对适应证,而可依赖 TPN 的小肠功能全丧失的治疗方法有两种,即 TPN 和同种异体小肠移植。从人口统计学调查来看,只有 2%~5% 的成年病人和 5%~15% 的患儿在大型的胃肠外营养计划中将出现危及生命的并发症。专家统计数据显示病人在家庭胃肠外营养中病情一开始恶化就进行肠移植(存活率 80%~100%)和已经确诊为肝脏疾病并伴有明显黄疸时再进行肠移植(存活率 40%~60%),前者效果明显好于后者。因此,病人在家庭胃肠外营养中一旦出现并发症尽快进行小肠移植手术是至关重要的。肝小肠联合移植适用于不可逆肠衰竭合并终末期肝损害。多器官联合移植适用于全胃肠道神经或肌肉发育异常造成的整个消化道功能障碍,只能通过切除腹腔大部分脏器予以清除腹部肿瘤。

小肠移植的适应证可归纳为:①短肠综合征:肠闭锁、肠扭转、坏死性小肠结肠炎、外伤、血栓症、缺血导致的小肠梗死及 Crohn 病肠大部切除术后所致的短肠;②肠吸收功能不良:微绒毛包涵体病、分泌性腹泻、自身免疫性肠炎、放射性肠炎;③肠运动功能不良:全小肠粘连致长期慢性梗阻、假性肠梗阻、小肠肌细胞及神经细胞病变;④系膜根部肿瘤或癌及家族性息肉病。造成小肠功能丧失的原发病在儿童与成人有很大不同,在儿童中排前3位的为腹裂畸形、肠扭转和坏死性小肠炎,在成人排前3位的为肠缺血、Crohn病和外伤。

小肠移植的禁忌证随着技术的进步和改良而逐渐减少。绝对禁忌证包括全身性肿瘤、转移性疾病、AIDS、心肺功能不允许、无法控制的败血症等。相对禁忌证各移植中心不一,通常包括体重(轻于5 kg的婴儿)、年龄和腹部以前动过多种手术等因素。

三、供者的获取与保存及受者的评价

供者小肠主要来源于活体亲属和脑死亡者。供者的要求:① ABO血型相符;②淋巴细胞毒交叉试验阴性;③最好是同性别的健康供者,年龄45岁以下;④供肠应与受者腹腔容积相匹配;⑤巨细胞病毒(CMV)阳性者不宜作为供者;⑥活体亲属供者宜选用组织相容性位点抗原6(HLA 6)位点相符者。目前认为亲属间活体节段性小肠移植组织相容性较好、免疫排斥反应以及免疫抑制剂相关疾病发生率较低,且获取部分小肠(150 cm)对供者的健康不会有较大的影响,可能是减少术后排斥的一条途径。

小肠对缺血和再灌注损伤十分敏感,尸源性供肠切取,热缺血时间应限制在5 min内,原位灌注下获取移植物操作时间在12 min内。切取时,尸源性供肠可保留肠系膜上静脉蒂或门静脉蒂,肠系膜上动脉尽量游离足够长度或带腹主动脉蒂,活体小肠需连带一定长度的肠系膜上动脉和上静脉;肝-小肠和腹腔多脏器移植时,为避面肠系膜根部的损伤,供者器官切取按原位灌注、葡萄簇状(肝、小肠连同十二指肠、胰头或全胰)整块切取的原则进行,腹主动脉蒂切取时应同时保存肠系膜上动脉和腹腔干孔以方便血管吻合。为减小活体供者创伤,Kim等报道使用腹腔镜技术取节段供肠,在猪模型上取得了成功,但其在人体应用的可靠性还需要进一步证实。

大量实践证明在保存器官中需氧量与温度之间存在着直接关系,供者小肠基本都采用离体低温保存,目前没有理想的保存液,一般以4℃ UW液应用最广。保存时间普遍认为小于6 h最好,一般不能超过12 h。Kakinoki等在犬模型上使用TL方式(the cavitary two-layer method)来保存小肠,认为其在维持ATP水平和减少过氧化物方面优于UW液,相同保存时间下供肠损伤更小,存活率更高。另外,为延长小肠保存时间,在保存液成分的基础上可添加能抑制缺血造成损伤的辅助物质,如谷氨酰胺、白细胞介素-6等。

受者的评价包括证实适应证、计算风险和排除禁忌证的一系列检测。ABO血型必须一致,否则会增加移植物抗宿主反应的危险。凝血因子和抗凝因子的检测有利于防止术后血栓的发生,静脉的磁共振成像(MRI)检测能帮助中心静脉通路丧失和置管并发症反复发作病人确定静脉吻合的部位,肝活检能评价肝肠移植病人的肝纤维化程度。

四、手术方式

目前为止,常见的小肠移植的术式有三种:腹部多器官移植(multivisceral grafts in which up to five organs are transplanted simultaneously, MV)、肝肠联合移植(combined liver - small bowel grafts, LI)和单纯小肠移植(small bowel with or without a portion of the colon, SI)。1989年美国Starzl为一例3岁的小肠衰竭患儿成功地施行多器官移植(十二指肠、小肠、肝和胰),术后存活192天,死于淋巴瘤,这是首例移植小肠功能性长期存活的病例。1988年加拿大Grant施行首例肝肠联合移植,两个月后完全停用TPN,存活58个月。1988年德国Deltz等施行亲姐妹间单纯小肠移植(60 cm空、回肠)治疗短肠综合征,存活3年后发生淋巴瘤,通过营养支持存活了61个月,这是世界上首例成功的单独小肠移植。上述3种小肠移植模式的成功,确立了临床小肠移植的三种类型并沿用至今。

供肠动脉吻合至受者的任何部位都不会影响移植效果。静脉回流途径采取门静脉回流最符合解剖和生理要求,经肝滤过易位的细菌及毒素,会减少机体出现菌血症的危险。但是小肠移植受者大多有多次腹部手术史,广泛的腹腔粘连使得移植手术难度加大,门静脉回流在技术上有困难,采用腔静脉回流在技术上则显得较为简便、安全。当然,回流途径的选择主要还是根据术中情况而定,首选门静脉,其次是肠系膜上静脉、脾静脉和下腔静脉,这样的观点一直为大家所接受。静脉吻合口要足够大,流出道梗阻会造成严重的移植肠功能丧失。大多数小肠移植中心手术后采用末端回肠造口作为术后排斥反应的观察窗。因为腹腔容积和移植物大小不匹配,使得小肠移植术后的关腹变得较为困难,补片、皮肤拉链、皮肤移植等技术的应用使这一问题得到解决。

肝肠联合移植有两种方法:肝、肠和部分或全部的胰腺整块移植,肝脏和小肠分别进行移植。整块移植最初是由美国内布拉斯加州大学的Alan Langnas博士和他的同事提出的,其优点是手术简单,不必将胰十二指肠复合物从肝肠联合移植物上移开,减少供应肝脏血管损伤的危

险,同时不需要进行胆汁引流操作,该技术已被大多数移植中心所接受。肝脏和小肠分别移植是指移植肝、肠作为各自独立的两个移植物被同时移植,其有三个优点:在不改变其他部分的情况下移植物的任一部分都可更换;移植物的两个部分均可减少更多,只利用肝脏的左外侧部分和局部小肠进行移植,能在更大范围内调节供者和受者之间的尺寸差异;移植物可以来自活体捐赠。其主要缺点是手术时间要比整块移植术长,技术难度大。

应该注意的问题是:①尽量避免采用带有结肠的小肠移植;②尽量减少冷缺血的时间。美国的 Cicalese L 等经动物实验证明带有结肠的小肠移植会大大增加感染发生的几率(分别为 75% 和 33%)。冷缺血时间延长和移植术后的肠道菌群移位及感染有密切关系(大于 9 h 为 76%,小于 9 h 为 20.8%)。

五、小肠移植的并发症及处理

由于小肠移植后可能发生众多并发症,同时受者对同种异体移植小肠具有强烈的免疫应答反应、排斥反应,移植后必需的免疫抑制会带来极大的不良反应,这使得小肠移植成为最具挑战性的腹腔器官移植。与其他器官不同,小肠移植排斥反应导致的移植物丢失可发生于移植后较长的时间(移植后 1 年以上)。因此,小肠移植病人要长期面对危及生命的排斥反应和感染以及其他众多的并发症。

小肠移植的并发症常常联合发生并且危及生命。常见的并发症包括外科并发症、移植物保存时的损伤、移植物抗宿主反应(GVHD)、排斥反应、感染、移植术后淋巴细胞增生病(PTLD)、移植物功能障碍和营养性疾病。

同种异体排斥反应仍是小肠移植所面临的主要问题。急性排斥反应的临床表现为腹胀、腹泻、发热等,均为非特异性的,也可无症状。一般情况下,凡有不明原因的造瘘口流出液量或大便量增多,都要考虑是否有排斥反应发生。严重的急性排斥反应可以导致供肠肠梗阻、黏膜脱落而出血以及菌群易位甚至感染性休克。早期诊断排斥反应,予以治疗或防止其发生是保证小肠移植成功的重要因素。活检标本的组织学检查仍是诊断急性排斥反应的金标准,但因其病理变化本身已是排斥反应的结果,所以单一病理检查无法对排斥反应做出早期诊断。目前应用免疫组化方法测定 IL-2R、IL-8、TNF-α 等细胞因子有助于排斥反应的早期诊断。血清中瓜氨酸、次级胆汁酸、脂肪酸结合蛋白浓度在排斥反应发展过程中也有显著差异。D-木糖吸收试验也可早期反映小肠是否发生排斥反应。

急性排斥反应确诊后,应立即给予一线抗排斥药,

静脉推注甲泼尼龙 0.5~1.0 g/d,治疗 3~5 天,同时调整 FK506 的用量。对激素难以逆转的排斥反应,应使用 ATG(thymoglobuline,抗人胸腺细胞免疫球蛋白)和 OKT3(orthoclone,抗 CD52 mAb)治疗。最近的研究发现,英利昔单抗(anti-TNF-alpha mAb,抗肿瘤坏死因子单克隆抗体)治疗急性排斥反应效果较好。如上述治疗仍难以控制排斥反应,应切除移植小肠。

感染是小肠移植的另一严重问题,既可为受者免疫功能受抑制所致的全身感染,亦可为移植肠被排斥而通透性增加导致细菌毒素易位所引起的肠源性感染。小肠移植术后感染的预防控制与免疫抑制治疗处于相互矛盾和牵制的关系之中,免疫抑制治疗的剂量范围较狭窄,因此排斥反应和感染处理上的矛盾比其他移植器官更为复杂。根据临床监测结果精确地调整免疫抑制药物的用量是预防术后感染的一个重要原则。

六、展望

许多肠功能不全病人在等待小肠移植挽救生命。随着小肠移植各方面技术的不断发展,小肠移植近年内将出现更快的发展。由于亲属间的活体小肠移植疗效优于尸体肠移植,活体小肠移植联合同一供者的骨髓移植降低了免疫排斥和感染的发生率,扩大了供者的选择范围,这对于尚未确立脑死亡法律的国家更具有现实意义。

小肠移植的难点在于:①急、慢性排斥反应发生率高且难以控制;②移植物及全身感染严重;③移植肠管功能恢复缓慢。因此为了达到与其他实体器官移植相近的效果,面临的挑战主要集中在以下方面:进一步加强小肠移植免疫学机制方面的研究,不仅包括 HVGR 及 GVHD,而且应对肠道正常菌群和致病菌群的关系进行研究,这将对完善免疫抑制治疗方案和药物剂量最小化具有重大价值。同时,应认识到移植小肠的功能不仅与肠黏膜上皮细胞和免疫调节细胞有关,而且还与肠道的神经和肌肉细胞密切相关。进一步研究移植后肠道的再生与适应性机制可有助于术后获得更好的肠道功能。因此选择合理的免疫抑制疗法和控制术后感染仍然是提高小肠移植成功率的关键。

急、慢性排斥反应的防治问题有望从四个方面得到改善:①提高供肠的质量:亲体供肠是一条有希望的途径,亲体供肠理应有较低的排斥率,而且人体小肠的代偿性功能好,获取部分小肠(150 cm)对供者的健康不至于有较大的影响,较肝、肾等亲体供给更为合适;②提高受者的免疫耐受功能:现有的方法是先行供者的骨髓移植以减少排斥

反应,将来或许有更有效的方法;③新型免疫抑制剂的产生:一种仅针对排斥反应而不影响受者其他免疫功能的免疫抑制剂为器官移植所渴求,它的出现亦将有利于小肠移植;④期望转基因供肠的产生。排斥反应得到解决,免疫功能不被全面的抑制,感染与功能问题也将随之改善,肠移植的可行性、有效性与安全性均将会有明显的提高。

随着以上方面的不断进展,小肠移植病人生活质量能否被提高将同其他实体器官移植一样成为研究和关注的焦点,并不断取得进步。

(郑树森　徐　骁)

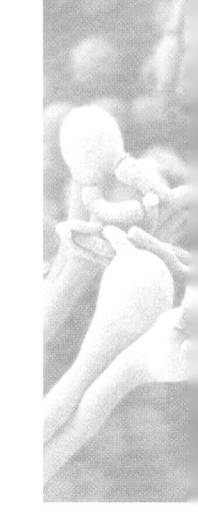

第27章

肿瘤生物学和肿瘤标志物

第一节 / 肿瘤生物学

本节要点 (Key concepts)

This chapter starts with a description of tumor progression, with an emphasis on genetic instability and on the basic concept that the development of cancer involves multiple genetic changes in cells. The second section addresses the growth of tumors, with discussion of current knowledge of the cell cycles. Finally, there is a brief summary of current consensus on metastasis formation.

一、肿瘤的定义

肿瘤(tumor,neoplasm)是机体在各种致瘤因素作用下,局部组织的细胞在基因水平上失去对其生长的正常调控,导致克隆性异常增生而形成的新生物。根据肿瘤的生物学特性及其对机体危害性的不同,又可将其分为良性和恶性肿瘤两大类。恶性肿瘤是机体在各种致瘤因素作用下,某一正常的组织细胞发生异常分化和过度增生,同时具有向周围组织浸润乃至全身转移的特性。恶性肿瘤来自上皮组织者称为"癌";来自于间叶组织称为"肉瘤";胚胎性肿瘤常称为"母细胞瘤";但某些恶性肿瘤仍沿用传统名称"瘤"或"病",如恶性淋巴瘤、精原细胞瘤、白血病、霍奇金病等。

二、肿瘤的发生与转归

(一)肿瘤的发生

肿瘤细胞来源于正常细胞,目前认为其是始于单个细胞的克隆性异常增生,其过程可分为三个阶段,即启动、增殖和演进阶段。在致癌因素作用下,细胞DNA发生改变,并使其具有转变成癌细胞的潜能,并传给子代,这时细胞表型正常。启动阶段的细胞在促癌物质作用下形成增殖优势,细胞形态发生变化即进入了增殖阶段,增殖阶段细胞是可逆的。在某些因素的进一步作用下,增殖细胞可形成病灶,成为不可逆疾病。同时,肿瘤的发生绝不仅仅是单一基因结构的改变,而是一个多基因、多步骤的演变过程,是致瘤因素损伤DNA并超过机体自我修复能力的长期过程。目前存在三种主要假说,即染色体不平衡假说、二次突变假说和癌基因假说。

(二)肿瘤的转归

正常细胞一旦转变为肿瘤细胞,它将不受机体的调控而按自己特有的生长方式发展。绝大多数肿瘤的发展是不可逆的,并且随时间的推移还会不断获得新的生物学性能,出现分化更低、增殖更快的细胞群,使得肿瘤的恶性程度不断增高,直至随机体的死亡而灭亡。此外,在肿瘤的发展过程中,另有极少数病人,由于某些偶然因素可出现肿瘤的自然消退现象,其中的常见因素有:发热、感染、内分泌功能的变化、致癌因素的解除、机体免疫功能的增强、机体内环境的变化等。

三、肿瘤细胞的特性

肿瘤细胞与其来源的正常细胞的相似程度称为分化。如果肿瘤细胞的形态、功能、代谢、生物学行为等方面越与相应的正常细胞相似,那么这种肿瘤细胞的分化程度越高即高分化;反之则分化程度越低,即称为低分化。分化程度的高低是鉴别良、恶性肿瘤的主要依据。从总体上讲,肿瘤细胞的特性可概括为以下几个方面:

1. 增殖动力学特性 肿瘤细胞与正常细胞增殖最主要的区别在于,正常细胞保留的分裂增殖能力,当其增殖到一定程度时则受到机体的调控而停止生长。而肿瘤细胞,其增殖将失控而无限繁殖增生,直至机体死亡。

2. 形态学特性　细胞的异型性:①细胞大小不一,形态各异。②细胞排列紊乱,极性消失。③细胞幼稚性,细胞表现为起源细胞的胚胎细胞特点。④细胞生长活跃性。⑤细胞超微结构的改变:a. 细胞核的异型性:由于肿瘤细胞染色质和 DNA 含量增加,而且癌细胞间 DNA 及染色质的含量不一,故此,细胞核多增大,而且形态各异,呈现多形性。b. 细胞质的异型性:细胞质超微结构的改变,主要是线粒体、内质网、高尔基复合体、溶酶体及细胞骨架等的变化。c. 细胞膜及其连接的异型性:癌细胞膜较正常细胞膜微绒毛和细胞突起增加,形态不规则,有时可见到丝状伪足样膜突起,参与浸润过程。

3. 生物学特性　外源性致突变剂作用于 DNA,使 DNA 结构遭到破坏,染色体或染色单体发生断裂、重排、缺失或易位,细胞在分裂过程中可出现染色体数目及结构的异常。而 DNA 复制过程中出现的碱基替代、密码子插入及缺失或不等交换将导致基因突变。目前已知的致癌基因达 100 多种,其中主要包括 *src* 基因族、*ras* 基因族、*myc* 基因族以及 *myb*、*fos*、*ski*、*ets-2*、*p53* 等基因。

4. 生物化学特性　①核酸的变化:肿瘤细胞分裂繁殖力强,核内 DNA 及胞质 RNA 的含量比正常细胞也要丰富。②酶学的变化:由于细胞基因调控的失常,而产生相应的异常的酶及同工酶,尤其是酶的结构及含量也会发生改变。有时还可产生正常细胞没有的酶类。③糖链结构的变化:代谢中的肿瘤细胞在糖链合成过程中,其加工酶中的一些关键酶活动异常,从而导致糖蛋白的糖链结构改变。④糖原的变化:肿瘤细胞的能量来自糖酵解。肿瘤细胞生长越快,耗能越多,糖原分解也强。因此肿瘤细胞内糖原的含量常常是减少或消失的。

四、肿瘤的生长与转移

(一)肿瘤的生长

1. 影响因素　当恶变的细胞逃避了免疫系统的监视,其细胞数增殖到一定数量时即生长为瘤。肿瘤生长率一般以倍增时间来表述。倍增时间是指所有癌细胞分裂一次所需时间,经推算,一个肿瘤细胞需 30 次倍增方可长成直径 1 cm 大小的肿瘤,约合 10^9 个细胞。肿瘤的生长过程受许多因素的影响,主要包括:

(1) 细胞凋亡　是指细胞内因死亡程序活化而致的细胞自杀(程序性细胞死亡),它是由与凋亡相关的基因(*c-myc*、*bcl-2*、*ras* 基因等)调节控制的。肿瘤组织不但具有增殖活性,同时还存在细胞凋亡现象。对于增殖力相等的肿瘤,细胞凋亡率的减少可使肿瘤生长率提高。

(2) G_0 期细胞的比例　细胞周期处于 G_0 期的细胞是处于相对静止的细胞,肿瘤组织中 G_0 期细胞所占比例的多少也影响着肿瘤的生长速度。G_0 期细胞越多,肿瘤生长越慢。

(3) 肿瘤的血供　随着肿瘤的增长和体积的增大,瘤体内细胞增殖也有所改变,其中肿瘤的血供是影响细胞增殖的主要条件之一。放射性核素标记法测定肿瘤生长时发现,以血管为轴,肿瘤细胞围绕血管生长,靠近血管处的细胞分裂活跃,离血管越远分裂细胞越少。

2. 生长方式　肿瘤的生长方式主要取决于肿瘤细胞的生物学特性、肿瘤的发生部位以及机体的防御能力。按照不同肿瘤的生物学特性,可将肿瘤的生长方式分为两种:

(1) 膨胀性生长　肿瘤在周围无明显阻碍时向四周均匀扩张,当遇有较大阻力时,肿瘤可被塑成椭圆、扁圆或哑铃形等。该生长方式多见于良性肿瘤,且多有包膜或包膜不完整。对于恶性肿瘤有包膜者,无论包膜完整与否,都较无包膜者预后好。

(2) 浸润性生长　是恶性肿瘤特有的生长特点,表现为肿瘤细胞沿周围组织间隙或管道向周围组织伸展浸润,使肿瘤组织与周围正常组织界限不清,相互交错,无包膜。由于肿瘤组织与正常组织间缺乏明显的界限,易使手术切除不彻底而导致手术后局部复发。

(二)肿瘤的转移

转移是指脱落的肿瘤细胞,通过某些途径或渠道,到达与原发灶不相连甚至远离部位生长的过程。

1. 转移基本过程　肿瘤细胞的转移是动态连续过程。首先,肿瘤细胞侵袭突破组织屏障进入血管、淋巴管形成细胞栓子,随之脱落并在血液或淋巴管中运行,而后与远处脏器微循环内皮细胞黏附停留并穿出微循环,在新的组织器官实质中繁殖、生长形成新的转移瘤。此外,在转移过程中,癌细胞也可直接脱落于体腔,着床于浆膜面形成种植性转移瘤(Figure 4-27-1)。

2. 转移的影响因素

(1) 肿瘤局部因素　包括肿瘤大小、生长速度、血供情况、分化程度、病理类型、肿瘤细胞的代谢特性、运动能力、黏附力、酶的产生、表面结构及电荷、肿瘤血管形成因子、癌细胞 DNA 结构的改变等等。一般情况下,肿瘤越大,恶性程度越高,生长速度越快,就越容易转移。但也有少数情况相反者。如皮肤基底细胞癌,虽然恶性度很高却很少发生转移;乳腺硬癌虽然生长较慢却常见转移等。

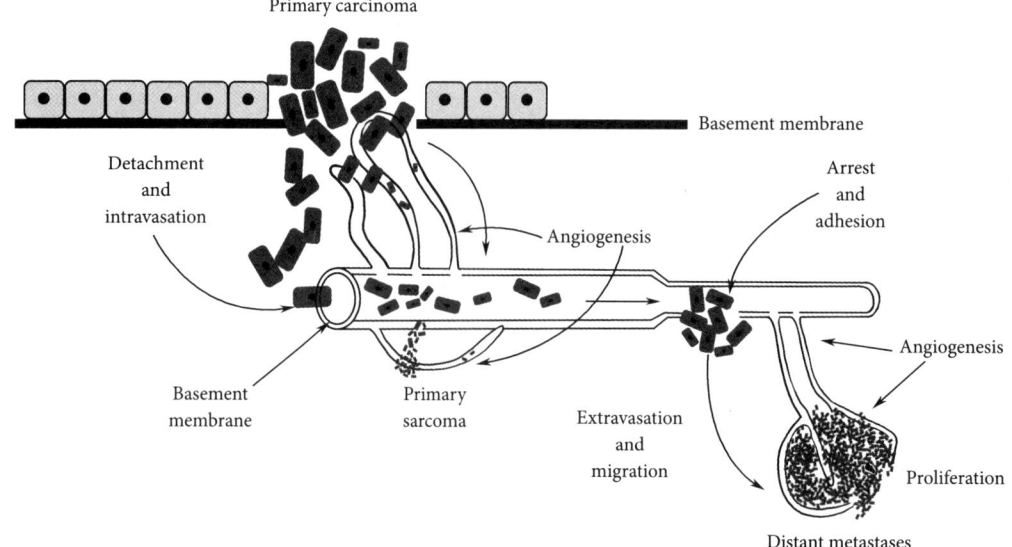

Figure 4–27–1　The major steps in metastasis formation
(Modified from Tannock IF, Hill RP (eds).The Basic Science of Oncology, 3rd ed. New York: McGraw-Hill, 1998.)

（2）全身因素　主要有：①机体免疫功能：在肿瘤转移过程中，免疫状态的正常与否对转移发生的早晚及转移瘤生长的快慢发挥主导作用。免疫状态好者，可抑制肿瘤转移，而若机体免疫系统抗御肿瘤的能力降低时，则可出现早期转移。②凝血机制：肿瘤发生转移必须经过肿瘤细胞与血管内皮细胞黏附、纤维蛋白包绕、形成瘤栓等一系列过程。在此过程中凝血与抗凝血机制对转移的作用已普遍引起人们的重视。③激素水平：雌激素在女性乳腺癌发病中的作用早已成为共识，前列腺癌

生长的起初阶段对雄激素也有依赖现象。可以说，激素对某些肿瘤的生长以及转移具有重要的影响。④中枢神经系统功能：中枢神经系统功能紊乱（如不良的精神刺激、长期心理紧张等），可通过使下丘脑分泌内啡肽等物质而影响机体免疫功能，进而对肿瘤的转移产生不利影响。

（3）外界因素　主要指人为因素对肿瘤的影响。如不恰当的按摩、查体以及不正确的有创病理检查及手术操作都可能促进肿瘤的转移。

第二节 / 肿瘤标志物

本节要点 (Key concepts)

Tumor markers are substances that can be found with abnormal amounts in the blood, urine, or tissues of some patients with cancer. Various tumor markers can be detected in different types of cancers. Tumor markers may be used to diagnose cancer, to predict a patient's response to particular therapies, or to determine whether the disease has been relieved.

一、肿瘤标志物定义

肿瘤标志物（tumor marker）是指肿瘤组织和肿瘤细胞由于癌基因或抑癌基因和其他肿瘤相关基因及其产物的异常表达所产生的抗原和生物活性物质，而在正常组织或良性疾病几乎不产生或产量甚微。它反映了肿瘤的发生和发展过程及癌基因的活化程度，可在肿瘤病人的组织、体液和排泄物中检出，作为检测肿瘤的标志之一。肿

瘤标志物在诊断、监测复发和转移、判断预后以及随访观察等方面均有较大的实用价值。

二、肿瘤标志物研究内容和分类

（一）研究内容

肿瘤标志物研究内容包括：生物化学、免疫组织化学、肿瘤免疫显像和肿瘤基因诊断、治疗。

1. 生物化学肿瘤标志物是肿瘤细胞产生并分泌到体

液中,可用无损伤性分析方法进行定量测定的物质。由于肿瘤标志物含量与肿瘤活动度有关,故是肿瘤病人预后监测和观察疗效的有效工具。

2. 用免疫组织化学技术,可从形态学上详细阐明细胞分化、增殖和功能变化的情况,这将有助于确定肿瘤组织类型、预后和病人临床特征的分析。

3. 肿瘤免疫显像上,有助于确定肿瘤生长的部位,在外科手术中发现放射性标记的肿瘤标志物抗体蓄积的细胞、组织和器官。

4. 基因诊断技术是指利用 DNA 重组技术,通过分析基因结构和功能的改变进行有关疾病(包括肿瘤)发病机制研究和诊断的一种方法。

（二）分类

1. 原位性肿瘤相关物质　在同类正常细胞中此类物质含量甚微,但当细胞癌变时迅速增加,如 Bence-Jones 蛋白、细胞内的各种酶等。随着测定方法灵敏度的提高,此类物质对肿瘤诊断的意义和作用就更加明显,由于正常细胞或组织均有一定含量,其特异性不强。

2. 异位性肿瘤相关物质　此类物质是由恶变的肿瘤细胞产生,同类正常细胞不产生,如异位性激素,肺癌时促肾上腺皮质激素(ACTH)明显升高。而小细胞肺癌时神经元特异性烯醇化酶(NSE)明显增加,这类物质表达的特异性较强。

3. 胎盘和胎儿性肿瘤相关物质　癌细胞的特点是无限增殖,并向周围组织浸润,甚至向远处器官组织转移。胎盘绒毛细胞和胎儿组织细胞也有这样特点。但胎儿成长过程中,这种增殖是可以控制的,当胎儿成长后,有一些物质就会消失。在成人组织细胞癌变时,这类胎盘性或胚胎性物质又会产生或表达,它可分为两类:①癌胚性物质,如癌胚抗原(CEA)、甲胎蛋白(AFP)和组织多肽抗原(TPA)等;②癌胎盘性物质,如妊娠蛋白(SP)、激素(HCG、PL)酶和同工酶等。

4. 病毒性肿瘤相关物质　凡能在人或动物中引起肿瘤或细胞恶性转化的病毒,统称为肿瘤病毒,可分为 RNA 和 DNA 病毒,它们在与细胞相互作用方面表现各不相同。与肿瘤有关的病毒有 HTL-1 病毒(成人 T 细胞白血病)、EB 病毒(Burkitt 淋巴肉瘤)、HPV 病毒(宫颈癌与皮肤癌)、HBV 病毒(肝癌)和人巨细胞病毒等。

5. 癌基因、抗癌基因及其产物　癌是基因性疾病,基因突变和调控异常可促使癌变,在癌变中首先是各种致癌因素诱发癌基因激活和抗癌基因失活及其产物表达异常,而这些变化是肿瘤发生和发展的重要标志。

前四类是肿瘤基因表型标志物,而癌基因和抗癌基因是肿瘤的基因标志物。

三、肿瘤标志物的临床价值

肿瘤标志物的临床价值在于:①肿瘤高危险人群的普查。②原发性肿瘤的发现和检测。③肿瘤的鉴别诊断。④肿瘤治疗的疗效观察。⑤肿瘤病人预后判断。⑥肿瘤复发和转移的监测。⑦肿瘤免疫显像。⑧某些肿瘤标志物单抗还可用于肿瘤治疗。

如要达到上述目的,肿瘤标志物需要具备以下几点:①特异性强;②灵敏度高;③产量与肿瘤组织大小成正比;④血清中含量与肿瘤组织大小成正比。

四、常见的肿瘤标记物

（一）肿瘤特异性生长因子

大多数恶性肿瘤都有肿瘤特异性生长因子(tumor specific growth factor, TSGF)表达,其恶性肿瘤阳性率为 80% 左右,与唾液酸(SA)联合检测恶性肿瘤,阳性率可提高到 90% 以上。目前,TSGF 已作为一种新的广谱肿瘤标志物应用于临床。

（二）甲胎蛋白

甲胎蛋白(alpha-fetoprotein, AFP)在临床上主要用于诊断原发性肝癌,肝硬化和肝炎病人 AFP 也有升高,但维持时间短。

（三）癌胚抗原

癌胚抗原(carcino-embryonic antigen, CEA)是一种酸性糖蛋白,属于非器官特异性肿瘤相关抗原,分泌 CEA 的肿瘤多位于管腔脏器,如消化道、呼吸道、泌尿道等。CEA 检测主要应用放射免疫法。60%~90% 结肠癌病人 CEA 升高,在胰腺癌、胃癌、肺癌、乳腺癌等病人中,CEA 也有较高的表达。

（四）CK19

CK19(或 CYFRA2121)为细胞角蛋白 19 片段,是最近发现的肺癌最灵敏的肿瘤标志物。结核及感染性疾病 CK19 阳性率仅为 1%~4%。它对非小细胞肺癌的早期诊断、疗效监测和预后判断均有重要价值,尤其对鳞状细胞癌是首选诊断及疗效观察的指标。

（五）本周蛋白

本周蛋白(凝溶蛋白,Bence Jones protein, BJ protein, BJP)主要用于诊断多发性骨髓瘤。

（六）CA125

CA125 是卵巢癌和子宫内膜癌标志物。动态观察血清 CA125 浓度有助于卵巢癌的预后评价和疗效监控。

（七）CA19-9

CA19-9 是胰腺癌和结直肠癌的标志物，为 lewis 血型物质与唾液酸的结合物。实验证明有 85%~95% 的胰腺癌病人为阳性，另外，结直肠癌、胆囊癌、胆管癌、肝癌和胃癌的 CA19-9 阳性率也很高，若同时与 AFP、CEA、CA242 等联合检测，可以达到更好的效果。

（八）CA242

CA242 是一种唾液酸化的鞘糖脂抗原，在胰腺癌和直肠癌均有较高的阳性检出率，特异性较高。CA242 和 CEA 互不依赖，但在 CEA 对结直肠癌早期诊断中，同时检测 CA242 可以起到极有价值的补充作用。

（九）神经元特异性烯醇化酶

肺小细胞癌（SCLC）是一种恶性程度高的神经内分泌系统肿瘤，它表现出神经内分泌细胞的特性，常有过量的神经元特异性烯醇化酶（neurone specific enolase, NSE）表达。目前 NSE 是公认的小细胞肺癌高特异性、高灵敏性的肿瘤标志物。另外，NSE 作为神经母细胞瘤的标志物，对早期诊断有较高价值，可用于疗效监测和预后（复发）判断。

（十）前列腺特异抗原

前列腺特异抗原（PSA）是由前列腺分泌的单链糖蛋白，前列腺癌时明显升高。

（郝希山　郝继辉）

第 28 章

肿瘤与免疫

近年来,以肿瘤免疫治疗为核心的生物治疗日益受到重视,并已成为手术、放疗和化疗之外的肿瘤第四大疗法。明确肿瘤的抗原性及其发生发展与机体免疫功能的相互关系,机体对肿瘤的免疫应答和抗肿瘤免疫效应机制等对于更深层次认识肿瘤的本质具有重要意义。

第一节 / 肿瘤抗原

本节要点 (Key concepts)

Many tumor antigens are now molecularly characterized.

Tumor antigens are expressed in tumor tissue different from human normal tissue.

Tumor antigens are recognized by T cells (either CD4 Th or CD8 CTL) and by B cells (antibodies).

Tumor antigens are heterogeneously expressed among tumors and even within a single neoplastic lesion.

Tumor antigen epitopes are presented as short (8~10 mers) or long (13~23 mers) peptides by MHC class Ⅰ and Ⅱ molecules respectively to naive T cells.

Tumor antigens have a different immunogenicity *in vitro* (often low) and *in vitro* .

肿瘤抗原是指细胞癌变过程中出现的具有免疫原性的许多新的大分子物质的统称。肿瘤细胞的抗原成分十分复杂,与正常细胞相比有 3 个特点:①含有大量正常抗原成分;②缺少组织器官特异性抗原和一些分化抗原;③存在一些正常细胞所没有的抗原,即肿瘤抗原。目前,肿瘤抗原可以分为肿瘤特异移植抗原(tumor-specific transplantation antigens,TSTAs)和肿瘤相关移植抗原(tumor-associated transplantation antigens,TATAs)两大类。

一、肿瘤特异移植抗原(tumor-specific transplantation antigens,TSTAs)

肿瘤特异移植抗原是指只存在于某种肿瘤细胞表面而不存在于相应正常细胞或其他种类肿瘤细胞表面的新抗原,这类抗原可以和 MHC-Ⅰ类分子结合,共表达于细胞表面,诱发细胞毒性 T 淋巴细胞(CTLs)介导的免疫反应。

二、肿瘤相关移植抗原(tumor-associated transplantation antigens,TATAs)

肿瘤相关移植抗原是指一些肿瘤细胞表面的糖蛋白或糖脂成分,并非肿瘤细胞所特有,它们常在胚胎发育阶段表达,而在成熟个体不表达,或者仅在成熟的正常细胞上有微量表达,但在肿瘤细胞表达明显增高。TATAs 的抗原决定簇可被 B 细胞识别并产生相应的抗肿瘤抗体。

目前,人类 T 细胞能识别的肿瘤抗原可以分为以下四类:①仅由肿瘤基因编码的抗原;②正常基因突变后编码的抗原;③细胞分化特定阶段表达的抗原或特定的分化谱系表达的抗原;④在特殊肿瘤中过表达的抗原。

第二节 / 肿瘤抗原加工、呈递与识别

本节要点 (Key concepts)

Antigens are processed by specialized antigen-presenting cells (APC) (e.g. dendritic cells, monocytes, B-cells) through endogenous or exogenous pathways which are preferentially used to present peptides to class Ⅰ and class Ⅱ MHC molecules respectively.

Tumor antigenic proteins are processed and presented on tumor cell membranes as peptides within the antigen-binding groove of MHC molecules.

Tumor cells are poor APC, even high-expression of MHC/peptide complexes, they are lack of co-stimulatory molecules and can not activate T cells.

Tumor cells can become effective APC after transfected with genes encoding class Ⅱ MHC and co-stimulatory molecules (e.g.B7-1).

The MHC encoded class Ⅰ-like (class Ⅰb) MHC non-polymorphic molecules present peptides and may be involved in surveillance against pathogens and tumor cells.

一、抗原呈递细胞

抗原呈递细胞(antigen-presenting cell,APC)是能捕捉、加工和处理抗原,并将处理后的抗原肽片段呈递给抗原特异性淋巴细胞的一类免疫细胞。APC 主要包括树突状细胞(dendritic cell,DC)、巨噬细胞(macrophage,Mφ)和 B 淋巴细胞,这些细胞在特异性免疫应答的诱导与调节中起重要作用。

1. 树突状细胞 是最强的诱导 T 淋巴细胞抗肿瘤免疫的抗原呈递细胞,其细胞表面有许多树枝状突起,故而得名。树突状细胞来源于骨髓前体细胞,分布于淋巴器官、皮肤上皮、消化道、呼吸道和多数实质脏器,一般只占所在器官全部细胞的 1% 以下。

DC 表面具有 Ig 的 Fc 受体(FcR)和补体受体(C3R),并能表达较高密度的 MHC-Ⅱ类分子。随着在组织间的移行,位于不同组织内的 DC 其功能也相应发生变化。淋巴组织中的 DC 基本上丧失了吞噬、加工抗原的能力,而是表达高水平的 MHC-Ⅰ和Ⅱ类分子、共刺激分子 B7-1 与 B7-2 以及某些黏附分子如 LFA-1、LFA-3、ICAM-1 等,从而获得呈递抗原以刺激机体免疫反应的能力,呈现其专职抗原呈递的功能。非淋巴组织中的 DC 具有较强的吞噬、加工、处理抗原的能力,而 B7 分子表达水平低,刺激 T 淋巴细胞活化的能力低。利用 DC 膜表面高表达 MHC-Ⅰ和 MHC-Ⅱ类分子及其表达高水平 B7 分子的生物学特性,目前临床尝试用各种形式的瘤苗体外冲击致敏 DC,以保证肿瘤抗原在体外能被有效的摄取、加工和处理,再将致敏的 DC 回输,促进机体内 T 淋巴细胞充分活化,以诱导机体产生高水平的抗肿瘤免疫反应。已有许多文献报道,实体瘤内 DC 浸润程度与远处转移的降低和生存期延长相关,提示瘤内 DC 与肿瘤的发生、发展有密切的联系。

2. 巨噬细胞 巨噬细胞(macrophage)也是一类重要的 APC,其表面有 IgFc 受体、补体受体以及细胞因子受体,它们与相应配体结合后可使巨噬细胞发挥吞噬、识别抗原、调理作用及抗体依赖细胞介导的细胞毒作用(antibody-dependent cell-mediated cytotoxicity,ADCC)等。静息状态的巨噬细胞仅表达低水平的 MHC-Ⅱ类分子,在激活的 T 淋巴细胞产生 IFN-γ 等细胞因子刺激下,巨噬细胞的 MHC-Ⅱ类分子表达水平明显增高,其抗原呈递和激活 T 淋巴细胞的能力也相应增强。

3. 抗原呈递细胞对抗原的摄取、处理和呈递 目前,抗原呈递细胞的概念也已发生了变化,除了单核-巨噬细胞、树突状细胞等那些专职的抗原呈递细胞,肿瘤细胞本身也是抗原呈递细胞。抗原呈递主要有两种形式:内源性抗原呈递和外源性抗原呈递。

内源性抗原呈递主要指细胞内自身抗原、肿瘤抗原和病毒抗原,经主要组织相容性复合体Ⅰ类分子(MHC-Ⅰ)途径呈递。胞质内蛋白在蛋白酶作用下降解成肽段,依次被热休克蛋白 HSP70 和 HSP90 传递给膜上的 TAP (transporter associated with antigen processing),同时在蛋白酶的作用下进一步被剪切成小肽。小肽由 TAP 经 HSP96 传递给内质网内新合成的 MHC-Ⅰ类分子上,最后

MHC-I类分子与抗原小肽结合并表达于细胞膜外表面，进而呈递给 CD8$^+$ T 淋巴细胞。

外源性抗原呈递是经专职 APC 吞噬、胞饮或内吞过程捕获抗原，在胞内形成吞噬体，然后与溶酶体融合形成吞噬溶酶体。抗原经多种水解酶作用降解为具有免疫原性的肽片段，同时由内质网合成的 MHC-II 类分子被转运至吞噬溶酶体内，与肽片段结合成具有稳定螺旋结构的多肽-MHC-II 类分子复合物。在高尔基体参与下，该复合物被转运到细胞膜表面，供 CD4$^+$ T 淋巴细胞 TCR 识别。

二、主要组织相容性复合体(major histocompatibility complex，MHC)

同种异体移植物移植后会发生免疫排斥反应，这是由细胞表面的同种异型抗原诱导的。将引起这种排斥反应的抗原称为组织相容性抗原或移植抗原。机体内具有多种组织相容性抗原，将其中能引起剧烈而迅速排斥反应的组织相容性抗原称为主要组织相容性复合体(major histocompatibility complex，MHC)。人的 MHC 被命名为人白细胞抗原系统(human leucocyte antigen，HLA)，在小鼠则称为 H-2 系统。

与抗原呈递相关的主要是 HLA-I 类和 HLA-II 类分子或称 MHC-I 类和 MHC - II 类分子，HLA- III 类分子与抗原呈递无关，但与免疫反应有关。HLA-II 类分子分布较窄，主要表达在激活的 T 淋巴细胞、B 淋巴细胞、单核 - 巨噬细胞和树突状细胞等表面。

1. HLA-I 类抗原分子　广泛分布于人体有核细胞及血小板表面，是由两条分离的 α 链和 β 链经非共价键连接形成的二聚体，其功能是将肽类抗原呈递给 CD8$^+$ T 淋巴细胞。

2. HLA-II 类抗原分子　主要表达在激活的 T 淋巴细胞、B 淋巴细胞、单核 - 巨噬细胞和树突状细胞等表面，是两条结构相似的跨膜多肽 α 链和 β 链以非共价键方式连接而成，其功能是将处理后的抗原肽递呈给 CD4$^+$ Th 淋巴细胞。

3. HLA- III 类抗原分子　主要为补体系统的某些成分和炎症因子。

4. MHC 与肿瘤抗原识别　MHC 分子参与抗原的处理及 T、B 淋巴细胞的抗原识别，表现为：①外源性抗原经 APC 加工后，与 MHC-II 类分子结合成稳定的复合物，进而被 CD4$^+$ T 淋巴细胞的 TCR CD3 识别，由此启动免疫应答。②CD8$^+$ T 淋巴细胞的 TCR CD3 须识别外来抗原与 MHC-I 类分子形成的抗原复合物，特异性杀伤靶

细胞。研究表明，许多人类肿瘤或肿瘤细胞株的 MHC-I 类抗原表达缺失或表达量降低，使 CD8$^+$ T 淋巴细胞不能识别肿瘤细胞，导致肿瘤细胞逃逸。研究还发现，肿瘤细胞 MHC 的表达水平与其免疫原性并不是正相关。

三、共刺激分子

机体抗肿瘤免疫反应主要依赖于体内的 T 淋巴细胞，尤其是 CD8$^+$CTL 和 CD4$^+$ Th1 细胞。如何有效而充分地激活 T 淋巴细胞以杀伤肿瘤细胞，一直是人们研究的重点。早在 1970 年，Bretsher 就首先提出了"T 细胞激活双信号"假说，一类是特异的抗原呈递信号，即第一信号；另一类是非特异性的、非 MHC 限制的共刺激信号(costimulator)，称为第二信号。不同的细胞系传递共刺激信号的分子有所不同，其中包括 B 淋巴细胞激活抗原分子(B7)、细胞间黏附分子(intercellular adhesion molecules，ICAMs)、淋巴细胞功能相关抗原(lymphocyte function associated antigen 3.LFA-3)、血管内皮黏附分子(vascular cell adhesion molecule 1，VCAM-1)、热稳定抗原(heat-stable antigen，HAS)和 4-lBB 等，它们与其相应的配体结合，发挥共刺激作用。

1. B7 分子　为 44~54 kD 的糖蛋白，属于免疫球蛋白超家族成员，主要有三类家族成员，包括 B7-1/CD80、B7-2/CD86 和 B7-3。B7 主要表达在活化的 B 淋巴细胞、树突状细胞及单核 - 巨噬细胞上，B7 分子在 T 细胞表面有两种受体：CD28 低亲和力受体和 CTLA4 高亲和力受体。CD28 分子表达于 CD4$^+$，CD8$^+$ 及 CD28$^+$淋巴细胞，而 CTLA4 只表达于激活的 T 淋巴细胞，在静息的 T 淋巴细胞中不表达。虽然 CTLA4 表达量明显低于 CD28，但与 B7 分子的亲和力约是 CD28 的 20 倍，在免疫反应中发挥抑制性作用。B7—CD28 通路为 IL-2 的产生提供了关键信号。研究表明，激活的 T 淋巴细胞上 CD28 与 CTLA4 的位置毗邻，B7 与 CD28 结合后可增强激活的 T 淋巴细胞分泌淋巴因子，而与 CTLA4 结合则产生相反的效应，这提示 CTLA4 是 CD28 的反受体。可能正是通过 B7 与 CD28 结合产生的正调节信号和与 CTLA4 结合启动的负调节信号，最终影响免疫反应的上调或下调，达到 T 淋巴细胞活性的自限性。

2. 细胞间黏附分子 1(intercellular adhesion molecule-1，ICAM-1)　属免疫球蛋白超家族黏附分子之一，为单链跨膜糖蛋白。它广泛分布于体内树突状细胞、巨噬细胞、内皮细胞等表面，IL-1、IFN-γ、TNF 等细胞因子可以促进细胞表达 ICAM-1 分子。

ICAM-1 配体是淋巴细胞功能相关抗原-1（lymphocyte function associated antigen-1, LFA-1），后者广泛分布在 T、B 淋巴细胞、粒细胞、单核细胞和活化的巨噬细胞表面。研究显示 LFA-1 与 ICAM-1 结合后发挥如下作用：①参与 T 淋巴细胞和 NK 细胞介导的杀伤过程，以及 T 淋巴细胞与 B 淋巴细胞之间的相互作用；②介导白细胞与内皮细胞的黏附，促进炎症时的白细胞游出；③参与 Th 淋巴细胞对外来抗原和丝裂原的增殖反应；④参与单核-巨噬细胞介导的 ADCC 作用。

3. 热稳定抗原（hot stable antigen, HSA） 起初是由鼠角化细胞所表达并在 T 淋巴细胞激活中能提呈共刺激信号。最近在人前 B 淋巴细胞、T 淋巴细胞、神经元细胞、肌细胞和癌细胞表面鉴定出一种糖蛋白（CD24），它与鼠 HSA 分子同源，实验证明 CD24 HSA 是一种共刺激分子。抗 HSA 抗体能阻断 T 淋巴细胞对抗 CD3 抗体的增殖反应，并能诱导 T 淋巴细胞特异性无应答，这提示 HSA 在 T 淋巴细胞激活过程中具有重要的共刺激作用。而且将 HSA 转染癌细胞后能更好地诱导 CTL 的抗肿瘤效应。

4. 4-1BB 4-1BB/CDwl 37 是肿瘤坏死因子受体超家族成员，主要表达于 T 淋巴细胞，其高亲和力配体 4-1BBL 表达于 APC 细胞，如巨噬细胞和活化的 B 淋巴细胞。4-1BBL 或抗 4-1BB 抗体与 T 淋巴细胞的 4-1BB 结合后可诱导 T 淋巴细胞的活化与增殖。4-1BB 和 CD28 共刺激途径在活化 T 淋巴细胞抗肿瘤效应方面具有协同作用。

第三节 / 抗肿瘤免疫机制

本节要点 (Key concepts)

Tumor antigens can be recognized by T cells in a MHC-restricted fashion.

CTLs kill tumor cells in two main pathways.

NK cells recognize tumor cells in non-MHC restricted manner.

NK cells recognize tumor cells, due to lack or down-regulation of HLA, cannot be seen by T cells. In fact, HLA deliver inhibitory signal to NK cells which express killer inhibitory receptors (KIR) to some degree of specificity for different HLA.

Macrophages are important in tumor recognition.

B lymphocytes mature in the bone marrow, then migrate to B cell rich areas of lymph nodes, spleen and gastrointestinal tract and recirculate in the blood.

B cells bind antigens through the antibody molecule (receptor) on the membrane. Such a binding results in a functional change with activation of effector mechanisms and release of antigen-specific antibodies.

Antibodies may directly affect tumor cells, usually throuth activation of complement, opsonization and ADCC.

Cytokines can be classified into four groups:

- Hematopoietin family.
- Interferon family.
- Chemokine family.
- Tumor necrosis factor family.

Mechanisms of cytokine action:

- Proliferation and activation of immune cells (e.g. IFN, IL-10, IL-2, IL-4, etc).
- Enhancement of the antigen-presenting ability of immune cells (e.g. IFN, etc.).
- Indirect effect of the tumor blood vessels (e.g. TNF).

肿瘤发生后，机体可通过细胞免疫和体液免疫发挥抗肿瘤作用，这两种机制不是孤立存在，而是相互协作共同 杀伤肿瘤细胞。对于大多数免疫原性强的肿瘤，特异性免疫应答是主要的，对于免疫原性弱的肿瘤，非特异性免疫应答可能具有更重要的意义。

一、细胞免疫

目前认为,在细胞免疫机制中起作用的效应细胞包括 T 淋巴细胞、自然杀伤细胞、巨噬细胞、中性粒细胞、嗜酸性粒细胞及树突状细胞等。

(一) T 淋巴细胞

在抗肿瘤细胞免疫中,T 淋巴细胞介导的特异性免疫应答起着重要作用。

1. T 淋巴细胞主要表面分子　在 T 淋巴细胞发育的不同阶段以及成熟 T 淋巴细胞的静止期和活化期,其细胞膜上均表达不同抗原性的糖蛋白分子,这些分子与 T 淋巴细胞抗原识别、细胞活化、信息传递、细胞增殖分化的关系极为密切。

(1) T 细胞抗原识别受体 (TCR)　TCR 为 T 淋巴细胞识别特异性抗原的受体,约 95% 成熟 T 淋巴细胞的 TCR 是由 α 和 β 两条肽链组成的 TCR$\alpha\beta$,为异二聚体分子,它与抗原的结合具有 MHC 限制性。

(2) 主要的白细胞分化抗原群　白细胞分化抗原是白细胞 (包括血小板、血管内皮细胞等) 在分化成熟为不同谱系和分化的不同阶段以及活化过程中,出现或消失的细胞表面标记,它们多是跨膜的蛋白或糖蛋白。通常将识别同一分化抗原的来自不同实验室的单克隆抗体归为一个分化群,简称 CD。这些 CD 分子在所表达的细胞、配体及其生物学功能方面都各不相同。

(3) 主要组织相容性复合体抗原 (MHC)　T 淋巴细胞膜上表达的 MHC 抗原有 MHC-I 类和 MHC-II 类,其中 MHC-I 类抗原表达在所有发育阶段的 T 淋巴细胞表面,活化的 T 淋巴细胞可表达 MHC-II 类抗原,而静息状态的 T 淋巴细胞仅表达 MHC-I 类抗原。

(4) 细胞因子受体　T 细胞表面可表达多种细胞因子受体,包括 IL-1、IL-4、IL-6~10、IL-12 受体、TNF-α 受体、G-CSF 受体和 TGF-α 受体等。静止 T 淋巴细胞表面的细胞因子受体数量少,亲和力弱,而活化 T 淋巴细胞表面的细胞因子受体数量多且亲和力高。

2. T 淋巴细胞亚群　T 淋巴细胞是不均一的群体,不同群体的细胞通常具有不同的表面标志与功能。按 T 淋巴细胞抗原识别受体可将 T 淋巴细胞分为 TCR$\alpha\beta$ T 淋巴细胞和 TCR$\gamma\delta$ T 淋巴细胞。

TCR$\alpha\beta$ T 细胞也是不均一的群体,占外周血成熟 T 淋巴细胞的 90%~95%,根据其表面标志与 CD 分子的不同,将成熟 T 淋巴细胞又分为 CD4$^+$ 辅助性 T 淋巴细胞和 CD8$^+$ 细胞毒性 T 淋巴细胞两个亚类,其中 CD4$^+$T 淋巴细胞主要通过分泌细胞因子对 Th1 和 Th2 起免疫调节作用,CD8$^+$T 淋巴细胞则主要作为效应细胞特异性地杀伤靶细胞,且具有维持抗肿瘤免疫记忆的功能。根据 TCR$\alpha\beta$ T 淋巴细胞的功能可将其分为调节性 T 淋巴细胞、效应性 T 淋巴细胞和迟发型超敏性 T 淋巴细胞。

3. T 淋巴细胞的激活与杀伤肿瘤细胞的途径　T 淋巴细胞的激活是发挥细胞免疫效应的重要条件。目前认为激活 T 淋巴细胞至少需要双重信号的刺激,即 T 淋巴细胞共刺激信号学说。T 淋巴细胞的 TCR 与肿瘤抗原结合后,为 T 淋巴细胞活化提供了第一信号,位于 APC 表面的共刺激分子包括 B7、ICAMs、LFA-3 等与 T 淋巴细胞膜上相应的受体结合,提供了第二信号。但是在缺少第二信号刺激的情况下,T 淋巴细胞会进入免疫无应答状态,表现为 T 淋巴细胞因无法产生刺激免疫反应所需的细胞因子如 IL-2 或仅有低浓度的 IL-2 而不能分化和克隆性增殖。

T 淋巴细胞通过以下两条途径杀伤肿瘤细胞:① T 淋巴细胞表面的 FasL 与靶细胞表面 Fas 结合,介导靶细胞凋亡。② 穿孔素/颗粒酶介导的肿瘤细胞渗透性溶解死亡。

(二) 自然杀伤细胞

自然杀伤细胞 (natural killer cell,NK) 是淋巴细胞的亚群,约占外周血淋巴细胞的 15%。NK 细胞是一类在肿瘤早期起作用的效应细胞,是细胞免疫中的非特异性成分,也是机体抗肿瘤的第一道防线。NK 细胞不依赖胸腺,不依赖抗体或补体,无须 MHC 限制,不需要预先致敏即能分泌细胞毒因子从而杀伤肿瘤细胞,故称自然杀伤细胞。

NK 细胞具有 IL-2 亲和性受体,在 IL-2 刺激下可发生增殖反应,活化 NK 细胞可产生 IFN-γ。但多数情况下,NK 细胞的杀伤功能是自发启动的,是非特异性的,其确切的识别机制尚不清楚。

NK 细胞可能通过如下方式杀伤瘤细胞:

1. 穿孔素/颗粒酶介导的肿瘤细胞渗透性溶解。

2. NK 细胞与肿瘤细胞接触,NK 细胞表面的 TNF 及 FasL 介导靶细胞凋亡。

3. NK 细胞可破坏或活化肿瘤微血管系统,引起其他效应细胞和淋巴因子渗入到肿瘤组织中,导致肿瘤的出血坏死。

4. NK 细胞还可以通过人抗肿瘤抗体 IgG1 和 IgG3 作为桥梁,其 Fab 端特异性识别肿瘤,Fc 段与 NK 细胞结合,发挥抗体依赖、细胞介导的细胞毒（ADCC）作用。

（三）巨噬细胞

巨噬细胞的抗肿瘤效应的证据多来自体外实验,但肿瘤细胞如何激活巨噬细胞至今尚未明了,其杀伤肿瘤细胞的机制有以下几个方面：

1. 活化的巨噬细胞与肿瘤细胞结合后,通过释放溶细胞酶、活性氧及氧化亚氮直接杀伤肿瘤细胞。

2. 处理和呈递肿瘤抗原,激活 T 淋巴细胞以产生特异性抗肿瘤细胞免疫应答。

3. 巨噬细胞表面上有 Fc 受体,可通过特异性抗体介导 ADCC 效应杀伤肿瘤细胞。

4. 活化的巨噬细胞可分泌多种细胞毒性因子间接杀伤肿瘤细胞。如 TNF 诱导血栓形成,导致肿瘤出血坏死,间接杀伤肿瘤细胞。

值得注意的是,未活化的巨噬细胞对肿瘤细胞无杀伤作用,活化后作为效应细胞产生非特异性杀伤和抑制肿瘤作用,但过度活化的巨噬细胞可抑制淋巴细胞的增殖,抑制 NK 和 CTL 抗肿瘤活性。而近年来也有研究报道,在肿瘤晚期,肿瘤浸润的巨噬细胞可以促进肿瘤的演进和远处转移。

二、体液免疫

B 淋巴细胞

B 淋巴细胞是体内唯一能产生抗体(免疫球蛋白分子)的细胞。

1. B 淋巴细胞主要表面分子 同 T 淋巴细胞一样,B 淋巴细胞也以各种膜表面分子识别抗原,与其他免疫细胞和免疫分子相互作用。

（1）B 淋巴细胞抗原识别受体（B cell receptor,BCR） BCR 是 B 淋巴细胞重要的特征性标志,由 B 淋巴细胞表面免疫球蛋白分子(surface immunoglobulin,sIg)组成。BCR 能识别可溶性蛋白抗原分子,但无 MHC 限制性。B 淋巴细胞经 BCR 完成对抗原的摄取、加工和呈递,并通过信号转导引起胞质内一系列生化变化及核内基因的活化、增殖、分化、不应答或诱导细胞程序性死亡。

（2）Fc 受体（Fc receptor,FcR） 它是结合免疫球蛋白 Fc 段的分子结构。大多数 B 淋巴细胞表面具有 FcγR,能与 IgG Fc 结合,当 IgG 处于游离状态时,其 Fc 段与 B 淋巴细胞 FcγR 结合力很弱,而 IgC 与相应抗原结合后,其结合力明显增强。

（3）补体受体（complement receptor,CR） B 淋巴细胞表面补体受体主要是 C3 受体,与补体 C3b（CD35）和 C3d（CD21）结合的受体分别称为 CR Ⅰ（CD35）和 CR Ⅱ

（CD21）。CR Ⅰ 与配体 C3b 结合后具有重要的生物学功能,如调理促进吞噬及免疫粘连作用,作为 B 淋巴细胞活化的非特异性刺激信号促进 B 淋巴细胞活化等。CR Ⅱ 与配体结合后能调节 B 淋巴细胞的生长、分化、记忆和 Ig 产生。

（4）细胞因子受体（CKR） 细胞因子如 IL-2、IL-4、IL-7、IL-11~14 以 及 IFN-γ、IFN-α 和 TGF-β 等在 B 淋巴细胞膜上均有相应受体。

（5）主要的白细胞分化抗原（CD） 存在于 B 淋巴细胞表面的特有 CD 分子,其中 CD19、CD20、CD21、CD22、CD40 和 CD45 分子对 B 淋巴细胞的活化、增殖、分化或耐受形成起重要的作用。

（6）主要组织相容性抗原 B 淋巴细胞表达 MHC-Ⅰ 类抗原,同时也表达较高比例和密度的 MHC-Ⅱ类抗原。

2. B 淋巴细胞的激活及其免疫效应 体液反应表现的几种方式：

（1）抗体依赖细胞介导的细胞毒作用（ADCC） 抗体与肿瘤细胞表面抗原结合后,通过其抗体分子(IgG 型)Fc 段与免疫效应细胞的 Fc 受体结合而激活效应细胞,包括巨噬细胞、NK 细胞等,最终裂解破坏肿瘤细胞。ADCC 作用产生快,在肿瘤形成早期即可在血清中检出。

（2）补体介导的细胞溶解作用 IgM 抗体和某些 IgG 亚类（IgG1、IgG3）与肿瘤细胞结合,也可激活补体而溶解肿瘤细胞。

（3）抗体使肿瘤细胞的黏附特性改变或丧失 抗体与肿瘤细胞抗原结合后,可修饰其表面结构,使肿瘤细胞黏附特性发生改变甚至丧失,从而有助于控制肿瘤细胞生长和转移。

（4）抗体可封闭肿瘤细胞上的某些受体,从而抑制肿瘤细胞的生长。

三、细胞因子

细胞因子根据主要的功能不同可以分为六大类,分别为白细胞介素（interleukin,IL）,干扰素（interferon,IFN）,肿瘤坏死因子（tumor necrosis factor,TNF）,集落刺激因子（colony stimulating factor,CSF）,生长因子（growth factor,GF）,趋化性细胞因子（chemokine）。在抗肿瘤免疫及其调节中具有重要作用的细胞因子包括白细胞介素（interleukin,IL）、干扰素（interferon,IFN）、肿瘤坏死因子（tumor necrosis factor,TNF）及各种造血相关细胞因子等。

（一）白细胞介素

白细胞介素由 T 淋巴细胞等分泌,在抗肿瘤反应及炎症反应中起非特异性的免疫调节作用。

1. 主要对 T 淋巴细胞起作用的白细胞介素,包括 IL-2、IL-4、IL-7、IL-9、IL-10、IL-12、IL-18 等。

(1) IL-2　目前 IL-2 已被认识到对多种免疫细胞有效应。IL-2 是由活化的 T 淋巴细胞合成和分泌,与 T 淋巴细胞表面高亲和力的 IL-2 受体(IL-2R)结合,能引起激活的 T 淋巴细胞克隆性增殖。

(2) IL-10　又称为细胞因子合成抑制因子。IL-10 可下调巨噬细胞表面 MHC-Ⅱ类分子的表达水平,从而抑制 Th1 淋巴细胞的活化,同时还可抑制 Th1 淋巴细胞及 NK 细胞合成细胞因子。

(3) IL-12　协同 IL-2 诱导 T 淋巴细胞和 NK 细胞产生 IFN-γ。由于 Th1 淋巴细胞上的 IL-12R 能持久表达和转导信号,而 Th2 淋巴细胞上的 IL-l2R 在信号转导途径中存在着功能缺陷,故而 IL-12 能专一性地促进 Th1 淋巴细胞的分化。

2. 主要对 B 淋巴细胞起作用的白细胞介素　主要包括 IL-5、IL-6、IL-7、IL-10、IL-13 等,它们对 B 淋巴细胞的作用主要表现为促进 B 淋巴细胞的分化和 Ig 的合成。

(二)干扰素

干扰素是于 1957 年被发现的,因病毒感染的细胞产生的一种因子能干扰病毒的复制,故此得名干扰素(IFN),随后研究发现目前至少有 5 类 IFN,分别命名为 IFN-α、IFN-β、IFN-γ、IFN-τ 和 IFN-ω,其中将 IFN-α、IFN-β、IFN-τ 和 IFN-ω 归为Ⅰ型 IFN,,将 IFN-γ 归于Ⅱ型 IFN。

1. Ⅰ型 IFN 抗肿瘤效应主要表现在如下几方面

(1) 抑制肿瘤细胞增殖　IFN 能影响细胞周期的各个时相,并阻止细胞由 G_0 期进入 G_1 期,下调 *c-myc* 和 *c-fos* 等细胞癌基因的转录水平,以及下调某些生长因子受体的表达。其效应的强弱取决于肿瘤细胞的类型以及对 IFN 作用的敏感性。

(2) 增强 NK 细胞的细胞毒活性　IFN 能加速 NK 细胞的增殖,增加 NK 细胞与靶细胞的黏合,提高 NK 细胞对 IL-2 的反应性等。

(3) 调节细胞分化　诱导 IL-12R 的表达以及 IFN-γ 的产生,促进幼稚 T 淋巴细胞向 Th1 淋巴细胞亚群分化。

(4) 增强肿瘤细胞　MHC-Ⅰ类抗原的表达以及肿瘤细胞与免疫效应细胞之间的细胞黏附分子表达。

2. Ⅱ型干扰素 IFN-γ 对 T 淋巴细胞、NK 细胞和 B 淋巴细胞的作用效应具有多样性,其主要的免疫调节效应如下:

(1) 增强 APC MHC-Ⅱ类抗原表达及多种不同细胞的 MHC-Ⅰ类抗原表达,因而促进 Th 淋巴细胞与 APC 以及 CTL 与靶细胞的识别和作用。

(2) 对 Th2 淋巴细胞的增殖有抑制效应,但对 Th1 淋巴细胞则无此效应,这种差别可能与 Th1 淋巴细胞缺失 IFN-γ 受体 β 链表达的信号转导有关。

(3) 对 NK 细胞的激活效应比Ⅰ型 IFN 更强。

(4) 通过上调 TNF 受体的表达,增强 TNF 的抑瘤作用。在与 TNF-α 协调作用时,能增强靶细胞对 CTL 和 NK 细胞的易感性。

(5) 与 GM-CSF 联合应用时显示出更强的抗瘤效应。

3. 肿瘤坏死因子(TNF)　是一类能引起肿瘤组织出血坏死的细胞因子。根据来源和结构分为两种类型,即 TNF-α 和 TNF-β。两种因子具有相同的结合受体,均有抗肿瘤作用,同时也是重要的致炎因子和免疫调节因子,与发热和恶病质形成有关。其杀伤肿瘤的效应机制如下:①直接与肿瘤细胞接触,通过 TNF-FasL 途径促使肿瘤细胞凋亡。②破坏肿瘤组织血管,抑制肿瘤组织的生长。

第四节 / 肿瘤免疫逃逸

本节要点 (Key concepts)

Evasion of immune response by tumor cells can be resulted from several factors, which affect tumor cells and/or the host immune system.

Class Ⅰ MHC expression may be down-regulated on tumor cells so that they cannot be recognized by CTLs.

Tumors lose expression of antigens that elicit immune responses.

Tumors may fail to induce CTLs because most tumor cells do not express costimulators or class Ⅱ MHC molecules.

The products of tumor cells may suppress anti-tumor immune responses.

Tumor antigens may induce specific immunologic tolerance.

The cell surface antigens of tumors may be hidden from the immune system by glycocalyx molecules.

从理论上讲，人体每天都有许多细胞可能发生突变，并产生有恶性表型的癌细胞，但一般都不会发生肿瘤。为此，Burnet 在 20 世纪 50 年代提出了免疫监视学说（immune survillence theory）。免疫监视学说认为，在癌细胞出现早期，机体免疫系统可识别这些"非己"细胞，并通过细胞免疫机制特异地清除。但当突变细胞逃脱机体免疫系统的监视清除时，就可能在体内迅速分裂增殖，形成肿瘤。影响肿瘤细胞逃脱机体免疫监视的因素很多，主要包括以下六个方面：

肿瘤细胞表面 MHC-I 类分子表达下调，导致 CTL 细胞不能识别。在实验模型中，IFN-γ 能够增加 CTL 细胞识别肿瘤细胞的敏感性。很多肿瘤表现为 MHC-I 类分子合成能力的下降，这可能是肿瘤细胞经过免疫选择的结果。但实验表明，动物及人体肿瘤细胞和活体肿瘤细胞相比，MHC-I 类分子的表达并没有太大差异，而且，转移性肿瘤表达的 MHC-I 类分子并不比非转移性肿瘤少。

肿瘤细胞失去表达诱发免疫反应的能力，即抗原丢失。这种抗原丢失的情况在快速增长的肿瘤中很常见，将肿瘤特异性抗体或 CTL 细胞与肿瘤细胞共培养，就能获得这种表型。由于肿瘤细胞分裂周期短，速度快，基因组不稳定，因此编码肿瘤抗原的基因发生突变或丢失也是很正常的。如果肿瘤生长或表型维持不再需要这类抗原，那么这类抗原阴性的肿瘤细胞就能获得生存优势。实验表明，肿瘤特异 CTL 细胞所识别的抗原丢失和肿瘤生长及转移潜能有关。

多数肿瘤细胞不表达共刺激因子或 MHC-II 类分子，以至于 CTL 细胞无法对其发生免疫反应。T 淋巴细胞激活需要共刺激因子作为第二信号，而 MHC-II 类分子则是辅助性 T 淋巴细胞激活所必需的，激活的辅助性 T 淋巴细胞又可以促进 CTL 细胞的分化。因此，肿瘤特异性 T 淋巴细胞的活化需要专职 APC 的参与，专职 APC 可以提供共刺激因子和 MHC-II 类分子。如果专职 APC 不能提供足够的抗原激活辅助性 T 淋巴细胞，CTL 细胞就不能增殖分化。实验证明，B7-1、B7-2 转基因的肿瘤细胞能诱发强烈的细胞免疫。

肿瘤细胞产物抑制机体免疫反应。其中之一就是转化生长因子 β（TGF-β），肿瘤细胞可以产生大量的转化生长因子 β，从而抑制淋巴细胞和巨噬细胞的增殖分化，影响其免疫活性。有些肿瘤细胞膜表面可以表达 FasL，FasL 能和淋巴细胞表面的 Fas 受体结合，导致淋巴细胞凋亡，但 FasL 仅在一些自发性肿瘤中能检测到。但转基因实验则表明，FasL 对肿瘤细胞并没有保护性。

肿瘤抗原诱发免疫耐受。当肿瘤抗原为自身抗原，且被正在发育的免疫系统识别，或者当肿瘤细胞以耐受原的形式表达抗原时，就会诱发免疫耐受。

肿瘤细胞表面抗原可以被细胞被膜覆盖，从而逃避免疫系统，比如含有唾液酸的黏多糖。这种现象称作抗原遮蔽，可能是由于肿瘤细胞比正常细胞表达糖蛋白的能力强所致。

总之，肿瘤免疫耐受的产生是一个极其复杂的过程，对于不同的肿瘤或同一种肿瘤的不同发展阶段，其免疫耐受的机制可能不尽相同。尽管如此，机体免疫系统对自身肿瘤抗原的耐受仍是相对而言的。有研究表明，人体淋巴细胞在多种恶性肿瘤（如鼻咽癌、肺癌、生殖细胞癌、大肠癌等）的微环境内能直接杀伤癌细胞。肿瘤免疫耐受的相对性为肿瘤免疫治疗提供了可能性。

（郝希山　李　慧）

第29章

肿瘤的放疗和化疗

第一节 / 肿瘤的放射治疗

本节要点 (Key concepts)

Radiotherapy is to be used in 60%~70% cancer patients. Radiotherapy is classified into two categories: radical radiotherapy, palliative radiotherapy.

Radiobiology: DNA is the most important target of radiotherapy. Early response tissue and late response tissue.

Radiation physics: The equipment of radiotherapy; Brachytherapy; 3-D conformal radiotherapy; IMRT (intensity modulated radiation therapy); SRS (stereotactic radiosurgery).

一、概述

放射治疗是治疗恶性肿瘤的主要手段之一,因放射治疗主要用于治疗恶性肿瘤,所以被称之为放射肿瘤学(radiation oncology)。它和外科肿瘤学(手术治疗)、内科肿瘤学(化学治疗)组成了治疗恶性肿瘤的主要手段。放射治疗除用于恶性肿瘤外,还用于治疗一些良性肿瘤(如垂体肿瘤)及多种良性疾病。放射治疗学主要包括临床放射生物学、放射物理学和肿瘤放射治疗学等内容。

二、临床放射生物学基础

肿瘤放射生物学的最基本目的是解释照射以后所产生的现象并为改善现在的治疗战略提供建议,也就是从三个方面为放射治疗提供支持,即提供概念、治疗战略以及研究方案(protocol)。

(一)放射线对细胞的杀灭机制

脱氧核糖核酸(DNA)是放射线作用于细胞的最重要的靶点,辐射所致 DNA 损伤主要是造成 DNA 链的断裂。一般来说,共有两种类型的链断裂:单链断裂(single strand break,SSB)和双链断裂(double strand break,DSB)。绝大部分 SSB 易被细胞自身修复,而 DSB 则难以修复。

射线治疗肿瘤时,除了直接损伤肿瘤的 DNA 导致肿瘤细胞损伤或死亡外,近期的研究认为肿瘤组织内血管内皮细胞也是放射治疗作用的靶点之一,射线导致内皮细胞凋亡或损伤,破坏了肿瘤组织的血供而达到治疗目的。

(二)射线的细胞生物效应

细胞受到照射后,可能出现以下几种结局:损伤修复后生存;凋亡;亚细胞损伤,如染色体畸变;细胞周期延长或有丝分裂延迟,如 G_2/M 期阻滞;加速某些失去分裂能力细胞的细胞分化过程;功能的改变,如增殖能力的丧失。

(三)放射生物学评价指标

放射生物学在细胞学水平常用的评价指标为细胞克隆形成率,并绘制细胞存活曲线,依此建立线性二次模型(L-Q 模型)等研究方法;在动物学模型常用的指标为肿瘤生长延缓时间(TGD),肿瘤局部控制率(TCD50)等。

(四)正常组织对射线的反应

正常组织受到照射后,可因组织类型、受照剂量、受照体积等因素出现差异很大的反应,小到仅引起轻微的不适,大到可能对生命造成威胁。出现反应的时间范围也因组织的不同而各异。根据反应出现时间的不同,通常将照射后几周内(90 天内)出现反应的组织称为早反应组织,如黏膜炎、骨髓抑制和毛发脱落等;将放射治疗后几个月或几年后出现反应的组织称为晚反应组织,如肺和皮下组织纤维化、骨坏死、毛细血管扩张和脊髓炎等。两种反应并不能截然分开,同一组织器官中可能存在多种细胞,在放疗后的不同时期出现反应,一部分早反应将转化为晚反应并影响后者的程度。

三、肿瘤放射物理学和放疗技术

在放射治疗中,病人所接受的辐射剂量,一般不能在病人的体内直接测量,通常是在人体组织替代材料如水模体中,对各种类型的外照射治疗机进行剂量校准、剂量分布测定等,并将水模体中的吸收剂量转换为病人所接受的剂量。剂量刻度常用的单位为 Gy(戈瑞)。

用于放射治疗的射线通常由以下几种设备产生:放射源,如钴 -60、铱 -192 等;电子加速器如直线加速器(linac)和质子加速器(proton accelerator)。

(一)近距离治疗

常规外照射技术应用时照射源通常距离靶目标 1 m 左右,而近距离治疗是指将放射源放置于人体组织表面、组织间或腔道内的治疗方式,具体包括以下五种方式:腔内(intracavitary)、管内(intraluminal)、组织间植入(interstitial)、术中(intraoperative)和体表敷贴(surface msould)。近距离治疗常用的放射性核素包括铱(Ir)-192、铯(Cs)-137、碘(I)-125 等。如在临床应用较多的 I-125 可植入治疗前列腺癌,腔内照射加量治疗鼻咽癌和宫颈癌,组织间植入治疗舌癌。

(二)三维适形放射治疗

最初的外照射放射治疗技术采用的为二维射野和点剂量计算,随着 CT 等影像技术和三维剂量计算和显示方法的引入,三维适形(3-D)放疗已成为常规放疗技术,3-D 放疗的特点是每个照射野的形状与靶区在该方向的投影一致,减少了正常组织的受照范围,通过该技术可以清楚了解肿瘤和正常组织的不同部位所接受的具体剂量。

3-D 放疗的基本流程如下:病人固定体位并标记体表坐标→接受 CT 扫描并将资料传送到治疗计划系统(TPS)→在 TPS 完成靶区勾画和治疗计划设计→确定治疗计划并传送到加速器执行治疗。

(三)调强放射治疗(intensity modulated radiation therapy,IMRT)

三维适形放疗虽然较常规外照射提高了高剂量区与肿瘤靶区的符合度,但对于不规则的靶区,尤其是凹形的靶区如鼻咽癌的原发灶和淋巴引流区,3-D 放疗很难达到满意的剂量分布,而 IMRT 则通过调整每个照射野内不同区域的强度分布,通过多个照射野照射,就能得到适合靶区形状的剂量分布,为了达到理想的剂量分布,IMRT 的治疗计划是先设定理想的剂量分布要求,然后通过逆向计算找到合适的射野强度分布和子野组合方案。目前,IMRT 技术不仅应用于鼻咽癌、上颌窦癌、前列腺癌等肿瘤,在肺癌、淋巴瘤等治疗中也开始应用(Color figure 3)。

(四)立体定向放射外科(stereotactic radiosurgery,SRS)和立体定向放射治疗(stereotactic radiotherapy SRT)

SRT/SRS 是精确放射治疗的代表技术,借助辅助定位设备,如伽玛刀的头部固定器或 X 刀的固定体架,经过精确定位、精确计划和精确放疗实现每次大剂量的照射,因为照射的方向多达 30~200 个,所以高剂量线在肿瘤区非常集中,而在靶区周围剂量线下降非常陡峭。一般 SRS 是指单次大剂量的照射,SRT 是指多次分割治疗。因为每次照射的剂量是常规分割的几倍甚至十几倍,所以误差要求在毫米级,不然将造成非常严重的并发症和靶区漏照。近年来,影像引导技术不断提高,与放射治疗结合后称为图像引导放射治疗(image guided radiotherapy,IGRT),如 Tommotherapy、赛博刀(cyberknife)和带导轨式 CT(cone-beam-CT)的加速器治疗系统,在治疗前能够通过清晰的影像资料计算出实际位置和治疗位置的误差,然后通过治疗床移动或旋转消除误差后开始治疗。而且 cyberknife 具备呼吸追踪功能,能够实时追踪随呼吸运动的肿瘤(如肺癌、肝癌和胰腺癌等)使加速器同步运动照射,进一步减少了正常组织的照射剂量。

第二节 / 肿瘤的化学治疗

本节要点 (Key concepts)

Cancer cell kinetics and chemotherapy.

Most of the cancers grow in a manner of Gompertzian model. Chemotherapeutic drugs kill cancer cells at a constant fraction.

Chemotherapeutic agents are divided into cell cycle specific and cell cycle non-specific groups.

Dose-intensity is a crucial factor for chemotherapeutic efficacy.

Classification of chemotherapy.

Chemotherapy is classified into three categories: radical chemotherapy, adjuvant chemotherapy, palliative chemotherapy.

一、概述

肿瘤化学治疗(简称化疗)是利用化学药物杀死肿瘤细胞、抑制肿瘤细胞生长繁殖和促进肿瘤细胞分化的一种治疗方式。化疗是一种全身性治疗手段,对原发灶、转移灶均有治疗作用,与手术和放疗等局部治疗一起构成了肿瘤的主要治疗手段。20世纪40年代氮芥(nitrogen mustard)首次成功应用于恶性淋巴瘤的治疗,这一里程碑式的事件被认为是近代肿瘤化疗的开始。进入20世纪50~60年代,研究人员先后合成氟尿嘧啶(fluorouracil),环磷酰胺(cyclophosphamide)等新的化疗药物,使肿瘤化疗得到进一步发展。70年代顺铂(cisplatin)和多柔比星(doxorubicin)的出现大大提高了许多恶性肿瘤的化疗效果。直到今天这些药物在种类繁多的化疗药中仍然占据着重要地位。经过数十年的发展,全身性化疗已经能够治愈包括睾丸肿瘤、儿童白血病和霍奇金淋巴瘤等近1/3种类的肿瘤,化疗开始从姑息性治疗向根治性治疗发展。90年代后更新的具有不同作用机制的抗癌药如紫杉类(taxanes),喜树碱衍生物(camptothecin derivatives)等,纷纷进入临床,高效和广谱的化疗方案层出不穷,现代肿瘤化疗变得更加丰富多彩。

二、肿瘤细胞增殖动力学与化疗

目前化疗药物种类繁多,对处于不同细胞周期中的肿瘤细胞敏感性不同。要制定安全有效的化疗方案,首先应了解肿瘤细胞动力学。肿瘤不断增大是肿瘤细胞分裂增殖的结果。肿瘤细胞一次分裂结束后到下一次分裂结束时间称细胞周期。其可分为合成前期(G_1期)、DNA合成期(S期)、合成后期(G_2期)及有丝分裂期(M期)。G_1期持续的时间不定,通常为4~24 h。如果此期延长,通常认为细胞是处于G_0期,或是休眠期。S期是DNA的合成阶段,通常可持续10~20 h。G_2期是有丝分裂前期,维持2~10 h。M期是有丝分裂发生的时期,维持0.5~1 h。有些化疗药物直接作用于DNA,如烷化剂、抗肿瘤抗生素以及金属类药物等对整个增殖周期中的细胞均有杀灭作用,被称为周期非特异性药物。抗代谢类药物主要作用于S期,博莱霉素作用于G_2期,植物类药物作用于M期,这些药物只作用于细胞倍增周期中某一特定的时相,被称为周期特异性药物。不同增殖期肿瘤细胞对化疗的敏感性不同,S期细胞对周期特异性药物敏感性较强,而M、G_1、G_2期细胞则对细胞周期非特异性药物较敏感。处于G_0期的细胞,对各类药物均不敏感,是目前肿瘤病人化疗后复发

或进展的重要因素之一。

肿瘤细胞增殖动力学可以通过几个指标进行描述:①细胞周期时间(cell cycle time)。②增殖比例(growth fraction),即处于增殖周期的肿瘤细胞与肿瘤细胞总数之比。③倍增时间(doubling time),即细胞总数或体积增加一倍所需时间。大多数肿瘤细胞的增殖呈Gompertzian曲线特征,即开始时肿瘤增殖细胞多,肿瘤呈指数生长;肿瘤到达一定体积后,引起缺氧、出血和坏死等,增殖细胞减少,倍增时间延长,曲线趋于平坦。肿瘤细胞增殖的Gompertzian曲线特征具有重要的临床意义。在化疗后随着肿瘤出现治疗的反应,肿瘤体积变小,细胞数目减少,会有更多的细胞进入增殖周期,其倍增时间会变小,重新加速生长,化疗敏感性也增高。这时应及时按时给予重复化疗以获得最大杀伤,这也是目前对乳腺癌和淋巴瘤进行剂量密度化疗可以提高疗效的原理。

根据Skipper等的理论,化疗药物对肿瘤的杀伤符合一级药代动力学,即每次给予一定剂量的化疗药杀灭的是一定比例的细胞,而非一个恒定数量的细胞,亦即"指数杀灭"。因此单次的化疗可杀灭大量的肿瘤细胞,但不能完全杀灭,因此需要间断地重复进行化疗。并且在一定范围内,化疗药物对肿瘤细胞的杀灭程度与剂量强度呈正相关,这也是骨髓移植支持下高剂量化疗的理论依据。因此基于Gompertzian曲线特征和Skipper理论,现代化疗要重视化疗的剂量强度而不仅仅是剂量。

剂量密度(dose-density)则通过缩短传统化疗间隔时间,而给药的剂量不变,以达到更大程度的杀伤细胞作用。剂量密度的优点:①由于缩短化疗间隔时间,这样在化疗间歇期可使更少的肿瘤细胞重新进入再生长,也可减少对化疗药耐药的恶性细胞的出现。②通过缩短给药间隔时间,可以使肿瘤细胞更频繁地暴露于细胞毒药物,使细胞内的生长信号受到更大程度的影响,促进细胞凋亡和抗血管生成,从而达到最大程度的杀伤细胞作用。

三、化疗的基本原则

根据病人的情况,从种类繁多的药物中选择合适的药物且制定合理的治疗方案是治疗的关键。合理的化疗方案包括用药时机、药物的选择与配伍、剂量、疗程间隔等。一般来说,制定一个合理的化疗方案,应遵循下列原则:

(一)充分了解病人的情况

首先应明确病人的诊断,通常应取得组织学或病理学诊断。因为化疗药具有较明显的不良反应,包括致畸、

致癌的潜在可能性,因此只有在确凿的病理或组织学证实后,才宜考虑做化疗。组织学诊断的目的不仅仅是为了确诊,有时组织学的分型对于决定药物的选择、预测治疗结果的优劣及制定整个治疗方案都具有决定性意义。如小细胞肺癌和非小细胞肺癌在生物学规律及治疗方案的选择上均完全不同;其次应了解病人肿瘤侵犯的范围,对决定手术及放疗后有无化疗的必要及选择药物的强度有决定性意义。此外还必须了解病人的一般健康状况,在药物的选择及剂量安排上均应考虑到病人具体的身体状况及重要脏器功能。

(二)了解病人的既往治疗情况

对过去未用过化疗的病人,往往对化疗药物较敏感,可望取得较好的疗效,此时应选用一线或标准的化疗方案,若对复治或一线化疗无效的病人,应考虑改用二线化疗方案。

(三)确定治疗目标

确定是做根治性化疗还是姑息性化疗,是术后化疗(辅助化疗)还是术前化疗(新辅助化疗)。明确治疗目的对决定治疗的强度和时间有着重要的意义。

(四)根据病人病理类型和病期合理安排综合治疗

(五)常规化疗与个体化治疗要综合考虑

联合化疗疗效通常大于单药化疗,但针对不同病情和个体仍应充分考虑个体化治疗方案。

(六)联合化疗方案的制定应遵循以下原则

1. 联合化疗方案的各组成药物必须是已经证明单独使用对该肿瘤有效者。

2. 应尽量选用作用机制及作用时相不相同的药物组成联合化疗方案,以便更好地发挥其协同作用。

3. 尽量选用毒副作用特点不同的药物联合,以免毒性叠加,使病人难以耐受。

4. 所设计的联合化疗方案应有充分的循证依据和严密合理的科学逻辑。

四、化疗的分类

肿瘤化疗目前分为根治性化疗、辅助性化疗和姑息性化疗。

(一)根治性化疗

对一些化疗敏感性肿瘤,如滋养叶细胞肿瘤、睾丸瘤、淋巴瘤、某些儿童肿瘤和急性白血病等,采用以完全治愈为目的的积极化疗,多为强度较大的联合化疗。

(二)辅助性化疗

指与手术、放疗结合,在局部治疗前、中、后进行,全身与局部治疗协同进行,以降低肿瘤的局部复发率和远处转移率,达到增加手术及放疗疗效的目的。

(三)姑息性化疗

以减轻症状、延长生存和改善生活质量为目的的化疗。对大多数的中晚期肿瘤病人,应给予适度的姑息化疗,不宜过度化疗。

五、化疗药物的不良反应

化疗药物大多数对人体有较大的毒性,在杀死肿瘤细胞的同时,对人体的正常细胞有一定的毒副作用,尤其是对分裂、增殖、比较快的细胞如骨髓造血细胞、胃肠道黏膜上皮细胞等。因此在有效的肿瘤化疗中,不良反应几乎是不可避免的。但是这些不良反应因病人的个体差异、具体的化疗方案而各有不同,这些不良反应在医生的指导下,用药时采取一定的预防措施,可以减轻、控制甚至避免,同时停用化疗后不良反应可逐步消失。

常见的不良反应包括:

1. 骨髓造血细胞的毒性 表现为骨髓抑制,外周血中白细胞等计数减少。

2. 胃肠道反应 主要表现为食欲下降、恶心、呕吐等。

3. 血管的损伤 某些化疗药物可刺激局部血管而引起静脉炎,若药物不慎漏于皮下可引起局部组织坏死。

4. 皮肤黏膜毒性 可引起皮肤干燥、皮疹、色素沉着、皮硬、口腔黏膜溃疡、脱发等。

5. 脏器的损害 对心脏、肾、肝的损害及对神经、性腺的毒性作用。

6. 其他 过敏反应、免疫功能抑制等。

(郝希山 袁志勇 巴 一)

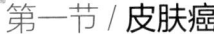

第30章

常见体表肿瘤

第一节 / 皮肤癌

本节要点 (Key concepts)

- **Background**

Nonmelanoma skin cancer has become an increasingly significant health care issue. It is divided into 4 subtypes: squamous cell carcinoma, basal cell carcinoma, Bowen's disease and Paget disease.

- **Risk factors**

Increased sun exposure, arsenic exposure, polycyclic hydrocarbon exposure, pre-existing chronic scar, skin chronic inflammatory disease, etc.

- **Clinical presentation**

Squamous cell carcinoma and basal cell carcinoma are two common types of skin cancer. The typical clinical presentation of basal cell carcinoma is that of a pearly or translucent, telangiectatic papule.

- **Management**

Surgical excision remains the most reliable treatment method. Cryotherapy、electrodesiccation and curettage can produce high cure rates if performed properly. Radiation and chemotherapy have been used for the management of local or metastatic tumors. The prognosis is good if treated earlier and properly.

皮肤癌主要指来源于表皮或其附属器的恶性肿瘤。在我国发病率并不高,年发病率约为 1.53/10 万,而在澳大利亚则高达 650/10 万。发病率的差别与肤色直接有关。白人基底细胞癌多见,而有色人种则以鳞状细胞癌为主。老年、男性多发。无论手术、放疗或其他治疗方法,对皮肤癌均有较好的疗效,治愈率可在 90% 以上,但早期诊断和早期治疗仍是提高疗效的关键。

一、病因

皮肤癌与化学致癌物、紫外线照射、电离辐射、慢性炎症损伤等因素密切有关。在高纬度区居住和臭氧层的破坏,都是引起皮肤癌发病的重要因素。

二、病理分类

基底细胞癌、鳞状细胞癌、皮肤原位癌及乳腺外Paget 病。

三、临床表现及诊断

(一)基底细胞癌

基底细胞癌占全部皮肤癌的 80%。好发于 50~60 岁,男略多于女,部位以表皮菲薄、富有皮脂腺及经常受阳光照射的暴露部位为多见,如鼻翼、内外眦等。基底细胞癌早期表现为淡黄色或粉红色略高出皮面的小结,表面光滑,伴毛细血管扩张,质地硬,常无疼痛或压痛。既可以在表面播散,也可以向深部侵犯,溃疡常见,极少转移。

(二)鳞状细胞癌

鳞状细胞癌常在老年性角化过度、慢性溃疡及烧伤瘢痕等病变的基础上发展而来,表现为红色、坚硬、高出皮面的结节;当其表面角化层脱落后即出现红色的糜烂面,伴有渗液、渗血,起初糜烂面可愈合结痂,但不久痂皮脱落而再现糜烂面,糜烂面反复不断扩大;当病灶向深部浸润时则形成边缘略隆起的溃疡,基底高低不平,呈红色颗粒状,常伴有坏死组织及肉芽样增生，继发感染时常伴有恶臭的分泌物。与基底细胞癌相比，鳞状细胞癌发展较快，且易转移至区域淋巴结，其转移率随病灶部位而异。

(三) 皮肤原位癌

皮肤原位癌又称 Bowen 病。本病好发于 60~70 岁，男女之比为 (0.8~1.2)∶1，部位以头颈部多见。特征为淡红色或暗红色稍凸起的皮损，类似银屑病样鳞屑样损害。病灶可逐渐扩大，呈边界清楚的圆形或环状丘疹，覆以棕色或灰色厚痂。20%~30% 可演变为浸润癌，2% 发生区域淋巴结转移。癌灶限于表皮层内，基膜完整，表皮增厚，角化过度和角化不全。

(四) 乳腺外 Paget 病

因乳腺外 Paget 病系大汗腺癌向表皮内播散所致，故好发于肛周、会阴、外生殖器和腋窝等大汗腺发达的部位。病灶多为单个，边界清楚，直径 0.5~10 cm 不等，呈褐色或淡褐色，中央潮红、糜烂，其表面覆以少许鳞屑或痂皮。此病发展缓慢，可局限于局部数年，但亦可发展为浸润性腺癌而导致转移。手术切除后容易发生局部复发，其复发率达 31%~61%。

正确诊断皮肤癌，必须获取准确的病理学证据。常见的皮肤癌活检技术包括：刮除活检、钻凿活检或切除活检等。

四、治疗

(一) 手术治疗

目前手术仍为治疗皮肤癌的主要方法之一，正确的手术方式能使基底细胞癌的治愈率高达 99%。

1. 原发癌切缘范围　基底细胞癌 0.5~1 cm；鳞状细胞癌 1~2 cm。同时基底细胞癌的切缘处理应酌情而定：特殊部位可暂观察；有深部侵犯者，应作广泛切除术，同时一期修复重建，必要时可截肢；切缘无法确定时，可应用 Mohs 技术，即在不断检测切缘的情况下指导手术的范围，以获得阴性切缘。

2. 区域淋巴结转移　证据确凿者，可同时作区域淋巴结清除。区域转移与炎症无法分辨时，可仅切除原发灶，

抗感染治疗观察后决定进一步的治疗。

(二) 放射治疗

皮肤癌对放射治疗十分敏感，单纯放疗常可达到治愈的目的，尤以基底细胞癌对放疗最敏感。对病灶小而边界清楚的基底细胞癌，距其边缘 3 mm 作为照射范围即可达到治愈的目的；但对癌肿向四周及深部浸润的范围较大者，特别对边界不清的癌肿，照射野可扩大至距肿瘤边缘 2~3 cm 或更大。

(三) 化学治疗

化学治疗主要用于 Ⅲ、Ⅳ 期病人。常用药物 5-FU、DDP、MTX、BLM、CTX 等。可使用单药，也可联合应用。

(四) 冷冻治疗

冷冻治疗是用充有液氮的冷冻外科探头，以冷冻加刮除的方法治疗皮肤癌。适于作刮除术的皮肤癌亦适于作冷冻治疗，特别是一些富于纤维成分不利于刮除术的癌肿，经刮除术及放射治疗后复发的病人更适于冷冻治疗。但病变必须仅限于皮肤者，侵及其他组织器官者则不适于冷冻治疗。

(五) 激光治疗

激光治疗的原理是利用其释放出的能量被细胞内、外水分所吸收并转化为热量而使细胞水立即升高到 100℃，从而使细胞内成分及细胞外结缔组织达到汽化，小血管亦因高热而被封闭。

(六) 化学外科

化学外科的方法是用氯化锌糊剂固定癌肿以后，将其水平方向削下送病理检查，如基底有癌残留，再次固定后削下送病理检查，直至基底切缘无癌残留为止。此法适用于病灶范围较大的、边界不清的以及经治疗后复发的病人。

五、预后

较小的早期的基底细胞癌，治愈率可达 100%，鳞状细胞癌相对稍低。较大的鳞状细胞癌预后较差。特别是肿瘤位于躯干、由瘢痕恶变引起或伴区域淋巴结转移者，5 年治愈率为 70%~75%。

第二节 / 皮肤恶性黑色素瘤

本节要点 (Key concepts)

• **Background**

Melanoma is a very serious form of cancer that occurs most often in the skin but the most deadly. According to the

American Cancer Society, melanoma accounts for only about 4% of all skin cancer cases but causes 79% of all skin cancer-related deaths. If melanoma is detected and treated in its early stage, through proper therapy, long-term, disease-free survival can be attained.

- **Risk factors**

UV overexposure, mole, race, personal/ family history, suppressed immune system and age are all associated with melanoma.

- **Clinical presentation**

A history of recent change in a pigmented lesion or a new pigmented lesion should alert the clinician to take biopsy. Changes in size, border or color are important clues to the diagnosis of melanoma.

- **Management**

The standard treatment is surgery to remove the tumor and surrounding area of normal-appearing skin. Sometimes surgery is followed by additional therapy such as immunotherapy, chemotherapy, radiotherapy, or a combination of these treatments. Chemotherapy and immunotherapy are also used to treat advanced or recurrent melanoma.

皮肤恶性黑色素瘤（cutaneous malignant melanoma，简称恶黑）是一种由表皮黑色素细胞组成的高度恶性肿瘤，好发于白色人种。澳大利亚昆士兰是世界上著名的恶性黑色素瘤高发地区。近年来在世界范围内，发病率呈指数级升高，我国恶性黑色素瘤的发病率虽然不高，但呈逐年上升趋势，就诊时往往病期较晚，治疗效果不佳。

一、病因病理

确切病因不明。但强烈的紫外线照射、先天性巨痣、交界痣以及外伤、内分泌、化学致癌物质、免疫缺陷、遗传等多种因素都被认为与恶性黑色素瘤发病有关。

病理表现：肉眼可见肿瘤多呈痣状或半球形。无明显包膜，较韧实，切面蓝黑、灰黑或杂色，较致密。镜下，主要由上皮样和梭形细胞组成，细胞内易见色素颗粒。M-F（Masson-Fontana）、S-100 和 HMB-45 等免疫组化标记对诊断和鉴别诊断有帮助，其中 HMB-45 有较高的特异性和敏感性。

二、临床表现及诊断

恶性黑色素瘤的发生部位及来源与神经嵴的黑色素细胞（melanocytes）的分布相关，可发生于皮肤、口腔、消化道、呼吸道、生殖系统的黏膜、眼球的睫状体、虹膜、脉络膜，以及脑膜的脉络膜等处。

体表的色素痣恶变的征象常为：①不对称：将黑痣一分为二，两边不对称；②边缘：边缘锯齿状，与周围皮肤分界不清；③颜色：呈杂色或蓝色；④直径：在 5 mm 以上；⑤进展：既可发生原发部位的放射状生长，也可呈垂直性浸润生长；可发生移行性转移，又可发生区域淋巴结转移，乃至全身广泛转移，常见的转移部位是皮肤、皮下组织、淋巴结、肺、肝、脑、骨等。

根据病变的肉眼表现，皮肤恶性黑色素瘤可分为四型：

1. 浅表扩散型　最常见，占50%~60%。扁平或微凸起，边缘不规则，颜色的深度常有变化。此型常呈放射性生长，恶性度介于雀斑型和结节型之间，5 年生存率为70%。

2. 结节型　约占全部恶黑的 10%~15%。突出皮肤表面高低不平的结节，常有溃疡，蓝黑色或无色，此型常直接向真皮层穿透，进展较快，预后甚差，5 年生存率为45%。

3. 雀斑样型　占 10%~15%。扁平状，生长缓慢，形状不规则，颜色易变，发展较慢，预后最好，5 年生存率为95%。

4. 肢端雀斑样型　占 5%~10%。多生长在足底、手掌和甲下。棕黄、棕褐或黑色。不高出皮肤，进入垂直生长期后可形成结节，预后也差，归于特殊部位的恶性黑色素瘤。

典型的恶性黑色素瘤包括以下特征：①颜色多变；②表面隆起不规则；③周边呈不规则锯齿状；④溃疡。凡怀疑恶性黑色素瘤的病变，一定要及时做病变的活检，以确定组织学诊断。常用的活检方法包括：①切除活检，切缘在肿瘤外 0.5~1 cm，此法应首选。②切取活检或钻凿活检，取材于肿瘤和正常皮肤交界区，标本包括肿瘤和部分正常组织。③细针活检，对于全身性转移灶可以在超声波和 CT 引导下取材，行细胞学检查。

需与恶性黑色素瘤鉴别的疾病包括黑痣、蓝痣、色素基底细胞癌、皮质溢出性角化病和甲下血肿或感染、艾滋病合并的卡波西肉瘤等。

三、肿瘤分期

1. TNM 分期(2010 年恶性黑色素瘤 AJCC 第 7 版分期)

原发肿瘤(T)

- T_x　原发灶无法评价
- T_0　无肿瘤证据
- T_{is}　原位癌
- T_{1a}　厚度≤1.0 mm,无溃疡,有丝分裂率<1/mm^2
- T_{1b}　厚度≤1.0 mm,有溃疡,有丝分裂率≥1/mm^2
- T_{2a}　1.01~2.0 mm 不伴溃疡
- T_{2b}　1.01~2.0 mm 伴溃疡
- T_{3a}　2.01~4.0 mm 不伴溃疡
- T_{3b}　2.01~4.0 mm 伴溃疡
- T_{4a}　>4.0 mm 不伴溃疡
- T_{4b}　>4.0 mm 伴溃疡

区域淋巴结(N)

- N_x　区域淋巴结无法评价
- N_0　无淋巴结转移
- N_1　1 个淋巴结转移
  - N_{1a}　隐性转移(病理诊断)
  - N_{1b}　显性转移(临床诊断)
- N_2　2~3 个淋巴结转移
  - N_{2a}　隐性转移(病理诊断)
  - N_{2b}　显性转移(临床诊断)
  - N_{3c}　移行转移或卫星灶(但无移行转移)
- N_3　≥4 个淋巴结转移,或簇样转移结节/移行转移,或卫星灶合并区域淋巴结转移

转移(M)

- M_x　远处转移无法评价
- M_0　无远处转移
  - M_{1a}　皮肤、皮下组织,或远处淋巴结转移
  - M_{1b}　肺转移
  - M_{1c}　其他内脏转移或任何远处转移伴 LDH 升高

2. 临床分期

0 期	T_{is}	N_0	M_0
ⅠA 期	T_{1a}	N_0	M_0
ⅠB 期	T_{1b}	N_0	M_0
	T_{2a}	N_0	M_0
ⅡA 期	T_{2b}	N_0	M_0
	T_{3a}	N_0	M_0
ⅡB 期	T_{3b}	N_0	M_0
	T_{4a}	N_0	M_0
ⅡC 期	T_{4b}	N_0	M_0

续表

Ⅲ 期	anyT	N_1	M_0
	anyT	N_2	M_0
	anyT	N_3	M_0
Ⅳ 期	anyT	anyN	M_1

注意:临床分期包括原发灶微分期和临床/影像学所确认的转移灶。常规来说,应在原发灶切除和分期检查完成后确定分期。

四、治疗

皮肤恶性黑色素瘤的治疗必须结合肿瘤的不同情况,作出全面考虑,制定合理的治疗方案。

(一)外科手术

1. 切缘标准(Table 4-30-1)

Table 4-30-1　Surgical standard margin

Tumor thickness	Margin recomended clinically
In situ	0.5 cm
≤1.0 mm	1.0 cm
1.01~2 mm	1.0~2.0 cm
2.01~4 mm	2.0 cm
>4 mm	2.0~3.0 cm

切除边缘须根据解剖部位及美容需求调整,特殊部位(如脸部、耳部)的位置尽量保证切缘阴性即可。

2. 前哨淋巴结活检　对于厚度≥1 mm 或有溃疡的病人推荐做前哨淋巴结活检。如果发现前哨淋巴结阳性,一般应及时进行淋巴结清扫。

3. 区域淋巴结清扫

(1)适应证

1)前哨淋巴结阳性。

2)临床诊断为 Ⅲ 期的病人在扩大切除的基础上应行区域淋巴结清扫:腹股沟淋巴结清扫要求至少应在 10 个以上,颈部及腋窝淋巴结应至少清扫 15 个,股浅淋巴结转移数≥3 个或 Cloquet 淋巴结(股静脉与腹股沟韧带交角处最高位淋巴结)阳性应行髂窝和闭孔淋巴结清扫。

(2)常用术式

1)腋窝淋巴结清除术:瘤灶位于上肢时,有人认为腋尖群可保留。

2)髂腹股沟淋巴结清除术:Cloquet 淋巴结阴性者,保留髂外淋巴结。

3)腘窝淋巴结清除术。

(二)免疫治疗

少数恶性黑色素瘤可自行消退,说明其发生发展与机

体的免疫功能有关。人们利用某些细菌或病毒的疫苗刺激机体产生非特异性抗体而达到免疫治疗的目的。如黑色素瘤疫苗(包括全细胞疫苗、树突状细胞疫苗、肽疫苗、神经节苷脂疫苗、DNA 疫苗和病毒性疫苗等)、低中剂量干扰素、化疗、生物化疗、大剂量干扰素等。2011 年 FDA 批准长效 α 干扰素(治疗 5 年)作为高危黑色素瘤病人的推荐药物,原发灶溃疡病人更为获益。

(三) 隔离热灌注化疗(ILP)和隔离热输注化疗(ILI)

Ⅲ期病人中的特殊类型称为肢体移行转移,表现为一侧肢体原发灶和区域淋巴结之间的皮肤、皮下和软组织的广泛转移,治疗以隔离热灌注化疗(ILP)和隔离热输注化疗(ILI)为主,通过介入动静脉插管建立化疗通路输注美法仑。

(四) 其他辅助治疗

1. 化学治疗　恶性黑色素瘤对化学治疗药物多不敏感。常用一线药物为达卡巴嗪和替莫唑胺。

2. 放射治疗　除了对某些极早期的雀斑型恶性黑色素瘤有效外,对其他的原发灶一般疗效不佳。但放射治疗很早就应用于转移灶的治疗,例如皮肤、脑、胸腔、淋巴结、腹腔及骨转移。

五、预后

皮肤恶性黑色素瘤的预后与病灶部位、年龄、性别、病灶浸润深度、淋巴结转移情况、手术方式等因素密切相关。约 1/3 的病人出现血道或淋巴道转移。由于分期是临床综合指标的体现,故以分期评估预后较多见。据统计,5 年生存率:Ⅰ期为 65%~90%,Ⅱ期为 36%。5 年局部复发:肿瘤厚度 <0.76 mm 的复发率 <10%,0.76~1.5 mm 为 20%,1.5~3.99 mm 为 45%,>4 mm 者为 75%。区域淋巴结已转移者,根据淋巴结受累的数量,5 年生存率为 13%~38%。另外根据肿瘤厚度统计的 5 年生存率是:<0.76 mm 为 96%~99%;0.76~1.5 mm 为 87%~94%;1.51~4.0 mm 为 66%~77%;>4.0 mm 为 50% 以下。

第三节 / 恶性纤维组织细胞瘤

本节要点 (Key concepts)

● **Background**

Malignant fibrous histiocytoma (MFH), a type of sarcoma, is a malignant neoplasm of uncertain origin that arises in soft tissue and bone. MFH is a tumor rich in histiocytes with a storiform growth pattern.

● **Clinical presentation**

The most common clinical presentation is an enlarging painless soft tissue mass in the thigh, typically 5~10 cm in diameter. Two thirds of tumors are intramuscular. Rare signs and symptoms include episodic hypoglycemia and rapid tumor enlargement during pregnancy.

● **Diagnosis**

As with other soft tissue tumors, MRI is the imaging method of choice because of its ability to provide superior contrast between tumor and muscle, excellent definition of surrounding anatomy, and ease of imaging in multiple planes. CT, ultrasound, nuclear medicine, angiography are also beneficial for the diagnosis of MFH.

● **Management**

Surgery is the main therapy for the MFH. Surgery combined with radiotherapy and chemotherapy can improve the prognosis of MFH.

恶性纤维组织细胞瘤(malignant fibrous histiocytoma, MFH)是一种富含具有吞噬能力的组织细胞和呈席状排列(storiform)的成纤维细胞的恶性肿瘤。近年 MFH 在软组织肉瘤发病率中高居榜首,约占 20%。高发年龄为 40 岁以上,20 岁以下发病者较少。男多于女。以四肢深部和腹膜后较多见。

一、病因病理

致病因素不明。肿瘤常单发,呈结节状或分叶状肿块,常位于骨骼肌或皮下组织。界限清楚,但可沿筋膜平面或肌纤维之间扩展,无真正包膜。切面灰白、灰红色和灰黄色,伴出血、坏死、黏液或囊性变。镜下主要由发生间变的组织细胞和成纤维细胞构成,同时伴有多核巨细胞及炎症细胞等。成纤维细胞呈席纹状或车辐状排列。组织学为以下亚型:席纹状至多形型、黏液型、巨细胞型、炎症型和血管瘤样型。

二、临床表现及诊断

此病多发生于 50~70 岁,男性略多于女性。以下肢最多发生,其次是上肢与腹膜后。多以无痛性、持续性生长的肿块为首发症状。瘤体常较大、界清、质硬,多较深,区域淋巴结可肿大。侵犯邻近骨时,肿瘤可固定,伴有压痛或偶伴发体温升高、白细胞增多现象。

X 线片可见软组织肿瘤影像,偶有相邻骨表现如骨膜反应或侵蚀,并可并发病理性骨折。CT 可以观察到肿瘤的范围以及与周围组织的关系,对于计划施行的手术,有重要价值。动脉造影可见肿瘤中血管增多,新生血管增多。

三、治疗及预后

1. 手术　是主要的治疗方法,应行广泛性、根治性切除术。根据不同的病理分期选择不同的手术方法:I 期病变可行广泛切除术,常可达到根治。II_A 和 III_A 期病变应行根治性切除术。II_B 和 III_B 期应行广泛切除或根治性切除术。IV_A 期也可选择广泛切除加区域性淋巴结清除术。IV_B 期必要时可姑息切除。如肿瘤过于广泛,侵犯主要神经、血管以及骨与关节时,应考虑截肢术。

2. 放射治疗　此病用放疗也有一定疗效,可用于手术的辅助治疗。切缘阳性者应追加放射治疗。外照射术后 2 周开始,内照射术后 4 天开始。

3. 化疗　具有一定疗效,常用药物 ADM、IFO、DTIC、CFX 和 VCR 等。

四、预后

恶性纤维组织细胞瘤是高度恶性肿瘤。多形性恶性纤维组织细胞瘤的局部复发率为 44%,转移率为 42%。转移多发生于诊断后 2 年内。转移最多发生于肺、淋巴结、肝、骨。2 年生存率约为 60%。不同的临床特征以及不同的病理分型均与预后密切相关。

(郝希山　郝继辉)

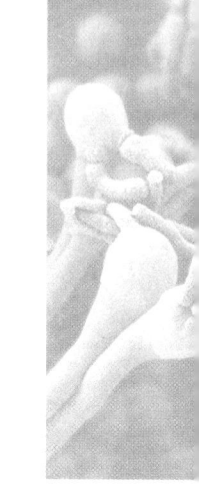

第31章

颅内压增高和脑疝

第一节 / 颅内压增高

本节要点（Key concepts）

Increased intracranial pressure (ICP) is one of the most common and important issues in the neurosurgical field, which is a syndrome including headache, vomiting and papilledema caused by variety of brain lesions. Without timely and effective treatments, brain hernia will occur, which could cause the secondary brain stem injury and respiratory and circulatory failure in the end.

Both increased intracranial pressure (ICP) and brain hernia can cause serious consequences, so effective measures must be taken, which include general treatment, etiological treatment and symptomatic treatment. However, it is essential that increased ICP must be diagnosed as early as possible according to the case history, physical examination and auxiliary examination, to avoid the occurrence of brain hernia.

颅内压增高（increased intracranial pressure）是由于各种原因引起的颅腔内压力超过了正常生理压力，病人以头痛、呕吐和视神经盘水肿为主要表现。颅内压增高是神经外科临床工作中最常见的一个重要问题，其发展结果是脑组织受压、移位，严重者发生脑疝，病人常由于继发性脑干损伤致呼吸、循环衰竭而死亡。因此，及时诊断和解除颅内压增高的病因，并采取有效降低颅内压力的措施，是每一名神经外科医生必须掌握的最基本知识。

一、颅内压的定义

正常成年人的颅腔为一密闭的骨性结构，其内容物有脑组织、血液和脑脊液三种成分，由这些内容物对颅腔壁产生的生理性压力，称为颅内压（intracranial pressure，ICP）。正常情况下，颅内压与人体侧卧位时经腰椎穿刺测得的脑脊液压力基本相同，因此临床上腰椎穿刺压力即代表颅内压；也可以直接穿刺侧脑室测量压力，此方法测得的压力更接近实际的颅内压。成年人正常颅内压为 8～18 cmH$_2$O（0.8～1.8 kPa），儿童正常颅内压为 5～10 cmH$_2$O（0.5～1.0 kPa）。在病理状态下，颅内压持续超过上述正常颅内压的上限值，即成人超过 18 cmH$_2$O（1.8 kPa），儿童超过 10 cmH$_2$O（1.0 kPa），从而引起相应的临床综合征称为

颅内压增高。

颅内压的测量方法有开放式和闭合式两种方法。开放式测压法：采用腰穿针直接穿刺侧脑室或腰椎蛛网膜下腔，当有脑脊液流出后用测压管或测压表测定其压力。因颅腔的封闭性被破坏，有脑脊液流出颅外，这一因素可以造成压力误差。闭合式测压法：采用平衡装置，不让脑脊液流出颅外，或用压力换能器来测压，比较准确。但由于换能器放置的部位不同，常可测出不同的压力，如脑室内压、硬脑膜下压、硬脑膜外压、脑脊液压及脑实质内压等。

二、颅内压的调节与代偿

成年人颅腔容积为 1 400～1 500 mL，其内容物中脑组织（脑实质）体积为 1 150～1 350 cm^3，占 80% 以上；脑脊液总量约 150 mL，占 10% 左右；颅内血容量占 2%～11%。颅腔的容积基本上恒定，颅腔内容物总的体积也基本保持稳定。若脑组织、脑脊液、血液三者中，有一种体积增大或增加，其他两种内容物的量则相应减少，以此来保持颅内压正常的平衡状态。此三者的平衡关系称为 Monroe-Kellie 原理。

（一）脑脊液的调节作用

脑脊液主要从脑室内的脉络丛分泌，大部分经大脑凸

面的蛛网膜颗粒吸收,小部分经脊髓蛛网膜腔吸收。生理情况下它的分泌量与吸收量是平衡的,脑脊液的30%分布在脑室系统内,70%分布在蛛网膜下隙和脑池内。当供应脑的血流量或脑实质的体积有所增加时,一部分脑脊液被挤出颅腔,进入脊髓蛛网膜下隙,同时它的分泌减少,吸收增加,结果颅内脑脊液减少,以缓冲颅内压的变化。当发生颅内压增高时,脑脊液比脑血流更容易且较快地被挤出颅腔,是颅内压调节中起主要缓冲作用的因素,减少颅腔内的脑脊液是快速降低颅内压的有效治疗措施。依靠脑脊液的调节能力,最多可减少颅腔总容积的10%,在一般的颅内压增高情况下可达到降低颅内压的作用,但如不能从根本上解除导致颅内压增高的原因,则最终导致恶性颅内压增高。

(二)脑血流的调节作用

脑血流对颅内压的调节作用主要是通过脑阻力血管的自动调节功能实现的,即脑血管随其管内压力变化能自动改变其管径大小从而调节颅内血流量。当动脉压增高时,管壁承受的压力大,血管收缩,使血流减少;反之,动脉压降低,管壁承受压力小,血管扩张,使血流增加,以保持颅内压在正常范围内波动。但值得注意的是,脑血流量是保障正常脑功能所必需的,脑血流的稳定可能比颅内压的稳定更为重要。因此,脑血流量对颅内压的调节作用没有脑脊液的调节作用快速和有效。

(三)脑组织的调节作用

脑实质是不可能迅速地被压缩来调节颅内压的。但在慢性发展的颅内压增高时,通过脑细胞死亡及纤维束的退行性变,脑实质可以缩减(病理性调节过程)。当存在脑组织水肿改变时,水分积聚在细胞内或细胞外间隙,应用脱水剂使水分进入血液循环中,达到减小脑组织体积的作用,从而降低颅内压力。

三、颅内压增高发病机制

颅腔容量的缩小或内容物体积的增加超过其容积的8%~10%,就可产生颅内压增高(Figure 5-31-1)。

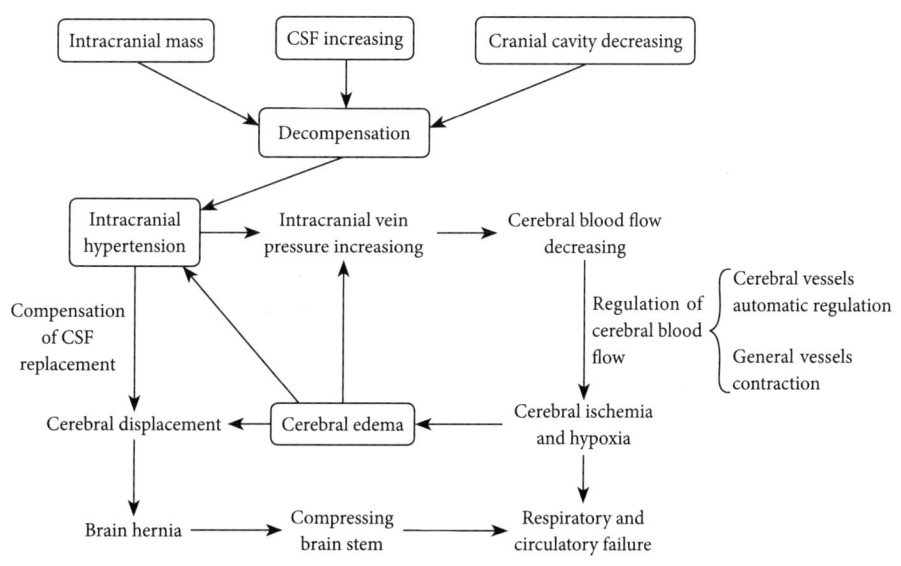

Figure 5-31-1 Pathogenesis of intracranial hypertension

(一)颅内容物体积或量的增加

1. 脑体积增加 最常见的原因是脑水肿。

2. 颅内血容量增加 多种因素可使脑血管扩张,脑血容量急剧增加,如呼吸道梗阻或呼吸中枢衰竭引起的二氧化碳蓄积或碳酸血症;丘脑下部、鞍区或脑干部位手术,使自主神经中枢或血管运动中枢受刺激等。

3. 脑脊液量增加 见于脑脊液吸收障碍;脑脊液循环受阻;脑脊液分泌过多。

(二)颅腔容积缩小

颅腔骨性容积缩小,例如:大片凹陷骨折使颅腔变窄、

狭颅症等。

(三)颅内占位性病变

最常见的有颅内血肿、颅内肿瘤、脑脓肿等。

四、病理生理

(一)影响颅内压增高的因素

1. 年龄 婴幼儿的颅缝未闭合或尚未牢固融合,颅内压增高可使颅缝裂开而相应地增加颅腔容积,代偿能力较强。颅缝完全闭合后,使颅腔容量固定,则颅内压代偿的能力下降。老年人由于脑萎缩使颅内的代偿空间

增多。

2. 病变的发展速度　1966 年 Langlitt 在猴的颅内幕上硬脑膜外放置一小球囊,每 1 h 向囊内注入 1 mL 液体,在注入 5 mL 之前颅内压无明显增高,以后每增加 1 mL,颅内压增高幅度显著升高,这一试验结果得出了压力／体积关系曲线(Figure 5-31-2)。压力骤增的转折点即临界点,达到这一临界点之前,通过上述的颅内压调节功能对其内容物体积的增加尚有代偿能力,但一旦超过临界点即失代偿,颅内容物体积的微量增加,颅内压亦会急剧增高,加重脑移位与脑疝,发生中枢衰竭现象。在临界点以上,释放少量的脑脊液即可引起颅内压显著下降;而在临界点以下,释放少量脑脊液仅仅引起微小的压力下降,这一现象称为体积压力反应。这一关系可以解释一些临床现象:如颅内压增高已有脑受压的病人,由于呼吸不畅、躁动、咳嗽、大便时用力、搬动病人头部时头颈屈曲,可使病人突然昏迷甚至呼吸停止;进展缓慢的颅内占位性病变病人,可以长期不出现颅内压增高症状,一旦颅内压调节功能失代偿,病人可以在短期内出现颅内高压危象或脑疝。

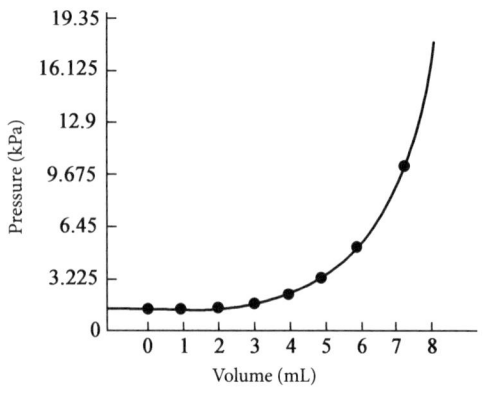

Figure 5-31-2　Curve of pressure/volume

3. 病变部位　颅脑中线或颅后窝的占位性病变易阻塞脑脊液循环通路而发生梗阻性脑积水,以致颅内压增高症状可早期出现且严重;颅内大静脉窦附近的占位性病变早期即可压迫静脉窦,引起颅内静脉回流或脑脊液的吸收障碍,使颅内压增高症状早期出现。

4. 伴发脑水肿的程度　有些病灶(如脑转移性肿瘤、脑脓肿、脑膜瘤)伴有较明显的脑水肿,可加重颅内压增高症状。

5. 全身系统性疾病　尿毒症、肝昏迷、毒血症、肺部感染、酸碱平衡失调等都可引起继发性脑水肿而致颅内压增高;高热会加重颅内压增高。

颅内压变化的影响因素见 Box 5-31-1。

Box 5-31-1　颅内压变化的影响因素

1. 正常值
(1) 成人:8~18 cmH₂O(0.8~1.8 kPa)
(2) 儿童:5~10 cmH₂O(0.5~1.0 kPa)
(3) 正常分泌量:约500 mL/24 h(0.37 mL/min)
2. 影响颅内压变化的原因
(1) 颅骨外形改变
(2) 脑组织体积改变
(3) 脑脊液量改变
(4) 颅内血容量改变
(5) 颅内占位性病变
3. 颅内压升高的类型
(1) 依据病程分类:急性颅内压增高;亚急性颅内压增高;慢性颅内压增高
(2) 依据病因分类:弥漫性颅内压增高;局限性颅内压增高

(二) 颅内压增高的病理后果

颅内压持续增高,可引起一系列中枢神经系统功能紊乱和病理变化,主要包括以下六个方面:

1. 脑血流量降低,脑缺血甚至脑死亡　脑血流量(cerebral blood flow,CBF)是指一定时间内一定重量的脑组织中所通过的血液量,通常以每 100 g 脑组织每分钟通过的血液毫升数表示,正常值为 50~55 mL/min。正常成人每分钟约有 1 200 ml 血液进入颅内,脑血流量主要取决于脑血管阻力(CVR)和脑灌注压(CPP),通过脑血管的自动调节功能进行调节,其公式为:

$$脑血流量(CBF) = \frac{脑灌注压(CPP)}{脑血管阻力(CVR)}$$

脑的灌注压(CPP)=平均动脉压(MAP)-颅内压(ICP)
因此,该公式又可改写为:

$$脑血流量(CBF) = \frac{平均动脉压(MAP) - 颅内压(ICP)}{脑血管阻力(CVR)}$$

正常的脑灌注压为 70~90 mmHg(9.3~12.0 kPa),脑血管阻力为 1.2~2.5 mmHg(0.2~0.3 kPa)。此时脑血管的自动调节功能良好。当颅内压增高时,脑灌注压下降,则可通过血管扩张,以降低血管阻力的自动调节反应使上述公式的比值不变,从而保证了脑血流量的稳定。

如果颅内压不断增高使脑灌注压低于 40 mmHg(5.3 kPa)时,脑血管自动调节功能基本丧失,处于麻痹状态,脑血流量随之急剧下降,就会造成脑缺血。此时为了保持必需的血流量,机体还会通过自主神经系统的反射作用,使全身血管收缩、血压升高、心搏出量增加,以提高脑灌注压。如果颅内压严重增高接近平均动脉压水平时,颅内血流几乎完全停止,病人就会处于严重的脑缺血状态,甚至出现脑死亡。

2. 脑移位和脑疝(参见本章第二节)。

3. 脑水肿 脑水肿时液体的积聚可在细胞外间隙(血管源性脑水肿),也可在细胞内(细胞毒性脑水肿)。前者多见于脑损伤、脑肿瘤等病变的初期,主要是由于毛细血管的通透性增高,导致水分在神经细胞和胶质细胞间隙潴留;后者可能是由于某些毒素直接作用于脑细胞而产生代谢功能障碍,使钠离子和水分子潴留在神经细胞和胶质细胞内所致,常见于脑缺血、脑缺氧的初期。在颅内压增高时,上述两种因素可同时或先后存在,故出现的脑水肿多数为混合性。

4. 库欣反应(Cushing's response) 当颅内压急剧增高时,病人出现血压升高(全身血管加压反应)、心率和脉率缓慢、呼吸节律紊乱及体温升高等各项生命体征变化,这种变化即称为库欣反应。这种危象多见于急性颅内压增高者,慢性颅内压增高者则不明显。

5. 胃肠功能紊乱及消化道出血 部分颅内压增高病人可首先出现胃肠道紊乱,表现为呕吐、胃十二指肠溃疡、出血甚至穿孔等。这与颅内压增高引起下丘脑自主神经中枢缺血后的功能紊乱有关,以及由于消化道黏膜血管收缩造成缺血而产生广泛的消化道溃疡。

6. 神经源性肺水肿 在急性颅内压增高病例中,发生率高达5%~10%。这是由于下丘脑、延髓受压导致α-肾上腺素能神经活性增强,血压反应性增高,左心室负荷过重,左心房和肺静脉压增高,肺毛细血管压增高,液体外渗,引起肺水肿。典型临床表现为病人呼吸急促,有大量血性泡沫痰,可闻及痰鸣音,血氧饱和度降低。

五、病因与分型

(一)颅内压增高的常见病因有

1. 颅脑创伤 引起颅内血肿、脑挫裂伤伴脑水肿是最常见的原因。

2. 颅内肿瘤 常伴有颅内压增高,一般肿瘤体积愈大,颅内压增高也愈明显,但肿瘤的部位、性质和生长速度对其也有很大的影响。

3. 颅内感染 在感染的急性期或亚急性期,炎性占位性病变可引起颅内压增高。感染晚期因颅底部炎性粘连,使脑脊液循环通路受阻,脑脊液吸收障碍,出现颅内压增高。

4. 脑血管疾病 脑出血、蛛网膜下隙出血后;颈动脉

血栓形成、颅内静脉窦(上矢状窦或横窦)血栓形成。

5. 颅脑先天性疾病 多种病因可引起颅内压增高,如婴幼儿先天性脑积水、颅底凹陷合并小脑扁桃体下疝畸形、狭颅症等。

6. 脑缺氧 心搏骤停或昏迷病人呼吸梗阻,癫痫持续状态和喘息状态(肺性脑病)等均可导致严重的脑缺氧和继发性脑水肿,从而出现颅内压增高。

(二)颅内压增高的分型

1. 根据病因不同,颅内压增高可分为两类

(1)弥漫性颅内压增高 由颅腔狭小或脑实质的体积增大而引起,其特点是颅腔内各部位及各分腔之间压力均匀升高,不存在明显的压力差,因此脑组织无明显的移位。临床所见的脑膜脑炎、弥漫性脑水肿、交通性脑积水等引起的颅内压增高均属于这一类型。

(2)局灶性颅内压增高 因颅内有局部的扩张性病变,使附近的脑组织受到挤压而发生移位,并把压力传向远处,造成颅内各分腔间的压力差,导致脑室及中线结构移位。病人对这种类型的颅内压增高耐受力较低,压力解除后神经功能的恢复较慢且不完全,这可能与脑移位和脑局部受压引起的脑缺血和脑血管自动调节功能损害有关。

2. 根据病变发展的快慢不同,颅内压增高可分为两类

(1)急性颅内压增高 见于急性颅脑损伤引起的颅内血肿、高血压性脑出血等。其病情发展快,颅内压增高所引起的症状和体征严重,生命体征(血压、呼吸、脉搏、体温)变化剧烈。

(2)慢性颅内压增高 病情发展较慢,可长期无颅内压增高的症状和体征,病情发展时好时坏。多见于生长缓慢的颅内良性肿瘤、慢性硬膜下血肿等。

六、分期与临床表现

(一)代偿期

颅腔内容物虽有增加,但并未超过代偿容积,颅内压可保持正常,临床上也不会出现颅内压增高的症状。代偿期的长短,取决于病变的性质、部位和发展速度等。

(二)早期

病变继续发展,颅腔内容物增加超过颅腔代偿容积,逐渐出现颅内压增高的表现,如头痛、呕吐等。此期颅内压不超过体动脉压的1/3,约在15~35 mmHg(2~4.7 kPa)或20~48 cmH$_2$O范围内,脑组织轻度缺血缺氧。但由于脑血管自动调节功能良好,仍能保持足够的脑血流量。因此,如能及时解除病因,脑功能容易恢复,预后良好。

（三）高峰期

病变进一步发展，脑组织有较严重的缺血缺氧。病人出现明显的颅内压增高"三联症"即头痛、呕吐和视盘水肿。头痛是颅内压增高最常见的症状，咳嗽、低头、用力时加重，部位常在额部或双颞，也可位于枕下或眶部。头痛剧烈时，常伴恶心、呕吐，呕吐呈喷射状，一般与进食无关，但进食后易诱发呕吐。视盘水肿表现为视盘充血，边缘模糊，中央凹消失，静脉怒张，严重者可见出血。若颅内压增高长期不缓解，视神经血供减少，则出现继发性视神经萎缩，表现为视神经盘苍白，视力减退，甚至失明。除此以外，病人可出现不同程度的意识障碍。病情急剧发展时，常出现血压升高、脉搏缓慢有力、呼吸深慢等生命体征改变。此期的颅内压可达到平均动脉压的一半，血流量也仅为正常的1/2。$PaCO_2$ 多在 50 mmHg（6.7 kPa）以上，脑血管自动调节功能丧失，主要依靠全身血管加压反应。如不能及时采取有效治疗措施，往往迅速出现脑干功能衰竭。

（四）衰竭期

病情已至晚期，病人呈深昏迷状态，一切病理和生理反射均消失，双侧瞳孔散大，去脑强直，血压下降，心跳快，呼吸不规则甚至停止。此时颅内压高达平均体动脉压水平，脑灌注压 <20 mmHg（2.7 kPa），甚至为零，脑组织几乎无血液灌流，脑细胞活动停止，脑电图呈水平线。即使抢救，预后也极差。

七、诊断

通过全面而详细地询问病史和认真地神经系统检查，可发现许多颅内疾病在引起颅内压增高之前已有的一些局灶性症状和体征，由此可做出初步的病因诊断。当发现视盘水肿及头痛、呕吐三联症时，颅内压增高的临床诊断当可成立。及时地、有选择地作以下辅助检查以尽早明确诊断。

（一）头颅 X 线摄片

颅内压增高的常见征象为：①颅缝分离，头颅增大，见于儿童；②脑回压迹增多；③蝶鞍骨质吸收；④颅骨板障静脉沟纹和蛛网膜颗粒压迹增多并加深。以上征象多需颅内压增高持续 3 个月以上方可出现。此项检查对诊断狭颅症是否伴发颅内压增高有一定价值。

（二）头颅 CT 或 MRI

脑室旁水肿或脑室增大是头颅 CT 或 MRI 的特征性表现，并对病因性诊断有重大意义。

（三）颅内压监护

颅内压监护是将导管或微型压力传感器探头置于颅内，导管或传感器的另一端与颅内压监护仪连接，将颅内压力变化转化为电信号，显示于示波屏或数字仪上，并用记录器连续描记，以随时了解颅内压的一种方法。目前已广泛应用于神经外科 ICU 病房。

（四）腰椎穿刺

腰椎穿刺可以直接测量压力，同时获取脑脊液标本做化验。但对颅内压明显增高的病人作腰椎穿刺有促成脑疝的危险，应慎重进行。提倡行脑室穿刺测量颅内压。

八、治疗

（一）一般处理

密切观察病人的神志、瞳孔、血压、呼吸、脉搏及体温的变化，以掌握病情发展的动态。有条件时可作颅内压监测，根据监测中所获得压力变化信息来指导治疗。频繁呕吐者应暂禁食，以防吸入性肺炎。对意识不清的病人及咳痰困难者要考虑作气管切开术，以保持呼吸道通畅。病情稳定者需尽早查明引起颅内压增高的病因。

（二）病因治疗

病因治疗是最根本和最有效的治疗方法，如开颅切除颅内肿瘤、清除颅内血肿、切除脑脓肿、控制颅内感染等。只有病因解除，颅内压才能恢复正常。对于颅内压增高原因不明或病因不能解除时，可做侧脑室穿刺持续脑脊液外引流，或脑室 – 腹腔分流术，以有效地降低颅内压，赢得时间作进一步的病因检查。

（三）对症治疗

有效降低颅内压的方法有：

1. 脱水　常用的渗透性脱水剂有 20% 甘露醇，125~250 mL 静脉快速滴注，紧急情况下可加压推注，每 6~12 h 一次。甘露醇注射液性质稳定，脱水作用强，反跳现象轻，但大剂量或长期应用对肾功能有损害。甘油果糖既有脱水作用，又能通过血脑屏障进入脑组织，被氧化成磷酸化基质，改善微循环，且肾功能影响轻，但脱水作用弱于甘露醇。利尿性脱水剂（呋塞米）能抑制肾小管对钠和氯离子的再吸收而产生利尿脱水作用，易引起电解质紊乱，故很少单独使用，与渗透性脱水剂合用，则可加强降低颅内压的效果。长期应用脱水剂可引起水和电解质紊乱。严重休克者禁用脱水剂。

2. 激素　肾上腺皮质激素能改善血脑屏障通透性，减轻氧自由基介导的脂质过氧化反应，减少脑脊液生成。在治疗中应注意防止并发高血糖、应激性溃疡和感染。但近年来很多学者对皮质激素降低颅内压的疗效提出了质疑,提倡不使用激素。

3. 低温治疗　是用物理降温法使机体处于低温状态的治疗方法。低温能保护血脑屏障,防治脑水肿;降低脑代谢率和耗氧量;保护脑细胞膜结构;减轻内源性毒性产物对脑组织的继发性损害。按低温程度可分为轻度低温(33~35℃)、中度低温(28~32℃)、深度低温(17~27℃)和超深低温(<16℃)。临床上一般采用轻度或中度低温,统称

为亚低温。各种配方的冬眠合剂是低温治疗最常用的药物,如氯丙嗪、异丙嗪和哌替啶。

4. 辅助过度换气　过度换气可以降低 $PaCO_2$,使脑血管收缩,减少脑血容量,降低颅内压。但有脑缺血的危险,需适度掌握过度通气的持续时间。

5. 手术治疗　包括侧脑室穿刺外引流术、颞肌下去骨瓣减压术和脑脊液分流术。

第二节 / 脑疝

整个颅腔分为三个大的容腔:由小脑幕将颅腔分为幕上和幕下两个容腔,由大脑镰将幕上分为左、右两个容腔。幕上与幕下通过小脑幕切迹相交通,两侧大脑半球通过大脑镰下裂隙相交通,幕下与椎管通过枕骨大孔相交通。颅内病变致颅内压增高到一定程度时,可使一部分脑组织移位,通过上述孔道被挤压至压力较低的部位,形成脑疝(brain hernia)。脑疝是一种严重的危象,应采取快速有效的治疗措施,才能取得良好的预后。

根据脑疝发生部位和疝出的脑组织的不同,脑疝可分为:小脑幕切迹疝(颞叶钩回疝)、小脑幕切迹上疝(小脑蚓部疝)、枕骨大孔疝(小脑扁桃体疝)和大脑镰下疝(扣带回疝)等。这几种脑疝可单独发生,也可同时或相继出现(Figure 5-31-3,5-31-4,5-31-5)。临床最常见的是小脑幕切迹疝,最危险的是枕骨大孔疝。

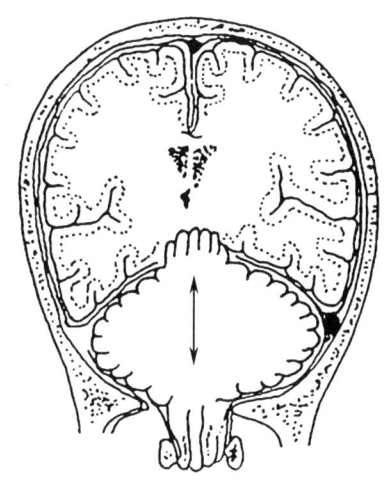

Figure 5-31-4　Upward transtentorial hernia and transforamen magna hernia

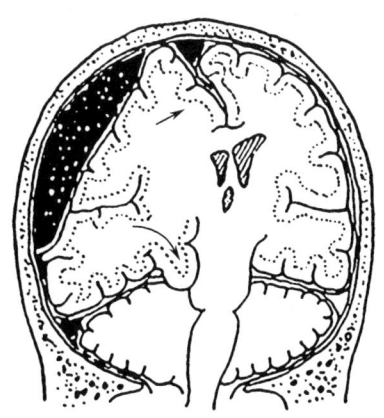

Figure 5-31-3　Transtentorial hernia and hernia of cingulate gyrus

一、小脑幕切迹疝

(一) 外科解剖

小脑幕切迹是小脑幕前缘的游离缘形成的切迹,其与鞍背围成一前宽后窄的裂孔,有中脑通过。中脑周围的脑池有三个:位于中脑前方与鞍背之间的脚间池,此池内有

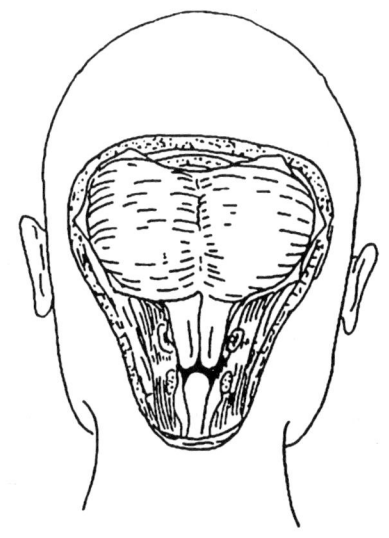

Figure 5-31-5　Transforamen magna hernia

动眼神经、后交通动脉、基底动脉和大脑后动脉等通过;中脑两侧的是环池,滑车神经向前和大脑后动脉向后走行都经过此池内。中脑四叠体与切迹缘之间的四叠体池,内有

大脑大静脉经此池进入直窦内。

（二）病理生理改变

当幕上一侧占位性病变不断增长引起颅内压增高时，脑干和患侧大脑半球向对侧移位。半球上部由于有大脑镰限制，移位较轻，而半球底部近中线结构如颞叶钩回等则移位较明显，可疝入脚间池，形成小脑幕切迹疝（transtentorial hernia），使位于此处的动眼神经、脑干、后交通动脉及大脑后动脉受到挤压和牵拉。

1. 动眼神经损害　动眼神经受损的方式可能有四种：①颞叶钩回疝入脚间池内，直接压迫动眼神经。②钩回先压迫大脑后动脉，再使夹在大脑后动脉与小脑上动脉间的动眼神经受压。③脑干受压下移时，动眼神经遭受牵拉。④脑干受压，动眼神经核和邻近部位发生缺血、水肿或出血。

2. 脑干损害　小脑幕切迹疝直接压迫中脑，同时由于脑干下移引起供血障碍。

3. 脑脊液循环障碍　小脑幕切迹疝可使中脑周围的脑池阻塞，导致脑脊液回流障碍。此外，脑干受压、变形可引起中脑导水管梗阻，形成脑积水。

4. 疝出脑组织的改变　疝出的脑组织如不能及时还纳，可因血液回流障碍而发生充血、水肿以致嵌顿，更严重地压迫脑干。

5. 枕叶梗死　后交通动脉或大脑后动脉直接受压、牵拉，可引起枕叶梗死。

（三）临床表现

1. 颅内压增高　表现为头痛加重、频繁呕吐。

2. 意识障碍　病人逐渐出现意识障碍，由嗜睡、朦胧到浅昏迷、昏迷，对外界刺激的反应迟钝或消失，系脑干（中脑）网状结构上行激活系统受累的结果。

3. 瞳孔变化　典型表现为最初可有时间短暂的患侧瞳孔缩小，但多不易被发现。以后脑疝侧瞳孔逐渐散大，对光反射迟钝、消失，说明动眼神经已受损。晚期则双侧瞳孔散大，对光反射消失，眼球固定。

4. 锥体束征　由于患侧大脑脚受压，出现对侧肢体肌力减弱或瘫痪、肌张力增高、腱反射亢进、病理反射阳性。有时由于脑干被推向对侧，使对侧大脑脚与小脑幕游离缘相挤，造成脑疝同侧的锥体束征，需注意分析，以免导致病变定侧的错误。

5. 生命体征改变　表现为血压升高、脉搏缓慢而有力、呼吸深慢、体温上升。但到晚期，生命中枢逐渐衰竭，出现潮式呼吸或叹息样呼吸，脉跳快而弱，血压和体温下降，最后呼吸停止，继而心跳亦停止。

（四）治疗

根据典型的临床表现，特别是单侧瞳孔的变化，小脑幕切迹疝的诊断并不困难。但临床上由于发现不及时或处理不当而酿成严重后果甚至死亡者，并不鲜见。因此，对颅内压增高病人，应抓紧时间明确诊断，力争在脑疝未形成前或脑疝早期进行处理。一旦出现单侧瞳孔扩大且对光反射减弱或消失，需要做紧急处理：①维持呼吸道通畅；②立即经静脉推注 20% 甘露醇注射液；③病变性质和部位明确者，立即手术去除病变；④对有脑积水的病人，立即穿刺侧脑室做持续外引流术或脑室－腹腔分流术。

二、枕骨大孔疝

枕骨大孔疝多发生于颅后窝占位病变，直接引起幕下腔压力严重增高，使小脑扁桃体经枕骨大孔疝出到椎管内，从而压迫延髓。另外也见于小脑幕切迹疝的中、晚期。此时，幕上压力增高传到小脑幕下颅腔内，最后也将并发枕骨大孔疝。枕骨大孔疝分慢性疝出和急性疝出两种，前者见于长期颅内压增高或颅后窝占位病变病人，症状较轻；后者多突然发生，或在慢性疝出的基础上因某些诱因，如腰椎穿刺、咳嗽或排便用力等，使疝出程度加重，延髓生命中枢遭受急性压迫而功能衰竭，病人常迅速死亡。

（一）外科解剖

枕骨大孔位于颅后窝底之中央，形似卵圆前窄后宽，延髓经此孔与脊髓相延续，椎动脉、副神经脊髓根经此孔向上进入颅内。小脑扁桃体位于延髓之两侧后面，延髓后面为宽敞的小脑延髓池，第四脑室正中孔通向此池。延髓的主要生理功能是控制人体的呼吸和循环系统，一旦发生急性枕骨大孔疝，延髓受压，将在数分钟之内致病人呼吸和心跳停止。

（二）病理生理改变

颅后窝容积小，因而其代偿缓冲容积也小，较小的占位病变即可使小脑扁桃体经枕骨大孔疝入颈椎管上端，造成以下病理变化：

1. 延髓受压　慢性枕骨大孔疝病人可无明显症状或症状轻微；急性延髓受压常很快引起生命中枢衰竭，危及病人生命。

2. 脑脊液循环障碍　由于第四脑室正中孔梗阻引起的脑积水和小脑延髓池阻塞所致的脑脊液循环障碍，均可使颅内压进一步升高。

3. 疝出脑组织的改变　疝出的小脑扁桃体发生充血、水肿或出血，使延髓和颈髓上段受压加重。慢性疝出的扁桃体可与周围结构粘连。

（三）临床表现

1. 枕下疼痛、颈项强直或强迫头位　疝出组织压迫颈上部神经根，或因枕骨大孔区脑膜或血管壁的敏感神经末梢受牵拉，可引起枕下疼痛。为避免延髓受压加重，机体发生保护性或反射性颈肌痉挛而表现为颈项强直或强迫体位。

2. 颅内压增高　表现为剧烈头痛，呕吐频繁，慢性脑疝病人多有视盘水肿。

3. 后组脑神经受牵拉　出现眩晕、听力减退等症状。

4. 生命体征改变　慢性疝出者生命体征变化不明显，急性疝出者生命体征改变显著，迅速发生呼吸和循环障碍，先呼吸减慢，脉搏细速，血压下降，很快出现潮式呼吸和呼吸停止，如不采取措施，不久心跳也停止。

与小脑幕切迹疝相比，枕骨大孔疝的特点是：生命体征变化出现较早，瞳孔改变和意识障碍出现较晚。

小脑幕切迹疝和枕骨大孔疝的鉴别诊断见 Box 5-31-2。

Box 5-31-2　小脑幕切迹疝和枕骨大孔疝的鉴别诊断

1. 小脑幕切迹疝
(1) 原因　颞叶内侧的钩回疝入小脑幕内缘的环池内，从而压迫动眼神经和中脑
(2) 表现　进行性头痛和意识朦胧
(3) 体征　单侧瞳孔扩大（重要观察指标）
(4) 严重性　进一步发展引起枕骨大孔疝
2. 枕骨大孔疝
(1) 原因　小脑扁桃体疝入枕骨大孔内，从而压迫延髓
(2) 表现　枕下疼痛、颈项强直、眩晕
(3) 体征　双侧瞳孔扩大（重要观察指标）
(4) 严重性　快速发展的呼吸和心跳停止
3. 脑疝的急救措施
(1) 脱水治疗　应用甘露醇
(2) 穿刺引流　幕上侧脑室额角穿刺，持续脑室外引流
4. 思考问题
(1) 脑疝的最重要观察指标是什么
(2) 何种脑疝的严重程度高，可直接威胁生命

（四）治疗

治疗原则与小脑幕切迹疝基本相同。出现瞳孔散大者，应紧急做侧脑室穿刺引流并给予脱水剂，然后手术处理颅内病变；对呼吸骤停者，立即作气管插管辅助呼吸。

三、小脑幕切迹上疝与大脑镰下疝

（一）小脑幕切迹上疝

小脑幕切迹上疝为颅后窝占位病变使小脑蚓部上端和小脑前叶的一部分，经小脑幕切迹向上疝出，又称小脑蚓部疝，其多与枕骨大孔疝同时存在。另外颅后窝占位病变易致梗阻性脑积水，在行侧脑室穿刺引流术后或分流术后，由于幕上压力骤降，常突然发生此类脑疝。疝出的脑组织可压迫中脑及其后部的四叠体和背盖部以及大脑大静脉等，中脑受压发生出血和软化，可导致严重后果。其临床表现与小脑幕切迹疝类似，治疗原则同治疗小脑幕切迹疝和枕骨大孔疝。

（二）大脑镰下疝

大脑镰下疝又称为扣带回疝，是指大脑半球内侧面的扣带回及邻近的额回经大脑镰下缘向对侧移位。常由于一侧幕上占位病变或一侧半球水肿，使脑组织向对侧移位所致。另外，由健侧脑室穿刺放液，也可以促进大脑镰下疝的发生、发展。一般扣带回疝不引起特殊症状，但有时由于扣带回疝可使大脑前动脉及其分支胼缘和胼周动脉受压而部分阻塞，导致本侧额叶内侧面或旁中央小叶出现软化、坏死。因此，出现对侧下肢运动和深感觉障碍以及排便功能障碍等。

（张玉琪　李　强）

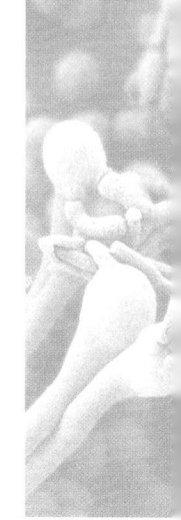

第 32 章

脑血管病的外科治疗

第一节 / 颅内动脉瘤

本节要点 (Key concepts)

● **Background**

Cerebral aneurysm is a weak spot of blood vessel which balloons out and fills with blood. The bulging aneurysm could put pressure on the surrounding nerve and tissue. Aneurysm also could leak or rupture. Cerebral aneurysm may result from congenital defect, hypertension, atherosclerosis, or head trauma. About 85%~95% of cerebral aneurysms arise within anterior circulation, and 5%~15% arise from posterior circulation. The Hunt and Hess grading system could classify patients according to clinical signs and symptoms at the time of presentation and is predictor of outcome.

● **Clinical presentation**

Patients who have small and unchanging aneurysms will have no symptom. A ruptured aneurysm will lead to subarachnoid hemorrhage (SAH) or cerebral hematoma. The classic presentation of SAH is a sudden onset of severe headache commonly associated with vomiting and nuchal rigidity. Neurological abnormalities are seen in many patients with focal signs, such as hemiparesis, Ⅲ and Ⅵ nerve palsies. Another complication of SAH is vasospasm. Fisher grading system is a CT grading system which could predict the likelihood of developing vasospasm.

● **Investigations**

CT is the first-line investigation of SAH. The distribution of blood may suggest the location of aneurysm. CTA, MRI and MRA may reveal the aneurysm in many patients. DSA is the definitive investigation for the identification of aneurysm and for surgical planning.

● **Treatment**

Initial treatment includes bedrest, nimodipine, and control of intracranial pressure, etc. Currently, there are two treatment options for cerebral aneurysm: surgical clipping and endovascular coiling.

一、概述

颅内动脉瘤的发生率估计为 1.5%~8%,年龄多为 40~70 岁,女性多于男性。50%~70% 的蛛网膜下腔出血是由于动脉瘤破裂造成的,病人两周内再出血者占 20%,1 月内再出血者为 30%,6 个月内再出血者为 40%,而再出血又会造成 70%~80% 的病人死亡。

治疗动脉瘤的目的就是将其孤立于脑血液循环之外,防止动脉瘤破裂出血。开颅手术夹闭曾被认为是治疗动脉瘤的首选方法,但随着血管内技术的发展,血管内栓塞治疗已经成为动脉瘤的重要治疗手段。对手术夹闭和血管内治疗进行了比较,两者均可有效地防止动脉瘤再出血,但血管内治疗的病死率和致残率明显小于手术夹闭。

二、病因

易于发生动脉瘤的脑血管壁的外层、中层较薄,弹力纤维少,内膜层厚,有较发达的弹力膜。

1. 先天性因素 如动脉壁肌层缺损。

2. 动脉粥样硬化或高血压改变 为大多数囊性动脉

瘤的病因,可能伴有先天的因素。

3. 感染 身体各部的感染皆可以小栓子的形式经血液播散停留在脑动脉的终末支,少数栓子停留在动脉分叉部。

4. 外伤 由于异物、器械、骨片等直接伤及动脉管壁,或牵拉血管造成管壁薄弱,形成真性或假性动脉瘤。

三、部位

1. 85%~95% 位于颈动脉系统 主要包括后交通动脉段、前交通动脉段和大脑中动脉段。

2. 5%~15% 位于后循环 基底动脉段、基底动脉分叉处、椎动脉 - 小脑后下动脉分叉处。

四、分级

Hunt 及 Hess 将颅内动脉瘤病人按照手术的危险性分成五级(Table 5-32-1):

I级 无症状,或轻微头痛及轻度颈强直。

II级 中度及重度头痛,颈强直,除有脑神经麻痹外,无其他神经功能缺失。

III级 倦睡,意识模糊,或轻微的局灶性神经功能缺失。

IV级 木僵,中度至重度偏侧不全麻痹,可能有早期的去脑强直及自主神经系统功能障碍。

V级 深昏迷,去脑强直,濒死状态。

若有严重的全身疾患如高血压、糖尿病、严重动脉硬化、慢性肺病及动脉造影上有严重血管痉挛要降一级。

Table 5-32-1　Hunt and Hess grading system

Grade	Hunt and Hess scale
I	Asymptomatic or mild headache, slight nuchal rigidity
II	Moderate to severe headache, nuchal rigidity, but no other neurological deficit (except cranial nerve palsy)
III	Mild focal deficit, drowsiness or confusion
IV	Stupor, moderate to severe hemiparesis, possible early decerebrate rigidity and vegetative nerve functional disturbances
V	Deep coma, decerebrate rigidity, moribund

五、临床表现

(一) 颅内出血

动脉瘤出血的表现方式有两种:单纯蛛网膜下隙出血,占 85%。颅内血肿,占 15%。各种活动及情绪激动所引起的血压波动是诱发动脉瘤破裂的重要原因。蛛网膜下隙出血表现为突然头痛、呕吐、意识障碍、癫痫样发作、脑膜刺激征等。动脉瘤破裂的危险是永久的,颅内动脉瘤破裂后早期易发生再出血。

(二) 局灶体征

颅内动脉瘤可以出现周边的神经和血管压迫,引发压迫性局灶症状。除瘤体的直接压迫外,动脉瘤出血或有血肿形成都会引起局灶症状。动眼神经位于颈内动脉的外后方,因此,颈内动脉 - 后交通动脉瘤最易造成动眼神经麻痹。

(三) 脑缺血及脑动脉痉挛

脑血管痉挛是蛛网膜下隙出血后引起病残和死亡的最常见原因。Hunt 和 Hess 分级越高,脑血管痉挛发生率越高。脑血管痉挛主要发生在 Willis 动脉环及其周围。蛛网膜下隙出血后 7 天,影像学检查可见 30%~70% 病人有脑血管痉挛,而症状性血管痉挛只见于 20%~30% 蛛网膜下隙出血病人。蛛网膜下隙出血造成脑损害使脑皮质对缺血的耐受性减弱而加剧缺血症状(Box 5-32-1)。

Box 5-32-1　脑血管痉挛 vasospasm

1. 定义 脑血管痉挛见于蛛网膜下隙出血病人中,为致死和致残的主要原因之一,是动脉瘤手术术后常见的并发症,也可见于脑外伤、脑膜炎病人。表现为脑血管造影中见到一条或多条脑底部大血管的管腔明显变窄,或者是蛛网膜下隙出血后出现迟发性神经功能缺损

2. 临床表现和辅助检查 表现为蛛网膜下隙出血病人的意识障碍程度和局灶症状加重,昏迷,甚至死亡等。其出现时间多为出血 3~4 d 后,高峰时间为 7~10 d。经颅多普勒(transcranial Doppler)、CT、MRA、脑血管造影等检查均可以监测和检查脑血管痉挛

3. 治疗

(1) 三 "H" 治疗(triple H therapy) hypervolemia,hypertension,hemodilution

(2) 药物治疗 尼莫地平(nimodipine)、罂粟碱(papaverine)等药物

(3) 其他治疗 清道夫手术或者球囊扩张术等方法

六、影像学检查

(一) CT

90% 的破裂动脉瘤通过 CT 可发现出血征象。出血的分布形式可提示动脉瘤的部位:如后交通动脉瘤的出血多分布在鞍上池、基底池或形成颞下血肿。最新发展的 CTA(CT 血管成形)技术可发现绝大多数的颅内动脉瘤,此项检查正在逐步取代传统的脑血管造影术。

(二) MRI 和 MRA 检查

对于大的颅内动脉瘤,MRI 不仅可显示动脉瘤瘤腔,还可显示动脉瘤瘤壁、瘤内血栓以及动脉瘤与周围结构的关系。

（三）脑血管造影

脑血管造影是颅内动脉瘤诊断的金标准，对每一例疑有动脉瘤的病人都应进行尽可能充分的脑血管造影。其目的有：发现颅内动脉瘤；显示动脉瘤的颈部，为血管内栓塞治疗提供最佳工作角度；显示动脉瘤邻近血管，或从动脉瘤上发出的血管；检查有无多发动脉瘤；检查有无动脉痉挛存在。三维数字减影血管造影（3D DSA）可从多个角度对动脉瘤进行分析，在了解动脉瘤颈的情况、动脉瘤与毗邻血管的关系等方面要明显优于普通脑血管造影。

七、治疗选择

（一）内科处理

1. 控制高血压，持续应用钙通道阻滞剂。

2. 持续卧床 1 周后，可在床边活动。

3. 对症及支持治疗。

（二）血管内治疗

血管内栓塞治疗主要考虑的因素是动脉瘤的大小、动脉瘤囊与颈的比例，而对动脉瘤的位置则要求不高。血管内介入治疗的真正禁忌证为不可纠正的出血性疾病或出血倾向。很多因素能影响介入治疗的成功与否：①血管迂曲及动脉硬化。②各种原因造成的动脉管腔过分狭窄。③动脉瘤太小，导管无法进入。④动脉瘤颈过宽，再塑形技术也不能使微弹簧圈停留在动脉瘤腔内，而血管内支架置入又存在一定的困难。

血管内介入栓塞治疗分为动脉瘤栓塞和载瘤动脉闭塞两种基本方法。动脉瘤栓塞是将栓塞材料（如弹簧圈、球囊）填充进动脉瘤腔内，使血流不再进入动脉瘤腔内。载瘤动脉闭塞是用栓塞材料将动脉瘤近端的血管闭塞，使动脉瘤极其远端血管没有血流通过。但在闭塞载瘤动脉前，必须做 30 min 的载瘤动脉球囊闭塞试验（balloon occlusion test，BOT），以了解病人能否耐受脑缺血。

关于颅内动脉瘤是选择血管内栓塞治疗，还是开颅动脉瘤夹闭术，2002 年一项国际动脉瘤治疗研究报告显示，血管内栓塞组病人一年的转归明显优于外科夹闭组，长期转归也表现出更好的趋势。

（三）外科治疗

采用开颅术方法，用动脉瘤夹将动脉瘤颈直接夹闭，使其从正常血液循环上分离开。动脉瘤手术目的：预防动脉瘤破裂或进一步扩大，同时需保留正常血管，并最大程度地减少脑损伤和颅神经损伤。动脉瘤颈夹闭术的关键技术是保持正常载瘤血管的通畅，手术中可利用微多普勒探头来探测载瘤血管是否通畅。开颅术行动脉瘤夹闭术后，80% 以上的病人恢复良好，或有轻微的神经功能缺失，围术期死亡率在 3% 以下，其中 I～IV 级动脉瘤手术死亡率在 2% 以下。手术效果与病人术前动脉瘤分级有密切关系，分级越轻，手术效果越好。I～II 级病人 90% 以上术后良好，而 V 级病人手术死亡率在 80% 以上。

第二节 / 颅内血管畸形

本节要点 (Key concepts)

- **Background**

Arteriovenous malformations (AVMs) are a congenital disorder of the connections between veins and arteries in the vascular system. AVMs are usually thought to be formed in the fetal stage of the neurovascular development.

- **Clinical presentation**

Headache, seizures, SAH, and progressive neurological deficit, cerebral steal syndrome.

- **Diagnosis**

CT、MRI、MRA、DSA.

- **Treatment**

Microsurgical excision, endovascular embolization, and stereotactic radiosurgery.

一、分类

颅内血管畸形分为四类：动静脉畸形、海绵状血管瘤、毛细血管扩张和静脉畸形。在颅内血管畸形中，临床上最为常见的是动静脉畸形，故这里主要介绍动静脉畸形。

二、病因

颅内动静脉畸形是一种先天性疾病。在胚胎早期，原始的动静脉是相互交通的，以后由于局部血管发育异常，动静脉血管仍然以直接沟通的形式遗留下来。由于缺少正常毛细血管的阻力，血液由动脉直接进入静脉，使静脉因压力增加而扩张，动脉因供血增加而增粗，同时，由于侧支循环形成及扩大，形成了迂曲、粗细不等的畸形血管团。

三、临床表现

其症状因动静脉畸形的部位、大小、有否出血或缺血而定，出血或引起癫痫是动静脉畸形最常见的临床表现。有的病人有长期顽固性头痛。

1. 出血 这是颅内动静脉畸形最常见的症状，占52%~77%，半数以上在16~35岁之间发病。出血可至脑实质、脑室内或蛛网膜下隙。

2. 癫痫 可单独出现，也可在颅内出血时发生。占全部病人的15%~47%，动静脉畸形病人发生癫痫的原因是：动静脉短路使脑局部缺血，邻近脑组织胶质样变；颞叶动静脉畸形的点火作用。

3. 头痛 多数是颅内出血的结果，除此而外，约43%的病人在出血前即有持续性或反复发作性头痛。

4. 局灶症状 由血管畸形部位、血肿压迫、脑血液循环障碍及脑萎缩区域而定。额叶：常出现癫痫大发作、额部头痛、智力和情感障碍。颞叶：常见有颞叶癫痫、幻视、幻嗅。顶枕叶：局灶性癫痫较为多见。

四、影像学检查

动静脉畸形的诊断依靠脑血管造影或磁共振成像。

(一) 脑血管造影

脑血管造影可显示明确的供血动脉、畸形血管团和引流静脉，此三个特点是诊断脑动静脉畸形的特征性标准。一般动静脉畸形是由数根供血动脉、一个畸形血管团和数根引流静脉组成。

(二) CT 扫描

CT 扫描对出血范围、血肿大小、脑积水也有很高的诊断价值。脑动静脉畸形无血肿者，CT 平扫可见团状聚集或弥散分布的蜿蜒状及点状密度增高影，其间则为正常脑密度或小囊状低密度灶。增强后上述的密度轻度增高影像更加显著，提示主要为畸形血管内含血量增多所致。如有新鲜血肿，则血管畸形的影像被掩盖，难以辨认。

(三) 磁共振影像(MRI)及磁共振血管造影(MRA)

磁共振成像对显示动静脉畸形的供血动脉、病灶(血团块)、引流静脉、占位效应、病灶与功能区的关系均优于CT。主要诊断依据是蜂窝状血管流空低信号影(快速血流)。磁共振扫描还具有血管造影的功能，不需要注射任何造影剂，便能显示脑的正常和异常血管，以及出血及缺血等，与血管造影不同，是断面上的血管显影而已。

五、治疗

动静脉畸形治疗目的是阻断供血动脉及去除畸形血管团，预防病灶出血。

(一) 手术治疗

手术治疗包括供血动脉结扎术、动静脉畸形切除术及联合栓塞术。手术治疗适应证：AVM 伴有大量出血者；顽固性癫痫，保守治疗无效者；顽固头痛不能缓解；精神智力障碍进行性发展者。手术切除畸形血管团的基本原则：先电凝阻断供血动脉，小心分离病灶，最后电凝阻断引流静脉。手术切除颅内动静脉畸形的手术病死率为1%左右。

(二) 血管内栓塞的适应证

1. 巨大 AVM(>6 cm)者。

2. 功能区或深部 AVM。

3. 小脑 AVM。

4. 高流量 AVM。

5. 混合型 AVM(即脑 AVM 合并硬脑膜 AVM)。

6. AVM 开颅手术前栓塞治疗。

血管内栓塞技术要点：多经股动脉穿刺插管，将微导管经输送管送至脑 AVM 病灶近端的供血动脉处，用栓塞材料(医用胶体、丝线段、球囊、微粒)将供血动脉或畸形血管团闭塞。

(三) 立体定向放射治疗

立体定向放射治疗包括伽玛刀及带直线加速器的立体定向放射治疗技术。立体定向放射治疗脑动静脉畸形(AVMs)是近 20 年来在立体定向手术基础上发展起来的一种新的治疗方法。它是利用射线束代替立体定向探针，通过定向引导放射治疗 AVMs，使其皱缩、破坏、血栓形成而达到治疗目的。其两年内的血管病灶闭塞率在80%以上。这种方法不用开颅，故又称非侵入性治疗方法。其治疗的适应证为：颅内深部病灶、直径在 2.5 cm 以内或不能承受开颅手术的病人。存在的主要问题：在等待疗效期间，畸形血管病灶可能再出血。

第三节 / 颈动脉海绵窦瘘

本节要点 (Key concepts)

- **Definition**

Carotid cavernous fistula is the abnormal communication between the carotid system and the cavernous sinus.The most popular classification divide CCF into 4 types according to the type of feeding artery.

- **Clinical presentation**

Proptosis, chemosis, ocular bruit, vision loss, diplopia, etc.

- **Diagnosis**

CT、MRI scan with MRA/MRV、cerebral angiography.

- **Treatment**

Endovascular treatment including the transarterial and transvenous approaches.

一、颈动脉海绵窦瘘(carotid cavernous fistula, CCF)的病人和分类

CCF 可根据病因分为自发性和外伤性,根据瘘口的流速分为高流速和低流速,根据血管结构分为直接瘘(颈内动脉和海绵窦直接交通)和间接瘘(脑膜的供血动脉和海绵窦交通)。Barrow 根据供血动脉将 CCF 比较全面地分为 4 种类型:①A 型,为颈内动脉主干和海绵窦之间的直接瘘,通常为高流速;②B 型,供血动脉为颈内动脉供应硬脑膜的分支,比较少见;③C 型,供血动脉为颈外动脉供应硬脑膜的分支;④D 型,供血动脉为颈内动脉和颈外动脉供应硬脑膜的分支。

(一)外伤和医源性血管损伤

车祸是外伤性 CCF 的最常见原因,其次是坠落伤和穿刺伤。医源性血管损伤所致的 CCF 比较少见,主要有经筛或经蝶活检和垂体瘤切除。

(二)自发性

海绵窦颈内动脉瘤破裂,肌纤维发育不良和 Ehlers-Danlos 综合征或弹性纤维假黄瘤所致动脉血管壁异常,炎症如梅毒性和真菌性动脉炎等,雌激素水平降低,先天性因素等。

二、颈动脉海绵窦瘘的临床表现

1. 突眼　眶内静脉压力增高,静脉迂曲使眶内容物增加使眼球向前突出。

2. 结膜充血水肿　动脉压力传至结膜静脉使其扩张迂曲。结膜充血有时会单独存在,常被误诊为结膜炎。

3. 颅内杂音　颅内杂音是 CCF 常见的症状和体征,但低流量的 CCF 可无颅内杂音。多数情况下,患侧眶部和颈部杂音听诊最清楚,压迫颈总动脉时杂音可减弱或消失。

4. 复视　复视可见于 50% 的 CCF 的病人,是由眼外肌麻痹造成的。

5. 脑神经功能障碍　展神经最容易受损,CCF 可有三叉神经、面神经的损伤。

6. 眼内压升高和视力障碍　CCF 可造成眼内压升高,眼内压升高可造成视力障碍,即青光眼。

三、颈动脉海绵窦瘘的诊断

对于大多数病人,结合病史和典型的临床表现,如突眼、结膜充血水肿、颅内杂音等即可做出诊断。

脑血管造影是 CCF 诊断的金标准和制定治疗方案的重要依据。脑血管造影发现颈动脉和海绵窦之间异常交通即可做出诊断,同时还可了解 CCF 瘘口的位置和大小。

四、颈动脉海绵窦瘘的治疗

血管内栓塞治疗是治疗 CCF 的首选方法。经血管的途径有:经动脉途径栓塞和经静脉途径栓塞,用可脱性球囊或栓塞材料将瘘口闭塞。其疗效与 CCF 的病理类型有关,绝大多数 A 型瘘口经动脉途径用球囊或栓塞材料能成功闭塞瘘口。而 B 型、C 型和 D 型瘘口需要根据引流静脉的情况,经静脉途径栓塞瘘口。

第四节 / 缺血性脑血管病

本节要点 (Key concepts)

● **Background**

Cerebral ischemia is a condition that the brain or parts of the brain cannot receive enough blood or maintain normal neurological function.It may be a result of arterial obstruction such as embolus from atherosclerotic plaque.Brain ischemia is ususlly divided into three types: transient ischemic attack, reversible ischemic attack, complete stroke.

● **Clinical presentation**

Symptoms and signs of ischemic stroke depend on the anatomic location and development speed.Patients may have vision loss, hemiparesis, aphasia, paresthesia, etc.

● **Diagnosis**

Neurological examination, CT, MRI, Doppler ultrasound.DSA is the gold standard examination.

● **Prevention and treatment**

Pharmacological prevention

Aspirin and other antiplatelet drugs are effective in cerebral ischemia prevention; antihypertensive therapy; statins.

Surgery

Carotid endarterectomy is useful in the prevention.

Endovascular treatment

Carotid angioplasty and carotid artery stenting.

一、病因

有 70%~80% 的缺血性脑血管病是由于脑血管以外的栓子脱落进入颅内血管引起栓塞所致，其中颈内动脉狭窄和粥样硬化斑块脱落栓塞颅内血管约占 60%。北美每年缺血性脑卒中人群发病率约为 0.3%，每年约有 60 万人发病，其中 40% 导致致命性残废或死亡；为治疗和预防缺血性脑卒中，每年约有 13 万人接受颈内动脉内膜切除术。血液高凝状态和血液黏滞度增高也是其发病原因之一。

二、分类

依据栓子脱落的大小和栓子进入颅内血管次数的多少，缺血性卒中可分为：①短暂性脑缺血发作 (transient ischemic attack，TIA) 是指局灶性神经功能缺失在 24 h 内恢复。约 70% TIA 的病人多在 10 min 内缓解。②可逆性脑缺血发作 (reversible ischemic neurologic deficit，RIND) 是指局灶性神经功能缺失持续在 24 h 以上，在一周内完全缓解。据统计此种病人占缺血性脑血管病的 2.5%。③完全

性脑卒中 (complete stroke，CS) 是指由于脑局部或脑干血液灌注不足引起的完全性或永久性神经功能缺失。

三、临床表现

有症状性的脑动脉狭窄：可有头痛、头晕和视网膜中心动脉供血不足引起的一过性黑矇，一侧大脑中动脉供血不足引起对侧运动和感觉缺失，优势半球缺血则发生语言障碍。无症状性的脑动脉狭窄：病人无症状，需经仪器检查可见颈动脉狭窄。

四、影像学检查

1. 数字减影血管造影 (DSA)　被认为是诊断的金标准，同时也可判断动脉狭窄程度，为临床治疗提供可靠依据。颈动脉狭窄程度 (%)=(1- 狭窄动脉内径 / 正常颈内动脉管径)×100%。

2. B 超　无创性 B 超对于筛选颈动脉狭窄和粥样硬化斑块也是简单、经济、有效的方法，可见动脉内血流的"线样征" (string sign)，据统计诊断可靠性达 97%，也可作为手术依据。

五、治疗

(一) 内科治疗

阿司匹林是目前最常用的药物,急性期成人一般为300 mg 口服,一日一次。此外尚要治疗原发性高血压,控制血糖水平,血液黏滞性增高者要给予适当抗凝治疗,降低血脂和停止吸烟等措施。

(二) 外科治疗(颈动脉内膜切除术)

对于狭窄程度大于 70% 的症状性颈动脉狭窄病人,颈动脉内膜切除术的效果明显优于内科治疗。对于狭窄程度为 50%~69% 的症状性颈动脉狭窄病人,这种优势降低,而对于无症状的病人,这种优势进一步降低。依据病人的神经功能缺失程度、全身情况、颈部和颅内血管狭窄以及粥样硬化四个因素的危险性进行综合评价,将颈动脉内膜切除术的致残率和死亡率分为 IV 级:I 级为病人神经功能稳定,一般情况良好,仅单纯颈动脉狭窄,没有动脉壁的粥样硬化斑块,其病人的死亡率为 1%;对于神经功能稳定但没有全身系统疾病,颈动脉造影有对侧阻塞和狭窄或其他血管复合性改变者为 II 级,其致残率和死亡率为 1.8%;对有全身系统性疾病者为 III 级,手术死亡率为 4.0%。除血管疾病外,有神经功能不稳定者危险因素为 IV 级,手术死亡率为 8.5%。血管内膜切除术后的缺血性脑卒中发病率为 1.1%,1 年死亡率和缺血性脑卒中全部发病率为 5.4%,手术后 5 年脑卒中危险性减少 53%。目前,颈动脉内膜切除术已经作为缺血性脑卒中的有效治疗方法。

(三) 血管成形术和支架放置术(angioplasty and stent placement for atheromatous cerebrovascular diseases)

1. 颅外段脑血管的血管成形和支架放置术 对于合并对侧颈动脉闭塞、颈动脉内膜切除术后再狭窄者、手术难以到达病变部位或手术风险大的颈动脉狭窄者,宜采取颈动脉支架放置术。相对于颈动脉内膜切除术,该操作具有以下优点:①支架放置术无脑神经损伤的危险,而颈动脉内膜切除术所造成的脑神经损伤为 2%~12.5%。②不需要全麻,操作过程中可随时观察病人的神经功能状况,一旦出现意外情况可随时终止治疗。③术后恢复快。

2. 颅内段脑血管的血管成形术 用于蛛网膜下隙出血所致的脑血管痉挛和颅内动脉粥样硬化狭窄性疾病。主要介绍颅内动脉粥样硬化狭窄性疾病的血管成形术。方法有两种:

(1) 单纯球囊成形术 一般用于严格内科治疗无效的病人。单纯球囊成形术的主要并发症有脑梗死、夹层动脉瘤、假性动脉瘤、血管破裂、小穿动脉闭塞等。近期脑梗死是血管成形术的相对禁忌证。

(2) 颅内段血管的支架放置术 支架放置术要比单纯球囊成形术更安全有效,支架的放置可防止血管回缩,在一定程度上也可减少医源性血管夹层的发生。

(吴中学)

第 33 章

中枢神经系统肿瘤

本章要点 (Key concepts)

Neoplasms affecting central nervous system (CNS) are classified into primary tumors that originate in central nervous system, or secondary tumors (metastatic tumor) that spread from other part of the body. The most recent WHO classification of CNS neoplasms was made in 2007, in which CNS neoplasms are classified into 7 types: tumors of neuroepithelial tissue, tumors of the meninges, tumors of the sellar region, tumors of cranial and paraspinal nerve, germ cell tumors, lymphomas and haematopoietic neoplasms, metastatic tumors. CNS tumors account for 1.4% of all tumors, and 2.4% of all tumor deaths.

颅内肿瘤和椎管内肿瘤统称为中枢神经系统(central nervous system, CNS)肿瘤。依据肿瘤来源不同, WHO (2007 年)将 CNS 肿瘤分为七大类:①神经上皮性肿瘤:包括星形细胞瘤、少突胶质细胞瘤、室管膜瘤、脉络丛瘤等。②脑神经和脊旁神经肿瘤:包括神经鞘瘤、神经纤维瘤等。③脑(脊)膜肿瘤。④淋巴瘤和造血系统肿瘤。⑤生殖细胞肿瘤:包括生殖细胞瘤、畸胎瘤等。⑥鞍区肿瘤:包括颅咽管瘤、垂体细胞瘤等。⑦转移性肿瘤。

第一节 / 颅内肿瘤概述

本节要点 (Key concepts)

- **Background**

Intracranial tumors occur in 10 out of 100 000 people per year. They are commonly located in the posterior fossa and midline in children, and cerebral hemisphere in adults.

- **Clinical presentation**

a. Intracranial hypertension: headache, vomiting, papilledema;

b. Focal neurological symptoms: new onset of epilepsy, hemiparesis, aphsia, ataxia, bitemporal hemianopsia, hyperprolactinaemia, hypopituitarism, tremor.

- **Diagnosis**

CSF examination. Blood test: HCG and prolactin level. Neuroimaging: plain film, computed tomography, magnetic resonance imaging, positron emission tomography.

- **Treatment**

Reduce intracranial pressure: diuretics, mannitol, external ventricular drainage. Antiepileptic drugs (AEDs). Surgery: surgical resection, CSF shunt, decompression. Others: radiotherapy and chemotherapy.

一、流行病学

颅内肿瘤的平均年发病率为每年 10/10 万,可发生于任何年龄,性别差异不明显。儿童颅内肿瘤好发于后颅窝及中线部位;成年人以大脑半球神经上皮性肿瘤多见;老年人则以胶质母细胞瘤和转移癌占优。CNS 肿瘤的年患病率约占全部肿瘤的 1.4%,年死亡率则占 2.4% 左右。

二、病因学

病因尚不明。目前认为其相关因素可能有:遗传因素、物理和化学因素、致瘤病毒、胚胎残留。

三、临床表现

因肿瘤的发生部位和病理学类型而异,呈进行性发展病程,包括一般和局灶性的症状与体征。

(一) 颅内压增高

颅内压增高常呈慢性、进行性加重过程。原因是肿瘤不断增大、瘤周脑水肿以及脑脊液循环受阻引起的脑积水等。表现为头痛、恶心和呕吐,呕吐多为喷射状,吐后头痛可有所缓解,视盘水肿和视力减退。可出现精神不安或淡漠、意识模糊,甚至昏迷。严重者可出现生命体征的变化,包括呼吸、脉搏减慢、血压升高等,称为库欣综合征。

(二) 局部症状

局部症状是肿瘤对周围脑组织的直接压迫和(或)破坏所致,以下为几个典型部位的定位症状。

1. 大脑半球肿瘤 早期出现局部刺激症状,如癫痫、幻听、幻视等。晚期出现破坏症状,如肌力或感觉减退、视野缺损等。额叶肿瘤多见精神症状和癫痫;颞叶肿瘤表现为幻嗅、幻视和视野缺损;顶叶肿瘤可有肢体麻木等异常感觉;优势半球侧的额下回肿瘤可有失语;角回和缘上回者可导致失算、失读、失用及命名性失语。

2. 蝶鞍区肿瘤 较早出现内分泌功能障碍及视力和视野改变。双颞侧偏盲为其视野缺损的典型表现。

3. 松果体区肿瘤 可导致导水管上口闭塞引发脑积水和 ICP 增高。当肿瘤压迫四叠体时出现上视不能(Parinaud 综合征)。

4. 颅后窝肿瘤 小脑半球肿瘤症状:主要表现为患侧肢体共济失调如肌张力减退、腱反射迟钝和水平眼震。小脑蚓部肿瘤症状:躯干性和下肢远端的共济失调。小脑脑桥角肿瘤症状:耳鸣、听力下降、面肌抽搐、声音嘶哑、饮水呛咳等。脑干肿瘤症状:病变节段同侧的脑神经功能障碍以及对侧节段下的锥体束征,称为交叉性麻痹。

四、辅助检查

辅助检查主要包括实验室和神经放射学检查。可以对病变的部位、性质等进行全方位的观察。

(一) 实验室检查

CSF 检查对于神经内外科疾病的诊断、鉴别诊断、疗效观察和预后判断均有重要意义,对于无明显 ICP 增高的颅内肿瘤病人可了解 CSF 的压力和蛋白质含量。对 ICP 增高者腰椎穿刺取 CSF 应谨慎,对 ICP 显著增高者腰椎穿刺取 CSF 为禁忌。激素检查:对于垂体瘤诊断和鉴别诊断具有重要作用,如血催乳素水平增高可确立催乳素腺瘤的诊断。血清人绒毛膜促性腺激素(HCG)有助于生殖细胞肿瘤的诊断与鉴别诊断。

(二) 神经放射学检查

颅内肿瘤的影像学表现包括肿瘤本身的直接征象,以及肿瘤引起的周围组织继发改变等间接征象。直接征象有肿瘤的部位、数目和大小、边缘形态、内部结构和 CT 值等,间接征象有正常脑组织结构的移位和脑水肿、脑积水、骨质改变等。

1. CT 不同组织具有相异的 CT 值,如钙化的 CT 值为 100~200 HU,急性血肿的 CT 值 85~95 HU,脂肪的 CT 值 -70 HU。脑脊液为低密度,脑实质呈等密度,血液和钙化则呈高密度改变,脂肪为负密度。不同的肿瘤可以表现为低密度、等密度或高密度。静注造影剂后肿瘤多表现为高密度影,如果肿瘤血供少,吸收的造影剂少则肿瘤常不被增强。

2. MRI 包括 T_1 和 T_2 加权像、质子密度加权像及其他功能性成像,具有优良的软组织分辨率。颅内肿瘤的 MRI 基本征象包括高信号、低信号、等信号和混杂信号,可间接反映肿瘤性质;肿瘤邻近正常结构移位;脑积水(为梗阻部位以上的脑室扩大,脑室旁可有水肿影)。应用造影剂后肿瘤常可被强化,显示为高信号,有助于了解肿瘤的血供程度。

3. DSA 一种有创性检查,可提供肿瘤的血供情况、与邻近血管或静脉窦的关系等信息。如血管母细胞瘤 DSA 检查可提示供血动脉、引流静脉,并可于术前行栓塞以利于手术的施行;窦旁脑膜瘤造影可了解静脉窦是否闭塞,帮助确定术中是否可以离断累及的静脉窦,增加全切除可能和手术疗效。

五、诊断与鉴别诊断

颅内肿瘤的诊断包括定位和定性诊断两个方面,两者相互不同又存在联系,特征性的临床表现和影像学表现有助于定位和定性诊断。详尽的问诊和体格检查是必需的,CT 和 MRI 等可直观地观察颅内情况,在颅内肿瘤的诊断中占有重要的地位。影像学技术的发展基本解决了定位诊断问题。而判定病变的性质(定性诊断)需要详细地了解临床表现和肿瘤的影像学特征(Box 5-33-1)。

Box 5-33-1　颅内肿瘤的诊断与鉴别诊断

1. 颅内肿瘤的诊断
(1) 考虑颅内有无肿瘤? 肿瘤位于何处? 肿瘤的性质如何
(2) 进行详尽的问诊和体格检查,其临床表现主要包括一般和局灶性症状和体征
(3) 借助现代影像学技术等辅助检查手段
2. 颅内肿瘤的鉴别诊断所依据的重要条件
临床表现和影像学特征

六、治疗

颅内肿瘤的治疗主要包括:降低 ICP 的措施、手术治疗、放射治疗、化学治疗等。

(一) 降低 ICP 的治疗

降 ICP 治疗手段主要包括脱水治疗和 CSF 外引流。常用脱水剂有渗透性脱水剂和利尿性脱水剂,前者以 20% 甘露醇为代表,后者常用呋塞米。使用过程中要特别注意维持水、电解质平衡。侧脑室穿刺外引流术可快速缓解高颅压状态,同时监测 ICP,并获取 CSF 以行实验室检查。

(二) 手术治疗

手术切除颅内肿瘤是最有效的治疗方法,按手术切除范围分为全切除术和部分切除术。其目的是切除病灶和降低 ICP,原则是最大范围地切除肿瘤和最大可能地保护神经组织,应尽可能将肿瘤全切除,包括瘤周受侵的部分脑组织。特殊脑功能区如基底核区、脑干和下丘脑的肿瘤则要严格控制切除范围。

(三) 放射治疗

多数颅内肿瘤对放射线有不同程度的敏感性。术后辅以放疗可以减少复发和延长病人生存期。对于某些放疗高度敏感的肿瘤如生殖细胞瘤,可作为其首选的治疗方法。颅内肿瘤放射治疗大体上有体内和体外照射法。体内照射法即将放射性核素植入肿瘤组织内进行放疗,又称间质内放疗,该方法可以减少对正常脑组织的放射性损伤。体外照射法包括普通放射治疗、直线加速器治疗和伽玛刀治疗。

(四) 化学治疗

部分颅内恶性肿瘤如淋巴瘤、生殖细胞瘤、星形细胞肿瘤、髓母细胞瘤等对化疗具有一定的敏感性。化疗可延长病人的中位生存期。常用的化疗药有细胞周期非特异性药物和细胞周期特异性药物,前者主要有烷化剂(如环磷酰胺、替莫唑胺等)、亚硝基脲类(如卡莫司汀、洛莫司汀等),后者主要有抗代谢药(如甲氨蝶呤、氟尿嘧啶、阿糖胞苷等)、生物碱(如长春新碱等)。常用不同药物的联合化疗方案进行化疗。但是,血脑屏障的存在在一定程度上阻断了药物进入脑内的能力,故应选用脂溶性高、相对分子质量小、非离子化的药物进行化疗。

第二节 / 常见颅内肿瘤

本节要点 (Key concepts)

Astrocytic tumors comprise a wide range of neoplasms such as pilocytic astrocytomas, anaplastic astrocytomas, glioblastoma multiforme. Patients may have symptoms and signs of raised ICP or other focal neurological signs.

Oligodendrogliomas arise from brain cells called oligodendrocytes. They are more common in adults and supratentorial space. Epilepsy is the main symptom.

Ependymomas tumors locate at the floor of fourth ventricle or lateral ventricle. Hydrocephalus is the main symptom when CSF pathway is obstructed. Treatment includes surgical resection, postsurgical radiotherapy and chemotherapy.

Medulloblastomas are highly malignant CNS tumors. Hydrocephalus is the main symptom due to the blockage of fourth ventricle. Tumors should be excised maximally. Other treatments include radiotherapy of entire neuraxis and chemotherapy. Hydrocephalus may be controlled by ventriculoperitoneal shunt.

Acoustic neuromas, also called vestibular schwannomas, are primary benign intracranial tumors which most arising from vestibulocochlear nerve. Cerebellopontine angle syndrome is the main symptom of acoustic neuroma.

Meningiomas are benign tumors which are the second most frequent intracranial tumors after gliomas. Patients may have seizure, paralysis, raised ICP, etc.

CNS germ cell tumors are divided into germinoma, embryonal carcinoma, yolk sac tumor, choriocarcinoma, teratoma, and mixed germ cell tumors. It occurs more commonly in the midline, pineal region, suprasellar region.

Pituitary adenomas are benign tumors, which are the third most frequent intracranial tumors after gliomas and meningiomas. They could be divided into secreting and nonsecreting adenomas, or into basophilic, acidophilic, chromophobic subtypes, or into PRL-secreting, GH-secreting, ACTH-secreting, and FSH or TSH-secreting adenomas.

Craniopharyngiomas are congenital benign tumors, which are the most frequent pediatric tumors of sellar region. Craniopharyngiomas can be divided into adamantinomatous and papillary types. Patients may present with symptoms of raised ICP, impaired visual field and visual acuity, dysfunction of endocrinology.

一、神经上皮性肿瘤

神经上皮细胞可分化成神经元和胶质细胞。因来源于神经元的肿瘤发生率很低,且大多伴有胶质细胞成分,故将神经上皮性肿瘤统称为胶质瘤。胶质瘤是颅内肿瘤中发病率最高者,占到颅内肿瘤的45%~50%,其发病机制尚不清楚(Box 5-33-2)。

Box 5-33-2　神经上皮性肿瘤

思考问题
(1) 简述神经上皮性肿瘤的分类和流行病学
(2) 儿童最常见的颅后窝恶性肿瘤是什么? 应如何进行治疗

(一)星形细胞肿瘤

星形细胞肿瘤是最常见的胶质瘤,占胶质瘤的21.2%~51.6%,颅内肿瘤的13%~26%;男女之比约为3:2;可发生于任何年龄,31~40岁是其发病高峰。星形细胞肿瘤可发生于中枢神经系统的任何部位,一般儿童多见于幕下,成人多发生于大脑半球和丘脑、基底核区。发生于幕上者以额叶及颞叶最多,顶叶次之,枕叶较少;幕下者多位于小脑半球和第四脑室,也可位于小脑蚓部和脑干。

WHO将星形细胞肿瘤分为毛细胞性星形细胞瘤、室管膜下巨细胞性星形细胞瘤、多形性黄色星形细胞瘤、弥漫性星形细胞瘤、间变性星形细胞瘤、胶质母细胞瘤和神经胶质瘤病。其中边界清楚的毛细胞性星形细胞瘤定为Ⅰ级,细胞学上具有异型表现的弥漫性星形细胞瘤定为Ⅱ级,间变性星形细胞瘤为Ⅲ级,胶质母细胞瘤为Ⅳ级,级别越高恶性度越高。星形细胞瘤常指低级别星形细胞肿瘤(Ⅱ级),主要位于白质,呈浸润性生长,无明显边界,肿瘤生长缓慢,病程平均2年,可长达10年。

大脑半球的星形细胞瘤发病缓慢,多数先出现因肿瘤直接破坏所致的定位体征和症状,然后是ICP增高的症状。大约有60%的大脑半球星形细胞瘤病人出现癫痫,其中约1/3的病人以癫痫为首发或主要症状。癫痫发作类型与肿瘤所在部位有关,如额叶多为癫痫大发作,颞叶表现为精神运动性发作。当额叶肿瘤侵及胼胝体至对侧半球时,病人表现出明显的精神障碍,包括反应迟钝、注意力涣散、情感异常、记忆力减退、定向力及计算力下降等。

小脑星形细胞瘤因较早影响CSF循环通路,ICP增高症状出现早。小脑半球肿瘤病人表现为单侧肢体的共济失调、眼球水平震颤;小脑蚓部肿瘤病人可有静止性共济失调、小脑步态等;严重的小脑受损可出现小脑性语言。

脑干星形细胞瘤进展较快,早期出现脑神经损害表现和锥体束征,而ICP增高的症状常见于晚期。

结合病史和影像学检查做出合理诊断。影像学检查中,CT多呈边界清楚、均匀的低密度影,CT值介于14~25 HU。多数病灶周围无水肿带。注射造影剂后一般不增强或轻度增强。MRI常表现为T_1WI呈低信号、T_2WI和FLAIR为高信号,信号强度均匀,瘤周水肿轻微,有或无占位效应,注射Gd-DTPA后增强不明显;罕见出血。

治疗以手术切除为主。大脑半球肿瘤一般可手术切除,如位于非功能区可连同脑叶一并切除。但是,一般情况下实质性星形细胞瘤难以达到真正意义上的完全切除,术后应辅以放疗和化疗以延长病人生存时间。如术后脑积水依然存在,可行侧脑室-腹腔分流术。Ⅰ级的毛细胞性星形细胞瘤全切除后可长期生存。未能全切者可行一定剂量的放疗,不主张化疗。

(二)少突胶质细胞瘤

少突胶质细胞瘤分化良好,呈缓慢浸润性生长,占颅内肿瘤的 1.3%~3.8%，神经上皮性肿瘤的 3%~12%。典型者肿瘤累及皮质和皮质下白质，以额叶居首。肿瘤外观灰红色，质软，周围界限较清，常有钙化。病人病程较长，平均 2~3 年。癫痫为最常见症状。当肿瘤侵袭功能区时可有相应局灶性症状。典型的影像学表现为皮质占位伴部分钙化。CT 表现为低或等密度影，多伴有团块状或散在钙化影。MRI 显示肿瘤边界清楚，伴有轻微水肿，T_1WI 像呈低信号，T_2WI 像为高信号，增强后瘤体可明显强化。治疗以手术切除为主，应尽量做到全切。彻底切除者常可获得较好疗效，部分切除者平均存活 3.3 年。术后放疗有一定效果。

（三）室管膜瘤

室管膜瘤约占颅内肿瘤的 2%~9%，神经上皮性肿瘤的 10%~18.2%。多见于儿童和青年，肿瘤好发于脑室内，3/4 位于第四脑室底，1/4 位于侧脑室。肿瘤外观呈紫红色，切面为淡红色或灰白色，可充满脑室，但与脑室壁有明显边界，仅在发生部位侵入脑室壁。

病程长短以发生部位不同而异，而且临床症状也有很大差别。幕下肿瘤表现为 ICP 增高症状，并伴有步态不稳；幕上者多表现为局部运动障碍、视力障碍和癫痫。CT 显示肿瘤为等密度影，强化不明显，脑积水和钙化常见。MRI 的 T_1WI 像为低或等信号，T_2WI 像为明显高信号。幕下者需与髓母细胞瘤、小脑星形细胞瘤鉴别。

治疗以手术切除为主要手段，但很难做到全切。术中注意保护脑干等重要组织。术后均应行放疗，室管膜瘤对放疗中度敏感。化疗为辅助治疗手段之一。肿瘤容易复发，病人预后不佳。

（四）髓母细胞瘤

髓母细胞瘤为高度恶性肿瘤，有沿 CSF 播散种植倾向。髓母细胞瘤分为促纤维增生/结节型、伴广泛结节型、间变型、大细胞型四型，是儿童最常见颅后窝恶性肿瘤，占儿童颅内肿瘤的 18.5%。发病高峰在 10 岁之前。

病人病程较短，平均 4.1 个月。以梗阻性脑积水导致的 ICP 增高表现为主，可有躯体性共济失调、步态不稳等表现。影像学检查提示肿瘤一般较大（>3.5 cm），伴有梗阻性脑积水。CT 显示为位于小脑蚓部均匀一致的等或高密度影，可有钙化、囊变。MRI 多表现为 T_1WI 像的低或等信号，T_2WI 像为等或高信号，但信号强度特点不突出。肿瘤可被明显强化。

治疗主要是手术切除与术后放疗，部分可辅以化疗。手术应尽量全切肿瘤并恢复 CSF 循环通路。对于 CSF 循环无法畅通者，需行侧脑室-腹腔分流术。放疗范围应包括局部＋全脑＋全脊髓，对于 3 岁以下儿童放疗应慎重。

二、听神经瘤

听神经瘤（acoustic neuroma）起源于前庭上神经的 Schwann 细胞，为良性肿瘤，占颅内肿瘤的 8.43%，是小脑脑桥角区（CPA）最常见的肿瘤。好发于中年人，发病高峰在 30~50 岁。听神经瘤有完整包膜，表面大多光滑，有时可略呈结节状；内部可为囊实性，实质部分灰黄至灰红色，质地硬而脆；囊性部分的囊液呈淡黄色透明状，时有纤维蛋白凝块。

临床表现主要为小脑脑桥角综合征，包括前庭神经、耳蜗神经、三叉神经和面神经的功能障碍，小脑损害症状，长传导束损害症状及 ICP 增高症状。最典型为单侧进行性听力减退伴耳鸣（Box 5-33-3）。

Box 5-33-3　听神经瘤临床表现的演变过程
（1）前庭神经、耳蜗神经受累阶段
（2）相邻脑神经受损阶段
（3）脑干及小脑受压阶段
（4）ICP 增高症状阶段

辅助检查主要有神经耳科检查、神经放射学检查、脑干听觉诱发电位检查。神经耳科检查有听力检查和前庭功能检查；神经影像学检查包括 CT 和 MRI，有时行 DSA 检查。CT 显示为 CPA 占位，呈等或稍高密度影，骨窗像常见内听道扩大。MRI 的 T_1WI 像通常为等信号，T_2WI 像呈高信号。肿瘤可伴有囊变，实性部分均匀强化。

治疗方法有放射治疗和外科手术。手术的原则是全切肿瘤并保护面、听神经功能，术中对第 Ⅶ 和 Ⅷ 脑神经持续神经电生理监测对术中保留面和听神经的功能非常重要。应用神经电生理监测技术可使 50%~90% 听神经瘤病人的面神经得到功能性保留，听力保存率为 33%。对于小于 2.5 cm 的小听神经瘤，可用立体定向放射外科治疗。

三、脑膜瘤

脑膜瘤占颅内原发肿瘤的 14.3%~19%，仅次于胶质瘤，居第二位。女性多发，女性和男性的比值约为 2:1。高发年龄为 40~50 岁，儿童少见。脑膜瘤可发生于任何有蛛网膜细胞的部位，如矢状窦旁、大脑凸面、蝶骨嵴和鞍结节。8% 的脑膜瘤病人为多发。脑膜瘤在脑外生长，与脑组织边界清楚，包膜完整，生长缓慢，属颅内脑外良性肿瘤。

脑膜瘤可对脑构成压迫。凸面脑膜瘤常以癫痫和进行性偏瘫为首要表现。许多病人仅有轻微头痛,甚至经CT扫描偶然发现脑膜瘤。邻近颅骨的脑膜瘤常可造成颅骨受压变薄或骨质破坏。而典型的颅底脑膜瘤表现为邻神经功能障碍。脑膜瘤的典型 CT 表现为密度均匀一致的占位病变,边缘清晰,可伴有钙化,有或无脑水肿,注射对比剂后肿瘤明显强化。肿瘤基底较宽,常附着在硬脑膜。MRI 显示肿瘤边界清楚,增强后呈均匀明显增强,可见"硬脑膜尾征"。

手术切除是最有效的治疗手段,能完全切除的肿瘤可以治愈。切除范围包括肿瘤本体、与肿瘤相关的硬脑膜(包括大脑镰)、颅骨等组织。

四、生殖细胞肿瘤

生殖细胞肿瘤分为生殖细胞瘤、胚胎性癌、卵黄囊瘤(内胚窦瘤)、绒毛膜癌、畸胎瘤和混合性生殖细胞瘤。其中 2/3 为生殖细胞瘤,男女比为(2~3.2):1。多发生在间脑中线部位,松果体区和鞍上区分别占 51% 和 30%。

除成熟畸胎瘤外,均易经脑脊液转移种植。成熟畸胎瘤内有分化成熟的三个胚层衍化的器官样组织:表皮、皮肤、胃肠腺的黏膜、脂肪、肌肉以及骨和软骨组织。

肿瘤部位不同,其临床表现也不同。松果体区生殖细胞肿瘤表现为男孩性早熟和 Parinaud 综合征,即眼球上视不能,可伴瞳孔散大,光反应消失,而瞳孔的调节反应存在。肿瘤位于鞍上者表现为多饮、多尿、视力和视野障碍。松果体区钙化是松果体区生殖细胞肿瘤的特征性表现。注射对比剂后,MRI 或 CT 显示病变为均匀一致的明显强化,可有出血、囊变。畸胎瘤的 CT、MRI 结果均显示为混杂信号,并可见到脂肪信号。脑脊液和血中肿瘤标志物的测定有助于诊断,如甲胎蛋白(AFP)、绒毛膜促性腺激素(β-HCG)和碱性磷酸酶等。

手术治疗的目的主要是明确病理诊断、缓解颅内压。合并脑积水的病人可先行分流手术。生殖细胞肿瘤对放射治疗非常敏感,全脑、脊髓照射可以预防肿瘤的脑脊液播散种植。采用综合治疗(放疗、化疗)的生殖细胞肿瘤病人的预后较好。

五、垂体腺瘤

垂体腺瘤是常见的良性肿瘤,在颅内肿瘤中仅次于胶质瘤和脑膜瘤,约占颅内肿瘤的 10%,近年来有增多趋势。好发于青壮年,以 30~40 岁多见。

(一)分类

根据肿瘤大小分:肿瘤直径≤1.0 cm 称为微腺瘤,1.0~3.0 cm 为大腺瘤,≥3.0 cm 为巨大腺瘤。根据生物学行为分为侵袭性垂体腺瘤(肿瘤生长突破其包膜并侵犯硬脑膜、视神经、颅骨骨质等毗邻结构)和非侵袭性垂体腺瘤。根据内分泌改变,WHO 将垂体腺瘤分为生长激素腺瘤、催乳素腺瘤、促甲状腺素腺瘤、促肾上腺皮质激素腺瘤、促性腺激素腺瘤、无功能性细胞腺瘤和多激素性腺瘤。

(二)临床表现

主要表现为激素水平改变所致的内分泌紊乱症状,肿瘤不断增大、压迫周围结构引起的症状及颅内压增高症状(Box 5-33-4)。

Box 5-33-4　垂体腺瘤的临床表现和诊断依据

1. 垂体腺瘤的临床表现
 (1) 内分泌功能紊乱的表现:因分泌的激素不同而出现相应的临床表现
 (2) 头痛
 (3) 视力、视野改变
 (4) 其他　尿崩、精神症状、癫痫
2. 垂体腺瘤的诊断依据
 (1) 临床表现
 (2) 内分泌检查
 (3) 影像学检查

功能性垂体腺瘤多有各自特征性的内分泌功能紊乱的临床表现,即使是微腺瘤也可引起功能亢进。生长激素腺瘤多引起肢端肥大症和巨人症;催乳素腺瘤表现为女性闭经、泌乳、不孕,男性性欲减退、阳痿;促甲状腺素腺瘤较为罕见,表现为甲亢症状;促肾上腺皮质激素腺瘤表现为垂体 ACTH 依赖性库欣综合征,病人出现高血压和明显向心性肥胖;促性腺激素腺瘤表现为性功能失调,如阳痿、性欲减退;无功能性细胞腺瘤病人无明显内分泌失调症状,以占位效应为主;多激素性腺瘤的病人可有多种内分泌功能失调症状,最常见的是催乳素 + 生长激素型。肿瘤的不断增大压迫视神经和视交叉可造成视力下降和视野缺损。

(三)辅助检查

1. 内分泌检查　直接测定多种内分泌激素水平以及垂体功能试验,有助于了解垂体及靶腺功能情况,对肿瘤的早期诊断、治疗前后的变化、疗效的评价等均有重要意义。

2. 影像学检查　CT 见肿瘤呈等密度影,可被强化。骨窗像可以了解蝶窦、蝶鞍部位骨质情况,冠状扫描对经蝶手术的选择和操作十分重要。头颅 MRI 可发现 >3 mm 的微腺瘤,肿瘤相对于垂体可呈低信号、等信号或高信号,注药后可被明显强化,动态增强扫描有助于微腺瘤的检出。

（四）诊断与鉴别诊断

根据临床表现、内分泌检查和影像学结果,典型病例不难做出分类诊断。但有时需与颅咽管瘤、脑膜瘤、视神经胶质瘤、脊索瘤等鉴别。

（五）治疗

有明显临床症状、无手术禁忌证者首选手术。手术的目的是切除肿瘤、减压视神经和恢复垂体功能。术式包括经颅和经蝶手术两大类。术前和术后给予皮质醇和(或)甲状腺素,术后激素水平低下者行替代疗法,并维持水和电解质平衡。经蝶手术适用于各种微腺瘤和突入蝶窦生长的肿瘤,以及突向鞍上程度不重者,依据术者经验和技巧而定。经颅手术适用于肿瘤向鞍上、鞍旁扩展明显者,包括经额、经颞、经翼点入路。

放射治疗适用于不适合手术者、未彻底切除或可能复发的垂体腺瘤。术后 2~3 周可行普通放疗,能控制肿瘤生长,但无法根治,且对垂体功能有影响,可致垂体功能低下,故应慎重。伽马刀治疗垂体腺瘤可以控制肿瘤的生长,其有效率在 95% 以上,两年内肿瘤的缩小率在 60% 以上。伽玛刀治疗垂体腺瘤造成的垂体功能低下的发生率较普通放疗要低。

催乳素瘤药物治疗包括多巴胺抑制剂如溴隐亭、甲磺酸、卡麦角林等。长效拟生长抑素类药物(奥曲肽等)治疗生长激素腺瘤。5- 羟色胺拮抗剂(赛庚啶)治疗促肾上腺皮质激素腺瘤。

六、颅咽管瘤

颅咽管瘤是一种先天性良性肿瘤,起源于胚胎期残余在垂体柄的颅咽管上皮细胞。约占颅内肿瘤的 4%,是儿童最常见的先天性肿瘤,居鞍区肿瘤的首位。病理学上分为釉质上皮型和乳头型两类。儿童几乎都是釉质上皮型,成人两种各半。肿瘤可为实性或囊实性,后者多见,囊性者,囊液黄褐色机油样,不凝固,含有反光亮的胆固醇结晶,可有钙化。肿瘤边界明确。按照与鞍隔关系分为:鞍内型、鞍上型、鞍内鞍上型、脑室内型等。

（一）临床表现

肿瘤生长缓慢,病程长。其临床表现视肿瘤部位及发展方向、年龄大小而有所不同。主要表现为:

1. 颅内压增高症状。

2. 视力、视野障碍　70%~80% 的病人出现,由肿瘤直接压迫视神经、视交叉及视束引起,典型表现为双颞侧偏盲。长期颅内高压导致视盘水肿、视神经萎缩、失明。

3. 内分泌功能障碍　因肿瘤压迫所致,包括垂体功能低下和下丘脑损害表现。垂体功能低下表现为因生长激素和促性腺激素分泌不足出现的垂体性侏儒症、第二性征发育障碍、倦怠少动、皮肤苍白细腻等。下丘脑受损出现体温偏低、嗜睡、尿崩症及肥胖性生殖无能综合征。

（二）诊断

辅助检查包括内分泌功能测定和影像学检查。前者可提示肾上腺皮质和甲状腺功能减退;后者主要包括 CT、MRI 检查。儿童颅咽管瘤鞍区钙化者为 50%~90%,成人钙化较少。CT 可很好显示钙化,有散在结节钙化影和蛋壳样钙化的囊壁。MRI 信号多样,取决于囊液含胆固醇的浓度,肿瘤实性结节和囊壁可被强化。

（三）治疗

颅咽管瘤是一种十分具有挑战性的神经系统肿瘤,手术全切是首选,可获治愈。根据影像学检查结果判定肿瘤位置和生长方向,选择不同的手术入路和方式,包括经翼点、胼胝体 - 穹隆间、纵裂、额下、蝶窦入路等术式;术中注意保护周围重要结构,不可勉强切除,防止术后出现下丘脑损伤、视力障碍等并发症。对于囊性无法切除肿瘤,可做术后放射治疗。放射治疗可抑制肿瘤细胞生长,使病人生存率提高 50%~80%。但对于 3 岁以下小儿需慎重选择,以免影响生长发育(Box 5-33-5)。

Box 5-33-5　颅咽管瘤分类和临床表现

1. 颅咽管瘤的分类
(1) 病理学分类　可分为釉质上皮型和乳头型
(2) 根据与鞍隔关系分类　鞍内(较少见)、鞍上、鞍内鞍上、脑室内
2. 颅咽管瘤的临床表现
(1) ICP 增高症状
(2) 视力视野障碍　典型表现为双颞侧偏盲
(3) 内分泌功能障碍　包括垂体功能低下(垂体性侏儒症、第二性征发育障碍、倦怠少动、皮肤苍白细腻)和下丘脑损害表现(体温偏低、嗜睡、尿崩症及肥胖性生殖无能综合征),10% 以尿崩症为首发症状

第三节 / 椎管内肿瘤

本节要点 (Key concepts)

● **Background**

Intraspinal tumors can be primary or secondary tumors. It accounts for 15% of all CNS tumors.

● **Classification**

According to tumor location, it could be divided into three types: intramedullary, extramedullary-intradural, extradural.

● **Clinical presentation**

Back pain, muscle weakness, abnormal sensations, fecal and urinary incontinence.

● **Diagnosis**

CSF examination, spine X-ray, CT, MRI, DSA.

● **Treatment**

Surgery including gross total resection, biopsy, debulking of the tumor, radiosurgery and chemotherapy.

椎管内肿瘤包括起源于椎管内各种组织如脊髓、神经根、脊膜、终丝及血管的原发性和转移性肿瘤,约占中枢神经系统肿瘤的 15%。常见的椎管内肿瘤有星形细胞瘤、室管膜瘤、神经鞘瘤、脊膜瘤、脂肪瘤等(见 Box 5-33-6)。

Box 5-33-6　椎管内肿瘤的分类和临床表现

1. 椎管内肿瘤的分类
(1) 髓内肿瘤
(2) 髓外硬脊膜下肿瘤
(3) 硬脊膜外肿瘤
2. 椎管内肿瘤临床表现的演变过程
(1) 根性疼痛期
(2) 脊髓部分受压期
(3) 脊髓完全受压期

一、分类和病理

从解剖学角度,根据肿瘤生长部位与脊髓、硬脊膜的关系分为髓内肿瘤、髓外硬脊膜下肿瘤和硬脊膜外肿瘤。小部分肿瘤从椎管内长到椎管外,呈哑铃形生长。

髓内肿瘤约占椎管内肿瘤的 24%。以室管膜瘤常见,其次为星形细胞瘤。髓外硬脊膜下肿瘤约占椎管内肿瘤的 51%,以良性肿瘤多见,最常见的有脊膜瘤、神经鞘瘤和神经纤维瘤。硬脊膜外肿瘤约占椎管内肿瘤的 25%,病理种类繁多,多为恶性肿瘤,包括转移癌、肉瘤、恶性淋巴瘤等等。

二、临床表现

绝大多数椎管内肿瘤生长缓慢,病程长。特异性的临床表现主要取决于肿瘤的部位。病人表现为进行性加重的病变节段的脊髓压迫症状,按病程发展可出现根性疼痛期、脊髓部分受压期、脊髓完全受压期。椎管内肿瘤的具体临床表现与肿瘤所在节段、肿瘤性质及位于髓内还是髓外有关,包括病变节段以下的感觉障碍、运动障碍、自主神经系统症状及括约肌功能障碍等。

(一)根性疼痛

根性疼痛是最常见的早期症状。病变较小,仅造成脊神经后根或脊髓后角细胞受刺激所致。疼痛部位固定,局限于受累神经根分布区域,具有定位价值。疼痛常异常难忍,可在胸、腹压突然增加时触发或加剧,改变体位后可加重或减轻。肿瘤进一步发展后,疼痛加剧,可变为双侧性、持续性。根性疼痛以髓外病变多见,常为其首发症状,髓内病变则较少见。

(二)脊髓部分受压期

随着肿瘤的不断增大,脊髓受压渐加重,逐渐出现病变节段以下的肢体感觉、运动障碍,以及括约肌功能的减弱或消失。运动障碍可先于感觉障碍出现,这与前者的传导纤维较粗,耐受压迫和缺血的能力差有关。感觉障碍常表现为受累平面对侧 2~3 个节段以下的痛温觉障碍。髓外肿瘤造成的运动和感觉障碍平面改变表现为自下而上的向心性发展,括约肌功能障碍出现较晚;髓内肿瘤则表现为自受压平面自上而下的离心性发展,括约肌功能障碍出现较早。

（三）脊髓完全受压期

肿瘤进一步增大，导致整个脊髓完全受压，功能大部分或完全丧失，表现为病变平面以下的运动、感觉、括约肌功能障碍。尽管对脊髓受压程度及临床表现进行分期，但是实际上往往有相互交叉和重叠，故并非绝对。

三、辅助检查

脊柱 X 光片可了解局部椎体情况，约 50% 可出现骨质改变，可以观察肿瘤内钙化情况。脊髓 MRI 检查对椎管内肿瘤的诊断极具价值，可较准确了解脊髓、椎管及周旁组织，能显示肿瘤部位、大小、形态、数目，反映脊髓和蛛网膜下腔受压改变的程度。其缺点是对骨性结构显影不佳。

四、治疗

一旦诊断明确应尽早手术，手术效果与肿瘤性质和部位、脊髓功能受损时间和程度有关。

边界清楚的髓内室管膜瘤常可全切而保留神经功能，术后无须放疗即可获得满意疗效；无法全切者应常规放疗。髓内星形细胞瘤应在保留神经功能的前提下尽量切除。恶性程度高、浸润性生长者适宜行减压术，术后可行放疗。髓外良性肿瘤如神经鞘瘤、脊膜瘤，应尽量全切，术后效果满意。

椎管内恶性肿瘤应在手术获得充分减压后辅以放疗和(或)化疗，转移瘤还需积极寻找和处理原发灶。

（王忠诚　张力伟）

第34章

颅脑损伤

颅脑损伤占全身各部位伤的 10%~20%,仅次于四肢伤,居第二位。闭合性伤中,严重脑挫裂伤、急性硬脑膜下血肿和脑内血肿病人的伤死率仍高达 20% 以上;火器性

颅脑损伤的阵亡率占全部阵亡数的 40%~50%,伤死率也占 4%~10%;颅脑穿透伤病人的病死率可高达 30% 以上,居各部位伤的首位。

第一节 / 颅脑损伤受伤机制和伤情分类

本节要点 (Key concepts)

Craniocerebral injury is the main cause of injury death in the world. It includes traumatic brain injury (TBI) and injury to scalp or bone. TBI may be divided into primary and secondary brain injury. Main mechanisms that cause primary injury are contact and acceleration-deceleration, etc. TBI can also occur in traumatic asphyxia in chest compression and whiplash injury in neck injury. Diffuse axonal injury (DAI) is one of the most common and devastating types of severe TBI. DAI is the result of traumatic shearing force which may occur when head is rapidly accelerated or decelerated. After head injury, patient should be assessed against the Glasgow Coma Scale (GCS). GCS is the mostly widely used scoring system. The scales comprise three tests: eye, verbal, and motor response. The score represents the sum of numeric score of three categories. GCS correlates well with the outcome following severe brain injury.

一、损伤方式

外界暴力直接作用于头部而致伤的,称为直接损伤;暴力作用于身体的其他部位,经传导到头部而造成损伤的,称为间接损伤。直接暴力作用通常有以下三种情况:

1. 加速性损伤 头部处于相对静止状态,突然被运动着的物体冲击引起颅骨变形和脑组织在颅腔内运动,产生脑损伤。损伤处多在受冲击部位,故又称冲击伤。

2. 减速性损伤 头部在运动状态中突然撞击于坚硬的相对静止的物体上。损伤部位除头部着力处可发生颅骨变形外,脑组织在颅腔内移动可造成脑组织和血管性损伤;在着力点对冲部位的脑组织常可发生挫裂伤、血管撕裂和血肿形成,这种损伤又称对冲性损伤。

3. 挤压伤 头部两侧同时受到外力的夹持作用,以致造成严重的颅骨变形、脑膜撕裂、血管和脑组织损伤。常见的有车轮辗过头部、头被重物压砸、新生儿的产伤等。

间接暴力作用通常有三种情况:

1. 传递性损伤 多见于人从高处坠落时,足跟或臀部着力,力由脊柱传导至颅底,颅腔内脑组织发生移动引起挫裂伤和桥静脉撕裂。上颈椎尚可向前后滑动,突入颅底引起环枕部骨折、脱位,颈髓、延髓和脑桥均可发生损伤。这种颅内和颈椎部的损伤又称颅脊联合伤。

2. 挥鞭样损伤 当躯干突然遭到向前、向后冲击时,由于惯性作用使头部落于躯干运动之后,环枕关节和颈椎发生过伸、过屈运动和旋转运动,犹如甩鞭样运动。除环枕区可发生骨折、脱位外,颈髓、下脑干和脑组织都可因在颅腔内发生移动而遭到损伤。

3. 胸部挤压伤时的脑损伤 由于胸腔内压力突然急剧上升,使上腔静脉、颈静脉压力也随之骤然增高,颜面和颅内的小静脉可破裂、出血。颜面部、眼结膜均有小点状出血,颇似窒息样颜色,故又称为创伤性窒息。脑内同样可产生类似颜面部的小点状出血和水肿。

二、损伤机制

闭合性颅脑损伤的机制较复杂,但主要是由颅骨变形以及脑组织在颅腔内产生运动所引起。当外力作用于头颅时,颅骨可在瞬间发生着力部位向内凹陷,同时又因弹力缘故又向外膨出,在凹陷时由于球形物内容积的压缩,颅内压在 10~50 ms 内可产生 133 kPa(1 000 mmHg)以上的压力;当颅骨回复时,由于颅内压突然下降又可产生一种负压力,这两种力量均能使着力处脑膜分离、血管撕裂和脑组织挫裂伤。头部遭到外力冲击后,脑组织在颅腔内发生大块移动,常见的移动形式有直线运动和旋转运动。外力打击方向与颅腔的轴线相一致时,即发生直线加减速运动。加速运动多为冲击伤,减速运动时可产生对冲伤。头颅为类球形体,当外力作用头部不在轴线时,则头颅产生旋转运动,脑在颅腔内发生旋转运动,除脑表面与颅骨摩擦致伤外,脑组织深层与浅层间,相对活动与相对固定交界处,产生扭转剪应力损伤。此种损伤的部位主要在脑的中轴,包括大脑半球白质、胼胝体、脑干和小脑脚等处发生广泛的挫伤、出血、水肿和轴索损伤,称为弥漫性轴索损伤(diffuse axonal injury,DAI),是脑损伤中最严重的一型。

三、伤情分类

Glasgow 昏迷量表(Glasgow Coma Scale,GCS)(Table 5-34-1),将检查睁眼、言语和运动反应三方面的结果,取其每一项的得分合计。总分最高为 15 分,最低 3 分。总分越低,表明意识障碍越重,伤情越重。伤情分型如下:①轻型:13~15 分,意识清醒,意识障碍时间在 30 min 内;②中型:9~12 分,意识呈模糊至浅昏迷状态,意识障碍时间在 12 h 以内;③重型:6~8 分,意识呈昏迷状态,意识障碍时间超过 12 h;④特重型:3~5 分,伤后持续深昏迷。

Table 5-34-1　Glasgow Coma Scale

Eye opening (E)	Verbal response (V)	Motor response (M)
4=Spontaneous	5=Normal conversation	6=Normal
3=To voice	4=Disoriented conversation	5=Localizes to pain
2=To pain	3=Words, but not coherent	4=Withdraws to pain
1=None	2=No words, only sounds	3=Decorticate posture
	1=None	2=Decerebrate
		1=None

Total=E+V+M

第二节 / 原发性和继发性颅脑损伤

本节要点 (Key concepts)

Head injury could have many forms such as scalp injury, skull fracture, and traumatic brain injury.

TBI could be divided into primary and secondary injury. Primary injury is classified into focal and diffuse brain injury.

Intracranial hematoma is classified into epidural, subdural, intraparenchymal hematoma and intraventricular hematoma.

CT is the definitive tool for accurate diagnosis of intracranial hematoma.

Epidural bleeding is usually from arteries of the pterion region. Patients with epidural hematoma (EDH) may demonstrate a classic presentation of a lucid interval between the initial trauma and the subsequent neurological deterioration.

Subdural hematoma is classified into acute, subacute, and chronic, depending on the speed of onset.

Patient's condition should be assessed by Glasgow Coma Scale. The level of consciousness should be assessed and neurological examinations should be performed. CT is the gold standard imaging examination for traumatic brain injury.

一、头皮伤

外力直接作用于头部时,首先使头皮不同程度的损伤。一般讲,头皮损伤部位即外力作用点,可由此推测颅内损伤的部位。头皮损伤程度并不与颅内损伤的严重性相一致。头皮伤可分为挫伤、裂伤、头皮血肿、头皮撕脱伤。头皮挫伤和皮下血肿,通常无需特殊处理。头皮裂伤应争取在 72 h 内进行清创缝合。头皮撕脱,蒂部保留供应动脉者,彻底清创后,将皮瓣复位缝合。

二、颅骨骨折

颅骨骨折包括颅盖骨折与颅底骨折,颅骨骨折的严重性,并不在其本身,而在于引起的颅内原发或继发损伤,如脑、颅内血管、脑神经等的损伤,以及脑脊液漏、感染等并发症。

(一)颅盖骨折

按骨折形态将颅盖骨折分为线形骨折、粉碎性骨折和凹陷性骨折三种类型。也有人把颅骨骨折分为四种类型,将火器伤或锐器伤造成的小碎骨片深入脑组织伤道内的一类骨折称之为洞型骨折。以硬脑膜是否破裂与外界相通,又分开放性及闭合性两种。闭合性线形骨折,不需特殊处理;开放性线形骨折,则应将骨折线内异物除净,防止发生颅内感染。颅骨凹陷性骨折骨折片陷入深度在0.5 cm以上、位于功能区、骨折片刺入颅内、开放性凹陷骨折,或上矢状窦部位的凹陷骨折引起急性颅内压增高时,均需及早手术复位。

(二)颅底骨折

颅底骨折常由颅盖骨折延续而来。颅底骨折按其部位分为颅前、中、后窝骨折。颅底部硬脑膜比较薄,且与颅底粘连较紧,易随骨折破裂,加上颅底又与鼻旁窦相连接,常伴发脑神经损伤及脑脊液漏。

颅前窝骨折可以出现鼻出血或脑脊液鼻漏,嗅觉丧失,眶周皮下球结膜下淤血(熊猫眼征),颅内积气。视神经管受累时,可引起视力丧失。颅中窝骨折表现为脑脊液耳漏及耳出血,面神经周围性麻痹及听力损害,损伤第Ⅲ、Ⅳ、Ⅴ及Ⅵ脑神经时,出现眼球固定、瞳孔散大、光反应消失及前额部感觉丧失。颅后窝骨折出现耳后乳突部皮下淤血(Battle氏斑)、枕下的皮下淤血或咽后壁黏膜下淤血,少数病例舌咽、迷走神经损伤,有吞咽呛咳及发音异常。鞍区骨折损伤颈内动脉或海绵窦时,血液经蝶窦流入鼻咽腔,出现口鼻剧烈出血,甚至可因血液流入气管发生窒息。

治疗原则:伴发脑脊液漏的颅底骨折,实际上为开放伤,应注意预防颅内感染。鼻漏或耳漏任其外流,禁用棉花等堵塞、用酒精消毒耳部,禁止冲洗鼻腔或外耳道,禁止用力擤鼻、咳嗽,以防逆行感染;大多数脑脊液漏,能在两周左右自行停止,如脑脊液漏持续一个月以上,或伴颅内积气经久不消失时,即需要手术修补硬膜缺口。视神经管骨折压迫视神经时,应争取在12 h内开颅行视神经管减压术。

三、脑损伤

原发性脑损伤可分为局灶性脑损伤和弥漫性脑损伤,前者包括脑挫裂伤及特殊部位的脑损伤,如脑干损伤、丘脑下部损伤。后者主要指弥漫性轴索损伤。继发性脑损伤包括脑水肿和颅内血肿。

(一)原发性脑损伤

1. 脑震荡(brain concussion) 头部外伤后,脑功能发生的短暂性障碍,称为脑震荡。脑震荡时出现意识障碍,主要是头部受到强烈打击的瞬间,颅内压急剧增高,脑干扭曲或拉长,导致脑干内网状结构功能损害。意识障碍一般不超过30 min。逆行性遗忘即病人由昏迷清醒后,对受伤的具体经过和伤前不久的事物失去记忆。生命体征无明显改变,神经系统检查无阳性体征,腰穿脑脊液基本正常,CT检查无异常。

2. 脑挫裂伤(cerebral contusion and laceration) 脑组织有明显病理改变,有软脑膜下出血点、瘀斑及大片出血、脑组织挫裂等。昏迷一般在数小时,严重病例昏迷可长达数天、数周,甚至长期昏迷。少数对冲性严重脑挫裂伤,意识障碍呈进行性恶化,并可出现颞叶钩回疝症状。轻、中型的病人无生命体征改变或轻度改变。精神症状多见于额颞叶广泛挫裂伤,多表现为无目的的喊叫、躁动、易怒、拒食,甚至打人毁物等。癫痫发作多见于儿童,常为全身性抽搐。脑膜刺激征因蛛网膜下腔出血所致,病人伤后即出现头痛、畏光、颈项强直、Kernig征阳性等,腰椎穿刺脑脊液呈血性。

3. 脑干损伤(brain stem injury) 是中脑、脑桥和延髓的原发性损伤。昏迷较深,多数持续数天、数周或数月。伤后立即出现双侧锥体束征或交叉性麻痹。中脑损害表现瞳孔大小不等,对光反应消失,四肢肌张力增高,去大脑强直等。脑桥损害表现为双侧瞳孔常极度缩小,光反应消失,眼球同向偏斜等。延髓损害突出表现为呼吸功能障碍,如呼吸不规律、潮式呼吸或呼吸迅速停止。

4. 下丘脑损伤(hypothalamus injury) 常与脑挫裂伤和脑干损伤同时存在。其临床表现为:①意识障碍轻症者表现为睡眠节律紊乱或嗜睡,重症者常陷入深度昏迷。②体温调节障碍:丘脑下部前部损害,伤后出现中枢性高温,常持续在40℃左右;丘脑下部后部损害,出现体温过低。③尿崩症:昼夜尿量高达数升至十数升,尿比重固定在1.010以下。④急性应激性溃疡:胃及十二指肠出现急性溃疡,并发出血或穿孔。

5. 弥漫性轴索损伤(DAI) 多见于带有旋转外力作

用的脑外伤。损伤主要在胼胝体、脑室旁、基底核、上脑干背侧及小脑脚处,有脑组织局灶性挫裂伤或点片状出血,轴索有广泛性损伤,可伴有脑室出血和弥漫性脑肿胀。临床表现为伤后持续昏迷或烦躁不安,持续时间长,常在6~24 h 以上,恢复慢。少数伤员伤后的意识变化可以有中间清醒期或好转期。CT 扫描特征性改变,常可见弥漫性脑肿胀,双侧大脑半球白质肿胀明显,脑室和脑池压缩变小或狭窄,甚至消失,但缺乏局灶性占位效应,中线结构移位不明显。胼胝体部、脑室壁、基底区或上脑干有灶性出血灶,蛛网膜下腔可有出血。可合并有脑实质的挫裂伤、出血甚至血肿。

(二)颅内血肿

颅内血肿按发生部位分为硬脑膜外、硬脑膜下、脑内、多发性血肿等,按照血肿形成的速度分为急性血肿(3 h~3 d 内)、亚急性血肿(3 d~3 周内)、慢性血肿(3 周以上)等。

1. 硬脑膜外血肿(epidural hematoma) 以急性型最多见,硬脑膜外血肿的出血源,有脑膜中动脉、板障血管、静脉窦处蛛网膜颗粒等,以脑膜中动脉出血最多,多位于颞部或颞额顶交界区域。病人先有短暂昏迷,然后意识恢复。随着血肿的发展,出现一系列急性颅内压增高症状,如头痛加重、呕吐,并且血压逐渐增高和脉搏减慢。意识亦由清醒转变为嗜睡,直到再次昏迷。两次昏迷之间,称为“中间清醒期”。随着意识变化,脑受压体征进行性加重,出现单瘫、偏瘫、浅反射减弱或消失,病理反射阳性,并发颞叶钩回疝时,血肿侧瞳孔逐渐散大及对光反应消失,继而出现血肿对侧瞳孔逐渐散大及对光反应消失,最后发生呼吸功能障碍、血压下降,直到心搏停止。CT 扫描显示在颅骨下方有高密度凸镜样阴影(Figure 5-34-1)。硬

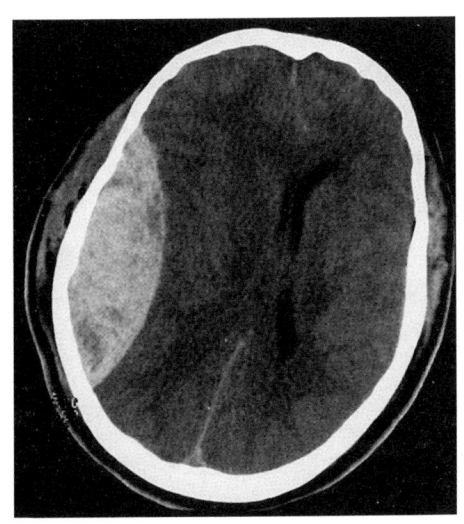

Figure 5-34-1　Acute epidural hematoma

脑膜外血肿的病人中,有 1/3 左右缺少上述典型表现。

2. 硬脑膜下血肿(subdural hematoma) 急性硬膜下血肿与头部着力部位关系甚为密切,表现为颅骨内板下方新月形或半月形高密度区,约 80% 病人于对冲的部位出现血肿。血肿的出血来源有:挫裂皮质的动静脉或大脑凸面桥静脉,偶尔可由脑内血肿破裂入硬脑膜下腔形成(Figure 5-34-2)。慢性硬脑膜下血肿约占硬脑膜下血肿病人的 1/4 左右,原发性脑损伤均较轻,血肿进展慢,病程数周或数月。头颅 CT 可明确诊断(Figure 5-34-3)。

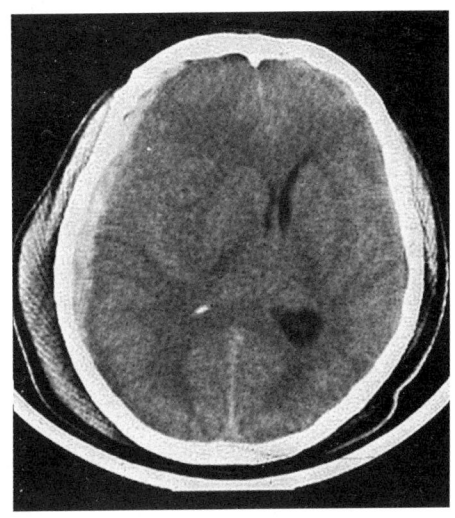

Figure 5-34-2　Acute subdural hematoma

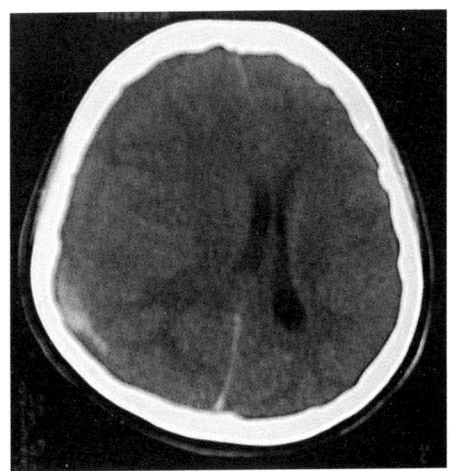

Figure 5-34-3　Chronic subdural hematoma

3. 脑内血肿(intracerebral hematoma) 常与对冲性脑挫裂伤和急性硬脑膜下血肿并存。脑内血肿缺乏独有的临床表现,与急性硬脑膜下血肿并存者,症状更无法鉴别,常在清除硬脑膜下血肿和挫裂脑组织时,发现同时有脑内血肿。随血肿增大及脑水肿加重,出现意识恶化、颅内压增高和定位体征。

4. 多发性颅内血肿（multiple intracranial hematomas）指颅内同一部位或不同部位，形成两个以上血肿。病情较单发性血肿更危重和复杂。CT 扫描不但能明确颅内多发性血肿部位和体积，而且有利于手术方案的确定。CT 是最有效的确诊方法（Figure 5-34-4）。

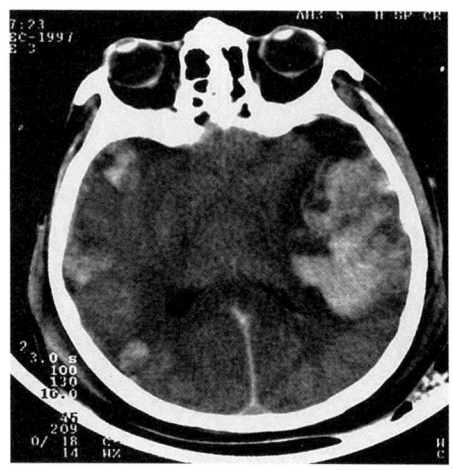

Figure 5-34-4　Acute intracerebral hematoma

外伤后常见颅内病变的 CT 表现见 Box 5-34-1。

Box 5-34-1　外伤后常见颅内病变的 CT 表现

急性硬膜外血肿：表现为颅骨内板下方局限性梭形或半月形高密度区，多在骨折部位下方，CT 值为 40~100 HU，密度值可均一或者不均一。如为开放性骨折，其内可见有气体

急性硬膜下血肿：表现为颅骨内板下方新月形或半月形高密度区，CT 值类似于硬膜外血肿，常常并发有脑挫裂伤。

脑内血肿：脑内边界清楚、密度均匀的高密度区，CT 值为 60~80 HU，多位于额颞叶脑表面

脑挫裂伤：典型表现为低密度水肿区中出现多发散在斑点状高密度出血灶，也可融合，范围较大可以有占位效应，可发展为脑内血肿

脑水肿：表现为局限性或弥漫性低密度区，CT 值为 8~25 HU，在伤后 3 h~3 d 出现，可持续数周

蛛网膜下隙出血：出血量少时表现为局部脑沟、脑池高密度，量多时可以形成脑沟、脑池铸型

四、诊断要点

（一）病史

病史主要包括：受伤时间、原因、部位；伤后意识演变过程；伤后作过何种处理；伤前重要病史，主要了解心血管、肾及肝重要疾患等。

（二）体格检查

伤情危重者，只作扼要检查，每次检查记录应详细和准确，以便于比较。

1. **头部检查**　注意头部软组织损伤的部位、性质、耳鼻出血及溢液情况。

2. **意识**　按 GCS 记分将意识状态分为四级，即清醒，GCS 记分 13~15 分；模糊，GCS 记分 9~12 分；昏迷，GCS 记分 6~8 分；深昏迷，GCS 记分 3~5 分。

3. **生命体征**　即血压、脉搏、呼吸与体温的变化。单纯性闭合性颅脑伤，血压变化不明显，多数在正常范围或偏高，外伤后出现低血压及其他休克征象时，须除外胸、腹内脏损伤、骨盆及长骨骨折、高位截瘫等。颅脑损伤后，逐渐出现血压增高、脉率缓慢、呼吸加深、并伴随意识恶化，为急性颅内压增高的典型变化，常常是颅内出血的表现。伤后体温骤然增高，应考虑丘脑下部损害。

4. **瞳孔**　应注意对比双侧大小、形状和对光反应。一侧瞳孔进行性散大，直接及间接光反应迟钝或消失，伴有对侧瘫痪者，是颞叶沟回疝的表现。一侧瞳孔于伤后立即散大，应注意区别动眼神经或视神经本身损伤；双侧瞳孔极度缩小或大小多变，为脑干损害表现。濒死病人，双侧瞳孔极度散大、固定。

5. **运动及反射变化**　观察其自主活动情况和肌力，昏迷及不合作病人，可采用针刺或压迫眉间、眶上、胸骨柄、腋窝等处皮肤引起。伤后逐渐出现进行性瘫痪与病理反应是脑受压的有力证据，提示有颅内血肿可能。

（三）辅助检查

1. **颅骨 X 线平片**　病情允许时应常规检查，开放伤更不可少，观察骨折形态、部位，有无骨碎片和其他异物时，应注意深度与数量。少数可见到钙化松果体影，根据其位置判断有无移位。常规拍头颅正侧位片，枕部或后颅损伤加额枕位，凹陷骨折加照切线位。

2. **CT 检查**　目前已成为颅脑损伤病人首选的检查方法，对颅内血肿的位置、大小、形态、范围、脑实质挫裂伤的部位、范围和程度、脑水肿、脑肿胀、脑积水等均有肯定的诊断意义。颅内血肿急性期 CT 扫描均表现为高密度影，以后随着血肿的液化、吸收，逐渐呈现混合密度、等密度或低密度影。

3. **磁共振成像（MRI）检查**　对亚急性、慢性颅内血肿，尤其对 CT 检查为等密度的血肿和颅底及颅后窝血肿有较高的诊断价值，急性损伤病人不适宜应用，不能代替 CT。

五、治疗

(一) 轻型颅脑损伤

以卧床休息和对症给药为主,一般病人需卧床1~2周,无明显自觉症状,即可起床活动。

(二) 中型颅脑损伤

严格卧床休息,严密观察病情,48 h内应定期测量血压、脉搏、呼吸,并注意神志变化和瞳孔变化。病情稳定后,清醒病人可及早进食。意识清醒者,由静脉输液时,总量限制在2 000 mL左右。伴有颅内压增高症状者,可给予脱水药物。合并蛛网膜下隙出血者,腰椎穿刺放出血性脑脊液,有助于血液吸收及减少粘连。合并有脑脊液漏时,可使用抗生素预防感染。

(三) 重型和特重型颅脑损伤

1. 保持呼吸道通畅 此类病人昏迷均较严重,伤后常有剧烈呕吐、舌后坠,有时咳嗽及吞咽机能障碍亦可发生,故极易出现呼吸道机械性阻塞,造成脑缺氧和加重脑水肿。清除呼吸道分泌物,牵引舌头,病人侧卧位。估计昏迷时间较长,应及时行气管切开,使用呼吸机维持正常呼吸。

2. 伤后严密观察病情 有条件的医院,病人应住神经外科ICU病房。床旁监护仪持续动态监测病人的血压、脉搏、呼吸、SpO$_2$等,并随时观察和对比病人的意识及瞳孔改变。

3. 防治脑水肿 头部可抬高15°~30°,以利静脉回流及减轻头部水肿。严格控制出入量,保持出入量基本平衡。可利用渗透性脱水药和利尿药行脱水和利尿治疗。其他对抗脑水肿措施,尚有高压氧治疗、适当过度换气和巴比妥药物疗法等方法。

4. 亚低温疗法 适应证包括:重型和特重型颅脑伤病人、广泛性脑挫裂伤脑水肿、原发性和继发性脑干伤、难以控制的颅内高压、中枢性高热等。采用亚低温治疗时,病人平卧在降温冰毯上,通过体表散热使中心体温和脑温降至所需温度,通常为32~35℃。根据病情需要维持3~14 d。

5. 手术治疗 急性期手术种类包括开放伤清创术、凹陷骨折复位、脑脊液漏修补、颅骨钻孔探查、血肿清除及减压术等。手术治疗对于急性颅内血肿、某些严重对冲伤和脑挫裂伤是挽救生命的关键性措施。颅脑损伤出现脑疝或其他方法证实颅内血肿后,必须尽快地彻底清除血肿和止血,伴有严重脑组织挫裂伤者,尚须行适当清创和减压。外减压术包括各种形式的去骨瓣减压(单侧及双侧顶额部减压,单侧或双侧额部减压,半颅及全颅减压等)。对重型和特重型颅脑损伤合并恶性颅高压病人,采用标准外伤大骨瓣减压术。

第三节 / 颅脑损伤并发症及后遗症

本节要点 (Key concepts)

After the patient is medically stable, they may be treated for other situations such as meningitis, osteomyelitis, and brain abscess. Brain abscess and osteomyelitis should be treated with antibiotics and surgical procedure. Skull defect may be repaired.

一、颅骨骨髓炎 (osteomyelitis of skull)

开放性颅骨骨折或穿透伤,清创过晚或清创不当可致颅骨骨髓炎。早期局部红肿,疼痛明显,并有脓性分泌物,但X线片常无明显异常。晚期常形成经久不愈的窦道,硬脑膜外肉芽组织或脓肿,颅骨X线片有死骨或骨缺损边缘有破坏。治疗应早期全身应用抗生素、局部红外线照射、保持引流通畅;晚期应切除窦道,去除死骨,并彻底清除硬脑膜外肉芽组织及脓液。

二、脑膜炎 (meningitis)

脑膜炎可以由伤道直接感染、脑脓肿破裂导致,或继发于脑脊液漏。表现为高热、头痛、呕吐、脑膜刺激征阳性等,血象升高,脑脊液外观混浊,白细胞计数明显增高,培养可找到细菌。治疗以控制全身感染和去除病因为主。可行腰椎穿刺引流炎性脑脊液并合并鞘内注射抗生素,使用药典允许的抗生素缓慢注入鞘内。病因治疗包括伤道引流、脑脓肿切除、异物摘除及脑脊液漏修补等。

三、脑脓肿 (brain abscess)

脑脓肿大多数由碎骨片或其他异物引起,一般于伤后三个月内发病。凡有颅内碎骨片或异物滞留的病人,可出现嗜睡、头昏、头痛、呕吐;或突然有高热、颅骨减压区张力增高;或慢性窦道闭合后,伤情恶化,原有的定位症状加重,均应想到有脑脓肿的可能。CT扫描常可明确诊断。手术切除已经形成包膜的脑脓肿是最有效的治疗方法,位置深、靠近功能区的脓肿可以切开引流。脓肿单纯穿刺引流,主要用于危重病人,作为暂时性抢救措施,待病情缓解后,再行切除或切开引流。

四、颅骨缺损(skull defect)

颅骨缺损由于颅骨凹陷粉碎骨折、洞穿骨折、或因缓解脑压而行颅骨切除等原因造成。颅骨缺损直径大于3 cm时,临床症状有头痛,缺损边缘不适;大片颅骨缺损,当头位剧烈变动时,可有脑组织摆动感,不安全感;位于额部者影响面容,故均须修补。闭合性颅脑损伤所致的颅骨缺损,一般于术后三个月修补。开放伤,伤口无感染者,半年左右修补;有伤口感染者,待伤愈一年左右再行颅骨成形术。

常用的颅骨成形材料,目前以异类成形材料为主,如有机玻璃,钽片及钛合金钢片、硅橡胶、不锈钢丝网板等。亦可采用自体颅骨保存后植入。

五、外伤性癫痫(traumatic epilepsy)

伤后任何时期均可发生,但以伤后3~6个月发病率最高。早期发作与脑挫伤、脑水肿或血肿及凹陷性骨折有关;晚期发作主要由脑脓肿、脑萎缩,脑膜脑瘢痕等引起。发作形式以局灶性发作为主,但亦可呈大发作,有的尚可伴有先兆。

一般以内科药物治疗为主。用药宜由小量开始,发作控制后,减量维持。外科治疗主要用于少数内科治疗无效,脑电图有恒定的局灶性异常,病灶位于大脑皮质非主要功能区者,手术可在皮质电极引导下进行,切除致癫痫灶,分离粘连,切除脑瘢痕等。

六、外伤性颈内动脉海绵窦瘘(traumatic carotid-cavernous fistula)

外伤性颈内动脉海绵窦瘘系由颅底骨折或异物直接损伤颈内动脉及海绵窦所致。典型症状有:①搏动性突眼;②颅内杂音,压迫颈动脉时杂音减弱或消失;③眼球运动障碍;④球结膜水肿、充血,严重眼球突出可使角膜发生溃疡。一般根据临床症状及头部外伤史即可确诊。颈动脉造影的典型改变为:颈内动脉颅内分支充盈不良,动脉期海绵窦充盈;眼静脉、岩静脉窦早期显影。

目前治疗以可脱性球囊或弹簧圈栓塞为首选方法。过去应用的肌肉片"放风筝"栓塞手术、单纯颈内动脉结扎术或颈总动脉结扎术,效果不佳,已不太应用。

(只达石　江基尧)

第 35 章

功能性神经外科疾病

第一节 / 立体定向神经外科

本节要点 (Key concepts)

Applying the mechanism of stereotaxy, stereotactic neurosurgery could confirm the coordinates of a certain anatomical structure or lesion in the brain. Then with specialized apparatus such as microelectrode and needles, the lesion could be ablated, resected or stimulated. The concept of stereotactic neurosurgery was firstly introduced by Horsley and Clarke and the first stereotactic surgery was performed by Spiegel and Wycis in 1947. During the past several decades, the rapid development of computer and imaging technology has facilitated the development of stereotaxy. Now it is mainly used in the following fields: ①Functional neurosurgical disease such as Parkinson's disease, dystonia, chorea, athetosis and spasmodic torticollis. The common used targets of Parkinson's disease include ventrolateral thalamus, globus pallidus internus and subthalamic nucleus. ②Stereotactic biopsy is used to take out certain lesion in the brain for pathological diagnosis. ③Stereotactic radiosurgery includes γ knife and X-knife.

立体定向神经外科是指应用坐标系统(立体定向头架)在空间内对某一点或某一区域进行精确定位、导航和外科治疗。有架系统是将头架上的4根螺纹钉穿透颅骨外板,将头架牢固地固定在头部,在 MRI 或 CT 上显影的标记物贴在头皮上,对颅内的任何一点进行精确的三维定位。

一、有架立体定向手术

有架立体定向外科能够为脑内的深部靶点提供稳定、精确的定位方法,通过与头架相连的定向臂上放置一个定向杆或探针,可以从不同的入位和角度到达脑内的任何一点。应用于病理组织活检、电极植入和毁损手术,应该避免对血管病变的活检。活检手术的并发症很少,致残率不足 5%,病死率不足 1%,确诊率可达 90%。

脑深部毁损和电刺激:随着颅内影像技术和微电极技术的日益改进,立体定向外科逐渐再次成为治疗震颤、僵硬和运用弛缓症状的主要选择。对帕金森病病人的内侧苍白球(Gpi)腹后核进行射频毁损能够有效地控制运动弛缓和僵硬,通过术中可靠的微电极尖端记录不同神经元的不同放电形式可提供准确的定位,使毁损的准确性和安全性又有所提高。脑深部毁损有着固有的缺点,如不可

逆性和双侧手术造成严重的抑制性并发症,使其临床应用受到限制。脑深部电刺激(DBS)是可控制性的治疗方法,可以对神经元电活动产生可逆性抑制而非破坏,丘脑底核(STN)现在是治疗帕金森病首要的选择性靶点。对以震颤为主要临床症状的病人,丘脑腹中间核(VIM 核)是理想的靶点。

立体定向放射外科:Leksell 于 1951 年首次提出立体定向放射外科的概念,借助立体定向头架确定病变坐标,然后对该点进行集中的放射治疗。伽玛刀和直线加速器系统是最广泛应用的放射外科设备,它们是用射线传递能量以达到治疗的目的。立体定向放射外科手术适应证包括脑转移癌、恶性肿瘤、良性脑瘤、动静脉畸形(AVM)和三叉神经痛。90% 以上的脑转移癌可在早期通过放疗控制,远期控制率达到 80%,能够明显提高脑内单发转移癌病人的生存期。放射外科的主要并发症是放射性坏死,大多发生在术后 6~24 个月,多与放射剂量和照射范围有关。

二、无架立体定向手术

无头架立体定向设备是将一些常用器械(探针、机械臂,甚至是内镜或活检探针等手术器械)作为指向装置,用

MRI、CT 或超声仪做影像引导,以确定颅内定位。MRI 和 CT 图像可以在手术显微镜的目镜上显示。这些装置可以让医生更有效地制定手术切口、骨瓣位置等计划,更

容易确定手术所到达的深部位置。去除了固定在头部的头架,给手术医生减少了一些阻碍,但同时也降低了对位的精确性(Box 5-35-1)。

Box 5-35-1 立体定向神经外科

1. 分类及优缺点
(1) 有架立体定向神经外科 定位精确、稳定,用于活检、电极植入和毁损手术,也可以用来引导放射性核素植入
(2) 无架立体定向手术 操作方便,但精确度降低
2. 立体定向手术在神经外科中的应用
(1) 治疗性手术 囊性颅咽管瘤的抽吸减压
(2) 诊断性手术 颅内占位性病变的立体定向下活检
(3) 治疗加诊断性手术 囊性胶质瘤及转移癌的抽吸减压
(4) 辅助性手术 立体定向辅助定位下小骨窗开颅切除颅内占位性病变
3. 问题
简述脑深部电刺激(DBS)治疗帕金森病的主要原理和毁损靶点

第二节 / 癫痫外科

本节要点 (Key concepts)

Epilepsy is a chronic encephalopathy caused by overdischarge of cerebral neurons.In our country there are approximately 9 million patients suffering from the disease.The treatment of epilepsy could be classified into medication and surgery.It is estimated that about 50% of intractable epilepsy patients need surgical intervention.

The success of epilepsy surgery highly depends on the appropriate candidate selection.The indications and contraindications of epilepsy surgery should be strictly observed.Thus, preoperative evaluation including noninvasive and invasive studies is fairly important.Phase 1 (noninvasive)evaluation consists of clinical manifestation, EEG, psychological test, CT, MRI, SPECT, PET, angiography and MEG, etc.Phase 2 (invasive) evaluation consists of subdural electrode (strip electrode and grid electrode) and deep electrode.

The ideal approach of epilepsy surgery is resection of the epileptogenic focus, including anterior temporal lobectomy, selective amygdalohippocampectomy, cerebral hemispherectomy and cortical resection.Other surgical approaches are blockage of the neuronal over-discharge conduction, ablation and stimulation surgeries, the former includes callosotomy and multiple subpial transection, the latter includes chronic cerebellar stimulation, vagus nerve stimulation, stereotactic radiosurgery.

The most common criterion of surgical outcome is Engel standard.Complications of epilepsy surgery are not common, including infection, intracranial hematoma, cerebral nerve palsy, hemiplegia, visual field deficit, aphasia, dementia, etc. Finally, clinical features and surgical outcomes of temporal lobe epilepsy and frontal lobe epilepsy are introduced.

由于癫痫是由多种原因导致的复杂的反复抽搐发作,癫痫病人可以通过手术方式进行治疗,如颞叶部分切除、大脑半球切除、胼胝体切开等。迷走神经电刺激也用于癫痫的治疗,能够达到一个满意的控制程度,但不能完全消除所有类型癫痫的发作。但其适应证比较广泛,是很多药物难治性癫痫病人最常用的选择。当药物无法很好地控制癫痫发作,或考虑到癫痫导致的跌伤或猝死、就业受限、无法驾驶、社会角色的受限,以及癫痫和药物引起学习和

接受教育受影响等因素,应进行手术治疗。

对不同病人,癫痫症状和药物不良反应表现各异,对于成人难治性癫痫,应根据具体病情采取手术治疗。对于青少年病人应早期手术,频繁的癫痫持续到青春期后,病灶就会变成独立的癫痫灶,使得病灶切除手术无法控制症状;而且,虽然手术能够减少甚至消除癫痫发作,但是长期癫痫在儿童期造成的心理方面的影响和依赖可能是更严重的问题,后期手术也无法解决。此外,病人还要耐受药物带来的学习、教育和儿童社会活动等方面受影响的后果。

一、术前检查

早期的检查可以确定引起慢性、反复癫痫发作的病因,最重要的是寻找占位性病变,尤其是脑瘤和血管病变(如 AVM 和海绵状血管瘤)。癫痫发作与脑神经元异常电活动有关,而假性癫痫发作则无脑异常放电。

(一)影像检查

CT 和 MRI 是主要的检查方法,能够识别占位性病变、钙化、外伤、炎症或萎缩性病变。对于颞叶癫痫,尤其是复杂、部分发作的病人,应注意颞叶是否存在胶质增生和海马萎缩。单侧的胶质增生和海马萎缩往往意味着病灶术后效果良好。T_2 加权像有助于确定胶质增生、低度恶性肿瘤和小血肿,5~7 mm 的薄层扫描会增加检查的敏感性。正电子发射断层扫描(PET)也能够帮助确定癫痫灶的位置。发作间期癫痫灶部位表现为低代谢和血流减低,而发作期表现为相对的高代谢和血流增高。

(二)视频脑电和临床癫痫发作的关系(监测 1 期)

监测 1 期常用来检查怀疑有单发癫痫灶的病人,多用于颞叶癫痫。长期脑电图记录可以在监测的同时对病人进行主动观察,并可将临床表现和脑电图作比较,这样就可以捕捉到临床发作和脑部爆发性放电相关的情况。通过此项检查,可以确定癫痫灶的侧别脑叶定位(额叶、颞叶、顶叶或枕叶)。脑电监测还能够判别真、假性癫痫发作。

半球语言和记忆功能区的判定:颈内动脉注射异戊巴比妥(Wada 试验)是临床最常用、最有效帮助判定半球语言和记忆功能区的方法,做颞叶切除术的病人最常用此项检查。每一侧颈内动脉依次由股动脉插入导管,进行颈内动脉造影,两侧颈内动脉要分别注射异戊巴比妥评估半球的语言和记忆。即使对明确的右利手的病人进行右侧颞叶病灶切除,术前也要进行 Wada 试验。

确定皮质功能区尤其是确定语言功能区,脑磁图和功能 MRI 是两种安全的无创检查方法。脑磁图能够记录脑组织磁活动,可以用来确定脑功能,甚至可以描记语言功能图。功能 MRI 也可用来描记语言功能图。

二、外科治疗

(一)病灶切除

癫痫是由颅内病变引起的,切除病变本身(病灶切除术)能够很好地控制症状,甚至完全消除癫痫。对于长期癫痫病人,还需要切除病灶临近的脑组织,最常见的是颞叶切除。手术中要暴露颞前叶,对颞叶外侧和下部进行切除,同时切除颞叶内侧结构如杏仁核和海马。切除范围取决于病灶的监测结果和记录到的语言功能区的范围。海马切除的范围由脑深部电极的记录结果和术前 Wada 试验发现的海马在记忆功能中的重要程度所决定。海马切除范围一般距离尖端至少 2.0~2.5 cm 才能保证术后控制满意。

除了颞叶切除术,另一个常见的切除部位是额叶皮质,此处手术的治疗效果不如颞叶切除术那样容易预测。虽然要保留功能区,但是累及功能区的癫痫灶也可以治疗。垂直于受累脑回长轴的皮质切开术应用较多,它可以切断浅部纤维的联系,不损伤深部的投射纤维。

(二)其他癫痫大发作的手术方法

胼胝体切开术用来切断癫痫电活动的传导,减轻癫痫发作。手术适应证没有明显的特异性,对于严重、复杂的病人往往采用此手术。胼胝体切开术一般分期完成,一期先实行前 2/3 的切开,如果效果不好,再进行二期的全部切开。手术并发症包括脑积水、语言失联合和运动受损等。

半球切除术只限于广泛的单侧癫痫活动的儿童病人。多数甚至所有病人术前都有脑部的异常,包括细胞异位和偏瘫。早期手术要切除半球全部皮质,保留同侧的基底核,后来手术经过改良,保留了部分半球皮质和血管,切除了与对侧半球相联系的皮质下白质结构。

这些手术目的不只限于控制癫痫,还希望改善脑功能,因为癫痫本身会导致脑功能受损。但是,手术本身有一定的致残率,包括脑积水、无菌性脑膜炎和脑表面含铁血黄素沉积。脑表面含铁血黄素沉积被认为是致残和死亡的重要原因,但是机制不详。

(三)迷走神经刺激术(VNS)

迷走神经刺激器是新型仪器,可以用来控制难治性癫痫发作。多数迷走神经支是传入支,投射到脑内许多结构,包括海马、杏仁核和丘脑。为了避免产生心脏不良反应,临床上常选择左侧迷走神经进行刺激手术。像心脏起搏器一样,迷走神经刺激器植入后可以编程控制。主要的不良反应是声音嘶哑。约 50% 的病人 VNS 术后癫痫发作频率明显降低,经 6 个月或以上的时间随访,长期刺激的治疗效果更好。但是与颞叶切除等手术不同,只有 1% 的病人癫痫完全消失(Box 5-35-2)。

Box 5-35-2 癫痫的国际分类及手术治疗类型

1. 国际癫痫分类
(1) 全身性发作　①全身强直 – 阵挛发作;②失神发作
(2) 部分性发作　①简单部分性发作;②复杂部分性发作
2. 癫痫手术治疗类型
(1) 切除手术　切除局部的或大块的有致痫灶的脑组织,消除癫痫源灶
(2) 分离手术　目的是破坏癫痫放电的传播通路。如胼胝体切开术和多处软脑膜下横切术
(3) 毁损和刺激手术　脑立体定向核团和电刺激术
3. 问题
简述癫痫的综合治疗

第三节 / 三叉神经痛的外科治疗

本节要点 (Key concepts)

Pain is the most common presenting complaint of patients neurosurgery, while its pathophysiological mechanism is still puzzling. Pain could be classified into nociceptive pain and neuropathic pain. The former is caused by abnormal injury to peripheral receptors, while the latter is not. The common neuropathic pain includes trigeminal neuralgia, glossopharyngeal neuralgia, cancer pain, phantom limb pain. The common procedures of relieving pain include anatomic procedures aiming at correcting the specific lesion causing pain, stimulating procedures and ablative procedures.

Trigeminal neuralgia is a common cause of facial pain which is mainly caused by compression of a vessel at the root entry zone of trigeminal nerve into the brainstem. The treatment methods include microvascular decompression, radiofrequency ablation, stereotactic radiosurgery.

Other surgeries for relieving pain include peripheral nerve stimulation, spinal cord stimulation, deep brain stimulation drug delivery system, dorsal root entry zone rhizotomy, etc.

疼痛是最常见的临床症状,其病理生理还不完全清楚,临床上还没有一个客观的疼痛评价标准。疼痛可分为两类:感受性疼痛和神经性疼痛。感受性疼痛是外周感受器受到异常的、强烈的刺激而产生的感觉,如腰部疼痛和肿瘤骨转移造成的痛感。神经性疼痛是在外周感受器没有受到强烈刺激即能产生的痛感,比如脑卒中后出现的中枢痛、截肢后发生幻肢痛等。神经性疼痛性质多表现为烧灼样、针刺样或电击样,对止痛药物不敏感。神经外科常见的神经性疼痛包括三叉神经痛、舌咽神经痛、中枢神经系统癌痛、偏头痛及其他顽固性疼痛,三叉神经痛是最常见的神经性疼痛。目前的止痛方法主要分为:①神经阻滞术即封闭术;②电刺激术;③破坏性手术;④神经根显微血管减压术。

三叉神经痛是指三叉神经分布区内一支或多支神经反复出现的短暂、剧烈疼痛,它会导致病人面部肌肉痉挛和萎缩,过去也称为痛性抽搐。我国的发病率是 182/10 万。多在中年后起病,男性多于女性。疼痛大多位于单侧,以右侧多见。疼痛发作分布区以Ⅱ、Ⅲ支分布区最常见。

一、病因

三叉神经痛分为原发性和继发性。前者通常指不表现神经系统体征者,多数病人的病因是三叉神经根脑桥入口处有异常的血管压迫,由于血管的长期压迫,导致局部神经纤维发生脱髓鞘改变,相邻的神经纤维之间发生

"短路"，使外界微小刺激传入时被多次放大，导致发作性疼痛。继发性三叉神经痛一般可发现与疼痛发作有关的颅内病变，如脑桥小脑角区肿瘤（胆脂瘤、听神经瘤、脑膜瘤），还有颅底蛛网膜炎、颅底转移癌、颅骨肿瘤、畸形、多发性硬化等。继发性三叉神经痛的手术治疗以切除占位病变为主。

二、原发性三叉神经痛的临床表现和诊断

疼痛是最突出的临床表现，疼痛发作前常无明显预兆，为骤然出现的闪电样发作，犹如刀割、烧灼、针刺或电击样，历时 1~2 min 后骤然停止。疼痛主要集中在三叉神经分布区。半数病人有引发疼痛的"扳机点"。发作间期完全无痛。随着病程延长，疼痛的频率、程度逐渐增加。一般病人没有明显的面部感觉减退，少数病人出现面部感觉减退，一般与既往曾行多种治疗如针灸、封闭等有关。明确的病史、临床表现及影像学资料，能够比较准确地诊断出原发性和继发性三叉神经痛。但应注意与牙痛、青光眼、偏头痛、三叉神经炎等进行鉴别。

三、原发性三叉神经痛的治疗

（一）药物治疗

原发性三叉神经痛早期一般用药物治疗，卡马西平和加巴喷丁对多数病人有效。一般早期给予卡马西平 0.1 g，每天两次口服。无效时增加剂量，最高用到每天 1.6 g，平均每天 0.8 g。但是长期服药会产生耐药性或无法耐受药物的不良反应如嗜睡、眩晕、消化系统不适等。

（二）手术治疗

目前有四种有效的手术方案：显微血管减压术、经皮神经毁损术、神经阻滞和伽马刀。显微血管减压术采用乙状窦后开颅，分离三叉神经脑桥段上的压迫血管，并在神经和压迫血管之间放置 Teflon 海绵防止日后再产生压迫。几乎所有的病人术后疼痛立即消失，但是 10 年后约有 10%~30% 的病人疼痛复发。经皮入路毁损术成功率较微血管减压术低，在荧光监视器的导引下，将射频针从面部插入卵圆孔，进行射频毁损、甘油注入或球囊压迫神经节。毁损手术后出现面部感觉麻木的概率比微血管减压术高。神经阻滞是在三叉神经周围支或半月神经节附近注射药物如无水酒精、热水、甲醛等造成神经破坏，阻断信号传入。伽马刀外科是应用 201 个钴 −60 源产生的射线集中照射三叉神经颅内段，阻断神经冲动传入，术后 80% 的病人有效。对于年老体弱、全身其他系统疾病不适合开颅手术及拒绝开颅者，可选用阻滞、毁损或伽马刀治疗，但是术后复发率较微血管减压术要高。

（张建国）

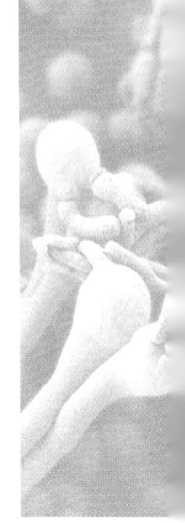

第36章

颅脑和脊椎先天性畸形的外科治疗

第一节 / 总论

颅脑和脊椎先天畸形是胚胎发育过程中,中枢神经系统受致病因素影响,导致先天性发育异常。主要因素有家族遗传、维生素缺乏、创伤、感染、辐射、代谢疾病等。其种类繁多复杂,和神经外科有关的主要类型如下:

一、增殖障碍(proliferation disorders)

神经元首先需要一个增殖期,随后位移。增殖障碍是在增殖期内由于某种原因导致小头畸形或巨脑回畸形。小头畸形表现为头小和脑发育不全,脑回狭小,脑沟清晰,脑室可扩大,但不存在颅内压增高表现,无须手术。巨脑回畸形是由于某一部位的灰质和(或)白质增殖过度,伴有顽固性癫痫者可手术治疗。

二、移行障碍(migration disorders)

移行障碍可伴有程度不同的胼胝体发育不良,表现为大脑结构中出现异常的裂隙、无脑回、脑回极少或灰质异位。脑灰质异位伴顽固性癫痫者可手术治疗。

三、胼胝体脂肪瘤(corpus callosum lipoma)

胼胝体脂肪瘤可合并其他异常如脑膜膨出、胼胝体缺如等。胼胝体脂肪瘤的治疗主要是针对其合并的其他异常,如癫痫、脑积水等,因瘤内常有大脑前动脉主干穿行并与周围脑组织粘连紧密而很难分离,故一般不主张手术切除脂肪瘤,有脑积水者可做分流术。

四、蛛网膜囊肿(arachnoid cyst)

蛛网膜囊肿为先天性蛛网膜发育异常所致,以侧裂区域最为常见。大多数病人为偶然发现,没有症状。主要临床表现有癫痫、颅骨局部隆起、局部脑受压,蛛网膜囊肿可因为轻微外伤而破裂从而形成硬膜下积液或硬膜下血肿,CT 和 MRI 可确诊。无症状或体积较小的囊肿可

随诊观察。手术首选囊肿-腹腔分流术,使用普通中压分流管。

五、Dandy-Walker 综合征

Dandy-Walker 综合征为正中孔和外侧孔闭锁,继发小脑蚓部发育不全,颅后窝形成与第四脑室相通的巨大憩室样囊肿,病人有梗阻性脑积水,横窦向上抬高。可合并胼胝体发育不良等其他中枢神经系统畸形和面部、眼部、心血管系统畸形。手术可行颅后窝囊肿-腹腔分流术。

六、神经管原肠囊肿(neurenteric cyst)

神经管原肠囊肿可发生在颅内和椎管内。椎管内多位于颈椎段,可在硬膜下或髓内,术中可见囊液清亮或混浊。多数在 10 岁以前发病,主要是占位效应,全切除可不复发。

七、皮样囊肿(dermoids)和表皮样囊肿(epidermoids)

皮样囊肿和表皮样囊肿可单独发生,也可合并皮毛窦、皮下脂肪瘤等。发生比例为皮样囊肿占80%,表皮样囊肿占20%,可发生在皮下至髓内的任何部位,囊壁含有生发层,只有全切除囊壁才能不复发。

八、Chiari 畸形

Chiari 畸形分为两型,I型为小脑扁桃体下疝,枕骨大孔处的脑干受压,可合并脑积水、脊髓空洞症。主要表现为肢体力弱、分离性感觉障碍。Ⅱ型为延颈交界处、脑桥、第四脑室、延髓下移,小脑扁桃体在枕骨大孔水平或以下,常伴有脊髓脊膜膨出。多伴有后组脑神经麻痹和脑干功能障碍。MRI 诊断标准为小脑扁桃体超过枕骨大孔

5 mm。常用的手术方法为颅后窝枕下减压。

九、张力终丝（tension filum terminal）

传统上脊髓栓系是指异常的脊髓圆锥低位，预后不佳。但是有时脊髓圆锥位置正常但是终丝异常。张力终丝有两种表现，一种是终丝增粗，MRI 检查发现终丝直径大于 2 mm；另一种是终丝部位出现脂肪，可称为脂肪终丝或终丝脂肪瘤。手术可在电生理监测下切断终丝和切除部分脂肪瘤。

十、脂肪瘤性脊膜膨出（lipomyelomeningocele）

圆锥或终丝脂肪瘤是先天性纤维脂肪占位病变，常常通过硬脊膜和椎骨在皮下形成巨大的肿物，与骶部脂肪垫不同，不局限于骶骨，也无神经组织膨出，可随年龄生长。

十一、脊髓纵裂畸形（split cord malformation，SCM）

脊髓纵裂畸形是指胚胎发生来源相同的脊髓双干畸形。SCM 分两型，Ⅰ型是双干脊髓位于独立的硬脊膜管内，CT 可显示中间为硬脊膜包绕的骨性中隔。Ⅱ型是双干脊髓位于同一硬脊膜管内，中间为纤维性中隔分开。有 90% 以上的病人合并局部皮肤异常，最常见的是多毛。所有病变合并脊髓圆锥低位和至少一种脊髓栓系病变。治疗方法是切除中隔并行脊髓栓系松解术。

十二、颅缝早闭、脑膨出、脊髓脊膜膨出、皮毛窦、先天性脑积水

颅缝早闭、脑膨出、脊髓脊膜膨出、皮毛窦、先天性脑积水为神经外科需要手术干预的先天畸形，详述如下。

第二节 / 颅缝早闭

本节要点（Key concepts）

Craniosynostosis is a rare disease which is often combined with raised intracranial pressure and neurodevelopmental delay. Craniosynostosis occurs in 0.6 out of 1 000 neonates. Premature closure could happen in one or more sutures such as bicoronal synostosis, sagittal synostosis, or complex synostosis. Diagnosis is made through physical examination, X-ray and computed tomography scan. The main treatment is operation which should be done as early as possible. The goals of operation are to relieve intracranial pressure, to make sure there is enough room for neurodevelopment, and to correct the deformities of face and skull. Cranial reconstruction is the standard of care of craniosynostosis. Traditionally, surgery is performed by making a scalp incision from ear-to-ear, mobilizing the scalp to expose the skull, and removing/reshaping the affected portion of the skull. The prognosis varies depending on whether single or multiple sutures are involved or other abnormalities are presented. Surgery is not recommended for positional plagiocephaly.

颅缝早闭又称狭颅症，具体原因不明，多在胚胎发育中出现，出生后发生颅缝早闭少见。发病率为 0.6/1 000 新生儿。

一、临床表现

颅缝早闭可以发生在一条颅缝，也可以是多条，而其他颅缝正常发育，结果形成不同形状的畸形头颅。常伴有脑发育异常和颅内压增高。

冠状缝早闭女孩多见，头颅前后发展受阻呈扁头畸形；矢状缝早闭男孩多见，头颅向两侧发展受阻形成舟状头；多条颅缝早闭形成尖头畸形；额缝早闭头前部可呈三角形；人字缝早闭少见且无大碍，外观枕部平坦。

二、辅助检查

在颅缝早闭处可触及骨性隆起，X 线骨缝缺乏正常的透光性，骨缘硬化，颅内压增高者可见颅骨内板凹陷。CT 扫描骨窗像可发现颅骨内板变薄，颅缝闭合，闭合处颅骨增厚，可形成骨嵴。

三、治疗

有颅内压增高的颅缝早闭的手术目的是扩大颅腔，提供脑发育所需要的空间。对于颅内压增高的患儿应尽早手术，对继发于脑发育不良导致的颅缝早闭则无手术指征。

手术方法：一种是颅缝再造术，沿闭合的骨缝旁或在原骨缝位置切开，切除宽度 2 cm 颅骨；对于年龄较大的患儿可采用颅骨重塑术，将颅骨分块取下重新固定（Box 5-36-1）。

第三节 / 脑膜膨出和脑膜脑膨出

本节要点（Key concepts）

Meningocele is defined as the herniation of meninges through a bone defect in the skull forming a cyst filled with cerebrospinal fluid, while meningo encephalocele is the herniation of membrane and neural tissue. It occurred in 1 out of 5 000 live births. Meningocele and meningo encephalocele are mainly located at midline, usually in occipital region. A fluid-filled midline mass could be seen which may be transilluminated and be covered by skin or membrane. Presurgical CT and MRI images are necessary to determine the extent of neural tissue involved and to rule out the associated anomalies. When to operate is still a controversy. The aim of surgery is to remove the sac, close the defect, and prevent infection. Surgery should be immediately performed if there is CSF leak. CSF shunt should be performed at the same time if hydrocephalus is presented. Prognosis varies depending on the extent of neural development.

脑膜膨出是指膨出物为脑膜和脑脊液，脑膜脑膨出是指膨出物为脑膜和脑组织，膨出囊的大小与是否含有神经组织无关。发生率为 1/5 000 活产新生儿。好发于中线，枕部最常见，通常位于枕外隆突或其下方。少数发生于颅底，颅底脑膜膨出以鼻根部最多见，颅前窝底呈漏斗状，脑组织自此疝出。

主要表现是出生后局部包块，其形状和大小不一，膨出较大者顶部表皮菲薄，可有破溃糜烂，膨出处皮肤毛发稀疏，包块不能压缩，有时可随哭闹发生张力改变，触摸根部可发现颅骨缺损。鼻根部脑膜膨出还合并眼部症状，如眼距增宽、眼眶窄小、眼睑闭合不全等。突入鼻腔者通常误以为是鼻息肉或鼻腔肿物就诊于耳鼻喉科，严重者可影响呼吸和吞咽功能。

术前 CT 和 MRI 检查对分析膨出内容物的种类、与脑组织和周围结构的关系、颅骨缺损大小形状非常重要。

对手术时机的看法有分歧，一般认为对于容易破溃或已经破溃且炎症得到控制者、影响呼吸吞咽者，宜尽早手术。治疗原则是：切除膨出囊壁和内容物；保护有功能的脑组织；严密缝合硬脑膜，防止脑脊液漏。面积较大的颅骨缺损需行颅骨成形术。

枕部脑膜膨出的囊颈与周围上矢状窦、窦汇、枕窦相邻，并可能为其包绕，横窦被牵连的机会较少，但是巨大的脑膜膨出可能存在复杂的静脉窦解剖关系，有时直窦可以进入囊内。手术切口的设计要留有缝合的余量，做环形或梭形切口，钝性分离至囊壁，并沿囊壁分离至囊颈和颅骨缺损处，切除多余囊壁后缝合硬脑膜。鼻根部膨出常采取开颅找到颅前窝底的骨缺损，切除疝入鼻根部的脑组织。小的颅底骨缺损处可填塞肌肉，较大的颅骨缺损可用修补材料和筋膜覆盖来重建颅底。

第四节 / 脊膜膨出和脊膜脊髓膨出

本节要点 (Key concepts)

Spinal meningocele and meningomyelocele are congenital birth defects which are usually seen at lumbosacral region. A midline mass could be seen sticking out of the mid to lower back which is covered by skin or membrane. It is defined as meningocele if the sac is filled with CSF, and defined as meningomyelocele if filled with CSF and neural tissue. Other symptoms may include loss of bowel and bladder control, weakness of lower extremities, and hydrocephalus. CT and MRI are necessary to determine the extent of neural tissue involved. The aim of operation is to close the dura mater and to prevent infection. Operation can't improve the neural development. A CSF shunt may be necessary if hydrocephalus is presented.

脊膜膨出是指先天性棘突和椎板缺如,椎管内容物向背外侧膨出,可发生在脊柱任何节段,腰骶部多见。内容物为脑脊液者称为脊膜膨出,脊髓脊膜膨出是指内容物含有脊髓或马尾神经结构。新生儿发病率为(1~2)/1 000。

大多患儿出生时在脊背中线可有包块,大小不一,通常为圆形,皮肤表面可有毛发、色素沉着,部分患儿顶部皮肤菲薄,可发生破溃感染,脊髓和(或)神经可突入并与囊内壁粘连。常见的腰骶部脊膜脊髓膨出病人可出现双下肢瘫和大小便功能障碍,并发足内翻畸形。脊髓脊膜膨出大多数伴有脑积水,手术切除膨出后可使潜在脑积水出现且进行性加重。

CT 和 MRI 检查可明确椎板缺损的部位,膨出物的种类,与椎管内外结构的关系,有无脊髓低位、脊髓栓系以及合并其他占位,如脂肪瘤、皮样囊肿等。另外,应行头部 CT 和(或)MRI 检查,明确是否已经存在脑积水和其他异常。

手术的目的是重建脊髓的正常解剖结构,防治脊髓功能障碍。术前做脊髓电生理检查,术中在电生理监测下松解脊髓和神经组织,术后再做脊髓电生理评估。合并脑积水者可行脑积水分流术。

第五节 / 皮毛窦

本节要点 (Key concepts)

Dermal sinus tract is remnants of incomplete neural tube closure which could be found along the midline of the neural axis. The sinus is lined with epidermis and skin appendages extending from the skin to the deeper structure. It may appear as a dimple or a sinus with or without hairs, usually very close to the midline. The surrounding skin is normal or pigmented. Dermal sinus tract is a potential pathway for infection within the dura mater which may result in meningitis or abscess. The content of the tract may cause sterile meningitis. MRI could show the tract and its point of attachment. Clinical diagnosis is dependent on the observations. Probing the tract is not recommended. MRI could show the tract and provide information of the neural structure and their relationship. Sinus should be removed before the infection. Tracts terminated to the coccyx don't need to be treated unless infection occurs. Treatment consists of excision of the dimple and the tract, as well as any intradural masses. The dissection should proceed along the tract until its terminus.

皮毛窦可能是由于胚胎发育过程中,皮肤外胚层和神经外胚层分离障碍所致。皮毛窦可发生于脊柱的沿中线部位,最常见部位是腰部和腰骶部。皮毛窦的窦壁由上皮组织构成。

脊髓皮毛窦可表现为局部皮肤凹陷或窦道,有或无毛发,窦口大多只有 1~2 mm,常有少量分泌物,周围皮肤可有色素沉着。皮毛窦一端止于皮肤表面,可贯穿正常棘突或经脊柱裂止于硬脊膜或突入椎管。窦道可增宽扩大为囊肿。如窦道壁由复层鳞状上皮构成,其内只含有脱落上皮细胞形成的角蛋白,则称为表皮样囊肿;如窦壁由皮肤成分构成,内含皮脂和毛发则称为皮样囊肿。皮毛窦是硬膜下感染的一个潜在途径,可导致细菌性脑脊膜炎,并可以反复发作,或形成脓肿。

MRI 检查可以发现皮毛窦的起止走向以及颅内或椎管内有无肿物。

手术可行围绕皮毛窦的纵行切口,脊髓皮毛窦通常自皮下斜向上生长,应根据 MRI 上皮毛窦的走向设计切口的长度以求充分暴露,小心分离皮下组织至皮毛窦穿入腰背部筋膜部位,从中线切开筋膜,暴露椎板和棘突,辨别皮毛窦穿入的位置,通常可见棘突上有一个切迹或一个孔洞,咬除上、下椎板,暴露皮毛窦进入硬脊膜的部位,沿中线纵行切开硬脊膜并环状切除皮毛窦入口。

第六节 / 先天性脑积水

本节要点 (Key concepts)

Congenital hydrocephalus occurs in 0.2 to 3.5 out of 1 000 neonates. It may result from many causes such as Chiari malformation, meningocele, stenosis of cerebral aqueduct, infection, or brain trauma. It can be classified into communicating and non-communicating (obstructive). Clinical examination, CT and MRI images can be done to help confirming the diagnosis or to provide a detailed picture of the brain and its structures. In infancy, the symptom may be a rapid increase of head circumstance, large head size, sunsetting sign, lethargy, epilepsy, etc. Congenital hydrocephalus is mostly treated with surgical procedure including shunt and endoscopic third ventriculostomy (ETV). Ventriculo-peritoneal shunt is usually the type of shunt. ETV is suitable to obstructive hydrocephalus. Possible complications of shunt include shunt infection, shunt blockage, epilepsy, etc. Some medicines may be used to reduce the secretion of cerebrospinal fluid that includes acetazolamide and furosemide.

先天性脑积水的发病率大约为(0.2~3.5)/1 000 新生儿,约占所有神经系统先天畸形的三分之一。导水管狭窄是先天性梗阻性脑积水最常见的原因。交通性脑积水为蛛网膜颗粒脑脊液吸收障碍,主要原因是颅内感染和出血所致的蛛网膜颗粒闭塞。脑积水的诊断主要依靠 CT 和 MRI,患儿多表现为导水管以上的脑室高度扩大,严重者皮质仅 1~2 mm 厚。

外周性脑积水(脑外积水)大多数发生在 1 岁以内的婴儿,表现为扩大的蛛网膜下隙,头围增大,脑室扩大或正常,病因不明,可能是脑脊液吸收障碍所致。在 CT、MRI 上可见对称性蛛网膜下隙增宽、脑沟增宽和加深、脑回变窄、侧裂和纵裂增宽、脑室扩大或正常,MRI T_2 像在蛛网膜下隙内可见拉长的血管影。需与硬膜下积液鉴别,硬膜下积液多由外伤后蛛网膜撕裂所致,在 CT、MRI 上积液多位于额部或额颞部,可单侧也可双侧,有脑组织受压征象,脑沟变浅,侧裂、纵裂变窄。积液一般为血性脑脊液或黄色高蛋白脑脊液,与脑室内脑脊液信号不同,MRI T_2 像积液内无血管影。外周性脑积水大多可自我代偿,但需定期复查,必要时可行硬膜下腔 – 腹腔分流术。

脑积水临床表现有:头围增大,头颅发育快于面颅发育,易激惹,前囟扩大,闭合延迟,囟门饱满膨出张力增高,颅缝分离,头部静脉扩张充血,MacEwen 征阳性(叩诊颅骨呈破壶音),眼球外展困难,落日征(sunsetting sign)。

脑积水以外科治疗为主,如脑室 – 颈静脉分流术、脑室 – 右心房分流术、腰大池 – 腹腔分流术等,但最有效的、应用最多的是侧脑室 – 腹腔分流术。近年来随着脑室镜的发展,第三脑室底造瘘术治疗梗阻性脑积水开展增多,手术简单,可避免长期放管的合并症,适用于导水管梗阻,不适用于交通性脑积水。

分流术的主要并发症有分流管堵塞、感染、过度引流、分流管断裂、腹腔囊肿、皮肤破溃、脑脊液皮下隧道形成、癫痫、硅胶过敏等。

分流管选择不当可导致过度引流,引起低颅压、裂隙脑室(脑室过小)、硬膜下血肿、硬膜下积液。也可因引流不足,病人症状无缓解或部分缓解。分流管压力一般有高、中、低压等不同压力类型,需仔细阅读说明书。颅内压一旦超过分流泵的瓣膜压力,脑脊液将流出。为了防止体位改变导致的虹吸现象,一些分流管加有抗虹吸装置。由于儿童随着年龄成长颅内压不断升高,以及过度引流和引流不足问题的存在,近来还出现了可调压分流管,可在体外进行压力调节(Box 5-36-2)。

3. 正常压力性脑积水的三联症　步态障碍、小便失禁、痴呆

脑积水的治疗
1. 内科治疗　呋塞米和乙酰唑胺等药物,适用于脑积水程度不重的病人
2. 外科手术治疗　①分流术:包括侧脑室-腹腔分流术等;②内镜下第三脑室底造瘘术:主要适用于梗阻性脑积水

（罗世祺　姚红新）

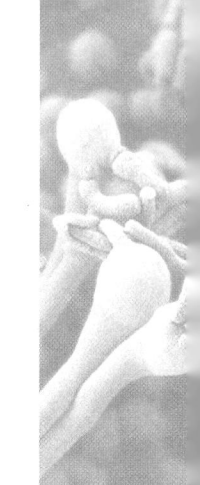

第 37 章

中枢神经系统感染性疾病

第一节 / 脑脓肿

本节要点 (Key concepts)

Brain abscess is a common disease in developing countries which may be caused by a multitude of organisms, including bacteria, fungi, and parasites. The pathogens of infection varies depending on the particular organism. The organisms into the brain through direct spread from a contiguous focus, hematogenous spread from a distant focus, or direct inoculation as would occur after surgery or trauma and in some cases the cause is unknown (cryptogenic origin). Brain abscess may be solitary or multiple. Multiple abscesses usually occur with systemic direct spread from an infected structures such as otitis media or sinusitis. The bacterial species responsible for a brain abscess depends on the pathogenic mechanism involved. Anaerobic streptococcus, staphylococcus, enterobacteriaceae and proteus are common pathogens. Anaerobic organisms have become increasingly important pathogens in case of brain abscess, and polymicrobial infections are very common. Most patients present with altered consciousness, focal neurological signs, seizures, and signs of elevated intracranial pressure. Unless the patient has a system infection, fever and elevated white cell count are often absent. Contrast CT or MRI shows a ring-enhancing lesion within the brain parenchyma. Despite improved diagnostic techniques and the availability of effective broad-spectrum antibiotics, the surgical treatment of brain abscess remains important. Surgery is indicated when mass effect or neurological deficit exists, when abscess failed to be resolved with antibiotic treatment. Open, stereotactic, or neuronavigation guide procedures can be used for resection or drainage of abscess. The prognosis of brain abscess has improved considerably. Generally, mortality is now less than 30%. Long-term sequelae may occur such as mental retardation, seizures and focal neurologic deficits.

　　颅外化脓性感染侵入颅内,在脑实质内发生化脓形成脓肿称为脑脓肿,多因细菌感染造成,真菌、寄生虫等亦可引起脑脓肿,近年来发现免疫抑制性疾病很容易导致脑脓肿。

一、发病率

　　美国的脑脓肿发病率在20世纪30年代为每年2.7/10万,到80年代末降至每年0.9/10万,但在发展中国家其发生率很高,印度报告脑脓肿占颅内占位病变的8%,而美国仅为1%~2%。儿童及年轻人多见。

二、病因

　　脑脓肿为颅内继发性化脓性疾病,因其原发感染灶不同而有不同的病因和分类(Table 5-37-1)。

Table 5-37-1　Etiological factors of brain abscess in different period of years

Source of infection	1952—1979	1980—2000
Ear	384(70.20%)	86(38.74%)
Blood	93(17.00%)	37(16.67%)
Trauma	15(2.75%)	5(2.25%)
Unknown	55(10.05%)	94(42.34%)
Total	547	222

　　1. 耳源性脑脓肿　占脑脓肿的48.8%,近年来发病率减低。常为慢性中耳乳突炎,感染经破坏的中耳骨质侵入颅内,以同侧颞叶最多见,其次为同侧小脑,以变形杆菌、厌氧性链球菌感染为主。

2. 血源性脑脓肿 占27.6%,因身体其他部位感染经血行播散到脑部形成脑脓肿。脓肿可多发或单发,好发于额、顶叶等大脑中动脉供血区,以金黄色葡萄球菌最常见。

3. 外伤性脑脓肿或术后脑脓肿 占脑脓肿的2.4%~11.2%,近年来发病率增加。外伤性脑脓肿多继发于开放性颅脑外伤,常伴有异物和碎骨片,多位于外伤或其邻近部位,以金黄色葡萄球菌居多。神经外科术后合并脑脓肿,以葡萄球菌和链球菌感染为主。

4. 隐源性脑脓肿 占脑脓肿的12.2%~42.9%,感染来源常不能明确。

三、病原菌

脑脓肿的病原菌为各种化脓性细菌,常见的致病菌有葡萄球菌、链球菌、变形杆菌、大肠埃希菌等。可为单独细菌感染,亦可为混合性细菌感染。厌氧菌引起脑脓肿的比例也愈来愈大。在抗生素广泛应用前,脑脓肿细菌培养25%~30%为葡萄球菌,30%为链球菌,肠杆菌属占12%,约50%无细菌生长。目前脑脓肿细菌培养阳性率可达60%~90%,主要为链球菌及厌氧性链球菌,拟杆菌和肠杆菌分别占20%和40%。各种细菌培养阳性率见Table 5-37-2及Table 5-37-3,最常见的致病菌依次是:链球菌、葡萄球菌、变形杆菌。

近年来学者注意到机体在免疫抑制状态下很容易发生脑脓肿,这些疾病包括多种免疫抑制性疾病,如慢性消耗性疾病、糖尿病、化疗病人、器官移植后行免疫抑制治疗者、长期使用激素、艾滋病等。这类病人的致病菌多为机会致病菌,包括一些非典型的细菌、真菌和寄生虫。

Table 5-37-2 Aerobic bacteria culture of brain abscess before and after 1980

Type	1952—1979(%)	1980—2000(%)
Gram-positive organism		
Staphylococcus aureus	84(22.3%)	26(27.7%)
Streptococcus aerobic	80(21.3%)	27(28.7%)
Gaffkya tetragena micrococcus	16(4.3%)	2(2.1%)
Streptococcus pneumoniae	9(2.4%)	1(1.0%)
Gram-negative organism		
Proteus species	94(25.0%)	12(12.8%)
Enterobacter species	26(6.9%)	10(10.6%)
Pseudomonas aeruginosa	12(3.2%)	4(4.3%)
Bucillus aerogenes capsulatus	10(2.7%)	2(2.1%)
Alcaligenes species	9(2.4%)	1(1.1%)
Other organisms	36(9.6%)	9(9.0%)
Total	376(100%)	94(100%)

Table 5-37-3 Anaerobic bacteria culture of brain abscess

Type	Single anaerobic	Multiple anaerobic	Aerobic and anaerobic	Total
Anaerobic streptococcus	5	4	5	14
Bacteroides fragilis	2	3	3	8
Melaninogenicus bacteroid	2	1	1	4
Other bacteroid	0	2	2	4

四、病理

脑脓肿大多为单层,也可为多层性脓肿。根据脑脓肿形成的过程,分为4个时期。

(一)早期脑炎期(感染种植后1~4 d)

脓肿中心有坏死区,其边缘小血管周围有大量炎症细胞浸润,周围有明显水肿。

(二)晚期脑炎期(4~10 d)

脓肿区为液化坏死区并扩大,血管周围除炎症细胞外并有少量成纤维细胞及新生血管。

(三)早期包膜形成期(11~14 d)

脓肿中心坏死区周边有较多的组织细胞、纤维细胞,成纤维细胞开始增多,有大量新生血管,胶原包膜已开始形成,白质内水肿减轻。

(四)晚期包膜形成期(14 d以后)

坏死周围炎症细胞及成纤维细胞数量减少,纤维细胞增多,仍有大量新生血管,胶原包膜已形成。

五、临床表现

脑脓肿的临床表现与脓肿所处时期、脓肿部位、大小、病灶数量、脑水肿程度等有直接关系。病人主要表现为:

(一)颅内压增高的症状与体征

急性脑炎期因严重的炎症性脑水肿,脓肿包膜形成后大型脓肿的占位及脑水肿均可引起颅内压增高,头痛是最常见的症状,70%~96.8%病人出现头痛,常为半侧头痛,呈持续性,头痛部位不代表脓肿所在部位,头痛严重时常伴有呕吐发生(大型脓肿85%有呕吐发生),55.8%(50%~80%)出现眼底视盘水肿。亦可出现头晕、意识障碍、展神经麻痹等症状与体征。2/3的大型脑脓肿病人常有不同程度的意识障碍,意识改变可从嗜睡、烦躁直至昏迷。

(二)局限性神经功能损害的症状与体征

50%~80%脑脓肿病人出现局限性神经功能损害的症状与体征,这些症状与体征的出现与脑脓肿所在的部位及脓肿所处的时期有直接关系,如肿瘤位于额、顶叶可产生偏瘫、偏身感觉障碍等,在优势半球可产生失语。颞叶脓肿可产生对侧视野缺损,优势半球颞叶脓肿可产生感觉性失语。小脑脓肿可出现水平眼球震颤、患侧肢体共济失调、Romberg征阳性等。患脑脓肿的婴儿可出现头围增大、前囟隆起、张力高及骨缝分离、发热、易激惹、呕吐、喂养困难、癫痫发作等。

（三）原发感染灶的症状与体征

50%~57%病人于入院时仍有发热,一般低热,如有高热应考虑合并有脑膜炎存在,或原发性化脓性感染灶未得到控制。另外病人还有原发化脓性病灶,如中耳炎、乳突炎、鼻窦炎、肺化脓症、支气管扩张症等引起的症状与体征。

脑脓肿处于急性脑炎期,病人发病急,病程短,多在14天以内,常有发热,因炎症性脑水肿而出现颅内压增高及局限性神经功能损害的症状与体征,常有癫痫,血及脑脊液中白细胞增多。当包膜形成后脑水肿减轻,但局限性神经体征日趋明显。

（四）脑脓肿的危象

因脑脓肿多位于颞叶和小脑,如同其他此区域的占位性病变一样最易发生脑疝,颞叶脓肿易发生颞叶沟回疝,小脑脓肿可导致枕骨大孔疝。

脑脓肿的另一危象是脓肿破裂,脓肿可向皮质侧蛛网膜下隙破溃,更可能向脑室破裂,因脓腔内压力高,而脑室侧包膜形成差并且薄,故脓肿易向脑室破溃,一旦脓肿破溃大量脓液进入蛛网膜下隙或脑室内,造成蛛网膜下隙积脓、脑膜炎及脑室炎,病人会出现昏迷、高热、癫痫或呈角弓反张状。若不及时进行有效处理,多数病人在短期内死亡,文献报告病死率可达80%。

六、辅助检查

（一）X线头颅平片

X线头颅平片多数正常,对诊断帮助不大,如发现颅骨骨髓炎、颅内金属异物、鼻窦炎、或中耳乳突炎,特别是有胆脂瘤存在,有助于脑脓肿的诊断。

（二）CT扫描

CT表现是:①脓肿平扫呈球形或椭圆形低密度区,有较淡环影。低密度区代表脓液,有时可为高密度区;②邻近脓肿的脑组织有不同范围的低密度区,代表炎症性脑水肿;③脑室系统因脓肿压迫可产生变形及移位;④强化后低密度区周围环影明显增强、变宽,一般强化环在脑皮质侧较厚,靠脑室侧较薄弱(见 Figure 5-37-1,5-37-2,5-37-3,5-37-4)。

（三）磁共振成像（MRI）

MRI较CT更敏感,更精确,在脑炎期即能做出诊断。T_1加权成像,中心组织坏死区显示为低信号,其周围为等信号或高信号的薄环围绕,此为脓肿包膜,包膜外的低信号区为水肿区。T_2加权成像,中心坏死区为高信号,包膜为低信号黑环,外周的水肿为高信号(Figure 5-37-5,5-37-6)。注射Gd-DTPA后脓肿包膜明显强化,有助于发现多房性或多发性脓肿。

（四）实验室检查

常规化验检查对诊断脑脓肿帮助不大,血白细胞计数

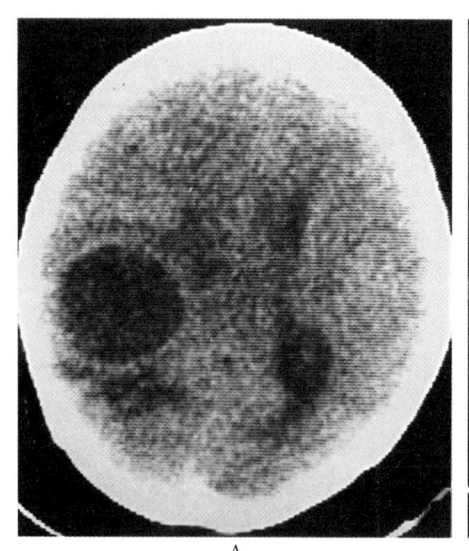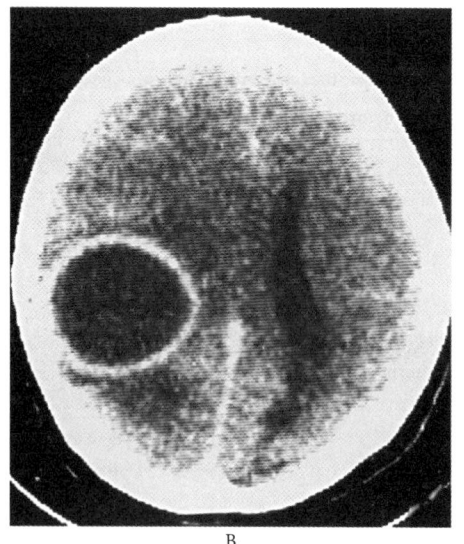

Figure 5-37-1　Right cerebral abscess
A. CT scan; B. Enhancement CT scan

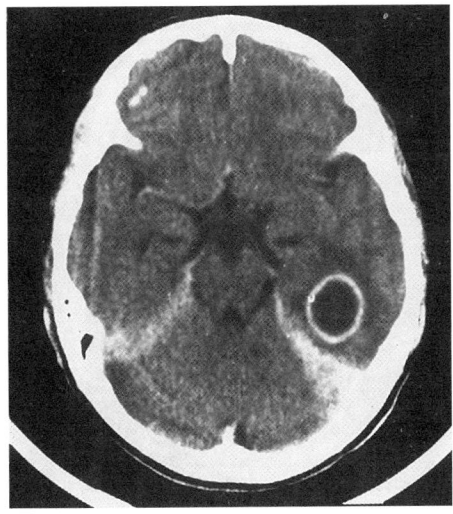

Figure 5-37-2　Left temporal lobe abscess. After contrast injection the ring enhancement is very sharp and arounded by low density edema

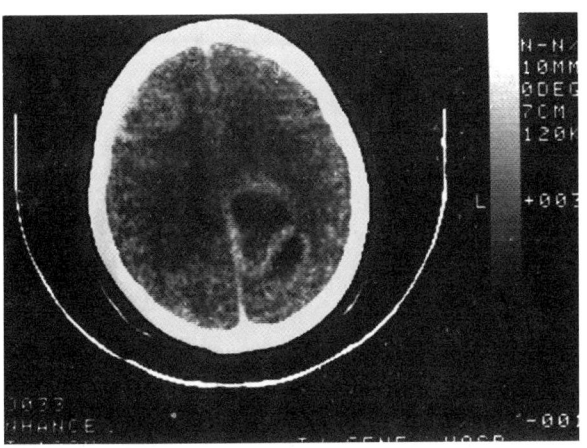

Figure 5-37-3　CT scan found a multilocular abscess

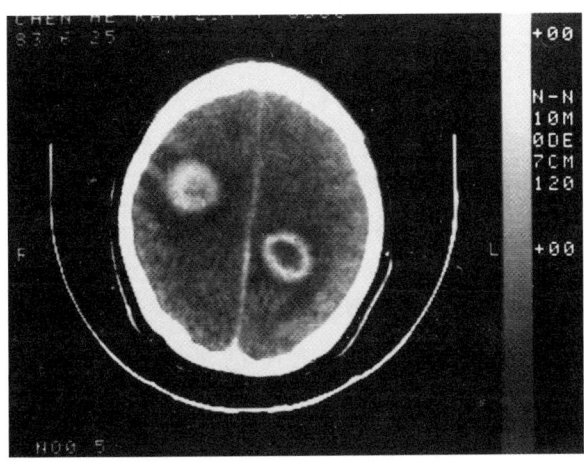

Figure 5-37-4　Multiple cerebral abscesses

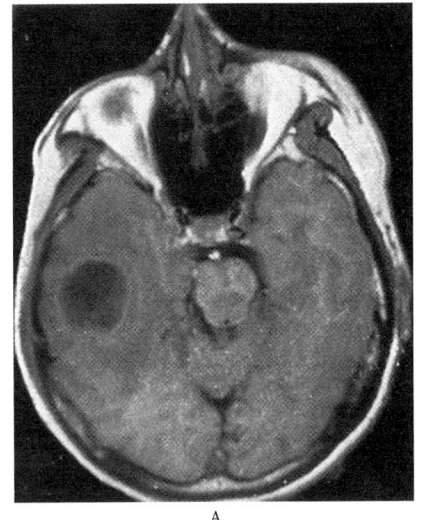

A

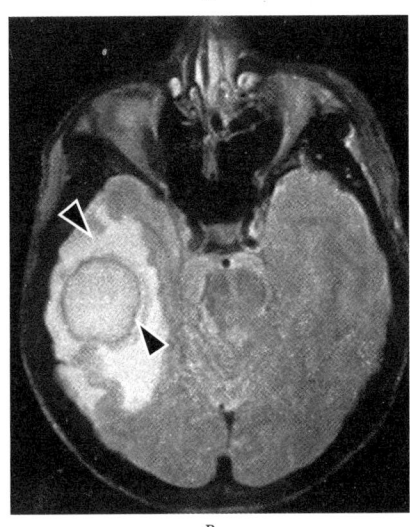

B

Figure 5-37-5　MR image shows a cerebral abscess

A. T_1 WI MRI scan image reveals a cyst lesion in right cerebrum surrounding with edema; B. T_2 WI MRI scan shows a dark ring surrounding the abscess, which is the capsule of the abscess

常呈轻度增高(常在 $15\times10^9/L$ 以下),如白细胞过高,可能有脑膜炎或其他化脓性病灶存在。90% 以上脑脓肿病人红细胞沉降率加快,但它是非特异性炎症的指标。C 反应蛋白(C-reactive protein,CRP)可区分脑脓肿和其他占位性病变,Jamjoom 检测发现 77% 脑脓肿病人 CRP 增高,当脓肿治疗后 CRP 下降至正常水平,如脓肿未完全治愈则 CRP 仍持续升高,而肿瘤病人 CRP 正常。

腰椎穿刺检查提示颅内压力增高,脑脊液中白细胞轻度增高,但多低于 $100\times10^6/L$,白细胞过高说明有脑膜炎存在;蛋白可轻度增高。因腰穿对脑脓肿病人是危险的,有可能诱发脑疝,且 CSF 变化是非特异性的,因此脑脓肿病人作腰穿检查应谨慎。

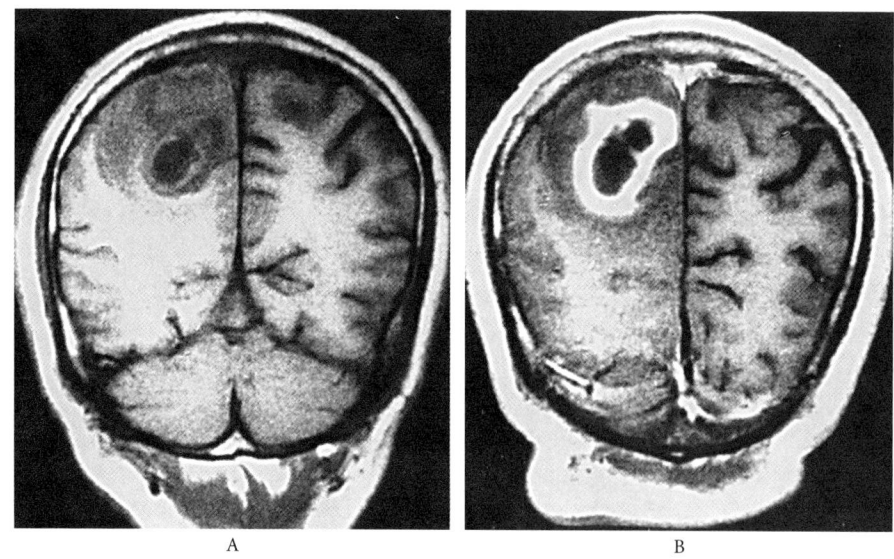

Figure 5-37-6　MR scans a cerebral abscess
A. T₁WI MRI scan shows a cyst lesion on the right cerebrum; B. T₁WI with Gd-DTPA infusion enhancement shows the capsule of abscess is very sharp with multilocular cysts

七、诊断

有原发性感染病灶及颅内占位病变症状与体征同时出现时做出脑脓肿的诊断并不困难,但对感染源不明确的隐源性脑脓肿诊断常有困难,易于与脑肿瘤等其他占位性疾病相混淆,需依靠其他辅助检查以明确诊断。

八、鉴别诊断

(一)脑肿瘤

隐源性脑脓肿炎症感染灶不明显,而病人的颅压增高及神经系统体征易与脑肿瘤相混淆,另外部分脑脓肿病人在 CT 或 MRI 上,环影或强化环影形状不规则,薄厚不均,周围有大范围水肿区常与恶性脑胶质瘤相混淆(Figure 5-37-7)。一般脑肿瘤病程较长,无原发感染病灶,必要时可查 CRP 或放射性核素标记白细胞行 SPECT 扫描来帮助区别。磁共振弥散加权成像(diffusion weighted imaging,DWI)对鉴别包膜期脑脓肿和脑肿瘤伴坏死有较大意义,脑脓肿常常因弥散受限而表现为高信号,脑肿瘤坏死囊变区弥散常常不受限,在 DWI 上表现为低信号。

(二)化脓性脑膜炎

化脓性脑膜炎特别是耳源性脑膜炎常易与耳源性脑脓肿相混淆,但脑膜炎病人常有发热、脉速、脑膜刺激征、神经影像学检查无占位病变;腰椎穿刺检查可见 CSF 中白细胞明显增多、蛋白增高、糖降低等。

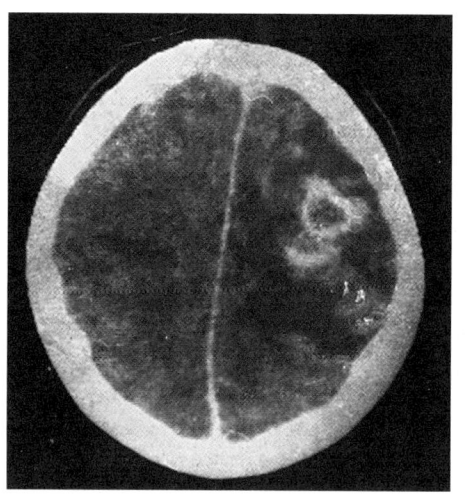

Figure 5-37-7　T₁WI scan shows a cerebral abscess mimic a malignant glioma

(三)化脓性迷路炎

化脓性迷路炎的临床表现与小脑脓肿相似,但无头痛,而眩晕、呕吐严重,也有眼球震颤、共济失调及强迫头位,但眼底检查无水肿,CT 或 MR 检查无占位病变。

(四)化脓性血栓性静脉窦炎

化脓性血栓性静脉窦炎常继发于中耳炎或乳突炎,是引起中耳或乳突炎的细菌所致,常有耳痛、发热、眩晕、颅内压增高等症状,并可出现视盘水肿,与脑脓肿特别是小脑脓肿相似。但病人有高热、寒战、乳突区肿胀,CT 或 MRI 检查无占位病灶,但有时可发现脑室扩大(耳源性脑积水),有助于鉴别诊断。

九、治疗

(一) 抗生素治疗

对处于脑炎期的脑脓肿,小型(2 cm 以下)脑脓肿可使用抗生素治疗。手术治疗前后亦需全身应用抗生素,根据脓液培养及细菌对抗生素敏感程度选用有效抗生素,并应注意抗厌氧菌治疗。临床上常选用甲硝唑(metronidazole),成人剂量 500 mg,静脉滴注,每 8 h 一次,口服 400 mg,每日三次。儿童为 7.5 mg/(kg·d),静脉滴注,口服 3.7~7.5 mg/(kg·d)。在细菌培养未出结果前应选用广谱抗生素,使用抗生素时应考虑到 CSF 屏障的透过率。

(二) 激素治疗

激素治疗可减轻炎症所致的脑水肿,改善临床症状与体征,但同时抑制白细胞进入病灶,使病灶内的巨噬细胞减少,阻碍脓肿壁的形成,因此使用激素时必选用大量有效抗生素防止炎症扩散。

(三) 手术治疗

手术治疗包括①穿刺抽脓术:在 CT 或 MRI 定位下,穿刺脓肿抽脓,并可向脓腔内注入抗生素,经数次抽脓后脓腔闭合而治愈。此法简单、安全,适用于各部位脓肿,在立体定位或神经导航引导下也可对位于脑干、基底核等重要功能部位的脓肿行穿刺治疗。但脓腔内有异物者穿刺治疗不能治愈。②脓肿切除术:对于包膜形成良好的慢性脑脓肿病人,手术切除脓肿效果好,后遗症少,特别是脓肿内有异物、多房脓肿或脓肿破溃者均应手术切除脓肿(Box 5-37-1)。

Box 5-37-1 脑脓肿

1. 脑脓肿分类
①耳源性脑脓肿。②血源性脑脓肿。③外伤性脑脓肿。④隐源性脑脓肿

2. 脑脓肿危象
(1) 占位效应导致脑疝 小脑脓肿易发生急性小脑扁桃体下疝;颞叶脓肿易发生颞叶沟回疝
(2) 脓肿破裂 脓肿可向皮质侧蛛网膜下隙破溃,更可能向脑室破溃,造成蛛网膜下隙积脓、脑膜炎及脑室炎,病人昏迷、高热,呈角弓反张状

3. 脑脓肿非手术治疗的指征
(1) 处于炎症反应活动期的脑脓肿
(2) 位于脑干、语言区、运动区等重要功能部位的脑脓肿
(3) 脓肿直径小于 3 cm
(4) 多发性脑脓肿

十、预后

由于 CT、MRI 的广泛应用,脑脓肿能早期被检出,并能精确定位,使用有效的抗生素和手术治疗,脑脓肿的病死率大约从 30% 降至目前的 5%~7%。

十一、预防

尽早根治中耳炎、鼻窦炎或身体其他部位的化脓性感染病灶,对预防脑脓肿的发生有积极意义。

第二节 / 椎管内脓肿

细菌感染可侵入脊柱造成脊髓硬膜外或脊髓形成脓肿。硬脊膜外脓肿(spinal epidural abscess)在发展中国家较为多见。致病菌以金黄色葡萄球菌为主,其次为链球菌等。发热和背痛是最为常见的首发症状,病程发展很快,几小时到几天之内可出现完全性截瘫。脊柱常有局部压痛或叩击痛,局部皮肤水肿,椎旁软组织肿胀,有波动,局部穿刺可抽出脓液。增强磁共振扫描可显示脓肿的范围。因脓肿压迫脊髓并影响脊髓供血及静脉回流,因此一旦确诊后应紧急手术,清除脓液和肉芽组织,解除对脊髓的机械性压迫,充分引流,并应根据脓液培养结果选用大剂量细菌敏感的抗生素静脉滴注,至少应用 4~6 周。

(杨树源)

第六部分
心胸外科

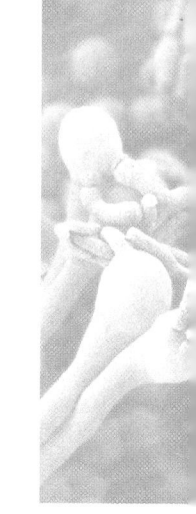

第38章

食管疾病

第一节 / 食管癌

本节要点 (Key concepts)

● **Background**

Carcinoma of esophagus is predominantly a disease of man. Smoking and high consumption of alcoholic beverage are two risk factors, the high incidence in China is clear. Squamous cell carcinoma is the most common type Primary adenocarcinoma is rare, some apparently arising in a columnar epithelium of lower esophagus.

● **Clinical presentation and diagnosis**

Dysphagia is common. Esophageal rentgenography will provide the diagnosis. The diagnosis should be confirmed by esophagoscopy in all patients not only to establish a tissue diagnosis, but also to determine the anatomical range of the lesion.

● **Management**

Surgical resection or combined irradiation and surgical resection. For patients with Ⅲ, Ⅳ stages, preoperative chemotherapy has been suggested recently.

在我国,食管癌(esophageal carcinoma)是最常见的恶性肿瘤之一,2000多年前此病被称为"噎膈"。中国是世界上食管癌的高发区,食管癌的发病率和死亡率仍居世界第一,每年有16万~20万病人死于食管癌。

20世纪90年代以来,接受外科手术的食管癌病人中晚期病例增多(占70%),病变长度大(>10 cm),并合并有冠心病、高血压、糖尿病、肺功能受损的病例增多,70~80岁高龄病人的比例增高,颈段和胸上段食管癌病例数占总数的百分比较80年代明显增高,如何更好地防治食管癌是21世纪广大医务人员肩负的重大任务。

一、病因

对食管癌的病因研究,国内外的结果不相同,因为食管癌的病因较复杂,因人因地而异。国外学者认为吸烟和喝酒是主要病因。国内学者认为不注意口腔卫生、暴食、粗食和过热食物使食管黏膜受损后可引起慢性炎症,导致上皮增生而易癌变。某些食管憩室、返流性食管炎的临床病人,由于食管黏膜长期的慢性炎症,容易引起上皮细胞癌变。

以往动物实验早已证实亚硝胺能诱发上消化道癌。在我国高发区——林县的环境中,已检测出7种挥发性亚硝胺,大部分腌菜中含有亚硝基化合物红甲酯。国外研究证实,亚硝胺诱发食管癌还必须有口腔真菌感染的协调,这些真菌除产生毒素外,还能促使亚硝胺合成。食管黏膜长期接触亚硝胺后,其上皮出现不典型增生、重度不典型增生,最终发展为癌。食管上皮重度增生者的癌变机会较正常人高140倍。

在土地贫瘠地区,食物中缺乏微量元素锌、钼、铂、镁、铜和铁等,均可造成硝酸盐积聚。食物中缺乏维生素A、核黄素和维生素C,就会影响人体阻断亚硝基化合物合成的功能,促使食管上皮增生。

90年代以来,各国对食管癌组织及其癌旁组织鳞状上皮的DNA进行检测,相继发现 *c-myc*,*Int-2*,*Cyclin*,*Her-1*等基因过度表达和扩增,可能与食管癌的发生密切相关。研究结果表明食管癌的发生、发展与多种基因失控有关。

二、病理

食管上皮与某种致癌和促癌因素接触后,其基底细胞发生变化,由上皮轻度增生到重度不典型增生从而癌变,原位癌周围都有不典型增生的基底细胞。在高发区,前瞻性研究发现:食管上皮从重度不典型增生到癌变早期,可能需要5年;从早期癌变发展到晚期(并发溃疡、狭窄)还需要3~5年,在这10年期间,食管可呈现各种病理学改变。食管鳞癌约占95%,起源于食管腺体或异位胃黏膜的食管腺癌约占4%,小细胞癌、腺棘癌、癌肉瘤和黑色素瘤较少见。食管癌发生在中段较多,占50%,下段食管癌占30%,上段食管癌约占10%~20%左右。手术切除的大体标本显示,早期食管癌可分为:①隐伏型:食管黏膜局部充血,呈粉红色。②斑块型:局部黏膜水肿增厚,表面粗糙不平。③糜烂型:病变黏膜轻度糜烂。④乳头型:病变部黏膜呈乳头或息肉状,表面光滑。

关于中晚期食管癌的病理分型,国内学者于1958年提出髓质、蕈伞、溃疡和缩窄四型,1973年又增加腔内型,30年的实践已经证明这种分型有临床参考价值,各型有其独特的病理特征:①髓质型:又称巨块型,肿瘤较大,常累及食管壁全层,引起明显的梗阻症状。食管造影可见充盈缺损和软组织影。②蕈伞型:瘤体向腔内突入,呈蘑菇状,食管造影显示局部食管壁呈不对称的蝶形充盈缺损。③溃疡型:食管壁有大小不等的溃疡,食管造影可见溃疡龛影,梗阻症状轻。④缩窄型:又称硬化型,肿瘤环形侵犯全层食管壁,造成狭窄,狭窄上段食管高度扩张。⑤腔内型:肿瘤呈息肉状突入腔内,有短蒂,病变段食管扩张,可见椭圆形阴影。国内资料提示:50%为髓质型,腔内型只占5%,其他型分别占10%~15%。

食管癌通过三种方式播散:①直接侵润:癌细胞沿黏膜和黏膜下播散。②淋巴管转移:癌细胞通过黏膜下淋巴管沿长轴和横轴转移,进入食管旁、纵隔及颈部和上腹部淋巴结,这是食管癌的主要扩散方式,约25%病人的淋巴结转移为跳跃式。③血行转移:此转移方式多属晚期病人,但某些类型食管癌由于其独特的生物活性,较早期即血行转移至肝、肺、骨和肾上腺等。

三、临床表现

食管癌病人有轻度下咽不适症状。即使早期也有不同程度的吞咽时胸骨后烧灼感或针刺样胸骨后疼痛,吞咽时轻度哽噎或食管、咽部异物感,进粗食和过热食物时症状加重,多可自行缓解。症状时轻时重,特别是嗜酒病人,多不被重视。

随着病情的加重,病人出现进行性吞咽困难,由于不同的病理类型和病变程度,可出现持续性胸痛(多见于溃疡型和穿透食管壁侵犯后纵隔的病人)、声音嘶哑(肿瘤或转移性淋巴结侵犯喉返神经的病人)等症状。当肿瘤侵犯气管和支气管,可引起呛咳。发生食管气管瘘后,可并发肺炎、肺脓肿,甚至窒息致死。晚期病人可出现脱水、贫血、消瘦等恶病质体征,可发现锁骨上有转移的淋巴结团块。如有远处转移,则可引起相应症状。90年代以来,由于生活水平的提高,营养得到改善,即使晚期病人,也很少出现恶病质。

四、诊断

1990年以来,我国坚持在高发区进行食管癌普查,使食管癌早期发现率提高到80%,但在城市医院,早期食管癌病人只占食管癌病人总数的2%~4%,目前已开展多种诊断方法可供选择。

(一)拉网普查

食管拉网脱落细胞学检查是我国医生在高发区,为早期发现食管癌病人而开展的一种有效方法。1971年沈琼设计的双腔网囊食管脱落细胞采取器,阳性率可达90%以上,早期食管癌的发现率高达80%。为避免误诊,要求每例病人有两次以上的阳性结果,分段拉网法可协助定位及选择手术方案。

(二)X线钡餐造影

X线钡餐上消化道造影是诊断食管癌的常用方法。早期食管癌的X线征,主要为黏膜形态的改变:①食管黏膜皱褶变粗,紊乱或中断。②小于1 cm的黏膜充盈缺损,较扁平边不整。③小溃疡龛影,其直径<0.5 cm。④食管壁无蠕动,舒张度差、僵硬,时有钡剂滞留。早期食管癌X线钡餐的诊断率为74.7%,误诊率为25.3%。中晚期病人,多见病变段食管黏膜紊乱、管壁蠕动消失、溃疡龛影、巨大充盈缺损及病变段食管周的软组织影。如为缩窄型改变,则其近段食管高度扩张;巨大充盈缺损的病人,可见该段食管腔变窄(Figure 6-38-1,6-38-2)。

(三)食管镜检查

内镜检查是诊断早期食管癌的最可靠方法。早期食管癌的镜下表现:①食管黏膜局限性充血,黏膜内小血管模糊不清,触之易出血。②黏膜局限性糜烂,可呈点片状分布,界清而边缘不整,形如地图。③食管黏膜表面粗糙不平,呈小颗粒状或大小不等的斑块,色潮红。④癌肿呈息肉状或小蕈伞型向腔内生长,偶有短蒂间糜烂(Color

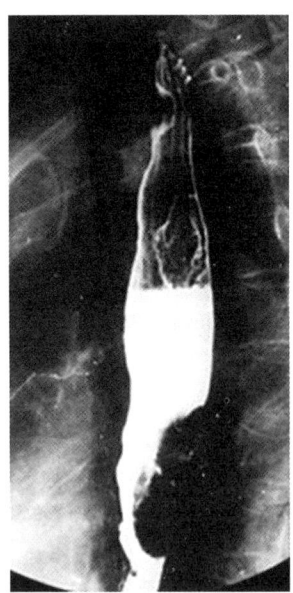

Figure 6-38-1　GI: middle segmental esophageal carcinoma

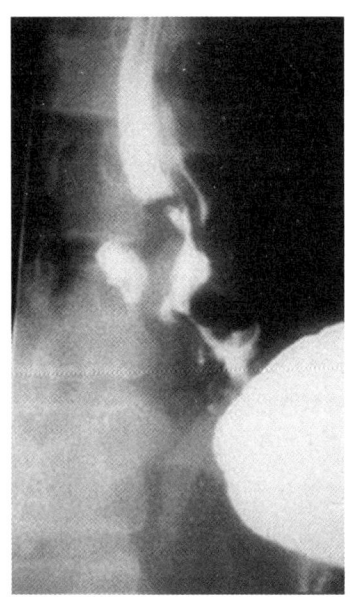

Figure 6-38-2　GI: lower segmental esophageal carcinoma

figure 4)。

　　王国清等在 1980 年统计,通过细胞学普查发现的早期食管癌,经纤维内镜检查能确定病变者只有 53.8%,采用 Lugol 液对食管黏膜进行双重染色,导向活检,可提高检出率达 90%。

　　对早期食管癌手术标本近 20 年的病理检查显示,其癌旁上皮细胞有不典型增生,提示食管鳞状上皮高度不典型增生,可视为早期食管癌的病理诊断指标。

　　中晚期食管癌的镜下表现较易判定,肿块呈莱花样或结节状,食管黏膜水肿充血或苍白发硬,但触之易出血。晚期肿瘤形成溃疡或造成管腔狭窄。

　　对中晚期颈段和胸上段食管癌病人,作支气管镜检有助于了解肿瘤外侵气管的程度及判断肿瘤能否被切除。

　　(四) 胸部电子计算机断层 X 线扫描(胸 CT)

　　胸部 CT 可观察食管腔是否变形,管壁变厚的程度,肿瘤的大小,与周围脏器如气管、支气管、主动脉弓、心包和心房以及降主动脉粘连或侵犯的情况,更可确定肝脏、上腹淋巴结及双肺有否转移灶,气管旁、主动脉窗及双锁骨上有否肿大淋巴结,但胸部 CT 难以鉴别肿大淋巴结的性质,更无法发现直径小于 1 cm 的转移灶,对侵犯邻近脏器的准确性也差,CT 判断食管癌淋巴转移的敏感度只有45%(Figure 6-38-3)。

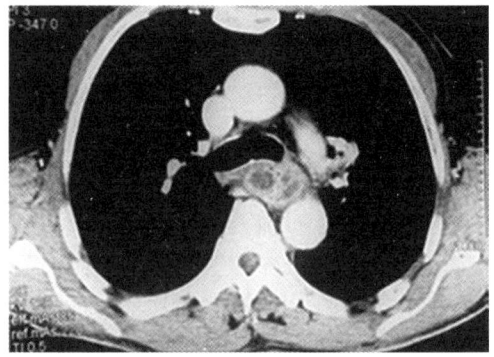

Figure 6-38-3　CT scan: carcinoma in middle segment of esophagus

　　(五) 食管内超声及体表超声检查

　　EUS 用于判断癌肿浸润食管壁的深度,其准确率可达 90%,还可测出食管壁外肿大的淋巴结及判断肿瘤位于食管腔内或壁外,术后随诊可观察吻合口有否肿瘤复发。近年来,医生也采用体皮超声诊断高位食管癌及判断颈部、腹部淋巴结转移及腹内脏器转移,在体皮超声引导下通过细针作颈淋巴结穿刺活检,以明确其病变性质。

　　(六) 正电子发射断层扫描(PET)

　　PET 预测食管癌淋巴结转移的敏感度为 76%,用 PET 对食管癌进行分期,对淋巴结性质的判断更准确和具体,对选择手术方案、术中指导切除有转移的淋巴结、选择放疗方案及判断术后疗效有较大的价值。术后复查 PET,可判断肿瘤及淋巴结转移灶是否切净及发现复发和新的转移病灶。

五、食管癌分期及食管分段的诊断

　　术前为判断食管癌的可切除性和能否根治,术后估计手术疗效和预后,每例手术病人都应有术前临床分期和术后病理分期的诊断。常用的分期和分段诊断方法有 X 线食管造影、食管内腔镜检查、超声及食管腔内超声检查、核素扫描、胸部 CT、MRI,近几年也采用电视胸腔镜技术和

PET 检查。病理分期主要依据病理标本检查结果。2009年国际抗癌联盟（UICC）和美国癌症联合会（AJCC）在第六版的基础上出版了第七版食管癌TNM分期标准（Table 6-38-1），同时提出了新的食管分段标准。该分期增加组织学类型和分化程度，淋巴结按转移个数分级。

明确食管癌的病变部位和长度，以选择手术径路和手术方法，必须依靠食管分段法。2009年AJCC/UICC提出了新的分段标准，以肿瘤上缘所在的食管位置决定，以上切牙到肿瘤上缘的距离来表示具体位置。颈段食管：上接下咽，向下至胸骨切迹平面的胸廓入口，前邻气管，两侧与颈血管鞘毗邻，后面是颈椎，内镜检查距门齿15~20 cm。胸上段食管：上自胸廓入口，下至奇静脉弓下缘水平，其前方由气管、主动脉弓及分支和大静脉包绕，后面为胸椎。内镜检查距门齿20~25 cm。胸中段食管：上自奇静脉弓下缘，下至下肺静脉下缘水平，前方是两个肺门之间结构，左邻胸降主动脉，右侧是胸膜，后方为胸椎。内镜检查距

Table 6-38-1　7th Editions of the UICC-AJCC TNM classification for esophageal cancer (squamous cell carcinoma)

Stage	T(tumor)	N(lympth node)	M(metastasis)	G(differentiation)	Position
0	T_{is}(HGD)	N_0	M_0	$G_{1,x}$	—
ⅠA	T_1	N_0	M_0	$G_{1,x}$	—
ⅠB	T_1	N_0	M_0	G_{2-3}	—
	T_{2-3}	N_0	M_0	$G_{1,x}$	Lower, X
ⅡA	T_{2-3}	N_0	M_0	$G_{1,x}$	Median and lower
	T_{2-3}	N_0	M_0	G_{2-3}	Lower, X
ⅡB	T_{2-3}	N_0	M_0	G_{2-3}	Median and upper
	T_{1-2}	N_1	M_0	—	—
ⅢA	T_{1-2}	N_2	M_0	—	—
	T_3	N_1	M_0	—	—
	T_{4a}	N_0	M_0	—	—
ⅢB	T_3	N_2	M_0	—	—
ⅢC	T_{4a}	N_{1-2}	M_0	—	—
	T_{4b}	—	M_0	—	—
	—	N_3	M_0	—	—
Ⅳ	—	—	M_1	—	—

7th Editions of the UICC-AJCC TNM classification for esophageal cancer (adenocarcinoma)

Stage	T(tumor)	N(lympth node)	M(metastasis)	G(differentiation)	Position
0	T_{is}(HGD)	N_0	M_0	$G_{1,X}$	—
ⅠA	T_1	N_0	M_0	$G_{1-2,X}$	—
ⅠB	T_1	N_0	M_0	G_3	—
	T_2	N_0	M_0	$G_{1-2,X}$	—
ⅡA	T_2	N_0	M_0	G_3	—
ⅡB	T_3	N_0	M_0	—	—
	T_{1-2}	N_1	M_0	—	—
ⅢA	T_{1-2}	N_2	M_0	—	—
	T_3	N_1	M_0	—	—
	T_{4a}	N_0	M_0	—	—
ⅢB	T_3	N_2	M_0	—	—
ⅢC	T_{4a}	N_{1-2}	M_0	—	—
	T_{4b}	—	M_0	—	—
	—	N_3	M_0	—	—
Ⅳ	—	—	M_1	—	—

　　表中 T_x：原发肿瘤不能确定；T_0：无原发肿瘤证据；T_{is}：重度不典型增生；T_1：肿瘤侵犯黏膜固有层、黏膜肌层或黏膜下层；T_{1a}：侵犯黏膜固有层或黏膜肌层；T_{1b}：侵犯黏膜下层；T_2：肿瘤侵犯食管肌层；T_3：肿瘤侵犯食管纤维膜；T_4：肿瘤侵犯食管周围结构；T_{4a}：侵犯胸膜、心包或膈肌；T_{4b}：侵犯其他邻近结构如主动脉、椎体、气管等。N_x：区域淋巴结转移不能确定；N_0：无区域淋巴结转移；N_1：1~2枚区域淋巴结转移；N_2：3~6枚区域淋巴结转移；N_3：≥7枚区域淋巴结转移。M_0：无远处转移；M_1：有远处转移。G_x：分化程度不能确定——按G_1分期；G_1：高分化癌；G_2：中分化癌；G_3：低分化癌；G_4：未分化癌——按G_3分期

门齿 25~30 cm。胸下段食管及食管胃交界：上自下肺静脉下缘水平，向下终于胃，内镜检查距门齿 30~40 cm。由于这是食管的末节，故包括了食管胃交界(esophagogastric junction,EGJ)。其前邻心包，后邻脊椎，左为胸降主动脉，右为胸膜。该段食管穿越膈肌，在腹腔走行距离长短不一，在某些情况如食管裂孔疝时，腹段食管可消失，故腹段食管包括在胸下段食管中。

第七版食管癌 TNM 分期标准对以往悬而未决的食管胃交界区肿瘤进行了明确的定义及 TNM 分期，且与胃癌 TNM 分期所包含的食管胃交界癌的定义和分期完全一致，简述如下：食管胃交界区是指食管胃解剖交界线(EGJ)(不是指鳞状－柱状上皮的交界线即所谓的 Z 线，而是指食管与胃的解剖交界线)上方 5 cm 的远端食管和EGJ 下方 5 cm 的近端胃这一解剖区域。该分期规定：这个区域发生的癌如果位于 EGJ 的上方或侵犯 EGJ，则均按食管下段腺癌进行 TNM 分期；若发生于 EGJ 下方 5 cm 内的近端胃但未侵犯 EGJ 则称为贲门癌，按胃癌进行 TNM 分期。

六、治疗

食管癌外科治疗已有 200 余年历史，1877 年 Czerny 首次为一例 51 岁女性病人切除颈段食管癌，并采用食管远段造瘘口灌食，病人生存了 15 个月。在我国，1940 年吴英恺教授在北京协和医院首次成功切除下段食管癌，采用胸内食管胃吻合治疗胸段食管癌。

目前，食管癌的治疗，仍以外科手术为主。在我国，食管癌手术已普及到县级医院。邵令方教授报道一组 204 例早期食管癌和贲门癌病人的手术切除率为 100%，术后 5 年生存率为 90% 以上。食管癌切除术后的吻合口瘘发生率仍为 3%~25%，而且 17%~25% 发生吻合口瘘的病人最终死亡。

因此，不少医生努力改进了吻合方法，例如采用器械吻合，将肌层和黏膜层分别缝合，食管胃黏膜下套(入)式吻合，用邻近组织和大网膜掩盖吻合，采用食管导管协助作食管胃肠吻合等。90 年代末，无论手工缝合或器械吻合，不少医院都有几百例连续无吻合口瘘的成功手术。为把食管胃肠吻合口瘘的发生率控制在 1% 以下，使我国食管癌外科继续保持国际领先地位，还有不少工作要做。

(一)食管癌外科治疗的手术适应证

1. 第七版 UICC 食管癌新分期中的 0、Ⅰ、Ⅱ及Ⅲ期(除了 T_4b 和 N_3)病人。

2. 放疗后未能控制或放疗后复发的病人，只要局部无外侵，远处无转移者均可争取手术。

3. 80 岁以上高龄食管癌病人的手术适应证要严格掌握，仅在病变早期，全身情况较好，无严重并发症，预计存活时间较长者，方可考虑手术，以提高生存质量为目的。

4. 无心、肺、肝、肾、脑等重要脏器严重功能障碍，身体状况能耐受开胸手术者。

(二)手术禁忌证

1. 恶病质晚期病人。

2. 病人有严重心肺功能不全、射血分数 <50%，肺功能 FEVI<50%，或其他脏器严重功能障碍，不能耐受手术。

3. 食管癌已有明显外侵(T_4b)，多区域或多个淋巴结转移(N_3)，其他脏器转移(M1)。即第七版 UICC 食管癌新分期中的ⅢC~Ⅳ期病例。

(三)食管癌切除及消化道重建的选择

1. 切除食管癌的方法　多种手术方法在 90 年代已开展，主要根据不同的临床分期选择手术方法：①食管原位癌可经内镜在原位癌黏膜下注入亚甲蓝肾上腺素盐水，使病灶鼓起，然后采用套帽吸入黏膜和病灶，接通高频电刀，切除该区黏膜及肿块。②肿瘤只侵润达黏膜下的Ⅰ期病人，可经颈部和上腹部切口，非开胸径路将食管黏膜钝性翻转剥脱。③癌肿已侵润黏膜下层尚无淋巴结转移，或侵达肌层和外膜且有淋巴结转移，均要开胸作根治性食管癌切除及二野(胸、腹部)淋巴结清扫。④考虑到已有淋巴结转移的食管癌难以根治，Oringer 采用经裂孔不清扫淋巴结的食管癌切除术，1997 年报道 636 例病人术后 5 年生存率为 26%。⑤近 10 年来采用经电视胸腔镜作食管癌切除，但还有争论。

2. 开胸切除食管癌，重建消化道的手术径路

(1) 左后外侧切口　国内 96% 的病人都采用左侧径路。此切口从左Ⅵ肋床进胸做食管癌切除及重建消化道，除位于主动脉弓水平(距门齿 22~25 cm)的食管癌外都可采用此切口。

(2) 左颈，左胸后外侧切口　此种切口适用于颈段、主动脉弓上水平的食管癌切除及重建术，不需变换体位。

(3) 右胸后外侧、腹部正中和右颈三联切口　适用于胸上段食管癌，容易游离切除癌瘤及清扫右纵隔及隆突下淋巴结。

(4) 右胸前外侧、腹部正中和右颈三联切口　此三联切口不需改变体位，重新铺单，可缩短手术时间。国内也有经胸骨正中切口，切除胸上段食管癌的报道。

3. 食管癌切除的范围　食管部分或次全切除(切端阴性)加胸腹二野淋巴结清扫是标准的根治性切除术。

外科手术仍是现有治疗手段中最好和首选的方法,但至今仍有两种相反的观点。其一认为手术应尽可能局限(经裂孔非淋巴结清扫),另一观点主张尽可能广泛切除,而大多数人认为两者的生存率和并发症发生率并无明显差异,Skinner 的大块切除更难以得到公认。20 世纪 90 年代以来,我国大多数胸外科医师对胸上段食管癌采用右后外开胸径路,而胸中下段食管癌作左后外侧开胸径路,施行食管部分切除及二野淋巴结清扫作为标准手术,其 5 年生存率为 25%~30%。临床发现,早期食管癌切除术后 20 年,其复发率也可达 29.5%,有跳跃式转移,全长食管黏膜均有不典型增生,故有人主张对食管癌病人都应该做食管次全切除、颈部吻合术,但创伤较大,也难以防止复发。

为预防术后胃排空障碍,对尚无外侵的早中期食管癌病人,应尽可能保留迷走神经干,以预防术后心动过速及保持较好的消化功能。学者对食管癌切除术中是否常规结扎胸导管仍各持己见,在此建议只有怀疑或证实食管癌损伤胸导管时,才在膈上、主动脉弓与脊椎交界三角区作胸导管结扎术。

4. 淋巴结清扫　我国大多数医生切除胸中、下段食管癌后,常规清除主动脉窗、隆突下、左侧纵隔及上腹肿大的淋巴结。切除胸上段食管癌后,不常规清扫颈部淋巴结,而术后作双锁骨上区放疗。日本 Akiyama 主张三野(颈、胸、腹)淋巴结清扫,术后 5 年生存率可以提高到 33.3%。

5. 替代食管的器官及移植径路　食管癌切除后在消化道重建术中,要选择合适的食管替代器官。在我国,大多数医师首选胃,胃有良好的血供,物理强度高,柔韧可塑。其缺点是胃的上皮与食管上皮相容性差,胃的体积太大,在胸内影响心肺功能,但可行管状胃。近几年不少医师主张采用结肠襻。结肠游离后,其长度更充足,血运也可,其黏膜上皮相容性好,但此手术操作复杂,必须作颈、胸和腹部三联切口和作三个吻合口,术后并发症多,死亡率高。空肠襻的血运脆弱,长度有限,也有应用显微外科技术游离空肠襻间置代食管和作颈部吻合的报道。替代食管的胃和空肠襻可经食管床或左肺门后推向上,与食管作颈部、胸腔顶、弓上和弓下吻合术,其中经食管床的距离最短。游离的结肠襻可经胸骨前纵隔或胸前皮下隧道,向上拉入左颈作食管结肠端侧吻合术。经皮下径路的距离最长,但万一发生吻合口瘘或血运障碍时,处理较易。

6. 结肠移植代食管术　多用于颈、胸中上段病例。由于胃病变或已作过胃部分切除,不能再利用胃代食管的

病人,食管癌已属晚期不能切除,以移植结肠作短路手术者,只好采用此术。根据结肠动脉的解剖分支而选用移植的结肠襻;以结肠中动脉供血,取用右半结肠及部分横结肠作顺蠕动吻合;以结肠中动脉或左结肠动脉供血,选用左半结肠及部分横结肠作顺蠕动或逆蠕动吻合。结肠上提至颈段最常用胸骨后途径,非开胸食管癌切除后可经食管床途径。原则上在供血良好的条件下,尽可能作顺蠕动吻合(Figure 6-38-4)。

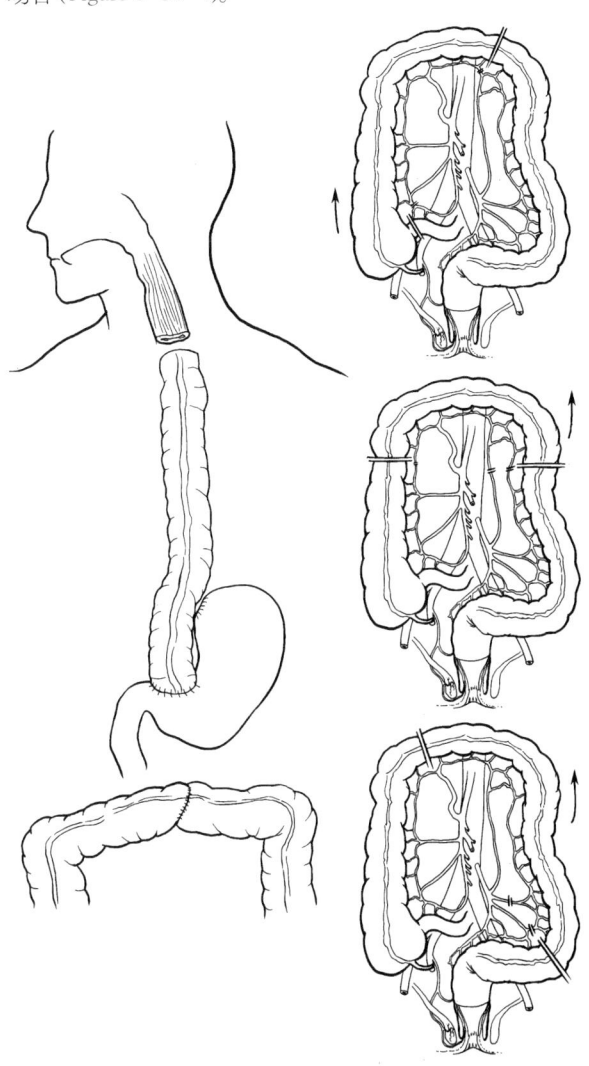

Figure 6-38-4　Operation: use colon as a conduit for esophagus

7. 食管胃吻合方法　我国自 1940 年以来,经三代胸外科医师的努力,已开展了多种食管胃吻合方法,包括两层缝合和单层缝合两类。两层缝合即将食管壁与胃壁作全层缝合(内层),再将食管的肌层、外膜纤维与胃的浆肌层缝盖内层(外层)。单层缝合只缝合食管壁及胃壁全层,然后用胸膜、下肺韧带或大网膜覆盖加固吻合口。近 5 年来,不少单位采用国产或进口吻合器作器械吻合,其疗效较满意,器械吻合也属两层的全层钉合。最理想的

吻合方法应该是操作简便,容易操作,术后无瘘,无狭窄和反流。

食管切除和重建术的并发症详见 Box 6-38-1。

Box 6-38-1　食管切除和重建术的并发症		
术中并发症	术后并发症	
出血	术后出血	肺部并发症
损伤喉返神经	吻合口瘘	单纯脓胸
损伤气管、支气管	吻合口狭窄	乳糜胸
对侧血气胸	胃排空延迟	膈裂孔疝
	残留食管段的并发症	替代食管的脏器梗阻
	食管置换术后的功能性并发症	

(四) 如何提高食管癌治疗效果是胸外科医师 21 世纪研究的方向

20 世纪 90 年代以来,外科治疗仍是食管癌的首选治疗方法,经过多年的努力,已取得一定疗效。临床实践说明早期诊断,根治性切除是延长病人术后生存期的主要因素。食管癌外科治疗效果不满意的主要原因之一,是病人来院求医太晚,应诊时已属晚期,难以找到最佳治疗方案。因此,加强对群众和医务人员的健康宣传工作实属必要,在高发区进行普查的工作仍需加强。

为提高外科治疗食管癌的效果,90 年代以来,新辅助化疗得到了开展,以期提高能切除的食管癌病人的远期生存率,对局部晚期病人能提高切除率及延长姑息治疗后的生存质量和存活时间,术前化疗的临床试验显示可以使肿瘤缩小,提高手术切除率,但增高术后并发症发生率和死亡率。

食管癌的放疗作用尚在研究,术前放疗能减少或清除外侵的肿瘤,提高切除率,放疗也可减弱癌细胞的活力,减少手术中挤压肿瘤引起肿瘤细胞种植和血性转移,但许多临床随机试验,经统计学处理尚未提示,术前放疗明显延长病人的生存期。目前不少人认为,对判断可切除的病人,术前不必作放疗;术后证实为 I、II 期或 IIIA 期的病人也不必给予术后放疗。

为寻找最佳的综合治疗方案,学者也研究免疫治疗、基因疗法和中医治疗的联合方法。20 世纪 90 年代以来,特别注重营养支持。对术前营养障碍或术后病人在术后禁食期间及放疗、化疗前后,给予肠内或肠外营养支持,热卡约 25 kcal/(kg·d),氮入量 7.5~9.5 g/d,脂肪∶糖为 1∶1 的比例,可减少术后并发症的发生,使病人能按时完成放疗或化疗,生活质量也得到改善。

为搞清食管癌的确切病因及其发生发展的机制,我国加强了分子生物学的研究,一些单位在食管癌研究中已采用微阵列技术。21 世纪初,我国已开发生物芯片,通过检测病人的少量血液 (0.5 mL) 争取筛选出食管癌早期病人。

21 世纪,遵照循证医学的原则,我们应该开展前瞻性、科学性的临床随机试验,开发新的诊断方法,尽快发现早期病人,帮病人选择有效的个体化综合治疗方案,不断改进外科技术,以期改善病人生活质量和延长其生存期。

第二节 / 食管良性肿瘤

本节要点 (Key concepts)

Benign tumors of the esophagus comprise less than 1 percent of neoplasms of the esophagus. In general they occur at a younger age than malignant counterparts, the patient presents dysphagia usually after a longer duration, and leiomyoma and stromal tumors are the the most common benign tumors of the esophagus.

食管良性肿瘤罕见,占全部食管肿瘤的 0.5%~0.8%,有从鳞状上皮发生的乳头状瘤和囊肿,有发自腺上皮的息肉和腺瘤。非上皮来源有发自肌层的平滑肌瘤、脂肪肌瘤、间质细胞瘤、毛细血管瘤和淋巴瘤,从中胚层发生的脂肪瘤和神经纤维瘤,也有发自食管异位组织的其他肿瘤。

一、食管平滑肌瘤

食管良性肿瘤以平滑肌瘤 (leiomyoma) 最常见,占全部食管良性肿瘤的 50%~80%,多见于中年,男女之比约为 2∶1。约 50% 病人无症状,此病的主要临床症状为下咽不适或进食时有梗阻感,偶有胸骨后疼痛。由于中、下段食管肌层主要由平滑肌组成,平滑肌瘤多长自此两段食管，肿瘤呈圆形、椭圆形，多发者呈马蹄形，色灰白，质坚韧，有完整包膜，主要向腔外生长，巨大者可突入腔内。

食管平滑肌瘤的诊断要结合临床症状，主要依靠 X 线食管造影和纤维食管镜检查。食管 X 线钡餐造影可见圆形或椭圆形充盈缺损，边缘光滑锐利，与正常食管间相交为锐角。局部黏膜无破坏，但由于被肿瘤挤压，黏膜被展平，该处只附有少量钡剂，较周围浅薄，形成"瀑布征"或"涂抹征"。巨大的平滑肌瘤在后纵隔可见软组织影。纤维食管镜检查发现为黏膜外肿瘤，局部黏膜正常，黏膜可在肿瘤部位滑动。食管腔内超声检查可证实肿瘤位于食管壁肌层，亦可发现可能同时存在的食管囊肿。做食管腔内检查时，切忌经黏膜穿刺活检，以免损伤黏膜形成疤痕，避免此后做平滑肌瘤摘除术时撕破黏膜。

食管平滑肌瘤生长缓慢，但由于不断长大，导致梗阻，且有少数病人恶变的病例，因此无论肿瘤大小，均应手术切除。绝大多数病人可在黏膜外摘除平滑肌瘤。如切破黏膜，可用 4-0 聚丙烯缝线作内翻缝合，以纵隔胸膜缝固。切除巨大肿瘤后，食管壁遗留下较大缺损，可用膈肌瓣或带血管蒂肋间肌修补。巨大的食管平滑肌瘤累及较多的肌层，只好做食管部分切除，食管－胃吻合术。

二、食管间质瘤

食管间质瘤（esophageal stromal tumors）与平滑肌源性和神经源性肿瘤不同，是一种具有独特免疫组化表现和电子显微结构的实体肿瘤。其临床表现、X 线影像学和内镜检查与食管平滑肌瘤相似，光镜下单从形态上（HE 染色）也不易区分。为明确诊断，要进行免疫组化和基因检测。与平滑肌瘤相反，间质瘤表达 CD117 及 CD34，a–SMA 通常阴性，具有 *c-Kit* 基因突变。2000 年 WHO 将胃肠道间质瘤从形态上分为梭形细胞型、类上皮细胞型和混合型。其生物行为有良性、潜在恶性和恶性三类。食管间质瘤以梭形细胞型为主，恶性较多，但有些诊断为良性的食管间质瘤术后也出现复发和转移。食管间质瘤对化疗、放疗均不敏感，应手术治疗。肿瘤小、分界清的间质瘤可做肿瘤摘除；当临床呈恶性倾向，应做食管切除，食管－胃吻合术，并做淋巴结清扫，术后均需长期随诊（Color figure 5，Figure 6-38-5）。

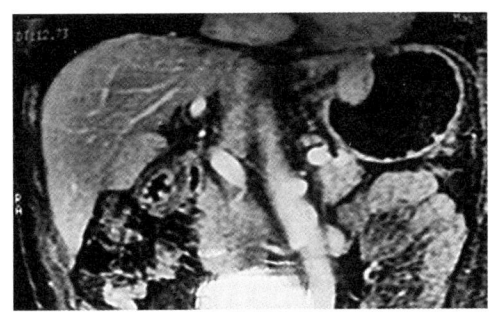

Figure 6-38-5　GI-CT scan: stromal tumor of cardia

第三节 / 食管穿孔

本节要点 (Key concepts)

● **Background**

Esophageal perforations are the results of esophageal instrumentation either by rigid esophagoscope or by bouginage. Other possible causes are blunt or penetrating trauma, the accidental ingestion of foreign bodies, intrathoracic esophageal anastomoses and spontaneous rupture of the esophagus.

● **Clinical presentation and diagnosis**

Pain in chest and back, fever, inflammatory reaction and dysphagia are the most frequent early complaints. Radiographic studies are of great assistance in diagnosis.

● **Treatment**

Adequate drainage and prevention of continued contamination are the major goals of therapy. Instrumental perforations of the thoracic and subphrenic parts of the esophagus are often large and require surgical exploration, repair and drainage.

随着现代有创诊断技术的发展，食管穿孔（perforation of esophagus）的发病率不断增高。食管穿孔的后果极为严重，胸段食管穿孔的死亡率仍高达 10%~20%。食管穿孔应分为颈段、胸和腹段三组。颈段食管穿孔通常在环咽区附近，胸段穿孔常在或者即在梗阻性食管病变的近段，腹部穿孔在远段食管或贲门部。

一、病因

大多数穿孔是医源性的,与诊断性食管或胃镜检查和食管扩张有关,即使利用易弯曲的纤维内镜作检查,也未明显减低食管穿孔的发生率;食管扩张术,特别是为贲门失弛缓症和消化性溃疡引起食管下段缩窄作扩张术时,极易引起食管下段穿孔;安插鼻胃减压管,在食管癌合并严重梗阻的病人中,引起梗阻近段食管穿孔的事件并不少见;为食管静脉曲张合并大出血病人安插三腔管止血的操作也可引起食管穿孔;在急诊室,即使在手术室的条件下作气管插管并发食管穿孔并不罕见。医源性食管穿孔还可在贲门手术及迷走神经手术时发生。非医源性的食管穿孔自发性食管破裂最常见;食管异物,如咽下的假牙、骨刺等,均可刺破食管;食用肉类嵌塞本身不致引起穿孔,但当使用内镜摘取时,可合并损伤;也有报道,关于用番木瓜蛋白酶溶解嵌塞在食管内的食物时,引起严重的穿孔;腐蚀剂,特别是误饮或自杀用碱性液,对食管的损伤尤为严重。目前,由于穿透伤引起食管穿孔极少见,钝性创伤造成食管损伤也不多见。但是,如来急诊的病人在颈部有刀刺伤,则应排除食管是否穿孔。这种头颈部的外伤无法在放射科作胃肠道对比剂检查,在作颈部清创和处理其他严重损伤时,应考虑探查食管或术中作食管造影。食管癌在放疗期间合并穿孔是较严重的并发症,常因合并主动脉破裂,大呕血而导致死亡。食管感染罕见,但免疫功能低下的病人,食管机会性感染引起穿孔也有报道。

二、诊断

呕吐、胸痛、皮下气肿是自发性食管破裂的临床特点,作食管器械检查后病人发热,应引起注意。如胸部X线检查发现纵隔增宽,并有游离气体或液面,则要考虑食管穿孔。用泛影葡胺作食管造影,通常可显示穿孔的位置,证实诊断。如泛影葡胺食管造影未发现食管有损伤,而从临床症状和体征、仍怀疑食管损伤时,应作钡餐食管造影。如后者仍阴性,就要考虑作食管镜检查。当高度怀疑损伤位置在颈部,局部手术探查是最安全的诊断和治疗方法。在手术探查之前,可让病人吞咽少量美蓝,沿其溢出的部位,可以准确地找出食管裂口,进行处理。

有些病人在急性期未发现食管损伤,后期出现脓胸或当食物或胃液从胸腔引流管排出时,才能被诊断食管破裂和食管瘘。

三、治疗

当有多处受伤,且有大量出血、休克等危及生命的并发症时,应先作急救处理,待病情稳定后再作进一步的诊治。

治疗食管穿孔的措施包括四个方面:停止从破裂口来源的污染,恢复消化道的完整性,控制和治疗污染引起的感染和维持病人的营养。临床经验证明:治疗愈早,并发症愈少,死亡率也低。每一项治疗措施都是为了进行成功地直接修补,避免使病人在将来还要接受第二次大手术。手术后,使用适当的抗生素控制感染和营养支持是最重要的两项措施。早期的治疗目的是尽可能维持病人的生命。继之,要恢复病人的进食。

(一)颈部食管穿孔的治疗

颈部食管穿孔应通过颈部切口进行探查,可在局麻或全麻下手术,在胸锁乳突肌前切开,如能辨认出破裂口,应进行修补。可用3-0聚丙烯单丝不吸收缝线,作全层间断缝合,咽后间隙和上纵隔应作引流。术后6~7 d,如无并发症,即可拔除引流,用泛影葡胺作食管造影,如显示破裂口已愈合无漏,可开始给清流食,以后的顺序是给滋养品、半流食、软食,最后恢复正常饮食。

(二)胸部及腹部食管穿孔的治疗

在临床实践中,腹部食管穿孔罕见,其症状类似消化性溃疡穿孔的症状,特别是自发性食管破裂更相似。近年来,最常见的腹部食管穿孔,是在作贲门失弛缓症手术和胃迷走神经切断术时并发。一旦发现,即应直接缝合修补。

治疗胸段食管穿孔有各种不同的选择,主要是根据穿孔的时间作出决定。穿孔超过24 h并发症和病死率很高,在6 h以内作修补穿孔预后较好,而12 h以后的穿孔要根据具体情况,决定作修补或非手术治疗。

1. 非手术治疗　包括禁食、静脉输液、连续胃肠减压、静脉给予抗生素,用庆大霉素液漱口及支持营养,包括全胃肠外营养。这种治疗方法只适用于经过严格选择的病人,食管裂口的漏出液只局限于纵隔内,且能自由流回食管内,症状轻微,无临床败血症者。

2. T管引流法　开胸后找到食管破裂口,用一根大号T形管经此裂口插入裂口上、下段食管,T管的长管经皮另戳口引出,连接引流瓶,将裂口围绕T管缝合,冲洗胸腔,另置胸腔闭式引流。术后让病人喝含抗生素的灌洗液。经一个月的治疗,如果无明显感染,则可拔除T管,所形成的食管胸膜皮肤瘘,如病人食管裂口远段无梗阻,一般都会逐渐愈合。

3. 直接缝合法　空腹穿孔,胸腔污染不重,病人一般情况良好，无其他并发症，食管破裂口边缘整齐，远段无恶性病变，穿孔在 6 h 内的病人，应争取直接缝合修补。用 3-0 聚丙烯不吸收缝线作全层间断缝合，然后用胸膜瓣、带蒂肋间肌瓣、有血供的膈肌瓣及胃底作垫片加固破裂口的缝合。

4. 切除修补　如食管破裂口是在肿瘤近段，则先切除肿瘤，然后将修整良好的食管与胃或结肠襻吻合，恢复胃肠道的连续性。

此外，还有多种外科引流的手术方法，因其疗效欠佳，故很少采用。

为保证病人的营养，推荐全胃肠营养。建议胃肠减压及放置鼻空肠营养管或空肠造瘘术，将减压抽出的胃液灌回空肠，还可经营养管作胃肠营养，既经济又有效。总之，如能及早诊治，80.6% 的修补获得成功，修补术的手术死亡率约 3%。

第四节 / 贲门失弛缓症

本节要点 (Key concepts)

● **Background**

Esophageal achalasia is a disease of unknown etiology characterized by absence of peristalsis in the body of the esophagus and by failure of the lower esophageal sphincter to relax in response to swallowing. However it is generally agreed that it has a neurogenic basis.

● **Clinical symptomatology**

Clinically the most common manifestations are obstruction to swallowing. Often the patient finds that food passes more readily when it is warm. Regurgitation is the second most common symptom.

● **Diagnosis**

The earliest radiographic evidence is that of obstruction at the esophagogastric junction with proximal dilatation. Confirmation of the clinical diagnosis can be provided by studies of esophageal motility.

贲门失弛缓症（achalasia of cardia）常称贲门痉挛（cardiospasm），此病是食管丧失蠕动功能和贲门括约肌松弛不良，影响食物进胃。

一、病因

病因尚不明，多数人认为是由于食管神经肌肉机制受损的直接结果。

二、病理

病理检查发现食管肌层的神经丛及 Auerbach 神经节数量减少且有变性，说明迷走神经有缺损，致使食管的蠕动和张力减弱或消失。随着病情的发展，大部分食物积存在食管下段，使其逐渐扩大，肌层肥厚，黏膜充血、水肿、发炎，甚至形成溃疡，少数病人发生癌变。严重者食管形成一个巨大、屈曲、无张力的巨囊，俗称巨食管症。

三、临床表现

早期并无明显症状。病程较长病人的主要症状为吞咽困难，液体或固体食物都难以咽下，精神紧张及情绪波动时加重。每次进餐需数小时，且要饮大量水才能冲下，严重病人需要跳跃才能咽下食物。症状有缓解期，营养状态大都正常，只有少数病人有体重下降和维生素缺乏症。如并发食管下段炎症，常伴胸骨后疼痛和呕吐宿食。睡眠时，积存在食管内的食物残渣反流误吸入气管，可导致吸入性肺炎。反流液一般无胃流，病人多有口臭。

四、诊断

主要诊断手段靠 X 线钡餐透视和造影：可见巨大的食管阴影，其中有液平面，食管无蠕动波，食管下段贲门部呈鸟嘴状，钡餐长时间不通过，或只见细流入胃，几小时后仍见大量钡餐留食管内，但黏膜光滑边整。食管镜检见食管黏膜肥大，形成松弛的环形皱襞，充血水肿，甚至有溃疡，食管下段逐渐缩窄，食管镜受阻不能进入胃。小儿贲门失弛缓症需与先天性食管狭窄鉴别，而成人则要与贲门癌鉴别，也有与后者共存的病人。

五、治疗

在病程早期，可教会病人多餐少食，细嚼食物之后用适量汤水冲释缓慢咽下,避免过热过冷食物,可用些解痉镇痛药物。某些病人可试用探条、气囊或水囊进入贲门作扩张术,每周一次。如不奏效应考虑手术治疗。传统的手法方法为贲门肌层切开术,在贲门和食管下段切开食管肌层 3~4 cm,贲门肌层 2~3 cm,剥离黏膜下层达 1/2 食管周径,但严防切破黏膜(改良 Heller 手术)(Figure 6-38-6)。

为预防黏膜外疝,可利用膈肌瓣缝盖食管肌层切开裂口。此成形术在术后抗反流性食管炎更有效。近年来,采用电视辅助胸腔镜技术作贲门肌层切开,已有成功的报道。

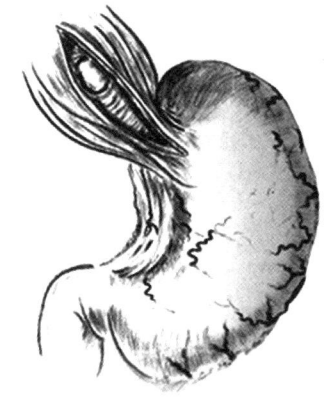

Figure 6-38-6　Heller operation

第五节 / 食管憩室

本节要点 (Key concepts)

● **Background**

There are three types of esophageal diverticulum: pharyngoesophageal, midesophageal and supradia-phragmatic diverticulum. The first one is the commonest diverticulum. It usually occurs in elderly patients and is manifested by a false diverticulum.

● **Diagnosis**

Incoordination of relaxation and contraction has been identified by radiographic examination.

● **Treatment**

Single-stage resection has been considered as the preferred method of treatment of esophageal diverticulum.

由于先天或后天因素使食管壁的黏膜层或全层向外膨出,形成囊袋,称食管憩室(diverticulum of esophagus)。按发病机制和病理改变,食管憩室有牵出型和膨出型两种。牵出型憩室多在食管中段,为全层外牵形成,故称真性憩室,而假性憩室只有黏膜膨出食管壁外,常位于咽部和膈上 5~10 cm 的一段食管。

一、咽食管憩室

咽食管憩室(pharyngoesophageal diverticulum,Zenker's diverticulum)属膨出型假性憩室,位于食管上端的后面,因咽下缩肌和环咽肌收缩不协调,使食管黏膜经此两肌之间,在中线的解剖薄弱区膨出而形成囊袋(Figure 6-38-7)。

咽食管憩室在初期只是部分黏膜膨出(Ⅰ期),囊袋逐渐形成(Ⅱ期),此后囊袋不断向外扩大并下垂(Ⅲ期)。憩室壁由食管黏膜及黏膜下层构成,也可能部分肌层组织随之膨出。憩室直径 2~10 cm 较常见,憩室可以并发炎症、溃疡或穿孔,压迫食管造成梗阻,也可癌变。

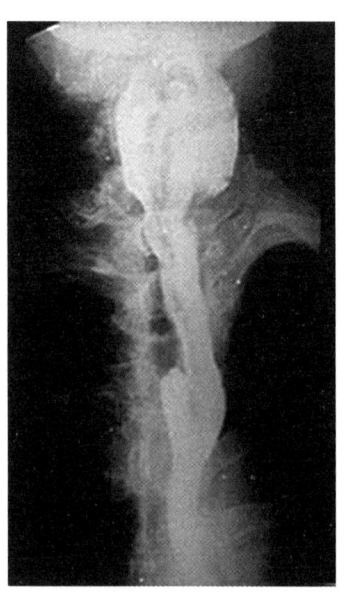

Figure 6-38-7　GI: pharyngoesophageal diverticulum

初期可无症状,就医时多在成年期,病人觉咽喉不适,口涎增多,后期即有下咽困难,饮水时有气过水响声,颈部摸及质软活动,牵拉食管的囊性肿块。呕吐液有隔天食物残渣,有恶臭,夜间误吸会引起肺炎。大的憩室并发食管梗阻,压迫喉返神经引起声音嘶哑。

根据查体所见则可诊断,食管 X 线钡餐检查可明确诊断及判断其与食管的相连处。为进一步明确憩室有否炎变、溃疡或癌变,应作食管镜检查,但要预防穿孔。

年迈心肺功能差,不能耐受手术的病人,可采用保守治疗,教会病人细嚼食物,食后挤压憩室,饮水,以减少食物淤积和炎症。膨出型憩室一般逐渐长大,应争取手术切除,术前要禁食,清洁憩室,减少炎症。麻醉诱导期要严防误吸。

二、食管中段憩室

食管中段憩室(midesophageal diverticulum)属牵出型真憩室,多发生在食管胸中段,常见在气管分叉水平。肺门淋巴结结核侵犯相邻的食管壁,合后形成瘢痕,外牵食管壁全层,包括其瘢痕组织,憩室直径一般 3~4 cm,多为单发,也有多发。憩食与食管腔的通口较宽,故不易积存食物,但也并发炎症,在憩室远端食管,有 0.5% 病人发现食管癌。

食管中段憩室很少并发溃病,但也有并发出血的病人,由于食管壁瘢痕组织影响食管蠕动,病人也有胸闷、胸痛和进食不畅感。为明确诊断,应作食管 X 线钡餐造影和食管镜检查。

大多数牵出型憩室的症状不明显,特别是多发性胸中段较小的憩室,不必外科治疗,服用抗感染及解痉镇痛药物后,症状多可缓解。对有明显症状和并发症的病人应考虑外科切除。手术径路以右侧开胸为宜,切断缝扎奇静脉,剥离胸中段食管,找出憩室(采用食管腔内注气或注水法以显示回缩的憩室)。对较小的憩室,当剥离粘连后即回缩入食管腔内,可不必切除,只缝合肌层裂口即可。对较大的憩室,切除憩室后,将黏膜和肌层分别缝合,以胸膜再加固缝。

三、膈上憩室

膈上憩室(supradiaphragmatic diverticulum)为膨出型假憩室,极少数为全层膨出的真憩室,多见于膈上食管右后侧面。

在膈上 5 cm 左右的一段食管,由于肌层发育异常,或因疾病(食管裂孔疝等)使胸下段食管腔内压力增高,致使黏膜挤开肌层向外膨出形成囊袋,逐渐扩大,向一侧下垂,使其与食管腔通道形成锐角,致食物积存囊内不易排出,并发炎症、溃疡、出血、穿孔,甚至癌变。膈上憩室直径可达 10~15 cm。

多见于成年病人,由于憩室巨大,多有食管梗阻症状,呕吐隔数天的恶臭食物残渣,夜间误吸后并发肺炎。并发憩室炎和溃疡引起胸闷、上腹痛和呕血。诊断方法主要靠食管 X 线钡餐造影和食管镜检,但要避免因食管镜插入憩室内作检查时并发穿孔。

膈上憩室一般不断扩大,应及早手术切除。术前应禁食三天以上,并经胃管冲洗憩室内的食物残渣,抗炎治疗,控制憩室炎后才可进行手术。麻醉诱导期严防误吸,切除憩室后,应同期矫正食管、贲门和膈肌的疾病。

(李泽坚)

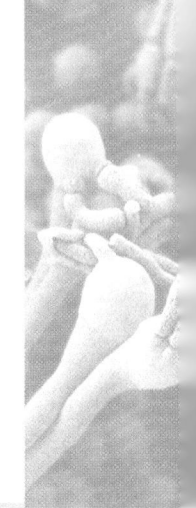

第 39 章

食管裂孔疝和胃食管反流病

本章要点 (Key concepts)

Esophageal hiatus hernia is protrusion of stomach into the thorax through the esophageal hiatus of the diaphragm. The objectives of degree of gastroesophageal reflux, and the presence of abnomalities which are secondary to reflux or herniation. Typically, the diagnosis of gastroesopageal reflux may be provided by radiography, esophagoscopy, or several diagnostic tests which are often done in conjunction with esophageal manometry.

Pathology and pathophysiology of hiatal hernia and reflux esophagitis.

Types of hiatal hernia.

Gastroesophageal reflux and gastroesophageal reflux disease (GERD).

Symptoms and diagnosis for hiatal hernia and GERD.

Surgery for sliding hiatal hernia and GERD.

Repair of paraesophageal hernias.

Surgery for peptic stricture of esophagus.

食管由后纵隔通过膈肌后部的食管裂孔进入腹腔,胃贲门部及食管腹段或腹腔内脏经此裂孔及其旁突入胸腔,称为食管裂孔疝(esophageal hiatal hernia)。国外尸检资料表明,40 岁以上人群,30% 有食管裂孔疝。

胃食管反流病(gastro-esophageal reflux disease,GERD)是一种常见的慢性病,多年来是全球研究的热点。2006 年 18 个国家的专家经过讨论,以循证医学为基础制定了 GERD 的蒙特利尔(Montreal)定义,该定义明确指出 GERD 是一种由胃内容物反流到食管,引起症状和(或)并发症的疾病,其典型症状是烧心和反流,食管并发症有食管糜烂、狭窄、Barrett 食管和食管腺癌。GERD 的发病率在西欧和美国为 10%~20%,在日本为 6.6%,韩国为 3.5%,北京和上海两地发病率为 5.77%。在亚洲国家,内镜对反流性食管炎(reflux esophagitis)的检出率为 3%~5%,上海为 2.95%。

在我国,其发病率较低,在做钡餐检查的成年人中,9% 有滑动型食管裂孔疝,但其中只有 5% 合并有胃食管反流病(gastroesophageal reflux disease)。有反流性食管炎症状的病人,经钡餐检查,只有 60% 有食管裂孔疝。所以,裂孔疝和反流性食管炎可同时或分别存在,认识并区别此两者,对临床工作十分重要。

一、病理和病理生理

形成食管裂孔疝的病因尚有争议,少数幼年发病的病人有先天性发育障碍的因素,食管裂孔较大和裂孔周围组织薄弱。近年来多认为后天性因素是主要的,与肥胖及慢性腹内压力升高有关。

一般认为,食管胃接合部功能健全时具有活瓣作用,液体或固体物咽下入胃,但不反流,只有当打嗝或呕吐时,才能少量反流。保证此正常功能的因素有:①膈肌对食管的夹挤作用;②食管胃接合部黏膜皱裂的作用;③食管与胃底在解剖上呈锐角状相接;④腹内食管段参与了食管下段的瓣膜作用;⑤食管下段生理性高压区的内括约肌作用,是防止反流的主要因素。

食管黏膜的鳞状上皮细胞对胃酸无抵抗力,长期受反流的胃酸侵蚀可引起反流性食管炎,轻者黏膜水肿和充血,重者形成表浅溃疡,呈斑点分布或融合成片,黏膜下组织水肿,黏膜受损而为假膜覆盖,较易出血。炎症可浸透至肌层及纤维外膜,甚至累及纵隔,使组织增厚,变脆,向上可达第 9 胸椎水平,附近淋巴结增大。

反流性食管炎的严重程度可因下列因素而异:胃液的反流量、反流液的酸度、存在时间长短和个体抵抗力的差异。反流性食管炎的病理改变多数是可以恢复的,矫正食管裂孔疝后,黏膜病变有可能修复。

二、食管裂孔疝的类型

按疝入形式食管裂孔疝可分为四型:

(一) 滑动型裂孔疝(Ⅰ 型)(sliding hiatal hernia)

此型最常见,约占全部裂孔疝病人的90%。但是,如不合并胃食管反流,则多无重要的临床意义。此型裂孔疝在解剖上的改变是食管裂孔开口的直径稍扩大,膈食管膜伸长变薄,使胃贲门能向上滑入裂孔,继而进入胸腔。覆盖裂孔及伸入食管壁的腹膜并无缺损或裂缝,故此疝并无真正的疝囊。有人认为,此疝本身并不是一种疾病,在放射检查时,用手法加压腹部、改变体位等,可在90%做钡餐检查的人群中显示出滑动型裂孔疝;当呕吐时,由于食管变短,胃和腹部肌肉强烈收缩,正常人的胃贲门部也会疝入裂孔内。如病人自童年即有反流症状,则认为是先天性缺损(Figure 6-39-1)

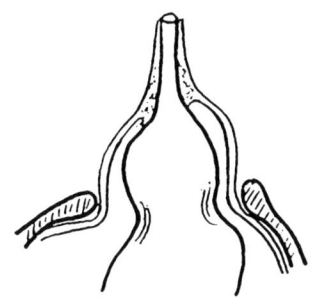

Figure 6-39-1　Sliding hiatal hernia

(二) 食管旁疝(Ⅱ 型)(paraesophageal hernia)

此疝较少见,约占全部裂孔疝的2%,但由于腹内脏器疝入胸腔,故有重要的临床意义。此疝的膈食管膜有缺损,通常在裂孔的左前方,偶尔在右后面。由于此缺损的存在,使腹膜能通过此缺损成为真正的疝囊,相邻的胃也通过此筋膜的缺损疝入胸腔(Figure 6-39-2)。在后期,全胃均可

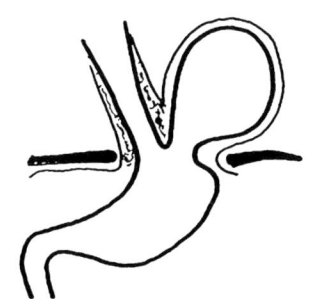

Figure 6-39-2　Paraesophageal hernia

疝入胸腔,而贲门仍被膈食管膜部分固定在原处,幽门已向其靠近,胃可以发生旋转、扭转、梗阻和绞窄,胸胃扩张破裂,如延误诊治,任何一种并发症均可导致死亡。

随着Ⅱ型疝的增大,膈食管膜通常变薄,扩张的胃不断变形,向上拖拉胃贲门部,一旦使其疝出食管裂孔,达膈肌之上时,称为混合型食管裂孔疝(Ⅲ 型)(mixed hiatal hernia)(Figure 6-39-3)。当多个腹部脏器,如结肠、小肠同时进入食管旁疝囊时,称为多器官裂孔疝(Ⅳ 型)。

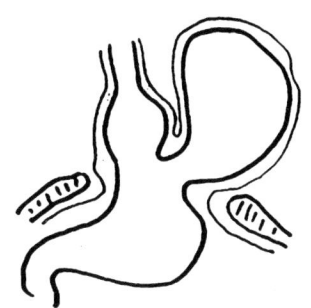

Figure 6-39-3　Mixed hiatal hernia

三、胃食管反流和反流性食管炎

Fass 等提出 GERD 的三种类型相对独立,相互很少转化或不转化,包括①非糜烂性反流病(non-erosive reflux disease,NERD),是指存在反流相关症状,但内镜检查未见食管黏膜破损或变异。②糜烂性食管炎(erosive esophagitis,EE),内镜下可见食管远端黏膜破损。③Barrett's食管(Barrett's esophagus,BE),指食管远端鳞状上皮被柱状上皮取代。

24 h 食管内 pH 的连续监测结果显示,胃食管反流病有三种类型,即生理性反流、非溃疡型消化不良的胃食管反流和病理性反流。后者多数为酸性反流性食管炎所致,临床上泛指的反流性食管炎均属酸性反流。Ⅰ型裂孔疝病人只有5%合并病理性反流,而大多数病人并无临床症状。

导致慢性胃压升高的因素是引起反流的原因。当胃堵满食物而收缩时,如果胃排空失败,例如幽门狭窄、十二指肠、胰腺或胆囊有肿块,都会延误胃排空,继发胃食管反流;食管壁肌肉弹性消失,如硬皮病也可导致反流;食管肌层切开后强行气囊扩张术造成食管远段过度扩张,是引起反流的另一原因。膈食管膜低位伸入远段食管,无论是先天性或后天性,都会缩短食管腹段的长度和减少其控制反流的作用。膈食管先天性低位伸入是儿童和青年病人严重反流的常见原因。严重抽烟和嗜酒可引起慢性食管炎及食管周围炎,闭合膈食管膜伸入食管壁的角度,使其周围筋膜粘连融合,丧失食管腹段的抗反流功能。肥胖病人,

由于环绕贲门的腹膜外脂肪团块,阻止腹内压力传导至食管腹段,也会引起反流。

长期食管内 pH 监测资料显示,健康人饭后反流是正常现象。当反流变为长期性、整日或整夜均出现时,才诊断为病理性反流。作为反流的并发症,其发展为食管炎必须具备两个条件,即有害的胃酸消化液或胰液必须经常反流到食管并且食管无能力清除这些反流物回到胃内。在正常人,食管内的酸性液由于反复吞咽动作而清除。而食管炎病人,则清除时间延长或无能力清除。

长时间的食管内 pH 监测可以发现几种反流的模式。某些病人,白天直立位时出现反流。另一些病人,反流出现在夜间,在仰卧位时发作,食管炎与夜间反流有紧密关系,而直立位的白天反流很少并发严重的食管炎。最严重的食管炎通常是白天和夜间、直立位和仰卧位均有反流,多需外科治疗。

出现不正常的胃食管反流,可以很快发展为严重的消化性缩窄。根据食管镜检查资料,可将食管炎的严重程度分级:0 级属无红斑或溃疡,食管黏膜有红斑为 1 级。0 级和 1 级病人,其鳞状上皮基底层肥厚及表面附近可能有某些改变,但属非特异性,可能由某种对食管黏膜有刺激的物质(如酒精)引起,因此,不应诊断为反流性食管炎。Ⅱ级食管炎即食管黏膜有明显的溃疡。反复的形成溃疡,造成纤维化使食管壁变硬时,属Ⅲ级食管炎。当出现明显的食管缩窄,阻碍食管镜通过时,即为Ⅳ级。

Barrett 食管是食管下段的鳞状上皮细胞被胃的柱状上皮细胞所取代的一种病理现象,是反流性食管炎的并发症之一,多于反流性食管炎病程超过一年以后发生(也可能不发生)。Barrett 食管是一种癌前病变,应该及时治疗并定期复查。如有重度异型增生或早期癌变,应手术治疗。平时可按一般胃食管反流病治疗。

四、临床表现

食管裂孔疝多见于男性且年岁较大,其临床症状是由胃食管反流或疝的并发症引起。滑动型裂孔疝(Ⅰ型)很少引起症状,只当合并病理性反流时才出现特殊症状;食管旁疝可以引起症状而无反流,症状是由并发症引起。食管旁疝病人的临床表现因疝内容不同而异,其共同的临床特点是进食时过早感到饱胀,大量进食后呕吐、上腹不适、吞咽困难、胸内咯咯作响。吞咽困难是疝出的内脏从外侧压迫食管所致。疝入胸腔的内脏挤压肺脏并占据胸腔的一部分,可引起饭后咳嗽和呼吸困难。如并发疝内容物梗阻、绞窄、坏死或穿孔,则病人有休克及胃肠梗阻症状,严重者常可致死。

胃液反流表现为胸骨后不适和反酸,不适的部位自剑突下至咽喉部,重时有烧心感。症状可因玩耍、举重、用力和大便而加重,进食或服用抗酸剂可缓解。

上腹痛的感觉常不典型,可能是急性食管痉挛引起。痛的性质与消化性胃和十二指溃疡、胆绞痛、心绞痛相似,要注意区别。裂孔疝的痛向下背部放射,甚至向上肢和下颌放射,可因吞咽活动而诱发,因热饮或饮酒而加重,如不能排除心绞痛时,应将病人先收入监测室进一步检查。胃液反流还可以引起咽痛、口腔的烧感,甚至刺激声带而致声音嘶哑。

吞咽困难是胃液反流的一个常见症状。某些病人可无食管炎,吞咽困难可能由于不同程度的食管痉挛或食管收缩欠佳造成。由弥漫性食管痉挛引起的吞咽困难与缩窄引起的不同,前者为阵发性,无论吃固体或液体食物均出现,而进食后缓解。某些合并有食管运动功能障碍的病人,胃液反流到颈段食管,继发环咽部疼痛和痉挛,病人开始吞咽时有困难或感到颈部有肿块,常被误诊为癔球症。少数病人的吞咽困难因食管内有食物阻塞而表现为滴水不入。

由胃液反流引起的误吸,常见于夜间仰卧位反流模式的病人,通常因咳嗽误吸而迫使病人苏醒。严重的误吸可引起肺脓肿、反复肺炎和支气管扩张。早晨声哑是夜间误吸的另一个症状。胃液反流偶尔引起哮喘,此问题尚有争论。但是,哮喘病人可因胃液反流而更频繁地发作。

反流性食管炎引起出血不多见,溃疡型食管炎的出血可以是慢性小量,大便潜血阳性,可导致贫血;也可以是急性大量出血、呕血或黑便,导致出血性休克。便血多由于食管弥漫性溃疡出血或由于在远端食管排列的胃黏膜区穿透性溃疡引起,这些病人急需手术治疗。

反流性食管炎病人常有胀气和嗳气,系因为了抵抗反流不断咽吞气体引起。

儿童的反流症状不明显,可能由于他们不熟悉而且不能正确诉说症状。但是,食管裂孔疝合并反流性食管炎常引起儿童发育不良、慢性贫血和反复肺部感染。

五、反流和裂孔疝的诊断

病人来门诊时,主诉有典型的症状,如恶心及反酸,或有不典型症状如喉头异物感、声音哑、癔球症、吐酸水、胸痛、阵发性咳嗽、哮喘和吸入性肺炎及其他非溃疡性消化不良症状,应考虑诊断为反流性食管炎。如给予抗酸治疗能缓解症状,则大致可以确诊。为证实诊断,应做食管镜检查及 24 h 食管内 pH 监测。

X 线检查:钡餐检查最常用,但需用手法帮助才能显示出疝。令病人左侧卧位,低头,当胃内充满钡剂后,以手压迫腹部,令病人用力摒气,此时可出现裂孔疝指征:膈下食管段(胸段)变短、增宽或消失,贲门部呈现幕状向上牵引,膈上可见胃囊,膈上出现食管胃狭窄环(Schatzki 环形狭窄) (Figure 6-39-4),此环相当于鳞状上皮和柱状上皮交界处。有食管狭窄时,黏膜变形,管腔缩窄(Figure 6-39-5)。短食管时则膈上有粗大的胃黏膜,食管胃交界点因瘢痕收缩可上升至第 9 胸椎水平。多数人认为有裂

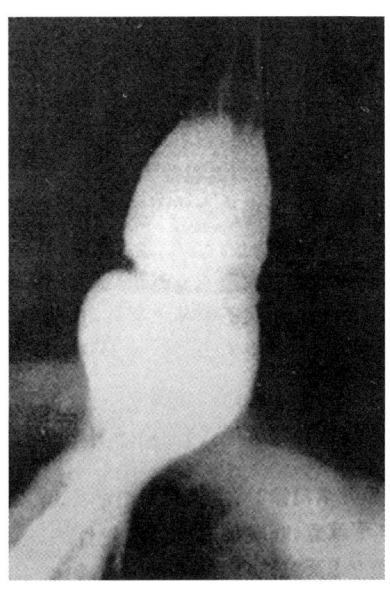

Figure 6-39-4　GI: sliding hiatal hernia. The schatzki ring has been moved up

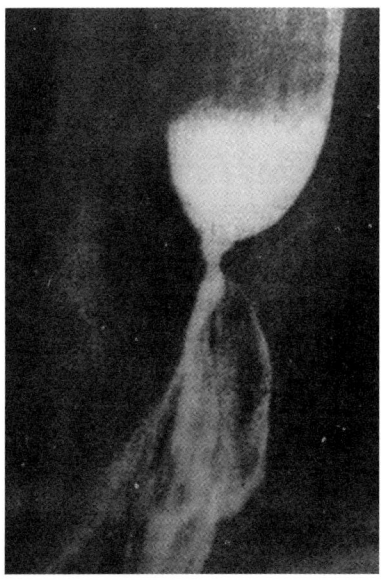

Figure 6-39-5　GI: stricture in lower segment of esophagus due to gastroesophageal reflux disease

孔疝时不一定有反流征象;而有反流征象时也不一定有裂孔疝。有幕状牵引者是否诊断为裂孔疝,意见尚不一致。正常的食管壶腹不应误认为裂孔疝,弥漫性食管痉挛可以发生裂孔疝和胃液反流征象。硬皮病和贲门失弛缓症时食管缺乏蠕动功能,也要和裂孔疝相区别。如发现食管有机械性缩窄,应做多方面观察,以区别新生物。

内镜是仅次于放射学检查诊断食管裂孔疝的方法。纤维胃镜较金属硬管镜检查安全、痛苦小,并可同时检查胃和十二指肠,以排除引起胃压升高的因素,且可多次使用,检查方便。如有裂孔疝时可见食管下括约肌松弛,呼气和吸气时均呈开放状态。正常情况下吸气时食管胃交界点下降,如有疝则不变位,食管镜内出现胃液的水平较正常时高。如为反流性食管炎时,通过胃镜可观察到红斑、溃疡的数目、深度及其排列情况、溃疡出血、黏膜糜烂及缩窄等。如果经过呼吸周期而贲门呈开放状,这是反流的另一指征。如病人的主诉主要是吞咽困难,应用"丁"字手法,从下面观察贲门,也许可以排除早期癌在此区的存在,将胃镜后退到食管,细心的逐步检查十分重要。如发现食管缩窄及严重食管炎,或怀疑有 Barrett 柱状上皮,应做多处活检,食管溃疡也可以发生恶变。当不能排除癌,则使用金属硬镜做深部活检以明确诊断。

如怀疑反流或发现裂孔疝而无反流症状,放射造影也无反流征象,应考虑行食管功能检查。食管功能检查可在门诊完成,包括食管测压、标准酸反流检查、利用 pH 电极放在食管内做酸清除试验和酸灌注试验。对症状较复杂的病人,可住院做长时 24 h pH 监测和连续测压,以获取更多的资料。

近年来,用超声波检查食管胃贲门部,测量食管腹段的长度,对诊断较小的裂孔疝,较之钡餐 X 线检查更为有效。用磁共振检查食管旁疝,能较清晰地判断出疝内容物的性质。

六、治疗

(一) 治疗原则

大多数滑动型食管裂孔疝病人症状较微,我国病人人轻、中度食管炎多见,应先做内科治疗。可服制酸剂,调节饮食,避免腹部压力升高的活动,睡眠时取高枕位、左侧卧位等措施。如反流性食管炎已发展到Ⅲ级,为避免出现食管狭窄,应考虑手术;食管旁疝不管有否症状都应及早手术治疗;混合型裂孔疝也应手术治疗,以避免并发胃壁梗阻和绞窄。

（二）手术治疗

1. **手术适应证与禁忌证** 外科治疗食管裂孔疝主要考虑其合并症及可能发生的并发症，而非基于其解剖缺损本身。食管旁疝、混合型裂孔疝和多器官裂孔疝可能并发胃壁或其他疝出的腹内脏器钳闭或绞窄，由于巨大疝内容物挤压肺脏，尽管无明显症状，也应及早手术。无症状的滑动型裂孔疝只在门诊随诊，不必手术。有反流性食管炎的滑动型裂孔疝，在其发展到溃疡型食管炎、食管缩窄或出血，或由于反流引起肺部反复感染，应考虑手术治疗（Box 6-39-1）。

Box 6-39-1　食管裂孔疝的手术适应证

滑动型裂孔疝合并溃疡型食管炎
　　反复出血感染
　　并发食管缩窄
食管旁疝
混合型及多器官裂孔疝
继发 Barrett 食管的食管裂孔疝

手术禁忌证：伴有急性感染，严重心、肺、肝、肾等重要脏器功能不全和晚期癌症病人均禁忌手术。

2. **滑动型裂孔疝和反流性食管炎的手术** 治疗裂孔疝与反流性食管炎的手术应包括修补松弛的食管裂孔，延长并固定膈下食管段，重建抗反酸的活瓣机制几个步骤。

1951 年 Allison 第一次描述了裂孔疝和反流性食管炎的临床症状，并提出做疝修补以减轻反流性食管炎症状。随着近代食管外科的发展，学者认为在对疝做解剖性修补的同时，应着重修复食管下括约肌。

目前，修补滑动型食管裂孔疝及纠正胃食管反流的手术有胃底折叠术、部分胃底折叠术、解剖性修补及使用韧带瓣修补等。

（1）**胃底折叠术** 1956 年，Nissen 报道了胃底折叠术，并于 1963 年报道其早期结果。1973 年 Rossetti 报道其改良的胃底折叠术。Nissen 称他的胃底折叠术为"瓣膜成形术"。经腹切口用胃底完全包绕食管下段，并缝到食管右侧小弯处。这样，胃内的正压传到围绕食管的这个新建的"衣领"并压迫食管。当胃内压力升高时，胃底内升高的压力将食管压得更紧。这种单向活瓣的功能使食物可以由食管进入胃内，但不易由胃反流入食管。行此手术 87% 病人的症状消失。

Nissen 手术还可经左下胸径路，此方法对于肥胖的病人，或已经经腹部途径做过疝修补而失败需再次手术的病人最适宜；它还特别适合于因广泛瘢痕继发痉挛导致短

食管的病人。术后临床观察、X 线造影、食管测压及监测的资料证实，胸内的胃底折叠术同样产生有效的瓣膜成形效果，也同样使食管下括约肌的静止压恢复到正常值（Figure 6-39-6）。

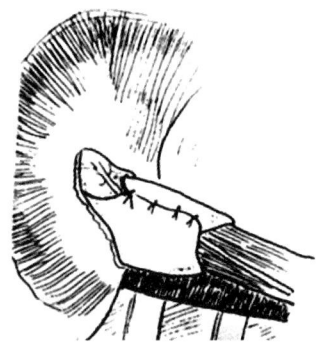

Figure 6-39-6　Nissen operation

Rossetti 改良式胃底折叠术：此改良式的胃底折叠术是用胃底的前壁折叠包裹食管下段。目前大多数外科医生常用此改良式代替 Nissen 手术。有限地用胃底前壁做胃底折叠术的优点是保存小网膜及胃近段的后腹膜固定处。此术还保存迷走神经的肝支，完整的后腹膜固定可保证胃体部分不会疝入胃底的包裹内。但以前做过选择性近段迷走神经切断术的病人，其小网膜已被分离和胃已做过游离，只能做 Nissen 胃底折叠术。

（2）**部分胃底折叠术——180° 部分胃底折叠术** 180° 的部分胃底折叠术仍被采用，它们之间的区别取决于将胃底固定于食管的前面或其外侧面。此外，采取各种措施，减少裂孔的滑动及支持食管腹段在腹腔内。

1）180° 前侧部分胃底折叠术：病人仰卧位，在全麻下，经上腹正中切口进腹。用 3~4 根缝线将 4~6 cm 长游离的胃底前壁缝固于食管左侧。最下的缝线要穿过贲门的腹膜反折部，最上的缝线则穿过裂孔的边缘。以 3~4 根缝线再将胃底前壁绕过食管前壁，缝于食管右侧壁，最上一根同时穿过裂孔边缘，最下一根穿过贲门的腹膜反折部。拔去大号胃管后关腹，不需做腹腔引流。

2）180° 外侧部分胃底折叠术（胃后固定术）：1961 年 Hill 等提出一个增强下部食管括约肌功能并做疝修补的设想。术后，大部分病人经测压检查，其食管下括约肌的静止压接近或恢复正常。

Hill 手术是腹腔径路，将疝复位并游离远段食管。在食管内后方将膈肌脚缝合，使扩大的裂孔缩小；将食管胃接合部膈食管组织的前、后束缝固于腹主动脉前的内侧弓状韧带上。此方法保留较长一段食管腹内段，使其能接受腹腔正压的影响。

3) 270°部分胃底折叠术:此术通常称为4型(Mark Ⅳ)抗反流修补术,为 Belsey 设计,此手术独特之处是经胸径路,将疝复位,用三根间断缝线在食管后缝合膈肌脚,缩窄扩大的裂孔;用二层垫式(可带垫片)缝线,将胃底壁折叠,包在远端的食管前面及两侧面,争取保留3~4 cm长。远端食管留在膈下,使其能接受胃内压力的影响及恢复食管下括约肌抗反流的功能。由于胃底只包盖食管3/4圆周的面积,1/4圆周未被覆盖,大的食团通过时,食管可相应扩张,故此术后较少并发吞咽困难。

(3) 对修补滑动型疝和抗反流手术的评价 目前,解剖学的修补手术已较少用。经过多年的临床实践,常用来修补滑动型食管裂孔疝及抗胃反流的手术有 Belsey270°胃底折叠术、Nissen 胃底折叠术及 Hill 胃后固定术。对于大部分病人,这三种术式均能使食管下括约肌功能得到恢复。Nissen 术能更有效地控制食管反流,其有效率高达80%~90%。此术可经胸径路或腹径路完成;Belsey 术较少并发术后"气胀综合征",但此术只能经胸径路;Hill 术能有效地控制胃食管反流,术后并发症较少,但只有腹径路,不适合同时处理胸部的其他合并症,Belsey 手术的最大优点是适用于以前做过腹部手术的病人,需同时处理合并其他胸部疾病者和合并食管运动功能障碍的病人,术后较少造成食管下段梗阻。

随着微创技术的发展,可在腹腔镜下行胃底折叠术及部分折叠术。

3. 食管旁疝修补术(repairing of paraesophageal hernia) 食管旁疝可以存在多年,病人只在饭后有上腹不适、恶心及轻度呼吸困难等症状。由于它是解剖缺损造成,药物难以治愈;也因它可能引起许多危及生命的并发症,故即使无典型症状,也应手术修补。病人一旦出现胃肠道脏器梗阻、绞窄、坏死、大出血等症状,则需急诊手术处理。

(1) 治疗原则和选择手术途径 食管旁疝的手术治疗原则与一般疝修补术相同,即将疝出的内容物复位入腹腔,将其固定于腹内(腹壁或膈肌),缝缩扩大的裂孔开口,如有必要,还要切除疝囊。混合型裂孔疝的处理,如合并胃食管反流,在做食管旁疝修补后,应根据滑动型裂孔疝的具体情况做某种抗反流手术。

(2) 修补食管旁疝可经腹部或胸径路 腹径路提供更充分的暴露,更好地检查回纳入腹腔内的脏器,将其固定于腹腔内及缝缩扩大的裂孔,还能处理合并的疾病,如十二指肠溃疡和胆石病;经腹径路可详细检查贲门部结构,如发现食管下段位于膈下,仍牢固地固定于后纵隔,则可确信此为食管旁疝,而非混合型裂孔疝。如果是一

个巨大的食管旁疝,估计与胸内脏器粘连严重,合并有短食管,则选择经胸径路,为避免术后疝复发或在胸内形成一个浆膜囊肿,应尽可能切除疝囊。如需同时做抗反流的手术,可将疝复位及处理疝囊后做 Belsey 术或 Nissen 疝修补术;如经腹径路,则做 Hill 胃后固定术或 Nissen 疝修补术。

4. 食管消化性狭窄的外科治疗(surgical treatment of peptic esophageal stricture) 食管胃结合部严重狭窄可由于原发反流性疾病引起,也可因食管下段局部酸性产物造成。在后一种情况,食管下括约肌完整无损,例如 Barrett 综合征。

消化性狭窄的治疗包括术前或术后食管狭窄段扩张术,继之做抗反流手术。如反流由于胃排空障碍引起,应考虑胃切除术、迷走神经切断或幽门成形术;如果少数病人食管短缩的病变较重,难以恢复食管腹段,则做膈上胃底折叠术或做食管的 Collis 胃管伸延式,以便在膈下能完成胃底折叠或胃底部分折叠术。严重食管下段消化性狭窄的病人,难以扩张或损伤较重,既往有胃手术史,为预防 Barrett 食管癌变,可考虑做狭窄段切除,以空肠或结肠与食管做吻合,重建消化道。

由于裂孔疝引起反流性食管炎,继而造成食管下段狭窄,如能扩张并做胃后固定术或胃底折叠术,则可使狭窄及反流性食管炎均得到解决。单纯扩张术只能缓解吞咽困难,但扩张术后腐蚀性胃液很容易反流入食管,使食管炎症状复发。因此,扩张术后务必作疝修补及抗反流术。

(1) Collis 胃形成术 适用于下列情况:消化性食管下段狭窄合并食管短缩的病人;难以将胃底和食管腹段经腹径路做胃底折叠术;手术危险性较大的病人和外科医生缺乏做结肠或空肠代食管经验的情况。

经切口进入左胸,尽可能游离食管达主动脉弓水平,用食管带套起。如能将胃复纳入腹腔内,即做 Belsey 或 Nissen 疝修补术。如不能将胃放回腹腔,应先安插大号胃管经食管进胃内,将管推向小弯侧以做标志,用胃肠缝合器在胃管旁将食管与胃底之间切断缝合,形成5 cm长的胃管,使食管延长。用胃底包绕新形成的远段食管做折叠术,将其送入腹腔内。暴露膈脚及弓状韧带,在新形成的 Hiss 角水平将胃小弯缝于弓状韧带上。经膈脚在食管前缝缩裂孔,使其尚可容易通过食指。

(2) Thal 补片及 Nissen 胃底折叠术 消化性狭窄段有坚硬环状瘢痕的病人,张力扩张继以疝修补术后,也常有狭窄复发。对这些病人,可采用 Thal 补片技术,将狭窄段纵行切开,用胃底作为移植片,补在切开的缺损部,浆膜

面对食管腔内。一般在 3 周内浆膜面将被鳞状上片覆盖，也可在浆膜面上贴上一片游离皮片，可以加快愈合，减少挛缩，防止狭窄复发。Thal 补片技术并不能预防胃食管反流，必须做胃底折叠术。经上述综合手术治疗，有 85% 病人可长期治愈。

5. 胃食管反流病的外科治疗及展望　GERD 的治疗目的是缓解症状，预防并发症和治愈食管炎，以改善病人的生活质量。1956 年 Nissen 医生第一次成功在食管远端折叠胃底来治疗严重的 GERD 病人，此后 Nissen 胃底折叠术成为基本术式。尽管药物治疗或外科手术治疗都可以改善病人的生活质量，但对于需要长期治疗的严重的病人，药物治疗可能会失败，外科手术也许更有效。

至今，外科治疗 GERD 的适应证仍未形成共识，一般年龄小于 50 岁，有典型反流症状，且药物治疗有效的病人，选用外科治疗的效果较好；有典型反流症状者比症状不典型或有上食管症状的病人手术疗效较好；并发有胃排空延迟者的抗反流手术疗效差；对一些病情严重，特别是夜间反流或伴有严重解剖缺陷，例如严重的食管裂孔疝者，选择手术治疗更好，长期疗效也更可靠。

1991 年 Dallemagne 等开展第 1 例腹腔镜下 Nissen 胃底折叠术(laparoscopic antireflux surgery，LARS)以来，该技术已迅速发展，在一项超过 10 000 次的腹腔镜抗反流术报道中，LARS 的并发症发生率为 6%，死亡率 0.08%，再次手术率 4%，与开腹手术无异。LARS 技术较安全，治疗费用低，且住院时间短，目前有条件的单位，用 LARS 技术治疗 GERD 已成为首选的方法，但有腹部手术史和肥胖的病人可能不适用。

近 10 年来，各个国家学者都在研究采用内镜微创技术治疗胃食管反流病，包括内镜针式射频治疗、内镜下腔内缝合术和内镜下注射治疗三类，它们具有发展的前景。

(李泽坚　胡　坚)

第 40 章

胸部损伤

第一节 / 胸部损伤

本节要点 (Key concepts)

- **Background**

Patients with severe injuries to the chest are frequently in a critical condition and in need of immediate care.

- **Etiology**

There are blunt and penetrating trauma.

- **Diagnosis**

All types of chest injuries which should be confirmed by physical findings, echocardiography and roentgenography.

- **Management**

Prevent obstruction of respiratory tract, support cardiorespiratory function and control traumatic shock. Close the "sucking wound" and treat the "wet lungs". Patients with massive hemorrhage from the heart, the great vessels, cardiac tamponade, or tension pneumothorax should be considered "emergency room thoracotomy".

进入 21 世纪,我国现代科技和经济继续飞快发展,在大城市,胸部损伤(chest trauma)大约占全部外伤病人的10%。在战时,胸部伤员占全部伤员的 6%~8%。胸部损伤可累及胸壁软组织、骨质结构、胸膜和胸内重要脏器。外伤如穿破胸膜,即会引起一系列呼吸和循环功能紊乱,有些病人尽管送到急诊室进行急救,但也在短期内死亡。近10 年来,急救技术虽有很大提高,但胸部损伤病人的死亡率仍高达 25%~50%。

一、病因和发病机制

胸部损伤的病因大部分属交通事故(55%)和下坠(15%)。在犯罪率高的城镇,刀刺伤几乎占全部胸穿透伤的3/4。胸部损伤常合并头颅、腹部和四肢的联合伤,钝性暴力和锐性器械可造成不同类型的胸部损伤。胸部损伤分闭合性损伤和开放性损伤两类。

胸部损伤为多发性损伤,发病机制也较复杂。钝性损伤可由于各种直接力或间接力造成,后者比物件直接击伤更为重要。典型的直接力打击引起的损伤范围与作用力的大小和时间长短有关,直接力的加速和衰减的频率及作用的接触面积也相关。间接力损伤时,这些外力在胸内传导变为加速、压迫、扭转和剪切力,加速和减速本身超过或相当于直接打击,造成更为严重的损伤。剪切力可使支气管断裂,它还造成局部被周围组织固定的活动器官破裂,例如胸主动脉易破裂处是在动脉韧带附着区。压迫力或减压力在肺挫伤方面起重要作用,例如关闭声门或堵塞气道,可增加肺挫伤的严重程度。冲击波是造成肺爆炸伤的主要因素。现代战争中使用的特殊弹头,射入胸腔后可改变方向或在胸内自爆造成更严重的损伤,包括损伤相邻器官及热传导引起脊髓损伤。总之,对各种类型的胸部损伤,应究其机制,方能全面理解被累及的脏器及其受损的严重程度。

二、检查诊断

检查胸部受伤者,要特别重视合并有呼吸和循环功能紊乱的伤员,首先要排除下列六种损伤:开放性气胸、气管梗阻、连枷胸、张力性气胸、大量血胸和心脏压塞。有些伤员来院时,只是轻度心肺功能不全,一般查体难以做出诊断,但有潜在致死的危险,这包括主动脉部分撕裂、膈破裂、食管破裂、支气管断裂、肺挫伤和心肌挫伤。还要检查有否肋骨骨折、小的气胸、血胸或胸壁伤口。伤员如有喘鸣和肋间回缩，反常胸部活动和气管偏移，一侧无呼吸音，心前区有伤口和心音减弱，颈静脉怒张等体征，如一般情况允许，应作直立位 X 线胸片或急诊胸部 CT 检查，以及早做出诊断。进行胸外伤与损伤严重度计分（thoracic trauma severity score）有利于胸外伤的诊治。

三、急救措施

初步做出诊断后，应尽早采用最简单而有效的急救措施抢救伤员。对失去知觉的伤员，要保持呼吸道通畅，彻底清除咽喉部和鼻腔分泌物，从口腔放置导气管。如无效，应作气管插管。有机械性呼吸道梗阻的伤员，应考虑作气管切开术。

发现有开放性气胸者，应迅速用消毒敷料盖住胸壁伤口，使其变为较易耐受的闭合性气胸。纠正生理异常后，迅速在同侧胸壁安放胸腔闭式引流及处理胸壁伤口。

严重缺氧常导致张力性气胸，伤员短期内死亡，应快速经前胸壁第二肋间插入一根大号静脉穿刺针，胸腔内的积气减压后，及时安置胸腔闭式引流。

已处于濒危状态的刀刺伤的伤员应立即送手术室抢救，刺入胸部的刀刃利器，切勿移动，应尽早开胸拔除。

四、手术指征

临床实践中，只有 10% 的严重胸部损伤病人需作紧急开胸手术。紧急手术指征要根据具体病情而定，也要考虑到其他器官的联合伤情及在急救过程中所发生的医源性损伤的情况（Box 6-40-1）。下面所列均为紧急手术或早期手术的指征：①活动性胸腔出血；②外伤性心脏压塞，心包穿刺抽血后无缓解或很快又出现症状；③纵隔增宽合并左侧血胸或血管造影证实为主动脉破裂；④食管破裂；⑤大面积胸壁损伤合并开放性气胸；⑥大量的胸膜腔积气、皮下气肿、咯血或一侧肺不张，诊断为支气管断裂；⑦异物严重污染胸膜腔；⑧创伤性膈破裂；⑨心脏间隔或瓣膜损伤后急性心衰；⑩明显的心脏和大血管损伤，即使呼吸或心跳刚停止，也应开胸急救。近代开展的急诊室剖胸术（emergency room thoracotomy），对入院时尚有生命体征的胸部穿透伤员或钝器胸伤员是有用的治疗手段，但其手术适应证尚有争论。

BOX 6-40-1 Indications for emergency room thoracotomy

Patient in critical, unmovable condition, but with life index
Uncontrol hemothroax, cardiac tamponade
Suspectable injury of lung hilum or great blood vessel

第二节 / 胸廓骨折

本节要点（Key concepts）

The most injury to the chest wall is fracture of ribs.

- **Complication**

Atelectasis is the common condition due to retained secretions after fracture of ribs. A jagged end of fractured rib may tear the lungs or intercostal vessels resulting in pneumothorax or hemothorax. Several costal fractures at two or more points or associated fracture of sternum can cause flail chest.

- **Treatment**

According to the clinical condition, taping the chest wall with adhesive plaster, or intercostal nerve block is used for uncomplicated fracture. External traction or "internal fixation" for complicated fracture should be used.

胸廓是由胸骨、12 对肋骨、12 个胸椎相互连结共同构成的骨性结构。在胸廓骨折中肋骨骨折最为常见。约占90%。肋骨骨折常发生在第 4~10 肋。第 1~3 肋较短，且有肩胛骨和锁骨保护，不易骨折。第 11~12 肋为浮肋，活动度大，骨折少见。但如果造成第 1~3 肋或第 11~12 肋骨折，则往往外力打击很大，应密切注意同时有无合并胸内或腹内器官损伤。由于致伤暴力不同，可以产生单根或多根肋骨骨折，每根肋骨又可在一处或多处折断。单处骨如无胸内脏器伤,多不严重。但相邻的几根肋骨同时两处以上骨折可造成连枷胸(flail chest),产生反常呼吸运动,严重影响呼吸和循环功能。肋软骨骨折(cartilage fracture)常发生在肋软骨与肋骨或与胸骨连接处,并易脱位。胸骨骨折(sternum fracture)的部位多发生在胸骨体部或柄体交界处,由于易合并胸内脏器损伤,死亡率达25%~45%。

一、病因

肋骨骨折一般由外来暴力所致。直接暴力作用于胸部时,肋骨骨折常发生于受打击部位,骨折端向内折断,同时造成胸内脏器损伤。间接暴力作用于胸部时,如胸部受挤压的暴力,肋骨骨折发生于暴力作用点以外的部位,骨折端向外,容易损伤胸壁软组织,产生胸部血肿。开放性骨折多见于火器或锐器直接损伤。此外,极少数病人肋骨骨折发生在骨质疏松、骨质软化或原发性和转移性肋骨肿瘤的基础上,称为病理性肋骨骨折。胸骨骨折多由直接暴力所致。

二、临床表现

骨折部位疼痛最明显,深呼吸、咳嗽或身体转动使疼痛加剧。疼痛使伤侧呼吸活动度受限,不能有效排痰,易造成肺部并发症。胸壁伤处局部可能有肿胀或局部血肿,骨折移位时可见局部变形。连枷胸病人可见软化胸壁与正常胸壁在呼吸时呈反常运动,病人可有呼吸困难、发绀,甚至休克。骨折部位压痛明显,可产生骨擦音。如合并胸膜、胸内脏器损伤,则有相应的症状和体征。

三、诊断

有胸部外伤史,胸壁有局部疼痛和压痛,胸廓挤压试验阳性,应想到胸廓骨折可能。如果压痛点可触到摩擦音,诊断可确立。如果胸壁出现反常呼吸运动,说明有多根肋骨多处骨折。X线检查不但可以观察骨折的情况和部位,而且可以了解胸内脏器有无损伤及并发症。但应注意没有移位的骨折、腋区范围的骨折或肋软骨处的骨折,X线照片不易显示,早期易漏诊,待伤后3~6周再次胸部拍片,可以显示骨折后有骨痂形成阴影(Figure 6-40-1,6-40-2)。胸骨骨折则在胸骨侧位片才能清楚显示骨折的影像。20世纪90年代以来,使用胸部CT三维成像可以确定胸廓骨折损伤的范围。B超检查可显示胸骨皮质回声中断,心电图、超声心动图、心肌酶谱检查可排除心肌合并伤。

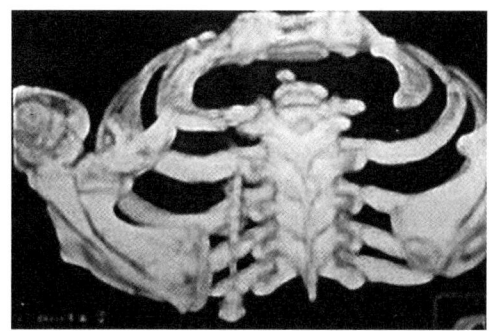

Figure 6-40-1   CT scan: fracture of right first rib

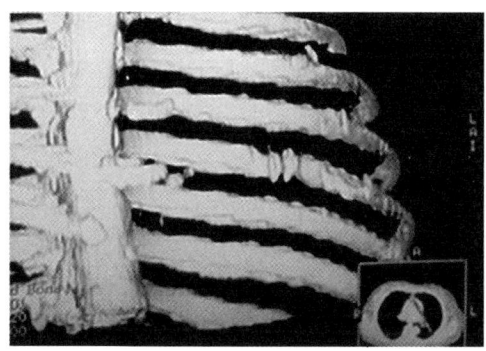

Figure 6-40-2   CT scan: obsolete costal fracture of the right side 9th rib with callus formation

四、治疗

胸廓骨折的治疗原则为止痛,恢复胸壁功能和防治并发症。

(一)单处闭合性肋骨骨折的治疗

1. 止痛　①可口服或肌内注射止痛剂。②肋间神经阻滞和痛点封闭。由于肋间神经的神经支配范围不十分明确,所以阻滞范围一般应包括骨折部位上、下各1~2个肋间。痛点封闭可用0.5%~1%普鲁卡因10 mL,直接注入骨折部位及其周围。药液作用一般持续6~12 h,必要时可重复施行。

2. 中医中药治疗　一般常用活血化瘀、通络药物,用中药接骨散治疗肋骨骨折,对减轻骨折局部软组织肿胀和疼痛、加速骨折愈合有良好效果。积极鼓励和协助病人咳嗽排痰及早期下床活动,对减少呼吸系统并发症非常重要。

(二)连枷胸的治疗

1. 纠正反常呼吸运动

(1)厚敷料固定包扎　适用于软化胸壁范围较小者或紧急处理时暂时使用。方法是用棉垫数块或沙袋压迫覆盖于胸壁软化区,并固定包扎。注意压力适中,不宜过紧,以免肋骨骨折端嵌入胸膜腔内,发生气胸、血胸等并发症。

(2) 胸壁牵引外固定 在局麻下用手术钳夹住游离段肋骨,或用不锈钢丝绕过肋骨上、下缘,将软化胸壁提起,固定于胸壁支架上,或用牵引绳通过滑车进行重量牵引。牵引时间为 2~3 周。

(3) 呼吸机"内固定" 适用于伴有呼吸功能不全的病人。施行气管插管或气管切开术,连接呼吸机进行持续或间歇正压呼吸 2~4 周,待胸壁相对稳定,血气分析结果正常后逐渐停止呼吸机治疗。

(4) 手术内固定 适用于合并有胸内脏器损伤需开胸手术的病人。可在手术时切开胸壁软组织,暴露肋骨骨折断端,用金属缝线固定每一处骨折的肋骨。对于双侧前胸部胸壁软化,可用金属板通过胸壁后方将胸骨向前方托起,再将金属板的两端分别固定于左右两侧胸廓的肋骨前方。

2. 止痛 用硬膜外麻醉止痛效果满意,可使病人长时间保持无痛状态,同时可以明显地增加肺活量,对保持呼吸道通畅及预防肺功能不全有重要作用。一般在 72 h 后逐渐减量或改用全身止痛剂。

3. 其他治疗 包括抗休克、防治感染和处理合并损伤。

(三) 肋软骨骨折及脱位的治疗

可根据病情轻重选用以下方法。①保守治疗:包括给予止痛剂,局部痛点封闭,外敷止痛膏。②手术治疗:在局麻下,切除骨折断端各 1~2 cm,使其断端不互相摩擦,对缓解疼痛疗效佳。

(四) 胸骨骨折的治疗

无移位的骨折,可采取卧床休息 2~3 周,肩胛区垫以小枕,骨折部位用沙袋压迫,或者采用胸带包扎固定 2~3 周,并给适当止痛剂。

有移位的骨折:①闭式复位。成角畸形者局部加压即可复位,有重叠畸形时,可在局麻下,令病人胸椎过伸,双臂上举过头,然后用手在骨折处加压使之复位,再用胸带包扎固定 2~3 周;②手术复位。适用于闭式复位不成功或合并有胸内脏器损伤需手术治疗者。可在骨折处做胸骨正中切口或横切口,暴露骨折区,用钝性骨膜剥离器撬起骨折断端,使之上、下端对合,然后在骨折线上、下方 1 cm 处钻孔,用不锈钢丝缝合固定。手术后宜指导病人进行呼吸锻炼。

(五) 开放性骨折的治疗

开放性骨折应及早施行清创术。清除碎骨片及无生机的组织,咬平骨折断端,以免刺伤周围组织。如有肋间血管破损者,应分别缝扎破裂血管远近端。剪除一段肋间神经,有利于减轻术后疼痛。胸膜破损者按开放性气胸处理。术后常规注射破伤风抗毒血清和给予抗生素防治感染。

第三节 / 气胸

本节要点 (Key concepts)

There are three types of traumatic pneumothorax: closed pneumothorax, open pneumothorax and tension pneumothorax.

● **Diagnosis**

The diagnosis of pneumothorax can be made by the usual signs of tympany and diminished or absent breath sounds, but the extent of pneumothorax is best determined by chest X-ray.

● **Management**

For closed pneumothorax, drainage tube should be inserted. Thoracotomy to repair teared lung should be considered, especially for open and tension traumatic pneumothorax.

胸部损伤后,空气经胸壁伤口或肺、气管、支气管、食管破裂口进入和积存在胸膜腔内,使正常负压消失并压缩肺,称为气胸(pneumothorax)(Figure 6-40-3)。气胸分为闭合性、开放性和张力性三类。

一、临床表现

临床症状因气胸类型而异。

(一) 闭合性气胸(closed pneumothorax)

多见于胸部钝伤、肋骨骨折断端刺伤肺组织漏气。少数穿透伤病人,空气经小的伤口进入胸膜腔后,此小伤口

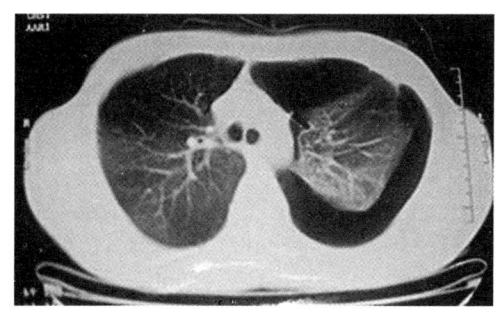

Figure 6-40-3　CT scan: pneumothorax

为软组织闭合不再进气。临床症状取决于肺萎陷的程度,少量气胸病人可无症状,中量和大量气胸病人则觉胸痛、胸闷和呼吸困难。

（二）开放性气胸（open pneumothorax）

因刀刺、枪弹或爆炸物伤造成胸壁缺损,胸膜腔与外界相通,伤侧肺完全萎陷,纵隔推向对侧,压迫健侧肺,通气不足,塌陷肺的血液不能进行气体交换,引起全身性缺氧和二氧化碳储积。吸气时伤侧肺内的部分残气被吸入健侧肺内,呼气时健侧肺部分残气进入伤侧肺内,加重缺氧和二氧化碳储积。胸膜内负压消失影响静脉回流,纵隔摆动引起腔静脉和右房连接处扭曲,进一步减少回心血量。病人表现烦躁不安、发绀、呼吸困难、血压低下,甚至休克。

（三）张力性气胸（tension pneumothorax）

如胸壁创口、肺或支气管破裂口呈单向通道活瓣作用,吸气时空气进入胸膜腔,呼气时活瓣关闭,空气只进不出,胸膜腔内压力进行性增高,压迫伤侧肺,推移纵隔,健侧肺也受压缩,气体交换严重受限,静脉血流受阻,回心静脉血减少,心排血量下降,严重缺氧,病人伤侧胸廓饱满,多伴皮下气肿和纵隔气肿,严重呼吸困难、发钳和休克,抢救不及时常可致死。

二、诊断

少量闭合性气胸,只能根据 X 线胸片或胸部 CT 检查才能诊出。气胸病人的患侧胸部饱满、呼吸运动减弱、叩诊鼓音、呼吸音减弱、气管移向健侧;张力性气胸病人有吮吸性胸部伤口,吸气时有吸入气体的特殊响声;因严重缺氧,病人呼吸窘迫、大汗淋漓、皮下气肿,从锁骨中线第 2 肋间插入带注射器的粗针头,即有高压气流排出。

三、治疗

（一）闭合性气胸

闭合性气胸为小量气胸（<10%）,病人自觉症状不明显,可在急救室观察 1~2 天。中等量以上者,尽早安置闭式引流管排气,促使肺复张。置管 72 h 后,无气泡排出,X 线胸片证实患侧肺完全复张,可考虑拔除胸管。

（二）开放性气胸

开放性气胸快速用无菌凡士林纱布敷料和大棉垫覆盖伤口,加压包扎,恢复胸膜腔内负压,及早安放闭式胸腔引流管,清创及修补胸壁伤口。如合并胸内脏器损伤,则开胸探查作相应处理,包括清除异物,术后应用抗生素预防感染。

（三）张力性气胸

张力性气胸急救的首选措施是在伤侧锁骨中线经第 2 肋间插入粗针头排气。若有穿透性伤口,应扩大以减压,使张力气胸变为开放性气胸,快速置胸腔闭式引流管,必要时做负压吸引,处理胸壁伤口。张力气胸由于支气管破裂引起者,胸管不断有大量气泡排出,应开胸修补。处理创伤性气胸病人,作穿刺抽气减压,只是一种暂时的措施。对因肺或支气管破裂引起严重气胸的病人,需作气管插管辅助呼吸者,应安置闭式胸腔引流管,以防正压呼吸加重气胸。

第四节 / 血胸

本节要点 (Key concepts)

Bleeding from a pulmonary laceration usually stops without surgery because of low pressure system in lungs. If there are lacerations of intercostal arteries or mediastinal viscera, immediate operative intervention is needed.

胸壁或胸内脏器受损出血,血液积聚在胸膜腔内,称为血胸（hemothorax）。胸部被锐器击伤、枪弹、爆炸碎片、骨折断端均可刺破肋间血管和损伤胸内脏器而引起出血。常见的出血来源有:①肺组织撕裂伤出血。由于肺循环压力较低,肺组织内凝血物质含量较高和受损肺萎陷,一般出血量少,且可自行停止;②胸壁血管出血,以肋间血管和胸廓内血管常见,如动脉受损,出血量多,不易停止,常需手术止血;③肺门、心脏和大血管破裂出血。出血量大而迅猛,常因来不及抢救致死;④膈肌穿透伤致膈动脉破裂出血或腹内脏器破裂出血流入胸膜腔内。

一、临床表现

病人有烦躁、面色苍白、脉搏快和血压下降等征象,失血过多可并发低血容量的失血性休克,并且随着胸膜腔内积血增多,压力增大,使伤侧肺受压萎陷,纵隔向健侧移位,严重影响呼吸和循环功能。胸膜腔内积血由于心、肺和膈肌运动的去纤维蛋白作用,多不凝固。因肺破裂或外伤异物污染,细菌很快在积血中繁殖,并发感染,出现中毒症状,形成全脓胸或局部包裹性脓胸。血胸大量凝固成的血块,如无感染,机化后,在壁层和脏层胸膜形成纤维组织,限制肺膨胀和胸廓扩展,严重损害呼吸功能。

二、诊断

临床症状取决于胸部受损的严重程度、出血量和速度及伤员的体质。小量血胸(成人出血量少于 500 mL)可无症状和体征,X 线胸片只发现膈角变钝,局部密度增高。经胸穿抽出血液后才能确诊。中量血胸(出血量 500~1 000 mL)至大量血胸(出血量 >1 000 mL),可根据其急性失血症状和失血性休克体征,结合肋间饱满、伤侧胸部叩浊、呼吸音消失、气管和心界移向健侧等体征,胸穿抽出血液或凝血块即可确诊。X 线胸片可显示胸腔内有大量积液阴影,纵隔移向健侧,如合并气胸可见气液面。病情危重者应先抗休克治疗,补足血容量并安置胸腔闭式引流管,观察出血量及速度,必要时开胸手术治疗。

三、治疗

血胸的治疗原则是快速止血,补足血容量和预防胸膜腔内积血感染。处理血胸病人首选措施应快速补充血容量,安置中心静脉导管测压及周围静脉补液,以判断失血程度和作为大量补液的监测指标。小量血胸病人应在床旁 B 超监测下,尽量抽出积血,以防感染。对中量和大量血胸病人,应尽量在腋中线经第 6 肋间安置闭式引流管,排出积血,并严密观察胸内出血是否停止。如放出血液超过 1 000 mL 以上,此后连续 3 h 内每小时引出血量超过 200 mL,检查其血红蛋白小于 60 g/L,经输血补液后脉搏仍快,血压不回升,血红蛋白仍持续降低应考虑急诊开胸探查止血;X 线胸片发现胸膜腔内有大量血块阴影并继续增大,即使胸管引出血液不多(可能为凝血块堵塞),也应考虑急诊开胸探查止血。有些病人即使胸内出血已停止,但 X 线胸片或胸部 CT 仍发现胸膜腔内积存大量凝固血块,待病情平稳后,在两周内及早用胸腔镜或开胸清除血块,以防感染或机化。对机化性血胸,也应在伤后一个月内开胸清除血块和剥除肺表面及胸壁的纤维组织。对有感染的血胸,应按急性脓胸处理。

治疗血胸病人,应重视预防感染,可考虑胸膜腔内注入抗生素及静脉注射抗生素一周以上,并给予营养支持,增强体质。

第五节 / 创伤性窒息

本节要点 (Key concepts)

Traumatic asphyxia may result from compression on the chest and abdomen during traffic accident or earth quake. The intrathoracic pressure increases and causes extension of venous system of upper body with rupture of small venous vasa in subcutaneous tissue, oral mucosa, conjunctiva, retina and intracranial hemorrhage.

● **Clinical presentation**

Hydroderma in upper body with ecchymosis. Ablepsia due to retinal hemorrhage and coma due to intracranial hemorrhage.

● **Management**

Medical care and observation for 2~3 weeks without surgery.

创伤性窒息(traumatic asphyxia)是在闭合性胸腹挤压伤后一种少见的病症,表现为上半身皮肤水肿并呈紫罗兰颜色。

地震时房屋倒塌,建筑工程塌方和交通事故被车辆辗压,骚乱中遭踩踏使胸腹部创伤,在此瞬间如伤员紧闭声门,气道和肺内空气不能呼出,更使胸腔内压骤升,压迫心脏及大静脉,使回心的静脉血液挤回上半身。由于上腔静脉无静脉瓣膜,高压的静脉血使毛细血管淤血破裂,并发生点状出血。

伤员头颈部、肩部和上胸皮肤水肿呈紫红斑块。严重者皮下组织、结膜和口腔黏膜均有多处小出血点,视网膜血管被挤破时引起失明,颅内静脉破裂时并发昏迷。此种创伤常伴有胸廓骨折,甚至胸内脏器挫伤。

应作全面检查,包括 X 线影像学和二维超声心动图检查,以排除胸内脏器损伤并作相应处理。创伤性窒息一般无严重后果,可对症处理,住院卧床休息,间断吸氧,一般在 2 周后即可出院。

第六节 / 胸内脏器损伤

本节要点 (Key concepts)

Chest trauma may result in injury of intrathoracic organs. There are 10% chest traumatic patients during earth quake. The mortality of chest trauma is still high with 25%~50%. Here we discuss damage to lungs, trachea, main bronchi. Lung bursting trauma, cardiac trauma, thoracoabdominal combined injuries and thoracic duct injuries are also discussed.

Diagnosis: The clinical presentation are different and diagnosis must be confirmed by physical examination, roentgenography, echocardiography, computed tomography, magnet resonance imaging.

Treatment: According to the clinical conditions and indications, all patients with complicated intrathoracic injury should be considered "emergency room thoracotomy".

一、肺损伤

至第二次世界大战末,吸取"湿肺"治疗的经验后,肺实质损伤才被重视。肺脏对穿透性损伤(除高速投射物外)相对容易耐受,肺实质有很好的修复能力,除非肺门结构受损,一般肺组织的漏气和出血很快会停止,很少需要手术切除。另一方面,钝性肺损伤虽然造成较小程度的局部损伤,但由于多发性损伤的总面积加大和继发反应性改变,能导致较严重、甚至危及生命的并发症。

(一)临床表现

1. 局部肺挫伤(contusion of lungs) 这是肺损伤最常见的类型,由于血液充满肺泡及其周围的肺间质,临床表现为咯血和气短。它只是一个孤立的损伤,并无重要的临床意义。即使血液流入支气管内,导致远端肺组织实变,如无重大的肺实质破裂,血块很快会被吸收,使肺复张。

2. 肺实质撕裂(lacerations) 肺实质撕裂使血管和支气管破裂,如与胸膜腔相通,可引起血胸、气胸或血气胸(Figure 6-40-4)。血气胸在穿透性损伤时最常见,而钝性损伤所造成的肺实质撕裂多位于深部。

3. 肺血肿(hematoma of lung) 与肺挫伤后因支气管被血液堵塞后并发的肺实变不同,肺血肿是由于肺实质撕裂所产生的淤血积聚形成,是钝性胸部损伤较常见的并发

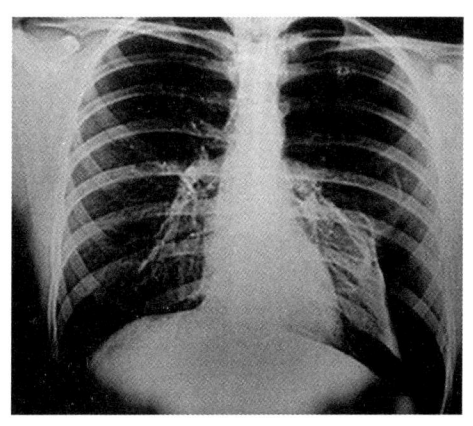

Figure 6-40-4 Laceration of left lung: pneumothorax

症。临床表现为胸痛、中度咯血、低烧和呼吸困难,通常持续一周后逐渐缓解,初期肺血肿的 X 线胸片,其阴影的轮廓模糊,几天后由于其周围积血被吸收,轮廓逐见分明,通常位于大叶后段,直径 2~5 cm 不等。如无伤前 X 线胸片对比,小的肺血肿难以与肺原有的球形病灶相鉴别,此病灶阴影是否很快消失为鉴别关键点。假如 3 周内阴影还不吸收,应考虑切除活检,以明确诊断。

4. 创伤性肺气腔(traumatic air cavity) 较罕见。胸部损伤如只撕破一根小的细支气管,而无细血管损伤,则空气积存在实质深部,形成一个气腔,一般无继发感染,一

周内自行消退。偶尔如有一较粗的支气管破裂，形成一个大气腔，则难以消退，需手术缝扎支气管的残端，控制气体的来源，使气腔萎陷，解除对周围肺组织的挤压。

（二）治疗

局限性肺挫伤、肺血肿和创伤性气腔的病人，如有呼吸困难，在急诊检查病人时，应用鼻导管或面罩给予 100% 浓度的氧吸入，同时给予镇痛剂以减轻胸痛，有利于呼吸。经 X 线胸片证实诊断后，收住院进一步诊治，为谨防肺挫伤后并发炎症，应给予抗生素治疗一周左右。严密观察病情变化，重复 X 线胸片，观察肺部阴影的变化，血肿和气腔阴影有否被吸收。有否出现弥漫性绒毛状阴影，预示有发展为呼吸窘迫综合征的可能。对肺实质撕裂伤的并发症（血胸、气胸或血气胸）应作相应的处理。漏气严重或大量出血，经过各种治疗措施后无反应，生命体征不稳且逐渐恶化的病人，应立即作开胸探查，缝扎漏气的支气管和出血的血管，然后缝合撕裂的肺组织，尽可能保留肺组织，对广泛撕裂破碎的肺组织，只作局部切除。术后置胸腔闭式引流管，继续观察。

二、气管和主支气管损伤

胸部穿透伤或严重的钝性创伤均可造成气管或支气管撕裂或离断(damage to the trachea and main bronchi)，左、右两侧支气管的受累机会大致相等。

（一）临床表现和诊断

胸部钝性创伤所引起的气管和支气管损伤的发病机制尚不十分清楚，胸部钝性创伤所引起的剪切力、气管被压于脊椎、声门关闭时气道膨胀、气管和支气管突然垂直伸展等因素可能与此有关。90% 的撕裂口在距隆突 2.54 cm 以内，典型的撕裂是环形和不完全的，罕见的撕裂是沿气管膜部与软骨环连结线垂直撕裂。支气管完全离断常见，而气管离断极少见。

临床特点：气管和主支气管有多种类型的撕裂。临床症状取决于撕裂的位置、大小以及支气管血管有否撕破和纵隔胸膜是否完整。这些病人可能有以下一个或多个症状：大咯血、呼吸道梗阻、进行性纵隔或皮下气肿、气胸或张力性气胸、持续漏气或大面积的肺萎陷。

当气管或支气管撕裂而纵隔胸膜完整，则产生纵隔和颈部皮下气肿，但纵隔撕破时就会引起气胸，通常表现为张力性气胸或持续漏气的气胸。产生张力性气胸的原因是由于离气道裂口有一段距离的胸膜被撕破，形成一活塞似的纵隔胸膜瓣，吸气时覆盖裂口，呼气时被冲开，但张力性气胸并不常见。

另一个常见的形式是支气管完全离断，两残端分离相距数厘米（很快就被分泌物封闭），但其周围软组织完整无损。这样，气胸不会出现也无皮下气肿或纵隔气肿。病人早期表现为完全性一侧肺不张，而后期并发气管狭窄，很少有残肺感染的报道。

支气管撕裂均合并不同程度的出血，当病人来急诊室后，大多数病人的支气管出血已停止或未被咯出，只有当大出血时，病人才出现咯血症状。对严重胸部钝性创伤的病人，来急诊时即有严重呼吸困难和发绀，查体发现张力性气胸，气胸，颈部或胸部严重皮下气肿或一侧肺不张时，应先处理张力性气胸和气胸，安置胸腔闭式引流管，发现大量气体持续外漏，随吸气动作而加重，根据上述体征即可确诊，待病情平稳后，立即作 X 线胸片证实诊断。对大多数无并发大咯血的病人，不必急于作支气管镜检或其他检查（Box 6-40-2）。

> **Box 6-40-2　Management of tracheal and bronchial injury**
>
> Keep airway clear, tracheostomy
> Treat tension pneumothorax, emergent operation for critical condition
> Brochoscopy, less than 1/3 circular length or 2.0 centimeter not for operation. Urgent surgery for larger Lacerations
> Operative anastomosis for complete tracheal rupture

（二）治疗

如发现病人大量咯血，血块引起气道梗阻或发现张力性气胸，急需采取急救措施。为清除积存在气道的血液，争取作急诊气管切开术。为缓解张力性气胸，应立刻用大号针头，从前胸第 2 肋间刺入胸腔排气，此后应安放大号胸腔闭式引流管，以排除胸膜腔内的气体。应严密观察病情，如漏气严重，一般情况不断恶化，应送手术室作开胸修补裂口手术。

在临床实践中，对于有纵隔气肿和皮下气肿而无明显张力性气胸的病人，初期处理，通常安置胸管引流。如漏气多且持续，即使作连续负压吸引也不能使肺复张。为明确诊断，应作支气管镜检，以进一步决定是否有气道损伤。如果只有 1/4～1/3 环形撕裂或撕裂口直径小于 2.0 cm，则不必手术处理，此种小的撕裂口可能自愈且无狭窄并发症。大的边缘不整的撕裂和支气管完全离断的病人，都应手术修补。

对气管和支气管损伤急诊病人，一经确诊且有修补手术适应证,应立即送到手术室。在伤侧开胸,找出气管或支气管裂伤口后,对撕裂边缘作简单的清创,用吸收缝线作间断缝合,这种方法较牢靠且可预防形成肉芽组织及术后引起狭窄。对完全离断的支气管两残端,经清创后,用4~0聚丙烯缝线作褥式间断缝合,外用纵隔胸膜加固。在修复广泛撕裂的病人,可考虑使用体外循环机,在心肺转流下进行修补术。

三、肺爆震伤

(一) 病因和发病机制

炮弹爆炸后产生的巨大气浪和水浪(即冲击波)袭击病人的胸部,使胸壁撞击肺组织;因反作用原理,当冲击波消失后肺脏回撞于胸壁,两次加压和减压的损伤,引起肺的毛细血管破裂出血,与肋骨相对应的肺表面尤为严重,造成肺爆震伤(lung bursting trauma)。由于小支气管和肺泡也受冲击波的影响,破裂后与血管相通,肺泡内被血和组织液充满,失去通气和弥散功能,严重缺氧;气体如进入肺静脉,可引起全身性空气栓塞,有些病人常因冠状动脉和脑血管气栓致死。

(二) 临床表现及诊断

病人的面额和胸壁均无外伤,但多处于昏睡状态,少言语不愿答话,呼吸极度困难,多数病人有咯血。由于肺循环严重受损并发右心竭竭或因冠状动脉气栓并发急性心肌梗死,可引起严重的心律失常和低血压。爆炸的冲击波也可造成胸部和脊髓挫伤。脑血管气栓、呼吸和循环衰竭都会造成脑缺血而昏迷。冲击波也可击破耳膜和引起胃肠道出血。

有暴露于爆炸点的病史,根据上述各种症状和体征,应考虑肺爆震伤。X线胸片或胸部CT检查可显示全肺均有广泛不透明的斑点状阴影;心电图检查可发现房性或室性心律失常和心肌缺血;病人的血红蛋白和红细胞因肺和胃肠道出血而降低,血氧分析显示严重缺氧和酸中毒,心肌酶谱增高即可证实诊断。

(三) 防治

在发现爆炸前,如来不及躲避,应立即就地或在附近凹地卧倒,足向爆炸点。如处在扇形冲击波以外的死角区,可减轻或免遭冲击波的损伤。

对肺爆震伤病人应进行呼吸、血压、脉搏及血氧的监测,面罩给以纯氧吸入,清洁口鼻腔分泌物以保持呼吸道通畅。插入鼻胃管以观察胃肠出血情况。严格控制输液量以减轻肺水肿,安置中心静脉测压监测,以便调整输入液量及速度。肺爆震伤病人禁忌做人工辅助呼吸,以防

引起全身性气栓。也有人认为因伤后肺泡内充满血和体液以及肺阻力增大,为治疗呼吸衰竭和使萎陷的肺复张,即使给予正压辅助呼吸,产生气栓的危险性并不大而且疗效显著。为预防肺部感染,在急诊室即开始静脉给予抗生素。

四、心脏损伤

实际上,大多数心脏损伤病人已死于现场或送往医院的途中。在我国城市大医院急诊室常见心脏挫伤、心脏裂伤、室间隔破裂、心瓣膜撕破、乳头肌和腱索断裂的病人。

(一) 心脏挫伤

前胸受钝性暴力打击可致心脏挫伤(cardiac contusion),直接或间接暴力突发的加速或减速,均可使悬垂于纵隔活动的心脏撞向坚硬的骨质而受损。由于心脏充盈状态、撞击力大小和接触面积的不同,受损的程度各异,轻者心外膜或心内膜只有小片出血,严重者大片心肌水肿、出血和坏死。存活者心肌出血吸收形成瘢痕。病理检查类似心肌梗死的改变,但病变区界限分明且冠状动脉无明显狭窄性改变。

轻微挫伤者可无明显症状,少数病人数小时或数天后才出现症状。较重的病人感觉心前区剧痛、心悸和气短,但扩张冠状动脉的药物无效。早期常有房性心动过速、房或室性心律失常,重者出现室性心动过速和室颤。大面积心肌损伤者数天内多因室颤、心力衰竭或心肌破裂死亡。心电图检查均有ST段抬高,T波倒置。在受伤当天检查肌型磷酸肌酸激酶同功酶(CPK-MB)及乳酸脱氢酶(LDH_1和LDH_2),它们在血清中的含量均增高并持续1~2周。作核医学检查,用放射性核素$^{201}T1$和$^{99m}Tc-Pyp$做心肌扫描,可显示受损区心肌的放射活性增强。二维超声心动图可发现心肌结构和功能改变。

心脏挫伤的病人应收住心脏监护病房,进行血流动力学和心电图持续监测,纠正低氧血症,补足血容量,治疗心律失常。发现并发心脏压塞时急作心包穿刺减压。对有可能形成室壁瘤的病人应及早作二维超声心动图和低剂量螺旋CT心血管造影,以判断是否有手术指征。

(二) 心脏破裂

暴力撞击前胸或在抢救中作心脏挤压,均可引起心脏破裂(cardiac rupture),以右心室破裂最常见。在城市医院常见的心脏破裂伤员是由于前胸及背部被刀枪、子弹或铁碎块直接刺入或击破心脏所致,突然减速也可使心房与腔静脉或肺静脉连接处撕裂。

心脏破裂出血,如心包无裂伤口,或小的裂伤口被血

堵塞,血液积聚在心包腔内,即使100 mL血液,也增高心包内压,限制心脏房室舒张,减少回心静脉血,降低心排血量,使静脉压升高,动脉压下降,并发急性循环衰竭。病人有心前区闷痛、呼吸困难、面苍白、烦躁不安、脉快弱、有奇脉、血压测不出、静脉压升高、但无尿。主要表现为心脏压塞征。开放损伤累及心包,有较大的裂口时,大量血液从心脏喷出,流入胸腔并从胸壁伤口涌出,伤员出现低血容量性、失血性休克征象,多因来不及抢救而死。

前胸闭合性损伤的病人可出现心脏压塞(cardiac tamponade)征,即Beck三联征:①静脉压升高;②心搏微弱,心音遥远;③动脉压降低。考虑心脏压塞应作心包穿刺,抽出鲜血后即可确诊。不必等待B超检查或X线胸片,以免延误处理。靠近心前区刀弹开放伤的病人,如发现胸壁伤口持续涌出鲜血,且有失血性休克的表现,则可诊断。

怀疑有心脏破裂的病人,如发现心脏压塞,应先作心包穿刺减压,同时快速输血补液,急送急诊手术。在有条件的大医院,一旦发现心脏破裂的病人,应立即在急诊室组织抢救,在急诊手术室开胸止血。彻底打开心包,找到心房或心室的裂伤口,先用手指按压止血,然后修补缝合裂伤口。在冠状动脉下的心肌裂伤口,可在血管后缝补。小的冠状动脉分支可结扎,而三根主要的冠状动脉分支受损,则考虑缝扎或旁路移植术。不少右心房、室被刀刺伤的病人,如抢救及时,大部分都能存活。

(三)室间隔穿破

当左前胸受暴力直接撞击时,可以造成心室间隔破裂穿孔(penetration of ventricular septum),多发生在心脏舒张晚期和收缩早期心脏充满血液时。好发部位常在靠近心尖处的室间隔肌部,造成左向右分流,破裂口较大者引起急性心衰。

病人有过前胸钝性伤并否认以往有心脏病史,左前胸心尖部扪及收缩期震颤并听到Ⅳ级的全收缩期杂音,心电图显示电轴左偏,ST段改变,也可合并左或右束支传导阻滞。二维超声心动图检查发现左向右分流即可确诊。

小的室间隔穿孔引起的症状并不明显,症状加重时再考虑手术修补,较大的室间隔破裂口,常引起急性心衰,可先用药物治疗,待3个月后再考虑手术修补,因此时破裂口周边组织已形成瘢痕组织,缝补后成功的机会大。如药物治疗无效,应择期在体外循环下作心内直视手术进行修补。

(四)瓣膜、腱索或乳头肌损伤

瓣膜、腱索或乳头肌损伤(injury of cardiac valve, chordae tendineae and papillary muscle)。在心脏舒张早期,

主动脉瓣膜关闭后,如前胸突然受暴力撞击,使左心室内压力骤升,血流冲击主动脉瓣,可引起撕裂,造成主动脉瓣关闭不全。查体时在胸骨旁右侧第二肋间可听到典型的全舒张期泼水样杂音,二维超声心动图或主动脉造影可明确诊断及了解其受损程度。应早期作心内直视手术,作瓣膜置换术。

二尖瓣的腱索和乳头肌受损多发生在心脏舒张晚期心腔充满血液时,左前胸突然受暴力直接击伤,使二尖瓣的腱索和乳头肌撕断,造成二尖瓣关闭不全,常并发急性心力衰竭和休克。根据查体触及心前区有收缩期震颤和听到Ⅳ期全收缩期杂音,结合超声心动图检查发现即可确诊。治疗原则也是及早作瓣膜置换术。

三尖瓣受损在胸外伤较少见,常发生在胸腹联合伤时,腹腔受压而病人正憋气使右心室排血受阻时。其机制是腹部受压,下身回心静脉血骤增,右心房过度充盈,三尖瓣的腱索和乳头肌过度紧张拉长而断裂,造成三尖瓣关闭不全。病人多出现右心衰竭症状和体征:颈静脉怒张、中心静脉压升高、肝颈静脉反流阳性、甚至腹水和下肢水肿。听诊在心尖部可听到Ⅳ级全收缩期杂音,超声心动图检查发现三尖瓣关闭不全及明显的反流征象。合并有严重心力衰竭的病人,药物常不奏效,应及早作瓣膜置换术。

五、胸腹联合伤

膈肌构成胸廓的底部,下胸部的开放性或闭合性损伤,特别是刀剑、枪弹穿透伤,均可能损伤膈肌或腹内脏器,称为胸腹联合伤(thoracoabdominal combined injuries)。左下胸损伤可造成脾破裂,而右下胸损伤可能累及肝脏。下胸部穿透贯通伤均可使膈肌、肝、脾、胃、结肠和小肠受损。膈肌如受损破裂,胸内脏器破裂流出的血液可进入腹腔。相反,腹内实性脏器受损流出的血液和空腔脏器受损排出的气体也可进入胸腔,形成血胸和气胸。不少病人来急诊室时,其脾、胃、结肠和大网膜及小肠早已经膈裂伤口疝入胸腔。因此,对下胸部损伤的病人应进行全面体检和X线影像学检查,特别是有胃肠道症状、腹膜炎体征、低血容量指征的病人,除作胸腔穿刺外,应同时作腹腔穿刺、胸腹X线平片及腹部B超检查,以判断胸腹实质性脏器和大血管有否破裂出血和胃肠道空腔脏器有否受损及膈肌破损情况,以免漏诊,延误治疗。

对胸腹联合伤的处理,首先封闭下胸部开放性伤口,安放胸腔闭式引流管,排出胸内积气和血液,补充血容量纠正休克,如怀疑有心脏大血管受损、食管破裂、肺和支气管受损,应急诊开胸手术探查,作相应处理。如发现膈肌破裂,

即扩大膈裂伤口,进一步探查上腹脏器或改作胸腹联合切口,全面探查腹腔脏器,了解其受损情况,进行止血或修补。

预防感染,静脉给予抗生素是治疗胸腹联合伤的重要措施之一。如发现腹内空腔脏器破裂并污染胸腔,则术中使用络合碘生理盐水冲洗腹腔、胸腔和切口,并安置腹腔和胸腔引流管。

六、胸导管损伤

胸导管位于后胸壁胸膜外,无论胸部穿透伤或钝性创伤均可损伤胸导管(thoracic duct)。如胸膜同时破裂,乳糜液直接流入胸膜腔形成乳糜胸;如胸膜完整,流出的乳糜液先积聚在胸膜外,逐渐增多,压力增大,胀破胸膜,溢入胸腔再形成乳糜胸。

(一) 病因

外科手术和交通事故是损伤胸导管的主要原因,刀刺伤和枪弹穿透伤也可损伤胸导管,但较少见。因炎症、血丝虫病或肿瘤侵犯造成胸导管梗阻后,当轻微的外伤,甚至剧烈的咳嗽或用力排便,也可导致胸导管破裂。

(二) 临床表现

胸导管损伤后,在早期可无症状,乳糜液积聚需要时间,一般在外伤3~4天后,才逐渐形成明显的乳糜胸。直至恢复饮食,胸腔内积聚的淋巴液变为白色,才被考虑此病。在此之前,大多数病人均按单纯胸腔积液处理。初期,乳糜胸病人因丧失脂肪和蛋白质而产生营养不良,很快消瘦,体重减轻,皮下水肿;每日丧失500~1 000 mL乳糜液,引起脱水症状,口渴及尿少。实验室检查发现血浆蛋白迅速下降。大量乳糜液积聚压迫肺和纵隔器官,引起呼吸困难,阻碍静脉回流,导致颈静脉怒张和心排血量减少。病人可能有低烧,但继发感染罕见(除非多次胸穿污染),可能乳糜有抗菌的特性。晚期,持久的乳糜胸可引起纤维胸。

(三) 诊断

当病人在胸部创伤几天后,因严重呼吸困难来急诊,查体发现伤侧胸腔有积液体证,直立位X线胸片证实伤侧有胸腔积液后,应立即作诊断性胸穿,抽出乳白色液体,显微镜下检查排除脓胸后,就应高度怀疑乳糜胸。乳糜液色白,碱性,无菌生长,所含淋巴细胞计数增高,明显高于多核细胞,蛋白质含量可达40~50 g/L,显微镜检可见许多可折射的脂肪小珠。如将乳糜液放入试管中,加乙醚混摇后,乳白色的液体即变为无色液体,可发现一层脂肪飘浮于液体上面。

(四) 治疗

检查确诊后即收住院。可试用重复穿刺吸引,每次抽液不应超过1 000 mL,可隔日穿刺,要严格注意无菌技术。抽液当日,最少经静脉输入血浆400 mL或白蛋白20 g。穿刺抽液是为了减少对肺和纵隔的压迫,使肺复张,导致脏层与壁层胸膜接合,封闭胸膜腔,有利于胸导管裂口的愈合。为补偿丧失的蛋白质,有人建议给予静脉营养,但对一般病人可给予高蛋白质、低糖和低脂肪食物,间断输血、补液,以维持营养和水电解质的平衡。如经两周治疗不奏效,应考虑手术治疗。

目前,有下列指征者应考虑手术:①因丢失含高蛋白质的大量液体,使病人一般情况恶化。②已形成纤维胸使肺萎陷,无法膨胀和复张。③经两周保守治疗无效。

手术操作在全麻下进行。经右下胸作一后外侧切口,吸除胸膜腔内积存的乳糜液,切开纵隔胸膜,寻找破裂口。如为裂口,则在其上下方分别结扎;如为断裂,结扎下断端即可;如找不到裂口,则在膈上结扎胸导管。为易于发现胸导管及找出破裂口,可在主动脉膈肌孔周围的膈肌内,注入少量染料,即可见染料沿纵隔上升,发现染料溢出处即为裂口所在的位置。术前将一根长的硅胶管插入上段空肠,在开胸后,缓慢将蓝色植物染料滴入,也会收到上述效果。更为简便的方法是在开胸后,将少量蓝色染料注入下段食管壁。术前淋巴管造影和核素扫描,均有助于了解破裂口的位置。

近十年来,胸导管引流加负压吸引以治疗乳糜胸不断被提出。其机制是促使肺尽早复张,使脏层和壁层胸膜粘合,消灭胸膜腔,有利于裂口愈合,而且可以减少由于多次胸穿引起的感染和预防形成纤维胸。

(李泽坚　胡　坚)

第 41 章

胸壁疾病

本章要点 (Key concepts)

Disease of chest wall

- **Congenital deformities**

   Pectus excavatum (Funnel chest).

   Pectus carinatum (Pigeon breast).

   Sternal defects.

   Abnormalities of Ribs and costal cartilages.

- **Tietze disease**

- **Tuberculosis of chest wall**

- **Neoplasms of chest wall**

第一节 / 胸壁畸形

本节要点 (Key concepts)

Congenital and acquired lesion that involve chest wall, particularly the sternum, are associated with both physiological and psychological abnormalities. Pectus excavatum is the most common kind of congenital deformities of chest wall. Surgical management can offer effective and satisfactory results for patients.

胸壁畸形多为先天性疾病,常见的肋骨发育畸形,表现为肋骨分叉、融合、数目增多或减少,也有由于一侧肋骨发育障碍致胸壁不对称等畸形。除颈肋引起胸腔出口综合征外,其余肋骨畸形多无症状,不需治疗。胸骨畸形会造成胸腔容量的改变,引起一系列病理生理改变,一般要求及早矫正。胸骨畸形有三种主要形式:①漏斗胸——凹陷畸形;②鸡胸——凸出畸形;③胸骨裂 - 裂缺不全。

一、漏斗胸(pectus excavatum)

漏斗胸(pectus excavatum, funnel chest)为从一侧到另一侧各种不同深度的前胸壁向内凹陷,常见从第二或第三肋间水平胸骨开始向后凹陷,直至剑突稍上部位为最深点,然后胸骨向前,形成一船状畸形。

(一) 病因及病理生理

漏斗胸属先天性胸骨畸形,而且有家族遗传因素。漏斗胸的病因尚不清楚。有人认为膈肌前部有几束异常的纤维组织固定于胸骨体下段和剑突后侧,将其牵拉向后而造成漏斗胸。根据病理解剖,更多人认为由于胸壁下部肋软骨和肋骨生长过长,在膈肌的牵拉下,使胸骨体下段及剑突逐渐向后凹陷畸形。

实际上漏斗胸是胸骨体和其剑突畸形。胸骨体纵轴和横轴均向后方凹陷,双侧肋软骨由于生长过长,也随之从一侧乳头线到另一侧乳头线,以对称或不对称的各种深度向后弯曲。如有胸骨旋转,多弯向右侧,右乳腺比左侧发育差。漏斗为一极深的胸骨中央凹陷,其最深点多在剑突稍上部位,胸骨背面可接触胸椎腹面,将心脏推向左胸腔。漏斗深处可放入病人的拳头,甚至可容纳500 mL液体。但是,左、右侧胸腔的前后径通常是正常的。另一种漏斗胸畸形从一侧乳头线到另一侧乳头线为浅而宽的盘状凹陷,向后凹陷不深,但占据较多的胸腔空间。心脏可无移位,只是受压抵达脊椎腹面。畸形的胸骨及其肋软骨凹陷入胸腔内的实际体积比中央凹陷畸形更多,因此可引起更严重的病理生理改变。

由于心脏左移或前后径受压变小,X线胸片中显示心脏右侧部有一明显的放射线半透明区,胸部CT及心血管造影显示右心受压及右室流出道受阻。此种病人在直立运动时,不能增加心输出量,严重影响病人的运动量及耐力。心导管检查描记右室压力,可发现舒张斜坡或平坦,类似缩窄性心包炎的指征。漏斗胸病人可合并左肺发育不良或缺如,也有左侧缺肢畸形和(或)鸡胸并存畸形。

(二) 临床表现

患儿有一独特的虚弱姿态,圆形削肩,腹部膨胀成罐状。由于前胸壁内陷使胸腔容量变小,心脏和肺脏受压移位,影响心脏功能及肺通气功能。在体力活动后,病人觉心悸、气短,运动量减少,易上感,甚至心力衰竭。由于体态畸形,也使病人在心理上承受较大的压力,导致患儿性格内向,不愿参加社会活动,漏斗胸症状随年龄长大而加重(Color figure 6)。

(三) 诊断

婴儿在吸气时,前胸壁明显反常向内凹陷,应怀疑有漏斗胸畸形。查体时发现前胸壁凹陷畸形,胸部X线平片及胸部CT显示胸骨体下段向内凹陷,心影左移则可确诊。

(四) 治疗

药物治疗或胸部体态锻炼对漏斗胸治疗无效,而漏斗胸通常是进行性加重。目前,内、外科医生一致认为漏斗胸应当手术矫正,即使合并Marfan综合征或支气管哮喘的病人,也可耐受矫正手术。

关于手术时机,愈早手术,手术范围愈小,手术效果愈好。当发现幼儿有严重胸骨畸形时即应行手术。也有人认为患儿在5~6岁接受手术为宜。在此阶段胸廓柔顺性较好,术后能与医生合作,能顺利渡过围术期及手术后可进行体态训练,为患儿在入学前矫正胸廓畸形,可避免心理障碍。

手术切口多采用前正中切口,考虑到美观,也可采用乳腺下横切口暴露胸骨。矫正术有下列三种:①骨膜下肋软骨切除,胸骨楔形切开成形术,切除过长、内陷畸形的肋软骨并抬起内陷的胸骨。②肋软骨骨膜下切除,克氏针胸

骨体固定术:切除肋软骨后用一根粗的克氏针穿过胸骨体抬起并固定于前胸壁。此术式适合于成人或胸骨很长的少年或合并其他生理畸形的病人,也适合宽浅型漏斗胸或以前做过矫正术后复发的成人。③胸骨翻转术:在骨膜下切断所有生长过长内陷的肋软骨,在胸骨角水平切断胸骨,游离此内陷的骨块,尽可能保留两侧的乳内动脉和腹壁动脉,然后将此带血管蒂的游离骨块翻转180度后,缝盖于前胸壁缺损区。此术式可获得较好的骨固定和立竿见影的矫正疗效。

NUSS procedure 近年采用胸腔镜辅助钢板植入术(NUSS)矫正漏斗胸,无明显手术瘢痕,但需二期拆除钢板,对于幼儿疗效良好,成人疗效尚不确切。

二、鸡胸(pectus carinatum)

胸骨向前成弓状突起,前胸壁形似鸡、鸽的胸脯,称为鸡胸(pectus carinatum,pigeon breast)。此种先天性畸形较漏斗胸少见。胸骨突出畸形有两种类型:较常见的是胸骨下部向前移位较上部明显,由于第4至第7、8肋软骨生长过长,向内后方凹陷,胸骨被推向前方隆起。由于两侧肋软骨内陷胸骨突出部分与胸骨形成的深沟更加明显。第二种畸形称为凸胸鸽状畸形,胸骨柄向前突出成角,紧接其下方的胸骨体急剧后降,然后反转向前,其矢状面呈"Z"状走向,每侧肋骨也有凹陷,此种畸形较第一种少见。虽然两种畸形总的外形是胸骨突出,但胸骨远端均有部分凹陷,故有人认为这也是漏斗胸的一种。也有人按骨骼特点,将鸡胸分为4型:Ⅰ型:胸骨弓状前凸型;Ⅱ型:胸骨前突非对称型;Ⅲ型:胸骨柄前凸型;Ⅳ型:胸骨抬举型。

鸡胸严重者,其胸廓前后径增大,在呼吸时胸壁的正常功能必然受到干扰,通气功能受限,呼吸运动主要靠膈肌升降。凸胸鸽状畸形的病人,心脏受压移位,运动时通气受限。任何鸡胸畸形都是奇形怪状的,穿衣难以隐藏。鸡胸和漏斗胸可发生在同一家族及同一病人,可合并其他先天性畸形,例如脊椎侧弯和Marfan综合征。

严重的鸡胸病人即使症状不重,也应考虑手术治疗。一般认为3岁以后即可接受手术,术后恢复效果较青少年和成人时手术好。

由于鸡胸与漏斗胸的发病机制相同,畸形的形成是由于肋骨和肋软骨生长过长,而胸骨继发被累及。手术治疗原则与漏斗胸矫形术相同,标准的鸡胸矫正术是在骨膜下将畸形的肋软骨切除。个别病人,还需要修剪去胸骨的隆起部分和肋软骨、胸骨凸出的结节,然后再将胸肌缝合,覆盖于胸骨前面,上提腹直肌缝固于胸骨下段或胸大肌下缘。

对凸胸鸽型畸形的治疗,考虑到呈"Z"形弯折,要求用不同的手术方案。在两侧肋软骨骨膜下,去除各根被累及的肋软骨的一短段,将剑突从宽大的胸骨体下段分离(通常剑突是成对的)。胸骨的两处成角畸形需要做骨切开术来矫正。上面的成角畸形凸面向前,可做一楔形骨切开术矫正,当胸骨柄抬起向前时,楔形骨切开的间隙即闭合,可用粗线缝固;远端的成角畸形的凹面向前,在前面做线状骨切开术将胸骨撑开,再将从上段胸骨切下的骨块镶入此骨切开处,也用粗线缝固,使骨切开处保持张开,以恢复胸骨的正常形状。

三、胸骨裂(sternal cleft)

在胚胎胸骨发育过程中,如遇障碍,则左、右两片胸骨软骨板不能在中线融合生长成胸骨,出现胸骨裂(sternal cleft, sternal fissure)。缺裂部分可局限于胸骨上段或下段,甚至胸骨全长。心脏可继发向颈部或向下达腹部的异位,只由皮肤覆盖,也可裸露在外,称胸骨裂-心脏异位。

上部胸骨裂可仅累及胸骨柄和胸骨体上部,也可向下延伸到剑突。胸骨上部缺裂常呈"V"形或"U"形,缺裂的两侧仍有胸骨软骨板,随着婴儿的成长,由于双上肢、肩胛部向下牵引,致使裂口增大,心脏向外移位,故应在出生后一个月左右尽早手术,以免修复困难及心脏难以适应复位后的位置。根据不同类型的胸骨缺裂,分别采用楔形骨切除或切断胸骨缺裂与正常胸骨的连接部,将胸骨柄游离后,再将分离的左、右两胸骨片对拢缝合,最好采用缠扎肺动脉所用的宽大的聚四氟乙烯带子扎拢,以免用粗线结扎割断新生儿细嫩的胸骨。

远段胸骨裂常合并有 Cantrell 五联症畸形:胸骨远段裂、腹直肌分离、脐突出和脐疝、新月形的前膈缺损、心包-腹膜自由通道和心内缺损。可能合并左心憩室,有时左心憩室是惟一的心脏畸形。应根据病情轻重分期进行心内畸形修复及胸壁重建,也可在一次手术中完成。

对胸骨缺裂较宽大、对拢缝合修复困难的病人,可采用自身肋骨片和髂骨块或合成材料覆盖修补。

第二节 / 非特异性肋软骨炎

本节要点 (Key concepts)
Chronic non-purulent inflammation and its cause is still unknown.

非特异性肋软骨炎是一种非化脓性、肋软骨慢性肿大的疾病,为 Tietze 最早报告,故称 Tietze 病。其病因尚不明,有人认为此病与内分泌失调、慢性劳损或病毒感染有关,但多数人认为是肋软骨慢性炎症造成。病理检查肋软骨并无明显病变,只是骨膜增厚。

此病多见于青壮年女性,发病部位以第 2、3 肋软骨最常见,肋软骨局限性肿大、疼痛,上肢活动时加剧,单侧单根肋软骨多见,逐渐累及多根肋软骨。有些病人肋软骨增大到一定程度后,逐渐缩小,疼痛减轻;另一些病人几个

月后疼痛症状缓解,但增大变粗的肋软骨并无改变;少数病人的疼痛症状时轻时重,反复发作持续数年,一般预后较好。

此病的诊断全靠手扪查体,扪及增粗的肋软骨及局部压痛。X 线肋软骨相不显影,但可排除肋软骨肿瘤或结核。

症状不重者给予口服镇痛剂或皮肤贴芬太尼透皮贴剂。局部封闭应尽量少采用,以免局部损伤引起瘢痕增长,加重疼痛症状。此病采用理疗或给予抗生素治疗均无效。对少数疼痛严重的病人,可考虑手术切除增粗的肋软骨。

第三节 / 胸壁结核

胸壁结核(tuberculosis of chest wall)是胸壁软组织或胸廓骨质被结核病累及的一种慢性病,表现为胸壁寒性脓肿或慢性窦道。

胸壁结核多继发于胸内结核病,例如肺或胸膜结核,可以通过淋巴系统和血行播散或直接侵蚀胸壁软组织、

骨骼结构,也可累及胸骨旁和胸椎旁的淋巴结,形成结核性脓肿,在相应胸壁组织中形成脓肿或溃破成慢性窦道,或因重力作用,脓液下坠积聚在上腹部或胸壁侧面。另一发病过程是肋骨或胸骨骨髓炎,形成脓肿或窦道(Figure 6-41-1)。

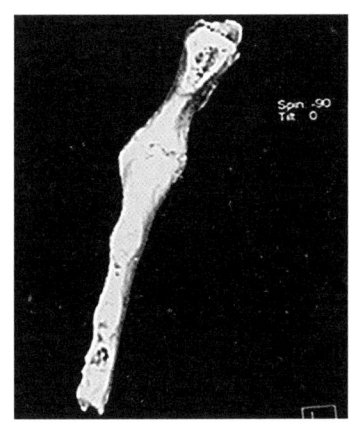

Figure 6-41-1 CT scan: tuberculosis of sternum

一、临床表现及诊断

胸壁结核的全身症状多不明显,常有一般结核性感染的表现,如虚弱、疲倦、盗汗及低热等。如已形成胸壁脓肿,可扪及有波动感,质软,局部皮肤不红、不热、无痛的肿块称寒性脓肿。起源于胸壁深处淋巴结的脓肿,当穿透肋间肌而积聚在胸壁皮下,在肋间肌层内外各有一个相通的脓腔,形成哑铃形脓肿。若脓肿受压破溃,排出稀水样混浊无恶臭的脓液,常有色白的干酪样坏死物质。所形成的慢性窦道内肉芽增生,部分瘢痕收缩,边缘呈悬空状。虚弱的病人常有寒性脓肿继发化脓性感染,局部出现急性炎症表现,多自行破溃。有些病人也因穿刺或切开引流后形成慢性窦道,经久不愈。

发现有寒性脓肿的病人,应作脓肿穿刺,如抽出的脓液送涂片及细菌培养,不见普通细菌,即使未查到结核杆菌,也可诊断。X线肋骨相、胸片或胸部CT检查,可发现肺或胸膜,有否结核病,肋骨或胸骨有否破坏。胸壁结核须与乳房结核、胸壁伤寒、放线菌感染、椎旁脓肿和外穿性结核性脓胸相鉴别。对形成的慢性溃疡或窦道应做活检,以证实诊断。

二、治疗

胸壁结核是全身性结核病在胸壁的局部表现,应进行全身性治疗,包括休息,加强营养并正规接受化疗3个月以上,控制活动性肺结核后才考虑手术处理。

较小的胸壁寒性脓肿,可作脓肿穿刺,尽量排出积脓,注入链霉素和异烟肼,每周重复进行,配合全身化疗,可望治愈。

胸壁软组织破坏较重,特别是骨骼结构已被累及形成慢性窦道的病人,应在化疗3个月,控制局部炎症后,积极作手术治疗。清除肉眼可见的全部结核灶,打通全部结核性窦道(必要时术前作窦道造影),彻底刮除肉芽组织,仔细止血,用络合碘液反复冲洗伤面后,用肌瓣填塞安置引流管,然后缝合切口。术后一周内,隔日注入链霉素和异烟肼液,视病情尽早拔除引流管,大部分病人的切口可I期愈合,术后继续化疗半年以上,多可痊愈。单纯的胸壁结核性脓肿不应作切开引流,而有继发感染的病人,则应先作切开引流,待控制局部炎症后,再作病灶切除术。

第四节 / 胸壁肿瘤

本节要点 (Key concepts)

Almost first choice of all treatment for these neoplasms is combination of chest wall resection and irradiation.

胸壁肿瘤(neoplasms of chest wall)是指自胸壁深层软组织和胸廓骨骼生长的肿瘤,并不包括皮肤、皮下组织、乳腺或胸膜的肿瘤。胸壁肿瘤分为原发性和转移性。近来病理结果证实切除的胸壁肿瘤60%为原发性,其中60%为恶性。转移性肿瘤可来自全身任何器官的恶性肿瘤或由胸内恶性肿瘤(肺癌和胸膜恶性肿瘤)直接侵犯造成。

胸壁软组织的良性肿瘤有神经纤维瘤、纤维瘤、横纹肌瘤、血管瘤和脂肪瘤;恶性胸壁肿瘤包括纤维肉瘤、神经纤维肉瘤、横纹肌肉瘤等(Table 6-41-1)。

Table 6-41-1 Primary chest-wall neoplasms

Malignant	Benign
Myeloma	Osteochondroma
Malignant fibrous histiocytoma	Chondroma
Chondrosarcoma	Desmoid tumor
Rhabdomyosarcoma	Lipoma
Ewing's sarcoma	Fibroma
Liposarcoma	Neurilemmoma
Neuoro fibroma	
Osteogenic sarcoma	
Hemangiosarcoma	
Leiomyosarcoma	
Lymphoma	

起源于肋骨的肿瘤较常见,约占80%,而长自胸骨的肿瘤只占15%左右,还有少数长自锁骨、肩胛骨和胸椎的肿瘤。胸壁骨质良性肿瘤有骨瘤、骨软骨瘤、骨纤维瘤和骨囊肿;恶性肿瘤有骨肉瘤和骨软骨肉瘤(Figure 6-41-2、6-41-3)。胸壁转移癌多来自肺癌、甲状腺癌、乳腺癌或前列腺癌。

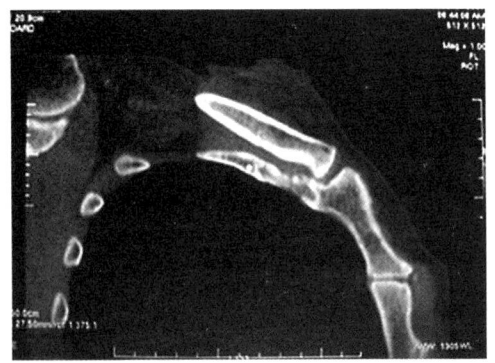

Figure 6-41-2　CT scan: tumor of right first rib

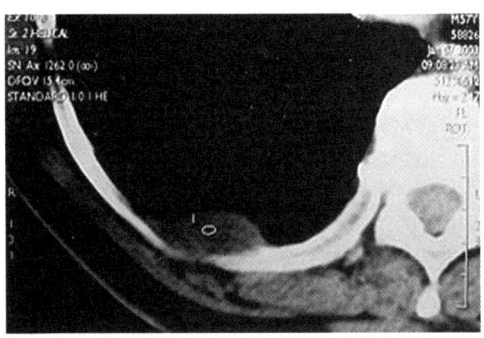

Figure 6-41-3　CT scan: tumor of chest wall

一、临床表现及诊断

胸壁肿瘤在病变早期多无症状,只在查体时偶尔被发现,最常见的症状为局部疼痛,呈持续性钝痛,进行性加重。当肿瘤长大,压迫或侵犯肋间神经时,会出现肋间神经剧痛,可反射至前胸或上腹部。长自第1~3肋骨的肿瘤,可以侵犯臂神经丛和交感神经链而引起上肢剧痛和萎缩以及Horner综合征。胸壁肿瘤向内生长侵犯胸膜和肺者,可引起咳嗽、咯血和胸腔积液,造成呼吸困难;向外生长的晚期肿瘤可坏死、溃破和出血。胸壁骨质恶性肿瘤常引起病理性骨折。

胸前壁的肿瘤一般扪诊即可发现,但后胸壁的肿瘤常被肌层和肩胛骨遮盖,不易发现,X线肋骨相或胸部CT检查多能确诊。为证实诊断,可考虑穿刺或切开活检。对较大的胸壁肿瘤,应做选择性血管造影,以明确肿瘤的血供情况及大血管是否受累,也应做全身γ骨扫描,以排除其他部位是否有病灶。

二、治疗

原发性胸壁肿瘤一经发现,都应及早作手术切除。对恶性肿瘤应作广泛切除,包括整块距肿瘤边缘5 cm的胸壁、相应壁层胸膜及淋巴结。切除后造成的胸壁缺损,为防止胸壁的反常呼吸运动和保护下面的脏器,可用转移带蒂肌皮瓣或聚丙烯网等人工纺织品进行修复,重建胸壁。

对转移性胸壁肿瘤的治疗,原则上给予放疗或化疗。待原发癌控制后,视病情也可考虑手术切除肿瘤(Box 6-41-1,6-41-2)。

Box 6-41-1　Principal of resection for chest wall neoplasm

1. Margin from skin to neoplasm is 3 cm
2. Margin from chest muscle to neoplasm is 4 cm
3. Margin from rib to neoplasm is 6 cm
4. Wedge or lobe resection for neoplasm invading lung

Box 6-41-2　Principal of reconstruction for chest wall defect

1. Chest wall defect with more than three resected ribs
2. Defect more than 5 cm after resection of chest wall neoplasm
3. No reconstruction for resection of ribs covered by scapula

---

(李泽坚)

第 42 章

胸膜疾病

第一节 / 胸腔积液

本节要点 (Key concepts)

- **Background**

Pleural effusion will be led by the development of small imbalance between accumulation and absorption of pleural fluid.

- **Classification**

Pleural effusions are classified as either transudates or exudates.

- **Etiology**

Benign and malignant.

- **Management**

The curative options for pleural effusion are treatment of the underlying disease、repeat thoracenteses、tube thoracostomy or thoracoscopic drainage with or without chemical pleurodesis, even with aggressive surgical resection.

胸腔积液是胸膜腔内液体积聚和重吸收不平衡引起的,众多疾病均可产生胸腔积液,治疗原则和疗效与胸腔积液的原因和性质有关。

一、原理

胸膜腔积液的形成原理非常复杂,但还是遵循毛细管内外液体交换的 Starling 物理学法则(Box 6-42-1)。胸膜腔内液体的平衡分别取决于胸膜毛细管的静水压、渗透压和胸膜腔内的静水压、渗透压之间的关系。胸膜腔液体量的主要驱动力 =(胸膜毛细管的静水压 + 胸膜腔内的渗透压)-(胸膜腔内的静水压 + 胸膜毛细管渗透压)。在生理条件下绝大多数的胸腔内液体还通过壁层胸膜的淋巴管被重新吸收,主要由于进入胸膜腔内的蛋白质不能通过渗透性相对偏弱的脏层胸膜毛细管壁,因此壁层胸膜的淋巴管有着强大的蛋白和液体的清除和重吸收能力。胸膜腔内液体的平衡还受到其他因素的影响,包括液体重力、胸腔内液体的黏性度、胸膜的厚度、壁层胸膜的淋巴管分布情况等因素。正常情况下每天大约有 5~10 L 的液体在胸膜腔和胸膜之间进行交换,驱动力的平衡让胸膜腔内液体积聚和重吸收达到平衡,因此

正常胸膜腔内积液相当的少,主要起到润滑的作用(Box 6-42-2)。产生胸膜腔内积液的机制包括静水压增加、胸膜腔内负压增加、毛细血管渗透性增加、血浆渗透压减

Box 6-42-1　胸膜腔流体动力学——Starling 方程

$$F=K\times[(P_{CAP}-P_{PI})-(P_{AP}-P_{PL})]$$

F 表示液体透过胸膜的流动,K 为滤过系数,P_{CAP} 为毛细管的静水压,P_{PI} 为胸膜腔内静水压,P_{AP} 为毛细血管渗透压,P_{PL} 为胸膜腔内渗透压

Box 6-42-2　正常胸腔积液的组成

容积:0.1~0.2 mL/kg;蛋白:10~20 g/L;白蛋白:50%~70%

葡萄糖:与血浆含量相同;乳酸脱氢酶:比血浆浓度低 50% 以上

细胞数:4.5×10^9/L

间皮细胞:3%;单核细胞:54%;淋巴细胞:10%;粒细胞:4%;无法分类者:29%

pH:7.38(混合静脉血 ±0.02);二氧化碳分压:45 mmHg(等于混合静脉血);碳酸氢根:25 mmol/L(等于混合静脉血)

少、淋巴管回流减少或阻塞等。当不正常情况下胸膜腔两侧出现趋向胸膜腔的净压力差时就会驱动胸膜腔外的液体流入胸膜腔，导致胸膜腔内液体积聚和重吸收不平衡，引起胸腔积液发生。站立位胸片肋膈角变钝提示约有300 mL 胸腔积液，至少 500 mL 以上的胸腔积液才能被临床查体发现。

二、漏出液和渗出液

胸腔积液根据胸腔积液内液体的蛋白量和乳酸脱氢酶（LDH）的浓度分成漏出液和渗出液两大类。漏出液是由于胸膜腔内外两边液体压力不平衡形成的，渗出液是由于胸膜或淋巴管的完整性减弱或破坏引起的。常见漏出液和渗出液的病因（Box 6-42-3）。

> **Box 6-42-3 Etiology of transudative and exudative effusions**
>
> **Transudative effusions**
>   Congestive heart failure
>   Cirrhosis
>   Nephrotic syndrome
>   Hypoalbuminemic conditions
>   Fluid retention/overload
>   Pulmonary embolism
>   Lobar collapse
>   Meigs' syndrome
> **Exudative effusions**
>   **Malignant**
>   Bronchogenic carcinoma
>   Metastatic carcinoma
>   Lymphoma
>   Mesothelioma
>   Pleural adenocarcinoma
>   **Infectious**
>   Bacterial/parapneumonic
>   Empyema
>   Tuberculosis
>   Fungal
>   Viral
>   Parasitic
>   **Collagen-vascular Disease Related**
>   Rheumatoid arthritis
>   Wegener's granulomatosis
>   Systemic lupus erythematosus
>   Churg-Strauss syndrome

> **Abdominal/Gastrointestinal Disease Related**
>   Esophageal perforation
>   Subphrenic abscess
>   Pancreatitis/pancreatic pseudocyst
>   Meigs' syndrome
> **Others**
>   Chylothorax

胸腔积液为渗出液的诊断须遵循以下三个标准：①胸腔积液蛋白/血浆蛋白 >0.5；②胸腔积液 LDH/血浆 LDH>0.6；③胸腔积液 LDH 为血浆 LDH 的 1.67 倍。

三、良性胸腔积液

良性胸腔积液常常是漏出液，流动性好，但随着时间或疾病的进展，漏出液就会转变形成渗出液。良性胸腔积液的治疗主要是解决原发病，如充血性心衰或腹水等。非感染性积液可以通过诊断性胸腔穿刺完全引流干净，但许多胸腔积液常常易反复，易产生气促、胸痛和胸闷等不适症状，因此在治疗上需要积极处理，反复地胸腔穿刺引流和加强基础疾病的治疗。

反复和量多的胸腔积液在大多情况下不管是否采用化学性胸膜固定，胸腔置管或胸腔镜手术引流都是必须的。胸管低位置入并有一定的角度能更充分进行胸腔积液的引流。一旦胸管液体引流量减少至 150~200 mL/d 以下时就最好进行胸膜固定。由于四环素等药物的停产，其类似替代物如多西环素和米诺环素就可以采用像滑石粉混悬液一样的方法通过胸管注入胸腔。300 mg 多西环素或 2~5 g 滑石粉用 100~200 mL 生理盐水溶解后注入胸腔并夹闭胸管，嘱病人定期翻身，能促进胸膜固定液在胸腔内均匀分布，1 h 后开放胸管引流。在胸腔镜手术过程中进行化学性胸膜固定的方法目前被广泛采用，化学性胸膜固定剂如滑石粉或多西环素等以粉状形式被喷洒均匀地覆盖胸膜腔，结果证明其疗效确切（Figure 6-42-1）。

对未明确性质和病因的胸腔积液进行诊断性胸腔镜手术治疗也有其独到的优势。胸腔镜微创和传统常规开胸下进行机械性胸膜固定或胸膜剥脱适用于少数最顽固的胸腔积液。如胸腔积液演变为慢性胸腔积液伴肺胸膜粘连增厚，上述方法不再适用，这时候常常需要进行常规开胸下胸膜剥脱的手术治疗，因此所有良性胸腔积液处于早期时都需要重视和积极处理。

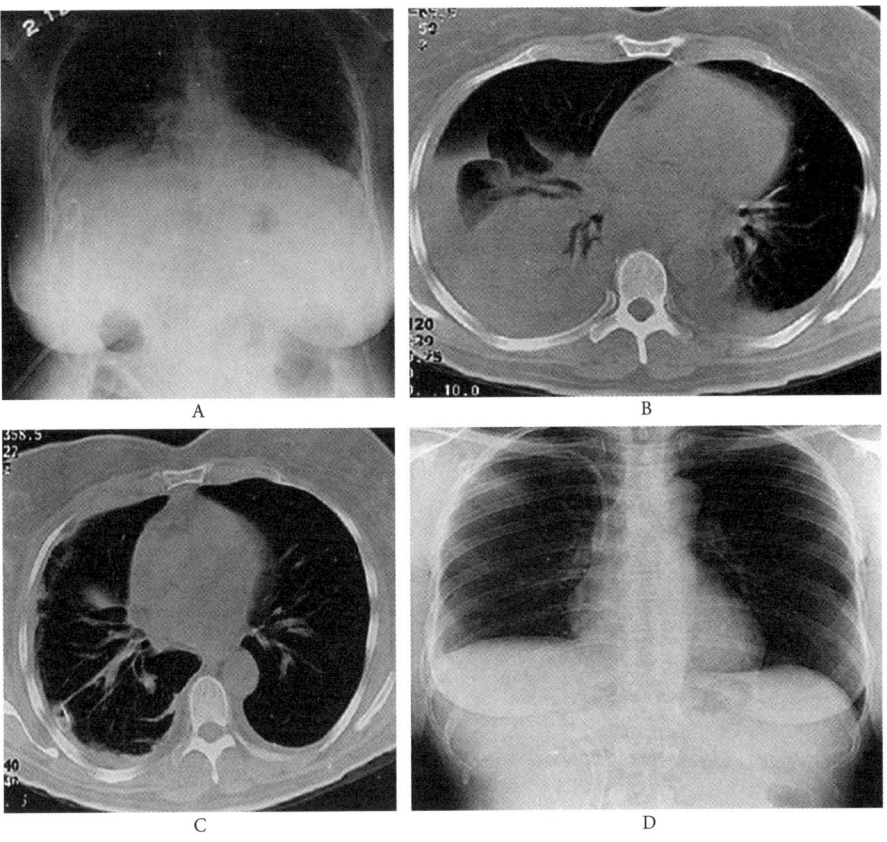

Figure 6-42-1　Pleural effusion

A. Chest radiograph demonstrates right pleural effusion after laparoscopic cholecystectomy; B. CT scan shows complicated (loculated) inflammatory effusion; C. CT scan from the postoperative period, after thoracoscopic debridement and decortication; D. Follow-up chest radiograph after complete resolution

四、恶性胸腔积液

　　绝大多数恶性胸腔积液是渗出液,是渗出性胸腔积液中仅次于炎症排在第二位的原因,其中转移性乳腺癌和肺癌是引起恶性胸腔积液的最常见疾病,其他如转移性卵巢癌、淋巴瘤也较常见。恶性胸腔积液的细胞学检查结果应为阳性。不是所有恶性疾病的胸腔积液都是直接或转移性累及胸膜引起,当恶性疾病进展并引起支气管或淋巴管阻塞、低蛋白血症或膈下病变等也能引起恶性胸腔积液。虽然胸腔积液的反复细胞学检查会得出阳性或阴性的结果,但有时单纯根据细胞学的结果来诊断某些疾病如淋巴瘤和炎症时,此时的诊断有时并不可靠,从而容易引起误诊。其他如恶性间皮细胞和反应性间皮细胞两者形态相似,有时也易引起误诊。

　　恶性胸腔积液的最佳治疗原则是综合治疗基础恶性病变和胸腔积液。对怀疑胸腔积液为恶性时应首先进行胸腔穿刺来进行诊断和治疗,如果穿刺后胸腔积液再形成,建议反复再行胸腔穿刺、胸腔置管引流或胸腔镜下手术引流,胸腔镜下手术引流的同时还可以为病因不明的胸腔积液进行活检来获取明确的诊断(Figure 6-42-2)。虽然恶性胸腔积液的治疗和处理不能治疗基础恶性疾病,但是会明显缓解病人的不适症状,上述各种方法的治疗并发症主要包括血胸、包裹性积液、脓胸、胸膜固定失败而胸腔积液再反复,肺纤维板形成而引起肺扩张受限。常规开胸下进行胸膜剥脱和胸膜固定适用于其他治疗无效并且预期生存期较长的病人。

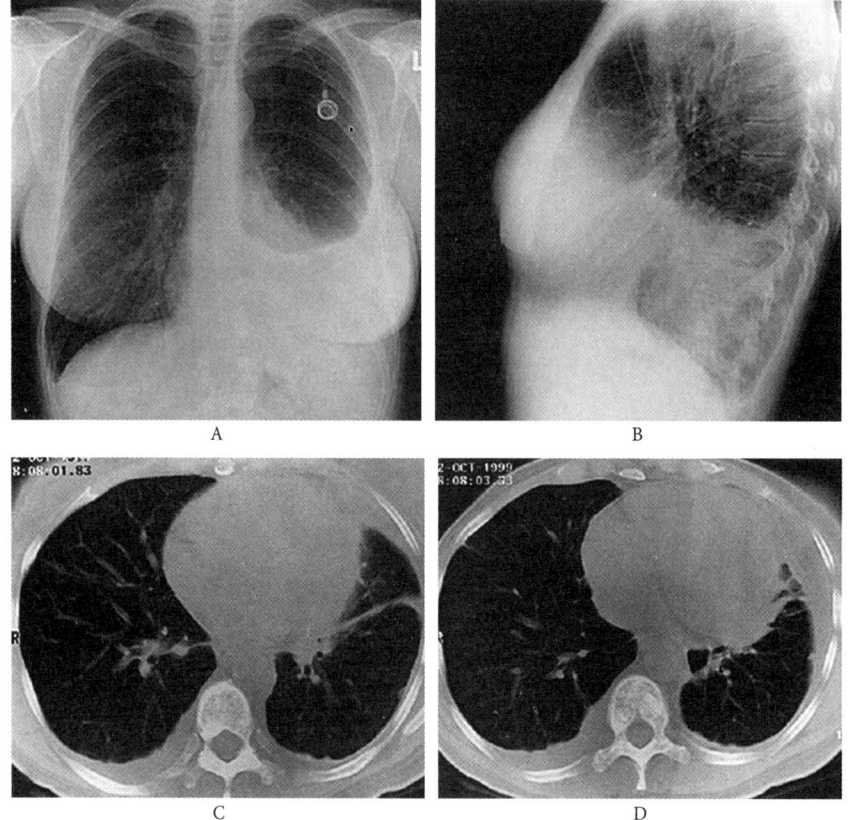

Figure 6-42-2   Chest radiograph demonstrates left malignant pleural effusion
A and B. Posteroanterior lateral chest radiograph demonstrates left malignant pleural effusion;
C and D. CT scan cuts after video-assisted thoracic surgery (VATS) drainage and talc pleurodesis

第二节 / 脓胸

本节要点 (Key concepts)

- **Background**

Empyema is a pyogenic or suppurative infection of the pleural space.

- **Classification**

Pleural effusions are classified as acute phase, transitional or fibrinopurulent phase, organizing or chronic phase.

- **Clinical presentation**

Symptoms of their primary lung infection (cough, fever, sputum production), symptoms of pleural effusion (chest pain and dyspnea) and systemic illness (anorexia, malaise, and sweats) .

- **Management**

Treatment of empyema is dependent on its phase but involves the identification and systemic treatment (antibiotics) of the causative organism and complete drainage of the pleural space.

脓胸是一种胸膜腔内的化脓性感染,是最常见的渗出性胸腔积液,总体治疗效果尚可。

一、分型

根据病程时间长短将脓胸分为三个类型:

1. 急性期　此时的胸腔积液表现为稀薄的性状,细胞含量少。

2. 中间期或纤维化脓期(48 h后)此时的胸腔积液表现为胸腔积液内白细胞增加,液体性状为混浊且伴包裹,大量纤维素沉积在脏层和壁层胸膜上,肺扩张受限逐渐加重。

3. 机化或慢性期(1~2 周后)此时胸膜上大量的毛细血管和成纤维细胞生长,肺受限不能扩张。

二、病因

脓胸可直接来源于胸部伤口引起的胸膜腔感染(创伤或手术)、血源性感染(菌血症或败血症)、肺部感染的直接进展、肺内脓肿的破裂以及纵隔感染(食管穿孔)等,其中脓胸最常见的病因来自肺部的原发性感染。据统计,最常见感染菌为肺炎链球菌、肺炎球菌,革兰阴性菌和厌氧菌也较常见,结核性脓胸发病率也重新逐年增加。

三、临床症状和检查

绝大多数脓胸的急性期或中间期有肺部感染的症状(咳嗽、发热、咳痰等),胸腔积液的症状(胸痛、气促、呼吸困难等),全身症状(食欲缺乏、乏力不适、出汗等),脓胸发热时体温可以很高。脓胸如果不及时处理,就可能会引起全身感染。脓胸病人的胸片检查显示为胸腔积液,但胸部

CT 却能更好的显示脓胸的程度和复杂的包裹性胸腔积液。病原体的革兰染色、细胞计数(细菌性脓胸以多形核白细胞为主,结核性脓胸以淋巴细胞为主)、生化指标(蛋白质、乳酸脱氢酶、淀粉酶和葡萄糖)和 pH(<7.3)对脓胸诊断非常有用(Box 6-42-4)。

Box 6-42-4　脓胸的诊断性分级

Ⅰ级:胸腔积液 pH 低,肺炎引起的脓胸 pH<7.2,胸腔积液细菌培养阴性

Ⅱ级:典型脓胸。胸腔积液细菌培养阳性,胸部影像检查脓胸无分隔

Ⅲ级:复杂性脓胸。胸部影像检查脓胸有很多,出现肺膨胀不全

四、治疗

脓胸的治疗原则是采用针对致病菌的抗生素和充分的胸腔引流。如果胸穿抽液发现脓性液体或最早期脓胸有进展时就需要胸腔置管引流,有时影像辅助下置管引流也是一种可以选择的有效手段。当脓胸出现包裹分隔或纤维机化时,胸管引流就会经常无效(Figure 6-42-3),因此在胸腔镜下脓胸引流并行早期胸膜去纤维治疗很有必

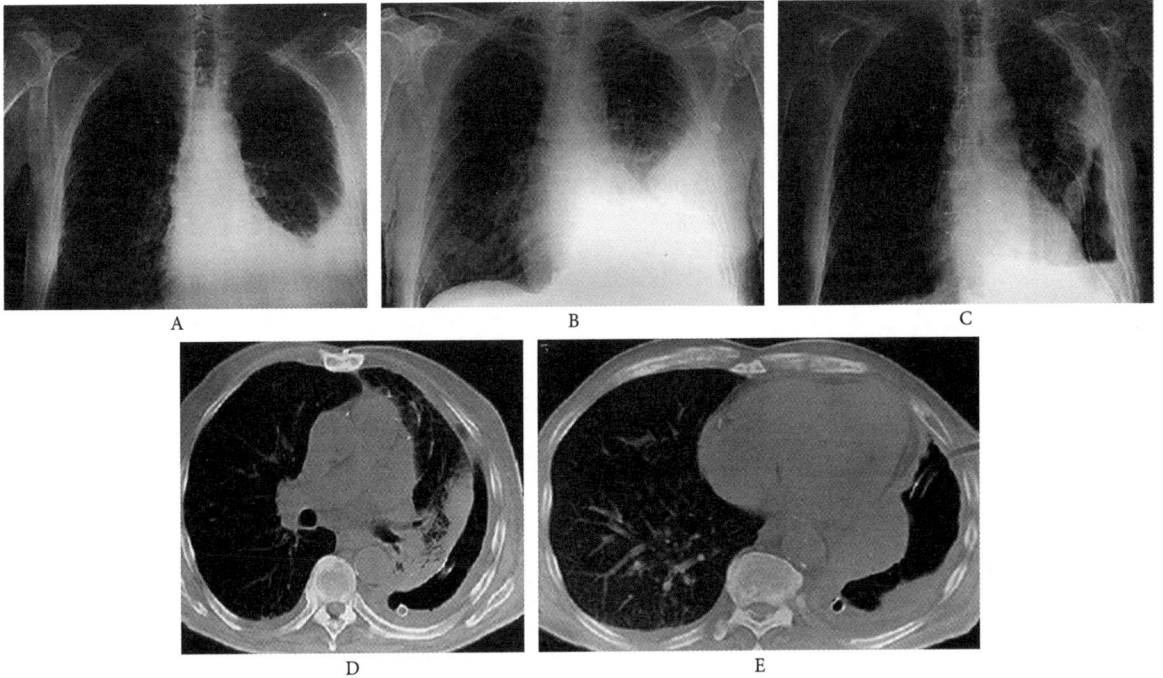

Figure 6-42-3　Chest radiograph shows left pleural effusion before and after treatment
A. Chest radiograph shows left pleural effusion 1 year before treatment; B. Chest radiograph shows progression of left pleural process 2 months before treatment; C. Chest radiograph after left chest tube insertion for chronic empyema; note inexpansible left lung; D. and E. CT scans show inexpansible left lung and basilar space with residual fluid

要,它能够在直视下打开胸腔内的纤维分隔和包裹,进行更彻底的胸腔引流。常规传统开胸下进行充分的纤维清除和胸膜剥脱可以作为慢性期脓胸其他治疗失败的后续选择。

采用各种治疗方法的主要目的是使受限的肺组织能充分复张并减少脓胸相关并发症的发生。脓胸的并发症包括脓胸的破溃(脓液通过胸壁自发性的向外减压)、慢性脓胸(肺受压和限制性肺病)、肋骨或脊椎的骨髓炎或软骨炎、心包炎、纵隔炎、支气管胸膜瘘或中枢神经系统的播散性感染等。并发症的最佳治疗是尽早进行彻底的胸腔引流和感染组织的清除(Box 6-42-5)。充分合理的营养治疗非常重要。

肺炎或急性脓胸如不能早期发现并进行正确治疗就会演变为慢性脓胸,胸膜增厚限制肺复张并形成纤维胸。整个过程从出现脓胸早期症状到形成慢性脓胸最短仅需要 1~2 周,最长 6 周左右。慢性脓胸病人也会出现恶心、消瘦、嗜睡和贫血等全身性症状。慢性脓胸的肋间隙缩小,胸腔收缩变小。CT 检查非常有助于明确胸膜增厚的程度、脓腔的位置和排除其他相关的肺实质内病变。

Box 6-42-5　肺切除术后常见的脓胸——支气管胸膜瘘
1. 支气管胸膜瘘常在肺切除术后发生,胸膜腔将持续受到污染,其脓胸是治疗的难点
2. 常见原因多为手术的技术、支气管残端感染、癌肿复发、放化疗、自发性等
3. 支气管胸膜瘘治疗方法主要为胸腔引流,对症支持治疗;纤支镜下瘘口封堵;再次手术缝合,胸膜或肌瓣覆盖,带血管蒂大网膜或肌肉填充残腔,胸廓成形术
4. 支气管胸膜瘘经处理后感染若无法局限,则死亡率高,预后差

手术治疗方法的选择主要根据病人的全身状态和有无其他疾病来决定。慢性脓胸的常规开放手术包括开胸肋骨切除、脓胸纤维素感染组织清除和肺纤维板剥脱等。胸腔开放引流并去除脓腔周围与其关系最密切的一根或多根肋骨,有时胸膜外的壁层胸膜切除也是非常必要的,偶尔对于结核性或支气管扩张的脓胸需要行胸膜肺切除手术治疗。

第三节 / 乳糜胸

本节要点 (Key concepts)

● **Background**

Chylothorax is the accumulation of lymph within the pleural space. The incidence of chylothorax may be increasing.

● **Etiology**

Traumatic, iatrogenic, neoplasms, infectious and others.

● **Clinical presentation**

Symptoms of chylothorax may mimic the effects of a pleural effusion (dyspnea, chest pain, fatigue), be attributable to underlying disease.

● **Management**

Initially tube thoracostomy drainage (chest tube insertion) with complete lung re-expansion and supportive measures. If the chylous effusion has not responded to this management, surgical intervention is indicated.

乳糜胸是淋巴液在胸膜腔内的积聚,其发病率随着胸外科手术和胸部外伤的增多而逐年上升。

一、乳糜液

乳糜胸主要是由于胸导管内的淋巴液进入胸膜腔,原因有很多(Table 6-42-1)。乳糜胸常见于左侧胸腔,跟胸导管的解剖结构有关。乳糜胸的特点是胸膜腔内牛奶样乳白液体,其中乳糜液中含有大量的乳化脂肪(三酰甘油、乳糜微粒)和淋巴细胞(Box 6-42-6,6-42-7)。然而根据病人的营养和饮食状态不同,乳糜胸的液体性状可以略混浊甚至很清澈。

Table 6–42–1   Etiology of chylothorax

Traumatic (chest and neck)
  Blunt
  Penetrating
Iatrogenic
  Catheterization, particularly subclavian venous
  Postsurgical
  Excision of cervical/supraclavicular lymph nodes
  Radical lymph node dissections of the neck
  Radical lymph node dissections of the chest
  Esophagectomy
  Lobectomy or pneumonectomy
  Mediastinal tumor resection
  Thoracic aneurysm repair
  Sympathectomy
  Congenital cardiovascular surgery
Neoplasms
  Lymphoma
  Lung cancers
  Esophageal cancers
  Mediastinal malignancies
  Metastatic carcinomas
Infectious
  Tuberculous lymphadenosis
  Mediastinitis
  Ascending lymphangitis
Other
  Lymphangioleiomyomatosis
  Venous thrombosis

Box 6-42-6   乳糜胸的诊断性试验

革兰染色、细胞分类计数、pH、苏丹Ⅲ染色
三酰甘油含量、胆固醇含量、胆固醇/三酰甘油<1、三酰甘油>1.24 mmol/L

Box 6-42-7   与真性乳糜胸鉴别的相关胸腔积液

1. 胆固醇性积液可见于结核病和类风湿关节炎,其胸腔积液中胆固醇含量高,不含脂肪球或乳糜颗粒

---

2. 假性乳糜胸可见于恶性肿瘤或感染引起胸膜增厚或钙化时,假性乳糜液中含有卵磷脂－球蛋白复合物,所以呈乳白色,液体中仅含微量脂肪,苏丹Ⅲ染色看不到脂肪颗粒,胆固醇和蛋白含量亦较真性乳糜液低
3. 胸导管破裂的真性乳糜胸与其他原因(充血性心衰、感染、肿瘤、外伤等)引起的胸腔积液并存时可产生混合性积液,由于稀释作用,真性乳糜胸易被漏诊

二、症状

乳糜胸的症状跟胸腔积液的症状类似(气促、胸痛、疲劳等),可以跟原发病相关(感染或肿瘤等),也可以与胸导管内淋巴液的慢性丢失有关(脂肪、蛋白质、抗体和脂溶性维生素等的丢失)。乳糜胸造成的每日液体丢失量可以很大(>3 L/d),如果补充不够甚至可以引起血流动力学不稳定。

三、治疗

乳糜胸诊断明确后,治疗上首先应给予胸腔置管引流,促进肺的充分复张。低脂或无脂饮食并补充中链三酰甘油和充足的液体容量,以及电解质和其他营养成分的纠正和支持,这些措施在大部分情况下能关闭胸导管胸膜瘘。如果乳糜胸是由于恶性肿瘤引起,就必须首先治疗恶性肿瘤,如淋巴瘤的乳糜胸需进行纵隔的放射治疗。乳糜胸的保守治疗通常观察1~2周,如果治疗无效,就必须进行外科手术治疗。最常用的手术方式是经右胸的胸导管结扎或膈肌裂孔平面组织的大块结扎或胸导管破口的直接修补,在术中通过胃管注入橄榄油或牛奶将有助于胸导管和其破口的定位,有时在手术中同时再进行胸膜切除和胸膜固定也对乳糜胸的治疗有一定的作用。最近临床已开始尝试通过乳糜池插管行胸导管栓塞的介入治疗,也取得了一定的成功。

第四节 / 胸膜间皮瘤

本节要点 (Key concepts)

- **Background**

Mesothelioma is a rare neoplasm that arises from mesothelial cells lining the parietal and visceral pleura.

- **Classification**

A localized or diffuse type.

- **Clinical presentation**

The clinical presentation of a patient with malignant pleural mesothelioma is variable.

- **Management**

Attempts to improve survival have been made using a wide variety of therapeutic modalities. Treatment of this tumor using single-modality therapy such as radiotherapy, chemotherapy, or surgery has not demonstrated any improvement in survival.

胸膜间皮瘤是一种起源于壁层或脏层胸膜间皮细胞的少见恶性肿瘤。

一、分型

胸膜间皮瘤分为局限性和弥漫性两种类型。局限性胸膜间皮瘤非常少见，表现为界限清楚有包膜的肿瘤，无石棉暴露史。通常无症状，在胸片上表现为孤立性肿块。弥漫性胸膜间皮瘤表现为局部进展，通常与石棉暴露有关（约75%）。虽然单纯吸烟不是一个危险因素，但放射治疗和职业暴露因素已经被得到证实，病毒SV40与胸膜间皮瘤之间的可能关系也有报道。

胸膜间皮瘤也可以分成三种组织类型：上皮细胞型、肉瘤样型和混合型。胸膜间皮瘤的生存率与其组织类型密切相关，上皮细胞型较其他两种类型预后要好。

二、症状和诊断

局限性胸膜间皮瘤一般可无症状，弥漫性胸膜间皮瘤的临床症状因人而异，因此彻底的临床检查和评估十分重要。胸腔积液或肺被侵犯包绕从而引起的气促，以及肿瘤侵犯胸壁和邻近器官引起的胸痛是其最常见的症状。非特异性的症状有体重下降、恶心、夜间盗汗和虚弱等，也都是非常常见的。体格检查的阳性发现主要与胸膜间皮瘤的分期有关，胸膜间皮瘤早期时胸腔积液引起呼吸音下降，进展期时胸壁和腹部均可以触及肿瘤性结节。胸片、CT和MRI是诊断胸膜间皮瘤的重要手段。在典型情况下，胸片可显示胸膜增厚，胸部CT和MRI在判断进展期胸膜间皮瘤时则非常有帮助，如是否跨膈肌或累及纵隔器官。心脏超声也有助于排除是否心包受累，PET对判断肿瘤侵犯的程度也有作用，其他手段如胸腔积液穿刺和开胸或胸腔镜下胸膜活检也有帮助。开胸或胸腔镜下活检是目前获取肿瘤组织来进行诊断的最好手段，有助于与腺癌等其他肿瘤的鉴别和进行恶性胸膜间皮瘤的分型。世界上有许多胸膜间皮瘤分期系统，其中Butchart和Brigham分期系统使用最多，但目前还没有一个分期系统为全世界学者广泛认同（Box 6-42-8，6-42-9）。

Box 6-42-8　Butchart 分期系统

Ⅰ期：肿瘤局限在壁层胸膜的"包膜"内（仅累及单侧胸膜、肺、心包及膈肌）

Ⅱ期：肿瘤侵犯胸壁和纵隔脏器（食管、心脏、对侧胸膜），胸内淋巴结转移

Ⅲ期：肿瘤穿透膈肌侵及腹腔，对侧胸膜受侵，胸外淋巴结转移

Ⅳ期：远处血行转移

Box 6-42-9　弥漫性胸膜间皮瘤的评议和争论

在诊断和治疗弥漫性胸膜间皮瘤过程中会遇到许多困难，有很多争论

1. 第一个是明确诊断，小样本组织的病理检查易造成漏诊或误诊，在大样本和免疫组化结合的情况下更易明确诊断
2. 第二个是胸腔镜等手术活检虽有助于明确诊断，但对于弥漫性胸膜间皮瘤的特点，这样的活检易造成皮下种植的高度可能，使下一步治疗复杂化
3. 第三个是由于该病的自然发展史还不是非常明确，目前还没有完善的适用于间皮瘤的分期方法，治疗前应作何种分期检查也不清楚，因此下一步治疗没有统一的意见，各种方法的确切疗效难以得到评价

三、治疗

局限性胸膜间皮瘤的治疗是手术彻底切除。弥漫性胸膜间皮瘤的生存期一般为4~12个月，单纯放疗、化疗和手术治疗均不能改善病人生存率。两种减细胞瘤的手术包括胸膜外全肺切除或胸膜全肺切除和胸膜剥脱术也被采用，前者疗效虽优于后者，但手术并发症和死亡率均高于后者。随着围术期治疗方法的改进和措施的联合应用，胸膜外全肺切除的长期生存率已有所提高。近年来，新型化疗药物、胸腔内术中热化疗、光动力治疗、免疫治疗、基因治疗和疫苗治疗等均已在临床开始使用，但疗效还有待于进一步验证。

（胡　坚）

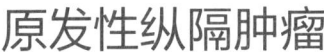

第 43 章

原发性纵隔肿瘤

本章要点 (Key concepts)

- **Background**

Primary mediastinal tumor may be found in people of all ages. The most common mediastinal masses are neurogenic tumors (23%), thymomas (21%), lymphomas (13%) and germ cell tumors (12%).

- **Clinical Features**

Most mediastinal tumors are diagnosed in an asymptomatic patient on routine chest radiographs. Symptoms may occur as a result of local involvement or constriction of adjacent structures, tumor secretory factors, or immunologic factors.

- **Management**

All mediastinal tumors, no matter benign or malignant, should be resected once it's being detected except lymphomas.

第一节 / 概论

纵隔(mediastinum)位于胸腔中部,左、右胸膜腔之间。它的界限前面是胸骨,后面是脊柱,两侧为纵隔胸膜,使其和胸膜腔分开。上部与颈部相连,下方延伸至膈肌。纵隔内含有心脏、大血管、气管、食管、胸腺、胸导管、神经、淋巴管等组织。因先天发育过程异常或后天性囊肿或肿瘤形成,成为纵隔肿瘤。纵隔内肿瘤种类繁多,有原发的,有转移的。

各种纵隔肿瘤均有其好发部位,为便于诊断,可将纵隔划分为若干区。以胸骨柄下缘与第四胸椎下缘连线为界将纵隔分为上、下纵隔,胸骨角平面以上为上纵隔,该平面以下为下纵隔。下纵隔又分为前、中、后纵隔:心包前者为前纵隔,心包后者为后纵隔,心包和心脏位于中纵隔。

前上纵隔有气管、食管、胸腺、大血管、胸导管、迷走神经、喉返神经、膈神经及交感神经干,前纵隔有胸腺的下部、部分纵隔前淋巴组织及疏松结缔组织,中纵隔内有心包、心脏、升主动脉、肺血管、上腔静脉下端、奇静脉弓和膈神经,后纵隔有降主动脉、奇静脉、胸导管、迷走神经、食管、胸交感干和淋巴结。原发性纵隔肿瘤大部分是良性,小部分是恶性。纵隔肿瘤有其好发部位,前纵隔自上而下以胸腔内甲状腺肿、胸腺瘤、畸胎瘤和心包囊肿多见,后纵

隔多为神经源性肿瘤,中纵隔多为支气管囊肿、食管囊肿和淋巴源性肿瘤。成人前上纵隔肿瘤多为胸腺瘤,后纵隔多为良性神经源性肿瘤;儿童前上纵隔肿瘤多为恶性淋巴瘤,后纵隔多为恶性神经源性肿瘤(见 Figure 6-43-1, 6-43-2)。

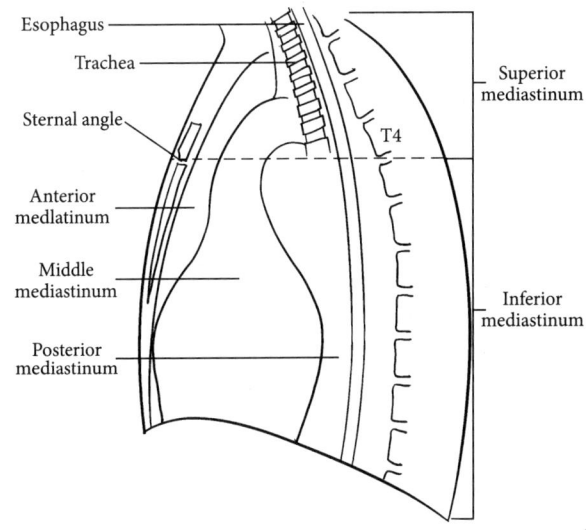

Figure 6-43-1　Clinical anatomy of the mediastinum partition

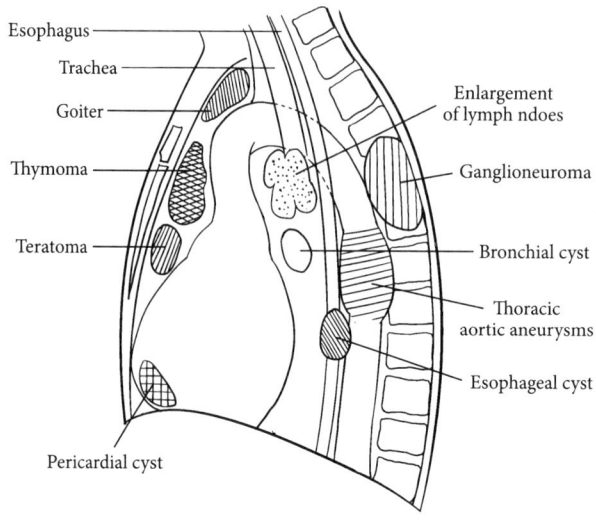

Figure 6-43-2　Tumor predilection sites of the mediastinum partition

第二节 / 常见的原发性纵隔肿瘤

一、神经源性肿瘤(neurogenic tumors)

神经源性肿瘤为纵隔肿瘤中最常见的一种,国内多组病例报告结果表明它约占纵隔肿瘤的 26%~47%。它发生于人胚的神经嵴细胞,即起源于神经鞘、脊神经节或自主神经系统的交感、副交感神经成分。

根据组织起源通常将神经源性肿瘤分为三类:①起源于神经鞘细胞的,有神经鞘瘤、神经纤维瘤、恶性神经鞘瘤;②起源于神经细胞的,如神经节瘤、神经节母细胞瘤及神经母细胞瘤;③起源于副神经节细胞的,如副神经节细胞瘤。

多数神经源性肿瘤位于后纵隔,少数可发生在前纵隔。良性神经源性肿瘤主要来自周围神经,如神经鞘瘤和神经纤维瘤;恶性者少见,主要为神经母细胞瘤和神经纤维肉瘤,但儿童神经源性肿瘤恶性率远较成人高。

二、畸胎类肿瘤

畸胎类肿瘤包括畸胎瘤(teratomas)和囊肿。畸胎瘤是由不同于其所在部位组织的多种组织成分构成的肿瘤,可发生在身体的许多部位。纵隔畸胎瘤是胚胎时期部分鳃裂组织随膈肌下降到纵隔,它来源于胚胎期一种多功能细胞,含外胚层组织称为类上皮囊肿,含外胚层和中胚层组织称为皮样囊肿(dermoid cyst),若含有外、中、内三个胚层组织称为畸胎瘤。畸胎瘤含有三个胚层成分,外胚层约

占 69%,可有皮肤、毛发、毛囊、汗腺或牙齿;中胚层成分主要包括平滑肌、软骨和脂肪;内胚层成分主要是呼吸道和消化道的上皮及胰腺组织。大多数畸胎瘤是良性,少数实质性畸胎瘤以及儿童畸胎瘤多含未成熟组织,故恶变可能性较大,产生相应恶变组织成分的癌或肉瘤。

三、胸腺瘤(thymoma)

胸腺瘤(thymoma)起源于胸腺上皮细胞或淋巴细胞,占胸腺肿瘤的 95%,多位于前上纵隔,极少数位于后纵隔。按细胞类型,胸腺瘤分为四型:①上皮细胞型:以形成哈氏小体的网状上皮细胞为主;②淋巴细胞型:以淋巴细胞为主;③混合型:兼有上述两种细胞;④梭型细胞型:为上皮细胞型的一个亚型。单纯从病理形态上很难区分良性或恶性胸腺瘤,应根据临床表现、手术时肉眼观察和病理形态特点,分为侵袭性和非侵袭性胸腺瘤。手术时应注意:①肿瘤是否有完整的包膜;②肿瘤是否侵袭性生长;③有无远处转移和胸腔内种植。统计结果显示,良性胸腺瘤中淋巴细胞型占 80%,恶性胸腺瘤 70% 为上皮细胞型。2004年,世界卫生组织(WHO)发表了胸腺瘤的 WHO 分期(Table 6-43-1)。

四、胸内甲状腺肿(intrathoracic goiter)

胸内甲状腺肿大多数是结节性甲状腺肿,也有甲状腺腺瘤,偶尔可见甲状腺炎和甲状腺癌,多见于前上纵隔,亦

Table 6-43-1　TNM staging system for thymoma (WHO 2004)

T-primary tumor

T_x	Primary tumor cannot be assessed
T_0	No evidence of primary tumor
T_1	Tumor completely encapsulated
T_2	Tumor invades pericapsular connective tissue
T_3	Tumor invades into neighboring structures, such as pericardium, mediastinal pleura, thoracic wall, great vessels, and lung
T_4	Tumor with pleural or pericardial dissemination

N-regional lymph nodes

N_x	Regional lymph nodes cannot be assessed
N_0	No regional lymph node metastasis
N_1	Metastasis in anterior mediastinal lymph nodes
N_2	Metastasis in other intrathoracic lymph nodes excluding anterior mediastinal lymph nodes
N_3	Metastasis in scalene and/or supraclavicular lymph nodes

M-distant metastasis

M_x	Distant metastasis cannot be assessed
M_0	No distant metastasis
M_1	Distant metastasis

Stage grouping

Stage I	T_1	N_0	M_0
Stage II	T_2	N_0	M_0
Stage III	T_1	N_1	M_0
	T_2	N_1	M_0
	T_3	$N_{0,1}$	M_0
Stage IV	T_4	Any N	M_0
	Any T	$N_{2,3}$	M_0
	Any T	Any N	M_1

可见于中、后纵隔。胸内甲状腺肿有两个来源：①胚胎时期在纵隔内遗存的迷走甲状腺组织，以后发展成为胸内甲状腺肿，与颈部甲状腺无明显关系，其血供来自胸内；②原为颈部甲状腺肿，以后向下延伸、扩展、坠入胸骨后间隙。甲状腺坠入胸腔容易偏向右侧，因主动脉和大血管阻挡坠入的甲状腺向左侧生长。

五、纵隔囊肿（mediastinal cyst）

纵隔囊肿常见的有气管、支气管囊肿（tracheal and bronchogenic cysts），食管囊肿和心包囊肿。属先天性疾病，均因胚胎发育过程中部分胚细胞异位而引起。三类囊肿均属良性。多呈圆形或椭圆形，壁薄，边界清楚。

六、淋巴瘤（lymphomas）

胸内淋巴瘤一般位于前上纵隔及中纵隔的肺门区，表现为多发淋巴结肿大。分为霍奇金淋巴瘤及非霍奇金淋巴瘤。淋巴瘤一经确诊，一般不主张手术，多采用放射治疗或化学药物治疗。

七、其他类肿瘤

其他类肿瘤包括生殖细胞肿瘤（germ cell tumors）、原发癌、内分泌肿瘤、神经内分泌肿瘤、间叶组织肿瘤、骨髓外造血、巨淋巴细胞增生（Castleman's disease）和脊索瘤等，一般较为少见（Box 6-43-1）。

Box 6-43-1　Common primary mediastinal tumors

Neurogenic tumors
　Neurofibroma
　Neurilemoma
　Paraganglioma
　Ganglioneuroma
　Neuroblastoma
　Chemodectoma
　Neurosarcoma
Thymoma
　Benign
　Malignant
Lymphoma
　Hodgkin's disease
　Lymphoblastic lymphoma
　Large cell lymphoma
Germ cell tumors
　Teratodermoid
　　Benign
　　Malignant
　Seminoma
　Nonseminoma
Primary carcinomas
Mesenchymal tumors
Endocrine tumors
　Intrathoracic thyroid
　Parathyroid adenoma/carcinoma
　Carcinoid
Cysts
　Bronchogenic
　Pericardial
　Enteric
　Thymic
　Thoracic duct
　Nonspecific
Giant lymph node hyperplasia
　Castleman's disease
Chondroma
Extramedullary hematopoiesis

第三节 / 原发性纵隔肿瘤的诊治

一、临床表现

一般来说,纵隔肿瘤大多无症状,常在胸片检查时发现。但是当肿瘤长大到一定程度压迫或外侵时可有相应症状。其症状与肿瘤大小、部位、生长方向和速度、质地、性质等有关。临床常见症状主要为肿瘤外侵或压迫引起:如胸痛,胸闷,刺激压迫呼吸系统、神经系统、循环系统及食管引起的相关症状。另外,部分特异性肿瘤可出现特异性症状。

1. 胸痛和胸闷　肿瘤侵犯纵隔胸膜及相应组织可出现胸痛,压迫肺组织或气管时可出现胸闷。

2. 神经系统相关症状　压迫喉返神经出现声音嘶哑;压迫交感神经星状神经节出现 Horner 综合征;压迫臂丛神经出现上臂麻木、肩胛区疼痛及向上肢放射性疼痛。与椎管交通的哑铃状神经源性肿瘤有时可压迫脊髓引起截瘫。

3. 呼吸系统相关症状　肿瘤压迫刺激可引起剧烈咳嗽、呼吸困难甚至发绀。部分肿瘤破溃可引起气管瘘。

4. 循环系统症状　压迫上腔静脉可出现包括面部、上肢肿胀、发绀以及颈浅静脉怒张、前胸静脉交通支形成等征象的上腔静脉综合征。压迫无名静脉可致单侧上肢及颈静脉压增高

5. 吞咽困难　压迫食管可引起吞咽困难。

6. 肿瘤相关特异性症状　如果出现相关特异性症状,一般可诊断为相关疾病,如咳出毛发或豆腐渣样皮脂为畸胎瘤,随吞咽上下运动为胸骨后甲状腺肿,伴重症肌无力的纵隔肿瘤为胸腺瘤等。

二、诊断

对于纵隔肿瘤的诊断,需结合上述临床表现及相关辅助检查,部分病例诊断尚需病理学依据。

1. 影像学检查　是纵隔肿瘤的常用检查手段。X 线正侧位胸片可显示肿瘤的大小、部位、形态、密度、有无钙化及边界是否清晰等。CT 或磁共振能进一步显示肿瘤的性质及与邻近组织器官的关系。对于血供丰富的肿瘤必要时可行造影检查,明确营养血管并栓塞可减少术中出血。

2. 放射性核素 ^{131}I 扫描可帮助诊断胸骨后甲状腺肿。

3. 超声扫描有助于鉴别实质性、血管性或囊性肿瘤。

4. 当出现相应症状时,可行气管镜、食管镜或纵隔镜检查协助诊断。

5. 浅表淋巴结活检有时可诊断淋巴源性肿瘤或其他肿瘤。

6. 对部分放射性敏感的肿瘤,如恶性淋巴瘤行诊断性放射治疗,有助于鉴别诊断。

三、治疗

纵隔肿瘤逐渐长大会出现肿瘤外侵或压迫的相关症状,少数良性肿瘤会出现恶变或继发感染。因此,一旦发现纵隔肿瘤,只要无手术禁忌证,均建议外科手术治疗(除恶性淋巴源性肿瘤)。恶性纵隔肿瘤如果累及邻近器官无法切除或已有远处转移为手术禁忌证,可根据病理性质给予放射治疗或化学药物治疗。姑息手术联合放、化疗对部分无法根治的病人具有一定意义。

第四节 / 重症肌无力的外科治疗

重症肌无力(myasthenia gravis)是乙酰胆碱受体抗体介导的、细胞免疫依赖的及补体参与的一种神经肌肉接头处传递障碍的自身免疫性疾病,病变主要累及神经肌肉接头处突触后膜上乙酰胆碱受体,表现为部分或全身骨骼肌异常容易疲劳。目前乙酰胆碱受体抗体的测定确定了重症肌无力的病因是神经末梢突触与肌肉之间乙酰胆碱不能顺利传递。重症肌无力可分为三型:眼肌型,眼睑下垂、复视、视物长久后易疲劳;延髓肌型,吞咽困难、构音障碍,甚至呼吸肌麻痹;全身型,四肢和躯干肌无力。

目前认为外科治疗重症肌无力的理论依据主要有:① 80% 以上的重症肌无力病人伴有胸腺增生或胸腺瘤;②重症肌无力的病人胸腺中有抗乙酰胆碱受体的抗体和抗其他横纹肌抗原的抗体;③病理胸腺内由干细胞分化出的肌原细胞上的表面分子使 T 细胞致敏,切除胸腺可除

掉重症肌无力病人自身免疫反应的抗原发源地;④胸腺切除后,重症肌无力的缓解和改善率可以达 90% 左右。

一、临床表现及诊断

男性病人较女性病人发病快,缓解率低,病死率高,临床过程有明显的加剧期和缓解期。主要症状是:横纹肌无力、疲乏、晨轻暮重、活动后加重、休息后减轻。重症肌无力可合并其他疾病,如类风湿关节炎、全身红斑狼疮、多肌炎等。重症肌无力病人新斯的明试验、依酚氯铵试验为阳性。

二、治疗

目前外科治疗重症肌无力仍是首选方法,而且愈早愈好。伴有胸腺瘤的重症肌无力病人应尽早手术治疗,对不伴胸腺瘤而有危象发作的重症肌无力病人,以及全身型和延髓型病人,经内科治疗经常有反复者都应尽早手术治疗。只要围术期处理得当,缓解危象并控制肌无力症状1~3 个月,手术适应证不受性别、年龄和病程的限制。重症肌无力危象的病人,全身情况较差,应给予抗胆碱脂酶药物等治疗,待病情改善后再手术。手术径路包括:颈部切口、胸骨正中切口、部分(上部)胸骨正中切口以及上部胸骨正中切口和颈部切口。无论哪种手术切口都应能最大限度地使得胸腺组织完全被切除,目前临床上常用颈部切口和胸骨正中切口。

随着外科技术的发展,目前应用胸腔镜切除胸腺已获得良好的效果。除手术中完整切除胸腺外,前纵隔上至胸廓出口,下至膈肌,两侧达膈神经水平,纵隔胸膜内脂肪组织均应予以清除。术后应避免使用影响肌肉传导、降低肌细胞膜兴奋性或抑制呼吸的药物。手术虽使部分病人肌无力症状得到改善,但多数病人症状并不能立即缓解,术后应根据病人的具体情况(肌无力症状)决定抗胆碱酯酶药物的应用,以维持病人神经肌肉功能状态稳定为基本原则。同时积极防治肺部感染、肌无力危象和胆碱能危象。重症肌无力危象常发生在术后 48~72 h 内,大多数病人抗胆碱酯酶药物的治疗量和中毒量十分接近,在严密观察危象发生的同时,要及时鉴别用药过量或不足,鉴别仍有困难时应作依酚氯铵试验。术后半年内病情波动较大,2~4年后逐渐稳定,一般不合并胸腺瘤的病人,其手术疗效较有胸腺瘤者好。

第五节 / 手汗症的外科治疗

手汗症是由于交感神经过度兴奋引起手心汗腺分泌过多的一种症状。以手心过度出汗为特征。依据有无基础疾病分为原发性多汗及继发性多汗。该类病人往往合并多汗相关症状(如腋臭等),因此可不同程度地影响病人的日常生活。

一、诊断

2004 年美国皮肤病协会制定了一个诊断参考标准:无明显诱因、局限性可感多汗症状持续 6 个月以上并符合以下条件的两项者即可确诊:①双侧对称部位出汗;②一周至少发作一次以上;③发病年龄小于 25 岁;④有家族史;⑤睡眠时无多汗症状;⑥影响日常工作生活。

二、治疗

手汗症的治疗包括内科保守治疗及外科手术治疗。目前常用的外科治疗术式为胸腔镜下胸交感神经节切除术,切除范围一般包括 T_2~T_4 神经节,也有采用切除 T_3 神经节及其他术式的报道。手术并发症主要为代偿性多汗、Horner 综合征及复发。

(王建军　胡　坚)

第 44 章

肺部疾病

本章要点 (Key concepts)

- **Pulmonary bulla**
- **Bronchiectasis**
- **Pulmonary tuberculosis**
- **Pulmonary echinococcus**
- **Lung cancer** Currently in China, lobectomy or pneumonectomy plus dissection of intrathoracic lymph nodes are the typical form of surgery, Some thoracic surgeon can perform bronchial sleeve resection, pulmonary artery sleeve resection plus lobectomy, but the 5-year survival rate still raged 30%~40%. Improvement of current diagnostic technique, extensive dissection of intrathoracic lymph nodes, combined modality treatment and treatment with Chinese medicine for lung cancer should be investigated.
- **Tumors of trachea**
- **Adenoma of bronchus**
- **Benign tumors of lung and bronchus**
- **Pulmonary metastatic tumors of lung**

第一节 / 肺大疱

肺细小支气管因炎性病变导致部分阻塞,肺泡间隔因肺泡内压力逐渐增高而破裂,形成巨大的含气囊腔,称为肺大疱(pulmonary bulla)。

一、病因和病理

在正常的肺结构,肺泡之间常有侧支相通,虽有支气管部分阻塞,肺泡内压也可相互调整,不致过度升高。当肺炎、肺结核和肺气肿时,细小支气管因炎症而水肿,管腔部分阻塞产生"阀门"作用,吸入的空气不易排出,肺泡内压逐渐升高,最终破裂,形成肺大疱(Figure 6-44-1)。

继发于肺炎或肺脓肿的肺大疱,有单发和多发之分,常见于婴幼儿。继发于肺气肿者常为多发型,而继发于肺结核的病例,多为单发,可无肺气肿并存。典型的肺大疱

由肺泡的扁平上皮细胞组成,也可只有一层纤维性膜,壁甚薄。随着病情加重,肺大疱逐渐长大,最大者可占据半个胸腔,挤压肺组织引起肺不张,并将纵隔推向健侧。因压力增高造成肺大疱向胸膜侧破裂,则胸膜即为肺大疱壁的一部分,称为胸膜下肺大疱。多发型肺大疱的容积均小,大小不一,常位于肺叶边缘,呈串珠状,肺大疱破裂可引起自发性气胸。

二、临床表现和诊断

单发型和容积不大的肺大疱病人多无症状,合并有严重肺气肿或多发型、容积较大的病人,常有胸闷、气短,活动时加重,多有咳嗽。严重肺气肿合并肺大疱的老年病人,常加重肺源性心脏病。并发自发性气胸者,多有突发性胸

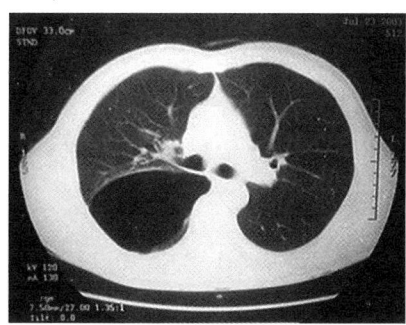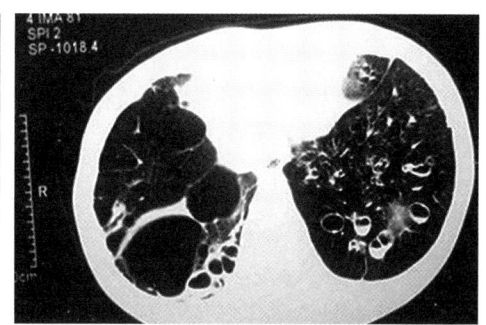

Figure 6-44-1　CT scan: pulmonary bulla

痛,呼吸困难加重,甚至张力性气胸引起呼吸衰竭。肺大疱破裂,撕断肺与胸壁的粘连带出血,可引起血气胸。

有支气管哮喘、慢性咳嗽、肺气肿病史,当呼吸困难加重时,应排除肺大疱;小儿肺炎后胸闷,呼吸困难又加重的病人,更应考虑肺大疱。巨大肺大疱查体可发现患侧叩诊鼓音,呼吸音消失,气管和纵隔移向对侧。X线胸片可显示病人肺野有单个或多个气腔,肺受压不张,气腔内纹理稀少或有条索影。气腔壁薄,周围有受压致密的肺组织。气腔占据一个肺段或一个肺叶,有时难以与气胸鉴别,胸部 CT 对鉴别气胸与肺大疱有帮助。诊断性胸穿时要慎重,以免穿破肺大疱后引起气胸,甚至发展为张力性气胸。对并发严重呼吸困难的病人,一时难以区别肺大疱与气胸时,可考虑急作诊断性胸穿或胸腔闭式引流排气减压,待症状缓解,一般情况稳定后,再进一步诊治。

三、治疗

肺大疱较局限,体积小又无明显症状的病人,先保守治疗,继续控制感染,避免剧烈运动。小儿肺炎后并发的肺大疱,多可自愈,老年肺气肿合并多发性肺大疱者,也不急于手术治疗。体积较大的肺大疱,特别是反复感染并发气胸的病人,应考虑手术,即使合并肺气肿的老年病人,只要能耐受手术,也可考虑手术,以防肺源性心脏病的发生或发展。肺大疱的手术原则是解除肺大疱的压迫,又要尽可能保存有功能的肺组织。目前采用的手术方法有下列几种:

第二节 / 支气管扩张

支气管扩张(bronchiectasis)是一种慢性化脓性疾病。支气管及其周围肺组织因长期炎症,支气管壁逐渐被破坏,使支气管扩张变形,病变不可逆转时多需外科治疗。

(一)肺大疱引流术

对呼吸困难严重,心肺功能差又不能耐受开胸手术的病人,可全麻下在肺大疱相应处,切开肋间肌或一段肋骨,进入胸膜间隔,经壁层胸膜肺大疱壁层做一荷包缝线插入带气囊的硅胶引流管后,收紧结扎缝线作肺大疱闭式引流,拉紧引流管,使壁层胸膜和肺大疱壁紧贴胸壁,经一时间段引流及抗感染治疗,有些病人可愈合。如有气胸,可同时安置胸腔闭式引流。

(二)肺大疱切除术

传统手术是在全麻下开胸将肺大疱切开,尽量找到漏气的小支气管,用细丝线缝扎。检查无漏气后,切除有病变的肺大疱壁层,结扎已被侵蚀的肺小血管,缝闭正常肺组织。对较小的多发性或肺叶边缘的肺大疱,进行结扎或缝扎。有学者主张往胸腔内撒入滑石粉,促使胸膜粘连,预防残留的肺大疱在以后并发自发性气胸。

随着胸腔镜技术的发展,目前肺大疱切除术绝大部分在胸腔镜下完成,创伤小,恢复快。

(三)肺叶切除术

若肺大疱为多发累及整个肺叶,或因炎症、肺结核病已毁损肺组织,则考虑作肺叶切除。

(四)肺减容术

继发于肺气肿的肺大疱常为多发型,但肺破坏不均,尚有正常肺组织,经内科治疗无效,年龄小于 75 岁。肺减容手术操作视病情做肺局部切除、肺边缘折叠、肺叶切除,但肺切除的范围不应超过一侧肺容量的 20%~30%。

一、病因

引起支气管扩张的病因较多,但其发病机制是由于感染和阻塞造成。

（一）支气管肺感染

支气管扩张常在儿童时期发病,由于儿童支气管管腔小、管壁软,易受损伤;其肺泡间通道发育尚不全,侧支通气功能差,易并发肺不张。麻疹、百日咳、流行性感冒、腺病毒呼吸道感染后发生肺炎,经久不愈的儿童,常发生支气管扩张。在青少年和成年时期,其他上呼吸道感染,如鼻窦炎、扁桃体炎、中耳炎、慢性支气管炎、支气管哮喘及肺结核等,均可引起支气管扩张。

（二）支气管阻塞

肺门淋巴结核、转移性或非特异性炎症引起的肿大淋巴结,均可从支气管壁外压迫阻塞支气管腔;支气管内膜结核形成的肉芽或瘢痕组织、支气管腺瘤则从内堵塞支气管腔,常合并支气管炎、肺炎和肺不张,极易造成支气管扩张。右中叶支气管细长,有内、外、前三组淋巴结围绕,较易并发肺不张,继发感染造成支气管扩张,称为"中叶综合征"。

（三）化学物质损伤

误吸入腐蚀性化学物质,如碳氢化合物,致支气管内膜受损,继发感染引起支气管扩张。

（四）先天性发育不良

支气管软骨发育不全可引起家族性弥漫性支气管扩张（Willams-Campbee's）综合征。先天性支气管扩张合并心脏异位和胰腺囊性纤维化病变,称卡塔格内综合征（Kartagener syndrome）。此外,先天性 IgA 缺乏,易引起支气管感染,导致支气管扩张。

综合上述,引起支气管扩张的基本因素为感染和阻塞,两者互为因果:感染引起狭窄和阻塞,而外压和内源性阻塞又加重感染,反复发作破坏支气管壁造成扩张变形。

二、病理

支气管扩张的好发部位在下叶肺基底段、中叶及舌叶肺的支气管。左下肺叶支气管细长,易受心脏和大血管压迫,故较右下叶容易发生支气管扩张;左上叶段支气管开口较接近左下叶开口,易受下叶感染的影响,故常发现左下叶与舌段支气管扩张并存;右中叶支气管细长,又有三组淋巴结分布,受压易引起肺不张和感染,导致支气管扩张。上叶支气管扩张以背段常见。

病变早期支气管壁和肺泡间有大量淋巴细胞聚集,形成淋巴滤泡向管腔内突出,阻塞并引起感染,导致支气管黏膜充血,水肿、溃疡形成,假复层纤毛柱状上皮逐渐被无纤毛的鳞状上皮和瘢痕组织代替,丧失分泌功能。继之,损坏支气管壁的弹力纤维、平滑肌和软骨,使其扩张变为积聚脓性分泌物的囊袋或柱状硬管,而细小支气管闭塞后引起肺不张。由于反复感染,扩张的支气管动脉分支破裂,并发咯血;支气管动脉与肺动脉形成短路,可出现肺动脉高压和肺心病;因肺不张可逐渐并发阻塞性肺气肿,最终并发严重的低氧血症。从形态上支气管扩张分为柱状、囊状和囊柱状三型。临床上以柱型多见（Figure 6-44-2）。

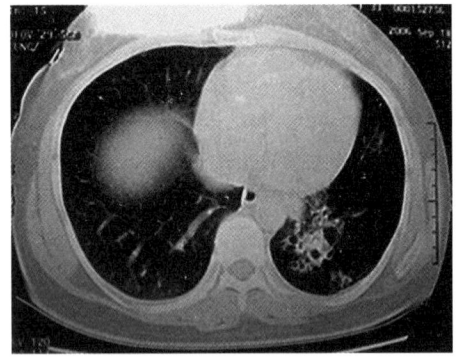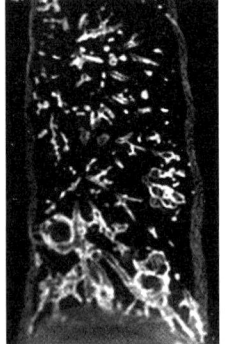

Figure 6-44-2　CT scan: bronchiectasis of left lower lobe

三、临床表现和诊断

支气管扩张的临床症状主要由支气管和肺部感染引起:①慢性咳嗽,咳脓痰,痰液静置后可呈三层,上层为泡沫唾液,中层为混浊黏液,下层为坏死组织碎块。反复发作,严重感染的病人,其痰液量大,如厌氧菌感染则有恶臭味;②严重的病人反复咯血,多因炎症扩张的支气管动脉撕破,呈鲜红色,量可达数百毫升。也有无明显咳痰症状而大量咯血者,称干性支气管扩张;③有全身慢性中毒表现,发热、消瘦、发育不良、贫血等。支气管扩张多在青少年发病,在 20 岁左右加重,经反复抗感染治疗无效,大多数病人在 30~40 岁出现咯血而接受手术治疗。

早期支气管扩张的病变较轻而局限,可无特异性体征。当感染严重时,肺部可听到管性呼吸音和哮鸣音。病人呼气有臭味、消瘦、营养状况差、有杵状指等表示病程已较长。实验室检查显示白细胞计数增高,中性粒细胞左移,血氧分析为低氧血症和呼吸性酸中毒。大多数病人有通气功能障碍。

胸部 X 线影像学检查,特别是胸部 CT 检查可显示肺纹理紊乱变粗,其中有管状透亮区、为管壁增厚的支气管影(称轨道征),也可见圆形扩张壁薄的支气管横断面影,呈卷发样,并可发现肺炎或肺不张的指征。

近 30 年来,考虑到支气管碘油造影可引起较为严重的并发症,大多数医院已放弃此项检查。

咯血来源不明的病人,有必要作支气管镜检查,应选择在咯血已基本被控制但尚未完全停止之时作,以免引起大出血或不能发现出血的部位。纤维支气管镜检查可发现支气管内异物、肿瘤或支气管内膜结核。

四、外科治疗

如经内科抗感染治疗无效,特别是已合并咯血的病人应考虑手术治疗。

(一) 手术适应证

手术适应证包括:①症状明显,支扩局限于一个肺叶或同侧两个肺叶,甚至左侧肺,无手术禁忌证。②病变已累及双侧肺,一侧较轻,两侧受累的肺不超过三个肺叶,可先切除较重的一侧肺叶,半年后再处理另一肺叶。③反复咯血的病人,选择在咯血间歇期手术,大咯血的病人也可冒险作急救手术,最好先作介入性治疗,止血两周后再手术治疗。

(二) 手术禁忌证

支气管扩张累及三个以上肺叶、病变广泛、心肺功能不能耐受肺叶切除者均不宜手术。

(三) 手术方式

手术方式取决于病变的范围,常需作一侧下肺叶切除或作左下肺和左上肺舌段切除。因术后易并发感染和支气管胸膜瘘,故建议不作肺段切除术。对支气管扩张的病人,尽量不作全肺切除术。

(四) 术后并发症

支气管扩张肺叶切除术后常见的并发症有出血、支气管胸膜瘘,脓胸和肺不张等。术后肺门支气管动脉出血是最常见和最严重的并发症,出血的主要原因是未能缝扎好因炎症扩张的支气管动脉分支。脓性分泌物流入健侧肺或两侧其他肺叶,引起肺不张或脓液污染胸膜腔并发脓胸,常是造成支气管扩张病人术后死亡的原因。近 20 年来,由于麻醉方法和外科手术技术的改进,术后监护水平的提高,支气管扩张肺切除术的术后并发症下降至 5%,手术死亡率在 1% 以下。

第三节 / 肺结核的外科治疗

肺结核的外科治疗已有近百年历史。20 世纪 40 年代以前,萎陷疗法曾广泛被应用。自有效的抗结核药物链霉素、对氨基水杨酸钠及异烟肼被发现后,选择性切除肺结核病灶手术得以安全进行。60 年代,高效药物乙胺丁醇和利福平被发现,初治痰菌阳性的肺结核病人,可采用异烟肼、利福平和吡嗪酰胺组合为基础,配合链霉素或乙胺丁醇治疗 6~9 个月,可使这些病人的痰菌阴转率达98%~100%,两年复发率仅为 1%~2%,故在 80 年代和 90 年代,外科手术治疗已不占主要地位。近年来,随着肺结核病人增加,耐药的病人增多,手术治疗又有增加的趋势。

一、肺切除术

(一) 肺切除术适应证

近 30 年来,由于抗结核化疗的疗效极佳,手术适应证也有了很大改变。国内肺切除术主要用于对药物无效或毁损的结核病灶。

1. 空洞性肺结核　开放性空洞,痰菌阳性,经 3~6 个月药物治疗无效的病人,应建议手术。对于巨大空洞(直径大于 3 cm)、张力空洞、厚壁空洞及肺下叶空洞,因支气管引流不畅,空洞难于闭合,均不宜作萎陷疗法。

2. 肺结核并发支气管扩张或狭窄　慢性肺结核病人,与病灶相通的支气管常并发支气管内膜结核,或因肺门淋巴结结核压迫,穿破支气管壁形成溃疡,继发瘢痕增生,造成支气管完全梗阻,引起肺不张及支气管扩张。

3. 结核球　是一圆形或椭圆形的干酪样坏死组织或结核肉芽组织,纤维组织围绕周围,一般与支气管不相通,对此型的治疗意见尚不一致。小的结核球经长期化疗后,一般可逐渐吸收,纤维化或钙化,终至愈合。故对小的结核球,只要痰菌持续阴性,不一定急于手术。较大的结核球(直径 2 cm 以上)有时会溶解液化,形成空洞(Figure

6-44-3)。将切下的病灶病理检查,即使术前某阶段痰菌阴性,89% 的标本也含有抗酸杆菌。

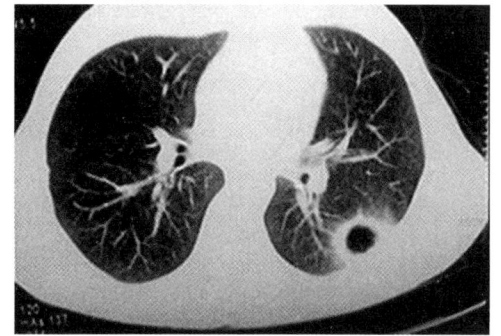

4. 结核病灶 可能与肺癌并存或在肺结核瘢痕周围发生瘢痕癌。故对不能排除肺癌的病人,也应考虑肺切除术。

5. 毁损肺 有广泛的干酪病变和空洞及纤维化的陈旧性肺结核病灶,肺功能已大部分丧失,并成为感染源,还会引起咯血,并发支气管扩张及继发感染等,应根据病情作肺叶或全肺切除术。

6. 反复大咯血 多由于空洞溃破,支气管动脉破裂而出血,大量咯血可危及生命。24 h 咯血量多于 600 mL,药物治疗无效,为挽救病人,应及早作 X 线检查或慎重考虑作支气管镜检查,以判定出血的具体部位,急诊行肺切除术。

7. 胸廓成形术后无效的病人 这些病人经长期休养及化疗后,空洞仍不闭合,持续排菌或并发咯血等,应建议作肺切除术。

8. 合并慢性结核性脓胸的病人,应考虑作脓胸、肺切除术或胸膜纤维板剥脱术。

（二）肺切除术禁忌证

1. 肺结核病活动期,对侧肺或同侧其他肺叶有浸润性病变,大量排菌。体温、脉搏及红细胞沉降率不正常时,均不宜手术。

2. 术前应作肺功能测定,全肺切除术者应作分侧肺功能测定。要根据平地行走的速度,能上几层楼梯等临床指征,结合仪器测定结果,全面估价肺功能。肺功能的可靠指标是最大通气量。术前最大通气量高于正常预计值的 70%,手术较安全;低于 60% 时,应慎重考虑肺切除术。有严重心脏病如冠心病、哮喘及重度肺气肿、广泛的肺外结核病、药物难以控制者、某些重症使病人全身情况难以改善及不能延长寿命者,均不应作肺切除术。

3. 未成年儿童的肺结核病,化疗多能治愈,不必急于进行手术。老年病人的心肺功能一般较差,故应尽量避免

作肺切除术。

（三）手术的选择

术前准备要充分,争取病情稳定,痰菌转阴,但不宜拖延,以免出现耐药菌株。合适的手术时机是化疗后 6~9 个月。在此段时间内,大部分可逆性病变多已愈合或消退。

肺切除的手术原则是尽可能切除病灶及保留最大量的健康肺组织。具体手术操作与治疗非结核性病变的手术无多大差别。手术类型的选择要根据 X 线影像学检查结果及术中探查情况决定。楔形切除术只适合于小的结核球及 1 cm 以下的结核病灶。肺段切除术适用于局限性残余空洞及纤维干酪样病变。病变局限于一个叶内的作肺叶切除术;累及同侧肺的几个肺段或两肺的不同肺叶和肺段,可作多段切除、多叶或肺叶加肺段切除术,常用者为左肺上叶及下叶上段切除术;双侧上叶肺有空洞时,用化疗控制后,可同期或分期作上叶切除术。肺段或复合肺切除术的术后并发症发生率高,故自 20 世纪 70 年代起,多选择肺叶切除术。一侧毁损肺,痰菌持续阳性,反复咯血或继发感染的病人,应作全肺切除术。上叶和下叶肺切除后,若仅留存中叶,术后易引起中叶支气管扭曲,造成中叶不张和胸腔积液,也应考虑全肺切除术。

预防术后并发症的一个重要因素,是使肺在术后尽快复张。壁、脏层胸膜之间的粘连要用电灼分离切断,仔细止血。尽量切除增厚的脏层胸膜,使受束缚肺松解及舒张。肺剥离面要用胸膜缝盖,以减少漏气及胸膜腔感染。

（四）术后并发症

除开胸术后一般并发症外,肺结核病肺切除术可能出现支气管胸膜瘘及结核病播散。

二、胸廓成形术

胸廓成形术是一种萎陷疗法,即切除多根肋骨,使胸壁向肺塌陷,压缩病肺组织,使其得以静息,有利于组织愈合。同时,减缓该部血液和淋巴回流,减少毒素吸收,并产生局部缺氧,不利于结核菌繁殖。压缩肺组织可使空洞壁靠合,促使组织愈合。其他萎陷疗法,包括人工气胸、人工气腹、膈神经麻痹术等,因疗效较差,20 世纪 60 年代后已不再使用。

胸廓成形术的适应证为上叶空洞,对侧面无明显病变或已稳定。双侧上叶空洞也可考虑分期作双侧胸廓成形术。厚壁空洞、张力空洞、下叶空洞、结核球及合并支气管内膜结核的病人,均不宜作胸廓成形术。其原因是难以达到压缩的目的或压缩病肺后,使支气管移位、扭曲,造成严重梗阻。80 年代后,我国已很少采用胸廓成形术。

第四节 / 肺棘球蚴病

肺棘球蚴病(pulmonary echinococcus)也称肺包虫病(pulmonary hydatid disease)。棘球蚴病是畜牧区常见的人畜共患的一种寄生虫病,是由棘球绦虫的虫卵侵入人体,在脏器中长成囊肿造成,流行于亚、非、拉及大洋洲畜牧区,在我国新疆、青海、内蒙等西北牧区也有流行。棘球蚴囊肿以肝脏多见,约占65%~75%,而肺棘球蚴囊肿只占10%~15%。

一、病因和病理

棘球蚴病的类型有两种:其一是细粒棘球绦虫的虫卵感染引起单房型棘球蚴病,通称包虫囊肿(hydatidosis),另一种是多房型棘球绦虫的虫卵感染造成多房型棘球蚴病,通称泡型包虫病(alveolar hydatid disease)。在我国以单房型包虫病为多见,肺包虫囊肿以右肺常见且常位于上叶,容量2~1 000 mL。

本病传染的主要途径是经消化道。细粒棘球绦虫的主要宿主是犬,而牛、羊、马等和人均为中间宿主。成虫寄生在犬的小肠内,虫卵随粪便排出,人、畜吞食被虫卵污染的食品或犬的内脏后,在十二指肠内虫卵孵化为六钩蚴,卵膜被胰液融解,六钩蚴脱壳而出,吸附于小肠黏膜,经黏膜进入肠壁内毛细血管,经肠系膜静脉潜入门静脉系统,大多数六钩蚴滞留在肝脏,少部分随血流回心脏,进入肺和其他器官。蚴在肺内发育成包虫囊肿。包虫囊肿由外囊和内囊构成。内囊有两层,即生发层和角质层:生发层(内层)很薄,能产生原头蚴、子囊、孙囊和头节,内囊内含有囊液;角化层(外层)为多层次无细胞、乳白色、半透明且有弹性的粉皮样薄膜。包虫囊肿的外囊是宿主对包虫内囊反应而长成的一层纤维性包膜,包绕内囊四周,形成一道屏壁,不属于虫体,外囊与内囊之间一般无粘连。羊、牛和其他牲畜被包虫污染的内脏如被犬吞食,绦虫又在犬的肠壁寄生排卵,再次传染给人和其他牲畜。

除消化道外,还可经肠壁淋巴管、呼吸道和皮肤伤口传染。

二、临床表现

包虫囊肿生长缓慢,每年直径约增长1~5 cm,但肺包虫囊肿生长较快,因肺组织血供丰富,组织松软,胸腔内又是负压。

较小的肺包虫囊肿多无明显症状,常在胸部X线查体时发现。在病变早期,有些病人出现胸部隐痛、干咳。巨大肺包虫囊肿可压迫周围脏器引起胸痛、气短和心血管受压症状,患侧胸隆起,肋间增宽,无呼吸运动。儿童肺包虫囊肿生长较快,因剧烈咳嗽或胸部挤伤而破裂,如破入支气管,大量囊液和虫体碎块堵塞呼吸道,常窒息致死,破入肺内或胸膜腔后,易继发感染形成肺脓肿,脓胸或脓气胸,并由于原头蚴播散造成胸膜棘球蚴病。肺包虫囊肿继发感染后常引起长期咳嗽、咳脓痰、消瘦、发热等全身中毒症状,严重者大量咯血致死。

三、诊断

病人来自或到过牧区,与狗有接触史。某些病人有剧烈呛咳,咳出大量水样液体或黄色粉皮样碎片,如从咯出的痰液中找到原头蚴,则可确诊。查体发现患侧胸部呼吸音减弱或消失。

（一）X线影像学检查是诊断肺包虫囊肿的主要方法

在胸部X线透视下可见肺内有圆形、卵圆形或分叶状单发或多发的实性阴影,密度均匀但较淡,边界清楚,随呼吸而伸缩变形,称为"包虫囊肿呼吸征",较大的肺包虫囊肿挤压周围肺组织,形成囊外弧形肺纹理压痕,称为"手握球征"。肺包虫囊肿壁薄,易破裂,常造成多种X线指征:①较小的肺包虫囊肿破入支气管,内容物被咳出后,只遗留一薄壁空腔。②若外囊裂口较小,只有少量气体进入外囊与内囊之间的间隙,内囊顶部有新月形气带,称为"镰刀征"。③若外囊破裂口较大,大量气体进入并出现气液面,而内囊漂浮于液面上,称为"水上浮莲征"。④若内、外囊均破裂,内积液体,则可见囊腔内有液平面,其顶部有两层弧形透亮带影,称"双弓征"。⑤若破入支气管裂口呈活瓣状,则形成肺内张力性气囊肿,可压迫周围肺组织呈张力性气胸征。⑥若破入胸腔,且伴有较大的支气管胸膜瘘,则可见巨大的气液面及张力性气胸体征,极易继发感染变为慢性脓胸(Figure 6-44-4)。

部分病人因子囊衰老变性,囊液减少,缩小成不规则的实性肿块影,在实影旁可见钙化环。胸CT更能明确囊肿性质及准确定位。

（二）体表B超检查

可判断囊肿性质、形态和大小。

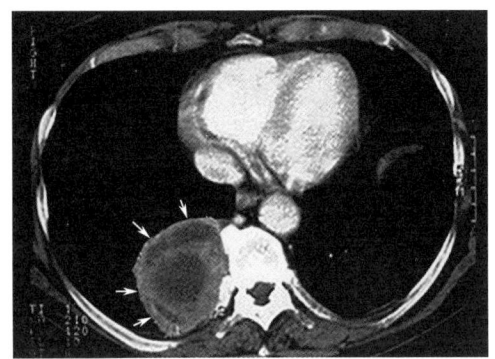

Figure 6-44-4 Pulmonary echinococcosis

（三）实验室检查

①皮内过敏试验（Casoni test），其阳性率可达 90%。②血像检查可发现嗜酸性粒细胞增多达 5%~10%。③血清学检查包括间接血凝试验（IHA），酶联免疫吸附试验（ELISA）、乳胶凝集试验，免疫荧光试验（IF）及单克隆抗体竞争性 ELISA，其阳性率可达 80%~90%。为明确诊断，一般 2~3 种血清学检查即足够。对包虫囊肿禁忌作诊断性穿刺，以免引起过敏性休克。

肺包虫囊肿需与下列疾病相鉴别，包括先天性肺囊肿、肺结核性空洞、肺脓肿、肺良性肿瘤、肺癌和胸腔积液等。

四、治疗

目前虽然有治疗棘球蚴病的药物，例如吡喹酮，甲苯咪唑和阿苯达唑等，但疗效不满意。肺包虫囊肿易破裂和感染。故一旦确诊，应及早择期手术，目前常用的手术方法有三种：

（一）包囊全切除术

对位于肺边缘、容量较小的包虫囊肿，将其与周围相连的肺组织一起作楔形切除。

（二）内囊摘除术

Barrett 于 1949 年首次采用此术，60 多年来的临床实践证实其行之有效。用敷料保护包虫囊肿周围肺组织，以免囊液外溢，抽出大部分囊液后，注入 5 毫升 10% 氯化钠溶液（或0.5%硝酸银溶液）以杀灭头节，15 min 后切开外囊，将色白塌陷的内囊完整取出，缝合外囊壁的小支气管或血管后，对拢缝合外囊壁。另一种操作方法是不作穿刺抽囊液，在切开外囊后，小心沿光滑膨胀的内囊周围剥离，让麻醉师吹气鼓肺，即见内囊从外囊切口脱出后，将其摘除。

（三）肺叶切除术

对合并感染累及周围肺组织或巨大的包虫囊肿，应作相应的肺叶切除术。

第五节 / 肺、气管和支气管肿瘤

肺和支气管肿瘤有原发性和转移性。原发性肿瘤以恶性多见，常见者为支气管肺癌，少见者为肉瘤；原发性良性肿瘤较常见者为腺瘤和错构瘤。全身脏器的恶性肿瘤发展到晚期，都有可能转移到肺脏。

一、肺癌

20 世纪，肺癌（lung cancer）的发病率和死亡率已占各种肿瘤的首位。在世界各地，肺癌的发病率仍不断上升。在我国，2002 年北京地区肺癌的死亡率已达 54 人 /10 万人，上海市近 10 年肺癌的发病率已增加 6 倍。目前我国每年肺癌病人将超过 60 万，已经成为世界第一肺癌大国。

（一）病因

肺癌的病因较复杂，下列因素可能与其相关：

1. 吸烟　卷烟的烟雾含有氧化亚氮、亚硝胺、尼古丁、苯并芘和少量放射性元素钋，动物实验已证明上述物质可致癌，吸烟者肺癌的发病率较不吸烟者高 10 倍，吸烟者多患鳞癌，而被动吸烟者较多患腺癌。

2. 接触致癌物质　国外统计资料表明，约 5%~10% 肺癌病人与职业性致癌因素有关。石棉、无机砷化物、二氯甲醚、煤烟、焦油和烟草加热产物已被公认为是引起肺癌的职业因素，放射性铀、镭衰变产生的氡和氡子体、微波辐射、电离辐射及长期吸入粉尘，均易导致肺癌发生。

3. 空气污染　各大城市居民发病率较高，其原因是长期吸入汽车排出的废气和煤炭不完全燃烧产物中的致癌物质，主要是苯并芘。云南锡矿井下工人肺癌发病率高达 435 人 /10 万人。

4. 肺部慢性炎症　患慢性支气管炎、肺间质纤维化的病人，其肺癌的发病率较正常人高。在 90 年代末，我国肺癌病人中，约 10% 有肺结核史，其结核性瘢痕可发生瘢痕癌。

5. 癌基因的变异　由于机体细胞调控失衡或体外某些因素的影响，致使癌基因变异导致肺癌。目前，已知与肺癌相关的基因多达 20 种，其中显性癌基因变异以 *ras*、*myc* 和 *c-erbB-2* 基因为主，尤以 K-*ras* 基因突变最为明显。

6. 遗传因素　在肺癌病人中,可发现有一、二代,甚至三代家人连续患肺癌。此外,维生素 A 缺乏、机体免疫状态因精神受刺激后低下、病毒感染、真菌感染也被认为是导致肺癌的危险因素。

（二）病理

支气管肺癌多起源于支气管上皮细胞,也有起源于支气管腺体或肺泡上皮。长在段支气管以上者为中央型,在段支气管以下者称周围型。在我国,前者占 70%,而后者约 30%,在胸外科临床实践中,大多数医生仍按癌细胞形态特征对肺癌分型,肺癌有下列几种病理类型:

1. 鳞状上皮细胞癌（鳞癌）　占支气管肺癌病人的 50%,多为 50 岁以上的男性病人,与吸烟密切相关,由于支气管黏膜的纤毛受损脱落、基底细胞化生不典型而突变为癌,中央型多见。鳞癌分高分化、中分化和低分化三种,生长和发展均缓慢,癌组织坏死后形成癌空洞,癌细胞经淋巴管转移至肺门、纵隔或颈部,到晚期也有血源性扩散。鳞癌对放疗较敏感,低分化鳞癌对化疗也敏感,预后相对好。

2. 腺癌　女性多见,占肺癌病人的 25%,与吸烟关系不明显,但与肺组织炎性瘢痕有关。多起源于肺边缘小支气管的杯状细胞和黏液腺,多为周围型。肺腺癌有丰富血供,局部侵润和血行转移为主,常转移至肝、脑和骨髓。如累及胸膜,可产生胸水。腺癌对化疗较敏感,对放疗反应差,低分化腺癌预后最差。

3. 大细胞未分化癌　男性多见,多长自肺门,成巨块状,中央型多见,由大小不一的多边形细胞构成,呈实性巢状排列,常有大片组织出血坏死。大细胞肺癌有巨细胞型和透明细胞型,后者难与转移性肺腺癌区分。由于细胞被挤压,有时被误诊为分化差的鳞癌或腺癌。大细胞肺癌以淋巴转移为主,其特性是较早侵犯周围脏器,难以根治性切除,对放、化疗欠敏感,预后较腺癌差,大细胞肺癌占肺癌病人的 10%~15%。

4. 小细胞未分化癌　近 10 年来约占肺癌病人的 10%,多为中青年病人,生物特性为恶性程度高,源自大支气管,多为中央型,也有少数为周围型。小细胞肺癌有燕麦细胞型、中间型和混合型三种,可具有内分泌和化学受体功能,能引起各种副癌综合征。小细胞肺癌较早有血行播散和淋巴转移,对放、化疗均敏感,但极易因耐药复发,以往认为预后最差,但经综合治疗,近 10 年来也有长期存活的病人。

5. 混合型肺癌　由于病理学的发展,国内外近年来均发现同一肿瘤标本有两种以上的肺癌细胞,以鳞癌和腺癌或腺癌、肺泡细胞癌和小细胞肺癌混合型多见,其临床症状较复杂,预后较单一细胞型肺癌差。

6. 转移　支气管肺癌源自黏膜上皮,一般向支气管腔内生长,或穿透管壁向外侵犯周围脏器。肿瘤细胞沿黏膜下蔓延,也可沿淋巴管扩散至肺门、纵隔和锁骨上淋巴结,或侵入血管沿血液循环或经血管血栓栓塞途经转移到头颅、肝、肾上腺、对侧肺及全身骨骼。肺泡细胞癌的细胞还可通过咳嗽,沿支气管扩散至同侧或对侧肺叶。

（三）临床表现

肺癌病人年龄多在 50 岁以上,在我国,男性多于女性,比例大约为 5:1。肺癌的临床表现取决于肿瘤生长的部位和体积大小及侵犯程度,较小的周围型肺癌在早期常无症状,约 95% 的病人在常规体检作胸片时发现肺癌,其余病人由于患其他疾病作胸部 X 线摄片后转来外科就诊。

1. 肺癌早期,由于肿瘤刺激肺泡或细小支气管,干咳为首发症状。肿瘤组织血管丰富,随着其快速生长,血丝痰是最常见的症状。中央型肺癌可引起顽固性咳嗽,服药不奏效,肿瘤阻塞支气管一半以上,则可能合并局限性肺气肿、阻塞性肺炎或肺不张,病人伴发热、胸痛、严重胸闷、哮鸣,咳大量白色甚至脓痰。不少病人在此阶段才来门诊。

2. 肺癌发展到中、晚期,肿瘤长出胸膜或压迫大支气管,累及邻近器官,可引起相应症状:①右上肺癌或纵隔淋巴结转移癌累及上腔静脉,引起上腔静脉压迫综合征;头面部及上肢水肿,颈静脉及前胸壁和上肢静脉怒张,病人气短较重,头胀及手肿等。②肿瘤组织在不同水平侵犯膈神经均可引起呃逆及膈麻痹。③累及喉返神经引起声音嘶哑及饮水时呛咳。④侵犯胸膜,并发胸水,侵入胸壁引起剧烈胸痛。⑤上叶肺尖部的各种病理类型的肺癌（肺上沟癌）均可能侵犯臂丛,引起相应上肢剧痛及皮肤缺血或上肢水肿和静脉曲张;压迫及侵犯颈交感神经节引起上眼睑下垂、瞳孔缩小、眼球内陷及面部无汗等症状（Horner 综合征）。有些肿瘤组织可刺激迷走神经分支,引起哮喘或心动过缓。病人晚期因肿瘤毒素被吸收和消耗,严重失眠和食欲缺乏,特别是当肿瘤侵犯食管时,病人难以正常进食,逐渐消瘦,体重明显下降,很快发展到恶病质。病人晚期还有脑、肝、骨骼、锁骨上淋巴结及肾上腺转移癌的相应症状和体征。

3. 小细胞肺癌和低分化腺癌具有内分泌功能,可引起肥大性骨关节病（杵状指,膝关节肿痛）、库欣综合征、重症肌无力、男性乳房发育和难以矫正的稀释性低钠血症及系统性血管病。切除肺癌后一周内,大多数症状逐步开始好转。

（四）诊断

为了诊断肺癌,胸外科医生可选用的现代诊断方法有:

1. X线影像诊断　包括胸部X线平片、各种胸部CT的检查方法、支气管造影和肺动脉造影。由于胸部CT诊断率不断提高,后两种检查方法已极少被采用。怀疑有肺癌的病人,应首先作胸部X线的正、侧位胸片检查,如发现肺部结节或肿块影,应观察其位置、密度、边界、胸膜改变情况、有无中心液化等。继之,应考虑作胸部CT检查,它能比较准确地判断病变的部位、小的胸膜种植和少量积液、节段性肺不张、肺门及纵隔淋巴结肿大及肺内微小病灶。早期周围型肺癌常呈小斑片状影或1~2 cm的小结节影,边缘模糊有毛刺,密度较淡。经动态观察,发现此类肺癌结节可长达16年无明显变化。一旦片状影或小结节阴影增大或成分叶状,很快就有肺门和纵隔淋巴结肿

大,病程多已达中、晚期。中央型肺癌显示肺门有不规则的球形影,其外周可见阻塞性肺炎或肺不张阴影,可见肿瘤结节突入支气管腔内及肺内、纵隔淋巴结肿大。鳞癌、腺癌及大细胞肺癌的肿块影均有可能发现癌性空洞,壁厚、偏心、内壁不整、偶有液面。胸部CT能较清晰地发现胸腔或心包积液,侵犯胸壁或肋骨的指征。近年来,放大CT发现的小结节影,可发现肿瘤结节内有肺泡的空泡征,边缘呈分叶状,结节与胸膜粘连(鼠尾征)及与细小支气管相粘连等微小指征。超薄层胸部CT检查对<1 cm的微小结节的定性诊断有帮助。低放射量CT只需数秒钟就可将胸部扫描完成,操作简便,对诊断早期肺癌有价值;电子束CT(EBCT)是目前最先进的电子速成像系统,扫描速度快,只需50 ms,较常规CT快10倍;螺旋CT血管成像技术应用于肺癌的诊断,能更清晰地识别肿瘤的可切除性。胸部X线胸片及CT的阳性检出率可高达90%(Figure 6-44-5)。

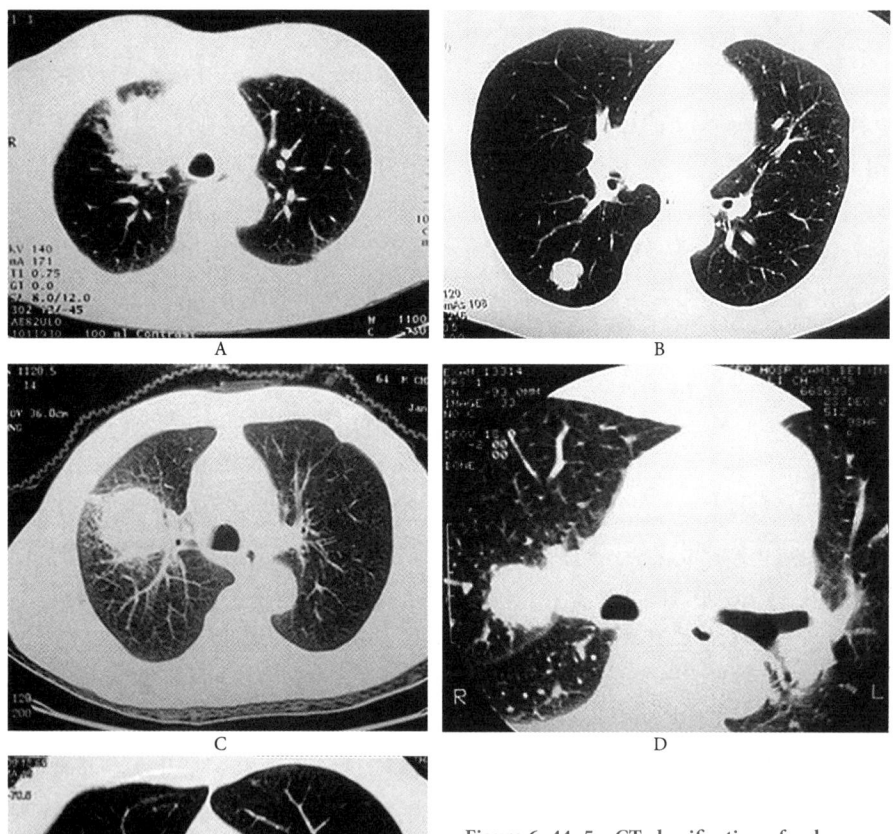

Figure 6-44-5　CT classification of pulmonary cancer
A. Pulmonary squamous cancer; B. Peripheral pulmonary adenocarcinoma; C. Large cell lung cancer; D. Small cell lung cancer; E. Alveolar cell lung cancer

2. 磁共振成像（MRI）　不需要造影剂,借助于流空现象,能更好地显示出大血管的解剖,分辨肿瘤与大血管的关系,以决定肿瘤能否被切除,并能发现肺门与纵隔内肿大的淋巴结和肿瘤侵犯胸壁软组织的严重程度,以便更好地进行临床分期。MRI 检查对小病灶（<5 cm）的诊断,不如薄层 CT,钙化灶也难以发现,且成像易受呼吸动作伪影的干扰。危重病人不宜作 MRI 检查,因为带金属的抢救和生命支持设备不能带进磁场,有心脏起搏器的病人也不宜作 MRI 检查。头颅 MRI 成像较 CT 检查能更准确判断肺癌脑转移。

3. 肺癌放射免疫显像（radioimmunoimaging RII）　是一种灵敏度高、无创的肺癌早期定性诊断的手段。混合抗体（ZE3+Sm1）的应用,优于一种单抗,对肺癌早期诊断的准确性达 90%,特异性 100%。近年来,在放射免疫现象基础上发展起来的放射免疫导向手术（radioimmunoguided surgery,RIGS）是核医学、免疫学与手术技巧的成功结合。将放射性核素标记的抗肿瘤单克隆抗体,注入拟作手术的肺癌病人体内,此抗体与肿瘤表面相关抗原结合,在肿瘤部位形成特异性的放射性聚焦,术中用手持式 γ 控测仪检测,判断肿瘤侵润范围及转移程度,以决定手术切除方案。

4. 骨显像或发射型计算机体层（ECT）　肺癌转移至骨骼时,骨的转移灶血流增加,新陈代谢旺盛。给病人注射入亲骨的 $^{99m}Tc-MDP$（二甲基二磷酸）,经 γ 骨扫描,可发现放射性核素在骨转移灶浓聚,在普通 X 线骨相片呈阳性之前的 3 个月,即可发现骨转移灶。

5. 正电子发射断层显像（positron emission tomography,PET）与 PET-CT　PET 是现代医学影像最先进的技术,它利用碳 -11（^{11}C）、氮 -13（^{13}N）、氧 -15（^{15}O）、氟 -18（^{18}F）等发射正电子的短寿命放射性核素,从体外无创、定量、动态地观察人体内的生理及生物变化,从分子水平观察标记药物在病人体内的活动,可以一次获得三维的全身图像,甚至在 CT 未发现形态学改变之前,早期诊断疾病并准确地评价其治疗结果。PET 可以发现早期原发性肺癌、转移癌灶,以指导临床分期及选择手术适应证和制定手术方案、切除范围;术后 PET 检查也可判断手术是否达到根治,定期复查可及早发现转移及复发病灶。PET-CT 是将 PET 和 CT 设备有机地结合在一起,使用同一个检查床和同一个图像处理工作站。PET-CT 检查更能准确地定性和定位。在肿瘤临床分期及疗效判断等方面,PET-CT 优于任何影像学检查方法（Figure 6-44-6）。

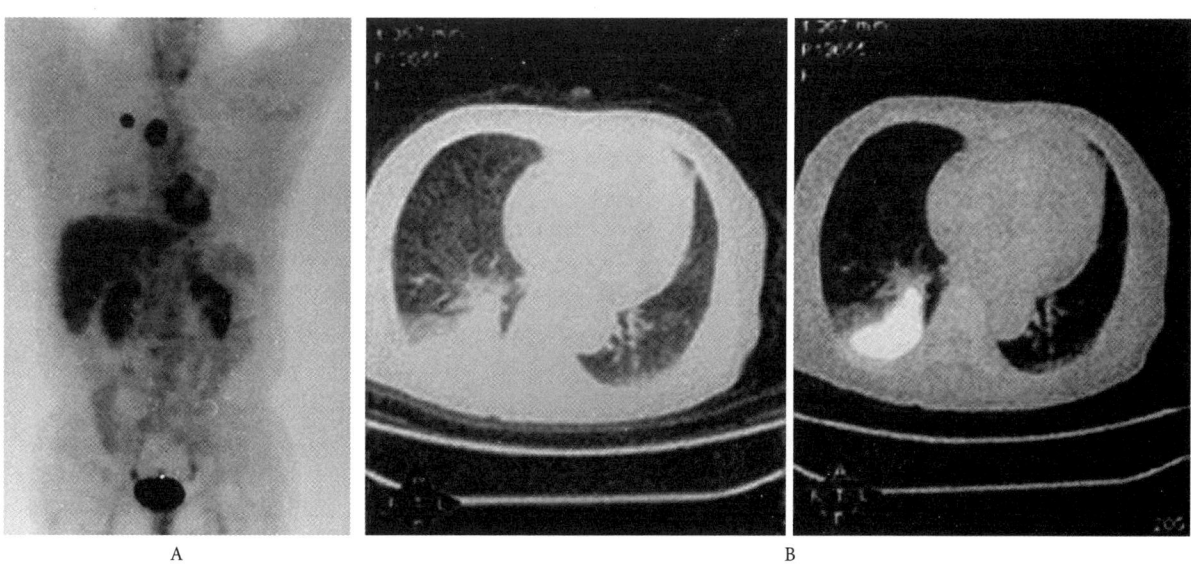

A   B

Figure 6-44-6　PET-CT: lung cancer
A. An FDG-PET study showed high uptake in right middle lobe of the lung. SUV 5.9; B. PET-CT scan: Pulmonary squamous cancer of the right lower lobe

6. 纤维支气管镜检查与超声支气管镜检查　纤维光导支气管镜是诊断肺癌的一种重要手段,它采用光学纤维的照相放大图像,视野清晰,分辨率高,可进入大部分段支气管、70% 以上的亚段支气管和近 40% 的次亚支气管进

行检查。纤维支气管镜外径小又可弯曲,病人易耐受,痛苦小。采用此类镜检可钳夹支气管黏膜的新生物作活检,其阳性率可达 80%~90%(Color figure 7)。为提高其阳性率,可采用血卟啉激光导入技术。血卟啉衍生物与癌细胞有

特殊亲和力,导入激光后,在癌变的支气管黏膜区可呈现荧光;对侵润型的支气管肺癌可刷检管壁病变的黏膜,转动毛刷使其与肿瘤组织的接触面增长,可提高刷检的阳性率;支气管镜检查未发现肿瘤组织,可用 10 mL 无菌生理盐水冲洗病变区支气管腔,回收液作细胞学检查。超声支气管镜即在气管镜前安装超声探头,可以在超声波图像上确认气管周围病灶的位置及血流状态,是一种安全性高、诊断率高、重复性强、创伤小的气管镜活检新技术。主要用于纵隔占位的活检、肺癌、食管癌的病理分期。

7. 经胸壁穿刺活检 在 CT 引导下,用细针穿刺肺部病灶,采取活检组织作病理学或细胞学检查,此方法适用于周围型、大于 1 cm 的肺部病灶,其阳性率可达 80%。并发症有气胸、血胸及癌细胞沿针道播散至胸腔或胸壁。穿刺获得病理报告,如需手术治疗,应尽快争取在 2~3 天内作开胸手术,术中用加入抗癌药物的双蒸馏水反复冲洗胸腔及穿刺针道。

8. 转移病灶作活检 已有颈部、腋下或头皮下及锁骨上肿块或结节的病人,应切除活检,以明确病理类型及转移情况,为选择化疗或放疗提供证据。

9. 纵隔镜检查 纵隔镜检查是一种内窥镜检查技术,1959 年 Carlens 设计了一种带光源的内镜专作纵隔检查并做活检。纵隔镜用于肺癌病人,以了解纵隔淋巴结有无转移,这一检查对肺癌的诊断、治疗和判断其预后较对其他器官恶性肿瘤更有价值。肺癌病人的远期生存率与纵隔淋巴结有无转移紧密相关,如同侧纵隔淋巴结已有转移,只有鳞癌病人才考虑手术,而对侧淋巴结也有转移者,只宜化疗或放疗,纵隔镜检阳性结果可使 26% 的肺癌病人避免作不必要的开胸探查术,它不但可以直接观察上纵隔的结构,还能检查上纵隔内和支气管、主支气管旁受累及的淋巴结,经活检做出组织学诊断,估计手术可切除性、决定放疗范围、并判断病人的预后。

10. 胸腔镜、开胸活检 周边型肺部病灶经各项检查均阴性而又不能排除肺癌时,不少大医院采用电视胸腔镜技术,甚至开胸活检,这是一种可靠的有创诊断方法。

11. 肿瘤标志物检测 近 10 年来,检测病人血清中的癌胚抗原(CEA)、糖类抗原 12-5(CA125)、细胞角质蛋白 19 片断(Cyfra 21-1),酶类标志物神经烯醇化酶(NSE)以及组织多肽抗原(TPA)。多项联合检测,可提高检测方法的敏感性和准确性,对肺癌的早期诊断、监测术后肺癌复发和判断预后有一定的临床意义。

诊断可疑的肺癌病人,要采用哪种检查方法,一般要根据病情和医生的技术水平及医院的设备而定。大多数

医生倾向于先做 X 线影像学诊断,确认形态学的表现后再争取病理学检查,从简单的找痰中的瘤细胞到各种有创检查。同时,要明确肺癌转移的情况及病理分期,以便选择合适的治疗方法和制定可行的治疗方案。

(五)鉴别诊断

肺癌的临床症状和影像形态与肺部某些疾病类似,也可与其共存,易延误诊断,应及时鉴别。

1. 肺炎 当肺癌组织堵塞支气管,并发远端阻塞性肺炎、肺不张,甚至发展成肺脓肿时,病人常伴高热、咳大量黄痰或咯血,易被误诊为肺炎。一般肺炎,经 2~4 周抗感染治疗后症状好转,肺部阴影吸收较快,而肺癌并发的肺炎,阴影吸收缓慢,炎症阴影缩小,但其中央部出现团块影,抗感染 1 个月也难以吸收。

2. 肺结核病 90 年代以来,肺结核病可累及任何肺叶,但仍以右肺上叶尖后段多见,大多数病人症状不典型,红细胞沉降率不快,肺癌也可源自肺尖后段的支气管或肺泡。

(1)肺结核球 孤立的肺结核球有时难以和周围型肺癌区别。肺癌多见于老年病人,病程相对短,影像学显示球形结节边缘不整,有小毛刺影,呈分叶状。有些慢性肺结核病人,可在结核瘢痕周边生长瘢痕癌。因此,当肺部团块状阴影长大,特别是呈分叶状,肺门阴影增大的老年病人,结核病症状不典型和实验室检查阴性时,应高度怀疑肺癌,除作痰细胞学、支气管镜检查外,应及早作 PET 检查,如 SUV 值大于 5,应按肺癌处理,不必等待 3 个月的诊断性化疗失败后才按肺癌处理。

(2)浸润型肺结核 有些周围型肺腺癌,特别是右上肺叶孤立型肺泡细胞癌,其早期肿瘤组织体积小,呈小片浸润毛玻片状或条索影,生长缓慢,常被误诊为浸润型肺结核病。

(3)肺门淋巴结结核 中央型肺癌的影像学形态与并发感染融合成团的肺门淋巴结结核类似,但肺癌常合并咯血,肿瘤组织易堵塞支气管引起肺不张。经支气管镜穿刺检查可鉴别。

(4)粟粒型肺结核 急性粟粒型肺结核病除全身中毒症状较肺癌严重外,其影像学的形态与弥漫型肺泡细胞癌无异,应及早作痰细胞学检查,弥漫型肺泡细胞癌病人的痰中较易找到癌细胞。粟粒型肺结核经 1 个月严格的治疗后,中毒症状多可逐渐缓解,肺内阴影开始吸收。

3. 肺部良性肿瘤 肺部良性肿瘤在年轻病人中常见,病程较长,一般无症状,影像学形态为圆形块影,边缘整,无毛刺影和胸膜皱缩,也不呈分叶状。病灶内可见钙

化影,钙化如位于圆块影中心,或以中心钙化为核心,形成同心圆(称公牛眼症)或如爆米花样,类似核桃内的结构,上述表现均为错构瘤的指征。

4. 纵隔恶性淋巴瘤 纵隔影增宽,呈分叶状,并发上腔静脉压迫综合征的恶性淋巴瘤,极难与中央型肺癌(纵隔型、肺上沟瘤)鉴别,恶性淋巴瘤病人常伴发热,血象以淋巴细胞增加为主,全身淋巴结肿大,可摘取肿大的淋巴结活检,或经前胸壁作前纵隔肿瘤穿刺活检。纵隔淋巴肉瘤对放疗较敏感,可试用小剂量放疗(5~7 Gy),如肿瘤影明显缩小,则可与肺癌鉴别。

（六）肺癌的分期

世界卫生组织按照肺癌原发病灶体积大小及外侵程度(T)、直接侵犯局部或全身远处淋巴结(N)及肺癌远处转移情况(M),判定病理分期以选择治疗方法和估计预后。目前,即使 PET 检查结果使病理分期更符合实际,但 T、N、M 分类必须有体检、影像学、支气管镜检查结果,并有手术标本的病理学资料。国际抗癌联盟 2009 年修订后的 TNM 分期方法(Table 6-44-1)及淋巴结分区方法(Figure 6-44-7,6-44-8,Table 6-44-2)和小细胞肺癌分期方法(Table 6-44-4)。

Table 6-44-1 Revised international system for staging lung cancer (2009)

T	Primary tumor
T_0	No primary tumor
T_1	Tumor≤3 cm, † surrounded by lung or visceral pleura, not more proximal than the lobar bronchus
T_{1a}	Tumor≤2 cm†
T_{1b}	Tumor < 2 but≤3 cm†
T_2	Tumor > 3 but≤7 cm† or tumor with any of the following‡: Invades visceral pleura, involves main bronchus ≥2 cm distal to the carina, atelectasis/obstructive pneumonia extending to hilum but not involving the entire lung
T_{2a}	Tumor > 3 but≤5 cm†
T_{2b}	Tumo > 5 but≤7 cm†
T_3	Tumor > 7 cm; or directly invading chest wall, diaphragm, phrenic nerve, mediastinal pleura, or parietal pericardium; or tumor in the main bronchus < 2 cm distal to the carina§; or atelectasis/obstructive pneumonitis of entire lung or separate tumor nodules in the same lobe
T_4	Tumor of any size with invasion of heart, great vessels, trachea, recurrent laryngeal nerve, esophagus, vertebral body, or carina or separate tumor nodules in a different ipsilateral lobe
N	Regional lymph nodes
N_0	No regional node metastasis

Continued

N_1	Metastasis in ipsilateral peribronchial and/or perihilar lymph nodes and intrapulmonary nodes, including involvement by direct extension
N_2	Metastasis in ipsilateral mediastinal and/or subcarinal lymph nodes
N_3	Metastasis in contralateral mediastinal, contralateral hilar, ipsilateral or contralateral scalene, or supraclavicular lymph nodes
M	Distant metastasis
M_0	No distant metastasis
M_{1a}	Separate tumor nodules in a contralateral lobe; or tumor with pleural nodules or malignant pleural dissemination
M_{1b}	Distant metastasis

Special situations

T_x, N_x, M_x	T, N, or M status not able to be assessed
T_{is}	Focus of in situ cancer
T_1	Superficial spreading tumor of any size but confined to the wall of the trachea or mainstem bronchus

†In the greatest dimension.

‡T_2 tumors with these features are classified as T_{2a} if≤5 cm.

§The uncommon superficial spreading tumor in central airways is classified as T_1.

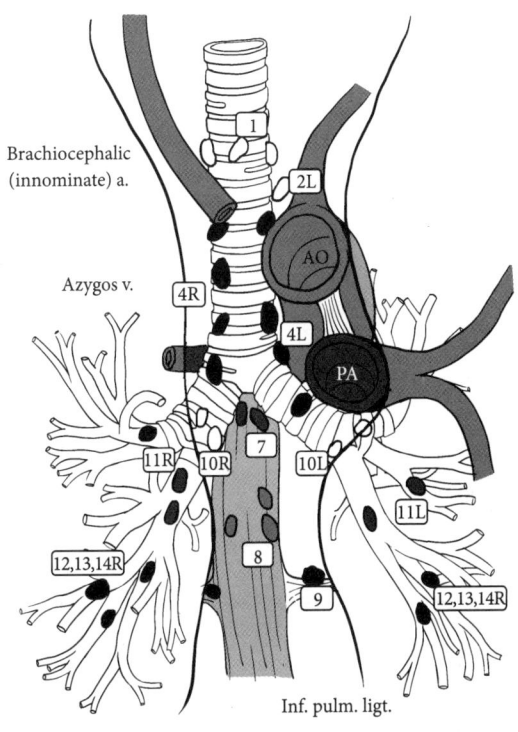

Figure 6-44-7 Regional nodal stations for lung cancer staging

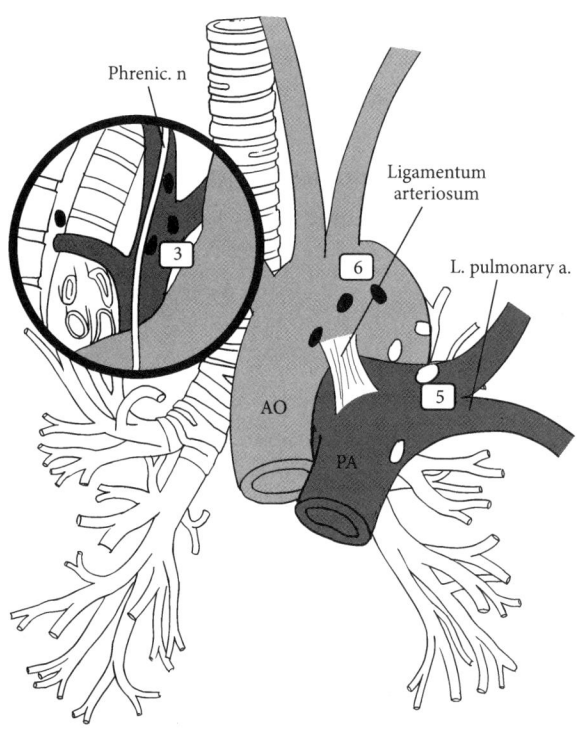

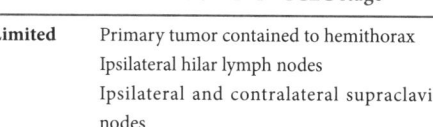

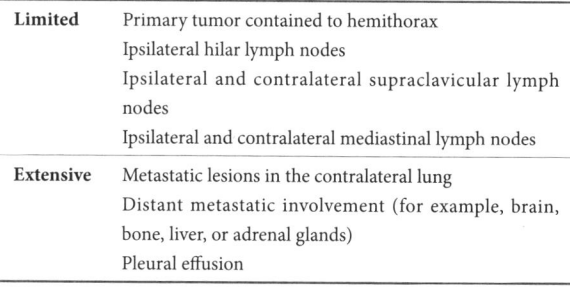

Figure 6–44–8　Regional nodal stations for lung cancer staging

Table 6–44–2　Regional nodal stations for lung cancer staging

Superior mediastinal nodes

- 1. Highest mediastinal
- 2. Upper paratracheal
- 3. Pre-vascular and retrotracheal
- 4. Lower paratracheal (including azygos nodes)

N_2=Single digit, ipsilateral

N_3=Single digit, contralateral or supraclavicular

Aortic Nodes

- 5. Subaortic (A-P window)
- 6. Para-aortic (ascending aorta or phrenic)

Inferior mediastinal nodes

- 7. Subcarinal
- 8. Paraesophageal (below carina)
- 9. Pulmonary ligament

N_1 nodes

- 10. Hilar
- 11. Interlobar
- 12. Lobar
- 13. Segmental
- 14. Subsegmental

Table 6–44–3　NSCLC stage

UICC	T	N	M
Stage I A	1a, b	0	0
Stage I B	2a	0	0
Stage II A	1a, b	1	0
	2a	1	0

Continued

UICC	T	N	M
	2b	0	0
Stage II B	2b	1	0
	3	0	0
Stage III A	3	1	0
	1~3	2	0
	4	0, 1	0
Stage III B	1~4	3	0
	4	2	0
Stage IV	Any T	Any N	1a, b

Table 6–44–4　SCLC stage

Limited	Primary tumor contained to hemithorax Ipsilateral hilar lymph nodes Ipsilateral and contralateral supraclavicular lymph nodes Ipsilateral and contralateral mediastinal lymph nodes
Extensive	Metastatic lesions in the contralateral lung Distant metastatic involvement (for example, brain, bone, liver, or adrenal glands) Pleural effusion

　　临床实践证明,即使经过详细的全面检查和分析,临床 TNM 分期与病理 TNM 分期之间的符合率也只达 50%~80%。很多临床定为早期的病人术后很快死亡,估计为诊断分期过早;而临床分期为Ⅲ、Ⅳ期的病人在术后 10 年内仍无肺癌局部复发或转移。所以,要特别慎重处理临床Ⅲ、Ⅳ期肿瘤病人,特别是一般情况尚好,胸腔积液有可能为炎性渗出而非恶性,心包积液也非癌性的病人,不要轻易放弃手术治疗。目前,PET 可以发现胸外转移灶或对侧纵隔、肺门及锁骨上淋巴结,使临床分期更为准确。将来,期望能在分子水平判定淋巴结转移灶,使病理分期更符合实际。

　　(七)肺癌的外科治疗

　　外科手术是肺癌的首选治疗方法。1933 年 Graham 首次作全肺切除治疗肺癌获得成功。1941 年张纪正在北京协和医院首次完成肺癌全肺切除。1952 年 Allison 报告首例右上肺癌作袖式切除,最大程度保留了健肺组织,使术后病人生活质量得到改善。

　　肺癌的现代外科治疗原则仍是争取及早择期手术,对中、晚期肺癌病人,可先行化疗或放疗,待肿瘤病灶缩小后再择期手术,或是先作手术,再化疗或放疗。对部分伴有合并症的晚期病人,例如肿瘤压迫引起呼吸道梗阻、阻塞性肺炎,肿瘤侵蚀引起出血,如身体一般情况允许,应争取择期手术,术后加化疗或放疗,其主要目的是为了减少合并症,提高晚期病人的生活质量,术后化疗和放疗可减少肿瘤局部复发,但不能延长术后生存期。

近10年来,由于外科技术的改进,医生积极开展了心包内处理肺静脉、心房部分切除、上腔静脉修补、旁路移植、心房部分切除、袖式肺切除支气管成形及隆突切除重建等高难度手术,并且由于对老年病人术后监控系统的完善,肺癌切除率提高到80%~94%,并发症发生率降至10%左右,手术死亡率也下降至3%以下,术后5年生存率达30%~42%(Box 6-44-1)。

<table>
<tr><td colspan="2">Box 6-44-1 肺切除术并发症</td></tr>
<tr><td>术中并发症</td><td>术后并发症</td></tr>
<tr><td>急性呼吸道梗阻
意外出血</td><td>心搏骤停　　　　肺不张
心律失常　　　　肺叶扭转
心血管意外　　　急性肺水肿
心包疝　　　　　单纯脓胸
血胸　　　　　　支气管胸膜瘘
气胸　　　　　　胸膜残腔</td></tr>
</table>

1. 肺癌手术适应证

(1) 临床分期为Ⅰ、Ⅱ及ⅢA的非小细胞肺癌。T级不大于3,肿瘤仅侵及膈、心包、胸膜、胸壁及接近隆突;淋巴结上限为N_2,仅同侧纵隔内有淋巴结转移;M_0,尚无远处转移。

(2) 小细胞肺癌只限于Ⅰ及Ⅱ期。如术中发现N_2病变,也可争取作完全性切除。

(3) 对尚未定性的小结节影,即使观察10年以上,如影像学诊断偏向于肺癌,也应积极手术探查,术中作冷冻切片定性后再决定手术方式。

(4) 对晚期病人,T_4、N_3,甚至有少量恶性胸液,中、大量心包积液的病人,为解除梗阻性肺炎、癌性高热和呼吸困难、低心排血量、低氧血症,也应考虑作姑息性切除,肺内孤立的转移性或复发性病灶应积极手术。

(5) 对肺癌合并孤立脑转移的病人,应先作脑转移灶手术,再考虑原发肺癌切除。

(6) 肺癌合并心律失常或冠心病的病人,可同期或分期作射频消融,安置临时心脏起搏器,作冠脉旁路移植或冠脉球囊扩张及安放支架,然后作肺癌切除。

(7) 肿瘤已侵犯上腔静脉,引起上腔静脉压迫综合征,为解放上腔静脉,争取切除肿瘤,有条件时作静脉旁路移植或部分切除肿瘤,缓解症状。

2. 手术禁忌证

(1) T_4肿瘤已侵犯心脏、大血管、气管、食管、隆突或有大量恶性胸液,N_3对侧已有淋巴结转移,锁骨上、腋下已有淋巴结转移。

(2) M_1肝、肾上腺及骨骼已有转移。

(3) 以下肺通气功能指标为手术禁忌证:①最大通气量 < 预计值的50%。②第一秒末用力呼气量 FEV1<1 L。③血气分析:PO_2<70 mmHg(9.3 kPa),PCO_2>43 mmHg(5.7 kPa)。当 FEV1>2.5 L 时才可考虑全肺切除,FEV1 在1~2.4 L 之间的病人,即使作肺叶切除也应慎重。

(4) 3个月内有心绞痛发作或心肌梗死史,心力衰竭及3个月内有脑血管意外均禁忌作肺癌切除术。

3. 肺癌切除手术方式

肺癌外科治疗的原则是:尽可能切净肿瘤组织及争取最大限度保存健肺组织,近10年来,特别注重保持病人术后的生存质量。

(1) 肺癌肺叶切除术是外科治疗肺癌的标准术式,占全部手术病人的70%~80%。由于外科手术的发展,袖式肺叶切除支气管成形术使10%~20%的病人避免作全肺切除。侵犯隆突的肿瘤,可作隆突切除成形合并肺切除术。T_3肿瘤已侵犯胸壁的病人,应将相应肺叶及受累胸壁整块切除。缺损的胸壁用 Maxlex 网等合成材料修复。

(2) 心肺功能低下的老年病人,或因对侧肺已作过肺切除的病人,如肺内病变为周围型腺癌或鳞癌,肿瘤不大于5 cm,为保证术后生存质量,可考虑作肺段切除或楔形肺切除。国内外均有报道,如疾病为Ⅰ期,其术后5年生存率可达30%,但局部复发率达20%。

(3) 全肺切除　如果肿瘤累及两个肺叶,侵犯中间支气管或主支气管,肺叶、双肺叶或袖式切除也不能达到根治目的时,如病情允许,可作全肺切除。

4. 淋巴结清扫　21世纪以来,学者提倡肺癌手术常规清扫同侧纵隔甚至对侧纵隔的淋巴结。近年学者发现周围型 T_1N_0 病人也有16%的病人可有纵隔淋巴结微转移。系统性纵隔淋巴结清扫术明显提高了病人术后生存期,但会增加创伤及并发症。

(八)肺癌的综合治疗原则

经过半世纪的实践,大多数医生已逐渐认识到:单一的治疗手段存在着不足。肺癌的综合治疗是联合手术、放疗、化疗和靶向治疗,并适当辅以免疫和中药治疗。综合治疗可明显提高肺癌缓解率和延长病人生存期。综合治疗分为局部治疗:如手术、放疗、支气管动脉介入治疗、射频消融治疗、放射粒子植入等。全身治疗:如化疗、靶向治疗、生物治疗、中药治疗、热疗等(Box 6-44-2,6-44-3)。

二、气管肿瘤

气管肿瘤(tumors of trachea)少见,有良性、低度恶性和恶性三种。气管良性肿瘤有平滑肌瘤、错构瘤、乳头瘤、神经纤维瘤、涎腺混合瘤和血管瘤;低度恶性的气管肿瘤有腺样囊性瘤,黏液类上皮癌及类癌,在我国最多见者为腺样囊性癌。恶性的气管肿瘤有鳞状上皮细胞癌、腺癌和分化不良型癌,常见者为鳞癌。神经纤维瘤和乳头瘤虽属良性,但切除后易复发。

(一) 病理

气管肿瘤多长自气管后壁膜状部或膜状部与软骨交界处的双后角,肿瘤向四周侵润,也可沿软骨间组织环周性侵润,累及喉返神经及食管,侵犯邻近的淋巴结。腺样囊性癌多呈息肉状向腔内生长,阻塞气管腔,但突入气管腔内的肿瘤,即使无黏膜完全覆盖,也不形成溃疡面。隆突部腺样囊性癌可向两侧主支气管生长。乳头瘤呈簇状生长,蒂细小,长自膜状部,肿瘤组织质脆易碎脱落,填塞支气管。多发乳头瘤切除后易复发。错构瘤、软骨瘤也有细蒂,肿瘤表面光滑、质硬、活检钳不易取到肿瘤组织,活检发现率较低。

(二) 临床表现和诊断

气管肿瘤属上呼吸道肿瘤,病变早期即有咳嗽,痰中带血丝,大多数病人对此并不介意,特别是长期吸烟者。气管肿瘤以阻塞气管为主,但只当气管腔被堵塞 1/3 时才开始出现症状,表现为通气障碍,常被误诊为哮喘,当肿瘤堵塞 1/2 管腔时,就会出现喘鸣,严重通气障碍和发绀等,有些病人伴阻塞性肺化脓性感染。

气管肿瘤病人常见症状为干咳,时有呛咳。喘鸣、哮喘、气短症状的严重程度与肿瘤大小有关,由于体位改变或因气管分泌物堵塞,可引起阵发性呼吸困难和发绀。气管恶性肿瘤可以引起声音嘶哑、吞咽困难等。

X 线胸部平片不易发现气管肿瘤,气管后前位及侧位体层相(包括喉至气管分支)可见气管肿瘤及其部位、肿瘤侵犯气管腔内和外侵范围及与周围脏器的关系。良性气管肿瘤的基底部有细蒂与气管壁相连,恶性肿瘤基底较宽,肿瘤边缘模糊。近 10 年,一般不作支气管碘油造影。胸部 CT 平扫可清晰显示肿瘤侵犯气管壁及外周的范围和累及邻近组织的情况,有些病人的肿瘤在气管腔内的部分很小,而大部分肿瘤在气管外(Figure 6-44-9, 6-44-10)。

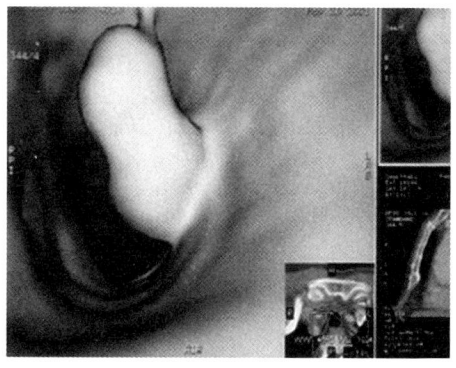

Figure 6-44-9　Virtual bronchoscope: tumor in the trachea

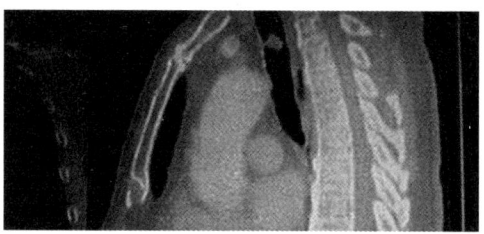

Figure 6-44-10　CT scan: cylindroma in the trachea

为做出病理诊断,可慎重考虑做支气管镜活检,但要做好充分准备,检查过程中要防止创伤,避免出血及肿瘤块脱落,窒息致死。如气管梗阻严重,病人难以接受支气管镜检查,则可先安放气管支架,待病情平稳后,再考虑做支气管镜检查或开胸,切除气管肿瘤并活检。

(三) 治疗

气管肿瘤以手术为主,根据病理类型考虑术后放疗或化疗。外科手术的主要目的是完全切除肿瘤(包括气管环形切除和气管对端吻合)或姑息性切除(刮除肿瘤),解除梗阻及消除通气障碍。近10年来，气管梗阻严重的晚期病人，多采用介入性治疗，安放合适的金属支架，以恢复通气功能。近5年来，国内医生也采用硬质支气管镜对气管肿瘤进行电凝切除或进行冷冻治疗，对缓解症状及改善生活质量有一定的疗效。气管肿瘤切除后进行同种异体气管移植或采用碳素人工气管(碳纤维和医用硅橡胶)替代切除的气管。

三、支气管腺瘤

支气管腺瘤(adenoma of bronchus)长自黏膜下腺体或腺导管细胞。长在较大支气管腔内的称支气管腺瘤，原发于小支气管而长在肺组织内者，称肺内腺瘤。腺瘤的形态结构虽似良性，生长缓慢，但约10%的腺瘤会侵犯相邻脏器，或沿淋巴结转移，甚至有远处转移，其临床特点表现为恶性，故临床上支气管腺瘤被认为是一种低度恶性的肿瘤。

（一）病理

支气管腺瘤有三种细胞类型：支气管类癌型腺瘤(carcinoid adenoma of bronchus)、支气管囊性腺样癌(cystic adenoid carcinoma of bronchus)和支气管黏液表皮样癌(muco-epidermoidal carcinoma of bronchus)，临床上以前两者多见。

支气管类癌型腺瘤多长自较小的支气管，部分长入肺组织内，但有完整包膜，原发于腺体的嗜银细胞内含有神经内分泌颗粒。有的肿瘤长入支气管腔内，带蒂、质软、血供丰富，为黏膜覆盖。

支气管囊性腺样癌也称圆柱型腺瘤(cylindroid adenoma 或 cylindroma)，长自主支气管及气管胸段，基底宽，瘤体突入气管或支气管腔内且外侵相邻组织，少数病人有局部淋巴结转移或远处转移。血供丰富，表面也为黏膜覆盖。

黏液表皮样癌长自支气管黏膜分泌腺，呈息肉状，肿瘤为完整的黏膜覆盖，基底宽，多有外侵。

（二）临床表现

发病年龄为20~40岁，男女之比约为1∶2。支气管腺瘤血供丰富，突破黏膜后溃破引起突发性大咯血。当瘤体长大突入支气管腔内引起阻塞，并发以呼气为主的呼吸困难及哮喘或并发阻塞性肺炎和肺不张。

（三）诊断

病人多有咳嗽、肺部炎症及咯血史，胸部平片显示肺炎、肺不张征象，气管体层、胸CT可发现气管或大的支气管内阴影。

纤维支气管镜检查是主要的确诊手段，多可发现血管丰富、黏膜完整、带蒂或带宽的瘤体，为防止大出血，应避免作活检。

（四）治疗

支气管腺瘤为低度恶性肿瘤，且易引起支气管阻塞及并发肺炎，故应尽早择期手术。位于气管下段或主支气管的腺瘤，可作肿瘤切除后气管或支气管成形对端吻合术；长自肺段以远的支气管腺瘤则作肺叶切除，肿瘤直径3 cm以上，引起阻塞的胸下段支气管圆柱瘤，为解除气道梗阻，也可作姑息性肿瘤刮除，术后放疗；不能接受全身麻醉及开胸手术的病人，只好考虑安放气管支架后再作放疗或药物治疗。

四、肺和支气管良性肿瘤

肺和支气管良性肿瘤较常见者有错构瘤，较少见者有血管瘤、软骨瘤、平滑肌瘤和纤维瘤。

错构瘤是由支气管的正常组织因胚基发育异常而错乱构成的良性肿瘤，主要的组织有软骨、平滑肌、脂肪及纤维组织，也有腺体，瘤体有完整包膜，不发生恶变，以往有人称为软骨腺瘤。错构瘤生长缓慢，多为单个肿瘤，位于脏层胸膜下，肺的边缘部，一般无症状，只在X线胸片检查时被发现，呈圆形或椭圆形，也有分叶状或多发性肿瘤，但边界清，密度不均，可有钙化影，呈核桃仁样。较大的错构瘤堵塞支气管可并发肺炎或肺不张，位于肺周边的错构瘤，尤以软组织为主要成分的瘤体难与周围型肺癌鉴别，故错构瘤应行手术治疗。小的错构瘤可切开表浅肺组织后挤出；较大的错构瘤作肺局部切除、肺段切除或肺叶切除术。

肺血管瘤比较少见，常有反复大咯血史，胸部X线显示肺部有边缘不整的阴影，咯血后可见肺内积血的大片阴影。应考虑作肺血管造影后，及早择期手术。为避免术后咯血复发，应选择肺叶切除。

五、肺部转移性肿瘤(pulmonary metastatic tumour of lung)

肺有体循环和肺循环血运，其血管结构复杂，形成一巨大的网状，全身各脏器的恶性肿瘤，特别发展到晚期，其癌细胞或癌栓均可通过血行转移扩散，停留在肺部继续生长；颈部和纵隔的恶性肿瘤也可通过淋巴逆行转移到肺；肺的原发恶性肿瘤还可通过血行和淋巴途径转移到同侧或对侧肺叶。常见的肺转移癌，多来自子宫绒毛膜上皮癌、结肠直肠癌和乳腺癌。通常肺转移癌为多发性病灶,但也有单个孤立结节的病灶(Figure 6-44-11,6-44-12)。

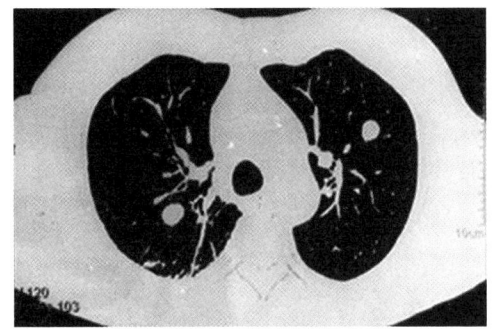

Figure 6-44-11　CT scan: metastatic tumor in both lungs

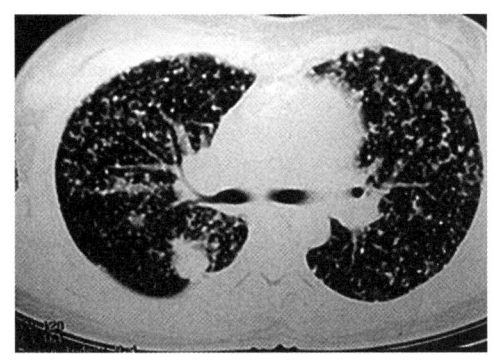

Figure 6-44-12　CT scan: diffuse metastatic tumor in both lungs

(一)临床表现

在病变早期一般无症状,只有随诊或查体时发现。当肺广泛转移时,病人出现咳嗽、咯血和气短症状,如有胸膜转移、上腔静脉梗阻、癌性淋巴管炎,可出现相应的症状及明显的呼吸困难。

(二)诊断

大部分肺转移癌病人有肺外肿瘤病史,但少数病人的肺部转移灶先于原发肿瘤被发现。X线影像学检查是主要的诊断手段,其形态学表现有:①单个结节影:多来自消化道、子宫或肾脏的恶性肿瘤及骨肉瘤和神经纤维肉瘤;②多发性结节:可来自任何脏器的癌肿,如结节大小不一,可能已有多次转移;③微小转移灶常是绒癌转移;④癌性空洞多见于来自上皮的恶性肿瘤,例如头颈部癌种或结肠癌;⑤合并气胸的转移癌多来自骨癌、滑膜肉瘤和下肢纤维肉瘤;⑥淋巴管型转移灶常显示肺内线型和结节网织状,一般来自乳腺癌、胃癌或胰腺癌;⑦腔内型转移癌可引起阻塞性肺炎,多由乳腺癌、直肠癌及肾癌转移;⑧棉絮状转移灶常来自绒癌。来自骨软骨肉瘤的肺转移癌可见钙化影。

痰细胞学检查对大部分血源性肺转移癌的阳性率均低,但对淋巴管型和支气管腔内型病灶的检出率可达50%。纤维支气管镜检查适用于多个较大的(大于2 cm)或多发性转移灶,特别是支气管腔内型病灶,其阳性率高达50%~60%。

胸部CT检查可准确发现转移病灶的数目及定位,PET检查进一步鉴别病灶的性质,还可作甲状腺放射性核素扫描、肝癌查AFP、绒癌查HCG等均有助于判断原发灶的定位及肺转移灶的性质。要区别肺部转移与原发灶,只有做病理检查才能确诊。

(三)治疗

肺部多发性转移癌是肿瘤晚期的表现。只好采用与原发癌相似的化、放疗方案进行治疗;对单个转移病灶的病人,如无开胸手术禁忌证,应争取尽早手术,尽可能保守切除,以免再转移到另一肺叶,失去再次手术机会。20世纪90年代末,学者主张对肺转移癌,不论是孤立或单侧多发,还是双侧肺转移癌均应争取手术治疗,作肿瘤结节摘取、楔形切除或肺段切除。只要临床判断可以切除,就不必考虑转移癌的倍增时间和无癌时间,手术治疗后5年生存率可达30%。

(李泽坚　胡　坚)

第 45 章

心血管影像新技术以及心脏支持系统

第一节 / 心血管影像新技术对心脏外科的指导作用

本节要点 (Key concepts)

● **Background**

In the field of cardiovascular disease, imaging techniques have been improved drastically in the past decade, which results in great improvement in diagnosis of cardiovascular disease and promotes the development of cardiac surgery.

● **Contents**

This chapter mainly discusses the common clinically used cardiovascular imaging techniques, such as echocardiography, magnet resonance imaging and multilayer spiral computed tomography.

● **Aim**

To understand the basic principles of cardiovascular imaging techniques and their indications, especially their advantages and disadvantages in the diagnosis and treatment of cardiovascular diseases.

在心血管领域,心血管影像学近年来得到了迅猛发展,新技术不断涌现。除典型的二维超声心动图外,三维以及血管内超声也应用到了临床。心血管造影发展到目前的平板式数字减影,使心血管病的诊断水平发生了巨大变化,有力地促进了心脏外科的发展。本节中将主要讨论临床上常用的几种心血管影像技术基本方法以及在临床上的应用。

一、超声心动图

超声心动图是利用一定范围频率的超声波在机体不同组织界面发生不同程度反射,接收回波并经后处理形成可视图像的一种诊断技术,发展至今已有 50 余年,其检查无创、应用简便、动态实时、可直观观察,能全面检查心脏的大小、结构、功能、血流动力学,至今已发展成为可全面检查心脏结构、功能、血流动力学等系列性的诊断技术。可用于检查多种心脏病,更全面地反映心脏的各种异常。

(一)常规超声心动图显示技术和分类

1. M 型超声心动图(ME)和二维超声心动图(2DE)
ME 显示一束超声波束扫描部位心脏结构随时间变化的动态变化曲线图,可以清晰显示局部组织结构细微快速的

活动变化、准确分析、测定局部组织活动幅度、速率等数据资料。在现代心血管疾病诊断中已不被单独使用,需与其他技术相结合。

2DE 是在 M 型超声心动图基础上发展起来的,能直观显示心脏结构的断面显像,可以判断心腔的大小连接关系,大动脉的排列关系,观察心脏间隔是否完整等。对瓣膜病、冠心病、心肌病、心脏肿瘤及各种先天性心脏病均有较高的确诊率,是心脏超声的核心检查手段(Color figure 8)。

2. 多普勒超声心动图 利用多普勒频移原理测量计算心内血流及组织的运动速度和方向。临床常用的分为彩色多普勒血流图、脉冲多普勒、连续多普勒技术。常结合二维超声心动图进行观察应用,可以观察血流信号在心腔和大动脉内的分布,定点、定量计算和分析心腔内及各瓣口血流方向和速度,可以直观显示瓣膜狭窄或反流,先天性心脏病异常血流或分流的方向和性质,因而是目前无创血流动力学检查的最佳方法。

3. 对比超声心动图(contrast echo) 又称为超声声学造影,一般分为右心声学造影、左心和心肌声学造影等类型。右心声学造影为静脉注射声学造影剂(常用的有

383 第 45 章 心血管影像新技术以及心脏支持系统

CO_2、声振微气泡等),在右心出现高回声的造影剂微气泡,这种微气泡通常在肺循环中被完全清除,因而不出现在左心系统,若在左心系统出现则提示存在右向左分流,因而用于诊断右向左分流疾病时具有很高的准确率。左心造影剂目前常用氟碳气体与白蛋白制成的微气泡混悬液,其微气泡直径比红细胞更小,可通过肺循环进入左心系统及冠脉循环,可用于观察心肌冠脉灌注显像,开展对心肌结构、心肌血流灌注、冠脉血流储备和心肌功能等方面的检查研究。

4. 超声组织特征(ultrasonic tissue characterization)检查 是一种无创性评价组织声学物理特征的技术。常用超声背向散射积分分析法评估组织特征。临床主要应用于诊断心肌病变。

5. 负荷超声心动图 有运动负荷试验、药物负荷试验及其他负荷试验等方法。通过不同方法的负荷试验,增加心肌耗氧,检测冠状动脉血流量状况,判断冠脉血流灌注的储备能力等,为临床提供一种评价心肌灌注及左心室功能的无创方法。

(二) 其他超声心动图技术和方法

1. 经食管超声心动图(transesophageal echocardiography, TEE) 由于操作简便,更接近心脏解剖结构,使图像更清晰以及不影响外科手术操作等优点,可用于全程监测心脏手术,纠正和补充术前诊断,评价心功能及即刻的手术效果,避免二次开胸。如在先心病手术中,可及时发现残余分流、残留流出道梗阻等;在瓣膜外科手术中,可良好地监测瓣膜的反流等,尤其对瓣膜成形术有重要的指导意义;在冠心病手术中,可检测术前术后左心室功能变化、室壁和室间隔运动状况等。

2. 血管内超声(intravascular ultrasound, IVUS)和心腔内超声(intracardiac ultrasound, ICUS) 是将微型超声换能器置于心导管的头端,随导管插入心腔、血管内进行探测。多用于诊断冠状动脉病变,可检测出血管壁均匀性增厚导致的中心性狭窄。与血管造影相比较,具有显示血管壁全层、明确血管是否有偏心性病变、显示夹层和破口等优点。

3. 三维超声心动图(three-dimensional echocardiography, 3-DE) 首先在多切面上采集二维超声图像,经数据化处理后存入工作站,然后用相应的处理软件(Echo Scan 软件或 Echo View 软件)通过计算机系统对所采集的二维超声图像进行数据转换,可对心动周期中同一时相各方位的二维图像进行多项处理,建立具有时空信息的三维数据集。然后在此基础上,应用三维超声图像处理系统的任意

剖切功能,可同时动态展示多个不同方位和层次的模拟二维切面图并进行三维重建。重建后的三维图像可在同一角度观察多个病变,也可从不同角度观察同一病变(Color figure 9)。三维超声经历了从静态到动态,再由动态到实时的发展过程。随着计算机技术的飞速发展,实时三维技术的成像时间将进一步缩短,成像清晰度进一步增强。

4. 心血管介入性超声 依据已有的无创检查技术已能明确诊断大多数心脏疾病以及对病变的程度进行评估。介入性超声不仅是对现有无创性超声的重要补充,并且显著地增加病人非手术治疗以及治愈的机会。目前主要临床应用包括:超声心动图引导心肌活检;超声心动图引导房间隔切开术;超声心动图引导心内分流封堵术;超声心动图引导二尖瓣和肺动脉瓣球囊扩张术(PBMV,PBPV)。

二、螺旋 CT

螺旋 CT 是近年来发展较快的心血管影像新技术。与普通 CT 相比,螺旋 CT 的球管能连续旋转扫描,大大缩短了检查时间,图像数据连续性好,可进行各种三维重建。目前球管旋转一圈可获得 64 层图像的新一代多层螺旋 CT 已应用于临床,具有扫描速度快,带有心电门控,图像分辨率高等特点。

(一) 多层螺旋 CT 的基本技术

多层螺旋 CT 的基本构件与早期 CT 相类似,包括机架、高压发生器、X 线球管、探测器、计算机系统、图像显示及储存系统。所不同的是多层螺旋 CT 采用了滑环技术,使球管能连续旋转扫描。此外,多层螺旋 CT 还采用了大容量 X 线球管、高速计算机系统、高清晰图像显示器以及大容量储存系统。多层螺旋 CT 检查需要静脉注射造影剂,目前所使用的造影剂主要是经肾脏排泄的水溶性离子型或非离子型含碘造影剂。注射造影剂后进行扫描,所得图像通过工作站进行分析,可进行多种三维重建。

(二) 多层螺旋 CT 的临床应用

多层螺旋 CT 目前在临床上主要用于对冠状动脉钙化的检测,可正确区分斑块形态和成分,特别是对易碎斑块的早期检出,以及对冠状动脉重建术后的跟踪随访,可成功地显示旁路移植血管的通畅与否,发现旁路移植血管的狭窄、钙化,还能对狭窄的程度和吻合口进行评估,尤其诊断桥血管的开通、完全闭塞和重度狭窄的准确性高(Color figure 10),在大血管疾患和肺动脉栓塞的诊断等方面具有重要的价值。螺旋 CT 可以更有效地评价动脉瘤、血管畸形、肿瘤侵犯等。对动脉瘤和主动脉夹层的部位、大小和范围及主动脉夹层的真假腔、内膜片、腔内血栓、分

支血管的受累情况均可以较好地显示。

三、磁共振成像

磁共振成像（magnetic resonance imaging，MRI）是现代医学影像学重要组成部分之一。具有无创伤、无射线和软组织对比分辨率高等特点。同时还可以进行多方位成像，已广泛应用于心血管疾病的形态和功能诊断。发明者 Lauterbur 等因此而获得 2003 年诺贝尔生理学或医学奖。

（一）磁共振成像基本技术

MRI 是利用原子核在磁场内共振所产生的信号成像。心脏 MRI 通常需要使用心电门控技术以减少心脏搏动所产生的伪影。MRI 对身体不同部位的检查需要不同的扫描序列。在心血管病变的检查方面主要有三种扫描序列：自旋回波 TIW 序列、梯度回波电影序列和造影增强血管成像序列。自旋回波 TIW 序列是显示心脏解剖结构最为清晰的扫描序列。梯度回波电影序列可作动态电影回放，清晰显示异常的血流方向，同时也可显示心脏结构以及对心脏功能的测定。造影增强血管成像序列不需要心电门控，但需要使用对比剂，是显示心脏大血管的最佳扫描序列。无论哪种扫描序列，均进行多角度扫描，扫描后的图像可进行三维重建。

（二）磁共振成像临床应用

MRI 在先天性心脏病、大血管病变以及冠心病和瓣膜病等方面均广泛地应用。在诊断复杂性心脏畸形方面

可作为心血管造影的补充。对大血管病变如动脉瘤或夹层等均能明确病变范围、瘤壁的厚度以及破口的定位等。近年来，MRI 在心脏整体和局部功能评价、心肌灌注以及血流测定方面也有很大进展。可作为心脏外科术后，如冠状动脉旁路移植、先天性心脏病矫正等疗效的评价。

四、平板式数字减影血管造影

数字减影血管造影（digital substraction angiograhy，DSA）一直被认为是许多心血管疾病的诊断金标准。而平板式数字减影血管造影则是目前最新发展的心血管造影技术。主要是采用大量数字探测器的平板替代原来的影像增强器。通过直接数字化成像，废弃了使用摄像机和模数转换器等中间环节，使图形更为清晰。

（一）平板式数字减影基本技术

根据所需要检查的部位选择不同的投照角度。除常规的正位、侧位和斜位外，目前较多地采用轴位成角投照技术。DSA 具有强大的影像和电生理数据的收集功能，在对各解剖部位的图像信息进行减影处理后，能清晰显示心脏内部的解剖形态。此外还可以进行多项心脏功能的测定。

（二）平板式数字减影心血管造影临床应用

临床上主要用于复杂性先天性心脏病和大血管病变的诊断。对后天性心脏病如瓣膜病和冠心病也有较高的诊断价值。

第二节 / 心脏手术的支持系统

本节要点 (Key concepts)

● **Background**

The rapid progress in cardiovascular surgery is closely related to the continuous development of relevant cardiac support systems.

● **Contents**

This section discusses cardiovascular anesthesia, cardiopulmonary bypass, extracorporeal membrane oxygenation (ECMO), intraoperative ultrafiltration, and various mechanical circulatory support (MCS) devices used clinically.

● **Aim**

To understand the monitoring during cardiovascular surgery and the concept of myocardial preservation. Familiar with the mechanisms and methods of clinically used MCS devices.

心脏外科的快速发展与和其相关的支持系统的不断发展有着紧密联系。这包括麻醉理念如"快通道麻醉"和"超快通道"概念的提出，体外循环材料、辅助方式和术中超滤概念的更新以及临床各种心脏辅助装置

（MCS）应用技术的迅速发展。尤其是近年来体外膜式氧合技术（ECMO）的广泛应用，有力地促进了心脏外科的发展。

一、心血管麻醉

大多数心脏外科手术需要在气管插管全身麻醉和体外循环辅助下进行，各种心脏手术基于其不同的病理生理变化而麻醉原则有所不同。总的原则应包括：术前对病情做好充分的评估；根据不同的病变类型选择合适的麻醉，最低限度降低麻醉风险；做好围术期的各项监测，认真观察病情变化，及时发现和处理可能出现的各种由麻醉和手术造成的异常变化。本节将概述心脏手术的麻醉前用药、麻醉药选择及不同手术的麻醉处理原则。

（一）术前评估

对心血管择期手术的病人，术前应基本明确临床诊断和手术方案。术前评估应包括一般性问题，如病人年龄、性别、病变的复杂程度等。同时包括一些特殊的心脏疾病的评估，如心绞痛的类型和频率、心肌梗死的面积和部位以及发病时间、心律失常的类型和心脏功能的等级等。除重点评估心血管系统外，还要重视评估肺、肾、肝、神经、内分泌和血液系统功能以及与心脏病有关的情况如高血压、糖尿病和吸烟等。

（二）术前用药

麻醉前用药应能使病人处于镇静、无焦虑状态但又能被唤醒并保持血流动力学平稳。小儿非发绀性先天性心脏病可耐受较大剂量的镇静药。心肺功能差、心肌梗死病人对术前麻醉用药耐受性差。心脏手术的术前用药主要包括两部分，一是常规的具有镇静、镇痛特性的阿片类药物联合应用，如心脏手术通常联合给予具有镇痛特征的吗啡（0.1~0.2 mg/kg）和具有镇静和遗忘特征的东莨菪碱（0.006 mg/kg）或苯二氮䓬类药物（地西泮 0.05~0.1 mg/kg 或劳拉西泮 0.04 mg/kg）。二是心脏特殊药物的应用，如除血管紧张素转化酶抑制剂类的药物外，其他术前服用的心血管药物包括抗心律失常药、β 受体或钙通道阻滞剂和硝酸酯类药物等均应持续用至术日。

（三）麻醉监测

麻醉监测是心血管手术中的一个重要环节。主要包括循环功能、呼吸功能、以及其他基本监测方法。

1. 循环功能监测

（1）心电图（ECG）　连续监测心电图可持续显示术中心率、心电活动、及时发现和诊断心律失常和心肌缺血。但应注意有心电信号并不保证有心肌收缩或血液流动。

常用的监测系统有三电极系统（左上肢，左下肢和右上肢）和五电极系统（四个肢体电极和一个心前区电极）。强调同时监测心前区 V_5 导联和肢体 II 或 III 导联以全面评价心肌缺血。II 导联可更清晰地监测心律失常和发现下壁心肌缺血，V_5 导联可发现左心室前壁心肌缺血。

（2）动脉血压　是反应心脏后负荷、心肌氧耗以及外周循环的指标之一。心脏手术中，动脉血压的变化与手术操作、血容量变化、麻醉药的应用等因素有关。目前在心脏手术中监测血压的方法是有创监测，通常从桡动脉或股动脉穿刺置管，选择原则是方便、搏动性最强或位置最固定的部位和避开优势手。对于某些特殊疾病，如主动脉缩窄或胸主动脉瘤手术，常需要选择上下肢测压，以了解重要器官的供血。

（3）中心静脉压/肺动脉导管　中心静脉压（central venous pressure，CVP，6~12 cmH_2O）是体外循环手术必备的监测指标。主要影响因素包括循环血容量、静脉血管张力和右心功能。主要临床意义在于通过监测容量负荷和右心功能，指导液体输入量和速度。输入血管活性药物必须经中心静脉通路，在没有左心室功能受损的情况下还可作为左心充盈的可靠指标。颈内静脉和锁骨下静脉是最常用的放置中心静脉导管的途径。肺动脉导管（通常为 Swan-Ganz 漂浮导管）可监测肺动脉压、肺毛细血管楔压（pulmonary capillary wedge pressure，PCWP，8~12 mmHg）、心排血量（cardiac output，CO）或心指数（cardiac index，CI）等，评价左心前负荷和左心功能以及右心功能。

（4）心排血量监测（CO）　是每搏量与心率的乘积。反映整个心脏的泵功能和循环系统的功能状态。目前临床上常用的监测方法有：连续心排血量监测装置（continuous cardiac output，CCO），其原理是通过肺动脉导管在右心房连续向血液内发放脉冲能量，而在末端的温度感受器记录血温的变化，从而得到温度稀释曲线，再通过 Steward-Hamilton 方程换算，可连续测定 CO；超声多普勒法是通过超声波的多普勒效应，对主动脉血流速度进行监测，同时测定主动脉的横断面积，从而计算出 CO。CO = 平均血流速度 × 横断面积。

2. 呼吸功能监测　主要项目有脉搏氧饱和度和呼气末二氧化碳的监测。

（1）脉搏氧饱和度（SpO_2）　目前的方法是根据血红蛋白的光吸收特性，通过饱和度仪无创连续监测 SpO_2，正常为 90%~100%。从病人被推入手术室起即应全程监测 SpO_2 以防低氧血症的发生以及预防和及时发现麻醉失误或机械故障等。

(2) 呼气末二氧化碳($P_{ET}CO_2$) 目前也是一种无创连续性方法。其临床意义在于监测和调节通气量、监测麻醉或呼吸机故障以及辅助判断低血压、低血容量等。

3. 其他方面监测 常用的包括术中温度监测和术中超声心动图的监测等。

(1) 温度 心脏手术一般需同时监测鼻咽和直肠或膀胱温度。鼻咽温可间接反映脑温,对降温反应迅速。直肠是测定中心温度的常用部位,温度探头应放置在肛门内5 cm以上。

(2) 经食管超声心动图(transesophageal echocardiography, TEE) 通过实时监测新的室壁运动异常可发现心肌缺血,评价左、右心室功能,指导麻醉处理和治疗。手术中监测和评价瓣膜修补、替换和成形以及缺损修补、畸形矫治的手术效果。直接评估左心容量从而更好地指导输液和选择血管活性药。

4. 术中麻醉药的选择 术中麻醉管理的主要目标包括:保证呼吸道的安全性,尽可能维持合理的通气和氧合;维持深度合适的镇痛和肌松,抑制术中刺激对内分泌和自主神经的反应;保持心血管代偿机制和维持合适的心排血量和心肌功能;对血压变化和术中出血做出迅速反应。

根据手术应激的强度调节麻醉深度是比较理想的方法,气管插管、切皮、劈胸骨、心包切开和主动脉操作期间刺激较强,而气管插管后的消毒铺巾、低温体外循环期间需麻醉药浓度较低。

(1) 阿片类药 常用剂量的阿片类药物没有负性肌力作用,因此在心脏手术中广泛应用。单纯芬太尼或舒芬太尼麻醉能提供稳定的血流动力学状态,但临床上常需辅以苯二氮䓬类、巴比妥类和丙泊酚等静脉麻醉药和(或)强效吸入麻醉药提供遗忘作用。阿芬太尼具有比芬太尼和舒芬太尼更短的消除半衰期,适用于快通道麻醉。瑞芬太尼是一种超短效阿片类药,其药效强度是阿芬太尼的30倍并通过非特异性酯酶在数分钟内水解,消除不受肝、肾疾病影响,是最理想的静脉麻醉药。

(2) 吸入麻醉药 现代强效吸入麻醉药恩氟烷、异氟烷、七氟烷和地氟烷均可安全用于心脏手术麻醉。最新的研究证实吸入麻醉药,如异氟烷和七氟烷有显著的药物预处理作用,可对缺血心肌起到保护作用。

(3) 神经肌肉阻滞剂 心脏外科手术对肌松的要求并不高,但肌肉松弛有利于进行气管插管、防止寒战、减弱除颤期间的骨骼肌收缩还可预防和治疗阿片药物导致的躯干强直。临床常用的肌松药包括泮库溴铵、维库溴铵和哌库溴铵,轻度拟交感作用可防止阿片类药引起的心动过缓。

二、体外循环

体外循环(extracorporeal circulation, cardiopulmonary bypass, CPB)技术发展至今已有50多年的历史。世界上首例成功的体外循环下心脏直视手术在1953年5月由Gibbon完成,他为一例18岁的女孩实施房间隔缺损直视修补术。我国体外循环下心脏直视手术的开拓者是苏鸿熙教授,他于1958年6月用自己组装的鼓泡式氧合器为一例6岁的室间隔缺损患儿进行了成功修补,开创了我国体外循环下心内直视手术的新时代。

(一)体外循环基本原理和组件

体外循环技术的基本方法是将静脉血引到人工心肺机(artificial heart-lung machine)内进行气体交换,再通过血泵输回动脉进行循环,暂时代替心脏和肺的工作(Figure 6-45-1)。它主要由以下几方面构成:

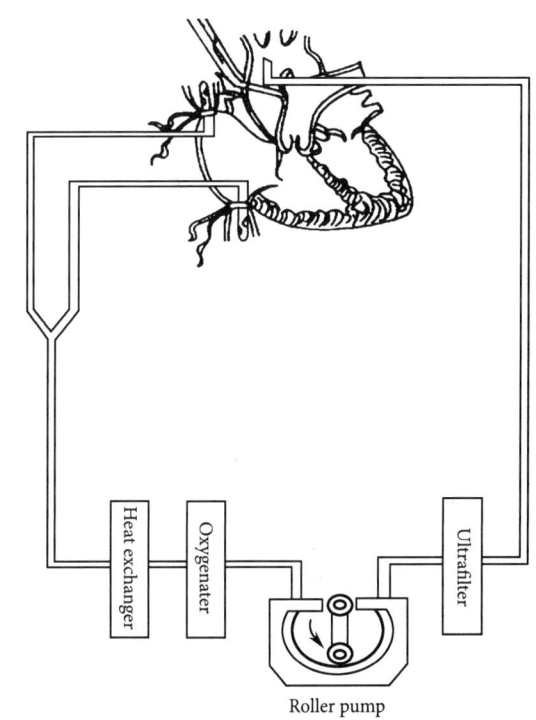

Figure 6-45-1 Sketch map of cardiopulmonary bypass

1. 血泵 即体外循环期间充当心脏射血功能的机械装置,分为滚压泵、离心泵、心室泵三大类。其基本原理是通过电动或气动依靠单向活瓣产生持续单向血流,从而形成有效的血液循环,代替心脏做功。

2. 氧合器 心脏直视手术中体外循环任务之一就是将静脉血氧合成动脉血。这一过程是靠氧合器(人工肺)来完成。目前使用的氧合器主要是鼓泡式和膜式氧合器。

3. 滤器 根据滤除物质的大小可分为一般性滤器、

微栓滤器。一般性滤器滤除栓子的大小在 70~260 μm，在机制上以渗透式为主。微栓滤器滤除栓子的大小在 20~40 μm 之间，以滤网式为主。

4. 管道与插管　包括动脉插管、静脉插管、心内吸引管、心外吸引管、泵管及不同型号的连接管。

（二）体外循环方法及其适用范围

建立体外循环前，首先将人工心肺机以及附属管道等预充液体。预充液体种类很多，如 5% 葡萄糖液、相对分子质量低于 3 万的右旋糖酐、电解质平衡液、血浆或代血浆以及库血等。理想的血液稀释后血细胞比容成人不低于 15%，儿童不低于 20%。静脉注射肝素（3 mg/kg），监测活化部分凝血酶时间，使其延长到 480 s 以上。经主动脉插供血管，右心房或上、下腔静脉插静脉引流管，连接人工心肺机建立全身体外循环。根据临床需要，体外循环方法有如下几种形式：

1. 完全体外循环　病人心肺停止工作，循环和呼吸完全由人工心肺机维持。主要方法有：①常温体外循环：体外循环中病人体温接近正常。②中度低温体外循环：体外循环中鼻咽温维持在 26~28℃左右。③深低温低流量体外循环：鼻咽温 20~25℃，流量可降至全流量的 1/2。④深低温停循环：鼻咽温 15℃，停循环不超过 60 min，可减少神经系统并发症。

2. 部分体外循环　保持病人的心搏，循环和呼吸部分由人工心肺机维持。可用于动脉导管未闭、主动脉瘤手术等，也可用于各种与心搏并行的右心室辅助支持系统。

（三）体外循环的病理生理特点

体外循环人工材料引起的机体反应和机械辅助循环对全身各个脏器的影响是体外循环病理生理的根本所在。

体外循环系统对血中红细胞的影响主要是破坏了细胞完整性，产生溶血。体外循环激活白细胞，释放白细胞趋化物质或因补体的激活使白细胞附于血管壁边缘，尤其在微循环中更为明显。血小板减少、血小板功能异常是众所周知的体外循环并发症。同时异物表面使血浆成分受到极大改变，其中包括凝血瀑布系统、血液接触系统、补体系统及纤溶系统均发生了剧烈变化。

体外循环期间的温度、灌注压力、灌注流量、血液二氧化碳张力、血液稀释等均对脑氧供需平衡产生影响。体外循环相关炎症反应可导致肺血管和肺实质的病理改变，影响术后肺的呼吸功能。同样，体外循环过程中肾功能随着非生理性循环方式的发生，表现滤过、重吸收及分泌功能的异常。术中溶血使得游离血红蛋白出现并滞留于肾小管，严重者导致肾功能不全。另外，体外循环对消化系统尤其是内脏黏膜的影响也越来越受到人们的关注，术后应激性溃疡的发生、肝功能改变、胰腺分泌功能受影响均是体外循环的不利方面。

（四）体外循环技术的进展

1. 闭式体外循环　是采用特殊的动、静脉插管通过经皮血管建立体外循环系统。基本原理与常规体外循环相似。在具体操作上需要特殊材料。通过主动脉血流阻断管的气囊在升主动脉内膨胀而阻断冠状动脉血流。气囊内用 10%~30% 造影剂和生理盐水填充，气囊内压力一般为 250~350 mmHg（33.3~46.6 kPa）。静脉引流开始时采用重力引流，在血流稳定后可采用辅助静脉引流方式，如离心泵或真空负压吸引。术中心肌保护主要采用停搏液主动脉顺行灌注或经冠状静脉窦逆行灌注。

目前主要适应证是微创心脏手术。

2. 体外膜式氧合技术（extracorporeal membrane oxygenation，ECMO）　是目前临床上发展较为迅速的心肺辅助方法。

（1）ECMO 的基本原理和方法　一般情况下 ECMO 是指在静脉和动脉系统分别插管，通过体外膜式氧合器进行血液氧合对心肺进行辅助，通过流量控制达到全部或部分心肺辅助。基本设施与体外循环相似，包括氧合器（膜式氧合器）、血泵（通常是使用离心泵）、插管和相应的管道。ECMO 使用的插管方式包括心外和心内两种。心外插管一般是选择右颈内静脉和颈总动脉，大年龄儿童和成人则可选择股动静脉（Figure 6-45-2）。心内插管通常是选择主动脉和右心耳。ECMO 最常用的辅助膜式是静脉－动脉转流模式（veno-arterial bypass，V-A ECMO）。而静脉－静脉转流模式（veno-venous bypass，V-V ECMO）主要应用于呼吸功能不全病人。

（2）ECMO 的临床应用　ECMO 辅助的目的主要是

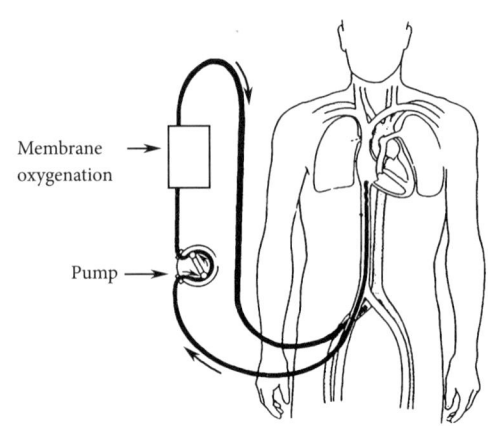

Figure 6-45-2　Diagram of ECMO

暂时进行循环呼吸支持,等待心肺功能恢复。临床应用的主要适应证包括:急性呼吸窘迫综合征(acute respiratory distress syndrome,ARDS)、术前有严重低氧伴呼吸或循环功能衰竭的辅助、等待心脏移植的病人、心脏手术后不能脱离心肺机或术后心肺功能不全需要辅助支持等。

3. 超滤 心脏直视手术,尤其是婴幼儿的体外循环手术,往往需要较大量低胶体渗透压的液体进行血液稀释以及长时间的体外循环可导致术后组织水肿等,因此需要超滤。随着临床应用的不断深入,已由早期的常规超滤(common ultrafiltration,CUF)发展到目前的改良超滤(modified ultrafiltration,MUF)和平衡超滤(balanced ultrafiltration,BUF)。

临床上应用超滤的主要目的在于:去除体内过多的水分,改善肾功能,提高胶体渗透压;浓缩血液,保护血管内各种凝血因子和血小板;去除体外循环中产生的炎症因子,改善机体免疫功能和重要脏器的功能。

(五)心肌保护

体外循环心内直视手术中心肌保护有多方面的涵义,一般是指心脏围术期的处理。术前心脏保护工作主要为改善心功能,增加心脏能量贮备;术中主要是降低心脏氧耗,减轻或预防心脏缺血再灌注损伤;术后保证冠状动脉血供,控制心脏前后负荷,促进心肌顺应性的恢复。目前狭义的心肌保护通常是指局限在心内直视手术期间的处理。心肌是全身仅次于脑组织的高耗能器官,冠状动脉的血流量平均为〔60~80 mL/(100 g 心肌·min)〕,约占心排血量的 5%。其中 75% 的氧被心肌摄取利用。然而心肌本身的能量储备很低,一旦心脏停搏,心肌缺氧时则心肌能量储备很快就会被消耗。如果持续时间较长,无适当的心肌保护,则可导致心肌顺应性下降,以致心肌坏死。心室心内膜下心肌组织最易受损坏死。术中可表现为心脏复苏困难,不能停机。或心脏恢复搏动后心搏无力或反复心律失常;术后可表现为低心排血量,晚期心功能衰竭。因此,术中心肌保护对保证心脏手术的安全和疗效至关重要。目前术中心肌保护方法主要是主动脉根部或经冠状动脉直接灌注药物心脏停搏液。临床上应用的主要有晶体停搏液和含血停搏液两种。

1. 晶体停搏液 冷晶体停搏液的机制为高浓度钾灌注心肌,使跨膜电位降低,动作电位不能形成和传播,心脏处于舒张期停搏,心肌电机械活动静止。晶体停搏液的低温使心肌基本代谢进一步降低,能耗进一步减少,心肌缺血耐受能力增加。冷晶体停搏液优点是心肌保护效果确实,操作简单、实用。缺点为:不能为心肌提供氧和其他丰富的营养物质;缺乏酸碱平衡和胶体液的缓冲系统;大量灌注时如晶体停搏液回收可造成血液过度稀释;如果丢弃可导致血液丧失,不能满足严重心肌损伤的心肌保护的需要。

2. 含血停搏液 使心脏停搏于相对有氧的环境,使心脏停搏期间有氧氧化过程得以进行,无氧酵解降到较低程度,有利于腺苷三磷酸的保存。含血停搏液含有丰富的葡萄糖、乳酸、游离脂肪酸等,为满足心肌有氧氧化和无氧酵解提供物质基础。血液中的胶体缓冲系统及电解质,有利于维持离子的正常分布以及酸碱平衡的稳定。血液中的红细胞可改善心肌微循环,对消除氧自由基等有害物质有一定作用。

3. 停搏液灌注方法有以下几种,必要时可将两种方法结合使用。

(1) 主动脉根部顺行灌注 停搏液从主动脉根部经冠状动脉顺行灌注简称顺灌。顺灌要求升主动脉钳阻断血流要确实,主动脉瓣闭合良好,冠状动脉基本通畅。由于此操作简单实用,所以是心脏手术中停跳液最常用的灌注途径。当存在主动脉瓣关闭不全时因不能维持有效的灌注压而不宜采用此方法。冠状动脉阻塞性病变时可能影响阻塞远端的心肌保护,必要时结合冠状静脉窦逆行灌注。

(2) 冠状动脉直视灌注法 主要应用于主动脉瓣关闭不全或升主动脉瘤切除术时。切开升主动脉后用特制的冠状动脉灌注管插入左、右冠状动脉开口,用血泵持续向冠状动脉内灌注停搏液。此法的并发症有冠状动脉撕裂伤、冠状动脉斑块脱落造成栓塞、冠状动脉形成夹层、冠状动脉开口损伤后狭窄。

(3) 冠状静脉窦逆行灌注 停搏液从右房经冠状静脉窦逆行灌注。其优点为术中可进行持续灌注,尤其是在冠状动脉严重狭窄或完全阻塞时,有良好的心肌保护作用。缺点是右心室保护不全,冠状窦易损伤。

三、机械辅助循环

机械辅助循环装置(mechanical circulatory support device,MCS device)是连接于心脏或植入心脏内,承担部分或全部心功能的多种装置的总称,包括主动脉内球囊反搏(intra-aortic balloon pump,IABP)、心室辅助装置(ventricular assist devices,VAD)、全人工心脏(total artificial heart,TAH)及体外膜式氧合(ECMO)等。MCS 概念的提出至今已有 200 多年的历史,1950 年以后随着医学、生物仿生学、材料科学及计算机模拟技术的进步,MCS 的研制和临床应用都取得了长足的发展(Box 6-45-1)。

（一）主动脉内球囊反搏

1968 年由 Kantrowitz 首先应用于临床。主动脉内球囊反搏（IABP）是当前世界上最容易植入、应用最广泛的 MCS 装置。

1. 作用原理　通过动脉系统植入一根带气囊的导管至降主动脉内左锁骨下动脉开口远端，用心电触发及控制形成同步反搏。在心脏舒张期气囊充气，挤出与气囊容积相等的血液，使气囊近心端的主动脉舒张压升高，提高冠状动脉灌注压，增加心肌供血；在心脏收缩期主动脉瓣开放的瞬间，气囊排空，主动脉压力下降，心脏后负荷下降，心脏射血阻力减小，心肌耗氧量下降（Color figure 11）。

2. 装置　包括气囊导管和反搏机器两部分。

3. 适应证　主要用于短期辅助，包括心脏手术高危病人的预防性应用（如严重瓣膜病术前心功能 NYHA Ⅳ 级，冠心病术前左室射血分数 <0.3）；心脏手术后脱离体外循环困难者；心脏手术后心力衰竭、低心排综合征；心脏移植后辅助；以及急性心肌梗死合并心源性休克、不稳定性心绞痛等。绝对禁忌证包括主动脉瓣和主动脉病变，如严重主动脉瓣关闭不全、主动脉窦瘤破裂、主动脉夹层或动脉瘤等。相对禁忌证有严重出血倾向，周围动脉疾病等。

4. 临床应用指征及撤离指征　临床应用指征为：①心脏指数 <2.0 L/（m²·min）；②平均动脉压 <50 mmHg（6.67 kPa），左房压 >20 mmHg（2.67 kPa），中心静脉压 >15 mmHg（2 kPa）；③尿量 <0.5 mL/（kg·h）；④末梢循环差，手足凉；⑤多巴胺用量 >20 μg/（kg·min），或者联用两种以上升压药物血压仍有下降趋势者。IABP 的撤离指征包括：①心脏指数 >2.5 L/（m²·min）；②动脉收缩压 >90 mmHg，左房压及中心静脉压恢复正常；③尿量 >1 ml/（kg·h）；④末梢循环好，手足暖；⑤多巴胺用量 <5 μg/（kg·min），血管活性药物可逐渐减少；⑥血气分析正常；⑦减低反搏频率时

血流动力状态稳定。

5. 临床结果　IABP 应用 30 多年来，临床效果肯定，成功率不断提高。Ferguson 等统计了自 1996 年 6 月至 2000 年 8 月期间，世界范围内 203 家医院 16 909 例 IABP 的应用结果。主要适应证包括心导管术期间或术后血流动力学支持（20.6%）、心源性休克（18.8%）、体外循环撤离后辅助（16.1%）、高危病人术前辅助（13.0%）和反复发作的不稳定心绞痛（12.3%）；并发症发生率 2.6%，包括下肢缺血、严重出血、气囊漏气、因插管或插管失败导致的死亡等。住院死亡率为 21.2%。

IABP 应用期间，为预防血栓形成，防止肢体缺血，应给予适当的抗凝治疗。若用普通肝素，维持 ACT 在 170~200 秒，现在多用低分子量肝素，无需常规监测，ACT 不能反映其抗凝程度。

（二）心脏辅助装置

心脏辅助装置（VAD）的核心结构是驱动血液流动的血泵。按照血泵驱动方式，可分为气动型（pneumatic）、电动型（electric）及磁驱动型（magnetic）；按照血泵的放置部位，可分为植入式（implantable）和体外式（paracorporeal）；按照血泵提供的血流情况，可分为搏动泵（pulsatile）和非搏动泵（nonpulsatile）。另一种方法将血泵分为移位泵（displacement pump）和旋转泵（rotary pump）。前者提供搏动血流，后者包括离心泵、轴流泵等，主要提供非搏动血流。

一般而言，搏动血流更适合生理情况。因而早期的血泵多依据仿生学原理设计，其结构和工作机制与自然心脏类似，提供搏动血流。但深入研究发现人体可能逐渐适应非搏动血流，使提供非搏动血流的旋转泵成为当今的研究热点。目前临床上常用 VAD 型号有：AbioMed BVS 5000、Thoratec VAD 和 HeartMate LVAD、Novacor LVAD、MicroMed DeBakey VAD（Figure 6-45-3）。

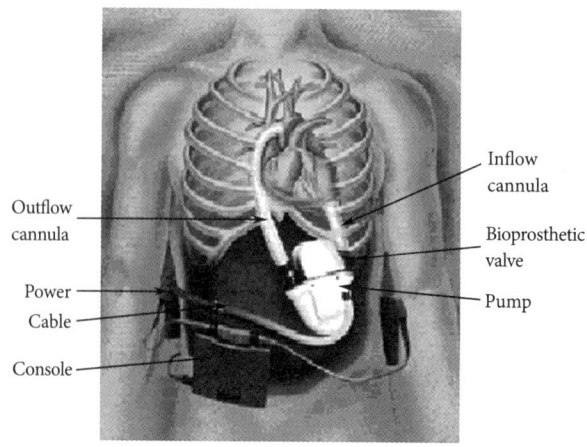

Outflow cannula

Power Cable

Console

Inflow cannula

Bioprosthetic valve

Pump

Figure 6-45-3　Novacor LVAD

1. 适应证　按照目前 MCS 的用途,其适应证可以分为心肌功能恢复的过渡、心脏移植之前的过渡及永久植入以替代心脏移植三大类。

(1) 心肌恢复的过渡(bridge to recovery,BTR)　为短期辅助,时间一般短于 1 个月。用于治疗各种急性心源性休克,包括各种心脏手术后低心排综合征、心肌梗死休克、急性心肌炎或其他情况,心室功能有恢复的可能。

(2) 心脏移植前的过渡(bridge to transplantation,BTT)　为长期辅助,辅助时间通常在 30 天至 1 年以上。用于适合心脏移植前的各种充血性心力衰竭(CHF)病人。约 5% 的病人辅助后心室功能恢复,可免于心脏移植。目前用于该适应证的装置包括 Thoratec、HeartMate、Novacor LVAD 及 CardioWest TAH 等。

(3) 永久植入以替代心脏移植(alternative to transplantation,ATT)　这类病人有不可逆的充血性心力衰竭(CHF),但不太适合心脏移植。它们面临的最大威胁是感染、血栓栓塞和机械故障。

2. 临床应用结果　自 2002 年以来,已在全球建立机械辅助循环(MCS)登记注册数据库,并根据各中心的结果公布年度报告。短期辅助(BTR)的成功率约 45%。心脏移植之过渡(BTT)的成功率几近 75%。心脏移植之替代(ATT)者 1 年生存率为 34%,但对于 65 岁以下的病人 1 年生存率为 41%。超过 65 岁的病人 1 年生存率约 26%。

VAD 的主要并发症依次为感染、出血、心律失常、肾功能损害、呼吸功能不全、神经系统并发症、右室衰竭、肝功能损害等。

目前 MCS 装置的发展方向主要集中在两方面:植入性搏动泵的改进和旋转泵的研制。研制微型化、易于植入、生物相容性好、耐久、适合永久植入的 MCS 装置成为一个需要医学、生物学、机械工程、电磁学、材料科学、生物仿真和其他领域学者共同合作才能解决的重大临床课题。将来 CHF 的治疗手段很可能包括两种情形:一种是理想的、适用于各种临床情况、能量经皮传输的微型磁悬浮血泵;另一种则是基因治疗、干细胞或心肌细胞移植、以及药物治疗的有机结合。

四、心脏起搏

心脏起搏(artificial cardiac pacing)是通过人工心脏起搏系统产生的脉冲电流刺激心脏,从而代替心脏的起搏点使心脏搏动。自 1929 年临床首次成功应用以来,心脏起搏技术在临床上的应用发生了巨大变化,不仅是目前临床治疗严重心律失常的一种重要手段,而且在心律失常的预防和诊断方面有重要价值。

(一) 心脏起搏的基本方式

心脏起搏系统的基本组件包括:电脉冲发生器、电极和导线以及能源等。临床上根据病情需要可分为体外起搏和体内埋置式起搏。起搏器的类型主要是根据其所发生的电脉冲性能不同而分为非同步型起搏器和同步型起搏器(asynchronous and synchronous pacemakers)。人工起搏器的前三位标识码见 Box 6-45-2。

Box 6-45-2　人工起搏器的前三位标识码		
第一字母	第二字母	第三字母
起搏心腔	感知心腔	响应方式
V:心室	V:心室	I:抑制
A:心房	A:心房	T:触发
D:双腔	D:双腔	D:双腔

目前临床上应用的同步型起搏器主要有以下几种。

1. 心室抑制型按需起搏器(VVI 型)　具有感知功能和起搏功能。可适用于各种心动过缓的心律失常。

2. 心房按需型起搏器(AAI 型)　具有保持房室同步的生理特性。能感知心房激动也能刺激心房起搏。一般适合于房室传导功能正常的病窦综合征。

3. 房室顺序按需型起搏器(DVI 型)　即有两组电极分别安置在心房和心室。在心房电极发放脉冲,待心室充盈后,心室电极亦发放脉冲使心室激动,使房室的顺序活动接近生理状况。主要适用于病窦综合征合并房室传导阻滞者。

4. 全自动型起搏器(DDD 型)　心房和心室电极均具有感知和起搏功能,不仅保持了房室同步,并且可随心房和或心室频率的变化而自动安排起搏类型。一般应用于窦房结和房室结病变,窦性心动过缓合并完全性房室传导阻滞或伴心室顺应性差的病人。

5. 埋置式自动心脏转复除颤器(automatic implantable cardioverter defibrillator,AICD)　具有探测室性心动过速、心室扑动和心室颤动,并发放电脉冲加以纠正的功能。主要应用于易发生心脏猝死的高危室性心律失常病人。

(二) 心脏起搏形式

心脏起搏形式按所需起搏的时间长短分为临时心脏起搏和长期心脏起搏。

临时心脏起搏时,电极放置时间一般不超过 4 周。脉冲发生器均放置体外。目前临床上常用的电极置入方法主要有开胸手术置于心肌表面,经静脉置入心内膜或经胸壁穿刺置于心肌内,也可置于食管。临时心脏起搏的主要适应证常包括:①急症情况:如急性心肌梗死,心脏手术后或其他急症引起的心律失常,需通过人工起搏来达到一定的心室率;②严重心律失常的临时治疗,可进行超速抑制或作为永久起搏的过渡;③预防性或保护性临床起搏。

长期心脏起搏的电极导线多选择经锁骨下静脉穿刺法置入心房或心室或双腔起搏。脉冲发生器多选择胸壁皮下囊袋埋置于体内。主要应用于慢性或反复发作严重心律失常,或临时起搏未能恢复者等。

（三）心脏起搏主要并发症

安置起搏器的并发症主要是急性心肌穿孔、严重心律失常和栓塞。术后并发症常有起搏器功能障碍、感染、三尖瓣关闭不全、心律竞争等。必要时需要调整、更换起搏器或瓣膜矫正。

（张怀军　朱晓东）

第 46 章

先天性心脏畸形

先天性心脏畸形种类繁多,分类方法多样。顺序节段分类法是先天性心脏病病理形态命名和分类的基本方法。先天性心脏病病变的节段分类和命名系统见 Table 6–46–1。

Table 6–46–1　Classification of congenital heart disease

Cardiac segments	Common anomalies
Great veins	
Systemic veins	Absence of obstruction of the superior or inferior vena cava
Pulmonary veins	Anomalous pulmonary vein connection (partial or total) , cor triatriatum
Atrium	Atrial septal defect, cor triatriatum, single atrium
Atrio-ventricular junction	
Right atrioventricular valve	Tricuspid stenosis or insufficiency, Ebstein's anomaly
common atrioventricular valve	Atrioventricular canal (complete or incomplete)
Left atrioventricular valve	Mitral stenosis or insufficiency
Ventricle	
Right ventricle	Tetralogy of Fallot, right ventricular outflow stenosis
Ventricular septum	Ventricular septal defect
Left ventricle	Left ventricular outflow stenosis
Single ventricle	Double inlet of right or left ventricle, mitral or tricuspid atresia
Ventriculo-arterial junction	
Right ventricular semilunar valve	Pulmonary valve stenosis or atresia
Common ventricular semilunar valve	Persistent truncus arteriosus
Left ventricular semilunar valve	Aneurysm of aortic sinus, aortic stenosis or insufficiency
Double ventricular semilunar valve	Transposition of great arteries, double outlet of right or left ventricle
Great arteries	
Pulmonary artery	Pulmonary artery stenosis
Aorta	Interruption of aortic arch, coarctation of aorta, persistent ductus arteriosus
Coronary artery	Anomalous origin of coronary arteries

临床上通常简要地将先天性心脏病分为简单性先心病(房间隔缺损、室间隔缺损、动脉导管未闭等)和复杂性先心病(法洛四联症、右心室双出口、大动脉转位等)。本章中仅列举临床上部分常见先天性心脏畸形,并对其病理生理,临床特征和诊断以及相应的外科治疗作一简介。

第一节 / 房间隔缺损

本节要点 (Key concepts)

- **Background**

Atrial septal defect (ASD) is one of the most common congenital heart defects seen clinically, accounting for 6~10% of all congenital heart diseases. It comprises two types: septum premum and septum secundum defects, the former is also termed as partial atrioventricular septal defect or partial endocardial cushion defect.

- **Clinical presentation and diagnosis**

Typical finding is a soft systolic murmur heard at the 2nd-3rd intercostal space left sternal edge. Two-dimensional echocardiography can accurately assess the size, location of the defect and its relationship with neighboring structures. Transesophageal echocardiography is a better method of diagnosis.

- **Management**

Septum secundum defect can be closed by surgery or transcatheter devices while septum primum defect requires surgical correction.

一、概述

房间隔缺损 (atrial septal defect, ASD) 是临床上最常见的先天性心脏病之一,占先天性心脏病的 6%~10%。临床上主要分为继发孔型和原发孔型。本节主要讨论继发孔 ASD。根据缺损的部位分为中央型、上腔型、下腔型和混合型。

二、病理生理特点

心房水平的左向右分流的程度取决于缺损大小、左右心房间的压力阶差以及肺血管阻力。随着年龄的增长,长时间的大量心房水平左向右分流可导致肺小动脉内膜增生和中层增厚,肺血管阻力增高,形成肺动脉高压。肺动脉高压临床上常分为动力型和阻塞型肺动脉高压,前者主要是由于肺循环量增加的结果,其肺小动脉阻力在 5 Wood 单位以内,后者是指肺动脉本身病变,导致肺血管阻力增大的结果,其肺小动脉阻力多大于 5 Wood 单位。当肺动脉高压达到一定程度时,心内分流表现为右向左分流,临床上产生发绀症状,这表明无法进行手术矫治。晚期死亡的原因主要是充血性心力衰竭和心律失常。

三、临床表现和诊断

症状出现的早晚、轻重程度与房间隔缺损的大小和分流量有关。当肺动脉高压形成右向左分流时,可出现发绀。典型的临床体征是在胸骨左缘第二、三肋间可闻及柔和的收缩期杂音,这是由于大量血液经过肺动脉瓣引起的。肺动脉瓣区可闻及第二音亢进和分裂,一般无震颤。重度肺动脉高压时,收缩期杂音反而减弱,第二音亢进更明显。

心电图检查可提示 P 波增高,电轴右偏,大部分病人伴有不完全性右束支传导阻滞和右心室肥大。胸片提示右心房室扩大为主,肺血多,肺动脉段凸。二维超声心动图可明确缺损的大小、位置及与周围组织的关系。经食管超声诊断效果更好。心导管检查仅用于明确合并重度肺动脉高压病人是否有手术适应证。

四、治疗

1. **手术适应证** 一般认为最佳手术年龄为 2~5 岁。对于临床上无症状的病人,如其肺血增多,肺循环血流量/体循环血流量 >1.5:1 时也需手术治疗。中度以上的肺动脉高压或出现心力衰竭,而血流仍为左向右分流,亦考虑手术治疗。手术禁忌证为不可逆性肺动脉高压伴右向左分流,临床上出现发绀和右心衰竭,即"艾森门格综合征"(Eisenmenger syndrome)。右心导管检查显示全肺循环阻力大于 8 Wood 单位,Qp/Qs<1.2:1。

2. **手术方法** 经典术式是体外循环下房缺修补术。随着微创外科的发展,右侧小切口已广泛应用于临床。根据缺损大小选择涤纶片或自体心包片进行修补。

经导管封堵术目前已普遍应用于临床,病人不需开胸,损伤小。适应证一般限于中央型中等大小的继发性房间隔缺损。常用的封堵器有 Amplatzer 和 Helex 等（Color figure 12）。

3. 治疗效果　房间隔缺损的手术死亡率小于 1%,手术死亡率与年龄、右心功能衰竭史,肺动脉高压程度及合并畸形有关。经导管封堵术与体外循环手术相比,治疗结果无差异。

附:原发孔型房间隔缺损

原发孔型房间隔缺损又称为部分型房室间隔缺损（或部分型心内膜垫缺损）,常合并有二尖瓣前叶裂。临床上将二尖瓣大瓣裂分为三度:Ⅰ度:分裂限于大瓣边缘的 1/3 ;Ⅱ度:分裂达大瓣的 2/3 ;Ⅲ度:分裂超过大瓣的 2/3,甚至达到瓣环。

原发孔型房间隔缺损临床症状与房室瓣反流的程度有关。反流严重者,表现为心悸,气短等。合并中度以上二尖瓣反流的原发孔型房间隔缺损可在心尖部闻及全收缩期杂音。

心电图可提示电轴左偏,P-R 间期延长或一度房室传导阻滞。X 线胸片提示肺血多,左心房扩大。二维超声心动图具有诊断意义,除见房间隔回声中断外,还能明确二尖瓣关闭不全的程度以及二尖瓣大瓣裂的大小。

原发孔型房间隔缺损早期肺血管病变一般较轻,多主张在较大龄儿童时择期手术,但有严重二尖瓣反流合并心力衰竭者应及时手术。术中需要间断或连续缝合二尖瓣大瓣裂进行二尖瓣成形。原发孔型房间隔缺损术后并发症包括二尖瓣关闭不全、房室传导阻滞,部分病人可能需要二次手术。

第二节 / 室间隔缺损

本节要点 (Key concepts)

● **Background**

As the most common congenital heart defect seen clinically, ventricular septal defect (VSD) can occur at any part of the ventricular septum and be associated with some complex cardiac deformities.

● **Clinical presentation and diagnosis**

Typical findings include a pansystolic murmur heard at the 3rd and 4th intercostal space left sternal edge and a systolic thrill. In the presence of severe pulmonary hypertension, the murmur decreases or diminishes while the pulmonary component of the second heart sound becomes apparently accentuated. The size and location of the defect can be assessed by echocardiography.

● **Management**

Closure is performed predominantly via surgery and complete heart block is a severe complication. Device closure is currently indicated in muscular and perimembraneous VSDs.

一、概述

室间隔缺损（ventricular septal defect,VSD）是临床上最常见的先天性心脏病,约占先天性心脏病的 20%。缺损可以发生在室间隔的任何部位,通常为单发,也可以是复杂心脏畸形的组成部分。临床上根据室间隔缺损的分布位置,分为以下四种类型:①膜部缺损,最常见。②干下型缺损,又称肺动脉瓣下型。③肌部缺损:较少见,可以单发或多发。④混合型缺损:兼有上述两种类型以上的缺损（Color figure 13）。

二、病理生理特点

左向右分流分流量的大小取决于 VSD 的大小,肺血管阻力,心室流出道是否梗阻以及两心室间的压差。相对于限制性,非限制性 VSD 则由于分流量较大,可早期出现肺血管压力升高,随着时间的延长,肺小血管内膜和中层增厚,造成不可逆性肺血管阻塞性病变。最终由动力性肺动脉高压发展成为阻力性肺动脉高压,出现双向分流或右向左分流,临床上出现发绀,形成"艾森门格综合征"（Eisenmenger syndrome）。

三、临床表现和诊断

分流量大时最常见的症状为劳累性呼吸困难、心悸、呼吸道感染及发育迟缓。在婴幼儿期易出现反复肺部感染和充血性心力衰竭,甚至引起呼吸窘迫综合征,往往需要急诊手术。当肺动脉高压形成右向左分流时,可出现发绀。典型的临床体征是在胸骨左缘第三、四肋间可闻及响亮而粗糙的全收缩期杂音,伴有收缩期震颤。肺动脉瓣区可闻及第二音增强或亢进。严重肺动脉高压,杂音逐渐减弱或消失,肺动脉瓣第二音明显亢进。

心电图检查可表现为左室高电压,左室肥大。在出现肺动脉高压后可有右室肥大。胸部 X 线检查常提示肺动脉段凸,肺纹理明显增粗。严重肺动脉高压者,肺门血管呈"残根样"改变。临床确诊主要依据超声心动图检查,可明确显示缺损部位,大小。多普勒可探测左向右分流。重度肺动脉高压者通常需要选择右心导管检查,动态观察肺动脉压力,肺循环阻力以及血氧饱和度变化等。

四、治疗

1. 手术适应证　小型限制性 VSD 多无临床症状,可暂不行手术治疗,但具有潜在感染细菌性心内膜炎的危险。反复发生肺炎或心力衰竭者,应早期手术矫正。合并重度肺动脉高压的室间隔缺损,临床上除出现"艾森门格综合征"或肺活检提示肺血管病变Ⅳ级以上者为手术禁忌证不能手术外,其余均应手术治疗。

2. 手术方法　体外循环下根据缺损的所在部位,选择右心房,右心室或肺动脉切口。室间隔缺损的闭合有直接缝合法和补片修补法。前者适用于较小且边缘为纤维组织的室间隔缺损。后者适用于不能直接缝合的室间隔缺损。不论何种方法,术中主要注意两点:①避免传导束的损伤。心脏传导束通常走行于室间隔缺损的后下缘的左室面心内膜下。故在缝合后下缘时应宽浅缝合或转移针法。②避免主动脉瓣损伤。术中必须认清主动脉瓣的位置。一旦发现主动脉瓣关闭不全,应立即拆除,重新缝合。

近年来,经导管球囊封堵 VSD 发展迅速,主要适应证是肌部 VSD 和膜周部 VSD。

3. 治疗效果　VSD 术后并发症主要有:①室间隔残余漏:小的残余漏可定期观察。大的残余漏或临床症状明显者,应及时再次手术。②完全性房室传导阻滞:主要是由于手术直接损伤传导束或术中组织水肿及出血压迫传导束所致,不能恢复者需安装永久起搏器。③主动脉瓣关闭不全:主要是由于术中牵拉或直接损伤到主动脉瓣造成关闭不全的,应尽早手术修复。手术总死亡率在 1% 左右,主要为重度肺动脉高压的婴幼儿。

第三节 / 动脉导管未闭

本节要点 (Key concepts)

● **Background**

The ductus arteriosus connects the isthmus of the descending aorta and the root of the left pulmonary artery. Patent ductus arteriosus (PDA) can be isolated or associated with some complex intracardiac defects as a compensatory mechanism.

● **Clinical presentation and diagnosis**

Clinical signs are a grade Ⅲ~Ⅳ continuous machine-like murmur heart at the second left intercostal space and regional thrill over the pulmonary area. Diagnosis is made by echocardiography.

● **Management**

Currently, transcatheter device closure has become the treatment of choice for isolated PDA.

一、概述

动脉导管是胎儿期间降主动脉与肺动脉之间正常的血循环通道。足月婴儿在出生后 48 h 内自行闭合。如未能闭合,称为动脉导管未闭(patent ductus arteriosus,PDA)。导管一般位于降主动脉峡部与左肺动脉根部之间。按其形态分为管型,漏斗型和窗型。

二、病理生理特点

左向右分流量的大小取决于动脉导管的内径,肺血管阻力的大小以及主、肺动脉间压差。分流量可达到左心排血量的 20%~75%。小的 PDA 无血流动力学意义。大的非限制性 PDA 由于持续的左向右分流造成左心房回血量增加,左心室前负荷增加或充血性心力衰竭。大量的左向右分流可引起肺小动脉痉挛,产生肺动脉高压。长期可继发肺血管壁组织改变,管腔变细,肺血管阻力持续上升。最终可发展为艾森门格综合征(Eisenmenger syndrome)。

三、临床表现和诊断

动脉导管未闭的症状和体征取决于导管大小、肺血管阻力和合并畸形。小的动脉导管未闭可无明显症状,大多病例是在体检时发现。巨大的未闭导管,患儿在婴儿期就因左心衰竭而出现心动过速、呼吸急促和喂养困难,有时需要气管插管呼吸机支持。临床体征主要是在肺动脉瓣区扪及震颤,在胸骨左缘第二肋间可闻及Ⅲ~Ⅳ级的机器样连续性杂音,并向左锁骨下窝传导。当出现肺动脉高压和心力衰竭时,连续性杂音可消失或仅有收缩期杂音。在肺动脉瓣区可闻及第二音亢进。分流量大时,收缩压可升高而舒张压降低,使脉压差增大,出现周围血管征,如脉压增宽,水冲脉,毛细血管搏动,动脉枪击音。

心电图和胸片检查表现与室间隔缺损相似。诊断主要依据二维超声心动图,可明确导管的位置和大小。彩色多普勒显示动脉导管的血流方向。

四、治疗

1. 手术适应证　原则上所有诊断明确的单纯动脉导管未闭均应考虑手术。尤其是在婴幼儿出现心力衰竭或进行性心脏扩大等均应早期手术。理想的手术年龄为3~7岁。对有肺动脉高压,只要以左向右分流为主,应考虑手术。重度肺动脉高压,血流以右向左为主,临床上出现发绀,应为手术禁忌证。在某些复杂性先天性心脏病中,如法洛四联症、肺动脉闭锁、主动脉弓中断等,动脉导管起着代偿作用,在这些病变根治性手术前不能单独闭合。

2. 手术技术　包括动脉导管闭合法和体外循环下导管闭合法两种。动脉导管闭合法是通过左侧切口,婴幼儿经第Ⅲ或第Ⅳ肋间进胸,儿童或成人经第Ⅳ或第Ⅴ肋间进胸,显露导管上下降主动脉。导管的处理包括结扎法,钳闭法和切断缝合法。体外循环下导管的处理有三种方法:①体外循环开始后,切开心包反折,游离出动脉导管并将其穿线结扎,适合于婴幼儿或合并其他心内畸形的病人。②肺动脉内直接缝合法:降温到20℃时,低流量下〔5~10 mL/(kg·min)〕,用带垫片缝线直接缝合导管的肺动脉端开口,在肺动脉外打结。③补片修补法:适合于导管肺动脉端开口内径1.5 cm以上。

目前越来越多的单纯PDA选择经导管封堵术介入治疗方法。电视辅助胸腔镜下闭合PDA微创方法也应用到临床。

3. 手术结果　外科治疗PDA术后并发症主要有出血,喉返神经损伤和导管再通。单纯PDA的介入治疗目前已成主流,具有创伤小,美观等优点。

第四节 / 肺动脉瓣狭窄

本节要点 (Key concepts)

- **Background**

In a broad sense, pulmonary stenosis refers to the narrowing either in the infundibulum of the right ventricle, the pulmonary valve, or in the pulmonary artery trunk. Isolated pulmonary stenosis encompasses the stenosis in the pulmonary valve caused by hypoplasia.

- **Clinical presentation and diagnosis**

Symptoms are parallel to the severity of pulmonary stenosis. At the second left intercostal space, a systolic ejecting murmur with systolic thrill may be found. Diagnosis can be made by echocardiography in most cases.

- **Management**

Percutaneous balloon pulmonary valvoplasty is the current procedure of choice for isolated valvar pulmonary stenosis.

一、概述

单纯肺动脉瓣狭窄(pulmonary stenosis,PS)是指由于肺动脉瓣本身发育不良所致的瓣膜部狭窄。广义的肺动脉口狭窄是指室间隔完整的情况下,单独右心室漏斗部、肺动脉瓣膜或肺动脉总干或其分支等处狭窄。肺动脉瓣膜部狭窄占90%以上。肺动脉瓣通常增厚,瓣膜三个交界部分融合或瓣膜,瓣环等发育不良。肺动脉主干可有狭窄后扩张。

二、病理生理特点

肺动脉瓣狭窄时，右心室排血受阻，右心室压力增高。长期右心室高压，可造成右心室肥厚扩大，右室顺应性下降，三尖瓣反流，最终导致右心衰竭。重度狭窄时，静息状态下心排血量就会有下降，运动时更不足，病人会有外周性发绀和晕厥。

三、临床表现和诊断

临床症状与肺动脉瓣狭窄的严重程度有关。轻度狭窄早期可无症状，随年龄增大而逐渐出现。发病年龄一般为10~20岁。常见症状有易疲劳、胸闷、心悸及昏厥，晚期可出现发绀及右心衰竭症状。严重狭窄的婴幼儿，随着动脉导管的闭合，发绀加重，常出现呼吸困难、心动过速等。查体在胸骨左缘第二肋间闻及收缩期喷射样杂音并伴有震颤，向左肩部传导，肺动脉第二音减弱或消失。

心电图常提示电轴右偏，右束支传导阻滞，右心室肥厚。胸片可显示肺动脉段突，有时呈瘤样扩张。肺野清晰，肺纹理少。超声心动图检查可以确诊，肺动脉瓣波形的 a 凹加深为本病的特征性表现，且随狭窄程度而增大。右心导管和心血管造影检查则是超声心动图诊断后的一

个补充手段，进一步明确肺动脉瓣狭窄的程度。根据右心室和肺动脉的收缩压阶差可推测肺动脉瓣口的狭窄程度。轻度狭窄，瓣口内径大于 1.5 cm，压力阶差小于 40 mmHg (5.3 kPa)；中度狭窄，瓣口内径大小在 1.0~1.5 cm，压力阶差为 40~90 mmHg (5.3~12 kPa)；重度狭窄，瓣口内径小于 1.0 cm，压力阶差大于 90 mmHg (12 kPa)。

四、治疗

1. 手术适应证　临床上无明显症状，膜性狭窄较轻，心电图正常者暂不需要手术。有临床症状，心电图示右心室肥厚，肺动脉瓣跨瓣压差大于 40 mmHg (5.3 kPa) 者需要手术治疗。

2. 手术方法　外科治疗基本方法是在体外循环下切开主肺动脉，分别沿肺动脉瓣膜交界切开。对漏斗部狭窄或肺动脉瓣环发育不良的病人，往往选择右心室流出道切口，切除狭窄的纤维环或肥厚的肌肉，必要时用自体心包片等材料跨环或不跨环扩大右心室流出道。经皮球囊肺动脉瓣成形术是目前单纯肺动脉瓣膜部狭窄的首选方法。

3. 手术结果　外科手术术后常常并发肺动脉瓣关闭不全。轻，中度肺动脉瓣关闭不全一般不产生不良影响，长期大量的肺动脉瓣反流往往需要进一步处理。

第五节 / 完全性房室间隔缺损

本节要点 (Key concepts)

- **Background**

Complete atrioventricular septal defect is a complex anomaly in which both ventricles connects to a common atrioventricular valve, with neighboring septum primum defect and ventricular septal defect.

- **Clinical presentation and diagnosis**

Clinical features depend on the pulmonary blood flow, pulmonary artery resistance and the severity of regurgitation of common atrioventricular valve. Diagnosis is confirmed by two-dimensional echocardiography.

- **Management**

The best age for surgical correction is within the 3~6 months of life. It can be repaired using one-patch or two-patch method. Postoperative residual valvar insufficiency is the major factor that affects the long-term outcome of surgery.

一、概述

完全性房室间隔缺损 (complete atrioventricular septal defect, AVSD) 又称完全性心内膜垫缺损或房室管畸形，是指房室瓣水平上下的间隔组织发育不全或缺如，左右房

室腔共用一组房室瓣，同时存在相邻的原发性房间隔缺损和室间隔缺损。约占先天性心脏病中的 5%。国外较为多见。房室瓣一般有 6 个瓣叶，即左上叶和左下叶，左侧叶和右侧叶，右上叶和右下叶。左右上叶和左右下叶彼此之间通常是不相融合的，故又称为前，后共瓣或前，后桥瓣。

Rastelli 根据前桥瓣形态和腱索附着点将完全型房室间隔缺损分为 A、B、C 三个亚型。A 型,约占 75%。前共瓣叶有自然分界,可辨别出二尖瓣和三尖瓣的组成部分。B 型,此型很少见。可见腱索骑跨于三尖瓣和左室之间或从二尖瓣到右室。C 型,由于没有腱索连接于室间隔嵴与前共瓣的左、右室部分,故形成一个大的前共瓣。完全性房室间隔缺损常常合并其他心内畸形,主要包括法洛四联症、右室双出口和大动脉错位、完全性肺静脉异位引流等。最常见的心外合并畸形是 Down 综合征(Down syndrome,又称先天愚型或 21 三体综合征),约 70% 的完全性房室间隔缺损病人合并 Down 综合征。

二、病理生理特点

完全性房室间隔缺损的病理生理改变主要取决于房室瓣关闭不全的程度以及所合并的心内畸形。由于左向右分流增多,可导致相应心室增大。心腔不断增大,房室瓣反流越严重而形成恶性循环。15%~20% 病人存在中、重度房室瓣关闭不全,导致以左心室为主的容量负荷加重,在婴幼儿期即易导致充血性心力衰竭。80% 未治疗者通常在生后两年内死亡,3 岁以上病人几乎均合并肺动脉高压。

三、临床表现和诊断

临床表现主要取决于肺血管阻力以及房室瓣反流情况。大多数完全性房室间隔缺损在出生后早期可出现充血性心力衰竭,出现肺动脉高压时可表现呼吸急促、多汗和生长停滞。临床体征主要是左向右分流引起相对性肺动脉瓣狭窄产生的收缩期杂音和固定性第二音分裂。胸骨左缘和心尖部可闻及室间隔缺损和二尖瓣反流性杂音。存在肺动脉高压时,肺动脉瓣区第二音亢进。

心电图常显示 P-R 间期延长或一度房室传导阻滞。X 线胸片示肺血流增多和受累心腔的扩大。二维超声心动图具有诊断意义。超声心动图检查不仅能确定房间隔及室间隔缺损的大小,而且可明确房室瓣畸形和反流的程度及房室瓣在左右心室中的位置关系。此外,还可显示乳头肌的状态以及是否合并其他心内畸形等。心导管和心血管造影可以测定心腔和肺动脉压力,显示心内分流的存在

和分流量大小,确定房室瓣分流的程度。典型的左心室造影可显示由于舒张期左心室流出道延长所致的"鹅颈征"。

四、治疗

1. 手术适应证 由于完全型房室间隔缺损患儿多在婴儿期出现充血性心力衰竭,推荐在 1 周岁内做择期手术,最佳年龄在 3~6 个月内进行手术治疗,以防止肺血管发生梗阻性病变。Down 综合征一般不列为手术禁忌证。对合并法洛四联症,如果患儿的体循环和肺循环保持平衡,可以等到 1 周岁时再行手术。

2. 手术方法 手术均在低温体外循环下进行。目前较为常用的矫正技术是采用两片法修补术,即用涤纶片闭合室水平分流,自体心包片修补房间隔缺损。注意防止心脏传导束的损伤。取自体心包片,将涤纶片的嵴部、左右房室瓣的结合部以及自体心包片呈"三明治"样缝合。在房间隔缺损完全修补前,间断缝合二尖瓣裂隙,通过心室腔内注水试验检查二尖瓣关闭情况。若存在明显的二尖瓣反流,应针对病因进行二尖瓣成形。当存在左上腔引流到冠状静脉窦时,应将冠状静脉窦隔入右心房。否则会造成术后发绀。

3. 手术结果 随着麻醉和体外循环技术的不断完善以及外科技术的提高,低年龄已不是增加手术危险性的因素,强调早期手术。术后残留二尖瓣关闭不全是影响手术远期疗效的主要因素。部分病人由于房室瓣的严重反流需要再次手术。但在手术方法上仍存在不同的观点,主要表现在以下方面:

(1) 完全型房室间隔缺损的修补技术是采用单片法还是双片法在许多心脏中心有不同报道。但在手术死亡率及远期房室瓣反流等方面没有明显差异。目前双片法技术的临床应用较为广泛。

(2) 有关二尖瓣裂隙是否要缝合问题早期有不同看法。但近年来较多文献报道缝合二尖瓣裂隙有较好的远期效果。此外,强调早期手术的重要性,以减少术后肺动脉高压形成的危险和降低死亡率。

(3) 是保证左右共瓣的完整性还是切开修补也存在争议,主要是涉及对术后左房室瓣反流和再次手术的影响。

第六节 / 右心室双出口

本节要点(Key concepts)

- **Background**

Double-outlet right ventricle (DORV) refers to hearts in which more than 50% of great arteries arise from the morphologic right ventricle. It can be classified into three categories according to the position of the VSD.

- **Clinical presentation and diagnosis**

The chief features are cyanosis and a systolic murmur over the left sternal edge. Apart from the position and size of the VSD, other determinants of surgical strategy include the relation of the great arteries, obstruction to either aortic or pulmonary outflow tract, the coincidence of atrioventricular connections, systemic/pulmonary vascular resistance, chordal connections of the tricuspid valve and associated intracardiac deformities.

- **Management**

Different surgical procedures are indicated based on the pathological categories of DORV.

一、概述

右心室双出口(double outlet right ventricle,DORV)通常是指两大动脉完全或几乎完全起自右心室。也有作者采用50%原则,即肺动脉起自右心室,而主动脉的50%以上也起自右心室。大多数DORV病人的房室连接一致。根据室间隔缺损的部位将DORV分为三型:①室间隔缺损位于主动脉瓣下,有或无肺动脉瓣狭窄,临床上最常见,约占50%;②室间隔缺损位于肺动脉瓣下(Taussig-Bing畸形),约占30%;③室间隔缺损位于两大动脉下或远离两大动脉(Figure 6-46-1)。此外,DORV可以合并冠状动脉和心内其他畸形。

二、病理生理特点

VSD与两大动脉的关系,以及是否合并肺动脉狭窄决定患儿的临床症状。无肺动脉狭窄的非限制性VSD患儿,由于肺血大量增加,早期表现为充血性心力衰竭,临床可不出现发绀。如合并肺动脉狭窄,氧合差的右心室血流进入主动脉,早期临床表现发绀。

三、临床表现和诊断

临床表现与法洛四联症类似,主要表现为发绀和胸骨左缘的收缩期杂音。通过体格检查、常规心电图以及胸部X线检查不能与其他先天性心脏病进行区分。通常需要二维超声心动图结合心导管和心血管造影做出明确诊断。在诊断方面需要了解的关键问题是室间隔缺损的位置和

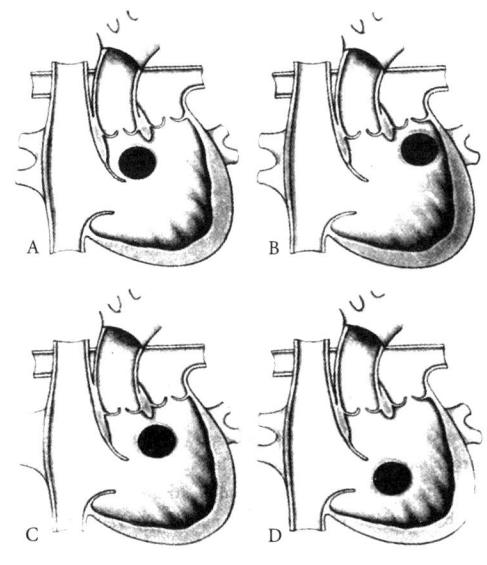

Figure 6-46-1　Classification of DORV

A. Subaortic ventricular septal defect; B. Subpucmonary ventricular septal defect; C. Double committed ventricular septal defect; D. Noncommitted ventricular septal defect

大小,两大动脉的位置关系,是否存在肺动脉瓣和/或肺动脉瓣下狭窄,房室连接是否协调以及肺循环阻力或肺动脉压力,房室瓣解剖和功能以及是否合并其他心内畸形。

四、治疗

1. 手术指征　存在非限制性大型VSD病人,由于早期易发生肺血管病变,应在婴儿期接受根治手术;Taussig-Bing畸形应在出生后3~6个月内手术;合并肺动脉狭窄严重者,早期可选择体-肺分流手术(如改良Blalock-Taussig

分流)。估计需要带瓣外通道者,最好能等到4岁以后手术。双心室矫正手术禁忌证包括左或右心室发育不良、任一房室瓣严重畸形或存在不可逆的肺血管病变。

2. 手术方式 根据DORV的病理解剖类型不同,采用不同的手术方式。

(1) DORV合并主动脉瓣下VSD 一般选择心室内隧道修补技术。手术在低温体外循环下进行。选择右心房和右心室流出道切口显露室间隔缺损,如果缺损小于主动脉瓣环径,应通过缺损的上方作适当扩大。取一人工血管裁剪成补片修补室间隔缺损,将主动脉隔入左心室。右心室流出道切口通常需要用补片扩大。合并肺动脉狭窄时,根据肺动脉瓣以及瓣环的发育程度,确定是否需要跨环补片,必要时选择带瓣管道。

(2) DORV合并肺动脉瓣下VSD(Taussig-Bing畸形)目前多主张采用大动脉调转术和内隧道关闭VSD至肺动脉。如果合并肺动脉狭窄(左心室流出道)而不能做大动脉调转时,可选择的手术方式有Nikaidoh手术和REV手术。

(3) DORV合并远离两大动脉的VSD 部分患儿可选择双心室修补,一般采用心内大补片连接主动脉与室间隔缺损和带瓣管道连接右心室与肺动脉。如果存在室间隔小梁部VSD或多发VSD,不能进行双心室修补时。

则可选择单心室修补,即双向Gleen和全腔肺动脉连接(TCPC)(Box 6-46-1)。

Box 6-46-1 功能性单心室的概念及手术适应证

功能性单心室即为多种先心病伴左或右心室发育不良,功能上仅一个心室腔

临床上常见的畸形:单心室、三尖瓣闭锁和部分室间隔缺损远离两大动脉的右心室双出口等不能进行双心室矫正

手术的目的:尽可能减低单心室的容量负荷

选择的术式:除早期必要的体－肺分流外,主要有以下两种:①双向Gleen术:一般应用于3岁前患儿。术后1-2年或更长时间进行二期手术。②TCPC:目前较常用的方法是外通道连接下腔静脉和肺动脉。其他术式因较多并发症已少用

---

3. 手术结果 单纯心室内隧道修补术术后死亡风险低,15年生存率达96%。应用心外带瓣管道者,10年后约50%因管道的钙化,狭窄而需要再次手术。动脉调转手术的近远期疗效满意。此外,有报道显示部分DORV术后存在远期猝死率,其原因可能与围术期或术后存在严重心律失常有关。

第七节 / 完全型大动脉转位

本节要点 (Key concepts)

- **Background**

Complete transpostion of great arteries (TGA) refers to a cyanotic heart anomaly with discordant ventriculoarterial and concordant atrioventricular connections. About 50% of patients have an intact ventricular septum.

- **Clinical presentation and diagnosis**

Cyanosis is the major symptom. The diagnosis is made by 2-D echocardiography.

- **Management**

Procedures of repair are either anatomic or physiological. The Mustard and Senning procedures are physiological, while arterial switch operation has become the procedure of choice for anatomic repair. Other anatomic procedures include Lecompte and Rastelli operations.

一、概述

完全型大动脉转位(complete transposition of great arteries,TGA)是指两大动脉从心室发出时位置完全颠倒,肺动脉位于主动脉后,起源于左心室,主动脉位于肺动脉前,起源于右心室(Figure 6-46-2)。在发绀性先心病中,

其发病率仅次于法洛四联症,约占先心病发病率的9%。其中室间隔完整的TGA约占50%。常见的合并畸形有室间隔缺损、肺动脉狭窄、动脉导管未闭、主动脉缩窄等。

二、病理生理特点

室间隔完整TGA患儿的生存主要依赖通过开放的

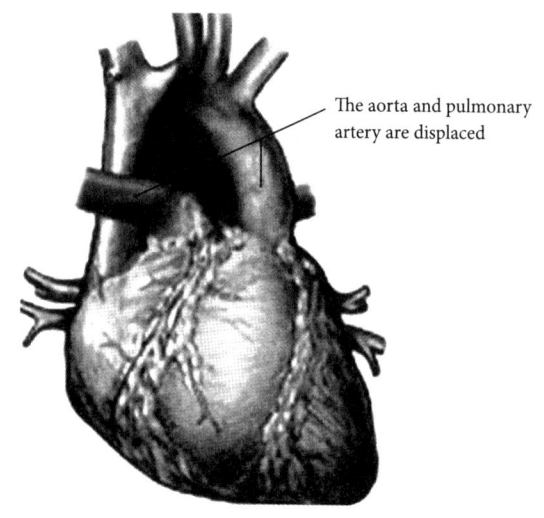

The aorta and pulmonary artery are displaced

Figure 6-46-2　Schematic diagram of TGA

动脉导管或未闭的卵圆孔混合分流提供的动脉血。这仅能最低限度满足组织氧合。增加吸入氧浓度并不改变氧合。临床上进行房间隔球囊扩张可提高体循环氧饱和度。合并室间隔缺损的 TGA,肺血多,氧饱和度相对较高,但易继发肺动脉高压。

三、临床表现和诊断

临床表现主要是发绀。室间隔完整的患儿生后即有明显发绀,而合并室间隔缺损的患儿发绀较轻。体格检查可闻及心前区收缩期杂音,第二心音亢进。

心电图和胸片无临床特征性。明确诊断主要依靠二维超声心动图检查,基本上可明确两大动脉的起源,室间隔缺损的大小和位置以及是否合并动脉导管或流出道狭窄等。如果临床需要进行房间隔球囊扩张或疑有主动脉弓中断、主动脉缩窄等,应选择心导管和心血管造影检查。

四、治疗

1. 手术指征　室间隔完整 TGA 的大动脉调转术应在出生后两周内进行,使左心室/右心室收缩压力比至少大于 0.6,以保证左心室所能承受的压力。出生后超过 1 个月,随着肺血管阻力的下降,左心室成为低压心室将承担不起调转后的体循环泵的作用,此时应考虑行肺动脉环缩或体-肺动脉分流手术,使左心室得到锻炼,然后进行二期动脉调转。合并大室间隔缺损的 TGA 也应尽可能早期手术,以防止肺血流过多导致的肺血管病变的发生。

2. 手术方法　通常情况下 TGA 矫正手术分为两大类,即解剖矫正和生理矫正。前者最常用的术式是大动脉调转,恢复大动脉与心室的正常解剖关系。后者主要是通过心房内调转术,使肺静脉氧合血通过三尖瓣、右心室进入主动脉,而两大动脉的解剖位置不变。生理性矫正的主要术式是 Mustard 和 Senning 手术,主要适合于室间隔完整 TGA。左心室/右心室收缩压比小于 0.6 的较大儿童。目前由于新生儿心脏外科的迅速发展,大动脉调转术已成为首选术式。心房内调转术已较少应用,通常应用在存在动脉调转相对禁忌证。合并室间隔缺损和肺动脉狭窄的较大儿童可较晚期选择 Lecompte 或 Rastelli 术式。

(1) 动脉调转术(arterial switch)　基本步骤包括:①胸骨正中切口,采集两块长方形心包片用于新肺动脉的重建,游离动脉导管于体外循环开始后结扎,充分游离主动脉和左、右肺动脉。②肝素化后在无名动脉起始处行动脉插管,上、下腔静脉插管进行体外循环。③横断两大动脉,将左、右冠状动脉分别从相应的冠状动脉窦切下,然后进行 Lecompte 操作,即将肺动脉移至到主动脉的前方。冠状动脉重新植入肺动脉根部,并与主动脉吻合完成新主动脉重建。④用备用的自体心包片扩大原主动脉窦部切除部位,并与主肺动脉进行吻合,完成新肺动脉重建。若合并室间隔缺损一般是在动脉调转前闭合室间隔缺损。

(2) Rastelli 手术　选择右心室流出道切口,扩大室间隔缺损,用大补片进行心室内板障将左心室与主动脉相通;用同种或异种带瓣管道连接右心室和肺动脉。Lecompte 手术则是将主肺动脉后壁与右心室连接。前壁采用补片重建,避免了带瓣管道的使用。

(3) Nikaidoh 手术　主要应用于合并室间隔缺损 TGA 伴左心室流出道梗阻的患儿。采用连同自体冠状动脉一起进行主动脉移位,横断主肺动脉进行双心室流出道重建。将主动脉后移与解除狭窄后的左心室流出道相连接,补片修补室间隔缺损。将主肺动脉远端与主动脉根部部分缝合,心包片重建右心室流出道。

3. 手术结果　完全性大动脉转位的外科治疗经历了 40 多年的不断发展,已获得较满意的近远期效果。STS 国际先天性心脏病手术数据库资料显示室间隔完 TGA 大动脉调转手术死亡率为 6.2%,合并室间隔缺损 TGA 大动脉调转手术死亡率为 6.3%。大动脉调转手术的常见并发症包括冠状动脉损伤或位置异常是晚期左心功能不全的主要原因,右心室流出道狭窄和新主动脉狭窄等并发症发生率目前已明显下降。

第八节 / 三尖瓣下移畸形

本节要点 (Key concepts)

● **Background**

Ebstein's anomaly is a rare congenital malformation of the tricuspid valve with downward displacement of the septal and posterior leaflets. The anterior leaflet is often relatively large and normal. The tricuspid annulus often dilates, which results in tricuspid incompetence and right heart insufficiency.

● **Clinical presentation and diagnosis**

Clinical features include cyanosis and right heart insufficiency. Diagnosis must define the level of attachment of the leaflets, leaflet motion and development, the degree of tricuspid regurgitation, the geometry and function of the right ventricle and the size of the atrialized ventricle.

● **Management**

Surgical treatment encompasses repair or replacement of the tricuspid valve.

一、概述

三尖瓣下移畸形（Ebstein 畸形）是临床上相对少见的心脏复杂畸形，约占先天下心脏病的 1%。是 Ebstein 在 1866 年首次进行描述。形态学上主要三个特征：①三尖瓣的隔瓣或后瓣明显向心尖方向下移，前叶一般似风帆状附着在三尖瓣环上；②导致部分右心室扩张和变薄，即心房化右心室；③三尖瓣以下的右心室腔变小，漏斗部可因过多的瓣膜组织和附着在前叶到漏斗部的纤维束造成部分梗阻。同时伴有三尖瓣关闭不全。

二、病理生理特点

受房化右心室反常舒张和收缩以及三尖瓣反流的影响，使右心房血流受阻，右心房扩大。如果存在房间交通，可产生右向左分流，出现临床发绀。由于心房的扩张，常常出现房性心律失常。约 15% 病人存在异常旁路，即 WPW 综合征。终末期主要死于心力衰竭、缺氧和严重心律失常。

三、临床表现和诊断

临床症状取决于三尖瓣反流的程度，是否存在房内交通，右心功能的损害程度等。主要临床表现是发绀，右心功能不全以及突发性房性和室性心律失常。体格检查主要是在胸骨左缘闻及三尖瓣反流的收缩期杂音。

Ebstein 畸形的常规心电图检查无诊断特征性，但由于常常合并房性或室性心律失常，术前尽可能选择心电监测，对有预激综合征或室上性心动过速等症状的病人应进行电生理检查。胸部 X 线常提示球形心脏但肺动脉段凹陷，肺血正常或减少。二维超声心动图可明确三尖瓣瓣叶的移位，活动是否受限或发育不良以及三尖瓣反流的程度，右心房室的大小和功能，以及房化心室的大小。如果疑有合并畸形或以前有过分流手术者，应考虑选择心导管和心血管造影检查。

四、治疗

1. 手术适应证　取决于病人的临床表现和三尖瓣反流的程度。如果没有明显的临床症状和三尖瓣反流，应考虑临床随访观察。直到出现较明显的临床表现，如由于右向左分流引起的发绀，出现房性心律失常。超声心动图提示右心收缩功能受损伴有中度以上的三尖瓣反流时，应考虑手术治疗。

2. 手术方法　外科处理一般包括：三尖瓣成形或置换，房化心室切除或折叠，闭合房间隔缺损，尽可能消除异常旁路。由于 Ebstein 畸形的病理解剖都不相同，因此术中应根据具体情况决定手术方式。切除或折叠房化心室时均应注意避免损伤右冠状动脉。

(1) 三尖瓣重建　通常需要有一个大而发育良好的前瓣。手术基本方法包括：折叠或切除房化心室后，进行三尖瓣后瓣环缩。然后将下移的前瓣移植到正常的三尖瓣环上（Figure 6-46-3）。有时对明显扩大的三尖瓣瓣环则需要应用人工瓣环。

(2) 三尖瓣置换　对成形困难或成形效果不满意者，

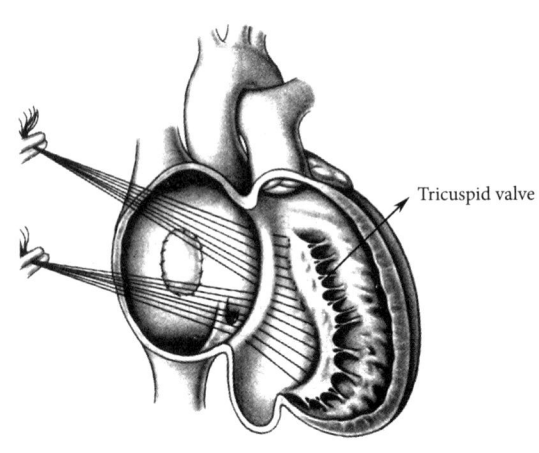

Tricuspid valve

Figure 6–46–3　Schematic diagram of Ebstein's anomal

及时进行三尖瓣置换。由于右心系低压系统,血流速度相对缓慢,多数情况下选择生物瓣。缝合中避免损伤传导系统。

(3) 1/2 心室或全腔肺动脉吻合术　适合于严重右心发育不良。方法是在三尖瓣成形的基础上,加做双向 Glenn 术或直接按功能性单心室进行矫正。

3. 手术结果　三尖瓣成形重建是 Ebstein 畸形矫正的首选,仅少部分病人术后因严重三尖瓣反流需要再次手术。Theodoro 等分析一组 323 例 Ebstein 畸形外科矫正经验,结果显示 42.7% 选择三尖瓣重建,54.8% 进行了三尖瓣置换。早期手术死亡率为 6.5%,晚期死亡率为 7.6%,16.7% 早期三尖瓣成形病人进行了二次手术。

第九节 / 法洛四联症

本节要点 (Key concepts)

• **Background**

Tetralogy of Fallot (TOF) is the most common cyanotic congenital heart disease. The classic components of the "tetrad" that comprise TOF are a VSD, right ventricular outlet obstruction, aortic override and right ventricular hypertrophy.

• **Clinical presentation and diagnosis**

The most common symptoms are cyanosis, squatting and exercise intolerance. Physical findings include cyanosis, clubbed fingers, a systolic murmur heard at the left sternal edge, and a thrill. The diagnosis is usually confirmed by 2-D echocardiography. Cardiac catheterization and angiography are indicated in severe cases.

• **Management**

Many institutions now would prefer primary repair for most cases, as long as the pulmonary artery and left ventricle developed well.

一、概述

法洛四联症(tetralogy of Fallot,TOF)是常见的一组相关畸形组合的先天性心脏畸形,也是最常见的发绀性心脏病。1888 年 Fallot 首次详细描述了本病的临床特征和四个特有的病理特征,即右室出口狭窄、室间隔缺损、主动脉骑跨和右心室肥厚,由此而得名为法洛四联症。

法洛四联症中的右室出口狭窄可广义到右心室流出道的漏斗部、肺动脉瓣、肺动脉主干以及左、右肺动脉分支的狭窄。以漏斗部和肺动脉瓣狭窄多见,部分病人形成第三心室。膜周型室间隔缺损最常见,其次为肺动脉瓣下型室间隔缺损。室间隔缺损通常较大,内径为 1.5~3.0 cm。主动脉骑跨在室间隔上,骑跨的程度一般为 50% 以下。

二、病理生理特点

由于右心室流出道梗阻导致右心室压力增高,产生右向左分流。主动脉同时接受左右心室来的血液,使动脉血氧饱和度下降。肺循环血流量减少,导致体循环血氧含量减低,组织缺氧,临床上产生发绀。慢性缺氧导致血红蛋白和红细胞代偿性增多。体肺侧支循环增多。

三、临床表现与诊断

法洛四联症最常见的临床症状是发绀、蹲踞和活动耐力受限。大多数病人是在出生后数周或数月由于动脉导管闭合后开始出现发绀,并逐渐加重。蹲踞可增加体循环阻力和肺血流,改善缺氧。病情严重时可缺氧发作,呈现呼吸困难、晕厥和抽搐。临床体征包括发绀,杵状指(趾)。

胸骨左缘第 2、3 肋间可闻及喷射性收缩期杂音,可伴有震颤。肺动脉瓣区第 2 音可正常或减轻。

心电图主要显示右心室肥大。胸片特征性改变是肺动脉段凹陷,心脏呈"靴状心"。肺血减少。约 1/4 病人为右位主动脉弓。二维超声心动图检查具有确诊意义,能明确显示右心室流出道或肺动脉瓣狭窄的程度、室间隔缺损大小与位置、主动脉骑跨程度以及心室腔的大小等。彩色多普勒显示血流右向左分流。目前右心导管和心血管造影检查主要应用于进一步明确重症四联症的肺动脉以及左右肺动脉的发育状况,是否存在大的体肺侧枝以及左、右心室发育情况。

四、治疗

1. 手术指征 患儿出生时体循环血氧饱和度一般较满意,可暂不处理。当体循环氧饱和度低于 75%~80% 时应考虑手术治疗。反复缺氧发作者应尽快手术。一般认为合适的手术年龄在 2~3 岁。但目前随着体外循环和心血管麻醉的发展,一期手术矫正年龄已明显提前。

2. 手术方法 主要包括姑息性分期手术和一期根治术。目前多主张对有症状的婴幼儿施行一期根治手术。但对部分肺动脉严重发育不良者,宜选择分期手术。

(1) 姑息性手术 主要目的是通过增加肺部血流,改善缺氧,促进左右肺动脉的发育。早期有多种分流术,如降主动脉 – 左肺动脉吻合术(Potts 术),升主动脉 – 右肺动脉吻合术(Waterston 术),由于操作相对复杂,并且不易控制分流量,现已很少应用。目前在临床上常用的主要是改良锁骨下动脉 – 肺动脉分流术(blalock taussig 术,B-T 分流术),一般是在两动脉间置入内径为 4 mm 的 Gore-Tex 人工血管。一般在术后 1 年左右,确定肺动脉发育改善后再进行二期根治术。

(2) 根治术 手术在中低温体外循环下进行,必要时选择深低温停循环。手术方式主要包括:解除右心室流出道梗阻:切除壁束,隔束增厚的肌束或流出道狭窄环。解除肺动脉瓣狭窄或补片扩大主肺动脉。修补室间隔缺损:用略大于缺损的涤纶补片修补。缝合缺损后下缘时应注意勿损伤心脏传导束;右心室流出道重建:常用自体心包片或心包片外加涤纶片扩大右心室流出道。根据病人的体重,用探条确定相应大小的流出道内径。必要时行跨环补片,最好选择带单瓣的补片,以减轻术后肺动脉瓣关闭不全(Figure 6-46-4)。

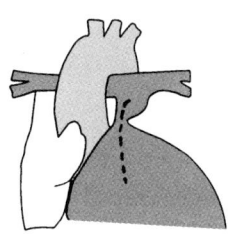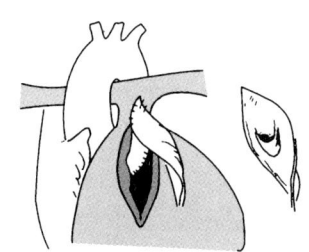

Figure 6-46-4　Expansion of the right ventricular outflow tract of TOF

3. 治疗效果 目前根治术的手术死亡率已明显降低,多在 5% 以下。低心排血量是死亡的主要原因。多因畸形矫正不满意所致,如残余室间隔缺损和或残余右心室流出道梗阻,术中心肌保护不良或术前左心室发育不良等。影响死亡率的主要原因有左心室发育不良,左、右肺动脉和周围肺动脉发育差。术后主要并发症包括:残余室间隔缺损,完全性房室传导阻滞,肺动脉瓣关闭不全和三尖瓣关闭不全,必要时进行二次手术。

(张怀军　朱晓东)

第 47 章

获得性心脏病

临床上获得性心脏病主要是以瓣膜性心脏病为主。瓣膜性心脏病是指由于心脏瓣膜的解剖结构异常或瓣膜的功能异常所引起的心脏功能减退。导致心脏瓣膜病变的因素很多,除先天性瓣膜病变外,后天性因素主要是风湿热侵犯心脏瓣膜,即风湿性瓣膜病。此外,感染性,退行性和缺血性瓣膜病临床上也常见。

第一节 / 二尖瓣狭窄

本节要点 (Key concepts)

- **Background**

Rheumatic mitral stenosis is one of the most common valvular heart diseases. The mitral valve leaflets become thickened and immobile and the mitral orifice becomes narrow due to fusion of the commissures. The chordae are usually thickened, matted, and shortened, resulting in reduced mobility of the leaflets.

- **Clinical presentation and diagnosis**

Dyspenea, cough and hemoptysis are typical complaints. The so-called "mitral facies" is often seen in severe cases. Characteristic signs include an accentuated first heart sound with a diastolic rumbling murmur at the apex. 2-D echocardiography can detect the degree of valvular stenosis and leaflet motion, assess the area of mitral orifice and the possible presence of left atrial thrombosis.

- **Management**

Percutaneous balloon valvotomy is indicated in young patients and patients without heavily calcified valves, subvalvular distortion, LA thrombosis or significant mitral regurgitation. Valve replacement is the mainstay of surgical therapy.

一、概述

后天性二尖瓣狭窄(mitral stenosis,MS)以风湿性为主。病变可为单发,也可同时累及多个瓣膜,造成联合瓣膜病变。女性占风湿性二尖瓣狭窄病人中的 2/3。常见的病理改变有三种类型:①隔膜型:二尖瓣两瓣叶边缘纤维性增厚,交界粘连或融合使瓣口狭窄。②隔膜漏斗型:除瓣口狭窄外,瓣下腱索也发生粘连、缩短,大瓣的活动受限。③漏斗型:瓣叶严重纤维化,瓣下腱索融合,乳头肌异常缩短使瓣膜呈典型的漏斗状,瓣口常似"鱼口状"或"纽扣状"。

二、病理生理特点

正常成人二尖瓣口长度约为 4 cm,瓣口面积为 4~6 cm²,当瓣口面积缩小至 2 cm² 左右时,可产生明显的血流动力学改变。由于血流不能正常地通过二尖瓣口,引起左心房的血液滞留,左心房扩大,易导致血栓形成。同时左心房压力增高,促使肺静脉和毛细血管的淤血和扩大,增加肺循环血容量。当左心房压增高超过正常的血浆渗透压时。即可引起肺水肿。出现心房颤动时,心排血量明显减少,病人症状加重。

左心房压持续增高,肺小动脉长期处于痉挛和高血压状态,管壁纤维组织增生,管腔狭小,形成肺动脉高压。继发右心室代偿性肥厚和扩张，最终发生右心衰竭。临床上根据瓣口面积缩小的程度分为三类：①轻度狭窄，瓣口在 1.2 cm² 以上；②中等狭窄，瓣口在 0.8~1.2 cm²，左房和肺静脉收缩压可上升为 20~25 mmHg（2.7~3.3 kPa），肺动脉收缩压可达 40~50 mmHg（5.3~6.7 kPa）；3. 重度狭窄，瓣口在 0.8 cm² 以下，左房和肺静脉收缩压可上升到 30~35 mmHg（4.0~4.7 kPa），肺动脉收缩压可达 90 mmHg（12 kPa）。

三、临床表现和诊断

症状出现的早晚与程度取决于二尖瓣瓣口狭窄的程度。主要的症状有呼吸困难、咳嗽和咯血等肺淤血表现。在重体力劳动、情绪激动或呼吸道感染等情况下，可诱发夜间阵发性呼吸困难、端坐呼吸和肺水肿。一般的咯血为痰中带血，急性肺水肿引起的咯血为粉红色泡沫样黏液。在病程长的重度二尖瓣狭窄病人，常出现所谓的"二尖瓣面容"，即双颊呈绀红色。在心尖区可闻及第一心音亢进、二尖瓣开放拍击音和舒张期隆隆样杂音，这是二尖瓣狭窄的特有体征。

心电图检查主要提示左房增大。病程长的病人常发生心房颤动。胸片也主要显示左心房增大和肺淤血。左前斜位吞钡检查可见食道被增大的左房推向后方。二维超声心动图可明确显示狭窄瓣膜的形态和活动度，测绘二尖瓣口面积，还能了解瓣膜的弹性及钙化程度、瓣下结构增厚、腱索的融合以及是否存在左房血栓等。

四、治疗

1. 手术适应证　心功能Ⅱ级以下无明显临床症状，可暂不手术，需定期复查。心功能Ⅱ级以上，存在明显临床症状均应手术治疗。有外周动脉栓塞史病人，即使无症状，也是手术适应证。风湿热活动期不宜急于手术，经综合治疗活动完全停止 6 个月以后进行手术为宜。细菌性心内膜炎急性期，首先应积极内科治疗。病情稳定后 6 个月进行手术较为安全。但如内科治疗无效，应尽快手术。

2. 手术方法　单纯二尖瓣狭窄有介入治疗和手术治疗两种方式。经外周血管囊二尖瓣扩张是一种不开胸、创伤小、有效的方法。一般仅适用于隔膜型二尖瓣狭窄、瓣膜活动良好、瓣下组织没有明显病变以及左房无血栓的病人。

外科手术方式包括：

（1）二尖瓣成形术　手术方法为不定型术式，视术中二尖瓣瓣变情况而定。通常是进行交界分离，去除增厚组织，恢复瓣膜活动度。两交界环缩或二尖瓣瓣环的应用也是常用的手术方法。术中行经食管心脏超声检查，如成形效果不佳，需及时进行瓣膜替换。

（2）二尖瓣替换术　经右房房间隔或左房室沟切口，显露二尖瓣。如有血栓，需彻底清除，并用盐水冲洗。切除二尖瓣叶和相应腱索。用测瓣器测定瓣环大小，选择合适的人工瓣膜。用间断或连续缝合方法将人工瓣缝合到二尖瓣瓣环上。

目前临床上所采用的人工瓣膜主要有生物瓣和机械瓣两大类（Color figure 14）。生物瓣具有不需要终身抗凝的优点，但存在瓣叶钙化而影响其远期疗效。机械瓣性能稳定，但需要终身服用抗凝剂。

3. 手术结果　风湿性二尖瓣狭窄由于瓣膜的病理改变严重，成形的机会较少，通常需要二尖瓣置换。二尖瓣置换术后的严重并发症主要有瓣周漏、感染性心内膜炎、左心室破裂等。二尖瓣置换术后的远期效果与病人就诊时心功能状况、肺动脉高压的程度等有一定相关性。部分术前有严重肺动脉高压病人术后可继发三尖瓣关闭不全而需要再次手术。

第二节 / 二尖瓣关闭不全

本节要点（Key concepts）

• **Background**

Mitral insufficiency can be caused by dysfunction of the annulus, leaflet, chordae tendineae and the papillary muscle of the mitral valve. Different etiologies lead to different pathological changes and the treatment varys accordingly.

• **Clinical presentation and diagnosis**

The cardinal sign is a pansystolic murmur at the apex. Diagnosis can be confirmed by 2-D echocardiography.

• **Management**

Definitive treatment is mitral valve repair or replacement. Valve repair is preferred if technically feasible.

一、概述

二尖瓣结构装置包括瓣环、瓣叶、腱索、乳头肌及左心室壁和左房后壁,任一部分的损坏都可引起二尖瓣关闭不全(mitral insufficiency)。风湿性心脏病引起的二尖瓣关闭不全,其瓣叶通常增厚,粘连及钙化,常合并二尖瓣狭窄。瓣膜退行性变或缺血性二尖瓣关闭不全的病理改变主要是二尖瓣瓣环扩大,腱索延长或断裂。感染性心内膜炎主要表现为瓣膜穿孔或腱索断裂等。

二、病理生理特点

二尖瓣口血液反流量与关闭不全程度成正比。反流量越大,左心室有效心搏量越明显降低。由于左心室舒张期充盈量增加,导致容量负荷加重,可引起左心室代偿性扩大(离心性肥厚)。长期的容量负荷过重,可致左心室收缩力下降。左心室收缩末压升高,继发左房压和肺静脉压升高,最终导致肺动脉高压,引起右心衰竭。

三、临床表现和诊断

轻度二尖瓣关闭不全,可长期没有明显症状。当左心功能失代偿时,病人出现乏力、劳力性呼吸困难等症状。急性肺水肿,端坐呼吸,咯血和右心衰竭症状的出现表明病变已进入晚期。心尖部闻及粗糙的收缩期吹风样杂音,并向左侧腋下传导是其主要临床体征。腱索断裂时可能听到乐性杂音。肺动脉高压时肺动脉瓣区第二心音亢进,并可有第二心音分裂。

严重二尖瓣关闭不全,心电图表现为左心室肥厚。胸片表现为左心房、室增大。临床确诊主要依据二维超声心动图检查。可直接观察二尖瓣前后叶闭合情况,判断关闭不全的程度。彩色多普勒检查可直接测量反流量的大小。经食管超声检查显像更清晰,尤其能提高对瓣膜赘生物的检出率。

四、治疗

1. 手术指征　应结合病人的临床表现及瓣膜病变程度综合考虑。瓣膜病变明显,心功能 II 级以上者,有手术适应证。

2. 手术方法　原则上尽可能进行二尖瓣成形,必要时选择瓣膜替换。术中应视瓣膜的病理改变类型而定,需 TEE 的支持,成形不满意则及时进行瓣膜替换。

(1) 二尖瓣成形术　瓣膜成形前需要对瓣叶、瓣环、腱索和心室壁的损害程度作出正确评估。瓣膜修补术一般适用于损伤性瓣膜撕裂、瓣膜穿孔、腱索断裂以及单纯瓣环扩大引起的关闭不全。可采用直接修补或补片修补、人工腱索或瓣叶部分切除等方法。瓣环环缩法主要应用于二尖瓣瓣环扩大所导致的关闭不全。包括交界环缩或 Reed 缝缩法以及人工瓣环(如 Carpentier 人工瓣环等)的应用(Color figure 15)。

(2) 二尖瓣替换术　不适于施行瓣膜成形术或二尖瓣成形失败的病例需作二尖瓣替换术。手术方法见二尖瓣狭窄。单纯二尖瓣关闭不全可在保留全部或部分二尖瓣结构下进行瓣膜替换。

第三节 / 主动脉瓣狭窄

本节要点 (Key concepts)

● **Background**

Aortic stenosis is caused by valve fibrosis and calcification. Common causes include rheumatism and congenital bicuspid valve. Dilation of the ascending aorta often occurs in severe cases.

● **Clinical presentation and diagnosis**

Progressive untreated aortic stenosis finally results in exertional syncope, angina, and dyspnea (SAD triad). Echocardiography is used to identify the degree of calcification, measure the area of orifice and distinguish the position of the stenois (subvalvar, valvar and supravalvar).

● **Management**

Valve replacement is indicated for virtually all patients who can tolerate surgery. The Ross procedure can be used in young patients.

一、概述

主动脉瓣狭窄(aortic stenosis,AS)以先天性发育畸形为主,约占主动脉瓣狭窄的2/3。多为主动脉瓣二瓣化畸形,因瓣叶钙化、交界粘连使瓣口狭窄。风湿性病变引起主动脉瓣叶炎性增生,瓣叶增厚,交界粘连,导致瓣口缩小。多合并有二尖瓣病变。重度主动脉瓣狭窄常常继发升主动脉瘤样扩张。

二、病理生理特点

正常成人主动脉瓣口面积2.6~3.5 cm²。瓣口面积缩小到0.5~0.7 cm²就会产生明显的跨瓣压差。随着瓣口面积的逐渐缩小,维持正常心排血量的跨瓣压差进行性增大。压力阶差的大小,反映主动脉瓣狭窄的程度。中度狭窄压力阶差为4.0~6.7 kPa(30~50 mmHg),重度狭窄可达6.7~13.3 kPa(50~100 mmHg)或更高。当左心室射血阻力增大,后负荷增加时,心室肌代偿性肥厚,形成向心性肥厚。当左心室肥厚性代偿到一定程度后,心搏量减少,引起舒张末期容量增加,心室明显扩张,最终导致左心衰竭。

三、临床表现和诊断

轻度主动脉瓣狭窄或心功能代偿期多无明显的临床症状。常在查体时发现心脏杂音。主动脉瓣狭窄有三大典型症状,心绞痛、晕厥和劳力性呼吸困难。以心绞痛为主要表现者约占50%。其临床表现与冠心病心绞痛相似。晕厥通常发生于运动中或运动后即刻,通常是由于动脉灌注压明显降低,导致脑供血不足。劳力性呼吸困难是主动脉瓣狭窄病人最常见的主诉,其发生与心功能失代偿,左心房及肺静脉压升高引起的肺淤血有关。查体约80%的病人可在主动脉瓣区或胸骨上窝触及收缩期震颤,并可闻及Ⅱ~Ⅲ级收缩期杂音,向右颈部传导。重度主动脉瓣狭窄时,由于流经瓣口的血流量减少,杂音可不明显,脉搏细小、血压偏低。

心电图主要提示电轴左偏及左心室肥厚。部分出现左束支传导阻滞或心房颤动。早期胸片心影大小正常。晚期心影增大,呈靴形心外观,主动脉瓣钙化是主动脉狭窄的重要X线表现,于左侧位最为清晰。升主动脉呈狭窄后扩张。二维超声心动图可见瓣膜增厚,开放幅度下降。确定瓣膜有无钙化及钙化程度。多普勒超声可准确地测定跨瓣压差。另外,超声心动图对鉴别瓣上、瓣膜还是瓣下狭窄有重要意义。

四、治疗

1. 手术指征 有临床症状,主动脉跨瓣压差超过50 mmHg(6.7 kPa)以上应予手术治疗。压差小于50 mmHg(6.7 kPa),瓣口面积小于或等于0.75 cm²,心电图为进行性左心室肥厚,主动脉瓣钙化严重的亦应手术;晕厥和心绞痛频繁发作者亦需手术治疗。左心室肥厚严重及有肺静脉高压或右心功能衰竭时应尽快手术;无明显临床症状但跨瓣压差超过75 mmHg(10 kPa)以上应予手术,否则有猝死的可能。

2. 手术方法 包括主动脉瓣成形和主动脉瓣替换两种方法。

(1) 主动脉瓣成形术 单纯主动脉瓣交界粘连性狭窄可行交界切开。几乎所有病人均需要二次手术。目前临床上应用仅限于患儿。

(2) 主动脉瓣替换 是主动脉瓣狭窄的主要治疗方法。瓣膜选择除人工机械瓣和生物瓣两大类外,同种组织瓣和自体组织瓣(自体肺动脉瓣)也应用于临床。手术基本步骤包括在距右冠状动脉开口上方1.5~2.0 cm处切口,切除主动脉瓣叶,测瓣器测量瓣环大小并选择合适的瓣膜,采用间断或连续缝合方法进行瓣膜置换。对过小的主动脉瓣环应采取主动脉瓣环扩大术。最常用的术式是Nicks法,其他还有Manouguian法和Rastan-Konno法(Box 6-47-1)。

Box 6-47-1 人工心脏瓣膜 – 病人不匹配现象(prosthesisi-patient mismatch,PPM)

根据病人的体表面积,计算有效瓣口面积(EOA)或效瓣口面积指数(EOAI)来选择合适的人工瓣膜

主动脉瓣位 PPM 现象:相当于主动脉瓣狭窄或左室流出道梗阻

小主动脉瓣环的扩大常用方法有:

Nicks 术:垂直切开无冠瓣瓣环,并切开左心房和二尖瓣前叶根部,补片加宽

Manougnian 术:在左冠瓣和无冠瓣之间切开主动脉瓣环达二尖瓣环,补片加宽

Konno 术:右冠瓣切开,同时切开室间隔和右心室流出道,双层补片修补

以上三种方法可使主动脉瓣环直径分别可扩大至110%,180%,200%

---

(3) Ross 手术 主要应用在先天性主动脉瓣狭窄的青少年病人。基本步骤包括:①切除主动脉瓣叶及部分升

主动脉,游离冠状动脉开口;②横断主肺动脉,并从右室流出道取下完整的带瓣主肺动脉,注意不要损伤左冠状动脉;③移植带瓣肺动脉到升主动脉位置,移植冠状动脉开口至新主动脉;④用同种带瓣管道连接右心室和肺动脉。

该手术的主要优点在于移植后的肺动脉具有生长性,持久性强,避免了因免疫排斥造成的瓣膜退行性病。但由于该手术涉及到两个瓣膜的问题,远期疗效还有待于进一步评价。

第四节 / 主动脉瓣关闭不全

本节要点 (Key concepts)

- **Background**

Common causes include congenital valve deformity and rheumatism. Acute left ventricular failure may occur once the left ventricle decompensates. Severe cases are at risk of sudden death.

- **Clinical presentation and diagnosis**

Symptoms are those of myocardial ischemia, such as angina or precordial discomfort. A blowing diastolic murmur can be heard at the 3rd or 4th left intercostal space. Diagnosis can be confirmed by 2-D echocardiography. Doppler echocardiography can detect and quantify the magnitude of regurgitant blood flow.

- **Management**

Surgical procedures include valve repair and replacement. At present, valve replacement is the predominant choice.

一、概述

主动脉瓣关闭不全(aortic insufficiency)的病因除先天性主动脉瓣发育畸形和马方综合征外,最常见的是风湿性瓣膜病,其次为细菌性心内膜炎和主动脉夹层等。单纯风湿性主动脉瓣关闭不全较为少见,通常与主动脉瓣狭窄合并存在。风湿性主动脉瓣病理改变主要表现为瓣叶增厚、卷曲、瘢痕形成或钙化。细菌性心内膜炎侵犯主动脉瓣,可引起瓣膜穿孔。

二、病理生理特点

正常的主动脉瓣装置包括主动脉瓣瓣环、瓣叶、主动脉窦以及瓣交界联合和窦管交界,其中任何一个因素的破坏导致几何形态的改变,均可引起主动脉瓣关闭不全。由于主动脉瓣叶对合不良,舒张期大量血液自主动脉反流入左心室,使左心室的容量负荷增加,肌纤维伸长,心室扩大和肥厚。由于左心室的代偿能力强,通常病变在10年内逐渐发展。一旦发生左心室失代偿,可出现急性左心衰竭。由于主动脉压差大,舒张压低,可导致冠状动脉灌注减少,心肌供血不足。

三、临床表现和诊断

主动脉瓣关闭不全早期,左心室代偿功能较好,病人通常没有明显的临床症状。多数病人仅在体检时发现心脏杂音而无症状。在病程的后期可出现心肌相对缺血的表现,心前区不适、心绞痛以及左心衰竭,出现夜间阵发性呼吸困难、急性肺水肿。重症主动脉瓣关闭不全病人有猝死的危险。临床体征表现为动脉舒张压减低,脉压差增大。主动脉瓣区可闻及舒张期叹息样杂音,向心尖部传导。重度主动脉瓣关闭不全者可出现水冲脉、股动脉枪击音以及毛细血管搏动征等。

心电图提示左心室肥厚。胸片显示左心室增大或伴升主动脉扩张。二维超声心动图可明确显示主动脉瓣叶的数量,是否有增厚、钙化,左心室内径大小以及主动脉瓣环内径。彩色多普勒显示左室流出道反流束,确定主动脉瓣闭合不良的程度。

四、治疗

1. 手术指征　主动脉瓣关闭不全病程一般较长,主要是左心室的代偿功能较强。早期可应用扩血管制剂改善心脏前负荷。一旦心脏失代偿,病情会进行性恶化。因此,应把握好手术时机,在心功能失代偿之前施行手术治疗。一般手术指征包括:①存在明显临床症状,如呼吸困难、胸痛、心绞痛等;②无明显临床表现,但超声检查提示主动脉瓣中度以上反流,左室明显增大;③急性主动脉瓣关闭不全,如感染性心内膜炎伴瓣叶穿孔等。

2. 手术方法　目前还没有一种完美的主动脉瓣成形方法。自体心包片行主动脉瓣叶加高对单纯主动脉瓣叶脱垂有一定效果,但远期效果不肯定,一般需要再次手术。

人工瓣膜替换仍是目前主动脉瓣关闭不全的主要治疗方法。对主动脉根部扩大在 50 mm 以上时应选择主动脉根部替换。

第五节 / 三尖瓣病变

本节要点 (Key concepts)

● **Background**

Tricuspid valve diseases can be organic or functional. Organic lesions often manifest as tricuspid stenosis while functional lesions usually refer to dilation of the tricuspid annulus resulted from severe pulmonary hypertension.

● **Clinical presentation**

The chief clinical features are those of venous congestion, such as hepatomegaly, jugular venous distention and pedal edema.

● **Management**

There are a variety of surgical procedures for tricuspid valve disease with different results. Operation should be individualized and valve repair should be preferred.

一、概述

三尖瓣病变是指任何原因导致的三尖瓣结构和(或)功能异常。临床上三尖瓣病变可分为器质性和功能性病变。器质性病变多数为风湿性联合瓣膜病变侵犯到三尖瓣,瓣膜结构呈风湿性改变、增厚、钙化、交界粘连等,多数表现为三尖瓣狭窄。功能性病变一般是指继发于严重肺动脉高压所导致的三尖瓣瓣环的扩大,引起三尖瓣关闭不全,以后瓣环扩大为主,其次为前瓣环。最常见的是二尖瓣狭窄合并重度肺动脉高压继发三尖瓣关闭不全。其他如左向右分流导致的肺动脉高压引起右房室增大,继发三尖瓣关闭不全。

二、病理生理特点

无论是三尖瓣狭窄还是三尖瓣关闭不全均可导致体循环血液回流受阻,引起右心房扩大,肥厚。而三尖瓣关闭不全可使右心室终末舒张期容量增多和舒张期充盈压升高,导致右心室扩大,继而出现右心功能不全,临床表现为肝大,腹水和双下肢水肿等。

三、临床表现和诊断

三尖瓣病变的临床症状无特异性。由于静脉系统淤血,病人出现肝区疼痛、肝大、颈静脉扩张、下肢水肿等。二维超声心动图可明确三尖瓣瓣环扩大程度、三尖瓣反流量、瓣叶活动状况及瓣膜狭窄程度。正常情况下三尖瓣口面积大于二尖瓣,当三尖瓣瓣口面积小于 1.3 cm² 时,被认为三尖瓣严重狭窄。

四、治疗

由于三尖瓣的解剖位置和右心系统血流相对缓慢的特点,三尖瓣病变的治疗应尽可能选择三尖瓣成形。对病变估计难以成形或成形失败者选择三尖瓣置换。

临床上常见的三尖瓣成形方法包括:① De Vega 瓣环成形术:主要是通过缝线环缩后瓣环。要点是缝线要确切地缝合在三尖瓣瓣环上。②后瓣环 8 字缝合(Key 方法)折叠后瓣环。③三尖瓣人工瓣环的应用:如 Carpentier 人工瓣环。对三尖瓣狭窄可行三尖瓣交界切开术。

三尖瓣置换最好选择生物瓣,以减少血栓形成的机会。机械瓣最好选择大号的中心性血流的双叶瓣。手术的关键切忌损伤传导组织。

第六节 / 冠状动脉粥样硬化性心脏病

本节要点 (Key concepts)

- **Background**

Coronary artery disease (CAD) is also termed ischemic heart disease. Its etiological factors include hyperlipidemia, hyperglucosemia, smoking, hypertension, diabetes and hereditary factors. Luminal stenosis and occlusion chiefly occur in the main trunk and major braches of the coronary arteries.

- **Clinical presentation and diagnosis**

Symptoms are angina pectoris. Acute myocardial infarction can cause severe arrhythmia, cardiogenic shock and heart failure. Selective coronary angiography is the gold standard for diagnosing CAD.

- **Management**

Intraluminal stent and coronary artery bypass grafting are the main treatments for CAD at present.

一、概述

冠状动脉粥样硬化性心脏病（atherosclerotic coronary artery disease or coronary artery disease, CAD, 冠心病）是指冠状动脉粥样硬化病变导致冠状动脉狭窄所引起的心肌供血不足，心肌缺血缺氧所引起的一系列临床症状。主要表现为心绞痛、心律失常，甚至心力衰竭。近年来，我国的发病率呈明显上升趋势，并趋于年轻化。目前认为冠状动脉粥样硬化性心脏病的主要致病因素与病人的不良饮食习惯如高脂肪、高糖、吸烟等或高血压、糖尿病、高脂血症等高危因素的存在以及有家族遗传史等有关。冠心病的主要病理改变是动脉内膜脂质沉着、增厚或斑块形成，造成管壁增厚、管腔狭窄或完全阻塞。粥样斑块常为多发性，最常发生在冠状动脉的主干以及其主要分支的近端。

二、病理生理特点

一般状态下冠状动脉的血流占心排血量的 4%~5%。剧烈活动时，可增加到 10%。心肌的耗氧量高而氧储备少。在冠状动脉部分狭窄或全部阻塞情况下，冠状动脉血流量减少，运动时或静息时局部心肌供血不足，导致心肌缺血缺氧。任何引起心肌耗氧量增加的因素或冠状动脉痉挛等，均可诱发心绞痛发作。长时间心肌缺血缺氧可导致心肌梗死。

三、临床表现和诊断

临床症状主要是心绞痛，多数是在活动量增加，情绪激动情况下发生。疼痛部位通常位于心前区，可放射到左臂内侧或肩部。有时表现为上腹部疼痛。疼痛的性质可表现为绞痛，压迫感或紧束感。疼痛持续时间一般为数秒或数分钟，休息或口含硝酸甘油后缓解或消失。若冠状动脉痉挛或急性阻塞时间较长，继发血管腔内血栓形成，可导致心肌梗死。病人可出现严重的心律失常，心源性休克或心力衰竭。部分病人可发生室间隔穿孔。病变未发作时无临床体征。

急性心肌缺血时心电图可表现为 ST 段低平或抬高，T 波低平或倒置。心肌梗死时可出现异常 Q 波、ST 段抬高、T 波倒置等。部分病人心电图可无明显变化。选择性冠状动脉造影是目前诊断冠心病的金标准，可明确冠状动脉病变的部位、范围，病变血管的狭窄程度以及侧支循环的建立情况。左心室造影可确定左心室室壁运动，判断其收缩功能以及明确是否合并室壁瘤。

四、治疗

冠状动脉粥样硬化性心脏病的治疗包括药物治疗、介入治疗和外科治疗，近年来兴起的自体干细胞移植技术也在临床上得到应用。药物治疗主要是控制高血压、高脂血症，扩张冠状动脉，改善心肌功能等。介入治疗是通过冠状动脉内球囊扩张和冠状动脉内支架，解除局部狭窄。外科治疗主要是指冠状动脉旁路移植术，又称为冠状动脉搭桥术（CABG），是目前冠心病的主要治疗方法。

1. **手术指征** 反复心绞痛发作，药物治疗无效者。冠状动脉造影显示病变累及冠状动脉左主干或多支血管，造成 50%~70% 以上狭窄者。由于左主干病变病人存在猝死的危险，因此一旦确诊应及时手术。狭窄远端可供血管吻合的冠状动脉内径在 1.5 mm 以上,左心室射血分数 (LVEF) 在 30% 以上。心肌梗死后并发症如室间隔穿孔、心室室壁瘤以及乳头肌功能紊乱造成的二尖瓣关闭不全也是外科手术的适应证。

2. 手术方法 临床上用作冠状动脉旁路移植的移植材料主要有自体大隐静脉、左或右胸廓内动脉、桡动脉。较少应用胃网膜右动脉和腹壁下动脉。通常是用左胸廓内动脉与左前降支吻合,大隐静脉与其他狭窄的冠状动脉吻合。吻合方法是将移植材料的近、远端分别与冠状动脉狭窄的远端和升主动脉吻合 (Color figure 16)。根据累及的冠状动脉情况选择吻合口的数量,必要时选择序贯吻合方法。通常情况下,冠状动脉旁路移植术是在中低温体外循环下进行。随着外科技术和外科器械的发展,常温非体外循环下冠状动脉旁路移植术例数明显增加。为提高手术的远期效果,提倡心脏全动脉化旁路移植。

心肌梗死后并发症的外科治疗:

(1) 左心室室壁瘤 指梗死后的心肌组织被纤维瘢痕组织替代,组织变薄,收缩功能减弱或消失,心脏收缩期出现反常运动。多数室壁瘤内面有附壁血栓形成。室壁瘤切除后多采用"三明治"式缝合心肌。大室壁瘤切除时应考虑作心室成形。

(2) 室间隔穿孔 心肌梗死后室间隔穿孔多发生在肌部,可为单发或多发。最多发生在心肌梗死后第 2~3 d,死亡率高,一旦确诊,应急诊手术。选择左室面进行修补。一般选择较大的涤纶补片,采用间断带垫片褥式缝合方法固定在正常的心肌组织上。

(3) 二尖瓣关闭不全 心肌梗死后乳头肌梗死或断裂,左心室扩张致二尖瓣瓣环扩大以及心功能障碍,均可导致二尖瓣关闭不全。治疗方法应视二尖瓣结构的病理改变而定。单纯二尖瓣瓣环扩大者可选择二尖瓣成形,包括二尖瓣瓣环的应用。必要时选择二尖瓣置换。

3. 手术结果 冠状动脉旁路移植围术期的主要并发症是术后心肌梗死。近年来,手术死亡率已明显下降,总死亡率在 5% 以下。心肌梗死并发症术后死亡率明显高于单纯冠状动脉旁路移植。

(张怀军 朱晓东)

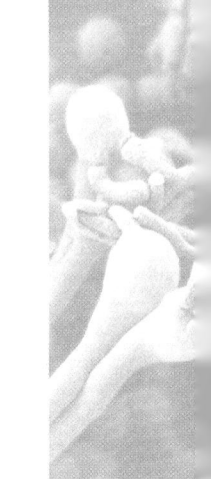

第48章

微创心脏外科与杂交技术以及心脏外科其他疾病

第一节 / 微创心脏外科与杂交技术（Hybrid operation）

本节要点（Key concepts）

● **Background**

Minimally invasive cardiac surgery (MICS) has developed greatly in the past decades with the improvement in imaging, endoscope and robotic techniques.

● **Main content**

Now MICS goes in three directions: elimination of cardiopulmonary bypass, change of conventional approach and use of smaller and cosmetic incisions, and incorporation of new devices (endoscope, robot). Hybrid cardiac procedure is a combination of surgical and catheter-based intervention to the heart and has already been used in congenital heart diseases, valvular heart diseases, coronary heart diseases and aortic diseases.

● **Aim**

To understand the basic concepts and methods of MICS and hybrid procedure.

随着心血管影像技术、内镜技术、机械人以及外科材料学等高科技方面的迅速发展，微创心脏外科在近10年有了快速发展。微创心脏外科的概念一般包括三层含义：①减少心脏手术的支持系统，如免除体外循环的应用，选择非体外循环技术进行心脏的手术；②改变传统的心脏手术径路，而选择创伤相对小和美观的切口，如胸骨旁、胸骨部分切口或胸部侧切口；③非传统心脏手术方式，如内镜辅助手术、闭式体外循环技术以及机器人技术等。

一、非体外循环技术心脏外科手术

非体外循环技术心脏外科手术最常用的是胸部正中切口非体外循环冠状动脉旁路移植术（off-pump coronary artery bypass，OPCAB）。

（一）手术适应证和术前评估

一般认为凡是不需要心脏内操作的冠状动脉旁路移植均可选择OPCAB。但是手术前应详细对病例进行评估。体外循环的禁忌证和高危因素一般都是OPCAB的适应证。但在急性心肌梗死合并心源性休克、弥漫性冠状动脉病变，或术中翻动心脏时出现循环不稳定等情况下应选择体外循环。

（二）外科基本技术

OPCAB的基本装置：包括靶血管稳定器，冠状动脉内导流栓以及气雾吹管装置和血液回收装置。术前应做好保温和术中监测手段，除常规的心电图、中心静脉压，经皮血氧饱和度等外，重症病人应放置Swan-Ganz漂浮导管进行心功能和血流动力学监测以及术中经食管心脏超声（TEE）监测等。对一般病例可以不预充体外循环装置，但对高危病例应做好预充以防术中病情突变。文献报道10%~15%的OPCAB在术中转为体外循环。手术切口多选择胸部正中切口。开胸后一般先游离左侧乳内动脉。靶血管的吻合顺序一般主张先将左乳内动脉与前降支吻合，然后取用大隐静脉与对角支和回旋支吻合，最后完成右冠状动脉的吻合。

（三）手术结果

由于OPCAB避免了体外循环的使用，从而在减少术后早期并发症，减少血液制品的应用等方面显示出优点。与常规CABG相比，其在远期通畅率和远期死亡率方面没有显著性差异。

二、小切口心脏外科手术

小切口心脏外科手术即避免传统的胸骨正中切口，而采用损伤相对小的其他部位小切口径路，如胸骨旁、胸骨下段或上端小切口，最常见的是右胸外侧小切口。

（一）手术适应证

主要适应证包括房间隔缺损、膜周部室间隔缺损、部分心内膜垫缺损、左心房内手术以及二尖瓣、三尖瓣膜的手术，甚至包括部分法洛四联症手术等。

（二）手术方法

右胸外侧小切口，选择腋前线和腋后线之间，长6~8 cm。经第4肋间进胸。沿膈神经前2 cm处切开心包。经升主动脉，上、下腔静脉（有时可选择股静脉）插管建立体外循环。

（三）手术效果

该术式切口小，保持了胸骨的完整性，且术后早期出血较少。其美观效果减少了病人精神创伤。

临床上其他微创术式还包括胸骨上段小切口进行主动脉根部替换、经左前外或右前外切口进行冠状动脉旁路移植术等。

三、电视内镜辅助下心脏手术以及心脏的介入手术

电视内镜辅助下心脏外科手术始于20世纪90年代，被认为是现代微创心脏外科的代表性手术。目前手术适应证主要有房或室间隔缺损的修补，三尖瓣成形，二尖瓣、主动脉瓣置换以及冠状动脉旁路移植等。

电视内镜辅助下体外循环建立的基本步骤是通过股动、静脉插管建立初步的体外循环。选择右腋中线第4肋间、右锁骨中线第2肋间以及第7肋间做1~2 cm切口，游离上、下腔静脉和升主动脉，放入阻断带，并在升主动脉上缝合、固定灌注针。体外循环开始后，阻断上、下腔静脉和升主动脉。同时进行心内手术。

电视内镜辅助下心脏外科手术的早期并发症主要是出血，其次是房室传导阻滞。随着手术器械、体外循环管道以及外科医师的操作水平的不断完善和提高，该项技术已日趋成熟。

心脏的介入手术是近年来发展较为迅速的领域，由于具有创伤小、并发症少以及一般不需要输血等优点，备受人们的关注。在某些病种方面有替代外科手术之势。

心脏的介入手术的适应证已涉及到心脏外科的多个方面。在先天性心脏病方面主要包括：①经皮主动脉缩窄和肺动脉狭窄的球囊扩张。②房、室间隔缺损和动脉导管的封堵。③冠状动脉瘘、体肺动脉侧支循环和肺动静脉瘘的栓堵。④复杂性先天性心脏病的房间隔造口术等。在瓣膜病方面主要是经皮二尖瓣狭窄球囊扩张以及肺动脉瓣和主动脉瓣狭窄的球囊扩张。在主动脉瘤介入治疗方面主要适应证有腹主动脉瘤和DeBakey Ⅲ型主动脉夹层等。

四、心脏外科杂交手术

心脏杂交手术（hybrid operation）是近年来兴起的一种新型的手术方式，它是将外科手术与介入技术结合起来治疗心脏病的一种手术方式。目前已应用在先天性心脏病、瓣膜性心脏病、冠心病及大血管疾病等各个领域（Box 6-48-1）。

Box 6-48-1 "一站式"复合技术在心脏外科中的应用（hybrid operation）

"一站式"手术室配置：常规心外科手术设备、放射影像设备和超声设备等，可同期进行外科手术和介入治疗

先心病同期手术：TOF合并体肺侧枝的栓堵，PA球囊房间隔造口，心内畸形合并主动脉缩窄的扩张等

冠心病：高风险的左主干多支病变，外科手术有高危因素病人等

大血管：全弓置换＋远端支架治疗主动脉夹层等

（一）先天性心脏病的杂交手术

先天性心脏病是最早开始涉及该领域的，早在1972年Bhati等应用外科和介入技术成功治疗动脉导管未闭，目前已成为心脏外科治疗新技术的一个热点。先心病杂交技术的主要适应证有：同时具有外科、介入两者的可操作性，且单纯用介入方式无法解决的病变；或术中利用介入手段可减少外科手术的风险的先心病。临床上常见的病变包括肺动脉闭锁术前体肺侧支的封堵、室间隔缺损合并主动脉缩窄的分期治疗、左室发育不良综合征、主动脉弓缩窄、室间隔缺损术后残余漏的补救封堵治疗等复杂先天性心脏病。

（二）冠心病杂交手术

冠心病杂交手术通常是指将小切口非体外循环冠状动脉旁路移植术（OPCAB）和经皮腔内冠状动脉成形术（PTCA）或支架植入术（PCI）结合起来治疗冠心病多支血管病变。其优点在于创伤小，避免了体外循环和主动脉根部的操作。一般适用于严重LAD和左主干病变的多支冠

状动脉病变,年轻病人估计将来病变进展需要再次血管化,以及高龄病人或合并有其他疾病不能耐受体外循环的病人。

(三) 大血管杂交手术

大血管杂交手术采用升主动脉和全弓置换结合远端植入覆膜支架封堵裂口技术(部分病人可选择术中置入带支架人造血管)治疗复杂性 I 型主动脉夹层,已经成为一种较为标准的治疗主动脉夹层杂交技术,并在临床上得到广泛应用。优点是简化了手术方式,避免更大的手术风险。

尽管杂交手术有种种优点,但也存在明显局限性,其设备、技术处于逐渐摸索、探讨、改进中,仍有许多方面有待进一步完善。理想的杂交技术手术室应该具备包括心血管造影的 C 形臂机、心脏超声系统等在内的多种影像学设备,磁共振成像在未来也可能成为其重要组成部分。相信在不久的将来,随着科学技术的发展、多学科领域的协作融合、相关经验的积累,杂交手术最终能成为一种常规的心脏外科术式。

第二节 / 心肌病

本节要点 (Key concepts)

• **Background**

Cardiomyopathy is a group of primary diseases of the myocardium that appears intractable to various therapies. The causes remain unknown up to date.

• **Main content**

Clinically, cardiomyopathies are divided into hypertrophic, restrictive and dilated.

• **Aim**

To understand the indications and methods of surgery for hypertrophic and dilated cardiomyopathies.

心肌病是指原发于心肌病变为主要表现的一组疾病。病因尚不明确,可能与病毒感染、遗传因素有关。主要病理改变为不明原因的心脏扩大,心肌肥厚、变性或纤维化。临床以急性或慢性心功能不全为主要表现。根据心肌病的病理生理或病因学特征,原发性心肌病可分为扩张性心肌病(DCM)、肥厚性心肌病(HCM)和限制性心肌病(RCM)。本节仅讨论在心脏外科手术中较常见的前两类。

一、扩张型心肌病

(一) 概述

扩张型心肌病(dilated cardiomyoparthy,DCM)可发病在任何年龄阶段。有关 DCM 的病因和发病机制尚不明确,研究发现可能与病毒性心肌炎、机体的免疫反应以及遗传等因素相关。心脏的主要病理改变是各房室腔均扩大,可扩大到正常人的两倍。二、三尖瓣环扩大可导致房室瓣关闭不全、心肌和心内膜纤维化。

由于心脏房室腔的过度扩大,心肌的超微结构也发生异常变化,致使心脏收缩和舒张功能下降,心排血量减少,左室舒张末压或容积增大。晚期由于肺循环阻力升高,体循环回流受阻,发生严重的心力衰竭。

(二) 临床表现和诊断

早期由于心脏的良好代偿功能,通常无明显临床症状。在发病的中晚期,随着心功能不全的加重,心力衰竭症状渐趋明显,表现为活动量明显下降、心悸、气促、肝大、腹水等。查体可闻及房室瓣反流性杂音,常有奔马律。肺动脉瓣第二音亢进。

临床心电图可显示多种类型的心律失常以及心室肥厚等。胸片呈普大型。二维超声心动图主要显示各房室腔扩大、室壁运动减弱、房室瓣反流。心功能检测示明显降低,EF 值明显下降。确诊尚需要进一步通过放射性核素显像以及心内膜心肌活检。

(三) 治疗

扩张型心肌病的外科治疗主要是心脏移植,其指征主要是严重的顽固性心功能不全,通常病人的左心射血分数(LVEF)<20%。对于某些不适合做心脏移植病人可选择动力性心肌成形术,即将病人背阔肌移位并包裹心脏,在心脏起搏器刺激下帮助心脏做功。

近年来有关扩张型心肌病的药物治疗有了很大进展,尤其是神经内分泌拮抗剂的临床应用,如β受体阻滞剂、血管紧张素转化酶抑制剂（ACEI）、醛固酮拮抗剂，以及其他免疫抑制疗法等，使扩张性心肌病的预后有明显改善，提高了远期存活率。有关扩张型心肌病的分子生物学技术也在不断深入研究中。

二、肥厚型心肌病

（一）概述

肥厚型心肌病（hypertrophic cardiomyopathy，HCM）是一种原因不明的以心室肥厚为特征的遗传性心肌疾病。病变多为非对称性，主要累及左、右心室，表现为左或右心室流出道梗阻。病理改变表现在肥厚的心肌肌束排列紊乱。病理生理特点表现在心脏的舒张功能不全，病人易发生猝死。

（二）临床表现和诊断

临床表现主要发生病变的后期，表现为活动量下降，易劳累，可发生晕厥，甚至猝死。查体可闻及由于流出道梗阻所产生的杂音。

诊断主要是通过超声心动图检查发现心室不对称性肥厚，室间隔肥厚与左室后壁厚度不成比例是肥厚型心肌病的主要特征。通常以室间隔与左室后壁的厚度比例≥1.3为诊断标准。

（三）治疗

由于病因不明确，目前的临床治疗主要围绕改善心脏收缩功能、缓解左心室流出道梗阻以及控制心律失常、预防猝死等方面。外科手术适应证主要是左室流出道压力阶差超过50 mmHg，手术方法是切除过度肥厚的室间隔以缓解左心室流出道梗阻。其他非手术治疗包括服用β受体阻滞剂，植入双腔DDD起搏器或室间隔乙醇注入法，均可降低左心室流出道压力阶差。

第三节 / 心包疾病

本节要点 (Key concepts)

- **Background**

Chronic constrictive pericarditis results from marked inflammatory, fibrotic thickening of the pericardium. Common reasons include any disorder causing acute pericarditis as well as tuberculosis, rheumatic disease and cardiac surgery.

- **Clinical presentation and diagnosis**

Clinical features are those of right heart failure. CT or MRI can confirm the diagnosis by identifying pericardial thickening and calcification.

- **Management**

Symptomatic patients usually require pericardial resection.

心包疾病广义上包括先天性心包疾病（如先天性心包缺损和心包囊肿），后天性心包疾病（如心包肿瘤、急性心包炎和慢性缩窄性心包炎）。本节仅讨论临床上最常见的心包疾病之一，慢性缩窄性心包炎。

慢性缩窄性心包炎

一、概述

慢性缩窄性心包炎（chronic constrictive pericarditis）是由于心包的慢性炎性病变导致心包增厚、粘连、钙化使心脏的舒张和收缩受限，心功能逐渐减退，引起全身血液循环障碍的疾病。多数为结核性心包炎。其他病因有急性化脓性心包炎迁延不愈、风湿性全心炎以及纵隔放疗等。心包表现为粘连、增厚，形成坚硬的纤维瘢痕组织，一般厚0.3~0.5 cm。瘢痕组织内常有钙质沉积。

二、病理生理特点

僵硬的心包明显地限制了心脏的舒张，使心脏的充盈量减少，心室内舒张压升高，心肌收缩力减弱，心排血量下降。腔静脉入口处形成的狭窄环，造成严重的静脉血回流受阻，静脉压升高，各脏器淤血。由于肾血流量减少，使体内水、钠储留，血容量增加，可产生肝大、腹水、胸水、下肢水肿等体征。左心房室受束缚，使肺静脉血液回流受阻，呈现肺淤血、肺静脉及肺动脉压力升高。由于心脏活动受限，心肌早期发生失用性萎缩，晚期则发生心肌纤维化。

三、临床表现和诊断

临床表现以右心功能不全症状为主。常见的症状为易倦、乏力、咳嗽、气促、腹部饱胀和消化功能失常等。典型的临床体征包括慢性病容，浅静脉怒张或搏动。怒张的颈静脉在心脏舒张期突然塌陷是本病的特征。肝大。心尖搏动减弱或消失。心率偏快，心音弱而遥远，可闻及第三心音。腹水征阳性，脾有时也大。血压偏低，脉压窄，静脉压一般显著升高。可有奇脉，肝颈征阳性，下肢水肿。

实验室检查常提示总血清蛋白降低。心电图各导联 QRS 波群低电压，T 波低平或倒置，P 波有切迹。胸片可显示心包钙化。超声心动图可见心包增厚、粘连、积液和钙化，心房扩大，心室腔缩小，心功能减退。CT 和磁共振成像检查更能清晰显示增厚、钙化的心包，明确诊断。

四、治疗

1. 手术指征　原则上一经确诊均有手术适应证。慢性结核性心包炎最好经抗结核治疗，待体温和红细胞沉降率正常，全身营养状态好转后再手术；如病变进行性加重，手术不应延迟；全身情况较差，且伴有重要脏器功能严重损害或伴有感染等合并症的病人应先进行内科治疗，待病情稳定后再决定是否手术。

2. 手术方法　术前准备主要包括加强营养，补充蛋白质、维生素，输血或血浆。适当应用利尿剂，维持水电解质平衡。心率过快者可酌用洋地黄制剂。术前 1~2 d 抽吸胸水和腹水，改善呼吸和循环功能。

目前多采用胸部正中切口，通常是在常温下进行，必要时选择体外循环。心包剥离顺序应为先左心室、再右心室流出道、右心室及上、下腔静脉。尤其要注意尽可能解除腔静脉和房室沟部位的狭窄环。剥离范围在右侧要超过房室沟及右房前侧壁达到房间沟，如有困难，部分心包可保留在心房面上。左侧要剥离到左心室前和侧面，至左侧膈神经前方。术中注意不要剥离过深进入心肌或伤及冠状动脉。

由于心脏长期受压，心肌萎缩，术后回心血量增加，心脏易过度扩张。所以应严格控制补液速度，预防心力衰竭，可酌情应用强心、利尿剂。

3. 治疗效果　大多数病人术后症状明显改善或消失。手术死亡率一般为 5% 左右，死亡原因主要是心力衰竭。部分病人晚期出现再缩窄而需要二次手术。

第四节 / 心脏肿瘤

本节要点 (Key concepts)

● **Background**

Cardiac tumors may be primary (benign or malignant) or metastatic (malignant). Cardiac myxoma is the most common benign primary tumor. About 75% of myxomas occur in the left atrium.

● **Clinical presentation and diagnosis**

Left atrial myxomas may resemble mitral stenosis by prolapse through the mitral valve and obstruct ventricular filling in diastole. Friable irregular myxomas increase the risk of systemic and pulmonary embolism. Diagnosis is confirmed by 2-D echocardiography.

● **Management**

Surgical excision is indicated once the diagnosis is made, followed by serial echocardiography to monitor for recurrence.

心脏肿瘤在临床上并非少见。包括原发性和继发性心脏肿瘤两大类。常见的原发性心脏肿瘤有黏液瘤，横纹肌瘤，纤维瘤，血管瘤等。继发性心脏肿瘤通常为局部肿瘤浸润和其他部位肿瘤的转移。根据心脏肿瘤的病理类型，病变部位和侵犯的范围等选择不同的治疗方法。下面就临床上最常见的心脏肿瘤作一介绍。

心脏黏液瘤

一、概述

心脏黏液瘤（cardiac myxoma）是最常见的原发性心脏肿瘤，约占所有原发性心脏肿瘤的 50% 以上。女性发病率略高于男性,多见于中老年病人。心脏黏液瘤大多数为单发,可发生于任一心腔,而左心房黏液瘤占75%以上。黏液瘤虽多数为良性肿瘤,但部分具有较强的种植和组织侵蚀能力,有低度恶性倾向。

二、临床表现和诊断

临床表现呈多样性,取决于瘤体所在位置、大小、活动度、有无碎片脱落等。最常见的为左心房黏液瘤瘤体于心脏舒张期随血流下移至二尖瓣口,产生类似二尖瓣狭窄,血流受阻表现。可有心悸、气短、晕厥等症状,重者可有咯血、端坐呼吸等表现。右心房黏液瘤病人,由于瘤体阻塞通过三尖瓣的血流,可有腹胀、水肿等右心功能不全表现。瘤体组织碎片脱落,引起体、肺动脉栓塞。脑栓塞者出现昏迷、偏瘫、失明、失语等症状。此外,由于黏液瘤的出血、变性、坏死,可产生乏力、低热、贫血、荨麻疹、关节疼痛等非特异性全身症状。查体中多数左房黏液瘤病人有心脏杂音,杂音可以随体位而改变。

心电图和胸片无特征性。确诊主要依据二维超声心动图检查,可确定黏液瘤发生的部位、瘤体的大小、瘤蒂的附着部位等。

三、治疗

心脏黏液瘤具有低度恶性倾向,并且有潜在瘤体脱落栓塞的危险,一旦确诊应及早予以摘除。

手术均在体外循环下进行。术中应注意以下几点:①手术操作轻柔,避免造成瘤体破碎而致栓塞;②选择合适的心脏切口,充分显露瘤体及瘤蒂,连同瘤蒂附带的一部分心内膜及心肌组织完整切除黏液瘤;③切除黏液瘤后立即用负压吸引器清除心腔内积血及可能脱落的碎屑,并彻底冲洗心腔。

治疗效果:完整切除的典型心脏黏液瘤病人,术后复发率低。术后复发或姑息切除者,常预后不佳。

第五节 / 心脏创伤

本节要点 (Key concepts)

● **Background**

Cardiac trauma is damage to the heart by direct or indirect injuries.

● **Main content**

Cardiac trauma can be penetrating or nonpenetrating clinically.

● **Treatment**

Resuscitation measures include prompt volume replacement, decision of operation and immediate thoracotomy.

一、概述

心脏创伤是指外界暴力直接或间接心肌结构的损伤甚至心室破裂。早期正确诊断,及时有效的急救处理是降低死亡率的重要手段。临床上分为闭合性心脏损伤和开放性心脏损伤。

二、闭合性心脏损伤

闭合性心脏损伤又称非穿透性心脏损伤。主要原因是胸部钝性伤。主要引起的损伤包括:①心包损伤:多为心包受损后撕裂出血,引起血性心包积液,甚至心脏压塞。可根据病人病情的严重程度,选择心包穿刺、心包腔引流和开胸探查。②心肌挫伤:常合并血性心包积液。单纯心肌挫伤一般采用非手术治疗。③心肌破裂:多见于心房或心室的游离壁。临床主要表现为严重低血压和低血容量改变,胸片或超声心动图提示大量心包或胸腔积液应急诊行开胸探查。必要时需在体外循环下修补心脏。④损伤性间隔破裂:以室间隔破裂为主,常表现为急性左心功能不全,胸骨左缘闻及收缩期杂音。需在体外循环下行室间隔破裂修补术。⑤心脏瓣膜损伤:是一种复杂性心脏损伤。以主动脉瓣和二尖瓣为多见。一般表现为瓣膜撕裂,穿孔或腱索和乳头肌撕裂等。临床主要表现为急性左心功能不全,超声心动图检查可明确诊断。处理原则主要依据瓣膜损伤的程度,必要时进行瓣膜成形或瓣膜置换。

三、穿透性心脏损伤

穿透性心脏损伤多为锐器穿透心脏所致,是一种严重的临床急症。病人多表现为失血性休克和急性心脏压塞,如呼吸急促、周身湿冷、颈静脉怒张、血压下降、心音遥远等。根据锐器穿透部位和病人临床表现，明确诊断多不困难。病情和时间容许的情况下可进行超声心动图和胸片检查。但多数情况下病人病情危重往往需要急诊开胸探查。

四、治疗

临床抢救原则主要是抗休克治疗，迅速输血或补液。迅速行气管插管辅助呼吸，急诊心包穿刺或心包开窗引流。开胸探查的指征主要包括：①胸部穿透伤后短时间内呈现严重休克或大量胸腔积液；②心包穿刺有大量血液或引流后症状有改善，但稍后又恶化。

手术方法：手术切口多选择胸部正中切口和左前外测切口。打开心包后，充分显露心脏伤口，根据伤口的大小可选择直接缝合法，荷包缝合法或体外循环下补片修补法。术中应注意是否存在心脏贯通伤以及心脏复合伤，同时应仔细探查有无心脏内异物残留。

（张怀军　朱晓东）

第 49 章

胸主动脉瘤

本章要点 (Key concepts)

- **Background**

Thoracic aortic aneurysms (TAA) are the 13th leading cause of mortality and estimated to develop at a rate of 5.9 new aneurysms/100 000 person-years. Modern techniques provide not only a better visualization of the aorta but also a better understanding of the pathogenesis of aortic diseases, which have led to new strategies for decision making and patient management.

- **Risk factors**

a. Atherosclerosis; b. Genetic factors, include the Marfan syndrome, Loeys-Dietz syndrome and Ehlers-Danlos syndrome; c. Aortic valve disease; d. Infection; e. Autoimmune disease; f. Trauma.

- **Clinical presentation**

a. Chest pain; b. Edema of the upper extremities and face; c. Heart murmur and congestive heart failure; d. Stroke.

- **Classification**

a. The DeBakey classification; b. the Stanford classification.

- **Management**

Asymptomatic thoracic aortic aneurysms are initially managed medically. Prophylactic surgery is often recommended to prevent aneurysm rupture and death. Surgical indications include the presence of signs and symptoms associated with more than 5 cm TAA, rapid growth rate (>1 cm per year) in aneurysms, and evidence of ascending aortic dissection. More recently, thoracic endovascular repair using a stent graft has been used successfully.

胸主动脉包括主动脉根部、升主动脉、主动脉弓和降主动脉。由于各种原因造成胸主动脉壁中层的损伤，管壁变薄，在管腔内的高压血流冲击下向外膨胀扩张而形成主动脉瘤。主动脉直径的大小是诊断和治疗胸主动脉瘤的重要参数，正常成人的主动脉根部直径小于 40 mm，升主动脉直径小于 30 mm，主动脉弓直径小于 28 mm，降主动脉直径小于 26 mm。主动脉直径超过正常直径的 1.5 倍即诊断为主动脉瘤。临床上升主动脉直径大于 50 mm，降主动脉直径大于 40 mm 即可诊断为动脉瘤。

据美国 Bickerstaff 报道，人群中胸主动脉瘤的发生率为 5.9/10 万人／年，平均年龄为 59~69 岁，男女比例为 2~4∶1。欧洲近 10 年的研究报告发现，发病率随着年龄的增长而增加，40~70 岁年龄段比较多见，1998 年报道的发生率为 10.4/（10 万人·年）。国内尚缺乏这方面的统计。

已确诊胸主动脉瘤未经治疗的病人，平均破裂时间仅 2 年，生存时间少于 3 年。本病自然预后凶险，一旦确诊应积极有效地治疗。

一、分类

（一）按部位分类

1. 升主动脉瘤　约占 50%，包括主动脉根部和升主动脉瘤，主要累及主动脉窦部，窦管交界和升主动脉。导致主动脉瓣环扩大、主动脉瓣关闭不全、心力衰竭和主动脉夹层。常由先天性主动脉瓣二瓣化畸形、主动脉瓣狭窄、Marfan 综合征所致。

2. 弓部动脉瘤　约占 10%，累及主动脉弓部和头臂血管，常由动脉粥样硬化和先天性因素所致。

3. 降主动脉瘤　约占 40%，病因以高血压和动脉硬

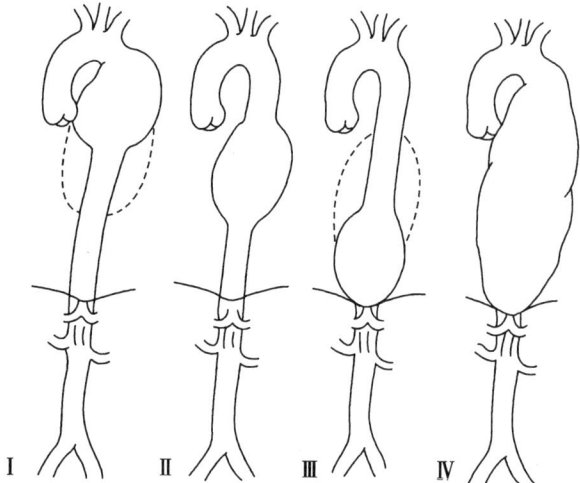

Figure 6-49-1   Classification of aneurysms of the descending thoracic aorta
Ⅰ. Aneurysms involving the isthmus with distal extension limited to the middle segment; Ⅱ. Aneurysms involving the middle segment of the descending thoracic aorta; Ⅲ. Aneurysms involving the distal segment of the descending aorta with proximal extension limited to the middle segment; Ⅳ. Aneurysms involving the whole descending thoracic aorta (about 50% of the cases)

化多见。先天性峡部动脉瘤常合并心内畸形,主动脉弓发育不良和主动脉缩窄。降主动脉瘤根据病变的部位和范围又可以分为四型(Figure 6-49-1),该分型有助于治疗方案的选择。

（二）按病理形态分类

1. 真性动脉瘤　临床上最多见,瘤壁具有全层动脉结构,虽是组织学上有破坏,但可辨认出三层组织结构。形态上可表现为梭状动脉瘤和囊状动脉瘤(Figure 6-49-2)。

2. 假性动脉瘤　是指动脉壁全层结构破坏,血液溢出血管腔外被周围组织如胸膜、肺、食管等包裹,其瘤壁无动脉壁结构(Figure 6-49-2)。

3. 主动脉夹层和夹层动脉瘤　由于各种原因导致主动脉内膜的撕裂后在主动脉中层发生了平行主动脉的撕裂,原来的主动脉腔称为真腔,新近形成的腔称为假腔,并有血液在真、假腔中流动。当主动脉直径扩张达到主动脉瘤诊断标准时也称为主动脉夹层动脉瘤(Figure 6-49-3)。临床上常用的主动脉夹层分型方法包括 DeBakey 分型和 Stanford 分型(Figure 6-49-4)。

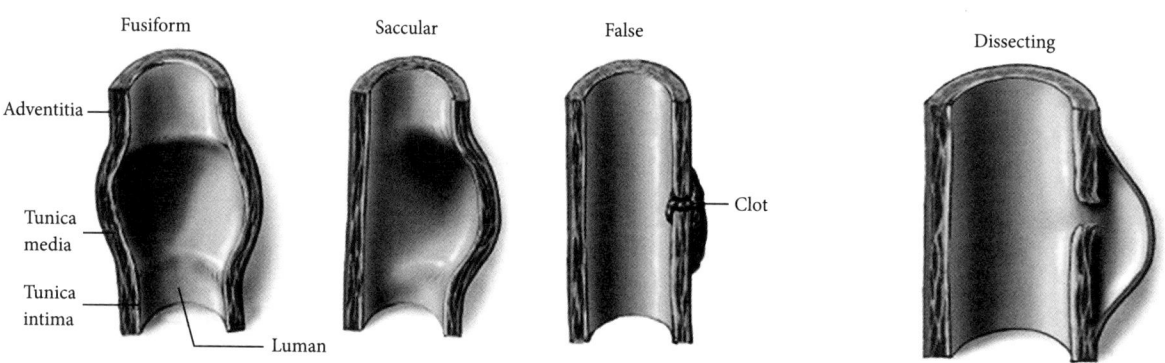

Figure 6-49-2   Types of aneurysms

Figure 6-49-3   Aortic dissection

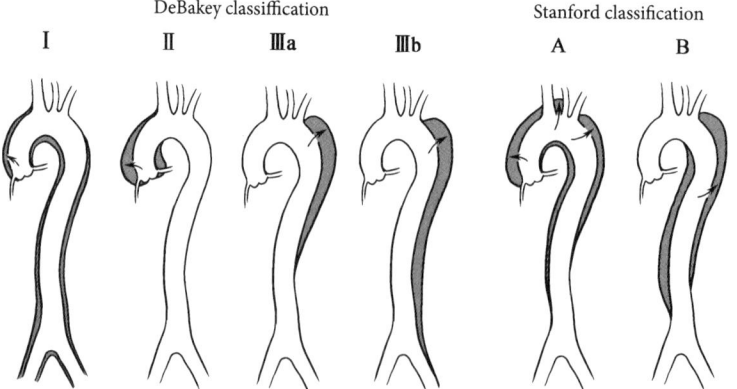

Figure 6-49-4   DeBakey and Stanford classifications of aortic dissection
De Bakey classification: Ⅰ. Both the ascending and the descending aorta are involved; Ⅱ. Only the ascending aorta is involved; Ⅲ. Only the descending aorta is involved
Stanford classification: A. Involving the ascending aorta regardless of the entry site location; B. Involving the aorta distal to the origin of the left subclavian artery

二、病因病理

1. 动脉粥样硬化　动脉粥样硬化是导致胸主动脉瘤最常见的原因,占50%以上,常见于50~80岁病人,男女的比例为10∶1。原发性高血压和代谢异常尤其是脂质代谢紊乱是主要原因,表现为动脉壁内膜脂质沉积、粥样斑块形成,可堵塞营养血管,引起动脉中层弹力纤维断裂、坏死,动脉壁薄弱,形成动脉瘤。常合并有冠心病和周围血管阻塞性疾病,主动脉弓及降主动脉瘤较升主动脉瘤多见,也可出现广泛的胸主动脉瘤样扩张。

2. 先天性　先天性主动脉壁发育薄弱或主动脉发育畸形所致。包括先天性主动脉窦瘤和主动脉瘤。前者常在窦瘤破入心腔后被发现,70%累及右冠窦,25%累及无冠窦,仅5%累及左冠窦。动脉瘤常位于主动脉弓和动脉韧带的附近,常合并先天性心内畸形、主动脉缩窄、双弓和弓发育不良、迷走锁骨下动脉等。

3. 遗传性　遗传性疾病以Marfan综合征为代表,Marfan综合征是常染色体显性遗传性结缔组织病,是第15号染色体上原纤维蛋白基因缺陷,导致弹性纤维在早年易出现退行性变和坏死,75%~85%的Marfan综合征病人伴有升主动脉扩张或主动脉根部瘤。Ehlers-Danlos综合征Ⅳ型常伴有自发性主动脉破裂、家族性动脉瘤,以升主动脉瘤和主动脉夹层形成多见,病因不明,但有研究发现该类病人中动脉壁的代谢紊乱导致动脉降解加速,引起动脉瘤。

4. 感染性　细菌可从主动脉邻近组织直接侵犯主动脉壁,但多数系随血运进入的细菌,此种细菌开始躲在有损伤的主动脉部位侵入。在败血症时,细菌也可通过动脉营养血管而进入主动脉壁形成动脉瘤。真菌性主动脉瘤多继发,偶可见原发性真菌性动脉瘤。近年来梅毒性主动脉瘤有增加的趋势,它是梅毒性主动脉炎的后期并发症,一般是在感染梅毒后的10~20年出现。梅毒性主动脉瘤发生在升主动脉占50%,在主动脉弓的占30%~40%,降主动脉的占15%,腹主动脉占5%。

5. 外伤　胸部外伤包括直接暴力或因高压、交通事故等导致的主动脉损伤,一般多在伤后几天或几周内发生,部分病人在体检时发现。近年来手术插管和钳夹主动脉引起的胸主动脉瘤也不断增加,临床病理类型多为主动脉假性动脉瘤和主动脉夹层动脉瘤。

6. 非特异性炎症　如Takayasu瘤。

7. 主动脉溃疡。

三、临床表现和诊断

(一)临床表现

1. 疼痛　性质多为钝痛,也有刺痛,有的疼痛呈持续性,也有的可随呼吸或运动而加剧。升主动脉瘤所引起的疼痛多在前胸部,背部疼痛多为降主动脉瘤的表现。疼痛的原因可能是因为动脉壁内神经因动脉壁的扩张牵拉引起,或者是因为周围组织,特别是交感神经节受动脉瘤压迫所致。胸部突发剧烈撕裂样的疼痛是急性主动脉夹层的典型表现,疼痛持续或加重是动脉瘤病变加重和破裂的先兆。

2. 压迫症状　上腔静脉受压,表现头面部肿胀和上肢静脉怒张。左无名静脉受压则为上肢肿胀和左侧颈静脉怒张。压迫气管或食管,出现呼吸困难、喘鸣、咳嗽、咯血、吞咽困难和胸痛等;压迫膈神经和喉返神经可出现膈肌麻痹和声音嘶哑。

3. 心功能不全与心绞痛　主要出现在主动脉根部瘤的病人,此类病人常伴有严重的主动脉瓣关闭不全,临床上可出现心悸、气短等心功能不全的症状,严重者可出现心力衰竭。心绞痛的原因一方面是严重主动脉瓣关闭不全造成舒张压过低、脉压过大而产生冠状动脉供血不足;另一方面是冠状动脉阻塞。

4. 局部组织缺血　由主动脉瘤附壁血栓、主动脉夹层内膜阻挡、血栓脱落、动脉本身狭窄或闭塞所致。脑缺血可有昏厥、耳鸣、眼花、昏迷甚至瘫痪,冠脉缺血可引起心绞痛、心肌梗死。

5. 出血　主动脉瘤破裂出血往往导致休克和死亡。胸主动脉瘤破入气管可引起大量咯血窒息。破入食管可出现大量呕血。破入心包腔出现心脏压塞。破入胸腔引起血胸等。

(二)体征

1. 搏动性肿块　是动脉瘤的典型体征,为可靠的诊断依据。肿块表面光滑,搏动与心律一致,胸主动脉瘤少见,在弓部主动脉瘤时可在胸骨上或颈部扪及明显的动脉搏动。

2. 杂音　降主动脉瘤可在背部闻及杂音,合并主动脉瓣病变的病人主动脉瓣区可闻及心脏杂音,主动脉夹层累及主动脉瓣和头臂血管者在心前区和颈部区域也可闻及杂音。

3. 压迫体征　上腔静脉或无名静脉受压,出现颈静脉怒张、颜面浮肿,喉返神经受压出现声带麻痹。

4. 其他　Marfan综合征可见到的胸廓畸形如扁平

胸、漏斗胸或鸡胸,蜘蛛指(趾),晶状体脱位或高度近视,脊柱侧弯等。主动脉夹层病人肢体动脉搏动强弱不等,心脏压塞后奇脉等。主动脉瓣关闭不全者脉压增大,可有水冲脉、枪击音和毛细血管搏动征。

(三) 辅助检查

1. 心电图　无特异性,有主动脉瓣关闭不全的病人,可出现左室肥厚或高电压,冠心病病人可有心肌缺血或心肌梗死的证据。

2. X 线胸片　许多无症状的病人在 X 线胸部检查时可发现纵隔影增宽,主动脉根部与升主动脉影增大、主动脉迂曲延长、主动脉壁钙化。如果有主动脉瓣关闭不全,心影常有不同程度的增大,可伴有肺淤血和肺水肿。

3. 超声心动图　经胸超声心动图可显示心脏瓣膜的结构和功能,心室的大小和收缩舒张功能,是否有心包积液,升主动脉的形态,主动脉瘤的大小,是否合并主动脉夹层。经食管超声心动图对升主动脉瘤和主动脉根部瘤的诊断有很大帮助,能更精确地显示瓣膜、瘤体和心脏功能,是否合并主动脉夹层,降主动脉夹层的破口位置、大小、血流等。但后者为有创检查,一般不用于胸主动脉瘤的常规术前检查,常用于外科手术和介入治疗术中的实时监测。

4. 计算机断层摄影和血管造影　计算机断层摄影(CT)和 CT 动脉造影(CTA)是目前胸主动脉瘤诊断和术后随访最有效的方法。不仅成像速度快,而且分辨率高。能准确显示主动脉及主要分支的形态、大小、动脉壁病变、附壁血栓、主动脉夹层破口位置、夹层累及的部位等。与动脉造影相比,由于不用动脉插管,属无创性的检查。目前快速螺旋 CT 更可快速显示冠状动脉主要分支,避免了胸主动脉瘤病人术前冠状动脉造影带来的风险。而且成像不受金属植入物的影响,可方便用于胸主动脉瘤术后病人的随访。至今的 CTA 基本上替代了有创性的心血管造影检查(Color figure 17)。

5. 磁共振成像　磁共振成像(MRI)和磁共振动脉造影(MRA)是无创性的检查方法,可获得冠状面、矢状面和横断面的任何层像,分辨率高,可用于胸主动脉及其主要分支病变的检查,但临床上检查时间较长,不适合于主动脉急诊和术后早期复查的病人,对于体内有金属植入物的病人也不适用。

6. 心血管造影检查　属有创伤检查,具有潜在危险性,存在需要准备和操作时间长等不足之处。目前,随着无创影像诊断技术的进展,已很少作为胸主动脉瘤的首选检查。主要适用于胸主动脉疾病的介入治疗中。

(四) 诊断

根据胸主动脉瘤的临床表现,X 线胸片,结合超声心动图(经食管超声检查),CTA 和 MRA 大部分病人可以确诊。

(五) 鉴别诊断

1. 主动脉夹层动脉瘤　两者影像上有相似之处,但主动脉夹层往往有突发病史,呈撕裂样或刀割样疼痛,有濒死感,如不及时治疗,病情常迅速恶化而死亡,超声心动图、CT 和 MRI 检查可提供鉴别诊断。

2. 纵隔肿瘤　早期无症状,在常规的 X 线检查时,显示纵隔影增宽,易与升主动脉瘤相混淆,曾有不少病例术前诊断为纵隔肿瘤而开胸,术中才明确诊断为升主动脉瘤。近年来,随着彩色超声心动图、螺旋 CT 和 MRI 的逐渐普及,比较容易做出鉴别诊断,这种误诊已少见。

3. 中央型肺癌　有咳嗽和痰中带血史,痰瘤细胞检查呈阳性,支气管纤维镜检查取标本可确诊,超声心动图和 CTA 可进一步鉴别。

4. 食管癌　有进行性吞咽困难史,钡餐和纤维胃镜可确诊。

(六) 自然预后

胸主动脉瘤的自然结果较差,经诊断明确的胸主动脉瘤的未手术病人,其 1 年、5 年生存率分别为 60%~70% 和 13%~39%。2002 年美国国家健康中心统计,因主动脉瘤疾病每年住院 67 000 人,死亡 16 000 人,死亡的主要原因是胸主动脉瘤破裂或主动脉夹层。胸主动脉瘤直径越大,破裂的风险就越高,动脉瘤直径为 6.0~6.9 cm 的病人,其破裂发生率比直径 4.0~4.9 cm 的病人增加 4.3 倍。胸主动脉瘤直径越大,增长越快,胸主动脉直径小于 40 mm、40~49 mm、50~59 mm 和大于 60 mm,增长率分别为 2 mm/ 年、2.3 mm/ 年、3.6 mm/ 年和 5.6 mm/ 年,可见直径大于 50 mm 增长明显加快。病因不同,自然病程也有差异,Marfan 综合征可加速动脉瘤的生长并在较小直径(小于 5 cm)时就形成主动脉夹层或破裂,特别是有家族史的病人,未治疗的 Marfan 综合征病人平均死亡年龄仅 32 岁。梅毒性动脉瘤出现症状后,平均生存仅 6~8 个月。创伤性动脉瘤由于病因与病理的差异,如不积极治疗,更易破裂死亡,如果手术治疗,则其自然寿命可达正常人的水平。

四、治疗

(一) 外科手术治疗

1. 手术适应证

(1) 无症状的胸主动脉瘤直径大于 5.0 cm。

(2) 有症状的胸主动脉瘤。

(3) 累及升主动脉的主动脉夹层或主动脉夹层动脉瘤。

(4) 年直径增加 1 cm 以上的胸主动脉瘤。

(5) 主动脉瓣病变合并升主动脉扩张直径大于 4.5 cm。

(6) 胸主动脉假性动脉瘤。

(7) 胸主动脉瘤破裂。

2. 手术禁忌证

(1) 严重的心、肺、肝、肾功能不全,不能耐受全身麻醉和体外循环的病人。

(2) 合并全身性疾病如败血症、恶性肿瘤的病人。

(3) 严重脑部并发症病人。

3. 手术方法的选择

(1) 升主动脉置换术　适用于单纯升主动脉瘤病人。手术步骤:先建立体外循环并行循环,鼻温降至 30℃ 左右,阻断升主动脉远端,切开动脉瘤,灌注心脏停搏液,在窦管交界上方横断升主动脉,选择相应直径的人工血管,与近心端做端 - 端吻合,远端吻合应根据升主动脉瘤远端受累情况,进行主动脉阻断下吻合或低温停循环下的开放吻合。(Color figure 18)。

(2) Bentall 手术　适用于主动脉根部瘤合并主动脉瓣关闭不全的病人,该类病人的主动脉窦部扩张,瓣环扩大和冠状动脉开口上移。由于根部严重病变和主动脉瓣关闭不全,手术需要采用带瓣膜的人工血管行整个主动脉根部替换,加上左右冠状动脉的再植,术中要避免冠状动脉的扭曲和吻合口的出血(Figure 6-49-5)。

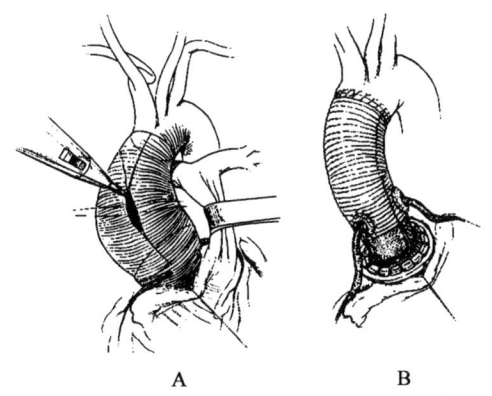

Figure 6-49-5　The Bentall procedure
A. Incision into dissected ascending aorta; B. Completed precedure

(3) Wheat 手术　适用于升主动脉瘤合并主动脉瓣病变而主动脉窦结构正常的病人,常见于主动脉重度狭窄或主动脉二瓣化畸形所致的升主动脉瘤,主动脉窦部无明显扩张,左、右冠状动脉开口无明显上移。方法是切除主动脉瓣叶,保留围绕左、右冠状动脉开口处的主动脉窦壁,切除其余窦壁,用人工心脏瓣膜替换主动脉瓣,取一

段人工血管修剪至合适形状,替换病变的升主动脉。该手术的主动脉近端吻合口容易出血,术中要求操作精细,避免组织切割,必要时局部要加垫毡片,以减少术后出血(Figure 6-49-6)。

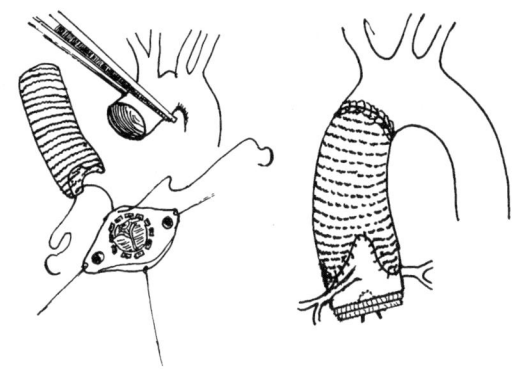

Figure 6-49-6　The wheat procedure

(4) Cabrol 手术　适用于需要行主动脉根部替换,但左、右冠状动脉开口移位不明显或冠状动脉移植有张力的病人。与 Bentall 手术不同的是左右冠状动脉开口先与直径 0.8~1 cm 的人工血管行端 - 端吻合,然后再将此血管与带瓣人工血管侧壁做椭圆形侧 - 侧吻合,其优点是有利冠状动脉吻合口的吻合,减少了吻合口张力,存在的问题是细而长的人工血管有血栓形成的危险,也存在扭曲或成角的危险(Figure 6-49-7)。

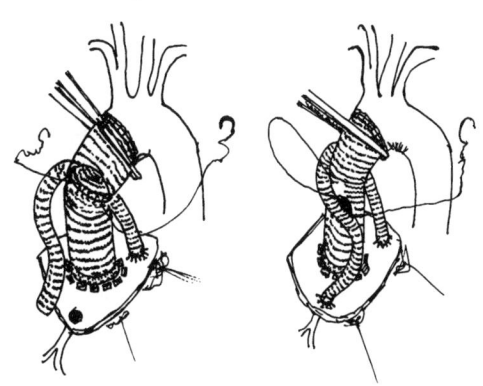

Figure 6-49-7　The Cabrol procedure

(5) David 手术　适用于主动脉瓣环和主动脉瓣叶正常的主动脉根部瘤病人,与 Bentall 手术不同,它保留了自体主动脉瓣的结构和功能,可避免人工瓣膜置换远期的出血、栓塞等并发症。手术方法是沿瓣环上方 3~5 mm 与瓣环平行波浪状切除窦壁,选择较病人窦管交界直径小 2 mm 的人工血管,近心端剪成相应的波浪状,将三个窦壁与人工血管对应处吻合,冠状动脉开口呈钮扣状吻合在人工血管上。该手术技术要求高,出血发生率较高(Color figure 19)。

（6）主动脉弓部替换术　适用于胸主动脉瘤累及弓部和头臂血管的病人。手术需要在深低温停循环下完成，鼻温降至 20℃，将右侧腋动脉灌注流量减至 5~10 mL/(kg·min) 行选择性脑灌注，阻断三支头臂血管，近端横断，修剪降主动脉近端，与四分叉人工血管主血管的远端进行端－端吻合，人工血管另外 3 个分叉分别同左颈总动脉、左锁骨下动脉、无名动脉吻合，阻断人工血管主血管近端，恢复远端循环，再行近端吻合。有时也将头臂血管游离成岛状，再与人工血管做端－侧吻合。主动脉弓部替换术技术相对复杂，术中关键要有很好的缝合技术和脑保护措施（Color figure 20）。

（7）降主动脉替换术　适用于局部或整段降主动脉病变的病人。左后外侧切口进胸，先游离降主动脉瘤远端，套上阻断带，再游离左锁骨下动脉和近端主动脉弓并套上阻断带，上下阻断后，纵行切开瘤体，清除附壁血栓，缝闭上段肋间动脉，切断瘤颈，取相应大小的人工血管进行端－端吻合，胸 8 以下的肋间动脉应进行重建，避免截瘫的发生（Figure 6-49-8）。

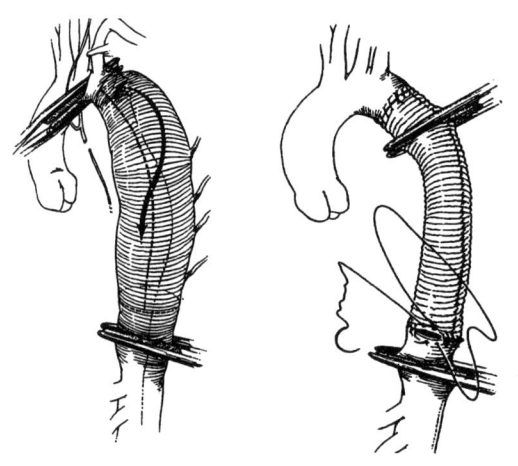

Figure 6-49-8　Descending aortic replacement

（8）全弓替换＋支架象鼻手术　对广泛的胸主动脉瘤病人，1983 年 Borst 首次提出，先进行升主动脉和主动脉弓置换，并在降主动脉内植入一段游离的人工血管，在二期胸降主动脉手术时，即可在左锁骨下动脉以远操作完成，不再需要深低温停循环，他将这一技术称为象鼻手术。然而 Borst 提出的象鼻手术，因手术视野有限，操作困难，容易导致术后致命性的主动脉破裂，同时由于术中停循环时间长，明显增加术后脑并发症的发生。2003 年起，孙立忠等应用全弓替换＋支架象鼻手术治疗广泛胸主动脉瘤，进一步简化了手术过程，在减少术后出血，提高远端假腔闭合率等方面效果更好。全弓置换＋支架象鼻术的适应

证包括：①累及主动脉升弓降部的胸主动脉瘤。②原发破口位于主动脉弓和降主动脉的 A 型主动脉夹层。③头臂血管严重受损的 A 型主动脉夹层。④ Marfan 综合征合并 A 型主动脉夹层（Color figure 21）。

（二）胸主动脉瘤的介入治疗

胸主动脉瘤传统的手术治疗需要开胸和体外循环或深低温停循环下完成，手术时间长，创伤大，手术死亡率和神经系统并发症发生率较高。主动脉腔内覆膜支架植入术是 20 世纪 90 年代后兴起的治疗方法，它借助输送装置经外周动脉将覆膜支架送至病变部位，封闭主动脉病变的破口或隔绝主动脉瘤腔，使血流从覆膜支架内流过，促使主动脉假腔或瘤腔内血栓形成，达到治疗目的（Figure 6-49-9）。由于无需开胸，手术时间短创伤小，死亡率和神经系统并发症的发生率均明显下降，因此这一微创疗法在临床上得到了广泛应用。

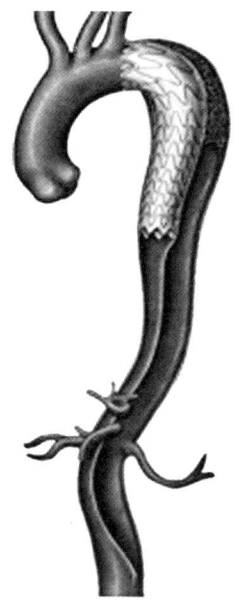

Figure 6-49-9　Endovascular therapy of type B aortic dissection

主动脉腔内覆膜支架植入术的适应证包括：①瘤颈大于 1.5 mm 的 B 型主动脉夹层。②降主动脉瘤。③降主动脉假性动脉瘤。

覆膜支架植入术的结果优于常规的外科手术治疗，至 2001 年全世界使用量超过 3 000 枚。Dake 总结了最初的 40 例真性动脉瘤结果，手术死亡率 0~4%，操作成功率为 98%~100%，截瘫发生率 0~1.6%，脑卒中发生率 0~2.8%，仅 0~4% 病人需中转外科手术。Sullivan 总结了 1 895 例介入治疗病例，手术死亡率为 6.7%，脑卒中发生率为 2.2%，截瘫发生率 2.7%。

（三）胸主动脉瘤的复合手术治疗

当胸主动脉瘤影响到主动脉重要分支的开口时,简单的血管腔内支架植入术就无法实施。但通过开放手术的血管分支重建 + 血管腔内治疗的杂交技术(hybrid),可以极大地扩展血管腔内支架植入术的临床应用范围。主动脉杂交手术的适应证为:①不能耐受体外循环和(或)深低温停循环手术的病人。②动脉瘤没有理想锚定区,支架释放后会封闭头臂血管的病人。

胸主动脉瘤杂交手术治疗时间短,几乎所有的临床报道都是中短期结果,尽管治疗结果令人满意,但长期疗效有待进一步观察。

（朱俊明）

第七部分
普通外科

第50章

乳腺疾病

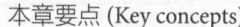

本章要点 (Key concepts)

The inorbidity of breast cancer is increasing.

The prognosis of breast cancer will be improved with early diagnosis and treatment.

The model of treatment is changing from maximum tolerable treatment to minimum effective treatment.

Tailored adjuvant therapy is important.

Targeting treatment is promising.

第一节 / 解剖生理概要

成年妇女乳房是两个半球形的性征器官,位于胸大肌浅面,约在第2和第6肋骨水平的浅筋膜浅、深层之间。外上方形成乳腺腋尾部伸向腋窝。乳头位于乳房的中心,周围的色素沉着区称为乳晕。

乳腺有15~20个腺叶,每一腺叶分成很多腺小叶,腺小叶由小乳管和腺泡组成,是乳腺的基本单位。每一腺叶有其单独的导管(乳管),腺叶和乳管均以乳头为中心呈放射状排列。小乳管汇至乳管,乳管开口于乳头,乳管靠近开口的1/3段略为膨大,是乳管内乳头状瘤的好发部位。腺叶、小叶和腺泡间有结缔组织间隔,腺叶间还有与皮肤垂直的纤维束,上连浅筋膜浅层,下连浅筋膜深层,称Cooper韧带。

乳腺是许多内分泌激素的靶器官,其生理活动受腺垂体、卵巢及肾上腺皮质等激素影响。妊娠及哺乳时乳腺明显增生,腺管延长,腺泡分泌乳汁。哺乳期后,乳腺又处于相对静止状态。平时,育龄期妇女在月经周期的不同阶段,乳腺的生理状态在各激素影响下,呈周期性变化。绝经后腺体渐萎缩,为脂肪组织所代替。

乳房的淋巴网甚为丰富,其淋巴液输出有4个途径(Figure 7-50-1):①乳房大部分淋巴液经胸大肌外侧缘淋巴管流至腋窝淋巴结,再流向锁骨下淋巴结;部分乳房上部淋巴液可流向胸大、小肌间淋巴结(Rotter淋巴结),直接到达锁骨下淋巴结。通过锁骨下淋巴结后,淋巴液继续流向锁骨上淋巴结。②部分乳房内侧的淋巴液通过肋间淋巴管流向胸骨旁淋巴结。③两侧乳房间皮下有交通淋巴管,一侧乳房的淋巴液可流向另一侧。④乳房深部淋巴网可沿腹直肌鞘和肝镰状韧带通向肝。

目前,为规范腋淋巴结清扫范围,通常以胸小肌为标志将腋区淋巴结分为三组。I组,即腋下(胸小肌外侧)组:在胸小肌外侧,包括乳腺外侧组、中央组、肩胛下组及腋静脉淋巴结,胸大、小肌间淋巴结也归本组;II组,即腋中(胸小肌后)组:胸小肌深面的腋静脉淋巴结;III组,即腋上(锁骨下)组:胸小肌内侧锁骨下静脉淋巴组。

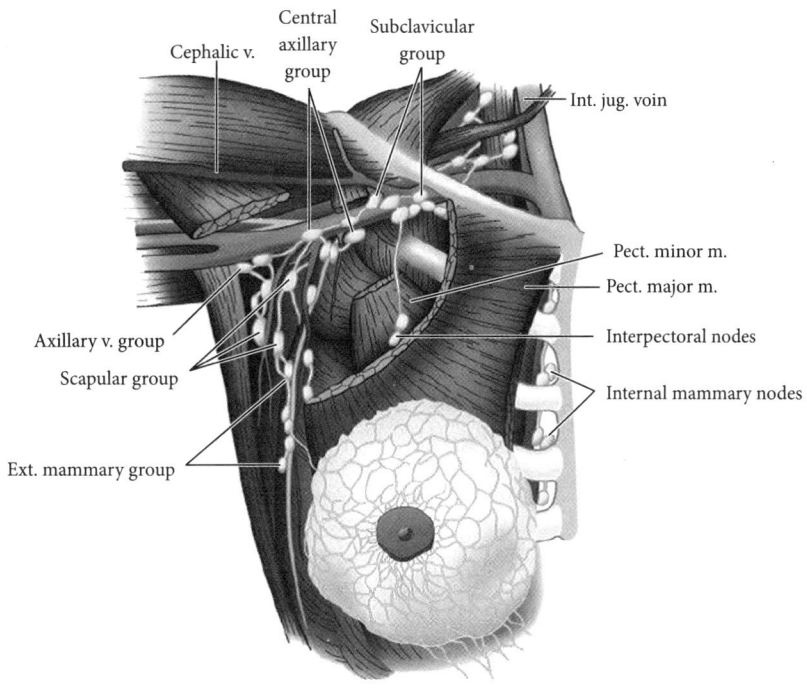

Figure 7–50–1   Contents of axilla

第二节 / 乳房检查

检查室应光线明亮,病人端坐,两侧乳房充分暴露,以利对比。

一、视诊

观察两侧乳房的形状、大小是否对称,有无局限性隆起或凹陷,乳房皮肤有无发红、水肿及"橘皮样"改变,乳房浅表静脉是否扩张。两侧乳头是否在同一水平。如乳头上方有癌肿,可将乳头牵向上方,使两侧乳头高低不同。乳头内陷可为发育不良所致,若是一侧乳头近期出现内陷,则有临床意义。还应注意乳头、乳晕有无糜烂。

二、扪诊

病人端坐,两臂自然下垂,乳房肥大下垂明显者,可取平卧位,肩下垫枕。检查者采用手指掌面而不是指尖作扪诊,不要用手指捏乳房组织,否则会将捏到的腺体组织误认为肿块。应循序对乳房外上(包括腋尾部)、外下、内下、内上各象限从中央区作全面检查。先查健侧,后查患侧。

发现乳房肿块后,应注意肿块大小、硬度、表面是否光滑、边界是否清楚以及活动度。轻轻捏起肿块表面皮肤,明确肿块是否与皮肤粘连。如有粘连而无炎症表现,应警惕乳腺癌的可能。一般说,良性肿瘤的边界清楚,活动度大。恶性肿瘤的边界不清,质地硬,表面不光滑,活动度小。肿块较大者,还应检查肿块与深部组织的关系。可让病人两手叉腰,使胸肌保持紧张状态,若肿块活动度受限,则表示肿瘤侵及深部组织。最后轻挤乳头,若有溢液,应依次挤压乳晕四周,观察并记录溢液来自哪一乳管。

腋窝淋巴结有 4 组,应依次检查。检查者面对病人,以右手检查其左腋窝,以左手检查其右腋窝。先让病人上肢外展,以手伸入其腋顶部,手指掌面压向病人的胸壁,然后嘱病人放松上肢,搁置在检查者的前臂上,检查者用轻柔的动作自腋顶部从上而下扪查中央组淋巴结,然后将手指掌面转向腋窝前壁,在胸大肌深面扪查胸肌组淋巴结。检查肩胛下组淋巴结时宜站在病人背后,扪摸背阔肌前内侧。最后检查锁骨下及锁骨上淋巴结。

三、特殊检查

(一) X 线检查

常用方法是钼靶 X 线摄片(mammography)及干板照相(xeroradiography)。钼靶 X 线摄片的射线剂量 <0.01 Gy,其致癌危险性接近自然发病率。干板照相的优点是

对钙化点的分辨率较高,但 X 线剂量较大。

乳腺癌的 X 线表现为密度增高的肿块影,边界不规则,或呈毛刺征。有时可见钙化点,颗粒细小、密集,有人提出每平方厘米超过 15 个钙化点时,乳腺癌的可能性很大(Figure 7-50-2)。

(二)超声检查

超声检查属无损伤性,可反复使用,不仅能鉴别肿块系囊性还是实质性,还能鉴别肿块的良、恶性。

(三)活组织病理检查

目前常用细针穿刺细胞学检查,方法为检查者以左手拇、食指固定肿块,皮肤消毒后以细针(直径 0.7~0.9 mm)直刺肿块,针筒保持负压下将针头退至近肿块边缘,上下左右变换方向并抽吸,去除负压后退出针头,再将针头内细胞碎屑推至玻片上,并以 95% 乙醇固定,多数病例可获得较肯定的细胞学诊断,但应注意其有一定的局限性,不宜作为根治性手术及新辅助化疗的依据。

对疑为乳腺癌者,可将肿块连同周围乳腺组织一并切除,作快速病理检查,而不宜作切取活检。

乳头溢液未扪及肿块者,可作乳头溢液涂片细胞学检查。乳头糜烂疑为湿疹样乳腺癌时,可作乳头糜烂部刮片

或印片细胞学检查。

此外,还有结合 B 超、X 线摄片、计算机立体定位活组织检查,如麦默通(Mammotome)微创活检系统。后者定位准,取材多,阳性率高,但设备昂贵。

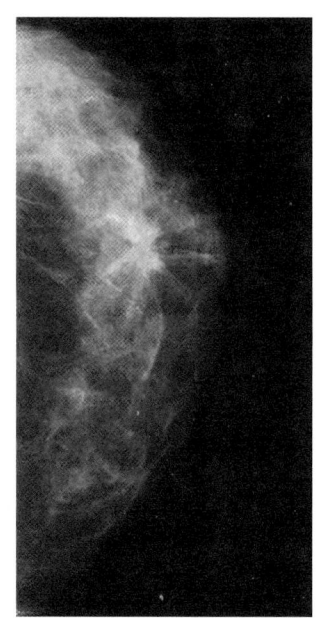

Figure 7-50-2　Mammography

第三节 / 急性乳腺炎

急性乳腺炎(acute mastitis)是乳腺的急性化脓性感染,病人多是产后哺乳的妇女,尤以初产妇更为多见,往往发生在产后 3~4 周。

一、病因

急性乳腺炎的发病,有以下两方面原因。

1. 乳汁淤积　乳汁是理想的培养基,乳汁淤积将有利于入侵细菌的生长繁殖。

2. 细菌入侵　乳头破损或皲裂,使细菌沿淋巴管入侵是感染的主要途径。细菌也可直接侵入乳管,上行至腺小叶而致感染。

急性乳腺炎多数发生于缺乏哺乳经验的初产妇,也可发生于断奶时,因 6 个月以后的婴儿已长牙,更易致乳头损伤。

二、临床表现

病人感觉乳房疼痛,局部红肿、发热。随着炎症发展,病人可有寒战、高热、脉搏加快,常有患侧腋淋巴结肿大、

压痛,白细胞计数明显增高。

局部表现可有个体差异,应用抗生素治疗的病人,局部症状可被掩盖。一般起初呈蜂窝织炎样表现,数天后可形成脓肿,脓肿可以是单房或多房性。脓肿可向外溃破,深部脓肿还可穿至乳房与胸肌间的疏松组织中,形成乳房后脓肿(retromammary abscess)。感染严重者,可并发败血症。

三、治疗

急性乳腺炎的治疗原则是消除感染、排空乳汁。早期呈蜂窝织炎表现时不宜手术,但脓肿形成后,应在压痛最明显的炎症区进行穿刺,抽到脓液表示脓肿已形成,脓液应作细菌培养及药物敏感试验。

蜂窝织炎表现而未形成脓肿之前,应用抗生素可获得良好的结果。因主要病原菌为金黄色葡萄球菌,可不必等待细菌培养的结果,应用耐青霉素酶的苯唑西林(新青霉素Ⅱ)、红霉素或头孢菌素。如治疗后病情无明显改善,则应重复穿刺以证明有无脓肿形成,以后可根据细菌

培养结果指导选用抗生素。抗菌药物可被分泌至乳汁,因此,如四环素、氨基糖苷类、磺胺类和甲硝唑等药物应避免使用。

脓肿形成后,主要治疗措施是及时做脓肿切开引流术。手术时要有良好的麻醉,为避免损伤乳管而形成乳瘘,应做放射状切开,乳晕下脓肿应沿乳晕作弧形切口。深部脓肿或乳房后脓肿可沿乳房下缘作弧形切口,经乳房后间隙引流之(Figure 7-50-3)。切开后以手指轻轻分离脓肿的多房间隔,以利引流。脓腔较大时,可在脓腔的最低部位另加切口作对口引流(Figure 7-50-4)。

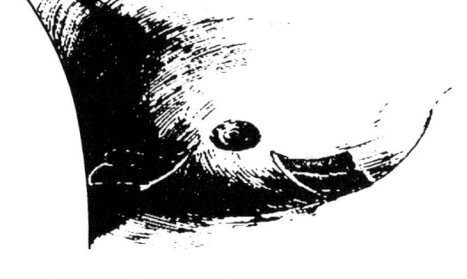

Figure 7-50-4　Drainage of breast abscess

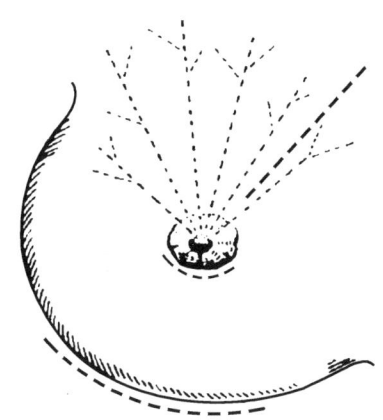

Figure 7-50-3　Incision of breast abscess

一般不停止哺乳,因停止哺乳不仅影响婴儿的喂养,且提供了乳汁淤积的机会。但患侧乳房应停止哺乳,并以吸乳器吸尽乳汁,促使乳汁通畅排出,局部热敷以利早期炎症的消散,若感染严重或脓肿引流后并发乳瘘,则应停止哺乳,同时可口服溴隐亭 1.25 mg,每日 2 次,服用 7~14 d,或己烯雌酚 1~2 mg,每日 3 次,共 2~3 d,或肌内注射苯甲酸雌二醇,每次 2 mg,每日 1 次,至乳汁停止分泌为止。

四、预防

关键在于避免乳汁淤积,防止乳头损伤,并保持其清洁。应加强孕期卫生宣教,指导产妇经常用温水、肥皂洗净两侧乳头。如有乳头内陷,可经常挤捏、提拉矫正之。要养成定时哺乳、婴儿不含乳头而睡等良好习惯。每次哺乳后应将乳汁吸空,如有淤积,可按摩或用吸乳器排尽乳汁。哺乳后应清洗乳头。乳头有破损或皲裂要及时治疗。注意婴儿口腔卫生。

第四节 / 乳腺囊性增生病

乳腺囊性增生病也称慢性囊性乳腺病(简称乳腺病,mastopathy),是妇女多发病,常见于青年和中年妇女。乳腺囊性增生病是乳腺实质的良性增生,其病理形态复杂,增生可发生于腺管周围并伴有大小不等的囊肿形成;或腺管内表现为不同程度的乳头状增生,伴乳管囊性扩张;也有发生于小叶实质者,主要为乳管及腺泡上皮增生。由于本病的临床表现有时与乳腺癌相似,因此,正确认识本病十分重要。

一、病因

本病系内分泌障碍所致,一是体内女性激素代谢障碍,使乳腺实质增生过度和复旧不全;二是部分乳腺实质成分中女性激素受体的质或量异常,使乳房各部分的增生程度参差不齐。

二、临床表现

典型的表现是乳房胀痛和肿块。特点是部分病人的临床表现具有周期性,往往在月经前疼痛加重,月经来潮后减轻或消失,有时整个月经周期都有疼痛。体检发现单侧或双侧乳房有增厚,可局限于乳房的一部分,也可分散于整个乳房,肿块呈颗粒状、结节状或片状,大小不一。质韧而不硬,增厚区与周围乳腺组织分界不明显。少数病人可有乳头溢液。本病病程较长,发展缓慢。

三、诊断

根据以上临床表现,本病的诊断并不困难。本病有无恶变可能尚有争论,但重要的是乳腺癌与本病有同时存在的可能,为了及早发现可能存在的乳腺癌,应嘱病人每2~3个月到医院复查。

四、治疗

主要是对症治疗,可用中药或中成药调理。对局限性

增生病,应在月经后 7~10 d 内复查;若肿块变软、缩小或消退,则可予以观察并继续中药治疗,若肿块无明显消退或在观察过程中对局部病灶有恶性病变可疑时,则应予以切除,并作快速病理检查。

第五节 / 乳腺肿瘤

女性乳腺肿瘤的发病率甚高,良性肿瘤中以纤维腺瘤(fibroadenoma)为最多,约占良性肿瘤的 3/4,其次为乳管内乳头状瘤(intraductal papilloma),约占良性肿瘤的 1/5。恶性肿瘤的绝大多数(98%)是乳腺癌(breast cancer)。肉瘤甚为少见(2%)。男性乳腺癌发病率约为女性的 1%。

一、乳腺纤维腺瘤

(一) 病因

本病产生的原因是小叶内纤维细胞对雌激素的敏感性异常增高,可能与纤维细胞所含雌激素受体的量或质的异常有关。雌激素是本病发生的刺激因子,所以纤维腺瘤多发生于卵巢功能期。

(二) 临床表现

女性常见,高发年龄是 20~25 岁,其次为 15~20 岁和 25~30 岁。好发于乳房外上象限,约 75% 为单发,少数为多发。除肿块外,病人常无明显自觉症状。肿块增大缓慢,质似硬橡皮球,有弹性感,表面光滑,易推动。月经周期对肿块的大小并无影响。

(三) 治疗

乳腺纤维腺瘤属良性,手术切除是治疗纤维腺瘤唯一有效的方法。由于妊娠可使纤维腺瘤增大,所以在妊娠前或妊娠后发现的纤维腺瘤一般都应手术切除。应将肿瘤连同其包膜整块切除,以周围包裹少量正常乳腺组织为宜,肿块必须常规作病理检查。

二、乳管内乳头状瘤

乳管内乳头状瘤多见于经产妇,40~50 岁多见。75% 病例发生在大乳管近乳头的壶腹部。瘤体很小,带蒂而有绒毛,且有很多壁薄的血管,故易出血。发生于中小乳管的乳头状瘤常位于乳房周围区域。

临床特点一般无自觉症状,常因乳头溢液污染内衣而引起注意,溢液可为血性,暗棕色或黄色液体。肿瘤小,常不能触及,偶有较大的肿块。大乳管乳头状瘤可在乳晕区

扪及直径为数毫米的小结节,轻压此肿块常可从乳头溢出血性液体。

治疗以手术为主,对单发的乳管内乳头状瘤应切除病变的乳管系统。术前需正确定位,切除该乳管及周围的乳腺组织,常规作病理检查;如有恶变,应施行乳腺癌根治术。对年龄较大、乳管上皮增生活跃或间变者,可行单纯乳房切除术。乳管内乳头状瘤一般为良性,恶变率为 6%~8%,起源于小乳管的乳头状瘤较容易恶变。

三、乳腺肉瘤

乳腺肉瘤(breast sarcoma)是较少见的恶性肿瘤,包括中胚叶结缔组织来源的间质肉瘤、纤维肉瘤、血管肉瘤和淋巴肉瘤等。另外还有一种不同于一般肉瘤的肿瘤,是由良性上皮成分和富于细胞的间质成分组成,因其大体标本上常出现裂隙而称为分叶状肿瘤(phyllodes tumor),按其间质成分、细胞分化的程度及临床表现,可分为良性及恶性。良性者称为分叶状纤维腺瘤(phyllodes fibroadenoma)。恶性者称为分叶状囊肉瘤(cystosarcoma phyllodes),其上皮成分可表现为良性增生,而间质成分则有明显核分裂及异形性。临床上常见于 50 岁以上的妇女,表现为乳房肿块,体积可较大,但有明显境界,皮肤表面可见扩张静脉。除肿块侵犯胸肌时较固定外,通常与皮肤无粘连而可以推动。肺、纵隔和骨转移多见;腋淋巴结转移少见。治疗以单纯乳房切除术为宜,放疗或化疗的效果尚难评价。

四、乳腺癌

乳腺癌是女性最常见的恶性肿瘤之一。在我国占全身各种恶性肿瘤的 7%~10%,近年来呈逐年上升趋势。部分大城市报道,乳腺癌占女性恶性肿瘤之首位。

(一) 病因

乳腺癌的病因尚不清楚。乳腺是多种内分泌激素的靶器官,如雌激素、孕激素及泌乳素等,其中雌酮及雌二醇与乳腺癌的发病有直接关系。20 岁前本病少见,20 岁以

后发病率迅速上升,45~50岁较高,绝经后发病率继续上升,可能与年老者雌酮含量提高相关。月经初潮年龄早、绝经年龄晚、未孕及晚孕与乳腺癌发病均有关。一级亲属中有乳腺癌病史者,发病危险性是普通人群的2~3倍。乳腺良性疾病与乳腺癌的关系尚有争论,多数认为乳腺小叶上皮高度增生或不典型增生者可能与乳腺癌发病有关。另外,营养过剩、肥胖、脂肪饮食,可加强或延长雌激素对乳腺上皮细胞的刺激,从而增加发病机会。北美、北欧地区乳腺癌发病率约为亚洲、非洲、拉美地区的4倍,而低发地区居民移居至高发地区后,第二、三代移民的乳腺癌发病率逐渐升高,提示环境因素及生活方式与乳腺癌的发病有一定关系。

(二) 病理类型

乳腺癌有多种分型方法,目前国内多采用以下病理分型。

1. 非浸润性癌 包括导管内癌(癌细胞未突破导管壁基膜)、小叶原位癌(癌细胞未突破末梢乳管或腺泡基膜)及乳头湿疹样乳腺癌(伴发浸润性癌者不在此列)。此型属早期,预后较好。

2. 早期浸润性癌 包括早期浸润性导管癌(癌细胞突破管壁基膜,开始向间质浸润),早期浸润性小叶癌(癌细胞突破末梢乳管或腺泡基膜,开始向间质浸润,但仍局限于小叶内)。此型仍属早期,预后较好。

3. 浸润性特殊癌 包括乳头状癌、髓样癌(伴大量淋巴细胞浸润)、小管癌(高分化腺癌)、腺样囊性癌、黏液腺癌、大汗腺样癌、鳞状细胞癌等。此型分化一般较高,预后尚好。

4. 浸润性非特殊癌 包括浸润性小叶癌、浸润性导管癌、硬癌、髓样癌(无大量淋巴细胞浸润)、单纯癌、腺癌等。此型一般分化低,预后较上述类型差,且是乳腺癌中最常见的类型,占80%,但判断预后尚需结合疾病分期等因素。

5. 其他罕见癌。

(三) 转移途径

1. 局部扩展 癌细胞可沿乳腺导管或筋膜间隙蔓延,继而侵及Cooper韧带和皮肤。

2. 淋巴转移 主要途径如下。

(1) 癌细胞经胸大肌外侧缘淋巴管侵入同侧腋窝淋巴结。然后侵入锁骨下淋巴结,以至锁骨上淋巴结,进而可经胸导管(左)或右淋巴管侵入静脉血流而向远处转移。

(2) 癌细胞向内侧淋巴管,沿着乳内血管的肋间穿支引流到胸骨旁淋巴结,继而达到锁骨上淋巴结,并可通过同样途径侵入血流。

一般以前一途径为多数,根据我国各地乳腺癌扩大根治术后病理检查结果,腋窝淋巴结转移约60%,胸骨旁淋巴结转移率为20%~30%。后者原发灶大多数在乳房内侧和中央区。癌细胞也可通过逆行途径转移到对侧腋窝或腹股沟淋巴结。

3. 血行转移 多发生在晚期,但有些早期乳腺癌也可发生血行转移。癌细胞可经淋巴途径进入静脉,也可直接侵入血液循环而转移至远处。最常见的远处转移部位依次为肺、骨、肝。

(四) 临床表现

早期表现是患侧乳房出现无痛、单发的小肿块,常是病人无意中发现而就医。肿块质硬,表面不光滑,与周围组织分界不很清楚,在乳房内不易被推动。随着肿瘤增大,可引起乳房局部隆起。若累及Cooper韧带,可使其缩短而致肿瘤表面皮肤凹陷,即所谓"酒窝征"。邻近乳头或乳晕的癌肿因侵入乳管使之缩短,可把乳头牵向癌肿一侧,进而可使乳头扁平、回缩、凹陷。肿块继续增大,如皮下淋巴管被癌细胞堵塞,引起淋巴回流障碍,出现真皮水肿,则皮肤呈"橘皮样"改变。

乳腺癌发展至晚期,可侵入胸筋膜、胸肌,导致癌块固定于胸壁而不易推动。如癌细胞侵入大片皮肤,可出现多数小结节,甚至彼此融合。有时皮肤可溃破而形成溃疡,这种溃疡常有恶臭,容易出血。

乳腺癌淋巴转移最初多见于腋窝。肿大淋巴结质硬、无痛,可被推动;以后数目增多,并融合成团,甚至与皮肤或深部组织粘着。乳腺癌转移至肺、骨、肝时,可出现相应的症状。

有些类型乳腺癌临床表现较特别,如炎性乳腺癌(inflammatory breast carcinoma)和乳头湿疹样乳腺癌(Paget's disease of breast)。炎性乳腺癌虽不多见,但其发展迅速、预后差。局部皮肤可呈炎症样表现,开始时比较局限,不久即扩展到乳房大部分皮肤,皮肤发红、水肿、增厚、粗糙、表面温度升高。

乳头湿疹样乳腺癌少见,恶性程度低,发展慢。乳头有瘙痒、烧灼感,以后出现乳头和乳晕的皮肤变粗糙、糜烂如湿疹样,进而形成溃疡,有时覆盖黄褐色鳞屑样痂皮,部分病例于乳晕区可扪及肿块。较晚发生腋淋巴结转移。

(五) 诊断

详细询问病史及临床检查后,大多数乳房肿块可得出诊断。但乳腺组织在不同年龄及月经周期中可出现多种变化,因而应注意查体方法及检查时距月经期的时间。乳腺有明确的肿块时诊断一般不困难,但不能忽视一些早期乳腺癌的体征,如局部乳腺腺体增厚、乳头溢液、乳头糜烂、局部皮肤内陷等。对有高危因素的妇女,可应用一些辅助检查。诊断时应与下列疾病鉴别。

1. 纤维腺瘤 常见于青年妇女,肿瘤大多为圆形或椭圆形,边界清楚,活动度大,发展缓慢,一般易于诊断。但 40 岁以后的妇女不要轻易诊断为纤维腺瘤,必须排除恶性肿瘤的可能。

2. 乳腺囊性增生病 多见于中年妇女,特点是乳房胀痛、肿块可呈周期性,与月经周期有关。肿块或局部乳腺增厚与周围乳腺组织分界不明显。可观察 1 至数个月经周期,若月经来潮后肿块缩小、变软,则可继续观察,如无明显消退,可考虑做手术切除及活检。

3. 浆细胞性乳腺炎 乳腺组织的无菌性炎症,炎性细胞中以浆细胞为主。临床上 60% 呈急性炎症表现,肿块大时皮肤可呈橘皮样改变。40% 病人开始即为慢性炎症,表现为乳晕旁肿块,边界不清,可有皮肤粘连和乳头凹陷。

4. 乳腺结核 由结核杆菌感染所致乳腺组织的慢性炎症。好发于中、青年女性。病程较长,发展较缓慢。局部表现为乳房内肿块,肿块质硬,部分区域可有囊性感。肿块境界有时不清楚,活动度可受限。

完善的诊断除确定乳腺癌的病理类型外,还需要记录疾病发展程度及范围,以便制订术后辅助治疗方案,比较治疗效果以及判断预后,因此需有统一的分期方法。分期方法很多,现多数采用国际抗癌协会建议的 T(原发癌瘤)、N(区域淋巴结)、M(远处转移)分期法(2002 年修订)。内容见 Table 7-50-1。

以上分期以临床检查为依据,实际并不精确,还应结合术后病理检查结果进行校正。

(六) 治疗

手术治疗是乳腺癌的主要治疗方法之一,还有辅助化学药物、内分泌、放射、免疫治疗,以及分子靶向治疗。对病灶仍局限于局部及区域淋巴结的病人,手术治疗是首选。手术适应证为国际临床分期的 0、Ⅰ、Ⅱ期及部分Ⅲ期的病人。已有远处转移、全身情况差、主要脏器有严重疾病、年老体弱不能耐受手术者属手术禁忌。

1. 手术治疗 自 1894 年 Halsted 提出乳腺癌根治术以来,该术式在较长时期内一直是治疗乳腺癌的标准术式。该术式的根据是乳腺癌转移并按照解剖学模式,即由原发灶转移至区域淋巴结,以后再发生血运转移。20 世纪 50 年代进而有扩大根治术问世,但随着手术范围的扩

Table 7-50-1 American joint committee on cancer staging system for breast cancer, 2002

T	
T_{is}	Carcinoma in situ (lobular or ductal)
T_1	Tumor ≤2 cm
	T_{1a}: Tumor ≥0.1 cm; ≤0.5 cm
	T_{1b}: Tumor >0.5 cm; ≤1 cm
	T_{1c}: Tumor >1 cm; ≤2 cm
T_2	Tumor >2 cm; ≤5 cm
T_3	Tumor >5 cm
T_4	Tumor any size with extension to chest wall or skin
	T_{4a}: Tumor extending to chest wall (excluding pectoralis)
	T_{4b}: Tumor extending to skin with ulceration, edema, satellite nodules
	T_{4c}: Both T_{4a} and T_{4b}
	T_{4d}: Inflammatory carcinoma

N	
N_0	No regional node involvement, no special studies
	N_0 $(i-)$: No regional node involvement, negative IHC
	N_0 $(i+)$: Negative node(s) histologically, positive IHC
	N_0 $(mol-)$: Negative node(s) histologically, negative PCR
	N_0 $(mol+)$: Negative node(s) histologically, positive PCR
N_1	Metastasis to 1-3 axillary nodes and/or int. mammary positive by biopsy
	N_1 (mic): Micrometastasis (>0.2 mm, none >2.0 mm)
	N_{1a}: Metastasis to 1-3 axillary nodes
	N_{1b}: Metastasis in int. mammary by sentinel biopsy
	N_{1c}: Metastasis to 1-3 axillary nodes and int. mammary by biopsy
N_2	Metastasis to 4-9 axillary nodes or int. mammary clinically positive, without axillary metastasis
	N_{2a}: Metastasis to 4-9 axillary nodes, at least 1 >2.0 mm
	N_{2b}: Int. mammary clinically apparent, negative axillary nodes
N_3	Metastasis to ≥10 axillary nodes or combination of axillary and int. mammary metastasis
	N_{3a}: ≥10 axillary nodes (>2.0 mm), or infraclavicular nodes
	N_{3b}: Positive int. mammary clinically with ≥1 axillary node or >3 positive axillary nodes with int. mammary positive by biopsy
	N_{3c}: Metastasis to ipsilateral supraclavicular nodes

M	
M_0	No distant metastasis
M_1	Distant metastasis

Stage				
0	T_{is}, N_0, M_0			
Ⅰ	T_1, N_0, M_0			
ⅡA	T_0, N_1, M_0	T_1, N_1, M_0	T_2, N_0, M_0	
ⅡB	T_2, N_1, M_0	T_3, N_0, M_0		
ⅢA	T_0, N_2, M_0	T_1, N_2, M_0	T_2, N_2, M_0 T_3, N_1, M_0 T_3, N_2, M_0	
ⅢB	T_4, N_0, M_0	T_4, N_1, M_0	T_4, N_2, M_0	
ⅢC	Any T, N_3, M_0			
Ⅳ	Any T, any N, M_1			

大,发现术后生存率并无明显改善。这一事实促使不少学者采取缩小手术范围以治疗乳腺癌。近20余年来Fisher对乳腺癌的生物学行为作了大量研究,提出乳腺癌自发病开始即是一个全身性疾病,因而主张缩小手术切除范围,而加强术后综合辅助治疗。目前应用的5种手术方式均属根治性手术,而不是姑息性手术。

(1) 乳腺癌根治术(radical mastectomy) 手术应包括整个乳房、胸大肌、胸小肌、腋窝及锁骨下淋巴结的整块切除。有多种切口设计方法,可采取横或纵行梭形切口,皮肤切除范围一般距肿瘤3 cm。手术范围上至锁骨,下至腹直肌上段,外至背阔肌前缘,内至胸骨旁或中线。该术式可清除腋下组(胸小肌外侧)、腋中组(胸小肌深面)及腋下组(胸小肌内侧)三组淋巴结。乳腺癌根治术的手术创伤较大,故术前必须明确病理诊断,对未确诊者应先将肿瘤局部切除,立即进行冰冻切片检查,如证实是乳腺癌,随即进行根治术。

(2) 乳腺癌扩大根治术(extensive radical mastectomy) 即在上述清除腋下、腋中、腋上三组淋巴结的基础上,同时切除胸廓内动、静脉及其周围的淋巴结(即胸骨旁淋巴结)。

(3) 乳腺癌改良根治术(modified radical mastectomy) 有两种术式,一是保留胸大肌,切除胸小肌;二是保留胸大、小肌。前者淋巴结清除范围与根治术相仿,后者不能清除腋上组淋巴结。根据大量病例观察,认为Ⅰ、Ⅱ期乳腺癌应用根治术及改良根治术的生存率无明显差异,且该术式保留了胸肌,术后外观效果较好,并有利于施行乳房再造手术,目前已成为常用的手术方式。

(4) 全乳房切除术(tatal mastectomy) 手术范围必须切除整个乳房,包括腋尾部及胸大肌筋膜。该术式适宜于原位癌、微小癌及年迈体弱不宜做根治术者。

(5) 保留乳房的乳腺癌根治术(lunmpectomy and axillary dissection) 手术包括完整切除肿块及腋淋巴结清扫。肿块切除时要求肿块周围包裹适量正常乳腺组织。确保切除标本的边缘无肿瘤细胞浸润,术后必须辅以放疗(Box 7-50-1)。

> **Box 7-50-1 Lumpectomy and axillary dissection**
> - 适用于大多数Ⅰ、Ⅱ期病人,肿瘤最大径<3 cm
> - 乳房体积适当,术后能保持外观效果
> - 保乳手术与改良根治术有相似的生存率
> - 标本边缘无肿瘤细胞
> - 腋淋巴结清扫至 Level Ⅰ、Ⅱ
> - 术后乳房放疗 4 500~5 000 cGy

前哨淋巴结活检(sentinel lymph node biopsy)。前哨淋巴结指接受乳腺癌引流的第一站淋巴结,可采用示踪剂显示后切除活检。根据其结果预测腋淋巴结是否有转移,对前哨淋巴结阴性者可不做腋淋巴结清扫。该项工作是20世纪90年代乳腺外科的一个重要进展。适用于腋淋巴结阴性病人,对临床Ⅰ期的病例其准确率更高。

关于手术方式的选择目前尚有分歧,但没有一个手术方式能适合各种情况的乳腺癌,手术方式的选择还应根据病理分型、疾病分期、手术医师的习惯及辅助治疗的条件而定。对可切除的乳腺癌病人,手术应达到局部及区域淋巴结能最大程度的清除,以提高生存率,同时考虑外观及功能。对Ⅰ、Ⅱ期乳腺癌可采用乳腺癌改良根治术及保留乳房的乳腺癌根治术,在综合辅助治疗条件较差的地区,乳腺癌根治术还是比较适合的手术方式。胸骨旁淋巴结有转移者如术后无放疗条件可行扩大根治术。

2. 化学药物治疗 乳腺癌是实体瘤中应用化疗最有效的肿瘤之一,化疗在整个治疗中占有重要的地位,由于手术尽量去除了肿瘤负荷,残存的肿瘤细胞易被化学抗癌药物杀灭。一般认为辅助化疗应于术后早期应用,联合化疗的效果优于单药化疗。辅助化疗应达到一定剂量。治疗周期不宜过长,根据不同的化疗方案,以6~8个周期为宜。

(1) 适应证 ①肿瘤直径>2 cm。②淋巴结活检阳性。③激素受体(ER)检测阴性。④ Her-2检测阳性。⑤病理组织学分级为3级。

(2) 禁忌证 ①妊娠病人:对于妊娠中期病人,应慎重选择化疗。②年老体弱且伴有严重内脏器质性病变病人,不采用化疗。

(3) 化疗前准备 ①首次化疗前应对病人全身情况进行评估,包括血常规、肝肾功能测定、心电图等。再次化疗前应重新检测血常规和肝肾功能;对使用心脏毒性药物的病人应常规做心电图和(或)左心室射血分数(left ventricular ejection fraction, LVEF)测定;根据病人的具体情况和所使用的化疗方案等增加相应的其他检查。②育龄妇女加做妊娠试验,结果需为阴性并嘱避孕。③病人应签署化疗知情同意书。

(4) 常用方案 ①以蒽环类为主的方案,如CAF、A(E)C、FE_{100} C方案(C:环磷酰胺,A:多柔比星,E:表柔比星,F:氟尿嘧啶)。可用同等剂量的吡柔比星(THP)代替普通多柔比星。②蒽环类与紫杉类联合方案,例如TAC(T:多西他赛)。③蒽环类与紫杉类序贯方案,例如AC→T/P(P:紫杉醇)或FEC→T。④不含蒽环类的联

合化疗方案,适用于老年、低风险、蒽环类禁忌或不能耐受的病人,常用的有 TC 方案及 CMF 方案(M:甲氨蝶呤)。

(5) 化疗注意事项

1) 在门诊病历和住院病史中须给出药物的每平方米体表面积的剂量强度。一般推荐首次给药剂量不得低于推荐剂量的 85%,后续给药剂量应根据病人的具体情况和初始治疗后的不良反应,可以每次下调 20%~25%。每个辅助化疗方案仅允许剂量下调 2 次。

2) 化疗时应注意化疗药物的给药顺序、输注时间和剂量强度,严格按照药品说明和配伍禁忌使用。

3) 辅助化疗一般不与内分泌治疗或放疗同时进行,可化疗结束后再开始内分泌治疗,放疗与内分泌治疗可先后或同时进行。

4) 蒽环类药物有心脏毒性,使用时须复查 LVEF,至少每 3 个月 1 次。如果病人使用蒽环类药物期间发生有临床症状的心脏毒性,或无症状但 LVEF<45% 或较基线下降幅度超过 15%,应先停药并充分评估病人的心脏功能,后续治疗应慎重。

5) 若无特殊情况,一般不建议减少化疗的周期数。

(6) 新辅助化疗 是指在手术或手术加放疗的局部治疗前,以全身化疗为乳腺癌的第一步治疗,后再行局部治疗。一般适合临床Ⅱ、Ⅲ期的乳腺癌病人。目前认为新辅助化疗的疗效和辅助化疗的疗效是一样的,但可以使部分不能保乳的病人获得保乳的机会,部分不可手术的病人获得手术的机会。但是也有一部分病人(< 5%)在新辅助化疗的过程中可能出现进展,甚至丧失手术的机会。若 2 个周期化疗后肿瘤无变化或反而增大时,则需要更换化疗方案或采用其他疗法。接受有效的新辅助化疗之后,即使临床上肿瘤完全消失,也必须接受既定的后续治疗,包括手术治疗,并根据手术后病理结果决定进一步辅助治疗的方案。新辅助治疗方案应包括紫杉类和(或)蒽环类药物的联合化疗方案,Her-2 阳性者应同时应用曲妥珠单抗。新辅助化疗注意事项和术后化疗基本一致。

3. 内分泌治疗 早在 1896 年就有报道应用卵巢切除治疗晚期及复发性乳腺癌。20 世纪 70 年代发现了雌激素受体(ER),癌细胞中 ER 含量高者,称激素依赖性肿瘤,这些病例对内分泌治疗有效。而 ER 含量低者,称激素非依赖性肿瘤,这些病例对内分泌治疗效果差。因此,对手术切除标本做病理检查外,还应测定雌激素受体和孕激素受体(PgR)。不仅可帮助选择辅助治疗方案,对判断预后也有一定作用。

近年来内分泌治疗的一个重要进展就是他莫昔芬(tamoxifen)的应用。他莫昔芬系非甾体激素的抗雌激素药物,其结构式与雌激素相似,可在靶器官内与雌二醇争夺 ER,他莫昔芬-ER 复合物能影响 DNA 基因转录,从而抑制肿瘤细胞生长。临床应用表明,该药可降低乳腺癌术后复发及转移,对 ER、PgR 阳性的绝经前妇女效果尤为明显。同时可减少对侧乳腺癌的发生率。他莫昔芬的用量为每天 20 mg,一般服用 5 年。服药超过 5 年,或剂量大于每天 20 mg,并未证明更有效。该药安全有效,不良反应有潮热、恶心、呕吐、静脉血栓形成、眼部副反应、阴道干燥或分泌物多,长期应用后少部分病例可能发生子宫内膜癌,已引起关注,但后者发病率低,预后良好。故乳腺癌术后辅助应用他莫昔芬是利多弊少。

新近发展的芳香化酶抑制剂(如来曲唑,阿那曲唑,依西美坦等)对绝经后的乳癌病人疗效优于他莫昔芬。这类药物能抑制肾上腺分泌的雄激素转变为雌激素过程中的芳香化环节,从而降低雌二醇水平,达到治疗乳腺癌的目的。

绝经后激素受体强阳性的病人可考虑使用新辅助内分泌治疗,疗程应持续 5~8 个月或至最佳疗效。

4. 放射治疗 是乳腺癌局部治疗的手段之一。在保留乳房的乳腺癌手术后,放射治疗是一重要组成部分。单纯乳房切除术后可根据病人年龄、疾病分期分类等情况,决定是否应用放疗。根治术后是否应用放疗,多数认为对Ⅰ期病例无益,对Ⅱ期以后病例可能降低局部复发率。

目前根治术后不作常规放疗,而对复发高危病例,放疗可降低局部复发率,提高生存质量。放疗指征如下:①病理报告有腋中或腋上组淋巴结转移者。②阳性淋巴结占淋巴结总数 1/2 以上或有 4 个以上淋巴结阳性和 T_3 病例。③病理证实胸骨旁淋巴结阳性者(照射锁骨上区)。④原发灶位于乳房中央或内侧而做根治术后,尤其是腋淋巴结阳性者。⑤保乳病人。

5. 分子靶向治疗 近年临床上已推广使用的曲妥珠单抗注射液,系通过转基因技术制备而成,对 Her-2 过度表达的乳腺癌病人有一定的效果。该药用于辅助治疗,可降低乳腺癌复发率,特别是对其他化疗药无效的乳腺癌病人也能有部分疗效。

乳腺癌的外科治疗历史悠久,手术方式虽有各种变化,但治疗效果并无突破性改善。据统计,近 10 余年来,乳腺癌的 5 年生存率开始有所改善,病死率有所下降。这首先归功于早期发现、早期诊断;其次是术后综合辅助治疗的不断完善。医务人员应重视卫生宣教及普查。同时乳腺癌是全身性疾病的概念,启发我们应重视对乳腺癌生物学行为的研究,发展生物学标记物,以利于早期诊断,判断预后、更精确地选择治疗方法,并不断完善综合辅助治疗方法,进一步改善生存率。

（七）预防

乳腺癌病因尚不清楚,目前尚难以提出确切的病因学预防(一级预防)。但重视乳腺癌的早期发现(二级预防),经普查检出病例,将提高乳腺癌的生存率。乳腺癌普查是一项复杂的工作,要有周密的设计、实施计划及随访,才能收到效果。目前一般认为,乳房钼靶X线摄片是最有效的检出方法。

（武正炎）

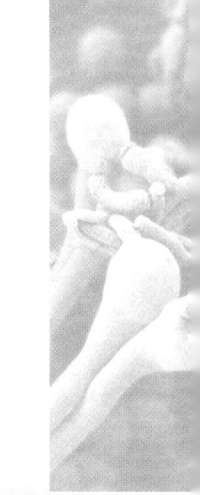

第51章

甲状腺疾病

本章要点 (Key concepts)

There is a high morbidity of thyroid goiter in China. Only a small part of the patients need operation treatment.

The first choice for the treatment of hyperthyroidism is drug therapy and ^{131}I treatment but not operation treatment.

There is a trend of increase in the morbidity of thyroid cancer. The first choice of treatment for thyroid cancer is operation.

Thyroxin therapy after operation is effective and necessary for the patients with differentiated thyroid cancer.

The choice of operation type for thyroid diseases depends on the disease type. There is a continuing debate about the appropriate extent on thyroid resection for thyroid cancer. Ipsilateral lobectomy is recommended as the minimum extent on thyroid resection for differentiated thyroid cancer..

Endoscopic thyroid operation is hot now. In most cases, it's a cosmetic operation rather than a minimally invasive operation.

第一节 / 解剖生理概要

正常甲状腺分为左、右两叶,覆盖并黏附于喉和气管结合处的前方及两侧。甲状腺两叶腺体由甲状腺峡部连接,峡部上缘一般位于环状软骨水平。椎体叶通常是甲状舌骨管最远端的一部分,自峡部中央垂直向上生长。

甲状腺通常由两层被膜包裹。内层为甲状腺固有被膜(甲状腺真被膜),较薄,紧贴甲状腺,较难与腺体分离;外层即是甲状腺外科被膜,属气管前筋膜,较厚。内、外两层被膜之间由疏松结缔组织连接,在此间隙内有动、静脉网和甲状旁腺。甲状腺外科被膜与真被膜后侧方相互连接形成 Berry 韧带,与环状软骨紧密相连。

甲状腺的血液供应主要来自两侧的甲状腺上动脉及甲状腺下动脉。甲状腺上动脉是颈外动脉的第一个分支,沿喉侧下行到达甲状腺两叶上极时分为前、后支分布于腺体前、背面。甲状腺上动脉通常与喉上神经外侧支伴行,因此,术中处理上动脉时应注意避免损伤神经。甲状腺下动脉起始于锁骨下动脉,呈弓形横过颈总动脉后方,再分为数支分布于甲状腺两叶背侧。甲状腺下动脉具有重要的解剖毗邻:喉返神经距入喉 1 cm 处与此动脉相邻,因此,在切断或结扎甲状腺下动脉时应注意避免误伤喉

返神经。大约 5% 的人群具有甲状腺最下动脉,起始于无名动脉或主动脉弓,于气管前上行至甲状腺峡部或一叶下极。甲状腺上、下动脉不但在同侧具有分支相互吻合,且与对侧有吻合支沟通。同时这些分支与咽喉部、气管、食管的动脉分支均有吻合沟通。行甲状腺大部切除时,即使结扎双侧甲状腺上、下动脉,残余腺体及甲状旁腺仍有足够血液供应。甲状腺表面分布有丰富的静脉丛,汇成上、中、下三对静脉干。甲状腺上静脉与上动脉伴行,于颈动脉分叉水平汇入颈内静脉;半数以上的人群存在甲状腺中静脉,亦汇入颈内静脉;甲状腺下静脉数量较多,通常由甲状腺下极汇入无名静脉或头臂干(Figure 7-51-1,7-51-2)。

甲状腺及其邻近气管具有丰富的淋巴引流。在腺体内,淋巴管走行于真被膜下,并通过峡部与对侧淋巴管交通。这些淋巴管将淋巴液引流至周围淋巴结群,包括气管前淋巴结、气管旁淋巴结、气管食管沟淋巴结、纵隔前和纵隔上淋巴结、颈部淋巴结的上中下群、咽后淋巴结及食管旁淋巴结。部分甲状腺癌病人可出现颈后三角淋巴结转移。偶尔也可出现下颌三角淋巴结转移。甲状腺乳头状

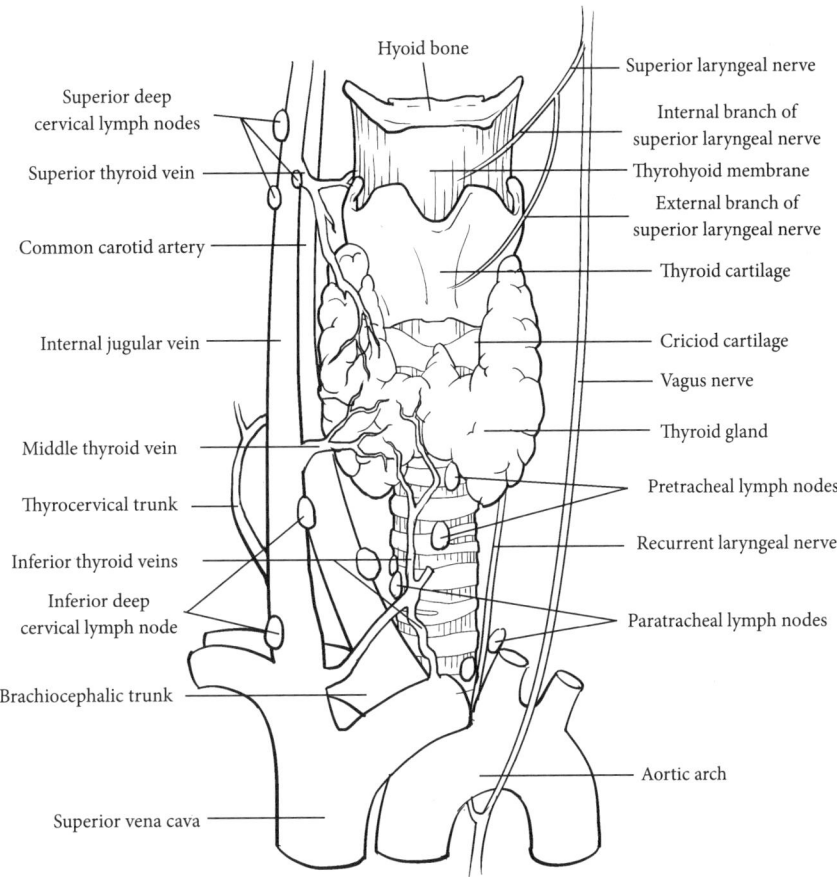

Figure 7-51-1　Anterior view of thyroid gland

Superior deep cervical lymph nodes
Superior thyroid vein
Common carotid artery
Internal jugular vein
Middle thyroid vein
Thyrocervical trunk
Inferior thyroid veins
Inferior deep cervical lymph node
Brachiocephalic trunk
Superior vena cava
Hyoid bone
Superior laryngeal nerve
Internal branch of superior laryngeal nerve
Thyrohyoid membrane
External branch of superior laryngeal nerve
Thyroid cartilage
Criciod cartilage
Vagus nerve
Thyroid gland
Pretracheal lymph nodes
Recurrent laryngeal nerve
Paratracheal lymph nodes
Aortic arch

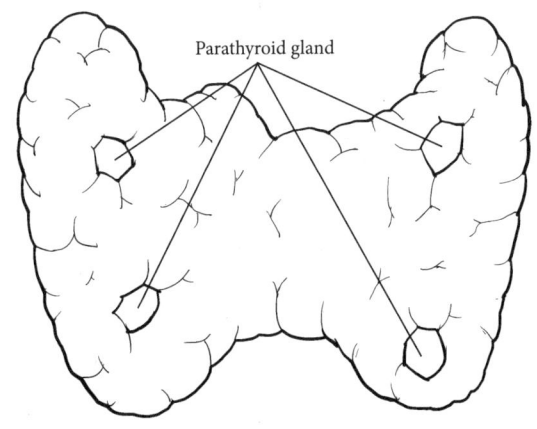

Parathyroid gland

Figure 7-51-2　Posterior view of thyroid gland (parathyroid gland)

癌通常出现局部淋巴结转移；髓样癌则常出现远处淋巴结转移，包括中央区淋巴结群（两侧颈内静脉之间的区域），因此，髓样癌在甲状腺腺叶全切的同时建议行中央区淋巴结清扫。

喉返神经沿气管两侧上行，入喉时与 Berry 韧带伴行。25% 的人群喉返神经入喉时位于 Berry 韧带内。迷走神经经过锁骨下动脉后发出右侧喉返神经，沿右侧气管

食管沟于甲状腺背侧上行。在甲状腺下缘水平，右侧喉返神经通常与气管食管沟相距不到 1 cm 或走行其内；而至甲状腺中部，喉返神经走行于气管食管沟内，并发出 1 条、2 条甚至更多分支进入第一或第二气管环，最重要的一个分支于环甲肌下缘入喉。也在此水平，喉返神经伴行于甲状腺下动脉主干的前方或后方。左侧喉返神经在迷走神经跨过主动脉弓后发出，沿气管食管沟上行入喉。两侧喉返神经均可在距其入喉处 2.5 cm 的气管食管沟内找到，交错于甲状腺下动脉分支之间。于环甲关节水平入喉，此时其主要毗邻包括甲状腺下动脉，甲状腺背侧以及甲状旁腺。在临床中常可发现分布及走行变异的喉返神经（Figure 7-51-3）。喉返神经的主要功能为控制声带的活动，若该神经功能受损，则会出现声音嘶哑。喉上神经在颅底水平起自迷走神经，沿颈内动脉向下至甲状腺上极。喉上神经分内、外 2 支：内支经甲状舌骨膜入喉，分布于喉黏膜，为感觉支，若该神经功能受损，则表现为呛咳；外支下行分布至环甲肌，与甲状腺上动脉相邻，为运动支，该支功能受损表现为声音低沉。

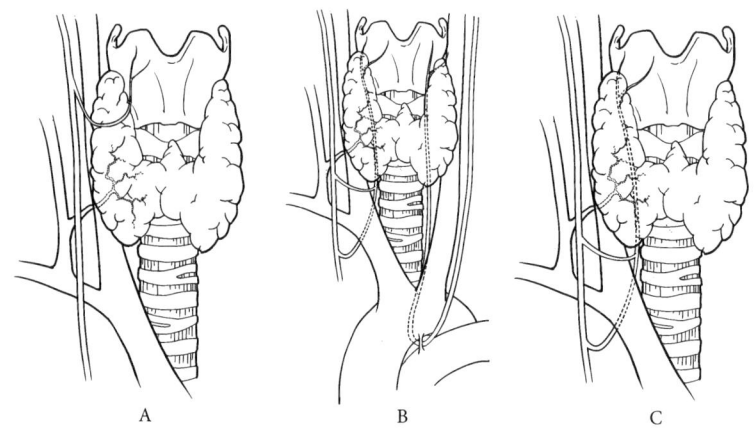

Figure 7-51-3 Anomalous variations in the course of the right recurrent laryngeal nerve
A. A nonrecurrent laryngeal nerve arises from the vagus; B. The normal course of the recurrent laryngeal nerve arises from the vagus after it passes beneath the subclavian artery; C. The unusual nonrecurrent nerve and the recurrent laryngeal nerve join to form a common distal nerve

第二节 / 单纯性甲状腺肿

单纯性甲状腺肿亦称地方性甲状腺肿,常见于内陆高原山区。依据形态不同,单纯性甲状腺肿又可分为弥漫性和结节性两种。

一、弥漫性甲状腺肿

(一)发病机制

甲状腺激素需求量的明显增加是弥漫性甲状腺肿的主要原因。甲状腺激素需求增多可引起促甲状腺激素分泌增多,尤其是青春期、妊娠期、哺乳期等身体代谢旺盛的时期,导致甲状腺肿大。

碘缺乏也是引起弥漫性甲状腺肿的原因之一。碘缺乏导致甲状腺激素合成减少,垂体促甲状腺激素分泌反馈性增加,使甲状腺发生代偿性肿大。内陆高原山区的水和食物含碘不足,容易致病。

另外,甲状腺激素合成和分泌障碍也可引起该病。如各种阻碍甲状腺摄取无机碘及合成甲状腺激素或分泌甲状腺激素的药物、食物或先天性缺陷等因素,均可导致血液中甲状腺激素减少,最终发生甲状腺肿大。

(二)临床表现和诊断

弥漫性甲状腺肿甲状腺体积大小不等,但形态尚正常,且两侧对称。腺体质软,表面平坦,吞咽时可随喉和气管上、下移动。

弥漫性甲状腺肿病人基础代谢率正常。肿大的甲状腺可压迫气管、食管、血管、神经等引起各种症状。压迫气管时,如为一侧压迫,气管向对侧移位;如为两侧压迫,气管受压变平,管腔变窄,可发生呼吸困难;如气管壁长期受压,会发生软化、塌陷,引起窒息。压迫食管时,病人自觉吞咽不适,但很少出现吞咽困难。压迫颈部大静脉时,可引起头颈部血液回流障碍,病人可出现面部青紫、水肿等表现。压迫喉返神经时,可致声带麻痹,发音嘶哑,临床少见。压迫颈部交感神经节时,可致霍纳综合征,但极为少见。

诊断主要依据体格检查、甲状腺 B 超检查以及甲状腺功能检查。

(三)治疗

可口服甲状腺片,每日 60~120 mg,或左甲状腺素钠片,每日 100~150 μg,连续 3~12 个月,抑制垂体促甲状腺激素分泌。

若弥漫性甲状腺肿发生压迫症状或甲状腺肿巨大影响外观,则应考虑手术。

二、结节性甲状腺肿

(一)病因和病理

结节性甲状腺肿又称腺瘤样甲状腺肿,实际上是弥漫性甲状腺肿进一步发展所形成的多发结节。发病率较高。结节性甲状腺肿是由于病人长期处于缺碘或相对缺碘或致甲状腺肿物质的环境中,引起甲状腺弥漫性肿大,病程较长后,滤泡上皮由普遍性增生转变为局灶性增生,部分区域则出现退行性变,最后由于长期的增生性病变和退行性病变反复交替,腺体内出现不同发展阶段的结节。实际上是弥漫性甲状腺肿自然演变的一种晚期表现。结节性甲状腺肿病人,部分结节可出现功能自主性,称为毒性结节性甲状腺肿或称 Plummer 病。

(二)临床表现和诊断

病人往往有长期弥漫性甲状腺肿的病史。发病年龄一般大于 30 岁。女性多于男性。甲状腺肿大程度不一,多不对称。结节数目及大小不等,一般为多发性结节,早期也可能只有一个结节。结节质软或稍硬,光滑,无触痛。有时结节境界不清,触摸甲状腺表面仅有不规则或分叶状感觉。病情进展缓慢,多数病人无症状。较大的结节性甲状腺肿可引起压迫症状,出现呼吸困难、吞咽困难和声音嘶哑等。结节内急性出血可致肿块突然增大伴有疼痛,症状可于几天内消退,增大的肿块可在几周或更长时间内缩小。结节性甲状腺肿病人一般基础代谢正常。当结节性甲状腺肿出现甲状腺功能亢进(Plummer 病)时,病人有乏力、体重下降、心悸、心律失常、怕热多汗、易激动等症状,但甲状腺局部无血管杂音及震颤,突眼少见,手指震颤亦少见。

该病的诊断主要依据体格检查、甲状腺 B 超、甲状腺 ECT 及甲状腺功能检查。依结节的部位不同,还需与甲状舌骨囊肿、纵隔肿瘤等鉴别。同时需与甲状腺恶性肿瘤、甲状腺腺瘤等鉴别。

(三)治疗

结节性甲状腺肿,无论是单发结节或多发结节,均可试用甲状腺制剂治疗。给甲状腺粉(片)40~80 mg,每日分为 1~2 次口服;或用左甲状腺素钠(L-T₄)片,每次 50~75 μg,每日 1~2 次即可。治疗后肿大结节缩小者可继续使用至完全消失,治疗后结节不消失者,可临床定期复查,必要时考虑手术治疗。治疗期间应监测甲状腺功能变化。

结节性甲状腺肿的手术指征主要有以下几点:①结节较大,有明显的压迫症状。②结节性甲状腺肿继发甲状腺功能亢进(Plummer 病)。③胸骨后甲状腺肿。④甲状腺结节怀疑有恶变者。⑤巨大的结节性甲状腺肿,虽然无压迫症状,但影响工作和生活,或影响美观者。由于结节性甲状腺肿术后容易复发,且部分病人会出现术后甲状腺功能减退,必须以甲状腺激素终身替代治疗,因此,外科医生应严格把握手术指征。

第三节 / 甲状腺功能亢进症

甲状腺功能亢进症(甲亢)临床上分为原发性、继发性和高功能腺瘤三类。原发性甲亢最常见,甲状腺肿大和功能亢进同时出现,腺体肿大通常为弥漫性、对称性。病人多伴有突眼,有时可伴有胫前黏液性水肿。继发性甲亢较少见,是在结节性甲状腺肿的基础上继发功能亢进。此类病人多无突眼和胫前黏液性水肿。高功能腺瘤是指甲状腺腺体内存在单个自主性高功能结节,在放射性碘扫描检查时显示为"热结节",此类病人也无突眼及胫前黏液性水肿。

一、病因

原发性甲亢的病因目前尚不明确。有研究表明甲亢病人血液中大多存在几种和促甲状腺激素(thyroid stimulating hormone,TSH)类似的物质,可促使甲状腺合成和释放甲状腺激素,称为 TSH 受体抗体。但这些物质不受 T_3、T_4 反馈抑制,从而致使 T_3、T_4 持续升高,导致甲状腺功能亢进。继发性甲亢和高功能腺瘤的结节自主分泌甲状腺激素,不受 TSH 调节,导致甲状腺功能亢进。

二、临床表现和诊断

男女病人比例约为 1∶4。原发性甲亢多发生在 20~40 岁人群,继发性甲亢和高功能腺瘤多发生在 40 岁以上人群。在甲状腺本身、基础代谢、自主神经系统、循环系统、眼睛等方面可有相应临床表现。

(一)临床表现

1. 甲亢病人甲状腺略肿大,由于腺体血管扩张及血流加速,触诊时可及震颤,听诊时可及杂音,在甲状腺上极附近更为明显。

2. 甲亢病人基础代谢率均显著增高,并与临床表现的严重程度成正比。轻度甲亢者,基础代谢率通常在 +20%~30%,中度者在 +30%~60%,重度者在 +60% 以上。病人通常食欲亢进,但仍消瘦,易疲乏。

3. 自主神经系统方面,甲亢表现为交感神经功能过度兴奋。病人多语、易激动、易烦躁、失眠、怕热、多汗,双手常有细速的颤动,舌尖亦可出现颤动。

4. 循环系统方面,由于代谢增高及交感兴奋,甲亢病人脉率常在每分钟100次以上,心搏强而有力,夜眠时亦然。病人常诉心悸及心前区不适感。长此以往,可出现左心肥大、心律失常,最后发生心力衰竭。

5. 原发性甲亢常出现突眼,表现为双侧眼球突出,睑裂增宽、瞳孔散大。突眼严重时,上下眼睑闭合困难,不能盖住角膜。病人自觉眼部胀痛、流泪、畏光、视力减退。

除以上主要表现外,病人还可出现腹泻、停经、阳痿、胫前黏液性水肿等表现。

(二) 实验室检查及诊断

甲亢症状典型时,容易诊断。测定甲状腺功能状态的方法有三种,即基础代谢率、甲状腺摄^{131}I率、血清T_4和T_3水平测定。

1. 基础代谢率测定 对于心律正常者,在清晨空腹静卧时,测定脉压和脉率,并按以下公式计算:

$$基础代谢率(\%)=(脉率+脉压)-111$$

正常基础代谢率(%)为 ±10%,轻度甲亢者,基础代谢率通常在 +20%~30%,中度者在 +30%~60%,重度者在 +60% 以上。

2. 甲状腺摄碘试验 正常人甲状腺 24 h 内可摄取 30%~40% 的 ^{131}I,剩余部分在 48 h 内经尿排出。而功能亢进的甲状腺 24 h 可摄取 70%~80% 的 ^{131}I。如果在 2 h 内甲状腺摄碘量在 25% 以上,或 24 h 内达到 50% 以上且摄碘高峰提前出现,都表明存在甲状腺功能亢进。

3. 血清 T_4 和 T_3 水平测定 对诊断具有肯定价值。甲亢早期,T_3 上升早且快于 T_4,因此 T_3 可作为诊断甲亢的敏感指标。

三、治疗

由于绝大多数原发性甲亢病人经非手术治疗后甲亢都能得到良好的控制,加上手术伴随着一定比例的术后并发症,故近年对甲亢的治疗,临床医师基本达成共识:尽量采取非手术治疗,非手术治疗无效或不能耐受者才考虑手术治疗。因此,近年来甲亢手术数量已明显减少。

(一) 非手术治疗

非手术治疗主要包括抗甲状腺药物治疗和放射性碘治疗两大类。目前临床上常用的抗甲状腺药物主要有丙硫氧嘧啶和甲巯咪唑。白细胞减少和肝功能损害是药物治疗常见的不良反应,故应同时监测血常规和肝功能。放射性碘治疗一般都应用半衰期为 8 d 的 ^{131}I。由于该治疗使用放射性物质,对周围环境有污染,故在治疗期间,病人需住在规定病房隔离,其排泄物均需收集起来做特殊处理。非手术治疗对原发性甲亢效果较好,对继发性甲亢和高功能腺瘤病人疗效欠佳。非手术治疗的优缺点详见 Box 7-51-1。

Box 7-51-1　Comparison of three therapeutic methods to hyperthyroidism

	抗甲状腺药物治疗	放射性 ^{131}I 治疗	手术治疗
适应证	1. 病程较短、病情较轻的原发性甲亢 2. 20 岁以下的青少年及儿童 3. 伴有其他严重疾病不宜手术者 4. 手术后复发者 5. 术前准备	1. 伴有其他严重疾病不宜手术者 2. 手术后复发者 3. 40 岁以上的原发性甲亢病人	1. 抗甲状腺药物或 ^{131}I 治疗效果均欠佳的原发性甲亢 2. 继发性甲亢 3. 高功能腺瘤病人 4. 怀疑有恶变可能者 5. 有气管压迫症者 6. 有胸骨后甲状腺肿者
优点	1. 改善除突眼外的所有症状 2. 无创 3. 简单易行	1. 高效,完全缓解率高 2. 作用部位针对性强,不损伤邻近组织 3. 减少免疫球蛋白及腺体内淋巴细胞生成	1. 改善除突眼外的所有症状 2. 增加工作效率 3. 治愈率高
缺点	1. 疗程长、易复发 2. 甲状腺肿大充血后增加手术难度 3. 可发生过敏和中毒反应 4. 不能根治甲亢	1. 对继发性甲亢病人效果欠佳 2. 可引起甲减及持久性黏液性水肿 3. 可能致癌	1. 手术创伤:可能发生喉返神经、甲状旁腺损伤等 2. 可能继发甲减 3. 少数可出现甲亢复发

（二）手术治疗

1. 手术指征　抗甲状腺药物或^{131}I治疗效果均欠佳的原发性甲亢；继发性甲亢和高功能腺瘤病人；怀疑有恶变可能者；有气管压迫症状者；有胸骨后甲状腺肿者；高度突眼者；妊娠和哺乳妇女。

青少年病人、病情较轻者和伴有其他严重疾病而不宜手术者为手术的禁忌证。

2. 围术期处理

甲亢术前必须准备充分。在消除病人过度紧张的情绪、补充热量的同时，最主要的是口服复方碘溶液（Lugol溶液）。碘能暂时减少甲状腺充血、阻止甲状腺激素的合成和释放，从而达到术前准备的效果。在口服碘剂行术前准备以前，病人的血清T_3、T_4水平应控制在正常或正常上限，心率应<90/min，否则，不宜贸然予以碘剂准备。通常复方碘溶液从每日3次，每次3滴开始，逐日每次增加1滴，直至每次16滴，然后维持该剂量2~3周。当病人T_3、T_4血清浓度降至正常水平、心率<90/min且甲状腺体积缩小、质地变韧时，应及时实施手术，否则高碘状态维持时间超过3周以上容易发生大量甲状腺激素释放入血而加重甲亢症状，甚至诱发甲状腺危象。对心率快的病人可在口服碘剂的基础上同时加用普萘洛尔进行术前准备。普萘洛尔每6h口服1次，每次20~40mg，效果迅速，2~3d心率即明显下降。术前1~2h仍需服用1次，术后需继续服用4~7d。

术前准备充分的甲亢病人术后应停服复方碘溶液及抗甲状腺药物。术后病人常规使用地塞米松10~20mg/d，静脉滴注2~3d，能有效防止甲状腺危象的发生。

第四节 / 甲状腺炎

甲状腺炎是以炎症为主要表现的甲状腺疾病，甲状腺炎分为：①急性化脓性甲状腺炎。②亚急性甲状腺炎。③慢性淋巴细胞性甲状腺炎（桥本甲状腺炎）。④慢性纤维性甲状腺炎（Riedel甲状腺炎）。

一、急性化脓性甲状腺炎

急性化脓性甲状腺炎（acute suppurative thyroiditis, AST）是由金黄色葡萄球菌等引起的甲状腺化脓性炎症，多继发于口腔、颈部等部位的细菌感染。该疾病目前较为少见。

该病常由严重的上呼吸道感染引起，多表现为单侧颈部剧痛。一旦诊断确定，需结合细菌培养的药敏结果选用敏感抗生素治疗；脓肿形成后应予以引流。

二、亚急性甲状腺炎

亚急性甲状腺炎病因尚未阐明。一般认为和病毒感染有关。发病前病人常有上呼吸道感染史，发病常随季节变动，且具有一定的流行性。病人血中可检测到病毒抗体，也有报道从病人甲状腺组织中分离出腮腺炎病毒。

亚急性甲状腺炎病人的男女性别比是1：2，平均年龄40多岁。病人表现为颈部弥漫性肿胀和突发并加重的疼痛，疼痛多向耳后放射。约2/3病人出现发热、体重减轻和严重疲乏。镜下表现为大滤泡中单核细胞、中性粒细胞和淋巴细胞浸润。细针穿刺检查以异物巨细胞为特征性表现。

肾上腺糖皮质激素对本病有显著效果，用药1~2d后，发热和甲状腺疼痛往往迅速缓解，1周后甲状腺常显著缩小。开始时可给泼尼松，每日3~4次，每次10mg，连用1~2周，以后逐步每周递减5mg/d，全程1~2个月。停药后如有复发，可再用泼尼松，并可加用甲状腺素片剂，尤其有甲状腺功能减低者，每日可用40~120mg，几个月后，逐步停用。解热镇痛药（如吲哚美辛等）对本病也有一定疗效。抗菌药治疗无效。

三、慢性淋巴细胞性甲状腺炎

慢性淋巴细胞性甲状腺炎又名桥本甲状腺炎（Hashimoto thyroiditis），是一种器官特异性自身免疫病，发病机制尚未完全阐明。本病多见于中年女性，多表现为甲状腺肿，起病缓慢，部分病人可触及明显结节，质地偏硬无压痛，有时与甲状腺癌较难鉴别。晚期少数病人可出现局部压迫症状。本病早期甲状腺功能一般正常。病程中可出现甲亢表现，继而甲状腺功能可恢复正常，其过程类似于亚急性甲状腺炎，但不伴疼痛、发热等症状。但当甲状腺破坏到一定程度后，许多病人逐渐出现甲状腺功能减退，少数呈黏液性水肿。本病有时可合并恶性贫血。本病半数以上病人无需治疗，部分病人需应用甲状腺激素替代治疗，小部分病人需外科治疗。

桥本甲状腺炎外科手术的指征主要有：①甲状腺肿大伴有明显压迫症状者。②甲状腺重度肿大，影响工作和生活者。③并发甲亢反复发作，或并发重度甲亢者。④不能排除并发甲状腺癌。

四、Riedel 甲状腺炎

Riedel 甲状腺炎又称为慢性纤维性甲状腺炎,是一种罕见的疾病,为甲状腺慢性实质性炎症。其特征为正常甲状腺组织被侵入性纤维化所取代,并穿破其被膜进入邻近器官或组织的炎性疾病。男女发病比例为 1 : 3。临床上早期症状不明显,甲状腺功能正常,当病变蔓延到气管、食管、喉返神经时可发生压迫性气道梗阻、吞咽困难或声音嘶哑等。当症状在单侧时常被误认为恶性肿瘤而行手术。病理呈致密纤维组织,正常甲状腺滤泡结构几乎完全消失。本病行甲状腺激素替代治疗有效。对气管或食管梗阻通常需手术解除压迫。

第五节 / 甲状腺肿瘤

甲状腺肿瘤分为良性肿瘤和恶性肿瘤。其中良性肿瘤最常见的为甲状腺腺瘤,恶性肿瘤以甲状腺癌为主,其他少见的恶性肿瘤有淋巴瘤、肉瘤等。

一、甲状腺腺瘤

甲状腺腺瘤按形态学可分为滤泡状腺瘤和乳头状囊性腺瘤两种。滤泡状腺瘤多见,乳头状囊性腺瘤少见。

甲状腺腺瘤可发生于任何年龄,但以青年女性多见。多数无自觉症状,往往在无意中发现颈前区肿块,大多为单个、无痛,包膜感明显,可随吞咽移动。肿瘤增长缓慢,一旦肿瘤内出血,体积可突然增大,且伴有疼痛和压痛,但随着血肿的吸收又会缩小。少数增大的肿瘤逐渐压迫周围组织,引起气管移位,但出现气管狭窄者罕见。少数腺瘤可因钙化斑块使瘤体变得十分坚硬。典型的甲状腺腺瘤很容易作出临床诊断,甲状腺功能检查一般正常,核素扫描常显示"温结节",但如有囊性变或出血,则可显示为"冷结节"。

甲状腺腺瘤有癌变的可能,并可继发甲状腺功能亢进症,故应早期手术切除。手术是甲状腺腺瘤最有效的治疗方法。无论肿瘤大小,目前多主张做患侧腺叶切除或腺叶次全切除,而不宜行腺瘤摘除术。

二、甲状腺癌

甲状腺癌在临床上并不少见,占所有恶性肿瘤的比率为 0.2%(男性)~1%(女性),年发病率约为 11.44/10 万,其中男性 5.98/10 万,女性 14.56/10 万。约 80% 的甲状腺癌分化良好,多起源于甲状腺滤泡细胞,也称分化型甲状腺癌,包括乳头状癌、滤泡状癌以及 Hürthle 细胞癌(嗜酸性细胞癌)。甲状腺髓样癌约占甲状腺恶性肿瘤的 5%~6%,其中 20%~30% 为家族性多发性内分泌腺瘤 2A 型(MEN 2A)和 2B 型(MEN 2B)。未分化癌为高度恶性肿瘤,临床上较少见,预后差。

(一)病理学分类

甲状腺癌主要分为 4 种。

1. 乳头状腺癌 约占甲状腺癌的 70%,发生于滤泡上皮细胞,恶性程度较低。一般为单发病灶,亦可多发。较常发生同侧颈淋巴结转移,血行转移较少。有时候原发癌很微小(直径 <1 cm,也称甲状腺微小癌),未被察觉,但已有同侧颈部的淋巴结转移。病人以年轻人常见。

2. 滤泡状腺癌 约占甲状腺癌的 20%,发生于滤泡上皮细胞,恶性程度高于乳头状癌。病灶多为单发。更易发生血行转移,颈淋巴结转移较少。病人多为中年人。Hürthle 细胞癌是一种特殊类型的滤泡状腺癌。癌细胞较大,胞质丰富,嗜酸性,可被伊红染色,内含很多微小颗粒。因癌组织不吸收放射性碘,预后较差。

3. 髓样癌 约占甲状腺癌的 5%。发生于滤泡上皮以外的滤泡旁细胞(C 细胞),能分泌降钙素及 5- 羟色胺等激素样活性物质。组织上虽呈未分化状态,但其生物学特性则与未分化癌不同。恶性程度较分化型甲状腺癌高。较早出现颈淋巴结转移,晚期可有血行转移。

4. 未分化癌 约占甲状腺癌的 1%,按其细胞形态又可分为小细胞和巨细胞两种类型。恶性程度高,很早便转移至颈淋巴结,也经血行转移至骨和肺。病人常为老年人。预后差。

(二)临床表现

随着生活及医疗水平的提高以及体检的普及,当前大部分甲状腺癌均为体检 B 超发现,临床上局部肿块往往不易触及。甲状腺癌早期除甲状腺结节外,往往无其他症状和体征。肿瘤晚期可出现多发颈淋巴结肿大,波及耳、枕部和肩部的疼痛,声音嘶哑,继之发生压迫症状如呼吸困难、吞咽困难和明显的霍纳(Horner)综合征。远处转移主要至扁骨(颅骨、椎骨、胸骨、盆骨等)和肺。

髓样癌病人 5%~10% 有明显家族史,是常染色体显性遗传,多为双侧肿瘤。由于肿瘤本身可产生激素样活性物质(5-羟色胺和降钙素),因此,临床上可出现腹泻、心悸、面色潮红和血钙降低等症状。血清降钙素多增高。此外,还可伴有其他内分泌腺的增生,如嗜铬细胞瘤、甲状旁腺增生等。

（三）诊断

诊断依据主要包括病史、体格检查及辅助检查。

1. 病史　由于甲状腺癌以单发结节多见,故对于孤立的甲状腺结节伴以下情况时应加以警惕:①儿童甲状腺结节。②成年男性甲状腺内的单发结节。③多年存在的甲状腺结节,短期内明显增大。④儿童期曾接受颈部放射治疗者。但是,目前临床上甲状腺多发结节伴甲状腺癌的病人并不少见,此类病人往往在B超检查时发现其中的一枚或多枚结节考虑恶性肿瘤并经手术证实。因此,对于甲状腺多发结节的病人,一定要定期随访,行B超检查。

2. 体检　目前临床上大部分甲状腺癌的病人均为B超体检发现,此类病人的甲状腺结节往往很小,不易触及。对于可触及的结节,对结节的质地的仔细触诊往往可以起到很好的鉴别良恶性的作用。良性的甲状腺结节往往质地较软,有些触之有囊性感,边界清楚,随吞咽上下移动度大,一般未触及明显肿大的颈部淋巴结。而甲状腺癌往往可触及质地偏硬、边界欠清、随吞咽上下移动度减弱的结节,有部分甲状腺癌病人尚可触及颈部肿大质硬淋巴结。

3. 辅助检查　B超是甲状腺癌首选的筛查及诊断工具。甲状腺癌超声表现,主要有以下几种类型。

(1) 肿块形态不规则,边界不清或晕环不完整,内部呈不均匀低回声,多数伴砂粒状强回声点。即"实质不均质低回声暗区型"。在甲状腺癌中最多见,多见于甲状腺乳头状癌。

(2) 肿块边界清,形状(不)整齐,内部呈低回声,后方回声可衰减。即"实质性衰减暗区型",常见于滤泡状腺癌、髓样癌。

(3) 肿块边界清,有包膜,内部回声均匀或不均匀(可伴弧形或斑块状强回声斑)或呈液实混合回声,即"腺瘤型"。

(4) 肿块边界清或不清,内部为液性或混合性暗区。即"囊性变型"。

对于B超诊断不能明确性质的甲状腺结节,现多行B超引导下细针抽吸活检术(fine-needle aspiration,FNA),即在B超的引导下以较细的针头刺入肿块中,通过真空抽吸的作用将肿瘤细胞吸入针管内进而行细胞学检查。该法取材准确,创伤较小,且能获得甲状腺结节的病理学诊断,因此,目前NCCN指南(2011版)已将其列为甲状腺结节术前的常规检查。

4. 血清甲状腺球蛋白(thyroglobulin,Tg)　Tg由甲状腺滤泡上皮细胞分泌。正常的甲状腺组织以及具有甲状腺滤泡上皮功能的分化型甲状腺癌组织均能分泌Tg。因此,Tg检测对甲状腺癌无诊断价值。Tg主要应用于分化型甲状腺癌病人的术后监测。分化型甲状腺癌病人甲状腺全切术后血清Tg升高往往提示有残余的肿瘤组织或者转移灶。NCCN指南(2011版)指出甲状腺乳头状癌和滤泡状癌经甲状腺全切除后,血清Tg应该 <10 μg/L,若 >10 μg/L,则表示有复发或转移灶存在的可能,该诊断的敏感性为100%,特异性为80%以上。Tg测定阴性可以减少随访过程中不必要的全身 ^{131}I 扫描。

（四）治疗

目前甲状腺癌的治疗以手术为主,辅以内放疗及内分泌治疗。

1. 手术治疗　手术的范围和疗效主要取决于肿瘤的病理类型。

(1) 乳头状腺癌　手术范围主要取决于肿块的大小及有无颈淋巴结转移。

1) 单侧甲状腺腺叶 + 峡部切除术适用于肿块小于1 cm、局限于一侧腺叶且无颈淋巴结转移的单发甲状腺乳头状癌。上述情况不需行预防性颈淋巴结清扫术。

2) 肿块 >1 cm 而 <2 cm,若符合以下所有条件,也可行单侧甲状腺腺叶 + 峡部切除术:年龄在 15~45 岁;无颈淋巴结转移;肿瘤局限于一侧腺体内;无头颈部放射治疗史;无远处转移。若有颈部淋巴结转移,则应根据淋巴结转移的范围行中央区颈淋巴结清扫术,或改良式颈淋巴结清扫术。若术前无颈淋巴结转移的证据,也应行预防性中央区颈淋巴结清扫。

3) 对于有以下情况之一者,需行全甲状腺切除术:年龄 <15 岁或 >45 岁者;有头颈部放射治疗史;有远处转移者;双侧甲状腺多发结节;癌肿有甲状腺外侵犯;有颈淋巴结转移;肿瘤直径 >2 cm。若有颈部淋巴结转移,则应根据淋巴结转移的范围行中央区颈淋巴结清扫术或改良式颈淋巴结清扫术。若术前无颈淋巴结转移的证据,也应行预防性中央区颈淋巴结清扫。术中尽量避免损伤喉返神经和甲状旁腺。

(2) 滤泡状腺癌　患侧甲状腺腺叶 + 峡部切除术仅适用于肿块 <2 cm、局限于单侧腺叶且无颈淋巴结转移者。其余一般采用全甲状腺切除术。若有颈淋巴结转移,则可行受累区域的淋巴结清扫。由于滤泡状癌淋巴结转移情况少,一般不行预防性颈淋巴结清扫术,这对病人的生存并没有益处。

（3）髓样癌 若肿块 <1 cm 且局限于单侧腺体，无术前淋巴结转移证据，应行全甲状腺切除术，可考虑同时行患侧中央区淋巴结清扫术。若肿块≥1 cm，或双侧腺叶均有病灶，但无术前淋巴结转移证据，则应行全甲状腺切除 + 双侧中央区颈淋巴结清扫术。若中央区颈淋巴结转移数目较多或体积较大，可考虑行预防性的患侧改良式颈淋巴结清扫术。若术前即有颈淋巴结转移证据，则行患侧或双侧的治疗性改良式颈淋巴结清扫术。伴有嗜铬细胞瘤的甲状腺髓样癌，在甲状腺手术以前首先要处理嗜铬细胞瘤，否则术中会激发高血压，影响手术顺利进行。

（4）未分化癌 本病病程短，进展快，预后差，发病 2~3 个月即出现压迫症状或远处转移。首诊时大多数已失去根治机会，手术多不能改善预后，故一般不选择手术治疗。但偶尔有病灶较小，适宜手术者还应积极争取作根治性手术。

2. 内分泌治疗 由于分化型乳头状腺癌和滤泡状腺癌均有 TSH 受体，而 TSH 可通过其受体影响分化型甲状腺癌的生长和功能，因此分化型甲状腺癌病人术后均应终身服用甲状腺素制剂，以抑制 TSH 的水平。目前常选用左甲状腺素钠片，并需定期测定血清 T_3、T_4 和 TSH 来调整用药剂量。由于长期服用较高剂量的左甲状腺素钠可导致心动过速（尤其对老年病人）、骨质疏松（尤其是绝经后妇女）以及一些甲亢的常见症状，因此，左甲状腺素钠剂量应掌握个体化用药的原则。TSH 抑制到何种程度较适宜，取决于疾病复发的危险因素。对于无瘤生存的低危病人，TSH 控制在正常范围低限即可。而对于带瘤生存或有疾病复发高危因素的病人，TSH 水平应控制在 0.1 mU/L 以下。对于无病生存多年的病人，可考虑逐步将 TSH 控制于正常范围。

3. 放射性 ^{131}I 治疗 分化型甲状腺癌细胞能够选择性地摄取放射性核素 ^{131}I，利用上述特性让病人口服 ^{131}I 后，病灶将大量摄取 ^{131}I，被摄取的 ^{131}I 进而发射出 β 射线以达到对病灶的摧毁作用，这种方法通常称为"^{131}I 内照射治疗"，属于核医学科的治疗手段，在国内外已有 60 多年的治疗历史。甲状腺髓样癌和未分化癌一般不具有摄取 ^{131}I 的功能，因此，不适合采用 ^{131}I 治疗。

^{131}I 治疗甲状腺癌的适应证 ①甲状腺乳头或滤泡状腺癌，已有远处转移，经查病灶部位有吸 ^{131}I 能力者。②手术后复发或术后残留以及因故不能接受手术治疗，病灶部位有吸 ^{131}I 能力者。

^{131}I 治疗甲状腺癌的禁忌证 ①甲状腺未分化癌或经查病灶部位无吸 ^{131}I 功能者。②病人一般情况差，白细胞 < 2.5×10^9/L，肝、肾功能严重不全者。

4. 其他 如化疗和外放射治疗。在甲状腺癌治疗中为非常规治疗方法，疗效并不确切。常规治疗无效的甲状腺癌可考虑采用。

（五）预后

影响甲状腺癌预后的因素很多，诸如年龄、性别、病理类型、病变的范围、转移情况和手术方式等，其中以病理类型最为重要。分化良好的甲状腺癌病人，95% 可以较长期存活，特别是乳头状腺癌的生物学特性倾向良好，预后最好，其术后 10 年生存率将近 90%。未分化癌的预后最差，病人往往在半年内死亡。分化型甲状腺癌（包括乳头状腺癌和滤泡状腺癌）影响预后的高低危因素见 Table 7-51-1。

Table 7-51-1 Prognostic risk classification for patients with well-differentiated thyroid cancer (AMES* or AGES**)

	Low risk	High risk
Age	<40 years	>40 years
Sex	Female	Male
Extent	No local extension, intrathyroidal, no capsular invasion	Capsular invasion, extrathyroidal extension
Metastasis	None	Regional or distant
Size	<2 cm	>4 cm
Grade	Well differentiated	Poorly differentiated

*AMES, age, distant metastasis, extent of the primary tumor, and size of the primary tumor

**AGES, age, pathologic grade of tumor, and extent and size of the primary tumor

第六节 / 甲状腺疾病的手术治疗

目前临床上对甲状腺疾病手术治疗的切除范围存在颇多争议，尤其是对甲状腺癌的手术切除范围，目前尚没有统一意见。本章节将对当前常用的甲状腺术式做一介绍。甲状腺手术的常见并发症主要有：甲状旁腺损伤、喉返神经损伤、喉上神经损伤、术后呼吸困难和窒息、甲状腺功能低下、甲状腺危象等,临床上只有很好地了解其发生机制才能更好地预防或减少并发症的发生。

一、甲状腺切除术式

一般根据疾病特点设计不同的手术切除范围。

1. 甲状腺结节切除术　适用于单发甲状腺腺瘤样结节或囊肿,有完整包膜,与正常甲状腺组织分界明显。

2. 甲状腺单侧腺叶切除(包括峡部切除)术　适用于术前诊断为良性肿瘤或局限于一侧腺叶的分化良好的恶性肿瘤(直径 <1 cm)。此术式低钙血症和神经损伤发生率较低。若病理确诊为恶性肿瘤者,仍可能需行双侧腺叶切除。

3. 甲状腺次全切术　切除绝大部分甲状腺组织,仅保留双侧甲状腺的后包膜部分,这可确保甲状旁腺功能及减少喉返神经损伤几率。主要适用于诊断为良性疾病或术后诊断为孤立性乳头状微小癌。

4. 甲状腺近全切术　指一侧腺叶全切除,同时保留对侧背面的部分甲状腺组织,而这部分可能包含甲状旁腺。主要适用于:多发良性结节;全切腺叶中的结节直径 <2 cm;甲亢或一侧甲状腺乳头状癌伴有淋巴结转移者。

5. 甲状腺全切术　指切除所有的甲状腺组织。其适应证包括范围较广泛的多发结节病人;高度侵袭性乳头状、滤泡状癌以及髓样癌;多灶性癌;两侧淋巴结肿大,肿瘤侵犯周围颈部组织或有远处转移者。该术式术后低钙血症和神经损伤发生率高。

6. 正中胸骨切开术　主要适用于肿瘤侵犯前纵隔或胸骨后甲状腺肿。并发症包括术后出血、胸骨不愈合等,常导致住院时间延长。

二、腔镜下甲状腺切除术

腔镜下甲状腺切除术(endoscopic thyroidectomy,ETE)利用腔镜下图像放大和远距离操作的特点使手术精细化,手术切口微小化,达到颈部手术无瘢痕的美观效果。在多数情况下,该手术仅为美容手术而非微创手术。

1. ETE 适应证　①甲状腺腺瘤。②甲状腺囊肿。③结节性甲状腺肿(单个或多个,最好直径 <5 cm)。④孤立性的毒性甲状腺结节。⑤低度恶性的甲状腺癌。

2. ETE 禁忌证　①以往颈部有手术史。②巨大的甲状腺肿块(直径 >5 cm)。③恶性肿瘤,发展快,有广泛淋巴结转移。

3. 手术途径　腔镜甲状腺手术主要可分为经颈、经胸和经腋入路 3 条途径。

(1) 经颈入路　该术式操作容易,分离范围及创伤较小,手术时间较短,术后疼痛较轻。但此术式的操作空间较小,喉返神经损伤的概率较大,术后颈部仍留下手术瘢痕,其美容效果不如经胸和经腋入路。

(2) 经胸入路　此法操作空间较大,可以切除直径较大的甲状腺肿物;可同时处理双侧甲状腺病变。其缺点在于分离空间及额外损伤较大,且需要较高的二氧化碳压力来维持手术操作空间,其美容效果的评价不如经腋入路。

(3) 经腋入路　此途径的优点在于完美的美容效果,它将手术瘢痕放在一个正常姿势很难发现的地方。其缺点是:操作较复杂,手术时间较长,对于对侧的甲状腺和甲状旁腺,尤其是上极的处理较为困难。

三、手术并发症

甲状腺手术的外科并发症中,较常见的是由于甲状旁腺的血流阻断引起的术后低钙血症和因喉返神经损伤引起的声音嘶哑。并发症的发生率与甲状腺的切除范围直接相关。

(一) 甲状旁腺功能减退

手术时误伤、误切甲状旁腺,或使其血供受累,均可引起甲状旁腺功能不足而致低钙血症。症状轻者仅有面部或手足的强直或麻木感;重者则可发生面肌和手足搐搦,为一种带疼痛的持续性痉挛,每日可发作数次;严重病例可出现喉和膈肌痉挛,引起窒息死亡。由于神经肌肉应激性增高,病人可出现 Chvostek 征、Trousseau 征阳性。实验室检查多可发现血钙降至 2 mmol/L 以下,甚至可降至 1.3~1.5 mmol/L;血磷则可升至 1.9 mmol/L 或更高。术后多数手足搐搦症状较轻且为暂时的,可能由于甲状旁腺损伤较轻,易于恢复;也有可能健侧甲状旁腺代偿性增生。治疗上可给予病人苯巴比妥、溴化物等镇静剂。口服乳酸钙或葡萄糖酸钙,同时补充维生素 D,促进钙的吸收和蓄积。当搐搦发作时,可给予 10% 葡萄糖酸钙针 10~20 mL 静脉注射。另一种较有效的治疗手段是服用二氢速固醇,口服 2~3 d 后起效,一般可维持 6~7 d,仅适用于较严重的病例。开始剂量每日 5~7 mL,服用 3~4 d 后,测定血钙含量,一旦正常,即应减至每周 3~6 mL,以免引起心肌损害。

术中应注意保护甲状旁腺,以减少手足搐搦的发生,手术时应尽可能做到切除腺体时保留甲状腺后被膜;甲状腺下动脉应在其主干切除,使其分支与咽喉部、食管、气管动脉分支保持吻合,以保证甲状旁腺血液供应。对血液供应可能受损的甲状旁腺,立即进行自体移植可以有效地避免低钙血症,方法是将1 mm左右的冷冻组织碎片移植于胸锁乳突肌形成的袋状区域内。

（二）喉返神经损伤

术中较易损伤喉返神经的区域位于甲状腺背侧、自甲状腺下动脉与喉返神经交叉处到环状软骨下缘神经入喉这一段。喉返神经分为前支和后支,前支支配声带内收肌,后支则支配外展肌。当喉返神经分叉较高,则术中易损伤神经全支。如若分叉较低,则可出现前、后支分别受损,前支损伤引起内收肌瘫痪,声带外展;后支损伤则引起外展肌瘫痪,声带内收。因此喉返神经损伤可有不同的临床表现。单侧喉返神经损伤,多数病人可出现声音嘶哑(全支或前支损伤),也可无明显症状(后支损伤),单侧损伤造成的声音嘶哑可由健侧声带内收而逐渐代偿;双侧喉返神经损伤,大部分病人出现失音(两侧全支或前支损伤),也可造成严重呼吸困难,甚至窒息(两侧后支损伤),多需行气管切开。术中的直接损伤,如切断、结扎、挫夹、牵拉、附近组织的电灼是喉返神经损伤的主要原因。少数也可由于血肿压迫或瘢痕组织牵拉引起神经麻痹。此类病人多在术后数日才出现症状,预后良好。因挫夹、牵拉等引起的声音嘶哑,在术后3~6月可恢复功能。但切断或结扎喉返神经则可引起永久性损伤,其发生率一般为1%。

为避免术中损伤,手术切除甲状腺时应注意保留腺体背面部分完整,靠近颈总动脉,远离腺体背面,分离结扎甲状腺下动脉主干。

（三）喉上神经损伤

若在结扎甲状腺上动脉及其伴行静脉时,不加仔细分离,在距离上极较远处与周围组织一起结扎,就有可能损伤喉上神经,引起环甲肌瘫痪,出现声音低钝;而分离较高的上极时,则有可能损伤内支,导致咽喉部黏膜感觉丧失,进食饮水时易引起呛咳。

（四）术后呼吸困难和窒息

呼吸困难和窒息是术后较危急的并发症,多发生于术后48 h内。

1. 常见原因 ①出血及血肿压迫:多为残余腺体切面渗血,颈前肌群或软组织出血,动静脉结扎线脱落等。②喉头水肿:主要是由于手术损伤所致,也可因气管插管引起。术前过度服用抗甲状腺药物的病人较易发生。③气管塌陷:由于气管受肿大甲状腺长期压迫,可致气管

软骨环软化。在甲状腺大部切除后,软化的气管塌陷,而肺内负压可更加重塌陷。④双侧喉返神经损伤:双侧喉返神经后支损伤,使声带处于内收位使声门关闭。

2. 临床表现 进行性呼吸困难、烦躁、发绀,如由创面出血引起则还可出现颈部肿胀、切口渗血。按呼吸困难的程度分为轻、中、重度。轻度呼吸困难不易发现;中度呼吸困难时病人可有坐立不安;严重呼吸困难时可端坐呼吸,三凹征,还可出现窒息感和口唇、指端青紫。双侧喉返神经损伤和气管软化引起的症状出现快,发展快。血肿压迫和喉头水肿是引起呼吸困难的主要原因,发展缓和,多发生在术后24 h左右。

3. 治疗 对于术后近期出现的呼吸困难,宜先试行插管,失败后再做气管切开。由于血肿压迫所致的呼吸困难,若出现颈部疼痛、肿胀、皮肤瘀斑,则应立即返回手术室,在无菌条件下拆开伤口。若病人呼吸困难严重,情况紧急,应立即于床边拆除缝线,敞开切口,去除血肿,结扎血管止血。处理创面后,应根据病患呼吸困难改善情况及程度,考虑是否做气管插管或切开。不能确保呼吸道通畅的情况下,应积极地行气管切开较为安全。喉头水肿的轻症病人无需处理,中度病人嘱其减少开口说话,并可采用皮质激素作雾化吸入,静脉滴注氢化可的松200~400 mg/d,严重病例应做气管切开术。

（五）甲状腺功能低下

甲状腺功能低下主要由于甲状腺组织切除过多或残留腺体血供不足引起。临床上可表现为轻重不等的黏液性水肿症状:毛发疏落、常有疲乏、性情淡漠、动作缓慢、性欲减退;还可有脉率慢、体温低、基础代谢率降低。为预防术后甲状腺功能低下,在行甲状腺大部切除时,每侧残留部分要大如拇指末节;结扎下动脉必须在其主干,使其分支与咽喉部、气管及食管动脉分支保持吻合沟通,以保证残余腺体血供。术后治疗可给予甲状腺素片。

（六）甲状腺危象

甲亢术后危及生命的并发症之一。多数发生于甲亢术后12~36 h。

1. 临床表现 常为高热、脉率快而弱(120~140次/min)、大汗、烦躁不安、谵妄,也可表现为神志淡漠、嗜睡,常伴有呕吐、腹泻、全身红斑及高血压。若不及时处理,则可迅速发展为昏迷、休克,甚至死亡,其病死率达20%~30%。

2. 发病原因 尚不明了,目前认为主要与下列三方面因素相关:术前准备不充分;甲亢症状未能很好控制;手术应激。

3. 治疗 重点在于降低血液循环中甲状腺激素浓度

和提高机体应激能力、预防治疗并发症。治疗措施包括：①口服 Lugol 溶液，首次 60 滴，以后每 4~6 h 服 30~40 滴，紧急情况可用 Lugol 液 2 mL 或碘化钠 1~2 g 加入 10% 葡萄糖溶液 500 mL 中静脉滴注。一般在抗甲状腺药物后 1 h 服用，两者可同时使用。②肾上腺皮质激素的应用，一般用氢化可的松 200~400 mg 于 24 h 内静脉滴注。③应用抗甲状腺药物，一般首选丙硫氧嘧啶，每次 200~300 mg，每 6 h 口服 1 次。④降低周围组织对甲状腺素的反应。可用普萘洛尔口服 20~80 mg，每 4~6 h 1 次。紧急情况下可将普萘洛尔溶于葡萄糖溶液中静脉滴注，同时监控血压及心电图。⑤应用镇静药，物理或药物降温，充分供氧，预防性使用抗生素。⑥静脉输入大量葡萄糖溶液。⑦伴有心力衰竭者可用洋地黄制剂。

（于吉人）

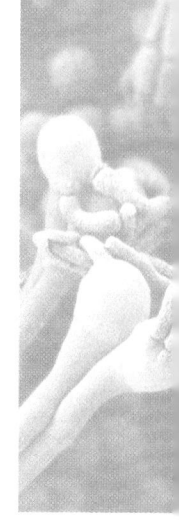

第52章

腹壁、脐、腹膜、肠系膜、大网膜及后腹膜疾病

第一节 / 解剖生理概要

腹壁是复杂的肌腱膜结构,位于胸部和骨盆之间,上附着于肋骨,下附着于骨盆,后面附着于脊柱。胚胎学上,腹壁在胚胎早期就开始发育,直至出生时脐带脱离胎儿,腹壁才有固定的结构。大部分腹壁是在中肠闭合和体蒂的相对体积减小期间形成。原始腹壁称之为胚体壁,是由无肌肉、血管或神经支配的外胚层和中胚层构成。随后,中胚层由肌节长入腹部的胚体壁,肌节出自脊柱两侧。下胚节呈片状向背侧延伸,分为3层:内层分化为腹横肌,中层变为腹内斜肌,外层分化为腹外斜肌和腱膜,下胚节前缘还分化为左、右腹直肌,这些肌肉在前正中线的最后对合使体壁闭合形成腹壁。完整的腹壁由9层组成,从外向里依次为皮肤、皮下组织、浅筋膜、腹外斜肌、腹内斜肌、腹横肌、腹横筋膜、腹膜外脂肪和腹膜,其对腹部脏器起着固定和保护作用,而且它的完整性对防止腹外疝的发生起至关重要的作用。另外,腹壁中的脂肪组织是人体能量的储库之一,当机体能量大量消耗时,腹壁中的脂肪动员为长期维持机体的基本能量供给起到重要作用。

腹膜腔是容纳脏器的一个潜在腔隙。它发生于原始体腔,通过侧中胚层分裂成体壁层和内脏层。最初是两个左右对称的腔,由正在发育的胃肠道隔开。体壁中胚层衬辅体腔的体壁部分,内脏层中胚层覆盖肠管,随着胚胎体壁腹侧闭合,两侧体腔在中线相互融合。该中胚层的双层部分称为肠系膜,胃肠道通过肠系膜而悬浮。随着腹侧系膜被吸收,两个体腔连接变为一个。随着腹腔的发育,脏层中胚层覆盖正在发育的肠管(Figure 7-52-1)。最后,除了肝胃之间的部分作为小网膜(lesser omentum)持续存在外,大部分腹侧系膜被吸收。胃背侧系膜(dorsal mesogastrium)随着胃的生长而逐渐延伸形成网膜囊(omental bursa),最终越过横结肠向尾侧延伸。网膜与横结肠系膜融合,网膜囊的两层融合变成一层像围裙一样的胃背侧系膜,称为大网膜(omentum majus)。腹膜(peritoneum)为全身面积最大的浆膜,由间皮及少量结缔组织构成,薄而光滑,呈半透明状。衬于腹、盆腔壁内表面的腹膜称为壁腹膜(parietal peritoneum)或腹膜壁层,覆盖腹、盆脏器表面的部分称为脏腹膜(visceral peritoneum)或腹膜脏层。脏腹膜与壁腹膜互相延续、移行,共同围成不规则的潜在性腔隙,称为腹膜腔(peritoneal cavity)(Figure 7-52-2)。正常情况下腹膜腔内有一薄层液体,使肠管在运动时保持润滑。腹膜是一层半透膜,水和小分子物质可以通过,液体进入腹腔与由腹腔内回吸收保持平衡;腹膜具有很强的修复能力,但因此

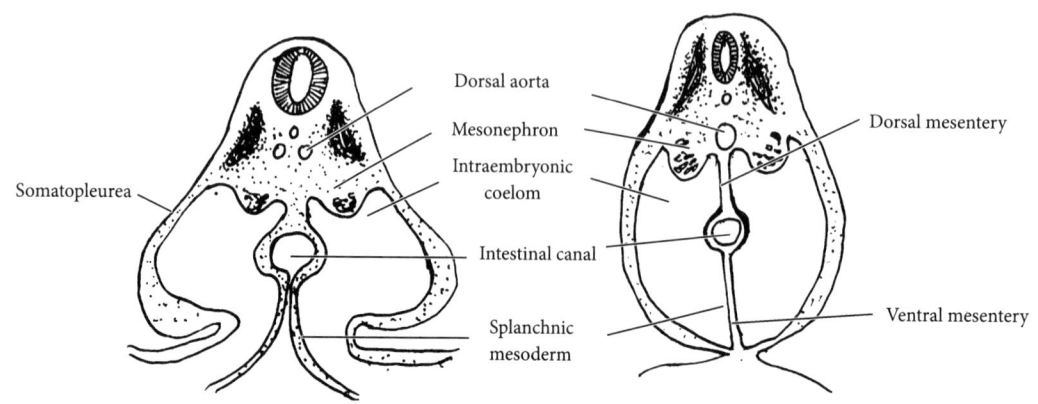

Figure 7-52-1   Embryonic development of the abdominal cavity

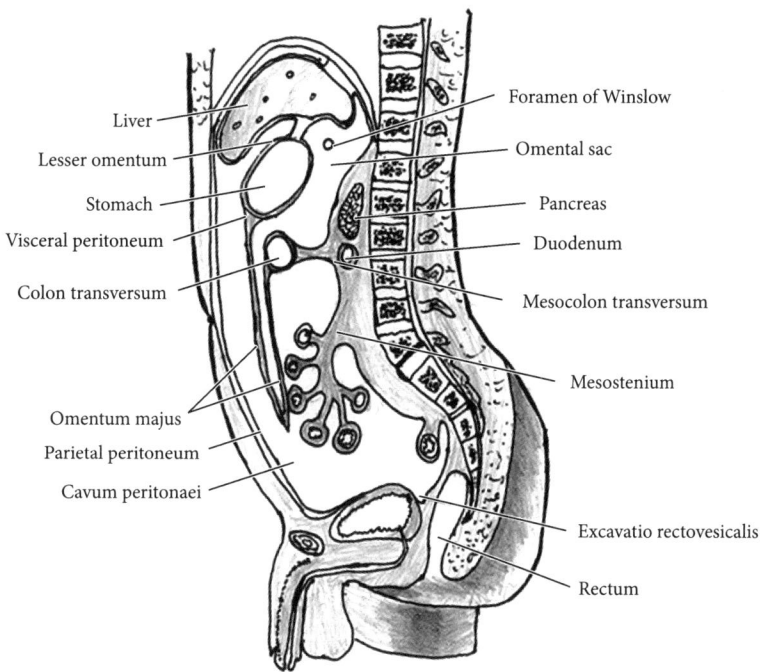

Figure 7-52-2　Anatomy of the abdominal cavity

图中标注：

Liver
Lesser omentum
Stomach
Visceral peritoneum
Colon transversum
Omentum majus
Parietal peritoneum
Cavum peritonaei
Foramen of Winslow
Omental sac
Pancreas
Duodenum
Mesocolon transversum
Mesostenium
Excavatio rectovesicalis
Rectum

而易形成粘连,故手术时尽量减少腹膜的损伤,避免发生过多粘连;腹膜腔在急性炎症刺激时,可迅速产生大量的巨噬细胞、补体和免疫球蛋白等,以利于控制感染。

　　腹膜后间隙指横膈以下和盆膈以上,腹后壁和后腹膜之间的区域,是一个疏松组织构成的间隙,范围甚大,包含腹主动脉和下腔静脉,交感神经和脊神经,淋巴管和淋巴结、肾、肾上腺和输尿管,以及胰、十二指肠等多种器官和脂肪、纤维结缔组织(Figure 7-52-2)。腹膜后间隙疾病指上述组织的病变,但不包括肾、胰等内脏器官的病变。腹膜后间隙组织的疾病和外伤并不少见,又由于间隙伸缩性大,出血或感染均易扩散,肿瘤也可长得很大。行腹膜后间隙器官手术时,可从腹侧壁进入,在腹膜外进行。这种不切开腹膜,即不经腹膜腔的手术方法,对消化道的干扰小,并能减少腹腔内感染的机会。

第二节 / 脐膨出

本节要点 (Key concepts)

- **Background**

An omphalocele is a funnel-shaped defect in the central abdomen through which the viscera protrude into the base of the umbilical cord. It is caused by failure of the abdominal wall musculature to unite in the midline during fetal development.

- **Risk factors**

Congenital anomalies.

- **Clinical presentation**

a. Swelling on the umbilicus; b. These lesions are associated with a high incidence of concomitant congenital anomalies.

- **Classification**

a. Upper side of umbilicus; b. Umbilical region; c. Under part of umbilicus.

- **Management**

The only curative option for these patients is aggressive surgical resection, including total resection or resection with stages.

脐膨出（omphalocele 或 exomphalos）又称胚胎性脐带疝，与脐疝不同，是部分腹腔脏器通过前腹壁正中的先天性皮肤缺损，突入脐带的基部，上覆薄而透明的囊膜，是最常见的先天性腹壁发育畸形。发病率为 1/(2 280~10 000)，男女比例为 3:2。病因目前尚不清楚，部分学者认为本病有家族倾向。脐膨出表面覆盖透明的囊膜，内层为壁腹膜，外层为羊膜，囊内容物为腹腔脏器，巨大的脐膨出囊内容物除肠道外还可见肝、肾、脾、膀胱等。脐膨出常合并心血管、消化、泌尿、运动系统及中枢神经系统的畸形。

一、分类

胚胎体腔的闭合是由头侧皱襞、尾侧皱襞和两侧皱襞从周围向腹侧中央皱叠而成，当 4 个皱襞当中某个皱襞的发育受到限制，就产生不同部位的发育缺陷，分为 3 种类型。

1. 脐上部型　由头侧皱襞发育不全形成脐以上腹壁缺损所致，常伴有胸骨下部缺损、膈疝、心脏畸形、心包部分缺损等畸形。

2. 脐部型　由于两侧皱襞发育不全所致，依据腹壁缺损和膨出囊膜的大小差异可分为两型：①脐膨出：此型较多见，腹壁缺损较大，肝突出于腹壁外，较少合并畸形。②脐带疝：腹壁缺损较少，仅有部分肠管通过脐环进入脐带基底部，常伴有卵黄管残留、肠扭转不良等畸形。

3. 脐下部型　由于尾侧皱襞发育不全所致，除脐膨出外常伴有膀胱外翻、肛门直肠闭锁等畸形。

二、病因病理

在胚胎第 6~10 周，由于腹腔脏器的生长速率较腹腔本身快，腹腔容积相对较小，不能容纳所有肠管，因此，肠管及其他腹腔脏器便暂时性移入脐带基底部，待至 10 周后，腹腔容积扩大，腹腔脏器又退回腹腔。胚胎体腔的闭合是由头侧皱襞、尾侧皱襞和两侧皱襞从周围向腹侧中央皱叠而成，并汇合形成未来的脐环。在上述发育过程中，若胚胎受到某种因素的影响，体腔关闭过程停顿，部分腹腔脏器未能复位，仍位于脐带基底部，则形成先天性脐膨出畸形。

三、临床表现及诊断

脐膨出的诊断较为容易，然而在出生时囊膜已破的病例，脐膨出需与腹裂相鉴别，两者鉴别的要点在于脐膨出无正常脐部结构，在肠曲或内脏之间可找到破裂残存的囊膜。而腹裂，脐、脐带的位置和形态均正常，只是在脐旁腹壁有一裂缝，肠管由此突出于腹外（Table 7-52-1）。术前应做腹部 B 超、心脏彩超、胸腹 X 线片及其他检查，了解有无伴发畸形，以便手术中一同处理。母孕期定期腹部超声检查，可早期发现脐膨出，以便产后立即采取治疗措施。

Table 7-52-1　Differential diagnosis of omphalocele and gastroschisis

	Omphalocele	Gastroschisis
Defect of abdominal wall	Large (3~15 cm)	Small (2~3 cm)
The navel string	The top of cyst	On the left side of defect
Cyst of membrane	Existence	Nothing
Content of cyst	Intestine, colon and liver	Intestine
Quality of the colon	Nomal	Edema
Nutritional status	Nomal	Malnutrition
Concomitant congenital anomalies	More than 50%	Less than 1%
Family history	Yes	No

四、治疗

脐膨出的治疗方法应视腹壁缺损大小、有无严重合并畸形、有无囊膜破裂及感染等选择最佳方法。由于目前胎儿外科尚未成熟和普及，新生儿期手术治疗仍是脐膨出的主要治疗手段。早期手术可减少内脏突出，且膨出的囊膜弹性好，不易破裂和感染。

1. 一期修补法　是最理想的方法，适用于腹壁缺损比较小的脐膨出。以内容物回纳后不影响腹内压、呼吸、循环或导致肠道受压梗阻为原则。

2. 二期修补法　适用于巨型脐膨出，尤其是有肝突出者，可防止强行还纳膨出物对病人呼吸循环系统的影响。手术要点是保留囊膜，解剖两侧皮肤并作减张切口，造成腹壁疝，3 个月至 1 岁时实行二期手术。

3. 分期修补法　适用于巨大的脐膨出囊膜破裂而肠管突出者，此法仅限于早期病例，要求创面清洁。

五、预后

脐膨出是一种严重的先天畸形,病死率很高。近年来

由于呼吸管理和儿外营养支持的加强,治疗效果已明显改善。影响治愈率的因素有严重的合并畸形,尤其是心脏疾患、染色体异常等。

第三节 / 腹裂

腹裂(gastroschisis)是位于脐外侧腹壁的一种缺损。此病的发生率为 1/(10 000~150 000),40%~79% 为未成熟儿,男婴和女婴的患病比例为 2:1。

一、病因病理

腹裂的形成原因尚没有定论,但普遍的观点认为腹裂和脐膨出是两种不同的病因引起,腹裂时肠管短、壁厚,中肠未旋转和固定,很少伴有其他系统畸形等,这些说明它是在胚胎早期生理性脐疝之前,肠管通过腹壁缺损进入羊膜腔所致。而这种缺损是由于体壁闭合障碍引起,导致腹内脏器通过缺损前突。

二、临床表现及诊断

婴儿出生后即可见胃肠道脱出于腹壁外,肠壁水肿肥厚,相互黏着。此病虽与脐膨出相似,但无羊膜包裹,肝始

终在腹腔内,具体鉴别要点如 Table 7-52-1 所示。

三、治疗

治疗原则和方法基本和脐膨出相同,多数病例采用二期或分期修补法,少数病例可采取一期修补法,但需强力扩大腹腔容积,术后应加强呼吸和循环系统的管理;另外,因为肠道功能恢复时间较长,所以需要较长时间的肠外静脉营养支持。

四、预后

过去的病死率高达 80%~90%,近年强调采用一期修补和二期修补及分期修补法的联合使用,并加强患儿呼吸、循环及营养方面的管理,治疗的成功率明显提高,目前的病死率为 25%~35%,主要的死亡原因是感染。

第四节 / 卵黄管残迹

卵黄管残迹(omphalomesenteric duct remants)可表现为一种腹壁异常。在胎儿,卵黄管连接胎儿中肠与卵黄囊,正常时随发育完全封闭消失。然而,胎儿卵黄管如果部分或全部持续存在就能产生各种类型的卵黄管异常,常见脐肠瘘、脐窦、脐息肉、卵黄管囊肿及梅克尔憩室等(Figure 7-52-3)。

一、脐息肉

脐息肉(umbilical polyp)由残留于脐部的卵黄管黏膜所构成,外形呈红色息肉样组织,常分泌少量黏液或血性浆液。这种息肉与脐肉芽肿相似,可用电灼烧治疗。若无效,则可改用硝酸银烧灼或行黏膜残迹切除术彻底消除病灶。

二、脐窦

脐窦(umbilical sinus)卵黄管的脐端持续存在所致,很

像脐息肉,但其深至脐的窦道可以和脐息肉相区别。窦道的 X 线造影可进一步明确诊断,手术是其主要的治疗手段,操作时从外口插入探针,经脐下弧形切口,环绕探针在腹膜外剥除窦道,将其完整切除。

三、脐肠瘘

脐肠瘘(omphalo-enteric fistula)瘘管连接于回肠和脐孔之间,脐周皮肤糜烂,瘘口有鲜红色黏膜,间歇排出有粪臭的气体和液体。在腹内压增高时可发生瘘管和回肠不同程度的脱垂,甚至发生肠梗阻或肠绞窄。瘘口注入造影剂可进一步明确诊断,手术环绕脐部作梭形切口,彻底解剖游离瘘管,将瘘管和脐一并切除,缝闭回肠瘘口。

四、卵黄管囊肿

卵黄管囊肿(vitelline cyst)为胚胎残留物所形成,亦为卵黄管部分未闭所形成,其内衬上皮为高柱状或扁平上

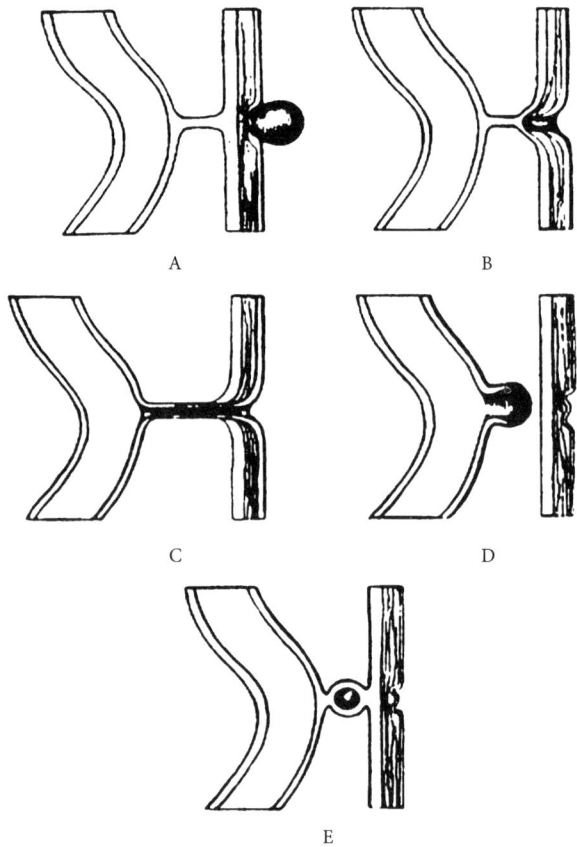

Figure 7–52–3 Omphalomesenteric duct remains
A. Umbilical polyp; B. Umbilical sinus; C. Persistent omphalomesenteric duct with an enterocutaneous fistula; D. Meckel's diverticulum; E. Cmphalomesenteric duct cyst (vitelline cyst)

皮,可有分泌空泡,囊液多为无色黏稠液体,卵黄管囊肿可发生腺癌。卵黄管中间部分未闭,继而发生囊性扩张,其两边分别有索带连接脐部与回肠。其临床症状是腹部囊性肿块,或因粘连和压迫肠襻而产生肠梗阻,往往在手术时才明确诊断。治疗时将囊肿及其索带一并切除。

五、梅克尔憩室

梅克尔憩室(Meckel's diverticulum)又称回肠远端憩室。1809年,梅克尔(Meckel)对这种先天性畸形在胚胎学和临床方面作了详细的描述,因而称之为梅克尔憩室。

1. 病理变化 在胚胎发育早期,卵黄管先从脐端开始向肠端萎缩退化,若脐端已退化,肠端未退化则形成一盲囊,称为回肠远端憩室,憩室一般位于距回盲瓣20~100 cm的回肠系膜对缘,长2~5 cm。憩室顶端常游离于腹腔内,也可有残余索带与脐部相连,肠襻可环绕索带扭转或被索带压迫而引起肠梗阻。憩室顶部也可与其他肠襻粘连而发生肠梗阻。有时以憩室为起点内翻引起肠套叠。憩室壁包含三层,即浆膜、肌层和黏膜,黏膜通常为回肠黏膜,约有50%含有异位组织,如胃黏膜和胰腺组织,这些组织能分泌盐酸和消化酶,可腐蚀憩室和其周围组织,使其发生溃疡出血与穿孔。憩室也可因本身扭转、蛔虫或异物进入而发生梗阻及急性炎症、坏死和穿孔。

2. 临床表现 正常人群中梅克尔憩室的发病率为2%,有憩室的人多数终身无症状,若发生症状,半数以上发生在3岁以下婴幼儿,一旦发生症状就很严重,多需手术治疗。梅克尔憩室只有发生并发症时才出现症状,合并症中以小肠梗阻(30%)、急性消化道出血(40%)和急性憩室炎(20%)为主。

3. 诊断及鉴别诊断 存在并发症的梅克尔憩室术前确诊比较困难,因此在右下腹炎症、小肠低位梗阻以及下消化道出血(特别是有多次出血病史)时,均应考虑憩室并发症的可能性。梅克尔憩室一般均需手术治疗,对于阑尾炎手术时如发现病变与原诊断不符时,须仔细检查回肠末端距盲肠100 cm处,以确定有无憩室存在。

4. 治疗 发生并发症的梅克尔憩室均须手术切除。如因其他腹部疾患进行手术时意外发现的憩室,条件许可时,应尽可能将憩室切除,以防止并发症的发生。

5. 预后 梅克尔憩室并发症50%发生在3岁以下婴幼儿时期,诊断虽较困难,但近年来由于诊断技术的提高,能得到早期诊断、早期治疗,病死率已由6%~7%下降到1%~2%。

第五节 / 腹壁其他疾病

一、腹壁感染

腹壁感染(infection of abdominal wall)可发生于腹壁各层。腹壁坏死性筋膜炎是造成皮肤、皮下组织、肌肉腱膜性腹壁坏死的致命性感染,最佳的治疗方案是早期广泛的清创术,并充分引流创面,同时使用敏感抗生素。肠道手术后的切口感染可使腹壁伤口愈合发生困难。脐部感染可发生在婴幼儿和成年人,一般给予局部处理便可以治愈。然而,在新生儿时期,严重脐部细菌感染可并发门静脉炎和或门静脉血栓形成,所以针对性的全身应用抗生素是必要的。

二、腹壁血肿

腹壁血肿（hematoma of abdominal wall）是指血液外渗到腹壁各层组织间隙，形成局部的硬结或包块。通常是创伤所致，一般不需要特殊处理。位于腹直肌鞘的血肿可能与其他腹部疾病相混淆，在鉴别诊断中应加以考虑。

三、腹壁肿瘤

腹壁肿瘤（abdominal wall tumor）可分为原发性肿瘤和继发性肿瘤。前者又可分为原发良性肿瘤和原发恶性肿瘤。

原发腹壁良性肿瘤包括脂肪瘤、纤维瘤、血管瘤、神经纤维瘤和韧带样纤维瘤，其中以脂肪瘤最多见，主要的治疗手段是手术切除。韧带样纤维瘤虽然是良性肿瘤，但切除后容易复发，所以对于肿瘤切除不够彻底或无法切除的病人，可用放射治疗，以使肿瘤缩小、消退或减轻疼痛。

原发腹壁恶性肿瘤主要是隆突性皮肤纤维肉瘤，多发生于中年人，也可见于胸廓皮肤，为一种少见疾病。肿瘤先在表皮、真皮内缓慢生长，后蔓延至皮下组织，很少侵犯筋膜，无包膜，多单发，低度恶性。治疗以手术切除为佳，手术切除时应将距瘤缘 3~5 cm 范围内的组织一并切除，术中挤压或切除不彻底极易复发，复发者可再次手术切除。

第六节 / 原发性腹膜肿瘤

腹膜原发肿瘤较少见，主要有腹膜假黏液瘤和间皮细胞瘤。

一、腹膜假黏液瘤

腹膜假黏液瘤（pseudomyxoma peritonei）常由卵巢假黏液性囊肿破裂引起，偶有阑尾假黏液性囊肿破裂所致，是低度恶性的黏液腺癌。病人早期易出现腹痛、恶心、呕吐等症状，后期则有腹胀、便秘、腹水等症状，常易误诊为恶性肿瘤腹腔内转移。检查腹部往往隆起，若是女性，妇科检查是必要的。诊断性腹腔穿刺可抽出黏性胶样物。B超和CT可了解病灶的分布范围。一旦发现此病应尽早手术切除，术后腹腔注入化疗药物。复发可考虑再次手术。

二、腹膜间皮瘤

腹膜间皮瘤（peritoneal mesothelioma）的发生原因不详，可能存在着多方面的因素。根据肿瘤中绝大部分细胞的形态分为上皮型、纤维型和混合型三类。根据细胞的形态、有无异型性和巨噬细胞，以及核分裂象的多少，可分为良性间皮瘤和恶性间皮肉瘤。腹膜间皮瘤初起无症状。当肿瘤较大，或累及胃肠道后才出现腹部症状或全身症状。腹腔穿刺可抽到血性或浆液性腹水，腹水脱落细胞学检查可发现间皮瘤细胞。局限性腹膜间皮瘤可行手术切除，组织形态虽良性，但绝大多数的生物学行为仍属恶性，故预后不佳。

第七节 / 系膜和大网膜疾病

大网膜是由四层腹膜折叠而成，网膜内有巨噬细胞，当有细菌或异物进入腹腔时，很快就被其包围和吞噬；此外，大网膜的粘连能力很强，当腹腔有炎症或脏器穿孔时，大网膜就趋向该处，使炎症局限。但网膜本身也可发生病变。

一、腹膜内疝

大多数腹膜内疝（intraperitoneal hernia）是由于出生时即存在解剖变异所致，另外一些是创伤或手术造成肠系膜缺损引起。根据病因及有无疝囊可分为两类。一类是通过腹膜或肠系膜缺损的疝，没有疝囊，包括通过网膜孔和通过小肠和大肠系膜或少见的子宫阔韧带的先天性缺损形成，也称为经系膜疝。病人可能表现为慢性不全梗阻或表现为急性肠梗阻，行手术治疗时应注意缩窄环内可能含有大血管，必须注意保护不要损伤这些血管。另一类是继发于肠旋转变异引起的疝，有疝囊，包括十二指肠旁或结肠系膜疝，疝囊由系膜组成。成年人较儿童更为多见。临床表现为不明原因的腹部症状或急性肠梗阻。腹部X线平片或CT显示小肠局限性扩张，可见液气平面，常需手术明确诊断。

二、系膜囊肿

系膜囊肿(mesenteric cyst)是淋巴管逐渐扩张增大形成的先天性淋巴间隙,较常见。依据病因可分为四种:①胚胎性和发育性囊肿;②创伤性或获得性囊肿;③肿瘤性囊肿;④感染性和变性性囊肿。系膜囊肿一般表现为腹部包块伴腹痛,体检常能触及移动性肿物,最适宜的治疗是手术切除。

三、网膜囊肿

网膜囊肿(omental cyst)常常没有症状,偶有腹部不适或可移动性腹部包块,有时可引起网膜扭转。超声或CT检查有助于诊断,网膜囊肿的治疗是单纯切除。

四、网膜扭转和网膜梗死

网膜扭转(omentovolvulus)可以是原发或者继发。原发性扭转罕见,原因未明。继发性扭转可由于粘连、网膜囊肿或肿瘤导致。网膜右侧受累多于左侧。扭转一般发生于腹腔两个固定点周围,病人常表现为与阑尾炎、急性胆囊炎相一致的症状和体征。

网膜梗死(omental infarcton)多继发于扭转之后。剖腹探查术可进一步明确诊断,并可行病灶切除术。

第八节 / 腹膜后肿瘤

本节要点 (Key concepts)

- **Background**

Primary retroperitoneal tumors may result from many diseases. The most common primary malignant tumor of the retroperitoneum is sarcoma.

- **Risk factors**

a. Extracapsular growth of primary neoplasms of retroperitoneal organs; b. Development of primary germ cell neoplasms from embryonic rest cells; c. Development of primary malignant tumors of the retroperitoneal lymphatic system (e.g., lymphoma); d. Metastases from remote primary malignant tumors into retroperitoneal lymph nodes (e.g., testicular cancer); e. Development of malignant tumors of the soft tissue of the retroperitoneum, including sarcomas and desmoid tumors.

- **Clinical presentation**

a. Abdominal mass; b. Abdominal pain; c. Weight loss; d. Nausea and vomiting; e. Lower extremity paresthesia and paresis.

- **Staging and classification**

The classification on the histological origin:

a. Mesenchymal tissue; b. Nerve tissue; c. Urogenital ridge remain; d. Embryonic rest cells; e. Undetermined origin.

- **Management**

a. The goal of retroperitoneal tumor treatment is the complete en bloc resection of the tumor and any involved adjacent organs; b. External-beam radiation therapy as well as combined intraoperative brachytherapy plus external-beam irradiation have been used for local control of these malignancies; c. In patients with recurrent disease, complete resection of recurrent toumor is beneficial.

原发性腹膜后肿瘤(pimary retroperitoneal tumor)是指起源于腹膜后间隙的结缔组织、脂肪组织、平滑肌、神经组织、淋巴组织、血管及胚胎和泌尿生殖残留组织等发生的肿瘤,但不包括起源于腹膜后器官的肿瘤和转移性肿瘤。

一、病因及病理

原发性腹膜后肿瘤约2/3为恶性肿瘤,男女发病率相似,发病年龄多在40岁以下。原发性腹膜后肿瘤的分类见 Table 7-52-2。

Table 7-52-2　Classification of primary retroperitoneal tumor

Origin	Benign	Malignant
Mesenchymal tissue		
Fatty tissue	Lipoma	Liposarcoma
Smooth muscle	Leiomyoma	Leiomyosarcoma
Striated muscle	Rhabdomyoma	Rhabdomyosarcoma
Fibrous tissue	Fibroma	Fibrosarcoma
Lymphangion	Lymphangioma	Lymphangiosarcoma
Lymphoreticular tissue	Pseudolymphoma	Malignant lymphadenoma
Vascellum	Angeioma	Perivascular sarcoma
Primitive mesenchymal cell	Myxoma	Myxosarcoma
Mixed type of mesenchymal cell	Mesenchymoma	Malignant mesenchymoma
Myofibroblast	Xanthoma	Malignant fibrous histiocytoma
Nervous tissue		
Endolemma and lamellar sheath	Glioma peripheral	Malignant neurinoma
Sympathetic ganglia	Ganglioneuroma	Neuroblastoma
Chromaffin bodies	Chromaffin tumor	Malignant pheochromocytoma
Urogenital ridge remain	Cyst	Cancer
Embryonic tissue remain	Cyst	Malignant teratoma dysembryoma embryonal carcinoma
	Chordocarcinoma	Malignant chordocarcinoma
Undetermined origin	Beingn epithelial lesions	Undifferentiated sarcoma

二、临床症状

因腹膜后肿瘤位置较深,伸展空间大,早期常无明显不适。随着肿瘤增长,可出现腹部包块,伴有腹痛、腰背痛、腹胀及脏器受压的症状。压迫直肠时可产生里急后重感,压迫小肠、输尿管可分别发生肠梗阻、肾盂积水等症状。

三、诊断及鉴别诊断

诊断包括定位和定性诊断。定位诊断一般不难,95%以上的原发性腹膜后肿瘤通过病史、体检,结合各种辅助检查如 B 超、CT、MRI 等可明确。但其定性诊断在术前显得非常困难。鉴别诊断见 Box 7-52-1。

四、治疗

1. 手术治疗　原发性腹膜后肿瘤确诊后争取早期手术切除,肿瘤越小,肿瘤根治性切除率越高;对于不能根治性切除的巨大肿瘤可行肿瘤姑息切除以缓解症状,提高病人生活质量;对于失去手术机会的肿瘤可行穿刺活检或剖腹探查活检术以明确诊断,术后可针对性进行放化疗;复发性腹膜后肿瘤应争取行再次切除术。

2. 非手术治疗　对于高龄、合并心肺疾病、远处部位多发转移、肿瘤包绕大血管或全身情况不能耐受手术者考虑非手术治疗。包括放射治疗和 COPP 方案化疗。

Box 7-52-1　临床腹膜后肿瘤鉴别诊断

1. 腹腔内肿块
(1) 腹腔内肿块一般活动较大,腹膜后肿块则活动度较小
(2) B 超和 CT 检查对鉴别诊断有较大帮助
2. 干酪性冷脓肿
(1) 有低热、盗汗等症状
(2) 脊柱旁干酪性冷脓肿的 X 线平片有腰椎锥体的破坏,腰大肌轮廓模糊不清
3. 腹主动脉瘤或髂动脉瘤
(1) 搏动性肿块,听诊有收缩期杂音
(2) X 线平片可见动脉壁钙化影
(3) 腹部超声检查可确定诊断
4. 腹腔和盆腔棘球蚴病
有流行区居住史和牧区犬、羊接触史者应考虑到棘球蚴病的可能;如为棘球蚴病,禁忌腹腔穿刺,以防引起过敏性休克
5. 盆腔包块
与盆壁紧密粘连的炎性包块,常需手术和病理检查才能确诊

五、预后

恶性腹膜后肿瘤的预后较差。切除后的复发率高达 50%~80%,5 年存活率不到 20%。良性肿瘤完全切除后可以获得治愈。淋巴瘤放、化疗后可获得较好效果。

第九节 / 腹膜后其他疾病

一、腹膜后出血

腹膜后出血（retroperitoneal hemorrhage）多系腹部外伤的并发症。骨盆骨折及腰椎骨折是最常引起腹膜后出血的原因，血液在间隙内广泛浸润，形成巨大血肿。按照创伤的范围、程度、出血的多少临床症状各有不同。多数病人有腰背痛、腹痛及肠麻痹表现，血液可因腹膜损伤流入腹腔而出现腹膜刺激征，并加重肠麻痹。如出血过多可导致休克。合并空腔脏器损伤时，如十二指肠和升、降结肠及直肠腹膜后部分的损伤，易导致严重腹膜后感染。较小血肿一般用非手术疗法，如输液输血、抗感染等，预后好。血肿较大或可能存在空腔脏器损伤时，需行手术治疗。

二、腹膜后脓肿

腹膜后脓肿（retroperitoneal abscesses）多由肾或结肠等邻近脏器损伤穿孔或炎症蔓延所致；经血行及淋巴途径的感染（如髂窝脓肿等）较少见。属于结肠的原因多为溃疡性结肠炎、结肠炎等；骨盆直肠间隙脓肿，可以沿腹膜后间隙向上蔓延；由于腹膜后间隙的解剖特点，感染易于扩散，病情较严重，有全身感染中毒的症状，并可伴有腰背痛或腰大肌刺激征，如髂窝脓肿时出现髋关节屈曲。诊断性穿刺和 B 型超声波检查可协助定位。一旦脓肿形成，即应切开引流。引流后可致窦道形成，常和原发病灶相通，治疗先处理原发病灶。原发病和外伤的及时处理对预防腹膜后感染十分重要，腹膜后脏器手术后放置引流物，也是防止腹膜后感染继续扩散的有效措施。

三、腹膜后纤维化

腹膜后纤维化（retroperitoneal fibrosis）是病因未明的腹膜后纤维脂肪组织的非特异性、非化脓性炎症，可引起腹膜后广泛纤维化使腹膜后的空腔脏器受压而发生梗阻。有学者认为，本病是全身特发性纤维化表现的一种，与硬化性甲状腺炎、硬化性胆管炎等相类似。本病白种人较多见，我国人群中相当少见。病变呈扁、硬、灰白色的纤维板，最多见于骶骨岬部，最易受压的腹膜后空腔脏器为输尿管。起初病人无症状，以后可出现下腰部及下腹部钝痛感、乏力、不适、厌食、呕吐、体重下降等症状。症状严重程度和尿道梗阻的发展一致，严重者可导致无尿。淋巴管和血管的梗阻可引起下肢水肿。

实验室肾功能检查及静脉肾盂造影有助于诊断。多数病人往往由于输尿管受压严重需做手术松解，梗阻严重时需先行肾造口术。血管、淋巴管的梗阻往往症状轻微，很少需手术治疗。

（李　波）

第 53 章

腹外疝

第一节 / 概论

本章要点 (Key concepts)

• **The etiology**

Some congenital factors, a variety of connective tissue abnormalities and increased intraabdominal pressure has also been associated with hernia formation.

• **The inguinal canal**

Which is bound anteriorly by external oblique aponeurosis, superiorly by internal oblique and transversus abdominal muscles and aponeuroses, and inferiorly by inguinal and lacunar ligaments. The posterior wall or floor is formed by transversus fascia.

• **The femoral canal or ring**

Which is bound laterally by femoral vein, anteriorly by inguinal ligament, medially by lacunar ligament and posteriorly by Cooper's ligament.

• **The clinical classification of hernia**

The reducible hernia, the irreducible hernia, the incarcerated hernia, and the strangulated hernia.

体内某个脏器或组织离开其正常的解剖部位,通过先天或后天形成的薄弱区、缺损区或间隙进入另一部位,即被称为疝(hernia)。疝最多见于腹部,腹部疝又以腹外疝为多见。腹外疝是指腹腔内的脏器或组织连同壁腹膜,经腹壁薄弱点或间隙向体表突出所致。

一、病因

腹壁强度降低和腹内压力增高并存是腹外疝发生的主要病因。

1. 腹壁强度降低 最常见因素有:①某些组织穿过腹壁的部位,如精索或子宫圆韧带穿过腹股沟管,股动、静脉穿过股管,脐血管穿过脐环。②生物学研究发现,胶原结构和成分的异常。③成纤维细胞功能不良;营养不良、维生素缺乏。④吸烟者弹性纤维分解酶水平增高及下腹部低位切口等均与疝的发生率增高有关。

2. 腹内压力增高 慢性咳嗽、便秘、排尿困难(如前列腺肥大)、大量腹水、妊娠、举重、婴儿经常哭闹等均是引起腹内压力增高的常见原因。正常人虽时有腹内压增高,如腹壁强度正常,则不至于发生疝。

二、腹股沟区解剖概要

腹股沟区解剖层次见 Figure 7-53-1,7-53-2。

1. 腹股沟区腹壁层次由浅入深有以下各层。

(1) 皮肤、皮下组织和浅筋膜。

(2) 腹外斜肌腱膜 腹外斜肌在髂前上棘与脐之间连线以下移行为腱膜,即腹外斜肌腱膜。该腱膜下缘在髂前上棘至耻骨结节之间向后、向上反折并增厚,形成腹股沟韧带。该韧带内侧端小部分纤维又向后,向下转折而形成腔隙韧带(陷窝韧带),它填充着腹股沟韧带和耻骨梳之间的夹角,其边缘呈弧形,为股环的内侧缘。腔隙韧带向外延续的部分附着于耻骨梳,为耻骨梳韧带(Cooper 韧带)。腹外斜肌腱膜纤维在耻骨结节上外方形成一个三角形的裂隙,即腹股沟外环(浅环或皮下环)。

(3) 腹内斜肌和腹横肌 腹内斜肌在此区起自腹股

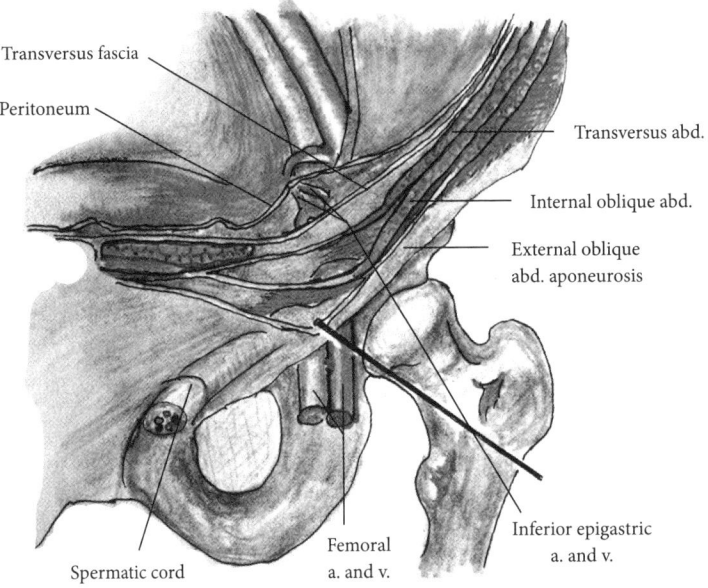

Figure 7-53-1　Layers of inguinal abdominal wall (anterior view) (left)

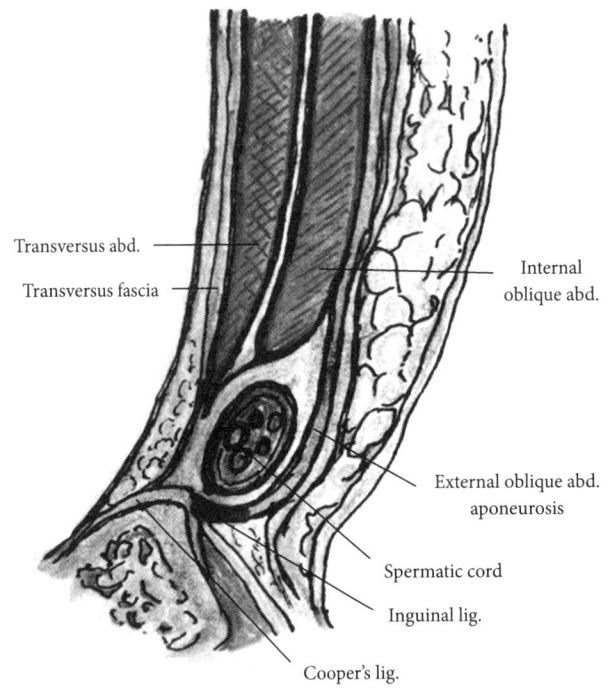

Figure 7-53-2　Layers of inguinal abdominal wall (lateral view)

沟韧带的外侧 1/2。肌纤维向内下走行,其下缘呈弓状越过精索前上方,在精索内后侧止于耻骨结节。腹横肌在此区起自腹股沟韧带外侧 1/3,其下缘也呈弓状越过精索上方,在精索内后侧与腹内斜肌融合而形成腹股沟镰(或称联合腱),止于耻骨结节。

(4)腹横筋膜:位于腹横肌深面。其在此区的外侧 1/2 附着于腹股沟韧带,内侧 1/2 附着于耻骨梳韧带。腹横筋膜至腹股沟韧带向后的游离缘处加厚形成髂耻束。

在腹股沟韧带中点上方 2 cm 处腹壁下动脉外侧,男性精索或女性子宫圆韧带穿过腹横筋膜而造成一个卵圆形裂隙,即为腹股沟内环(深环或腹环)。腹横筋膜由此向下包绕精索,成为精索内筋膜。内环内侧的腹横筋膜较厚,称凹间韧带。在腹股沟内侧 1/2,腹横筋膜还覆盖着股动、静脉,并在腹股沟韧带后方伴随这些血管下行至股部。

(5)腹膜外脂肪和壁腹膜:位于腹横筋膜的后方。

2. 腹股沟管解剖　成年人腹股沟管长 4~5 cm,腹股沟管的内口即内环,外口即外环。它们的大小一般可容一指尖。腹股沟管以内环为起点,由外上向内下,由深向浅斜行(Figure 7-53-3)。见 Box 7-53-1。

Box 7-53-1 腹股沟管的构成

The inguinal canal is bounded anteriorly by external oblique aponeurosis,superiorly by internal oblique and transversus abdominal muscles and aponeuroses, and inferiorly by inguinal and lacunar ligament. The posterior wall or floor is formed by transversus fascia. A defect in this layer may allow peritonium and the contents of the abdominal cavity to herniate. The canal contains spermatic cord in males and the round ligament of uterus in females

3. 直疝三角(Hesselbach 三角,海氏三角) 外侧边是腹壁下动脉,内侧边为腹直肌鞘的外侧缘,底边为腹股沟韧带(Figure 7-53-4)。此处腹壁缺乏完整的腹肌覆盖,且腹横筋膜又比周围部分薄,故易发生疝。直疝三角与腹股沟管内环之间有腹壁下动脉和凹间韧带相隔。

4. 股管 是一个细漏斗形的间隙,长 1.0~1.5 cm,内含脂肪、疏松结缔组织、淋巴管和淋巴结。股管上口称为股环,直径约 1.5 cm,有股环隔膜覆盖。股环的前缘为腹股沟韧带,后缘为耻骨梳韧带,内缘为腔隙韧带(陷窝韧带),外缘为股静脉(Figure 7-53-4)。股管的下口为卵圆窝。卵圆窝是股部深筋膜(阔筋膜)上的一个薄弱部分,覆有一层薄膜,称筛状板。它位于腹股沟韧带内侧端的下方,大隐静脉在此处穿过筛状板汇入股静脉。

5. 腹股沟区的有关神经(Figure 7-53-5) 常见者有:①髂腹下神经($T_{12}L_1$)在髂前上棘前方约 2.5 cm 处穿出腹内斜肌,走行于腹外斜肌与腹内斜肌之间,向内下方走行于腹外斜肌腱膜深面,于外环上方约 2.5 cm 处穿过腹外斜肌腱膜,支配耻骨区皮肤感觉。②髂腹股沟神经(L_1)在髂腹下神经的下方,与其并行,在腹股沟管中沿精索或圆韧带的前外侧走行而出外环,分布于阴囊(或大阴唇)前部的皮肤。③生殖股神经的生殖支沿精索的内侧穿出,分布于提睾肌及阴囊内膜。

6. 腹股沟区的相关血管

(1) 腹壁下动、静脉:腹壁下动脉来自于同侧的股动脉,与同名静脉伴行,位于腹膜和腹横筋膜间隙中,在凹间韧带的后方斜向内上进入腹直肌深面。腹股沟管的内环位于其外侧,外环位于其内下方。腹壁下动脉是术中鉴别

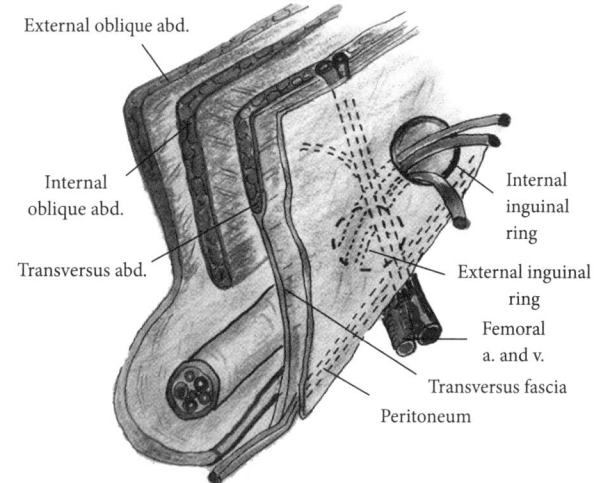

Figure 7-53-3　The inguinal canal in cross section

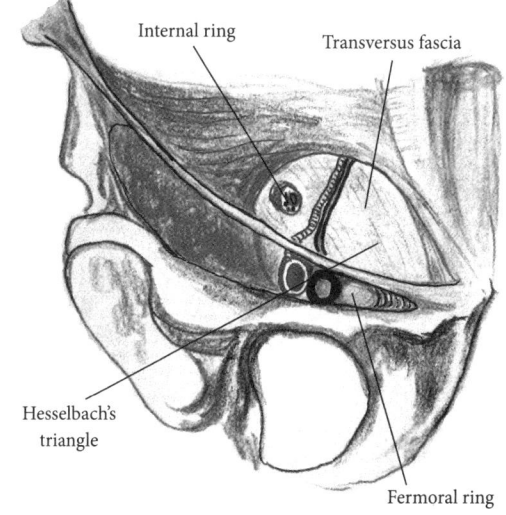

Figure 7-53-4　Hesselbach's triangle and femoral canal

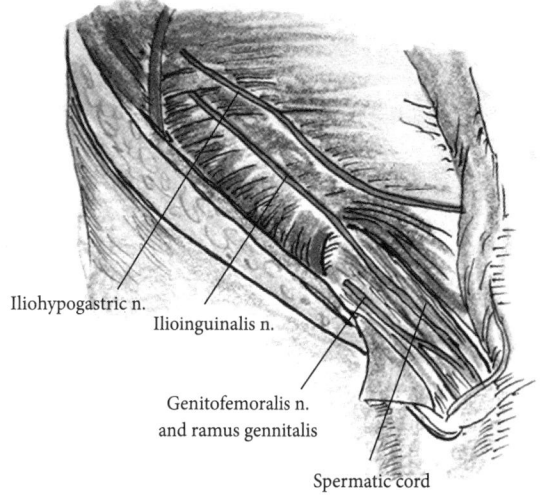

Figure 7-53-5　Nerves of the inguinal region

腹股沟斜疝或直疝的重要标志。

（2）股动脉与股静脉：位于腹股沟韧带与耻骨梳韧带构成的间隙中。此间隙被髂耻韧带分为内侧的脉管间隙和外侧的肌间隙两部分。脉管间隙由内向外分别为股管，股静脉和股动脉。髂耻韧带外的肌间隙中有股神经通过。

（3）精索内包含精索内动脉和与其伴行的蔓状静脉丛。

7. 精索的组成结构　精索由输精管、血管、神经、淋巴管及腹膜鞘突的残余部分组成。从睾丸到外环的一段，从外向内有精索外筋膜、睾提肌和精索内筋膜。在腹股沟管内，输精管位于精索内动脉的内后方，被精索内筋膜包绕着。

三、病理解剖

典型的腹外疝由疝囊、疝内容物和疝外被盖组成。疝囊是壁腹膜通过腹壁缺损的突出部，由疝囊颈和疝囊体组成。疝囊颈是疝囊比较狭窄的部分，是疝环所在的部分，又称疝门，是腹壁的薄弱区或缺损所在。各种疝通过以其疝门的部位为命名，例如，腹股沟疝、股疝、脐疝、切口疝等。疝内容物是指进入疝囊的腹内脏器或组织，以小肠为最多见，大网膜次之。此外，盲肠、阑尾、乙状结肠、膀胱、横结肠均可进入疝囊，但较少见。疝外被盖是指疝囊以外的各层组织。

四、临床类型

临床类型即疝的分类。腹外疝被分为易复性、难复性、嵌顿性、绞窄性4类。

1. 易复性疝（reducible hernia）　疝内容很容易被完全回纳入腹腔的疝，称为易复性疝。

2. 难复性疝（irreducible hernia）　疝内容不能回纳或不能完全回纳入腹腔内，但并不引起严重症状者，称难复性疝。疝内容物反复突出，致疝囊颈受摩擦而损伤，并产生粘连是导致内容物不能回纳的常见原因。这种疝的内容物多数是大网膜。此外，有些病程长，腹壁缺损大的巨大疝，因内容物较多，腹壁已完全丧失阻挡内容物突出的作用，也常难以回纳。另有少数病程较长的疝，因疝内容物不断进入疝囊时产生的下坠力量将疝囊颈上方的腹膜逐渐推向疝囊；尤其是髂窝区后腹膜与后腹壁结合的极为松弛，更易被推移，以致盲肠（包括阑尾）、乙状结肠或膀胱随之下移而成为疝囊壁的一部分，这种疝称为滑动疝（sliding hernia）（Figure 7-53-6），也属难复

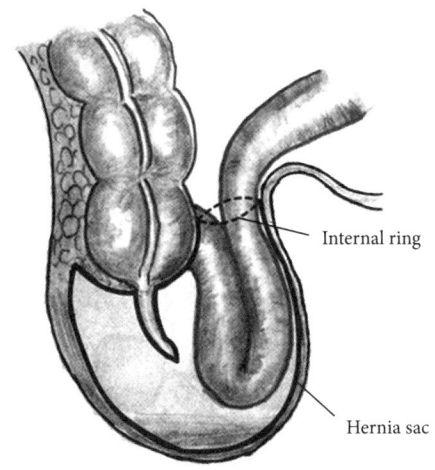

Figure 7-53-6　Sliding inguinal hernia

性疝。

3. 嵌顿性疝（incarcerated hernia）　疝门较小，当腹内压突然增高时，疝内容物可强行扩张疝囊颈而进入疝囊，随后疝囊颈收缩，又将内容物卡住，使其不能回纳，这种情况称为嵌顿性疝或箝闭性疝。疝发生嵌顿后，如其内容物在疝门处受压，先使静脉回流受阻，导致肠壁淤血、水肿和增厚，颜色由正常的淡红逐渐转为深红，囊内可有淡黄色渗液积聚。于是肠管受压情况加重更难回纳。此时受累段肠系膜动脉的搏动尚能扪到，嵌顿如能及时解除，病变肠管可恢复正常。

4. 绞窄性疝（strangulated hernia）　嵌顿疝如不及时被解除，肠管及其系膜受压不断加重，先是动脉血流减少，最后导致完全阻断，即为绞窄性疝。此时肠系膜动脉搏动消失，肠壁逐渐失去其光泽、弹性和蠕动能力，肠管变黑坏死。疝囊内渗液变为淡红色或暗红色血水样。如继发感染，疝囊内的渗液则为脓性。感染严重时，可引起疝外被盖组织的蜂窝织炎。脓性的疝囊可自行穿破或误被切开引流而发生粪瘘（肠瘘）。肠系膜动脉搏动消失，肠壁逐渐失去其正常颜色、光泽和弹性，肠蠕动能力消失，肠管变黑、坏死等是术中鉴定肠管坏死的标准。

嵌顿性疝和绞窄性疝实际上是一个病理过程的两个阶段，临床上很难截然区分。肠管嵌顿或绞窄时，临床上还同时伴有急性机械性肠梗阻。如嵌顿的内容物仅为部分肠壁，系膜侧肠壁及其系膜并未进入疝囊，肠腔并未完全梗阻，这种疝称为肠管壁疝或 Richter 疝（Figure 7-53-7）。如嵌顿的疝内容为小肠憩室（通常是 Meckel 憩室），则称 Littre 疝。如嵌顿肠管包括两个以上肠襻，或呈 W 形，疝囊内各嵌顿肠襻之间的肠管可隐藏在腹腔内，这种情况称之为逆行性嵌顿疝（Figure 7-53-8）。肠管发生

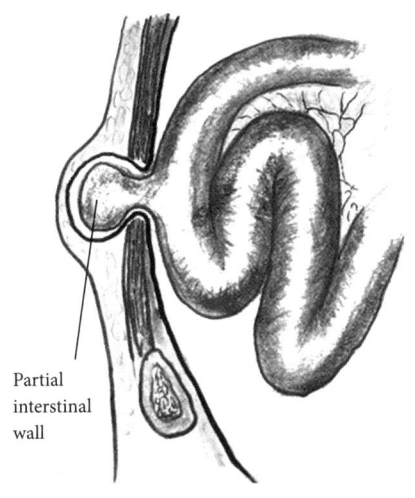

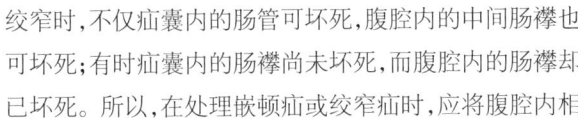

Figure 7-53-7　Richter hernia

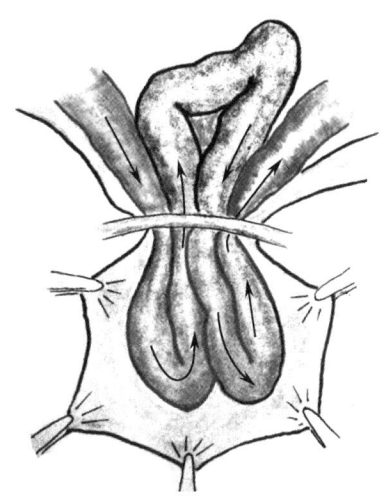

Figure 7-53-8　Retrograde incarcerated hernia

绞窄时,不仅疝囊内的肠管可坏死,腹腔内的中间肠襻也可坏死;有时疝囊内的肠襻尚未坏死,而腹腔内的肠襻却已坏死。所以,在处理嵌顿疝或绞窄疝时,应将腹腔内相关肠襻拉出检查,以保证安全。

儿童的疝,因疝环组织一般比较柔弱,嵌顿后很少发生绞窄。

第二节 / 腹股沟疝

本节要点 (Key concepts)

The classification inguinal hernia is divided into indirect hernia and direct hernia. The femoral hernia is also a kind of inguinal hernia.

The differenciation between direct hernia and indirect hernia is important (Table 7-53-1).

The treatment of inguinal hernia is also very important. It is safe to attempt to reduce an incarcerated hernia in the absence of strangulation. For classic tissue repair, permanent suture is used to reinforce the internal inguinal ring and the floor of the inguinal canal and a prothesis is not used. These techniques include the Marcy, Bassini, Shouldice, and McVay repairs.

The Lichtenstein repair (tension-free repair) has championed the tension-free approach to groin hernia repair by using prosthetic mesh to reinforce the transversalis fascia forming the inguinal canal floor.

腹股沟区是前外下腹壁一个三角形区域,其下界为腹股沟韧带,内侧界为腹直肌外侧缘,上界为髂前上棘至腹直肌外侧缘的一条水平线。腹股沟疝就是指发生在这个区域的腹外疝。

一、分类

腹股沟疝可分为斜疝和直疝两种,实际上股疝也是一种腹股沟疝。疝囊经过腹壁下动脉外侧的腹股沟管内环突出,在精索内向内、向下、向前斜行通过腹股沟管,再穿过腹股沟管外环,并可进入阴囊,称为腹股沟斜疝(indirect inguinal hernia)。疝囊经腹壁下动脉内侧的直疝三角区直接由后向前突出,不经过内环,也不进入阴囊,为腹股沟直疝(direct inguinal hernia)。斜疝是最多见的腹外疝,发病率约占全部腹外疝的75%~90%,或占腹股沟疝的85%~95%。腹股沟疝发生于男性者占大多数,男女发病率之比约15:1。右侧比左侧多见。马裤疝(pantaloon hernia)的疝囊骑跨于腹壁下血管上,既有直疝特点,又有斜疝的特点。

二、发病机制

腹股沟斜疝有先天性和后天性之分。

1. 先天性解剖异常　胚胎早期,睾丸位于腹膜后第

2~3腰椎旁,以后逐渐下降,同时在未来的腹股沟管内环处带动腹膜、腹横筋膜以及各肌肉,经腹股沟管逐渐下移,并推动皮肤而形成阴囊。随之下移的腹膜形成鞘突,睾丸则紧贴在其后壁。鞘突下端在婴儿出生后不久成为睾丸固有鞘膜,其余部分即自行萎缩闭锁而遗留为纤维索带。如鞘突生后尚未闭锁或闭锁不完全,就成为先天性斜疝的疝囊(Figure 7-53-9)。右侧睾丸下降比左侧略晚,鞘突闭锁也较迟,故右侧先天性斜疝较多。

2. 后天腹壁薄弱或缺损　任何腹外疝都存在腹横筋膜不同程度的薄弱或缺损。此外,腹横肌和腹内斜肌发育不全对发病也起着重要作用。腹横筋膜和腹横肌的收缩可把凹间韧带牵向上外方,在腹内斜肌深面关闭了腹股沟内环。如腹横筋膜或腹横肌发育不全,这一保护作用就不能很好发挥,容易发生疝(Figure 7-53-10)。已知腹肌松弛时弓状下缘与腹股沟韧带是分离的;但在腹内斜肌收缩时,弓状下缘即被拉直而向腹股沟韧带靠拢,有利于覆盖精索并加强腹股沟管前壁。因此,腹内斜肌弓状下缘发育不全或位置偏高易发生腹股沟疝,特别是直疝。

三、临床表现

(一)临床表现

腹股沟斜疝的主要临床表现是腹股沟区有一突出的肿块。发病初始阶段肿块较小,仅仅通过内环刚进入腹股沟管,疝环处仅有轻度坠胀感,此时诊断较为困难;一旦肿块明显并穿过外环或进入阴囊,诊断就较容易。

1. 易复性斜疝　除腹股沟区有肿块和偶有胀痛外,并无其他症状。肿块常在站立、行走、咳嗽或用力劳动时出现,多呈带蒂的梨形,并可降至阴囊或大阴唇。用手扪肿块并嘱病人咳嗽,可有膨胀性冲击感。如病人平卧休息或用手将肿块向腹腔推送,肿块可向腹腔回纳而消失。回纳后,用手指通过阴囊皮肤伸入外环,可感外环扩大、腹壁软弱;此时如嘱病人咳嗽,指尖有冲击感。用手指紧压腹股沟管内环,让病人起立并咳嗽,斜疝疝块并不出现;一旦移去手指,则可见疝块由外上向内下突出。疝内容物如为肠襻,则肿块柔软、光滑、叩之呈鼓音。回纳时常先有阻力;一旦回纳,肿块即较快消失,并常在肠襻进入腹腔时发出咕噜声。内容物如为大网膜,则肿块坚硬呈浊音,回纳缓慢。

2. 难复性斜疝　除在临床表现方面胀痛稍重外,其主要特点是疝块不能完全回纳。滑动性斜疝疝块除了不能完全回纳外,尚有"消化不良"和便秘等症状。滑

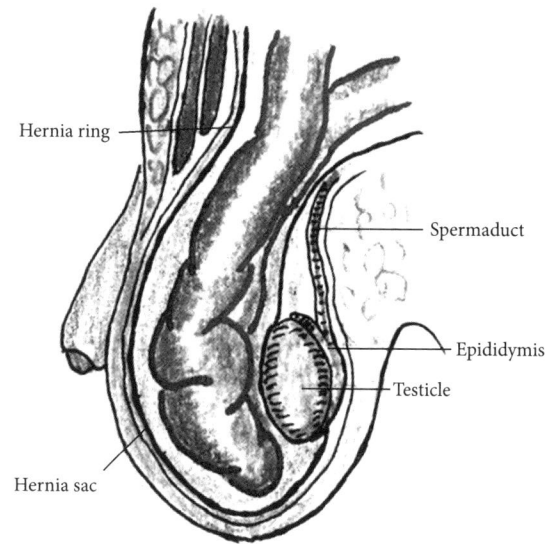

Figure 7-53-9　Congenital indirect inguinal hernia

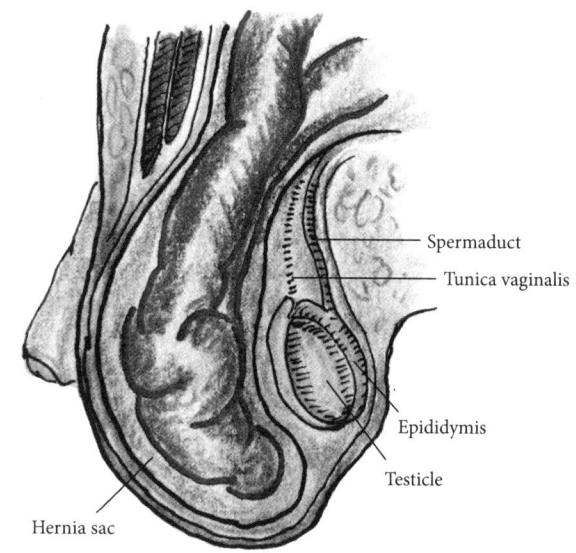

Figure 7-53-10　Postnatal indirect inguinal hernia

动性疝多见于右侧,左右发病率之比约为1:6。滑动疝虽不多见,但滑入疝囊的盲肠、乙状结肠或膀胱,可能在疝修补手术时被误认为疝囊的一部分而被切开,应特别注意。

3. 嵌顿性疝　通常发生在斜疝,强力劳动、用力咳嗽或费力排便等腹内压骤增是其主要原因。临床上表现为疝块突然增大,并伴有明显疼痛。平卧或用手推送不能使肿块回纳,肿块紧张发硬,且有明显触痛。嵌顿的内容物如为大网膜,局部疼痛常较轻微;如为肠襻,不但局部疼痛明显,还可伴有腹部绞痛、恶心、呕吐、便秘、腹胀等机械性肠梗阻的临床表现。疝一旦嵌顿,自行回纳的机会较少;多数病人的症状逐步加重。如不及时处理,终将发展成为

绞窄性疝。肠管壁疝(Richter疝)嵌顿时,由于肿块不明显,又不一定有肠梗阻表现,所以容易被忽略。

4. 绞窄性疝 多为嵌顿性疝未能及时治疗的进一步发展,其临床症状较严重。但在肠襻坏死穿孔时,疼痛可因疝块压力骤降而暂时有所缓解。因此,疼痛减轻而肿块仍在者,不可认为是病情好转。绞窄的时间较长者,由于疝内容物发生感染,侵及周围组织,引起疝外被盖组织的急性炎症。严重者可发生脓毒症。

几种腹股沟疝的特点见 Box 7-53-2。

腹股沟直疝常见于年老体弱者。其主要临床表现是当病人直立时,在腹股沟内侧端、耻骨结节外上方出现一半球形肿块,常不伴有疼痛或其他症状。直疝疝囊颈宽大,疝内容物直接从后向前顶出,故平卧后疝块多能自行消失,不需用手推送复位;直疝内容物绝不进入阴囊,极少发生嵌顿。直疝内容物常为小肠或大网膜,膀胱有时也可进入疝囊,成为滑动性直疝,此时膀胱即成为疝囊的一部分,手术时应予以注意。

Box 7-53-2　几种腹股沟疝的特点	
易复性斜疝	疝内容多为肠襻,较容易被完全回纳消失
难复性斜疝	疝内容与疝囊粘连,或疝周围组织或脏器成为疝囊的一部分,疝块不能被完全回纳
嵌顿性疝	腹内压突然增高使疝内容强行通过狭小的疝门并被内环卡住难于被回纳。早期可手法回纳或及时手术解除嵌顿,疝内容物因血供恢复尚不至坏死。如不及时处理,终将成为绞窄性疝
绞窄性疝	嵌顿性疝未经及时处理解除嵌顿、继续发展,疝内容物发生血供障碍坏死者

(二) 诊断与鉴别诊断

1. 诊断 腹股沟疝的诊断一般不难,但鉴别腹股沟斜疝还是直疝有时并不容易(Table 7-53-1)。表中第5条和第7条是鉴别的关键点。

Table 7-53-1　The differentiation between direct and indirect inguinal hernia

Differential point	Indirect hernia	Direct hernia
Age of patients	Common in children and young people	Common in the aged
Way of protruding	Through inguinal canal	Through Hesselbach's triangle
Descending into the scrotum	May	Never
Shape of hernia bulge	Ellipse or pear shaped	Hemispheroid with wide basement
Compressing over internal ring after hernia back	No longer protruding	May protruding
Relationship between spermatic cord and scrotum	Hernial sac lies within spermatic cord	Hernial sac lies in front of spermatic cord
Relationship between neck of hernial sac and inferior epigastric artery	In the lateral of inferior epigastric artery	In the inner of inferior epigastric artery
Opportunity of incarceration	More	Less

2. 鉴别诊断 腹股沟斜疝的诊断虽较容易,但需与如下常见的疾病相鉴别:

(1) 睾丸鞘膜积液 所呈现的肿块完全局限在阴囊内,其上界清楚。用透光实验检查肿块,鞘膜积液多为透光(阳性),而疝块则不能透光。应该注意的是,幼儿的疝块,因组织菲薄常能透光,勿与鞘膜积液混淆。腹股沟斜疝,可在肿块后方扪及实质感的睾丸;睾丸鞘膜积液时,睾丸在积液中间,故肿块各方均呈囊性,不能扪及实质感的睾丸。

(2) 交通性鞘膜积液 肿块的外形与睾丸鞘膜积液相似。于每日起床后或站立活动时肿块缓慢地出现并增大。平卧或睡觉后肿块逐渐缩小,挤压肿块,其体积也可逐渐缩小。透光试验为阳性。

(3) 精索鞘膜积液 肿块较小,在腹股沟管内,牵拉同侧睾丸可见肿块移动。

(4) 隐睾 腹股沟管内下降不全的睾丸,可被误诊为斜疝或精索鞘膜积液。隐睾肿块较小,挤压时可出现特有的胀痛感觉。如患侧阴囊内睾丸缺如,则诊断更能明确。

(5) 急性肠梗阻 急性肠梗阻病人应常规检查双侧腹股沟区,明确是否由于嵌顿疝引起。

四、治疗

腹股沟疝如不及时处理,疝块可逐渐增大,终将加重腹壁的损伤而影响劳动力;斜疝又常可发生嵌顿甚至绞窄而威胁病人的生命。因此,除少数特殊情况外,腹股沟疝一般均应尽早施行手术治疗。

(一) 非手术治疗

(1) 1岁以下婴幼儿可暂不手术。因为婴幼儿腹肌可随躯体生长逐渐强壮,疝有自行消失的可能。可采用棉线束带或绷带压住腹股沟管内环,防止疝块突出。

(2) 年老体弱或伴有其他严重疾病而禁忌手术者,白天可在回纳疝内容物后,将医用疝带一端的软压垫对着疝环顶住,阻止疝块突出。长期使用疝带,可使疝囊颈经常受到摩擦,促进疝内容物与疝囊粘连。长期压迫还可使局部组织萎缩。

(二) 手术治疗

腹股沟疝最有效的治疗方法是手术修补。如有慢性咳嗽、排尿困难、便秘、腹水、妊娠等腹内压力增高情况或糖尿病存在时,手术前应先予处理,否则术后易复发。

手术方法可归纳为传统的疝修补术、无张力疝修补术和经腹腔镜疝修补术。

1. 传统的疝修补术　手术的基本原则是疝囊高位结扎、加强或修补腹股沟管前后壁。

(1) 疝囊高位结扎术　Marcy 法(1871 年)疝外科的现代纪元应归功于 Marcy。他首先提出并实施疝囊高位结扎术,并用缝合腹横筋膜缩小内环治疗腹股沟斜疝。打开精索外筋膜,应在精索的内前方寻找疝囊。切开疝囊,还纳疝内容,将疝囊予以高位结扎,或贯穿缝扎,或荷包缝合,然后切去多余的疝囊。应在显露腹膜外脂肪并剥离脂肪后高位结扎疝囊颈部。若结扎偏低,只是把一个较大的疝囊转变为一个较小的疝囊,则不能达到治疗目的。较小的疝囊应完全剥除;较大的疝囊行部分切除,远侧疝囊应敞开旷置。直疝的疝囊不需切除,也不必切开,可将其内翻回纳入腹腔,再用腹横筋膜埋入缝合。内环用腹横筋膜间断缝合修补,其松紧程度以通过一个止血钳尖为度。单纯疝囊高位结扎术适用于婴幼儿或小儿,用此方法常能获得满意的疗效,术后复发率 <10%。但绝大多数成年腹股沟疝病人都存在不同程度的腹股沟管前壁或后壁薄弱或缺损,尤其是腹横筋膜的薄弱或松弛,单纯疝囊高位结扎不足以预防腹股沟疝的复发,只有在薄弱或缺损的腹股沟管后壁或前壁得到加强或修补以后,才有可能得到彻底的治疗。

(2) 加强腹股沟管前壁　Ferguson 法(1900 年)(又称 Ferguson-Andrews 法)即在精索前方将腹内斜肌下缘与联合腱缝至腹股沟韧带上,并将腹外斜肌腱膜重叠缝合。仅适用于腹横筋膜无显著缺损,腹股沟管后壁尚健全的病例,或者作为其他疝修补术的组成部分,很少单独使用。

(3) 修补或加强腹股沟管后壁　常用的方法有 4 种。

1) Bassini 法(1887 年):适合于腹股沟斜疝和直疝。把精索游离提起,高位结扎疝囊;并平行于腹股沟韧带切开腹横筋膜,在精索后方把腹内斜肌和腹横肌下缘、联合腱和腹横筋膜缝至腹股沟韧带上,置精索于腹内斜肌与腹外斜肌腱膜之间(Figure 7-53-11)。

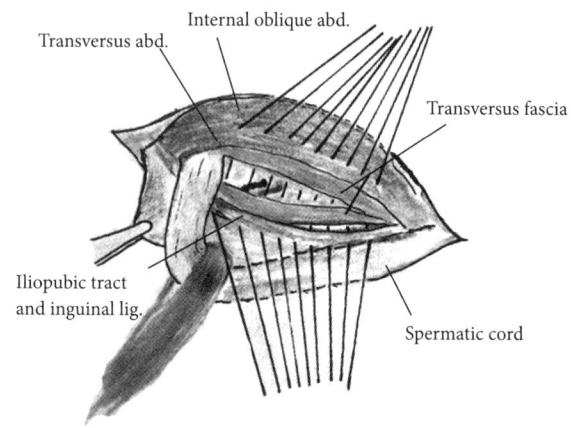

Figure 7-53-11　Bassini repair

2) Halsted 法(1889 年):与上法很相似,但把腹外斜肌腱膜也在精索后方缝合,全力加强后壁,从而把精索移至腹壁皮下层与腹外斜肌腱膜之间。1893 年,Halsted 又改进了其式式,将腹外斜肌腱膜于精索前重叠缝合,称为 Ⅱ 式。

3) McVay 法(1939 年):在精索后方把联合腱和腹横筋膜缝至耻骨梳韧带(Cooper 韧带)上,同时将 Cooper 韧带与腹股沟韧带缝合在一起,关闭股管(Figure 7-53-12)。从外侧开始缝合腹横筋膜,重建内环,注意保护股静脉勿损伤。适用于腹股沟斜疝、直疝和股疝。上述三种疝修补术有一共同缺点,即将不同解剖层次和不同的组织,强行缝合在一起,造成较大的张力,也不利于愈合。

4) Shouldice 法(1953 年):将腹横筋膜自耻骨结节外

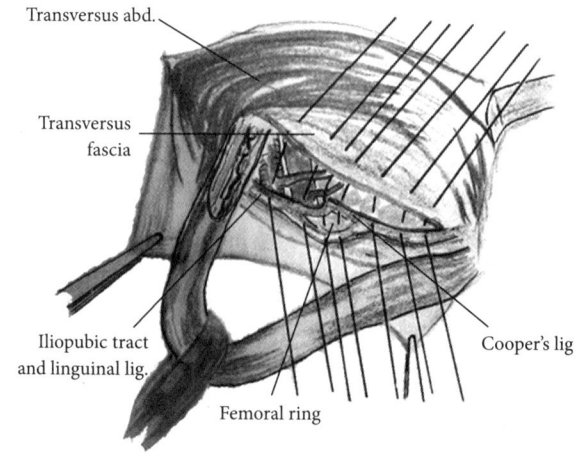

Figure 7-53-12　McVay repair

向上切开,直至内环,然后将切开的腹横筋膜予以重叠缝合,先将外下叶边缘连续缝于内上叶的深面,再将内上叶的边缘连续缝于髂耻束上,以再造合适的内环,发挥其括约肌作用。然后按 Bassini 法将腹内斜肌、腹横肌下缘和联合腱连续缝于腹股沟韧带上。该术式适合于腹股沟斜疝和直疝。并且被评价为腹股沟疝治疗的金标准。一些回顾性调查其术后直疝的发生率很低(Figure 7-53-13)。外环通常在修补术中被切开,缝合腹外斜肌腱膜时可重建。重建外环的张力以可通过一止血钳尖为度。

2. 无张力疝修补术(tension-free hernia repair) 是目前应用最多的术式,其中应用较多的是 Lichtenstein 术和 Rutkow 术。传统的疝修补术都存在缝合张力大、术后手术部位有牵扯感、疼痛和修补的组织愈合差等缺点。近年来,疝手术强调在无张力的条件下进行缝合修补(Figure 7-53-14)。常用的修补材料是合成纤维网片,其最大优点是易于获得、应用方便,不需要在病人身上另做减张切口,节约了手术时间,术后手术部位疼痛较轻。临床上应用的合成纤维网片主要有聚丙烯网、聚四氟乙烯网等。然而,一种有效可用的生物合成材料应该具有:①组织液不能改变其物理性能。②化学上是惰性的。③不引起炎症及异物反应。④无致癌性。⑤能够对抗机械性应力。⑥能够消毒使用。⑦不引起变态或过敏反应。⑧可根据需要制作成不同的形状。目前已有多种较理想的疝修补网片供临床应用。

手术方法:分离出疝囊后,将疝囊高位结扎或将疝囊内翻送入腹腔。Lichtenstein 术应用疝囊高位结扎加内环成形,Rutkow 术应用网塞作为充填物,将其塞入内翻的疝囊内,填平疝环的缺损。然后再用一个疝网片平铺于腹股沟管后壁,并与周围组织缝合固定。要求与周围组织重叠2 cm;内环处剪孔恰好围绕精索,网片不与精索缝合,以防损伤髂腹股沟神经。Lichtenstein 术和 Rutkow 术均有标准的手术要求,两者有一定的差异,可在手术中选择应用。此术式适用于腹股沟斜疝和直疝。

3. 经腹膜外入路疝修补术(Nyhus,1960 年) 适用于复发性或有并发症的腹股沟疝或股疝。其优点可避开手术后的局部瘢痕,减少神经和精索损伤。

手术方法:在原切口上方作横切口,至腹膜外层,向下钝性分离,可显露内环、股环,进行缝合修补;也可加用网片修补。需要时还可经腹腔手术。

4. 经腹腔镜疝修补术(laparoscopic hernia repair) 方法有 4 种:①经腹腹膜前法(transabdominal preperitoneal,

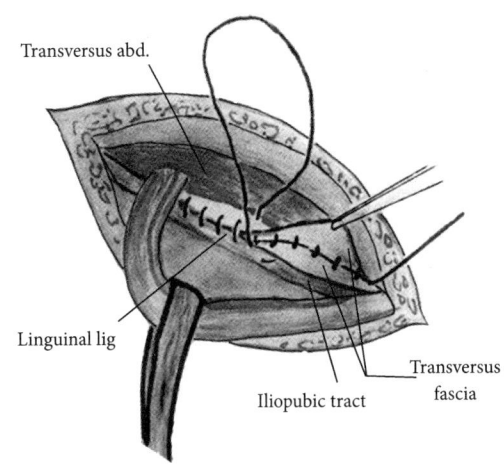

Figure 7-53-13　Shouldice repair

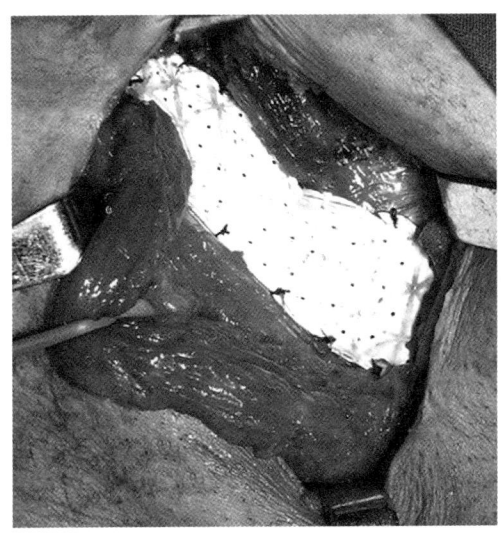

Figure 7-53-14　Lichtenstein repair

TAPP)。②完全经腹膜外法(totally extraperitoneal, TEP) (Figure 7-53-15)。③经腹腔内补片植入技术(intraperitoneal onlay mesh technique, IPOM)。④单纯疝环缝合法。前三种方法的基本原理是从后方用网片加强腹壁的缺损;最后一种方法,经腹腔用钉或缝线使内环缩小,主要用于儿童及较小的斜疝。经腹腔镜疝修补术,目前临床上已逐渐开展。

(三)嵌顿性疝和绞窄性疝的处理原则

1. 手法复位 嵌顿性疝具备下列情况者可先试行手法复位:①嵌顿时间在 3~4 h 以内,局部压痛不明显,也无腹部压痛或腹肌紧张等腹膜刺激征者。②年老体弱或伴有其他较严重疾病,估计肠襻尚未绞窄坏死者。

复位方法:让病人取头低屈髋仰卧位,注射吗啡或哌替啶,镇痛和镇静并使腹肌松弛。然后托起阴囊,持续缓

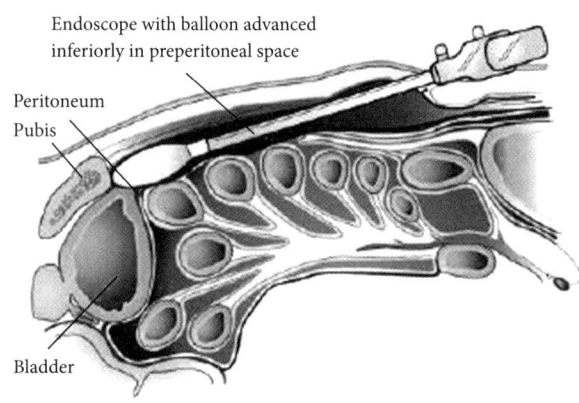

Endoscope with balloon advanced
inferiorly in preperitoneal space

Peritoneum
Pubis

Bladder

Figure 7–53–15   Totally extraperitoneal (TEP) laparoscopic repair

慢地将疝块推向腹腔,同时用左手轻轻按摩外环和内环以协助疝内容物回纳。此法有可能使早期嵌顿性斜疝复位。复位手法必须轻柔,切忌粗暴。复位后还需严密观察腹部情况,注意有无腹膜炎或肠梗阻的表现,如有这些表现,应尽早手术探查。嵌顿性疝手法复位后,可使急诊手术转为择期手术。

2. 手术治疗　除上述情况外,原则上嵌顿性疝需要紧急手术治疗,以防止疝内容物坏死并解除继发的肠梗阻。绞窄性疝的内容物已坏死,更需手术治疗。术前应做好必要的准备。手术的关键在于正确判断疝内容物的活力,然后根据病情确定处理办法。在扩张或切开疝环、解除疝环压迫的前提下,凡肠管呈紫黑色,失去光泽和弹性,刺激后无蠕动和相应肠系膜内无动脉搏动者,即可判定为肠坏死。如肠管尚未坏死,则可将其送回腹腔,按易复性疝处理。不能肯定是否坏死时,可在肠系膜根部注射 0.5% 利多卡因 60~80 mL,再用温热等渗盐水纱布覆盖该段肠管,或将其暂时送回腹腔,10~20 min 后,再行观察。如果肠壁转为红色,肠蠕动和肠系膜内动脉搏动恢复,则证明肠管尚具活力,可回纳腹腔。如肠管确已坏死,或经上述处理后病理改变未见好转,或一时不能肯定肠管是否已失去活力时,则应在病人全身情况允许的前提下,切除该段肠管并进行一期吻合。病人情况不允许肠切除吻合时,可将坏死或活力可疑的肠管外置于腹壁外,并在其近侧段切一小口,插入一枚肛管,以期解除梗阻;7~14 d 后,全身情况好转,再施行合适的手术。绞窄的内容物如系大网膜,应予切除。

手术处理中应注意:①如嵌顿的肠襻较多,应特别警惕逆行性嵌顿的可能。不仅要检查疝囊内肠襻的活力,还应检查位于腹腔内的中间肠襻是否坏死。②切勿把活力可疑的肠管送回腹腔,以图侥幸。③少数嵌顿疝或绞窄疝,临手术时由于麻醉的作用疝内容物自行回纳腹腔内,以致在术中切开疝囊时无嵌顿肠襻,应详查有无肠坏死。④凡施行肠切除吻合术的病人,因手术区污染,在高位结扎疝囊后,一般不宜作疝修补术,以免因感染而导致修补失败。

(四)复发性腹股沟疝的处理原则

腹股沟疝修补术后再发生的疝称复发性腹股沟疝(简称复发疝)。复发疝应再次手术治疗。再次手术中,由于前次手术的分离、瘢痕形成,局部解剖层次发生不同程度的改变,要区分复发疝的类型有时也不容易。疝再次修补手术的基本要求是:①由具有丰富经验的、能够做不同类型疝手术的医师施行。②所采用的手术步骤及修补方式只能根据每个病例术中所见来决定,而辨别其复发类型并非必要。

第三节 / 股疝

本节要点 (Key concepts)

● Etiology

Femoral hernia is much more common in women than in men,because the female pelvis is wide,conjoined tendon and ilio-pectineal ligament are thinner, and the femoral ring becomes large and loose. Increased intraabdominal pressure by pregnancy is the common cause of femoral hernia.

● Clinical presentation

A small bulge in the upper medial thigh is just below the level of the inguinal ligament and laterally by femoral vein. The mass disappear incompletely after reduction.

● Differentiation diagnosis

Femoral hernia must be distinguished from indirect hernid, lipoma, femoral adenopathy, a saphenous varix, and tuberculous abscess from the lumbar or sacral vertebra.

- **The treatment**

Through the inguinal approach is most commonly used, or through the thigh below inguinal ligament. Openning the hernia sac, reduce the hernia content, close the femoral ring by Lotheissen-Mcvay repair.

疝囊通过股环、经股管向卵圆窝突出的疝,称为股疝(femoral hernia)。股疝也是一种腹股沟疝。股疝的发病率占腹外疝的 3%~5%,本病多见于 40 岁以上妇女。女性骨盆较宽,联合腱和腔隙韧带较薄弱,以致股管上口宽大松弛故而易发病。妊娠是腹内压增高和股疝的常见原因。

一、临床表现和诊断

疝块往往不大,常在腹股沟韧带下方卵圆窝处,表现为一半球形的突起。平卧位回纳内容物后,疝块有时并不完全消失,这是因为疝囊外有较多脂肪堆积、或者疝内容为大网膜并与疝囊粘连的缘故。由于疝囊颈较狭小,咳嗽冲击感也不明显。易复性股疝的症状较轻,常不为病人所注意,尤其在肥胖者更易疏忽。一部分病人可在久站或咳嗽时感到患处胀痛,并有可复性肿块。

由于股管(环)窄小;周围多为坚韧的韧带;股管的走向几乎是垂直的;疝块在卵圆窝处向前转折而形成一锐角,因此,股疝较容易嵌顿,最多可达 60%;且一旦嵌顿,易发展为绞窄疝。

股疝如发生嵌顿,除引起局部明显疼痛外,疝内容如为小肠也常伴有较明显的急性机械性肠梗阻,严重者甚至可以掩盖股疝局部症状。

二、鉴别诊断

股疝的诊断有时应与下列疾病进行鉴别。

1. 腹股沟斜疝 位于腹股沟韧带中点的上内方。股疝则位于腹股沟韧带中点的下外方。斜疝的疝囊只能向阴囊内突出,不会向腹股沟韧带下方突出。一般不难鉴别。

2. 脂肪瘤 股疝疝囊外常有一增厚的脂肪组织层,在疝内容物回纳后,局部肿块不一定完全消失。这种脂肪组织有被误诊为脂肪瘤的可能。或者将局部脂肪瘤误认

为股疝。两者的不同在于脂肪瘤的基底不固定,活动度较大,股疝基底固定而不能被推动。

3. 肿大的淋巴结 嵌顿性股疝常误诊为腹股沟区淋巴结炎。

4. 大隐静脉曲张结节样膨大 卵圆窝处结节样膨大的大隐静脉,在站立或咳嗽时增大,平卧时消失,可能被误诊为易复性股疝。压迫股静脉近心端可使结节样膨大进一步增大,此外,下肢其他部分同时有静脉曲张,对鉴别诊断有重要意义。

5. 髂腰部结核性脓肿 脊柱或骶髂关节结核所致的寒性脓肿,可沿腰大肌流至腹股沟区,并表现为一肿块。肿块在咳嗽时也可有冲击感,且平卧时也可暂时缩小,可与股疝相混淆。仔细检查,可见这种脓肿多位于腹股沟的外侧部分、偏髂窝处,且有波动感。检查脊柱(拍脊柱 X 线片)常可发现腰椎有病征。

三、治疗

股疝容易嵌顿,一旦嵌顿又可迅速发展为绞窄疝。因此,股疝诊断确定后,应及时进行手术治疗。对于嵌顿性或绞窄性股疝,则更应进行紧急手术。

最常用的手术是 McVay 疝修补法(见 Figure 7-53-12)。此法不仅能加强腹股沟管后壁用于修补腹股沟疝,同时还能缝闭股环而用于股疝修补。另一方法是经股部途径显露并切开疝囊,回纳疝内容,在腹股沟韧带下方把腹股沟韧带、腔隙韧带和耻骨筋膜缝合在一起,借以关闭股环。也可采用无张力疝修补法或经腹腔镜疝修补术。股疝修补术中应注意保护股静脉,防止血管损伤。

嵌顿性或绞窄性股疝手术时,因疝环狭小,回纳疝内容物常有一定困难。遇有这种情况,可切断腹股沟韧带以扩大股环。但在疝内容物回纳后,应仔细修复被切断的韧带。

471   第 53 章   腹外疝

第四节 / 其他腹外疝

一、切口疝

切口疝(incisional hernia)是发生在腹部手术切口处的疝。临床上比较常见,发生率占开腹手术的2%~11%,占腹外疝的第三位。腹部手术后,如切口获得一期愈合,切口疝的发生率通常在1%以下;如切口发生感染,则发病率可达10%;伤口裂开者甚至高达30%。

(一)病因

在各种常用的腹部切口中,最常发生切口疝的是经腹直肌切口;下腹部因腹直肌后鞘不完整而更多。其次为正中切口和旁正中切口。

腹部切口疝多见于腹部纵行切口,原因如下。①解剖因素。除腹直肌外,腹壁各层肌及筋膜、鞘膜等组织的纤维大体上都是横向走行的,纵行切口势必切断这些纤维;缝合这些组织时,缝线容易在纤维间撕脱;已缝合的组织又经常受到肌肉的横向牵引力而容易发生切口撕裂。此外,纵行切口虽不至切断强有力的腹直肌,但因肋间神经可被切断,腹肌强度可能因此而降低。②切口缝合的技术因素是导致切口疝发生的重要原因,如切口过长,腹壁切口缝合不严密,关腹时因麻醉效果不满意,缝合时强行拉拢创缘致组织撕裂等情况,均可导致切口疝的发生。急诊手术,采用原手术切口开腹,术后切口疝的发生率高。③术后并发症是切口疝发生的不可忽视的因素,其中最重要的是切口感染所致腹壁组织破坏,由此引起的腹部切口疝占全部病例的50%左右;手术后腹部明显胀气、肺部并发症引起剧烈咳嗽,导致腹内压骤增,也可使切口内层撕裂而发生切口疝。④创口愈合不良也是一个重要因素,如肥胖、高龄、营养不良、肝病低蛋白血症、腹水或某些药物(如皮质激素)影响等。

(二)临床表现及诊断

腹部切口疝的主要症状是腹部切口处逐渐膨隆,有肿块出现。肿块通常在站立或用力时更为明显,平卧休息则缩小或消失。病人不敢用力。较大的切口疝有腹部牵拉感,伴食欲减退、恶心、便秘、腹部隐痛等表现。多数切口疝无完整疝囊,疝内容物常可与腹膜外腹壁组织粘连而成为难复性疝,有时还可伴有粘连性肠不全梗阻。

检查时可见切口瘢痕处肿块,小者直径1.5 cm,大者可达10~20 cm,甚至更大。有时疝内容物可达皮下。此时常可见到肠型和肠蠕动波。叩诊则可感到肠管的咕噜

声。肿块复位后,多数能扪到腹肌裂开所形成的疝环边缘。腹壁肋间神经损伤后腹肌薄弱所致切口疝,虽有局部膨隆,但无边缘清楚的疝环。切口疝的疝环一般比较宽大,很少发生嵌顿。

(三)治疗

切口疝原则上应手术治疗。手术步骤包括:①切除疝表面的原手术切口瘢痕。②切开疝囊,剥离粘连,回纳疝内容物。③显露疝环,沿其边缘清楚地解剖出腹壁各层组织,并切除瘢痕。④针对较小的切口疝,在无张力的条件下拉拢疝环边缘,逐层细致地缝合健康的腹壁组织,必要时可用重叠缝合法加强。较小的切口疝容易修复。⑤对于较大的切口疝,因腹壁组织萎缩的范围过大,组织回缩,要求在无张力前提下拉拢健康组织进行修补。如在张力较大的情况下强行拉拢,即使勉强完成了缝合修补,术后可能再复发。较大的切口疝、组织缺损较多者,可用疝网片(膨体聚四氟乙烯 e-PTFE 或聚酯网等)修补(Figure 7-53-16)。⑥某些切口疝可用腹腔镜修补。腹腔镜修补具有损伤少,恢复快,复发率低等优点,因此,近年来这种方法有增多的趋势。

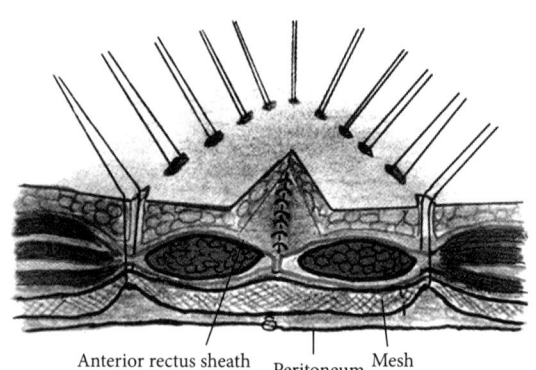

Anterior rectus sheath   Peritoneum   Mesh

Figure 7-53-16   The stoppa ventral hernia repair

二、脐疝

疝囊通过脐环突出的疝称为脐疝(umbilical hernia)。脐疝有小儿脐疝和成年人脐疝之分,两者发病原因及处理原则不尽相同。

(一)小儿脐疝

出生后脐疝的发生率为10%~30%。其发病原因是脐

环闭锁不全或脐部瘢痕组织不够坚强,在腹内压增加的情况下发生。小儿腹内压增高的主要原因包括经常啼哭和便秘。小儿脐疝多数易还纳,临床上表现为啼哭时脐疝膨出,安静时肿块消失。疝囊颈一般不大,但嵌顿和绞窄极为罕见。临床发现没有闭锁的脐环迟至2岁时多能自行闭锁。因此,除了嵌顿或穿破等紧急情况外,小儿在2岁之前可采取非手术疗法。满2岁后,如脐环直径>2 cm,很少能自行闭合,应手术治疗。原则上,4岁以上儿童的脐疝均应采取手术治疗。

非手术疗法的原则是在回纳疝块后,用大于脐环的、外包纱布的硬币或小木片抵住脐环,然后用胶布或绷带加以固定,使其勿移动。6个月以内的婴儿采用此法治疗,疗效较好。

(二)成年人脐疝

成年人脐疝为后天性疝,较为少见。多数是中年经产妇女。由于疝环狭小,成年人脐疝发生嵌顿或绞窄者较多,故应采取手术治疗。孕妇或肝硬化腹水者,如伴发脐疝,有时会发生自发性或外伤性穿破。

脐疝手术修补的原则是切除疝囊,缝合疝环。必要时可重叠缝合疝环两旁的组织。较大的疝环可用疝网片加以修补,或用腹腔镜修补。手术时应注意保留脐眼,以免对病人(特别是小儿)产生心理上的影响。

三、白线疝

白线疝(hernia of linea alba)可发生于腹壁正中线(即白线)的不同部位,但绝大多数在脐上,故也称上腹疝(epigastric hernia)。下腹部两侧腹直肌靠得较紧密,白线部腹壁强度较高,故很少发生疝。白线疝多在成年人发生,与肥胖或妊娠有关。病理上表现为腹直肌鞘逐渐变薄和扩张,造成腹直肌内侧缘分离变宽,导致弥漫性膨出。白线疝进一步发展后,突出的腹膜外脂肪可把腹膜向外牵出形成一疝囊,于是腹内组织(通常是大网膜)可通过疝囊颈而进入疝囊。早期白线疝肿块小而无症状,不易被发现。以后可因腹膜受牵拉而出现明显的上腹疼痛,并伴有"消化不良"、恶心、呕吐等症状。嘱病人平卧、回纳疝块后,常可在白线区扪及一缺损的空隙。

疝块较小又无明显症状者,可不必治疗。症状明显者,可行手术。一般只需切除突出的脂肪,缝合白线的缺损。白线缺损较大者,可用合成纤维补片修补或用腹腔镜修补。

(戴显伟)

第54章

急腹症

本章要点 (Key concepts)

● **Definition**

Acute abdomen is a group of diseases, which is characterized by acute abdominal pain and needed to be treated emergently. Surgical acute abdomen is defined as an acute abdomen, which may be treated by emergency operation.

● **Clinical characters**

Acute abdomen has characters of sudden onset of abdominal pain, severe general condition, advancing quickly and complicatedly.

● **Diagnosis**

Right diagnosis should be established by the patient's history, physical examination, laboratory tests, imaging studies, and differential diagnosis. But sometimes it is very difficult to judge, and the surgeon must make the decision to perform a laparoscopy or laparotomy.

● **Differential diagnosis**

Acute abdomen involves internal medicine, surgery, genecology and obstetrics, and pediatrics and so on. Early differentiation and confirmation of the diagnosis is very important and significant for early effective treatment.

一、急腹症的病因

(一) 外科急腹症常见的病因

1. 感染与炎症　各种因素导致的腹部感染与炎症,如急性阑尾炎,急性胆囊炎,急性胆管炎,急性胰腺炎,急性肠憩室炎,急性坏死性肠炎,局限性肠炎(克罗恩病,Crohn's disease),急性腹膜炎,肝脓肿,腹腔脓肿(膈下脓肿、肠间隙脓肿、盆腔脓肿、腰大肌脓肿、憩室脓肿)等。

2. 空腔器官穿孔　不同病因导致的腹部空腔器官穿孔,如胃、十二指肠溃疡穿孔,胃癌穿孔,伤寒肠穿孔,坏疽性胆囊炎穿孔,憩室穿孔,食管破裂(Boerhaave's syndrome),腹部外伤肠破裂等。

3. 腹腔出血　创伤所致实质器官损伤,如肝破裂、脾破裂、肾破裂、肠系膜血管破裂、腹膜后血肿。自发性肝癌破裂,自发性脾破裂。胃肠溃疡出血,胃肠憩室出血,胃肠动静脉畸形出血,腹主动脉瘤人造血管置入后腹主动脉十二指肠瘘,严重呕吐引起的胃食管交界处撕裂伤(Mallory-Weiss syndrome)。

4. 梗阻　胃肠道梗阻(肠管粘连、小肠扭转、乙状结肠扭转、绞窄性疝、肠套叠、炎性肠病、胃肠道良恶性肿瘤等),胆道梗阻(胆道蛔虫、胆道结石、胆道肿瘤、胰头肿瘤,十二指肠肿瘤),泌尿道梗阻(结石、炎症、结核、肿瘤)。

5. 血管病变　血管栓塞,如心房纤颤、亚急性细菌性心内膜炎形成的心脏附壁血栓脱落致肠系膜动脉栓塞、脾栓塞、肾栓塞等;血栓形成,如急性门静脉炎伴肠系膜静脉血栓形成;动脉瘤破裂,如腹主动脉瘤及肝、肾、脾动脉瘤破裂出血。

(二) 妇产科疾病

急性附件炎、急性盆腔炎、卵巢黄体破裂、卵巢肿瘤扭转、异位妊娠破裂等。

(三) 内科疾病

1. 腹部内科疾病　急性胃肠炎、急性肠系膜淋巴结炎、急性肝炎、原发性腹膜炎、腹型紫癜、家族性地中海热、糖尿病、尿毒症、肾上腺危象等。

2. 非腹部内科疾病　由于神经牵涉放射致腹痛,常见的急性肺炎、急性胸膜炎、心绞痛、心肌梗死、肺动脉栓塞等。

3. 脊髓病变　脊柱增生性骨关节炎、脊柱结核、肿瘤、损伤，脊神经受压迫或刺激等。

4. 血液病　镰状细胞贫血危象，急性白血病，其他血液病恶病质。

5. 中毒　药物中毒，铅中毒或其他重金属中毒，毒品中毒，黑寡妇蜘蛛（black widow spider，主要见于国外）咬伤中毒等。

二、腹痛的机制

腹痛是机体对腹部或其他部位各种刺激的一种自身感觉，是机体受到侵袭的警告信号之一。各种刺激因子包括　①化学性：如胃液、肠液、胆汁、尿液、血液、电解质（K^+、Na^+、Ca^{2+}等）。②机械性：腹部外伤，空腔脏器梗阻（如结石、肿瘤、粘连、扭转等）致器官膨胀牵张或平滑肌痉挛。③炎症性：如细菌感染。腹痛刺激由交感神经、副交感神经、支配壁腹膜的体神经三条途径传入大脑中枢引起疼痛。不同个体疼痛阈值不一样。敏感的病人阈值较低，较小的刺激也可能引起较剧烈的疼痛；而不敏感的病人，如高龄老年人、催眠状态、神经衰弱等对较大刺激也可能疼痛反应不重。

腹痛根据起源和性质可分为内脏性疼痛、壁腹膜痛和牵涉痛。

（一）内脏性疼痛

根据神经丛的支配，上腹部器官（包括食管下段、胃、十二指肠上部、肝、胆囊及肝外胆管、胰腺）由腹腔丛支配，疼痛在上腹部；中腹部器官（括十二指肠远段、小肠、升结肠和横结肠）由肠系膜上神经丛支配，疼痛一般在脐周；而横结肠以下的肠管由肠系膜下神经丛支配，故疼痛一般位于下腹部（Figure 7-54-1）。内脏痛一般为隐痛、胀痛或绞痛，由于迷走神经中的副交感神经激动延髓的呕吐中枢，多导致恶心、呕吐。

（二）壁腹膜痛

由于壁腹膜上分布的躯体感觉神经受炎症、机械、化学刺激，会导致定位清晰而准确的剧烈腹痛，当刺激强烈时可引起反射性腹肌收缩和强直，导致肌紧张、压痛和反跳痛，即所谓腹膜刺激征，提示有腹膜炎。

（三）牵涉痛

内脏器官病变时所引起的远离该器官的体表某一特定区域的疼痛称为牵涉痛，如急性胆囊炎向右肩和背部放射，胰尾和脾向左肩放射，左或右肾输尿管绞痛位于左或右下腹并向同侧腰部和会阴（包括阴囊和睾丸）部放射，盆

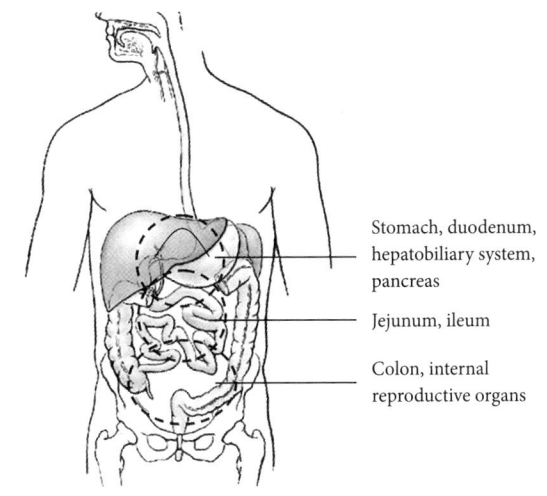

Figure 7-54-1　Location of visceral pain

腔疾病向腰骶部牵涉，心肌梗死引起左上臂和前臂内侧痛或上腹痛，膈肌受炎症刺激可致该侧肩痛，右下胸膜炎可引起右上腹痛等。

三、腹痛的特点

（一）腹痛的部位

最先发生的部位可能是病变的原发部位，如胃、十二指肠溃疡穿孔开始位于上腹部，当穿孔后消化液流向下腹，此时腹痛扩展至右下腹乃至全腹，易与阑尾炎穿孔相混淆。急性阑尾炎为转移性腹痛，开始在脐周或上腹部，为炎症刺激性内脏痛，当炎症波及浆膜或阑尾周围壁腹膜时，则表现为右下腹痛。肝疼痛在右上腹，脾疼在左上腹。胃肠见前述内脏性疼痛。腹痛最明显的部位，常是病变最严重的部位，如有腹膜刺激征，则常提示该部位有腹膜炎。腹痛的牵涉部位也有助于鉴别诊断，典型的牵涉痛和转移性腹痛见 Figure 7-54-2 所示。

（二）腹痛的性质

持续性剧烈钝痛，病人为了减轻腹痛采用侧卧屈膝体位，咳嗽、深呼吸和大声说话均加重疼痛，定位准确，提示该部位壁腹膜炎症刺激——急性腹膜炎。持续性胀痛常为脏腹膜受扩张牵拉所致，按压腹部疼痛加重，如麻痹性肠梗阻、肝肿瘤等。阵发性绞痛为空腔脏器平滑肌收缩痉挛所致，常提示梗阻的存在。持续性疼痛阵发性加剧，提示梗阻与炎症并存，常见于绞窄性肠梗阻早期、胆道结石合并胆管炎、胆囊结石合并胆囊炎等。

（三）腹痛的程度

疼痛的程度一般与组织器官损伤的程度密切相关，分轻度（隐痛）、中度和重度（剧痛），表示病变的轻、中、重，但

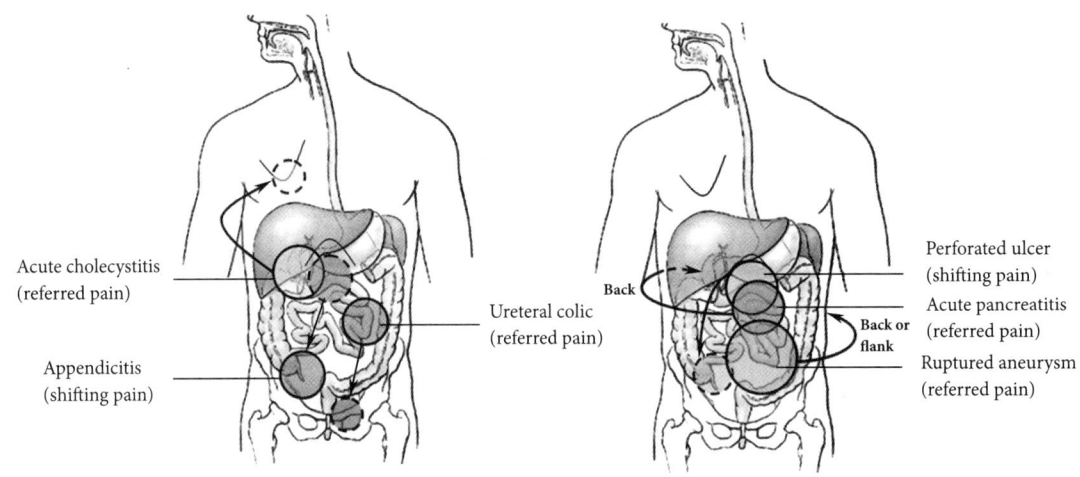

Figure 7-54-2　Referred pain and shifting pain in the acute abdomen

也因个人忍受程度而有所差异。突然剧痛常提示胃肠道穿孔、肠系膜动脉栓塞或血栓形成,或胆石和胆道蛔虫致胆道梗阻胆绞痛、肾输尿管结石,或肠内疝、肠扭转所致肠梗阻、肠绞窄等。

四、常见急腹症的鉴别诊断程序

通过仔细地询问病史、准确而全面的体格检查以及必要的辅助检查(如实验室检查、腹腔穿刺和影像学检查等),然后将收集到的信息进行正确的合乎逻辑的临床分析和判断,是正确诊断急腹症的重要步骤。

(一)病史

详尽地采集和综合分析病史对正确的鉴别诊断和治疗非常重要,应仔细询问腹痛始发部位,有无转移性腹痛,腹痛的性质、程度和范围,有无牵涉痛,以及伴发症状等。急腹症应首先鉴别属于内科疾病还是外科疾病,两者的治疗手段完全不同,主要鉴别点见 Table 7-54-1。

Table 7-54-1　Symptomatic differences between internal and surgical acute abdomen

	Internal Diseases	Surgical Diseases
Relationship of abdominal pain with other symptoms	Other symptoms occur first, such as fever, cough, vomiting and so on	Abdominal pain occurs first, then the others
Place of the abdominal pain	Not fixed	Fixed
When the abdomen is pressed	Pain decreased	Pain increased
Influence of moving the body and walking upon the abdominal pain	Pain decreased	Pain increased
Degree of the pain	Decreased as time goes on	Increased as time goes on

既往史中应注意询问有无类似腹痛发作史,如阑尾炎、胆石症、胃十二指肠溃疡、胰腺炎可有反复发作的病史,手术史有助于粘连性肠梗阻的诊断。此外,女性病人应询问月经史、生育史、避孕情况、白带等。

了解既往服用药物史亦有助于诊断。如长期服用非甾体抗炎药和肾上腺皮质激素可导致胃肠溃疡穿孔。使用免疫抑制剂可减轻炎症反应及全身的生理反应,从而使症状不典型。服用麻醉药可抑制精神状态而影响病史收集和正确的诊断,麻醉药品也可促进 Oddi 括约肌痉挛,加重胆绞痛及胰腺炎,大剂量麻醉药品可抑制肠蠕动,导致

便秘和肠麻痹。可卡因和去氧麻黄碱(metamfetamine)可强烈收缩血管,引起高血压及心脏和胃肠道缺血。抗凝药可引起胃肠道出血、肠壁血肿。慢性酒精中毒可引起肝硬化及凝血功能障碍和门静脉高压症。

伴随症状如恶心、呕吐、便秘、腹泻、黄疸、呕血、便血、血尿等对诊断也很重要。呕吐量大且频繁,呕吐胃、肠内容物或粪便,需考虑胃肠道梗阻可能。机械性肠梗阻肠鸣音增多,音调增高,可闻及金属音,肠麻痹时肠鸣音减弱,甚至消失,绞窄性肠梗阻时肠壁血循环障碍,可发生肠坏死,此时可有全腹压痛、反跳痛、肌紧张等腹膜炎体征,叩

诊有移动性浊音,听诊肠鸣音消失。腹泻常为内科疾病所致,包括急性胃肠炎、痢疾、炎性肠病(克罗恩病、溃疡性结肠炎)、急性坏死性肠炎、肠寄生虫病等。大便带血、排便习惯及大便形状改变均应考虑结肠癌或直肠癌的可能。有黄疸症状应考虑胆道梗阻的存在(如胆石症、肿瘤、胆道蛔虫、肝吸虫等)。血尿症状需考虑有泌尿系结石、炎症、结核或肿瘤等。

(二) 体格检查

准确、全面的体检对急腹症的诊断至关重要。

1. 一般检查和视诊 注意神志、表情、体位、体温、脉搏、呼吸、血压的变化。有无脱水、失血、休克征象,如面色苍白、口唇及肢端发绀、发冷、出汗、脉搏细弱加速、血压下降等。巩膜有无黄疸,胆道梗阻可出现黄疸。一般急性腹膜炎病人在任何活动和牵张腹膜时都会加重腹痛,故多下肢屈曲,静卧惧动,腹式呼吸减弱。腹腔内出血者常有面色苍白、脉快弱或休克征象。肠梗阻可见腹胀、肠型,胃型及胃蠕动波则提示幽门梗阻。腹部有无瘢痕,了解瘢痕的原因(外伤或手术)。有无腹外疝。腹壁红肿可能是蜂窝织炎。瘀斑可能是深层腹壁出血、坏死、感染所致,如重症急性胰腺炎可见腰部、季肋部(Grey-Turner 征)和脐周(Cullen 征)大片青紫瘀斑。局部膨隆或包块提示脏器的病理性肿大或肿瘤。舟状腹多见于原有慢性病、全身情况差、营养不良或恶病质病人。

2. 触诊 病人应仰卧屈膝使腹肌放松,先从远离腹痛部位检查,然后触摸病变部位;婴幼儿应避免啼哭,最好将其抱入母亲怀中,必要时肌内注射适量镇静药后检查。腹膜刺激征是腹部触诊中非常重要的体征,包括压痛、反跳痛和肌紧张,触诊先浅后深,一般分轻、中、重 3 度:轻度为手压至腹膜层,中度是压至肌层,重度是压在皮下即出现该体征。重度又称“板状腹”,常提示可能有严重的腹膜炎存在,如急性消化道穿孔、绞窄性肠梗阻或重症急性胰腺炎等引起的腹膜炎。早期腹膜炎可能在腹部某一局部,后期可发展至全腹形成全腹膜炎。触诊时还应注意肝、胆囊、脾可否扪及,其硬度及表面性状,有无触痛;可否扪及异常包块或肠襻等。

3. 叩诊 重点了解肝浊音界情况,缩小或消失提示存在膈下游离气体,常为胃肠道穿孔所致。移动性浊音的存在常提示有腹腔积液,原因有腹膜炎、腹腔内出血或腹水。波动感是大量腹腔积液的征象,但肥胖病人腹部脂肪较多时叩诊也可有波动感。用一手叩击一侧腹部,另一手深压对侧腹壁皮下脂肪达肌层感受波动感,可避免由于腹壁脂肪过多造成的假阳性。肝脾浊音区外的腹部叩诊浊音常提示局部腹部包块或积液、积血、积脓。肝区叩痛可能有肝脓肿、胆道感染或肝炎,肾区叩痛可能有肾结石。

4. 听诊 主要包括肠鸣音、振水音和血管杂音。正常肠鸣音每分钟 3~5 次,肠鸣音亢进常见于机械性肠梗阻和急性胃肠炎。高调、金属音是机械性肠梗阻的特征。肠鸣音减弱指 1 min 以内肠鸣音次数不超过 1 次,肠鸣音消失指 3 min 以上不能闻及肠鸣音,见于急性腹膜炎及麻痹性肠梗阻。振水音提示幽门梗阻或急性胃扩张。腹部扪及膨胀随动脉搏动的包块,且闻及血管杂音,提示腹主动脉瘤。检查急腹症病人常在触、叩诊之前先听诊,尤其是婴幼儿和儿童,以避免触、叩后小儿因疼痛哭闹影响听诊。

5. 肛门直肠指检 急腹症时应常规行肛门直肠指检检查,可了解有无出血、息肉、肿瘤、炎症等,必要时应行妇科双合诊,以确定和排除妇科疾病。

常见腹部疾病的特征性体征见 Box 7-54-1。

(三) 辅助检查

1. 实验室检查 包括血、尿、大便常规,肝功能、肾功能、电解质、血糖、血淀粉酶、尿淀粉酶、心肌酶学、血气分析等。

2. 诊断性腹腔穿刺 当叩诊有移动性浊音而诊断不明确时,可行诊断性腹腔穿刺。一般选择脐与髂前上棘连线中外 1/3 交界处,且叩诊为浊音处。穿刺液混浊或为脓液提示腹膜炎或腹腔脓肿,如有胃肠内容物(食物残渣、胆汁、粪汁等),提示消化道穿孔;不凝血液多为实质脏器破裂,也可能穿刺到腹膜后血肿;淡红色血液可能是绞窄性肠梗阻;如血性腹水且淀粉酶高多为重症急性胰腺炎。如穿刺抽出很快凝固之血液则可能穿刺到腹壁或内脏之血管。注意在肠膨胀时不要将穿刺针刺入肠腔,一定要在叩浊之下腹部穿刺,必要时也可在超声引导下穿刺。

当腹腔穿刺阴性又不能排除腹腔病变时,可行腹腔灌洗术。腹腔灌洗术可在床旁局麻下进行,选择脐与耻骨联合中线中点将静脉穿刺管插入腹腔并注入 1 000 mL 生理盐水,之后收集经管虹吸出来的液体送细胞学和生化检查。如灌洗液红细胞 $>0.1 \times 10^{12}$/L,白细胞 $>0.5 \times 10^9$/L (250/mL),或肉眼见到血液、胆汁、胃肠内容物,或细菌则为阳性,提示腹腔有炎症、出血或空腔脏器穿孔。

3. 影像学检查 包括腹部 X 线检查、B 型超声检查(BUS)、计算机断层 X 线扫描(CT)、磁共振成像(MRI)等。腹部 X 线照片或透视对诊断胃十二指肠溃疡穿孔、小肠或肠憩室穿孔、肠梗阻很有帮助。腹部 X 线平片发现高

Box 7-54-1　常见腹部疾病的腹部特定体征		
体　征	表　现	诊　断
Rovsing's sign	压左下腹麦克伯尼点疼痛	急性阑尾炎
Iliopssoas sign （腰大肌试验）	病人左侧卧，使大腿后伸致右下腹痛	急性阑尾炎伴盲肠后脓肿，腹膜后位阑尾炎
Ten Horn sign	轻牵右睾丸右下腹痛	急性阑尾炎
Obturator sign （闭孔内肌试验）	仰卧弯曲并向外旋转右髋下腹痛	盆腔炎或脓肿（包括急性阑尾炎）
Bassler sign	深压麦克伯尼点尖锐痛	慢性阑尾炎
Blumberg's sign	压腹部放手后反跳痛	腹膜炎
Charcot's sign	右上腹绞痛，黄疸，发热	胆总管结石，急性胆管炎
Murphy's sign	手压右上腹深呼吸疼痛	急性胆囊炎
Carnett's sign	当腹肌收缩时腹痛缓解	腹腔内病变
Chandelier sign	使宫颈活动时下腹或盆腔疼痛	盆腔炎或异位妊娠
Claybrook sign	从腹壁听呼吸音及心音增强	腹腔内脏穿破
Cruveilhier sign	脐周腹壁静脉曲张	门静脉高压症
Cullen's sign	脐周瘀斑	重症急性胰腺炎
Grey Turner's sign	腰及脐周瘀斑	重症急性胰腺炎
Danforth sign	吸气时肩痛	腹腔内出血，急性胸膜炎
Fothergill's sign	不过中线的腹壁包块，当收缩腹直肌时仍能触及	腹直肌血肿或其他肿块
Kehr's sign	病人仰卧压左上腹左肩痛	腹腔内出血，尤其是脾破裂
Mannkopf's sign	压疼痛之腹部脉搏增快	确有急腹症非假装腹痛
Ransohoff sign	脐周黄染	胆总管破裂

密度钙化灶有助于肾或输尿管结石、胰管结石及小部分胆囊结石的诊断。

B超对阑尾、肝、胆道、肾、输尿管、子宫及附件疾病以及腹腔有无腹水、出血、脓肿有较大诊断价值。超声多普勒检查还有助于对腹主动脉瘤、动静脉瘘、动静脉血栓形成或栓塞，以及血管畸形等的诊断。

近年来多排螺旋CT诊断急腹症应用越来越广泛。CT或增强CT更能准确判断各类型急性阑尾炎。CT可诊断肠系膜血栓形成及其他肠缺血疾病，鉴别机械性肠梗阻和麻痹性肠梗阻。CT、MRI对肝、胆、胰、脾、肾、腹部占位病变及血管疾病的诊断也很有价值。

以下情况可考虑血管造影：①胃肠道和胆道出血。②肝破裂出血。③可同时做动脉栓塞术治疗动脉瘤出血。

放射性核血池扫描或锝扫描有助于判断慢性或间歇性肠出血部位。^{99m}Tc-HMPAO扫描有助于不典型阑尾炎的诊断，对诊断腹内其他炎症也有帮助。^{99m}Tc高锝酸盐扫描能显示Meckel憩室之异位胃黏膜。因其具有放射性、使用不便等不利因素，临床应用已逐渐减少。

4. 内镜检查　胃镜常适用于上消化道出血、消化性溃疡的病人。纤维结肠镜可以帮助诊断下消化道出血或结肠肿瘤。ERCP可用于胆道疾病的诊断和治疗，如结石、蛔虫或肿瘤，胆管炎或胆道梗阻时可行置管引流，或行Oddi括约肌切开取石、取虫等。

5. 诊断性腹腔镜检查　诊断性腹腔镜对急腹症具有确诊价值，并可同时做阑尾切除术，也可避免不必要的剖腹探查术。

（四）鉴别诊断

1. 首先鉴别是外科急腹症还是内科急腹症　外科急腹症常需手术处理，其特点是急性腹痛伴有腹膜刺激征。因治疗手段不同，应首先排除内科疾病。常见的内科急腹症如下。

（1）急性肺炎和胸膜炎　下肺炎症和胸膜炎可致上腹牵涉痛，但病人常有高热、咳嗽、呼吸困难；腹部压痛轻，多不伴有肌紧张及反跳痛，肠鸣音正常，同时胸部有相应体征，肺部X线片或CT检查有助于诊断。

（2）心肌梗死　少数病人可表现为上腹牵涉痛，也可伴有腹肌紧张。疼痛多位于胸骨后、剑突下或上腹部，痛向左上肢放射。腹部压痛点不固定，无反跳痛。心电图和心肌酶学检查可确诊。

（3）急性胃肠炎 多在进食不洁食物后发生剧烈呕吐、腹痛、腹泻，多无发热。腹痛部位广泛，但腹部无反跳痛和肌紧张，肠鸣音活跃。腹泻后腹痛可暂时缓解，大便镜下可查见白细胞、脓细胞。

（4）急性胃扩张 为短时间内大量进食或饮水所致。表现为上腹及全腹胀痛，查体上腹乃至全腹膨隆，严重者胃可至下腹部，一般无腹膜刺激征，胃肠减压可缓解。

（5）急性肠系膜淋巴结炎 常有上呼吸道感染史，早期即有发热，常有右下腹疼痛及压痛，但范围不确切，压痛点不固定，且无肌紧张及反跳痛，白细胞计数升高不明显。

（6）腹型过敏性紫癜 为胃肠道过敏引起肠黏膜、肠系膜及腹膜广泛出血所致，常为阵发性绞痛，位置不固定，且常伴恶心、呕吐、腹泻或血便，常可见皮肤荨麻疹。

（7）原发性腹膜炎 多见于全身虚弱，往往合并有肝硬化或尿毒症及免疫功能低下。病人开始即有发热，随之腹痛、腹水增多，腹部压痛或反跳痛，但腹膜刺激征较继发性腹膜炎为轻。腹水穿刺液中有白细胞、脓细胞，细菌培养阳性。

（8）糖尿病 本病合并酮症酸中毒时可伴有明显腹痛、恶心、呕吐或出现轻度肌紧张和压痛。病人有糖尿病史，出现意识障碍，呼出气体有烂苹果味。实验室检查有血糖升高及尿糖、尿酮体阳性。

（9）尿毒症 部分病人可伴有腹痛，并有压痛、反跳痛和肌紧张，可能是代谢废物经腹膜排出刺激腹膜所致。病人有慢性肾病史，尿常规异常，血 BUN 及 Cr 明显增高。必要时可行腹腔穿刺，发现腹水清澈，常规及细菌学检查阴性。

（10）尿潴留 由于尿道或膀胱颈病变、子宫肿瘤压迫等因素可造成阻塞性尿潴留，或由于神经、精神病变，如脊髓痨、脊髓炎、脊髓损伤、神经症、脑膜脑炎等，可造成非阻塞性尿潴留。轻度尿潴留腹部有胀痛，下腹可扪及肿大之膀胱，叩诊可有浊音，重度膀胱可扩张至上腹部而扪不清膀胱边界，由于膀胱极度扩张牵拉刺激脏腹膜导致腹痛加重，并伴有全腹压痛、反跳痛、肌紧张，可误诊为全腹膜炎，全腹叩诊可有浊音，导尿后膀胱缩小、腹痛消失是其特点。

（11）镰状细胞贫血危象 为染色体遗传病，黑种人多见，多反复发作剧烈腹痛，可伴有胸痛及骨关节痛，呼吸加快，心动过速，并常有发热，可高达39℃，压痛多在上腹部。该病常合并胆石病。

（12）铅中毒 多为阵发性反复发作之右下腹痛，易误诊为急性阑尾炎，但腹部体征轻，病人有慢性铅接触历史。

2. 鉴别是外科急腹症还是妇产科急腹症 仔细询问女性病人的月经史，有无停经，月经量及白带情况，必要时请妇产科医师协助作妇科检查以确诊。

（1）异位妊娠破裂 多有停经或阴道不规则出血史，病人突然发作下腹部持续性剧痛，下腹压痛、肌紧张及反跳痛，肠鸣减少，为血液刺激腹膜所致。病人常有出血或失血性休克表现，Chandelier 征阳性，腹腔及后穹隆穿刺可抽到不凝血液，人绒毛膜促性腺激素（HCG）测试阳性。

（2）卵巢黄体破裂 婚育龄期妇女多见，常在排卵期和月经中期以后发生剧烈下腹疼痛，伴腹肌紧张、压痛及反跳痛。因失血量少，常无急性失血征象。常误诊为急性阑尾炎。

（3）急性附件炎及盆腔炎 病人多有不洁性生活史，腹痛位于下腹部，伴有白带增多及全身感染症状，少有消化道症状。体格检查左侧或右侧下腹部压痛，肛门指检髂窝触痛，但腹膜刺激征较轻，极少向中、上腹扩散，B 超有助诊断。

（4）卵巢肿瘤 卵巢肿瘤（常为囊腺瘤）破裂或扭转时可致突然急性左下腹或右下腹疼痛，多为持续性。体格检查下腹可扪及触痛包块，并有腹膜刺激征。右侧者易与急性阑尾炎或阑尾脓肿相混淆，B 超有助于鉴别诊断。

3. 常见外科急腹症的诊断要点

（1）胃十二指肠溃疡急性穿孔 青年男性多见，既往有消化性溃疡病史，突然发生持续性上腹剧痛，很快扩散至全腹，可产生肩部牵涉痛，有时消化液流至右下腹导致右下腹腹膜刺激征，易误诊断为急性阑尾炎，但压痛最重部位在剑突下或右上腹。体格检查全腹压痛、反跳痛，肌紧张呈板状，肝浊音界缩小或消失，肠鸣音减弱消失，X 线检查可见膈下游离气体。但空腹发生的小穿孔可无上述典型表现。

（2）急性胆囊炎 女性多见，常合并胆囊结石，反复发作右上腹绞痛，向右肩及右背部放射，伴畏寒、发热。查体右上腹膜刺激征，可扪及肿大的胆囊，Murphy 征阳性，B 超显示胆囊肿大，壁增厚，常可见胆囊结石。

（3）急性胆管炎 多由于胆管结石梗阻，胆管继发感染所致。临床上表现为反复发作右上腹绞痛，伴寒战、高热及阻塞性黄疸（Charcot's sign），严重时伴有神志障碍和休克。右上腹中、重度腹膜刺激征，并可扪及肿大的肝和（或）胆囊，B 超可见胆管结石并有胆管扩张。

（4）急性胰腺炎 常在暴饮暴食或饮酒后发作，或有胆道结石、蛔虫病史。突然发生上腹部持续性剧烈疼痛,阵发性加剧,常向左腰及背部放射,伴恶心、呕吐、发热。体检全腹压痛、反跳痛、肌紧张,以上中腹为重,并有腰部压痛,肠鸣减少或消失。可有 Grey Turner's 征或和 Cullen's 征阳性。血尿淀粉酶增高。重症急性胰腺炎腹痛、腹胀和腹膜刺激征为重度,腹穿可抽出血性液体。B 超和 CT 见胰腺肿大、坏死、积液等表现。

(5) 急性肠梗阻　按原因可分为机械性、麻痹性、血运性肠梗阻。单纯性机械性肠梗阻表现为腹部阵发性疼痛、呕吐、腹胀及停止肛门排便排气。查体示腹膨胀,可见肠型

及蠕动波,肠鸣音亢进、高调。X 线示梗阻近侧肠襻有液气面。病情加重可进展为绞窄性肠梗阻,此时呈持续性剧烈腹痛,常有休克,并有腹膜刺激征,腹部出现触痛之肿块。腹腔穿刺液、呕吐物或肛门排出物为血性液体,X 线显示孤立、胀大的肠襻。要进一步鉴别梗阻的病因,详见第 59 章。

(6) 急性阑尾炎　突然上腹或脐周疼痛,后转移至右下腹,右下腹固定性压痛、反跳痛、肌紧张。可合并局限性腹膜炎或穿孔全腹膜炎,但仍以右下腹体征最重。Rovsing's 征和 Iliopsoas 征阳性。

(五) 急腹症诊断、治疗程序 (Figure 7-54-3)

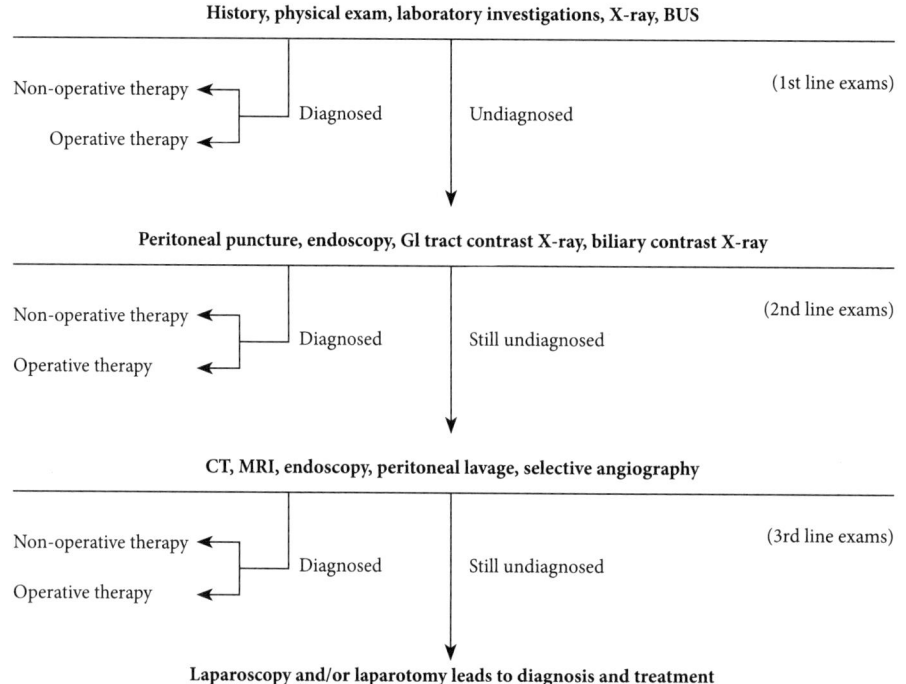

History, physical exam, laboratory investigations, X-ray, BUS

Non-operative therapy ← / Operative therapy ← Diagnosed | Undiagnosed (1st line exams)

Peritoneal puncture, endoscopy, GI tract contrast X-ray, biliary contrast X-ray

Non-operative therapy ← / Operative therapy ← Diagnosed | Still undiagnosed (2nd line exams)

CT, MRI, endoscopy, peritoneal lavage, selective angiography

Non-operative therapy ← / Operative therapy ← Diagnosed | Still undiagnosed (3rd line exams)

Laparoscopy and/or laparotomy leads to diagnosis and treatment

Figure 7-54-3　Program for the diagnosis and treatment of acute abdomen

五、剖腹探查术

疾病诊疗过程中出现以下情况需行剖腹探查术。

(一) 急腹症剖腹探查术的指征

1. 体检和实验室检查　①弥漫性腹膜炎。②腹部固定的进行性加重的腹痛。③腹腔压力 >30 mmHg。④腹部或直肠触痛性包块。⑤不能解释的全身脓毒症。⑥胃肠出血者输血 800 mL 后生命体征仍不稳定,休克或低血容量不能纠正。⑦非手术治疗后病情仍加重。

2. 放射检查

①肠道极度扩张。②固定肠襻进行性膨胀。③气腹。④造影剂从肠腔漏出。⑤血管造影血管闭塞。⑥腹脂线消失,肠壁增厚合并全身脓毒症。⑦占位病变伴发热。

3. 腹腔灌洗　呈阳性。

4. 内镜检查　发现胃肠穿孔和不能控制的出血。

(二) 急诊手术术前准备

1. 一般准备。包括禁食、禁饮、静脉输液,纠正水、电解质和酸碱代谢失衡。如有休克、DIC 及多器官功能不全,应积极抗休克,纠正 DIC,支持器官功能。最常见的电解质代谢紊乱是低钾血症,有明显低钾者应中心静脉置管补充,酸中毒应静脉注射碳酸氢钠。

2. 在初步确立诊断后,应静脉或肌内注射抗生素,抗菌谱应覆盖最常见感染菌(肠源 G⁻ 细菌和厌氧菌)。

3. 病人有腹胀或肠麻痹应行胃肠减压,以减少呕吐及胃肠血循障碍。

4. 多数病人应留置尿管,记录 24 h 尿量或每小时尿

量,以指导补液并了解肾功能。

5. 除胃肠或腹腔大出血外一般不需要输血,但需检测血型和备血。

6. 控制血糖,避免发生酮症酸中毒。

7. 术前长期应用肾上腺皮质激素的病人,术前、术中继续使用,术后逐渐减量,以免造成肾上腺皮质功能不全。

(三) 手术时机

全身情况稳定的病人,经积极准备后应尽早手术。病情危重时不应为追求充分的准备而推迟手术,以免耽误最佳手术时机。往往原发疾病不能纠正,病情无法改善。

六、特殊病人的急腹症

(一) 重危病人的急腹症

在ICU中监护治疗的病人,由于可能存在休克、器官功能不全、凝血功能障碍、营养不良、药物应用(如免疫抑制剂、镇痛药或抗生素),使急腹症时表现的症状和体征不典型。此外不少病人有气管内插管及精神状态改变,因而不能提供详尽的和准确的病史。除了尽可能从病人或家属那里了解现病史和既往史,以及仔细的体格检查外,B超、X线、CT检查、腹腔穿刺、腹腔灌洗对疾病的诊断尤为重要,必要时行腹腔镜检和剖腹探查术。病情危重的病人术前准备还包括积极的抗感染、抗休克、维护器官功能等措施。

冠状动脉旁路移植术或放置支架术后容易发生某些急腹症,如肠系膜动脉栓塞、麻痹性肠梗阻、应激性溃疡、急性胆囊炎、急性胰腺炎,这些都可能与术后腹部动脉低血流状态有关,也与心脏手术时间长短有关。术中、术后应维持血压和血管的血流灌注,包括维持血容量、尿量和心肺功能,选择合适的血管活性药物等。

(二) 妊娠急腹症

1. 妊娠期急性阑尾炎 急性阑尾炎是妊娠期最常见的外科急腹症。典型症状仍是转移性右侧腹痛,但腹痛部位常随子宫长大而升高,伴恶心、厌食。高热常发生于阑尾坏疽穿孔时。妊娠期白细胞可有生理性增高(可高达 $16 \times 10^9/L$,分娩时可达 $21 \times 10^9/L$),但如果中性粒细胞>80%,应考虑有炎症。

辅助检查:超声应作为诊断妊娠期急性阑尾炎的首选检查。MRI也可鉴别正常阑尾、肿大的阑尾及其周围的液体和炎症。

有腹膜炎症状,非手术治疗病情不缓解时可考虑行剖腹探查术,切除病变阑尾,术中注意尽量减少对子宫的刺激。

2. 妊娠期胆道疾病 胆道疾病(主要是胆囊结石、胆管结石,胆囊炎和胆管炎)是妊娠期第二位常见的急腹症。常表现为右上腹疼痛,发热,恶心、呕吐及厌食等症状,右上腹有腹膜刺激征,Murphy征阳性等。有胆道梗阻、胆管炎时可有黄疸及肝功能异常。B超有助于诊断,也可选择MRCP。治疗单纯胆绞痛或症状较轻的胆囊炎一般应用非手术疗法,特别在妊娠 1~12 周及妊娠 24~36 周。在妊娠 12~24 周或分娩后可择期行腹腔镜胆囊切除术。

3. 肠梗阻 较少见,大多数病因为肠粘连,其次为肠扭转。肠梗阻多在妊娠 16 周子宫迅速长大后及分娩后早期发生,症状与非妊娠相同,手术适应证可参考肠梗阻章节。

(三) 免疫抑制病人合并急腹症

轻至中度免疫抑制常见于老年人、营养不良、糖尿病、恶性肿瘤、肾衰竭、接受常规免抑治疗的器官移植病人以及艾滋病病人(CD4>200 cells/mm³),这些病人发生急腹症,可能腹痛轻、早期无体温升高、白细胞升高不明显。严重免疫抑制病人,包括 2 d 内接受了大剂量免抑剂抗排斥反应治疗、恶性肿瘤化疗者、艾滋病 CD4<200 cells/mm³者,常无腹痛或腹痛很轻,无发热,但很快全身衰竭。同时这些病人容易发生真菌、结核杆菌、病毒(如巨细胞病毒和Epstein-Barr病毒)感染,特别是应用广谱抗生素之后。对上述病人出现的任何腹部不适和恶心、呕吐、厌食等消化道症状都要考虑合并急腹症的可能,应仔细评估,并及时请外科医师会诊,以免延误诊治。腹部可作B超、CT扫描、腹腔穿刺、腹腔灌洗术,必要时行腹腔镜检或剖腹探查术。

正确及时的诊断和治疗是提高急腹症治愈率、减少并发症、降低病死率的关键。详尽的病史、正确全面的体格检查仍然是第一位的评估方法,实验室检查和影像学技术可为进一步的明确诊断提供可靠的证据,诊断不明或病情较重时往往需要腹腔镜或剖腹探查术明确病因和清除病灶。

(沈文律)

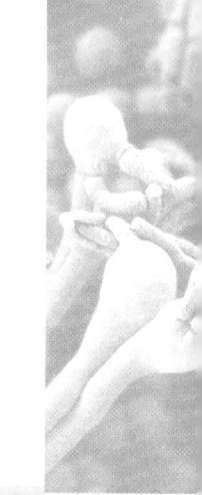

第 55 章

急性上消化道出血

本章要点 (Key concepts)

- **Background**

Upper gastrointestinal bleeding is defined as bleeding from a source proximal to the ligament of Treitz. Acute upper gastrointestinal hemorrhage is a common and potentially deadly condition accounting for approximately 85% of hospital admissions for gastrointestinal bleeding. Mortality is linked not only to the degree of hemorrhage but also, more importantly, to the coexisting medical conditions in the patient with hemorrhage.

- **Etiology**

a. Peptic ulcer; b. Esophageal and gastric varices; c. Acute gastric mucosal lesions; d. Gastric cancer; e. Hemobilia; f. Unusual causes.

- **Clinical Presentations**

a. Hematemesis; b. Melena; c. Massive bleeding from an upper source may be associated with hematochezia.

- **Management**

Endoscopy plays an increasing role in the diagnosis and management of bleeding from the upper gastrointestinal tracts. In most cases, upper gastrointestinal sources can be promptly identified and managed. The surgeon continues to play a critical role in this management strategy.

急性上消化道出血(acute upper gastrointestinal bleeding, AUGIB)是指屈氏韧带以上的食管、胃、十二指肠和胰管、胆管病变引起的急性出血,胃空肠吻合术后吻合口附近的空肠上段病变所致出血也属这一范围。这是一种常见的临床急症,主要临床表现是呕血和便血,或者胃管内见血性液体,年发病率为(50~100)/10 万。随着胃镜和制酸药的广泛开展和应用,其疗效和预后已较过去大大改善,但其病死率和误诊率目前仍然很高,必须给予足够的重视。

一、分类

根据发病原因的不同,急性上消化道出血可以分为非静脉曲张性上消化道出血和门静脉高压症上消化道出血,分别占 80% 和 20% 左右。前者以消化性溃疡所致最为多见,后者是由于门静脉高压症所致的食管 – 胃底曲张静脉破裂、门静脉高压性胃病等引起。

本病以呕血和黑便为主要表现,血容量的减少可以导致周围循环的变化。根据失血量的多少可以分为大量出

血(出血量在数小时内达 1 000 mL 并伴有急性周围循环衰竭)、显性出血[呕血和(或)柏油样黑便,不伴急性周围循环衰竭]和隐性出血(大便隐血试验阳性)。

二、病因病理

急性上消化道出血的病因很多,可因上消化道本身的炎症、机械性损伤、血管性病变和肿瘤等因素引起,也可因邻近器官的病变和全身性疾病累及消化道所致。

(一)上消化道疾病

1. 非静脉曲张性上消化道出血　非静脉曲张性上消化道出血的病因繁多,多为上消化道本身病变所致,另有部分为胰管、胆管病变引起,或者胃空肠吻合术后吻合口附近出血等。

(1)消化性溃疡　占 30%~50%,以十二指肠溃疡尤其是球部后壁溃疡引起的出血多见,也多见于胃小弯侧。出血常因穿透性溃疡腐蚀黏膜下血管,多数为动脉性出血,当溃疡累及胃十二指肠动脉或胃左动脉分支时可发生致

命性的大出血。慢性溃疡由于局部伴有大量瘢痕组织,出血的动脉裂口缺乏收缩力而不易自止。此外胃肠吻合术的空肠溃疡和吻合口溃疡也可引起出血,发生时间多在术后2年以内,50%吻合口溃疡会发生出血。

(2) 应激性溃疡或急性糜烂性胃炎　占10%~15%。多见于休克、严重感染、严重烧伤(Curling溃疡)、严重头部外伤(Cushing溃疡)等危重病人或接受大手术的病人。此时由于交感神经兴奋、儿茶酚胺大量分泌使黏膜下血管痉挛,致低灌流状态、组织缺血缺氧、胃黏膜充血、糜烂损伤胃黏膜和毛细血管,表现为整个胃尤其是胃体的多发表浅、大小不等的糜烂灶。

(3) 肿瘤　癌组织发生缺血性坏死、糜烂或溃疡,侵蚀血管而出血。除了胃癌以外,还可见于胃肠道间质瘤(gastrointestinal stromal tumor,GIST)和淋巴瘤等。

(4) 胰胆管疾病　常见于肝内多发性脓肿、肝肿瘤或肝外伤引起的肝实质中央破裂,病变直接破入肝内门静脉或肝动脉分支,以致大量血液进入胆道。临床特点是出血前常有右上腹绞痛、发热、黄疸等。胰腺炎后形成假囊肿,且累及动脉时可以发生胰管内出血并进入十二指肠。

(5) 其他　阿司匹林或非甾体抗炎药也可引起类似应激性溃疡的多发表浅糜烂,食管贲门黏膜撕裂(Mallory-Weiss综合征),Dieulafoy病(消化道黏膜下的恒径动脉出血),其他还有食管裂孔疝、胃扭转、憩室炎等。

2. 门静脉高压性出血

(1) 食管、胃底曲张静脉破裂　约占20%,肝硬化、门静脉炎、门静脉血栓形成或门静脉受邻近肿块压迫致门静脉高压症。临床上往往出血量大,呕吐鲜血或血块,病情来势凶猛,病死率高。门静脉高压时食管、胃黏膜下静脉扩张,血管直径可达1~2 cm,其表面的黏膜扭曲变薄使之对胃酸和蛋白酶的抵抗力降低而被消化。在受到粗糙食物损伤、胃液反流时容易发生曲张静脉破裂出血。在肝癌伴门静脉主干癌栓时,也容易发生食管、胃底曲张静脉破裂大出血。

(2) 门静脉高压性胃病　比较少见,约占门静脉高压性出血的5%,主要发病机制与门静脉高压引起胃黏膜血液循环障碍有关。其病变程度与肝功能Child-Pugh分级、门静脉宽度、肝硬化病史长短有关,在合并出血的易发原因中包括幽门螺杆菌感染。

(二) 全身性疾病

1. 急性感染性疾病　流行性出血热、钩端螺旋体病、钩虫病等。

2. 凝血机制障碍　白血病、再生障碍性贫血、淋巴瘤、血友病等。

3. 其他　尿毒症、结缔组织病等。

三、临床表现

急性上消化道出血病情危急、凶险,需迅速作出诊断和及时处理。既往限于医疗设备和技术条件,常以剖腹探查术作为诊断治疗的重要手段,但易导致一些严重并发症或由于手术范围过大而带来不良后果。纤维胃十二指肠镜的问世,为诊断与治疗提供了有效的手段。

(一) 呕血和(或)黑便,可有或无伴随症状

病人以呕血和(或)黑便为主要临床表现,如出血量大可以伴有头晕、面色苍白、心率加快和血压降低等外周循环衰竭表现。呕血还是便血以及血的颜色与出血量和速度有关。如果出血量较小,血液在胃内滞留时间较长,经胃酸作用形成正铁血红蛋白后,呕出的血液呈咖啡色;如果出血量大、速度快,则呕出的血液可呈暗红,甚至鲜红色。发生便血时,在肠液作用下血红蛋白内的高铁形成硫化亚铁,排出的血液呈柏油样或紫黑色,但在大量出血时由于肠蠕动加快,可以排出暗红色甚至鲜红色血,有时误认为是下消化道出血。应该注意排除被误诊为急性上消化道出血的疾病,如某些口、鼻、咽部或呼吸道病变出血被吞下,或者服用某些药物(如铁剂、铋剂等)可以引起大便颜色发黑。

急性上消化道出血的全面诊断包括病因、部位和严重程度的判断。要重视既往病史和症状、体征在病因诊断中的作用。例如消化性溃疡常有反复发作的中、上腹痛史,用抗酸解痉药物常可以止痛;应激性溃疡常有明确的创伤史;做过胃大部切除术的病人要考虑发生吻合口溃疡出血的可能性;肝硬化门静脉高压症病人常有血吸虫病或肝炎病史,以往X线钡剂造影检查可见食管胃底静脉曲张;恶性肿瘤病人多有乏力、食欲缺乏、消瘦、贫血等表现;胆道出血病人常有右上腹痛、黄疸、呕血的三联症。应该注意的是有部分病人在发生急性上消化道出血前可以没有任何自觉症状,这时要明确出血部位和原因就需要依靠胃镜、B超等辅助检查手段。

上消化道大出血的鉴别诊断Box 7-55-1。

(二) 病情严重程度的评估

在急性上消化道出血的诊断中应对失血量和有无活动性出血进行评估,并根据病死率高低和再出血风险进行分级。

1. 失血量的评估　一般来说,病情严重程度与失血

Box 7-55-1　上消化道大出血鉴别诊断

疾病	所占比例	病因及主要临床表现
胃十二指肠溃疡	40%~50%	溃疡基底动脉被侵蚀破裂,一般位于胃小弯或十二指肠球部后壁。病程急,以呕血为主,也可便血,一般一次出血不超过 500 mL
门静脉高压症	20%	食管、胃底黏膜因曲张静脉变薄,被粗糙食物损伤或反流胃酸腐蚀。病程很急,主要表现呕血,单纯便血少,一次出血量常达 500~1 000 mL
应激性溃疡或急性糜烂性胃炎	15%~20%	浅表、多发胃黏膜糜烂,多与休克、严重感染、烧伤、严重颅脑外伤或大手术有关,以呕血为主,也可便血,一般一次出血不超过 500 mL
胃癌		癌组织缺血坏死,表面糜烂溃疡并侵蚀血管,以呕血为主,一般一次出血不超过 500 mL
肝内局限性慢性感染		肝脓肿破入门静脉或肝动脉分支,大量血液进入胆道
肝肿瘤、肝外伤		肝肿瘤或外伤引起肝实质中央破裂,血液进入胆道,以便血为主,出血量一般不多,一次 200~300 mL

量呈正相关。临床上可以根据血容量减少导致外周循环的变化来大致判断出血量,而难以根据呕血或黑便量来判断出血量,因为呕血或黑便往往与胃内容物和大便混在一起,而部分血可暂留在胃肠道内尚未排出。

心率和血压是评估出血量的主要指标。出血量不大时心率和血压可基本在正常范围。如大量出血在 800~1 600 mL 时,心率可增快达 100~120 次/min,收缩压可降至 70~80 mmHg,脉压明显缩小;出血量 >1 600 mL 以上时,心率可 >120 次/min 伴脉搏细弱甚至不能触及,同时收缩压可降至 50~70 mmHg,甚至无法测出。失血量 <400 mL 时,减少的血容量可由组织液及脾贮血所代偿,常常可以没有自觉症状;>400 mL 时可以出现头晕、心悸、口干等;急性失血 >1 200 mL 时可有晕厥、尿少、烦躁、四肢湿冷等休克的表现。

2. 有无活动性出血的判断　临床上有以下表现者,可以认为有活动性出血。

(1)呕血或黑便次数增多,呕吐物呈鲜红色,或解暗红色血便伴有肠鸣音活跃。

(2)外周循环衰竭表现经快速输血补液没有明显改善,或者虽暂时好转而又恶化,中心静脉压仍有波动或稍有稳定又再次下降。

(3)红细胞计数、血红蛋白测定与血细胞比容(HCT)继续下降,网织红细胞计数持续增高。如原来没有贫血,血红蛋白在短时间内下降至 70 g/L 以下,提示出血量较大,在 1 000 mL 以上。

(4)补液与尿量足够的情况下,血尿素氮持续或再次增高。如肌酐在 133 μmol/L 以下,而血尿素氮增至 14 mmol/L 以上时,提示失血量在 1 000 mL 以上。

(5)胃管抽出物有较多新鲜血液。

此外还可以通过内镜检查时溃疡基底情况来判断病情是否稳定,如果基底部有血凝块、血管显露等情况则再出血的可能性较大,需引起足够重视。

一般可以根据病人发病年龄、伴随疾病、估计失血量、血流动力学指标等将急性上消化道出血分为轻度、中度和重度(Table 7-55-1)。需要记住的是,有时虽然已经了解或明确有消化性溃疡、门静脉高压症等病史,但不一定就是出血的真正原因。例如,有些早期胃癌病人可以没有任何症状而表现为急性上消化道大出血。而在肝硬化门静脉高压症病人可以由于门静脉高压性胃病或合并的消化性溃疡所致。必要时需要考虑一些比较少见的疾病如食管贲门黏膜撕裂(Mallory-Weiss 综合征),Dieulafoy 病、食管裂孔疝、胃扭转、憩室炎等。

Table 7-55-1　Severity classification of acute upper gastrointestinal bleeding

Severity	Age	Comorbid diseases	Estimated blood loss (blood volume%)	HR	BP	Hemoglobin	Symptoms
Light	<60	None	<500 mL (15%)	Normal	Normal	No change	Dizziness
Moderate	<60	None	800~1 200 mL (20%)	100 bpm	Drop	70~100 g/L	Faint, thirsty, oliguria
Severe	>60	Yes	>1 500 mL (>30%)	>120 bpm	SBP<80 mmHg	<70 g/L	Cold limbs, oliguria, ental confusion

四、辅助检查

(一) 实验室检查

常用检验项目包括外周血红细胞计数、血红蛋白和血细胞比容(HCT)测定，以及呕吐物或大便隐血试验等。在出血早期外周血各项指标往往尚无变化，以后随着组织液代偿性回收进入血液循环使血液稀释，红细胞计数、血红蛋白和血细胞比容(HCT)在发病4 h以上才会出现显著变化，反映出血程度。如果原来没有贫血，血红蛋白在短时间内快速下降至70 g/L以下，表明出血量可能在1 200 mL以上。如果血肌酐<133 μmol/L，而血尿素氮上升至14 mmol/L以上时，也提示出血量较大，往往在1 000 mL以上。此外还需进行凝血功能检查(如出凝血时间、凝血酶原时间)、肝功能指标、肾功能和肿瘤标志物等。

(二) 纤维胃镜

纤维胃镜是诊断上消化道出血病因的首选方法，不仅可以发现出血的部位和原因，而且有助于判断再出血的可能性，决定是否需要急诊手术。研究表明，在发病后24 h内行急诊镜检查可以尽快明确病因、减少输血需求和手术概率，并缩短住院天数。20%~35%接受胃镜检查的病人需要行内镜下治疗，采用电凝、激光、药物注射或金属钛夹钳闭等局部止血措施，5%~10%病人最终需要手术治疗。虽然纤维胃镜是出血部位定位的最佳手段，但仍有1%~2%的病人由于胃内大量积血而影响寻找出血部位。因此在检查前通过室温下生理盐水反复冲洗有助于提高检查阳性率，不但可以发现表浅黏膜病变，而且能在消化性溃疡和食管胃底静脉曲张同时存在时明确出血原因。应仔细检查胃及十二指肠球部的各个部分以免遗漏，当镜至十二指肠球部仍未能发现出血病变时，应深插内镜至乳头部检查，如果见到局部溢出血性胆汁即为胆道出血。胃镜检查可根据溃疡基底特征来判断病变是否稳定，凡是基底有血凝块、血管显露等征象时易于再出血，此时可根据Forrest分级对病变进行评估(Table 7-55-2)。

Table 7-55-2　Forrest classification of endoscopic findings and rebleeding risks in peptic ulcer disease

Classification	Features	Rebleeding risk
Grade I a	Active, pulsatile bleeding	High
Grade I b	Active, nonpulsatile bleeding	High
Grade II a	Nonbleeding visible vessel	High
Grade II b	Adherent clot	Intermediate
Grade II c	Ulcer with black spot	Low
Grade III	Clean, nonbleeding ulcer bed	Low

如果心率>120次/min、收缩压<90 mmHg或较基础收缩压降低>30 mmHg、血红蛋白<50 g/L时，首先应该开放深静脉、快速补液纠正外周循环衰竭，至血流动力学趋于稳定且血红蛋白上升至70 g/L后再行纤维胃镜检查。个别危重病人行内镜检查时应予以心率、血压和氧饱和度监护。

(三) 血管造影

数字减影式血管造影(DSA)是一项具有诊断和治疗双重作用的诊治手段。在胃镜检查阴性但仍有活动性出血的病人，应该急诊行选择性腹腔动脉或肠系膜动脉造影。在出血速度达到0.5 mL/min时即可有碘造影剂外溢积聚而显示活动性出血的部位。在出血暂停时也可以显示血管性或实质性病变，具有定位诊断和指导制订治疗方案的价值。当明确显示出血部位时，可以从导管内持续滴注血管收缩药(加压素、去甲肾上腺素)或注入栓塞剂(吸收性明胶海绵)以使破裂的血管收缩或栓塞，达到止血目的。溃疡基底部血管破裂出血、胃肠吻合口或平滑肌瘤出血时常常可以用此手段止血。

(四) 核素扫描

多选用^{99m}Tc标记的红细胞行腹部γ-闪烁计数扫描。在5 mL以上出血量的部位可以出现放射性浓聚区，可以起到初步的定位作用，但此检查的特异性较差，近年来应用已逐渐减少。

(五) B超、CT和MR检查

可以发现肝、胆道或胰腺的结石、肿瘤、脓肿等病变，通过门静脉系统和胆道系统的重建成像，有助于了解门静脉直径、有无血栓、癌栓形成或胆管、胰管病变等。其中多普勒彩超近年来的应用日益普及，可以较准确测定门静脉及其各属支的血流量和血流方向，对曲张冠状静脉的显示率在75%以上，有助于判断上消化道出血的来源。

(六) 三腔二囊管检查

常用的三腔二囊管如Sengstaken-Blakemore管有三个腔，一通圆形的胃气囊，一通圆柱形的食管气囊，一通胃腔(Figure 7-55-1)。将胃气囊和食管气囊充气后，经第三通胃腔管将胃内存血冲洗干净后，如果没有再出血则可以认定为门静脉高压症引起的食管胃底曲张静脉破裂出血，否则以消化性溃疡或门静脉高压性胃病导致出血的可能性较大。这一检查必须取得病人的充分合作，同时也有发生误吸、食管穿孔等并发症的可能性。

通过上述临床检查和分析并结合辅助检查手段，基本上可以明确上消化道出血的原因和部位，从而采取针对性的有效止血手段。当各种检查均不能明确原因且持续性

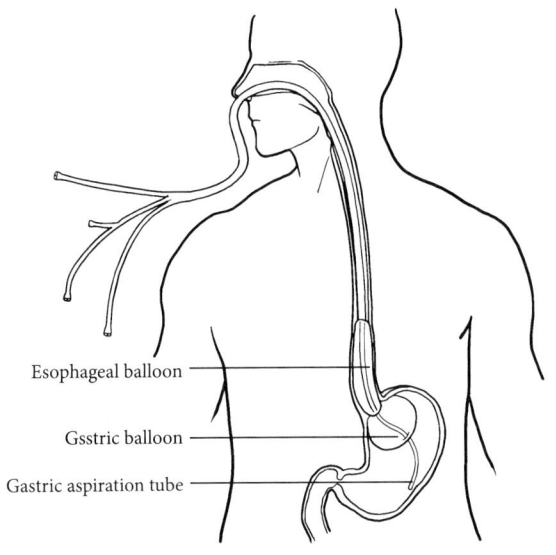

Esophageal balloon
Gsstric balloon
Gastric aspiration tube

Figure 7–55–1　Sengstaken-Blakemore

出血、血流动力学不稳定时,应及时考虑剖腹探查,必要时可行术中内镜检查以寻找出血部位。

五、急性上消化道出血的治疗

一旦存在明确的呕血和黑便症状,都需急诊住院治疗,在评估出血的严重程度后,高危病人应该转入重症监护室。其处理原则主要包括有效的液体复苏、出血征象的监测以及病因治疗。

(一)对症治疗

根据失血的多少在短时间内输入足量液体,以纠正循环血量的不足。应立即选择1~2条较粗的静脉,建立快速静脉通道。如果能够留置颈内静脉或锁骨下静脉导管,则能有效施行中心静脉压监测,以指导液体复苏。同时,监测血压、心率、意识状态、肢体温度、周围静脉充盈情况、尿量等,休克病人需要留置尿管,并记录每小时尿量。所有病人都应记录呕血、黑便和便血的频度、颜色、性质和总量,定期复查红细胞计数、血红蛋白等血流动力学指标。

对凝血功能有障碍者,可静脉注射维生素 K_1、纤维蛋白原等。插入胃管者可灌注冰冻去甲肾上腺素溶液(去甲肾上腺素 8 mg,加入冰生理盐水 100~200 mL)。为防止继发性纤溶,可使用氨甲苯酸等抗纤溶药,但应避免滥用止血药。

(二)病因治疗

1. 胃、十二指肠溃疡大出血　临床上常用的药物主要包括 H_2 受体拮抗剂(西咪替丁、雷尼替丁、法莫替丁等)和质子泵抑制剂(奥美拉唑、兰索拉唑、泮托拉唑、雷贝拉唑),其主要作用在于降低胃酸,促进溃疡愈合。除全身给

药外,尚可局部给药,凝血酶、去甲肾上腺素等都有一定的效果,但是局部用药的前提是药物能与病变部位直接接触。急诊内镜检查如发现有喷射状出血、渗血性活动性出血、血管裸露或有血凝块附着,应予以镜下止血。内镜止血的方法包括药物喷洒和注射、热凝治疗(高频电、微波、热探头、激光、氩气血浆凝固术等)及止血夹钳夹止血。其中药物喷洒和注射的方法简便、安全、疗效确切,又无需特殊设备,因而是首选方法,止血药物包括 1∶10 000 肾上腺素溶液、1% 乙氧硬化醇、5% 鱼肝油酸钠等,其止血有效率在 80% 左右,但仍有 20% 左右的病人可能发生再次出血。热凝治疗的有效率略高于药物注射,但需要特殊器械。而对于内镜发现的小动脉出血或局灶性涌血,最佳的方法是放置金属止血夹。如果病人年龄在 50 岁以上伴有动脉硬化症,或病史较长,系慢性溃疡,经过初步处理,待生命体征平稳后,应早期手术。

2. 门静脉高压症引起的食管、胃底曲张静脉破裂出血　应视肝功能的情况来决定处理方法。三腔二囊管压迫止血可使 80% 食管胃底曲张静脉出血得到控制,但约 50% 的病人排空气囊后又立即出血。内镜下硬化剂注射和圈套结扎是较为有效的止血方法,由于后者的并发症更少,因此近年来应用已日趋增多。生长抑素、垂体后叶素的使用,能够有效减少内脏血流,降低门静脉压力。两者结合止血的有效率达 80%~90%,但远期再出血率较高。如果以上两种方法失败,可以采用经颈静脉肝内门体分流术(TIPS)。对于肝功能较好(ChildA、B 级)的病人,应争取即时或经积极初步处理后即行手术。手术方法宜根据门静脉高压病因、肝硬化类型、肝功能分级以及门静脉血流动力学特点选择。由于急性大出血时往往全身情况差,病情危重,故急诊手术的死亡率高。因此,手术应以简单有效为原则,主要施行脾切除术加贲门周围血管离断术。也可以行脾肾静脉分流加断流的联合手术,其止血效果好,术后再出血率低,肝性脑病发生率较低且易被控制。

3. 胃癌　对于明确诊断为胃癌的病人,应尽早手术。由于胃癌合并急性大出血时大多已属进展期胃癌,因此其治疗原则是尽量争取行根治性手术。如探查时发现肿块较大而未完全固定,远处有转移,难以根治切除;或由于年龄、身体情况等不能耐受根治术者,则不应强行根治术。为减轻肿瘤负荷,延长生存期,可酌情行姑息性胃癌切除术。凡不能行姑息性切除者,或合并幽门梗阻者可考虑采用旨在止血、解除梗阻的胃癌周血管缝扎加胃空肠吻合术。

4. 急性胃黏膜病变　孤立病灶使用内镜下止血方法可以取得较好效果,但是病变往往比较广泛,内镜止血困

难。选择性腹腔动脉造影可以明确出血部位，再采用栓塞或垂体后叶素经动脉灌注，可以使80%的病人出血得到控制。经过初步处理和以上措施仍然不能止血，则可采用手术。手术方法的选择要根据病灶范围，首先需要切开胃壁，如果病灶范围较小，可以采用缝扎止血，迷走神经切断术加行幽门成形术；而如果病灶较为广泛，则可采用胃大部切除术。

5. 胆道出血　胆道出血的量一般不大，多可经非手术治疗，包括控制胆道感染和止血药物的使用而自止。但是如果出血不能停止，则需进行肝动脉造影和经导管动脉栓塞。造影发现动脉－胆管瘘，动脉－门静脉瘘以及假性动脉瘤等，即可确定活动性出血部位。然后将导管放置在尽可能靠近出血部位，随后采用气囊、微金属圈、明胶海绵等栓塞剂进行栓塞，其成功率可达80%~100%，目前已经被公认为是胆道出血决定性的诊断和治疗方法。但介入治疗只是止血，如仍存在胆管结石或梗阻等病变，可能导致顽固性、复发性胆道出血，其根本治疗仍是彻底手术治疗。采用手术处理原发病灶或有效疏通胆道，以防再次胆道出血。

（三）手术治疗

由于各种止血方法的不断改进，约80%的上消化道出血的病人可经非手术治疗达到止血目的。对部位不明确的上消化道大出血，经过积极的初步处理后，未能有效控制，且生命体征仍不稳定，应早期行急诊剖腹探查，以期找到病因，彻底止血。

手术指征见 Box 7-55-2。

Box 7-55-2　急性上消化道出血的手术指征

绝对指征

经过积极复苏治疗血流动力学仍然不稳定，输血超过6单位

内镜下止血失败

初步稳定后又再次或反复出血

复发出血并导致休克

持续慢性出血且输血超过每日3单位

相对指征

血型罕见或配型困难

病人拒绝输血

老年病人原有高血压、动脉硬化，出血不易控制者

严重伴随疾病

胃恶性肿瘤

剖腹探查术一般主张行上腹正中切口。首先探查胃和十二指肠球部，注意胃和十二指肠后壁的探查需打开胃结肠韧带；第二步探查有无肝硬化和脾大，同时注意胆道情况，必要时可行诊断性胆囊或胆总管穿刺；第三步检查屈氏韧带以上的十二指肠。如以上检查仍未发现病变，而胃或十二指肠内有积血，可纵向切开胃窦前壁探查。胃壁切口应足够长，以便在直视下检查胃壁内所有部位，并依次阻断食管下段、十二指肠起始部，用生理盐水反复冲洗胃腔，以明确出血是否来源于食管或十二指肠。如果仔细检查胃内后仍未发现任何病变，最后要用手指通过幽门，必要时纵形切开幽门，来检查十二指肠球部后壁靠近胰头的部分有否溃疡存在。经过上述一系列的顺序检查，多能明确出血的原因和部位。

六、预后

病人的预后主要取决于病情严重程度和再出血的危险性，不同原发疾病引起的急性上消化道出血发生再出血的危险性差别很大。一般根据年龄、有无伴随疾病、估计失血量等指标将病情严重程度分为轻、中、重度（Table 7-55-1）。在原无肝肾疾病病人中，如果血肌酐、尿素氮或转氨酶水平升高者，病死率增高。

急性上消化道出血病人住院过程中，20%~25%可能发生再出血。多数病人出血呈间歇性，可能是原出血部位愈合而新的糜烂和溃疡又发生出血。再出血的危险因素包括入院时休克、大量呕血、年龄大于60岁者和内镜下有近期出血征象者。入院时休克与再出血关系密切，多数是由于病变侵蚀较大血管及其分支所致；大出血后血容量减少、血压降低，凝血块形成致出血停止，但经止血补液治疗血压回升后可能再次大出血。大量出血时可由于血凝块压迫而暂时止血，尤其在门静脉高压症曲张静脉破裂出血者有很高的再出血发生率。年龄大于60岁病人由于常伴有冠心病或脑血管疾病等严重疾患，血管壁硬化，容易发生再出血。在内镜检查下有以下一项或一项以上特征者称为近期出血征象，包括病变部位有新鲜出血、病变部位附有新鲜或陈旧的血块或黑色污物、溃疡底部或边缘可见裸露血管等；具有近期出血征象的病人发生再出血的危险性明显增高。

总之，急性上消化道出血的病情危急、凶险，需要作出迅速诊断和及时处理。尽管近年来随着治疗手段的不断改进和对其病理生理学改变的认识不断深入，治疗效果较以往大大提高，但仍然需要给予足够的重视，以期进一步提高疗效。

（曹　晖）

第 56 章
腹膜炎及腹腔感染

解剖生理概要

腹腔(peritoneal cavity)是一个容纳腹部脏器的潜在性间隙,由腹膜(peritoneum)脏层和壁层折返形成。脏腹膜系指覆盖在脏器表面的浆膜,壁腹膜是指覆盖在腹壁内面的浆膜,脏腹膜在腹腔内将内脏器官悬吊或固定于膈肌、腹后壁或盆腔壁,形成了韧带、系膜和网膜。腹膜腔是人体最大的体腔,它又分为腹腔和网膜囊,两者经由网膜孔(epiploic foramen,又称 Winslow's 孔)相通(Figure 7-56-1)。大网膜经横结肠下垂,并遮盖其下的脏器,它有丰富的血液供应和大量的脂肪组织,且活动度大,能移动到所及的腹腔内病灶处,并可将其包裹,使炎症局限,后期有修复损伤和病变的作用。腹膜腔在男性是封闭的,而在女性则经由输卵管、子宫、阴道与外界相通。在正

常成年人腹腔内含有 75~100 mL 清亮的草黄色液体,比重小于 1.016,含蛋白质 30 g/L,主要是清蛋白,无纤维蛋白原,故不会凝集,含细胞 3 000 个 /μL,吞噬细胞占 1/2,淋巴细胞占 40%,并有少量的嗜酸性细胞、肥大细胞和间皮细胞,主要起润滑作用,有助于减少内脏间接触面的摩擦。

腹膜有很多皱襞,其面积几乎与全身的皮肤面积相等,为 1.7~2 m²。腹膜还是一个由液体张力梯度控制的双向半透膜,水、电解质、尿素及一些小分子物质能透过腹膜。它能以 30~35 mL/h 的速度吸收注入腹腔内的等渗盐水,但如果注入高张液体,则循环内的液体会以 300~500 mL/h 的速度进入腹腔内。腹膜的这一特性是腹膜透析的基础。腹膜有很强的吸收力,能吸收腹腔内的积液、血液、空气和毒素等。腹膜各部分的吸收力稍有不同,一般膈面的腹膜吸收力较强,而盆腔腹膜则吸收较慢。这与膈下腹膜血运

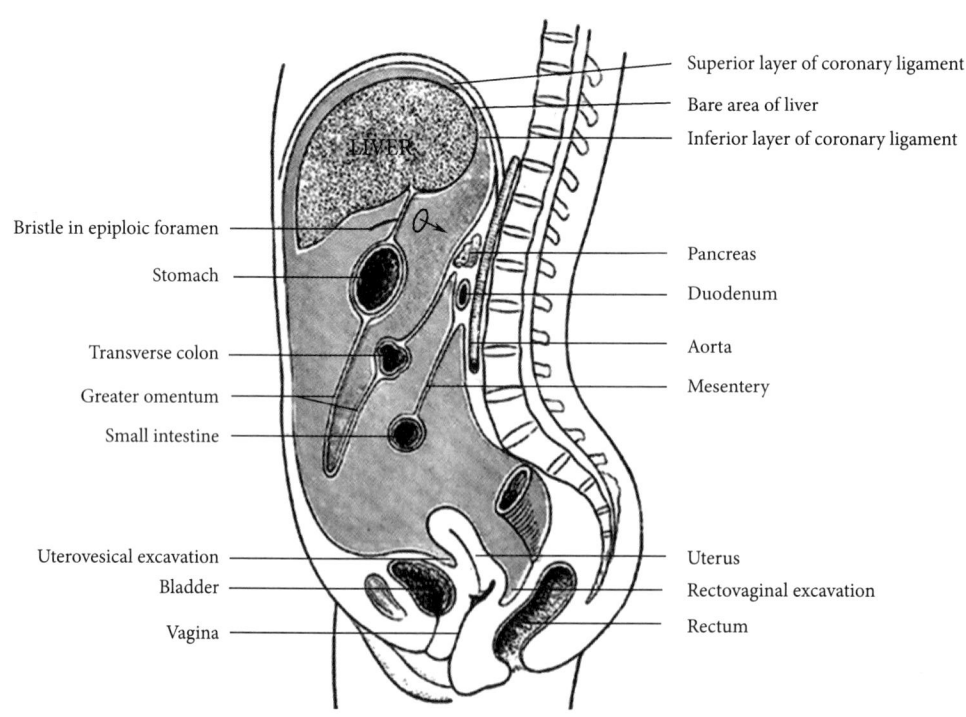

Figure 7-56-1　Ideograph of peritoneum

较为丰富且多带小孔淋巴管有关。因此,临床上膈下感染时发热等全身炎症反应多明显,易出现感染性休克,而感染位于盆腔者则即使形成脓肿其全身的毒血症状也往往较轻。

壁腹膜受体神经支配,主要来源于肋间神经和腰神经,对痛觉敏感,定位准确,尤其腹前壁腹膜受刺激时可引起反射性肌紧张,是诊断腹膜炎的重要依据。膈肌中心部分的腹膜主要由膈神经支配,受刺激时可引起肩部反射性疼痛和打嗝。脏腹膜主要由交感神经和迷走神经支配,对牵拉、胃肠腔内压力增高以及压迫等刺激敏感,对痛觉定位较差,常为钝痛,且多限于脐周,刺激时可引起心率降低,血压下降和肠麻痹。

腹膜能向腹腔内分泌少量液体,内含淋巴细胞、巨噬细胞和脱落的内皮细胞。在病理情况下,腹腔液体的质和量都会发生较大的变化,在急性炎症时,腹膜分泌出大量渗出液,以稀释毒素和减少刺激。但是渗出过多时可造成腹腔内高压,导致所谓的腹腔室间隔综合征(abdominal compartment syndrome, ACS)。渗出液中的巨噬细胞能吞噬细菌、异物和破碎组织。渗出液中富含纤维蛋白原,受损伤的腹膜间质细胞可释放凝血激酶并将纤维蛋白原转化为纤维蛋白,导致病变周围胶原沉积,形成纤维粘连,以防止感染的扩散并修复受损的组织,而另一方面又造成腹腔内的广泛纤维性粘连,使肠管成角、扭曲或成团块,导致肠梗阻。

第一节 / 急性弥漫性腹膜炎

本节要点 (Key concepts)

- **Background**

Peritonitis is defined as inflammation of the peritoneum. It may be localised or generalised, generally has an acute course. Peritonitis generally represents a surgical emergency.

- **Risk factors**

Risk factors for primary peritonitis:

a. Liver disease (cirrhosis); b. Kidney damage; c.Fluid in the abdomen; d. Compromised immune system; e. Pelvic inflammatory disease.

Risk factors for secondary peritonitis:

a. Appendicitis; b. Stomach ulcers; c. Torn or twisted intestine; d. Severely inflamed gallbladder; e. Damage to the pancreas; f. Inflammatory bowel disease; g. Injury caused by an operation; h. Trauma.

- **Clinical presentation**

a. Abdominal pain or swelling; b. Nausea and vomiting; c. Increased breathing and heart rates; d. Fever and chills; e. Tenderness, sharp pain causing board-like rigidity; f. Rebound tenderness; g. Enteroparalysis.

- **classification**

a. Primary peritonitis; b. Secondary peritonitis.

- **Management**

General supportive measures such as vigorous intravenous rehydration and correction of electrolyte disturbances. Depending on the causes of peritonitis, antibiotics are usually administered intravenously.Surgery (laparotomy) is needed to perform for any anatomical damage which may have caused peritonitis. The exception is spontaneous bacterial peritonitis, which does not benefit from surgery.

腹膜炎系腹膜受到刺激而产生的炎性或化脓性反应。可发生于腹腔脏器穿孔、炎症、感染或缺血坏死。细菌感染、化学性或物理性损伤等均可引起。根据发病原因不同可分为原发性腹膜炎和继发性腹膜炎两大类。根据是否合并细菌感染可分为细菌性和非细菌性两种。按照病变范围可以分为弥漫性腹膜炎和局限性腹膜炎两类。按临床经过可分为急性、亚急性和慢性三类。急性化脓性腹膜炎累及全腹腔即为急性弥漫性腹膜炎(acute diffuse peritonitis)。

一、病因及分类

1. 继发性腹膜炎（secondary peritonitis） 是最常见的腹膜炎，腹腔内空腔脏器穿孔、外伤引起的内脏破裂是继发性腹膜炎最常见的原因（Box 7-56-1）。血液、尿液无菌时对腹膜刺激较轻，但如有细菌感染，则腹膜炎明显加重。胃十二指肠溃疡穿孔所致胃液进入腹腔，在最初的数小时仅造成化学性腹膜炎，如未得到治疗，6~12 h 后即可发展为细菌性腹膜炎。

Box 7-56-1　继发性腹膜炎常见的病因

1. 炎症和感染
   (1) 肠道：急性阑尾炎、梅克尔憩室炎、结肠憩室炎、坏死性肠炎等
   (2) 其他脏器：急性胆囊炎、急性胰腺炎、肝脓肿、急性输卵管炎等
2. 消化道急性穿孔
   (1) 胃、十二指肠溃疡急性穿孔
   (2) 恶性肿瘤穿孔，如胃癌、结肠癌穿孔
   (3) 坏疽性胆囊炎
   (4) 蛔虫肠穿孔
3. 绞窄性肠梗阻　如肠扭转、闭襻型肠梗阻等
4. 血管闭塞性疾病　肠系膜血管栓塞、缺血性结肠炎、脾梗死等
5. 腹腔内出血　自发性脾破裂、肝癌破裂、宫外孕破裂、卵巢滤泡破裂等
6. 外伤　腹壁穿透性损伤，腹壁闭合性损伤等
7. 医源性　胃肠吻合口漏、胆瘘、胰瘘、术后近期内腹腔内出血、异物存留等

腹膜炎的严重程度与很多因素有关：污染细菌的种类、机体的营养状况、免疫系统的功能状态。引起继发性腹膜炎的细菌多为胃肠道内正常存在的菌群，以大肠杆菌最常见，其次为厌氧菌、链球菌、变形杆菌、产气杆菌等。常为一种以上需氧菌和两种以上厌氧菌的混合感染，故毒性较强。各种原因引起的继发性腹膜炎的严重程度及病死率见 Table 7-56-1。

2. 原发性腹膜炎（primary peritonitis） 腹腔感染无确切的原发病灶。多发生于免疫功能低下者，发病率小儿高于成年人，女性高于男性，前者被认为是致病微生物易通过女性生殖系统进入腹腔。小儿发病高峰在新生儿和 4~5 岁时期。病人表现为腹部压痛、体温高和白细胞计数增多。病史中可能有急性上呼吸道感染、中耳炎等。因此，对肾病、猩红热患儿出现腹膜炎症状时要高度怀疑原发性腹膜炎。原发性腹膜炎的致病菌多为溶血性链球菌或肺炎链球菌。在除外肺或泌尿系统感染后，做腹腔穿刺术可协助诊断。成年人肝硬化腹水病人发生原发性腹膜炎的概率也较高。

二、病理生理

腹腔内进入细菌或胃肠内容物后，机体立即产生反应，腹膜充血、水肿并失去原有的光泽。接着产生大量浆液性渗出液，以稀释腹腔内的毒素，并出现大量巨噬细胞、中性粒细胞，加以坏死组织、细菌和凝固的纤维蛋白，使渗出液变混浊而成为脓液。以大肠埃希菌为主的脓液呈黄绿色，常与其他致病菌混合感染而稠厚，并有粪便的特殊臭气。

腹膜炎的结局依赖两方面，一方面是病人全身和局部的防御能力，另一方面是污染细菌的性质、数量和时间。细菌及其产物（内毒素）刺激病人的细胞防御机制，激活许多炎性介质，如血中肿瘤坏死因子（TNF-α）、白介素 -1（IL-1）、白介素 -6（IL-6）和弹性蛋白酶等可升高，其在腹腔渗出液中的浓度更高。这些细胞因子多来自巨噬细胞，另一些是直接通过肠屏障进入腹腔，或由损伤组织所生成。腹膜渗出液中细胞因子的浓度更能反映腹膜炎的严重程度。在病情后期，腹腔内细胞因子具有损害器官的作用。除了细菌因素以外，这些毒性介质不清除，其终末介质 NO 将阻断三羧酸循环而致细胞缺氧，导致多器官衰竭和死亡。此外，腹内脏器浸泡在大量脓液中，腹膜严重充血、水肿，并渗出大量液体，引起脱水和电解质紊乱，血浆蛋白减低和贫血，加之发热、呕吐、肠管麻痹、肠腔内大量积液使血容量明显减少，此外，麻痹扩张的肠管使得膈肌抬高而影响心肺功能，使血液循环和气体交换进一步受到影响，加重休克而导致死亡（Figure 7-56-2）。

Table 7-56-1　Severity and mortality rate of secondary peritonitis

Severity	Etiological factor	Mortality rate
Mild	Appendicitis, perforation of gastroduodenal ulcer, salpingitis	<10%
Moderate	Meckel's diverticula (limited perforation), perforation of intestine (non ischemia), gangrenous cholecystitis, multiple trauma	<20%
Severe	Perforation of the large intestine, enteric ischemic necrosis, severe acute pancreatitis, complication of surgery (stomal leak of gastrointestinal tract, biliary tract, pancreatic gland, and so on.)	20%~80%

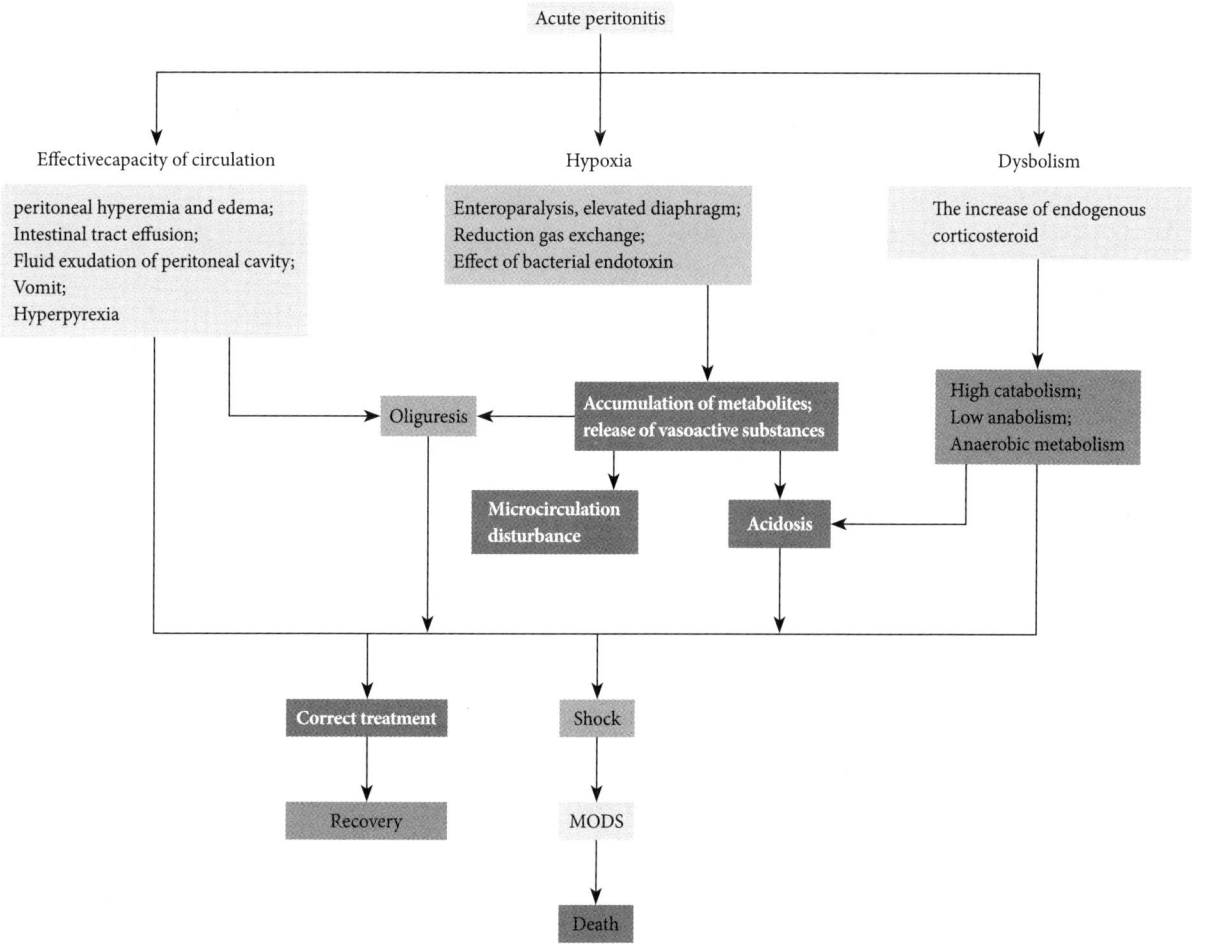

Figure 7-56-2　Pathophysiology of acute peritonitis

三、临床表现

根据病因不同,腹膜炎的症状可以是突然发生,也可能是逐渐出现的。如空腔脏器破裂或穿孔引起的腹膜炎,发病较突然。而阑尾炎、胆囊炎等引起的腹膜炎多先有原发病症状,以后才逐渐出现腹膜炎表现。

1. 腹痛　是最主要的临床表现。疼痛的程度与发病的原因、炎症的轻重、年龄、身体素质等有关。疼痛一般都很剧烈,难以忍受,呈持续性。深呼吸、咳嗽、变动体位时疼痛加剧。病人多不愿改变体位。疼痛先从原发病变部位开始,随炎症扩散而蔓延至全腹。

2. 恶心、呕吐　腹膜受到刺激,可引起反射性恶心、呕吐,呕吐物多是胃内容物。后期麻痹性肠梗阻时可吐出黄绿色胆汁,甚至粪样内容物。

3. 体温、脉搏　其变化与炎症的轻重有关。早期可正常,随着炎症发展体温逐渐升高、脉搏相应加快。原有病变如为炎症性,则发生腹膜炎之前体温已升高,进展为腹膜炎后体温会进一步增高。年老体弱的病人体温可不

升高,脉搏多加快,如脉搏快体温反而下降,这是病情恶化的征象之一。

4. 感染中毒症状　病人可出现高热、脉速、呼吸浅快、大汗、口干。病情进一步发展可出现面色苍白、虚弱、眼窝凹陷、皮肤干燥、四肢发凉、呼吸急促、口唇发绀、舌干苔厚、脉细微弱、体温骤升或下降、血压下降、神志恍惚或不清,表示已有重度缺水、代谢性酸中毒及休克。

5. 腹部体征　可见腹膨隆,腹式呼吸减弱或消失。腹胀加重是病情恶化的一项重要标志。压痛(tenderness)、腹肌紧张(rigidity)和反跳痛(rebound tenderness)是腹膜炎的标志性体征,尤以原发病灶所在部位最为明显。腹肌紧张程度随病因与病人反应情况而表现不同。胃肠或胆囊穿孔可引起强烈的腹肌紧张,甚至呈"木板样"强直。幼儿、老年人或极度虚弱的病人腹肌紧张不明显,易被忽视。腹部叩诊时胃肠胀气呈鼓音。胃十二指肠穿孔时肠内有大量气体移至膈下,使肝浊音界缩小或消失。腹腔内积液较多时可叩出移动性浊音。听诊时肠鸣音减弱,肠麻痹时肠鸣音可能完全消失。直肠指检可有直肠前窝饱满

感及触痛,这表示盆腔已有感染或形成盆腔脓肿。

四、辅助检查

1. 实验室检查　白细胞计数及中性粒细胞比例增高。病情险恶或机体反应能力低下的病人,白细胞计数不增高,仅中性粒细胞比例增高,甚至有中毒颗粒出现。

2. 腹部立位 X 线平片　小肠普遍胀气并有多个小液平面的肠麻痹征象。胃肠穿孔时多数可见膈下游离气体。

3. B 超检查　显示腹内有不等量的液体,但不能鉴别液体的性质。B 超指导下腹腔穿刺抽液或腹腔灌洗,可帮助诊断。

4. 腹腔穿刺　根据叩诊或 B 超检查进行定位,在两侧下腹部髂前上棘内下方进行诊断性腹腔穿刺抽液,根据抽出液的性质来判断病因。抽出液可为透明、混浊、脓性、血性、含食物残渣和粪便等几种情况。结核性腹膜炎为草绿色透明腹水。胃十二指肠急性穿孔时抽出液呈黄色、混浊、含胆汁、无臭气。饱食后穿孔时可含食物残渣。急性重症胰腺炎时抽出液为血性,淀粉酶含量高。急性阑尾炎穿孔时抽出液为稀薄脓液,略带臭气。绞窄性肠梗阻抽出液为血性、味臭。如抽出的是不凝血,则提示腹腔出血,若为凝血,则要排除是否刺入血管。抽出液还可以作涂片及细菌培养。腹内液体少于 100 mL 时,腹腔穿刺往往抽不出液体,可注入一定量的生理盐水后再进行抽液检查。

5. CT、MRI 检查　对腹腔内实质性脏器病变(如急性胰腺炎)的诊断帮助较大,对评估腹腔内积液量也有一定帮助。

6. 直肠指检　发现直肠前壁饱满,触痛,提示盆腔已有感染或形成盆腔脓肿。已婚女性病人可作阴道检查或后穹隆穿刺检查。

7. 腹腔镜　可兼作诊断与治疗之用,尤其在年青女性病人,当阑尾炎与附件病变及盆腔炎难以鉴别时价值尤大。

五、诊断

根据病史及典型体征,白细胞计数及分类,腹部 X 线检查、B 超检查、CT 和 MRI 检查等,腹膜炎的诊断一般比较容易。但对下列特殊情况要仔细斟酌。

1. 年老体衰病人症状、体征常不典型。

2. 腹部手术后病人腹膜刺激征易被术后伤口疼痛所掩盖,发热与肠麻痹也与腹膜炎的表现难以区别,但立位腹部 X 线平片可发现膈下游离气体,腹腔引流液由淡血性变为混浊或有异味;腹部伤口有较多混浊液体渗出均提示可能有腹膜炎发生。

3. 儿童在上呼吸道感染期间突然腹痛、呕吐,出现明显的腹部体征时,要综合分析是原发性腹膜炎,还是肺部炎症刺激肋间神经所引起。

诊断有困难时,可行腹腔穿刺、腹腔灌洗或腹腔镜检查。

六、治疗

急性腹膜炎的治疗主要包括维持体液及电解质代谢平衡,合理应用抗生素,手术处理原发病灶及引流腹腔等。可分为非手术和手术治疗两种方法。

(一) 非手术治疗

对病情较轻或病程较长超过 24 h,且腹部体征已减轻或有减轻趋势者,可行非手术治疗。非手术治疗也可作为手术前的准备工作。

1. 体位　一般取半卧位,以促使腹内渗出液流向盆腔,减轻中毒症状,有利于局限和引流,且可促使腹腔内脏器下移,腹肌松弛,减轻因腹胀压迫膈肌而影响呼吸和循环。鼓励病人经常活动双腿,以防发生血栓性静脉炎。休克病人取平卧位或头、躯干和下肢各抬高约20°的体位。

2. 禁食、胃肠减压　胃肠道穿孔的病人必须禁食,并留置胃管持续胃肠减压,抽出胃肠道内容物和气体.以减少消化道内容物继续流入腹腔,减轻胃肠内积气,改善胃壁的血液循环,有利于炎症的局限和吸收,并促进胃肠道恢复蠕动。

3. 纠正水、电解质紊乱　由于禁食、腹腔大量渗液及胃肠减压,可丢失大量体液,因而易造成体内水、电解质及酸碱失衡。根据病人的丢失和生理需要量计算需补充的液体总量(晶体、胶体),病情严重时可补充新鲜血浆、白蛋白,以纠正因腹腔内渗出大量血浆引起的低蛋白血症。注意监测脉搏、血压、尿量、中心静脉压、心电图、血细胞比容、电解质、肌酐以及血气分析等,以调整输液的成分和速度,维持尿量每小时 30~50 mL。急性腹膜炎中毒症状明显并有休克时,如补液、输血未能改善病情,可以适当短期应用糖皮质激素,对减轻中毒症状、缓解病情有一定的帮助。血管活性药物的应用可参照抗休克治疗。

4. 抗生素　继发性腹膜炎大多为混合感染,致病菌主要为大肠埃希菌、肠球菌和厌氧菌(拟杆菌为主)。在选用抗生素时,根据细菌培养及药敏结果选用才是科学合理的,但其存在滞后性的缺点。因此,早期抗生素的使用往往根据原发疾病及常见致病菌种类经验性用药。第三代头孢菌素具有广谱杀菌功能,可作为首选药物。过去较常用的氨苄西林、氨基糖苷类和甲硝唑(或克林霉素)三联合方案,现在已较少应用。氨基糖苷类有肾毒性,在感染腹腔环境的低 pH 中效果欠佳。需要强调的是,抗生素不能替代手术治疗。

5. 补充热量和营养支持　急性腹膜炎的代谢率约为正常人的 140%,每日需要热量达 12 550~16 740 kJ(3 000~4 000 kcal)。热量补充不足时,体内大量蛋白质首先被消耗,使病人的抵抗力及愈合能力下降。在输入葡萄糖供给一部分热量的同时应补充白蛋白、氨基酸等。静脉输入脂肪乳剂,热量较高。长期不能进食的病人应及早考虑肠外营养,手术时已做空肠造口的病人,肠道功能恢复后可给予肠内营养。

6. 镇定、镇痛、吸氧　可减轻病人的痛苦与恐惧心理,已经确诊、治疗方案明确及手术后的病人,可用哌替啶类镇痛药。诊断不清或需要进行观察时,暂不用镇痛药,以免掩盖病情。

(二) 手术治疗

非手术治疗仅适用于少数腹膜炎已局限的病人,继发性腹膜炎绝大多数需要手术治疗。

1. 手术适应证

(1) 经上述非手术治疗 6~8 h(一般不超过 12 h)腹膜炎症及体征不缓解反而加重者。

(2) 腹腔内原发病严重,如胃肠道或胆囊坏死穿孔、绞窄性肠梗阻、腹腔内脏器破裂所致的腹膜炎。

(3) 腹腔内炎症较重,有大量积液,出现严重的肠麻痹或中毒症状,尤其是有休克表现者。

(4) 腹膜炎病因不明,无局限趋势。

2. 麻醉方法　多选择全身麻醉或硬膜外麻醉。

3. 处理原发病　手术切口应根据原发病变的脏器所在部位而定。如不能确定原发病变,以正中切口为宜,开腹后可向上下延长。如曾做过腹部手术,可经原切口或在其附近做切口。开腹后要小心肠管,如腹内脏器与腹膜粘连,要避免分离破胃肠管壁。探查时要轻柔细致,不要过多地解剖和分离,以免感染扩散。为了找到病灶可分离

一部分粘连。明确腹膜炎的病因后再选择处理方法。胃十二指肠溃疡穿孔的病人首选穿孔修补术。高度怀疑恶性肿瘤或合并幽门梗阻、消化道出血时,可考虑行胃大部切除术。坏疽的阑尾及胆囊应切除,如果局部炎症严重、解剖层次不清、全身情况不能耐受手术时只宜作应急处理,行腹腔引流或胆囊造口术。坏死的小肠尽可能切除,坏死的结肠如不能切除吻合,可行坏死肠段外置或结肠造口术。

4. 彻底清洗腹腔　开腹后立即用吸引器吸净腹腔内的脓液及液体,清除食物残渣、粪便、异物等。脓液多积聚在病灶附近、膈下、两侧结肠旁沟及盆腔内。可用大量生理盐水灌洗腹腔至清洁。病人高热时可用 4~10℃生理盐水灌洗,有助于降温。腹内有脓苔、假膜和纤维蛋白分隔时,应给予清除,以利引流。关腹前是否在腹腔内应用抗生素,尚有争议。

5. 充分引流　要把腹腔内的残留液和继续产生的渗液通过引流物排出体外,以防止发生腹腔脓肿。常用的引流物有硅胶管、橡胶管或双腔管引流,烟卷引流条引流不够充分,最好不用。引流管的前端要剪数个侧孔,放在病灶附近和盆腔底部。有的要放在膈下或结肠旁沟下方。严重的感染,要放 2 条以上引流管,并可作腹腔冲洗。

留置引流管的指征:①坏死病灶未能切除或有大量坏死组织无法清除;②坏死病灶已切除或穿孔已修补,预防瘘的发生;③手术部位有较多的渗液或渗血;④已形成局限性脓肿。

6. 术后处理　继续禁食、胃肠减压、补液、应用抗生素和营养支持治疗,保证引流管通畅。根据手术时脓液的细菌培养和药物敏感试验结果,选用有效的抗生素。密切观察病情,以便早期发现并发症,伤口感染、腹腔内残余脓肿、修补瘘形成等常发生于术后 1 周内。病人如出现高热、腹胀加重、精神委靡、心率加快等症状,则提示腹腔内脓肿形成,须作 CT、B 超等检查,必要时需穿刺置管引流或需再次剖腹探查。

第二节 / 腹腔脓肿

本节要点 (Key concepts)

● **Background**

An intra-abdominal abscess is an infected pocket of fluid and pus located inside abdominal cavity. There may be more than one abscess.

- **Risk factors**

History of appendicitis, diverticulitis, perforated ulcer disease, or any surgery that may have infected the abdominal cavity.

- **Clinical presentation**

a. Fever and abdominal discomfort ranging from minimal to severe; b. Nausea, anorexia, and weight loss; c. Abscesses in Douglas' cul-de-sac may cause diarrhea; d. Subphrenic abscesses may cause chest symptoms such as nonproductive cough, chest pain, dyspnea, pleural effusion and shoulder pain.

- **Classification**

a. Subphrenic abscess; b. Pelvic abscess; c. Interloop abscess.

- **Management**

Treatment of an intra-abdominal abscess requires antibiotics (given by an Ⅳ route) and drainage. Drainage involves placing a needle through the skin in the abscess, usually under X-ray or B-ultrasound guidance. If abscesses cannot be safely drained, surgery must be done. It is always important to identify and treat the cause of the abscess.

感染的液体聚积于腹腔内的某些间隙,逐渐被周围的纤维组织或脏器包裹称之为腹腔脓肿,常见于胃肠道穿孔、腹部手术后、穿通性外伤及泌尿生殖系统的感染。约1/3的病例发生于急性化脓性腹膜炎术后,脓肿可位于脏器周围,肠系膜及肠管间。严重的腹腔脓肿病死率可达30%,死亡原因与原发病的严重程度、诊断延迟、多器官衰竭、引流不彻底有关。腹腔脓肿按所在部位又可分为膈下脓肿、盆腔脓肿、肠间脓肿等(Figure 7-56-3),其常见部位及原因见 Box 7-56-2。

一、膈下脓肿

膈下间隙范围包括双侧膈下,后方达肝左右冠状韧带及左右三角韧带,下方右侧达横结肠及其系膜,左侧为胃、小网膜、横结肠左半及其系膜、脾及脾结肠韧带,镰状韧带将膈下间隙分为左、右两半。脓肿位于此间隙内即为膈下脓肿(subphrenic abscess),正常情况下此间隙是相通的,但在炎症情况下,脓肿可被粘连分隔在一处或多处区域。

（一）病理

脓肿由腹膜炎引起的纤维素性渗出、血凝块、中性白细胞聚积等组成,致病菌多为混合细菌,但厌氧菌占主导。研究表明需氧菌和厌氧菌混合感染后,由于腹腔内氧含量迅速减少,pH 降低,导致厌氧菌增殖较快,最终在腹腔脓肿内占主导地位。病人在仰卧位时,膈下间隙为腹腔内最低位,炎性液体较易聚积于膈下,约 70% 的病人经手术或药物治疗后可自行吸收,30% 的病人最终炎性液体局限于膈下的某一部位或多个部位形成脓肿。小脓肿多可自行吸收,较大脓肿如不及时引流可导致败血症、感染性休克,也可能侵蚀膈肌进入胸腔,侵蚀消化道导致反复消化道出

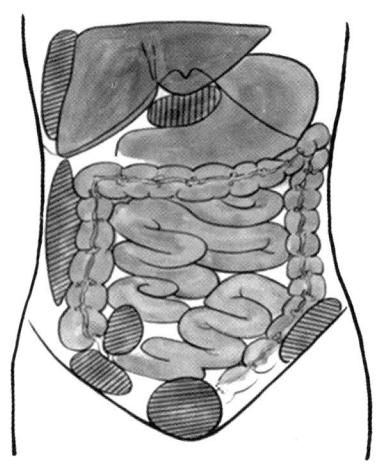

Figure 7-56-3 The predilection site of intra-abdominal abscess

Box 7-56-2　腹腔脓肿常见部位及原因

部位	原因
右下腹	阑尾炎,消化性溃疡穿孔,局限性回肠炎
左下腹	结肠直肠穿孔
盆　腔	阑尾炎,结肠直肠穿孔,术后并发症,女性附件炎等
膈　下	胃肠道、肝胆及脾切除等手术后,胃、十二指肠溃疡穿孔术后,急性胆囊炎,急性胰腺炎
肠　间	腹膜炎术后,术后肠穿孔

血或肠瘘。

（二）临床表现

1. 症状和体征　发热、心率增快为常见症状,可伴有上腹疼痛、乏力、消瘦。脓肿如靠近膈肌可导致呃逆,患侧胸腔积液、胸痛、咳嗽等症状;脓肿位于肝下靠后可导致肾

区疼痛,严重时可出现患侧腰背部皮肤水肿。近年由于抗生素的大量应用,局部症状多不典型,有的仅表现为局部发热。

2. 实验室检查　白细胞计数增高,中性粒细胞比例增加,血糖升高,可有肝肾功能异常,但无特异性。多次血培养阳性诊断价值较大。

3. 其他检查　胸腹 X 线平片可见患侧胸腔积液,膈肌抬高,少数病人可见脓肿内积气。B 超价廉、无创、可床旁操作,临床应用较多,但有时受肠腔气体干扰,肠间脓肿不易识别。CT 准确性较高,且不受肠腔气体干扰,可显示脓肿的位置、大小及与周围脏器的关系。

（三）诊断

根据病史、体征及实验室检查结果,诊断一般不困难。腹腔感染经积极治疗原发病后,病情一度好转,随后又出现感染征象时,应高度怀疑腹腔内脓肿。

（四）治疗

膈下脓肿的诊断一旦明确,应尽快彻底引流,同时选用有效的抗生素治疗。根据脓肿所在位置及病人的全身状况,采用手术切开引流或经皮肤穿刺置管引流。

1. 经皮肤穿刺引流　适用于单个、表浅、局限性且无内瘘的脓肿。在 B 超或 CT 定位下,穿刺针进入脓腔内,吸出脓液同时送培养,并置入引流管一根。术后每日用生理盐水或稀碘附液灌洗,直至脓腔容纳灌洗液量少于10 mL,且经 B 超或 CT 检查证实脓肿缩小后才可拔除引流管。接受经皮穿刺引流治疗的病人中 80% 可获满意疗效。但此方法不宜用于多发性、深部、坏死组织较多、脓液稠厚的脓肿。并发症:败血症、瘘道形成、出血、感染播散至腹腔其他部位等。

2. 切开引流　不适宜穿刺引流或穿刺引流效果不佳者可采用此方法。根据 B 超、CT 确定脓肿位置后,选择不同的手术切口。前腹壁肋缘下切口适用于右腹下、右肝下及左膈下脓肿。在全麻下切开腹壁至腹膜,经穿刺确定脓肿位置后,用血管钳沿穿刺针位置插入脓腔,撑开脓肿壁,吸尽脓液,用生理盐水低压灌洗脓腔,然后置入一双套管低负压吸引,术后持续灌洗。后腰部切口适用于右肝下、左膈下背侧的脓肿。沿第 12 肋作切口,切除 12 肋,进入腹膜后间隙,穿刺证实脓肿后,切开脓肿吸尽脓液,灌洗后置入一双套管低负压吸引,术后持续灌洗。

二、盆腔脓肿

盆腔脓肿(pelvic abscess)系腹腔感染后,感染的液体由于重力作用向下流至盆腔而形成。

常表现为原发病得到有效控制,病情好转后数日再次出现体温升高,伴尿频、尿急、里急后重等症状。直肠指检可发现肛门松弛,直肠前壁可触及有触痛的包块,已婚妇女阴道指检可扪及直肠阴道陷凹有触痛的肿块。B 超、CT 检查诊断价值较大。

脓肿较小时可采用抗生素及热水坐浴。如疗效不佳或脓肿较大时可经直肠或阴道后穹穿刺,确定脓肿位置后,切开并置入乳胶管一根引流。

三、肠间脓肿

脓肿位于肠管、肠系膜及网膜间称为肠间脓肿(interloop abscess)。常发生于肠穿孔或化脓性腹膜炎术后。可单发也可多发。病人可出现腹痛、腹胀等肠麻痹症状及感染征象。腹部 X 线平片检查可发现局部肠道有多个液气平面,B 超和 CT 可明确脓肿位置。较小的脓肿可用抗生素治疗,多可自行吸收,如脓肿较大或肠麻痹不缓解,则须手术治疗,术中多见肠管粘连严重,分离时极易分破肠管导致肠瘘,须仔细解剖。

（李　立）

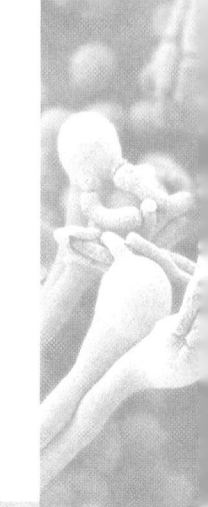

第57章

腹部创伤

本章要点 (Key concepts)

Abdominal injuries are divided into two broad categories, based on the mechanism of injury: blunt and penetrating abdominal trauma. Abdominal injury is a significant cause of morbidity and mortality; expedient diagnosis and treatment of intraabdominal injuries are essential to avoid preventable morbidity and death. Because management guidelines are different for blunt and penetrating abdominal trauma, they will be discussed separately.

第一节 / 概论

一、腹部创伤病因

腹部创伤较为常见,可发生在战时,也常见于平时的工伤、事故、交通肇事,暴力事件,自然灾害等情况。腹部含有空腔脏器与实质器官,空腔脏器(如胃、肠、胆道、膀胱等)内含有消化液或尿液等,损破后其内的液体溢至腹腔,产生化学性腹膜炎继而发生感染性腹膜炎。实质性器官(如肝、胰、脾等)损破后主要的问题是出血。腹膜后有腹主动脉,下腔静脉。肠系膜的血管丰富,有损伤时出血量较大,因此腹部创伤后应及时诊断与治疗,否则后果严重,甚至危及生命。

二、分类

腹部创伤因致伤原因不同可分为穿透伤与钝性伤两大类。穿透伤是枪弹、弹片、刀剑或其他锐性器物所伤,这类伤具有致伤的入口与出口,但也可无出口。钝性伤是重物打击所致或是坠落所致,由于致伤物力量大,与身体接触面大,受伤部位可能多处。穿透伤或钝性伤均可能造成多器官伤,应及时诊断和处理。

三、诊断方法

对腹部创伤伤员,首先要了解致伤的原因,器物或致伤物与身体接触的方向、部位,穿透伤的出口及伤道的路径,初步判断可能伤及的部位、器官。在病人的生命体征较稳定,允许进行辅助诊断时可进行下列诊断措施。

1. B超检查 可在病人的床边进行,可以探明肝与脾有关损伤。B超的敏感性为85%~99%,特异性97%~100%,适用于腹部钝性伤,对于腹部穿透伤,超声检查的必要性与可靠性减低。在生命体征稳定的腹部钝性伤病人B超检查无异常发现时,如有其他疑点可做其他检查如CT等(Box 7-57-1)。

2. 腹部CT 腹部CT检查常用于腹部钝性创伤病人,特别是腹膜后损伤的病人,其适应证与禁忌证见Box 7-57-2。CT检查有助于评定实质性器官损伤的等级,如果造影剂外溢至器官外部分,提示需行手术探查或进一步行选择性血管造影栓塞;CT检查也可作为非手术治疗的实质器官随访观察治疗效果。CT检查显示腹腔内有液体但无肝、脾损伤的迹象,应考虑有肠系膜血管、肠或膀胱损伤,可行腹腔穿刺或腹腔灌洗以明确腹腔内液体的性质。腹部损伤CT检查的准确率可达92%~98%。

腹部穿透伤应用腹部 CT 检查的必要性不强。

3. 胸、腹部 X 线平片　对诊断气腹、膈肌破裂、下胸部肋骨骨折及疑伤及肝、脾破裂有所帮助,也可帮助诊断骨盆骨折、脊椎骨折。当病人情况不稳定时 X 线平片可在床边拍摄。如果病人体征明显且情况危重,特别是腹腔内损伤严重需作紧急处理时,为明确有无骨折的 X 线平片可等待在术后拍摄,避免延误处理的时间。

4. 腹腔诊断性穿刺与灌洗　腹腔诊断性穿刺是一简单,对诊断有较高参考价值的方法,在缺乏有效的辅助诊断方法如 B 超,CT 等检查方法时,对判断钝性腹部伤有无脏器损伤具较高的准确性,特别对那些神志不清或腹部检查难以确定腹腔内有关脏器损伤时是一有效的诊断措施。腹腔穿刺抽到 10 mL 以上血液或是灌洗回流液中明显含有血液(红细胞 >100×10^9/L,白细胞 >0.5×10^9/L),淀粉酶 >175 U/L 或有胆汁,食物残渣,冲洗液中有大量细菌,说明腹腔内脏器损伤。但是,腹腔穿刺需要警惕穿刺部腹壁出血、误穿肠管、腹膜后血管的假阳性结果;也应考虑空腔脏器有损伤但内容物溢出不多未能被抽吸到的

可能。当有怀疑时,应结合病人的一般情况、体征及其他辅助检查综合加以考虑。腹腔穿刺与灌洗的适应证与禁忌证见 Box 7-57-3。

对仅有腹壁刀伤的病人,判断腹腔内有无脏器损伤,是否需要剖腹探查时,也可以应用腹腔穿刺或灌洗。

5. 其他 腹腔镜检查既是诊断也是治疗,当前以诊断为主,需在病人情况稳定时才适合应用。但易出现遗漏小肠损伤,腹膜后损伤及脾上外侧损伤等情况。

当怀疑有肠系膜血管、肝、脾、肾有损破出血而不严重时,可应用选择血管造影以明确诊断,必要时进行血管栓塞治疗。

病人出现血尿疑有泌尿系器官损伤时,可以行静脉肾盂造影或是逆行肾盂造影以明确诊断。

腹部外伤虽有上述多种诊断措施,但需经结合病史、体检结果,择其一、二以明确诊断,不可重复进行多种检查。钝性腹部外伤病人有明显的腹内器官损伤或内出血现象,穿透性腹部外伤病人已有脏器外露,明显腹内出血时,应及时复苏并进行剖腹探查术控制伤情,不应因反复检查致延误治疗。

第二节 / 胃损伤

胃位于上腹部,部分为胸廓肋骨缘所掩盖,因此穿透伤多于闭合伤。上腹部穿透性创伤,应该考虑到胃部损伤的可能;闭合伤仅占胃损伤的 1%,多由于车祸、坠落、挤压或过度饱餐后胃内压力骤增所致。胃损伤的程度差别甚大,轻至胃黏膜撕裂,重至胃全层破裂合并供应血管断裂,腹部 CT、腹腔诊断性穿刺与灌洗虽有助于诊断,但多数胃损伤在剖腹探查术时发现,且多伴有其他器官损伤。

疑有胃损伤时可放置鼻胃管,抽吸到新鲜血液是胃损伤的佐证。

胃壁肌肉较厚、血供丰富、愈合力较强,因此,在大多数情况下,胃创伤可经清创(debridement)后缝合。少数情况因损伤严重,血液供应发生障碍时,可行胃部分切除术。

胃损伤的并发症最主要的是腹腔内感染,细菌可以是粪链球菌、大肠埃希菌、脆弱肠杆菌等,单纯胃损伤并发症发生率为 6%。

第三节 / 十二指肠损伤

十二指肠的位置较深,在肝的下缘,第二、三、四段位于腹膜后,前有结肠肝曲覆盖,二段后方为右肾,二、三段与胰腺紧密相连,总的来讲,十二指肠穿透伤多于钝性伤,也常伴有其他器官损伤。近年来,交通事故增加,汽车方向盘撞击等使十二指肠钝性伤增加,其他如坠落、肠管充气时直接受打击也都可导致十二指肠破裂。经用十二指肠镜行肝胰壶腹括约肌切开术,可引起医源性十二指肠破裂。

由于十二指肠位于腹膜后,其损伤易被忽视、漏诊。十二指肠内含有胃肠液、胆汁及胰液等腐蚀性极强的消化液,十二指肠损伤后先有化学性腐蚀后有细菌性感染,腹膜后又是疏松的蜂窝组织,感染极易扩散,经肾周及结肠后组织蔓延。伤后数小时即可出现明显的感染症状与 SIRS,甚至出现多器官功能障碍综合征(MODS),病死率甚高。因此,当疑有十二指肠损伤时应尽快明确诊断。

根据受伤史、受伤部位与致伤物,当高度怀疑有十二指肠损伤时可进行下列检查。血淀粉酶的增加是十二指肠损伤的信号,50% 病人有血凝粉酶增加的表现。腹部 X 线平片显示脊椎有轻度侧弯,右腰大肌影模糊,十二指肠部无气泡,腹膜后有气体显示肾囊的轮廓提示有十二指肠破裂。腹部 CT 对十二指肠损伤有较高的诊断价值,可显示十二指肠壁有血肿或有造影剂溢出。

因十二指肠位于上腹腹膜后,腹部穿刺灌洗对诊断十二指肠损伤无确定性意义,腹腔镜检查在十二指肠损伤的诊断价值也不高。

处理:当疑有十二指肠损伤时,应及时行剖腹探查术,应完全暴露十二指肠,直接观察十二指肠的形态及解剖结构。探查时,应该切开后腹膜,暴露十二指肠二、三段,在直视下检查,如周围软组织中出现血肿挫伤等情况时,更应将十二指肠的后壁游离观察有无破裂。十二指肠损伤可分为五级,见 Table 7-57-1。

Table 7–57–1　Duodenum injury scale

Grade	Type of injury	Description of injury
I	Hematoma	Involving a single portion of the duodenum
	Laceration	Partial thickness, no perforation
II	Hematoma	Involving more than one portion
	Laceration	Disruption <50% of the circumference
III	Laceration	Disruption 50%~75% of the circumference of D2
		Disruption 50%~100% of the circumference of D1, D3, D4
IV	Laceration	Disruption >75% of the circumference of D2 and involving the ampulla or distal common bile duct
V	Laceration	Massive disruption of the duodenopancreatic complex
	Vascular	Devascularization of the duodenum

D1. first portion of the duodenum; D2. second portion of the duodenum; D3. third portion of the duodenum; D4. fourth portion of the duodenum

手术处理可根据损伤的程度与手术距损伤的时间决定。手术距损伤的时间反映损伤部和周围组织的水肿、炎症程度,与术后组织愈合直接有关,影响手术方式的选择。

十二指肠壁撕裂伤或血肿,可不行手术处理或仅对撕裂部行单纯的缝合,十二指肠壁血肿过大,致十二指肠有梗阻或有穿孔(血肿破裂,则行相应的处理,如胃肠吻合,十二指肠壁修补等)。80%~85% 十二指肠损伤在第一时间(6 h)得到处理时可以进行一期修补,另外 15%~20% 病人是严重损伤,需要较复杂的处理。

Ⅲ级损伤亦即十二指肠有较大的破裂可行局部修补,行幽门隔断与引流,或行十二指肠、空肠 Roux-en-Y 吻合术。

Ⅳ级损伤者十二指肠损伤较大,伤及十二指肠大乳头或胆总管下端,处理较困难复杂,除修复十二指肠外,还需行胆总管修补或胆总管空肠吻合;困难时暂时行胆道外引流,以后再行胆总管空肠吻合。

Ⅴ级损伤为十二指肠、胆总管胰头部都有损伤,修复十分困难,可行胰十二指肠切除,在此情况下虽可行胃、胆、胰通道的重建,但技术上较困难,术后并发症亦多。同时,如此严重的损伤,病人往往也不允许进行复杂费时的重建手术,按照损伤控制性外科(damage control surgery)的原则,可作较简单的处理,切除损毁的组织,将胆、胰、肠液外引流,等待二期处理。

严重的十二指肠损伤处理后的并发症发生率为 15%~100%,如十二指肠瘘发生率为 15%~50%,脓肿形成发生率为 10%~20% 等,因此,术后应加强引流与严密观察。

第四节 / 小肠及肠系膜损伤

小肠是腹腔内容积最大的器官,无论腹部穿透伤或钝性伤,小肠都有被伤及的可能,也易有多处损伤(可多达 10 处以上)。在腹部伤行剖腹探查时,发现小肠损伤者高达 20%,且为多处损伤。钝性伤随解剖位置与着力部位不同而发生不同部位损伤。如暴力直接撞击腹部中央时小肠中段易被挤压于脊椎上发生破裂;在高处坠落或急速行进中突然减速,相对固定的空肠起始段和直肠末段易发生撕裂;暴力直接撞击在充满内容物的肠段时,其腔内压骤升发生爆破伤。

小肠损破后肠液外溢,发生腹膜炎,可出现一系列腹膜刺激症状。当有明确外伤,且又有腹部症状,诊断不困难;但伴有腹部外损伤(如是脑外伤)或病员有神志障碍时,腹部症状有可能被忽视;或因损伤部位微小,肠内容物溢出量不多,初期腹部症状可能不明显,待腹膜炎明显时始被认识。

腹部影像学检查虽可帮助诊断,但各种检查方法(包括腹部 CT)都有一定的假阴性。在剖腹探查术指征明确时,应及时进行探查,仔细检查整个肠襻。当肠系膜缘有血肿时,应切开血肿探查。穿透性损伤可能致多处小肠损破,发现一处时先行钳夹暂时控制肠液外溢,待整个肠襻探查完毕再决定手术方式,不宜采用发现一处即处理一处的方法,以避免手术方式发生错误。小的穿孔可以缝合修补,多处损伤范围集中在一处时可行肠切除吻合。肠切除吻合时,需注意残留肠段的长度及回盲部保留与否,避免术后发生短肠综合征。如果腹腔内炎症明显,应慎行一期肠吻合,以免发生吻合口瘘。小肠损伤手术结束后,应给予冲洗和引流。

肠系膜损伤可致系膜内血管破裂或肠襻缺血。肠系膜上动脉受损时,如无修复条件,则可用输液塑料管插入断裂血管近远端进行架桥,暂时恢复血流,缩短缺血的时间(不超过 6 h),待病人情况稳定时再行血管修复。术后应防止血栓形成,严密观察肠襻的血液循环。必要时,可在 24 h 行二次剖腹探查术(second-look operation),观察肠襻的血液循环作相应的处理。

小肠损伤术后易发生肠外瘘和腹腔感染等并发症。

第五节 / 结肠损伤

腹部穿透性损伤时结肠易被伤及,如枪弹伤和刀刺伤,而钝性伤时结肠受损较少,约占结肠损伤的 5%。

结肠损伤后并发症较多,发生率为 20%~35%,而病死率为 3%~15%,早期诊断与合适处理是降低并发症和病死率的重要因素,伤后 2 h 给予处理能明显降低感染的发生率。钝性结肠损伤多发生在结肠较固定的部位,如结肠肝曲、脾曲。胀气的盲肠部遭受突然打击,也可以发生爆破伤。

腹膜转折以上的直肠位于腹腔内,损伤结果与其他部位结肠相似;腹膜转折以下的直肠位于腹膜外,在盆腔底部,穿透伤发生较少。会阴部受到穿透性损伤,腹背部受到钝性创伤伴有骨盆骨折,或会阴严重撕裂伤时,也可以发生直肠损伤。

结、直肠伤后,肠内容物污染腹腔可产生明显的腹膜炎。如果损伤较小或位于结肠后腹膜区,早期症状不明显而易漏诊。腹部 B 超、CT 检查及腹腔穿刺灌洗可以帮助诊断,但阴性结果不能排除损伤的可能。肛门指诊指套染血或直接触及直肠损伤部为诊断提供依据。剖腹探查术指征明确时,行剖腹手术可获得明确的诊断。

结肠损伤的处理,在第一次世界大战期间,采取损伤肠段切除一期吻合,其术后感染发生率高,病死率高达 60%;第二次世界大战时采用了损伤部近端造口的方法,病死率下降至 35%。近年来,在右侧结肠损伤时,如损伤较轻、腹腔内污染不严重,可采取一期损伤肠段切除吻合;而左侧结肠粪便较多,细菌含量较高,感染与吻合口破裂的可能性较大,较少采用一期切除吻合。当代对腹腔感染的控制方法明显改善,且有能促进吻合口愈合的措施(如纤维蛋白胶等),对单纯的结肠损伤,伤后时间较短时(6 h以内)可以采用结肠损伤部位切除、一期吻合;但在那些损伤严重,尤其是多发伤、生命体征不稳定的病人,还是采用简单的损伤部近端结肠造口的方法为妥。

腹膜转折上方的直肠损伤,处理方法如同结肠。腹膜转折下方的直肠损伤可进行缝合,再行近端结肠造口;如不能缝合,则可采取单纯造口的方法。直肠毁损严重,无法保留其功能时,在病人情况稳定的条件下,可考虑行腹会阴联合直肠切除。

结肠后及直肠周围均为疏松的蜂窝组织,感染极易扩散,结肠壁薄,血液循环差,腔内压大,故术后引流极为重要,可以降低感染发生率。

第六节 / 肝外伤

肝是腹腔内实质器官,质地脆弱,虽有胸廓保护,仍易发生损伤。战时子弹、弹片或利器可致肝脏穿透伤,平时工伤、交通事故等易致肝钝性伤。严重肝外伤易伴有其他器官如肠、胃、肾、胰等器官损伤,并发症发生率和病死率均较高。单纯性肝外伤的病死率为 9%,火器伤为 18%,钝性伤为 30%,合并有其他器官损伤病死率可高达 50%。病死率的高低与早期诊断、合适的处理相关。

根据 Moore EE 等的分类,肝损伤可分六级(Table 7-57-2),轻者仅为肝被膜撕裂,重者可致肝撕脱(avulsion)。浅表的撕裂伤可自行止血愈合;深的中央型挫裂伤则会造成广泛肝组织坏死,且往往伴有肝动脉、门静脉、肝静脉和肝内胆管大分支的损伤,引起严重出血和胆汁性腹膜炎。

病人外伤后出现腹部症状且有低血容量休克时,应考虑肝损伤的可能。开放伤结合受伤部位、伤道,容易判断肝外伤;闭合性损伤尤其是伴有器官损伤时更应考虑到肝损伤。腹部 X 线平片(特别是右后胸部肋骨骨折时)、B 超、CT 扫描及腹腔穿刺均有助于诊断。但是,当病人病情危重、腹腔内出血明显时,不宜拘泥于客观证据的获得而可直接剖腹探查,在手术中求证诊断。

轻度的肝被膜撕裂或出血已停止,生命体征稳定者可在严密观察下行非手术治疗。肝损伤伴有出血性休克或有其他脏器损伤时都应进行手术,首先是控制出血。肝损伤的处理要求是:①止血;②处理较大管径的血管,胆管

Table 7–57–2　Liver injury scale

Grade	Type of injury	Description of injury
I	Hematoma	Subcapsular, <10% surface area
	Laceration	Capsular tear, <1 cm in parenchymal depth
II	Hematoma	Subcapsular, 10%~50% surface area; intraparenchymal, <10 cm in diameter
	Laceration	Capsular tear, 1~3 cm in parenchymal depth; <10 cm in length
III	Hematoma	Subcapsular, >50% surface area of ruptured subcapsular or parenchymal hematoma; intraparenchymal hematoma, >10 cm or expanding
	Laceration	3 cm in parenchymal depth
IV	Laceration	Parenchymal disruption involving 25%~75% of the hepatic lobe or 1~3 Couinaud segments
V	Laceration	Parenchymal disruption involving >75% of the hepatic lobe or >3 Couinaud segments within a single lobe
	Vascular	Juxta-hepatic venous injuries, i.e., retrohepatic vena cava/central major hepatic veins
VI	Vascular	Hepatic avulsion

(二级);③去除失活组织;④修复损伤面;⑤引流。如果病人严重损伤后,机体的代谢、内分泌与免疫系统都发生明显紊乱,此时应该遵循损伤控制性处理的原则进行处理。如果缺少肝外伤处理经验,也可以纱布填塞止血。

紧急手术为肝损伤止血后,待病人情况稳定,可进行选择肝动脉造影,观察肝血管系统损伤的情况与有无继续出血,需要时,还可进行选择性血管栓塞作为补充治疗,提高止血的成功率。肝动脉造影加栓塞的有效性渐被临床医师所重视,当病人情况允许时,可作为第一选择,在术前先进行栓塞,再配合手术或是术后再加栓塞,使病死率下降至 8%~22%。

肝门部(porta hepatis)损伤的发生率不高,但常伴有肝实质或其他器官的损伤,处理上极为困难,具有很高的病死率(50%~80%)。在初期处理时,主要是控制危及生命的大量出血,待复苏获得成功,病情稳定后再进行确定性处理。胆道损伤修复后胆瘘的发生率极高,门静脉损破修复后门静脉栓塞的可能性亦极大,是处理的难点。

肝损伤手术处理后,关腹前应放置引流。病情危重或是填塞的范围较广,腹壁切口可以暂时不关闭,待 24~72 h 病人情况允许时再行二期处理。

轻度肝损伤经手术治疗,术后并发症的发生率较低;严重肝损伤术后并发症的发生率极高,包括急性肺损伤、术后出血、凝血机制障碍、胆瘘、胆道出血、膈下与腹腔内感染等。

第七节 / 胰腺损伤

胰腺位于上腹部深处,前有胃、结肠,部分为胸廓的肋骨缘所掩盖,后有脊椎及背部肌肉,故在腹部伤中胰腺损伤所占的比例较小,为 10%~12%。国外文献报道,胰腺损伤以穿透伤(如枪弹,刀刺伤)为主(约占 2/3);然国内文献记载,钝伤比例反而较多,如工伤、交通事故、汽车方向盘将胰腺推向坚硬的脊柱致伤。由于胰腺损伤后诊断困难、胰液腐蚀性、大血管损伤出血、感染等并发症严重,且可能伴有周围器官(脾、肝)损伤,病死率可高达 10%~25%。近50% 的死亡是伴有大血管损伤,脓毒症与多器官功能障碍是后期死亡的主要原因。

穿透性腹部损伤时,伤道可提示胰腺损伤的可能;但在钝性腹部损伤时,早期明确有无胰腺损伤有一定的困难。因为胰腺损伤常伴有腹腔内其他器官损伤,可能掩盖胰腺损伤的症状,以致在诊治过程中被忽视,直至假性囊肿或明显并发症出现时始被认识。血、尿淀粉酶异常有一定的诊断价值,但其出现较晚且特异性不高。B 超与腹腔穿刺诊断特异性也不高。腹部 CT 检查有较高的准确性,但早期 CT 征象也不明显,需作动态观察。胰腺损伤后果严重,早期诊断困难,在疑似病人应加强观察。单纯胰腺损伤较少见,病人常诉有不定位的腹痛,且伤后数小时后出现背痛,腹部有轻压痛,其后出现腹膜炎征象。

很多情况下胰腺损伤是在剖腹探查时发现,在剖腹时发现腹膜后血肿必须警惕胰腺损伤,进行仔细探查,如遗漏诊断与处理,将发生严重的并发症。探查时还应注意是否存在胰管损伤。

以肠系膜上血管为界,胰腺损伤分为头部(血管以右)损伤和尾部(血管以左)损伤两类。

发现胰腺损伤时,结合伤员全身情况与损伤的局部情况按照损伤分级(Table 7-57-3)进行处理,处理胰腺损伤必须考虑胰腺的丰富血供和胰酶的腐蚀性。手术目的是止血、清创、控制胰腺外分泌及处理合并伤。被膜完整的胰腺损伤,仅作局部引流即可。一般裂伤可作褥式缝合修补。胰颈、体、尾部的严重挫伤或横断伤,可缝合胰腺近端,切除远端,或是胰腺近端与空肠作 Roux-en-γ 吻合。如胰腺组织出血尤其是渗血难以缝合止血,可采用填塞纱布加负压引流的方法。胰头部与十二指肠损伤严重难以修复时,可行胰、十二指肠切除,主胰管插管外引流,等待二期确定性手术,不宜行一期消化道重建。急诊剖腹探查术时行主胰管吻合术,易出现胰瘘、大出血等并发症,致手术失败。确定性手术应在病员度过高应激状态,内稳态恢复平衡后再进行,能获得较好的临床效果。

Table 7-57-3　Pancreas injury scale

Grade	Type of injury	Description of injury
I	Hematoma	Minor contusion without duct injury
	Laceration	Superficial laceration without duct injury
II	Hematoma	Major contusion without duct injury or tissue loss
	Laceration	Major laceration without duct injury or tissue loss
III	Laceration	Distal transection or parenchymal injury with duct injury
IV	Laceration	Proximal transection or parenchymal injury involving the ampulla
V	Laceration	Massive disruption of the pancreatic head

胰腺损伤并发症较多,主要是由于胰液激活后强烈的腐蚀性所致,术后可用胰酶抑制剂如生长抑素十四肽或八肽类似物减少胰液分泌。术后应放置引流管(未剖腹探查者可行 B 超引导下穿刺),及时引流外溢的胰液。未被激活的胰液引流至体外可形成胰瘘,淤积于体内则形成胰腺假性囊肿,发生率为35%～45%,其有待日后作进一步处理。

第八节 / 脾损伤

脾位于左上腹腔,深藏于左胸廓之后,胸廓对暴力冲击有一定的护卫作用。但脾较肾等实质器官易脆裂,血供丰富(接收心排血量的 5%)。因此,除穿透性损伤外,钝性损伤所致的脾破裂较多,交通事故、工伤事故、坠落、运动碰撞、斗殴等都可导致脾损伤。在肝硬化、疟疾、血吸虫等疾病导致脾大时,脾超出胸廓范围,受外力冲击的机会增加,脾损伤的可能性也为之增加。

脾损伤后第一症状是腹痛,如损伤严重、出血量大,将继之出现失血性休克。如伴有其他损伤,特别是脑部损伤病人神志不清时,这些症状可被掩盖,但是细致的体格检查仍然可发现脾损伤表现的体征。脾损伤时有腹膜刺激征,出现腹肌紧张、反跳痛,以左上腹明显,肠鸣音在早期受腹内血液刺激可有活跃,后期肠鸣音消失或减弱,也可出现腹胀,重者还可出现移动性浊音。在多数病人,病史与体格检查常可明确脾破裂的诊断,但偶有病人未察觉有明显或被忽略的外伤史,如跳跃或用力扭动身体,导致脾的韧带附着部撕裂。脾损伤诊断困难不大,但常因有合并伤而被掩盖。据统计,在多处伤时,脾破裂被忽略占首位。脾损伤的分类及分级见 Table 7-57-4。

当疑有脾破裂时,多种检查可协助诊断。首先是腹腔穿刺,可抽到新鲜不凝的血液;在出血量少而又高度可疑时,可采用腹腔灌洗。如果腹腔穿刺不能明确诊断,可考虑采用影像学诊断。B 超是一种简便、价廉、快速的辅助诊断方法,准确率较高,也可用于非手术病人动态观察。腹部 CT 也可帮助诊断脾破裂,CT 检查能细致观察脾破裂,还可观察其他器官损伤的程度,但其需搬动病人,不适用于生命体征不稳定的病人。

脾破裂的最大威胁是大出血,失血性休克的脾破裂病人则应在抗休克的同时,积极准备施行剖腹探查术。对虽有脾破裂但失血量不大,采取非手术治疗的病人,应严密动态观察。由于脾是免疫器官,设法保留脾成为当前脾破裂治疗的一个方向,非手术治疗率逐渐增加。非手术治疗

Table 7–57–4   Spleen injury scale (1994 Revision)

Grade	Type of injury	Description of injury
I	Hematoma	Subcapsular, <10% surface area
	Laceration	Capsular tear, <1 cm in parenchymal depth
II	Hematoma	Subcapsular, 10%~50% surface area; intraparenchymal, <5 cm in diameter
	Laceration	>3 cm in parenchymal depth or involving the trabecular vessels
III	Hematoma	Subcapsular, >50% surface area or expanding, ruptured subcapsular or parenchymal hematoma; intraparenchymal hematoma, ≥5 cm or expanding
	Laceration	>3 cm in parenchymal depth or involving the trabecular vessels
IV	Laceration	Laceration involving the segmental or hilar vessels and producing major devascularization (>25% of spleen)
V	Laceration	Completely shattered spleen
	Vascular	Hilar vascular injury that devascularizes the spleen

的指征也由以往的 I、II 级扩展至 III、IV 级损伤,稳定脾破裂非手术治疗率为 70%~80%,失败率为 1%~2%。

非手术治疗包括病人在重症监护病房中静卧、胃肠减压、必要时输血。当出现低血压、红细胞压积下降、肠麻痹持续存在时,应考虑重复进行 CT 检查,必要可行选择性动脉造影及选择性动脉栓塞(selective arterial embolization)。当有休克或出血较多时,应考虑手术治疗,浅表的撕裂伤可用压迫的方法;撕裂伤可作褥式缝合;大部撕裂可行部分脾切除;损伤严重或累及脾门者可考虑全脾切除。为保留术后脾的功能,也可将切除的脾切成薄片包埋在大网膜(自体移植)以保留脾的功能。

脾损伤经处理后,仍可发生再出血、腹腔脓肿、胰腺炎、血小板增多等并发症。

第九节 / 损伤控制性外科

当有严重创伤时,机体受强烈刺激发生应激反应(stress reaction)而出现休克,内稳态(homeostasis)失常现象。这时如再对创伤进行复杂而广泛的手术,将会使机体在原有打击的基础上再遭一次打击,也可称为第二次打击,使机体进入不可回逆的状态,出现低体温、凝血功能障碍与严重酸血症。低体温、酸中毒和凝血功能障碍称为"致死三联征"(lethal triad),三者之间相互影响,相互促进,恶性循环会导致死亡,因此尽早地发现和终止显得极为重要。

1993 年,Rotondo 等确定了损伤控制性外科(DCS)的地位,并逐步建立了 DCS 三个阶段的原则:即快速控制伤情、复苏和确定性手术(definitive management)。

DCS 体现在简单和迅速控制伤情的处理,较确定性手术更有效地减轻血流动力学的改变,能够快速控制出血和污染、实施临时关闭腹腔,有效地缩短手术时间、减轻创伤应激。

出血和腹腔污染控制后,病人被送入重症监护病房(ICU)继续复苏和监护,包括维持循环和呼吸功能、保护胃肠功能、纠正代谢紊乱及阻断低体温、凝血功能障碍和酸中毒级联反应等多方面的生命支持。相对于凝血功能障碍和严重酸中毒,体温的尽早恢复显得更为重要。应从救治起始时开始,包括术中都应重视保温。

确定性手术主要是去除填塞、实施血管和胃肠道的重建。

损伤控制性外科对降低术后并发症及对危重伤病人的处理有着很重要的意义。这一理念广泛应用于腹部以外的其他部位损伤,也应用于非创伤性疾病。

第十节 / 腹腔间隔室综合征

在肢体创伤,因循环障碍发生明显肿胀,受固有筋膜形成的间隔室的限制致间隔室内压力增加,加剧了组织受压而产生一系列的症状并危及全身,称之为间隔室综合征。腹腔也为一大间室,当腹腔内组织肿胀、积液、积气等占据腔内容积,致使膈肌上抬,心、肺功能受到影响,肾与下腔静脉也受压,出现系列的机体生理功能被扰乱而导致严重的症状,称为腹腔间隔室综合征(abdominal compartment syndrome,ACS)。

腹内压(intra-abdominal pressure,IAP)的测定有多种方法,如经膀胱测定、经胃测定、经结肠测定等,其中经膀胱测定较为简便、常用。超过 12 mmHg 即为腹内高压,临床出现症状。腹内高压的严重程度可分为四级(Table 7-57-5),I、II级病人经一般处理后可以好转,III级多需剖腹减压,IV级造成的病理生理改变严重,病情危重,需要紧急剖腹减压。

Table 7-57-5 Prosposed grading of abdominal compartment syndrome

Grade	Pressure (mmHg)	Management
I	12~15	Maintenance of normovolemia
II	16~20	Volume administration
III	21~24	Decompression
IV	>25	Surgical decompression

腹腔间隔室综合征出现时,肝、肾、下腔静脉、腹主动脉被压及膈肌上抬都将影响心、肺功能,可极大地扰乱机体的生理状况。心排血量、腔静脉回流量、内脏血流量、肾血流量、肾小球滤过率都有明显的下降,而心率、肺毛细血管楔压,吸气压峰值、中心静脉压、门静脉压、胸膜腔内压与系统血管阻力等明显增加。这些生理改变导致临床一系列症状,如高度腹胀、呼吸困难(低氧、频率快)、心功能障碍(心排血量和血压下降)、下肢静脉滞留栓塞、肾功能障碍(少尿或无尿),亦可有脑内压改变,出现脑缺血。肠黏膜屏障功能障碍致使肠内毒素、细菌移位,过度的免疫反应产生全身性炎症反应综合征(SIRS)与多器官功能障碍综合征(MODS),而且发展极其迅速。

腹腔造口术(laporostomy)是当前治疗重度 ACS 的有效方法,当出现明显的临床症状,尤其是有心、肺功能障碍,腹内压 21 mmHg 以上并持续上升时,即应考虑剖腹减

Box 7-57-4 Physiologic consequences of increased intra-abdominal pressure

Decreased
Cardiac output
Central venous return
Visceral blood flow
Renal blood flow
Glomerular filtration
Increased
Cardiac rate
Pulmonary capillary wedge pressure
Peak inspiratory pressure
Central venous pressure
Intrapleural pressure
Systemic vascular resistance

Box 7-57-5 Clinical manisfestations of abdominal compartment syndrome

Highly abdominal distension
Increased intraabdominal pressure
Dyspnea(PaO$_2$↓,hyperpnea)
Cardiac dysfunction(cardiac output↓,BP↓)
Lower extremity venous stasis,thrombosis
Renal dysfunction(IAP>15 mmHg oliguria,>30 mm/Hg anuria)
SIRS MODS

压手术。如腹内压已达 25 mmHg,则应急诊进行剖腹行腹腔减压。剖腹减压后,由 ACS 引起的症状尤其是心、肺功能障碍,可在 1~2 h 得以改善,确有立竿见影之效。但由于剖腹减压术将引起另外一些并发症,故决不可放宽手术指征,将手术作为预防 ACS 的措施。

在减压前应胃肠减压,补充液体,扩容维持血压,吸氧,呼吸支持时采用 PEEP,纠正凝血障碍及酸中毒、加强保温及监护。可以应用生长抑素减少肠道分泌,应用利尿剂脱水。ACS 发生后 3 h 内及时治疗的病死率在 10%~30%,超过 24 h 后处理的病人病死率 >66%。

(黎介寿 任建安)

第一节 / 胃和十二指肠的解剖和生理概要

本节要点 (Key concepts)

- **Structure of the gastric wall**

Stomach is divided into 5 parts: cardia, fundus, body, antrum and pylorus.

The gastric wall is composed of 4 layers, namely mucosa, submucosa, muscular propria and serosa.

- **Gastric vasculature**

The gastric arterial blood supply is originated from the 3 branches of the celiac trunk. The right gastric artery is branched off the common hepatic artery, and the right gastroepiploic artery is branched off the gastroduodenal artery, which is also from the common hepatic artery. The left gastroepiploic artery and the short gastric artery are from the splenic artery, and the left gastric artery is the 3rd branch of the celiac trunk. All these arteries form a network in the gastric wall. The venous return of the stomach is to the portal vein, and most of them are along the coronary vein.

- **Lymphatic drainage of the stomach**

The lymphatic drainage of the stomach is from the stomach wall to the lymph nodes along the gastric vasculature, through the thoracic duct and finally from the Virchow nodes to the left jugular vein.

- **Gastric innervation**

The gastric innervation includes sympathetic and parasympathetic nerves. Sympathetic innervation inhibits gastric movement and secretion, while vagus (parasympathetic) innervation activates the stomach. The left vagus branches into hepatic branch and anterior nerve of Latarjet, which innervates the stomach by several branches, and finally ended in the pyloric branch (also called "crow's foot"). The right vagus is structurally similar to the left one, with the only exception of celiac branch instead of the hepatic one.

- **Anatomy of the duodenum**

The duodenum is divided into bulbal, descending, transverse and ascending parts. The bulbal part is the common site for peptic ulcer, the biliary and pancreatic duct open into the descending part, the transverse part goes in front of the vertebral column and is vulnerable to trauma, and the ascending part ends at the ligament of Treitz.

一、胃的解剖

临床上常将胃分为五部分：①贲门部，与食管相接的部分；②胃底部，位于贲门左上方，高出食管贲门交界，是胃的最上部分，食管左缘与胃底大弯形成 His 角；③胃体部，胃底部和胃窦部之间的部分，所占面积最大；④胃窦部，胃小弯斜向与水平向交界处有一凹痕，称为胃角切迹，自此切迹向下至幽门为胃窦部；⑤幽门部，胃与十二指肠相接的部分。

胃通过腹膜所形成的韧带固定于邻近器官：胃小弯及十二指肠球部与肝之间有肝胃韧带及肝十二指肠韧带。贲门部及近贲门的胃底、胃体后壁有胃膈韧带，与膈肌相连。在肝胃韧带后方胃小弯处有胃胰皱襞，其内有胃左动、静脉及迷走神经后干的腹腔支。胃大弯中下部与横结肠之间由胃结肠韧带相连。胃大弯上部与脾之间有脾胃韧带,其内有胃短动、静脉。

二、胃的血管

胃的血液供应来自腹腔干的分支,其中胃左动脉供应胃小弯上部,胃右动脉供应胃小弯的远端,胃网膜右动脉供应胃大弯的下半部,胃短动脉和胃网膜左动脉供应胃底和大弯的其余部分。这些动脉的分支在胃壁内彼此间有广泛的吻合,形成动脉网。由于胃的血液供应丰富,故即使切断其中 3 支动脉,仍能维持胃的血液循环。胃的静脉与同名动脉伴行,注入门静脉系统。

三、胃的淋巴管

胃黏膜的淋巴液引流至黏膜下层,再穿过肌层、浆膜层,经淋巴管汇入胃周淋巴结。根据胃周淋巴结的解剖部位,一般分为 16 组,见"胃癌的扩散与转移"一节。各组淋巴结汇集的淋巴液最终均注入腹腔淋巴结,并经此流入乳糜池,再经胸导管汇入左颈静脉。因此,胃癌淋巴转移时,可在左锁骨上凹触及质硬的淋巴结。胃贲门部黏膜下层淋巴网与食管黏膜下层淋巴网有充分交通,胃与十二指肠的黏膜下淋巴网也无明显分界,因此,胃窦癌可沿黏膜下淋巴网侵及十二指肠,在行胃癌根治术时要注意。

四、胃的神经

胃的神经支配包括交感神经和副交感神经两部分。交感神经兴奋能够抑制胃的运动,减少胃液分泌,并传出痛觉。副交感神经来自左、右迷走神经,能够促进胃运动,增加胃酸分泌。呈网状分布于胸段食管的迷走神经沿食管下行至腹腔时分为前支和后支,潜行于食管肌层和浆膜层之间。前支在食管下端近贲门处向胃底贲门部发出 1~2 个细小分支,走行隐蔽,在行高选择性迷走神经切断时容易被遗漏,造成切断不完全,以致术后溃疡复发,因此,它们也被称为"罪恶"支(Figure 7-58-1)。前干(即前 Latarjet 神经)沿胃小弯下行至贲门水平时向肝发出一分支,称为肝支,再沿胃小弯与血管伴行向胃壁发出 3~5 个分支,在接近胃角处向幽门前壁发出 3~4 个分支,称前鸦爪支。迷走神经后干较前干粗,走行于食管右后方的肌层与浆膜层之间,进入腹腔后先分出"罪恶"支至胃底,在胃左动脉进入胃壁处的平面分出腹腔支至腹腔丛,主干(即后 Latarjet 神经)继续沿胃小弯下行,并向胃壁分出侧支,最后终止于后鸦爪支。鸦爪支具有支配幽门开启的功能,如迷走神经切断,鸦爪支功能丧失,常导致幽门痉挛。

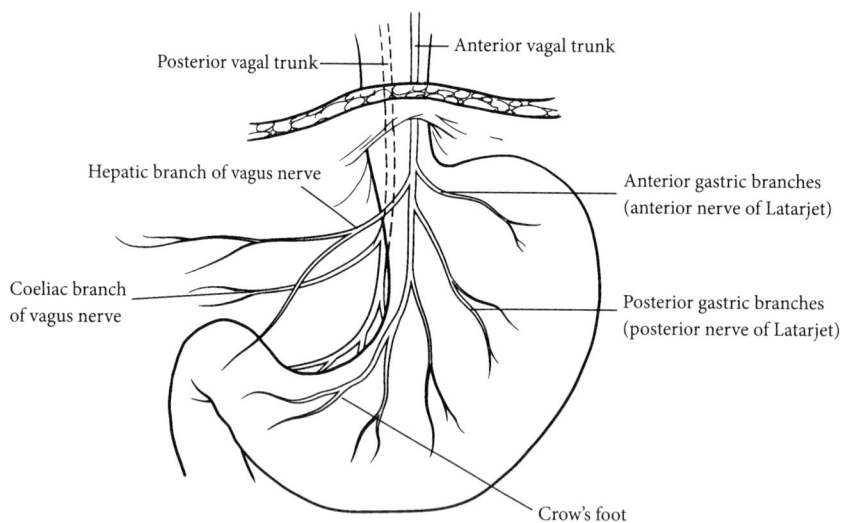

Figure 7-58-1 Gastric vagal nerve
The left vagus gives off the hepatic branch to the liver and then continues along the lesser curvature as the anterior nerve of Latarjet. The right vagus also gives a branch off to the celiac plexus and then continues posteriorly along the lesser curvature

五、胃的生理

胃液分泌分为基础分泌和餐后分泌。基础胃液分泌主要由乙酰胆碱、促胃液素和组胺介导,其中乙酰胆碱介导迷走神经兴奋造成的胃液分泌,促胃液素和组胺则直接刺激壁细胞分泌胃酸。餐后胃酸的分泌可分为三个时相,即头相、胃相和肠相。消化性溃疡外科治疗的理论基础主要基于对胃酸分泌的上述认识，但十二指肠对胃酸分泌的影响在控制胃酸分泌的手术设计上一般不予考虑。

六、十二指肠的解剖

在胚胎发育过程中，前肠远端和中肠近端吻合形成十二指肠，其随胃旋转形成"C"字形，包绕胰头。十二指肠由幽门延伸 20~30 cm，止于 Treitz 韧带，后者为空肠的开始。十二指肠可分为 4 个解剖部分：球部、降部、横部和升部。

十二指肠球部长约 5 cm，90% 的消化性溃疡好发于此。球部后方为胆总管下端和胰腺头部，胃十二指肠动脉也恰好位于球部的后方，因此，穿透性溃疡穿破十二指肠可侵蚀胃十二指肠动脉，引起大出血。十二指肠降部指从十二指肠球部转向后方并且环绕胰头，到达第一腰椎水平的一段，长约 10 cm，较固定。内侧与胰腺头部紧密相连，胆总管和胰管开口形成的 Vater 壶腹和小乳头均在此部进入十二指肠。球部和降部交界的上方是 Winslow 孔。十二指肠横部和升部大部分在腹膜后，横部与钩突相连并且穿过主动脉和肠系膜上动脉之间的间隙。

十二指肠的血液供应主要来自由肝总动脉分出的胃十二指肠动脉，胃十二指肠动脉分出胰十二指肠上、下动脉，两支动脉又各分出前、后支，在胰腺前、后互相吻合成动脉环，为十二指肠提供血液。空肠起始部和 Treitz 韧带附近的十二指肠终末端由肠系膜上动脉发出的短支供血。

第二节 / 胃、十二指肠溃疡的并发症及其外科治疗

本节要点 (Key concepts)

- **Clinical presentation and diagnosis**

Perforation, hemorrhage and stenosis are the most important complications of peptic ulcer, especially duodenal ulcer, and are the main interests of surgical treatment. The clinical presentations are usually typical but differential diagnosis should also be made to rule out other problems, such as perforation of the gall bladder or appendix, hemorrhage from portal hypertension or other lesions in the gastroduodenal region, and pyloric obstruction from stomach cancer.

- **Treatment of perforation**

Simple closure of the perforation is often enough if followed by regular medical treatment. Biopsy is mandated to rule out malignancy, esp. in stomach perforation.

- **Treatment of peptic ulcer bleeding**

Hemostasis via endoscopy or interventional radiotherapy is the mainstay of treatment; operation is only restricted to limited cases.

- **Treatment of pyloric obstruction**

Operation is often necessary but not so urgent as hemorrhage or perforation. Nutritional support and irrigation of the stomach by saline is usually necessary. Care should be given to avoid rupture or leakage in the duodenal stump after gastrectomy with duodenal stump closure.

一、胃、十二指肠溃疡急性穿孔

胃、十二指肠溃疡急性穿孔是消化性溃疡的并发症之一，表现为急腹症，有致命危险，需紧急处理。由于十二指肠溃疡比胃溃疡多见，因而急性穿孔大多发生在十二指肠，以十二指肠球部前壁偏小弯侧多见。胃溃疡急性穿孔多发生在近幽门处胃前壁，偏小弯侧。前壁溃疡穿孔后，胃肠内容物流入游离腹腔，引起急性弥漫性腹膜炎。与前壁溃疡不同，胃、十二指肠后壁溃疡穿透至腹膜后组织，容易粘连包裹，多表现为慢性穿透性溃疡，急性穿孔和腹膜炎少见。但后壁穿孔可侵蚀胃十二指肠动脉，引起大出血。因此，前壁溃疡多导致穿孔，后壁溃疡多导致出血。多数穿孔病人有长期溃疡病史，而且近期有溃疡活动症状，但急性溃疡也可以穿孔，病人既往无任何病史或症状可循，初次发作即为急性穿孔，溃疡局部胃或肠壁接近正常，无明显增厚或

炎症。

（一）临床表现

胃、十二指肠溃疡急性穿孔多发生在不当饮食后或空腹时，典型表现为骤发腹痛，十分剧烈，如刀割或烧灼样，持续性，可有阵发加重。由于腹痛发作突然而剧烈，病人甚至有暂时性晕厥。疼痛初起部位多在上腹或心窝部，迅即延及全腹，但以上腹为重。由于腹后壁及膈肌腹膜受到刺激，有时可引起肩部或肩胛部牵涉痛。

胃、十二指肠溃疡急性穿孔病人仰卧拒动，急性痛苦病容，面色苍白，四肢凉，出冷汗，脉率快，呼吸浅，腹式呼吸因腹肌紧张而消失。腹部有明显腹膜炎体征，肠鸣音消失。如腹腔内有较多游离气体，叩诊时可发现肝浊音界缩小或消失。触诊全腹压痛，上腹更重，腹肌高度强直，即所谓板状腹。

发病初期，血压可正常，数小时后，随着腹腔内细菌感染的加剧，病人的体温、脉搏、血压、血象等全身感染中毒症状及肠麻痹、腹胀、腹腔积液等腹膜炎体征也越来越重，由于腹腔渗出液的增加，胃肠分泌受到抑制，漏出至腹腔的胃肠液可随之减少，漏出的胃肠液因被渗液稀释而刺激性减弱，腹痛可稍有减轻，但腹膜炎由化学性转为化脓性，感染逐渐加重。病人可因血容量下降和感染而出现休克。

溃疡穿孔临床表现的轻重与穿孔大小、穿孔时胃内容物的多少（空腹或饱餐后）及孔洞是否很快被邻近器官或组织粘连堵塞等因素有关。常见的十二指肠穿孔直径约0.5 cm，如穿孔小、漏出的胃肠内容物少或孔洞很快被堵塞，则漏出的胃肠液可限于上腹，体征也仅限于右上腹，腹X线平片可见膈下细线状少量游离气体。如漏出量大，胃肠液可顺右结肠旁沟流至右下腹甚至全腹，表现为弥漫性腹膜炎，腹X线平片可见左、右膈下大量游离气体。如果十二指肠后壁穿孔与胰腺表面粘连而被封闭，漏出的胃肠液仅限于小网膜囊，范围较局限，则临床表现较轻，被称为顿挫型穿孔。

（二）诊断和鉴别诊断

胃、十二指肠溃疡急性穿孔是急腹症的重要病因之一，多数病人以往有溃疡症状或溃疡病史，近期又有溃疡病活动症状，穿孔后表现为剧烈腹痛和典型的腹膜刺激征。腹腔穿刺抽出含胃内容物的消化液或胃管吸出咖啡样液体，对胃、十二指肠溃疡急性穿孔的诊断具有重要的提示作用。立位或左侧卧位腹部X线平片检查可在膈下或右侧腹见到新月形游离气体影。但X线检查未发现气腹，并不能排除溃疡穿孔的可能。

（三）治疗

1. 非手术治疗　溃疡穿孔后，首要的治疗措施是阻止胃肠道内容物继续流入腹腔，因此，不管手术与否，均应立即放置胃管进行持续胃肠减压，吸尽胃内容物。在此基础上，根据病人一般状况和病情严重程度，可以考虑采用非手术治疗或手术治疗。

非手术治疗的适应证：①病人无明显中毒症状，急性腹膜炎体征较轻、范围较局限或已趋向好转，或有证据表明漏出的胃肠内容物较少，如空腹穿孔，或穿孔已趋于自行闭合；②溃疡病本身无根治性治疗的适应证；③有较重的心、肺等重要脏器疾病或其他手术禁忌证。非手术治疗期间应密切监测病人的生命体征和腹部症状体征的变化，如病情持续恶化，应及时进行手术治疗，以免贻误宝贵的治疗时机。通过积极周密的围术期处理和简单有效的手术方案，往往可以使大多数病人耐受手术，达到比非手术治疗更为安全可靠的治疗效果，因此应慎重选择非手术治疗的适应证（参见第19章，老年病人外科手术）。

治疗期间应严格禁食，持续胃肠减压，确保胃肠减压管能够排空胃内容物。其他必要措施包括：维持水、电解质和酸碱平衡，给予制酸剂抑制胃酸分泌，应用有效的抗生素防治感染，如果禁食时间超过1周，应给予全肠外营养支持。

2. 手术治疗

绝大多数十二指肠穿孔病人需要手术治疗，胃穿孔者因为偶尔合并腺癌、低胃酸使胃液杀菌作用减弱，容易形成多发的腹腔脓肿，以及使用类固醇药物削弱了病人自行封闭溃疡能力等原因，更需手术治疗，手术的首要任务是关闭穿孔。对于十二指肠穿孔，最简单实用的手术方式是穿孔缝合术，术后进行正规的药物治疗，治愈溃疡病。如穿孔部位瘢痕重或合并出血,修补后有十二指肠狭窄可能,并且病人全身条件允许,可行选择性迷走神经切断术+胃窦切除。如病人全身状况或腹腔污染程度不允许进行上述手术,可先行穿孔修补术,合并出血者可缝扎止血,幽门狭窄者可行幽门成形,待病人全身状况改善后,再择期进行根治性手术治疗。对于胃穿孔病人,也可行穿孔修补术,但必须做穿孔部组织活检,以免漏诊胃肿瘤。对于肿瘤病人,可行胃大部切除术。

二、胃、十二指肠溃疡大出血

胃、十二指肠溃疡出血也是溃疡病常见的并发症。溃疡面渗血或小量出血并不引起临床症状,仅在检查粪隐血时才可能发现,出血50~80 mL时除柏油样便外也没有其他显著症状。所谓大出血是指有明显胃肠道出血症状,表现为大量呕血或便血(柏油样便),严重者可因血容量降低、贫血、组织缺氧而死亡。溃疡大出血多因溃疡基底血管被侵蚀破裂所致,大多数为动脉出血,出血部位多在胃小弯侧或十二指肠内侧缘及后壁,但溃疡基底充血的小血管弥漫性渗血也可以引起大量的失血。溃疡大出血的病人一般都有溃疡病史,部分病人既往有出血史。胃溃疡比十二指肠溃疡出血的可能性大,但临床常见的为十二指肠溃疡,这是因为十二指肠溃疡的发病率高于胃溃疡。

(一)临床表现

胃、十二指肠溃疡大出血的主要症状为呕血或便血。病人可仅有便血而无呕血。便血前多突然有便意,排便前后感觉无力、发晕、眼黑甚至晕厥,并可出现腹胀、心悸、口渴等症状。体征的有无决定于失血量和失血速度,一般失血量在400 mL以上时,有循环系统代偿的现象,如脉搏加快但仍强有力,血压正常或稍增高;如失血达800 mL即可出现明显休克的体征,表现为出汗、皮肤凉湿、脉搏快弱、血压降低、呼吸急促等。病人意识清醒,表情焦虑或恐惧,可能发生晕厥,部分病人可有体温增高。腹部检查常无阳性体征,也可能有腹胀、上腹压痛。大量血液刺激胃肠道,可以使肠蠕动加快,腹部听诊可发现肠鸣音活跃,这一现象有助于消化道出血的诊断。

(二)诊断和鉴别诊断

有明确消化性溃疡病史的病人如出现呕血或便血,首先应考虑胃、十二指肠溃疡出血(Box 7-58-2)。小部分病人在出血前没有溃疡病病史,判断出血原因比较困难。如胃、十二指肠溃疡病人在大出血的同时合并有急性腹痛,应警惕有无合并溃疡穿孔。

Box 7-58-2　胃十二指肠溃疡大出血的鉴别诊断

1. 肝硬化食管静脉曲张破裂大出血　伴有肝硬化的体表特征,血常规和肝功能检查有助于诊断
2. 胃、十二指肠肿瘤　纤维胃镜检查容易明确诊断
3. 胃恒径动脉　主要依靠胃镜检查明确诊断
4. 胃底贲门黏膜撕裂综合征　发生于剧烈呕吐后,开始呕吐时无血,频繁呕吐后出血
5. 应激性溃疡　发生于危重病人,尤其是缺氧或严重感染者
6. 胆道大出血　有胆绞痛和黄疸,呕血中可发现胆道铸型

(三)治疗

胃、十二指肠溃疡大出血的治疗原则为止血、补充失血量和防止复发(Box 7-58-3)。绝大多数的溃疡大出血病人经过非手术治疗,出血可以停止,但在治疗过程中,应严密观察病情的变化,避免贻误治疗时机。

Box 7-58-3　胃、十二指肠溃疡大出血的治疗

1. 一般治疗　迅速建立静脉输液通道,应用制酸药和生长抑素。生命体征监测和实验室检测
2. 胃肠减压　吸尽胃内积血,温生理盐水+去甲肾上腺素洗胃,洗胃后经胃管注入胃黏膜保护药
3. 急诊内镜检查和治疗　明确出血部位、病变性质和出血严重程度。在出血部位深处注射肾上腺素止血,或通过电凝、热灼、激光、喷洒凝血酶等止血药止血
4. 急诊选择性数字减影血管造影(DSA)　出血凶猛时,首选DSA,出血量越大,DSA检查的阳性率越高。能明确出血病变的性质和部位,并可动脉注射血管收缩药或栓塞药止血
5. 手术治疗适应证　①出血凶猛,内镜或DSA不能止血。②近期反复出血或溃疡病药物治疗期间发生大出血。③溃疡迁延不愈。④老年病人
6. 手术方式　①根据病情及溃疡部位决定手术方式,三个目的:彻底止血,切除胃病变,降低胃酸。②出血点缝扎+术后抗酸药物治疗。③出血点缝扎+高选择性迷走神经切断。④选择性迷走神经切断+胃窦切除,将出血点缝扎、切除或旷置。⑤胃溃疡出血首选胃大部切除,病变较小且为良性时可做胃楔形切除

手术前,应充分备血,如果手术前血压过低、脉搏快弱,应迅速补充血容量,提升血压,再施行手术。由于出血未止,故不需要等到血压脉搏完全正常再实施手术。术中应先控制活动性出血,并继续输血,待病人情况稳定后再继续进行手术。术中应仔细探查,消化性溃疡属常见病变,但不一定就是出血所在,必须在术

前明确出血部位,而不是仅仅满足于发现胃或十二指肠的病变,否则可能出现术后消化道仍在出血的尴尬局面。

三、胃、十二指肠溃疡瘢痕性幽门梗阻

(一)病因和病理生理改变

胃、十二指肠溃疡引起幽门梗阻的病因:①幽门括约肌反射性痉挛,导致间歇性梗阻;②幽门附近溃疡炎症水肿使幽门窄小,炎症水肿消退或减轻后,梗阻即缓解;③溃疡在愈合过程中,过多瘢痕组织形成,使幽门狭窄,梗阻为持续性。此三种情况可同时存在,但程度上有差异,前两种病因本身不构成手术治疗的适应证,而后一种病因必须进行手术治疗。十二指肠溃疡是引起瘢痕性幽门梗阻最常见的原因,在梗阻初期,胃蠕动增强,胃壁肌层逐渐肥厚,胃逐渐扩大。食物在胃窦部滞留促进促胃液素的释放,增加胃酸分泌,可以导致胃黏膜溃疡的形成。久之,这种代偿功能渐渐衰退,胃高度扩张,蠕动减弱,胃内容物滞留严重,胃黏膜呈慢性炎症,可出现水肿或萎缩,胃酸分泌减退。长期的幽门梗阻限制营养摄入,导致营养不良,甚至酮症酸中毒。长期呕吐造成大量水分、胃酸和氯等电解质的丢失,机体可能表现为十分复杂的内稳态紊乱,包括低氯低钾性碱中毒、代谢性酸中毒和氮质血症等。

(二)临床表现

多数病人有长期溃疡病史,幽门梗阻后,症状的性质和规律逐渐改变,由原来的空腹痛变为饱腹感和上腹饱胀感,进食后加重,呕吐能够缓解症状。呕吐量大,多为隔夜食物,有酸臭味,一般无血液或胆汁,呕吐后上腹膨胀感显著减轻。全身表现包括消瘦、便秘、尿少、无力、食欲缺乏等症状。

体检可见营养不良(皮肤干燥松弛,皮下脂肪消失),上腹隆起,有时可见胃蠕动波,上腹部叩诊有振水音。少数病人胃极度扩张,可达下腹中部,易误认为是肠梗阻。有碱中毒低血钙时,耳前叩指试验(Chvostek 征)和上臂压迫试验(Trousseau 征)可呈阳性。

(三)诊断和鉴别诊断

1. 诊断　根据长期溃疡病史和典型的胃潴留症状,以及胃肠减压抽出大量有酸臭味的液体和食物等症状体征,诊断溃疡所致瘢痕性幽门梗阻并不困难。X 线钡剂造影和胃镜有助于明确诊断,钡剂造影常显示胃明显扩张,胃内潴留较多胃液或食物,幽门和球部有变形,早期可见胃蠕动增强,后期胃张力减低,长时间无蠕动波出现。如

钡剂尚能通过幽门区,可见该处变细,形状不规则,十二指肠球部变形。钡剂造影检查后,胃内常潴留大量钡剂,给治疗带来困难,因此,怀疑幽门梗阻时,应首选纤维胃镜检查。纤维胃镜不但能够确定狭窄和瘢痕的部位,而且能够取活组织做病理学检查,排除肿瘤导致的幽门梗阻,是幽门梗阻首选和必需的诊断措施。如果必须进行上消化道钡剂造影检查,应在检查后及时将钡剂吸出,或采用水溶性造影剂代替钡剂。

血液生化检查可反映内稳态和营养状况恶化的程度,为治疗提供依据。

2. 鉴别诊断　溃疡瘢痕性幽门梗阻须与下列情况鉴别。

(1)活动性溃疡所致幽门痉挛和水肿　溃疡疼痛仍然存在,梗阻为间歇性,很少有隔夜食物。经药物治疗后,梗阻症状随疼痛的缓解而减轻。

(2)胃癌　胃小弯和胃窦癌也可引起明显的胃潴留症状,但胃癌病期较短,无溃疡病史,胃扩张程度相对较轻,胃蠕动波罕见,有时可在右上腹触及质硬的包块,晚期病人可在左锁骨上窝触及肿大的淋巴结。X 线钡剂造影检查或胃镜检查可帮助诊断。

(3)十二指肠球部以下的梗阻性病变　十二指肠肿瘤、肠系膜上动脉压迫综合征,以及胰腺头体部肿瘤侵蚀十二指肠壁均可引起十二指肠梗阻,主要临床症状为呕吐,并有胃扩张、胃内容物滞留、胃蠕动波等表现,与幽门梗阻相似,但呕吐物含多量胆汁。钡剂造影和十二指肠镜检查均可确定梗阻部位不在幽门部。

在鉴别诊断中,可能引起幽门梗阻的其他胃内疾患如胃结核、胃黏膜脱垂、胃异物、成年人幽门括约肌肥厚等也应在考虑之列。

(四)治疗

治疗目的首先是解除梗阻,使食物和胃液能进入小肠,纠正水、电解质及酸碱失衡,改善营养状况。与此同时,减少胃酸以去除溃疡成因,也是治疗目的。与溃疡穿孔和出血不同,幽门梗阻在手术前必须进行充分的准备,纠正水、电解质和酸碱紊乱,进行围术期营养支持,并通过持续胃管吸引减压及定时用温盐水洗胃,以减轻胃黏膜水肿。部分病人经过洗胃等处理后,幽门能够部分通畅,此时可在胃镜引导下放置营养管至梗阻以远,行肠内营养;如果幽门完全梗阻,应给予全肠外营养。

手术方式仍按溃疡病的外科治疗原则选用,可采用迷走神经切断加胃窦切除术。但很多情况下,由于十二指肠

瘢痕严重,其断端很难与胃吻合,甚至很难关闭,此时可选择 Billroth Ⅱ 式吻合术或胃、空肠 Roux-en-Y 重建方式,

十二指肠残端放置导尿管造口,可以避免十二指肠残端破裂或残端瘘。

第三节 / 胃、十二指肠溃疡的手术治疗

本节要点 (Key concepts)

- **Surgical treatment of peptic ulcer**

Although medical treatment is dominant in peptic ulcer disease, surgical treatment still plays a role when medical treatment fails. The predominant operations are parietal cell vagotomy, selective vagotomy+antrectomy, and subtotal gastrectomy. Although the latter is still used in clinic, it is no longer applied to duodenal ulcer.

- **Different treatment protocol between duodenal and gastric ulcer**

The different pathophysiology between duodenal and gastric ulcer implies different surgical strategy. Duodenal ulcer requires reduction of acid while gastric ulcer needs a better drainage and discrimination from cancer.

- **Complications of surgery**

Most complications are from Billroth Ⅱ operation. Prevention is much more significant than treatment.

胃、十二指肠溃疡治疗的历史与人们对胃酸分泌及溃疡形成机制的认识相平行,在没有有效药物治疗之前,外科手术曾是消化性溃疡治疗的主要手段,但随着对其病理生理认识的深入,尤其是 1977 年以来,H_2 受体阻滞药、质子泵抑制药、前列腺素 E_1 衍生物等药物的出现,以及对幽门螺杆菌在消化性溃疡发病过程中作用认识的深入,消化性溃疡手术量明显减少。虽然如此,消化性溃疡的外科治疗并没有退出历史舞台,因为消化性溃疡目前仍是最常见的胃、十二指肠疾病之一,并发症的发病率依然很高,对于严重的并发症,仍必须通过手术方式才能解决,但手术方式已明显简化。此外,许多溃疡病病人曾接受过外科治疗,仍可能出现手术相关的并发症,需要外科医师掌握这些并发症的处理方法。

一、胃、十二指肠溃疡手术治疗适应证

胃、十二指肠溃疡手术的适应证除溃疡并发症(包括穿孔、瘢痕狭窄性幽门梗阻、大出血)外,也包括严重影响正常生活而内科治疗无效的顽固性溃疡。

二、手术方式

(一)胃迷走神经切断术

胃迷走神经切断术(Box 7-58-4)治疗十二指肠溃疡的基本原理是阻断迷走神经中枢兴奋对胃壁细胞的刺激,使神经相胃酸分泌降低,同时,迷走神经切断使壁细胞对组胺和促胃液素刺激的敏感性降低,胃酸分泌

减少,达到溃疡愈合的目的。

Box 7-58-4　胃迷走神经切断术术式

1. 迷走神经干切断术(truncal vagotomy) 在膈下切断迷走神经前、后干,去除腹腔全部脏器的迷走神经支配。其并发症多,极少单独使用

2. 选择性迷走神经切断术(selective vagotomy) 切断支配胃的迷走神经支,保留胃以外腹腔脏器的迷走神经支配。由于合并幽门括约肌痉挛,必须附加幽门成形术或胃空肠吻合术。可同时切除胃窦,达到去除神经相和体液相胃酸分泌的目的,降酸效果更彻底

3. 高度选择性迷走神经切断术(highly selective vagotomy) 又称胃近端迷走神经切断术(proximal gastric vagotomy,PGV)或壁细胞迷走神经切断术(parietal cell vagotomy,PCV)。仅切断胃底和胃体部的迷走神经支配,保留胃窦、幽门和肝支、腹腔支。符合解剖和生理特点,副作用少(Figure 7-58-2)

(二)胃大部切除术

胃大部切除术包括 Billroth Ⅰ 式(Figure 7-58-3)和 Billroth Ⅱ 式(Figure 7-58-4),是胃手术最常用的术式,目前主要用于胃溃疡和胃远端肿瘤的治疗,在迷走神经切断术问世以前,也曾广泛用于十二指肠溃疡的外科治疗,但是从手术创伤、对消化功能和营养的影响、手术后并发症等方面来看,胃大部切除术用于十二指肠溃疡的治疗缺乏

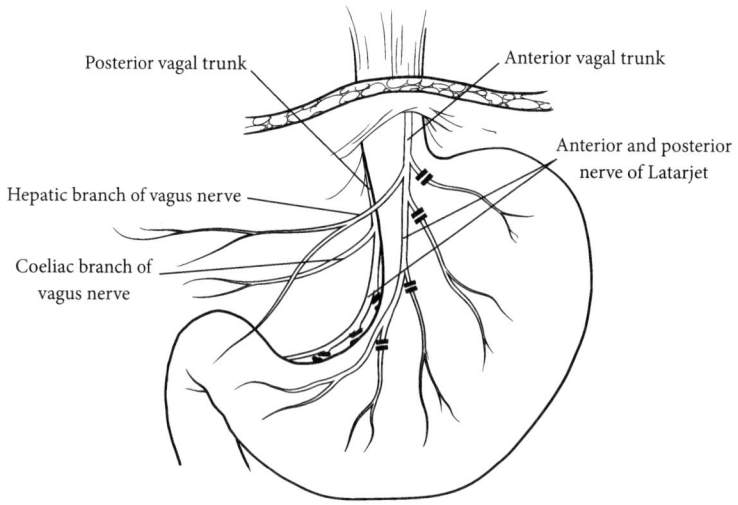

Figure 7-58-2　Highly selective vagotomy

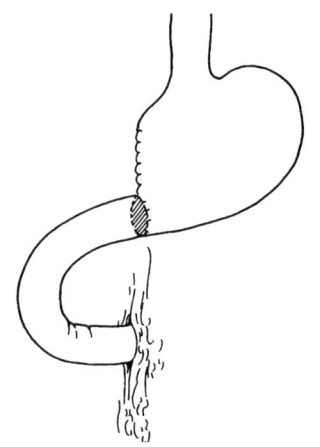

Figure 7-58-3　Distal gastrectomy with Billroth Ⅰ anastomosis

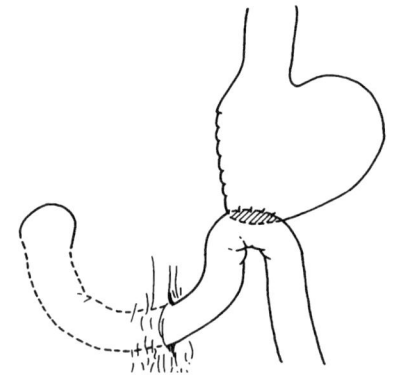

Figure 7-58-4　Distal gastrectomy with Billroth Ⅱ anastomosis

充分的理论支持,并不合理。

三、胃、十二指肠溃疡的外科治疗原则

虽然临床上将十二指肠溃疡和胃溃疡统称为消化性溃疡,胃溃疡中也确有部分病变部位与十二指肠溃疡相邻,症状也相似。但是胃溃疡与十二指肠溃疡有本质的不同,在手术治疗的原则上也不完全一样。胃溃疡与十二指肠溃疡的区别主要有4个方面:①发病机制不同,手术治疗的要求不同,治疗效果也不同。②部分胃溃疡可能为恶性,因此,胃溃疡手术中必须进行活检或切除,而十二指肠溃疡几乎不存在这一问题。③胃溃疡可以发生在胃的不同部位,因而手术方式不同,而十二指肠溃疡集中在球部附近,一般不存在因部位差异而影响

手术方法的问题。④胃溃疡发病年龄为50~60岁,高于十二指肠溃疡病人,因此围手期并发症发病率和病死率也高于十二指肠溃疡,导致胃溃疡的治疗效果不如十二指肠溃疡。

胃溃疡的发病可能与胃排空延迟有一定关系,如能在手术中解决胃排空的问题,即可促进胃溃疡的愈合。在实际工作中,对胃体或胃窦部溃疡,由于需要排除胃癌的可能,因此多采用胃部分切除治疗,不但切除了病灶,而且改善了胃的排空。胃溃疡胃镜活检排除恶性病变,但药物治疗12周仍未愈合,或经内科治疗愈合后又复发的溃疡,均需采用手术治疗。对于直径超过2 cm的巨大溃疡或不能除外胃癌者,以及并发梗阻、大出血、急性穿孔或穿透至胃壁外的胃溃疡,也应手术治疗。

第四节 / 消化性溃疡手术后并发症

胃大部切除虽然已不再用于溃疡病的治疗,但仍是胃疾病最常使用的术式,因此,目前仍有相当多的胃大部切除术后病人。由于胃部分切除术本身固有的缺点,以及手术操作技术不当等原因,胃部分切除术的并发症还时有发生,Billroth Ⅱ式的并发症明显多于 Billroth Ⅰ式。

一、倾倒综合征

倾倒综合征在胃部分切除及迷走神经切断 + 胃引流术后均可出现,主要原因为胃容积缩小和幽门括约肌功能丧失,食物迅速从胃排入肠道所致,与食物的性质和容量也有一定的关系。胃空肠吻合术后的发病率比胃十二指肠吻合高,胃切除范围大或吻合口大时更容易发生。

1. 临床表现 症状多在进流质饮食后 5~30 min 出现,持续 15~60 min,饭后平卧可以减轻症状。加糖牛奶尤其容易诱发。倾倒综合征包括两组症状:一组是胃肠道症状,如上腹胀满、恶心、腹部绞痛、肠鸣音增加、腹泻、稀便等;另一组是神经循环系统症状,如心慌、出汗、眩晕、面色苍白或潮红、发热、无力等。出现上述症状的原因:①大量食物直接进入小肠及高渗食物从肠壁吸出大量体液,使肠腔膨胀。②大量体液从血循环内吸出,血容量降低,血清钾离子减少,引起循环系统症状。③肠管膨胀可引起 5-羟色胺和血管活性肠肽等肠道激素的释放,导致肠蠕动增快和血管舒张。④立位时,食物和进入肠腔内体液的重量牵拉已游离的残胃,刺激腹腔内脏神经,引起反射性上腹症状和心血管症状。

有时,上述症状出现在餐后 2~3 h,称作低血糖综合征,或晚期倾倒综合征。发生机制:食物快速进入空肠后,葡萄糖吸收使血糖骤然升高,刺激胰岛素分泌。血糖下降后,胰岛素分泌未能相应减少,导致低血糖。此时稍进食物,症状即可缓解。

2. 治疗 应以高蛋白质、高脂肪、低糖类食物为宜,避免过甜、过咸、过浓饮食和乳制品,固体食物较流质食物为好,少食多餐,使胃肠道逐渐适应。饮水和流食可放在两餐之间,而不在餐时进服。餐后平卧 20~30 min 可以减轻症状。随着时间的推移,病人逐渐掌握了饮食与发病之间的规律,胃肠道本身也有所适应,"倾倒"症状将会越来越轻。可以选用抗组胺药、抗乙酰胆碱药、抗痉挛药和镇静药,也可用生长抑素或抗 5- 羟色胺药。少数病人症

状严重,经上述措施无效时可考虑手术治疗,手术原则是减慢食物进入空肠的速度。

预防倾倒综合征的措施主要是手术中避免残胃过小和吻合口过大。

二、碱性反流性胃炎

胃部分切除术后,由于丧失了幽门括约肌,胆汁反流入胃比较常见,如果采用的是 Billroth Ⅱ式吻合,这一现象更多见。多数情况下胆汁反流并不表现出临床症状,只有约 2% 的病人会出现胆汁反流性胃炎,表现为术后数月至数年出现上腹或胸骨后持续性烧灼痛,伴恶心、呕吐,吐出物为胆汁,进食后加重,体重日渐减轻,钡剂造影检查吻合口正常。胃镜可见胃黏膜充血、水肿、易出血,常有轻度糜烂,吻合口附近显著,并可见胆汁反流入胃,甚至达到食管下端。诊断时应注意排除其他上腹部疾病,尤其是胃排空障碍。

碱性反流性胃炎的药物治疗效果不显著,但手术效果较好,方法是将 Billroth Ⅱ式胃空肠吻合改为胃空肠 Roux-en-Y 吻合,空肠空肠端侧吻合口须距胃空肠吻合口 30~40 cm,同时做胃迷走神经切断术。

三、胃无张力

胃无张力也称胃瘫,发病机制不明,但多发生于胃大部切除 Billroth Ⅱ式吻合术后或其他胆汁反流入胃的胃肠道重建(如 Child 手术)术后病人,幽门梗阻和糖尿病术后病人发病率也较高。主要表现为胃无蠕动,而吻合口并无机械性梗阻。临床症状为上腹饱胀和溢出性呕吐,呕吐物为所进食物和胃液。钡剂造影检查见胃无蠕动,但胃镜见胃肠吻合口通畅,并无机械性梗阻存在。治疗措施除禁食和胃管减压外,生理盐水洗胃不但能够避免胃潴留对胃黏膜的损害,而且可以避免吻合口和胃壁水肿。由于病人不能进食,因此需要营养支持。胃肠动力药能够帮助胃蠕动功能的恢复。纤维胃镜检查不但能够排除吻合口机械性梗阻,明确诊断,而且部分病人在胃镜检查后,胃蠕动可提早恢复。该病手术治疗无效,绝大多数病人经 10~20 d 非手术治疗后症状可自行缓解。

胃无张力应与胃空肠吻合口或空肠输出襻梗阻或狭窄相鉴别,三者临床表现类似。吻合口梗阻多由于结肠后

吻合时横结肠系膜孔过紧,或胃空肠吻合口扭曲所致。空肠输出襻梗阻系指吻合口以下的输出襻空肠梗阻,多为肠粘连所致,也可能因为结肠后吻合时横结肠系膜孔过小或内疝所致。胃镜或上消化道造影检查能明确诊断。

四、输入襻综合征

输入襻综合征是 Billroth Ⅱ式胃空肠吻合术后较常见的并发症。发生原因是空肠输入襻梗阻,包括慢性部分梗阻和急性完全梗阻(Figure 7-58-5)。

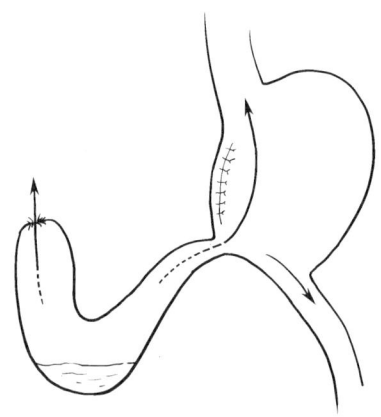

Figure 7-58-5   Inferent loop obstruction

慢性梗阻较多见,主要症状是间歇性大量呕吐胆汁,多发生在饭后,可不含食物。呕吐前可有上腹胀痛或绞痛,并放射至肩胛部,呕吐后症状立即消失。病人食欲并不减退,但由于反复餐后呕吐,病人因进食恐惧而逐渐消瘦。临床症状最具诊断价值。钡餐检查可见空肠输出襻无梗阻,胃镜可见输入襻开口狭窄或闭塞,上腹 CT 可见空肠输入襻扩张(Figure 7-58-6)。

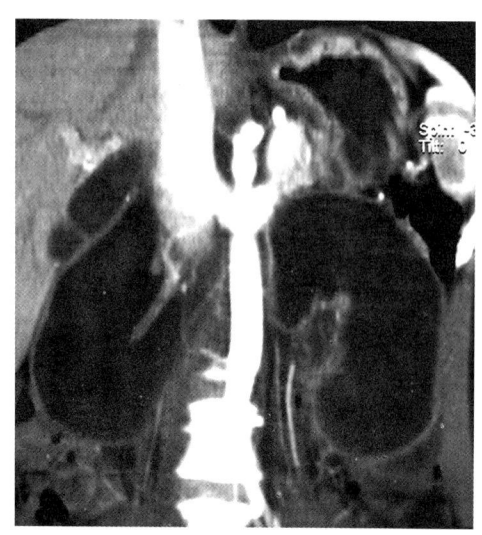

Figure 7-58-6   CT appearance of inferent loop obstruction

急性梗阻多由于输入襻和输出襻交叉扭转,或输入襻过长等原因所致。临床表现为突发上腹部剧烈胀痛或绞痛,呕吐频繁,但呕吐量不大,甚至干呕,不含胆汁,呕吐后症状也不缓解。体检时上腹部有压痛,甚至可扪及包块。症状严重时由于肠管扭转或内疝可造成坏死;肠腔压力过大导致穿孔或十二指肠残端破裂。

五、十二指肠残端破裂与残端瘘

十二指肠残端破裂是 Billroth Ⅱ式胃部分切除术近期的严重并发症,可以引起急性腹膜炎,膈下脓肿和十二指肠残端瘘,甚至危及生命。十二指肠残端破裂和残端瘘主要原因为残端愈合不良和肠腔内压力过高,主要见于:①十二指肠残端缝合不满意。②由于广泛游离导致十二指肠残端缺血坏死,或者残端瘢痕化严重,愈合不良。③空肠输入襻梗阻,导致肠腔内胆汁、胰液和肠液聚积而张力过大,使残端胀破。

十二指肠残端破裂和残端瘘重在预防,预防措施包括空肠输入襻长短适度,如十二指肠关闭不满意,可在残端置管造口。如破裂发生在术后 48 h 内,可手术缝合破口并做十二指肠插管造口,周围放置冲洗引流。如破裂48 h 后处理,或残端局部有炎症坏死,无法缝合,则不应勉强缝合,以免破口越缝越大,可充分引流,并做十二指肠腔内减压。

六、邻近脏器损伤

十二指肠瘢痕挛缩可造成局部变形,为切除挛缩的十二指肠而过分游离容易导致周围脏器损伤,尤其是胆总管。如胆总管误被结扎,术后即出现梗阻性黄疸。如管壁损伤,则术后发生胆汁性腹膜炎和胆瘘。如果胰腺或胰管损伤,则出现急性胰腺炎和胰瘘。因此,游离十二指肠时要提高警惕,尽可能靠近十二指肠壁,游离十二指肠不宜过远;不做大把切断结扎;钳夹和切断过程中注意观察有无管状结构;溃疡切除后应检查手术野有无胆汁和胰液漏出。对于局部炎症瘢痕严重的溃疡不宜勉强切除,可采用旷置的方法。切开胃结肠韧带时也可能将横结肠系膜一同切断结扎,导致结肠中动脉损伤,此时应仔细检查横结肠的血供情况,如已出现明显障碍,应将缺血的结肠段切除。

七、贫血

胃部分切除术后贫血较常见,尤其是女性病人。一般为逐渐出现,程度不重。贫血有两类:①小细胞低色素性贫血,较多见。正常情况下,铁盐在胃内被盐酸溶解,在十二指肠和空肠上部吸收。胃切除术后,胃酸减少,食物不经过十二指肠,小肠上部蠕动较快,都会影响铁的吸收。吻合口溃疡导致的慢性失血也是贫血的原因。治疗可用补血药物,口服效果不佳时可注射铁剂。有慢性失血时,应查找原因,予以纠正。②巨幼细胞贫血,胃部分切除时不常见,多发生于全胃切除术后,系壁细胞切除导致内因子丧失,引起维生素 B_{12} 缺乏所致,可用维生素 B_{12} 和叶酸等治疗。

八、溃疡复发

溃疡复发曾是溃疡手术后常见的并发症,据报道,选择性迷走神经切除 + 胃窦切除术后发生率为 2%,而高选择性迷走神经切除术后高达 15%~29%。复发的原因多为迷走神经切除不完全或胃窦切除不够,由于目前制酸药和根治幽门螺杆菌药控制溃疡病效果良好,故大多数复发性溃疡均能通过药物治疗获得理想的效果。反复复发的溃疡常提示有胃泌素瘤或胃排空障碍。

九、吻合口空肠溃疡

溃疡复发可发生在十二指肠原溃疡部位或胃内,但更重要的是在胃空肠吻合口对侧的空肠壁上,其次是吻合口空肠侧边缘,胃侧少见,因而称为吻合口空肠溃疡,简称吻合口溃疡。其发生的直接原因是胃酸作用于空肠黏膜所致,一般认为小肠距十二指肠越远,其黏膜的抗酸能力越差。因此,吻合口溃疡的发生原因如下:①胃切除范围不够;②胃窦部黏膜残留;③空肠输入襻过长;④空肠输入输出襻侧侧吻合;⑤胃迷走神经切断不完全;⑥胃泌素瘤。

吻合口溃疡的临床表现主要是腹痛,部位可在上腹部,也可在其他部位,疼痛无规律,常合并出血或慢性穿孔,形成腹腔脓肿或内瘘。

针对上述病因,可采用制酸剂治疗,如已出现穿孔或内瘘,可手术治疗,术中可针对其发病原因进行相应处理,重建方式首选 Billroth Ⅰ 式吻合,如果选择 Billroth Ⅱ 式吻合,应避免输入襻过长。如果选择胃空肠 Roux-en-Y 吻合,应加做选择性迷切或迷走神经干切断术。

十、残胃癌

残胃癌是指因良性疾病行胃部分切除手术 5 年以后残余胃内发生的癌。复习文献的结果显示,胃部分切除病人,尤其是 Billroth Ⅱ 式手术病人发展成胃癌的危险性增加,其机制不明,可能与胃酸降低、胆胰肠液逆流入胃及慢性胃炎等因素有关。

第五节 / 胃肿瘤

本节要点 (Key concepts)

Attention has been paid to the surgical treatment of gastric cancer, but the incidence of other gastric malignancies (i.e. gastric lymphoma and stromal tumor) is increasing.

- **Metastasis and staging of gastric carcinoma**

There are 4 ways of metastasis in gastric carcinoma, but surgeons are more interested in the lymphatic metastasis because of the need for lymphadenectomy. Staging is the anatomic and biological basis for curative resection.

- **Radical gastrectomy**

A tumor free margin 5~6 cm away from the tumor border is recommended for curative resection, together with extended lymphadenectomy and clearance of all cancer cells in the intraperitoneal space. Better result can be achieved by radical resection in patients with stage Ⅰ, Ⅱ and Ⅲ gastric carcinoma.

胃肿瘤是常见病,其中又以恶性为主,良性肿瘤仅占胃肿瘤的 3% 左右。按组织来源区分,胃肿瘤可分为上皮源性肿瘤和间叶源性肿瘤。上皮来源的良性肿瘤以息肉为主,恶性肿瘤中绝大多数为胃癌。来源于间叶组织的肿瘤虽不多见,但近年来其发病率有增高趋势,良性肿瘤中以平滑肌瘤最多见,恶性肿瘤中较常见的是胃淋巴瘤。此外,胃肠道间质瘤的发病率近年来也有增高趋势,其生物学行为从良性到高度恶性不等。

一、胃癌

胃癌是全球最常见的恶性肿瘤之一,居恶性肿瘤第 4 位。在我国,胃癌发病率占恶性肿瘤的第 2 位。

（一）病理

1. 大体分型 胃癌的大体分型包括早期胃癌和进展期胃癌。

（1）早期胃癌指病变仅限于黏膜或黏膜下的胃癌，其肉眼形态可分为3型，即隆起型（Ⅰ型），表浅型（Ⅱ型）和凹陷型（Ⅲ型）。表浅型又分为3个亚型，即表浅隆起型（Ⅱa型）、表浅平坦型（Ⅱb型）和表浅凹陷型（Ⅱc型）。

（2）进展期胃癌指病变深度超越黏膜下层的胃癌，因生长方式不同而大体形态各异，Borrmann于1923年根据胃癌的形态特征将其分为4个类型。Ⅰ型：息肉样型。Ⅱ型：限局溃疡型。Ⅲ型：浸润溃疡型。Ⅳ型：弥漫浸润型，又称皮革胃。

2. 组织学分型 胃癌的组织学分型有多种，应用较广的有以下2种。

世界卫生组织（WHO）分类，分为上皮性肿瘤和类癌两类，上皮性肿瘤包括腺癌（乳头状腺癌、管状腺癌、低分化腺癌、黏液腺癌和印戒细胞癌），腺鳞癌，鳞癌，未分化癌和不能分类的癌。

日本胃癌研究会分类，分为一般型、特殊型和类癌三类，一般型包括乳头状腺癌、管状腺癌（高分化型，中分化型，低分化腺癌（实性型，非实性型），黏液腺癌（胶样腺癌），印戒细胞癌。特殊型包括腺鳞癌、鳞癌、未分化癌和不能分类的癌。

3. 扩散和转移

（1）直接浸润蔓延 胃癌的主要扩散方式之一，胃远端癌可通过浆膜下浸润越过幽门环，黏膜下的癌细胞也可通过淋巴管蔓延至十二指肠，但很少沿黏膜表面直接蔓延。胃近端癌则不同，可直接扩展至食管下端。直接蔓延也可波及网膜、横结肠及胰腺、肝等。

（2）淋巴转移 是胃癌主要的转移途径，癌细胞经常侵犯胃的黏膜和黏膜下淋巴丛，由此转移至胃周淋巴结、腹腔动脉旁淋巴结及主动脉旁淋巴结，甚至通过胸导管转移至左锁骨上淋巴结。淋巴转移一般是由近及远，但有的病例可表现为跳跃式转移，形成远处淋巴结转移。

日本胃癌研究会制定的胃周围淋巴结分组在胃癌根治术中应用十分普遍，其部位、名称及其区域如Figure 7-58-7。

（3）血行转移 多发生在胃癌晚期，最常见的受累器官为肝，其次是肺。癌细胞一旦进入体循环，能在骨、脑、肾上腺、肾、脾、甲状腺及皮肤等处形成转移灶。

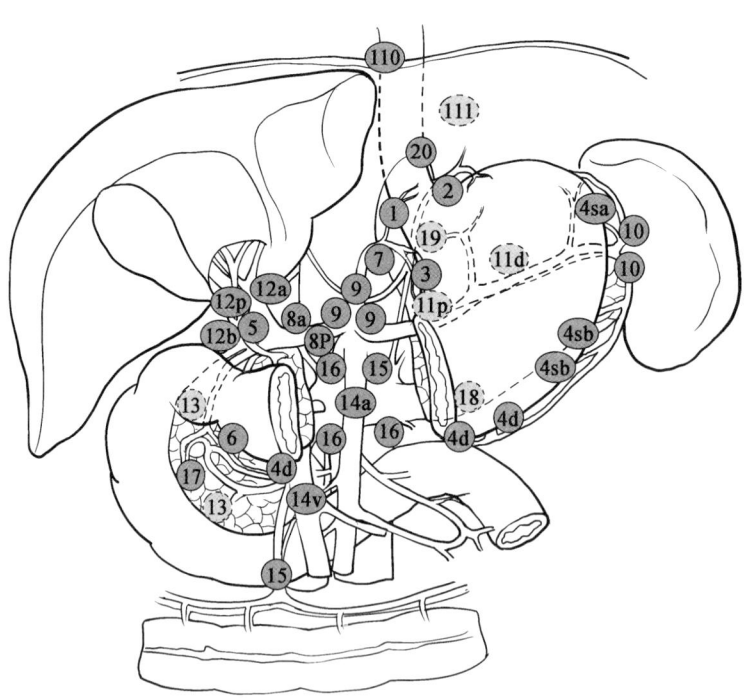

Figure 7-58-7　Grouping of regional lymph nodes

① Rt. Paracardial; ② Lt. paracardial; ③ Lesser curvature; ④ⓐ Short gastric; ④ⓑ Lt. gastroepiploic; ④ⓓ Rt. Gastroepiploic; ⑤ Suprapyloric; ⑥ Infrapyloric; ⑦ Lt. gastric artery; ⑧ⓐ Ant. comm. Hepatic; ⑧ⓟ Post. comm. Hepatic; ⑨ Celiac artery; ⑩ Splenic hilum; ⑪ⓟ Proximal splenic; ⑪ⓓ Distal splenic; ⑫ⓐ Lt. hepatoduodenal; ⑫ⓑ and ⑫ⓟ Post. Hepatoduodenal; ⑬ Retropancreatic; ⑭ Sup. mesenteric v.; ⑭ⓐ Sup. mesenteric a.; ⑮ Middle colic; ⑯ Para-aortic; ⑰ Ant. Head pancreatic; ⑱ Infrapancreatic; ⑲ Infradiaphragm; ⑳ Esophageal hiatus; ⑩ Infrachest, para-esophagus; ⑪ Supradiaphragm. (a., artery; ant., anterior; lt., left; post., posterior; rt., right; sup., suprior; v., vein)

（4）腹膜种植转移 癌组织浸润胃浆膜后，癌细胞可由浆膜脱落到腹腔，或癌转移的淋巴结破裂在整个腹腔里广泛播散，临床称之为癌性腹膜炎，常伴有血性腹水，表明已发展至肿瘤晚期。腹膜种植最易发生于上腹部，横结肠系膜之上，位于后壁的肿瘤可种植于小网膜囊内。膀胱直肠窝种植是胃癌的晚期征象。胃癌易发生卵巢转移，形成所谓 Krukenberg 瘤，具体转移途径不明，一般认为多数是由腹腔种植转移。由于肠系膜根部走向是从左上向右下倾斜，癌细胞易向盆腔右侧汇集，因此卵巢转移癌以右侧多见，或右侧先于左侧。癌细胞也可通过淋巴逆流或血行转移至卵巢。有时卵巢转移癌也可作为胃癌首发症状，因此临床发现卵巢肿瘤时应考虑胃癌转移的可能。

（二）胃癌分期

胃癌准确的分期对制订合理的治疗方案、判断预后、评价疗效及开展协作研究甚为重要。目前国内外广泛采用的 TNM 分期方法是由美国癌症联合会（AJCC）于 2010 年颁布的第 7 版分期（Box 7-58-5），此分期也被国际抗癌联盟（UICC）采用。

Box 7-58-5　胃癌的TNM分期

T：肿瘤浸润深度
  T_x：原发肿瘤无法评估
  T_0：无原发肿瘤证据
  T_{is}：原位癌（上皮内肿瘤，未侵及固有层）
  T_1：肿瘤侵犯黏膜固有层，黏膜肌层或黏膜下层
    T_{1a}：肿瘤侵犯黏膜固有层或黏膜肌层
    T_{1b}：肿瘤侵犯黏膜下层
  T_2：肿瘤侵犯固有肌层
  T_3：肿瘤侵犯浆膜下结缔组织，未累及脏腹膜或者邻近器官
  T_4：肿瘤侵犯浆膜（脏腹膜）或邻近器官
    T_{4a}：肿瘤侵犯浆膜（脏腹膜）但未累及邻近器官
    T_{4b}：肿瘤侵犯邻近器官
N：淋巴转移状况
  N_x：区域淋巴结转移无法评估
  N_0：无区域淋巴结转移
  N_1：1~2 个区域淋巴结转移
  N_2：3~6 个区域淋巴结转移
  N_3：7 个或 7 个以上区域淋巴结转移
  N_{3a}：7~15 个淋巴结转移
  N_{3b}：≥ 16 个淋巴结转移
M：远处转移状况
  M_0：无远处转移
  M_1：有远处转移

根据上述定义，胃癌的解剖学 / 预后分组如下（Table 7-58-1）。

Table 7-58-1　Anatomic stage/prognostic groups

Stage	T	N	M
0	T_{is}	N_0	M_0
ⅠA	T_1	N_0	M_0
ⅠB	T_2	N_0	M_0
	T_1	N_1	M_0
ⅡA	T_3	N_0	M_0
	T_2	N_1	M_0
	T_1	N_2	M_0
ⅡB	T_{4a}	N_0	M_0
	T_3	N_1	M_0
	T_2	N_2	M_0
	T_1	N_3	M_0
ⅢA	T_{4a}	N_1	M_0
	T_3	N_2	M_0
	T_2	N_3	M_0
ⅢB	T_{4b}	N_1	M_0
	T_{4b}	N_0	M_0
	T_{4a}	N_2	M_0
	T_3	N_3	M_0
ⅢC	T_{4b}	N_3	M_0
	T_{4b}	N_2	M_0
	T_{4a}	N_3	M_0
Ⅳ	任何 T	任何 N	M_1

（三）临床表现

胃癌早期常无特异症状，常与良性胃十二指肠溃疡或是慢性胃炎症状相似，如上腹部不适，隐痛，反酸，嗳气，食欲减退，贫血，给予相应的治疗可使症状得到暂时缓解，但短期内会再发作。随着病情进展，上述症状可加重，出现营养不良、严重贫血等，如出现疼痛持续加重、夜间痛、甚至疼痛向腰背放射时，常表明胰腺已受侵犯。肿瘤穿孔时可出现剧烈腹痛。

出血和黑便也是胃癌的常见症状，并可以在早期出现，慢性失血及缺铁性贫血也不少见。许多病人因为不明原因的贫血接受检查，最后证实为胃癌。其他症状包括腹部包块、腹泻、便秘等胃肠道症状，某些病例甚至可以先出现转移灶症状，如直肠压迫、卵巢肿块、脐部肿块等。

早期胃癌和大部分进展期胃癌常无明显体征，有时上腹部有深压痛或轻度肌抵抗。上腹部肿块、直肠前肿物、脐部肿块、Virchow 淋巴结肿大、腹部揉面感和腹水征等均是胃癌晚期或已出现转移的体征。

（四）诊断

1. 内镜　内镜检查可直接观察胃内各部位，对胃癌，

尤其是早期胃癌的诊断价值很大。进展期胃癌常具有胃癌的典型表现，病变直径较大，形态不规则，呈菜花状，表面明显粗糙，凹凸不平，常有溃疡或出血，边缘不规则或模糊，有不规则结节，基底粗糙，有炎性渗出及坏死组织。最后诊断的确立均有赖于病理诊断，因此，活检及细胞学检查颇为重要，选择恰当的取材部位并多处取检是获得阳性结果的关键。活检完毕后用细胞刷在病灶处反复摩擦或转动，再做涂片送检，可以与活检结果互相印证，有助于提高诊断率。

2. 内镜超声检查　有助于判断胃癌的浸润深度及淋巴结转移情况，对于手术方式的选择具有指导作用。腹部超声可用于了解胃癌累及肝、脾、胰等脏器的程度，以及胃周淋巴结的转移情况。

3. X 线　X 线钡剂造影检查能确定肿瘤的位置、大小及病变周围侵犯程度，对肿瘤性质的分析，估计手术的可能性及预后等均有较重要的意义，是胃癌最主要的检查方法之一。胃十二指肠气钡双重造影能够清楚显示胃黏膜细微结构和形态，不但可以发现进展期胃癌，而且对早期胃癌和浸润型胃癌的诊断率也相当高。胃癌的 X 线征象主要有龛影、充盈缺损、黏膜皱襞的改变、蠕动异常及梗阻性改变等。

4. CT　CT 扫描对胃周围间隙的浸润、淋巴结肿大、特别是腹腔干及腹主动脉周围淋巴结肿大、肝内转移灶及胰腺、膈肌等器官的直接浸润和粘连的诊断很有帮助。血管造影（DSA）对胃外侵袭及淋巴结转移也有帮助，特别是对肝内转移比其他方法灵敏。

（五）治疗

分为早期胃癌和进展期胃癌治疗两大类。

1. 早期胃癌的治疗

（1）对于局限于 T_{is} 或 T_{1a} 期的早期胃癌肿瘤可行内镜下黏膜切除术（EMR）或内镜下黏膜下剥离术（ESD）。EMR 适应证需同时符合以下三点：①≤2 cm 的黏膜内癌（T_{1a}）。②组织学类型为分化型（乳头状腺癌或中、高分化腺癌）。③大体类型为非溃疡型。ESD 是在 EMR 基础上发展而来的一种技术，在侵犯黏膜层和部分侵犯黏膜下层的早期胃癌中应用逐渐增多，主要适应下列早期胃癌：①2 cm 以上分化型非溃疡型 T_{1a} 胃癌。②3 cm 以下分化型溃疡型 T_{1a} 胃癌。③2 cm 以下未分化型非溃疡型 T_{1a} 胃癌，且术后病理证实无脉管侵犯。ESD 依赖于术前准确分期和术后精确的病理检查，并且目前尚缺乏长期预后相关的临床证据，因此临床上仍应谨慎选择。

（2）T_{1b} 期病人的淋巴结转移率大幅度提高，有报道可

高达 20% 左右，因此，其治疗原则与进展期胃癌一致。

2. 进展期胃癌治疗

（1）根治性切除手术　彻底切除胃癌原发灶、转移淋巴结及受浸润的组织，完全消灭腹腔游离癌细胞和微小转移灶是胃癌根治术的基本要求，也是进展期胃癌可能治愈的主要手段。胃切除范围包括：切断线离肿瘤肉眼边缘不得小于 5 cm，远端部癌应切除十二指肠第一部 3~4 cm，近端部癌应切除食管下端 3~4 cm。目前一般存在两种术式，即根治性胃次全切除术及根治性全胃切除术。淋巴结清除的技术要点是必须在根部结扎切断血管，才能保证相应区域淋巴结彻底清除。在描述时，用 D（disection）表示淋巴结清除范围，D1 表示第一站淋巴结完全清除，第二站淋巴结完全清除为 D2，以此类推，为保证根治的彻底性，淋巴结清除范围应不小于淋巴结转移范围，淋巴结清除范围超过转移范围者称绝对根治，淋巴结清除范围等于转移范围者称相对根治。2010 年 NCCN 及日本胃癌治疗指南第 3 版，将胃切除及 D2 淋巴结清扫作为推荐术式。

（2）联合脏器切除术　胃癌直接侵犯邻近组织或器官时可以选用，但从本质上讲，肿瘤是全身疾病，肿瘤侵犯到邻近脏器时，多已有淋巴结的广泛转移或腹腔转移，如不考虑到这些因素，单纯扩大手术切除范围不但不能提高疗效，而且增加了手术并发症。

（3）姑息性手术　包括两类，一类是不切除原发病灶的各种短路手术；另一类是切除原发病灶，但因癌肿浸润或有转移灶，不能完全切除而施行的姑息性切除术。前一类虽然手术较小，一般不能改变胃癌的自然生存曲线，但可达到解除梗阻或缓解部分症状的效果，因此也称为减状手术。姑息性切除也称减瘤手术，由于能够有效地解除梗阻、出血、疼痛等症状，减轻了癌肿对全身的影响及免疫负荷，增强了病人的信心和生活质量，有一定的 5 年生存率，因此，只要病人全身情况许可，应力争将原发病灶切除。

二、胃间质瘤

胃肠道间质瘤（GIST）是胃肠道间叶组织肿瘤的一种，可发生在胃肠道各部位，其中，60%~70% 在胃，称胃间质瘤。GIST 特指由于 *c-kit* 原癌基因发生获得性基因突变，使其在无配体结合的情况下仍能保持自身酪氨酸蛋白激酶活性，激活下游信号传导通路，改变正常的增生及凋亡过程产生的肿瘤。胃间质瘤的早期症状不典型，可表现为腹痛、腹部不适和食欲减退等症状，肿瘤侵入腔内时可出现消化道出血或梗阻症状，侵入腹腔可引起穿孔或腹膜炎，半数病人可触及腹部包块。

影像学检查是最主要的诊断方法,包括内镜、CT 及内镜下超声等。胃间质瘤的内镜下表现为球形或半球形隆起,表面光滑,黏膜完整,色泽正常,基底宽。进展期病例可有中央溃疡形成和黏膜表面糜烂出血。由于肿瘤位于胃壁固有肌层,因此内镜活检的阳性率较低。

外科手术是治疗 GIST 的主要手段,手术的关键在于完整切除肿瘤及其包膜,避免术中肿瘤破溃。GIST 很少沿淋巴转移,因此淋巴结清扫也无必要。GIST 根据术后病理标本行危险度分级(Box 7-58-6),其中中、高危的 GIST 需给予伊马替尼行术后分子靶向治疗。

Box 7-58-6 GIST术后危险度分级			
危险度分级	肿瘤大小(cm)	核分裂数(每 50 个高倍视野)	肿瘤原发部位
极低	<2.0	≤ 5	任何部位
低	2.1~5.0	≤ 5	任何部位
中等	2.1~5.0	>5	胃
	<5.0	6~10	任何部位
	5.1~10.0	≤ 5	胃
高	任何大小	任何数量	肿瘤破裂
	>10	任何数量	任何部位
	任何大小	>10	任何部位
	>5.0	>5	任何部位
	2.1~5.0	>5	非胃
	5.1~10.0	≤ 5	非胃

三、胃淋巴瘤

胃淋巴瘤指原发于胃的恶性淋巴瘤,组织学类型主要为非霍奇金淋巴瘤,其中以弥漫性大 B 细胞淋巴瘤和黏膜相关淋巴组织(MALT)边缘区 B 细胞非霍奇金淋巴瘤为主。组织学分为两大类:低度恶性 MALT 型淋巴瘤,以小细胞为主;高度恶性 MALT 型淋巴瘤,以大细胞为主。胃淋巴瘤的发病率在过去 20 年里逐年增加,具体原因不明,除与内镜普及极大地提高了术前诊断正确率以外,还与某些危险因素有关,如胃幽门螺杆菌感染、HIV 感染、器官移植后免疫抑制、IBD 等,其中最主要的危险因素是幽门螺杆菌感染。胃淋巴瘤的早期症状不如胃癌明显,且不典型,后期可表现为体重下降及上腹部肿块,但多数病人一般状况较好,因此诊断及治疗容易被延迟。内科药物治疗是胃淋巴瘤的主要治疗手段,手术治疗只限于大出血或穿孔的病例,部分药物治疗无效的幽门梗阻病人也可以采取手术治疗。

第六节 / 十二指肠疾病

本节要点 (Key concepts)

- **Symptoms of duodenal diverticulum**

Most diverticula are asymptomatic, but some may cause biliary or pancreatic symptoms, or even perforate into the retroperitoneal space.

- **Treatment of duodenal diverticulum**

Symptomatic diverticulum should be treated, but special attention should be drawn to avoid surgery on an "innocent" diverticulum and missing a true diagnosis.

- **Anatomic basis of vascular compression of the duodenum**

Superior mesenteric artery originates at the level of first lumbar vertebra at an acute aortomesenteric angle of 30~41 degrees. If the degree is reduced by certain reason, duodenal compression may develop.

一、十二指肠憩室

十二指肠憩室是肠壁向外的袋状突出。在胃肠道憩室中,十二指肠憩室的发病率仅次于结肠,其中,2/3 至 3/4 的十二指肠憩室发生在十二指肠乳头附近 2 cm 范围内(Figure 7-58-8,图中数字表示发病率)。十二指肠憩室分真性和假性,其中假性憩室也称原发性或先天性憩室,室壁主要由黏膜、黏膜下层及浆膜构成,仅有很少量的肌纤维。多数憩室位于十二指肠降部内侧,在解剖上与胰腺关系密切,多数在胰腺后方,甚至可伸入胰腺组织内。

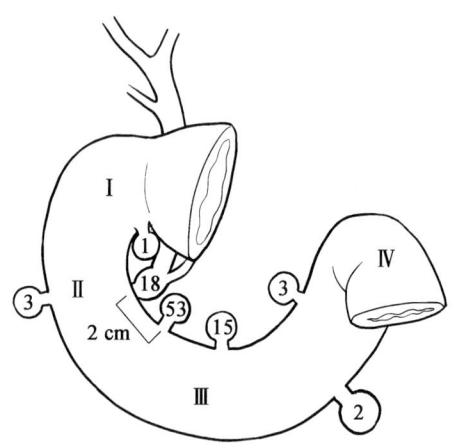

Figure 7-58-8 The most common site for duodenal diverticula is located at the descending part, especially at about 2 cm inferior to the major duodenal papilla. The arabic numbers represent the incidence of duodenal diverticula in different parts of stomach

绝大多数十二指肠憩室没有任何症状,仅在 X 线钡剂造影检查、手术或尸检时偶然发现。出现症状者不超过 5%,多由于憩室颈部狭小,肠内容物进入憩室后排空不畅,导致炎症、溃疡、结石甚至出血和穿孔,十二指肠大乳头附近的憩室可能压迫胆总管和胰管,引起胆道感染、胆石症、梗阻性黄疸、急性或慢性胰腺炎等症状,憩室穿孔至腹膜后可引起严重的感染。

大多数十二指肠憩室并无临床症状,因此对不明原因的胃肠道症状,不可轻易地将其归结为憩室所致,必须认真查找原因,否则可能导致严重的漏诊和误诊。对于反复发作的胆道感染或胰腺炎,如同时发现有十二指肠乳头附近的憩室或胆、胰管开口在憩室内,应考虑与其有关。

如证实临床症状确实为憩室所致,可采取餐后右侧卧位的方法,使憩室开口朝下,帮助排空。如上述措施无效,可考虑憩室切除、内翻进入十二指肠、十二指肠旷置,使食物转流等手术方式。憩室穿孔易误诊为胃十二指肠溃疡穿孔或急性胆囊炎等而手术,手术中如发现十二指肠旁腹膜后有炎性水肿、胆汁黄染或积气,应考虑憩室穿孔的可能。可切开十二指肠侧腹膜,将憩室周围充分置管引流,并做十二指肠内置管减压及空肠插管造口。

二、肠系膜上动脉压迫综合征

肠系膜上动脉约在第 1 腰椎水平起源于腹主动脉,在进入小肠系膜前跨过十二指肠横段或上升段,并与腹主动脉形成 40°~60° 角,十二指肠第三、四段位于肠系膜上动脉和腹主动脉所形成的锐角间隙内。由于十二指肠这两部分在腹膜后位置比较固定,所以,如肠系膜上动脉与腹主动脉之间夹角过小(临床常为 15°~20°),就可能对十二指肠三、四段造成压迫,形成肠腔狭窄和梗阻。其他造成血管压迫十二指肠的因素包括 Treitz 韧带过短,使十二指肠悬吊位置过高;肠系膜上动脉起源于腹主动脉的位置过低;腰椎前凸畸形;背部过伸体位;近期显著消瘦,使十二指肠与肠系膜上动脉之间的脂肪垫消失,或伴有内脏下垂、腹壁松弛。动脉硬化也是引起压迫性梗阻的因素。所以,肠系膜上动脉压迫综合征发生的原因可能是多方面的,或者是综合性局部解剖因素所致。

该病主要症状为餐后呕吐,呕吐物含胆汁和所进食物。呕吐多不伴腹部绞痛,呕吐后症状消失。发作期体检可见胃扩大、胃蠕动波及振水音,缓解期可无明显体征。由于病期较长,症状间歇性反复发作,病人可逐渐出现消瘦、脱水、营养不良。俯卧位或胸膝位常可以减轻症状,因为这些体位可以减轻肠系膜上动脉对十二指肠的压迫。

上消化道钡剂造影是最常用的检查,可见十二指肠近端扩张,横段远端可见整齐的压迹和钡剂受阻中断现象,钡剂排空迟缓,并有强烈的逆蠕动。通过血管造影、CT 或 MRI 血管成像技术显示腹主动脉与肠系膜上动脉,

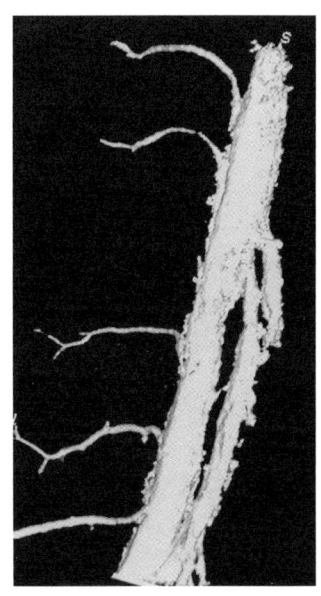

Figure 7-58-9　Computed tomography angiography(CTA) appearance for superior mesenteric artery compression syndrome

测量其夹角的大小,也有助于诊断(Figure 7-58-9)。需要鉴别的主要疾病是十二指肠占位性病变或炎症等,虽然鉴别不困难,但临床误诊的情况也时有发生,主要是未对上消化道梗阻的原因进行深入的检查,而轻率地将其归结为肠系膜上动脉压迫,并进行手术治疗,导致严重的后果。

如发病原因为短期内迅速消瘦,或病人有显著的营养不良,可将肠内营养管放入空肠进行营养支持,营养状况改善后,症状可能缓解。如本病为其他诱因所致,则去除诱因有助于治疗。如上述治疗无效,可采取手术治疗,包括十二指肠空肠吻合术或十二指肠切断后在肠系膜上动脉前方重新吻合等方式。

（朱维铭）

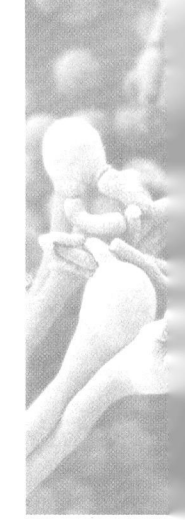

第 59 章

小肠疾病

第一节 / 解剖生理概要

本节要点 (Key concepts)

- **Anatomy of the small intestine**

The small intestine is divided into 3 parts: duodenum, jejunum and ileum.

The ligament of Treitz is the divide for upper and lower gastrointestinal tract. It is a useful landmark for recognizing the beginning of the jejunum.

- **Small intestinal blood supply**

The arterial blood supply of jejunum and ileum is originated from superior mesenteric artery, and the venous return is through the superior mesenteric vein to the portal vein.

- **Histological structure of small intestinal mucosa**

Intestinal mucosa is composed of enterocytes, goblet cells, Paneth cells and enteroendocrince cells. The epithelial crypt stem cells give rise to all epithelial cell lineages.

- **The physiology of the small intestine**

The small intestine is responsible for the digestion and absorption of most of the nutrients within the food. Mucosal barrier is another important function of the intestine to prevent the translocation of commensal or pathologic microflora from the intestinal lumen into other tissues.

小肠分十二指肠、空肠和回肠三部分,正常成年人小肠全长约 5 m,其中空肠约占 2/5,回肠约占 3/5,但个体差异很大。十二指肠起自胃幽门,在十二指肠空肠悬韧带处(Treitz 韧带)与空肠相连,全长约 25 cm。空肠与回肠盘曲于横结肠系膜下区的腹腔内,呈游离的肠襻,活动性甚大,仅通过小肠系膜附着于腹后壁。小肠系膜起于第 1、2 腰椎左侧,根部向右下方斜行,止于右骶髂关节前方。空肠主要位于左上腹和脐部,肠腔较宽,壁较厚,黏膜有许多高而密的环状皱襞。回肠主要位于下腹与盆腔内,黏膜皱襞低而稀疏,肠管亦变细,肠壁逐渐变薄。回肠末端通过回盲瓣在右下腹与盲肠连接。

空肠和回肠的血液供应来自肠系膜上动脉,该动脉从腹主动脉分出,在胰腺颈部下缘穿出,跨过十二指肠横部,进入小肠系膜根部;分出胰十二指肠下动脉、中结肠动脉、右结肠动脉、回结肠动脉和 12~16 支空肠、回肠动脉;各支

相互吻合形成动脉弓,最后分出直支到达肠壁。小肠静脉的分布与动脉大致相同,最后汇合成肠系膜上静脉,其与肠系膜上动脉并行,在胰颈的后方与脾静脉汇合形成门静脉。

空肠黏膜下有散在性孤立淋巴小结,至回肠则有许多淋巴集结(Peyer 集结)。小肠淋巴管起始于黏膜绒毛中央的乳糜管,淋巴液汇集于肠系膜根部的淋巴结,再经肠系膜上动脉周围淋巴结、腹主动脉前的腹腔淋巴结而至乳糜池。

小肠接受自主神经支配,交感神经的内脏神经及部分迷走神经纤维在腹腔动脉周围及肠系膜动脉根部组成腹腔神经丛和肠系膜上神经丛,然后发出神经纤维至肠壁。交感神经兴奋使小肠蠕动减弱,血管收缩;迷走神经兴奋使小肠蠕动增强,肠腺分泌增加,并使回盲部括约肌松弛。小肠的痛觉由内脏神经的传入纤维传导。

肠黏膜的表面有大量绒毛,绒毛表面覆盖单层肠上皮细胞,肠上皮细胞有柱状细胞、杯状细胞和内分泌细胞三类。柱状细胞又称吸收细胞,是主要的肠上皮功能细胞,约占肠上皮细胞总数的90%;杯状细胞合成与分泌黏液;内分泌细胞分泌胃肠肽等激素。

(李 宁)

第二节 / 小肠炎性疾病

一、克罗恩病

克罗恩病(Crohn's disease)的特征是肠壁全层受累,病变呈跳跃性非特异性肉芽肿性炎症。Crohn等首先对此病作病理与临床症状的描述。本病多发于末端回肠,但也可在消化道的其他部位发生。目前将其与溃疡性结肠炎统称为炎性肠道疾病(inflammatory bowel disease,IBD)并得到赞同与应用,但多数学者认为,在病因未明确前仍称为Crohn病较为合适。

(一)病因

病因至今仍不清楚,所涉及的各种病因学说包括食物、细菌、化学物质、损伤、供血不足,甚至精神心理因素等。从克罗恩病病人同时有虹膜炎、葡萄膜炎、结节性红斑、坏疽性脓皮病、口腔溃疡、游走性关节炎、γ球蛋白升高等表现,激素治疗又可缓解症状等方面推测,本病的发生与自身免疫有关,而某种细菌或病毒可激发这种免疫反应,但均未能进一步证实其发病机制。

(二)病理

克罗恩病可侵及胃肠道的任何部位,最多见于回肠末段,可同时累及小肠、结肠,病变局限在结肠者较少见。本症的病理特征是肉芽肿性炎症病变,伴有不同程度的纤维化。炎症病变累及全层肠壁并侵及局部淋巴结。病变肠管浆膜面充血水肿,纤维素渗出;黏膜增厚,可出现裂沟状深溃疡,黏膜水肿突出的表面呈卵石路面状;肠壁肉芽肿形成,可使病变肠腔变窄,近端肠管有扩张,常有单发或多发的狭窄并发完全或不完全的肠腔梗阻。病变的分布呈跳跃状,病变间有正常肠段。受累的肠系膜也有水肿、增厚和淋巴结炎性肿大。病变肠襻与周围组织、器官常粘连,或因溃疡而形成内瘘或外瘘。

(三)临床表现

本病可发生于任何年龄,但60%的病人小于40岁,男女发病率大致相等。症状除因病变部位不同而不同外,还与发病缓急、严重程度及有无并发症有关。多数病人难以确定发病的时间。最突出的症状是间歇发作的腹部不适和疼痛,这是由于部分肠梗阻所引起。腹泻亦是主要症状,为不成形稀便,但很少有脓血便。病人也常有低热、乏力、食欲减退、贫血及消瘦等。

病人除因腹痛、腹泻外,常因并发症而就诊。并发症有:①肠梗阻:病程后期肠腔狭窄,少数病人可出现完全性肠梗阻,有结肠病变的病人可出现中毒性巨结肠(toxic megacolon)。②便血:大便隐血可呈阳性,31%病人可有便血,量一般较少,结肠病变者便血较多。③穿孔:发生率为1%~2%,90%发生在末端回肠,10%在空肠,多发生在对肠系膜缘,急性穿孔继发急性腹膜炎、腹腔脓肿。慢性穿孔可导致肠外瘘或与邻近器官相通成内瘘。④潜在恶性变:慢性克罗恩病的病人小肠恶性肿瘤的发生率6倍于一般人群,大肠恶性肿瘤发生率是一般人群的4~6倍。

(四)诊断与鉴别诊断

作X线钡剂造影和钡灌肠检查有助于诊断,插管注钡和气钡双重对比造影可显示黏膜病变。浅形溃疡,黏膜呈鹅卵石样形状,病变呈跳跃式,肠腔狭窄、管壁僵硬,近端肠管扩张。

克罗恩病有时与肠结核很难鉴别。如病变仅限于结肠者,则需与溃疡性结肠炎鉴别。少数病人发病较急,易误诊为急性阑尾炎,但急性阑尾炎一般无以往低热、腹泻病史,右下腹压痛较局限,白细胞计数增加较显著。

(五)治疗

克罗恩病治疗以饮食、药物治疗为主。药物治疗包括柳氮磺吡啶(sulfasalazine),甲硝唑、皮质激素、免疫抑制药、抗生素、非特异性止泻药以及肠内或肠外营养支持。在疾病的不同阶段,治疗方式有所差别。

手术治疗适应证:并发的肠梗阻、肠穿孔、腹腔脓肿、肠内瘘或外瘘、消化道出血、腹膜炎,以及难以排除癌肿者。手术方式主要有肠部分切除和吻合术、短路及旷置手术。因误诊为阑尾炎而手术中发现为本病时,如无梗阻、穿孔等并发症,不必行肠切除术;阑尾是否切除仍有争议,若盲肠、末段回肠病变明显,切除阑尾后容易发生残端瘘。克罗恩病手术后复发率可达50%以上,复发部位多在肠吻合口附近。

二、急性出血性肠炎

本病为一种原因尚不明确的肠管急性炎症病变,在病程的不同阶段可表现为不同的病理改变,又称为急性坏死性肠炎、急性出血坏死性肠炎等。由于血便是本病最主要的症状,故称为急性出血性肠炎较为适宜。

(一) 病因和病理

由于 1/3 以上的病人发病前有不洁饮食史或上呼吸道感染史,曾认为本病与细菌感染或过敏有关。近年来认为,本病的发生与 C 型 Welch 杆菌的 β 毒素有关;肠道内缺乏足够破坏 β 毒素的胰蛋白酶亦促使本病发生,长期进食低蛋白饮食可使肠道内胰蛋白酶处于低水平。

病变主要在空肠或回肠,病变与病变之间可有明显分界的正常肠管,但严重时病变可融合成片,甚至累及全部小肠。肠管扩张,肠壁各层可呈水肿、炎性细胞浸润、充血、广泛出血、坏死和溃疡形成,甚至穿孔,并附有黄色纤维素性渗出和脓苔。病变多发生在对肠系膜侧。受累肠段的系膜也有充血和水肿,有多个淋巴结肿大,腹腔内有混浊的或血性渗液。

(二) 临床表现

急性腹痛、腹胀、呕吐、腹泻、便血及全身中毒症状为主要临床表现。腹痛呈阵发性绞痛或持续性痛伴阵发加剧,随之有腹泻,多数为血水样或果酱样腥臭血便。少数病人腹痛不明显而以血便为主要症状。病人有中等度发热,可有寒战。多数病人有恶心、呕吐。腹部检查有不同程度的腹胀、腹肌紧张及压痛,可有明显的腹膜炎征象,有时可触及充血水肿增厚的肠襻所形成的肿块,肠鸣音一般减弱。严重的病人往往在入院时已出现中毒性休克。

(三) 诊断

需与肠套叠、克罗恩病、中毒性菌痢或急性肠梗阻等相鉴别。

(四) 治疗

一般采用非手术治疗,包括:①维持内稳态平衡,纠正水、电解质与酸碱紊乱,需要时可少量多次输血。②禁食、胃肠减压。③应用广谱抗生素和甲硝唑,以控制肠道细菌特别是厌氧菌的生长。④防治脓毒血症和中毒性休克。⑤应用静脉营养,既可提供营养又可使肠道休息。

手术适应证:①有明显腹膜炎表现,或腹腔穿刺有脓性或血性渗液,怀疑有肠坏死或穿孔。②反复肠道大量出血,非手术治疗无法控制。③肠梗阻经非手术治疗不能缓解,反而加重。④全身中毒症状无好转,局部体征持续加重。⑤诊断未能确定者。

手术中对肠管坏死、穿孔或大量出血且病变局限者可行肠管部分切除吻合。如病变广泛,可将穿孔、坏死部切除,远近两端肠管外置造口,以后再行二期吻合。若病变肠管无坏死、穿孔或大量出血,可用 0.25% 普鲁卡因作肠系膜根部封闭,继续内科治疗观察。急性出血性肠炎严重时可累及大部分肠管,手术时必须仔细判断肠管的生机,不可贸然行广泛肠切除,以免导致短肠综合征。手术后仍应给予积极的药物及支持治疗。

三、肠结核

肠结核是结核杆菌侵犯肠管所引起的慢性特异性感染。外科所见的肠结核多为因病变引起肠狭窄、炎性肿块和肠穿孔而需要手术治疗的病人。

(一) 病因和病理

临床以继发性肠结核多见。肺结核是最常见的原发病变,开放性肺结核病人常咽下含有结核杆菌的痰液而引起继发性肠结核。在粟粒性结核的病人,结核杆菌可通过血行播散而引起包括肠结核的全身性结核感染。肠结核病变 85% 发生在回盲部,在病理形态上可表现为溃疡型和增生型,也可以两种病变并存。

溃疡型肠结核的特点是病变沿着肠管的横轴发展,病变开始于肠壁淋巴集结,继而发生干酪样坏死,肠黏膜脱落而形成溃疡。在修复过程中容易造成肠管的环形瘢痕狭窄。常同时伴有腹膜和肠系膜淋巴结核。发生溃疡急性穿孔较为少见,而慢性穿孔多局限成腹腔脓肿或形成肠瘘。

增生型肠结核的特点是黏膜下层大量结核性肉芽肿和纤维组织增生,容易导致肠腔狭窄和梗阻。

(二) 临床表现

肠结核病人多有低热、盗汗、乏力、消瘦、食欲减退等结核病的全身症状,腹部症状则因病变类型有所不同。

溃疡型肠结核的主要症状为慢性腹部隐痛,以右下腹及脐周围为著,常有进食后加剧,排便后减轻。腹泻稀便,也有腹泻和便秘交替出现,除非病变侵犯结肠,一般粪便不带黏液和脓血。当病变发展到肠管环形瘢痕狭窄或为增生型肠结核时,则可出现低位不完全性肠梗阻症状,腹痛转为阵发性绞痛伴有呕吐,腹部见有肠型,肠鸣音高亢,右下腹常可触及固定、较硬且有压痛的肿块。发生慢性肠穿孔时常形成腹腔局限脓肿,脓肿穿破腹壁便形成肠外瘘。

(三) 诊断

除了应作血象、红细胞沉降率、胸部 X 线摄片等一般检查外,须作 X 线钡餐或钡剂灌肠检查,纤维结肠镜可观察结肠乃至回肠末端的病变,并可作活组织检查。

肠结核的诊断应具有下列条件之一:①病变组织病理检查证实有结核结节及干酪样变化。②病变组织中找到结核杆菌。③病变组织经细菌培养或动物接种证实有结核杆菌生长。④手术中发现病变,肠系膜淋巴结活检证实有结核病变。

(四)治疗

肠结核应以内科治疗为主,当伴有外科并发症时始考虑手术治疗。除急诊情况外,手术前原则上应先进行一段时间抗结核治疗和支持疗法,特别是有活动性肺结核或其他肠外结核的病人,需经治疗并待病情稳定后再行外科治疗。

肠结核的手术适应证:①病变穿孔形成局限性脓肿或肠瘘。②溃疡型病变伴有瘢痕形成或增生型病变导致肠梗阻。③不能控制的肠道出血。④病变游离穿孔合并急性腹膜炎。后两种情况较为少见。

(李 宁)

第三节 / 肠梗阻

本节要点 (Key concepts)

- **Background**

Bowel obstruction is one of most common emergency, and the characteristics of clinical manifestations include difficulty in diagnosis, rapid progression and severity. So patients with a bowel obstruction still represent some of the most difficult and vexing problems that surgeons face with regard to the correct diagnosis, the optimal timing of therapy, and the appropriate treatment.

- **Classification**

Depending on the bowel motility, the blood supply to bowel segment, the site and the degree of obstruction, there are different type of classification. However, it is very important to keep in mind that the classification may vary, according to the disease progression.

- **Clinical presentation**

The cardinal symptoms of bowel obstruction include colicky abdominal pain, nausea, vomiting, abdominal distention, and a failure to pass flatus and feces. These symptoms may vary with the site and duration of obstruction. Distended abdomen is always demonstrated, palpitation and auscultation findings are varied, depending the The diagnosis of intestinal obstruction is often immediately evident after a thorough history and physical examination. Therefore, plain radiographs and CT usually confirm the clinical suspicion and define more accurately the site of obstruction.

- **Management**

In general, the management of bowel obstruction includes operative intervention and nonoperative approach. Nevertheless, one must realize that nonoperative management of patients is undertaken at a calculated risk of overlooking an underlying strangulation obstruction and delaying the treatment of intestinal strangulation until after the injury becomes irreversible. The nature of the problem dictates the approach to operative management of the obstructed patients.

一、概述

肠内容物不能顺利通过肠道,称为肠梗阻。肠梗阻是外科常见的急腹症之一,发病率仅次于急性阑尾炎、胆道疾病,占第 3 位。由于肠梗阻具有诊断困难、发展快、病情重等临床特点,多需急诊处理。病情严重者病死率达 10%左右。

1. 病因 肠梗阻的病因按照其病变来源可以分为三类。

(1)机械性肠梗阻 最常见,指由于种种原因引起的肠腔变狭小,因而使肠内容无法顺利通过者。机械性肠梗阻的病因又可以分为三类:①腔外病变引起的梗阻,如粘连、疝或脓肿等;②肠壁病变引起的梗阻,如肿瘤;③腔内病变引起的梗阻,如胆石、粪石、蛔虫或异物等(Table

7-59-1)。20世纪初期,疝是机械性肠梗阻的主要原因,但是随着生活水平的提高和医疗进步,因手术引起的肠粘连逐渐成为机械性肠梗阻的首要原因,其次为肿瘤、疝和克罗恩病。

Table 7-59-1 The common etiology of mechanical intestinal obstruction in adults

Intraluminal lesions	Lesions intrinsic to intestinal wall	Lesions extrinsic to intestinal wall

Enterolith	Congenital
	  Malrotation
		Adhesion
		  Mainly postoperative

Gallstone	Inflammatory
	  Crohn's disease
	  Infections
	    Tuberculosis
	    Diverticulitis
		Hernia
		  External(inguinal,femoral,umbilical and ventral hernia)
		  Internal

Ascariasis		Neoplastic
		  Carcinomatosis
		  Extraintestinal neoplasm

	Neoplastic
	  Primary neoplasm
	  Metastatic neoplasm
		Intra-abdominal abscess

	Traumatic
	  Hematoma
	  Ischemic stricture	

	Others
	  Radiation enteropathy
	  Intussusception	

(2) 动力性肠梗阻 指神经抑制或毒素刺激导致肠壁肌肉运动紊乱,致使肠内容物不能运行者。分为麻痹性肠梗阻和痉挛性肠梗阻两类,其中以麻痹性肠梗阻多见。麻痹性肠梗阻是肠管失去蠕动功能,可以发生于急性弥漫性腹膜炎、腹部大手术后、腹膜后血肿及腹部创伤。痉挛性肠梗阻是由于肠壁肌肉过度、持续收缩所致,比较少见,如慢性铅中毒、急性肠炎等可以见到。

(3) 血运性肠梗阻 指肠系膜血管发生血栓或栓塞,引起肠管血液循环障碍,导致肠管失去蠕动功能,肠内容物停止运行而出现的肠麻痹。其可迅速发生肠管坏死,临床进展快,病死率高,因此应予以重视,积极处理。

除了上述的病因分类,还有其他的分类方式。

2. 分类

(1) 按肠管血液循环有无障碍将肠梗阻分为单纯性与绞窄性,如肠壁血运正常,仅内容物不能通过,称为单纯性肠梗阻;而伴有肠壁血运障碍的肠梗阻,如肠扭转、肠套叠等常合并肠系膜血管受压称为绞窄性肠梗阻,后者如不及时解除,将迅速导致肠壁坏死、穿孔,进而造成严重的腹腔感染和全身中毒,可发生中毒性休克,病死率相当高。

(2) 按梗阻部位可分为高位肠梗阻、低位小肠梗阻和结肠梗阻。如果一段肠襻两端均受压造成梗阻称为闭襻型肠梗阻,回盲瓣具单向阀门作用的结肠梗阻称为闭襻型肠梗阻。这类梗阻肠腔内容物不能上下运行,造成肠腔高度膨胀,肠壁薄、张力大,容易发生肠壁坏死、穿孔。因此,

闭襻型肠梗阻需紧急处理。

(3) 按梗阻程度分为部分性与完全性肠梗阻。

(4) 按发病缓急还分为慢性肠梗阻与急性肠梗阻。

需要强调的是,肠梗阻的病情是动态变化的,上述的分类也是可以相互转化的。如单纯性肠梗阻没有及时治疗,可以转变为绞窄性;机械性肠梗阻如梗阻时间过长,梗阻部位以上的肠管过度扩张,可出现麻痹性肠梗阻的临床表现。不全性肠梗阻随着肠壁水肿,肠管增厚而进展为完全性肠梗阻。

二、病理生理

肠梗阻引起的病理生理变化可分为局部和全身性。慢性不全性肠梗阻的局部改变主要为梗阻近端肠壁肥厚,肠管扩张,远端肠管变细,肠壁变薄。全身性改变主要为营养不良及其引起的器官功能和代谢改变。急性肠梗阻随梗阻类型和梗阻完全与否而有不同的改变,主要表现为以下几方面。

1. 局部病理生理改变

(1) 肠腔扩张、积气积液 肠梗阻后梗阻以上的肠腔内积聚了大量的气体和体液,这时肠内压增高,使肠管扩张,腹部膨隆。吞咽下的气体约占肠管内气体的70%,30%是由血液弥散和肠腔内容物分解、发酵而产生的气体。吞咽的空气的含氮量为70%,而氮不能为肠黏膜吸收。积聚的液体主要是消化液,如胆汁、胰液、胃液、肠液等。肠梗

阻时,一方面因肠壁静脉受压,消化液吸收减少,另一方面肠内压增高可以刺激肠黏膜,促使腺体分泌更多的消化液,此外,肠内压增高压迫肠壁静脉,使其回流受到障碍,加上缺氧使毛细血管通透性增高,大量液体渗入腹腔和肠腔。梗阻部位越低,梗阻越完全,扩张越明显。梗阻部位以下的肠管则空虚,萎陷。扩张的肠管和萎陷的肠管交界处即为梗阻所在。

(2) 肠道蠕动增加 正常肠管的蠕动受自主神经、神经内分泌激素的多重调节。在肠梗阻发生后,各种刺激增强而使肠管活动增强,以克服肠内容物通过障碍。因此体检可以见到肠蠕动波,肠鸣音亢进。在高位肠梗阻时肠道蠕动频率较快,低位肠梗阻时肠蠕动频率较慢。但是如果肠梗阻时间较长,肠蠕动又会逐渐减弱,甚至消失,出现肠麻痹。

(3) 肠壁充血水肿,通透性增加 肠梗阻时肠腔内压力增高,肠壁静脉回流受限,毛细血管和淋巴管淤积,引起肠壁充血水肿。同时由于缺血、缺氧,细胞代谢障碍,导致肠壁通透性增加,液体外渗到腹腔中。

概括而言,高位肠梗阻较易出现水、电解质代谢紊乱和酸碱失衡,而低位肠梗阻则容易出现肠腔扩张积液,感染和中毒症状。绞窄性肠梗阻易出现肠管坏死和休克。结肠梗阻或闭襻性肠梗阻容易发生肠穿孔和腹膜炎。当然,如果病情没有及时处理,梗阻持续时间过长,何种肠梗阻均会出现上述的病理生理改变。

2. 全身性病理生理改变

(1) 水、电解质代谢紊乱,酸碱失衡 胃肠道的分泌液每日约为 8 000 mL,在正常情况下绝大部分被再吸收。急性肠梗阻病人,由于不能进食及频繁呕吐,大量丢失胃肠道液,使水分及电解质大量丢失,尤以高位肠梗阻为甚。低位肠梗阻时,则这些液体不能被吸收而潴留在肠腔内,同时由于肠管扩张,影响肠壁静脉回流,使肠壁水肿和血浆向第三间隙丢失,如肠腔和腹腔渗出。如有肠绞窄存在,更易丢失大量液体。这些变化可以造成严重的缺水,并随丧失液体的电解质含量不同而出现不同的电解质紊乱,以及酸碱失衡。如为十二指肠第一段梗阻,可因丢失大量氯离子和酸性胃液而产生碱中毒。一般小肠梗阻,丧失的体液多为碱性或中性,钠、钾离子的丢失较氯离子为多,在低血容量和缺氧情况下酸性代谢物剧增,加之缺水、少尿造成的肾排 H^+ 和再吸收 $NaHCO_3$ 受阻,可引起严重的代谢性酸中毒。严重的缺钾可加重肠膨胀,并可引起肌肉无力和心律失常。特别是当酸中毒纠正后,钾向细胞内转移,加之尿多、排钾,更易突然出现低钾血症。

(2) 循环血容量下降,休克 如前所述,肠梗阻导致肠壁通透性增加,大量液体渗透至肠腔或腹腔,导致循环血容量下降。肠梗阻如果没有得到及时治疗,大量水、电解质丢失可以导致低血容量性休克。在手术前,由于机体的自我调节和代偿,血压和脉搏的改变可能不明显,但是在麻醉后,机体代偿机制被阻断,休克的症状可迅速出现。此外,由于肠梗阻导致肠壁水肿,肠黏膜屏障功能减退,肠道内细菌和内毒素可以移位至肠系膜静脉,并引起腹腔和全身感染。若肠梗阻导致肠穿孔或肠壁坏死,则继发腹膜炎等严重腹腔感染,也可出现感染性休克。最后可因急性肾衰竭及循环、呼吸功能衰竭而死亡。

(3) 呼吸和心脏功能障碍 肠管显著扩张后腹腔压力增高,膈肌上升,腹式呼吸减弱,可影响呼吸功能。同时下腔静脉回流受限,回心血量不足,心排血量降低。

三、临床表现

肠梗阻的主要临床表现是腹痛、呕吐、腹胀,肛门停止排气、排便。这些症状的出现和梗阻发生的急缓、部位的高低、肠腔堵塞的程度有密切关系。

1. 症状

(1) 腹痛 单纯性机械性肠梗阻一般为阵发性剧烈绞痛,由于梗阻以上部位的肠管强烈蠕动所致。这类疼痛有以下特点:①波浪式地由轻而重,然后又减轻,经过一平静期而再次发作。②腹痛发作时可感有气体下降,到某一部位时突然停止,此时腹痛最为剧烈,然后有暂时缓解。③腹痛发作时可出现肠型或肠蠕动,病人自觉似有包块移动。④腹痛时可听到肠鸣音亢进,有时病人自己可以听到。

绞窄性肠梗阻由于有肠管缺血和肠系膜的嵌闭,腹痛往往为持续性,伴有阵发性加重,疼痛也较剧烈。有时肠系膜发生严重绞窄,可引起持续性剧烈腹痛,除腹痛外其他体征都不明显,可以造成诊断上的困难。

麻痹性肠梗阻腹痛往往不明显,阵发性绞痛尤为少见。结肠梗阻除非有绞窄,腹痛不如小肠梗阻时明显,一般为胀痛。

(2) 呕吐 呕吐在梗阻后很快即可发生,在早期为反射性的,呕吐物为食物或胃液。然后即进入一段静止期,再发呕吐时间视梗阻部位而定,如为高位小肠梗阻,静止期短,呕吐较频繁,呕吐物为胃液、十二指肠液和胆汁。如为低位小肠梗阻,静止期可维持 1~2 d,再呕吐,呕吐物为带臭味的粪样物。如为绞窄性梗阻,呕吐物可呈棕褐色或血性。结肠梗阻时呕吐少见。

(3) 腹胀 腹胀一般在梗阻发生一段时间后开始出现。腹胀程度与梗阻部位有关,高位小肠梗阻时腹胀不明显,低位梗阻则表现为全腹膨胀,常伴有肠型。麻痹性肠梗阻时全腹膨胀显著,但不伴有肠型。闭襻型肠梗阻可以出现局部膨胀,叩诊鼓音。结肠梗阻因回盲瓣关闭可以显示腹部高度膨胀而且往往不对称。

(4) 排便排气停止　完全性梗阻发生后排便排气即停止。在早期由于肠蠕动增加,梗阻以下部位残留的气体和粪便仍可排出,所以早期少量的排气排便不能排除肠梗阻的诊断。在某些绞窄性肠梗阻如肠套叠、肠系膜血管栓塞或血栓形成,可自肛门排出血性液体或果酱样便。

2. 体征

(1) 早期单纯性肠梗阻病员,全身情况无明显变化,后因呕吐,水、电解质代谢紊乱,可出现脉搏细速、血压下降、面色苍白、眼球凹陷、皮肤弹性减退、四肢发凉等中毒和休克征象,尤其绞窄性肠梗阻更为严重。

(2) 腹部体征　机械性肠梗阻常见肠型和蠕动波。肠扭转时腹胀多不对称。麻痹性肠梗阻腹胀均匀;单纯性肠梗阻肠管膨胀,有轻度压痛。绞窄性肠梗阻,可有固定压痛和肌紧张,少数病员可触及包块。蛔虫性肠梗阻常在腹部中部触及条索状团块;当腹腔有渗液时,可出现移动性浊音;绞痛发作时,肠鸣音亢进。有气过水声、金属音。肠梗阻并发肠坏死、穿孔时出现腹膜刺激征。麻痹性肠梗阻时,则肠鸣音减弱或消失。

低位梗阻时直肠指检如触及肿块,可能为直肠肿瘤、极度发展的肠套叠的套头或肠腔外的肿瘤。

3. 实验室检查　单纯性肠梗阻早期变化早期不明显,晚期由于脱水导致血液浓缩,血细胞比容和血红蛋白增高。随着肠管水肿的逐渐加重,菌群移位,白细胞也逐渐升高,若出现肠壁缺血坏死,腹膜炎,则白细胞计数显著升高,也可能减少($<4 \times 10^9$/L)。高位梗阻时,由于呕吐频繁,大量胃液丢失,可出现低氯、低钾性碱中毒。在低位肠梗阻时,因液体大量丢失在第三间隙,可能出现低钠、低钾和代谢性酸中毒。

由于肠腔扩张,膈肌上升影响呼吸功能,则可能出现低氧血症。呼吸性酸中毒或碱中毒的表现则因病人既往肺部基础疾病而有所不同。随着脱水逐渐加重,休克出现,尿量逐渐减少,比重增高,后期会出现血肌酐、尿素氮升高,继发肾功能不全。

呕吐物和粪便隐血检查阳性或者见大量红细胞,提示肠壁血运障碍,应考虑绞窄性肠梗阻可能。

4. X线检查

(1) 腹部X线平片检查　对诊断有帮助,摄片时最好取立位和卧位。如体弱不能直立可取左侧卧位。在梗阻发生 4~6 h 后即可出现变化,可见到有充气的小肠肠襻,而结肠内气体减少或消失。空肠黏膜的环状皱襞在空肠充气时呈"鱼骨刺"样,充气的肠襻是位于梗阻近端的肠段,如果小肠完全性梗阻则结肠一般不显示。较晚期时小肠肠襻内有多个气液面出现,典型的呈阶梯状。结肠梗阻时,可见到结肠袋,肠腔扩张明显。

(2) 钡剂灌肠　可以用于结肠梗阻病人,帮助判断梗阻部位和性质。但是在小肠梗阻时,忌用胃肠造影检查,以免加重梗阻。

(3) CT　对于肠梗阻诊断有一定的价值,特别是对于肠套叠和结肠癌导致的梗阻。对于肠套叠,CT 可以显示为腹腔内分层状软组织肿块呈"同心圆"状或"袖套"状。而肿瘤导致肠梗阻,CT 表现为梗阻部位软组织肿块或肠壁不规则增厚,结合增强检查,诊断率较高。(Figure 7-59-1)

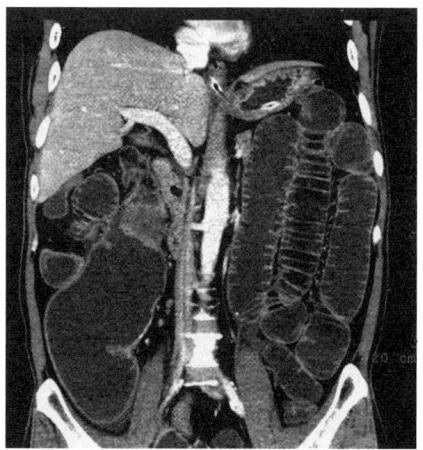

Figure 7-59-1　Typical CT findings of intestinal obstruction

四、诊断

肠梗阻的诊断首先为确定肠梗阻的有无,其次应判断梗阻的类型和性质,最后明确梗阻的部位和病因。

(1) 肠梗阻的有无　根据腹部阵发性绞痛、呕吐、腹胀、肛门停止排便和排气,以及体检可见肠型,肠鸣音亢进、闻及气过水声,肠梗阻的诊断一般不难。但必须指出,在某些病例中这些典型症状不可能完全表现出来,甚至有可能与其他一些疾病混淆,如急性坏死性胰腺炎、输尿管结石、心绞痛、过敏性紫癜、卵巢囊肿蒂扭转等。因此,详细地询问病史发展过程,系统地体格检查极为重要。X线检查可以帮助临床诊断。

腹部手术史提示粘连性肠梗阻可能,腹部外伤可导致麻痹性肠梗阻。老年人近期出现大便习惯改变,继而出现结肠梗阻症状者,应考虑肿瘤可能。饱餐后或剧烈运动后应考虑肠扭转。血液高凝状态、心房纤颤和瓣膜置换术后应想到肠系膜血管栓塞。

体格检查发现腹膜刺激征者,应考虑腹腔炎症或绞窄性肠梗阻存在。腹部见手术瘢痕应考虑腹腔内有粘连性肠梗阻或腹内疝可能。强调直肠指检,注意肠腔内有无肿块、粪块,直肠膀胱或直肠子宫陷凹处有无结节,指套有无染血。腹部扪及肿块,中老年人应考虑肿瘤或肠扭转;具有明显压痛的肿块应考虑炎性病变或绞窄的肠襻。

(2) 机械性梗阻还是麻痹性梗阻　前者多须手术,后者常不必手术,故鉴别十分重要。机械性肠梗阻多具有上述的典型临床表现,早期腹胀可不显著。麻痹性肠梗阻无阵发性腹痛和肠鸣音亢进等肠蠕动增强的表现,反而肠蠕动减弱或消失、腹胀显著、肠鸣音消失,而且多继发于腹腔感染、肠道炎症、后腹膜血肿和脊髓损伤等。X线检查可以帮助鉴别:机械性肠梗阻的肠腔扩张仅仅限于梗阻部位以上肠管,即使出现绞窄性肠梗阻和后期肠麻痹,也不伴结肠充气扩张;而麻痹性肠梗阻见全部小肠和结肠都均匀胀气。但要注意以下两种情况:一种是机械性梗阻没有得到及时治疗,梗阻上段的肠管肌肉过度扩张,终至麻痹,因而临床表现为腹痛渐渐减轻,腹胀则有增加,肠鸣音减弱或消失;另一种是梗阻上段肠管坏死穿孔,阵发性的腹痛可能因此减轻,其形成的腹膜炎也会引起继发性的肠麻痹,掩盖了原先的机械性肠梗阻。继发于机械性肠梗阻的肠麻痹和原发的麻痹性肠梗阻的鉴别,主要靠详细询问病史,如果病人发病之初有阵发性腹绞痛,并自觉腹内有很响的肠鸣音,以后腹痛转为持续性胀痛、腹内响声随之消失,就可诊断为继发于机械性肠梗阻的肠麻痹。

(3) 单纯性梗阻还是绞窄性梗阻　两者鉴别的重要性在于,绞窄性肠梗阻预后严重,必须及时手术治疗,而单纯性肠梗阻则可先用非手术治疗。有下列临床表现者应怀疑为绞窄性肠梗阻:①腹痛剧烈,发作急骤,初始即为持续性腹痛,或在在阵发性加重期间,仍有持续性腹痛,有时可伴腰背部疼痛。②病情发展迅速,早期即出现休克,抗休克治疗效果不显著。③腹膜刺激征明显,体温、脉搏和白细胞计数在观察下有升高趋势。④腹胀不对称,腹部可触及压痛的肠襻。⑤呕吐出现早而且频繁,呕吐物,胃肠减压引出液,或肛门排出物为血性液体,或腹腔穿刺吸出血性液体。⑥腹部X线显示孤立扩大之肠襻。⑦经积极的非手术治疗症状体征无明显改善。通常根据上述特点,绞窄性肠梗阻与单纯性肠梗阻的鉴别没有多大困难,但有时也有肠绞窄而临床表现不突出,以致未能及时手术,造

成肠坏死、腹膜炎者,此种情况最常见于粘连索带引起的肠壁压迫坏死,以及仅有肠壁部分绞窄的 Richter 嵌顿性疝。因此单纯性肠梗阻经短时间非手术治疗,腹痛仍不减轻者,应考虑施行剖腹探查术。

(4) 高位梗阻还是低位梗阻　高位小肠梗阻,呕吐出现较早而频繁,水、电解质代谢与酸碱平衡失调严重,腹胀不明显;低位小肠梗阻,呕吐出现晚,一次呕吐量大,常有粪臭味,腹胀明显。结肠梗阻的特点是,腹痛常不显著,腹胀较早出现并位于腹周围,呕吐发生很迟,X线检查结肠内胀气明显,且在梗阻处突然中止,钡剂灌肠可见梗阻部位。因为结肠梗阻可能为闭襻性,结肠极度扩张,而且结肠壁薄,容易发生盲肠穿孔,但胃肠减压效果多不满意,需尽早手术,故鉴别甚为重要。

(5) 部分性还是完全性肠梗阻　完全性梗阻者呕吐频繁,如为低位梗阻则腹胀明显,多无排便、排气;X线检查梗阻以上肠襻扩张积气,梗阻部位以下肠管及结肠内无气体。部分性梗阻者,病情发展较慢,呕吐和腹胀均较轻,有排便、排气,X线所见肠襻扩张积气均不明显,结肠内可见气体。

(6) 梗阻的病因　根据年龄、病史、症状、体征、辅助检查等综合分析。新生儿肠梗阻,多为先天性肠道畸形所致;2岁以下幼儿,肠套叠常是梗阻原因;儿童有排虫史、腹部可摸到条索状团块者,应考虑为蛔虫性肠梗阻;青年人在剧烈运动后诱发的绞窄性肠梗阻,可能是小肠扭转;老年人的单纯性梗阻,以结肠癌或粪块堵塞多见。此外,应详细检查疝的好发部位,看有无嵌顿性疝;曾有手术、外伤或腹腔感染史者,多为粘连性肠梗阻所引起;心房纤颤病人,应考虑肠系膜血管栓塞。

五、治疗

肠梗阻的治疗原则是纠正因肠梗阻引起的全身生理紊乱、解除梗阻。治疗方法的选择应根据梗阻的具体病因、性质、部位及病人的全身状态和病情严重程度而定。其中胃肠减压、补充水和电解质、纠正酸中毒、输血、抗感染、抗休克是治疗肠梗阻的基本方法,也是提高疗效、改善病人全身情况和保证手术安全的重要措施。

1. 非手术治疗

(1) 胃肠减压　是治疗肠梗阻的重要方法之一。胃肠减压的目的是减轻胃肠道内积聚的气体和液体,减轻肠腔扩张和肠壁水肿,从而减少肠腔内的细菌和毒素,改善肠壁血循环,有利于改善局部病变和全身情况。胃肠减压也可以使某些原为部分梗阻的肠襻因肠壁水肿所致的完

性梗阻得以缓解,还可以使某些扭曲不重的肠襻复位。胃肠减压还可以降低腹腔压力,改善因膈肌上移所致的呼吸和循环障碍。

胃肠减压一般采用较短的单腔胃管。但对低位小肠梗阻,可应用较长的双腔 Miller-Abbott 管,其下端带有可注气的薄膜囊,借肠蠕动推动气囊,将导管带至梗阻部位,以对低位梗阻进行有效的减压,对部分病人减压效果较好。

(2) 纠正水、电解质紊乱和酸碱失衡　不论采用手术治疗还是非手术治疗,纠正水、电解质紊乱和酸碱失衡都是极重要的措施。在血液生化检查尚无结果回报时,应首先输注平衡盐溶液(复方氯化钠液,又名乳酸林格液),待测定结果出来后再依据结果进一步纠正水电解质和酸碱平衡紊乱。如梗阻已存在数日,多需补钾,对高位小肠梗阻及呕吐频繁的病人尤为重要。但输液的容量和种类须根据呕吐情况、缺水体征、血液浓缩程度、尿排出量和比重,并结合血清钾、钠、氯和二氧化碳结合力监测结果而定。在病人无心、肺、肾功能障碍时,最初输注液体的速度可以稍快一些,但需做尿量检测,必要时可监测中心静脉压,以免液体输注过多或不足。

单纯性肠梗阻,特别是早期,上述生理紊乱较易纠正。而在单纯性肠梗阻晚期和绞窄性肠梗阻,尚须输给血浆、全血或血浆代用品,以补偿丧失至肠腔或腹腔内的血浆和血液。

(3) 抗感染　应用抗生素对于防治细菌感染,从而减少毒素的产生都有一定作用。一般单纯性肠梗阻可不应用,但对单纯性肠梗阻晚期,特别是绞窄性肠梗阻以及手术治疗的病人,应该使用。通常选择广谱青霉素、第二代或第三代头孢菌素、氨基糖苷类或氟喹诺酮类,与甲硝唑配伍使用。疑有铜绿假单胞菌感染时,宜选用添加 β-内酰胺酶抑制剂的广谱青霉素,或头孢哌酮、头孢他啶、氨曲南、环丙沙星、亚胺培南、美洛培南。

(4) 其他治疗　腹胀严重者可影响病人的呼吸功能,应给予吸氧;可使用生长抑素以减少胃肠液的分泌量,减轻肠管扩张和肠壁水肿;乙状结肠扭转可行纤维肠镜检查,并予以复位;回盲部肠套叠诊断明确者可试用钡剂灌肠或空气灌肠以复位。对于结直肠癌引起的机械性梗阻,特别是左半结肠,有条件的医院可以通过肠镜植入肠道支架,解除梗阻,待病人一般情况改善后再行根治性手术,避免急诊结肠造口及二期手术之苦。此外,还可应用镇静药、解痉药等一般对症治疗,镇痛药的应用则遵循急腹症治疗的原则。

采用非手术治疗时,应密切观察病情变化,绞窄性肠梗阻病人或已出现腹膜炎症状的肠梗阻病人,经过 2~3 h 的非手术治疗,实际上也是积极进行术前准备,纠正病人的水、电解质和酸碱平衡紊乱后即应进行手术治疗。单纯性肠梗阻经过非手术治疗 48~72 h 梗阻症状无缓解趋势,或在观察治疗过程中症状加重,或出现腹膜炎症状时,应及时改为手术治疗。但是手术后出现的炎症性肠梗阻若无绞窄表现,则应继续给予非手术治疗,以待炎症消退,肠功能恢复。

2. 手术治疗　手术是治疗肠梗阻的重要方法,多数情况下肠梗阻需要手术治疗。各种类型的绞窄性肠梗阻、肿瘤及先天性肠道畸形引起的肠梗阻,以及非手术治疗无效的病人,均应手术治疗。手术的原则和目的是:解除梗阻,恢复肠腔的通畅和去除病因。具体手术方法要根据梗阻的病因、性质、部位及全身情况而定。

(1) 单纯解除梗阻的手术　主要包括粘连性肠梗阻的粘连分解,去除粘连束带和肠扭曲;肠腔内堵塞引起的梗阻,如肠壁切开取粪石、取蛔虫等;肠扭转和肠套叠的肠襻复位术。

(2) 肠段切除吻合术　因肠道肿瘤引起的肠梗阻,则切除肿瘤及相应肠段是解除梗阻的首选方法。其他非肠道肿瘤引起的梗阻,因梗阻持续时间较长,肠段炎性狭窄,或有绞窄性肠梗阻者,以及在粘连性肠梗阻分解粘连时造成严重肠壁损伤者,则需考虑行将病变肠段切除及吻合术。

对绞窄性小肠梗阻,应争取在肠坏死以前解除梗阻,恢复肠管血液循环。正确判断肠管的生机十分重要,如在解除梗阻原因后有下列表现,则说明肠管已无生机:①肠壁已呈暗黑色或紫黑色。②肠壁已失去张力和蠕动能力,肠管呈麻痹,扩大,对刺激无收缩反应。③相应的肠系膜终末小动脉无搏动。若术中不能肯定肠襻有无血运障碍时,以切除为安全,但是当有较长小肠肠襻或全小肠均有缺血征象时,贸然切除必然会影响病人预后和远期生活质量。此时,可在纠正低血容量和加强供氧的同时,用等渗盐水纱布热敷,或用 0.5% 普鲁卡因溶液作肠系膜根部注射,以缓解肠系膜血管痉挛,观察 15~30 min,如仍不能判断肠襻血运有无恢复,则可重复一次。若仍无好转,说明肠已坏死,应做肠切除术。

(3) 肠短路术　当梗阻部位切除有困难时,如肿瘤向周围组织器官广泛浸润,或粘连性广泛无法剥离,而肠管确无坏死征象,为解除梗阻,可分离梗阻近端和远端肠管,行短路吻合,旷置梗阻部位。但应注意旷置肠段尤其是梗阻近端的肠管不宜过长,否则可能会引起盲襻综合征。

(4) 肠造口术或肠外置术　肠梗阻部位病变复杂,或病人一般情况较差,不能耐受复杂手术,可在梗阻部位近端扩张之肠管行造口术以减压,解除因肠管高度扩张而引起的生理紊乱。主要适用于低位肠梗阻,特别是结肠梗阻。小肠可用插管造口的方法,在扩张的肠管上切开一个小口,放入吸引管进行减压,但应注意避免肠内容物污染腹腔和切口。

由于回盲瓣的作用,结肠完全性梗阻时多形成闭襻性梗阻,肠腔内压远较小肠梗阻时为高,结肠的血液供应也不如小肠丰富,容易引起肠壁血运障碍,且结肠内细菌多,所以一期肠切除吻合,常不易顺利愈合。因此,对单纯性结肠梗阻,一般采用梗阻近侧(盲肠或横结肠)造口,以解除梗阻。如已有肠坏死,则宜切除坏死肠段,并将断端外置做造口术,等以后二期手术再解决结肠病变。有条件的医院可以通过肠镜植入肠道支架,解除梗阻,待病人一般情况改善后再行根治性手术,避免急诊结肠造口及二期手术之苦。

由于急性肠梗阻大多在急诊情况下进行手术,术前准备不如择期手术那么充分,且肠襻高度扩张伴有不同程度的血运障碍,肠壁多有不同程度的水肿,愈合能力较差,手术时腹腔已有感染或术中腹腔为肠内容物污染后,肠瘘、腹腔感染或脓肿、切口感染和切口哆开的发生率较高。在绞窄性肠梗阻的病人手术时,解除梗阻时应注意避免肠道毒素入血,否则绞窄解除后循环恢复,大量肠道毒素被吸收进入血液循环中,出现全身中毒症状或败血症,甚至引起多器官功能障碍。绞窄性肠梗阻的围术期病死率为4.5%~31%,单纯性肠梗阻为1%。因此,术后也应加强对肠梗阻病人,特别是绞窄性肠梗阻病人的监测,注意维持水电解质代谢和酸碱平衡,营养支持和继续抗感染治疗。

六、特殊情况的处理

1. 术后粘连性肠梗阻　如前所述,术后粘连性肠梗阻已经成为最常见的肠梗阻类型。粘连的产生是机体对创伤、出血、感染和异物所作出的炎性反应,因此手术后腹腔内必然会发生粘连,但是有粘连不意味着一定会出现肠梗阻。肠梗阻仅仅发生在粘连引起肠管不通畅的情况下。

粘连性肠梗阻除了粘连这一基础因素外,有时并无症状或仅有部分梗阻症状。当存在其他诱发因素时,即可出现梗阻症状或完全性梗阻表现。常见的诱发因素包括:①肠管已有狭窄,在腹部炎症时,肠壁水肿增厚,使得肠腔进一步变小,甚至完全阻塞。②肠内容物过多过重,导致

肠管扩张,肠下垂使粘连部的锐角进一步变小,使得内容物无法通过。③肠蠕动增强或肠内容物增多,体位的剧烈变动,造成肠扭转。因此,部分病人的梗阻症状可以反复发作,经非手术治疗可以缓解,也有部分病人起初并无症状,但首次发作即出现绞窄性肠梗阻。

(1) 预防　良好的手术操作是预防术后粘连性肠梗阻最有效的方法,包括:①操作轻柔,避免损伤肠道浆膜和大块结扎。②避免不必要的解剖,减少创面。③尽量减少腹腔内异物残留,如使用可吸收缝线、适度使用纱布和海绵、清除手套上的滑石粉或淀粉。④腹腔冲洗,尽量清除积血、感染和组织碎屑,必要时放置引流。⑤注意保留大网膜,覆盖于创面,减少肠壁与腹壁或切口的粘连。

(2) 治疗　术后粘连性肠梗阻的治疗原则与前文中的原则一致,手术方式有其特殊性。手术方法应根据粘连范围的具体情况而定。粘连带和小片粘连可行简单的切断和分离手术。如一组肠襻紧密粘连成团难以分离时,可切除此段肠襻作一期吻合。在特殊情况下,如放射性肠炎引起的粘连性肠梗阻,可行短路手术。

如果术中对腹腔内进行了广泛分离,为了防止术后复发粘连性肠梗阻,可以采用肠排列固定的方法,使肠襻呈有序的排列、黏着,而不发生肠梗阻。目前国内常用的方法是将 Miller-Abbott 导管自胃、空肠造口放入肠管内,一直经回盲部送到升结肠,然后将肠管做有序排列,也可将阑尾切除,将 Miller-Abbott 导管自阑尾残端经回盲部导入,逆行插入空肠起始部或十二指肠三、四段,进行排列。导管放置 10 d 左右,待腹腔肠襻间粘连形成并固定后再逐步拔出,以达到永久性排列固定的效果。

以往认为术后粘连性肠梗阻不适合手术治疗,再次手术仍会粘连,仍可发生肠梗阻,会更加影响病人的生活和工作。目前,在非手术治疗难以消除造成梗阻粘连的条件下,手术仍是一个有效的方法,即使是广泛的肠粘连,肠排列固定术有着明确的预防再发的效果。

2. 术后肠麻痹(postoperative ileus)　在腹部手术后均有不同程度的发生。一般 2~3 d 可自行缓解,如果持续时间超过 3 d,可认为存在麻痹性肠梗阻。目前认为,肠麻痹和麻痹性肠梗阻只是术后胃肠动力紊乱的不同阶段,一般认为术后肠麻痹持续超过 3 d,即考虑为麻痹性肠梗阻。两者在发病机制和临床处理上均无明显差别(Box 7-59-1)。胃肠不同部位的动力在腹部手术后恢复时间并不相同,一般小肠在数小时即可恢复,胃需 24~48 h,结肠最慢,需要 3~5 d。因此,术后肠麻痹并不是胃肠动力完全缺失,而仅仅是胃肠不同部位的动力之间缺乏协调。

腹部手术后
　　代谢和电解质紊乱（低钠、低钾、低镁，尿毒症和糖尿病）
　　药物（阿片类、抗胆碱能药物、精神类药物）
　　腹腔炎症
　　后腹膜血肿或炎症
　　小肠缺血
　　全身性败血症

（1）临床表现　无特异性临床表现，病人多无明显不适，部分病人会主诉腹痛和恶心。偶尔有病人会出现腹胀和呕吐，呕吐物内含有胆汁。大多数病人会有厌食，肠道蠕动和排气基本消失。体格检查可以发现，病人一般均有不同程度的腹胀。压痛多为非特异性，主要与手术切口和潜在的其他疾病有关，而与肠麻痹本身并无相关。

（2）治疗　对于术后肠麻痹的传统治疗方法主要就是强调肠道休息和鼻胃管减压，这些方法主要是几代外科医生的经验积累，认为可以促进术后肠麻痹的恢复和减少并发症（如感染和吻合口裂开）的发生。但是近年来的临床研究发现，对于术后肠麻痹的治疗来说，这些观念都是错误的，并没有促进肠道功能的恢复，并且会延长住院时间和病人的痊愈。此外，与传统观点相反，并没有证据显示这些方法可以减少术后并发症，如感染和吻合口裂开。但是仍有很多外科医生继续采用这些方法。

　　现代循证医学研究证实，术后给予早期肠内营养，采用胸段硬膜外镇痛，术后补液总量不宜过多等方法联合应用，可以显著缩短术后肠麻痹时间。

（秦新裕）

第四节 / 急性肠系膜血管缺血性疾病

本节要点 (Key concepts)
- **Definition and etiology**
- **Pathology**
- **Clinical manifestations**
- **Treatment**

　　随着对肠系膜缺血临床病程的不断认识和影像诊断技术的发展，肠系膜缺血性疾病的诊断正确率不断提高。然而，肠道缺血坏死前的及时诊断和治疗、防止小肠进一步坏死和促进缺血肠道康复仍是临床需解决的问题。一旦小肠大部分坏死，病死率为50%~80%，即使肠坏死得到治疗，部分病人也会因短肠综合征而终身依赖全肠外营养。

　　根据肠系膜缺血临床表现分为急性和慢性缺血，根据血管类型分为动脉性缺血和静脉性缺血（Figure 7-59-2）。急性肠系膜缺血的原因主要为肠系膜上动脉栓塞、肠系膜上动脉血栓形成、非肠系膜血管阻塞性肠道缺血和肠系膜上静脉血栓形成。慢性肠系膜缺血主要为肠系膜上动脉硬化闭塞。

　　急性肠系膜缺血具有较低的发病率和较高的病死率。心律失常、严重瓣膜病变、急性心肌梗死、动脉瘤、广泛动脉硬化、低心排血量状态等均为急性肠系膜缺血的危险因素。肠系膜动脉栓塞或血栓形成、肠系膜上静脉血栓形成，以及非肠系膜血管阻塞性肠道缺血是导致小肠急性缺血的主要原因。

一、急性肠系膜动脉栓塞

（一）病因和病理

　　急性肠系膜上动脉栓塞占急性肠系膜缺血病因的50%，栓子主要来源于左心房或左心室附壁血栓，或左心瓣膜赘生物。病人常伴有心房颤动或心室颤动。虽然肠系膜上动脉具有广泛的侧支循环，但急性栓塞后侧支循环在短时间内往往无法建立，从而使小肠及肠系膜产生严重急性缺血（Figure 7-59-3）。约15%的栓子栓塞于肠系膜上动脉的起始部。肠系膜上动脉栓塞后立即产生反应性血管收缩和痉挛，进一步减少侧支循环血液供应而加重缺血状态。在这一时期，腹腔炎症轻微，病人表现为剧烈腹痛，而腹部压痛较轻，剖腹探查术中仅发现小肠苍白和收缩。

（二）临床表现

　　急性肠系膜上动脉栓塞最常见的症状为突发剧烈的腹痛，早期常伴有恶心、呕吐、腹泻等胃肠道排空症状，查

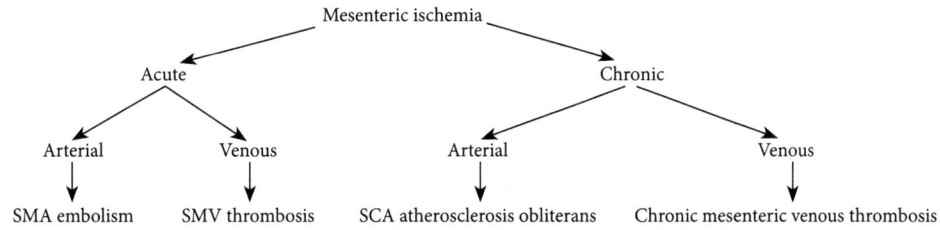

Figure 7-59-2   Classification of mesenteric ischemia

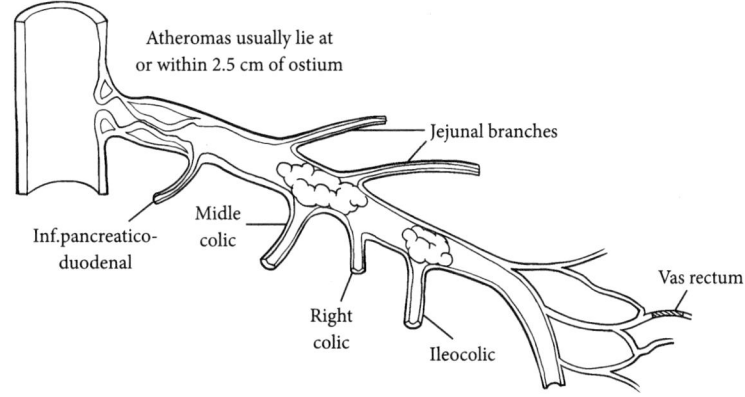

Figure 7-59-3   Acute SMA embolism

体缺少腹膜炎体征。随着肠道缺血的加重,呕吐物转为暗红色或红色的浑浊液体,粪便呈黑色或鲜红色,并出现明显的腹膜炎体征。一旦出现压痛、反跳痛和肌紧张,则提示肠坏死。在病程的晚期,病人可能出现麻痹性肠梗阻、腹部膨胀、肠鸣音减弱或消失、腹肌紧张,伴有严重的全身感染中毒反应。腹腔穿刺抽出暗红色液体。腹部剧痛而缺乏相应的体征是早期诊断急性肠系膜上动脉栓塞的主要依据。

(三)辅助检查

1. 实验室检查 肠系膜上动脉栓塞早期缺乏特异性的实验室检查指标,一旦出现血液浓缩、白细胞增高和核左移、代谢性酸中毒、电解质紊乱、酶谱异常等,表明肠道缺血较为严重。

2. X 线检查 X 线平片没有特异性的改变。25% 肠系膜上动脉栓塞病人可以表现为正常,其余病人仅是小肠和结肠扩张,偶尔可见僵硬的皱襞和增厚无变动的肠襻。

3. 多普勒超声检查 可以了解肠系膜上动脉的血流情况,显示肠系膜上动脉的阻塞部位和范围,还可以鉴别动脉性和静脉性梗阻。但病变发展到晚期出现明显麻痹性肠梗阻时,扩张、充气的肠管对超声检查结果会产生影响。多普勒超声为无创性检查,且价格低廉,但操作者的经验和病变血管低速血流影响诊断结果。

4. CT 及 CTA CT 是诊断肠系膜上动脉栓塞的有效方法,对肠系膜上动脉栓塞的诊断正确率 >90%。CT 和 CTA 可显示肠系膜上动脉充盈缺损、肠壁无增强、肠管扩张、肠系膜水肿、门静脉积气等。

5. MRI 及 MRA 是诊断肠系膜上动脉栓塞的另一种非创伤性诊断方法。MRA 诊断肠系膜上动脉栓塞的敏感性和特异性与 CTA 相同,且无造影剂的肾毒性和放射性影响。由于 MRA 难以识别非肠系膜血管阻塞性肠缺血和远端动脉栓塞,因而,MRI 和 MRA 不作为诊断急性肠系膜缺血的首选方法。

6. 动脉造影 被视为诊断肠系膜上动脉栓塞的金标准。虽然肠系膜上动脉造影具有一定的创伤性和肾毒性,但是该方法有助于早期诊断、治疗和鉴别栓塞的类型,不但可为治疗方式的选择提供依据,而且可以通过保留造影导管进行溶栓治疗。

(四)治疗

急性肠系膜上动脉栓塞的治疗包括介入治疗、手术治疗和溶栓、抗凝治疗。手术可以明确诊断、尽早恢复动脉的通畅、判断小肠的生机,及早手术可防止和减少小肠坏死。溶栓、抗凝治疗在围术期的应用,可促进小血栓的溶解和防止血栓的延伸,有助于缺血肠管的恢复。

1. 介入治疗 急性肠系膜上动脉栓塞可采用插管溶栓或球囊扩张等介入方法治疗,尤其在阻塞早期尚未出现肠坏死时,这不失为一种选择。即使已有少量肠坏死,此法还有减少肠段坏死范围的可能。尽管已有插管溶栓和球囊扩张治疗成功的报道，但是多数病人在诊断时至少已经发生一段肠坏死，因而在介入治疗后还需行剖腹手术，成功的介入治疗后，腹痛等症状、体征仍然存在是剖腹探查的手术指征。目前尚无介入治疗+剖腹手术与直接行剖腹手术病死率的对照资料。

2. 手术治疗

(1) 肠系膜上动脉切开取栓术　通过摘除肠系膜上动脉血栓，可恢复动脉血流，从而避免肠坏死或缩小肠坏死的范围。急性肠系膜上动脉栓塞常可扪及肠系膜上动脉近端搏动，手术时在横结肠系膜根部游离足够长度的肠系膜上动脉，控制肠系膜上动脉近端，切开动脉前壁，向近端置入3~4F Fogarty取栓导管，由近向远缓慢退出充盈的导管，取出近端血栓，近端血管有血流喷出则示血管通畅。再将Fogarty导管置入远段，取出远端血管继发性血栓。缝合关闭血管切口。对于纵行切开的切口，如动脉管径较细，则可采用静脉补片缝合，以防血管狭窄。

(2) 肠切除术　若剖腹探查术时肠襻已发生坏死，肠切除是唯一有效的方法。为防止短肠综合征的发生，对生机可疑小肠的判断与治疗极为重要。术中可通过肠壁的色泽、肠系膜动脉的搏动和肠蠕动判断小肠的生机，然而这些指标对小肠生机的判断正确率仅为50%。如果暂时不能确定肠管生机，可行远、近端小肠造瘘，经肠系膜上动脉造影导管进行抗凝、溶栓、扩张血管等治疗，通过造瘘口观察小肠血供。或于术后18~36 h二次手术，检查小肠生机。小肠造口和二次探查可保留更多小肠，有效防止短肠综合征、吻合口瘘和吻合口狭窄。

3. 溶栓和抗凝治疗　目前，常用的溶栓药有尿激酶、链激酶、t-PA等。t-PA能够特异性与血栓结合，将纤维蛋白溶解为单体，溶栓效果好，出血并发症发生率低。常用的抗凝药物有肝素和低分子肝素。溶栓、抗凝剂使用途径有全身静脉给药和导管直接给药。经肠系膜上动脉导管给药的临床疗效显著高于外周静脉给药。除溶栓、抗凝药外，血管扩张药的应用亦很重要。常用的血管扩张药物有罂粟碱，经肠系膜上动脉导管术前和术后使用罂粟碱，可以扩张血管，改善血液循环，促进侧支血管形成，有助于缺血肠管的恢复。

经肠系膜上动脉溶栓、抗凝和扩张血管治疗仅适用于分支动脉栓塞或栓子去除后防治继发性血栓和解除远端血管痉挛。由于溶栓需要一定的时间，导管溶栓应在症状发作12 h内进行，治疗过程中密切观察病情变化。对于临床已出现明显小肠坏死症状的病人，应积极手术治疗。

二、急性肠系膜上动脉血栓形成

(一) 病因和病理

急性肠系膜上动脉血栓形成多继发于严重动脉硬化性闭塞病人。除肠系膜上动脉起始部外，病人常伴有冠状动脉和外周动脉的硬化和狭窄。此外，肠系膜血管移植术后血管创伤、血液高凝状态的改变亦可促使血栓形成。由于病程缓慢，肠系膜上动脉与腹腔动脉和肠系膜下动脉在这个过程中可形成广泛的侧支循环，肠系膜上动脉狭窄早期并不出现临床症状，但在维持消化功能需要更多的血液供应的过程中，或狭窄严重时会出现肠道缺血的症状，如餐后腹痛、体重减轻、厌食等症状。在动脉硬化狭窄的基础上形成血栓，则会出现急性肠系膜缺血的表现，但腹痛症状不如急性肠系膜上动脉栓塞剧烈，随着病程进展，病人可发生肠坏死和肠穿孔。

(二) 临床表现

肠系膜上动脉血栓形成起病缓慢，发病前多存在慢性肠功能不全或伴有动脉粥样硬化性疾病，如腹主动脉粥样硬化、冠状动脉粥样硬化等。

1. 腹痛　发病前在很长一段时期进食后出现弥漫性腹部绞痛，可从上腹向后背放射。20%~50%病人的腹痛发作与进食量呈正相关。但亦有表现为进食后胀满不适或钝痛。

2. 恶心、呕吐、腹泻　有时剧烈绞痛可伴发恶心、呕吐，随症状进行性加重，发作日益频繁，疼痛持续时间也逐渐延长。肠道供血不足可有慢性腹泻，粪便量多，呈泡沫状，粪便中有大量的脂肪丢失。

3. 体重减轻　因慢性腹泻，营养大量丢失病人可体重减轻和营养不良。

4. 急腹症表现　一旦血栓形成导致供应肠管的血液中断，即可出现剧烈的腹痛。可伴有频繁的呕吐，呕吐物可为血性，肠蠕动增强；血性便较肠系膜动脉栓塞少见。进一步发展则会出现肠坏死及腹膜炎等症状，甚至导致休克。

5. 体征　早期营养不良是主要体征，急性肠系膜上动脉血栓形成早期无明显特异性特征，症状和体征仍不一致。后期发生肠管坏死，出现腹膜炎体征及休克的征象。

(三) 辅助检查

CTA和MRA是诊断肠系膜上动脉血栓形成的无创性方法。CTA和MRA除显示肠系膜根部血流中断外，还可显示腹主动脉和其他腹腔动脉分支管壁硬化和狭窄。

动脉造影是诊断急性肠系膜上动脉血栓形成的有创性方法。除显示肠系膜上动脉硬化闭塞外，还可显示腹主动脉及其他血管硬化和狭窄，同时还可显示大量侧支循环。

急性肠系膜上动脉血栓形成难以与栓塞鉴别，CTA、MRA和动脉造影显示肠系膜上动脉、腹腔动脉和肠系膜下动脉多发硬化斑块及侧支循环形成是慢性肠系膜上动脉缺血的重要特征。

（四）治疗

应根据小肠坏死的有无选择合适的治疗方法。无小肠坏死者，可采用血管腔内治疗和血管旁路术。肠系膜上动脉腔内治疗包括导管溶栓、球囊成形和支架植入。血管旁路术可采用自体大隐静脉或人造血管行腹主动脉与肠系膜上动脉吻合。已有明确小肠坏死者需行小肠切除术，对可疑坏死小肠尽可能保留，通过溶栓、抗凝、扩张血管等药物治疗后观察小肠生机，二次处理缺血的小肠，尽可能防止短肠综合征的发生。可参考肠系膜上动脉栓塞章节。

三、急性肠系膜上静脉血栓形成

急性肠系膜静脉血栓形成占急性肠系膜缺血的5%~15%。病人起病隐匿，早期无特异症状和体征，常规检查不能明确诊断，多数病人在出现腹膜炎甚至剖腹探查术时才能作出诊断，往往失去最佳治疗时机。慢性病人有肠系膜上静脉血栓形成而无症状，亚急性发作病人血栓形成过程中表现为腹痛，可小肠坏死。

（一）病因和病理

急性肠系膜上静脉血栓形成的因素包括肠系膜血管和门静脉血流淤滞、高凝状态和血管损伤。肝硬化门静脉高压症、巴德-吉亚利综合征、右心功能不全等易导致门静脉和肠系膜上静脉血液回流受阻和血流淤滞，形成静脉血栓；肝门部恶性肿瘤、胰腺炎等压迫门静脉或肠系膜上静脉影响血液回流。先天性凝血功能异常如遗传性抗凝血酶Ⅱ缺陷症、遗传性蛋白C缺陷症、遗传性蛋白S缺陷症等，这类病人易出现高凝状态；腹腔感染、阑尾炎等易诱发门静脉炎和肠系膜上静脉炎形成血栓；门静脉高压症断流术加重门静脉淤血、血小板急剧升高以及脾静脉损伤，12.5%病人术后出现门静脉血栓，严重者并发急性肠系膜血栓。肠系膜上静脉血栓形成的部位取决于病因，因腹腔疾病所致的血栓首先发生于受压的主干静脉，然后向远端静脉蔓延，相反，因高凝所致的血栓常从远端血管开始，逐步向主干发展，肠壁和末梢静脉的阻塞严重影响静脉回

流，继发出现受累肠壁淤血性梗死。在受累肠区的静脉回流完全受阻时肠管充血水肿，浆膜下呈点状出血，逐渐扩散呈片状出血，直至肠管出血性坏死，大量血性液体从肠壁和肠系膜渗出至肠腔和腹腔，导致血容量减少，血液浓缩。

（二）临床表现

急性肠系膜静脉血栓形成的临床表现取决于血栓的范围、累及血管的大小和肠壁缺血的深度。缺血仅累及肠黏膜时，病人表现为腹痛和腹泻，缺血一旦累及肌层，则表现为胃肠道出血、穿孔和腹膜炎。急性肠系膜上静脉血栓形成表现为与症状不相应的全腹疼痛，体检时有腹膜刺激征。

根据临床表现，肠系膜血栓形成可分为急性、亚急性和慢性。急性病人在腹痛发作时即已诊断，常伴有肠坏死和腹膜炎；亚急性病人在腹痛发作数天或数周后诊断，小肠尚未坏死，也无食管静脉曲张出血；慢性病人并无腹痛症状，门静脉有广泛侧支循环，出现门静脉或脾静脉血栓并发症时才明确诊断。

（三）诊断

急性肠系膜上静脉血栓形成早期诊断困难，若对本病的临床特点认识不足，诊断延误平均可达48~80 h。对既往有深静脉血栓形成的高凝病人、妊娠、长期口服避孕药病人以及脾切除病人，一旦出现与体征不符的腹痛，应考虑肠系膜上静脉栓塞的可能。随着病情的进展静脉血液回流受阻，肠功能严重障碍，突然发生剧烈腹痛，伴有呕吐，可有腹泻及血便，可出现明显腹膜刺激征。

血常规和生化检查对本病的早期诊断意义不大，一旦出现异常，特别是乳酸增高和代谢性酸中毒，则提示肠坏死。50%~75%病人在病程晚期腹部X线平片可表现为异常，如肠腔内积气、门静脉和腹腔内积气等，均提示肠系膜血栓已导致肠壁坏死。多普勒超声检查可发现肠系膜上静脉和门静脉血栓，但易受肠道气体的影响，对检查者的经验和技术要求较高。CT和CTA是诊断急性肠系膜上静脉血栓的首选方法，诊断正确率大于90%，但难以发现小分支静脉血栓。急性肠系膜上静脉血栓的CT表现可有门静脉和肠系膜上静脉增宽，管腔内低密度，增强后静脉壁为高密度；其他表现为肠壁增厚、肠壁和门静脉内积气和腹腔游离气体；数周后可显示肠系膜和后腹膜大量侧支循环。MRI和MRA与CT一样对急性肠系膜上静脉血栓形成的诊断具有较高的敏感性和特异性。选择性肠系膜上动脉造影可显示门静脉和肠系膜上静脉血栓或不显影，动脉痉挛、动脉弓延迟显示。

腹腔穿刺对判断小肠有无坏死有价值,急性肠系膜上静脉血栓形成早期腹腔内为淡黄色积液,发生肠壁出血性梗死时,则为血性渗出。

(四)治疗

急性肠系膜上静脉血栓形成的治疗目标是防止血栓的延伸、阻止缺血发展和减少肠坏死的范围。治疗措施主要包括抗凝和手术。急性肠系膜静脉血栓形成一旦诊断确立,应立即给予抗凝治疗。发病时间少于1周的同时给予溶栓治疗,超过1周则以抗凝为主。给药途径有外周静脉和肠系膜上动脉。抗凝时间应持续2周,溶栓时间5~7 d。肝素停用后应长期口服华法林,控制凝血酶原时间国际正常比例(INR)2~2.5倍。其他治疗措施还应包括胃肠减压、抗生素、避免应用血管收缩药。若病人出现消化道出血,则应停止抗凝和溶栓治疗。药物治疗期间应严密观察症状和体征,若症状无明显缓解或出现肠坏死表现,则应立即行剖腹探查手术。

肠坏死是急性肠系膜静脉血栓形成的直接后果,术中应首先将坏死小肠迅速切除,以减少毒素的吸收。由于血管阻塞十分广泛,血栓分布范围常超过肠管坏死的范围,因而在肠切除术后,除将肠系膜残端血管内的血栓完全清除外,还需切开肠系膜上静脉和门静脉以取出其内血栓。急性肠系膜上静脉血栓形成的肠坏死为出血性梗死,坏死段和正常段之间有一中间过渡带,界限并不十分清楚,在过渡带中间仍有动脉搏动存在。因此,术中依据动脉搏动的有无决定肠管的取舍并不可靠。在受累小肠较为局限时,可将受累小肠及其系膜一并切除。当小肠受累范围广泛,则须慎重对待,准确判断肠管生机,尽量保留可能存活的肠管。将生机可疑的肠管暂时保留,行远近端小肠造口,术后经肠系膜上动脉行抗凝、溶栓以提高小肠存活的概率。术后24~72 h再次剖腹探查,可最大限度地保留小肠,提高病人的生活质量。

导管溶栓适用于急性肠系膜上静脉血栓形成的早期,其途径有经皮经肝门静脉穿刺、经颈内静脉门静脉穿刺、经肠系膜上动脉。前两者为直接导管溶栓,适用于门静脉和肠系膜上静脉的治疗,溶栓效果好,但是并发症发生率高,特别易发生出血。后者为间接导管溶栓,适用于肠系膜上分支静脉血栓的治疗,并发症低,应用安全。

四、非肠系膜血管阻塞性肠缺血

(一)病因和病理

非肠系膜血管阻塞性肠缺血是一种由肠系膜上动脉痉挛所引起的急性肠道缺血,占急性肠系膜缺血的20%~30%,病死率超过70%。高病死率与疾病临床表现不典型、诊断困难及合并其他全身严重疾病有关。非肠系膜血管阻塞性肠缺血最早是在尸检中发现小肠坏死,而动脉和静脉未见阻塞。其原因尚不清楚,可能与心力衰竭、血容量减少等因素有关。肠系膜血液循环研究表明,肠系膜血管收缩、组织缺氧、缺血再灌注损伤,均可引起非肠系膜血管阻塞性肠缺血。

肠系膜上动脉痉挛是非肠系膜血管阻塞性肠缺血的中心环节,常发生于心源性休克或低氧血症。心排血量降低、急性失血、机体分泌血管紧张素和血管升压素等均可使肠系膜血管收缩,血流量和灌注压降低。低血容量若持续数小时,肠系膜血管通过自身调节机制而舒张,使肠壁血供恢复;若血管持续痉挛,可发生肠系膜缺血表现,肠黏膜微绒毛最先受损,数小时后逐渐累及黏膜下组织和肌层,肠管缺血,蠕动消失,最后肠管坏死。

(二)临床表现

非肠系膜血管阻塞性肠缺血的腹痛较急性肠系膜上动脉栓塞或血栓形成轻,疼痛的程度、性质和定位各不相同。20%~25%病人无腹痛,不明原因的腹胀是早期症状。发热、恶心、呕吐和肠鸣音减弱均无特异性。腹部压痛、反跳痛和腹肌紧张,提示全层肠壁坏死,预后不良。

(三)诊断

急性心肌梗死伴有休克、充血性心力衰竭,心律失常、烧伤伴血容量减少、失血性休克、正在使用肾上腺素 α 受体兴奋药或洋地黄类等药物的病人是非肠系膜血管阻塞性肠缺血的高危人群,就诊时应高度警惕。

血清学检查有异常,但无特异性。白细胞升高、血液浓缩、特别是晚期出现代谢性酸中毒、天冬氨酸转氨酶、乳酸脱氢酶、肌酸磷酸激酶升高,常提示肠管缺血和坏死已不可逆转。腹部X线平片有助于排除其他急腹症,若表现为肠管扩张、水肿、肠腔内积气,则提示肠壁全层坏死。动脉造影对本病诊断具有重要意义,可表现为:①肠系膜上动脉起始部狭窄;②肠系膜上动脉主干扩张和收缩交替出现;③肠系膜血管弓痉挛;④血管腔内充盈差。

(四)治疗

经动脉造影明确诊断后,应立即采取相应措施防止肠坏死发生。在确诊并采取有效措施前,需改善病人心脏功能,维持血流动力学稳定,慎用血管收缩药和洋地黄类药物,采用血管舒张药物以降低心脏前、后负荷,解除血管痉挛。经肠系膜上动脉造影导管输入罂粟碱可有效地扩张血管,改善血液循环。治疗过程中需密切观察病人全身和局部表现,必要时再次造影观察肠系膜上动脉血供情况。

若病情不能缓解,病人出现白细胞升高、发热、胃肠道出血、肠腔内积气等情况,则急诊行剖腹探查术。手术目的在于判断受累肠管活力和切除可能坏死的肠段。术中需切除明确坏死肠管,保留可疑肠管,不应强行肠管一期吻合。

(吴性江)

第五节 / 肠外瘘

肠瘘是指肠与其他器官,或肠与腹腔、腹壁外有不正常的通道。肠瘘穿破腹壁与外界相通的称为外瘘,如小肠瘘、结肠瘘;与其他空腔脏器相通,肠内容物不流出腹壁外者称内瘘,如胆囊十二指肠瘘、胃结肠瘘、肠膀胱瘘等。内瘘的症状与治疗根据所穿通的不同的空腔脏器而异。肠外瘘主要是手术后并发症,也可继发于创伤、炎症、感染等。

一、病理生理

肠外瘘发生后机体可出现一系列病理生理改变,主要有:①大量肠液丢失于体外,引起脱水,电解质和酸碱平衡紊乱,严重时可导致周围循环和肾衰竭。②小肠一天的分泌物中含有70g蛋白质,正常情况下以氨基酸的形式被重吸收。肠外瘘时蛋白质大量丢失且不能经胃肠道补充营养,加之病人因感染而处于高分解代谢状态,故可迅速出现营养不良,若无适当的营养治疗,最终可出现恶病质。③含有消化酶的肠液外溢,引起瘘周围皮肤和组织的腐蚀糜烂,继发感染和出血,并可引起腹腔内感染。

二、临床表现

腹壁有1个或多个瘘口,有肠液、胆汁、气体或食物排出,是肠外瘘的主要临床表现。手术后肠外瘘可于手术3~5 d后出现症状,先有腹痛、腹胀及体温升高,继而出现局限性或弥漫性腹膜炎征象或腹内脓肿。术后1周左右,脓肿向切口或引流口穿破,创口内即可见脓液、消化液和气体流出。较小的肠外瘘可仅表现为经久不愈的感染性窦道,于窦道口间歇性地有肠内容物或气体排出。严重的肠外瘘可直接在创面观察到破裂的肠管和外翻的肠黏膜,即唇状瘘;或虽不能直接见到肠管,但有大量肠内容物流出,称管状瘘。由于瘘口流出液对组织的消化和腐蚀,再加上感染的存在,可引起瘘口部位皮肤糜烂或出血。

肠外瘘发生后,由于大量消化液的丢失,病人可出现明显的水、电解质代谢紊乱及酸碱失衡。由于机体处于应激状态,分解代谢加强,可出现负氮平衡和低蛋白血症。严重且病程长者,由于营养物质吸收障碍及大量含氮物质从瘘口丢失,病人可表现明显的体重下降、皮下脂肪消失,骨骼肌萎缩。

在肠外瘘发展期,可出现肠襻间脓肿,膈下脓肿或瘘口周围脓肿,由于这些感染常较隐蔽,且其发热、血象升高、腹部胀痛等常被原发病或手术的创伤等所掩盖,因此,很难在早期作出诊断及有效的引流。严重者可表现为脓毒血症,若病情得不到控制,就可导致多器官功能障碍或多器官衰竭。

三、诊断

发现创面(如感染的切口、引流管孔)有肠液、气体溢出,有时还可见到肠管或肠黏膜,肠外瘘的诊断即已明确。为进一步明确诊断,有时需进行一些特殊的检查,包括:①口服亚甲蓝,及时记录亚甲蓝的排出时间及排出量,可初步估计瘘口大小和部位。②瘘管造影,显示瘘道的结构时摄片,此检查适用于瘘道已经形成的病例,有助于明确瘘的部位、瘘管的长度、走行及脓腔范围。③胃肠道钡剂造影,依不同情况选用全消化道造影、钡灌肠或同时结合瘘管造影,以了解全消化道情况,尤其是瘘远端肠管有无梗阻。

四、治疗

1. 营养支持

全肠外营养(TPN)是治疗肠外瘘的主要措施之一,其作用有:①水、电解质的补充较为方便,内稳态失衡易于纠正。②营养物质从静脉输入,消化液分泌减少,经瘘口丢失的肠液量亦减少,有利于感染的控制,促进瘘口自行愈合。③由于营养能从肠外补充,不必为改善营养而急于手术。④如需手术治疗,手术也将在病人营养等情况改善后施行,提高了肠瘘手术的成功率,降低并发症发生率。肠外营养与肠内营养各有其优缺点和适应证,可根据不同的病人以及病人不同时期来选择。

2. 控制腹腔感染 腹腔感染的主要原因是肠液溢漏至腹腔,在早期未能得到有效的引流,以至有些病人肠外瘘本身直接造成的机体损害却并不严重,而因腹腔感染导致的病理生理改变却十分显著。因此,控制外溢肠液是治疗肠外瘘的首要措施。当发现有肠外瘘时,简单的方法是扩大腹壁瘘口,放置有效引流,必要时需剖腹冲洗,吸尽腹腔内肠液后放置有效的引流。及时去除外溢的肠液,可以减轻对瘘和周围组织的腐蚀,使炎症消退,促进瘘口自愈。

3. 手术治疗 肠外瘘病人的手术可分为辅助性手术与确定性手术。剖腹探查、引流、肠造口等辅助性手术,可按需要随时施行。为消除肠瘘而施行的修补、切除等确定性手术的时机选择取决于腹腔感染的控制与病人营养状况的改善,一般在瘘发生后 3~6 个月进行。

(李 宁)

第六节 / 短肠综合征

短肠综合征是指因各种原因导致广泛小肠切除,残存的功能性小肠过短而引起水、电解质代谢紊乱及各种营养物质吸收不良。肠道的代偿能力甚强,切除 50% 的小肠并不出现临床症状,切除 75% 以上则出现严重腹泻、脱水、电解质紊乱、代谢障碍、吸收不良和进行性营养不良。随着肠外营养支持技术的进步,对短肠综合征病理生理和肠道代偿机制认识的深入,该病的病死率已有显著下降,部分病人甚至能够长期存活。目前,造成病人死亡的主要原因是原发病本身(如凝血功能异常或肿瘤)、营养不良、水电解质代谢紊乱、肠外营养导致的代谢异常、肝肾功能损害及感染。

一、病因

1. 婴幼儿 急性坏死性肠炎、先天性肠管畸形(肠闭锁或全肠型神经节细胞缺乏症)、肠旋转不良造成的肠扭转和腹裂等。

2. 成年人

(1) 肠缺血导致大量肠坏死 肠扭转、肠梗阻或腹内疝引起的肠绞窄、肠系膜血管血栓或栓塞、腹部创伤致肠系膜血管损伤。

(2) 肠管本身病变 克罗恩病、放射性肠损伤、恶性肿瘤、手术或外伤导致广泛肠管损伤等。

(3) 肠管旷置 减肥或旁路手术,错误吻合等。

二、病理生理

小肠是人体主要的消化吸收器官,广泛小肠切除以后,肠黏膜吸收面积明显减少,肠道过短,肠内容物通过速度加快,引起水和电解质大量丢失,各种营养物质吸收不良。

小肠广泛切除后数天,残留的肠段即开始逐步代偿,包括形态学代偿和功能代偿。形态学代偿指肠黏膜绒毛变长、皱襞增多、肠腺凹加深、肠管增粗伸长、肠壁增厚、传递时间延长。功能代偿指小肠和结肠黏膜的吸收能力提高。小肠的代偿必须依靠肠腔内食物与肠黏膜直接接触,因此,禁食和全肠外营养会导致肠黏膜失用性萎缩。

肠功能代偿程度以及病人的预后还与年龄、残留肠管的长度、部位、功能状况及是否保留回盲瓣和完整的结肠等因素有关。儿童病人发病原因多为先天性疾患,由于处于生长发育阶段,因此若残余肠管功能正常,其代偿能力强于成年病人。回肠在营养物质的吸收过程中所发挥的作用强于空肠,保留回肠和回盲瓣能明显改善病人的预后。保留结肠不但延长了肠管的长度和食糜通过时间,增加了水和电解质的吸收,而且提供了分解膳食纤维为短链脂肪酸的部位,因此完整的结肠对病人肠道功能的代偿十分必要。

三、临床表现

广泛小肠切除后最初 2 个月的主要症状是腹泻,其严重程度与保留肠管的长度密切相关。如不加干预,每日排出肠液量可高达 5~10 L,随着消化液中的大量蛋白质丢失,营养状况急剧恶化。2 个月后肠管进入代偿阶段,表现为腹泻次数和大便量逐渐减少,如治疗及时合理,营养状况能够逐渐得到改善。

若不给予及时合理的治疗,则各种维生素与微量元素缺乏的症状会日趋明显,钙、镁不足可引起肌肉兴奋性增强和手足抽搐,长期低钙和低镁及脂溶性维生素 D 吸收障碍可引起骨质疏松和软骨病,骨骼疼痛。由于草酸盐从结肠吸收,结肠完整的病人可以反复出现泌尿系结石,甚至出现肾衰竭。胆盐的丢失和全肠外营养等原因使病人容易发生胆石症。部分病人还可出现锌、铜和其他元素缺乏的症状,如四肢皮炎、脱发和贫血等。

四、诊断与鉴别诊断

诊断短肠综合征主要根据广泛小肠切除手术史、腹泻和营养不良等临床症状和体征以及全消化道 X 线钡餐造影。由于全消化道 X 线钡餐能清楚地显示短肠的特点，因此短肠综合征与其他疾病不难鉴别，但要注意区别在短肠的同时合并其他胃肠道疾病。

五、治疗

短肠综合征的治疗原则是补充体液丢失，预防和治疗营养不良，促进残余肠管的代偿，预防和治疗短肠及营养支持并发症，采用小肠移植等方法对营养支持失败的病人进行治疗。在选择营养支持方法时，首选肠内营养，因为肠内营养能够在改善营养状况的同时促进残存肠管的代偿，并且符合生理，并发症少，价格相对低廉。肠外营养主要用于补充肠内营养的不足，单纯肠外营养将导致肠黏膜绒毛萎缩。

为避免肾结石、胆盐丢失和骨质疏松，短肠病人应限制高草酸食品，限制脂肪，补充钙质和镁。为帮助脂肪吸收，可服用胆盐制剂。短肠病人常合并有锌缺乏，应注意

补充。低血钙和维生素 D 摄入不足可导致病人骨质疏松和骨软化，治疗的关键是控制脂肪痢，减少钙从肠道的丧失，同时补充钙剂和维生素 D_3。

短肠综合征病人经常合并代谢性酸中毒，如病人保留有完整的结肠，可口服碳酸钙或小苏打，以纠正酸中毒，使肠腔呈碱性环境，减少草酸盐的吸收，同时碱化尿液，预防尿酸性肾结石的形成。

以往曾采用手术方法治疗短肠综合征，术式包括肠段倒置（segmental reversal of the small bowel）、肠段环形吻合（intestinal loop anastomosis）或人工乳头等，但这些手术不符合生理，并发症多，妨碍肠道自身的适应性代偿，目前均已被淘汰。小肠移植是治疗短肠综合征的理想方法，目前移植小肠的 5 年存活率约 33%。随着免疫抑制剂的改进，移植技术的进步和监护水平的提高，小肠移植的成功率将逐渐提高，将成为短肠治疗的主要手段。

（朱维铭）

第七节 / 小肠肿瘤

小肠占胃肠道总长的 70%~80%，但小肠肿瘤的发生率仅占胃肠道肿瘤的 5%。小肠肿瘤发生率低可能与小肠内容物通过快，小肠黏膜细胞更新快，小肠内容物为碱性液状，肠壁内含有较高的 IgA，小肠内细菌含量低等因素有关。

小肠肿瘤可来自小肠的各类组织，如上皮、结缔组织、血管组织、淋巴组织、平滑肌、神经组织、脂肪等，因此，小肠肿瘤可以是各种类型。良性肿瘤较常见的有腺瘤、平滑肌瘤、纤维瘤、血管瘤等。恶性肿瘤以淋巴肉瘤、腺癌、平滑肌肉瘤、类癌等比较多见。

小肠肿瘤在肠壁的部位可分为腔内、壁间或腔外三型。以突入肠腔内的腔内型较为多见，呈息肉样，也可沿肠壁浸润生长，引起肠腔狭窄。较大的肿瘤组织内可因血液循环障碍出现坏死，并引起溃疡及肠道出血或穿孔。

一、临床表现

通常临床表现不典型，可表现下列一种或几种症状。

1. 腹痛　因肿瘤的牵拉，肠管蠕动功能紊乱等所引起，多为隐痛或胀痛，当并发肠梗阻时，疼痛剧烈。

2. 肠道出血　往往是病人就诊的主要症状。可为间歇发生的柏油样便或血便，少有大量出血者。有些病人因长期反复小量出血未被察觉，而表现为慢性贫血。

3. 肠梗阻　引起急性肠梗阻最常见的原因是继发性肠套叠。此外，肿瘤引起的肠腔狭窄和压迫邻近器官也是发生肠梗阻的原因。

4. 腹内肿块　多见于向肠腔外生长的肿瘤。通常肿块活动度较大，位置多不固定。

5. 肠穿孔　多见于小肠恶性肿瘤。急性穿孔引起腹膜炎，慢性穿孔则形成肠瘘。

二、诊断

小肠肿瘤的诊断主要依靠临床表现和 X 线检查，但发现率很低。十二指肠镜对诊断十二指肠局部肿瘤的正确率甚高。小肠镜可检出部分上段空肠的病变。选择性肠系膜血管造影对血管丰富或有出血的病变，或是在肠壁上占有较大部位的病变可以显示出来。CT 扫描可发现呈肿块性生长的肿瘤。

三、治疗

小的或带蒂的良性肿瘤可连同周围肠壁组织一起作局部切除。较大的或局部多发的肿瘤作部分肠切除。恶性肿瘤需连同肠系膜及区域淋巴结作根治性切除，术后根据病理，选用合适的辅助治疗。

（李　宁）

第60章

结肠与直肠疾病

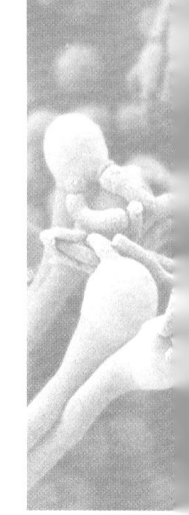

第一节 / 解剖生理概要

> **本节要点 (Key concepts)**
>
> - **The segments of the large intestine**
> Large intestine is divided into cecum, ascending colon, hepatic flexure, transverse colon, splenic flexure, descending colon, sigmoid colon and rectum.
> - **Functions of the large intestine**
> The functions of colon include digestion, absorption, secretion, storage and elimination of stool.
> - **Blood supply of the large intestine**
> The cecum, ascending colon, hepatic flexure and transverse colon derive arterial supply from the ileocolic, right colic and middle colic branches of the superior mesenteric artery. Splenic flexure, descending colon are supplied by inferior mesenteric artery, sigmoid colon by left colic artery and branches of the sigmoid and superior hemorrhoidal vessels, and rectum by a rich network of vessels from the middle and inferior haemorrhoidal arteries.

一、结肠、直肠解剖

1. 结肠 结肠从回盲瓣延伸至直肠呈马蹄形于腹膜腔外围包绕着小肠,包括盲肠、升结肠、结肠右曲、横结肠、结肠左曲、降结肠、乙状结肠(Figure 7-60-1)。成年人结肠全长为135~150 cm,每部分肠管的长度因人而异。结肠各部的直径不一,盲肠端最大,直径为7~9 cm,依次递减至乙状结肠末端约2.5 cm。盲肠以回盲瓣为界与末端回肠相连接。回盲瓣具有括约功能,可防止结肠的内容物逆流入回肠,也可阻止回肠内容物过快进入结肠。由于回盲瓣的存在,结肠梗阻易发展为闭襻性肠梗阻;另一方面,保留回盲瓣可使短肠的病人具有较好的代偿能力,残留回盲瓣的短肠综合征较无回盲瓣者预后要好。盲肠为腹膜内位器官,故有一定的活动度,其长度在成年人约为6 cm,盲肠过长时,易发生扭转。升结肠与横结肠交界段称为结肠右曲,横结肠与降结肠交界段称为结肠左曲,结肠右曲与结肠左曲是结肠相对固定的部位。升结肠和降结肠为腹膜间位器官,前面及两侧有腹膜覆盖,后面以疏松结缔组织与腹腔后壁相贴,故

其后壁穿孔时可引起严重的腹膜后感染。横结肠和乙状结肠为腹膜内位器官,完全为腹膜包裹,是结肠中活动度较大的部分,乙状结肠若系膜过长时易发生扭转。结肠的肠壁由外到内分为浆膜层、肌层、黏膜下层和黏膜层。

2. 直肠 位于盆腔的后部,平第3骶椎处上接乙状结肠,借直肠骶骨筋膜与骶尾骨相贴并沿其前面下行,穿过盆膈转向后下,至尾骨平面与肛管相连,形成约90°的弯曲。直肠无明显系膜,习惯上把直肠固有筋膜包绕的直肠侧后的血管脂肪淋巴组织称为直肠系膜(mesorectum)。上部直肠与结肠粗细相同,下部扩大成直肠壶腹,是暂存粪便的部位。直肠长度为12~15 cm,以腹膜反折为界,将直肠分为上段直肠和下段直肠。上段直肠的前面和两侧有腹膜覆盖,前面的腹膜反折成直肠膀胱陷凹或直肠子宫陷凹(Douglas窝),半卧位时为腹膜腔最低位。如该陷凹有炎性液体或腹腔肿瘤种植时,直肠指诊可以帮助诊断;如有盆腔脓肿可经直肠穿刺或切开直肠前壁进行引流。下段直肠全部位于腹膜外,直肠外侧有侧韧带将直肠固定于骨盆侧壁。男性直肠上部的前方隔以直肠膀胱陷凹,与

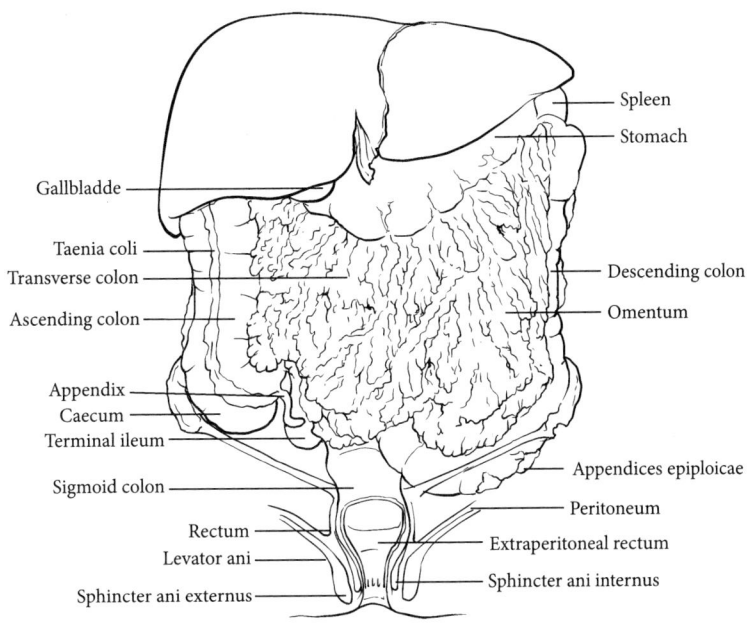

Figure 7–60–1   General view of colon rectum and anus

The labels in the figure are:
Gallbladde — Spleen
Taenia coli — Stomach
Transverse colon — Descending colon
Ascending colon — Omentum
Appendix
Caecum
Terminal ileum — Appendices epiploicae
Sigmoid colon — Peritoneum
Rectum — Extraperitoneal rectum
Levator ani — Sphincter ani internus
Sphincter ani externus

膀胱底上部和精囊相邻;下段直肠的前方借直肠膀胱隔(Denonvilliers 筋膜)与膀胱底、前列腺、精囊腺、输精管壶腹及输尿管盆段相邻。女性直肠前方上部隔以直肠子宫陷凹,与宫颈、阴道穹相邻,下部借直肠阴道隔与阴道后壁相邻。直肠后方以 Wayder 筋膜与骶、尾骨和梨状肌相邻。直肠的肌层与结肠相同,有外层纵肌与内层环肌,直肠环肌在直肠下端增厚,成为肛管内括约肌,直肠纵肌下端与肛提肌和内、外括约肌相连。

直肠黏膜紧贴肠壁,内镜下与结肠黏膜易于区别,看不到结肠黏膜所形成的螺旋形皱襞。在直肠壶腹部有上、中、下三条半月形的直肠横襞,内含环肌纤维,称为直肠瓣。直肠下端由于与口径较小且呈闭缩状态的肛管相接,直肠黏膜呈现 8~10 个隆起的纵行皱襞,称为肛柱。肛柱基底之间有半月形皱襞,称为肛瓣。肛瓣与肛柱下端共同围成的小隐,称肛窦。窦口向上,肛门腺开口于此,窦内容易积存粪屑,易于继发感染而发生肛窦炎。肛管与肛柱连接的部位,有三角形的乳头状隆起,称为肛乳头。肛瓣边缘和肛柱下端共同在直肠和肛管交界处形成一锯齿状的环行线称为齿状线。齿状线是直肠和肛管的交界线,是重要的解剖标志,约 85% 的肛门直肠疾病发生在此附近。齿状线是胚胎期内、外胚层的交界处,故其上、下的血管、神经来源及淋巴引流都不同(Box 7–60–1)。 由于齿状线以上无疼痛感,故内痔的注射与手术治疗均需在齿状线以上进行;淋巴引流对齿状线上、下不同部位恶性肿瘤淋巴转移有重要的参考意义。

Box 7–60–1　Differences between the vessel, nerve, lymph node above and below the dentate line

Above the dentate line	Below the dentate line
Cubical epithelium, autonomic nerves, insensitive	Squamous epiyhelium, spinal nerves, very sensitive
Supplied from superior, inferior rectal artery	Supplied from anal artery
Venous drainage via superior rectal vein into portal syetem	Venous drainage via anal vein into vena cava
Lymphatic drainage into the para-aortic nodes and internal iliac lymph nodes	Lymphatic drainage into the inguinal group of lymph nodes and external iliac lymph nodes

3. 结肠、直肠的血管、淋巴和神经

(1) 血管　结肠的供应动脉以脾曲为界,肠系膜上动脉发出的回结肠动脉、右结肠动脉、中结肠动脉供应右半结肠;肠系膜下结肠动脉发出的左结肠动脉与乙状结肠动脉供应左半结肠。静脉与动脉相似,分别经肠系膜上静脉和肠系膜下静脉汇入门静脉。

直肠、肛管的供应动脉以齿状线为界,其上主要是肠系膜下动脉的终末支 – 直肠上动脉,其次为来自髂内动脉的直肠下动脉和骶正中动脉。约 22% 人体存在直肠中动脉,其源于髂内动脉,经侧韧带供应直肠下部。齿状线以下的血液供应来自两侧阴部内动脉的分支——肛管动脉。齿状线上、下的动脉之间有丰富的吻合(Figure 7-60-2)。

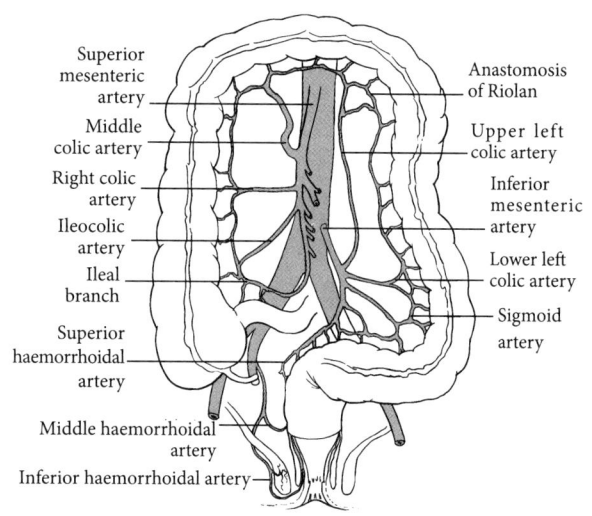

Figure 7-60-2　Arterial supplies of colon and rectum

直肠、肛管静脉的分布与动脉相似,以齿状线为界分为两个静脉丛:直肠上静脉丛和直肠下静脉丛。

(2) 淋巴　结肠的淋巴结分为结肠上淋巴结、结肠旁淋巴结、中间淋巴结和中央淋巴结 4 组(Figure 7-60-3)。直肠肛管的淋巴引流以齿状线为界,分为上、下两组。上组在齿状线以上,有三个引流方向:向上沿直肠上血管到肠系膜下血管根部淋巴结,这是直肠最主要的淋巴引流途径;向两侧的淋巴在直肠侧韧带内与直肠中动脉并行,入髂内淋巴结;向下的淋巴在坐骨直肠间隙内与肛管动脉、阴部内动脉并行,入髂内淋巴结。下组在齿状线以下,有两个引流方向,向下外经会阴及大腿内侧皮下到达腹股沟淋巴结,然后经髂外淋巴结入髂总淋巴结;向周围穿过坐骨直肠间隙沿闭孔动脉旁引流到髂内淋巴结。上、下两组淋巴之间均有交通,因此,直肠癌尤其是下段直肠及肛管癌有时可转移到腹股沟淋巴结。

(3) 神经　支配结肠的副交感神经来源不同,迷走神经支配右半结肠,盆腔神经支配左半结肠。交感神经纤维

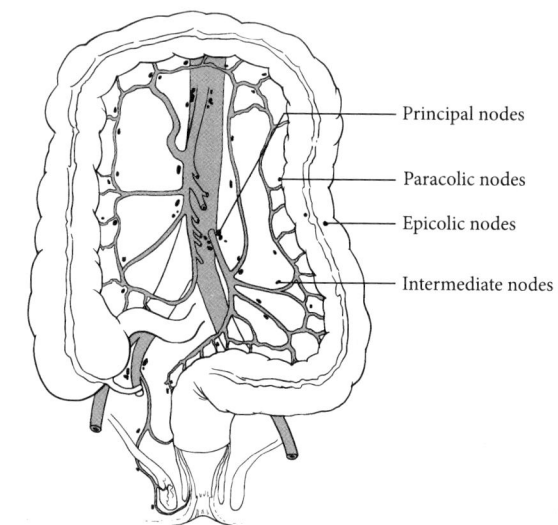

Figure 7-60-3　Lymphatic drainage of colon

则分别来自肠系膜上和肠系膜下神经丛。

直肠交感神经主要来自骶前(上腹下)神经丛,该丛在腹主动脉分叉下方分左、右两支,称为腹下神经(射精神经),分别向下在直肠侧韧带两旁与来自骶交感干的节后纤维和第 2~4 骶神经的副交感神经形成盆(下腹下)神经丛。直肠的副交感神经对直肠功能的调节起主要作用。直肠壁内的便意感受器在直肠下段较多,它通过副交感神经到达盆丛,直肠手术时应予以注意。此外,腹下神经支配射精功能,盆神经丛中含有支配排尿和阴茎勃起的主要神经(勃起神经),盆腔手术时,要注意避免将其损伤。

二、结肠、直肠生理

结肠有消化、吸收、储存、分泌和排泄功能。结肠不产生消化酶,但含大量细菌,其消化作用是通过细菌的发酵来完成。结肠的吸收功能以右半结肠为主,主要吸收水、电解质、葡萄糖、尿素和胆汁酸等。结肠黏膜内含杯状细胞,分泌碱性的黏液,能保护黏膜,润滑大便,以利大便推进。结肠运动将结肠内储存的粪便向远端推进,结肠运动受多因素调节。直肠有排便、吸收和分泌功能。可吸收少量的水、盐、葡萄糖和一部分药物,也能分泌黏液以利排便。肛管功能仅是排泄粪便。

第二节 / 检查方法

本节要点 (Key concepts)

• **Examination positions**

There are many positions can be used for the physical examination: knee-chest position, jackknife position and lateral

一、乙状结肠镜检查

常见的有硬管乙状结肠镜和纤维乙状结肠镜。检查前为便于观察,应予清洁灌肠。乙状结肠镜检查有一定的并发症,如出血、穿孔等。

二、纤维电子结肠镜检查

目前临床上应用较广。直肠疾病如息肉、肿瘤等常规要求检查全部结肠,以免遗漏多发性结直肠肿瘤。纤维电子结肠镜不仅能观察到直肠、结肠的病变,同时还能进行肿物活检、结直肠息肉的电灼摘除、出血点的止血、肠扭转的复位、肠吻合口良性狭窄的扩张等治疗;还能通过纤维电子结肠镜用激光或微波治疗结、直肠息肉。但应注意纤维电子结肠镜在肿瘤定位上欠准确。

三、影像学检查

1. X线钡剂灌肠或气钡双重造影检查 对肛管齿状线附近的病变无意义,对结直肠内肿瘤、憩室、直肠黏膜脱垂等病变有重要诊断价值。

2. 腔内超声检查 可观察直肠壁厚度及各层次结构,能清楚地显示直肠癌病人直肠壁受累的层次,腔内超声检查对直肠肿瘤术前分期的准确率为82%~93%,较为可靠。

3. CT 对直肠癌的诊断、分期、有无淋巴转移以及向外侵犯的判断有重要意义。

4. MRI 在判断直肠肛管癌侵润扩散范围、准确分期以及术后复发的鉴别诊断方面较 CT 优越,对复杂的肛瘘诊断也有较高的价值。

5. 正电子发射断层扫描(positron emission tomography, PET) 并非结直肠癌的常规检查方法,但其对肿瘤复发诊断有重要价值。

四、直肠肛管功能检查

直肠肛管的检查方法参见第 61 章第 2 节。

第三节 / 乙状结肠扭转

本节要点 (Key concepts)

• **Background**

The sigmoid colon is the most common site for volvulus, comprising about 65%~85% of all colonic volvulus.

• **Contributing factors**

a. Elongated mesentery; b. Large mobility of sigmoid colon; c. Chronic consitipation; d. Adhesions from prior abdominal operations; e. Neurologic or psychiatric disorders.

• **Clinical presentation**

a. Sudden onset of severe, colicky abdominal pain; b. Obstipation; c. Abdominal distention.

• **Diagnosis**

a. Patient's history; b. Physical examination; c. Plain abdominal radiographs.

• **Management**

a. Detorsion with nonoperative procedure; b. Operation.

乙状结肠扭转(sigmoid volvulus)是乙状结肠以其系膜为中轴发生旋转,导致肠管部分或完全梗阻。乙状结肠是结肠扭转最常见的发生部位,占 65%~80%,其次为盲肠和横结肠。60 岁以上的老年人是年轻人发生率的 20 倍。

一、病因与病理

解剖学基础:①肠管有较大的活动度;②肠系膜较长,但系膜根部较窄;③肠腔内常有粪便积存,由于重力作用,体位突然改变或强烈的肠蠕动可诱发扭转。其他原因包括手术造成的粘连和因神经精神性疾病而长期卧床及应用神经精神类药物等。扭转以逆时针方向多见,扭转超过180°可造成肠梗阻;超过360°则肠壁血运可能受到影响,扭转形成的肠梗阻为闭襻性肠梗阻(Figure 7-60-4)。

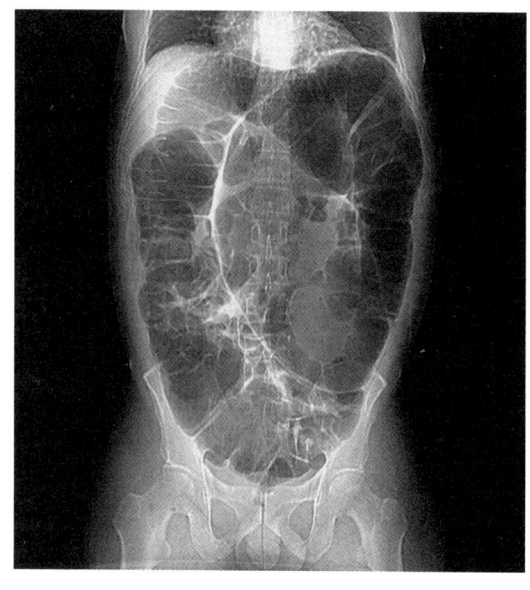

Figure 7-60-4　Sigmoid volvulus

二、临床表现

主要症状为腹痛和进行性腹胀,临床上分为亚急性和急性两类。

1. 亚急性乙状结肠扭转　多见于男性老年人,常有慢性便秘史。部分病人曾有类似发作,并随排便排气而腹痛自行缓解的病史。发病大多缓慢,主要表现为中下腹部的持续性隐痛、阵发性加剧和进行性腹胀。查体可见腹部明显膨隆,两侧不对称,有时可触及有压痛的囊性肿块,无显著腹膜刺激征,主要为低位不完全或完全性肠梗阻表现。

2. 急性乙状结肠扭转　多见于青年人,起病急骤,剧烈腹痛,呕吐出现早而频繁,腹胀反而较轻,主要为典型的绞窄性低位肠梗阻表现,查体可发现急性腹膜炎体征。

三、诊断

1. 病史与临床表现　男性老年病人,有长期便秘或既往有类似腹痛史,呈低位肠梗阻表现,部分病人触及左中下腹囊性肿块。

2. 腹部 X 线平片　左中下腹见充气的巨大乙状结肠肠襻,常可见两个处于不同平面的液气平面,左、右半结肠可有不同程度积气。

3. X 线钡剂灌肠　钡剂在直肠与乙状结肠交界处受阻,尖端呈锥形或喙突状。有腹膜刺激症状时禁行此项检查。

4. 纤维电子结肠镜　对疑为乙状结肠扭转者可明确诊断,并可同时对肠扭转进行复位,而且可排除诱发乙状结肠扭转的肠道病变。

急性乙状结肠扭转的临床表现常与其他严重急腹症混淆,术前不易区别,常需急诊手术探查。

四、治疗

应按肠梗阻治疗原则进行处理,包括禁食,胃肠减压,纠正水、电解质平衡失调等。

1. 非手术治疗　在无绞窄性肠梗阻表现时,试用非手术复位。具体方法如下。

(1) 温盐水低压灌肠法　复位率不高,为 5%~10%。

(2) 乙状结肠插管法　在乙状结肠镜下插入粗导尿管或肛管,复位率可达 80%~90%。

(3) 纤维电子结肠镜复位　直视下边充气边缓慢插入纤维电子结肠镜,通过扭转部位促使其复位,此法盲目性小,比较安全,成功率亦高。

由于非手术复位的复发率为 55%~90%,且一旦出现绞窄性乙状结肠扭转,病死率高达 50%~70%,故复位后应尽早施行择期手术治疗。

2. 手术治疗

(1) 手术适应证　急性乙状结肠扭转有肠坏死及腹膜炎征象;肠腔内出现血性肠内容物;反复发作的乙状结肠扭转;经非手术复位失败。

(2) 手术原则　如有肠坏死,或积粪较多,污染严重,病人一般情况较差,可行造口术;如病人一般情况尚好,术中能较好灌洗结肠,可行乙状结肠切除并一期吻合;非手术复位成功后可择期行腹腔镜下乙状结肠切除术。

第四节 / 结、直肠息肉与息肉病

本节要点 (Key concepts)

- **Classification**

Colorectal polyps: a. Neoplastic polyps including benign polyps (tubular adenoma, villous adenoma and tubulovillous adenoma) and malignant polyps (carcinomas *in situ* and invasive carcinomas); b. Nonneoplastic polyps including hyperplastic, juvenile and inflammatory polyps.

Colorectal polyposis including familial adenomatous polyposis and Peutz-Jeghers syndrome.

- **Clinical presentation**

Patients remain asymptomatic generally.

- **Management**

a. Resection by endoscopy; b. Radical operations.

结、直肠息肉（colorectal polyps）是指在未确定病理性质前结、直肠黏膜上所有的隆起性病变，包括肿瘤性和非肿瘤性病变。明确病理性质后则按部位直接冠以病理诊断学名称，如结肠管状腺瘤、直肠原位癌、结肠炎性息肉等。

结、直肠息肉病（colorectal polyposis）与结、直肠息肉有本质区别，息肉病不仅数目上常在 100 枚以上，而且基因上也存在变异。

1982 年，全国结、直肠癌协作组病理专业会议提出了统一的结、直肠息肉分类方法（Box 7-60-2）。

Box 7-60-2	Classification of colorectal polyps	
	Single	Mutiple
Neoplasic	Tubular adenoma	Fimilial(non-fimilial)adenomatous polyposis
	Villous adenoma	Gardner syndrome
	Tubulovillous adenoma	Turcot syndrome
Harmartomatous	Juvenile polyp	Juvenile polyposis
	Peutz-Jeqhers polyp	Peutz-Jeqhers syndrome
Inflammatory	Inflammatory polyp	Pseudopolyposis
	Schistosomal polyp	Schistosomal polyposis
	Benign lymphoid polyp	Benign lymphoid polyposis
Metaplastic	Metaplastic or hyperplastic polyps	Metaplastic or hyperplastic polyposis
Others	Mucosal hypertrophic neoplasm	

一、结、直肠息肉

1. 新生物性息肉　结、直肠内新生物性息肉就是腺瘤性息肉，属于癌前病变。一般认为，结、直肠癌大多数经过腺瘤的过程，摘除腺瘤性息肉可减少结、直肠癌发生。结、直肠腺瘤发生率与结、直肠癌发生率的正相关性已得到流行病学的证实。

腺瘤分三种类型，即管状腺瘤（tubular adenoma）、绒毛状腺瘤（villous adenoma）和管状绒毛状腺瘤（tubulovillous adenoma，亦称混合型腺瘤），其中以管状腺瘤最为多见，三种类型腺瘤发生率分别为 75%~90%、7%~15% 和 5%~10%。广基腺瘤的癌变率较有蒂腺瘤高；腺瘤越大，癌变的可能性越大；腺瘤结构中绒毛状成分越多，癌变的可能性也越大。

2. 非肿瘤性息肉

（1）幼年性息肉　常见于幼儿，大多在 10 岁以下，成年人亦可见。60% 发生在距肛门 10 cm 内的直肠内，呈圆球形，多为单发，病理特征为大小不等的潴留性囊腔，是一种错构瘤。

（2）炎性息肉　最多见于溃疡性结肠炎、血吸虫病、克罗恩病、肠阿米巴病等慢性炎症刺激所形成。

二、结、直肠息肉病

1. 家族性腺瘤性息肉病（familial adenomatous polyposis，FAP）　是常染色体显性遗传病，如不及时治疗，终将发生癌变。

2. 黑斑息肉病　亦称 Peutz–Jeghers 综合征。特点为胃肠道多发性息肉伴口腔黏膜、口唇、口周、肛周及双手指掌、足底有黑色素沉着，以小肠息肉为主。

三、检查方法与诊断

结、直肠息肉无特异性临床表现。有家族性、遗传性息肉或息肉病病人可通过家庭随访和定期检查发现新病人。重要的是息肉的取材和病理学诊断。取材应为整个息肉或多处钳取活组织，取材后应标记好息肉的头部、基底和边缘。病理学诊断是确定进一步治疗的关键因素。

四、治疗原则

根据结、直肠息肉的大小、多少、有无并发症和病理性质决定治疗方案。

1. 小息肉一般在行结肠镜检查时予以摘除并送病检。

2. 直径 >2 cm 的非腺瘤性息肉可采用结肠镜下分块切除。直径 >2 cm 的腺瘤，尤其是绒毛状腺瘤应手术切除：腹膜反折以下的经肛门局部切除，腹膜反折以上的应开腹切除或在腹腔镜下手术切除。

3. 病理检查若腺瘤癌变穿透黏膜肌层或浸润黏膜下层则属浸润性癌，应按结、直肠癌治疗原则处理。腺瘤恶变若未穿透黏膜肌层、未侵犯小血管和淋巴、分化程度较好、切缘无残留，摘除后不必再作外科手术，但应密切观察。

4. 家族性腺瘤性息肉病如不治疗，最终可发生癌变，因此，应尽可能在青春期内确诊并接受根治性手术。最彻底的手术方式是结肠、直肠中上段切除，下段黏膜剥除，经直肠肌鞘行回肠肛管吻合术。

5. 黑斑息肉病的息肉多发并散在，为多发性肠道错构瘤，一般不癌变，难以全部切除。无症状者可作随访观察，若有症状，则可行息肉切除术或肠段切除术。

6. 炎性息肉以治疗原发肠道疾病为主，炎症刺激消退后，息肉可自行消失；增生性息肉症状不明显，无需特殊治疗。

第五节 / 结、直肠癌

本节要点 (Key concepts)

- **Background**

Colorectal carcinoma is one of the most common malignances. It's morbidity ranged third in all malignances in our country according to the national statistic report in 2001.

- **Risk factors**

a. Diet and carcinogen; b. Chronic colorectal inflammatory; c. Inherited factors; d. Precarcinomatous disorders; e. Else.

- **Clinical presentation**

The clinical presentations of colorectal carcinomas are related to the tumor size and location. In right colon: abdominal pain, abdominal mass and anemia. In left colon: abdominal pain, abdominal mass and bleeding. In anorectum: decrease in caliber of the stool, bleeding and changes of bowel evacuation habits.

- **Staging**

a. Dukes staging; b. TNM staging; c. Chinese staging.

- **Diagnosis**

Test for fecal blood, CEA, endoscopies, barium enema with air contrast, CT, MRI, endorectal ultrasound (EUS) and digital rectal examination.

● **Management**

The main therapy is surgeries that include radical operations and local resection. Many international authors advocate that the local resection is optimal for early cases of low located sigmoid and anorectal cancers. Management also includes adjuvant therapy such as chemoradiotherapy.

结、直肠癌（colorectal carcinoma）是常见的恶性肿瘤，据 2001 年中国卫生事业发展情况统计公告，结、直肠癌发病率在我国位于恶性肿瘤的第 3 位，且近年来有明显升高趋势。流行病学方面，中国人结、直肠癌与西方人比较有 3 个特点：①直肠癌比结肠癌发病率高，为 1.5：1~2：1；②低位直肠癌在直肠癌中所占比例高，约占 70%，大多数直肠癌可在直肠指诊时触及；③青年人（<30 岁）比例较高，约占 15%。

结肠癌根治切除术后 5 年生存率一般为 60%~80%，直肠癌为 50%~70%。Dukes A 期病人根治性切除术后的 5 年生存率可达 90% 以上，而 D 期的病人 <5%。

一、病因与病理

（一）病因

结、直肠癌的发病原因尚不清楚，可能与下列因素有关。

1. 饮食与致癌物质 高脂肪膳食与结、直肠癌发生有一定关系，统计资料表明，结、直肠癌发病率高的国家，其人均动物脂肪和蛋白质的消费量大，呈正相关。高脂、高蛋白食物能使粪便中甲基胆蒽物质增多；动物实验已表明甲基胆蒽可诱发结、直肠癌。饮食纤维与结、直肠癌的发病率也有密切关系。

动物实验表明二甲基肼可以诱发大鼠的结、直肠癌。肉类、鱼类食物高温烹调产生的热解物中含有多种能诱发大鼠结、直肠癌的诱变剂和致癌物质。流行病学研究发现人群钙和维生素 D 摄入量与结、直肠癌发病存在负相关。

2. 结、直肠的慢性炎症 如溃疡性结肠炎、血吸虫病使肠黏膜反复破坏和修复导致癌变。

3. 环境因素 根据流行病学调查，日本、中国人移居美国和欧洲后，结、直肠癌发病率明显上升，因此可以推测结、直肠癌的发生与环境有关。

4. 癌前病变 如结、直肠腺瘤，尤其是绒毛状腺瘤癌变的概率更高。2000 年，WHO 对结、直肠肿瘤分类，首次确定了畸形腺窝灶（aberrant crypt foci, ACF）是结、直肠上皮内肿瘤最早期的形态学改变。人们已逐渐接受了结、直肠癌并非是在结、直肠黏膜上突然发生的病变的观点，而是通过"正常黏膜－腺瘤－癌变"这样一种顺序发展的规律。

5. 上皮类瘤变（intraepithelial neoplasia, IEN） 是一种以形态学改变为特征的上皮性病变，包括组织结构和细胞形态学改变，伴随细胞增殖动力学和细胞分化的异常。这种病变有基因克隆性改变，并有进展为浸润性病变的倾向。目前大多学者将上皮类瘤变等同于异型增生，但两者是有差别的。上皮类瘤变分为低级别和高级别，低级别上皮类瘤变对应于 Ⅰ~Ⅱ 级异型增生，高级别上皮类瘤变是细胞学和组织结构具有恶性特征的黏膜病变，但没有任何浸润间质的证据，包括重度（Ⅲ 级）异型增生和原位癌。结、直肠上皮类瘤变包括腺瘤不同程度的异型增生，也包括其他非腺瘤性或炎症性肠病时出现的异型增生。前者包括幼年性息肉病、黑斑息肉病和增生性息肉病，后者包括慢性溃疡性结肠炎和克罗恩病。

6. 其他 以往曾患结、直肠癌的人群再次患结、直肠癌的风险较正常人高。在女性曾患乳腺癌、卵巢癌和宫颈癌的病人中，发生结、直肠癌的风险亦较正常人高。妇科肿瘤病人接受过放疗者发生结、直肠癌的机会较正常人高 2~3 倍，且 40 岁以后逐年上升。

（二）病理

1. 大体分型（Figure 7-60-5）

（1）隆起型 肿瘤突入肠腔，呈结节状、息肉状或菜花状隆起，境界清楚，有蒂或广基，表面坏死、脱落可形成溃疡。该溃疡较浅，使肿瘤外观如盘状，称盘状型，是隆起型的亚型。溃疡底部一般高于周围肠黏膜。

（2）溃疡型 肿瘤中央形成较深的溃疡，溃疡底部深达或超过肌层。根据溃疡外形及生长情况又可分为两个亚型：①局限溃疡型：溃疡呈火山口状外观，中央坏死凹陷，边缘为围堤状明显隆起于肠黏膜表面。②浸润溃疡型：主要向肠壁浸润性生长使肠壁增厚，继而肿瘤中央坏死脱落形成凹陷型溃疡。溃疡四周为覆以肠黏膜的肿瘤组织，略呈斜坡状隆起。

（3）浸润型（缩窄型） 此型肿瘤以向肠壁各层呈浸润生长为特点。病灶处肠壁增厚，表面黏膜皱襞增粗、不规则或消失变平。早期多无溃疡，后期可出现浅表溃疡。如肿瘤累及肠管全周，可因肠壁环状增厚及伴随的纤维组织

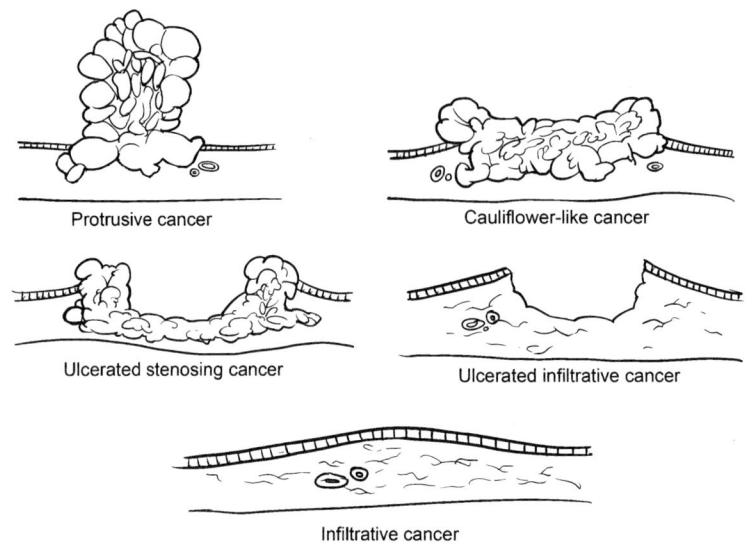

Figure 7-60-5　Gross classification of colon cancer

增生使肠管狭窄,即过去所谓的环状缩窄型。

(4) 胶样型　当肿瘤组织中形成大量黏液时,肿瘤剖面可呈半透明之胶样,称胶样型,此类型见于黏液腺癌。胶样型的外形不一,可呈隆起巨块状,也可形成溃疡或以浸润为主。

隆起型较多见于早期阶段的肿瘤,浸润较浅,随着肿瘤体积增大,中央形成深浅不一的溃疡,同时向肠壁深层浸润,遂呈现盘状或局限溃疡型的外观。浸润溃疡型则常为浸润型的后期表现。右半结肠的肿瘤以隆起型及局限溃疡型为多见,而左半结肠癌则以浸润型为多见,且常可导致肠管的环形狭窄。

2. 组织学分类

(1) 腺癌　结、直肠腺癌细胞主要是柱状细胞、黏液分泌细胞和未分化细胞,进一步分类主要为管状腺癌和乳头状腺癌,占75%~85%,其次为黏液腺癌,占10%~20%。①管状腺癌:是最为常见的组织学类型。癌细胞排列呈腺管或腺泡状排列。根据其分化程度可分为高分化腺癌、中分化腺癌和低分化腺癌。②乳头状腺癌:癌细胞排列组成粗细不等的乳头状结构,乳头中心索为少量血管间质。③黏液腺癌:由分泌黏液的癌细胞构成,癌组织内有大量黏液为其特征,恶性程度较高。④印戒细胞癌:肿瘤由弥漫成片的印戒细胞构成,胞核深染,偏于胞质一侧,似戒指样,恶性程度高,预后差。⑤未分化癌:癌细胞弥漫呈片或呈团状,不形成腺管状结构,细胞排列无规律,癌细胞较小,形态较一致,预后差。

(2) 髓样癌　直肠的髓样癌非常罕见,在2000年WHO消化系统肿瘤组织学分类中,髓样癌是新加入的一个特殊的组织学类型。该型无腺体形成,由一致的多角形肿瘤细胞构成,呈巢状、器官状或小梁状方式生长,肿瘤有大量淋巴细胞浸润是其特点,预后较好。髓样癌与微卫星不稳定性、DNA修复基因功能障碍以及非息肉病性结肠综合征之间存在密切关系。

(3) 腺鳞癌　亦称腺棘细胞癌,肿瘤由腺癌细胞和鳞癌细胞构成,其分化多为中度至低度。腺鳞癌和鳞癌主要见于直肠下段和肛管,较少见。

结、直肠癌可以一个肿瘤中出现两种或两种以上的组织类型,且分化程度并非完全一致,这是结、直肠癌的组织学特征。

3. 组织学Broders分级　主要是针对管状及乳头状腺癌。按癌细胞分化程度分为四级。Ⅰ级:75%以上癌细胞分化良好,属高分化癌,呈低度恶性;Ⅱ级:25%~75%的癌细胞分化良好,属中度分化癌,呈中度恶性;Ⅲ级:分化良好的癌细胞不到25%,属低分化癌,高度恶性;Ⅳ级:为未分化癌。

(三) 扩散和转移

1. 直接浸润　结、直肠癌可向三个方向浸润扩散,即肠壁深层、环状浸润和沿纵轴浸润。结肠癌向纵轴浸润一般局限在5~8 cm;直肠癌向纵轴浸润发生较少。多组大样本临床资料表明:直肠癌标本向远侧肠壁浸润超过2 cm的为1%~3%。下切缘无癌细胞浸润的前提下,切缘的长短与5年生存率、局部复发无明显相关,说明直肠癌向下的纵向浸润很少,这是目前保肛术的手术适应证适当放宽的病理学依据。分化成熟的直肠癌生长缓慢,肌层可以限制其扩散,故癌组织侵入肌层前较少发生淋巴结和血管侵犯,这也是早期直肠癌可以做局部切除的理论依据。估计癌肿浸润肠壁一圈约需1~2年。直接浸润可穿透浆膜层侵入邻近脏器如肝、肾、子宫、膀胱等。下段直肠癌由于缺乏浆膜层的屏障作用,易向四周浸润,侵入邻近脏器如前列腺、精囊、阴道、输尿管等。

2. 淋巴转移 为主要转移途径。通常淋巴转移呈逐级扩散。直肠癌的淋巴转移分三个方向:向上沿直肠上动脉、腹主动脉周围的淋巴结转移;向侧方经直肠下动脉旁淋巴结引流到盆腔侧壁的髂内淋巴结;向下沿肛管动脉、阴部内动脉旁淋巴结到达髂内淋巴结。大宗病例统计(1 500例)发现,直肠癌肿瘤平面以下的淋巴结阳性率为6.5%(98、1 500),肿瘤平面以下超出2 cm的淋巴结阳性率为2%(30、1 500)。表明直肠癌主要向上、侧方转移为主,很少发生逆行性的淋巴转移。齿状线周围的癌肿可向侧、下方转移,向下方转移可表现为腹股沟淋巴结肿大。淋巴转移途径是决定直肠癌手术方式的依据。

3. 血行转移 癌肿侵入静脉后沿门静脉转移至肝,也可转移至肺、骨和脑等。结、直肠癌手术时有10%~20%的病例已发生肝转移。结、直肠癌致结肠梗阻和手术时的挤压,易造成血行转移。

4. 种植转移 腹腔内播散,最常见为大网膜的结节和肿瘤周围壁腹膜的散在砂粒状结节,亦可融合成团块,继而全腹腔播散。在卵巢种植生长的继发性肿瘤,称Krukenberg肿瘤。腹腔内种植播散后产生腹水。结、直肠癌如出现血性腹水多为腹腔内播散转移。

Heald于1982年提出,全直肠系膜切除是指完整切除盆筋膜脏层所包裹的直肠周围脂肪及其结缔组织、血管和淋巴组织。大部分直肠癌局部侵犯和淋巴转移都局限在直肠系膜内,残存的直肠系膜是直肠癌术后局部复发的重要原因。

5. 前哨淋巴结 前哨淋巴结(sentinel lymph node,SLN)是指首先接受从肿瘤原发部位引流的淋巴结,根据其有无转移可判断区域淋巴结全体有无转移。理论上讲,对SLN阴性的病人可以不必进行区域淋巴结清扫从而使一部分病人缩小手术范围,减少手术创伤。相反,如果发现SLN阳性,则可以扩大手术范围,达到肿瘤根治的目的。肿瘤前哨淋巴结的确定方法主要有术中放射淋巴结闪烁法和蓝染料法。最近有报道,使用纳米炭混悬注射液作为淋巴示踪剂,其团粒粒径平均为150 nm,具有高度的淋巴系统趋向性。

(四)临床分期

1932年提出结、直肠癌Dukes分期的基本原则为国际所公认,后出现了不少改良Dukes分期法。

1. Dukes分期(1935年)(Figure 7-60-6)

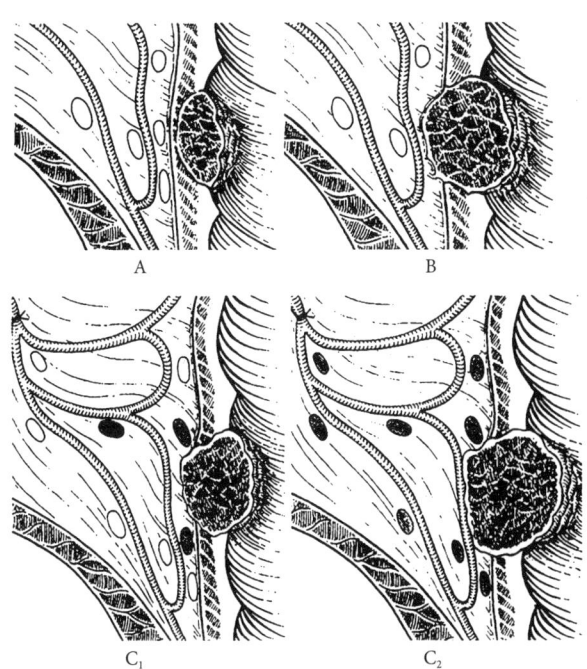

Figure 7-60-6 Dukes staging of colorectal cancer(A,B,C1,C2)

A期 癌肿浸润深度限于直肠壁内,未穿出深肌层,且无淋巴结转移。

B期 癌肿侵犯浆膜层,亦可侵入浆膜外或肠外周围组织,但尚能整块切除,无淋巴结转移。

C期 癌肿侵犯肠壁全层或未侵犯全层,但伴有淋巴结转移:

C_1期 癌肿伴有癌灶附近肠旁及系膜淋巴结转移。

C_2期 癌肿伴有系膜根部淋巴结转移,尚能根治切除。

D期 癌肿伴有远处器官转移、局部广泛浸润或淋巴结广泛转移不能根治性切除。

2. 1978年美国癌症分期和疗效总结联合委员会(AJC)建议的TNM分期方法 其在国际抗癌联盟(UICC)得到认可和推荐(2010年第7版)。

原发肿瘤(T)

T_x 原发肿瘤无法评估。

T_0 无原发肿瘤。

T_{is} 原位癌:上皮内或侵犯黏膜固有层。

T_1 肿瘤侵犯黏膜下层。

T_2 肿瘤侵犯固有肌层。

T_3 肿瘤穿透固有肌层抵达浆膜下,或侵犯无腹膜覆盖的结直肠旁组织。

T_{4a} 肿瘤穿透至脏腹膜。

T_{4b}　肿瘤与其他器官或组织结构粘连,或直接侵犯区域淋巴结(N)。

区域淋巴结(N)

N_x　区域淋巴结无法评估。

N_0　区域淋巴结无转移。

N_1　1~3 枚区域淋巴结转移。

N_{1a}　1 枚区域淋巴结转移。

N_{1b}　2~3 枚区域淋巴结转移。

N_{1c}　无区域淋巴结转移,但肿瘤在浆膜下、肠系膜或无腹膜覆盖的结直肠旁组织中种植。

N_2　4 枚或 4 枚以上区域淋巴结转移。

N_{2a}　4~6 枚区域淋巴结转移。

N_{2b}　7 枚或更多的区域淋巴结转移。

远处转移(M)

M_x　远处转移无法评估。

M_0　无远处转移。

M_1　有远处转移。

M_{1a}　转移局限在单个器官或部位(如:肝、肺、卵巢,非区域淋巴结转移)。

M_{1b}　转移超过一个器官(部位)或腹膜转移。

根据上述 TNM 的含义,国际 TNM 分期的具体标准见 Table 7-60-1。

Table 7-60-1　International TMN staging of colorectal cancer

Stage	TNM	Extent of the cancer
0	$T_{is}N_0M_0$	Carcinoma in situ
I	$T_1N_0M_0$	Tumor invades through muscularis mucosa into submucosa, no regional lymph nodes metastasis found, no distant metastasis found
	$T_2N_0M_0$	Tumor invades into but not through the muscularis propria, no regional lymph nodes metastasis found, no distant metastasis found
II A	$T_3N_0M_0$	The cancer penetrates the serosa
II B	$T_{4a}N_0M_0$	No regional lymph nodes metastasis found
II C	$T_{4b}N_0M_0$	No distant metastasis found
III	any T, N_1M_0	Any T, metastasis in lymph nodes, no distant metastasis
III A	$T_{1-2}N_1M_0/T_{1-2}N_{1c}M_0/T_1N_{2b}M_0$	
III B	$T_{3-4a}N_1M_0 / T_{3-4a}N_{1c}M_0/T_{2-3}N_{2a}M_0/T_{1-2}N_{2b}M_0$	
III C	$T_{4a}N_{2a}M_0/T_{3-4a}N_{2b}M_0/T_{4b}N_{1-2}M_0$	
IV	any T, any N, M_1	Any T, any N, distant metastasis documented by pathologic examination
IV A	any T, any N, M_{1a}	
IV B	any T, any N, M_{1b}	

3. 中国分期　我国结、直肠癌协作组 1985 年制定了结、直肠癌临床病理分期标准,与 Dukes 分期基本相同。不同之处是将 Dukes A 期以局限于黏膜下层、浅肌层、深肌层分为 A_1、A_2 期、A_3 期,将 Dukes C_1、C_2 期合并为 C 期。

二、临床表现

结、直肠癌因部位及病理不同,临床有各种症状(Box 7-60-3),早期癌因病变受限于黏膜及黏膜下层,常无明显症状,随疾病发展,可表现以下症状。

1. 排便习惯改变　正常人有相对固定的大便时间及次数习惯,如这一习惯发生改变则要予以注意,因其常系最早出现的大肠癌症状。排便习惯的改变可表现为排便次数增多、腹胀、里急后重感及便秘、排便不畅等,有时便秘及腹胀交替出现。

2. 血便　也常为较早出现的症状,主要是便血,多为鲜红色或暗红色。直肠癌便血多见,此后依次为左半结肠癌及右半结肠癌。临床上右半结肠经常表现为严重贫血而就诊。

3. 腹痛及腹胀　常为定位不确切的持续性隐痛,并在排便时加重,占结肠癌病人的 60%~80%,也可有腹胀表现。

4. 腹部肿块　此系肿瘤不断增大引起,右半结肠癌多见,占 70%~80%,而左半结肠癌仅 20%~40% 触及腹块。有时触及的腹块可能系网膜、肠系膜、卵巢等处的转移灶或肿大淋巴结。

5. 全身症状　病人可因慢性失血而表现贫血、消瘦、

	Ascending colon cancer	Descending colon cancer
Abdominal pain	In 70%~80% patients,mostly are dull pain	In 60% patients,can be dull pain colic when obstruction
Anemia	Common,caused by chronic bleeding	Seldom
Abdominal mass	Common,less with obstruction	Palpate left lower quadrant mass in 40% patients
Hematochezia or mucobloody stool	Seldom	More than 70% patients

乏力、低热等。直肠癌可产生腰骶会阴区疼痛等症状。晚期病例可出现黄疸、水肿、腹水、浅表淋巴结肿大等。有些结肠癌表现有左锁骨上淋巴结肿大,直肠肛管癌表现腹股沟淋巴结肿大。

三、诊断

检查应遵循由简到繁的步骤进行。常用方法有以下几项。

1. 大便隐血检查　作为大规模普查或对高危人群结、直肠癌的初筛手段,阳性者需作进一步检查。

2. 肿瘤标记物　对结、直肠癌诊断和术后监测较有意义的肿瘤标记物是癌胚抗原(carcino-embryonic antigen,CEA)。但 CEA 用以诊断早期结、直肠癌价值不大。血清 CEA 水平与 Dukes 分期呈正相关,Dukes A、B、C、D 期病人的血清 CEA 阳性率依次分别为 25%、45%、75% 和 85% 左右。CEA 主要用于监测复发,但对术前不伴有 CEA 升高的结、直肠癌病人术后监测复发亦无重要意义。

3. 直肠指诊　是诊断直肠癌最重要的方法。凡遇病人有便血、大便习惯改变、大便变形等症状,均应行直肠指诊。

4. 内镜检查　可取病理活检明确病变性质,一般主张行纤维全结肠镜检,可避免遗漏同时性多源发癌和其他腺瘤的存在。直肠指诊与纤维全结肠镜检是结、直肠癌最基本的检查手段。

5. 影像学检查

(1) X 线钡剂灌肠造影　是结肠癌的重要检查方法,但对低位直肠癌的诊断意义不大。

(2) 腔内超声　用腔内超声探头可探测癌肿浸润肠壁的深度及有无侵犯邻近脏器。

(3) CT　可以了解直肠和盆腔内扩散情况,以及有无侵犯膀胱、子宫及盆壁,是术前常用的检查方法。也可判断肝、腹主动脉旁淋巴结是否有转移。

(4) MRI:对直肠癌术前分期及术后盆腔、会阴部复发的诊断较 CT 优越。

尽管已经证明某些方法对于筛查结、直肠癌有效,但是结、直肠癌筛查的发现率仍然比较低。2003 年,美国胃肠病协会更新了结、直肠癌筛查和监测指南。关于筛查,新的指南提出对高危人群应增加气钡双重造影及结肠镜检查的频率。关于监测,建议在 5 年内对有息肉病史的低危人群重复进行结肠镜检查。

四、外科治疗

手术切除仍然是结、直肠癌的主要治疗方法。结肠癌手术切除的范围应包括肿瘤在内的足够的两端肠段,一般要求距肿瘤边缘 10 cm,还应包括切除区域的全部系膜,并清扫主动脉旁淋巴结。直肠癌切除的范围包括肿瘤在内的两端足够肠段(低位直肠癌的下切缘应距肿瘤边缘 2 cm 即可)、全部直肠系膜或至少包括肿瘤下缘下 5 cm 的直肠系膜、周围淋巴结及受浸润的组织。近年来由于全直肠系膜切除术(total mesorectal excision,TME)、保留盆腔自主神经(pelvic autonomic nerve preservation,PANP)的直肠癌根治术等新观念的融入,以及直肠癌浸润转移规律的重新认识和吻合器的广泛使用,尤其值得重视的是结、直肠癌病人接受微创手术的比例逐年提高,近年来又有单孔和机器人结、直肠癌根治手术的报道,因这种新方法可以达到开放手术的根治目的,创伤又小,便于病人快速恢复,以利于尽早接受下一阶段的综合治疗,使结、直肠癌手术得到不断完善和发展,有效降低了结、直肠癌局部复发率,提高了病人的生存率和术后生活质量。

1. 结、直肠癌的内镜治疗

(1) 电切　适用于直径 <5 mm 的黏膜内癌,切除的组织可送病理检查。

(2) 圈套切除　适用于有蒂、亚蒂或无蒂的早期结、直肠癌。

(3) 黏膜切除　适用于表面型病变,特别是平坦、凹陷型病变。

2. 右半结肠癌的手术　右半结肠癌应包括盲肠、升结肠、结肠右曲部癌,手术方式为右半结肠切除术(right hemicolectomy):切除范围包括末端回肠 10~20 cm、盲肠、升结肠、横结肠右半部和大网膜(Figure 7-60-7)。

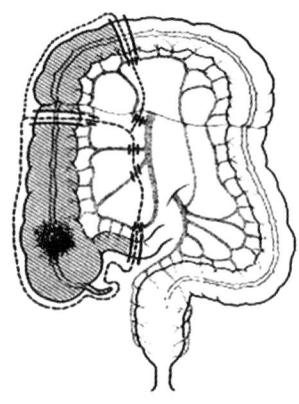

Figure 7-60-7　Extent of resection in standard right hemicolectomy

3. 横结肠癌的手术　横结肠癌主要指横结肠中部癌,手术方式为横结肠切除术(transverse colon resection):切除范围包括横结肠及其系膜、部分升结肠和降结肠、大网膜。

4. 左半结肠癌的手术　左半结肠癌包括结肠左曲、降结肠和乙状结肠癌,手术方式是左半结肠切除术(left hemicolectomy)(Figure 7-60-8);切除范围应包括横结肠左半、降结肠和乙状结肠及其相应的系膜、左半大网膜。

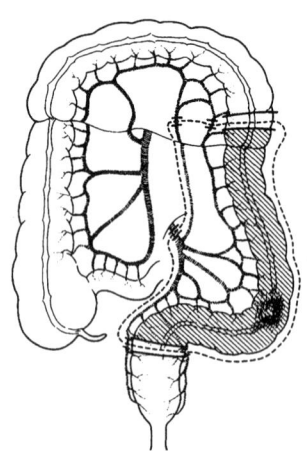

Figure 7-60-8　Extent of resection in standard left hemicolectomy

5. 直肠癌的手术　切除的范围包括肿瘤、足够的两端肠段、受侵犯邻近器官的全部或部分、四周可能被浸润的组织及全直肠系膜。如不能根治性切除,亦应进行姑息性切除,使病人症状得到缓解。肿瘤的减负荷(姑息切除)手术已逐步得到临床医生的认可,为下一步的辅助治疗提供条件。如伴有能切除的肝转移癌应同时切除。作为中低位直肠癌的手术金标准,TME 的原则为:①直视下锐性解剖直肠系膜周围盆筋膜壁层和脏层之间无血管的界面;②切除标本的直肠系膜完整无撕裂,在肿瘤下缘5 cm 切断直肠系膜;③辨认及保护性功能及膀胱功能所依赖的自主神经;④增加保肛手术,减少永久性造口;⑤低位吻合重建,通常用吻合器加结肠贮袋与直肠或肛管吻合。

直肠癌根据其部位、大小、活动度、细胞分化程度等有不同的手术方式:

(1) 局部切除术　是指完整的切除肿瘤及其周围1 cm 的全层肠壁。它区别于传统的直肠癌根治术,手术仅切除肿瘤原发病灶,不行区域淋巴结清扫,多用于早期癌,亦有根治性切除的含义。

直肠癌具备如下条件者可考虑作局部切除:①肿瘤位于直肠中下段;②肿瘤直径在 2 cm 以下,占肠壁周径应 <30%;③大体形态为隆起型,无或仅有浅表溃疡形成;④肿瘤位于黏膜下层,未侵及肌层;⑤组织学类型为高、中分化腺癌者。

局部切除术的手术入路:①经肛途径;②经骶途径,包括经骶骨途径(Kraske)和经骶骨旁途径(York-Mason);③经前路括约肌途径,经阴道后壁切开括约肌和肛管、直肠,显露并切除肿瘤;④经肛内镜显微外科手术(transanal endoscopic microsurgery,TEM)。

TEM 于 1983 年应用于临床,是唯一一种利用人体自然开口的单入口内镜微创直肠肿瘤切除手术操作系统(Figure 7-60-9),理论上可以切除距肛缘 25 cm 以内的早期结直肠癌。手术时经肛门插入直径为 4 cm 的直肠镜,直肠镜的末端为带有 4 个插孔的操作面板(新型的TEM 系统的操作面板只有 3 个插孔),不同的手术器械如电刀,剪刀,吸引器及缝合器等均经这里插入,立体成像内镜经另一个孔插入。插好直肠镜片开始向直肠内不

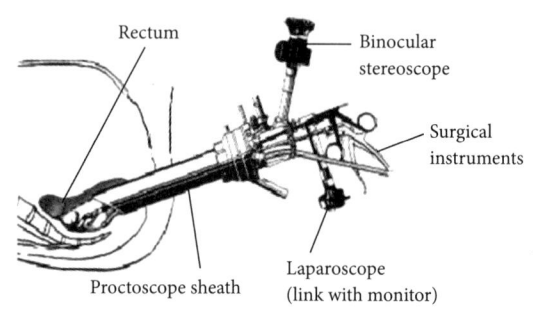

Figure 7-60-9　Operating system of TEM

断充入 CO_2,以扩张手术野,用橡皮套封闭面板上的插孔以防止气体泄露。TEM 所用的光学内镜将术野镜像放大 3~6 倍,效果与人眼相似。肿瘤切除前先电刀作切除缘的大体定位:如果是腺瘤,则切缘距肿瘤 5 mm;如果是恶性病变,则切缘应距肿瘤 10 mm;如果是位于腹膜反折以上(腹膜腔以内)的腺瘤,则仅做黏膜层切除;如果腺瘤位于腹膜反折以下(腹膜腔以外)或恶性病灶不论位于腹膜腔内外,则作肠壁的全层切除。腹膜腔以内的创面须缝合关闭,腹膜腔以外的创面可关闭或不予缝合(Box 7-60-4)。

Box 7-60-4　Differences between TEM and local surgery and abdominal surgery

	TEM	Local surgery	Abdominal surgery
Analgesia	Seldom need	Seldom need	Often need
Operation time	20~150 min	Slightly shorter	Often need
Hospital stay	0~5 days	3~5 days	More than 10 days
Extent of resection	Within 25 cm from anal verge	Within 10 cm from anal verge	/
Specimen	Intact	Easily broken	En bloc
Anal function	Seldom injured	Seldom injured	Easily injured
Bleeding	Little	Moderate	More

(2)腹会阴联合直肠癌切除术(abdominoperineal resectionn)　即 Miles 手术,原则上适用于腹膜反折以下的直肠癌。切除范围包括乙状结肠远端、全部直肠、肠系膜下动脉及其区域淋巴结、全直肠系膜、肛提肌、坐骨直肠窝内脂肪、肛管及肛门周围约 5 cm 直径的皮肤、皮下组织及全部肛管括约肌(Figure 7-60-10),于左下腹行永久性结肠造口。

(3)直肠低位前切除术(low anterior resection)　即 Dixon 手术,或称经腹直肠癌前切除术,是目前应用最多的直肠癌根治术,也是低位直肠癌保肛手术的主要方式。一般要求肿瘤距齿状线 5 cm 以上,远端切缘距肿瘤下缘 2 cm 以上,以能根治切除肿瘤为原则。近年来由于吻合器尤其是双吻器(Double stapling technique,DST)的应用,大大提高了低位直肠癌保肛手术的成功率(Figure 7-60-11,

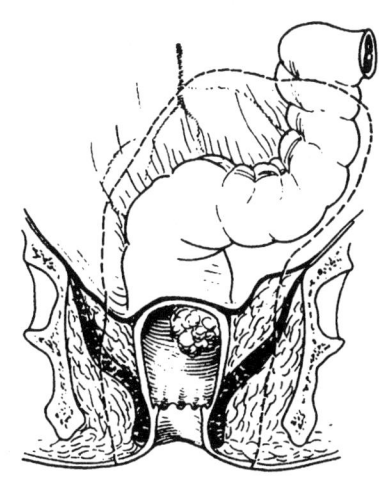

Figure 7-60-10　Miles procedure

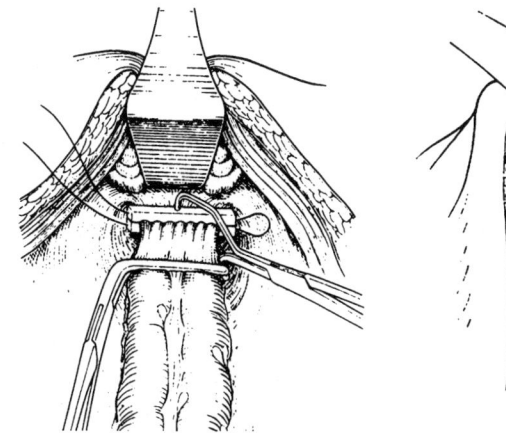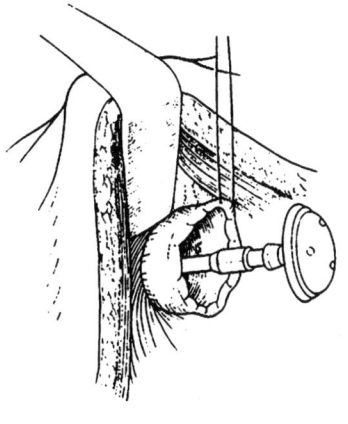

Figure 7-60-11　Dixon procedure(double stapling method)

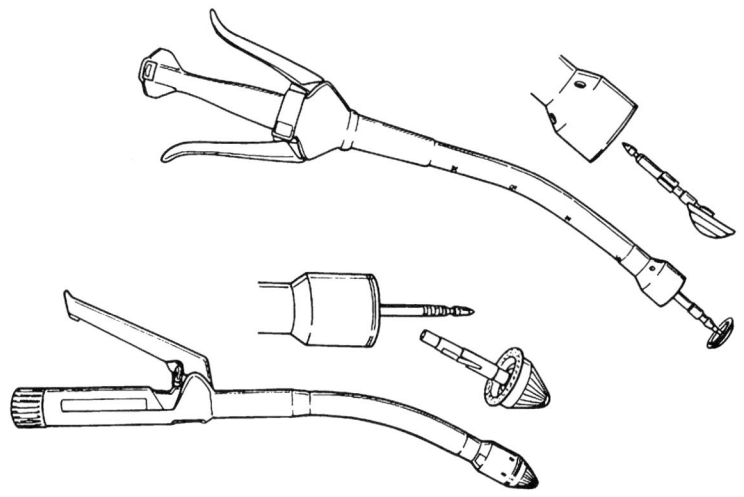

Figure 7-60-12　Common circular stapler

7-60-12)。由于吻合口位于齿状线附近,在术后的一段时期内病人出现大便次数增多,排便控制功能较差,可通过行结肠 J 型贮袋改善排便功能。

(4) 内括约肌切除术(intersphincteric resection, ISR)　也称为经括约肌间直肠切除术。ISR 是超低位直肠癌保肛手术的极端形式,内括约肌末端低于齿状线 1~2 cm,切除内括约肌或上 1/3~1/2 内括约肌可使远切缘在固定标本上延长 1.5~1.9 cm,活体标本延长 2.2 cm,因此,对距肛缘 <5cm 的直肠癌(肿瘤下缘距齿状线 <2 cm),为保证根治性要求需切除部分或全部内括约肌。ISR 是目前超低位直肠癌侵犯内括约肌的唯一可行的保肛方法。文献报道治疗效果满意,Braun 报道,ISR 的局部复发率为 11%,5 年生存率为 62%。Rullier 10 余年时间内对 92 例病人施行了 ISR:肿瘤距肛缘 1.5~4.5 cm;结果局部复发率仅为 2%,5 年生存率高达 81%。

(5) 直肠癌侧方淋巴结清扫　盆腔内直肠周围筋膜可分 3 个区域:Ⅰ区为直肠固有筋膜;Ⅱ区为侧韧带区,在肾前筋膜延续的膀胱腹下筋膜内侧,盆腔神经丛和髂内血管之间;Ⅲ区在髂内血管和盆侧壁的闭孔内肌之间。TME 清扫了Ⅰ区淋巴结,而侧方淋巴结清扫则同时清扫Ⅱ区和Ⅲ区的淋巴结,即"三间隙立体清扫"。

(6) 经腹直肠癌切除、近端造口、远端封闭手术　即 Hartmann 手术,适用于一般情况很差的直肠癌病人(Figure 7-60-13)。

(7) 直肠癌手术方式进展　全直肠系膜切除(TME, Figure 7-60-14)已成为直肠癌手术的"金标准",侧方淋巴结清扫术等手术方式正被越来越多的外科医生接受。ISR 使超低位直肠癌的保肛成为可能,TME+ISR 既降低

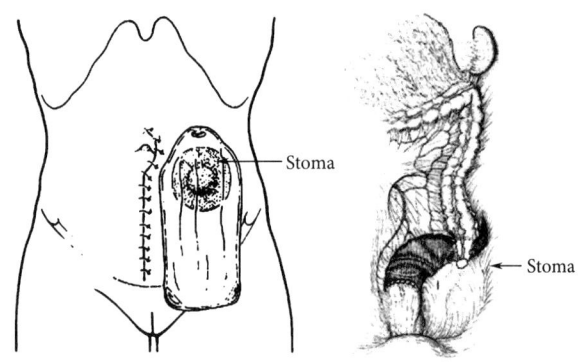

Figure 7-60-13　Hartmann procedure

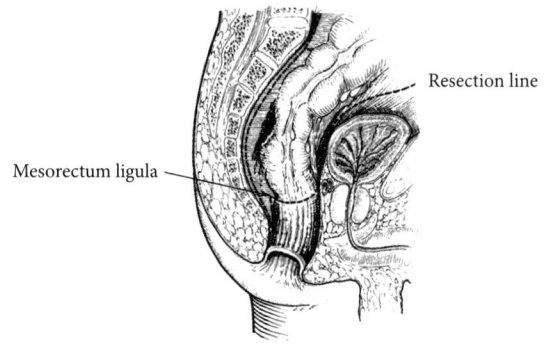

Figure 7-60-14　TME technology

局部复发率,又较好地保留了肛门功能。

直肠癌根治术有多种手术方式,但经典术式仍然是 Miles 手术和 Dixon 手术。许多学者曾经将 Dixon 手术改良成其他术式(如各种拖出式吻合),但由于吻合器可以完成直肠、肛管任何位置的吻合,所以其他各种改良术式在临床上已较少采用。近年来有人在腹腔镜下施行 Miles

和 Dixon 手术,取得一定经验。腹腔镜手术具有创伤小、恢复快的优点,但对淋巴结清扫,周围被侵犯脏器的处理上尚有争议。随着经验不断积累,对较早期的低位结直肠癌实施 TEM 手术可能成为最佳选择。

直肠癌侵犯子宫时,可一并切除子宫,称之为后盆腔脏器清扫;直肠癌侵犯膀胱时,可行直肠和膀胱(男性)或直肠、子宫和膀胱切除(女性),这种手术称全盆腔清扫。

五、辅助治疗

1. 化疗

(1) 术前化疗　已有许多报道显示,在术前化学治疗联合放射治疗可使肿瘤缩小和降期,有利于提高保肛手术成功率,降低局部复发率,且对生存期无不利影响。

(2) 术中化疗

1) 肠腔化疗:1960 年,Rousselot 等首先倡导使用术中肠腔内灌注 5-Fu 化疗作为辅助治疗。

2) 门静脉化疗:肝是结、直肠癌最常见及最早发生转移的远处脏器。预防肝转移是提高结、直肠癌术后 5 年生存率的关键。具体方法是经肠系膜上静脉分支或胃网膜右静脉插管,手术当天起 24 h 缓慢滴入 5-Fu 1 g(加入 500 mL 生理盐水中),连用 7 d 后拔管。

3) 术中温热灌注化疗:结、直肠癌术中腹腔内温热灌注化疗近年受到国内外的重视,临床研究表明可减少肿瘤术后的复发及转移。

(3) 术后化疗:对 Dukes C 期的根治性切除术后病人应采用辅助性化疗。化疗方案有多种,常用的方案为铂剂 +5-Fu。对 Dukes B 期术后病人的辅助性化疗的有效性尚有争议。

2. 放疗　放疗主要是针对直肠癌,但直肠癌大多数为腺癌,对放射线敏感度较低。放射治疗主要用于:①根治术的辅助治疗。②体外照射加近距离照射用于有禁忌或拒做手术的直肠癌病人。③姑息性体外照射治疗用于晚期直肠癌缓解疼痛、改善症状。

术前放疗可以提高手术切除率,目前常用的方法是"三明治"疗法,即术前外照射 + 手术 + 术后外照射。临床上取得较满意的效果。

3. 其他辅助治疗　免疫治疗、导向治疗、基因治疗目前仍处于实验室和临床研究阶段,有着良好的应用前景。

第六节 / 溃疡性结肠炎的外科治疗

本节要点 (Key concepts)

● **Etiology**

The exact cause is unclear.

● **Clinical presentation**

Bloody diarrhea is the most common early symptom, other symptoms include abdominal pain, weight loss, tenesmus, vomiting and fever, etc.

● **Surgical management**

Total proctocolectomy with permanent Brooke ileostomy, subtotal colectomy with ileorectal anastomosis, ileal pouch-anal anastomosis.

溃疡性结肠炎(ulcerative colitis)是一种病因不明发生在结、直肠黏膜和黏膜下层的一种弥漫性炎性病变。人们通常将溃疡性结肠炎和克罗恩病统称为非特异性炎性肠病。溃疡性结肠炎可发生在结、直肠的任何部位,其中以直肠和乙状结肠最为常见,也可累及结肠的其他部位或整个结肠,少数情况下可累及回肠末端,称为倒流性回肠炎。病变多局限在黏膜层和黏膜下层,肠壁增厚不明显,表现为黏膜大片水肿、充血、糜烂和溃疡形成。临床上以血性腹泻为最常见的早期症状,多为脓血便,腹痛表现为轻到中度的痉挛性疼痛,少数病人因直肠受累而引起里急后重。

一、外科治疗的适应证

溃疡性结肠炎的外科指征包括中毒性巨结肠、穿孔、出血及癌变。另外,因不同于克罗恩病,对于溃疡性结肠炎病人结、直肠切除是治愈性的治疗方法,当病人出现顽固性的症状及内科治疗效果不明显时可积极考虑手术治疗。溃疡性结肠炎的手术治疗根据病情的不同分为两大类:急诊手术与择期手术。通常,急诊手术指征包括:大出血、中毒性结肠炎、中毒性巨结肠、肠穿孔和急剧的全身状态变化。择期手术指征则包括:内科治疗无效的病变广泛病例和慢性反复发作的顽固性溃疡性结肠炎、激素严重依赖且不良反应危险性较大者、全结肠型病例、严重局部合并症(狭窄、梗阻、直肠阴道瘘)、严重肠外合并症、患儿明显发育障碍以及证实或疑有不典型增生或癌变者。

二、手术方式

一般而言,溃疡性结肠炎外科治疗的术式选择需要依据以下几点:①病人年龄与全身状况。②病变的范围、程度和缓急。③病人对排便节制的要求。④肛管括约肌功能。外科手术主要包括以下3种手术方式。

1. 全大肠、肛门切除及永久性回肠造口术 早在20世纪30年代便已选用,是最经典、最彻底的术式。此手术不但彻底切除了病变可能复发的部位,也解除了癌变的危险,因而曾一度成为治疗溃疡性结肠炎手术的金标准及衡量其他手术的基础。该术式一般适用于老年病人、合并直肠癌和不适宜做回肠贮袋手术者。

2. 结肠切除、回直肠吻合术 该手术是20世纪60年代初期在保留直肠、肛管功能,使病人免除实行回肠造口而采用的,但该手术没有彻底消灭疾病复发的部位和解除癌变的危险。一般而言,青年人应慎行此手术,术后定期肠镜随诊活检了解直肠黏膜有无不典型增生尤为重要。

3. 结直肠切除、回肠贮袋肛管吻合术(ileal pouch-anal anastomosis,IPAA) 1947年,Ravitch和Sabiton推荐了经腹结肠切除、直肠上中段切除、直肠下段黏膜剥除、回肠经直肠肌鞘拖出与肛管吻合术。Ravitch认为,溃疡性结肠炎主要病变在大肠黏膜,行全结肠切除加直肠黏膜剥脱及直肠肌鞘内回肠肛管吻合术(mucosal protectomy and ileoanal anastomosis,Mp-IA),即切除全部病变又重建肠道。动物实验及临床试用都有好的效果,但控便功能差。20世纪70年代后期,Parks和Nicholls又进行重要的手术改进,即在回肠末端作一贮袋与肛管吻合,该术式引领了溃疡性结肠炎外科治疗由肠道造口到保留排便节制功能的肠道重建术式的重大转变,现已成为治疗溃疡性结肠炎和家族性腺瘤性息肉病(FAP)最常用和较为理想的手术选择(Figure 7-60-15)。通常IPAA可一期完成,也有的需作二期或三期手术。回肠贮袋由2~4个回肠襻组成,常见的回肠贮袋有J形、S形、H形和W形。该术式的优点是:①切除了所有患病的黏膜,理论上彻底消除了病变复发和癌变的危险。②保留对膀胱和生殖器的副交感神经支配,避免了术后排尿和性功能障碍的发生。③无需永久性回肠造口。④保留肛管括约肌环对大便的控制作用。从手术设计来看,该术式符合外科治愈溃疡性结肠炎所应追求的几乎所有目标,因此,该术式是一种较为理想的术式。以下几种情形应视为IPAA的禁忌:肛门括约肌功能低下和远段直肠明显不典型增生,或癌变需切除肛管括约肌者、急症手术条件下以及克罗恩病病人。

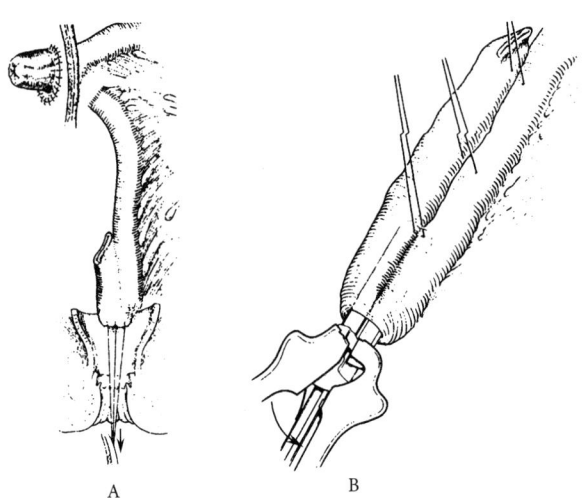

Figure 7-60-15　Ileal pouch-anal anastomosis
A. Complete ileal pouch by stapler; B. Total colectomy, mucosectomy of rectum,ileoanal anastomosis with pouch

（尹　路）

第61章

肛门疾病

第一节 / 解剖生理概要

本节要点 (Key concepts)

- **Anal canal**

Anatomic anal canal and surgical anal canal.

- **Anal sphincters**

Internal anal sphincter (IAS) and external anal sphincter(subcutaneous, superficial and deep EAS).

- **Anorectal ring**

Consists of IAS, deep EAS, levator ani muscle and conjoined longitudinal muscle.

- **Para-anal and para-rectal spaces**

Perianal space, ischioanal space, supralevator space, postrectal space (superficial and deep).

一、肛管

肛管是消化道的末端,具有独特的解剖学和生理学特性。解剖学家认为肛管上至齿状线,下至肛门缘,长 1.5~2.0 cm。肛管内上部为移行上皮,下部为角化的复层扁平上皮,又称解剖学肛管;外科医生则认为肛管上至肛管直肠环,下至肛门缘,因而肛管长 3~4 cm,又称外科学肛管。肛管为内、外括约肌所环绕,平时呈环状收缩封闭肛门。

齿状线是直肠和肛管的交界线,是重要的解剖标志,约 85% 的肛门直肠疾病发生在此附近。齿状线是胚胎期内、外胚层的交界处,故其上下的血管、神经及淋巴来源都不同,在临床上有重要的意义,其区别在于:①齿状线以上有直肠上、下动脉供应;齿状线以下属肛门动脉供应。②齿状线以上的静脉回流经直肠上静脉入门静脉;齿状线以下则经直肠下静脉丛通过肛管静脉回流到下腔静脉。③齿状线以上的淋巴引流主要入肠系膜下血管周围或髂内淋巴结;齿状线以下的淋巴引流主要入腹股沟淋巴结及髂外淋巴结。淋巴引流对齿状线上、下不同部位恶性肿瘤淋巴转移有重要的参考意义。④齿状线以上被覆黏膜,受自主神经支配,无疼痛感;齿状线以下被覆皮肤,受阴部内神经支配,痛感敏锐。

二、直肠肛管肌

肛管内括约肌为直肠环肌远端增厚而成,属不随意肌。肛管外括约肌是围绕肛管的椭圆形横纹肌柱,属随意肌,分为皮下部、浅部和深部。皮下部位于肛管下端的皮下,肛管内括约肌的下方;浅部位于皮下部的外侧深部,而深部又位于浅部的深面,它们之间有纤维束分隔。肛管外括约肌组成 3 个肌环(Shafik 三环系统):深部为上环,与耻骨直肠肌合并,附着于耻骨联合,收缩时将肛管向上提举;外括约肌浅部肌环为中环,附着于尾骨,收缩时向后牵拉;皮下部为下环,与肛门前皮下相连,收缩时向前下牵拉。三个环同时收缩将肛管向不同方向牵拉,加强肛管括约肌的功能,使肛管紧闭。

肛提肌是位于直肠周围并与尾骨肌共同形成盆膈的一层宽薄的肌,左、右各一,形成一对宽阔的、对称的片块。根据肌纤维的不同排布分别称为耻尾肌、髂尾肌和耻骨直肠肌。肛提肌起自骨盆两侧壁、斜行向下止于直肠壁下部两侧,左、右联合呈向下的漏斗状,对于承托盆腔内脏、帮助排粪、括约肛管有重要作用。

肛管直肠环是围绕直肠肛门交界的一个强壮的肌肉环,由肛门内括约肌、肛门外括约肌的深部、联合纵肌纤维和耻骨直肠肌纤维共同组成的肌环,绕过肛管和直肠分界处,在直肠指诊时可清楚扪及(Figure 7-61-1)。此环是括约肛管的重要结构,它的作用是维持肛门自制,如手术时不慎完全切断,可引起大便失禁。

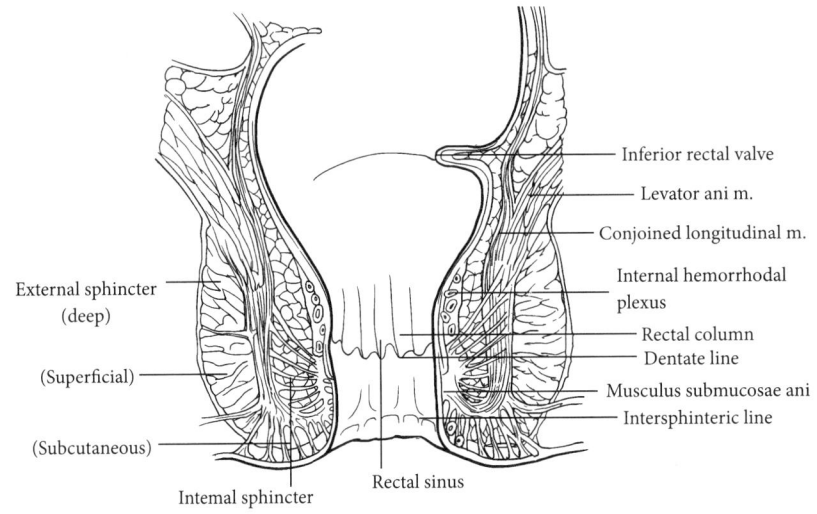

Figure 7-61-1 Anorectal anatomy

三、直肠肛管周围间隙

在直肠与肛管周围有数个间隙,是感染的常见部位,具有重要的临床意义。以肛提肌为界,在肛提肌以上的间隙有:①骨盆直肠间隙,在直肠两侧,左、右各一,位于肛提肌之上,盆腔腹膜之下。②直肠后间隙,在直肠与骶骨间,与两侧骨盆直肠间隙相通。在肛提肌以下的间隙有:①坐骨肛管间隙(此处亦称坐骨直肠间隙),位于肛提肌以下,坐骨肛管横膈以上,相互经肛管后相通(此处亦称深部肛管后间隙)。②肛门周围间隙,位于坐骨肛管横膈以下至皮肤之间,左、右两侧也于肛管后相通(亦称浅部肛管后间隙)(Figure 7-61-2)。

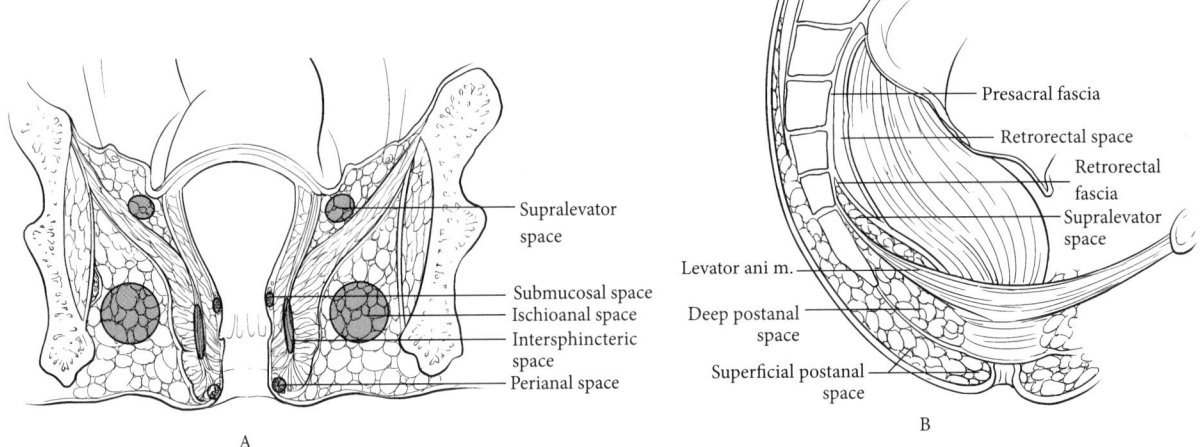

Figure 7-61-2 Para-anal and para-rectal spaces
A. Coronal position; B. Sagittal position

四、直肠肛管生理功能

直肠无消化功能,只有少量吸收、分泌功能和排便功能。可吸收少量的水、盐、葡萄糖和一部分药物;也能分泌黏液以利排便。肛管的主要功能是排泄粪便。排便反射是个复杂的综合过程,它包括低级的不随意的低级反射和随意的高级反射活动。当排便反射的某个环节被破坏,如切除齿线上 4~5 cm 的肠段,腰骶段脊髓或阴部神经受损伤,肛管直肠环切断等,就会导致排便反射障碍,产生大便失禁。

第二节 / 检查方法

本节要点 (Key concepts)

- **Physical examination**

The importance of rectal examination.

- **Endoscopy**

Flexible sigmoidscopy.

- **Imaging techniques**

Contrast radiology, CT/CTVC, MRI, dynamic MRI,endoanal ultrasound.

- **Anorectal physiology**

Anorectal manometry, electromyography, anal and rectal sensation, rectal balloon expulsion, defecography, colonic transit studies.

一、常见检查体位

病人的体位对直肠、肛管疾病的检查很重要,体位不当可能引起疼痛或遗漏疾病,应根据病人的身体情况和检查目的,选择不同的体位(Figure 7-61-3)。

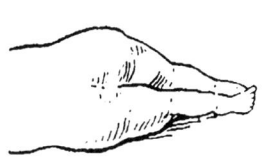

Left lateral position

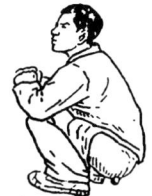

Knee-elbow position

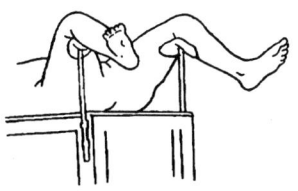

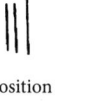

Lithotomy position

Squatting position

Figure 7-61-3 Position for physical examination

1. 左侧卧位 病人左侧卧位,病人最舒适,右肩稍向前,左下肢略屈,右下肢屈曲贴近腹部,适应于简单手术操作。

2. 膝胸位 病人双膝跪于检查床上,头向一侧,双膝屈起,臀部抬高,是检查直肠肛管的最常用体位,肛门部显露清楚,肛门镜、硬式乙状结肠镜插入方便,亦是前列腺按摩的常规体位。

3. 截石位 病人仰卧于专用检查床上,双下肢抬高并外展,屈髋屈膝,臀部靠近手术台边沿,通常是直肠肛管手术的常用体位,双合诊检查亦选择该体位。

4. 蹲位 病人蹲下作大便姿势,用于检查内痔、脱肛和直肠息肉等。蹲位时直肠肛管随压力最大,可使直肠下降 1~2 cm,可见到内痔或脱肛最严重的情况。

另外还有俯卧位和弯腰扶椅位,前者适合于肛门直肠的检查和手术;后者适用于年龄大者和普查体检。

二、肛门视诊

常用体位有左侧卧位、膝胸位和截石位。用双手拇指或示、中、环三指分开臀沟,观察肛门处有无红肿、血、脓、粪便、黏液、肛瘘外口、外痔、疣状物、溃疡、肿块及脱垂以及皮肤、黏膜色泽改变等以便分析判断病变性质。视诊有时可发现很有诊断价值的体征:肛裂在肛管后正中处可见条形溃疡;肛周脓肿可见到炎性肿块;肛瘘可见瘘管外口或肛周沾有粪便或脓性分泌物;血栓性外痔可见暗紫色的圆形肿块;肛门失禁可观察到肛门松弛;疣状物或溃疡常为性病或特殊感染。分开肛门后,嘱病人用力屏气或取蹲位,有时可使内痔、息肉或脱垂的直肠从肛门脱出。尤其是蹲位并用力作排便样动作,对诊断环状内痔很有价值。通过视诊,初步能做到心中有数。

三、直肠指检

直肠指检是临床中简单而重要的检查方法,对及早发现肛管、直肠疾病意义重大。据统计 70% 左右的直肠癌可在直肠指检时被发现,而 85% 的直肠癌延误诊断病例是由于未作直肠指检引起。

进行一次有效的直肠指检,同时病人不感觉到疼痛,要求在检查前向病人做好解释,不应在病人没有思想准备的情况下贸然进行。婴儿不论多小行直肠指检亦无困难。

直肠指检时应注意几个步骤:①右手戴手套并在指套涂以润滑液,首先进行肛门周围指检,并使括约肌松弛,了解肛管有无肿块、压痛,皮下有无结节状物等。②测试肛管括约肌的松紧度,正常时直肠仅能伸入一指并感到肛门环缩。③检查肛管直肠壁有无触痛、波动、肿块及狭窄,触及肿块时要确定大小、形状、位置、硬度及能否推动。④直肠前壁距肛缘 4~5 cm,男性可扪及直肠壁外的前列腺,女性可扪及宫颈,不要误诊为病理性肿块。⑤根据检查的具体要求,必要时作双合诊检查。⑥抽出手指后,观察指套,有无血迹或黏液,若有血迹而未触及病变,应行乙状结肠镜检查。

经肛直肠指检可发现以下一些常见的病变,如痔、肛瘘、直肠息肉、肛管、直肠癌等。直肠指检还可发现直肠肛管外的一些常见疾病,如前列腺炎、盆腔脓肿、急性附件炎、骶前肿瘤等;如在直肠膀胱陷凹或直肠子宫陷凹触及硬节,应考虑腹腔内肿瘤的种植转移。

四、内镜检查

1. 肛门镜检查 肛门镜的长度一般为 7 cm,由金属、塑料及有机玻璃等不同材料做成。内径大小不一,可有大、中及小 3 种型号。也有斜口和圆筒形,前者用于内痔注射用,后者用于检查和治疗。肛门镜用于低位直肠病变和肛门疾病的检查,能了解低位直肠癌、痔、肛瘘等疾病的情况。肛门镜检查时多选膝胸位或左侧卧位。如有局部炎症、肛裂等或指诊时病人已感到剧烈疼痛,应暂缓肛门镜检查。肛门镜检查的同时还可进行简单的治疗,如取活组织检查等。

检查方法:右手持镜,拇指顶住芯子,肛门镜尖端涂以润滑剂。左手分开臀沟,用肛门镜头轻压肛门片刻再缓慢推入。先朝脐孔方向,通过肛管后改向骶凹,将肛门镜全部推进后拔出镜芯。要注意镜芯有无血迹。调好灯光,缓慢退出。边退边观察,观察黏膜颜色,有无溃疡、出血、息肉、肿瘤及异物等。在齿状线处注意有无内痔、肛瘘内口;肛乳头,肛隐窝有无炎症等。

肛门周围病变的记录方法:视诊、直肠指诊和肛门镜检查发现的病变部位,一般用时钟定位记录,并表明体位。如检查时取膝胸位,则以肛门后方中点为 12 点,前方中点为 6 点;截石位则记录方法相反。

2. 乙状结肠镜检查 包括硬式乙状结肠镜和纤维乙状结肠镜,是诊断直肠、乙状结肠疾病的重要方法。检查前为便于观察应予以灌肠。病人取膝胸位,先作直肠指检,了解有无直肠狭窄,缓慢插入 5 cm 后,取出镜芯,在光源直视下看见肠腔再推进,切忌暴力,必要时可注气扩充肠管后再推进。检查有无异常,如有应记录其距肛门的深度,部位,方向,大小及性质等,并可进行活组织检查。

五、影像学检查

1. X 线检查 钡剂灌肠是结肠疾病常用的检查方法,尤其是气钡双重造影检查。有利于结、直肠微小病变的显示,对结直肠肿瘤、憩室、炎性肠病、先天性异常、直肠黏膜脱垂等病变有重要诊断价值,也成功地应用于复位肠扭转和肠套叠,起到治疗的作用。

2. MRI 可清晰地显示肛门括约肌及盆腔脏器的结构。在肛瘘的诊断及分型、直肠癌术前分期及术后复发的鉴别诊断方面很有价值,较 CT 优越。

3. CT 对结、直肠癌的分期、有无淋巴转移及腹外侵犯的判断有重要意义。近年来,CT 模拟结肠镜(computed tomographic virtual colonoscopy,CTVC)作为一种全结直肠显像的诊断技术已在临床上得到应用,可产生类似纤维结肠镜所见的三维仿真影像,对结直肠肿瘤、息肉有着重要诊断价值。其优点有检查快速、无损伤性等。

4. 直肠腔内超声检查 可以清楚地显示肛门括约肌及直肠壁的各个层次。适用于肛管、直肠肿瘤的术前分期,可以明确肿瘤浸润深度和有无淋巴结受累,以便制定合理的治疗计划,也适用于对肛门失禁、复杂性肛瘘、直肠肛管周围脓肿、未确诊的肛门疼痛的检查。该检查不需要肠道准备,向病人详细解释操作过程后,做肛门指检润滑肛管,检查有无异常,并确保探头轻松放入而无不适感觉。这种检查常常无痛苦,而且比 CT 或 MRI 更便宜,检查更迅速,病人也不暴露于射线。设备可移动,可以在手术室或临床医生的检查室进行。

5. 盆底动态磁共振成像 可准确评价盆腔器官脱垂和盆底形态。动态磁共振对出口梗阻性便秘,尤其是复合性盆底功能障碍引起的便秘有重要的诊断价值。它通过观察盆底肌肉及邻近结构的形态变化,更完整、更充分地展示盆底解剖,可对肛管直肠和盆底疾病作出完整的系统的评价。因其软组织分辨率高,比排粪造影更精确、更真实,更全面直观地了解并观察盆底功能性疾病形成原因及盆底解剖结构的细微变化。有利于发现盆底功能障碍以及伴发的器官下垂,其敏感性和特异性都大大高于排粪造影检查。

6. 结、直肠肛管功能检查　直肠、肛管功能在排便过程中占有重要地位，功能检查方法主要有直肠肛管压力测定、直肠感觉试验、盆底肌电图检查、排粪造影和结肠运输试验、模拟排便试验(球囊逼出试验和球囊保留试验)。

第三节 / 痔

本节要点 (Key concepts)

- **Terminology**

Hemorrhoidal disease, to describe all patients with enlarged anal cushions who complain of symptoms.

- **Aetiology**

Prolapse of vascular cushions, venous obstruction, heredity, geographical and dietary factors and defecation habits.

- **Categorization of degrees**

Internal hemorrhoid, external hemorrhoid and mixed hemorrhoid.

- **Symptoms**

Bleeding, prolapse and lumps, pain and discomfort, discharge, hygiene difficulties and pruritus.

- **Conservative management of hemorrhoidal disease**

Advice, changing defecation habits, diet manipulation, vasotopic drugs, topical applications, injection or sclerotherapy, rubber-band ligation, cryotherapy, Doppler-guided hemorrhoidal artery ligation.

- **Operative treatment of hemorrhoidal disease**

Closed/open hemorrhoidectomy, procedure for prolapse and hemorrhoid/stapled hemorrhoidopexy, etc.

痔(hemorrhoids)是最常见的肛肠疾病，是肛垫的病理性肥大、移位及肛周皮下血管丛血流淤滞形成的团块。任何年龄都可发病，但随年龄增长，发病率增高。内痔(internal hemorrhoid)是肛垫的支持结构、静脉丛及动静脉吻合支发生病理性改变或移位。外痔(external hemorrhoid)是齿状线远侧皮下静脉丛的病理性扩张或血栓形成。内痔通过丰富的静脉丛吻合支和相应部位的外痔相互融合为混合痔(mixed hemorrhoid)(Color figure 22)。

一、病因和病理

病因尚未完全明确，可能与多种因素有关，目前主要有以下学说。

1. 肛垫下移学说　在肛管的黏膜下有一层环状的由静脉(或称静脉窦)、平滑肌、弹性组织和结缔组织组成的肛管血管垫，简称肛垫。起闭合肛管、节制排便作用。正常情况肛垫疏松地附着在肛管肌壁上，排便时主要受到向下的压力被推向下，排便后借其收缩作用，缩回到肛管内。弹性回缩作用减弱后，肛垫则充血、下移形成痔(Box 1-61-1)。

> **Box 1-61-1　肛垫与痔病**
>
> 1. 肛垫是位于直肠末端的组织垫
> 2. 由肛管移行上皮(ATZ)所覆盖的高度特化的血管性衬垫
> 3. 由平滑肌(Treitz 肌)、弹力纤维、结缔组织及血管丛构成的复合体
> 4. 其功能是协调肛门括约肌完善肛门的关闭功能
> 5. Treitz 肌随年龄增长而增厚，20 岁以后稳定，30 岁以后退化，老年则退行变性
> 6. 肛垫如发生经常性和过多的移位及继发性支持性框架结构断裂，静脉丛淤血扩张，则发展为病理性改变

2. 静脉曲张学说　痔的形成与静脉扩张淤血相关。从解剖学上讲，门静脉系统及其分支直肠静脉都无静脉瓣；直肠上下静脉丛管壁薄、位置浅；末端直肠黏膜下组织松弛，以上因素都容易出现血液淤积和静脉扩张。静脉丛是形成肛垫的主要结构，痔的形成与静脉丛的病理性扩张、血栓形成有必然的联系。直肠肛管位于腹腔最下部，可引起直肠静脉回流受阻的因素很多，如长期的坐立、便秘、妊娠、前列腺肥大、盆腔巨大肿瘤等，导致血液回流障碍，直肠静脉淤血扩张。

另外,长期饮酒和进食大量刺激性食物可使局部充血;肛周感染可引起静脉周围炎,使静脉失去弹性而扩张;营养不良可使局部组织萎缩无力,不良的排便习惯等等都可诱发痔的发生。

二、分类和临床表现

痔根据其所在部位不同分为三类。

1. 内痔　来源于痔上静脉丛,被黏膜覆盖,位于齿状线以上,可发生脱出,能被还纳或不能被还纳。内痔的主要临床表现是出血和脱出,也可发生溃疡和血栓形成。无痛性间歇性便后出鲜血是内痔的常见症状。未发生血栓、嵌顿、感染时内痔无疼痛,部分病人可伴发排便困难,内痔的好发部位为截石位3点、7点、11点。

内痔的分度:Ⅰ度:便时带血、滴血或喷射状出血,便后出血可自行停止,无痔脱出但可突出于肛管腔内。Ⅱ度:常有便血,排便时有痔脱出肛门外,便后可自行还纳。Ⅲ度:偶有便血,排便或久站、咳嗽、劳累、负重时痔脱出,需用手还纳。Ⅳ度:偶有便血,痔脱出不能还纳或还纳后又脱出。

2. 外痔　来源于痔下静脉丛,被鳞状上皮覆盖,位于齿状线以下,可发生血栓形成和溃疡。主要临床表现是肛门不适、潮湿不洁,有时有瘙痒。如发生血栓形成及皮下血肿,则有剧痛。血栓性外痔最常见,结缔组织外痔(皮垂)及炎性外痔也较常见。

3. 混合痔　表现为内痔和外痔的症状同时存在。内痔发展到Ⅲ度以上时多形成混合痔。混合痔逐渐加重,呈环状脱出肛门外,脱出的痔块在肛周呈梅花状,称为环状痔。脱出痔块若被痉挛的括约肌嵌顿,可导致水肿、淤血、甚至坏死,临床上称为嵌顿性痔或绞窄性痔。

三、诊断

诊断主要靠肛门直肠检查。首先做肛门视诊,内痔除Ⅰ度外,其他三度都可在肛门视诊下见到。对有脱垂者,最好在蹲位排便后立即观察,可清晰见到痔块大小、数目及部位。直肠指检虽对痔的诊断意义不大,但可了解直肠内有无其他病变,如直肠癌、直肠息肉等。最后作肛门镜检查,不仅可见到痔块的情况,还可观察到直肠黏膜有无充血、水肿、溃疡、肿块等。血栓性外痔表现为肛周暗紫色圆形肿物,表面皮肤水肿、质硬、压痛明显。

痔的诊断不难,但应与下列疾病鉴别。

1. 直肠息肉、癌　无蒂息肉与癌,通常易于扪及并与痔相区别。临床上常有将直肠癌误诊为痔而延误治疗的病例,主要原因是仅凭症状及大便化验而诊断,未进行直肠指检和肠镜检查。低位带蒂息肉脱出肛门外易误诊为痔脱出,但息肉为圆形,有蒂,可活动,多见于儿童。

2. 肥大肛乳头　来源于齿状线区域有蒂的固定肿块最有可能是肥大肛乳头,内镜检查如发现病变来源于齿状线且病变被覆皮肤即可确定诊断。

3. 直肠脱垂　可为部分性,也可为完全性。内痔性脱出与部分性直肠脱垂的鉴别存在一定困难,但内痔被许多以肛门为中心向外周放射的沟分割,而直肠脱垂常表现为同心圆样改变。

四、治疗

治疗原则:无症状的痔无需治疗。治疗的目的重在减轻或消除症状,而非根治。解除痔的症状较改变痔体的大小更有意义,应视为治疗效果的标准。医生应根据病人情况、本人经验和医疗条件采用合理的非手术或手术治疗。

1. 一般治疗　包括改变饮食结构、多饮水、多进膳食纤维、保持大便通畅、养成良好的排便习惯、防止腹泻、温水坐浴等。同时避免饮酒和食用辛辣食品。

2. 药物治疗　常用药物包括静脉增强剂、抗炎镇痛药。

(1) 静脉增强剂　常用的有微粒化纯化的黄酮成分、草木樨流浸液片、银杏叶萃取物等,可减轻内痔急性期症状。

(2) 抗炎镇痛药　能有效缓解内痔或血栓性外痔所导致的疼痛。

3. 注射疗法　是治疗Ⅰ、Ⅱ度出血性内痔的有效方法。注射硬化剂的作用是使痔和痔块周围产生无菌性炎症反应,黏膜下组织纤维化,致使痔块萎缩。用于注射的硬化剂很多,常用的硬化剂有5%石炭植物油、5%鱼肝油酸钠、5%盐酸奎宁尿素水溶液、4%明矾水溶液等,忌用腐蚀性药物。并发症有局部疼痛、肛门部烧灼感、组织坏死溃疡或直肠肛门狭窄、痔血栓形成、黏膜下脓肿或硬结。外痔及妊娠期痔禁用。

4. 器械治疗

(1) 胶圈套扎疗法　可适用于各度内痔和混合痔的内痔部分,尤其是Ⅱ、Ⅲ度内痔伴有出血或脱出者。原理是将特制的胶圈套入到内痔的根部,利用胶圈的弹性阻断痔的血运,使痔缺血、坏死、脱落而愈合。可分为牵拉套扎器和吸引套扎器两大类,套扎部位在齿状线上区域,并发症有直肠不适与坠胀感、疼痛、胶圈滑脱、迟发性出血、肛门皮肤水肿、血栓性外痔、溃疡形成、盆腔感染等。

(2) 物理治疗　包括激光治疗、冷冻治疗、直流电疗法和铜离子电化学疗法、微波热凝疗法、红外线凝固治疗等。适用于Ⅰ、Ⅱ、Ⅲ度内痔。

5. 手术治疗 主要适用于内痔已经发展至Ⅲ、Ⅳ度，或Ⅱ度内痔伴严重出血者；急性嵌顿性痔、坏死性痔、混合痔及症状和体征显著的外痔；非手术疗无效且无手术禁忌者。

(1) 痔切除术 主要用于Ⅱ、Ⅲ度内痔和混合痔的治疗。主要方法有外剥内扎创面开放式(Milligan-Morgan)、创面半开放式手术(Parks)、创面闭合式手术(Ferguson)、外剥内扎加硬化剂注射及环形痔切除术等。术中应注意合理

保留皮肤桥、黏膜桥的部位及数量可缩短创面愈合时间。

(2) 吻合器痔固定术(stapled hemorrhoidopexy) 也称吻合器痔上黏膜环切术。主要适用于Ⅲ、Ⅳ度内痔，非手术疗法治疗失败的Ⅱ度内痔和环状痔，直肠黏膜脱垂也可采用。主要方法是通过管状吻合器环行切除距齿状线2 cm以上的直肠黏膜2~4 cm，使下移的肛垫上移固定，该术式在临床上通用名称为PPH手术(procedure for prolapse and hemorrhoids)(Figure 7-61-4)。与传统手术比较，具有疼痛轻微、手术时间短、病人恢复快等优点。术

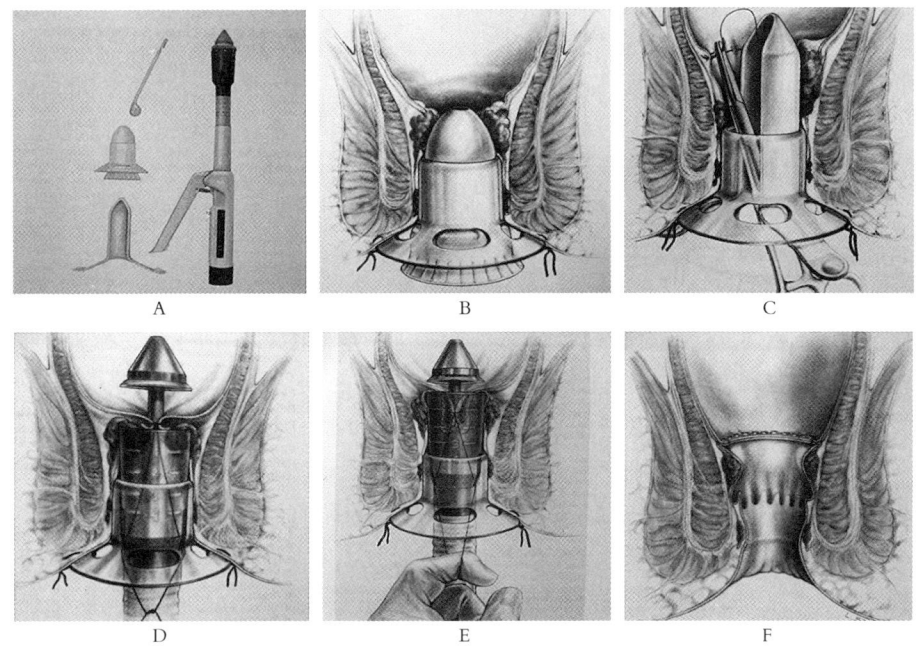

Figure 7-61-4 **Procedure for prolapse and hemorrhoids**
A. Purse-string suture anoscope, circular dilator, hemorrhoidal circular stapler, suture threader; B. The circular dilator is introduced through the anal canal; C. Complete a pursestring suture around the entire anal circumference; D. The hemorrhoidal circular stapler is opened to its maximum position. Its head is introduced and positioned proximal to the pursestring, which is then tied with a closing knot; E. Firing the stapler; F. After PPH, tissue is restored to its original anatomic position

后应注意预防出血、坠胀、肛门狭窄、感染等并发症。

(3) 多普勒超声引导下痔动脉结扎术(Doppler-guided hemorrhoidal artery ligation) 适用于Ⅱ~Ⅳ度的内痔。利用带有多普勒超声控头的直肠镜，于齿状线上方2~3cm探测到痔上方的动脉直接进行结扎，通过阻断痔的血液供应以达到缓解症状的目的。

(4) 其他治疗方法 对于Ⅰ、Ⅱ度出血性内痔伴内括约肌处于高张力状态的，可采用针对肛门内括约肌的手术方式，包括手法或借助球囊装置进行扩肛和肛门内括约肌后位或侧切术。

术后的并发症有出血、尿潴留、疼痛、肛缘水肿、肛门直肠狭窄、肛门失禁等，需注意防治。

第四节 / 直肠周围脓肿

本节要点 (Key concepts)

- **Aetiology**

Primary and secondary anorectal abscess.

- **Classification and clinical features**

Perianal abscess, ischiorectal abscess, intersphincteric and submucosal abscess, supralevator abscess.

- **Treatment**

Antibiotic therapy, primary closure or drainage with or without antibiotic therapy, drainage alone or synchronous fistulotomy.

直肠肛管周围脓肿（perianorectal abscess）是指直肠肛管周围软组织内或其周围间隙发生的急性化脓性感染，由肛窦、肛腺细菌感染而引发并形成脓肿，是临床常见病、多发病。脓肿破溃或切开引流后常形成肛瘘。脓肿是肛管直肠周围炎症的急性期表现，而肛瘘则为其慢性期表现。根据脓肿能否形成肛瘘，临床上可分为瘘管性脓肿和非瘘管性脓肿。

一、病因和病理

绝大部分直肠肛管周围脓肿由肛腺感染引起。肛腺开口于肛窦，多位于内外括约肌之间。因肛窦开口向上，容易储留粪便残渣，腹泻、便秘时易引发肛窦炎，这样肠道细菌经肛隐窝引起肛腺感染，形成始发病灶。直肠肛管周围间隙为疏松的脂肪结缔组织，感染极易蔓延、扩散，向上可达直肠周围形成高位肌间脓肿或骨盆直肠间隙脓肿；向下达肛周皮下，形成肛周脓肿；向外穿过外括约肌，形成坐骨肛管间隙脓肿；向后可形成肛管后间隙脓肿或直肠后间隙脓肿。以肛提肌为界将直肠肛管周围脓肿分为肛提肌下部脓肿和肛提肌上部脓肿；前者包括肛门周围脓肿、坐骨直肠间隙脓肿；后者包括骨盆直肠间隙脓肿、直肠后间隙脓肿、高位肌间脓肿（Figure 7-61-5）。

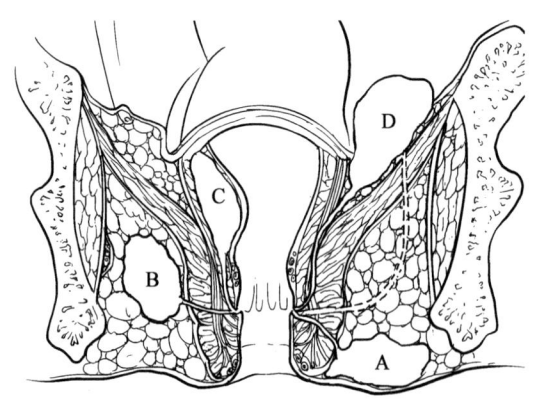

Figure 7-61-5　Classification of anorectal abscess
A. Perianal abscess; B. Ischiorectal abscess; C. Intersphincteric and submucosal abscess; D. Supralevator abscess

直肠肛管周围脓肿可继发于局部损伤，或机体免疫力下降所致，如肛周皮肤感染，损伤、肛裂、内痔、药物注射、

骶尾骨骨髓炎等，也可由于 Crohn 病、溃疡性结肠炎及血液病并发直肠肛管周围脓肿。

二、临床表现

1. 肛门周围脓肿　肛门周围皮下脓肿最常见，占40%~48%，其特征为肛门外浅表、触痛肿块。多由肛腺感染经外括约肌皮下部向外扩散而成。主要症状为肛周肿痛，行动不便，坐卧不安，排便、下坐时加重。全身感染性症状如发热和白细胞增高不明显。病变处明显红肿，有硬结和压痛，脓肿形成可有波动感，穿刺时抽出脓液。

2. 坐骨肛管间隙脓肿　又称坐骨直肠窝脓肿，也比较常见，占 20%~25%。多由肛腺感染经外括约肌向外扩散到坐骨直肠间隙而形成，也可由肛管直肠周围脓肿扩散形成。由于坐骨直肠间隙较大，形成的脓肿亦较大而深，可表现为臀部巨大的红肿。发病时患侧出现持续性胀痛，逐渐加重，继而为持续性跳痛，坐立不安，排便或行走时疼痛加剧，可有排尿困难和里急后重；全身感染症状明显。早期局部体征不明显，以后出现肛门患侧红肿，双臀不对称；局部触诊或直肠指检时患侧有深压痛，甚至波动感。如不及时切开，脓肿多向下穿入肛管周围间隙，再由皮肤穿出，形成肛瘘。

3. 骨盆直肠间隙脓肿　又称骨盆直肠窝脓肿，相对较为少见，多数报道中少于 2.5%。由于此间隙位置较深，空间较大，引起的全身症状较重而局部症状不明显。早期就有全身中毒症状，如发热、寒战、全身无力等。局部表现为直肠坠胀感，便意不尽，排便时尤感不适，常伴排尿困难。会阴部检查多无异常，直肠指检可在直肠壁上触及肿块隆起，有压痛和波动感。诊断主要靠穿刺抽脓，经直肠以手指定位，从肛门周围皮肤进针，但未穿出脓液不能排除脓肿，可能与穿刺位置有关。必要时作肛管超声检查或CT 检查证实。

4. 其他　有肛门括约肌间隙脓肿、直肠后间隙脓肿、高位肌间脓肿、直肠壁内脓肿（黏膜下脓肿）。由于位置较深，局部症状大多不明显，主要表现为会阴、直肠部坠胀感，排便时疼痛加重；病人同时有不同程度的全身感染症状。直肠指诊可触及痛性包块。

三、治疗

1. 非手术治疗

(1) 抗生素治疗　选用对革兰阴性杆菌有效的抗生素,大剂量的抗生素可暂时减缓症状,但感染极易复发并加重。

(2) 对症治疗　可采用温水坐浴、局部热敷、理疗、局部用药、镇痛药、卧床休息等。

2. 手术治疗　脓肿切开引流术是治疗直肠肛管周围脓肿最主要的方法,一旦诊断明确,即应切开引流。手术方式因脓肿的部位不同而异。

(1) 肛门周围脓肿切开引流术　在门诊局麻下就可进行,在波动最明显处作与肛门呈放射状切口,脓液流出后放入碘仿纱条,用敷料包扎,24 h后给病人去除敷料及引流,然后进行坐浴。

(2) 坐骨肛管间隙脓肿切开引流术　要在腰麻或骶管麻醉下进行,在压痛明显处用粗针头先作穿刺,抽出脓液后,在该处作一平行于肛缘的弧形切口,切口要够长,可用手指探查脓腔,分开纤维间隔以利于引流。切口应距离肛缘3~5 cm,以免损伤括约肌,同时置管冲洗,或放置碘仿纱条引流。

(3) 骨盆直肠间隙脓肿切开引流术　要在腰麻或全麻下进行,切开部位因脓肿来源不同而不同。因此,有效的治疗要求对感染的过程要了解。如果麻醉状态下在隐窝水平找到内口应作外引流,反之则作内引流。在内引流时,如脓肿位于前方,病人可采用俯卧位,如在后方则采用截石位。穿刺抽得脓液后,用刀片切开直肠壁进入脓腔,放入 Foley 式导尿管,经肛缘引出。切口要小到放进尿管后无需缝合。外引流与坐骨肛管间隙脓肿相同,但手术切口稍偏肛门后外侧。其他部位的脓肿,若位置较低,在肛周皮肤上直接切开引流;若位置较高,则应在肛镜下切开直肠壁引流。

肛周脓肿切开引流后,绝大多数形成肛瘘。故有许多学者提出同期肛瘘切开术,即所谓的一次性根治手术。其关键在于内口的寻找及正确处理,如内口与脓腔间的管道表浅,可同时切开;如管道通过肛管直肠环,则采用挂线疗法,避免损伤肛门括约肌的功能。

第五节 / 肛瘘

本节要点 (Key concepts)

- **Aetiology and pathogenesis**

Anal gland theory, other causes of fistula-in-ano, predisposing.

- **Classification**

Intersphincteric fistula, trans-sphincteric fistula, suprasphincteric fistula, extrasphincteric fistula.

- **Assessment**

Clinical assessment, anorectal physiology, examination under anaesthesia, indentifying the fistula track, fistulography, transanal and intrarectal ultrasonography, MRI.

- **Treatment**

Principle, common surgical techniques (fistulotomy, fistulectomy, use of setons, repair by laying open and direct suture of the sphincter defect, anorectal advancement flap).

肛瘘(anal fistula)是指肛周皮肤与直肠肛管之间的慢性、病理性管道。由内口、瘘管、外口三部分组成。内口常位于直肠下部或肛管,多为一个;外口在肛周皮肤上,可为一个或多个。常由于肛门直肠周围脓肿破溃或切开引流后形成,主要与肛腺感染有关。肛瘘是常见的直肠肛管疾病之一,任何年龄都可发病,多见于青壮年男性。

一、病因和病理

大部分原发性肛瘘由直肠肛管周围脓肿引起,经自行破溃或切开引流后形成。内口多在齿状线附近,外口位于肛周皮肤。由于外口生长较快,脓肿常假性愈合,导致脓肿反复发作破溃或切开,形成多个瘘管和外口,使单纯性肛瘘成为复杂性肛瘘。瘘管增厚的纤维组织组成,近管腔处为炎性肉芽组织,后期腔内可上皮化。

继发性肛瘘多由全身疾病引起,如结核、溃疡性结肠炎、Crohn 病等特异性炎症、恶性肿瘤、肛管外伤感染也可引起肛瘘,但较少见。

肛瘘的分类方法很多,简单介绍下面两种。

1. 按瘘管位置高低分类(国内的分类)

(1) 低位肛瘘 瘘管位于外括约肌深部以下。可分为低位单纯性肛瘘(只有一个瘘管,即一个内口和一个外口)和低位复杂性肛瘘(有多个瘘口和瘘管)。

(2) 高位肛瘘 瘘管位于外括约肌深部以上,可分为高位单纯性肛瘘(只有一个瘘管)和高位复杂性肛瘘(有多个瘘口和瘘管)。此种分类方法,临床较常用。

2. 按瘘管与括约肌的关系分类 (Parks 分类) (Figure 7-61-6)

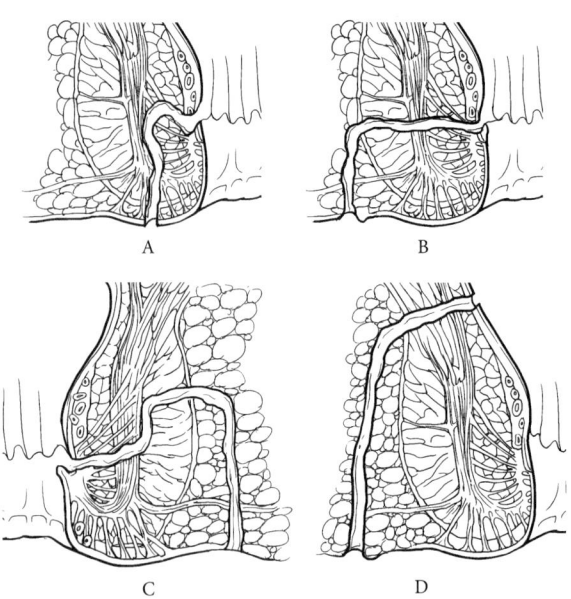

Figure 7-61-6　Classification of anal fistula
A. Intersphincteric fistula; B. Trans-sphincteric fistula; C. Suprasphincteric fistula; D. Extrasphincteric fistula.

(1) 肛管括约肌间型 约占肛瘘的 70%,多因肛管周围脓肿引起。

(2) 经肛管括约肌型 约占 25%,多因坐骨肛管间隙脓肿引起,可为低位或高位肛瘘。

(3) 肛管括约肌上型:为高位肛瘘,较少见,约占 4%。

(4) 肛管括约肌外型:最少见,仅占 1%。多为骨盆直肠间隙脓肿合并坐骨肛管间隙脓肿的后果。这类肛瘘常因外伤、肠道恶性肿瘤、Crohn 病引起,治疗较为困难。

二、临床表现

最常出现的症状是肿胀、疼痛和排出黏液。由于分泌物的刺激使肛门部潮湿、瘙痒,有时形成湿疹。当外口愈合,瘘管中有脓肿形成时,可感到明显疼痛,同时可伴有发热、寒战、乏力等全身感染症状,脓肿穿破或切开引流后症状缓解。上述症状的反复发作是瘘管的临床特点。

检查时在肛周皮肤上可见到单个或多个外口,挤压时有脓液或脓血性分泌物排出,多数病人可在外口与肛门之间皮下扪及一硬性条索状物。外口的数目及与肛门的位置关系对诊断肛瘘很有帮助:外口数目越多距离肛缘越远,肛瘘越复杂。根据 Goodsall 规律(Figure 7-61-7),可以依据肛瘘外口位置预测瘘管的走向和内口位置。在肛门中间画一横线,若外口在线后方,瘘管常是弯型,且内口常在肛管后正中处;若外口在线前方,瘘管常是直型,内口常在附近的肛窦上。外口在肛缘附近,一般为括约肌间瘘;距离肛缘较远,则为经括约肌瘘。若瘘管位置较低,自外口向肛门方向可触及条索样瘘管。

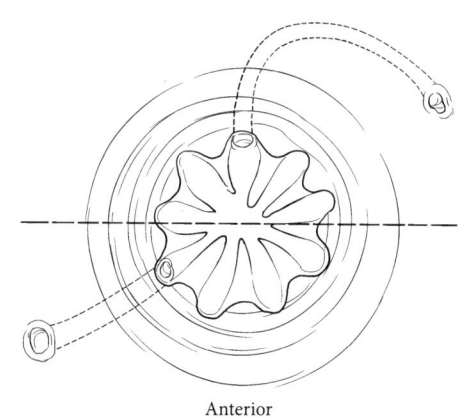

Anterior

Figure 7-61-7　Goodsall's rule

确定内口位置对明确肛瘘诊断非常重要。肛门指检时在内口处有轻度压痛,有时可扪到硬结样痛性内口及条索样瘘管。肛镜下有时可发现内口,自外口探查肛瘘时有造成假性通道的可能,宜用软质探针。以上方法不能肯定内口时,还可自外口注入亚甲蓝溶液 1~2 mL,观察填入肛管及直肠下端的白纱布条的染色部位,以判断内口位置;碘油瘘管造影是临床常规检查方法。直肠内超声能清晰分辨肛瘘主要走向,支管的分布和数量、内口位置等。MRI 扫描是一项诊断复杂性肛瘘的新技术,能准确描绘肛门外括约肌、肛提肌、耻骨直肠肌的解剖结果并显示肛瘘与肛门周围肌肉的关系,对术后疗效作出评价。

对于复杂、多次手术的、病因不明的肛瘘病人,应作 X 线钡剂灌肠或结肠镜检查,以排除 Crohn 病、溃疡性结肠炎等疾病的存在。

三、治疗

肛瘘不能自愈,不治疗会反复发作直肠肛管周围脓肿。手术治疗的原则是去除病灶,通畅引流,尽可能减少肛管括约肌损伤,保护肛门功能。

1. 填塞法 1% 甲硝唑、生理盐水冲洗瘘管后,用生物蛋白胶自外口注入。治愈率较低,约为 25%,该方法无创伤无痛苦,对单纯性肛瘘可采用。也有用生物条带填充的,但效果尚不明确。

2. 手术治疗 原则是将瘘管全部切开,必要时将瘘管周围瘢痕组织同时切除,使伤口自底部向上逐渐愈合。手术方式很多,手术应根据内口位置的高低、瘘管与肛门括约肌的关系来选择。

(1) 瘘管切开术(fistulotomy) 是将瘘管全部切开开放,靠肉芽组织生长使伤口愈合的方法。适用于低位肛瘘,因瘘管在外括约肌深部以下,切开后只损伤外括约肌皮下部和浅部,不会出现术后肛门失禁。

(2) 肛瘘切除术(fistulectomy) 切开瘘管并将瘘管壁全部切除至健康组织,创面不予缝合。适用于低位单纯性肛瘘。

(3) 挂线疗法(secton division) 是利用橡皮筋或有腐蚀作用的药线的机械性压迫作用,缓慢切开肛瘘的方法。最适用于高位单纯性肛瘘,对复杂性肛瘘的治疗也行之有效,它的最大优点是不会造成肛门失禁。被结扎的肌组织发生血运障碍,逐渐压迫坏死、断开,但因为炎症反应引起的纤维化使切断的肌与周围组织粘连,肌不会收缩过多且逐渐愈合,从而可防止被切断的肛管直肠环回缩引起的肛门失禁。挂线同时亦能引流瘘管,排除瘘管内的渗液,防止急性感染。此法还具有操作简单、出血少、不用换药,在橡皮筋脱落前不会发生皮肤切口愈合等优点。

(4) 黏膜瓣推移术 适用于高位肛瘘内口明确且不伴有严重感染的病人和女性前侧肛瘘。

3. 特殊肛瘘的处理 Crohn 病肛瘘在全身治疗的同时尽量以非手术治疗为主,无症状者无需手术治疗;低位单纯性肛瘘可采用切开术;复杂性的可长期挂线引流作姑息性治疗。结核性肛瘘需结合全身抗结核治疗。婴幼儿肛瘘有自愈可能,非手术治疗无效者可选择切开术。

第六节 / 肛裂

本节要点 (Key concepts)

● **Aetiology**

Children and adults have differents causes.

● **Pathogenesis**

High anal canal resting pressure and impaired blood perfusion of the anoderm in the posterior midline.

● **Clinical features**

Anal pain, bright-red bleeding, perianal swelling, occasionally mucous discharge.

● **Diagnosis**

A small proportion of fissures are secondary to other pathology such as syphilis, AIDS, tuberculosis, Crohn's disease, ulcerative colitis and malignant disorders.

● **Medcical treatment**

Bulk laxatives, symptomatic treatment, topical steroids and local anaesthetic agents, anal dilators, sclerotherapy or botulinum toxin, topical nitrate preparations.

● **Surgical treatment**

Anal dilatation, open internal sphincterotomy, closed lateral subcutaneous sphincterotomy, advancement flaps.

肛裂(anal fissure)是齿状线下肛管皮肤层裂伤后形成的小溃疡(Figure 7-61-8)。方向与肛管纵轴平行,长0.5~1.0 cm,呈梭形或椭圆形,常引起肛周剧痛。可分为急性和慢性,可发生于任何年龄,但多见于青壮年。绝大多数肛裂位于肛管的后正中,也可在前正中线上,多见于女性,但也不超过 10%,而男性肛裂中仅 1% 属于肛前裂,

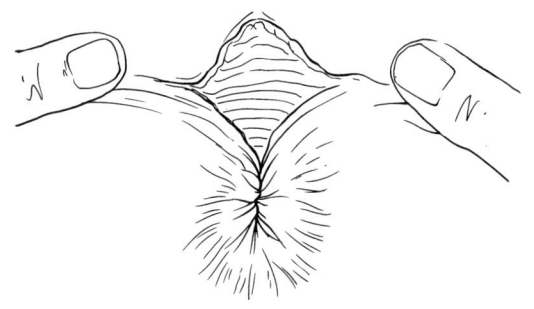

Figure 7–61–8　The appearance of anal fissure

侧方出现肛裂者极少。若侧方出现肛裂应想到肠道炎症性疾病(如结核、溃疡性结肠炎及 Crohn 病等)或肿瘤的可能。

一、病因和病理

肛裂的病因尚不清楚,可能与多种因素有关。通常认为肛裂与长期便秘、粪便干结引起的排便时机械性创伤有关。也有认为与肛门外括约肌的结构有关,肛门外括约肌浅部在肛管后方形成的肛尾韧带伸缩性差、较坚硬,此区域血供亦差;肛管与直肠成角相延续,排便时肛管后壁承受压力最大,故后正中线处易受损伤。

急性肛裂仅通过视诊或用手轻轻牵开肛周皮肤,就可以看见开放的伤口,边缘整齐,底浅,呈红色并有弹性,无瘢痕形成。慢性肛裂因反复发作,往往成为界限清楚、非常局限的溃疡。底深不整齐,质硬,边缘增厚纤维化、肉芽灰白。裂口上端的肛门瓣和肛乳头水肿,形成肥大乳头;下端皮肤因炎症、水肿及静脉、淋巴回流受阻,形成袋状皮垂,其向下突出于肛门外,称为前哨痔。肛裂、前哨痔、乳头肥大常同时存在,称为肛裂"三联征"。偶尔肛裂的基底部发生感染并形成脓肿,最终形成肛瘘,这种肛瘘很表浅,位于皮下,通常不穿过内括约肌。

二、临床表现

肛裂病人有典型的临床表现,即疼痛、便秘和出血。疼痛多剧烈,有典型的周期性;排便时由于肛裂内神经末梢受刺激而发生刀割样疼痛,称为排便时疼痛;便后数分钟可缓解,称为疼痛间歇期;随后因肛门括约肌收缩痉挛,再次剧痛,此期可持续 30 min 到数小时,临床称为括约肌挛缩痛,直至括约肌疲劳、松弛后疼痛缓解,但再次排便时又发生疼痛,以上称为肛裂疼痛周期。因害怕疼痛不便排便,久而久之引起便秘,粪便更为干硬,便秘又加重肛裂,形成恶性循环。排便时常在粪便表面或便纸上见到少量

血迹,或滴鲜血,大量出血少见。

三、诊断与鉴别诊断

依据典型的临床病史、肛门检查时发现的肛裂"三联征",不难作出诊断。应注意与其他疾病引起的肛管溃疡相鉴别,如 Crohn 病、溃疡性结肠炎、梅毒、结核、淋病、衣原体感染、疱疹、软下疳、艾滋病等引起的肛周溃疡相鉴别,如果存在可疑可以取活组织作病理检查以明确诊断。肛裂行肛门检查时,常会引起剧烈疼痛,有时需在局麻下进行。

四、治疗

治疗原则是解除括约肌痉挛、镇痛、软化大便,终止恶性循环,促使创面愈合;同步解除伴随的各种并发症;对经久不愈、非手术治疗无效的肛裂可以采用手术疗法。

1. 非手术治疗　增加饮水和膳食纤维,应用缓泻药,纠正便秘,便后温水坐浴。使用外用栓剂,油膏等。具体措施如下:①排便后用 1 : 5 000 高锰酸钾温水坐浴,保持局部清洁。②口服缓泻药或液状石蜡,使大便松软、润滑;增加饮水和多纤维食物,以纠正便秘,保持大便通畅。③扩肛法:肛裂局部麻醉后,病人侧卧位,先用示指扩肛后,逐渐伸入中指,维持扩张 5 min。扩张后可解除括约肌痉挛,扩大创面,促进裂口愈合。但此法复发率高,可并发出血、肛周脓肿、大便失禁等。对肛门括约功能明显减弱的病人慎用。2% 硝酸甘油软膏和硝苯地平凝胶也有一定的疗效。国外目前有使用肉毒杆菌毒素 A 注射,国内尚未普及。

2. 手术疗法

(1) 肛裂切除术　即切除全部增殖的裂缘、前哨痔、肥大的肛乳头、发炎的隐窝和深部不健康的组织直至暴露肛管括约肌,可同时切断部分外括约肌皮下部或内括约肌,创面敞开引流。缺点为愈合较慢。

(2) 肛管内括约肌部分切断术　包括侧方内括约肌部分切断术和后方内括约肌部分切断术。侧切术是目前临床上最常用的术式,可有效地降低术后的并发症和复发率,有开放式和闭合式两种。后方内括约肌部分切断术,直接经肛裂处切断内括约肌下缘,有时也切开外括约肌下部。切口开放,愈合缓慢,偶有"锁洞"畸形。

(3) 移动皮瓣成形术　适合治疗肛管皮肤有较大缺损、肛裂、肛管明显狭窄且括约肌切开术后易发生肛门失禁的病人,也可用于肛管压力不高的病人。

第七节 / 直肠脱垂

本节要点 (Key concepts)

- **Aetiology**

Intussuception, sliding hernia, pelvic floor deficiency, associated abnormalities .

- **Symptoms**

Prolapse, mucous discharge, bleeding, either some diarrhea or, conversely, severe constipation with or without a history of straining.

- **Conservative management**

Rarely successful, establish a normal bowel habit, pelvic floor exercises and biofeedback retraining.

- **Surgical management**

- **Principles**

To control the prolapse, to store continence and prevent constipation from impaired evacuation.

- **Perineal operations**

Encircling procedures, mucosal reduction procedures, rectosigmoidectomy, pouch perineal rectosigmoidectomy and rectopexy, pelvic floor repair, perineal rectopexy, perineal rectopexy and postanal repair.

- **Abdominal procedures**

Sigmoid exclusion procedure, pelvic floor repair via the abdomen, rectopexy, resection rectopexy, laparoscopic rectopexy with or without resection.

直肠壁部分或全层向下移位称为直肠脱垂（rectal prolapse）。可分为完全型和不完全型，直肠壁部分下移，即直肠黏膜下移，称黏膜脱垂或不完全脱垂；直肠壁全层下移称完全脱垂。若下移的直肠壁在肛管直肠腔内，则称内脱垂；下移到肛门外称为外脱垂。

一、病因和病理

直肠脱垂的病因尚不完全明了，认为与多种因素有关。

1. 腹压增加的因素　如便秘、腹泻、慢性咳嗽、排尿困难、多次分娩等，经常致使腹压升高，推动直肠向下脱出。

2. 解剖因素　幼儿发育不良、营养不良病人、年老衰弱者，易出现肛提肌和盆底筋膜薄弱无力，或者肛门括约肌松弛和肌力减弱，以及肛提肌分离导致的盆底缺陷；小儿骶骨弯曲度小、过直；手术、外伤损伤肛门直肠周围肌或神经等因素都可减弱直肠周围组织对直肠的固定、支持作用，直肠易于脱出。

目前，引起直肠完全脱垂有以下两种学说。①滑动疝学说：因腹腔内压力增高及盆底组织松弛，直肠膀胱陷凹或直肠子宫陷凹处直肠前腹膜反折部被推向下移位，将直肠前壁压入直肠壶腹，最后脱出肛门外。②肠套叠学说：

套叠始于直肠乙状结肠交界处，在腹压增加、盆底组织松弛等因素影响下，套叠部分不断下移，最终使直肠由肛门外脱出。

二、临床表现

主要症状为有肿物自肛门脱出，排便障碍和失禁也是常见的主诉。初发时肿物较小，排便时脱出，便后自行复位。以后肿物脱出渐频，体积增大，便后需用手托回肛门内，伴有排便不尽和下坠感。随着脱垂加重，大便失禁就会变得越来越严重，肿物引起肛门的扩张，使肛门括约肌更加松弛，最后在咳嗽、用力甚至站立时亦可脱出。常有黏液流出，致使肛周皮肤湿疹、瘙痒。因直肠排空困难，常出现便秘，大便次数增多，呈羊粪样。黏膜糜烂、破溃后有血液流出。内脱垂常无明显症状，偶尔在行肠镜检查时发现。

三、诊断和分类

依据可靠的病史和专科检查，以及排粪造影可诊断本病。检查时嘱病人下蹲后用力屏气，可以评价脱垂情况。部分脱垂可见圆形、红色、表面光滑的肿物，黏膜皱襞呈放射状；脱出长度一般不超过 3 cm；指诊仅触及两层折叠的黏膜;直肠指诊时感到肛门括约肌收缩无力,嘱病人用力收缩时,仅略有收缩感觉。若为完全性直肠脱垂,表面黏膜有同心圆形皱襞(Color figure 23);脱出较长,脱出部分为两层肠壁折叠,触诊较厚;直肠指检时见肛门口扩大,感到肛门括约肌松弛无力;当肛管并未脱垂时,肛门与脱出肠管之间有环状深沟。乙状结肠镜可见到远端直肠充血、水肿。排便造影检查时可见到近端直肠套入远端直肠内。

四、治疗

直肠脱垂的治疗依年龄、严重程度的不同而不同,主要是消除直肠脱垂的诱发因素;幼儿直肠脱垂以非手术治疗为主;成年人的黏膜脱垂多采用硬化剂注射治疗;成年人的完全型直肠脱垂则以手术治疗为主。

1. 一般治疗 多食膳食纤维,多饮水,纠正不良排便习惯,适当使用缓泻药和肛门栓剂,经常进行提肛锻炼;成年人也应积极治疗便秘、咳嗽等引起腹压增高的疾病,以避免加重脱垂程度和手术治疗后复发。

2. 注射治疗 适用于黏膜脱垂或无盆底脏器移位的全层脱垂。将硬化剂注射到脱垂部位的黏膜下层内,使直肠黏膜与肌层组织或直肠与周围组织间呈多点的局部纤维化粘连,使松弛的直肠周围组织及肌纤维因纤维化而得到加强,从而固定松弛的直肠黏膜。常用硬化剂有消痔灵注射液、5%苯酚植物油等,对儿童与老年人疗效尚好,成年人容易复发。

3. 手术治疗 治疗成年人完全性直肠脱垂的手术方法有很多,主要的选择包括:缩窄肛门环、消除腹膜的Douglas窝、修复盆底、切除肠管(经腹、经会阴、经腹会阴

或骶部),将直肠固定或悬吊到骶骨或其他结构上。

经会阴手术相对操作简便,创伤小,手术时间短,适合于低位且无其他并发症的直肠脱垂。经腹途径则适用于严重的高位直肠脱垂,或并发腹膜疝、盆底疝、子宫脱垂等。

(1) 缩窄肛门环术(Thiersch 修复术) 主要适用于年老体弱的病人,它通过特殊的材料(如尼龙、Mersilene、涤纶带、聚丙烯网状物等)穿过肛周,缩窄肛门。手术操作简单,但易于复发。术后病人常主诉有肛门肿块感、里急后重、排便不尽感及排便困难,而且也容易创口感染。经会阴的手术还包括 Altemeier 术、Delorme 术等。

(2) 直肠悬吊固定术 也称 Teflon 或 Marlex 悬带修复、Ripstein 术,它的疗效相对肯定。术中游离直肠后,可通过多种方法将直肠固定在周围组织上,主要为骶前两侧的组织上,注意勿损伤周围神经及骶前静脉丛;直肠前切除治疗直肠脱垂的主要优点就是切除了过多的乙状结肠,因为对于准备实行悬吊固定术的病人,过长的乙状结肠容易引起扭转和卷曲。该手术的很重要的要点就是要游离直肠到达侧韧带水平,而且吻合口应在稍低于骶骨隆凸处。

(3) 其他 对于重度的直肠前突和中下段的直肠内脱垂也可通过 PPH 术和近年发展起来的 STARR 术来完成,其主要的原理是通过切除一定宽度的直肠黏膜及黏膜下层,缩小直肠前突的宽度;同时由于术中用力牵引荷包缝线尽量多地切除组织,实际上有部分肌层被切除并吻合;吻合处的瘢痕愈合后,黏膜下层与肌层粘连,增强直肠前壁的力量,从而可减轻直肠前突的程度。

第八节 / 肛管及肛周恶性肿瘤

本节要点 (Key concepts)

- **Tumor of the anal canal**

Squamous cell carcinoma, basal cell carcinoma, malignant melanoma, cloacogenic carcinoma.

- **Tumor of the anal margin**

Squamous cell carcinoma, Bowen's disease, Paget's disease and basal cell carcinoma .

- **Treatment**

Local excision, radiotherapy, abdominoperineal excision with/without inguinal lymphadenectomy.

肛管及肛周恶性肿瘤少见,占全部结、直肠癌的2%~5%。肛管癌是指发生在齿状线上方1.5cm(肛门直肠环)处至肛缘的恶性肿瘤。而肛周癌是指发生在肛缘外,

以肛门为中心,直径约为6cm圆形区的恶性肿瘤。肛管癌和肛周癌主要包括鳞状细胞癌、Bowen病、Paget病、一穴肛原癌、恶性黑色素瘤和基底细胞癌。肛周癌的预后一

般较肛管癌好,肛管癌的发生率是肛周癌的 4~7 倍,女性多见,为男性的 2~5 倍,而肛周癌男性多见。

一、鳞状细胞癌

鳞状细胞癌(squamous cell carcinoma)约占肛管肛周恶性肿瘤的 85%,它是环境因素、人类乳头状病毒感染、免疫状态和抑癌基因等多因素相互作用的结果,主要位于肛管下半部及肛门周围皮肤。癌肿边缘隆起、溃疡状,少数呈菜花状。症状有出血、肛门疼痛、瘙痒、里急后重、肛周肿胀感、排便习惯改变等,有时以在腹股沟处触及肿大的淋巴结为首要症状。

治疗:主要采取局部切除术、腹会阴联合切除术 + 腹股沟淋巴结清扫术和术前术后的放、化疗等。由于 Miles 手术的效果并不理想,且鳞癌对放疗较为敏感,故目前多采取放疗 + 化疗的方法,可提高治愈率并能保留肛门功能。

二、基底细胞癌

基底细胞癌(basal cell carcinoma)发生率仅次于鳞状细胞癌,多发生在肛缘,典型病变为慢性增大变硬的斑块或结节,边缘珍珠样隆起,中央凹陷或形成溃疡。肿瘤大小为 1~2 cm。病人自觉有局部肿块或溃疡,或者有出血、疼痛、瘙痒等,多见于老年人。

治疗:该肿瘤的手术主要采用局部广泛切除。基底细胞癌对放射治疗敏感。

三、恶性黑色素瘤

恶性黑色素瘤(malignant melanoma)恶性程度高,非常少见,只占所有恶性黑色素瘤的 0.2% 和肛门直肠肿瘤的 0.5%,来源于黑色素细胞的恶变。便血是最常见的临床表现,另外有肿块脱出和肛门处疼痛感,发现腹股沟区肿块也可以是最初的主诉。易与血栓性痔相混淆,组织学检查可鉴别。血行转移多向远处部位如肝、肺及骨髓转移,淋巴转移多向髂外和腹股沟淋巴结转移。

治疗:应行根治性的腹会阴联合切除术,辅以化疗和免疫治疗可提高手术疗效,但对放疗不敏感,预后差。

四、一穴肛原癌

一穴肛原癌(cloacogenic carcinoma)或称移行细胞一穴肛源性癌(transitional-cloacogenic carcinomas),又称基底细胞样癌,多在齿状线附近。此区域有柱状上皮、鳞状上皮、移行上皮或 3 种混合上皮。一穴肛原癌即指发生在该处移行上皮的癌肿。恶性程度高,转移早而快,预后不良。主要表现为大便带血、次数增多、里急后重、腹泻、排便困难和肛门疼痛等。从组织学上可分为:基底细胞样癌、移行细胞型样癌和黏液表皮样癌。一般确诊时多为晚期,5 年生存率低。应行腹会阴联合切除术,如腹股沟淋巴结有转移,应做腹股沟淋巴结清除术,并辅助化疗和放疗。

五、Bowen 病

Bowen 病为表皮内鳞状细胞癌,倾向于表皮内发展,也可侵袭性生长。一般来说与内脏肿瘤没有明显关系。病人自觉瘙痒和烧灼感,也有疼痛和出血的表现。病灶为界限清楚的红斑、斑块样损害。

主要采用局部广泛切除术,并应行冷冻切片以确保切缘阴性,预后良好。

六、肛周 Paget 病

肛周 Paget 病是乳腺外 Paget 病的一种,相当少见。病人多数诉有肛周溃疡、分泌物、久治不愈的瘙痒,偶有出血和疼痛。病灶表现为红色或白色的隆起斑片,呈湿疹样外观。该病常伴发相关的内脏肿瘤如直肠或肛管肿瘤,因此,这些病人都应进行细致的直肠乙状结肠镜检查。

治疗:对于非侵袭性生长者采用扩大切除并保证切缘阴性,如为浸润性生长,则应采用腹会阴根治性手术,同时在术后必须进行密切的随访。

(林建江)

第62章

阑尾疾病

本章要点 (Key concepts)

- **Background**

Acute appendicitis is most common cause of an acute abdomen,about 5% and 10% of people suffer this condition at some time in life.

- **Pathogenesis**

Luminal obstruction lead to bacterial overgrouth and increased luminal pressure leading to obstruction of bloodflow,resulting in infection,suppuration,gangrene,perforation,and abscess formation.

- **Clinical presentation**

Vague periumbilical pain followed by anorexia,nausea and vomiting, thereafter the pain shifts to and localized the right lower quadrant region.Direct and rebound tenderness around McBurney point.

- **Diagnosis and differential diaagnosis**

According to shifting right lower quadrant pain, pointing tenderness and peritoneal irritation, the diagnosis can be established.The differential diagnosis can incoporate almost all causes of acute abdominal pain.

- **Management**

The standard management is appendectomy via a right quadrant incision. Laparoscopic appendectomy has gained substantial popularity in recent years.

第一节 / 解剖生理概要

阑尾（appendix）由胚胎期中肠尾支形成的盲肠突的远端演变而来，第8周时阑尾突出到盲肠外，其基部朝向内侧回盲瓣处旋转。出生后自右上腹腔降至右下腹腔。

盲肠的偏心性生长，使成年人阑尾的基底部移到盲肠左后侧、回盲瓣下方2.5 cm处（Figure 7-62-1）。阑尾的位置并不都在麦克伯尼（McBurney）点（右髂前上棘与脐连线

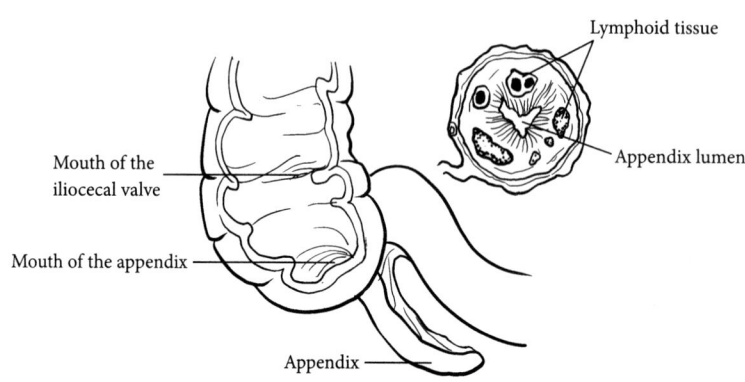

Figure 7-62-1　Anatomy of the appendix

中外 1/3 处），常随盲肠位置而变动。其位置类型有：①盲肠后，占大多数；②盆腔和髂窝，占 1/3；③盲肠下方；④回肠前或后等，少数还可以伸到腹膜后（Figure 7-62-2）。成年人的阑尾长短不一，2~22 cm 长（平均 8 cm），但恒定位于盲肠底部的三条结肠带交汇处。

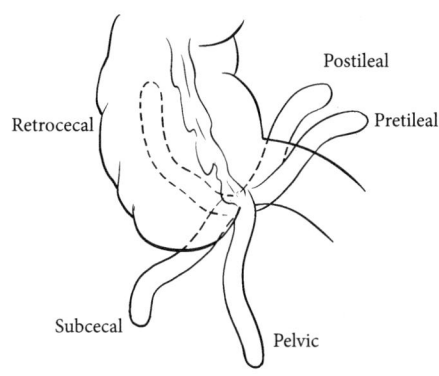

Figure7-62-2　Variatious positions of the appendix

阑尾近端与盲肠相通，此处黏膜被襞形成瓣状，可防止粪石或异物进入阑尾腔内（Figure 7-62-1）。阑尾动脉

是源自回结肠动脉的一支无侧支的终末动脉，血运受阻时易引起阑尾远端坏死。阑尾静脉回流入门静脉，阑尾感染时，菌栓脱落可引起化脓性门静脉炎（pylephlebitis）和细菌性肝脓肿。阑尾的淋巴管引流至回结肠淋巴结。阑尾的神经由交感神经纤维经腹腔丛和内脏小神经传入，其传入神经与脊髓第 10 胸节相接，故当阑尾炎时，常有第 10 脊神经所分布的脐周围牵涉痛，以后才逐渐转移至右下腹部。

阑尾的组织结构与结肠相似，但黏膜下层富含淋巴组织，胚胎第 7 周时即出现淋巴结，并随年龄不断增生，至青春期淋巴组织增生突入管腔，常使其狭窄。成年人后淋巴组织逐渐减少，老年人的阑尾管腔经常萎缩闭塞。由于阑尾管腔较狭小，其腺上皮短而少，又无绒毛，常致腔内异物不易自阑尾开口处排出。

阑尾黏膜上皮可分泌黏液润滑管腔，还可吸收水和电解质。阑尾壁内的大量淋巴组织，可诱导淋巴干细胞分化为有免疫功能的 B 淋巴细胞，出生时就出现，12~20 岁时达高峰，可多达 200 余个，以后渐减少，60 岁后消失，故切除成年人阑尾，无损机体免疫功能。

第二节 / 急性阑尾炎

急性阑尾炎（acute appendicitis）是最常见的急腹症，5%~10% 的人群终身某一时期会罹患此病，但多见于青少年。男多于女，两者比例为（1.3~1.6）：1。1886 年，Fitz 首先提出外科切除阑尾的治疗方法。20 世纪 40 年代临床使用青霉素后，急性阑尾炎的病死率降到 2% 以下。20 世纪中叶后，由于饮食添加膳食纤维和公共卫生条件改善，其发病率有所下降，病死率也降至 0.1% 左右。

（一）病因

1. 阑尾管腔阻塞　解剖结构使其管腔易于阻塞，60% 的青少年急性阑尾炎是由于淋巴组织增生使阑尾管腔阻塞所致。其他如粪石、异物也是管腔阻塞的原因。管腔阻塞后，腔内压力升高，当其超出静脉压时（85 cmH_2O），壁内小血管受压后形成血栓，组织缺血，黏膜产生溃疡，后又发展成坏死和穿孔。

2. 细菌入侵　阑尾管腔阻塞和发生炎症后，上皮完整性遭破坏，腔内致病细菌侵入壁内，并沿黏膜下层扩散，使感染发生并加剧。致病细菌的类型与结肠相同，约 60% 是厌氧菌，革兰阴性杆菌也较多见。

3. 其他

（1）胃肠道疾病　如急性肠炎、炎症性肠病、血吸虫

病等，可直接蔓延到阑尾，或引起阑尾管壁肌肉痉挛，致血运障碍而感染。

（2）饮食因素　食用富含脂肪、糖和缺乏纤维的饮食，可使肠蠕动减弱，菌群改变，粪便黏稠而易产生粪石，30% 的成年人阑尾炎是由粪石引起的。

（3）全身疾病　急性上呼吸道感染和扁桃体炎也可引起阑尾淋巴组织增大而致病。流感病毒、轮状病毒也与急性阑尾炎的发病有一定相关性。

（二）病理

根据病变过程和病理解剖学所见，急性阑尾炎可分为 3 种临床病理类型。

1. 急性单纯性（simple）阑尾炎　发病数小时内，炎症从黏膜和黏膜下层开始，渐向肌层和浆膜层扩散。外观肿胀充血，失去光泽，表面附少量纤维素渗出物，腔内少量渗液。镜下见黏膜有小溃疡和出血点，各层均有中性粒细胞浸润。

2. 急性化脓性（suppurative）阑尾炎　亦称蜂窝织炎性（phelgmonous）阑尾炎，发病 12 h 后，炎症加剧，阑尾明显肿胀，浆膜高度充血，表面有脓性渗出物，腔内积脓，黏膜溃疡面加大，各层有小脓肿形成。炎症还会进一步波及

阑尾系膜。镜下见大量中性粒细胞聚集于各层中,出现血管栓塞。周围腹腔有脓液渗出,形成局限性腹膜炎。

3. 急性坏疽性(gangrenous)或穿孔性(perforated)阑尾炎 发病 24 h 后,炎症进一步加剧,阑尾管壁坏死发黑,管腔严重阻塞,黏膜糜烂脱落,如不治疗约有 2/3 病例可发生穿孔,穿孔后可引起急性弥漫性腹膜炎;如大网膜将其包裹并粘连,则形成炎性肿块或阑尾周围脓肿(periappendicular abscess)。

急性阑尾炎有以下几种转归:①炎症消退:一部分单纯性阑尾炎经治疗后炎症消退,不遗留解剖学改变,但化脓性者可留下管腔狭窄,管壁增厚和周围粘连等,且炎症易复发。②炎症局限:阑尾炎症虽很重,但如被大网膜包裹粘连,炎症可局限化;阑尾周围脓肿如脓液较少亦可渐被吸收。③炎症扩散:阑尾炎症严重,又未及时合理治疗,炎症扩散,发展成为弥漫性腹膜炎、化脓性门静脉炎、细菌性肝脓肿或感染性休克等。

(三)临床表现

1. 症状

(1)腹痛 从病始就出现腹痛,但不同病期腹痛性质不同,开始时多在夜间醒来,觉脐周和上腹部疼痛,位置不固定,程度也不严重且较含糊,这是管腔阻塞后腔内压力升高及管壁肌肉收缩引起的内脏神经反射性疼痛;数小时后,腹痛转移并固定在右下腹部麦克伯尼点附近,呈持续加剧,这是炎症侵及浆膜,壁腹膜受刺激引起的体神经定位疼痛。70%~80% 的急性阑尾炎具有这种典型的转移性腹痛,但也有部分病例开始即出现并持续右下腹痛。

不同病理类型腹痛也有差异,单纯性阑尾炎轻度隐痛;化脓性阑尾炎阵发性胀痛或剧痛;坏疽性阑尾炎呈持续性剧烈痛;穿孔后因阑尾管腔压力骤降,痛可暂缓,但出现腹膜炎时,腹痛又会持续加剧。

不同位置的阑尾炎腹痛部位亦有区别,盲肠后位腹痛在侧腰部,并较深在;肝下区的可致右上腹痛;盆腔位在耻骨上区;极少数腹痛在左侧腹部。

(2)胃肠道症状 90% 的病人会有各种胃肠道症状,早期即可出现恶心、呕吐和厌食,少数还有便秘、腹泻。如炎症刺激直肠和膀胱,会引起里急后重和尿痛。弥漫性腹膜炎时可引起麻痹性肠梗阻,出现腹胀、排便排气减少等症状。

(3)全身症状 早期仅有低热、乏力等;炎症加重后可有发热和寒战、脉速等全身中毒症状。发热多为低热,体温 37~38℃,如有高热和寒战,常示有其他严重疾患或出现并发症。出现腹膜炎时,会有心、肺、肾功能不全症状。

如发生化脓性门静脉炎可出现轻度黄疸。

2. 体征

(1)右下腹压痛 压痛常局限在麦克伯尼点附近一固定位置上,这是诊断急性阑尾炎的重要依据。病变早期腹痛尚未转移至右下腹时,压痛就可能已固定于右下腹,但有时需深压才痛;炎症扩散后压痛范围也随之扩大,但最痛点仍在右下腹部。

(2)腹膜刺激征 肌紧张、反跳痛(Blumberg 征)和肠鸣音减弱或消失等。反跳痛常提示阑尾已化脓、坏疽或穿孔。咳嗽时右下腹出现疼痛,其临床意义与反跳痛相同,就可不必再检查反跳痛了。但小儿、老人、孕妇、肥胖、虚弱或位置深的阑尾炎,腹膜刺激征象可不明显。

(3)其他可协助诊断的体征 ①结肠充气试验(Rovsing 试验):右手压住左下腹降结肠部,再用左手按压近段结肠,结肠内气体即可传至盲肠和阑尾部位,引起右下腹疼痛者为阳性。②腰大肌试验:左侧卧位,将右大腿后伸引起右下腹痛者为阳性,说明阑尾靠近腰大肌处。③闭孔内肌试验:仰卧位,将右髋和右膝均屈曲 90°,然后将右股向内旋转,引起右下腹痛者为阳性,提示阑尾位置较低,靠近闭孔内肌。④直肠指检:如阑尾位于盆腔或阑尾炎已波及盆腔,指检有直肠右前方触痛。如并发盆腔脓肿,则可触及痛性肿块(Table 7-62-1)。

Table 7-62-1 Signs of acute appendicitis

Sign	Indicates	Description
Pointing sign	Inflammation involving appendix	Tenderness arround McBurney's point
Rovsing sign	Localized peritoneal inflammation	Lower right quadrant palpation induces left lower quadrant pain
Obturator sign	Pelvic appendicitis	Pain on internal rotation of the right hip
Iliopsoas sign	Retrocecal appendicitis	Pain on extension of right thigh

3. 实验室检查 白细胞计数多增高,有的可升至 18×10^9 L,并有中性粒细胞升高和核左移;但升高不明显的不能否定诊断,如逐渐升高则有诊断价值。血清 C 反应蛋白是一种感染监测指标,有助于判明体内急性感染的存在。盲肠后位阑尾炎可刺激邻近的右输尿管或膀胱,使尿中出现少量红细胞和白细胞。

4. 其他检查方法 临床表现不典型的急性阑尾炎,可选择以下检查方法协助诊断。

(1)超声检查 是协助诊断急性阑尾炎有价值的方

法,典型超声显像是在加压后,见阑尾为一低回声管状结构,形态僵硬,横切面呈同心圆形靶样影,管壁变粗、增厚和管腔扩张等;有时还可见到脓肿的液平、腹腔内液体、周围组织水肿等。超声检查亦可协助诊断盲肠后位和盆腔位阑尾炎,鉴别诊断输尿管结石、异位妊娠、卵巢囊肿、阑尾肿瘤和肠系膜淋巴结肿大等疾病。

(2) 腹部 X 线平片　大多数病人不需此种检查,仅对少数不典型的和老年病人才有一定价值。急性阑尾炎时的腹部 X 线平片可有以下变化:①右下腹肠腔积气和液平面。②右下腹软组织阴影。③如穿孔可见气腹征和横结肠扩张等。

(3) CT 检查　可见阑尾增粗、壁厚和周围组织炎性变等,还可用于发现阑尾周围脓肿和炎性肿块,观察腹部和盆腔器官其他病情。

(4) 闪烁显像　利用某种亲和炎症组织的核素能增加局部浓度的原理,再用闪烁显像进行诊断,目前常使用的有核素标记白细胞(^{99m}Tc WBC)和免疫球蛋白(^{99m}Tc IgG)两种方法,注药后 1~3 h,使用闪烁显像方法可观察到右下腹的炎症阑尾组织,其特异性、敏感性和准确性均可与超声和 CT 检查媲美。

(5) 腹腔镜检查　这是除手术外诊断阑尾炎最为肯定的方法,特别对鉴别各种盆腔妇科疾病有一定价值。亦可降低不必要的阑尾切除率。腹腔镜检查确诊后,可接着进行腹腔镜阑尾切除术。

(四) 诊断和鉴别诊断

对急性阑尾炎的诊断,仔细询问病史和体格检查最为重要,实验室检查和特殊影像学检查是辅助方法。如阑尾位置正常,依靠转移性右下腹痛、右下腹固定位置压痛和腹膜刺激征等三个特征即可诊断。但如阑尾位置变异、其他疾病症状酷似阑尾炎或同时受镇静药物影响时,诊断就会困难。对这种疑似的(suspected)阑尾炎应继续随诊观察病情变化,采用必要的辅助检查方法,最后做出诊断。不同年龄段的急性阑尾炎有不同的需要鉴别的疾病,如 Box 7-62-1 所示。

Box 7-62-1　不同年龄段急性阑尾炎需鉴别的疾病			
儿童	成年人	成年女性	老年人
急性胃肠炎	局限性回肠炎	经期痛	憩室炎
急性肠系膜淋巴结炎	溃疡性结肠炎	盆腔炎性疾病	急性肠梗阻
Meckel憩室炎	溃疡病急性穿孔	肾盂肾炎	结、直肠癌
急性肠套叠	右睾丸扭转	异位妊娠	阑尾系膜扭转
过敏性紫癜	急性胰腺炎	卵巢囊肿蒂扭转	肠系膜血管栓塞
右大叶肺炎	腹直肌血肿	子宫内膜异位	腹主动脉夹层

诊断时应与其他急腹症和非外科急性腹痛疾病相鉴别的疾病如下。

1. 溃疡病穿孔　穿孔溢液可沿升结肠旁沟流至右下腹部,很像急性阑尾炎的转移性腹痛,但常有溃疡病病史,上腹有压痛,并有腹壁板状强直和肠鸣音消失等,诊断性腹腔穿刺抽液检查可协助鉴别。

2. 急性胆囊炎　如胆囊下移时,腹痛部位随之下移至右中下腹部,易与急性阑尾炎相混淆。但胆囊炎腹痛为阵发性绞痛,胆囊肿大。超声检查可予鉴别。

3. 妇科疾病　对育龄妇女要特别注意。异位妊娠有急性失血症状和腹腔内出血体征,有停经史和阴道不规则流血,检查有宫颈举痛、附件肿块,阴道后穹穿刺有血。卵巢滤泡或黄体囊肿破裂的病情较轻,发病多在排卵期或月经中期以后。卵巢囊肿蒂扭转会有剧烈腹痛。急性输卵管炎和急性盆腔炎,常有脓性白带和盆腔压痛,阴道后穹穿刺可获脓液,涂片检查常见革兰阴性双球菌。

4. 右侧输尿管结石　呈突发性中下腹部阵发性绞痛,并向会阴部放射,检查时腹软,压痛不明显,有时仅有轻度深压痛。尿中可查到多量红细胞。超声检查或 X 线摄片在输尿管走行部位可发现结石阴影。

5. 急性肠系膜淋巴结炎　常见于儿童,多有上呼吸道感染病史,腹部压痛可随体位更变,范围较广且不固定,一般无腹膜刺激征象。

6. 其他

(1) 急性胃肠炎　呕吐和腹泻较重,无右下腹部固定压痛和腹膜刺激征。

(2) 局限性回肠炎　常有发热和贫血,既往有多次腹痛发作和腹泻病史,亦可有肠梗阻症状。

（3）Meckel 憩室炎　多见于儿童，曾有黑便史，无转移性腹痛，压痛点在内侧。

（4）右侧肺炎和胸膜炎　右中下腹部痛，而无明显固定压痛点，有呼吸系统的病史和症状。

此外还有过敏性紫癜、铅中毒、尿毒症、回盲部肿瘤、小儿肠套叠、肠系膜血管栓塞和右髂动脉夹层等，都需加以鉴别。

（五）不典型和特殊型急性阑尾炎

1. 腹膜后位阑尾炎　阑尾位于后腹膜的壁腹膜外，此处无腹壁浆膜层，炎症会很快扩展，形成腹膜后间隙炎性肿块或脓肿。检查时常缺乏明显的压痛和反跳痛，仅有深部压痛，腰大肌试验呈阳性。

2. 壁内阑尾炎　阑尾在盲肠或末段回肠壁浆膜层内，有时还会深到肌层。临床表现不典型。

3. 高位阑尾炎　如盲肠未降到右下腹时，阑尾炎会表现右上腹痛。此外，阑尾过长且尖端上指，或盲肠过度游离、阑尾又与上腹部组织器官粘连，也会表现出高位阑尾炎的症状。超声检查可协助诊断。

4. 老年急性阑尾炎　老年人痛觉迟钝，腹肌萎缩，防御机能减退，故症状隐蔽，体征不典型，临床表现与实际病理变化常不一致，穿孔和其他并发症发生率都较高。据统计，老年急性阑尾炎约 1/2 在手术时已并发穿孔。应及早手术，同时注意对各种老年疾病的处理。

5. 儿童急性阑尾炎　儿童的大网膜发育不全，盲肠位置又高，穿孔后易扩散成弥漫性腹膜炎。早期即常出现高热、呕吐等，体征不明显，局部压痛和肌紧张较轻。治疗原则是早期手术治疗。

6. 婴幼儿急性阑尾炎　出生后新生儿的阑尾为漏斗状，不易发生由粪石或淋巴组织所致的管腔阻塞，所以阑尾炎较少见。但其临床症状为非特异性，常延误诊断，穿孔率极高，可达 80% 左右，病死率也较高。诊断时需仔细反复检查右下腹压痛和腹胀等体征，并早期手术治疗。

7. 妊娠期急性阑尾炎　较常见，每 1 500 例妊娠妇女大约会有 1 例发生急性阑尾炎，多在妊娠前 6 个月发病。妊娠时盲肠被子宫上推，大网膜难以包裹炎变的阑尾；腹肌伸长松弛使局部体征不明显；子宫增大，使腹膜炎不易局限；炎症发展后更易引起流产和早产，危及母子安全。治疗应以手术切除阑尾为主，妊娠后期的感染难以控制，更宜早期手术。围术期使用黄体酮等保胎措施，临产期的急性阑尾炎病情危重时，可考虑行剖宫产术，同时切除病变的阑尾。

8. 免疫功能紊乱病人急性阑尾炎　包括接受器官移植、恶性肿瘤化疗、血液病骨髓衰竭和艾滋病等病人，病情较常人为重。阑尾穿孔、切口感染等并发症率也较高。

（六）并发症

1. 穿孔　发病时间长、老年和儿童的穿孔率较高。轻者仅基底部或尖端小的穿孔，重者可发生破裂。腹痛和压痛症状均较重，体温升高，全身中毒症状严重。

2. 腹膜炎　阑尾穿孔后，腹内脓液溢出，刺激腹膜产生炎症反应，造成局限性或弥漫性化脓性腹膜炎，腹部压痛、反跳痛和肌紧张程度加剧，范围扩大。

3. 腹腔脓肿　最常见的是右下腹局限性的阑尾周围脓肿，盆腔脓肿也较常见，还见于肠间隙、膈下间隙等处。临床表现有局限性压痛性肿块，麻痹性肠梗阻和全身中毒症状等。

4. 化脓性门静脉炎　阑尾静脉中的菌栓可沿肠系膜上静脉回流至门静脉，导致门静脉炎症。病情危重，表现有肝大、右肋部压痛、黄疸、畏寒和高热等。

5. 肠瘘和外瘘形成　阑尾脓肿如未及时治疗，部分病人的脓肿可向小肠或大肠内穿破，亦可穿至膀胱、阴道或腹壁，形成各种肠瘘和外瘘。

（七）治疗

急性阑尾炎诊断明确后应行阑尾切除术（appendectomy）治疗，既安全，又可防止各种并发症的发生，手术最好在阑尾处于管腔阻塞或仅有充血水肿时进行，此时操作简易。如待化脓或坏疽后再手术，操作困难且并发症明显增加。手术前应积极进行准备，补充水和电解质，使用预防性抗菌药物，特别是儿童和老年病人。而非手术治疗有其适应证，不应忽视。

1. 手术治疗　根据不同的病理变化和病人条件，采取不同的方法。

（1）单纯性阑尾炎　行阑尾切除术，切口一期缝合，不作引流。

（2）化脓性或坏疽性阑尾炎　行阑尾切除术，如腹腔已有脓液，应吸出后清洗，切口皮下置乳胶片引流。

（3）并发弥漫性腹膜炎　术前积极准备，改善病人条件，手术中除切除阑尾外，还须用大量盐水冲洗腹腔，去除脓性纤维组织，腹腔和皮下均需引流。

（4）阑尾周围脓肿　如脓肿无局限趋势，应行切开引流，并尽量行阑尾切除，闭合盲肠壁，防止肠瘘发生。

（5）阑尾炎伴其他疾病　术中发现阑尾本身炎症很轻，但周围有许多脓液，则应进一步探查，发现其他原发灶予以处理，再视具体情况决定是否切除阑尾。术中如发现腹腔内有其他同存疾病，如结肠癌等，则其他应根据疾病主次轻重，采取一次同时切除，或先切除阑尾，以后再切除同存疾病。

(6) 间隔(interval)阑尾切除术 急性阑尾炎并发阑尾周围脓肿,在开始时采用非手术治疗好转而未行急症阑尾切除术,常在间隔 6 周至 3 个月后再行阑尾切除术。

(7) 附带(incidental)阑尾切除术和预防(prophylactic)性阑尾切除术 附带阑尾切除术是在其他腹部手术时同时切除阑尾,这须视腹部手术是否对身体有较重的扰乱;还须考虑病人年龄,30 岁以上的尽少考虑。预防性阑尾切除术,自 20 世纪下半叶后已不提倡使用。

2. 阑尾切除术 是最常见的腹部手术,一般采硬脊膜外或局部麻醉,选右下腹斜切口(麦克伯尼切口),儿童可行横斜切口,诊断不明时可用右下腹直肌旁切口。手术中寻找阑尾是关键性步骤,一般沿盲肠、回肠末端和回肠系膜追索至盲肠三条结肠带的汇合处即可寻见。切断阑尾的位置应在距盲肠壁 0.5 cm 处,如太短易使盲肠裂开,太长则易产生术后阑尾残株炎。阑尾残端用碘酒、乙醇涂搽后,拉紧荷包或"Z"形缝线,将残端埋入盲肠内。如阑尾位于腹膜后,又粘连不易剥离时,需行逆行阑尾切除术。阑尾切除术后应常规将切下的阑尾进行病理检查,除明确诊断和了解病情外,还能发现其他阑尾疾病,特别是阑尾肿瘤。

阑尾切除术易发生切口部感染、出血、残端漏液和腹膜炎、粪瘘、阑尾残株炎和粘连性肠梗阻等并发症,应注意防治。

3. 腹腔镜阑尾切除术 优点是同时可做出准确的诊断,减轻术后疼痛,缩短住院时间,易于恢复,减少术后切口部位感染、腹腔粘连和肠梗阻等。缺点是操作本身会出现器官穿孔,单极电凝的损伤和 CO_2 气腹并发症等,炎症重者易增加术后腹腔内感染。适应证是年轻女性右下腹及髂窝痛的病人、年迈和择期的间隔阑尾切除术者。禁忌证是盲肠炎症或坏死、阑尾已穿孔、疑及恶性肿瘤和妊娠等。

4. 非手术治疗 非手术治疗急性阑尾炎的适应证主要有两种:一是急性单纯性阑尾炎发病较早,或是在特定环境中无手术条件时,可先用非手术治疗,延缓手术时间;二是已出现阑尾部位的炎症肿块,发病时间超过 3 日,又无全身中毒症状及肠梗阻症状时,可先行非手术治疗,炎症消退后再手术治疗。如已形成脓肿,应先切开或置管引流,以后再择期行间隔阑尾切除术。在进行非手术治疗时,应严密观察,如有加重表现,应及时手术治疗。非手术治疗主要包括卧床、禁食、补充水和电解质,营养支持,应用抗菌药物和各种对症治疗措施等。镇痛药物要慎用,一般仅限于已决定手术者或需较长时间观察的病人。

第三节 / 慢性阑尾炎和复发性阑尾炎

慢性(chronic)阑尾炎指无明显急性发作病史,有慢性右下腹痛,症状较模糊,压痛不甚肯定,临床比较少见。复发性(recurrent)阑尾炎指曾有明确急性阑尾炎发作病史,治疗好转后又反复发作者。两者在临床表现方面不易完全区分,临床所见多为复发性阑尾炎。病理所见有阑尾管壁肥厚,纤维增生,系膜增厚缩短,有时阑尾闭塞成一索条。如仅根部闭塞,远端充盈黏液,则形成黏液囊肿。对有急性阑尾炎发作史,而后反复发作者易于诊断。但少数无急性发作史者,可行胃肠 X 线钡剂检查,如见阑尾变窄、不规则、间断充盈或不充盈,局部又有压痛时可协助诊断。慢性阑尾炎和复发性阑尾炎确诊后,应行手术切除阑尾,既是治疗手段,又是诊断措施。术中发现阑尾呈慢性炎症变化即应切除;但发现阑尾无炎变,或轻微炎变与临床不符时,应仔细探查附近组织器官,有时还须扩大切口,发现其他部位的病变并予以处理。

第四节 / 阑尾肿瘤

阑尾肿瘤比较少见,诊断也较困难,常延误诊断,影响疗效。

一、阑尾良性肿瘤

阑尾良性肿瘤占各种阑尾肿瘤的 80% 以上,其中一类是良性黏液囊肿(mucocele),是黏膜增生后分泌多量黏液积存在腔内而成,临床表现与慢性阑尾炎相似,并发感染后难与急性阑尾炎区分。治疗是手术切除。另一类良性肿瘤是平滑肌瘤、神经瘤、脂肪瘤和血管瘤等,多在其他腹部手术或阑尾切除术时发现。

二、阑尾恶性肿瘤

阑尾恶性肿瘤更为罕见，占整个胃肠道恶性肿瘤的 0.5%。

1. 阑尾类癌（carcinoid tumors） 是上皮性神经内分泌肿瘤，预后较其他肠道类癌为好。阑尾类癌细胞可还原银盐，故称嗜银细胞癌。占所有全身类癌的 20%，每 1 000 例阑尾切除术中，有 3~7 例是类癌，发病中位年龄为 40 岁。淋巴结转移率低，生长也较慢，阻塞后才出现症状，难与急性阑尾炎相区别，多数病人是因阑尾炎手术切除时才发现。对发现 <1.5 cm 的类癌一般行阑尾切除术。但 >2 cm 时则有转移潜在危险，并有较高的复发率，预后较差，应行右半结肠切除术。

2. 阑尾腺癌（adenocarcinoma） 是上皮性非内分泌肿瘤，较罕见，中位发病年龄比类癌高，为 58 岁。临床常表现有急性阑尾炎的腹痛症状，或有腹部肿块。常转移至卵巢，转移率达 30% 以上。手术多需采用根治性右半结肠切除术，同时切除受累卵巢。

3. 阑尾假黏液瘤（pseudomyxoma） 是具恶性生物特性的黏液瘤，与阑尾黏液囊肿不易区别，但可种植到腹膜而扩散至全腹腔，很少转移至肝或区域淋巴结。治疗原则是尽量彻底手术切除，对已有广泛腹腔转移的病变，可用化学药物腹腔灌注辅助治疗。

（杨春明）

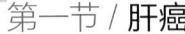

第63章

肝疾病

第一节 / 肝癌

本节要点 (Key concepts)

- **Background**

Primary liver cancer, mostly hepatocellular carcinoma (HCC), is the third cancer killer worldwide and ranked second in China. The overall 5-year survival is only 5%~8%.

- **Risk factors**

Viral hepatitis B and C, aflatoxin, contamination of drinking water and alcohol are major risk factors.

- **Diagnosis**

Most of the symptoms and signs are nonspecific. Diagnosis of subclinical HCC using alpha fetoprotein seroassay combined with medical imagings (such as ultrasonography, computed tomography and magnetic resonance imaging) should be emphasized.

- **Staging and classification**

TNM staging for HCC and Child-Pugh classification for coexisted cirrhosis are recommended.

- **Management**

Surgical resection remains the best treatment for a curative outcome. Locoregional cancer therapies (such as radiofrequency ablation, ethanol injection) are alternatives for small HCC. Transcatheter arterial chemoembolization is indicated for HCC with multiple nodules and huge unresectable HCC. Liver transplantation is indicated for smaller HCC with Child B or C cirrhosis but without vascular invasion. Conservative treatment is the only choice for advanced HCC and with Child C cirrhosis.

原发性肝癌主要包括肝细胞癌（hepatocellular carcinoma，HCC）、肝内胆管癌（cholangiocarcinoma）和肝细胞及胆管混合癌。我国原发性肝癌90%以上为肝细胞癌，肝内胆管癌和肝细胞及胆管混合癌各占约5%。本节主要论述肝细胞癌（简称肝癌）。尽管近半个世纪肝癌临床与基础研究有不少进展，但肝癌总预后仍差，肝癌防治与研究任务依然艰巨。

一、流行病、病因与预防

（一）流行病

全球肝癌发病率我国居第一，我国癌症死因肝癌居第二，全球癌症死因肝癌居第三。这个第一、第二、第三有助我们对肝癌重要性的认识。

Parkin 等（2005）报告：2002 年全球肝癌发病数 626 000例，占新癌症病人的 5.7%；但因预后差，死亡数达 598 000，我国占其中的 55%。肝癌高发于非洲撒哈拉沙漠以南、东亚和东南亚，经济发达地区（南欧除外）、拉丁美洲、中南亚发病低。总的男女比为 2.4∶1。通常高发区肝癌发病年龄较低，如非洲为 30~40 岁，我国为 45~55 岁，美国为 55~65 岁。

（二）病因

肝癌的主要病因有病毒性肝炎感染（主要为乙型和丙型），食物中的黄曲霉毒素污染，以及农村中饮水污染，其他还有吸烟、饮酒、遗传因素等。

1. 病毒性肝炎　病毒性肝炎与肝癌有关者主要为乙型肝炎与丙型肝炎。全球有约 3 亿乙型肝炎病毒（HBV）

携带者,我国占 0.9 亿。HBV 感染的母亲可将病毒传给婴儿,如婴儿 HBsAg 持续阳性,则发生肝癌的概率达 4%。HBV 和 HCV 与肝癌有关是基于:① HBV 和 HCV 高感染率的地区分布与肝癌高发的地区分布相一致。②人群 HBsAg 阳性者,其肝癌的相对危险性为 HBsAg 阴性者的 10~50 倍。③发现肝癌病人有 HBV-DNA 整合,而 HBV-DNA 整合又与 *N-ras* 癌基因的激活有关。④发现 HBV 的 X 基因与癌变有关,X 蛋白能抑制 p53 诱发的转录。通过核酸干扰技术敲除肝癌细胞株 X 基因,其成瘤性明显降低。⑤用土拨鼠和树鼩研究均提示 HBV 在肝癌发生中的重要作用。HCV 与 HBV 合并感染者其相对危险性增加。炎症与癌症的关系密切,显然肝脏炎症有助癌变。

2. 黄曲霉毒素 黄曲霉毒素 B1(AFB1)致癌性较强。世界卫生组织国际癌症研究所认为,AFB1 是人类致癌剂。黄曲霉毒素与肝癌有关主要基于:①人群 AFB1 的摄入量(主要为霉变的玉米或花生)与肝癌死亡率呈正相关。②肝癌的死亡率曲线与地区温湿曲线相符,间接支持黄曲霉毒素学说。③黄曲霉毒素在实验动物可诱发肝癌。④调查提示进食玉米、花生、花生油与肝癌死亡率有关,而进食米、蔬菜、蛋白质、纤维等则无关。

3. 饮水污染 肝癌高发与饮水污染有密切关系:①饮用污染重的塘水或宅沟水者肝癌死亡率高,而饮用深井水者则肝癌死亡率低,饮水污染是独立于 HBV 感染和黄曲霉毒素摄入的又一独立的危险因素。②改饮深井水后,肝癌死亡率有下降趋势。③发现塘水或宅沟水中的微囊藻毒素(microcystin)是一种强的促癌因素。但饮水污染可能还包括有机物等致癌、促癌物质。

4. 其他因素 饮酒、吸烟与 HBsAg 阴性肝癌有关。血色病(hemochromatosis)、Budd-Chiari 综合征是肝癌高危险因素。

(三)预防

20 世纪 70 年代,我国结合国情提出"改水,防霉,防肝炎"的肝癌预防方针,至今仍然有用。预防肝癌的主要措施为乙型肝炎疫苗。我国广西隆安新生儿乙肝疫苗接种 14 年后,0~14 岁乙肝发病率由 18.4/10 万降至 1.4/10 万;0~19 岁肝癌发病率由 1969~1988 年的 3.27/10 万降至 1996~2002 年的 0.17/10 万,降低至 1/19 倍;我国台湾省也有相仿结果,接种乙肝疫苗后的 1996~1999 年时段与接种乙肝疫苗前的 1974~1983 年时段比,男孩肝癌死亡率降低 70%,女孩降低 62%。有报道,用干扰素、拉米夫定治疗乙型肝炎后其肝癌发病有所下降;干扰素合并利巴韦林治疗可降低丙型肝炎相关肝癌的发病。防霉主要包括对玉米、花生的防霉去毒。在肝癌高发区提倡改吃大米及减少食用过多的花生及其制品。近年发现绿茶可减少黄曲霉毒素对动物肝癌的诱发。改水可使肝癌死亡率下降。改水主要变死水为活水,由饮塘水、宅沟水变为饮井水、自来水。

二、病理学

(一)大体分型

1901 年,Eggel 将肝癌分为巨块型、结节型和弥漫型。20 世纪 70 年代由于甲胎蛋白(AFP)用于普查,发现了小肝癌,我国肝癌病理协作组在 Eggel 分类的基础上将肝癌分为块状型、结节型、小癌型和弥漫型。

(二)组织学分型

原发性肝癌主要包括肝细胞癌、肝内胆管癌和肝细胞及胆管混合癌三种细胞类型。

1. 肝细胞癌 是"由类似肝细胞样细胞组成的一种恶性肿瘤,常发生于肝硬化基础上,可有局部血管及淋巴道转移"。其形态有小梁型、假腺型、实体型、硬癌型、多形态型、纤维板层型、纺锤形等。1954 年,Edmondson 和 Steiner 根据分化程度将肝细胞癌分为 I~IV 级。随着肝癌向晚期发展,分级程度可由高至低,由二倍体为主变为异倍体细胞为主,由包膜完整到包膜不完整,由单个变多个等。小肝癌(≤3 cm)常为单个结节,常有包膜,分化较好,癌栓较少,二倍体较多;癌结节内可既有二倍体,又有异倍体。肝细胞癌常为多血管型,大的肿瘤常可见动静脉瘘。肝内门静脉和肝静脉常可见瘤栓,并导致肝内播散和远处转移。

2. 肝内胆管癌 是"由胆管上皮样细胞组成的肝内恶性肿瘤",其瘤体一般较坚硬,呈灰白色,坏死不如肝细胞癌明显;镜下癌细胞为分化良好的柱状或立方上皮细胞,含中等量透明或轻度颗粒状嗜碱性胞质;多分泌黏液,但不分泌胆汁,常富含纤维性基质。

3. 肝细胞及胆管混合癌 是"具有肝细胞癌及胆管细胞癌两者共同特征的肿瘤",形态上两种细胞混合存在,或形成分隔的结节;其特点是既有胆汁,又分泌黏液。

(三)肝病背景

我国 HCC 合并肝硬化者占 85%~90%,多为乙型肝炎后肝硬化。肝癌合并的肝硬化中,1/3 左右为小结节性肝硬化(硬化结节 <3 mm),2/3 左右为大结节性肝硬化(硬化结节 >3 mm)。

(四)肝癌的起源与癌前期病变

肝癌的复发灶既有单中心发生,也有多中心发生;手术后短期内出现复发者多来自原先的病灶,而数年后出现的复发,则常为多中心发生。

肝癌干细胞研究是近年的热点。过去认为癌结节中所有细胞均能成瘤,近年认为,只有癌结节中极少数肿瘤干细胞能够成瘤。有报道,在 PLC/PRF/5 细胞中分离出 0.8% 的干细胞样细胞(SP 细胞),很少量即可成瘤,形成的肿瘤中包含干细胞样细胞和非干细胞样细胞,后者没有成瘤性能。这将为研究肝癌的起源和研究抗肝癌干细胞药物提供线索。

肝癌的发生常经历低度发育异常结节 – 高度发育异常结节 – 肝癌阶段,它们之间已有明显分子生物学改变,肝炎肝硬化病人的高度发育异常结节(high-grade dysplastic nodules)应考虑为癌前期病变。

三、临床表现及诊断

(一) 症状与体征

1. 症状　症状可来自肝癌及其肝病背景。肝癌早期可无症状。肝癌由小变大,可出现肝区痛、食欲缺乏、腹胀、乏力、消瘦、腹块、发热、黄疸等,但这些多属中晚期症状。肝癌结节破裂出血可出现急腹痛。左叶肝癌病人常诉剑突下有肿块,右叶肝癌病人则诉在右上腹有肿块。要注意一些非特征性症状,如腹泻、右肩痛、不明原因的低热等。腹泻可因门静脉癌栓导致肠道水肿或肝癌导致的肝功能障碍所致,对有肝病背景的中年人不明原因腹泻应警惕肝癌。右肩痛可因右膈下肝癌刺激横膈所致。右肝不太大的肝癌产生被膜下破裂或小破裂,可误为胆囊炎、阑尾炎。由于有肝病背景,也可出现牙龈出血或鼻出血。由于多合并肝硬化门静脉高压症,也可发生食管静脉曲张出血。副癌综合征为肝癌的少见症状,如红细胞增多症、低血糖、高钙血症、高纤维蛋白原血症、高胆固醇血症等,近年肝癌合并糖尿病者并不少见。

2. 体征　肝癌的体征同样可由肝癌与肝炎、肝硬化所引起。常见体征如肝脾大、上腹肿块、黄疸、腹水、下肢水肿等;如肝硬化明显,可有肝掌、蜘蛛痣或前胸腹部的血管痣、腹壁静脉曲张等。肝大伴结节,应考虑肝癌;右上肝癌可表现为肝上界上移。左叶肝癌在剑突下可扪及肿块,局限于左外叶者可扪及明显切迹;右肝下方肝癌可扪及右上腹肿块;肝癌所扪及的肿块多与肝相连,如与肝不连者应考虑胃、横结肠、胰腺等上腹脏器肿瘤。黄疸可表现为巩膜和皮肤黄染。腹水除注意量外,还有紧张度之别,如有门静脉主干癌栓,则腹水常为高张力性,病人常诉脐周腹痛,伴腹泻;肝静脉甚或下腔静脉癌栓引起的腹水更为

严重,且常伴下肢水肿。肝癌结节破裂可引起癌性腹水。脾大为肝硬化门静脉高压症的表现,亦可因门静脉癌栓所致。下肢水肿可因低蛋白血症、腹水压迫或下腔静脉癌栓引起。

(二) 转移与并发症

1. 转移　肝癌的转移多先有肝内播散,然后转移到肝外,亦有在早期出现远处转移者。

(1) 血道转移　肝细胞癌进入血窦,侵犯肝内门静脉可导致肝内播散;侵入肝静脉则可播散至全身,常见于肺、骨、肾上腺,脑和皮下等亦可见到。肺转移常为弥散多个肺内小圆形病灶,亦有粟粒样表现或酷似肺炎和肺梗死者。骨转移常见于脊椎骨、髂骨、股骨、肋骨等,病理性骨折常见。脑转移可出现一过性神志丧失而易误为脑血管栓塞。

(2) 淋巴道转移　多见于肝门淋巴结,左锁骨上淋巴结转移亦时有发现。肝内胆管癌淋巴道转移较多。

(3) 肝癌直接侵犯邻近器官组织　如膈、胃、结肠、网膜等。如有肝癌结节破裂,则可出现腹膜种植。

2. 并发症　常见并发症包括肝癌结节破裂、上消化道出血、肝功能障碍、胸水、感染等,少见者如因下腔静脉栓塞出现的相应症状等。胸水多见于右侧,右侧血性胸水可因右叶肝癌浸润横膈所致。病人死亡原因常为全身衰竭、肝性脑病、上消化道出血,以及肝癌结节破裂内出血,偶见癌栓脱落导致肺梗死而死亡。

(三) 肝细胞癌与肝内胆管癌的异同

我国肝细胞癌约占原发性肝癌的 90%,而肝内胆管癌(亦称胆管细胞癌)与混合型肝癌则各占约 5%。尽管肝细胞癌与肝内胆管癌均属原发性肝癌,但其流行病学、性别、肝病背景、大体形态、组织形态、间质、血管侵犯、临床表现等均有很大不同(Box 7-63-1)。

(四) 肝癌标志物与其他实验室检查

1. 肝癌标志物

(1) 甲胎蛋白(alpha fetoprotein,AFP)　1964 年 Tatarinov 在肝细胞癌病人血中测得甲胎蛋白(AFP)。这种存在于胚胎早期血清中的 AFP 在出生后即消失,通常正常值为 20 μg/L 以下。如重现于成年人血清中,则提示肝细胞癌或生殖腺胚胎癌,此外妊娠、肝病活动期、继发性肝癌和少数消化道肿瘤也能测得 AFP。至今 AFP 仍为肝细胞癌诊断中最好的肿瘤标志物。我国肝癌病人 60%~70% AFP 高于正常值。对肝细胞癌而言,AFP 为专一性仅次于病理检查的诊断方法;为目前最好的早期诊断方法之一,可在症状出现前 6~12 个月作出诊断,为反映病情变化和治疗效

项目	肝细胞癌	胆管细胞癌
流行病学	高发于东南亚与非洲撒哈拉沙漠以南	无明确地理分布
性别	男性多	男女相似
肝炎、肝硬化背景	常有	常无,偶有胆汁性肝硬化
大体形态	常为有包膜的质软肿瘤	常为质硬而无包膜肿瘤
组织形态	多为小梁型或假腺型,血窦多而结缔组织少	多为腺管型,纤维基质较多
血管侵犯	常侵犯门静脉与肝静脉	少侵犯
临床表现	多在晚期出现黄疸、发热	较早出现黄疸、发热
播散类型	血液播散较多	淋巴道播散较多
肿瘤标志物	60%~70%AFP 异常	AFP 多正常或少数出现低浓度升高,而癌胚抗原(CEA)和 CA19-9 则较高
CT 表现	CT 动脉相时常见填充(Figure 7-63-1A)	CT 动脉相常见周边轻度强化(Figure 7-63-1B)

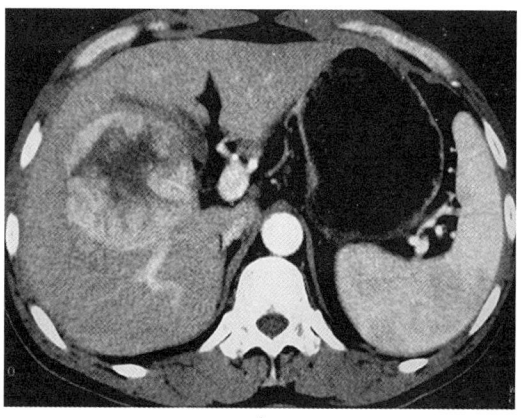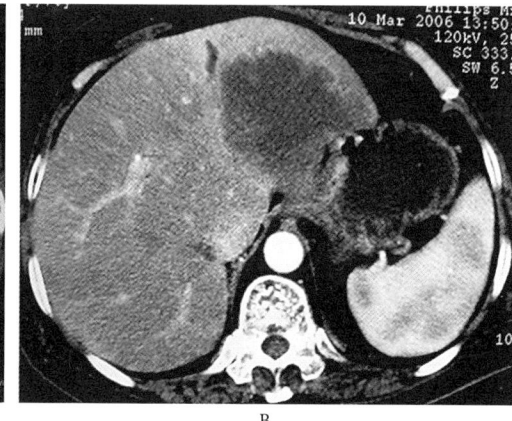

Figure 7-63-1　A. Hyperemia in arterial phase of CT in HCC patients; B. Hypodensity in arterial phase of CT in cholangiocarcinoma patients

果的敏感指标,有助于检出亚临床期复发与转移。

(2)脱-γ-羧基凝血酶原(des-γ-carboxy prothrombin,DCP) 1984 年,Liebman 发现肝癌病人血中可测得脱-γ-羧基凝血酶原(DCP),目前已公认为另一个有用的肝癌标志物,敏感性为 60%,特异性为 92.3%,准确性为 81.4%。

(3)岩藻糖苷酶(α-L-fucosidase,AFU) 1984 年,Deugnier 报道岩藻糖苷酶(AFU)对肝癌诊断有助。在肝细胞癌的活性较继发性肝癌和肝硬化为高,其阳性率可达70%~80%,对 AFP 阴性肝癌和小肝癌也有一定价值。

(4)γ-谷氨酰转移酶同工酶Ⅱ(γ-Glutamyl transferase isozymeⅡ,GGT-Ⅱ) GGT-Ⅱ对肝癌的阳性率为 25%~55%,有助 AFP 阴性肝癌的诊断。

新的探索 随着分子生物学的进步,现已从血液筛出新的肝癌生物标志物,但迄今所发现的对肝癌有潜在诊断价值者多为其他实体瘤所共有。如骨桥蛋白、新抗原ROBO1、血清热休克蛋白 27、高尔基体糖蛋白 GP73、高尔基体磷蛋白 2(GOLPH2)等在肝癌病人的血清或组织水平升高,均可望成为肝癌标志物。

2. 其他实验室检查

(1)肝功能检查 应包括胆红素、清蛋白/球蛋白、丙氨酸转氨酶(ALT)、γ-谷氨酰转移酶(GGT)、凝血酶原时间等,有助肝癌的诊断和指导治疗。胆红素高多表示有肝病活动或病期已晚;清蛋白/球蛋白倒置反映肝功能失代偿;ALT 异常,或表示肝功能异常,或反映肿瘤及肝细胞的大量坏死;GGT 升高,或因肝癌巨大,或反映门静脉内有广泛癌栓,或说明肝功能异常,对手术或预后均有较大影响;凝血酶原时间异常,手术亦宜慎。关于肝储备功能的评定,常用者为Child-Pugh分级,也可以采用吲哚菁绿(ICG)试验。

(2) 病毒性肝炎标志物　我国肝细胞癌病人大部分有HBV或HCV感染背景,应作HBsAg、HBeAg、抗HBs、抗HBe、抗HBc和HBV-DNA、抗HCV和(或)HCV-RNA全面检查。如影像学发现实质性占位病变,病人HBV和HCV标志物阳性,则肝细胞癌可能性较大,如HBV与HCV标志物均阴性,则肝细胞癌的可能较小。

其他脏器与疾病的检查,如心、肺功能等。近年肝癌病人合并糖尿病者不少见,对手术也有影响。

(五) 医学影像学

肝癌的医学影像学检查除定位的目的外,还有一定的定性价值,并有助指导手术,目前1 cm的小肝癌已不难检出。

1. 超声显像(ultrasonography,US)　是肝癌最常用的定位诊断方法,如同内科医生的听诊器,不可或缺,其价值可归纳为:确定肝内有无占位性病变;提示占位性病变的性质;明确肝癌与肝内重要管道的关系;有助了解肝癌的肝内播散、血管以及邻近组织器官的侵犯。术中超声(intraoperative US)有助检出术前遗漏的小肝癌,可更清晰地反映肿瘤与重要管道的关系,指导肝段或亚肝段切除。彩色超声有助了解占位性病变的血供情况;有助在超声引导下作细针穿刺活检,或作瘤内局部治疗;可了解癌周肝是否合并肝硬化,对肝细胞癌诊断有辅助作用。

超声显像的优点:为非侵入性;操作简便,易于重复应用;价格相对较廉;无放射性损害;敏感度高;可实时观察。缺点为:存在盲区(如右膈下等);影像的清晰度受治疗的影响(如经导管化疗栓塞后,癌结节的轮廓常不如CT清晰);受操作者解剖知识、经验与操作细致与否的影响。近年应用数码技术使信噪比、穿透性和分辨率均有所改善,微泡造影剂的应用也使超声诊断水平提高,三维超声亦已投入使用,从而使超声在肝癌诊断与治疗的作用进一步提高。

2. 电子计算机断层扫描(computed tomography,CT)　CT已成为肝癌的常规检查,它与超声显像相辅相成。CT有助提供较全面的信息,如肿瘤的大小、部位、数目、血供等,其分辨力与超声显像相仿;螺旋CT有助与其他良、恶性病灶的鉴别。通常肝细胞癌动脉相时常见填充,静脉相时多呈低密度占位;CT血管显像有助了解肿瘤与血管的关系;CT动脉碘油造影(CTA)可能显示0.5 cm的肝癌,既有诊断价值,又有治疗作用,还有助了解周围组织是否有癌灶。CT的缺点是有放射线的影响,

且价格比超声高。

3. 磁共振成像(magnetic resonance imaging,MRI)　MRI的特点:对软组织的分辨较好,无放射线影响,有助于与肝血管瘤的鉴别,可显示各种管道。通常肝癌结节在T_1加权像呈低信号强度,在T_2加权像示高信号强度。但亦有不少癌结节在T_1加权像示等信号强度,少数呈高信号强度。肝癌有包膜者在T_1加权像示肿瘤周围有一低信号强度环,而血管瘤、继发性肝癌则无此包膜。有癌栓时T_1加权像呈中等信号,而T_2加权像呈高信号强度。

4. 肝血管造影(hepatic angiography,HA)　1953年,Seldinger应用经皮穿刺股动脉插管的途径,开创了肝血管造影的先河。但属侵入性检查,通常仅在超声与CT仍未能定位的情况下使用。其后出现数字减影血管造影,使其操作更为简便。HA中肝癌的特征为肿瘤血管、肿瘤染色、肝内动脉移位、动静脉瘘等。

5. 正电子发射断层显像(positron emission tomography,PET)　PET有助了解肿瘤代谢,研究细胞增殖,检测复发,进行抗癌药物的评价,评估放疗效果等。

6. 经皮细针穿刺活检　经皮细针穿刺活检可获得病理诊断,多用于AFP阴性占位性病变的诊断。对可手术的、AFP阳性肝癌多不主张采用,因仍有针道种植和肿瘤破裂出血的潜在危险。

(六) 诊断

病理学诊断是肝癌诊断的金标准。AFP和影像医学的应用将“临床诊断”推进到“亚临床诊断”;当前分子生物学和系统生物学的进步,正将肝癌诊断由病理学诊断推进到“病理－生物学诊断”的新阶段:过去主要是“诊断”指标,今后将加上“预后”指标;过去只需回答肝癌的“是与否”,今后还需回答肝癌的“好与坏”(恶性程度);过去主要是细胞和蛋白质水平,今后将进入分子水平;过去注重肝癌的特异性,今后将增加注重肝癌的生物学特性。

1. 肝癌的诊断

(1) 小肝癌的诊断　通常AFP阳性的实质性小占位性病变,如有HBV或HCV感染背景又无肝病活动证据者,诊断多可成立;对AFP持续较高浓度而一时未观察到占位性病变者,应密切随访,而不宜轻易否定。对AFP阴性小占位性病变,如有肝硬化、HBV或HCV感染证据,应高度怀疑肝癌,尤其超声示有声晕,螺旋CT动脉相时有填充者。

(2) 大肝癌的诊断　AFP阳性者诊断不难,以下几点有助。①来自肝癌高发区,中年男性,有家族史。②有肝

硬化、HBV 或 HCV 感染证据。③有肝痛、纳差、乏力、消瘦、上腹肿块或肝大有结节,或右膈抬高等。④不伴肝病活动证据的 AFP 升高。⑤超声示有声晕的实质性占位性病变,特别是有门静脉癌栓者。⑥CT 示实质性占位性病变动脉相有填充者。⑦肝血管造影示肿瘤血管与肿瘤染色。⑧少数以肝癌结节破裂急腹症,或远处转移为首发症状者;黄疸、腹水、恶病质伴有肝内占位性病变者。

2. 诊断标准　中国抗癌协会肝癌专业委员会 1999 年在第七届全国肝癌学术会议通过。

(1) 病理学诊断　肝内或肝外病理学检查证实为原发性肝癌。

(2) 临床诊断　AFP>400 μg/L,能排除活动性肝病、妊娠、生殖系胚胎源性肿瘤及转移性肝癌,并能触及坚硬及有肿块的肝脏或影像学检查具有肝癌特征性占位性病变者;AFP ≤400 μg/L,有两种影像学检查具有肝癌特征性占位性病变或有两种肝癌标志物(AFP 异质体、DCP、GGT-Ⅱ 及 AFU 等)阳性及一种影像学检查具有肝癌特征性占位性病变者;有肝癌的临床表现并有肯定的肝外转移灶(包括肉眼可见的血性腹水或在其中发现癌细胞)并能排除转移性肝癌者。

Box 7-63-2　AFP 阴性肝癌的鉴别诊断

1. 肝血管瘤(hepatic hemangioma)女性多,常无肝病背景,AFP 阴性,超声无声晕,CT 增强后期见由周边向中央发展的水墨样增强
2. 继发性肝癌有原发癌史(结直肠癌、胰腺癌、胃癌等常见),常无肝病背景,影像学常示散在多发占位,肿瘤动脉血流较少,AFP 多阴性
3. 肝腺瘤(hepatocellular adenoma)女性多,常无肝病背景,可有口服避孕药史,AFP 阴性,^{99m}Tc-PMT 延迟扫描呈强阳性显像
4. 局灶性结节样增生(focal nodular hyperplasia,FNH)多无肝病背景,AFP 阴性,彩色超声见动脉血流,增强 CT 动脉相和静脉相常见明显填充
5. 炎性假瘤(inflammatory pseudotumor)多无肝病背景,AFP 阴性,超声常呈分叶状,无声晕,彩色超声和 CT 多无动脉血流
6. 肝肉瘤(sarcoma):多无肝病背景,AFP 阴性,影像学多呈较均匀的实质占位
7. 肝脂肪瘤少见,多无肝病背景,AFP 阴性,超声显像酷似囊肿,但后方无增强
8. 肝囊肿常无肝病背景,AFP 阴性,超声示液平伴后方增强
9. 肝包虫常有疫区居住史,多无肝病背景,AFP 阴性,超声示液平,包虫皮内试验阳性
10. 肝脓肿有炎症表现,常无肝病背景,AFP 阴性,超声示液平,穿刺有脓

四、治疗

(一) 治疗原则及方法选择

1. 治疗原则　肝癌治疗的目的主要有三,即根治、延长生存期与减轻痛苦。为达此目的,治疗原则也有三,即早期治疗、综合治疗与积极治疗。

(1) 早期治疗　早期有效的治疗是提高肝癌疗效最主要的方面。有两个时机临床上颇为重要,一是癌结节增大到直径 5 cm 以前,二是门静脉主干癌栓出现前。前者经正确治疗有根治希望,后者经积极治疗多可延长生存期,少数有根治可能。

(2) 综合治疗　原发性肝癌属多因素、多阶段形成的癌症,综合治疗乃必由之路。它包括不同治疗方法或相同治疗方法的不同治疗药的联合与序贯应用。近年肿瘤局部治疗的兴起,是具有战略意义的方面。

(3) 积极治疗　积极治疗有双重含义,一为积极的治疗态度,二为反复多次的治疗。以手术为例,包括复发的

再切除,以及不能切除肝癌的降期后切除;以放射介入治疗为例,一次治疗多难获得好的疗效,而反复多次则可能获得较好的效果;小肝癌的瘤内无水乙醇注射也一样,一次注射难以彻底,多次则有治愈可能。

2. 治疗的选择:治疗的选择主要依据以下情况实施个体化治疗。

(1) 肿瘤情况　通常 T_1、T_2 和部分 T_3 适于手术或局部治疗;部分 T_3 和 T_4 适于经导管化疗栓塞(TACE)。

(2) 肝功能　通常局限性肝癌伴 Child A 肝硬化可行手术治疗。Child A 或 Child B 伴局限性小肝癌适于作局部治疗。多发结节肝癌伴 Child A 和部分 Child B 肝硬化可考虑 TACE,对伴有 Child C 肝硬化的肝癌只宜非手术治疗,少数可考虑肝移植。吲哚氰绿 15 min 的潴留率($ICGR_{15}$)可以指导手术指征和切除范围。

(3) 全身情况　包括年龄、心肺功能,以及合并的疾病。

小肝癌病人的治疗选择:伴 Child A 肝硬化者,手术

切除乃首选,通常可行局部切除。伴有 Child B 肝硬化或不适于行手术切除者,可选择局部治疗,如射频消融(RF)、微波、冷冻治疗,或乙醇注射。但伴 Child C 肝硬化者,只宜非手术治疗,少数可作肝移植。

肿瘤仍局限的大肝癌的治疗选择:合并 Child A 肝硬化,手术切除是最好的选择。对仍局限但不能切除的肝癌,降期(缩小)后切除是一个新的选择。经手术的肝动脉插管合并肝动脉结扎(但仍保持导管的通畅)是有效的缩小疗法。亦可用 TACE 和(或)局部治疗使肿瘤缩小。

多发性肝癌的治疗选择:合并 Child A 或 B 肝硬化,TACE 是最好的选择。个别病人即使门静脉主干有癌栓,TACE 仍可一试。对多发性肝癌合并 Child C 肝硬化者,只宜作对症治疗,个别可考虑肝移植。

(二) 手术治疗

1. 手术切除 手术切除仍为获得肝癌长期生存者的最重要手段。近年局部治疗和肝移植术兴起,其生存 5 年以上的病人也将会明显增多。

(1) 切除的种类 肝癌手术切除可分为一期切除,复发的再切除和降期(缩小)后切除;根据切除的彻底与否分为根治性切除和仍有残癌的姑息性切除。

(2) 手术切除疗效 我国复旦大学肝癌研究所大宗数据总结认为,肝癌切除的 5 年生存率为 43.7%;其中小肝癌切除者 57.5%,而大肝癌者为 30.2%;根治性切除为 51.6%,姑息性切除为 29.2%。

2. 肝癌的腹腔镜手术 微创外科技术的发展促进了腹腔镜下肝癌切除的开展,但多限于周边和浅表的小肝癌,其并发症较少,但远期疗效相仿。也有报道,在腹腔镜下作各种局部治疗者,如作 PEI、RFA、肝动脉灌注泵放置等。实验研究提示增加腹腔充气压力可能会促进肿瘤播散。

3. 肝移植术 在治疗肝癌中的地位越来越被接受。20 世纪 90 年代的报道均认为,肝移植如用以治疗小肝癌,则疗效良好;治疗巨大或晚期肝癌则疗效较差。

4. 切除以外的外科治疗

(1) 肝动脉插管(HAI)和(或)结扎(HAL) 可采用直视下解剖肝门作患侧肝动脉插管和(或)结扎。

(2) 冷冻及其他术中局部治疗 使用液氮通过冷冻头置于肿瘤区,20 min 后即可产生 80% 的最大冷冻效果,所有在冰球内的组织均产生凝固性坏死。通过手术进行的局部治疗还有术中射频消融、微波、高功率激光和无水乙醇注射等。

(三) 经肝导管动脉内化疗栓塞

肝癌结节血供多来自肝动脉,故栓塞肝动脉可导致癌结节的坏死,但癌结节周边的血供来自门静脉,故单用经肝导管动脉内化疗栓塞(transcathether arterial chemoembolization,TACE)难以根治。

1. 适应证 不能切除的(如肿瘤大、多个结节、累及左右肝等)非晚期肝癌,肝功能尚好者;有门静脉主干癌栓者宜慎,但并非绝对禁忌;肝癌结节破裂内出血而估计肝癌不能或不易切除者;不宜切除的小肝癌。肝、肾功能严重不全,有明显黄疸者应属禁忌。对可切除肝癌术前 TACE 反降低远期疗效。

2. 疗效与影响因素 Takayasu 等(2006)报告,日本 8 510 例不能切除肝癌 TACE 治疗的 5 年生存率为 26%;肝损害程度、TNM 分期、AFP 值为独立影响因素。Llovet 等(2003)对 7 个 TACE 的随机对照试验作联合分析,提示 TACE 能够提高不能切除肝癌的 2 年生存率。复旦肝癌研究所 759 例不能切除肝癌 TACE 治疗的 5 年生存率为 23.1%。TACE 合并乙醇注射可提高疗效,经 TACE 治疗肿瘤缩小后行二期切除有可能获得根治。不良反应:如恶心、呕吐、发热、纳差、上腹痛或不适。此外,促进肺转移、加重肝功能受损、促进残癌增殖、激活乙肝病毒复制等也有报道。TACE 治疗的最大问题是残癌。

(四) 局部治疗

诊断的进步使发现的肝癌越来越小,微创观念的日益被接受,影像学的进步使局部治疗可通过经皮穿刺实施等,是局部治疗得以发展的背景。

1. 射频消融(radiofrequency ablation,RFA) 是肝癌局部治疗中最重要的方法之一,适用于数目不多,不太大的、不紧靠重要血管的肝癌。RFA 可经皮穿刺、经腹腔镜或手术时使用。Lencioni 等(2005)报告,187 例小肝癌 RFA 治疗的 5 年生存率为 48%,单个小肝癌伴 Child A 肝硬化者为 61%。复旦肝癌研究所 174 例 RFA 的 5 年生存率为 42%。RFA 治疗后肿瘤坏死的程度与肿瘤大小有关,达到肿瘤完全坏死的比例为:<3 cm 者为 90%,3~5 cm 者 71%,5~9 cm 者为 45%。Livraghi 等报告,RFA 治疗手术死亡率 0.3%,并发症发生率 2.2%,包括出血、肿瘤种植、肝脓肿、肠穿孔等。有报道,RFA 可激活肿瘤特异 T 细胞反应。

2. 经皮乙醇注射(percutaneous ethanol injection,PEI) PEI 已成为不能切除的初发肝癌,或复发、结节数目不多小肝癌(3 cm 以下)的有效疗法。Huang 等(2005)随机对照试验提示 PEI 与切除疗效相仿。但关键是要反复多次注射,力求覆盖整个肿瘤结节。Livraghi 等报道 746 例肝癌 PEI 治疗的 5 年生存率:单个 <5 cm 小肝癌,Child A 者为 47%,Child B 者为 29%,Child C 者为 0%;Child A 多个

结节者为 36%,单个 >5 cm 者为 30%,晚期者为 0%。

3. 经皮微波固化治疗(percutaneous microwave coagulation, PMC) 其适应范围与 RFA 相仿。Dong 等(2003)234 例小肝癌治后 5 年生存率为 56.7%。Lu 等(2005)49 例肝癌的 5 年生存率为 36.8%。实验研究提示微波固化治疗可加速肿瘤的生长。

4. 激光热消融(laser thermal ablation,LTA) Pacella 等(2009)报道意大利 9 个单位 432 例伴肝硬化小肝癌,PLA 治疗的中位生存期为 47 个月,5 年生存率为 34%,其中伴 Child A 病人为 41%,其中≤2.0 cm 者达 60%。Vogl 等(2002)报告 899 例手术死亡率为 0.1%,并发症有胸水、肝脓肿、胆道损伤等。

5. 高功率聚焦超声(high intensive focussed ultrasound, HIFU) 是局部治疗的方法之一,但超声难以穿过肋骨,使深藏在肋骨后的肝癌治疗受到影响。

(五)放射治疗

1. 肝癌的外放射治疗 自 1956 年 Ariel 应用外放射治疗肝癌至今,经历了全肝放射、局部放射、全肝移动条放射、局部超分割放射、适形放射等精确放射等变迁。全肝照射易诱发放射性肝炎而难以耐受较高的剂量。为此,放射治疗适于肿瘤仍局限的不能切除的肝癌,不宜或不愿做 TAE/TACE 者。通常如能耐受较大剂量,其疗效也较好。此外,肿瘤较小,疗效也较好。

2. 肝癌的内放射治疗 ^{131}I 和碘油的应用已有多年,其癌/肝放射强度比可达 30∶1。也有用肝动脉内注射 ^{90}Yb 微球。

3. 质子治疗:对一些难以耐受其他治疗者也有一定效果。对肿瘤位于周边合并 Child A 肝硬化者质子治疗还可重复使用。

(六)化学治疗与其他药物治疗

近年肝癌的化疗进展不大,可能与多药耐药基因(MDR)有关。目前常用顺铂、多柔比星或表柔比星、丝裂霉素、氟尿嘧啶、氟尿苷(FUDR)等。肝动脉内给药效果较好,少数病人因此获得降期后切除。口服者可用替加氟及氟尿嘧啶的前体药,如去氧氟尿苷、卡培他滨等。有认为化疗合并干扰素可增效。

(七)中医治疗

中医治疗对肝癌而言,其作用有二,即作为中、晚期病人的主要治疗方法;作为手术、放疗、化疗的辅助疗法。

中医治疗癌症的主要机制:①提高免疫功能,尤其是补益之品,如人参、黄芪、茯苓等单味药,以及六味地黄丸等复方。②改善微循环,如活血化瘀之品。但多数中药在

癌症治疗中的确切作用还不清楚。如中药作为肝癌的主要治疗方法,通常主张辨证论治,但有不同的方路,有主张健脾理气的,有主张活血化瘀为主的,有偏于清热解毒的,等等。根据国内部分报道,健脾理气法的生存期似较长。成药中,逍遥丸、杞菊地黄丸、人参鳖甲煎丸等颇为常用。如配合手术、放疗、化疗,则应以扶正为主,以改善症状为主,而不宜攻下。对晚期肝癌,有时中医辨证论治的疗效比单用化疗好。

(八)生物治疗和探索中的疗法

1. 生物治疗 是癌症的第四大疗法。目前常用者为干扰素(IFN)、白介素 2(IL-2)、胸腺肽、淋巴因子激活杀伤细胞(LAK)、肿瘤浸润淋巴细胞(TIL)等。用自体树突状细胞(DC)疫苗过继免疫治疗的临床Ⅱ期试验已取得初步成效。有认为,IFN 较单用多柔比星好。新型瘤苗、基因治疗等为肝癌的生物治疗提供了诱人的前景,通过向细胞转导遗传物质,如凋亡基因、自杀基因、抗血管生成相关基因、免疫调节相关分子、干扰 RNA(siRNA)或溶瘤病毒载体等而起作用,但目前仍未能纳入临床常规。近年对转移复发的研究正成为研究热点,生物治疗将有战略意义。

2. 导向治疗 采用对肝癌有亲和力的抗体作"载体",再与有杀癌作用的"弹头"(如放射性核素、化疗药物与毒素等)制成抗体偶联物,可望较多杀伤肿瘤,较少损害机体,如 ^{131}I- 抗铁蛋白抗体或 ^{131}I- 抗人肝癌单抗。

3. 分子靶向治疗 针对癌的某些分子靶点而设计,是目前的热门领域。索拉非尼(sorafenib,多吉美)可延长晚期肝癌病人中位生存期 3 个月。针对 VEGF 通道的贝伐珠单抗(bevacizumab)与化疗合用的Ⅱ期临床试验提示对晚期肝癌有中度抗肿瘤作用。但目前的实体瘤靶向治疗疗效不够高,价格昂贵。

(九)综合与序贯治疗

综合与序贯治疗对可切除的肝癌,有助延长切除后的生存期;对不能切除的肝癌,有助延长生存期,并使其中的少数转变为可切除;对晚期病人,有助减轻痛苦,或短期延长生命。

1. 综合与序贯治疗的模式 所有用于肝癌的各种全身或局部治疗方法,均可作为肝癌综合与序贯治疗的方法来源。如放疗与化疗的同时合用;或同一疗法中不同制剂的合用,如不同生物治疗剂的合用常可增效。还有不同疗法的序贯应用,如"降期后切除"。综合治疗得当,常可获得 1+1>2 的结果。如对大于 4 cm 肝癌射频消融和乙醇注射合用效果较好。TACE 加局部外放射可提高疗效。

综合治疗要注意"攻"与"补"兼顾。如在两次足够剂量的TACE之间,应用提高免疫功能的治疗或改善症状的中医治疗。应避免过度治疗。

2. 不能切除肝癌的降期(缩小)后切除:资料表明,综合治疗后切除的标本约70%见残癌,为此降期后切除是可能获得根治的重要步骤。

五、转移复发的早期发现与防治

转移复发是肝癌手术切除和局部治疗后的主要问题,肝癌根治性切除后5年复发率为61.5%,即使小肝癌也达43.5%。根治性切除后的复发有两种可能,一是肝癌的多中心发生,多见于远期的复发;另一是肝内播散(其实质为癌转移)与远处转移。前者需通过病因预防来解决,后者主要与肝癌侵袭性有关。肝癌根治性切除后每2~3个月随访AFP与超声、每6个月作肺部X线检查,可提早6个月以上检出没有症状的转移复发灶。AFP阳性肝癌根治性切除术后1~2个月内AFP应降至正常,如又复上升,而无肝病活动证据者,应警惕转移复发;如发现占位性病变,则诊断可成立;如常规影像学未见占位,PET有助检出。

转移复发的预测:是当前研究的热点,很多分子标志物可以预测预后,但尚未成为临床常规。

转移复发的治疗:AFP阳性肝癌根治性切除后,通过用AFP监测,可发现亚临床期复发,对复发小肝癌行手术切除可有效延长生存期。近年局部治疗兴起,根治性切除术后肝内复发采用多次局部治疗可明显延长生存期。射频治疗复发的疗效优于乙醇注射。对多个肝内转移复发灶则可采用经动脉化疗栓塞。对肝癌肺转移灶作切除,效果也好,尤其是1~2个者。

转移复发的预防:肝癌切除后合并TACE只对有残癌倾向者(如大肝癌、多个肿瘤、有癌栓等)有用。关于全身化疗,无论术前或术后应用均未充分证明有效。生物治疗对肿瘤复发有一定的预防作用。

六、问题与展望

尽管经过以手术为主的综合治疗,肝癌的预后已有明显提高,但就整个肝癌研究而言,仍存在不少问题。如肝癌的癌变为多因素、多阶段形成,故肝癌的危险因素难以统一划分;普查仍存在"耗费与效益"问题;诊断也存在AFP阴性肝癌的早期诊断问题;手术切除最大的问题是术后的高转移复发率;各种局部治疗均存在不彻底性;复发也有多中心发生为防治提出了新的问题;而肝癌侵犯肝内血管,导致肝内播散与转移仍为复发的主要原因;另一问题乃合并失代偿肝硬化。但核心问题是肝癌的侵袭转移特性。预期未来肝癌研究将由病理学基础向病理-生物学基础转变。从生物学角度看肝癌,将出现一个新的视野。未来的一个主要研究方向为肝癌的生物学特性,尤其是在分子水平研究肝癌细胞的侵袭转移特性,及其与微环境和机体(如免疫)的相互作用。寻找预测指标和阻断的办法,其中生物治疗可能是未来的重要研究目标。分子水平的研究要取得临床效益,还要等待相当长的时间。在此以前,用循证医学的方法进行临床研究,尤其是综合治疗的研究,将是近期内进一步提高疗效、防治转移复发的重要途径。

(汤钊猷)

第二节 / 肝的其他疾病

本节要点 (Key concepts)

- **Pathogenesis and classification**

Liver abscess is divided into pyogenic abscess and amebic abscess according to the category of pathogenic organisms.

- **Diagnosis**

Fever, abdominal pain and hepatomegaly are the most common presenting symptoms.

Ultrasound and CT are the mainstays in diagnostic modalities for hepatic abscess.

- **Management**

Broad-spectrum antibiotics are applied for pyogenic abscess. The mainstay of treatment for amebic abscesses is metronidazole. Therapeutic needle aspiration and percutaneous catheter drainage have become the treatment of choice for most patients. In selected cases operative resection should be considered.

The majority of benign liver lesions are discovered incidentally during the course of a patient's evaluation for unrelated symptoms. They are usually found incidentally in patients with no liver disease.

Liver hemangioma is the most common solid hepatic tumor and the second most common benign focal hepatic lesion(simple cyst being the most common one). It is rarely a significant clinical consequence.

Focal nodular hyperplasia(FNH)is less common than hemangioma(0.4% of the normal population)and only rarely poses any significant risk.

There is rarely an indication for a surgical intervention in patients with a hemangioma, FNH, or most other benign solid lesions.

In contrast to hemangioma and FNH, hepatic adenoma is a rare tumor which may cause significant morbidity from bleeding, rupture, or malignant transformation, and usually requires surgical resection.

A focal lesion in a patient with cirrhosis should not be regarded as benign and should be considered a malignancy until proved otherwise.

一、肝脓肿

病原微生物侵入肝后在局部感染并形成脓液积聚的腔,称为肝脓肿。根据入侵病原微生物种类肝脓肿可分为细菌性肝脓肿和阿米巴性肝脓肿。

(一)细菌性肝脓肿

1. 病因和病理 细菌性肝脓肿(bacterial liver abscess)是由化脓性细菌入侵肝所致。常见病原菌入侵途径和病因如下。

(1)胆道感染 胆道逆行感染已成为细菌性肝脓肿的主要原因,约占 1/3。胆管结石、胆道肿瘤和胆道蛔虫等均可导致胆道梗阻、胆道感染。

(2)血行感染 肝接受肝动脉和门静脉双重血液供应,腹腔感染、肠道感染、脐部感染、痔感染的病原菌均可经门静脉系统侵入肝。体内任何部位的化脓性疾病所致的菌血症、败血症和脓毒血症,其病原菌均可经肝动脉侵入肝。

(3)直接感染 主要指肝外伤后坏死肝组织、血肿继发感染。此外,开放性肝外伤病原菌由伤口直接入侵也可引起肝脓肿。

(4)邻近组织感染 胃、十二指肠疾病并发穿孔、脓胸、膈下脓肿、右肾脓肿等附近组织化脓性感染,均可直接蔓延至肝而发生脓肿。

(5)医源性 针对胆道出血而行的肝动脉结扎治疗,肝癌病人接受肝动脉栓塞化疗后均有可能导致肝组织坏死并感染而发展为脓肿。

(6)隐源性 常发生于有免疫功能低下和全身性代谢性疾病病人,如糖尿病,且原发病灶无明显临床表现。

另外,原发性肝癌或继发性肝癌组织坏死后亦可发生肝脓肿。

细菌性肝脓肿的病原菌因原发病不同而有差异。经胆道和门静脉侵入的多为大肠埃希菌等革兰阴性杆菌和厌氧菌;经肝动脉侵入的多为金黄色葡萄球菌等革兰阳性球菌,其他常见致病菌还有克雷白杆菌、肠球菌、变形杆菌、铜绿假单胞菌、链球菌、类杆菌等。细菌性肝脓肿中 40% 左右为厌氧菌感染,约 25% 为需氧和厌氧菌混合感染。

细菌侵入肝后首先引起炎症反应,大多情况下可以自愈,部分发展成肝脓肿,其中小脓肿若经适当的治疗仍可以吸收、机化,但若未得到及时有效地治疗,则可融合成 1 个或多个较大的脓腔。由于肝血供丰富,毒素吸收可引起明显的毒血症状,转为慢性后则被肉芽或纤维组织包裹机化。胆源性感染者为多发性小肝脓肿,可融合成较大的脓腔,脓腔多与胆管相通,胆管多有扩张,管壁增厚;血源性感染往往为多发;肝外伤导致的肝脓肿多为单发。

2. 临床表现 细菌性肝脓肿常起病较急,一般常见临床表现如下。

(1)症状 寒战、高热为最常见的早期临床表现,一般突然出现寒战、高热,体温在 38~40℃,呈弛张热型或间歇热型。每日可多次寒战、发热,体温很少降至正常。常伴有脉速、大量出汗等现象。

肝区疼痛系肝内感染,被膜张力高所致,常为肝区持续性钝痛。右叶肝脓肿者感右侧季肋部疼痛,左叶肝脓肿或左、右叶肝脓肿者上腹部可出现疼痛。有时因炎性刺激膈肌或感染向胸膜、肺部发展而引起胸痛,刺激性咳嗽和呼吸时疼痛加重。疼痛常向右肩放射,左叶肝脓肿可向左肩放射。

由于脓毒性反应及全身消耗,多数病人有乏力、食欲缺乏、恶心、呕吐,短期内便可呈现消瘦等全身及消化道症状。

(2) 体征 肝大、肝区压痛和叩痛为重要体征。肝右叶的脓肿多有右肋缘下压痛,肝左叶的脓肿可能有上腹部压痛。部分病人肝区可有局限性隆起,右胸常呈饱满状态,肋间隙增宽,并有触痛。如脓肿靠近体表,其上面的皮肤可有红肿、压痛。门静脉炎引起的肝脓肿可有黄疸,由化脓性胆管炎引起的黄疸较显著。右叶肝脓肿可引起右侧反应性胸腔积液,表现为呼吸音减弱、肺底部啰音及摩擦音等。

(3) 实验室检查 血白细胞计数和中性粒细胞比例多显著增高。病程较长、较重者红细胞及血红蛋白常降低。肝功能异常提示肝病变较重。急性期血液及肝脓肿穿刺液培养常可培养出致病菌。

此外,部分肝脓肿临床表现不典型,仅表现为慢性发热、消耗性疾病或肝功能异常,应引起重视。

(4) 影像学检查

1) B型超声检查:简单,易行,无创,常为首选方法。典型的肝脓肿为回声强度减低的暗区,边缘不整齐,形态不规则。脓腔中坏死肝组织多时表现为多反射光点,液化完则为较少光点的液性暗区。脓肿直径 <1 cm 有时分辨不清;当有大量坏死组织未完全液化或脓液黏稠时不显示出液性区。

2) CT检查:较B超有更高的分辨率,并能明确脓肿位置、大小以及和周边脏器的关系。典型肝脓肿CT平扫期表现为肝内圆形或类圆形低密度灶,病灶中央为脓腔,环绕脓腔为密度低于肝组织而高于脓腔的环形脓肿壁,脓肿壁周围可出现环形水肿带,边缘模糊(Figure 7-63-2)。

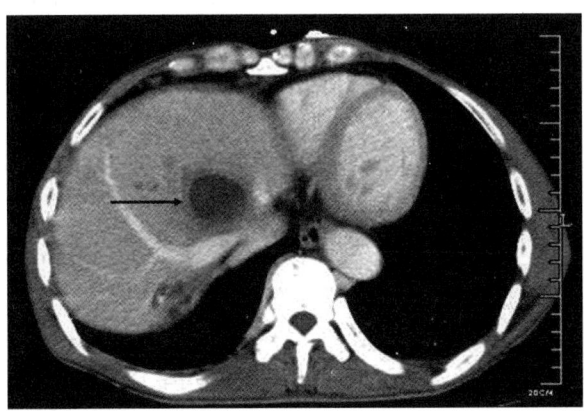

Figure 7-63-2 CT scan image of a patient with bacterial liver abscess in the left lobe of liver

增强后脓肿壁明显的环形强化,脓腔及周围的水肿带无强化,形成"环靶征"。

3) MRI检查:CT检查存在疑问时可考虑行肝 MRI检查。MRI具有较高的软组织对比,可较敏感地反映肝组织不同时期的多种病理学改变。早期肝脓肿 T_1 加权像表现为类圆形略低信号,T_2 加权像为不均匀性稍高信号。脓肿形成后脓腔在 T_1 加权像上呈类圆形低信号区、边缘清楚,T_2 加权像上脓肿表现为大片高信号,由肝组织广泛水肿和脓液所致,其中心脓液信号可以更高,类似于"环靶征"。

4) 诊断性肝穿刺:在 B 超或 CT 引导下,进行肝穿刺抽脓,然后根据脓液性质可以明确诊断,细菌性肝脓肿的脓液常呈黄白色,同时可行细菌培养(包括厌氧菌培养)及药物敏感试验,对指导抗生素应用有重要意义。

3. 诊断和鉴别诊断

(1) 诊断要点 原有疾病的基础上出现发热、肝区疼痛、肝大等症状时要考虑肝脓肿可能。实验室检查包括白细胞计数明显增高,可有轻度贫血,部分病人出现肝功能异常。B超检查无创,简单易行,可确定脓肿大小、位置,已作为诊断肝脓肿的最常用方法。当仍不能明确诊断时可选用超声造影、CT 或 MRI 检查。

(2) 鉴别诊断

1) 胆石症、胆道感染:多表现为右上腹部阵发性疼痛、寒战、高热和黄疸,有反复发作的病史。B超和CT检查无液性暗区,但可有阳性结石和胆管扩张表现,必要时进一步行 MRCP 检查明确诊断。往往有胆道感染合并肝脓肿的情况存在。

2) 肝癌合并感染:肝癌中心液化坏死后继发感染或炎性肝癌均可出现发热、肝区疼痛等临床表现,B超也可发现肝内有液性暗区,但肝癌病人往往有乙型肝炎病史,结合 AFP 增高,以及肝癌的 CT 或 MRI 典型表现可以明确诊断,必要时行穿刺活检术。

3) 肝囊肿合并感染:少见,常难以鉴别,多有肝囊肿病史,CT 和 MRI 肝扫描有助于诊断。

4) 阿米巴肝脓肿:尽管近年阿米巴性肝脓肿发病率明显下降,但由于细菌性肝脓肿和阿米巴性肝脓肿临床表现相似,而治疗方法不同,因此,两者的鉴别诊断仍非常重要,其鉴别要点见 Table 7-63-1。

5) 右膈下脓肿:常有明显腹腔感染和腹膜炎病史,全身反应较轻,胸壁疼痛较重,常有肩部放射痛,呼吸使疼痛加剧。B超、CT 检查可鉴别。

6) 右下肺部感染:也会出现发热、肝区疼痛,但呼吸

Table 7-63-1　Identification between bacterial liver abscess and amebic liver abscess

	Bacterial liver abscess	Amebic liver abscess
History	Secondary to biliary and abdominal infections, or other pyogenic infection	History of amoebic dysentery
Symptom	Rapid onset, severe systemic infection, chills, fever	Slow onset, long duration
Physical examination	No significant hepatomegaly	Significant hepatomegaly, may have limitations uplift
Abscess	Multiple, smaller	Single, larger
Pus	Yellow white pus, bacteria can be found in smear and culture	Chocolate color, no odor, amebic trophozoites can be found; unassociated with bacterial infection; usually no bacteria can be found
Blood cells	White blood cell count and neutrophils increased	White blood cell count increased
Blood culture	Usually positive results	Usually negative results when unassociated with bacterial infection
Stool examination	No special findings	Amoeba trophozoites can be found in some patients
Diagnostic treatment	Anti-amoebic therapy: invalid	Anti-amoebic therapy: effective

道症状更明显,胸部 X 片或肺部 CT 可明确诊断。

4. 并发症　常见并发症为脓肿破溃后向邻近脏器穿破。穿入胸腔引起脓胸及支气管胸膜瘘;左叶肝脓肿可穿入心包腔;破溃入腹腔可引发腹膜炎;有时还可穿入胃、十二指肠、结肠、肾、胰腺;少数病例脓肿可穿入腔静脉、肝静脉、胸导管或腹壁等,在其他部位形成脓肿;肝内血管破裂时可发生胆道出血。细菌性肝脓肿出现并发症常使病情加重,且使临床表现混淆,导致误诊。

5. 治疗　由于肝脓肿是肝的继发性感染,因此,对原发病早期发现并进行合理的治疗可以预防肝脓肿形成。早期感染时,给予大剂量敏感抗生素可避免脓肿形成。一旦形成肝脓肿,应强调早期发现、早期诊断、早期治疗,并根据不同的病情、病程、脓肿部位等选择适宜的治疗方法。

(1) 非手术治疗　适用于肝脓肿早期病灶未局限时和多发性小的肝脓肿。

1) 抗生素应用:选用敏感抗生素至关重要,可根据细菌培养及药敏结果来选择。如暂无细菌培养结果,可根据常见病因分析选用。在病因不明的情况下,可联合应用针对革兰阴性菌、革兰阳性菌感染的抗生素和抗厌氧菌感染的广谱抗菌药物。注意抗生素治疗不能替代必要的外科手术治疗。

2) 支持治疗:病人往往因高热消耗、病程长等因素出现营养不良、贫血、低蛋白血症、电解质紊乱等,应补充足够的热量、多种维生素及微量元素,改善营养状况,必要时可多次小量输血、血浆或清蛋白。

(2) 手术治疗

1) 经皮肝脓肿穿刺引流术:在 B 超或 CT 的定位引导下经皮肝脓肿穿刺术既可作为一种诊断手段,又可作为一种治疗方法。它可以确定脓肿的存在,并根据脓液的性质鉴别细菌性肝脓肿或阿米巴肝脓肿。脓腔较小者尽量抽净脓液;对脓腔较大者,可沿穿刺针方向置入导管,持续引流。由于该方法创伤小,并发症少,目前已得到广泛应用。但有时因脓液黏稠或导管难以置入脓腔底部致引流不彻底。

2) 肝脓肿切开引流术:包括腹腔镜下和开放式。腹腔镜下引流术适用于较浅表的脓肿引流。开放式手术可根据脓肿位置选取不同的手术切口,一般采用右肋缘下斜切口(右肝脓肿)或正中切口(左肝脓肿)进入腹腔,穿刺抽出脓液后,沿针头方向用血管钳插入脓腔,排出脓液,并分离腔内间隔组织,脓腔低位置引流管。同时可以探查整个肝并寻找腹腔内原发病灶。

3) 肝部分切除术:适用于慢性厚壁肝脓肿;局限性肝脓肿,多合并肝内胆管结石或肝胆管狭窄;外伤性肝脓肿伴较多组织坏死;肝脓肿切开引流术后死腔形成,创口长期不愈及窦道形成。

6. 预后　老年病人、全身情况差、糖尿病、合并营养不良者预后差。多发性肝脓肿的病死率较单发性高;原发病为败血症、脓毒血症者预后不良。

二、肝囊肿

肝囊肿是一种临床比较常见的肝良性疾病,其基本病变是肝内胆管的囊状扩张。

1. 分类　根据病因不同分为非寄生虫性肝囊肿和寄生虫性肝囊肿(主要为肝棘球蚴病),其中非寄生虫性肝囊肿又可分为先天性和后天性(创伤性、炎症性和肿瘤性)。

临床上以先天性肝囊肿最常见，分为单纯性肝囊肿和多囊肝；根据囊肿的数目多少，又可将单纯性肝囊肿分为单发性肝囊肿和多发性肝囊肿。

2. 病因和病理　肝囊肿病因不明确，一般认为，单纯性肝囊肿与迷走胆管和淋巴管在胚胎期发育异常有关，或肝内局部胆管或淋巴管因炎症上皮增生阻塞导致管腔分泌物潴留，从而形成囊肿。多囊肝是一种常染色体显性遗传病，有别于一般单纯性多发囊肿，它常伴有多囊肾，少数伴有胰腺和肺囊肿等其他脏器囊肿。

肝囊肿在肉眼上可为圆形或卵圆形，直径从数毫米到数十厘米不等，单发或多发，小囊肿周围肝组织正常，大囊肿可造成邻近肝组织甚至肝叶萎缩。囊肿多为单房，有时为多房，无分隔，内含清亮囊液，与肝内胆道系统不通，如合并感染、出血可呈混浊、咖啡色等。显微镜下可见囊壁被覆柱状上皮或单层立方上皮细胞，大小均匀，排列整齐。在病理上可分为：①血肿和退行性囊肿。②皮样囊肿。③淋巴囊肿。④内皮细胞囊肿。⑤潴留性囊肿。⑥囊性肿瘤等。

3. 临床表现及诊断　先天性肝囊肿以女性多见，男女发生比为1∶4，大多数无症状，多在B超或CT检查时偶然发现，有症状的病人大多是年龄大于50岁的女性病人。5%左右的肝囊肿增大到一定程度后，可出现肝区胀痛或压迫邻近脏器出现非特异性症状，主要表现为右上腹胀不适、恶心、呕吐、饱胀感或胃灼热感。极少数肝囊肿可合并出血、感染、破裂、门静脉高压症、恶性变或梗阻性黄疸等并发症而出现相应的症状。

实验室检查多无明显异常，肝功能、肿瘤标志物正常。一般肝囊肿的诊断并不困难，诊断主要依靠B超和CT检查。B超是首选的检查方法，可明确囊肿的大小、数目及位置，其典型的表现为圆形或椭圆形的液性暗区，边缘光滑清晰。CT平扫可明确囊肿大小、位置、数目及与邻近脏器的关系，典型表现为肝实质内圆形或卵圆形低密度区，单发或多发，边缘锐利，境界清楚，囊内密度均匀，CT值为0~20HU。对比增强后，囊内无增强，而囊肿境界更加清楚。

肝囊肿需与肝脓肿、肝恶性肿瘤出血坏死、血管瘤、肝脏血肿、肝囊尾蚴病及囊性转移瘤等鉴别，多发性肝囊肿需与多囊肝相鉴别。

4. 治疗　对于大多数小而无症状的肝囊肿，不需要特殊治疗，由于囊肿的体积会逐渐增大且有恶变的可能，需要动态监测其变化。对于体积较大（直径>5 cm）、有临床症状、短期内生长速度过快或有恶变可能的肝囊肿需要

治疗。肝囊肿的治疗可分为非手术治疗和手术治疗两种方法。

(1) 非手术治疗　B超或CT引导下肝囊肿穿刺抽液，囊腔内注射无水乙醇是肝囊肿主要的非手术治疗方法，主要适用于单发，囊肿较小及排除恶性可能的肝囊肿，但其存在治疗不彻底、容易复发等缺点。

(2) 手术治疗

1) 腹腔镜肝囊肿开窗去顶术：具有疗效确切、创伤小、病程短、康复快等优点，随着腹腔镜技术的发展，目前已成为治疗肝囊肿的首选治疗方法。适用于肝囊肿位置表浅，腹腔镜下容易暴露，或位于肝表面大的多发性囊肿，对于合并胆囊结石者，如有症状可同时行腹腔镜胆囊切除术。

2) 开腹肝囊肿开窗去顶术：适用于有临床症状的位于肝表面的巨大囊肿，囊肿位置较深如囊肿位于右肝后叶或肝膈肌之间广泛粘连，囊肿数目较多且广泛分布于肝表面的多囊肝，怀疑肝囊肿有癌变可能或有上腹部手术史者。

3) 肝囊肿切除术或肝叶切除术：适合于巨大肝囊肿压迫引起肝叶萎缩或纤维化，合并有胆漏、肠瘘等并发症的局限性肝囊肿，或怀疑有恶性变可能者。

4) 囊肿内引流术：应用较少，适合于囊液内有胆汁或术前证明囊肿与肝内胆管相通的病人，常采用囊肿空肠Roux-en-Y吻合术。

5) 肝移植术：适用于合并肝功能衰竭的单发、多发性肝囊肿和多囊肝的病人。如果合并肾衰竭，常需肝肾联合移植。

三、肝棘球蚴病

肝棘球蚴病又称肝包虫病，是常见的人兽共患寄生虫病，由棘球绦虫的幼虫（简称棘球蚴）侵入肝所引起的囊肿性病变，占人体棘球蚴病的首位。

1. 分类　我国有两种类型的肝棘球蚴病，即细粒棘球蚴感染引起的囊型棘球蚴病和由多房棘球蚴感染引起的泡型棘球蚴病。在我国以细粒棘球蚴感染引起的囊型棘球蚴病为主，约占98%。

2. 流行病学　棘球蚴病是一种呈全球性分布的人兽共患病，主要流行于牧区和半牧区，主要分布于地中海地区、非洲、南美洲、新西兰、澳大利亚和亚洲等。我国是棘球蚴病的高发地区，囊型棘球蚴病占大多数，目前已有22个省（市）、自治区存在当地感染的囊型棘球蚴病病人，以西北、西南地区多见。而泡型棘球蚴病较少见，仅在宁夏、新疆、甘肃、四川、青海、西藏和黑龙江等省有少量病

例报告。

细粒棘球绦虫的终宿主是狗、狐、狼等犬属动物,最常见者为狗,其中间宿主是牦牛、猪、羊、马、黄牛、骆驼和啮齿动物等,人是偶然中间宿主。多房棘球绦虫的终宿主多为狐,其次为犬、狼等。

棘球蚴病常见的传播途径包括:①直接感染:生活于流行区的居民与犬,羊及污染水源等感染源有频繁密切的直接接触,直接误食被棘球绦虫虫卵污染的饮水或接触粘有虫卵的餐具而感染。②间接感染:居住于流行区的人,即使没有直接接触狗、牛、羊等动物,但仍有误食被虫卵污染的饮食或水源而间接感染。③呼吸道感染:虫卵也有经呼吸道感染的可能,但目前还没有证实。

棘球蚴病病人以牧区牧民、农民或皮毛工人为多,少数民族较汉族多,其感染主要与环境卫生及不良的饮食习惯有关,多在儿童期感染,青壮年期出现明显症状,男女发病率无明显差别。

3. 病理生理　　当人与携带虫卵的狗和羊接触或直接食入被虫卵污染的食物后,虫卵在胃、十二指肠内经孵化成为六钩蚴,穿透肠黏膜进入门静脉血流,到达肝并滞留生长发育成囊而形成肝棘球蚴病。其余的六钩蚴随血流通过肝静脉汇入到心脏,经肺循环到肺,进而经体循环播散至全身其他脏器,如肾、脾、脑、肌肉、眼眶和脊柱等。肝棘球蚴病发病率高,约占所有棘球蚴病的70% 左右,肺棘球蚴病占 20%,多脏器棘球蚴病占 10% 左右。

人感染棘球蚴 3 周后形成肉眼可见呈球形缓慢生长的棘球蚴囊肿。棘球蚴囊肿分为外囊和内囊。棘球蚴周围组织发生异物反应,炎性细胞包括嗜酸粒细胞、浆细胞和多核巨细胞浸润,新生的成纤维细胞形成纤维结缔组织包膜,包裹在棘球蚴周围,形成外囊。外囊来源于宿主器官组织,呈灰白色,内部包裹着血管及一些小的胆管,外层为挤压萎缩的肝细胞。棘球蚴囊肿的囊内容物有育囊、原头蚴、子囊及囊液。内囊由生发层和角质层构成,生发层向囊腔内长出极小囊泡,发育形成育囊,其内含有原头蚴。游离的育囊和原头蚴下沉后形成肉眼呈白色细小沙粒状的棘球蚴砂。棘球蚴囊肿的生发层还可以形成很多子囊,子囊内也充满囊液和原头蚴,实际上是母囊的复制。子囊又可以形成孙囊,其形状如子囊(Figure 7-63-3)。

4. 临床表现

(1) 囊型肝棘球蚴病　　肝细粒棘球蚴病早期多无明显临床症状,常在感染多年后体检时偶然发现。随着病情的进展,棘球蚴囊肿逐渐增大,可出现上腹部缓慢生长的

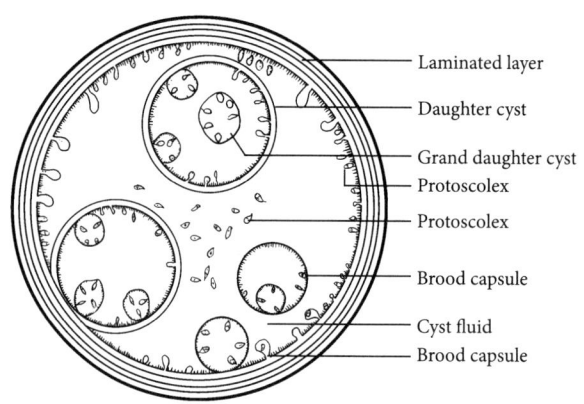

Figure 7-63-3　Echinococcus granulosus

无痛性包块,也有些病人出现肝区隐痛、上腹胀不适或行走时坠胀不适。随着囊肿体积进一步增大,可压迫邻近器官引起压迫症状,压迫胃肠道引起饱胀、嗳气、食欲减退、恶心、呕吐等症状;压迫胆道可引起梗阻性黄疸;压迫门静脉可引起门静脉高压症状。如果囊肿继发细菌感染,则可引起发热、上腹部痛等症状。如果囊肿破溃入腹腔、胸腔和胆道,可引起过敏性休克、腹膜刺激征、急腹症、胸腔积液或黄疸等表现。儿童病人可能表现为发育迟缓、营养不良、贫血、消瘦等症状。

(2) 泡型肝棘球蚴病　　表现为进行性肝大、肝区隐痛。疾病晚期肝可触及硬结节,可出现肝功能损害、脾大、黄疸、消瘦和衰竭。

5. 诊断及鉴别诊断

(1) 疫区接触史　　凡有牧区或半牧区居住史,或有流行区生活史,与狗、羊等动物有密切接触史的病人,一旦发现肝有占位病变者,应首先怀疑本病,需进一步免疫学和影像学检查。

(2) 免疫学检查

1) 包虫皮内试验(casoni 试验):简单易行,阳性率可达 90%~93%,假阳性率较高,但病人感染后抗体终生阳性,可干扰诊断及术后随访,目前多数学者主张放弃此项检查方法。

2) 补体结合试验:阳性率为 80%~90%,切除囊肿后2~6 个月可转阴性。

3) 间接血凝法试验:操作简便,特异性较高,重复性好,假阳性反应少见,阳性率可达 81%,可用于辅助诊断、流行病筛查等方面。

(3) 影像学检查

1) X 线:腹部平片对肝包虫病的诊断价值有限,可表现为肝轮廓增大,膈肌抬高,囊壁钙化时可见钙化影。

2）B超：是无创、方便、快捷、经济的检查方法，是首选的诊断方法。广泛应用于流行区的普查筛选，术中检查，术后监测等各个方面。可以明确囊肿数目，位置及体积，也可辨别囊肿与下腔静脉、肝静脉、胆道的关系。典型的B超表现为囊肿部位为液性暗区，边缘光滑，界限清晰，后壁回声增强，囊肿内含有子囊和孙囊，呈现"囊中之囊"的征象。

3）CT：对肝棘球蚴病具有较高的诊断价值，可明确肝棘球蚴囊肿大小、数量、位置及与周围血管、胆道之间的关系，对选择手术方案、提高手术治愈率有重要价值。单房型肝棘球蚴病表现为边界清楚的圆形或类圆形病灶，其内密度均匀，囊壁光滑，囊内充满液体呈水样密度，无子囊，囊壁钙化少（Figure 7-63-4）。多房型肝棘球蚴病表现为"囊中囊"特点，棘球蚴囊肿边界清楚，囊内可见多个子囊和不同密度的内容物，子囊密度低于母囊，随病情发展，母囊碎片及退化子囊形成不同程度的钙化。

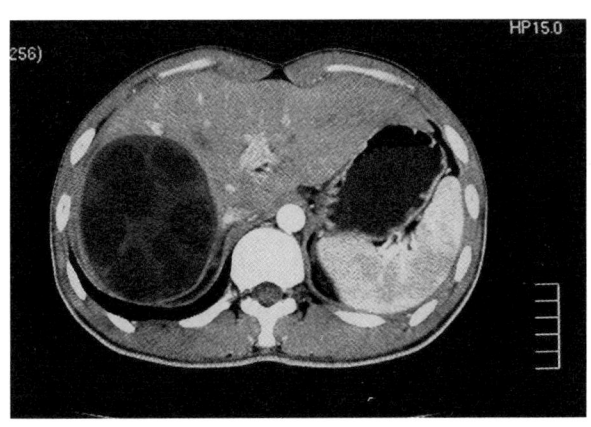

Figure 7-63-4　CT scan of echinococcus granulosus

4）MRI：在肝棘球蚴病的诊断上，MRI与CT的作用相似，可作为B超或CT等影像学检查的有效补充，MRCP对于囊肿破入胆管的诊断有较高的价值。

（4）鉴别诊断　有流行地区居住史或旅游史，有与狗、牛羊等动物密切接触史，肝脏发现有占位性病变者，需首先怀疑本病，免疫学试验阳性提示有包虫感染，B超或CT发现有囊性占位病变有助于诊断。但需与先天性肝囊肿、肝内胆管囊肿、肝血管瘤、肝癌、肝脏囊腺瘤等疾病相鉴别。

6.治疗　肝棘球蚴病的治疗采取以外科手术治疗为主，药物治疗为辅的综合治疗。

（1）药物治疗　对于伴有其他脏器播散、多发囊肿、多次手术后复发的肝棘球蚴病，或全身情况差、不能耐受手术者，或术中棘球蚴囊肿破裂、囊液外溢的病人，可采取药物治疗。常用的有效药物有甲苯达唑，阿苯达唑，阿司咪唑等药物。阿苯达唑是目前最常用的药物，通常推荐的小剂量长疗程给药方案，即12.5 mg/（kg·d），分2次口服，持续28 d为1个疗程，间歇2周，持续6~10个疗程。对于晚期病人疗程可达3~5年，甚至终生维持治疗。有研究表明术前1~2周及术后6个月内口服阿苯达唑等药物可以防止术中种植和术后复发，提高手术疗效。

（2）手术治疗　手术原则为充分暴露手术野，彻底清除内囊，防止囊液外溢，消灭外囊残腔，防止术中感染。手术适应证为：①对于有、无症状的中青年病人，如果肝棘球蚴囊肿较大均应予以手术治疗。②囊肿并发感染，破裂。③棘球蚴囊肿与胆道相通或压迫邻近重要器官。术前需充分评估，包括囊肿大小、数目、形态、部位，与邻近血管、胆管的关系，是否合并感染等并发症，是否有肝外其他器官转移等。

术前的充分评估对手术和治疗方案的选择，手术方式的选择，减少术后并发症有很重要的意义。手术前可预防性服用甲苯达唑或阿苯达唑。术前应用抗生素预防感染，已有感染者需根据药敏结果调整抗生素，术前需准备抢救药物如肾上腺素和糖皮质激素，预防术中囊液外溢至腹腔而引起过敏性休克。

可以根据病情的严重及有无并发症，肝棘球蚴囊肿的位置、大小及与周围血管，胆道的关系等因素选择不同的手术方式，常见的手术方式如下：

1）棘球蚴囊肿穿刺摘除术：常用传统手术方法，操作简便、迅速，保留更多的肝组织，适用于肝各种类型的棘球蚴病，包括手术后复发、已破裂或感染的棘球蚴病。

2）棘球蚴囊肿外囊切除术：适用于突出于肝表面的棘球蚴囊肿，既不切除肝组织，又保持棘球蚴囊壁完整不破，避免囊液外溢，是疗效最佳的手术方法。

3）腹腔镜下棘球蚴囊肿摘除术：具有创伤小、术后恢复快等优点，适用于位于肝右前叶上段、肝左内叶、左外叶下段的肝单发棘球蚴囊肿，外囊部分暴露于肝表面，腹腔镜下容易暴露者，无合并感染及胆漏等并发症，腹腔内无其他脏器棘球蚴病者。对于肝膈面或后位的棘球蚴囊肿，位置较深、腹腔镜下不易暴露者，周围脏器与棘球蚴囊粘连致密，分离困难者，合并感染及胆漏等并发症，囊肿破裂入腹腔及胸腔等情况不适合腹腔镜下切除。

4）肝叶切除术：适用于①棘球蚴囊肿局限于肝左叶或右叶单侧，囊壁坚厚或钙化不易塌陷，而病侧肝组织已萎缩；②局限于肝的一叶的多发性囊肿；③外囊残腔内胆漏长期带管或反复清创不愈者;④术后复发的厚壁棘球蚴囊肿或囊肿感染后形成厚壁的慢性脓肿;⑤局限的肝泡状棘球蚴病者。肝囊型棘球蚴病的肝部分切除术与肝良性占位病变手术操作基本相同,但整个手术过程必须轻柔,避免过度挤压棘球蚴囊导致破裂,造成严重后果。

5)肝移植术:对于外科处理失败或多次手术后肝衰竭等晚期肝棘球蚴病病人可考虑肝移植术。

四、肝实性良性肿瘤

肝实性良性肿瘤占肝原发肿瘤的 5%~15%,常在体检中被发现。病人往往没有病毒性肝炎病史,亦缺乏特异性血清学标志物。常见的肝实性良性肿瘤有肝海绵状血管瘤、肝腺瘤、局灶性结节性增生(focal nodular hyperplasia, FNH)等(Table 7-63-2)。本节主要介绍肝血管瘤、肝腺瘤、FNH 和炎性假瘤的诊断和治疗。

Table 7-63-2　Benign solid tumors of the liver

Epithelial tumors
　Hepatocellular adenoma
　Bile duct adenoma
　Biliary cystadenoma

Msenchymal tumors
　Hemangioma
　Infantile hemangioendothelioma
　Fibroma
　Angiomyolipoma
　Lipoma
　Lymphangioma
　Benign mesenchymoma

Mxed tumors
　Teratoma

Tmor-like lesions
　Focal nodular hyperplasia
　Nodular regenerative hyperplasia
　Mesenchymal hamartoma
　Microhamartoma(von Meyenburg complex)
　Inflammatory pseudotumor
　Focal fatty change
　Pseudolipoma
　Macroregenerative nodule

(一)肝血管瘤

肝血管瘤是最常见的肝脏良性实性肿瘤,是一种间叶细胞肿瘤,发病率为 1%~7.4%。本病好发于 30~50 岁女性,男女比例为 1:(3~6)。肝血管瘤的病因学尚不清楚,部分学者将其归为先天性错构瘤。

1. 分类　肝血管瘤可分为海绵状血管瘤、毛细血管瘤和血管内皮细胞瘤,一般临床所谓肝血管瘤即指海绵状血管瘤。

2. 病理　肝海绵状血管瘤通常认为是血管扩张所致的血管畸形病变,为先天性,无恶变倾向。成年人肝海绵状血管瘤通常为单发,约占 60%。肉眼观呈紫红色或蓝紫色,质地柔软,边界清楚,有纤维包膜。血栓形成后血管瘤可出现机化、纤维化甚至钙化。光镜下可见肝海绵状血管瘤由充盈扩大的肝血窦组成,衬以单层内皮细胞,中间有纤维隔膜。

3. 临床表现　肝血管瘤一般无症状,多在体检时偶然发现。多在血管瘤较大时才出现症状,肿瘤直径大于 4 cm 的血管瘤病人中 40% 出现症状。常见的症状主要是由于肿瘤压迫造成,包括上腹部不适、隐痛、腹胀、胃纳差、恶心、呕吐等。肿瘤位于左肝外叶或肝表面者更容易出现压迫症状。在肿瘤急性出血、血栓形成、坏死或肝被膜有炎症反应时,病人可出现剧烈腹痛,并伴有发热和肝功能异常。5% 的肝巨大血管瘤病人因穿刺活检、外伤或自发性破裂导致瘤内或腹腔内出血,出现急性腹痛、休克等表现。由于肝血管瘤的发生、发展与激素水平有关,因此,妊娠期或月经周期随着激素水平波动出现血管瘤快速增大,并伴有血管瘤内出血和腹腔内出血的概率增高。本病可合并血小板减少症或低纤维蛋白原血症,即卡-梅综合征(Kasabach-Merritt syndrome)。

4. 诊断　常见肝脏良性疾病的影像学表现详见 Table 7-63-3。影像学检查,如 B 超、CT、MRI、核素扫描或肝动脉造影等是诊断肝血管瘤的主要方法。多数肝血管瘤病人的血清学检查,包括肝功能、凝血功能、肿瘤标志物等往往在正常范围内。只有少数巨大肝血管瘤并发血栓形成可能会引起中度甚至重度贫血、血小板减少或低纤维蛋白原血症。

(1) B 超　具有快速、廉价、无创的优点,是肝血管瘤首选的检查手段,可检查出直径 1 cm 左右的血管瘤。大多数小血管瘤表现为边界清楚的低回声占位,伴后方回声增强效应。较大血管瘤则表现为内部回声杂乱,强弱不均,无明确的边界,系瘤内纤维变性、血栓形成或坏死所致。近年来,随着微泡沫造影剂的应用,可以动态观察血管瘤的向心性缓慢充填,提高了肝血管瘤的诊断准确性。

(2) CT　肝血管瘤的 CT 检查呈现特征性表现:①病变在造影剂应用前呈现为一个低密度灶,界限清晰,可呈分叶状,少数病例可见继发于纤维化或血栓形成后的钙化影。②应用造影剂后早期周边强化。③随后的连续图像上呈向心性充填,可形成"环状""斑片状"高密度区,并逐渐弥散、扩大、融合。④延迟扫描显示病灶完

Table 7-63-3　Imaging features of focal nodular hyperplasia, hemangioma, and hepatic adenoma

	Hemangioma	Focal nodular hyperplasia	Adenoma
Ultrasonography	Hyperechoic lesion with well-defined borders	Usually nondiagnostic Variable echogenicity Occasionally central scar	Usually nondiagnostic
Doppler	No internal flow	Arterial flow within the lesion	Venous signals within the lesion(nondiagnostic)
Contrast-enhanced triple phase CT scan	Precontrast: Hypodense lesion Centripetal globular enhancement Retained contrast on delayed venous phase	Precontrast: Hypo- or isodense lesion Homogenous arterial enhancement with a hypodense central scar May turn isodense post contrast	Precontrast: Hypo- or isodense lesion Irregular enhancement with peripheral arterial enhancement postcontrast
MRI unenhanced	Well-circumscribed homogenous lesion Low signal on T_1 Very high signal on T_2	Low signal on T_1 Slightly hyperintense on T_2 Central scar hyperintense on T_2	Low to slightly hyperintense area on T_1 Well-defined low-intensity capsule Heterogeneous enhancement on T_2
Gadolinium-enhanced MRI	Progressive centripetal enhancement Similar to CT scan	Homogenous arterial enhancement Hypodense central scar Contrast accumulates in central area on delayed T_1	Enhancement as in CT scan
Angiography	Venous lakes with well-defined circular shape Displaced arterial branches Delayed venous phase	Dilated hepatic artery Highly vascular lesion, with a central vascular supply Spoke wheel pattern in one third of the patients	Hypervascular lesion—50% Hypovascular lesion—50% Peripheral vascular supply
Scintigraphy with ^{99m}Tc-labeled RBC	Increased uptake by the lesion during venous phase Retention on delayed images	Equal or increased uptake in 50%~70% of the patients	Hypoconcentration of the colloid(focal defect)in most patients

CT, computed tomography; MRI, magnetic resonance imaging; RBC, red blood cells

全充填至少需要 3~60 min。⑤最后呈现一个等密度灶的占位性病变。有报道在 94% 的大血管瘤中可以发现球状增强(静脉湖)。CT 诊断肝血管瘤具有高度敏感性和特异性,但对较小的病变有时仍很难与多血供的肝癌相鉴别。

(3) MRI　是一项准确、无创的检查技术,对于肝血管瘤的敏感性为 73%~100%,特异性为 83%~97%。肝血管瘤在 MRI 检查中的表现为 T_1 加权像中呈低密度信号,而在 T_2 加权像中呈现高强度信号(灯泡征),此与肝癌的 MRI 表现不同。然而,富血供的转移瘤也可能有相似的特征,而巨大血管瘤亦可有不典型的特性,弥散加权 MRI 可能有助于对这些病灶提供有特征的影像。静脉注射增强剂钆增强扫描可查及直径 <1.5 cm 的血管瘤,并能提高其诊断的正确率。

(4) 核素 ^{99m}Tc　过锝酸盐标记红细胞肝扫描对诊断血管瘤具有高度的特异性,诊断敏感性为 90%,特异性为 100%,正确率接近 100%。典型表现为早期充盈缺损,延迟 30~50 min 后呈向心性充填。由于采用核素等原因,目

前该项检查多被增强 CT 和 MRI 代替。

(5) 数字减影血管造影(DSA)　也可用于血管瘤的诊断,但由于有创,往往不作为常规检查项目,仅在其他方法难以鉴别时,或小血管瘤与其他病变共存需要排除恶性病变时。典型者可见到营养动脉和大片状滞留的造影剂呈棉絮样改变。这一征象持续至静脉期,并超过静脉期。对于一些直径 <2 cm 的病变,DSA 的结果可能是阴性的,可能与瘤内纤维化和血栓形成有关。

一些不典型的血管瘤容易与肝癌相混淆,而富血供的肝癌也可出现类似血管瘤的影像学表现,故任何时候都不要轻易下"肝血管瘤"的诊断,对已诊断为"肝血管瘤"者要始终保持高度警惕。对于在肝病、肝硬化或其他恶性肿瘤的基础上出现肝肿块,其影像诊断更应高度警惕。由于穿刺活检可能造成出血的风险,尤其是肝表面或包膜下血管瘤穿刺活检出血的危险性更高,应慎重应用穿刺活检。

5. 治疗

(1) 适应证　肝血管瘤的治疗首选随访观察,仅小部

分病人需要接受手术治疗。手术适应证如下。

1）有明显临床症状的血管瘤，影响生活工作或肿瘤区域疼痛需要服用镇痛药。

2）直径 >5 cm 的血管瘤。

3）血管瘤短时间内迅速增大。

4）血管瘤破裂出血、瘤内出血或胆道内出血导致贫血或低血压。

5）不能排除恶性病变者。

6）出现 Kasabach-Merritt 综合征。

对于无症状的直径 >5 cm 的巨大肝血管瘤是否应该手术切除尚存争论。笔者认为：对于无症状的巨大血管瘤是否需要手术应该结合病人的年龄和肿瘤的位置，对青年妇女，或肿瘤位置特殊，尤其是对于邻近肝门的血管瘤病人，如不及时手术，瘤体增大后与肝门管道的关系更为密切，术中出血增加，手术难度加大，手术的创伤和风险势必增加，甚至丧失常规手术切除的机会，对此类肝血管瘤应积极手术。有时出于"安全考虑"的犹豫恰恰成为威胁病人安全的因素。也有学者认为：尽管肝血管瘤自发性或外伤性破裂出血极为少见，但一旦破裂，其死亡率高达 60%，因此，对所有巨大肝血管瘤或位于肝被膜下的血管瘤，为避免破裂出血均应采取预防性手术切除。目前临床医师一般以肿瘤直径 >5 cm 作为手术切除的经验标准。

肝血管瘤手术可切除性评估见 Box 7-63-3。

Box 7-63-3　可切除性评估

肝血管瘤手术评估主要在于 3 个方面：肝脏情况、切除后残余肝体积、重要血管/胆道与肿瘤的关系

- 肝功能评估：包括 Child 评分，吲哚氰绿滞留试验
- 肝血管成像，如 CTA、MRA 或血管造影明确血管瘤与门静脉、肝静脉和下腔静脉的关系，明确血管瘤的供血动脉，对于右肝Ⅶ段、Ⅷ段血管瘤，术前需要特别注意右肝后下静脉的管径，确保右肝静脉舍弃后右肝后叶仍有静脉回流，否则必须行右肝静脉修复或吻合
- 肝胆管成像 MRCP 以明确血管瘤与胆管关系，避免术中胆管损伤
- 残余肝体积计算，可通过 CT 三维成像计算肝的体积，以避免术后残余肝过小而出现肝衰竭

（2）禁忌证　肝血管瘤的手术禁忌证即肝部分切除术的手术禁忌证。但应强调的是，肝血管瘤作为一种多数无症状且往往生长较为缓慢的良性肿瘤，对于直径较小、位于肝脏实质深部、影像学表现较为典型的病灶不应草率施行手术，仅需长期密切随访。部分学者认为，由于绝经

期妇女激素水平已经较稳定，肝血管瘤快速增大的可能性较低，即使肿瘤直径偏大，仍可采取随访措施，而无需手术切除。

（3）手术方式　肝血管瘤切除不强调所谓的阴性切缘，在完整切除血管瘤的前提下，最大限度地保护正常肝组织是外科医师的共识。

1）肝动脉结扎术：适用于血管瘤病变范围较广、累及门静脉和肝静脉主干，全身情况差不适合接受肝部分切除术等病人。根据病变部位选择结扎肝固有动脉、左肝或右肝动脉，结扎后肿瘤可软化缩小，效果满意。肝动脉栓塞术易造成肝内外胆管缺血性损伤，继而发生胆道坏死、感染、肝脓肿，且血管栓塞后肝血管瘤缩小率较低，因此较少采用该术式。

2）肝血管瘤剜除术：血管瘤和正常肝组织常有清楚的界限，它和血管和胆管的关系往往是紧贴或推挤的关系，大多数情况下无需行规则性肝切除。血管瘤剜除术首先要找到瘤体的边界，一般在肝血管瘤边缘旁切开肝包膜，切开浅层肝组织后确认瘤体的边界，并沿着此边界由浅入深，由易到难。必要时可采用肝门阻断法控制入肝血流或结扎血管瘤供应动脉的方法减少术中出血。对于较大的血管瘤，需要进行多次肝门阻断。

3）规则性肝切除术：适用于单个或多个肝血管瘤占据整个肝叶或半肝，如左肝外叶切除术、右肝后叶切除术、规则性右半肝切除术、左半肝切除术等。多发肝血管瘤由于多个局部剜除后创面增大，术中止血困难，术后胆漏发生率高，且剩余肝的血液供应和回流容易受影响，故往往采用规则性肝切除以减少术中出血和术后并发症。血管瘤的规则性肝切除术步骤与肝癌的规则性肝切除类似，但不必担心切缘阴性问题。术中使用超声刀可减少出血。

伴随肝胆外科技术的飞跃进步，尤其是活体肝移植开展，肝胆外科医师对于肝解剖、肝内重要管道走行及肝切除术后风险评估水平日臻进步，肝血管瘤的手术切除术后并发症发生率显著下降。在较大规模肝胆外科中心及团队，肝血管瘤术后死亡率接近于零。然而，我们仍应牢记肝血管瘤的手术适应证，避免不必要的手术对病人带来的创伤。

（二）肝腺瘤

肝腺瘤可分为肝细胞腺瘤、胆管细胞腺瘤和混合腺瘤，一般临床所说的肝腺瘤是指肝细胞腺瘤。肝腺瘤多见于 20~40 岁女性，男女比例为 1：11。肝腺瘤与口服避孕药有密切关系，长期服用口服避孕药者肝腺瘤的发生率

为(3~4)/10万,而不服用口服避孕药或者连续服用时间不足2年者,其发病率仅为1/100万。肝腺瘤通常为单发,多发者约占12%~30%;若肿瘤超过10个则称为肝腺瘤病。肝腺瘤病在病理上与单发肝腺瘤完全不同,男女发病率相等,且与避孕药无关,该病多见于肝糖原贮积症病人。肝腺瘤边界清楚,血供丰富,常有不完整的纤维包膜。肝腺瘤可恶变。

约1/2肝腺瘤病人无自觉症状,有症状者表现为右上腹胀痛不适,系肿瘤内出血、肿瘤牵拉肝被膜或压迫邻近脏器所致。少数病人可扪及包块或肿瘤突发破裂导致腹痛、失血性休克而就诊,多见于服用避孕药、月经期或妊娠期。肿瘤越大,破裂的机会越大。B超表现为边界清楚的低回声占位,可显示瘤内有静脉血流,若有瘤内出血、坏死,则瘤内回声杂乱,难与FNH相区分。CT平扫呈现等密度或略低密度病灶,边界清楚的圆形或类圆形肿块,增强扫描部分病灶出现富血供特点,动脉期均匀强化呈高密度,腺瘤内除出血灶外其强化多均匀一致,静脉期为略高密度或等密度,延迟期为等密度,中心如有出血可不强化。MRI检查科见 T_1 加权像呈低信号, T_2 加权像呈高信号,有时可见出血的不均匀信号,动脉期强化高信号,门静脉期及延迟期等信号,可有薄的假包膜,但肿瘤内无中心瘢痕,可与FNH相鉴别。^{99m}Tc核素扫描对肝细胞腺瘤的诊断价值较大,肝腺瘤扫描时呈现冷区,而FNH则为热区,有利于肝腺瘤的诊断。肝动脉造影属创伤性检查,较少采用。典型者瘤周有丰富的动脉血供,此与FNH的中央动脉供血呈放射状改变形成对比。

手术适应证:由于肝腺瘤有破裂、出血、恶变的危险,因此诊断为肝腺瘤及疑似者,均应及早采取手术。对肝腺瘤破裂出血者,应急诊手术切除。术前术后均应停用口服避孕药。对于较小的无症状的肝腺瘤亦可采用肝穿刺活检同时行射频治疗。多发性肝腺瘤一般难以完全切除,可采用手术切除联合术中射频的方法进行处理。对于无法切除或肝腺瘤病的病人,也有人主张行原位肝移植,但有争论,其远期疗效尚缺乏大样本病例研究结果。

(三)局灶性结节增生

局灶性结节增生(FNH)是肝少见的非肿瘤性结节性肝病,发病率仅次于肝血管瘤,位居肝常见良性肿瘤的第2位。FNH可发生于任何年龄,多见于30~50岁,女性病人大约是男性的2倍。FNH和肝腺瘤一直被误认为是同类疾病,其实它们在病理和临床表现上有显著不同,是两种不同疾病。FNH通常为孤立的结节性肿块,病理切片

的特征表现为切面中心部位的星状瘢痕伴放射状纤维分隔,多发性占20%,已知FNH无恶变倾向。FNH病人大多无症状,偶尔在体检或剖腹探查时发现。有症状者可表现为右上腹不适、疼痛、肝大或腹部包块,FNH罕见有自发性破裂出血。

B超检查FNH为非特异性的边界清楚有回声的包块,彩色多普勒检查可见到在中央瘢痕呈向外放射的辐轮状图像,有丰富的血供和搏动的血流。CT增强扫描上可反映出该病的许多病理特征。平扫期病灶呈密度均匀,略低密度或等密度改变,中央瘢痕组织平扫呈低密度。动态增强扫描早期病灶呈现均匀高密度,病灶中心可见特征性的放射状低密度瘢痕区域,中心有时可见明显强化的粗大的供血动脉。静脉期FNH呈等密度或低密度,而中央瘢痕为相对高密度,这与造影剂排泄慢有关。根据上述CT特点可与肝癌、血管瘤鉴别。MRI上病灶形态多样,无包膜,多呈等 T_1、等 T_2 信号,其中心放射状瘢痕呈长 T_1、长 T_2 信号,约65%的FNH表现为边界不清的肿块,且无特征性的中央星形瘢痕,不易与板层肝细胞肝癌相鉴别。FNH与腺瘤的CT表现非常相似,FNH中心不一定能显示特性的星状瘢痕,即使出现,与腺瘤中心出血和坏死的CT表现也无区别,应用 ^{99m}Tc胶体硫扫描,半数以上病例可见病灶区域内有浓聚。故在肝脏占位性病变中考虑到FNH可能的病例,核素扫描具有特殊意义。肝动脉造影表现为多血供的密集毛细血管染色,典型者可见特征性的放射状血管造影图像,造影剂自中央动脉向周边弥散,此与肝腺瘤的向心性流动形成对照。

手术适应证:FNH的治疗目前存在一定的争议。FNH在影像学上可能与高分化肝癌难以鉴别,且即使行肝穿刺活检,由于获取活检组织的局限性,镜下仍可能与细胞分化程度较好的高分化肝癌相混淆。因此部分学者认为即使影像学考虑为FNH仍应积极手术治疗。但由于FNH是良性病变,预后佳,部分学者认为即使FNH较大,仍可继续观察。笔者认为,对于没有病毒性肝炎或者长期饮酒等病史的病人,对于较小的FNH可以临床密切随访观察。如果FNH生长较快、病史中存在肝癌发生危险因素、影像学检查存在疑问的病人应积极手术切除,对于位于肝实质中央、直径较小者也可采用射频消融术治疗。确诊本病后应停用口服避孕药。

(四)肝炎性假瘤

肝炎性假瘤是一种以肝局部非肝实质性细胞成分炎症性坏死性增生为特征的瘤样病变,可能与感染、创

伤和免疫反应等有关。该病可见于任何年龄段人群，男性更为常见，男女比例为8:1。组织学上肿块由纤维组织和肌成纤维细胞组成，伴有许多炎细胞浸润，以浆细胞为主。病变可为单发或多发，常有清晰的界限，可有包膜。临床上少数病人可出现发热、肝区不适、体重减轻和肝大等症状。超声显示相对低回声团块或马赛克图像，CT显示为不规则但边界清楚的病变，使用造影剂后病灶无强化，边界更清楚。穿刺活检可明确诊断。对于不能排除恶性肿瘤的炎性假瘤，有手术切除指征(Box 7-63-4)。

> **Box 7-63-4 肝良性肿瘤的手术适应证**
>
> (1) 不能排除恶性肿瘤的肝占位性病变，特别是少数伴有AFP升高的肝占位病人，以及术前鉴别诊断十分困难，对此类病人手术指征应适当从宽把握
> (2) 确诊为肝腺瘤病人，因有恶变倾向，应积极手术
> (3) 肿瘤巨大或短期内生长迅速
> (4) 诊断明确，肿瘤位于肝边缘，伴有较明显的症状者
> (5) 肿瘤已发生破裂者

(郑树森　俞　军　胡振华)

第 64 章

门静脉高压症

本章要点 (Key concepts)

- **Anatomy characters**

Portal vein is composed of superior mesenteric vein and splenic vein at most cases, both ends of which are capillary blood vessels. Portal vein is characteristic of no vein valve. There are collateral pathways between portal venous and systematic venous system, in which the esophago gastric varicoses are easy to bleed.

- **Etiology and classification**

Liver cihhrosis after hepatitis or necrosis is the commonest reason for portal hypertension. Portal hypertension is classified into three types: intra-hepatic, extra-hepatic and specific.

- **Clinical presentation**

The clinical presentation of portal hypertension is not specific. The common presentation includes melena or hematemesis, splenomegaly and hypersplensm, ascites, and hepatic encephalopathy.

- **Diagnostic methods**

a. Clinical presentations; b. Laboratory examinations; c. Endoscopy; d. Ultrasonography; e. Imaging examinations.

- **Management**

a. As to the acute bleeding caused by rupture of esophago gastric varicose vein, resuming the effective blood volume, balloon compression and emergent endoscopic hemostatic treatment are the first and important choices; b. Devascularization and shunt operation can be applied to patient at different status, and TIPS or liver transplantation is also an appropriate option.

门静脉高压症是一组临床征候群,包括脾大伴脾功能亢进、胃底食管曲张静脉出血、腹水、自发性腹膜炎及肝性脑病等。此类征候群因门静脉压力超过 25 cmH$_2$O,或门静脉与肝静脉、下腔静脉压力梯度差大于 12.5 cmH$_2$O 所引起的。不同原因引起门静脉血流受阻或血流量增加,均可导致门静脉压力升高,继发静脉扩张、侧支循环开放。在我国门静脉高压症最常见的病因是各种肝内疾病,包括病毒性肝炎、肝硬化、慢性酒精中毒、代谢异常及血吸虫病等。

第一节 / 门静脉系统解剖生理概要

一、门静脉的构成

门静脉主干长约 6 cm,直径为 1.0 ~1.2 cm,收集腹腔脏器血流入肝,供应肝 75% 左右的血流量和 50% 左右的供氧量。门静脉有别于一般静脉的特点在于:①始末两端均为毛细血管,一端为胃肠脾胰等腹腔脏器的毛细血管网,而另一端为肝小叶内的毛细血管网。②无静脉瓣结构,血流易受压力影响而发生逆流。③门静脉与腔静脉间存在侧支吻合支,当门静脉压力增高时侧支开放,高压的门静脉血流入腔静脉(Box 7-64-1,Figure 7-64-1)。

门静脉多数由肠系膜上静脉和脾静脉汇合而成,脾静脉又收纳肠系膜下静脉的血流,但有少数情况由此三条静脉汇合而成,发生率约 25%。汇合部在胰头或胰颈后方,沿胆总管和肝动脉后达第一肝门,在此发出左右支,分别进入左右半肝,再逐渐分支,于肝窦处与肝动脉小分支汇合,后汇入肝小叶的中央静脉,经肝静脉流入下腔静脉。

> **Box 7-64-1　门静脉与腔静脉之间的侧支吻合**
>
> 门静脉与腔静脉间存在许多侧支吻合,在正常情况下未完全开放,但发生门静脉高压症时,这些侧支吻合开放成为交通支,继而导致一系列临床症状。主要介绍以下 4 支:
>
> 1. 胃底食管下段侧支吻合支　门静脉经胃冠状静脉、半奇静脉于胃底食管下段形成侧支吻合,流入上腔静脉。此处距门静脉和上腔静脉主干近,压力梯度差大,发生静脉曲张早而严重,此处黏膜又易受胃酸腐蚀,因而容易发生出血
> 2. 前腹壁侧支吻合　门静脉经脐周静脉和腹壁上、下腔静脉形成侧支吻合,分别流入上腔和下腔静脉。门静脉压力增高时脐周静脉曲张,称为"海蛇头"
> 3. 直肠下段肛管侧支吻合　门静脉经肠系膜下静脉、直肠上静脉与直肠下静脉、肛管静脉形成侧支吻合,最终血流流入下腔静脉。门静脉高压症时曲张静脉可形成痔,导致血便
> 4. 腹膜后侧支吻合　肠系膜上静脉、肠系膜下静脉在腹膜后与腰静脉、肋间后静脉、膈下静脉、肾静脉及睾丸(卵巢)静脉发生侧支吻合,分别流入上、下腔静脉,门静脉高压时腹膜后间隙形成曲张静脉

二、食管下段静脉的特点

门静脉高压症发生时,食管下段的侧支交通支最先开放,食管黏膜下组织疏松,缺乏支持作用,门静脉内的反常血流沿胃底和食管下段静脉,经侧支吻合流入奇静脉,导致此区静脉曲张,甚至破裂发生大出血。食管下段静脉分为 4 种,即上皮内静脉、表浅静脉丛、黏膜下深静脉及外膜静脉。门静脉高压症时,食管下段 2~5 cm 处的曲张静脉中,较细小的曲张静脉来自表浅静脉丛,较粗大的则由表浅静脉丛、黏膜下深静脉和侧支血管支汇合而成,后者是较易发生破裂出血的。门静脉的反常血流不仅可通过胃冠状静脉、胃短静脉和胃后静脉 3 条外围静脉反流入食管静脉内,也可从胃壁内肌层和黏膜下层反流入食管,故当行断流术时应注意这些血管的处理。

三、脾

治疗门静脉高压症时,往往要切除脾,以减少门静脉血流量,降低门静脉压力,治疗脾功能亢进。

门静脉高压症时,脾脏周围的侧支交通多开放,分布在脾胃、脾膈和脾肾韧带内,静脉曲张明显,血流丰富,甚至会发生静脉破裂,导致腹腔内大出血。脾膈韧带和脾肾韧带上方又因反复炎症而发生紧密粘连,脾切除术时应注意避免引起大出血。

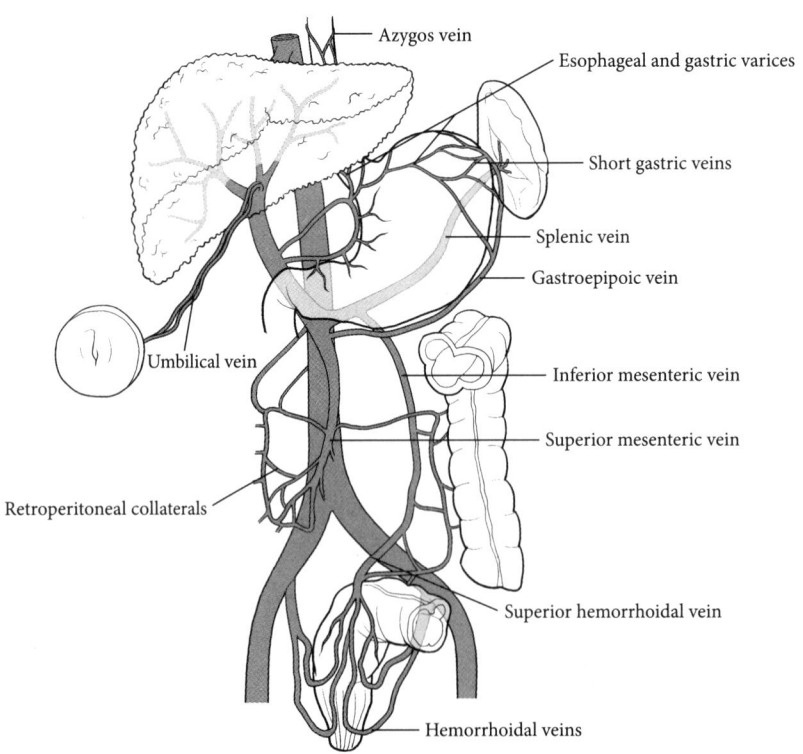

Figure 7-64-1　Portosystemic collateral pathways develop where the portal venous and systemic venous systems are in close apposition

第二节 / 病因和分类

一、病因

凡可引起门静脉系统压力升高和循环血量增加的疾病均可导致门静脉高压症,在阻力升高的疾病中以肝内疾病最为多见,其中80%左右为肝硬化,我国以肝炎后肝硬化和坏死性肝硬化为多见,近年来酒精性肝硬化病例有所增加,其他如先天性肝纤维化、Wilson病、肿瘤压迫等则较为少见。在肝外疾病中以脐静脉炎导致的脾静脉血栓多见,此外尚有先天性门静脉闭锁和狭窄等。门静脉血流量增加引起门静脉高压症的疾病包括肝动脉-门静脉瘘、脾动脉-脾静脉瘘及脾大等,但均较少见。

二、分类

根据发病原因和机制,门静脉高压症可分为肝内型、肝外型和特发型。

（一）肝内型

1. 窦前型　门静脉血流受阻于肝窦前,如血吸虫病,大量虫卵沉积于肝内门静脉小分支内引起血流梗阻,先出现门静脉高压,后出现肝病变。胆汁性肝硬化常为继发性,由胆道疾病引起。原发性硬化性胆管炎也可引起门静脉高压症。

2. 窦后型　肝炎后及坏死后肝硬化在我国最为常见,常合并有慢性活动性肝炎,甚至可能发生肝癌。酒精

性肝硬化在西方多见。在窦后型肝硬化中,肝细胞损害引起肝纤维组织增生和小叶形成,出现大小不等的结节,使肝窦受压,肝血流量减少,继发肝功能进一步损害。

3. 窦旁型　急性肝炎、脂肪肝时,肝细胞肿胀,压迫肝窦而发生门静脉高压症,主要临床表现为腹水、肝脾大等,但经积极治疗常可呈可逆性改变,预后优于窦后型病人。

4. 其他型　先天性肝纤维化、各种血液病及肝肉芽肿等,均可引起肝内型病变。

（二）肝外型

1. 肝前型　门静脉或其主要属支脾静脉、肠系膜上静脉发生梗阻,多为先天性闭锁或狭窄,或由炎症导致血栓形成而引起,亦可因腹部肿瘤、炎症肿块、淋巴结肿大压迫引起。

2. 肝后型　肝静脉流出道因先天畸形、外伤、栓塞、心脏疾病引起梗阻,如Budd-Chiari综合征。

（三）特发型

特发型指门静脉无梗阻因素而发生的门静脉高压症。现在研究认为,此类病人体内一种递质造成代谢障碍,该递质作用于肝内外血管,引起门静脉血流量增加和阻力改变,同时还会引起全身血流动力学改变,引起所谓的功能性门静脉高压症。另一种原因即是各种动静脉瘘使门静脉血流量增加。

第三节 / 病理生理改变

一、食管胃底静脉曲张

门静脉高压症发生时,淤积在静脉系统的血流发生异常反流。同时压力高10倍左右的肝动脉血流直接入压力低的门静脉分支内,使门静脉压力升高更加明显,侧支循环大量开放。由于压力和血流量增加,开放的交通支扩张纤曲形成静脉曲张。食管胃底静脉曲张在各个侧支吻合中最为重要,原因在于:①距离门静脉主干和上腔静脉最接近,压力差大,受门静脉高压影响最早;②呼吸运动导致胸腔压力和腹腔压力差,形成一种间歇性运动阻力,此阻力又增加了奇静脉向胸腔回流的障碍,使曲张静脉更加

纤曲;③此处的曲张静脉存在于食管和胃底壁外的浆膜下层,还存在于壁内的肌层和黏膜下层,在食管下段2~5 cm段内,甚至可穿过黏膜肌层走行于固有层内,仅有菲薄的上皮细胞覆盖。而且食管黏膜下层组织疏松,缺乏支持,使此处静脉更易扩张。在受粗糙食物、胃酸等摩擦、腐蚀后易发生损伤。

二、脾大、脾功能亢进

脾大是门静脉高压症最早出现的病理变化,当门静脉回流受阻后,脾即开始充血、增大,脾静脉窦扩张,网状内皮细胞增生,时间长后导致脾内纤维组织增生,引

起脾破坏血细胞的作用增加。在全血细胞中,以白细胞和血小板减少更为明显,即形成了充血性脾大和脾功能亢进。

三、腹水、自发性腹膜炎

门静脉高压症腹水形成的主要原因是肝功能减退后,在肝内合成的清蛋白减少,引起血浆胶体渗透压降低,血管内液体渗出至腹腔内形成腹水。同时门静脉高压时,门静脉系统的毛细血管床静水压增高,滤过压升高,加重了腹水的形成。另有肝内的淋巴液由于肝硬化钠水潴留而容量扩增,回流不畅,大量淋巴液自肝表面、肠道浆膜和壁腹膜渗出,形成腹水。腹水形成后又会引起全身血容量不足,肾小球滤过率下降,尿量减少,激活了肾素 – 血管紧张素 – 醛固酮系统,分泌醛固酮增加,腺垂体也分泌过多的抗利尿激素,引起钠水潴留,加重腹水。

腹水是各种内源性肠道细菌繁殖的场所,增加了门静脉高压症病人感染的机会。因大量腹水产生后,细菌与腹水内吞噬细胞接触的机会减少,腹水的调理活性基本丧失,加上胃肠黏膜淤血、水肿,肠道屏障功能减退,肠壁通透性增加,肠道细菌易移位到腹腔内,最后演变成为自发性细菌性腹膜炎。

四、肝性脑病

因肝硬化门静脉高压时,肝功能不全和门 – 体分流而出现的一系列代谢紊乱,出现以精神、神经症状为主的综合征。

在肝性脑病时,低氧血症、各种毒素、脑血流量降低等因素可致脑血管内毛细血管内皮肿胀,通透性增加;肝功能不全时,各种胆酸成分可损害脑血管内皮细胞;血氨增加后对内皮细胞 Na^+-K^+-ATP 酶系统产生毒性,均影响血脑屏障的功能。

门静脉高压症时,一方面氨基酸递质的发生比例变化,兴奋性递质如谷氨酸等减少,抑制性递质如 γ – 氨基丁酸增多,并通过血脑屏障后,即引起肝性脑病;另一方面,假性神经递质苯乙胺不能在肝内清除,通过血脑屏障进入脑组织,经羟基化形成苯乙醇胺和羟苯乙醇胺,取代正常神经递质,使神经传导发生障碍,产生肝性脑病。

同时氨中毒也是导致肝性脑病的原因之一,肝功能不全时,外源性和内源性产氨均增加,肝不能完全清除氨,肌肉代谢氨和肾排泄也减少,使血氨增加,后者可使脑内 ATP 产生减少,干扰脑内代谢;抑制神经细胞膜,干扰神经递质平衡,导致中枢神经系统功能紊乱。

五、门静脉高压性胃黏膜病变

门静脉高压性胃黏膜病变继而引起出血与下列因素相关:

(1) 门静脉压力增高,胃血流量增加,胃黏膜小静脉和毛细血管淤血,内皮细胞受压变薄,间隙增宽,毛细血管通透性增加。

(2) 胃黏膜下层动静脉短路开放,使胃黏膜微循环发生障碍,局部血氧含量下降,静脉曲张更加明显。

(3) H^+ 的清除和缓冲能力下降,黏膜受损。

(4) 前列环素、氧化亚氮等介质降低了胃黏膜的保护作用。

(5) 肝硬化继发凝血功能不良,促使胃黏膜出血。

门静脉高压性胃黏膜病变主要表现为 3 种形式:消化性溃疡,慢性胃炎,急性胃黏膜病变。

六、肝肺综合征

门静脉高压症或慢性肝病终末期,部分病人发生肺血管病变所致的肺功能障碍综合征——肝肺综合征(hepatopulmonary syndrome,HPS),发病率为 5%~29%。其定义为在无原发性心肺疾病时,由肝功能障碍、低氧血症和肺内血管扩张所组成的三联征。

肺内血管的特征性变化主要由于门静脉高压时,人体内血管扩张介质廓清功能下降,使循环血内血管活性物质失去平衡,导致肺血管扩张,此类活性物质包括 NO,心房钠尿肽,血小板激活因子,血管活性肠多肽等。形成 HPS 的机制为:①通气/血流比例失调;②弥散 – 灌注功能下降;③动静脉交通支形成,使肺内分流率增高明显。

第四节 / 临床表现

门静脉高压症病人一般为中年人,男性多见,发病缓慢,常有肝炎和肝硬化病史,临床表现可因病情和治疗方法的不同而有所差异,但主要临床表现为门静脉高压症四联症,即呕血与便血,脾大与脾功能亢进,腹水和肝性脑病。

一、呕血与便血

消化道出血是门静脉高压症最致命的症状,大约60%的病人会发生大出血,而且在第一次出血后6周内易再次出血,再次出血的病死率将会更高。

当恶心、呕吐、咳嗽、便秘或食用坚硬、刺激性食物时,均易引起食管胃底曲张静脉破裂出血,一般出血凶猛、量大,常为喷射状呕吐鲜红色血液,便血时呈猪肝色鲜红稀便,继而发生失血性休克,并会诱发肝衰竭、黄疸、腹水而死亡。而且常因合并凝血功能障碍、血小板减少,出血不易止血。出血和患病时间、肝功能不全程度有关,在肝硬化门静脉高压症病人中,每年有10%~15%发生大出血。发生出血时,96%病人门静脉压力在30 cmH$_2$O以上,若压力低于25 cmH$_2$O时,很少会发生出血。近年有人提出,判断门静脉高压症病人可能发生出血的指标中,内镜检查发现曲张静脉直径增大和静脉壁呈红色征者最危险,此外,还与肝功能分级、腹水程度、胆红素水平、白蛋白水平、凝血酶原时间等有关。

二、脾大与脾功能亢进

脾大与脾功能亢进是门静脉高压症最先出现的临床表现,脾大者可在左肋缘下触及,巨大者可达脐下,在血吸虫病肝硬化病人中更为常见。早期增大的脾质地较软,且有活动性,后期质地变硬,活动度减少。脾大越明显,脾功能亢进越严重,病人表现为白细胞、血小板减少,有时还会发生贫血。

三、腹水

腹水是肝功能不全的重要标志,与门静脉压力关系密切。病人出现腹水后,常伴有腹胀和食欲减退,中度腹水查体可见移动性浊音,大量腹水者可及蛙腹征。肝硬化时腹水多为漏出液,腹水量和腹水成分关系不密切。少量腹水时,多由钠正平衡所致,此时病人无低钠血症,每日排尿钠量>50 mmol,经限钠和休息后可产生自发性利尿而好转。中等量腹水时可有轻度或中度稀释性低钠血症,每日排出尿钠量10~50 mmol,对利尿药治疗反应尚良好。大量腹水时,病人常有稀释性低钠血症,不仅不能发生自发性利尿,而且对利尿药治疗反应也较差。

有腹水的病人若出现发热、腹痛、腹部压痛、肠鸣音减弱或消失,腹水再次大量增加,有的病人会出现肝性脑病和低血压,应怀疑出现自发性细菌性腹膜炎,行腹腔穿刺可见腹水中白细胞计数>0.5×10^9/L,多核粒细胞增多,行细菌培养为G$^+$细菌,还有半数病人血培养呈阳性。

四、肝性脑病

最早出现性格改变,然后发生行为改变,反应迟钝,昼夜颠倒。病人还会出现肝臭、扑翼样震颤,随即可能发生智力改变,如时间空间概念不清、说话顺序逻辑紊乱、不能计数、回答缓慢或紊乱等,继而发生意识障碍、昏睡,最后进入全昏迷状态。

引起急性肝性脑病的诱因:一次进食大量高蛋白质饮食,食用有损肝的药物,大量输库存血,强烈利尿和大量放腹水,或大出血后并发全身感染、低钠、低钾、碱中毒、肾功能不良等,此外,便秘也可因产氨增加而诱发肝性脑病。

五、肝肺综合征

HPS临床表现特点:除了原有肝疾病的表现外,还有杵状指、发绀、蜘蛛痣等,特征性表现为运动性呼吸困难,即活动后出现的呼吸困难,休息平卧后好转,还有卧立呼吸和直立性缺氧,前者是由仰卧位改为站立时发生的呼吸困难症状,后者为仰卧位改为站立时PaO$_2$降低幅度>10%,有时甚至可达88%。肺功能检查出肺功能不全,增强新动图超声扫描可及右心显影,肺血管造影可见肺内血管扩张。

第五节 / 检查和诊断

仔细采集病史,包括现病史、个人史、家族史、药物及饮酒史、职业史等都应详细询问,经过分析,可以为门静脉高压症诊断提供可靠的依据。

门静脉高压症的检查方法和诊断技术有多种,通过对食管胃底静脉曲张的程度、出血情况、门静脉压力值、肝静脉压力梯度差、奇静脉血流等的检测,明确门静脉高压症的诊断,并明确病因,以提供治疗方案和判断预后。

一、临床检查

对任何怀疑有门静脉高压症的病人,均应详细检查与肝疾病有关的体征,如肝大或缩小,脾大,右上腹痛,黄疸等。其他体征包括皮下水肿、蜘蛛痣、肝掌、肝病面容、男性乳房发育等。腹水的发现较为重要,但需与腹腔恶性肿瘤、心功能不全、腹腔内感染等引起的腹水鉴别。门静脉高压症各种并发症出现都对诊断有很大的价值,如上消化道出血、低蛋白血症、腹水、肝性脑病等,应通过各种检查和诊断技术来进一步确诊。

二、实验室检查

血常规检查可见白细胞和血小板减少,尿常规在出现黄疸的病人中可见尿胆原阳性,胆红素亦呈阳性,粪便检查隐血阳性提示有消化道出血。

肝功能检查中,丙氨酸转氨酶对肝实质损伤的反应最敏感,γ-谷氨酰转肽酶对判断肝硬化预后有一定的参考价值。胆红素上升说明肝细胞进一步坏死,预后不良。清蛋白反应肝合成代谢和储备功能,它的下降提示预后不良。凝血酶原时间也是反映肝功能储备的良好指标。

免疫学检查中,肝炎病毒血清标志的检测,对估计肝硬化进展程度有一定的价值,甲胎蛋白是早期发现肝硬化合并肝癌的重要检查手段,血浆纤维连接蛋白下降提示单核巨噬细胞功能低下。

同时腹水的常规检查及生化检查如比重、蛋白定量、LDH值、铁蛋白等也十分重要。

三、内镜检查

对临床怀疑门静脉高压症的病人均应行胃镜检查,一旦发现食管或胃底静脉曲张,即可诊断为门静脉高压症。若内镜检查发现重度静脉曲张伴有红色征者,则提示有近期出血的风险。根据内镜检查下曲张静脉的范围、形态和内径,可将静脉曲张分为三度:Ⅰ度:局限于贲门周围,呈蛇状垂直走行,直径<3 mm;Ⅱ度:曲张静脉高达食管中段,有部分已隆起,直径3~6 mm;Ⅲ度:范围已超过气管分叉部位,呈串珠状,食管管腔已部分狭窄,直径>6 mm。此外还应提示有无曲张静脉红色征、红斑等。

四、超声检查

超声检查是一种无创的诊断技术,无需造影剂即可显示门静脉系统及其主要属支的血管血流状况,可见症状如下:①门静脉管径增粗,门静脉及其属支扩张,主干内径可达1.5 cm,脾门部脾静脉内径超过1 cm。②门静脉管腔若有血栓存在,则管腔内可见实质性团块影,有时可见门静脉周围侧支形成,严重者可呈门静脉海绵样改变。③门

静脉侧支循环的发现。④脾大。

超声多普勒检查还可以见如下变化。①判断门静脉高压症的类型:肝内型可及肝损伤表现,呈硬化和纤维化的改变,脐旁静脉开放,入肝血流变缓甚至形成逆流。肝外型可见门静脉近端管腔变窄,血流速度加快,而门静脉远端血流速度减慢,肝内无明显结构改变。②门静脉血流频谱改变,正常门静脉呈现单向连续频谱,受呼吸体位影响而变化,门静脉高压症时此类频谱消失。③门静脉血流速度和流量的变化:因阻力增加而血流速度变缓,压力增高,但因血管扩张而内径增加,使流量相对正常。

五、X线及影像学检查

1. X线钡餐检查　对诊断食管静脉曲张,钡餐检查漏诊和误诊率可达50%,低张检查可提高检出率。

2. CT检查　CT扫描对门静脉高压症及其病因学诊断有重要作用,肝内型门静脉高压症的CT图像表现如下。

(1) 肝形态改变　肝体积缩小,肝裂增宽或肝门区增大,胆囊可因左叶增生而发生逆时钟转位,肝表面高低不平,呈分叶状或扇贝状。

(2) 肝密度改变　可见密度高低不均匀,有时可及局灶性密度降低。

(3) 脾大　正常人脾在一个层面上长度不超过4个肋单位。

(4) 门静脉高压表现　可及门静脉主干扩张,还会出现侧支血管扩张和纡曲,常见于脾门、食管下段和胃底等部位。

(5) 腹水。

CT扫描对于肝外型门静脉高压症的诊断也具有重要意义,可提示门静脉及属支的血栓和闭塞、海绵状变形。

3. 磁共振成像(MRI)　可显示门静脉及其属支开放情况,可检查出门体静脉侧支循环,还可显示脐旁静脉。MRI还可以显示门静脉及其属支内的血栓形成,判断术后分流血管的通畅情况。

4. 核素扫描　可确定有无门体分流及肝内分流,区分肝内、外分流并进行定量分析,可用于区分肝硬化性或非肝硬化性门静脉高压症。

5. 血管造影　直接法可经过脐静脉、脾静脉、经皮肝穿刺或术中门静脉造影。间接法可利用动脉造影的静脉相显示门静脉系统。

第六节 / 食管胃底曲张静脉出血的治疗策略

门静脉高压症最常见和最致命的并发症是食管胃底曲张静脉出血，因此外科治疗门静脉高压的重点也在于此。在对门静脉高压症作出诊断时，肝功能代偿的病人已有 30% 出现食管胃底静脉曲张，而肝功能失代偿者高达 60%。每年有 5% 的门静脉高压症病人出现食管胃底静脉曲张出血，有 2/3 的病人迟早会出现食管胃底静脉曲张出血。

对于不同的食管胃底静脉曲张出血病人应采取不同的治疗对策，可分为 3 种情况：治疗急性活动性出血，预防再出血和预防第一次出血。

一、急性曲张静脉出血的治疗

肝硬化门静脉高压胃食管静脉曲张致消化道大出血是一种危急病症，早期治疗包括通畅气道、建立外周静脉通道，谨慎的补充血容量，使血红蛋白保持在 80 g/L，将血细胞比容维持在 25%~30%，以防止感染及急性肾衰竭的发生。对凝血障碍和血小板减少的病人可以补充新鲜血浆和血小板，早期使用抗菌药可以预防感染和自发性腹膜炎的发生，增加病人存活率，血管加压素是强效血管收缩药，降低所有内脏器官的血流量，从而降低门脉压力，但其不良反应限制了其在临床中的应用。生长抑素作用和血管加压素相似，但止血率高于血管加压素，且更安全，不良反应较少，是目前治疗胃食管静脉破裂出血的首选药物。急性出血期间不推荐使用非选择性 β 受体阻滞药，因其可降低血压和出血所致的生理性心率加快。

急性出血的抢救性治疗还可以应用三腔二囊管压迫止血或经内镜治疗。内镜食管曲张静脉套扎术在早期止血方面优于硬化剂注入，是控制急性食管静脉曲张出血的首选内镜治疗。

二、预防再出血

门静脉高压症病人在第一次急性出血后，若未接受及时的第一步积极治疗，则有 47%~84% 的病人在 1~2 年内发生再出血，而且多数发生在第一次出血后 6 周内。再出血的病死率为 20%~70%。

在急性食管胃底静脉曲张出血控制后，应对病人进行评估，选择进一步治疗，包括内镜治疗、药物治疗、外科手术或肝移植术。预防再出血的一线治疗方案是内镜和药物治疗。当此类方法失败时才考虑断流术或肝移植术。

三、预防第一次食管胃底静脉曲张出血

为预防第一次食管胃底静脉曲张出血，应对每一例肝硬化门静脉高压症的病人行内镜筛选性检查有无曲张静脉，如无静脉曲张，再根据肝硬化严重程度，每 1~2 年再行内镜检查一次。若有静脉曲张情况，甚至有食管胃底静脉曲张出血危险时，就应开始预防性治疗。预防第一次出血的主要方法是药物治疗，而内镜结扎治疗一般不作为首选措施。

第七节 / 非手术治疗

一、紧急复苏治疗

及时液体复苏直接影响病人的生存情况。对出血量大或可能出现肝性脑病的病人应及时行气管插管，以保证气道畅通和降低吸入风险。使用晶体液、胶体液及血液制品恢复丢失的血容量，用 CVP、PAWP 及尿量等参数来监测和指导液体复苏。液体复苏开始时充足的液体可起到保护肾功能的作用，但过量的液体又会引起门静脉压力升高而引起再出血。因而可行右心插管，监测右心房压力维持在 0~5 mmHg 为佳。在复苏时还应注意补充新鲜血浆和血小板，以纠正凝血功能障碍。

二、药物治疗

1. 肝硬化门静脉高压致胃食管静脉曲张及出血的药物治疗　内脏血管收缩药和内脏血管扩张药，血管收缩药物通过收缩内脏血管，减少门静脉血流量，包括非选择性 β 受体阻滞药及加压素、生长抑素；而血管扩张药则减少肝内或门体侧支血管阻力，缓解门静脉血管内压力，主要是硝酸酯类药物。血管收缩药与血管扩张药物合用，具有协同作用。非选择性 β 受体阻滞药是预防曲张静脉出血

及曲张静脉出血后减少门静脉、侧支循环压力,促进止血的主要药物。

2. 肝硬化无曲张静脉病人的治疗 使用非选择性β受体阻滞药不能有效地预防静脉曲张的发生,且增加不良事件发生率,因此,对于无静脉曲张的肝硬化病人,不主张使用非选择性β受体阻滞药。

3. 肝硬化合并静脉曲张但无出血史病人 应使用非选择性β受体阻滞药预防首次曲张静脉出血,使用剂量应调整为最大耐受剂量,目标是调整心率比基线下降25%。

三、三腔二囊管治疗

利用三腔二囊管充气的气囊压迫胃底和食管下端破裂的曲张静脉,对于暂时止血非常有效,可以使80%以上的出血病人迅速止血,三腔二囊管多引起病人不适,放置三腔二囊管前需说服病人,获得病人的理解,将管轻轻从病人鼻孔放入,插至胃内约50~60 cm,抽得胃内容物为止,先充胃气囊150~200 mL,轻轻牵拉,悬以500 g重物压迫,

一般压迫胃底即可获得止血效果,可通过胃管注入冷盐水,通过抽得的胃液判断有无继续出血,如有继续出血,可食管囊充气100~150 ml压迫。一般三腔二囊管放置时间不超过24 h,放置过久可使食管下端或胃底黏膜溃烂坏死,可在24 h后,排空食管囊内气体,放松重物牵拉,如继续出血,可继续使用三腔二囊管牵拉,可放置7~10 d。放置三腔二囊管期间,要加强护理,避免误吸致吸入性肺炎。

四、内镜治疗

食管曲张静脉破裂出血的最初12 h是采用上消化道内镜诊治的最佳时机,经内镜食管曲张静脉套扎术(EBL)是内镜治疗的首选方式,但硬化剂注射治疗仍不失为但EBL不能实施时的选择方式。内镜下治疗和血管活性药的综合治疗方式优于各个单独治疗方式,并被建议实施于曲张静脉破裂出血的所有病人,尤其是肝硬化病人再次出血的预防和治疗。

第八节 / 外科手术前的肝功能评估

一、常规肝功能检查

常规肝功能检查项目包括胆红素、清蛋白和球蛋白、丙氨酸转氨酶(ALT)和门冬氨酸转氨酶(AST)、凝血酶原时间等。

1. 胆红素 肝处理胆红素的储备能力非常大,所以一旦出现血清胆红素升高,则表明肝受损较重。一般认为,胆红素 >50 μmol/L 者不宜行任何肝手术;胆红素 40~50 μmol/L 者经治疗后降至 30 μmol/L 以下,可行肝楔形切除、单个肝段切除;胆红素在 20~30 μmol/L 者,可行 2 个肝段切除。

2. 清蛋白和球蛋白

(1) 血清白蛋白 >40 g/L,表明肝储备功能良好,各种肝脏相关手术不受影响;清蛋白在 30~35 g/L 之间,经保肝、补充蛋白等治疗后,其上升至 35 g/L 以上者,可行单个肝段切除;如果清蛋白 <30 g/L,则说明肝功能已失代偿,谨慎行肝相关手术。

(2) 球蛋白是反映肝硬化是否存在及严重程度的指标,血清球蛋白 <25 g/L,清 / 球比例 >1.5,一般表明肝无硬化,肝手术不受限制;球蛋白 >30 g/L,清 / 球比值 <1.5,表明可能有肝硬化存在,肝切除范围应控制在半肝以下;球

蛋白 >35 g/L,清 / 球比值 <1.0,谨慎行肝相关手术。

3. ALT 和 AST 不是反映肝储备功能的指标,但若两者的明显升高,则说明肝硬化处于进展期或肝炎活动期,不宜行大范围的肝切除,否则术后易发生肝衰竭。

4. 凝血酶原时间(PT) 该检测包括凝血因子Ⅶ、Ⅹ、Ⅱ、Ⅴ和Ⅰ的活性,此类凝血因子由肝合成,只有在肝功能严重受损时才会出现 PT 延长,如果较对照值延长 3 s 以上,经维生素 K 补充治疗仍不能纠正,则应谨慎行肝手术。

二、Child-Turcotte-Pugh(CTP)分级

Child 和 Turcotte 在 40 余年前为了评估门静脉高压分流术后的肝硬化病人的病情,选用其血清白蛋白、血清胆红素、腹水、肝性脑病和营养状况五项指标,创立了 Child-Turcotte 分级。Child 分级的建立具有划时代的意义,直到目前仍是临床上判断肝病病情最常用的方法。10 余年后,Pugh 修改了 Child-Turcotte 分级,他将肝性脑病作了更细致的分级,稍微调整了每组血清白蛋白的数值范围,用凝血酶原时间(PT)代替了 Child-Turcotte 分级中主观程度最大的一项指标——营养状况,使 Child 分级更方便,更客观(Table 7-64-1)。修改后的 CTP 分级被人们接受并广泛应用于临床。

Table 7-64-1　Child-Turcotte-Pugh classification

	1	2	3
Encephalopathy	None	Grade 1~2	Grade 3~4
Ascites	None	Slight	Moderate
Albumin(g/L)	>35	28~35	<28
Prothrombin time prolonged(s)	1~4	4~6	>6
Bilirubin(μmol/L)	17~34	34~51	>51

*Classification: A: 5~6; B: 7~9; C:10~15

CTP 分级的主要缺陷如下。

（1）CTP 分级中使用了腹水、肝性脑病等主观性指标，使分级随判断者的不同而差异较大。

（2）CTP 分级仍存在不精确性，对于同一分级内的病人，病情可能差别很大，CTP 分级不能完全区分病情的轻重。

（3）CTP 分级中使用的清蛋白容易受人为因素影响，如输注清蛋白可在短期内提高血清白蛋白水平等；凝血酶原时间因各个国家和地区甚至在同一地区的不同实验室而差别较大，容易造成分级不一的情况。

（4）CTP 分级范围狭窄，它把肝病病情限定在 5~15 分的范围内，使同一分级内存在许多分值相同的病人，这为判断病情和临床选择治疗方案造成困难。

三、终末期肝病模型评分

美国 Mayo Clinic 的 Malinchoc 和 Kamath 等为了精确评估经颈静脉肝内门腔静脉分流（TIPS）术后病人的生存期，利用 Cox 比例风险回归的统计学方式，发现血清肌酐、胆红素、凝血酶原时间的国际标准化比值（INR）和病因这 4 项指标能较好预测这些病人 3 个月生存期，并提出了"晚期肝病模型"（model for end stage liver disease，MELD）。MELD 评分 $=9.6 \times \ln$（肌酐 mg/dL）$+3.8 \times \ln$（胆红素 mg/dL）$+11.2 \times \ln$（INR）$+6.4 \times$ 病因，结果取整数（胆汁淤积性肝硬化和酒精性肝硬化为 0，病毒性肝炎等其他原因的肝硬化为 1）。

2002 年，MELD 被 UNOS 正式作为肝移植的标准，此标准一经发布，意味着肝移植器官分配方案由先前的以"时间先后"为基础转向以"病情轻重"为基础。

四、吲哚氰绿排泄试验

吲哚氰绿（indocyanine green，ICG）是一种色素，注射入人体后经过肝时被肝细胞摄取，再以原型排入胆汁，随粪便排出体外，无肝肠循环，也不从肾脏排泄。ICG 排泄试验被认为是目前肝切除或肝相关手术前评估肝储备功能的最有价值方法之一。

ICG 15 分钟潴留率（ICGR$_{15}$）：ICGR$_{15}$<10% 是正常，表明肝功能储备良好，可行各种肝切除术；当 10%< ICGR$_{15}$<20% 时，肝切除范围应控制在 2 个肝段以内；当 20%< ICGR$_{15}$<30% 时，仅仅可做亚肝段切除术；而 ICGR$_{15}$>30%，一般只可行肝契形切除术。

五、结合影像学检查的肝功能储备评估

1. B 超、CT 和 MRI 等影像学检查　依据肝本身形态及脾、胆囊的形态和有无腹水分级。

（1）轻度或无肝硬化：肝形态正常或基本正常，表面光滑，肝脏肝叶比例正常，肝裂不宽。脾 CT 示其 <7 个肋单位。胆囊形态清晰，可耐受半肝及以上的切除。

（2）中等程度的肝硬化：肝形态失常，表明凹凸不平，B 超显示中粗光点，血管纹理欠清晰，CT 或 MRI 显示肝叶比例失调，肝裂增宽明显。脾大 >7 个肋单位。胆囊壁可有水肿，切除肝范围在 2 个肝段以内。

（3）严重的肝硬化：肝明显萎缩，可伴有腹水，肝表面呈波浪或锯齿状，巨脾，胆囊壁高度水肿或结构显示不清，这样的肝不能耐受任何手术。

2. 依靠影像学行肝体积计算　肝硬化时肝萎缩，体积下降，肝实质细胞总数下降明显，研究指出，肝体积小于 500 cm³，或者肝质量 / 病人体重（graft-recipient body weight ratio，GRBW ratio）在 0.8% 以下时病人可能会发生肝衰竭，称为肝临界体积。但在临界范围内，肝体积与手术大小的相关性有待于进一步研究。

第九节 / 外科手术治疗

一、防治食管胃底静脉破裂出血的外科手术

（一）手术方式

预防或治疗食管胃底静脉曲张破裂出血的手术可分为两大类：分流手术和断流手术。分流手术指通过创造各种途径的吻合短路术，将门静脉内的高压力血流分流到体循环去，从而达到降低门脉压力，使曲张静脉消失，不再发生出血（Figure 7-64-2，7-64-3）。断流术指用手术来切

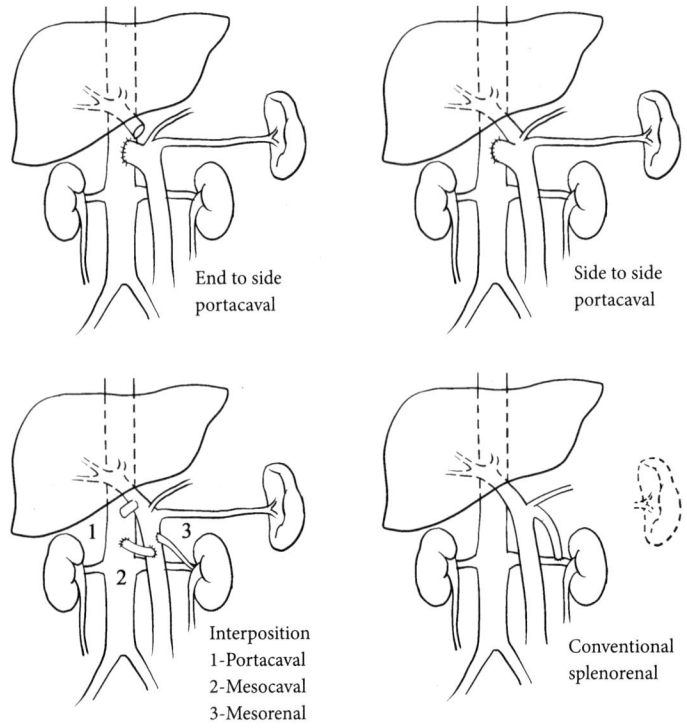

Figure 7–64–2   Nonselective shunts completely divert portal blood flow away from the liver

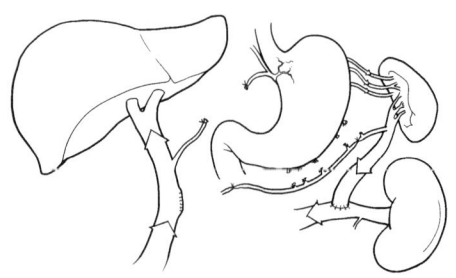

Figure 7–64–3   The distal splenorenal shunt provides selective variceal decompression through the short gastric veins, spleen, and splenic vein to the left renal vein. Hepatic portal perfusion is maintained by interrupting the umbilical vein, coronary vein, gastroepiploic vein, and any other prominent collaterals

断门静脉血流经过侧支到达食管静脉的通路,阻断侧支循环血流,达到预防和治疗出血的目的(Figure 7–64–4)。

国内外有代表性的分流术和断流术术式和特点见 Box 7–64–2,7–64–3。

（二）术式的选择

门静脉高压症病人发生呕血时,如何选择分流术或断流术的争论已有数十年,究竟以哪个术式最为合适,实际很难判断。从根本上看,无论分流术或断流术,治疗门静脉高压症的食管静脉曲张,均是姑息和暂时的,它们只能防治大出血一时,术后两者均存在再出血的可能性。就分流术而言,吻合口两侧的血流压力差明显,使门静脉血

> ### Box 7-64-2   分流术术式及特点
>
> 1. 传统脾肾分流术(Linton 术) 切脾,脾静脉远端与左肾静脉侧吻合
> 2. 门腔分流术   端侧吻合
>   　　　　　　　侧侧吻合
>   　　　　　　　限制性侧侧吻合,吻合口用套环限制于 9 mm 左右
> 3. 选择性远端脾肾静脉分流术(Warren 术) 保留脾,将切断的脾静脉远端与左肾静脉行端侧吻合
> 4. 肠腔分流术
> 5. 脾腔分流术
> 6. 选择性胃左静脉与下腔静脉分流术(Inokuchi 术)
> 7. 经颈静脉肝内门体分流术(TIPS 术)

液流向吻合口另一侧的体静脉。但长时间后吻合口两侧的压力差日益减小,最终压力差消失,血流减慢后易继发吻合口血栓形成,分流失去作用,食管静脉侧支重新开放。对于断流术,尽管一时切断了所有门静脉血流流向食管,但因其他侧支循环流量不足,使高压的门静脉血流依然流向食管,并另辟新的静脉通路,导致新的曲张静脉形成,发生再出血。因此只要门静脉高压病变存在,无论分流术还是断流术的止血疗效都是有限的,只有分析所遇病例肝硬

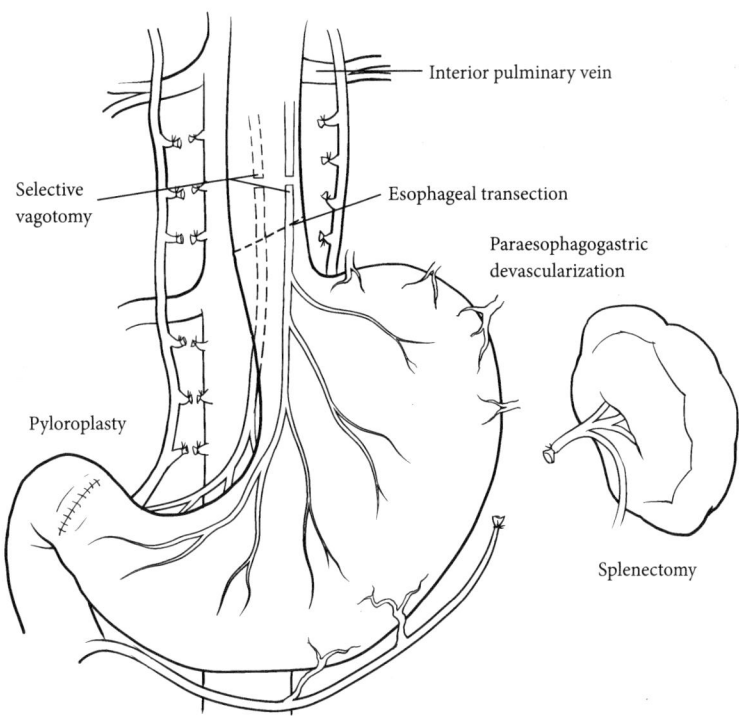

Figure 7–64–4 The Sugiura procedure combines esophageal transection, extensive esophagogastric devascularization, and splenectomy. The paraesophageal collateral vessels are preserved to discourage re-formation of varices

Interior pulminary vein

Selective vagotomy

Esophageal transection

Paraesophagogastric devascularization

Pyloroplasty

Splenectomy

Box 7-64-3　断流术术式及特点

1. 食管下段血管离断术
2. 胃底血管离断,胃底浆肌层环切血管缝扎术
3. 贲门周围血管离断术(Hasseb 术)
4. 联合断流(Sugiura 术)　经胸横断食管下段再吻合 + 经腹贲门周围血管离断术
5. 青木春夫断流术　食管下端贲门血管离断、脾切除、保留黏膜胃离断术
6. 胃底横断术(Tanner 术)
7. 胃底和食管下端切除术(Phemister 术)
8. 直视下胃冠状静脉栓塞术
9. 腹腔镜下脾切除和胃周围血管离断术

化病因、局部解剖差异、侧支循环的位置分布、手术者善于的术式等因素,才能获得最佳的疗效。

也有研究发现,分流术加断流术的联合手术能有效降低门静脉压力和减少门静脉血流量,消除或延缓术后新生侧支循环血管的形成,近期止血效果好,远期出血复发率低;术后维持充足的向肝血流,肝性脑病发生率低。断流术可避免因单纯分流术吻合口血栓形成或残留冠状静脉侧支导致突发出血。常见的联合手术方案有:脾肾静脉分流加断流术,肠腔静脉 H 形旁路移植分流加断流术,肠系膜下静脉腔静脉分流加断流术及 TIPS 加改良 Sugiura 术等。而脾切除脾肾静脉分流加贲门周围血管离断术被临床实践证明为治疗门静脉高压症出血的首选手术。

(三)急诊手术治疗的手术指征及手术时机

对于门静脉高压症病人发生上消化道出血的手术治疗,究竟是选择性地应用于非手术治疗无效的病人,还是常规的早期手术干预,意见仍不统一。急诊手术的并发症发生率及病死率均较高,尤其对于肝功能评估 Child C 级病人,手术病死率高达 60% 以上,而在出血得以控制、肝功能有好转的情况下手术,则并发症率、病死率有明显下降,病死率更可下降至 10% 左右。因而大多数学者不建议急诊手术。

门静脉高压症上消化道出血急诊手术指征:①经内镜硬化或结扎的非手术治疗仍不能控制曲张静脉出血。②在长期接受硬化治疗的过程中发生大出血。③出血来自胃底曲张静脉破裂或门静脉高压性胃病,药物治疗无效。④既往有上消化道大出血,再次出血时应立即手术治疗,若延缓手术时机,病人反复出血难止并出现垂危状态时,则会失去救治机会。

二、其他治疗方法

（一）经颈静脉肝内门体静脉分流术（TIPS）

TIPS 是通过经颈内静脉、肝静脉插管，穿刺肝内门静脉分支，扩张肝实质内通道并以支架支撑，从而形成肝内门体静脉分流（Figure 7-64-5）。此术式损伤轻，对病人打击小，能有效降低门静脉压力及肝门腔压力梯度，止血效果确切，因而对于肝功能及一般情况差，不能接受复杂手术的病人是一种较理想的控制出血的方法。TIPS 的主要缺点是较低的术后生存率及较高的导管阻塞率。1 年和 2 年的术后生存率分别约为 65% 和 56%，而 1 年和 2 年的肝内分流支架阻塞率分别约为 35% 和 47%。此技术要求术者有一定的介入治疗经验并对肝内血管解剖十分熟悉，国外将其作为肝移植前延缓门静脉高压症进展的手段，国内则将其作为治疗肝硬化门静脉高压症终末期的候选术式。

（二）肝移植术

肝移植术理论上是治愈肝硬化门静脉高压症的最有效的手段。随着肝移植手术技术的进展、新的免疫抑制剂的应用以及围术期准备和监护方法的发展，肝移植的近远期存活率不断升高，如今已是治疗终末期肝病、急性肝衰竭的最有效的方法。肝硬化门静脉高压症病人肝移植术后的 1 年和 3 年存活率分别高达 90% 和 80%，5 年存活率

也可达到 65%~75%。

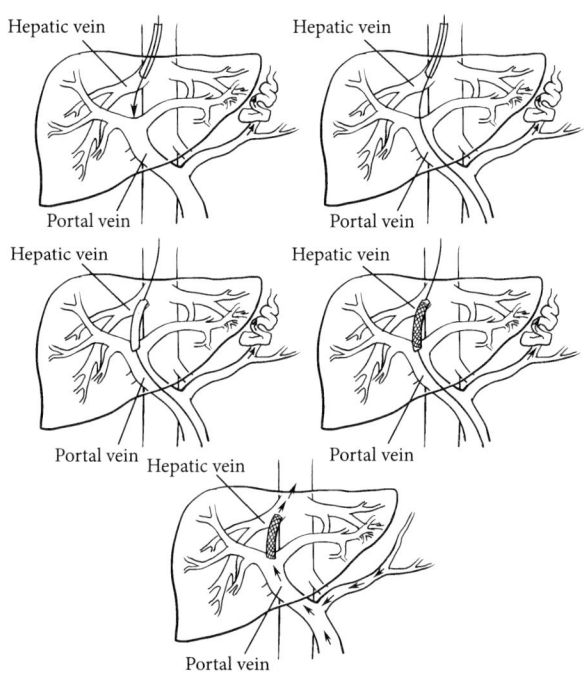

Figure 7-64-5 **Transjugular intrahepatic portosystemic shunt. A needle is advanced from a hepatic vein to a major portal vein branch(top left)and a guide wire is placed(top right). A hepatic parenchymal tract is created by balloon dilation(middle left), and an expandable metal stent is placed(middle right), then creating the shunt(bottom)**

（郑树森　王伟林）

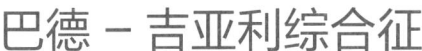

第65章

巴德－吉亚利综合征

本章要点 (Key concepts)

● **Backgrounds**

Budd-Chiari syndrome(BCS)is a clinical disorder caused by occlusion of the hepatic vein and/or inferior vena cava. With the improvement and development of techniques in diagnosis, the incidence of BCS is increasing annually and its treatment is more mature than before.

● **Etiology**

a. Thrombosis of the hepatic vein; b. Inferior-vena caval occlusion; c. Hypercoagulability; d. Genetic etiology-F V Leiden mutation.

● **Clinical manifestation**

a. Portal hypertension, includes splenohepatomegalia, ascites, elevated liver enzymes, and eventual encephalopathy; b. Inferior-vena caval hypertension, includes varicose veins, skin pigmentation, ulcer and swelling in one's lower extremities.

● **Management**

The treatment for Budd-Chiari syndrome mainly consists of three methods: expectant treatment, open surgery and interventional treatment. At present, the interventional treatment is the preferred one among them.

巴德－吉亚利综合征（Budd-Chiari syndrome, BCS）是由肝静脉和(或)其开口上段下腔静脉阻塞而引起的一种肝后性门静脉高压症。1845年和1899年，Budd和Chiari分别描述了本病，故称Budd-Chiari综合征。

一、病因

本病的发病原因多种多样，有些至今尚不明确。

（一）肝静脉阻塞

本病变西方国家较多见，多数为肝静脉血栓形成。多合并容易引起血液高凝状态的基础病因，如真性红细胞增多症、原发或隐性骨髓增生性疾病、阵发性睡眠性血红蛋白尿症、迁徙性血栓性静脉炎、糖尿病、乙型肝炎病毒感染、恶性肿瘤、口服避孕药、妊娠或分娩后等。此外腹部钝性损伤、肝损伤也易继发下腔静脉血栓形成。

（二）下腔静脉阻塞

与肝静脉阻塞不同，下腔静脉阻塞主要以肝后段的膜性闭塞为主，长段闭塞或血栓性闭塞较少见，多见于日本、

中国、印度、南非等国家。早期认为膜性闭塞是下腔静脉的先天发育异常，而最近研究表明，这是一种血栓机化后的改变。

（三）多种原因致肝静脉、下腔静脉血栓形成

该处是下腔静脉穿过膈肌的腔静脉孔进入胸腔处，即由腹内正压进入胸腔负压的交界处。由于膈肌不停的呼吸运动机械性刺激和血流的冲击，加上肝重力牵拉，导致该处下腔静脉机械性损伤，尤其是当腹外伤腹内压骤升，易致血管内膜损伤及小血栓形成，血栓机化导致膜性病变，同时肝静脉呈直角进入下腔静脉，形成涡流而诱发血栓形成，故病变好发于下腔静脉－肝静脉出口处。

（四）遗传病因学

近年来，凝血因子V同巴德－吉亚利综合征的关系日益受到重视。近期文献表明，在1/4以上病例病人有凝血因子V 1691位点鸟嘌呤突变为腺嘌呤，即FV的Leiden突变，该基因突变导致所编码蛋白质第506位点上

的精氨酸为谷氨酸取代。这种突变所导致的肝静脉/下腔静脉血栓或隔膜被认为是发病机制中的一个重要因素。

二、病理与病理生理

肝静脉回流受阻、压力明显升高，致肝中央静脉和静脉窦扩张、淤血是巴德－吉亚利综合征的主要病理生理变化。由于肝静脉回流受阻，压力升高，导致肝脾大、食管和胃底静脉曲张等门静脉高压症的表现，在侧支循环不能代偿的情况下，血浆渗入肝淋巴间隙，淋巴液生成增多经肝被膜漏入腹腔，形成顽固性腹水。同时，胃肠道淤血肿胀，遂引起腹胀、消化吸收不良、贫血和低蛋白血症。由于病人的肝实质并未受到损害，只是单纯的充血肿胀，肝功能相对较好，因而如能早期得到治疗，恢复肝静脉回流，可使病变回逆。如不能及时治疗，肝内纤维组织不断增生，可继发肝硬化，少数可形成肝癌。

下腔静脉阻塞引起双下肢、会阴部肿胀和胸、腰、背部静脉曲张。此外因肾静脉回流受阻，导致肾功能不全。由于血液淤滞在下半身，故回心血量明显减少，心脏缩小。病人常有心悸、气短等心功能不全症状。

三、分型

巴德－吉亚利综合征的分型一直是讨论的热点，至今仍无统一的分型方法。但无论如何分型，其主要目的应是一致的：认识疾病、确定诊断、指导治疗。

1988 年，我国学者根据病变的形态和长度提出四型八类的分型方法，受到临床的广泛接受，已成为临床最常用的分型方法。

Ⅰ型：下腔静脉隔膜型，其中Ⅰa型隔膜有孔，Ⅰb型隔膜完全闭塞。

Ⅱ型：下腔静脉短段病变型，其中Ⅱa型短段狭窄，Ⅱb型短段闭塞。

Ⅲ型：下腔静脉长段病变型，其中Ⅲa型：下腔静脉长段狭窄，Ⅲb型：下腔静脉长段闭塞。

Ⅳ型：肝静脉型，Ⅳa型：肝静脉主干短段病变，包括隔膜、狭窄和闭塞；Ⅳb型：肝静脉弥漫性病变。

1998 年我国学者以此分型为基础并进一步作了修改，首次将有无副肝静脉列入混合型和肝静脉型的亚型中，反映了副肝静脉在肝血液循环中所起的代偿作用，加强了与介入治疗方法选择的联系性。

四、临床表现与诊断

本病男性多见，男女之比约 2∶1。发病年龄视病因而异，先天发育异常者发病较早，后天原因致病者，发病较晚。单纯的肝静脉阻塞以门静脉高压症状为主；合并下腔静脉阻塞时，多同时有门静脉高压和下腔静脉高压的临床表现。门静脉高压主要表现为肝脾大、腹水、食管胃底静脉曲张、腹部胀痛、腹胀、食欲减退、黄疸等。下腔静脉高压主要表现为双下肢静脉曲张和(或)双下肢肿胀、皮肤色素沉着，严重者形成经久不愈的慢性溃疡，皮肤呈黑褐色或树皮样改变。由于下腔静脉的阻塞，侧支循环建立，胸、腹壁及腰背部出现浅静脉扩张、迂曲，血流由下向上。晚期由于严重的低蛋白血症、大量腹水，消化吸收功能低下，病人骨瘦如柴，腹大如鼓，似"蜘蛛人"的体态。最后病人死于严重营养不良、食管曲张静脉破裂出血或肝、肾衰竭。

凡双下肢肿、腹胀或肝脾大者要高度怀疑此病。彩超是可靠、方便、无创的筛选手段，准确率90%以上。诊断本病的最精确方法为下腔静脉造影。经股静脉、颈静脉作单向或双向插管造影，可以清楚的显示病变的部位、长度、类型、范围及测定病变两端下腔静脉的压力差，对治疗具有指导意义。经皮肝穿刺行肝静脉造影，可显示肝静脉有无阻塞，也可经此径路做扩张和放置支架。肠系膜上动脉造影的静脉期，可显示门静脉和肠系膜静脉的状况，对明确能否经肠系膜静脉实行分流很有帮助。经脾动脉行间接脾－门静脉造影亦有助于了解脾、门静脉情况，对了解能否经脾静脉分流很有意义。本病应与右心衰竭、结核性腹膜炎和癌肿引起的腹水相鉴别。

五、治疗方法

分非手术治疗、外科手术和介入治疗 3 种。随着微创技术的发展和介入器械的不断完善，介入治疗已经成为本病治疗的最主要方法。

(一)非手术治疗

对急性血栓形成及对某些特殊病因所致者非手术治疗有效，包括溶栓、类固醇、针对病因的治疗、中医中药和对症治疗(如保肝、利尿)。

(二)介入治疗

介入治疗主要是在 X 线、B 超等医学影像监视下，采用介入技术并使用一些特殊器材，如球囊导管、血管内支架等，对下腔静脉或肝静脉的梗阻部位进行诊断和开通的过程。由于其创伤少、操作简单、并发症少、可重复性强等优点，已被广大的病人和临床医生所接受，在临床上得到了普及推广。

1. 肝静脉和下腔静脉球囊扩张术　肝静脉和下腔

静脉狭窄或闭塞的首选治疗方法为经皮腔内血管成形术（percutaneous intraluminal angioplasty，PTA），即球囊扩张术，是治疗BCS的基本技术，特别是对于膜性病变者，通过本治疗即可达到治愈目的。

（1）适应证　①肝静脉或下腔静脉隔膜。②肝静脉或下腔静脉主干局限性狭窄或闭塞。

（2）禁忌证　①肝静脉或下腔静脉主干广泛性狭窄或闭塞。②由肝尾状叶肥大所致的假性下腔静脉狭窄。③肝静脉或肝段下腔静脉内有大块新鲜血栓。

（3）术前准备　明确诊断和分型，建立静脉通道，备氧气和各种急救药品，备心包引流或急诊开胸手术准备。

（4）入路及选择　基本原则为采用路途最短、最直接、损伤最小、操作最方便。

肝静脉成形术的入路包括：①经皮经肝穿刺途径。②经颈静脉途径。③联合经皮经肝和经颈静脉途径。④经股静脉、下腔静脉途径。

下腔静脉成形术入路包括：①经股静脉入路。②经股、经颈静脉联合入路。

2. 肝静脉和下腔静脉支架置入术　支架置入是治疗BCS的主要技术，关于支架置入目前国内多数学者所达成的共识是：对肝静脉或下腔静脉的膜状阻塞，单纯球囊导管扩张可以满足治疗要求，而对节段性狭窄或闭塞，再狭窄的发生率较高，主张置入支架。

（1）适应证　①下腔静脉或肝静脉节段性狭窄或闭塞。②下腔静脉隔膜球囊扩张后狭窄部位回缩30%以上。③下腔或肝静脉隔膜球囊扩张后再狭窄。④下腔静脉阻塞远端大块陈旧性血栓。

（2）方法和步骤　①支架的选择：目前可供选择的支架类型主要为"Z"型和网状支架。前者由不锈钢丝制成，支撑力较强，顺应性差，支架的网孔大，对肝静脉开口血流的影响较小，适于下腔静脉。后者多由镍钛合金片镂空而成，其支撑力稍差于前者，顺应性良好，网孔小，适于肝静脉。肝静脉支架直径多选择10~14 mm，下腔静脉支架直径为25~30 mm。②支架的释放：球囊扩张后，拔除球囊导管，沿导丝送入支架及释放装置，透视下反复核对支架与病变的位置是否吻合。一般要求支架应超出狭窄两端1~2 cm，固定支架释放系统，透视下缓慢后撤外套管，支架逐步张开。释放过程中一旦发现支架前移或后移，应立即调整其位置。

（3）常见并发症　①下腔静脉穿孔、出血：发生率约1%，多发生在穿刺通过病变部位过程中。②心包积血或心脏压塞：发生率为1%~3%，主要发生在穿刺阻塞部位

时。造影时即可发现大量造影剂积聚在心包内，应及时心包穿刺引流。严重者，应及时开胸引流。③支架移位：支架置入后常常会发生移位，向下移位时，支架的整体滑落在病变以下，起不到支撑作用，向上移位最常见的情况是第一节进入右心房，第二、三节连接处卡在狭窄处。④急性肺动脉栓塞：在下腔静脉完全梗阻后，远端的下腔静脉内常常形成血栓，此时介入治疗，如处理不当，则可造成致命的肺栓塞。所以下腔静脉远端并发大块新鲜血栓时，应积极行根治性手术。

（三）手术治疗

1. 直视根治术　直视根治术是在直视下彻底解除下腔静脉－肝静脉梗阻性病变，恢复或重建正常血流通道，终止恶性病理循环和恢复正常解剖生理状态，是目前符合解剖生理的理想手术疗法。根据手术前造影和术中探查的结果，采用不同的根治性手术，包括：

（1）单纯隔膜切除术，适用于不伴有下腔静脉明显狭窄的隔膜型、介入治疗失败及隔膜下方有大块血栓而不宜介入治疗者。

（2）下腔静脉病变段切开、心包或人工血管片扩大成形术，适用于伴有下腔静脉明显狭窄的隔膜和短段狭窄型。

（3）下腔静脉病变段切除、人工血管原位移植术，适用于短段狭窄或闭塞型。

（4）肝－房吻合术，是经下腔静脉后冠状面，再包括肝静脉开口在内的肝组织切除，以显示肝静脉流出道，行第二肝门与右心房的吻合，用以治疗肝静脉流出道闭塞。适用于肝静脉流出道完全闭塞、为纤维组织所阻塞，或血栓形成不能用常规方法摘除者。

（5）下腔静脉长段游离、直视下根治术，根据病变部位及性质（隔膜或长段机化或新鲜血栓）纵行切开下腔静脉，在直视下完全切除病变后，直接连续缝合关闭下腔静脉，如存在下腔静脉缩窄，也可用自体心包或带外支持环的人工血管补片关闭。

2. 直接减压手术

（1）肠－房人工血管转流术　即肠系膜上静脉－右心房人造血管转流术，原理是利用右心房压力低而门静脉压力高、腹腔内正压而胸腔负压和吸气时胸腔负压加大的原理，使处于高压状态的门静脉系血流直接转流入低压的右心房，从而可大大降低门静脉压、肝静脉压，有效地防治食管曲张静脉破裂出血。适用于下腔静脉长段闭塞或狭窄、伴肝静脉闭塞者，肠系膜上静脉血栓、肝肾功能不全、严重凝血机制障碍为手术禁忌证。

(2) 腔-房人工血管转流术 即下腔静脉-右心房人工血管转流术,是在下腔静脉与右心房间置入人工血管,使下腔静脉血液经人造血管引入右心房,可缓解下腔静脉高压症(IVCHT)和门静脉高压症(PHT)。主要适用于膈上段下腔静脉梗阻,而肝静脉出口处和同水平的下腔静脉通畅者。

(王玉琦 李晓强)

第一节 / 急性胰腺炎

本节要点 (Key concepts)

● **Background**

Acute pancreatitis is a complex disorder of the exocrine pancreas characterized by acute acinar cell injury and both regional and systemic inflammatory responses.

● **Pathology**

It can be divided into two pathological types: acute edematous pancreatitis and acute hemorrhagic and necrotic pancreatitis.

● **Clinical presentation**

a. Abdominal pain, nausea, and vomiting; b. Fever; c. Jaundice; d. Symptoms and signs of multi-organ failure.

● **Management**

For most pancreatitis patients, whatever mild or severe pancreatitis, the conservative treatment including fasting, nasogastric drainage, H₂ inhibitor, pain relief, nutritional support and antibiotics etc. is the primary choice. But for some patients with pancreatic abscess or other indications, the surgical intervention is preferable.

急性胰腺炎是外科常见的急腹症之一,是发生于胰腺的炎症性疾病,病情轻重不一,从胰腺的轻度水肿至胰腺坏死,甚至引起全身性炎症反应、多脏器衰竭、死亡等,其临床表现多种多样。大部分病人属于轻型胰腺炎,经过积极的非手术治疗后可好转;约20%的病人属于重症急性胰腺炎,其发病迅速,病情凶险,治疗反应差,病死率高,是外科急腹症中较难处理的疾病之一。

一、分类

急性胰腺炎根据病因、病理类型、临床表现和转归可有多种分类方法。

1. 根据病因分类　可分为酒精性急性胰腺炎、胆源性急性胰腺炎、损伤性急性胰腺炎、代谢性急性胰腺炎、药物性急性胰腺炎、妊娠性急性胰腺炎、自身免疫病相关急性胰腺炎等。

2. 根据病理分类　可分为急性水肿型胰腺炎及急性出血坏死型胰腺炎。

3. 根据临床表现和转归分类　可分为轻型急性胰腺炎、重症急性胰腺炎、暴发性胰腺炎等。

二、病因及发病机制

急性胰腺炎的病因很多,至今仍未完全阐明。最常见的原因包括胆道疾病、酒精和高脂血症,其他少见原因包括手术、外伤、ERCP术、药物、感染、高钙血症、缺血、寄生虫等因素。不同病因引起急性胰腺炎的发病机制不同,包括胆汁反流入胰管及胰管压力过高、胰管破裂、胰液外溢等,并进一步导致胰腺及周围组织损伤。

急性胰腺炎是胰腺消化酶被各种因素激活后对自身及其周围脏器产生消化作用而引起的炎症性疾病。正常情况下,胰腺细胞中的消化酶以酶原形式存在,但是多种因素如胆汁反流、十二指肠液反流、酒精中毒等可导致胰酶被激活,被激活的酶原通过"自身消化"作用对胰腺组织造成损伤。因此,急性胰腺炎的发病机制包括起始因素和加重因素,各个因素之间又可相互影响。胆汁反流是最早提出的理论，各种原因（如结石或十二指肠乳头痉挛等）导致共同通道远端梗阻时，胆汁可反流入胰管。胆汁中的游离胆汁酸对胰管有很强的损伤作用，并激活胰酶中的磷脂酶原 A，后者可进一步引起胰腺组织的损伤。十二指肠内压力增高时，其内容物可反流入胰管，十二指肠液中含有肠激酶及各种被激活的胰酶、胆汁酸等引起蛋白水解酶及磷脂酶被激活，引起胰腺组织自身消化、呼吸窘迫和循环衰竭等胰腺炎表现。酒精中毒对胰腺组织的影响机制尚未完全清楚，可能的因素包括酒精的刺激作用和酒对胰腺组织的直接损伤作用。

某些因素可以导致胰腺炎病情加重，包括血液循环因素和白细胞过度激活及全身性炎症反应等。微循环的变化在急性胰腺炎发病过程中起重要作用，胰腺血液供应异常的发生机制可能有损伤因素的直接作用、活化胰酶的自身消化及炎症反应的共同参与，而随后的组织缺血再灌注又加重了胰腺的损害。

三、病理

急性胰腺炎的主要病理改变包括胰腺炎性水肿、出血、胰腺坏死、胰周渗出和继发性胰周脂肪坏死。光镜下可见胰腺组织有大片的凝固性坏死，细胞结构模糊不清，间质小血管可有坏死。坏死的胰腺组织周围可以见到中性粒细胞和单核巨噬细胞浸润。继发感染时可见坏死感染灶、脓肿等。

急性水肿型胰腺炎的病理特点为间质性水肿和炎症反应，大体上可见胰腺肿胀，镜下可见腺泡及间质水肿，炎性细胞浸润，偶可见轻度出血或局灶性坏死。急性出血坏死型胰腺炎的病理特点为胰腺实质坏死和出血，大体标本上可见胰腺腺体增大、肥厚，暗紫色。坏死灶呈散在或片状分布，病灶大小不等，呈灰黑色，坏疽时呈黑色。腹腔内有血性渗液，网膜及肠系膜上可见散在片状皂化斑。光镜下可见脂肪坏死和腺泡严重破坏，血管破裂，大片出血灶，腺泡及小叶结构模糊，坏死分布呈灶状，叶间隙处破坏最大，最终导致整个小叶被破坏，胰腺导管扩张，动脉内可见血栓。坏死灶外有炎性区域包绕。胰腺组织坏死多表现为凝固性坏死，随后可以软化而成疏松的黑色坏死物。可继发感染形成胰腺脓肿，或形成胰腺假性囊肿。胰液中的脂肪酶外渗后可引起腹膜后脂肪、系膜脂肪、网膜组织等坏死。脂肪坏死灶可能被包裹或吸收，也可继发感染。

四、临床表现

急性腹痛是急性胰腺炎的主要症状。疼痛多为突

然发生，剧烈，持续性，不易缓解。位于上腹部正中，胆源性者多开始于右上腹，后转移至正中，疼痛可向左肩、左腰背部放散。疼痛的发生多有饮食的诱因，如油腻饮食、酗酒及暴饮暴食等。腹胀与腹痛可同时存在，可合并恶心、呕吐，呕吐后腹痛症状不缓解。在急性胰腺炎早期发热往往不明显，但是胆源性胰腺炎合并胆道梗阻时可有黄疸及高热。当胰腺坏死合并感染时可出现高热。

轻型水肿型胰腺炎病人可仅有腹痛，腹部查体时可有轻度腹胀，上腹正中、偏左有压痛，无明显的腹膜炎体征。出血坏死型胰腺炎重症病人有程度不同的休克症状，心动过速，血压下降，腹部可出现腹膜炎体征，压痛、反跳痛及肌紧张。根据坏死的范围和程度不同，腹膜炎可局限于上腹或出现弥漫性腹膜炎，左侧腰背部多有饱满和触痛。肠胀气明显，肠鸣音减弱，多数病例有移动性浊音。少数病人出现黄疸，可以是结石在胆总管下端嵌顿引起，或肿胀的胰头压迫胆管造成。

病人可出现左侧胸腔的反应性积液。某些严重感染的病例，腰部水肿，皮肤呈片状青紫色改变，称为 Gray-Turner 征；脐周皮肤呈青紫色改变，称为 Gullen 征。这种皮肤青紫改变的发生是胰液外渗至皮下组织间隙，溶解皮下脂肪，使毛细血管破裂出血所致。

五、辅助检查

（一）实验室检查

1. 血、尿淀粉酶测定　是诊断急性胰腺炎的主要指标之一。血清淀粉酶在发病 2 h 后开始升高，24 h 达高峰，可持续 4~5 d。尿淀粉酶在急性胰腺炎发作 24 h 后开始上升，其下降缓慢，可持续 1~2 周。由于另有许多因素可造成血清淀粉酶的升高，因此，急性腹痛病人即使出现血清淀粉酶升高，也要根据临床表现综合分析。血、尿淀粉酶的测定值有非常明确升高才有诊断急性胰腺炎的价值。其测定值越高，诊断的正确率越高。

急性胰腺炎发病后，血清脂肪酶随淀粉酶平行升高，两者联合监测可以提高准确性。脂肪酶的唯一来源是胰腺，胰腺炎发作时脂肪酶入血，且持续升高的时间较长，因此该检查具有较高的特异性。

2. 血钙　血钙降低一般发生在发病的 2~3 d 后，病情严重时血钙明显降低，可 <2.0 mmol/L。血钙降低可能与脂肪组织坏死和组织内钙皂的形成有关。

3. C 反应蛋白（CRP）　是急性炎症反应的血清标志物，其升高可以在一定程度上反映胰腺炎的严重程度。

4. 血糖 在急性胰腺炎早期可能升高,为肾上腺皮质的应激反应,胰高血糖素过度分泌所致,一般表现为轻度升高。后期胰岛细胞破坏,胰岛素分泌不足是导致血糖升高的原因。若在长期禁食状态下血糖仍超过11.1 mmol/L,则提示胰腺广泛坏死,预后不佳。

5. 动脉血气分析 是急性胰腺炎诊治过程中的一个重要监测指标,可以动态显示机体的酸碱平衡失调,并可以帮助诊断早期呼吸功能不全。当氧分压 <60 mmHg 时,应考虑合并成人呼吸窘迫综合征(ARDS)。

(二)影像学检查

超声检查是急性胰腺炎的首选检查方法,常可显示胰腺弥漫性肿大,轮廓膨隆。在水肿型胰腺炎可显示胰腺内均匀的低回声分布,而在合并出血坏死时则显示出粗大的强回声。但是因为超声易受肠气干扰,且胰腺为腹膜后器官,因此,超声对急性胰腺炎的诊断是初步的,对水肿型胰腺炎有一定的诊断价值,而对于出血坏死型胰腺炎的诊断价值有限,不能作为诊断依据。

急性水肿型胰腺炎靠血液及尿淀粉酶测定已能做出诊断,但是出血坏死型胰腺炎的诊断非一般的化验指标所能解决,只有增强 CT 才能作出肯定的诊断。急性水肿型胰腺炎时,胰腺弥漫性增大,密度不均,边界模糊;出血坏死型胰腺炎则在肿大的胰腺内出现皂泡状的密度减低区,增强后对比更加明显。同时在小网膜囊内、脾胰肾间隙、肾周脂肪周围可见到胰外侵犯。通过 CT 检查不仅可以动态观察,还可以用来判断疾病严重程度和判断预后(Figure 7-66-1)。

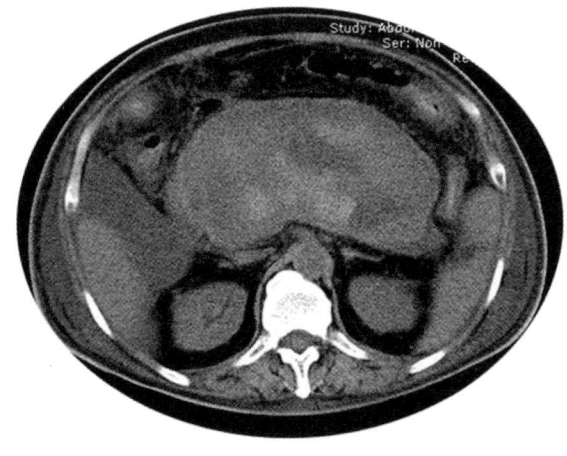

Figure 7-66-1 Acute pancreatitis by computed tomography
CT scan image of an acute pancreatitis patient with serious swelling in all over the pancreas

六、诊断

急性胰腺炎的诊断可以根据明显升高的血、尿淀粉酶水平来确立。急性腹痛病人同时具有血淀粉酶水平大于正常高值 5 倍以上时,可诊断为急性胰腺炎。急性坏死性胰腺炎的诊断还应该根据影像学检查如增强 CT 扫描的结果来判断。

Ranson 评分系统对急性胰腺炎严重程度及预后判定也有一定价值(Table 7-66-1)。

Table 7-66-1 Ranson's prognostic signs

Admission	Initial 48 hours
Gallstone Pancreatitis	
Age>70 yr	Hct fall>10
WBC>18×10⁹/L	BUN elevation>2 mg/100 mL
Glucose>220 mg/100 mL	Ca²⁺<8 mg/100 mL
LDH>400 U/L	Base deficit>5 mmol/L
AST>250U/100 mL	Fluid sequestration>4 L
Nongallstone Pancreatitis	
Age>55 yr	Hct fall>10
WBC>16×10⁹/L	BUN elevation>5 mg/100 mL
Glucose>200 mg/100 mL	Ca²⁺<8 mg/100 mL
LDH>350 U/L	PaO₂<55 mmHg
AST>250 U/100 mL	Base deficit>4 mmol/L
	Fluid sequestration>6 L

急性胰腺炎并发症的诊断也值得注意。急性胰腺炎可出现全身并发症和局部并发症。全身并发症指合并器官功能障碍,需通过严密的监测及时发现。局部并发症主要包括急性液体积聚、胰腺坏死、急性胰腺假性囊肿、胰腺脓肿。急性液体积聚多发生于急性胰腺炎病程的早期,位于胰腺内或胰周,无囊壁包裹的液体积聚。多数可自行吸收,少数发展成为急性假性囊肿或胰腺脓肿。胰腺坏死指胰腺的弥漫性或局灶性坏死,伴有胰周脂肪坏死。可分为感染性胰腺坏死和无菌性胰腺坏死。急性胰腺假性囊肿形成是在急性胰腺炎后形成的有纤维组织或肉芽囊壁包裹的胰液积聚。常呈圆形或椭圆形,囊壁清楚。胰腺脓肿是发生于急性胰腺炎胰腺周围的包裹性积液,可含有坏死组织。有脓液存在,且脓液的细菌或真菌培养阳性,含极少或不含胰腺坏死组织,是胰腺脓肿区别于感染性胰腺坏死的特点。

急性胰腺炎需与急性化脓性腹膜炎、消化道穿孔、消化道梗阻等急腹症进行鉴别。

七、治疗

（一）治疗原则

近年来急性胰腺炎的治疗原则越来越强调根据每个病人的病情进行"个体化治疗"。急性胰腺炎的病因、病程极复杂，可合并多种脏器功能障碍，虽然基本治疗原则相同，但是每个个体又有其特殊性，若采用统一的方法进行治疗必定不能得到最佳的临床结果。在治疗时应兼顾局部治疗及全身状况；区分病情的轻重，判断是急性水肿型胰腺炎，还是出血坏死型胰腺炎；了解坏死的基础上是否合并有感染等。

（二）治疗方法

1. 非手术治疗　治疗方法是尽量减少胰液分泌，即胰腺休息疗法。防止感染，防止向坏死发展。

（1）禁食、胃肠减压　食物和胃酸进入十二指肠后，刺激十二指肠分泌促胰液素，进一步刺激胰腺分泌胰酶。急性胰腺炎病人往往伴有恶心、呕吐、腹胀，禁食和胃肠减压可缓解这些症状。

（2）抑制胰液分泌及抗胰酶药　传统的抗胆碱类药物，如山莨菪碱和阿托品等，虽可抑制胰腺分泌，在合并胆道梗阻时可以缓解胆道痉挛。H_2 受体阻滞药、质子泵抑制药可抑制胃液，进而减少胰液分泌，用于急性胰腺炎的治疗。抑肽酶有一定的抑制胰蛋白酶的作用。生长抑素（somatostatin）可明显抑制胰液分泌，临床上可采用生长抑素十四肽或八肽类似剂。

（3）镇痛和解痉　吗啡、哌替啶类镇痛药因可能产生 Oddi 括约肌痉挛，宜与山莨菪碱等药物合用，以减少不良反应。亦可使用普鲁卡因静脉滴注。

（4）支持治疗　计算每日需要的补液量和热量，保持水、电解质代谢平衡。

（5）预防感染　采用广谱抗生素，静脉滴注。

（6）中药治疗　对胃肠道功能恢复和防止肠道细菌

移位有一定帮助。可通过胃管注入复方清胰汤或生大黄等，或用皮硝外敷腹部等。

（7）内镜治疗　对于胆源性胰腺炎病人，有胆管炎或胆道梗阻引起高热、黄疸者，可经内镜放置鼻胆管引流或行 Oddi 括约肌切开取石术（EST）。此方法具有减轻胆道压力，引流胆汁、胰液的作用。

（8）腹腔灌洗　对腹腔有大量渗出液者可采用腹腔灌洗，有利于腹腔内大量的毒素和胰酶排出体外。

2. 手术治疗

（1）手术适应证　①来势凶猛，病情发展快，腹腔内高压影响静脉回流及循环稳定，伴有多脏器功能损害，经过积极非手术治疗后病情恶化。②胰腺坏死继发感染。③合并胆道疾病。④胰腺及胰周脓肿。⑤不能排除其他外科急腹症。

（2）手术方法　根据个体化治疗的原则，不同病人应根据其病情采用不同的手术方法，即使同一个病人，在不同的病程阶段，也可能根据腹腔及全身情况采取不同的手术方法。

最常采用的手术方式为胰腺坏死组织清除术，若病变广泛，则需要做胰腺规则性切除术。同时对腹膜后间隙如小网膜腔、结肠后、肾周围等部位的坏死及感染也应一并清除。

原发病为胆道疾病者，同时应做胆总管探查、胆总管 T 管引流术。

估计胰腺及胰外病变严重，病程较长者同时做胃造瘘术及空肠造瘘术。

小网膜腔内置三腔灌洗装置，手术后可进行持续灌洗引流。

由于手术清除坏死组织并不能阻止坏死病变继续发展，故一般在手术后 7~10 d 会有新的坏死形成，感染将出现另一个高峰。若经临床及 CT 证实有新的感染灶形成，要及时再次扩创，行坏死组织清除术。

第二节 / 慢性胰腺炎

本节要点 (Key concepts)

- **Background**

Chronic pancreatitis is characterized by irreversible changes, including pancreatic fibrosis and the loss of functional pancreatic exocrine or endocrine tissue.

- **Pathology**

The major changes of chronic pancreatitis include fibrosis and loss of both endocrine and exocrine elements. In addition, an acute inflammatory reaction may be superimposed on a background of chronic inflammation. There may be enlargement of pancreatic nerves, and perineural inflammation has also been described.

- **Clinical presentation**

a. Abdominal pain; b. Weight loss; c. Diarrhea; d. Jaundice; e. Diabetes; f. Abdominal mass.

- **Management**

a. Medical treatment; b. Endoscopic treatment; c. Surgical treatment; d. Neuroablative procedures.

慢性胰腺炎是由多种原因所导致的胰腺弥漫性或局限性炎症,表现为反复发作的上腹部疼痛伴有程度不同的胰腺外分泌和内分泌丧失,胰腺实质发生了一系列复杂的、不可逆的组织病理学变化。

一、病因和发病机制

多种病因可导致慢性胰腺炎,每种病因的致病机制不尽相同。

1. 酒精中毒 在欧美国家多见,以男性居多。慢性酒精中毒者胰腺腺泡细胞呈过度分泌状态,表现为蛋白合成率增加,碳酸氢盐分泌过度。过度分泌的蛋白形成蛋白栓,沉淀在胰管内,钙盐沉淀于蛋白栓,形成胰石,引起胰管梗阻,内压升高;胰液离子成分的改变及由于胰蛋白酶抑制物相对缺乏,使蛋白酶原自身激活,导致管周纤维化、导管狭窄、腺泡破坏和消失。

2. 胰管梗阻 在某些梗阻因素的持续作用下,梗阻远端胰管扩张,腺泡萎缩,胰腺实质弥漫性纤维化,形成慢性阻塞性胰腺炎。与其他慢性胰腺炎的病因不同,若在梗阻早期去除病因,胰腺的形态及功能可部分或全部恢复。胆道结石、胰腺分裂症、十二指肠憩室等都可引起胰管开口的梗阻。

3. 急性胰腺炎 急性胰腺炎发展到坏死感染后,可以引起胰管狭窄,导致慢性阻塞性胰腺炎。

4. 其他因素 吸烟、遗传因素、自身免疫病、高钙血症和营养不良等。

二、病理

慢性胰腺炎的主要病理变化是进行性的大量纤维组织增生,取代了正常胰腺组织。早期主要累及外分泌部,晚期累及胰岛,病变不可逆。

大体所见:早期,胰腺可无明显改变。随着疾病进展,胰腺开始肿大、硬化,呈结节状。胰被膜增厚,有隆起的白点。当形成局限性肿块时很难与胰腺癌相鉴别。纤维化的腺体可压迫胆总管,引起胆总管狭窄,继发梗阻性黄疸。剖面可见胰管及其分支屈曲、扩张,胰管内可见结石,

胰实质斑状钙化。因胰管的狭窄、梗阻,可形成多发潴留性囊肿;胰腺周围可见大的假性囊肿形成,囊壁可附有一些坏死组织。晚期,腺体萎缩,体积变小,甚至仅残留一索状结构。

镜下所见:早期可见散在的灶状脂肪坏死,坏死灶周围的腺体正常。小叶及导管周围,小叶内纤维化,胰管分支内有蛋白栓及结石形成。进展期,胰管狭窄、扩张,主胰管腔内可见嗜酸性蛋白栓及结石。导管上皮萎缩、化生及消失。纤维化进一步加重,伴透明变性,并可见瘢痕形成。脂肪坏死灶可有钙盐沉着。胰内神经纤维增粗,数量增加,神经束膜被炎症破坏,神经周围可见炎性细胞浸润。

胰外改变:慢性胰腺炎因炎症反复发作,纤维化可引起胆总管受压、梗阻。狭窄段位于胰内胆管,多在 2 cm 以上。病变胰腺还可以压迫脾静脉、门静脉,血栓形成,发生胰源性门静脉高压症。胰酶的侵蚀还可以形成胰周动脉的假性动脉瘤。

慢性胰腺炎的分类见 Box 7-66-1。

Box 7-66-1 慢性胰腺炎的分类

慢性阻塞性胰腺炎:胰管狭窄,胰管上皮完好,胰管无结石,管内无钙化

慢性钙化性胰腺炎:胰管上皮萎缩,管内上皮栓塞,胰管内可有结石

炎症性慢性胰腺炎:胰腺弥漫纤维化,胰外分泌实质破坏,单核细胞浸润

三、临床表现

1. 腹痛 慢性胰腺炎最常见的症状是不同程度的腹痛,其发生率在 90% 以上。腹痛多为反复发作,初期每年仅发作数次,随着疾病的进展,发作次数逐渐增多,程度加重。腹痛可持续数日,且间歇期变短。疼痛缓解时常残留不同程度的钝痛,最终几乎呈持续性疼痛的状态。饱餐、劳累、饮酒均可诱发或加重腹痛的发作。疼痛

位于上腹剑突下或稍偏左,向腰背部放射,呈束腰带状。疼痛发作时,病人难以仰卧,常以坐起、屈膝来减轻疼痛的程度,称为"胰腺体位"。至疾病晚期,因炎症的反复发作,胰腺组织完全破坏、纤维化,部分病人的疼痛症状可缓解,甚至消失。

2. 消瘦　病人体重明显减轻,与发作次数和持续时间有明显关系。因反复的腹痛发作,进食后可诱发腹痛发作,故病人常限制饮食。胰腺外分泌功能损害,影响蛋白质和脂肪的消化和吸收;内分泌功能下降,葡萄糖代谢障碍等。病程越长、病情越重,体重下降越明显。

3. 腹胀、不耐油腻和腹泻　当疾病发展到胰腺外分泌减少所致。正常的胰腺外分泌具有很大的潜力,当胰腺外分泌腺体的破坏达到90%以上时,临床上才出现脂肪及蛋白消化吸收障碍。慢性胰腺炎典型的腹泻为排便次数增多,每日3~4次,粪便量显著增加,恶臭或酸臭,大便不成形,上层可见发光的油滴。镜下可见脂肪球和不完全消化的肌肉纤维。

4. 血糖升高,出现糖尿　糖尿病也是慢性胰腺炎的晚期表现。其胰腺内分泌腺受到破坏,胰岛素分泌减少,导致血糖升高。

5. 黄疸　约20%的病人发生显性黄疸。多见于胆源性和酒精性慢性胰腺炎病人。多数病人伴随腹痛发作时出现。通常持续10 d左右,少数病人黄疸可持续1个月以上。有些病人可仅表现为进行性、无痛性黄疸,或先出现腹痛后出现黄疸,与胰头癌相似。

6. 腹部包块　少数病人查体时可触及腹部包块,多为合并的假性囊肿,有些则为胰腺的炎性包块。

四、辅助检查

(一)实验室检查

在疾病早期,急性发作时测定血、尿淀粉酶水平可增高,后期可不增高或增高不明显。粪便检查可在显微镜下找到脂肪球。胰腺外分泌和内分泌功能测定见 Box 7-66-2。

(二)影像学检查

1. 腹部 X 线平片　慢性钙化性胰腺炎可见钙化点,或沿胰管方向有胰石影。

2. 胃肠 X 线钡剂造影　十二指肠低张钡剂造影时可见病人胰腺侧肠壁僵硬,黏膜皱襞消失,有时可见肠腔狭窄或外来压迹。

3. 超声和超声内镜检查　超声检查下可见胰腺弥漫性或局限性肿大;胰腺内部回声不均;胰管扩张;胰腺囊

Box 7-66-2　胰腺分泌功能测定

外分泌功能测定
　大便检查
　　显微镜检查
　　苏丹Ⅲ染色
　　72 h脂肪含量测定
　　糜蛋白酶、胰蛋白酶和弹性蛋白酶含量测定
　间接试验
　　脂肪摄入排泄定量分析
　　^{131}I 三油酸酯试验和 ^{131}I 油酸试验
　　呼吸试验
　　胰月桂基试验
　　BT-PABA 试验
　　乳铁蛋白测定
　插管直接试验
　　Lundh 试验
　　促胰酶素 - 胰泌素试验
　　缩胆囊素试验
内分泌功能测定
　血糖测定
　葡萄糖耐量试验(OGTT)

肿;合并胆道梗阻者可见胆管扩张。超声内镜检查可避免胃肠道气体干扰普通超声的情况,且对于肿块型慢性胰腺炎病人难以与胰腺癌相鉴别时还可进行穿刺活检。

4. CT 检查　不受消化道气体的影响,可显示胰腺形态及慢性胰腺炎的继发病理改变。常见阳性发现包括主胰管扩张、胰管结石、胰腺钙化、胰腺弥漫性或局限性增大、胰腺囊肿等(Figure 7-66-2)。

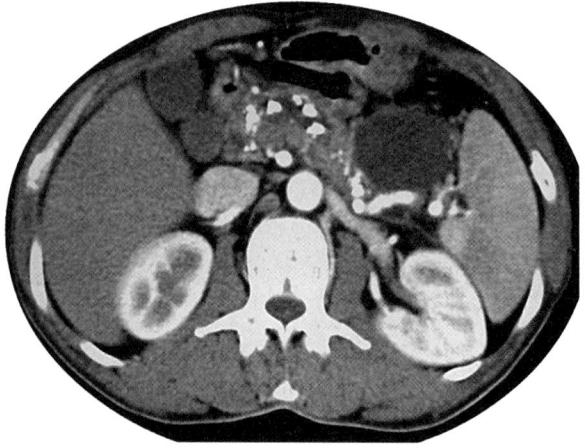

Figure 7-66-2　Chronic pancreatitis by computed tomography
CT scan image of a chronic pancreatitis patient with stones in pancreatic duct and with a pseudocyst in the tail of pancreas

5. 内镜下逆行性胆胰管造影术（ERCP） 通过十二指肠镜经乳头逆行插管，结合 X 线显影胆道和胰管，可以清楚看到胰管有无阻塞、狭窄或囊性扩张。典型表现是胰管的不规则串珠状扩张。

6. 磁共振胆胰管造影术（MRCP） 与 ERCP 相比，MRCP 具有安全、无创、无造影剂、不受脏器功能影响、可清晰显示梗阻远、近端胆管和胰管的优点，可作为了解胆、胰管全貌的首选方法。但是 MRCP 的空间分辨率较低，对胆、胰管精细变化的显示不如 ERCP。

7. 经皮细针穿刺活检（FNA） 不作为慢性胰腺炎的常规检查，对于术前无法与胰腺癌鉴别的慢性胰腺炎，特别是肿块型慢性胰腺炎，经超声或 CT 引导下经皮病灶穿刺活检，可进行细胞学甚至组织学的检查。

五、诊断和鉴别诊断

本病的术前主要诊断依据是：反复发作的上腹疼痛、体重下降、胰腺内、外分泌功能减退、影像学表现等（Box 7-66-3）。

Box 7-66-3　慢性胰腺炎临床诊断标准（日本胰腺学会，1995）

项目	确定诊断	初步诊断
腹部超声	胰石回声	回声粗糙，胰管不规则扩张，胰腺外形凹凸不平
腹部 CT	胰腺钙化	胰腺外形凹凸不整
胰管造影	胰管分支不规则扩张	仅主胰管扩张、阴性结石、蛋白栓
胰泌素试验	碳酸氢盐(B)浓度下降	仅 B 下降或 E 与 V 同时减少，两项测
BT-PABA 试验	胰酶量(E)或胰液量(V)减少	两次以上降低
胰腺病理检查	腺泡萎缩、间质纤维化	小叶内纤维化，腺泡消失，胰岛孤立存在，假性囊肿形成

鉴别诊断：手术前，慢性胰腺炎的间歇期要与胃、十二指肠溃疡、慢性结肠炎、胆道疾病及胰腺癌相鉴别；急性发作期应与急性胰腺炎相鉴别。手术当中最难鉴别的是胰头癌。可借助术中细针穿刺活检进行鉴别。但仍有少数病人通过手术探查、切片及穿刺仍无法鉴别。

六、治疗

慢性胰腺炎的治疗方法不少，但大多疗效不佳。慢性胰腺炎仍是一个以内科治疗为主的疾病，对于大多数早期病变的病人和某些情况如胆道结石引起的慢性胰腺炎，内科治疗可以起到良好的缓解甚至治愈的作用。随着病程的进展，非手术治疗效果不佳的情况下，手术成为主要的治疗方法；但是，由于疾病晚期内、外分泌功能严重受损，手术只能起到部分止痛和减压、引流的作用，很多病人在手术后症状仍然不能完全缓解，生活质量低。若行全胰切除，又带来终身内、外分泌功能缺失的问题。

（一）非手术治疗

1. 戒烟酒　烟酒可刺激胃液分泌进而刺激胰液分泌，慢性酒精中毒可以直接损害胰腺。

2. 控制饮食　提倡低脂、高蛋白、高维生素饮食，避免暴饮暴食。合并糖尿病者要注意血糖情况。

3. 胰酶治疗　口服胰酶可以治疗因消化不良引起的营养障碍，对脂肪泻、腹痛有一定缓解作用。

4. 缓解疼痛　可以使用长效抗胆碱能药物。应合理使用镇痛药，尽量避免药物成瘾。

5. 营养支持　注意肠内营养的使用方法，并结合肠外营养治疗，可以改善营养不良，尤其对于术前准备尤为重要。

（二）内镜治疗

ERCP 的开展为慢性胰腺炎的治疗开辟了新途径。导致慢性胰腺炎病人腹痛的胰管和十二指肠大乳头狭窄、胰管结石、假性囊肿、Oddi 括约肌功能异常等都可选用内镜治疗。包括内镜下胆胰管括约肌切开术、胰管扩张术、胰管支架植入术、胰管结石取出术等。

（三）手术治疗

外科手术并不能从根本上逆转本病的进程，不能从根本上治愈慢性胰腺炎。手术对于慢性胰腺炎是一种对症治疗，即缓解疼痛，解除胰管高压。因此在手术的同时，针对病因的各项非手术治疗仍是非常必要的。

1. 手术适应证

(1) 经非手术疗法仍不能解除的难以忍受的顽固性疼痛。

(2) 合并胆道梗阻。

(3) 并发直径＞5 cm 的胰腺囊肿。

(4) 内科治疗无效的胰源性胸、腹水。

(5) 十二指肠梗阻。

(6) 并发脾静脉栓塞或胃底静脉曲张等胰源性门静

脉高压症的表现。

(7) 无法与胰腺恶性肿瘤相鉴别。

(8) 胰腺脓肿、胰瘘。

2．手术方法

(1) 胰管减压术　方法很多,主要目的是解除胰管梗阻。如胰管空肠侧侧吻合术(Partington 手术),胰尾切除、胰管空肠内植入吻合术(Puestow-Gillesby 手术)。

(2) 胰腺切除术　适用于胰腺纤维化严重而胰管未扩张者。根据病变范围可做远端胰腺切除术,胰腺次全切除术或全胰切除术。其他还有保留十二指肠的胰头切除术(Beger 手术)、胰头挖除、胰管空肠侧侧吻合术(Frey术)等。

(3) 内脏神经破坏术　本方法适用于在其他方法无法缓解疼痛时,或作为其他手术的辅助方法。可做内脏神经切断术或用无水乙醇等药物注射于神经节,破坏神经功能。

第三节 / 胰腺癌

本节要点 (Key concepts)

- **Background**

Pancreatic cancer affects 25 000 to 30 000 people in United States each year and is the fourth leading cause of cancer-related death. Five year survival rates of pancreatic carcinoma are lower than 5%.

- **Clinical presentation**

Pancreatic cancers are insidious tumors that can be present for long periods and grow extensively before they produce symptoms, which include abdominal pain, weight loss, nausea, painless jaundice and steatorrhea.

- **Diagnosis and staging**

a. CA199 and CEA; b. Ultrasound examination, CT, MRI, ERCP and biopsy; c. AJCC staging system; d. Laparoscopy in staging; e. Resectability evaluation.

- **Resectional surgery**

a. Pancreaticoduodenectomy; b. Ddistal pancreatectomy.

- **Palliative management**

a. Establishing diagnosis; b. Relieving symptoms of jaundice, gastric outlet obstruction and pain.

- **Chemoradiation therapy**

a. Chemotherapy with 5-Fu and gemcitabine; b. Radiation therapy; c. Neoadjuvant chemoradiation therapy.

一、流行病学资料

胰腺癌(pancreatic carcinoma)是一种发病隐匿、进展迅速、治疗效果及预后极差的消化道恶性肿瘤,其发病率全球均呈上升趋势,目前胰腺癌居常见癌症死因的第4位,居消化道癌症死因的第2位,仅次于大肠癌。

胰腺癌的发病率与年龄呈正相关,60~80 岁者占发病人数的80%,30 岁以下极少发生胰腺癌。男性胰腺癌的发病率略高于女性,可能与男性所处的环境、职业因素(如接触油类、放射物质、杀虫剂、石棉等),以及生活方式(如吸烟、高脂饮食等)有关。胰腺癌病人中糖尿病的发生率明显增加,40% 的胰腺癌病人在确诊时伴有糖尿病,突然发现的糖尿病老年病例需要重视对胰腺部位的筛查。

中华医学会胰腺外科学组提出,应对如下的胰腺癌高危人群加以重视:①年龄大于 40 岁,有上腹部非特异性不适。②有胰腺癌家族史者。③突发糖尿病者,特别是不典型糖尿病,年龄在 60 岁以上,缺乏家族史,无肥胖,很快形成胰岛素抵抗者。④慢性胰腺炎病人,目前认为在一部分病人中,慢性胰腺炎是一个重要的癌前病变,特别是慢性家族性胰腺炎和慢性钙化性胰腺炎。⑤导管内乳头状黏液瘤亦属癌前病变。⑥患有家族性腺瘤息肉病者。⑦良性病变行远端胃大部切除者,特别是术后 20 年以上的人群。⑧胰腺癌的高危因素有吸烟、大量饮酒,以及长期接触有害化学物质等。在目前技术水平下,对高危人群进行筛查可能是提高胰腺癌早期诊断率的重要手段之一。

二、病理

1. **胰腺导管腺癌**　80%~90% 的胰腺占位病变都是胰腺导管腺癌，而约 70% 的胰腺导管腺癌发生在胰头或钩突部。大体标本上表现为实性黄灰色不规则肿块，在确诊时直径往往超过 3 cm，并且通常伴有淋巴结或远处器官的转移。在显微镜下，肿瘤的分化程度、分裂指数以及黏液含量均有很大的个体化差异。肿瘤组织中常有广泛的间质纤维化，将肿瘤组织分隔成多个癌巢。除常见的肿瘤内外血管和淋巴侵袭外，围神经侵袭生长也是胰腺癌的特点之一，因此，肿瘤蔓延至周围神经丛常导致上腹部和背部的疼痛。胰腺癌还包括其他的肿瘤类型。

2. **囊腺癌**　绝大多数胰腺囊腺癌病人为女性，肿瘤常位于胰腺体尾部，切面呈囊性，被覆柱状或立方上皮。常见瘤细胞呈乳头状增生突入囊腔内，腔内含有黏液或浆液，胰腺囊腺癌相当部分是由胰腺囊腺瘤恶变而来，病理切片中可见两者移行的形态，该肿瘤预后比实性的导管腺癌要好。

3. **胰腺导管内乳头状黏液性肿瘤（IPMN）**　细胞有异型性，并向周围组织呈浸润性生长，则诊断为导管内乳头状黏液腺癌。该肿瘤罕见，预后与胰腺导管腺癌比相对较好。

4. **腺泡细胞癌**　该肿瘤发病年龄多见于 50~70 岁，男女之比为 2∶1，有些病人临床表现为伴远处转移的隐匿性癌。该肿瘤病人预后较差，5 年生存率低于 10%。

5. **胰母细胞瘤**　是罕见的胰腺恶性肿瘤，多发生于 1~8 岁婴幼儿的胰头或胰体部，男孩似乎比女孩多见。肿瘤完整切除后，患儿可长期生存，预后比一般的胰腺癌要好。

三、临床表现

胰腺癌在临床上是一种发病非常隐匿的肿瘤，在出现症状之前一般已经存在很长时间。胰腺癌早期无症状或缺乏特异性，随着病情发展，可逐渐出现腹痛、黄疸、消瘦等症状，出现何种症状及出现的时间与肿瘤所在部位和病程密切相关。

发生于胰头和钩突部的胰腺癌常常因堵塞胆管、胰管或十二指肠而引发各种症状，其中包括：无法解释的胰腺炎反复发作、无痛性黄疸、恶心、呕吐、脂肪泻及体重下降等。疼痛往往放射至腰背部，有时呈束带状疼痛。胰头癌疼痛多向右侧放射，而胰体尾癌则偏向左侧。典型的胰腺癌疼痛为仰卧位加重，弯腰屈膝可减轻。晚期病人疼痛加剧，不得不依靠镇痛药缓解症状。黄疸是胰头癌的重要症状和体征，出现早晚与肿瘤所在位置有关，可伴有或不伴有腹痛。黄疸的原因除了胰腺癌直接累及胆管下端外，还可以通过胰内淋巴管转移至胆管周围，造成"围管侵润"现象。随着胆道梗阻的加重，大便呈陶土色，小便呈酱油色，并出现全身皮肤瘙痒。黄疸一般呈进行性加重，但约 10% 病人黄疸也可出现波动。与其他肿瘤不同的是，胰腺癌病人早期即可以有消瘦、乏力。体重明显下降是其突出特点，在半年内可达 10~20 kg，这与疼痛、精神紧张、睡眠不佳和进食减少有关。另外，肿瘤导致的胰腺外分泌功能不足和胰管梗阻，也可影响消化和吸收功能，造成体重下降。消化道症状主要有食欲减退，个别病人有恶心、呕吐，甚至黑便和腹泻。产生这些症状的原因除了肿瘤代谢产物对机体的毒性外，还与胰管、胆管等梗阻造成的消化吸收障碍有关。

当肿瘤扩散到胰周神经丛时可导致上腹部或背部的疼痛，有时疼痛非常剧烈，并伴有腹胀，发生腹膜肿瘤种植转移或门静脉狭窄后可引起腹水。发生于胰颈部或胰体尾的胰腺癌，常常不会导致上腹部疼痛或十二指肠梗阻，这时主要的症状是上腹部隐痛及无原因的体重下降。由于发生在胰头或胰颈部的胰腺癌可以导致胰管梗阻，影响胰腺的内分泌功能，故新发生的糖尿病往往是一些隐匿性胰腺癌的首发临床表现。

胰腺癌的体征与病程长短和肿瘤所在部位及转移情况有关，可出现肝大或胆囊肿大、腹部包块、腹水及淋巴结转移等，这些体征往往预示疾病处于进展期或晚期。

四、实验室检查

胰头癌病人常常会出现血液胆红素和碱性磷酸酶上升，说明已经出现了梗阻性黄疸。胰腺癌最为常用的血清肿瘤标记物是 CEA 和 CA 199。在肿瘤的晚期这两个指标常常会增高，而在肿瘤尚有机会治疗的早期，这些指标却无变化，因此，这些指标并不能用于胰腺癌病人的筛查。有关资料显示，CA199 以 37 U/mL 为正常值时，其敏感性为 86%，特异性为 87%。胆道系统的炎症或损伤均可能导致 CA 199 上升，如在胆囊炎以及其他原因导致黄疸的病人中，CA199 也可能会增高，因此，临床工作中需要认真鉴别。此外，CA 242 和 CA50 等血清学肿瘤指标也是重要的标志物，虽然其敏感性和特异性较 CA 199 低，但在有条件的情况下，多种指标联合检测将提高检测的敏感性。

五、影像学检查和活检

经腹壁超声检查是胰腺癌最常用、最经济的影像学检查手段，可以提示胰腺占位，并且提示占位是实性还是囊性，以及是否存在钙化。同时，还能帮助诊断肝外胆总管及胰管扩张，证实胆管内是否有结石。但是由于超声检查与操作医师的经验和设备条件密切相关，特别是其检查成功率还受到胃肠腔内气体的影响，因此，经腹壁超声检查阴性不能排除胰腺病变的可能性。在超声检查后，常常需要进行腹部 CT 增强扫描。CT 图像上胰腺癌多为低密度边界不清晰的占位，中央区如果出现密度更低的区域，提示存在中央坏死或囊性变，还可看到胰腺远端

的胰管扩张。有经验的放射科医生诊断胰腺癌的特异性在 95% 以上，增强 CT 的敏感性与肿瘤的体积有关，对直径超过 2 cm 以上的肿瘤的敏感性超过 95%。近年来出现的高速多排螺旋 CT 不仅能提高检查的分辨率，同时还能对图像进行三维重建，显示肿瘤与周围重要血管的关系，为手术方式选择提供帮助（Figure 7-66-3）。MRI 在胰腺癌的诊断上也能提供类似的信息，其弥散相能帮助鉴别诊断胰腺肿块。MRCP 能显示胰管以及胆管的状况，发现梗阻或扩张，而且是一种无创检查方法，有一定应用价值。PET 和 PET-CT 在诊断小胰癌以及胰腺癌转移等方面有一定的价值，但费用较高，而且特异性和敏感性都有待进一步确定。

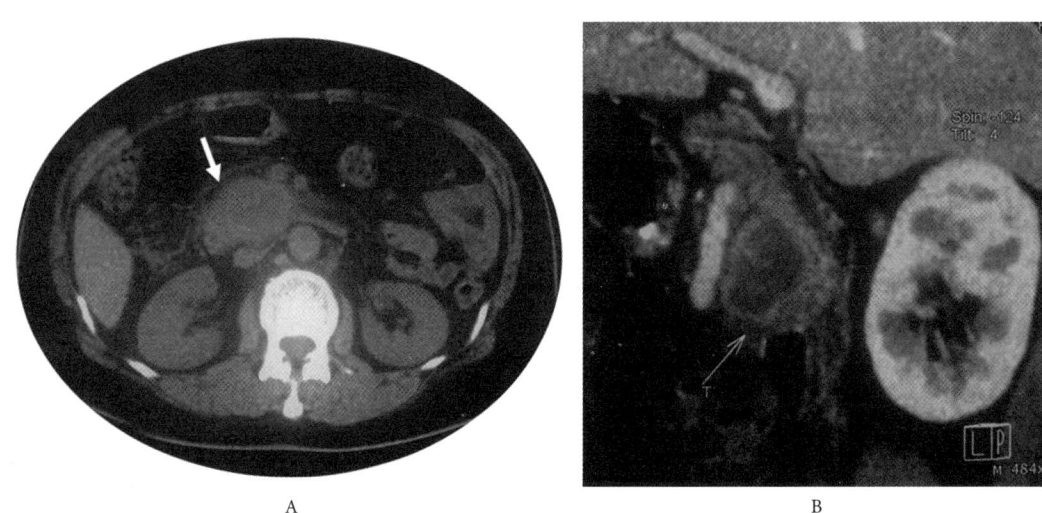

Figure 7-66-3　Pancreatic cancer by computed tomography
CT scan images of a patient with pancreatic cancer in the head of pancreas
A. Image of plain scan; B. Image of three-dimensional reconstruction

对于 CT 或 MRI 均未发现占位病变的黄疸病人，ERCP 的诊断价值更为重要。ERCP 能确定胆管结石、胆道梗阻的部位，明确壶腹部情况，同时对于诊断 IPMN 等病变有特殊作用。值得注意的是 ERCP 发现的胆管和胰管梗阻高度提示胰头癌，但也不能除外慢性胰腺炎的可能性。对于 CT 和 MRI 已发现占位的病人来说，可以不行 ERCP。尽管胰腺癌术前检查的技术手段很多，临床上仍应根据具体情况进行合理选择。

对于不可切除的胰腺癌或进行新辅助治疗的胰腺癌病人，在放疗或化疗之前有必要获得活检病理学诊断。胰腺癌活检可以在 CT 或超声引导下进行，或者是通过超声内镜引导下经胃壁或十二指肠壁穿刺活检。对于术前评估可切除的胰腺癌，一般不主张对这些病人进行术前穿刺活检。

六、胰腺癌的临床分期

美国癌症联合会（American Joint Committee on Cancer，AJCC）的胰腺癌分期系统目前已得到广泛的认可（Table 7-66-2）。该分期系统利用 TNM 分类来描述肿瘤的范围、淋巴结转移以及肿瘤的远处转移。T_{is} 表示 PanIN-3 型原位癌，T_1 和 T_2 指肿瘤位于胰腺以内，直径小于或大于 2 cm。T_3 和 T_4 期病变超出胰腺范围之外。T_3 期病变被认为是可切除的病变，因为它并未侵及腹腔干动脉或肠系膜上动脉，T_3 期病变可能会包绕门静脉或肠系膜上静脉，手术切除就意味着静脉血管的切除和重建。进行大的静脉切除和重建能否使术后病人受益目前尚无定论。T_4 期肿瘤包绕胰周重要动脉，因此，被认为是不能被切除的。N_1 期肿瘤发生周围淋巴结转移，而 M_1 期为发生远

处转移。Ⅰ期和Ⅱ期肿瘤是可以进行手术切除的；Ⅲ期和Ⅳ期肿瘤被认为是不能切除的。Ⅲ期肿瘤病人的平均生存时间为8~12个月，而Ⅳ期肿瘤病人的生存时间仅3~6周。

Table 7-66-2　AJCC stage system for pancreatic cancer

Stage	T	N	M
0	T_{is}	N_0	M_0
Ⅰ A	T_1	N_0	M_0
Ⅰ B	T_2	N_0	M_0
Ⅱ A	T_3	N_0	M_0
Ⅱ B	T_1	N_1	M_0
	T_2	N_1	M_0
	T_3	N_1	M_0
Ⅲ	T_4	Any category T	M_0
Ⅳ	Any category T	Any category T	M_1

进行有效的术前可切除性评估可以减少不必要的剖腹探查，减少并发症和病人的痛苦。螺旋 CT 是胰腺癌术前可切除性评估的最常用方法。一般认为：肿瘤包绕、侵袭或阻塞门静脉、肠系膜上静脉和（或）肠系膜上动脉均是肿瘤不可切除的指证之一。包绕30%~60%的静脉常常导致静脉变形，一般的经验认为这种情况下切除肿瘤的可能性也不大。CT 影像上其他的肿瘤不可切除指证包括：肿瘤突出胰腺实质之外，进入后腹膜，肿瘤侵袭神经丛或周围淋巴结，或肿瘤侵入肝十二指肠韧带。

七、胰头和钩突部胰腺癌的手术治疗

70%的胰腺癌位于胰头、钩突部或胰颈部，一般采用胰十二指肠切除术（Whipple 术）进行治疗。传统的胰十二指肠切除术将要切除胃大部、十二指肠全部、空肠起始部、胰头、胆囊和胆管下段，并对胰周淋巴结进行清扫。近年来，有学者提出可根据情况选择不切除胃大部，而保留幽门，目前的研究结果表明这两种方法的术后生存率相当。保留幽门的胰十二指肠切除术手术（PPPD）相对简单，但术后胃排空障碍的发生率增高，病人术后可能在较长时间内需要胃管持续引流，不能进食，因此在术中可选择放置空肠营养管。消化道重建有很多种方法，最经典的方式包括：胰肠吻合（可以是端端吻合或端侧吻合）、端侧胆肠吻合、端侧胃肠吻合（标准 Whipple 术）或十二指肠空肠吻合（PPPD）。

日本学者建议，在上述手术的基础上进一步清扫腹膜后的淋巴结。但这种扩大淋巴结清扫的胰十二指肠根治切除术可能导致胃肠功能恢复延迟，并增加手术的病死率和并发症率，美国的一项随机前瞻研究表明未能证实这种手术方式能提高术后生存时间。

在大型的胰腺外科中心，有丰富经验的外科医师 Whipple 术后病死率一般低于2%。术后主要的并发症包括吻合口瘘、腹腔内感染和脓肿、胃排空障碍等。15%~20%的病人术后会出现胰肠吻合口瘘，最后发生胰瘘。在保证充分引流的情况下，这些胰瘘常常在几周内自行愈合。胆瘘的发生率低于胰瘘，一般在充分引流的情况下都能自愈。15%~40%的病人在术后出现胃排空障碍，一般会持续数周甚至数月，但经过非手术治疗都会自行缓解。Whipple 术后病人内分泌功能一般保持正常，实际上有些胰腺癌导致糖尿病的病人在术后糖尿病病情得到缓解。相反，胰腺的外分泌功能会下降，常常出现吸收功能不良和脂肪泻，部分病人需要口服补充胰酶制剂。

胰腺导管腺癌的病人很少有长期存活的病例，影响长期存活的最重要因素是切缘是否有肿瘤残余。有研究表明：切缘肿瘤阴性病人术后5年生存率为26%，而切缘阳性病人仅为8%。已有研究表明：行全胰切除术或扩大的后腹膜淋巴结清扫并不能改善病人的长期预后。其他影响病人预后的因素还包括：肿瘤直径、二倍体/非整倍体DNA 比例及淋巴结转移状况等。有研究表明，淋巴结转移阳性的病人5年生存率为14%，而无淋巴结转移的病人则为36%。

八、胰体尾部胰腺癌的手术治疗

大多数胰体尾癌病人在确诊时已经发生远处转移，或肿瘤已局部侵及淋巴结、神经或大血管。脾静脉受累或梗阻并不少见，但这并不是手术的禁忌证。但是如果脾动脉或肠系膜上动脉受累，一般情况下肿瘤很难得以完整切除。胰体尾癌的主要手术方式是胰腺远端切除术，同时切除脾。开腹后需要彻底检查腹腔转移的迹象，在肿瘤右侧切断胰腺，术中需要保证切缘肿瘤阴性。胰腺断端可以直接使用直线切割吻合器进行闭合，也可以缝合封闭，理想状况下，最好能找到胰管断端，并进行结扎。

胰腺远端切除术的并发症包括膈下脓肿（发生率5%~10%）和胰瘘（发生率约20%），这些并发症一般可以通过非手术手段来治疗，只有极少数病人需要再次手术。对于使用生长抑素能否减少胰瘘的发生或缩短胰瘘的持续时间，目前尚无一致意见。

只有10%左右的胰体尾癌病人在确诊时尚有手术切除机会。能手术切除的胰体尾癌病人的5年生存率为8%~14%，低于可切除的胰头癌病人。影响病人术后长期生存的因素与胰头癌相似。

九、胰腺癌的姑息治疗

胰腺癌的姑息治疗的目的是确定诊断,并且缓解黄疸、胃肠道梗阻和疼痛症状。解决胰腺癌引起胆道梗阻的方法有 ERCP 或经皮肝穿放置胆道支架,ERCP 治疗能使胆汁能进入十二指肠,符合生理过程,因此是首选的治疗方法。但在梗阻时间较长、梗阻严重、十二指肠乳头严重变形等情况下,也可以选择经皮肝穿胆道置入。姑息治疗过程中使用的胆道支架可以是塑料的,但金属支架使用的更多,金属支架的作用时间较长,一般能达到 6 个月以上,而塑料支架容易发生堵塞,2~3 个月需要更换。胰头癌可以突入十二指肠降部肠腔内导致梗阻,而胰体尾癌可导致十二指肠的水平部和第四段梗阻,可以通过内镜置入十二指肠腔内支架来缓解十二指肠的梗阻。胰腺癌经常会引发疼痛,这是由于肿瘤侵袭了胰周神经丛所致。大部分病人能通过口服或皮下使用镇痛药来缓解疼痛。如果药物不能有效的控制疼痛,则可试行经 CT 或内镜超声引导下的腹腔神经丛的封闭治疗。

大部分不能手术切除胰腺癌病人的症状可以通过非手术治疗来解决。姑息性手术治疗是指术前评估可手术切除,但剖腹探查发现肿瘤已不能切除的病人。这种情况下可以行胆囊空肠吻合或胆管空肠吻合来缓解梗阻性黄疸。胆囊空肠吻合术主要适用于胆管不扩张而胆囊管与胆总管交汇处远离胰腺癌的病例,而胆管空肠吻合术则适用于肿瘤与胆囊管 – 胆总管交汇处较近而且胆总管扩张的病例。十二指肠梗阻可以行胃空肠侧侧吻合术进行姑息治疗。

十、胰腺癌的放疗和化疗

对于胰腺癌的放疗和化疗方案很多。目前认为,疗效最好的治疗措施是放疗结合氟尿嘧啶(5-Fu)或吉西他滨(健择)化疗。手术切除肿瘤的病人也能从辅助性放化疗中受益,对于手术切缘肿瘤阴性的病人,术后接受 5-Fu 和放疗联合治疗,2 年生存率由 18% 增加到 43%。但是,未行手术治疗而单纯放疗组和联合放化疗组并不能延长病人的生存时间。新辅助放化疗能使 15% 的被认为无法手术切除的局部进展期胰腺癌降期为可切除病例,但目前尚缺乏前瞻随机对照研究结果支持。

第四节 / 胰腺内分泌肿瘤

本节要点 (Key concepts)

Pancreatic endocrine tumors(PETs)are uncommon neoplasms. The PETs that produce hormones resulting in symptoms are designated as functioning. The majority of PETs are non-functioning. Of the functioning tumors, insulinomas are the most common, followed by gastrinomas. The clinical course of patients with PETs is variable and depends on the extent of the disease and the treatment rendered. The presentation of non-functioning PETs is related to the mass effect of tumor with symptoms often non-specific. For functioning PETs, surgery remains the optimal therapy and long-term survival can be expected even in the presence of metastases. Chemotherapy is the main adjuvant treatment for malignant PETs.

一、概述

胰腺内分泌肿瘤(pancreatic endocrine tumors,PETs)的起源细胞与神经组织具有一些相同的抗原,因此胰腺内分泌肿瘤属于神经内分泌肿瘤。

因为绝大多数胰腺内分泌肿瘤起源于胰岛细胞,所以胰腺内分泌肿瘤曾被称为“胰岛细胞瘤”。以前将胰岛细胞瘤分为功能性胰岛细胞瘤和无功能胰岛细胞瘤两类,并依据肿瘤主要产生的肽类或激素命名功能性胰岛细胞瘤,如胰岛素瘤、胃泌素瘤等(Table 7-66-3)。这样的分类方法是一种比较粗略的临床分类法。2004 年 WHO 提出的胰腺内分泌肿瘤的病理分类方法(Table 7-66-4)对指导胰腺内分泌肿瘤的治疗和推测预后都有重要意义。

胰腺内分泌肿瘤的年发病率为(0.4~1)/10 万,多发生于 30~50 岁,女性发病率略高于男性。外科治疗的胰腺肿瘤中 15% 是胰腺内分泌肿瘤。

胰腺内分泌肿瘤的诊断包括定性诊断和定位诊断两部分。对于功能性的内分泌肿瘤,病人的临床综合征是定性诊断的关键。实验室检查可测定血清中特异的激素水平,此外,血清铬粒素、突触素和神经元特异性烯醇化酶水平可作为 PETs 的辅助诊断标志物。近年来,生长抑素受体显像(SRS)、超声内镜(EUS)及正电子发射断层成像

Table 7-66-3　Frequent pancreatic endocrine tumor syndromes

Name	Peptide/hormone	Clinical feature	Incidence(new cases/ 10⁶/y)	Tumor location in%	Malignant in%	Associated with MEN-1 in%	Patients with MEN-1 develop in%
Insulinoma	Insulin	Whipple's triad	1~2	99 pancreas	<10	4~7	20
Gastrinoma	Gastrin	Zollinger-Ellison syndrome, hyperchlorhydria/diarrhea, gastric/duodenal ulcer	0.5~1.5	70 duodenum 25 pancreas 5 other	60~90	20~25	54
VIPoma	Vasoactive intestinal peptide	Watery diarrhea, hypokalemia, achlorhydria	0.05~0.2	80 pancreas 20 other	40~70	9	17
Glucagonoma	Glucagon	Weight loss, rash/necrolytic migratory erythema, cheilosis or stomatitis, diabetes and diarrhea	0.01~0.1	100 pancreas	50~80	5~17	3
Somatostatinoma	Somatostatin	Hyperglycemia, cholelothiasis, steatorrhea diarrhea, hypochlorhydria	Unknown	53 pancreas 47 duodenum	>70	45	Unknown
GRFoma	Growth hormone-releasing hormone	Acromegaly	Unknown	50 lung 30 pancreas 7 jejunum 13 other	>60	16	Unknown
ACTHoma	ACTH	Cushing's syndrome	Unknown	Unknown	>95	Rare	Rare

Abbreviations: ACTH, adrenocorticotropic hormone; MEN, multiple endocrine neoplasia

Table 7–66–4　WHO classification of pancreatic endocrine tumors(Heitz et al. 2004)

1. Well-differentiated endocrine tumor
　1.1. Benign behavior
　　Confined to the pancreas, <2 cm in diameter, ≤2 mitoses per 10 HPF, ≤2% Ki-67-positive cells, no angioinvasion, or perineural invasion
　1.2. Uncertain behavior
　　Confined to the pancreas and one or more of the following features: ≥2 cm in diameter, >2 mitoses per 10 HPF, >2% Ki-67-positive cells, angioinvasion, perineural invasion
2. Well-differentiated endocrine carcinoma
　Low-grade malignant
　Gross local invasion and/or metastases
3. Poorly differentiated carcinoma
　High-grade malignant
　>10 mitoses per HPF

HPF, high-power field

(PET)等均被认为是很有价值的影像学检查。

除胰岛素瘤约10%为恶性外,其他胰腺内分泌肿瘤50%以上为恶性。

另外,胰腺内分泌肿瘤可以是家族多发内分泌肿瘤(MEN)的组成部分。

良性的胰腺内分泌肿瘤的主要治疗方法是手术切除。大部分恶性胰腺内分泌肿瘤的恶性程度较低,肿瘤生长缓慢,因此,手术切除也非常重要。对于不能完整切除的可以进行减瘤手术。此外,经肝动脉栓塞、化疗等治疗措施也有助于延长病人的生存时间。

二、胰岛素瘤

胰岛素瘤(insulinoma)是胰腺β细胞组成的肿瘤,约占功能性胰腺内分泌肿瘤的60%,是最常见胰腺内分泌肿瘤,8%属MEN-Ⅰ型,可发生于任何年龄组,但20岁以下少见,平均发病年龄约50岁,男女比例为2∶1。90%以上的胰岛素瘤为良性,多数直径为1~2 cm,其发生在胰头、体、尾的比例大致相同。

（一）临床表现

胰岛素瘤病人的临床症状主要有两组。一组症状是低血糖造成的神经系统症状,由于中枢神经系统几乎全部靠糖代谢,因此中枢神经系统最易受累,表现为头痛,复视,焦虑,饥饿,行为异常,神志不清,昏睡甚至昏迷,一过性惊厥,癫痫发作,可导致永久性中枢神经系统障碍。另一组症状是低血糖导致的交感神经异常兴奋的表现,如出汗、心悸、震颤、面色苍白、脉速等。由于胰岛素瘤的临床表现复杂多样,常被误诊为癫痫、脑血管病等。有报道从发病到确诊平均时间为3年。长期低血糖发作可造成了中枢神经系统永久性损害,即使切除了肿瘤,仍将遗留精

神神经症状。因此,对有低血糖症状与体征、有阵发性精神异常或不明原因昏迷的病人,要考虑胰岛素瘤的可能性,应及时进一步检查,这是避免误诊胰岛素瘤的关键。低血糖常发生于餐前数小时,常见于晚餐前或清晨时。

（二）诊断

1. 定性诊断

（1）Whipple三联征　1935年,Whipple提出胰岛素瘤的定性诊断标准:①空腹时低血糖症状发作;②空腹或发作时血糖<2.8 mmol/L(50 mg/dL);③进食或静脉推注葡萄糖可迅速缓解症状。90%病人根据Whipple三联征可得到正确诊断。

（2）血清胰岛素水平　正常人空腹免疫反应性胰岛素(IRI)水平很低,而90%的胰岛素瘤病人IRI水平>15~20 μU/mL。

（3）胰岛素(μU/mL)与血糖(mg/dL)比值　血糖低时IRI与血糖比值>0.3是胰岛素瘤定性诊断的另一个重要依据。

（4）72 h饥饿试验　对上述方法仍无法定性者可采用72 h饥饿试验。绝大多数胰岛素瘤病人在禁食的72 h内出现低血糖。禁食期间可进食少量无热量饮料,采血的次数根据病人对禁食耐受程度而定,开始时可每6 h采血一次,同时测定血糖、胰岛素和C肽。当血糖接近低血糖时,可每小时采血一次。禁食期间一旦出现低血糖症状,应在取血后尽快终止试验。

（5）其他　对定性诊断困难的胰岛素瘤,还可采用静脉注射甲苯磺丁脲试验、胰高血糖素试验、钙激发试验、C肽抑制试验等辅助检查。

本病应与其他可以导致低血糖发作的疾病鉴别(Box 7-66-4)。

Box 7-66-4　其他可以导致低血糖发作的疾病

1. 内源性胰岛素生成或转化异常
　(1) 胰岛增生　儿童多见,成年人发病率低
　(2) 存在抗胰岛素抗体、抗胰岛素受体自身抗体
　(3) 非胰岛素瘤性恶性肿瘤　如巨大腹膜后纤维肉瘤、肝肿瘤、肾上腺腺癌、小细胞性肺癌等
2. 糖的摄入不足或利用、丢失过多
　(1) 慢性酒精中毒和营养不良
　(2) 肝硬化、重症肝炎、充血性心力衰竭等造成的肝糖原合成不足或胰高血糖素储备缺陷,这类病人不伴有高胰岛素血症,测定血胰岛素和IRI/BG可以鉴别
3. 药物性因素　使用外源性胰岛素或其他降糖药物不当导致的低血糖发作

2. 定位诊断

(1) 无创性检查 75% 的胰岛素瘤直径 <2 cm，因此超声、CT、MRI 等常规影像学检查发现胰岛素瘤的阳性率较低，分别为 9%、17% 和 43%。随着多排螺旋 CT 的应用，胰腺灌注三维重建 CT 使胰岛素瘤定位诊断的阳性率显著提高，并能提供肿瘤与血管、主胰管的关系，这项检查将来可能会成为胰岛素瘤定位诊断的首选方法（Figure 7-66-4）。

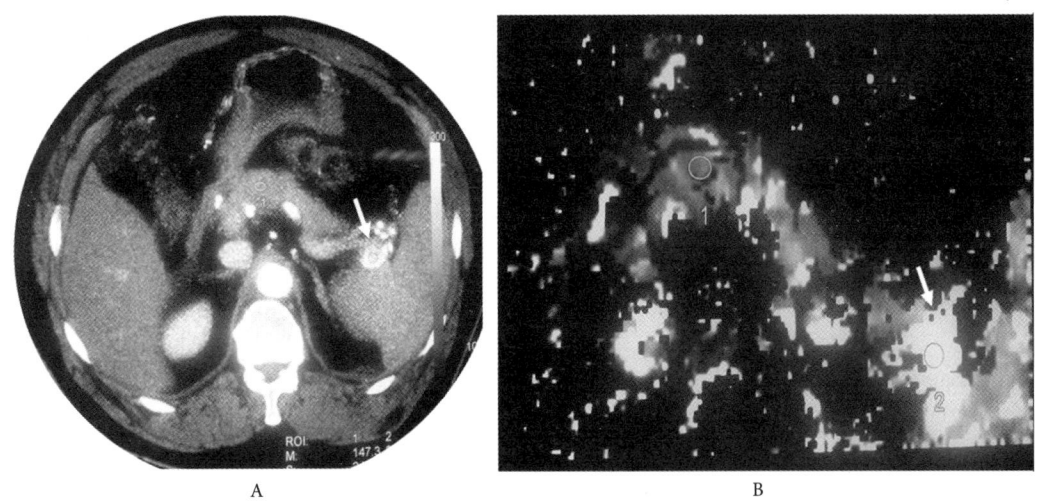

Figure 7-66-4 CT scan images of a patient with pancreatic insulinoma in the tail of pancreas
A. CT scan; B. Pancreatic perfusion three-dimensional reconstruction of CT

超声内镜（EUS）对胰岛素瘤定位诊断的阳性率为 70%~90%，是敏感而实用的辅助检查。

生长抑素受体显像利用放射性核素标记的生长抑素显示胰岛素瘤，方法有 ^{125}I 和 ^{111}In 标记，其中 ^{111}In 标记二乙烯氨戊乙酸（DTPA）奥曲肽效果较好。生长抑素受体显像还可发现原来未知的转移灶。

(2) 有创性检查

1）选择性动脉造影：多数胰岛素瘤是多血运肿瘤，因此，选择性动脉造影具有一定诊断价值，阳性率为 60%~80%。

2）经皮经肝门静脉置管分段采血测定胰岛素（PTPC）：PTPC 的阳性率为 88%，如与选择性动脉造影相结合则可达 90%。因为 PTPC 对病人创伤较大，面前已较少采用，仅用于一些难以定位的疑难性胰岛素瘤。

3）选择性动脉内葡萄糖酸钙激惹静脉取血试验（ASVS）：通过选择性动脉造影依序插管到脾动脉、胃十二指肠动脉、肠系膜上动脉等部位，分别注射葡萄糖酸钙（1 mg Ca^{2+}/kg）后立即从肝静脉采血测定胰岛素含量，绘制曲线，根据其峰值进行肿瘤的定位，其正确率可达 90%，且创伤小于 PTPC，因此有人认为 ASVS 可取代 PTPC 成为隐匿性胰岛瘤定位的有效方法。

3. 术中定位检查 开腹手术的术中超声能有效地发现不易触及的肿瘤，弥补术中触诊的不足，有助于发现体积较小的或多发的胰岛素瘤。腹腔镜下通过腔镜超声探头直接接触胰腺表面检查可准确定位胰岛素瘤，并可为腹腔镜手术切除肿瘤奠定基础。

（三）治疗

1. 手术治疗 诊断为胰岛素瘤者，原则上应及早手术治疗。

术中应仔细探查整个胰腺，有无多发肿瘤；可辅以术中 B 超寻找肿瘤，但不可代替手法的彻底探查。发现肿瘤后，究竟应该采用何种手术式，需要根据术中情况决定。临床上常用的术式是肿瘤单纯摘除术和胰体尾切除术。对位于胰颈体部无法局部切除的肿瘤，可行胰腺中段节段切除 + 远端胰腺 - 空肠 Roux-en-Y 吻合术。胰十二指肠切除术可用于位于胰头钩突部的巨大肿瘤、多发肿瘤及恶性胰岛素瘤。如果手术时大体观察认为肿瘤可能为恶性，或怀疑附近增大的淋巴结有转移癌时，可在切除肿瘤或淋巴结送作冰冻切片病理检查后，再决定扩大切除范围。恶性胰岛素瘤术中应尽量切除原发病灶和转移淋巴结，以及肝表面易摘除的转移灶。腹腔镜胰岛素瘤手术术后病人恢复快，住院时间短，是开腹手术较好的替代手段。目前腹腔镜手术主要适用于胰体尾部的胰岛素瘤。

胰岛素瘤有 8%~13% 为多发性，切除所有的肿瘤是手术成功的关键。血糖监测是一种简便有效的判断方法。一般在手术当日晨先测空腹血糖，待手术探查找到肿瘤后再测血糖，以此二值为基础值，然后再切除肿瘤。分别在肿瘤切除后 30 min、45 min、60 min 等不同时间点测定血糖，如血糖升高达术前基础值的 1 倍或上升到 5.6 mmol/L（100 mg/dL），则可认为切除完全。

2. 非手术治疗　对于手术不能彻底切除、有转移的恶性胰岛素瘤，以及无法手术治疗的病例，可采用药物治疗，常用的药物有二氧偶氮、链佐星、5-Fu、多柔比星、干扰素等，联合化疗优于单一化疗。生长抑素有明显缓解症状的作用。

经肝动脉栓塞化疗、超声引导下冷冻治疗和经腹腔镜热凝固治疗也有助于缓解病人的症状。

三、胃泌素瘤

1955 年，Zollinger 与 Ellison 报道了临床表现为大量胃酸分泌、顽固性多发性上段空肠良性溃疡、胰岛非 β 细胞瘤等三联征的 2 个病例，称为佐林格 – 埃利森综合征（Zollinger-Ellison syndrome）。1961 年，Gregory 等证明该综合征是由于肿瘤组织分泌大量促胃液素引起的，继而命名为胃泌素瘤（gastrinoma）。在功能性胰腺内分泌肿瘤中胃泌素瘤的发病率仅次于胰岛素瘤。胃泌素瘤多见于 30~50 岁人群，男女性别比为 (2~3)∶1。

80% 以上的散发性胃泌素瘤主要位于所谓"胃泌素瘤三角"的解剖区域内（Figure 7-66-5）。"胃泌素瘤三角"即以胆囊管与胆总管交汇处为上点，十二指肠第二、三部分接合部为下点，胰腺颈体接合部为中点所围成的三角形区域。

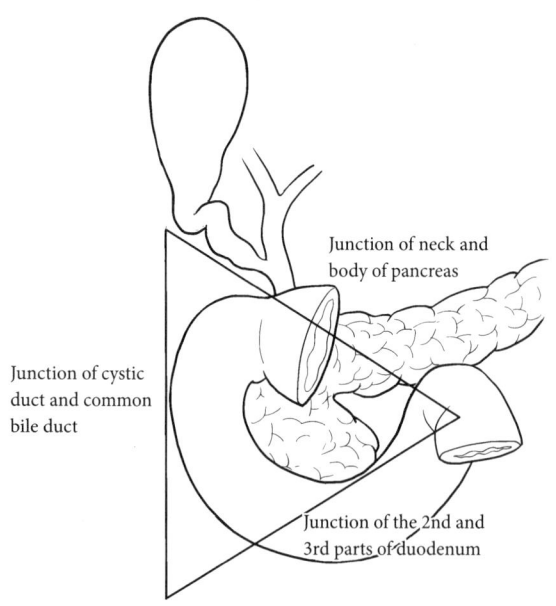

Figure 7-66-5　Gastrinoma triangle

早期观察到的胃泌素瘤多发生于胰腺，近年来发现十二指肠是最常见的胃泌素瘤发生部位，约占 50% 以上，且常为多发；约 30% 散发性病人为胰腺内肿瘤，多位于胰头，常为单发；其他发生部位包括胃、胆道、空肠、幽门、网膜、骨骼、卵巢、肝和淋巴结，总共不到 10%。

（一）临床表现

主要临床表现是顽固性消化性溃疡和腹泻。90% 的病人有消化道溃疡的症状，60% 的病人有消化道出血、穿孔、幽门梗阻等溃疡病的并发症，常有外科治疗溃疡病的手术后复发史。腹泻可以与溃疡病症状同时存在，也可以仅表现为腹泻，其特点是水样便，夜间较多，严重者可造成水、电解质紊乱。部分病人可合并脂肪泻和维生素 B_{12} 吸收不良。MEN-I 相关型胃泌素瘤可伴有其他内分泌肿瘤的相应症状。因此，有以下情况者应考虑胃泌素瘤的诊断：①溃疡病手术后复发。②溃疡病伴腹泻，大量胃酸分泌。③多发性溃疡或远端十二指肠、近端空肠溃疡。④溃疡病伴高钙血症。⑤有多发性内分泌肿瘤家族史等。

（二）诊断

1. 定性诊断

（1）血清胃泌素测定　正常人和普通的消化性溃疡病人的空腹促胃液素浓度通常低于 150 pg/mL，而胃泌素瘤病人的血清促胃液素水平常高于 500 pg/mL，促胃液素水平很高常提示已有转移。对于血清促胃液素水平介于 200 pg/mL 和 500 pg/mL 之间者，可做促胃液素激发试验、钙离子试验等进一步检查。

（2）胃液分析　90% 的胃泌素瘤病人的基础排酸量（BAO）≥15 mmol/h。考虑到约 12% 的普通十二指肠溃疡病人的基础胃酸分泌也呈类似特点，应同时测定最大排酸量（MAO）以增加试验的敏感性。胃泌素瘤病人在基础状态下接近最大胃酸分泌水平，即 BAO 与 MAO 的差距缩小。因此，BAO/MAO 比值＞0.6 高度提示胃泌素瘤。此外，夜间胃酸分泌量超过 1 L、游离酸量超过 100 mmol/L 也有诊断意义。

在确诊胃泌素瘤之前，需排除以下原因造成的高促胃液素血症：①无胃酸或低胃酸引起的继发性高促胃液素血症，如萎缩性胃炎、迷走神经切断术后、应用抑酸药物后胃酸缺乏等。②胃窦部 G 细胞增生。③胃出口梗阻。④残留胃窦综合征。⑤非胃泌素瘤引起溃疡病。

2. 定位诊断　胃泌素瘤的定位较为困难。目前的定位方法包括腹部 B 超、CT、腹部动脉造影、超声内镜（EUS）、选择性动脉内促胰液素注射试验（SASI）、动脉刺激选择性静脉取血(ASVS)测促胃液素等。近年来开展的生长抑素受体核素显像(SRS)及 SASI 与 SRS 的联合使用提高了定位的成功率。术中定位手段包括开腹探查胰腺、术中超声检查(IOUS)、术中十二指肠内镜透照、术中促胰液素激发试验以及术中细针穿刺细胞学检查等。

(三)治疗

外科手术是胃泌素瘤的主要治疗方法之一。手术方式可根据情况采用肿瘤切除、胰体尾切除、胰十二指肠切除、全胃切除等。60%胃泌素瘤为恶性,多数病人发现时已有转移,但肿瘤生长缓慢,姑息切除可缓解症状、延长生存期,所以应尽量切除原发病灶和转移灶,术后行腹腔动脉插管化疗。如无法找到肿瘤或发生广泛转移不能切除,且对药物治疗反应不佳的病人,应采用靶器官切除,即全胃切除术,消除病人的症状。

无法手术切除的病人可应用 H_2 受体阻滞药、质子泵抑制药、生长抑素类药等治疗。常用的化疗药物有链佐星、多柔比星、5-Fu 等。

(赵玉沛)

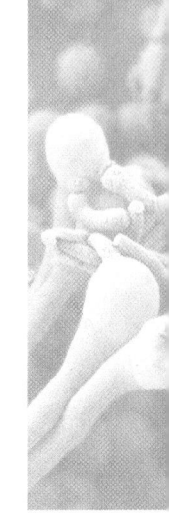

第 67 章

胆道疾病

第一节 / 解剖生理概要

胆道系统包括肝内、肝外胆管,胆囊及 Oddi 括约肌(又称肝胰壶腹括约肌)等部分。它起于毛细胆管,其终末端与胰管汇合,开口于十二指肠大乳头,外有 Oddi 括约肌围绕(Figure 7-67-1)。

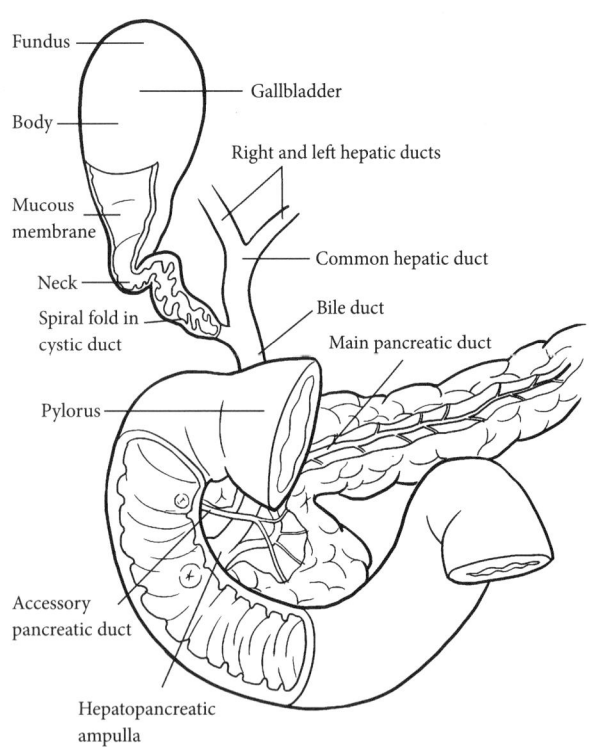

Figure 7-67-1　Extrahepatic ducts

(一) 肝内胆管

肝内胆管起自毛细胆管,继而汇集成小叶间胆管,肝段、肝叶胆管及肝内部分的左、右肝管。肝内胆管和肝内肝动脉、门静脉及其各级分支的分布和行走大体一致,三者同为一结缔组织鞘(Glisson 鞘)所包裹。左、右肝管为一级支,左内叶、左外叶、右前叶、右后叶胆管为二级支,各肝段胆管为三级支。

(二) 肝外胆道

左、右肝管出肝后,在肝门部汇合形成肝总管。左肝管较为细长,长 2.5~4.0 cm,全程位于肝门横沟内,与肝总管间成 90°;右肝管较粗短,长 1~3 cm,与肝总管间形成约 150° 角。肝总管直径为 0.4~0.6 cm,长 2~4 cm,位于肝十二指肠韧带中,其下端与胆囊管汇合形成胆总管。

鉴于肝门部胆管的疾病较为常见,同时外科处理复杂,技术难度较大,因此提出肝门部胆管(hilar bile ducts)概念。肝门部胆管指以左、右肝管分叉部为中心的圆形区域,包括肝总管中上部,左、右肝管至横沟的两端和其他的进入这个区域内的肝管(Figure 7-67-2)。

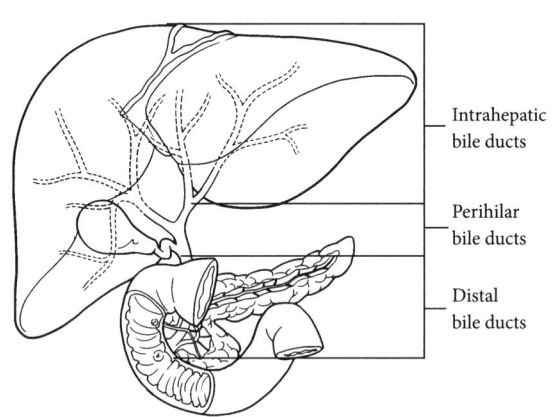

Figure 7-67-2　Hilar bile duct

肝总管与胆囊管汇合形成胆总管。胆总管长 7~9 cm,直径 0.6~0.8 cm。若直径超过 1 cm,应视为病理情况。根据其行程和毗邻关系,胆总管分为 4 段:①十二指肠上段:始于肝总管与胆囊管汇合处,止于十二指肠上缘。此段经网膜孔前方,肝十二指肠韧带右缘下行,肝动脉位于其右侧,门静脉位于两者后方。胆总管探查、取石及引流手术多在此段进行。②十二指肠后段：行经十二指肠第一段后方，其后方为下腔静脉，左侧有门静脉和胃十二指肠动脉。③胰腺段：在胰头后方的胆管沟内或实质内下行。④十二指肠壁内段：胰腺段胆总管下行至十二指肠降部中段后，斜行进入肠管后内侧壁，长1.5~2.0 cm。85%的人胆总管与主胰管在肠壁内汇合形成一共同通道，并膨大形成胆胰壶腹，亦称Vater壶腹。壶腹周围有括约肌（称Oddi括约肌）使十二指肠黏膜隆起形成皱襞。壶腹末端通常开口于十二指肠降部下1/3或中1/3处的十二指肠大乳头。另有15%~20%的胆总管与主胰管分别开口于十二指肠。Oddi括约肌主要包括胆管括约肌、胰管括约肌和壶腹括约肌，它具有控制和调节胆总管和胰管的排放及防止十二指肠内容物反流的重要作用（Figure 7-67-3）。

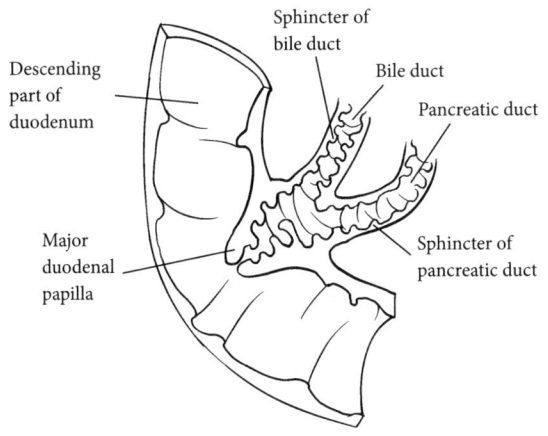

Figure 7-67-3　The bile duct and pancreatic duct merge to form the hepatopancreatic ampulla

（三）胆囊

胆囊为囊性器官，呈梨形，位于肝脏面的胆囊窝内，相当于肝右叶与肝方叶之间。长8~12 cm，宽3~5 cm；容积40~60 mL。胆囊分为底、体、颈三部。底部圆钝，为盲端，向左侧延伸形成体部，体部向前上弯曲变窄形成胆囊颈，三者无明显界限。颈上部呈囊性扩大，称Hartmann袋，胆囊结石常滞留于此处。

胆囊管由胆囊颈延伸而成，长2~3 cm，直径约0.3 cm。胆囊起始部内壁黏膜形成螺旋状皱襞，称Heister瓣，有防止胆囊管扭曲和调节胆汁进出胆囊的作用。胆囊管大多呈锐角，在肝总管右侧壁与之汇合，但常有变异，部分胆囊管与肝总管伴行，极少部分胆囊管在肝总管前壁或后壁与之汇合。由胆囊管、肝总管和肝下缘所构成的三角成为胆囊三角（Calot三角），此三角内有胆囊动脉、肝右动脉和副右肝管通过，此区域在胆道手术时易发生损伤，应引起重视。

胆囊的血液供应来自胆囊动脉，约85%的胆囊动脉起自肝右动脉，大部分于Calot三角内发出，但是，胆囊动脉的变异较多，它可起自来源于肠系膜上动脉的肝右动脉、胃十二指肠动脉、肝左动脉、肝中动脉或肝固有动脉等。胆囊的静脉汇合于门静脉干或门静脉右支。此外，还有小静脉直接经过肝床而进入肝实质，注入肝静脉。肝管、胆囊管和胆总管上部，由胆囊动脉的分支供应。肝固有动脉右支的分支供给胆总管的中部，而胆总管的下部，则由胃十二指肠动脉和胰十二指肠上后动脉的分支供给，上述动脉的分支，在各段胆管的管壁上构成血管网而相互吻合成丛状，在相当于胆总管壁"3点"和"9点"处连接成两条轴向血管供应胆总管（轴向性分布）。各段胆管的静脉直接汇入门静脉或肝方叶。

胆囊的淋巴：主要是汇合于胆囊管与肝总管交汇处的淋巴结，胆管上部的淋巴汇合至胆囊淋巴结、肝的淋巴结和网膜孔淋巴结，胆囊的淋巴和肝的淋巴再汇合在一起，引流至十二指肠上胆总管旁的淋巴结，由此再伴随肝动脉至腹腔动脉周围淋巴结。胆管下段的淋巴引流至胰腺淋巴结群，再沿肝动脉周围引流至腹腔动脉周围的淋巴结。

胆囊和胆管的神经：主要有来自腹腔神经丛的交感神经纤维和迷走神经纤维，两者均随肝动脉的分支经肝丛而分布于胆囊及胆管，副交感神经兴奋可引起胆囊收缩和Oddi括约肌舒张，将胆汁排入十二指肠，而交感神经兴奋的作用则相反。

胆囊壁由黏膜、肌层和外膜构成。胆囊黏膜为单层柱状上皮，具有吸收功能，底部含小管泡状腺体，可分泌黏液。肌层分为内外两层，内层呈纵形，外层呈环形，两层中间为弹力纤维组织；胆囊外膜为较厚的纤维结缔组织，在游离面还覆以自肝表面延续来的浆膜。

肝外胆管壁由以下几层构成：①黏膜层：含有杯状细胞和其他黏液细胞，具有分泌功能。②平滑肌和弹力纤维层：刺激可引起肌纤维痉挛性收缩。③浆膜层：由结缔组织组成，含有丰富的神经纤维和血管。

第二节 / 胆道先天性畸形

本节要点 (Key concepts)

- **Background**

Biliary atresia is characterized by obliteration or discontinuity of the extrahepatic biliary system, resulting in obstruction to bile flow. The disorder represents the most common surgically treatable cause of cholestasis encountered during the newborn period. If not surgically corrected, secondary biliary cirrhosis invariably results.

- **Clinical presentation**

a. Variable degrees of jaundice; b. Dark urine; c. Light stools.

- **Type**

Type Ⅰ (8% of patients) involves obliteration of the common duct; the proximal ducts are patent.

Type Ⅱ (2% of patients) is characterized by atresia of the hepatic duct, with cystic structures found in the porta hepatis.

Type Ⅲ (88% of patients) involves atresia of the right and left hepatic ducts to the level of the porta hepatis.

- **Management**

Once biliary atresia is suspected, surgical intervention is the only mechanism available for a definitive diagnosis (intraoperative cholangiogram) and therapy (Kasai portoenterostomy).

- **Background**

Congenital cystic dilatation of bile duct are congenital bile duct anomalies. These cystic dilatations of the biliary tree can involve the extrahepatic biliary radicles, the intrahepatic biliary radicles, or both.

- **Clinical presentation**

a. Nonspecific midepigastric or diffuse abdominal pain; b. A right upper quadrant mass may be palpable; c. Jaundice.

- **Type**

Type Ⅰ cysts are the most common choledochal cysts. They consist of saccular or fusiform dilatations of the common bile duct, which involve either a segment of the duct or the entire duct.

Type Ⅱ choledochal cysts appear as an isolated diverticulum protruding from the wall of the common bile duct.

Type Ⅲ choledochal cysts arise from the intraduodenal portion of the common bile duct and are described alternately by the term choledochocele.

Type Ⅳa cysts consist of multiple dilatations of the intrahepatic and extrahepatic bile ducts. Type Ⅳb choledochal cysts are multiple dilatations involving only the extrahepatic bile ducts.

Type Ⅴ (Caroli disease) cysts consist of multiple dilatations limited to the intrahepatic bile ducts.

- **Management**

The treatment of choice for choledochal cysts is complete excision with construction of a biliary-enteric anastomosis to restore continuity with the gastrointestinal tract. Appropriate antibiotic therapy and supportive care should be given to patients presenting with cholangitis. Patients who present at a late stage, after the development of advanced cirrhosis and portal hypertension, may consider liver transplantation.

一、先天性胆道闭锁

先天性胆道闭锁（congenital biliary atresia）是指肝外胆管部分或全部发生闭锁，以黄疸为主要表现的儿科疾病。其发病率占成活新生儿的 1/12 000~1/10 000。女性为主（男：女为 0.64：1.0）。1891 年由 Thompson 首先报道。

（一）病因

关于先天性胆道闭锁的病因有诸多学说，如先天性发育不良学说、血运障碍学说、病毒学说、炎性反应学说等，但至今确切的发病机制尚不清楚。先天性胆道闭锁很可能是多种因素共同作用形成的疾病。

（二）分型

临床根据胆道闭锁的范围分为3型。

Ⅰ型：总胆管闭锁(10%)，阻塞发生在胆总管，胆囊内含胆汁。

Ⅱ型：肝总管闭锁(2%)，阻塞部位在肝总管，胆囊不含胆汁，但近端胆管腔内含胆汁。

Ⅲ型：肝门部闭锁(88%)。肝门部胆管阻塞，近端肝管腔内无胆汁。

（三）临床表现

在出生后1~2周大多数患儿并无异常，粪便色泽正常，黄疸一般在出生后2~3周逐渐显露，部分患儿黄疸出现于出生后最初几天而被误诊为生理性黄疸。粪便变成棕黄、淡黄米色，以后成为无胆汁的陶土样灰白色。在病程较晚期偶可略现淡黄色大便，这是因胆色素在血液和其他器官内浓度增高而少量胆色素经肠黏膜进入肠腔掺入粪便所致。尿色较深将尿布染成黄色。黄疸出现后，通常不消退且日益加深，皮肤变成金黄色甚至褐色，可因瘙痒而有抓痕。个别病例可发生杵状指或伴有发绀。肝大，质地坚硬。脾在早期很少扪及，如在最初几周内扪及增大的脾，可能是肝内原因随着疾病的发展而发生门静脉高压症。在疾病初期婴儿全身情况尚属良好，随着疾病进展，出现肝硬化一系列症状，如食欲差，出血倾向，维生素A、维生素D、维生素E、维生素K缺乏症状，易感染，以及低血浆蛋白性水肿和腹水等。

（四）诊断

先天性胆道闭锁的特点是进行性黄疸加重，粪便呈陶土色，尿色加深至红茶色。晚期患儿可出现肝硬化、腹水及门静脉高压。同时血清胆红素持续升高。

十二指肠液检查：若收集的十二指肠液呈黄色，胆红素值 >17.1 μmol/L，则可排除胆道闭锁。

B超检查：可观察进食前后胆囊的变化，若进食后胆囊明显缩小，则胆道闭锁的机会少。B超下重点观察门静脉左、右分支上方，相当于肝管出肝的部位有无条索状略呈三角形的高回声图像，文献称之为肝门纤维块，这是胆道闭锁独有的影像学特征，其准确率可达90%。

核素锝肝胆显像：连续动态观察24 h，肠道无核素显影多提示为胆道闭锁。

MRCP及ERCP对诊断具有一定价值。另外，通过穿刺或手术方式进行肝活检诊断准确性在90%以上，有助快速明确诊断。

先天性胆道闭锁需与以下疾病鉴别：①新生儿肝炎，男婴多见，黄疸常有波动，粪色正常，肝可增大，但脾无增大，黄疸随病程逐渐好转，十二指肠液内有淡红色，影像学可清楚显示肝内外胆道。②先天性胆管囊状扩张，腹痛、腹部包块、黄疸为主要表现，影像学可明确诊断。③新生儿溶血症，此症早期与胆道闭锁相似，有黄疸、肝脾大等，但患儿有严重贫血表现，末梢血见大量有核红细胞，随患儿长大，血象多自行恢复正常。④新生儿哺乳性黄疸，本病临床上无肝脾大及灰白便，一般于出生后4~7 d黄疸加重，2~3周最深，停乳后2~4 d高胆红素血症迅速消退。

（五）治疗

先天性胆道闭锁患儿如不手术，大多数将在1年内因为肝衰竭而死亡。手术是治愈的唯一方式。手术的早晚与手术后效果有明显关系。大量临床实践表明，出生60 d内手术者，其病变较轻，胆管可能尚未完全纤维闭塞，因而黄疸消退较彻底，肝功能保留较好，手术疗效较好，生存期长。

当前的确定性治疗主要有Kasai肝门空肠吻合术和肝移植术两种。Kasai手术方法包括三部分：①肝门纤维块的剥离。②空肠回路重建。③肝空肠吻合。其目的是从闭锁的肝门部将胆汁引至肠道，同时防止术后胆管炎的发生。对于终末期肝功能损害的患儿，肝内外胆道完全闭锁或Kasai手术后无效者，可行减体积同种异体肝移植或亲属活体部分肝移植手术。

二、先天性胆管囊状扩张症

先天性胆管囊状扩张症(congenital cystic dilatation of bile duct)是指肝内和肝外的胆管单独或联合的先天性异常而引起的囊状扩张，多见于儿童，成年人少见。本病以腹痛、腹部包块、黄疸为主要表现。

（一）病因

目前对先天性胆管囊状扩张症发病原因尚不完全清晰。主要学说如下。

1. 胚胎学说 Yotsuyangi提出在胚胎早期胆管上皮增殖不平衡，空泡不均匀，远端狭窄，而近端管壁脆弱形成囊肿。

2. 胰胆管合流异常学说 Babbitt发现存在着胆胰管汇合异常，使胰液直接进入胆管而损伤胆管上皮，这一学说已被绝大多数学者所认可。

3. 胃肠道神经内分泌学说 Shallow解剖胆总管囊肿发现，其远端的胆总管明显缺少神经节细胞，提示这是胆总管囊肿的病因。

4. 种族相关学说　先天性胆管囊状扩张症在亚洲国家的发病率远高于西方国家，尤其在日本，其发病率更高。

（二）分型

根据胆管扩张部位、范围及形态，先天性胆管囊状扩张症目前常分为以下 5 型（Figure 7-67-4）。

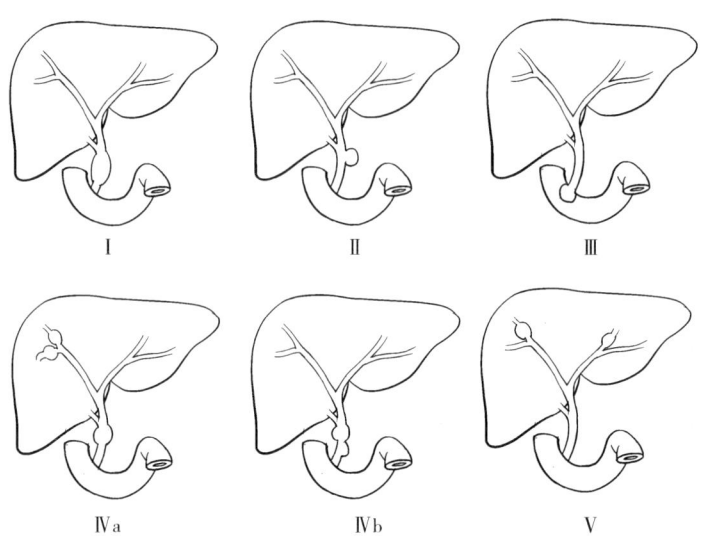

Figure 7-67-4　The types of congenital cystic dilatation of bile duct

Ⅰ型：胆总管囊状扩张，临床多见，占 80% 以上。其分为 3 个亚型，分别为：Ⅰa 型（弥漫性胆总管囊肿）、Ⅰb 型（局限性胆总管囊肿）和 Ⅰc 型（弥漫性胆总管梭状扩张）。

Ⅱ型：胆总管憩室样扩张。自胆总管侧壁长出憩室状物，胆总管本身正常或轻度扩张。

Ⅲ型：胆总管末端囊肿。胆总管末段在十二指肠内呈囊状膨出，胰管和胆总管汇入膨出部。

Ⅳ型：肝内外胆管扩张。又分为Ⅳa 型（肝内及肝外胆管多发性囊肿）和Ⅳb 型（肝外胆管多发性囊肿）。

Ⅴ型：肝内胆管单发或多发性囊肿，又称为 Caroli 病。根据临床外科治疗角度，黄志强等将其分 4 型，分别为局限型，弥漫型，中央型和合并胆总管型。

（三）临床表现

本病典型临床表现是腹痛、腹部包块和黄疸三联症。女性多于男性。

1. 腹痛　多局限在上腹、右上腹部或脐周围。疼痛性质以绞痛为多，也可表现为持续性或间歇性的钝痛、胀痛或牵拉痛，并可同时有恶心、呕吐、厌食等消化道症状。

2. 腹部包块　多于右上腹部或腹部右侧有一囊性感光滑肿块，上界多为肝边缘所覆盖，大小不一。

3. 间歇性黄疸　为其特点，合并囊内感染或胰液反流导致胆汁引流不畅，黄疸加重；当炎症减轻，胆汁排出通畅，黄疸可缓解或消退。

除上述主要症状外，合并囊肿内感染时可有发热，体温可高达 38~39 ℃。

（四）诊断

儿童或年轻女性具有典型三联征者，诊断并不困难，但半数以上的病人需借助辅助检查明确诊断。B 超、CT 检查是安全、有效而无损伤的检查手段，可以较好地确定囊肿大小及其部位。其诊断率较高，而且可以鉴别肝脓肿及肝肿瘤。其中 B 超可作为首选的检查方法。B 超如果发现可疑胆管囊肿内有囊壁增厚或结节样改变时，应警惕癌变。腹部 X 线检查、上消化道钡剂造影或者钡灌肠能够确切反映增大囊肿压迫周围脏器的情况。经内镜逆行胰胆管造影（ERCP）、经皮经肝胆管造影（PTC）不仅可以显示囊肿部位和类型，而且可以了解整个胆管系统的情况。对于有无结石、肿瘤，以及对于胰胆管合流异常的检查 ERCP 尤为有益。当严重黄疸胆管炎或者 ERCP 失败的情况下，可以实行 PTC 检查。MRI 和磁共振胆胰管成像（MRCP）是最新的一项技术，具有与 ERCP 相当的诊断价值，可以清晰显示肝内外胆管、胆囊、胰管及胆胰管汇合部，无诱发急性胆管炎和急性胰腺炎的后顾之忧，尤其是对于不适合行 ERCP 的病人其诊断价值是显而易见的，如重度黄疸、合并胰腺炎发作者、既往曾行胆肠吻合的病人等。

（五）治疗

先天性胆管囊状扩张症不仅有很高的胆道结石、胆管炎、胆汁性肝硬化等并发症的发生率，且有一定癌变率。

只有手术治疗才是根本有效的方法。

1. 外引流术　此术式仅适于危急、重症病人不能耐受其他术式时,是一种急救措施,为病人状况改善后的二次手术做准备。

2. 囊肿十二指肠吻合　20世纪60年代以前,本术式是治疗胆总管囊肿使用最多的方法,但术后肠液极易反流,胆管炎发生率高,可以发展成胆汁性肝硬化和门静脉高压症,且囊肿有发生癌变的可能,现已废用。

3. 囊肿空肠Roux-Y吻合术　此术式虽然解决了部分反流,但术后吻合口狭窄、淤胆、结石并发症高。目前这

一术式已很少使用。

4. 囊肿切除肝总管空肠Roux-Y吻合术　为目前先天性胆管囊肿的首选术式。

5. 肝叶切除　局限于一侧肝叶内的Caroli病可行一侧肝叶切除或半肝切除,切除肝内病灶和发生癌变的病理基础。左、右肝管都扩张的中央型Caroli病,切除病损严重的一侧,解除肝门主要胆管狭窄,行肝管空肠吻合术,疗效满意。对于双侧肝内多发性胆管囊肿伴双侧肝内胆管多处狭窄,目前仍无有效治疗方法,肝移植术可能是唯一行之有效的治疗方法。

第三节 / 胆石症

本节要点 (Key concepts)

● **Background**

Gallstones are a major cause of morbidity and mortality throughout the world, and cholecystectomy is the most commonly performed abdominal surgery in medicine.

● **Risk factors**

a. Classic 4 F's; Female. Forty (age over 40 years). Fat (obesity with BMI >30). Fertile (associate with pregnancy); b. Other risks; Certain types of diets. History of ileal disease, resection or bypass. Medications; ceftriaxone, TPN, contraceptive, octreotide.

● **Clinical presentation**

a. Biliary colic; b. Acute cholecystitis; c. Choledocholithiasis.

● **Diagnosis**

a. Laboratory tests; b. Ultrasonography; c. Endoscopic retrograde cholangiopancreatography; d. Computed tomography and magnetic resonance imaging.

● **Management**

The treatment of stones in the gallbladder is recommended only for symptomatic patients, with some exceptions. Laparoscopic cholecystectomy can be performed with a rate of complications similar to that of open cholecystectomy. Laparoscopic cholecystectomy reduces the number of hospital days, pain, and disability, as compared with open cholecystectomy. Now laparoscopic cholecystectomy is widely available. Stones in the common bile duct can usually be removed endoscopically, but a number of alternative methods are available to deal with them.

一、概述

胆石症(cholelithiasis)是指胆道系统,包括胆囊和胆管内发生结石的疾病,是胆道系统的常见病,其临床表现取决于结石发生的部位、是否引起胆道梗阻和感染等因素。随着B超的普及应用,自然人群的胆结石发病率有逐年增加的趋势,而且,随年龄增长其发病率也逐渐增高。近年来,随着我国人民生活水平的提高和饮食习惯、营养

状况的改变,我国胆石病发病的临床特点已经发生了明显变化,胆囊结石的发病率比胆管结石高,胆固醇结石的发生率高于胆色素结石。

(一)胆石的分类

所有的胆石所包含的化学成分的种类都基本相同,包括:有机质(胆固醇、胆红素、脂肪酸、糖蛋白、磷脂和胆汁酸等)、无机盐(碳酸盐和磷酸盐等)和金属元素(铁、钙、铜、镁等),但在不同的胆石中,所含各种化学成分的比例

却有很大的差异。根据其组成成分的不同,可分为以下3类。

1. 胆固醇结石(Color figure 24) 主要成分是胆固醇结晶,其含量占 80% 以上,形状和大小不一,结石多呈卵圆形或多面体,表面平滑或呈不平颗粒状,色白或呈灰黄或黄色,质硬。剖面可见白色闪光的胆固醇结晶,呈放射状条纹或杂乱无序的排列,结石核心含胆色素较多,X 线检查多不显影。我国的胆石症病人中 70% 以上的胆囊结石属于胆固醇结石,近 80% 的胆固醇结石位于胆囊内。

2. 胆色素结石(Figure 7-67-5) 主要成分是胆红素,约 75% 分布在胆管中。呈棕色、棕褐色或棕黑色,一般为多发,大小不一,形状各异,可呈粒状、长条状、质松软、易碎,一般为多发,剖面呈层状,质地松软而不成形的胆色素结石称为泥沙样结石,它主要分布在胆管内,常与胆道感染有关。胆色素结石因含钙量较少,X 线检查不显影。另有一种黑色胆色素结石,呈黑色或棕黑色,质地坚硬,圆球状,直径 0.5~1.0 cm,表面和剖面均呈黑色并有光泽,由不溶性的黑色胆色素多聚体、钙盐和黏多糖蛋白组成,大多发生于胆囊内。

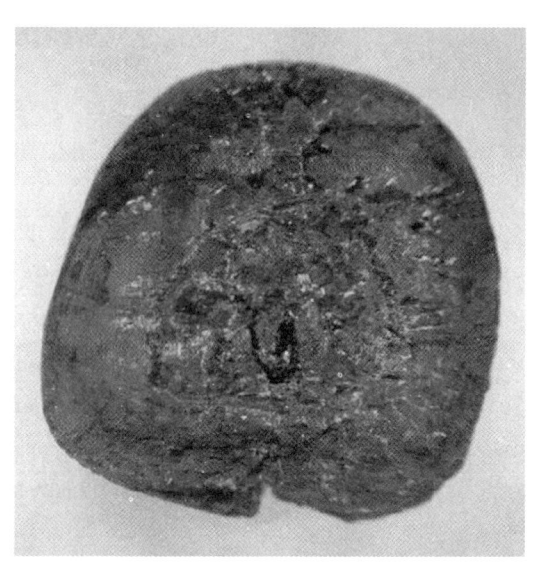

Figure 7-67-5 Pigment stones

3. 混合性结石(Color figure 25) 其组成成分为胆红素、胆固醇和钙盐等。根据其所含化学成分比例的不同,结石可呈不同的性状和颜色。因混合性结石所含钙盐成分较多,X 线检查多可显影。混合性结石约 60% 为胆囊结石,40% 为胆管结石。

（二）胆石的分布

按所在部位不同,胆石可分为以下 3 种。

1. 胆囊结石 多为胆固醇结石或以胆固醇为主的混合性结石,约占全部胆石的 50%。

2. 肝外胆管结石 多数是胆色素结石或以胆色素为主的混合性结石,大多为原发性胆管结石,另有一部分结石是自胆囊降至胆管内的胆固醇结石,占全部胆结石的 20% ~30%。

3. 肝内胆管结石 多为胆色素结石或以胆色素为主的混合性结石,占全部胆结石的 20% ~30%,可分布在左、右肝管或肝内小胆管。

二、胆囊结石

（一）发病情况

胆囊结石(cholecystolithiasis)在儿童期少见,其发病率随年龄的增长而增加,40~50 岁是发病的高峰年龄段,多见于女性,男女之比为 1：(2~3),随着年龄的增长,其发病的性别差异逐渐缩小。肥胖者胆固醇结石的发病率是正常体重人群的 3 倍左右。妊娠期胆囊结石的发病率增高,而且妊娠次数与胆囊结石的发病率呈正相关,其原因是妊娠期雌激素水平升高,使胆汁的化学成分发生了变化,引起胆汁中胆固醇过饱和而形成结石,此外,妊娠期的胆囊体积增大、排空迟缓、胆囊收缩率降低等也促使了胆结石的形成。胆囊结石的发病有一定的地域性,我国的上海、西北和华北地区,胆囊结石的发病率较高。饮食习惯也是影响胆石形成的重要因素,以进精制食品和高胆固醇食物为主者的胆囊结石发病率明显增高。此外,胆囊结石的发病与遗传、手术史、用药史和一些疾病(如肝硬化和糖尿病等)均有一定的关系。

（二）病因

胆囊结石的成因复杂,尚未完全清楚。目前认为是多因素综合作用所致,主要与脂质代谢、胆汁成核时间、胆囊收缩功能和细菌感染等因素有关,引起胆汁的成分和理化特性发生了变化,使胆汁中的胆固醇呈过饱和状态,从而沉淀形成结石(Figure 7-67-6)。

（三）临床表现

约 30% 胆囊结石病人可终生无临床症状,而在查体、手术或尸体解剖时偶然被发现,称为静止性胆囊结石。是否出现临床症状与结石的大小、部位及有无胆道梗阻或感染有关。

1. 胃肠道症状 大多仅有轻微的消化道症状,在进食特别是进油腻食物后,消化道症状常加剧,出现上腹或右上腹胀闷不适、隐痛、饱胀,伴嗳气、呃逆等,类似"胃炎症状",常误诊为"胃病",但服用治疗胃炎药物无效,病人

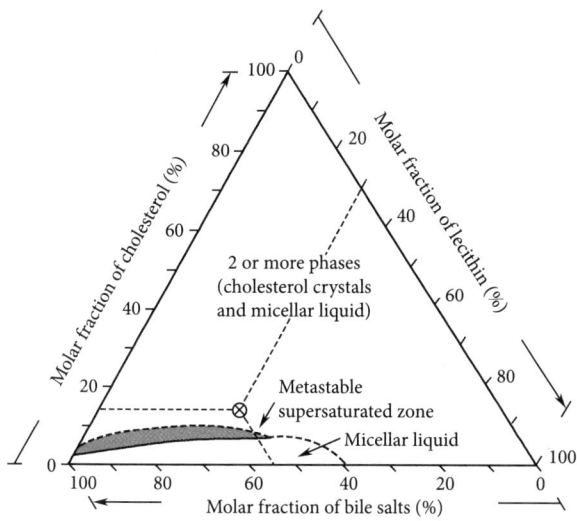

Figure 7–67–6 Triangular coordinates showing the solubility of cholesterol in a mixture containing phospholipid and bile salts Each side of the triangle shows the molar fraction of total lipids represented by its constituent. As an example, the three dotted lines define a mixture containing a molar ratio of 15 percent cholesterol, 30 percent lecithin (phospholipid), and 55 percent bile salts. At higher saturations, cholesterol exists in multiple phases, as crystals, micelles, or vesicles. The phase diagram indicates that this cholesterol content is greater than that which can exist in a stable micellar liquid, or in a metastable saturated liquid. Eventually, therefore, cholesterol crystals will precipitate from this bile. Reproduced from Holzbach[22] with the permission of the publisher

多厌油腻食物。

2. 胆绞痛　当进油腻食物后胆囊收缩，结石移位并堵塞于胆囊壶腹部或颈部时，胆囊胆汁排空受阻，导致胆囊内压力增高，胆囊强力收缩，加之胆汁酸刺激胆囊黏膜，使之充血、水肿、渗出，引起急性胆囊炎而发生绞痛疼痛位于上腹部或右上腹部，呈阵发性加剧，并向右肩背部放射，多伴恶心、呕吐。有时，病人于夜间卧床变换体位时，结石堵塞于胆囊管导致胆管暂时梗阻而发生右上腹疼痛，因此，部分胆囊结石病人常有夜间痛。

3. Mirizzi 综合征（Mirizzi syndrome，MS）　位于胆囊管或胆囊颈部的较大结石，因持续嵌顿和压迫胆囊壶腹部和颈部导致肝总管狭窄、胆囊胆管瘘、反复发作的胆囊炎、胆管炎以及梗阻性黄疸，称为 Mirizzi 综合征。MS 无特异性临床表现及体征，症状往往与胆总管结石相似，但有以下特点：年龄较大，多有反复发作的胆管炎，腹痛、寒战、高热和黄疸是其主要症状，黄疸多为轻度一过性。

4. Murphy 征　以左手拇指在右腹直肌外缘与肋弓交界处按压腹壁，然后，嘱病人深吸气，如因疼痛突然屏气即为 Murphy 征阳性。胆囊结石引起梗阻和感染时，腹部检查可发现右上腹饱胀，腹肌紧张，右上腹部可触及肿大

的胆囊或炎性包块。

5. 其他继发性症状　较小的胆囊结石可经胆囊管排入胆总管内而形成继发性胆管结石。结石在通过胆总管下端时可引起 Oddi 括约肌损伤或嵌顿于胆总管壶腹部，均可引起胰腺炎，称为胆源性胰腺炎。较大的胆囊结石可经胆囊十二指肠瘘排入小肠而引起肠梗阻，称胆石性肠梗阻。慢性结石性胆囊炎长期反复刺激胆囊黏膜可诱发胆囊癌。胆囊结石长期嵌顿而未合并胆囊感染时，胆汁中的胆色素被胆囊黏膜所吸收，并分泌黏液性物质而形成胆囊积液，胆囊内积存的液体无色透明，称为"白胆汁"。

（四）诊断

典型的临床表现可为诊断提供线索，但最终确定诊断还需要依靠影像学检查。B 超检查是首选的无创、快速、简便而准确的诊断方法，确诊率在 95% 以上。腹部 X 线平片检查可在右上腹部显示约 15% 的胆囊结石影。口服胆囊造影可了解胆囊功能、显示胆囊的形态和胆囊内充填缺损，可为诊断提供依据。CT 和 MRI 也是无创伤性诊断方法，但对胆囊结石的诊断价值不及 B 超。单纯胆囊结石一般不出现肝功能障碍或黄疸，故实验室检查多无阳性结果。

（五）鉴别诊断

1. 慢性胃炎　主要表现为上腹不适、食欲减退及消化不良等。纤维胃镜检查可确诊。

2. 消化性溃疡　上腹痛与进食关系密切，有规律性，常于春秋季发病或症状加重，消化道钡剂 X 线造影或纤维胃镜检查有鉴别价值。

3. 胃下垂　本病一般伴有其他脏器下垂，如肝、肾等。主要临床表现为上腹不适，尤其饭后加重，平卧时症状可减轻，消化道钡剂 X 线造影检查可确定诊断。

4. 慢性胰腺炎　上腹痛向背部放射，常伴有食欲减退、体重下降、糖尿病和脂肪泻等。腹部 X 线平片有时可见胰腺钙化或胰石影，B 超、CT 和 ERCP 对诊断有一定帮助。

5. 胆囊癌　大多合并胆囊结石。病史短，多表现为持续性、渐进性右上腹痛，可出现持续性黄疸。B 超和 CT 检查有助诊断。

（六）治疗

1. 胆囊切除术　胆石对胆囊黏膜的慢性刺激可引起胆囊炎症甚至癌变，如结石嵌顿于胆囊颈部或胆囊管，可致继发性感染。故胆囊结石的首选治疗方法是胆囊切除术。最好在症状急性发作过后缓解期进行手术，但对一般

情况极差而病情危急,不能耐受较长时间手术,或术中发现局部粘连严重,解剖关系不清时,可先行胆囊造瘘术,待病情好转后再行胆囊切除术。对于有症状和(或)并发症的胆囊结石,应及时行胆囊切除术。对于无症状的胆囊结石应随诊观察,暂不需立即手术。但出现下列情况时,应考虑手术治疗:①口服胆囊造影胆囊不显影。②结石直径超过 2 cm。③B 超提示胆囊壁局限性增厚。④病程 5 年以上,年龄 >50 岁的女性病人。⑤胆囊颈部嵌顿结石。⑥胆囊萎缩或瓷样胆囊。⑦以往曾行胆囊造瘘术。

在行胆囊切除时,如发现有以下指征时应行胆总管探查术。①既往有梗阻性黄疸病史。②有典型的胆绞痛发作史,特别是有寒战和高热病史。③术前 B 超、CT、MRCP 等检查发现胆总管扩张或有结石。④术中发现胆总管扩张,直径大于 1.5 cm,管壁增厚。⑤术中可扪及胆总管内有结石、蛔虫或肿块。⑥术中胆道造影提示有胆总管结石。⑦术中胆总管穿刺抽出脓性胆汁、血性胆汁或胆汁内有泥沙样胆色素颗粒。⑧有胰腺炎病史或术中发现胰腺呈慢性炎症改变而不能除外胆管病变者。

2. 腹腔镜胆囊切除术(laparoscopic cholecystectomy,LC) 1987 年,法国 Mouret 医生施行了第 1 例腹腔镜胆囊切除术,其后腹腔镜胆囊切除术迅速风靡全世界。腹腔镜胆囊切除术有创伤小、痛苦轻、恢复快、对病人全身及腹腔局部的干扰少等优点。它是在电视荧屏的监控下,通过腹壁 3~4 个小戳孔,将带有光导纤维的腹腔镜及与之配套的特殊手术器械置入腹腔进行胆囊切除。

手术适应证与开腹胆囊切除术基本相同。但是,应认识到 LC 有其局限性,还不能完全替代开腹胆囊切除术。

手术禁忌证包括:①老年、病程长、胆囊壁明显增厚,不能除外胆囊癌变者。②合并原发性胆管结石及胆管狭窄者。③腹腔内严重感染者。④既往有腹部手术史,疑有腹腔广泛粘连。⑤合并妊娠。⑥有出血倾向或凝血功能障碍者。⑦Mirizzi 综合征病人。腹腔镜探查时若发现胆囊周围粘连较重,胆囊三角解剖关系不清,应及时中转开腹手术。

对于手术时机的选择,一般认为应在炎症充分消退后为宜,此时解剖较清晰,术中出血也会较少,中转开腹率低。炎症急性发作期如抗生素控制效果不佳,也可考虑行 LC。应尽量避免在亚急性期手术,此时组织水肿严重,解剖最不清晰,术中易损伤胆管。

LC 最常见和严重的并发症是胆道损伤,包括胆道热损伤和外科损伤。前者可造成术后胆漏和胆道狭窄,可采用 ERCP 下支架置入治疗或行胆肠内引流术。后者常因

术中解剖不清而把胆总管或右肝管当成胆囊管予以离断,术中若发现,则必须开腹行胆肠内引流术,有时需行胆管整形,严重损伤病人术后可再发生胆道狭窄,需多次手术处理。胆道损伤有时可对病人造成灾难性后果,因此 LC 术中必须认清胆总管、肝总管和胆囊管三管关系,在解剖胆囊三角时切忌盲目电凝,以免胆道损伤。

对于年老、有严重心肺等重要脏器功能障碍而难以耐受麻醉及手术者,可考虑中西医结合溶石治疗。

三、胆管结石

胆管结石可分为原发性胆管结石和继发性胆管结石。在胆管内形成的结石称为原发性胆管结石,其大多数是胆色素结石或以胆色素为主的混合性结石。原发于胆囊内的结石通过胆囊管下降到胆管者称为继发性胆管结石,其大多为胆固醇结石或以胆固醇为主的混合性结石,随着胆囊结石病程的延长,继发性胆管结石的发病率逐渐升高。根据胆管结石所在部位不同,又可分为肝外胆管结石和肝内胆管结石,胆管分叉部以下的胆管结石为肝外胆管结石,肝管分叉部以上的胆管结石为肝内胆管结石。肝外胆管结石可在肝外胆管内形成或原发于肝内胆管的结石下降至肝外胆管,其大多位于胆总管的下段,而肝内胆管结石可广泛分布于两侧肝内胆管,或局限于某叶、段胆管,其中以左外叶和右后叶结石较多见。

(一)肝外胆管结石

1. 病因和发病机制

(1)胆道感染 胆道细菌感染绝大多数源于上行性感染,细菌谱以肠道细菌为主,通常是需氧菌和厌氧菌的混合感染。胆道发生感染后,大肠埃希菌可产生大量 β-葡萄糖醛酸酶,将结合性胆红素水解成为非结合性胆红素,后者易聚结析出,并与胆汁中钙离子结合形成胆红素钙,最终形成胆色素钙结石。

(2)胆管异物 蛔虫或中华分支睾吸虫等进入胆管,虫体死亡后其残体或虫卵可成为胆石形成的核心,继而发生胆结石。胆道手术后的手术线结或 Oddi 括约肌功能紊乱时随肠内容物反流入胆管的食物残渣,可逐步成为胆石形成的核心。

(3)胆道梗阻 胆道梗阻引起胆汁滞留是形成胆管内结石的必要条件,滞留胆汁的胆色素在细菌的作用下分解为非结合胆红素,进而形成胆色素结石。

(4)代谢因素 胆色素结石好发于低蛋白、低脂肪、高糖类膳食的人群,胆固醇结石好发于高蛋白、高脂肪膳食的人群,这些与胆汁中糖蛋白的含量和葡萄糖二酸 -1,

4内酯的浓度有明显关系。

(5) 继发性胆管结石 胆囊结石或肝内胆管结石在某些因素作用下均可降至肝外胆管而成为继发性肝外胆管结石。

2. 病理 胆管结石所引起的病理改变复杂多样,其轻重程度与病史长短及结石大小有关。胆管梗阻一般为不完全性,梗阻近侧有不同程度扩张和管壁增厚,常伴有胆汁淤滞,易致继发感染,胆管充血、水肿加重了胆管梗阻的程度,使不完全性梗阻变为完全性梗阻,出现梗阻性黄疸,可引起急性梗阻性化脓性胆管炎,胆管内压力进一步增高,脓性胆汁可经毛细胆管逆流入血,发生脓毒症。可致胆管壁充血、水肿、糜烂、形成溃疡,甚至坏疽、穿孔引起胆汁性腹膜炎或形成胆管肠管瘘、胆管门动脉瘘或胆管门静脉瘘,导致胆道大出血。梗阻和感染可引起肝细胞损害,肝内胆管扩张,胆汁滞留,胆红素沉着,小胆管增生及胆管周围纤维组织增生,甚至可发生肝细胞坏死及形成胆源性肝脓肿,胆管炎症的反复发作还可致胆汁性肝硬化和门静脉高压症等。嵌顿于胆总管壶腹部的胆管结石可引起胰腺的急性和(或)慢性炎症,称为胆源性胰腺炎。

3. 临床表现 肝外胆管结石病情的轻重、缓急取决于胆道有无梗阻和感染及其严重程度。有时可无症状,也可有类似胆囊炎的症状。当结石阻塞胆管并继发胆道感染时,临床表现为反复发作的腹痛、寒战高热和黄疸,称为Charcot三联征。

(1) 腹痛 多为右上腹部闷痛,如结石嵌顿于胆总管壶腹部时则转为阵发性绞痛,或为持续性疼痛阵发性加剧,可向右肩背部放射。腹痛是由于结石嵌顿于胆总管下端或壶腹部,引起胆总管平滑肌及Oddi括约肌痉挛所致。胆绞痛常发生在进油腻食物或体位改变后。

(2) 寒战、高热 约有2/3病人在胆绞痛发作后出现寒战、高热,一般表现为弛张热,体温可达39~40℃。这是因为胆管梗阻发生后,胆管内压升高,细菌和毒素经毛细胆管、肝窦至肝静脉,进入体循环引起全身性感染所致。

(3) 黄疸 通常在胆总管完全梗阻24 h之后发生,一般先有腹痛、高热,后有黄疸。黄疸的轻重与胆管梗阻的程度、是否合并胆道感染和有无胆囊等因素有关。部分或间歇性胆道梗阻的黄疸程度较轻,而且可呈波动性。完全性胆道梗阻,尤其合并感染时,黄疸呈进行性加重。黄疸时出现皮肤瘙痒、尿色加深、粪色变浅,胆道完全梗阻者可出现陶土色粪便。部分病人的黄疸可在1周左右逐渐减轻或消退,是由于阻塞近端胆管扩张、胆汁淤积,使嵌顿于壶腹部的结石漂浮上移或通过松弛了的括约肌排入十二

指肠内所致,这种间歇性黄疸是肝外胆管结石的特有表现,这一点与癌肿阻塞胆管所引起的黄疸不同。

(4) 消化道症状 多数病人有恶心,少有呕吐,可有腹胀、嗳气和厌油腻食物。

体格检查:静止期无梗阻的肝外胆管结石,一般无阳性体征,有时仅有右上腹部轻压痛。因胆管位置较深,所以腹膜刺激征一般不明显,剑突下和右上腹部可仅有深压痛,少有反跳痛。如胆管内压高、感染严重,胆管内胆汁可发生外渗,甚至发生胆总管壁坏死或穿孔,则可出现不同程度和不同范围的腹膜炎体征和肝区叩击痛。如胆管下端梗阻而胆囊管又通畅时,则可触及肿大的胆囊,并有触痛。

4. 实验室检查 在急性期,血白细胞计数和中性粒细胞升高,血清胆红素升高,血清转氨酶和(或)碱性磷酸酶升高;尿中胆红素升高,尿胆原降低或消失,尿中可出现蛋白及颗粒管型,尿为茶色,粪中尿胆原降低。较长时间的胆管梗阻、黄疸或短期内反复发作胆管炎,则肝功能明显受损,可出现贫血和低蛋白血症等。

5. 影像学检查

(1) X线腹部平片上多数结石不显影或显影过于浅淡、模糊,不能用于明确诊断。

(2) B型超声检查可见胆管扩张和胆管内结石影,一般作为首选的检查方法,但因肠道气体的干扰,对胆总管下段结石显示不清,对梗阻性质的判断有一定限制。

(3) PTC和ERCP检查有一定的痛苦和并发症,但能比较准确地提供结石的部位、数量、大小,以及胆管梗阻的部位和程度,PTC还可在检查的基础上做引流(PTCD)以减轻黄疸。ERCP除能显示胆管影像外,还能直接观察十二指肠乳头部和对胰管显像,有利于判断胰腺的病变(Color figure 26)。

(4) CT不受肠道气体的影响,准确率可达80%左右,但难以显示胆管系统的病理改变和结石的数量、大小、分布等,一般只在上述检查结果有疑问或不成功时才考虑使用。

(5) MRCP为无创性检查,可以良好显示胆、胰管的管道系统,可显示胆管内结石,但不如ERCP或PTC的影像清晰。

(6) 内镜超声(EUS)不受肠内气体的干扰,可十分清晰地检查胆总管全程,安全可靠。

6. 诊断和鉴别诊断 根据病史和临床表现,特别是有典型Charcot三联征者易于做出诊断,实验室和影像学检查可以明确诊断。

肝外胆管结石须与下列疾病相鉴别：①肾绞痛：疼痛位于腰部或上腹部，可向股内侧和外生殖器放射，伴血尿或排尿困难，无发热，腹软，无腹膜刺激征，肾区叩痛阳性。腹部平片多可显示肾或输尿管经行区结石影。②肠绞痛：疼痛位于中腹部，多伴有恶心、呕吐和腹胀，不排气排便。有时腹部可见肠型和肠蠕动波，听诊为连续高亢的肠鸣音，呈气过水音或金属音。可有不同程度和范围的腹膜刺激征。腹部平片可显示气液平面。③壶腹周围癌：起病缓慢，表现为进行性加重性黄疸，一般不伴寒战和高热，腹痛轻或仅有上腹部不适，可扪及肿大胆囊，无腹膜刺激征。晚期有恶病质表现。影像学检查有助于诊断。

7. 治疗　以手术治疗为主。手术治疗原则：取尽结石，去除病灶，解除狭窄和梗阻，通畅引流。常用手术方法如下。

(1) 胆总管切开取石、T 形管引流术　适用于单纯胆管结石而胆管无狭窄或其他病变者。对合并慢性胆囊炎或胆囊结石者应同时切除胆囊。术中结合纤维胆道镜或 B 超检查，争取取净胆管内结石以降低胆石残留率。胆管内放置 T 形管引流，术后密切观察引流胆汁的颜色、性状、引流量以及有无沉淀物。术后 1 周，若胆汁仍混浊，有沉淀物，可用抗菌药等渗盐水溶液冲洗，以防胆红素沉淀而阻塞 T 形管。如胆汁性状无异常，且引流量逐渐减少，手术后 14 d 拔除 T 形管，拔管前常规试行夹管和行胆道造影，如发现胆管有残留结石，则在术后 6~8 周拔除 T 形管，经 T 形管窦道行纤维胆道镜取石。如取石未能成功，则需考虑再次手术治疗。

(2) 胆肠吻合术　适用于：①胆总管扩张，直径≥2.0 cm，胆管下端有炎性狭窄、Oddi 括约肌纤维性狭窄或缩窄性十二指肠乳头炎等梗阻性病变，且用手术方法难以解除者。②泥沙样胆管结石，不易手术取尽者。常用术式有胆管空肠 Roux-en-Y 吻合术、间置空肠胆管十二指肠吻合术等。在行胆肠吻合术时，须同时切除胆囊。

(3) Oddi 括约肌成形术　适用于 Oddi 括约肌狭窄段较短、胆总管扩张不明显而不适于行胆肠吻合术者，或乳头部结石嵌顿等。

(4) 经十二指肠镜 Oddi 括约肌切开及取石术　适用于壶腹部嵌顿结石、胆总管下端的良性狭窄（长度≤2 cm）和 Oddi 括约肌功能障碍，尤其是已行胆囊切除术的病人。

对胆结石引起胆管不完全性梗阻，临床症状较轻，经对症治疗症状可缓解者，应待急性发作期过后择期行手术治疗。在胆结石引起胆管完全性梗阻，局部炎症和全身感染中毒症状较重，非手术治疗效果较差时，应考虑急诊手术治疗。围术期应注意保持水、电解质和酸碱平衡，使用葡萄糖、胰岛素、氯化钾和维生素 C 等药物保护肝功能，加强营养支持治疗，选用有效广谱抗菌药控制感染，对黄疸和凝血功能障碍者应用维生素 K 等。术后保持 T 形管引流通畅，防止各种并发症的发生。

(二) 肝内胆管结石

1. 病因　肝内胆管结石(hepatolithiasis)的病因和成石机制复杂，其与胆管先天性异常、胆道感染、胆管梗阻致胆汁淤滞、胆管寄生虫病，以及代谢因素等有关。几乎所有肝胆管结石病人都有不同程度的胆道感染，胆汁细菌培养阳性率可达 95%~100%。胆管梗阻导致胆汁淤滞，为成石物质的聚集和沉淀提供了必要的条件，也诱发或加重了胆道感染，是发生肝内胆管结石的重要因素。

2. 病理　肝内胆管结石常合并有肝外胆管结石，它可弥漫分布在整个肝内胆管系统，也可局限在某叶或段的肝胆管内，以左外叶和右后叶最多见，与该处胆管的长度、角度或弯曲度的解剖特性导致胆汁引流相对不畅有关。其基本病理改变是由于结石引起胆管系统的梗阻和感染，导致胆管狭窄或扩张，肝脏纤维组织增生、肝硬化、萎缩，甚至癌变等。常有肝内胆管狭窄，狭窄远端胆管扩张呈囊状、圆筒状或纺锤状等，其内充满色素性结石及胆泥，肝淤胆，肝大、肝功损害并逐渐加重，肝内汇管区纤维组织增生。如梗阻较长时间不能解除，最后会出现胆汁性肝硬化和门静脉高压症等。若结石阻塞发生在肝内某一叶、段胆管，则梗阻引发的改变主要局限于相应的叶、段胆管和肝组织。最后将导致相应的叶、段肝组织由肥大、纤维化至萎缩，而相邻的肝叶、肝段可发生代偿性增大。长期慢性增生性胆管炎或急性炎症反复发生，在此基础上易并发急性感染而发生急性化脓性胆管炎，有些病例的整个肝胆管系统，直至末梢胆管壁及其周围组织炎性细胞浸润、胆管内膜增生，管壁增厚纤维化，管腔极度缩小甚至闭塞，形成炎性硬化性胆管炎的病理改变。胆管黏膜长期受结石、炎症及胆汁中致癌物质的刺激，还可发生癌变。

3. 临床表现　肝内胆管结石大多与肝门或肝外胆管结石并存。因此大部分病例的临床表现与肝外胆管结石相似。常表现为急性胆管炎、胆绞痛和梗阻性黄疸。其典型的临床表现为 Charcot 三联征。有些病人在非急性感染期可无明显症状，或仅有不同程度的右上腹隐痛、低热和消化不良等症状。

肝内胆管结石的临床表现不如肝外胆管结石那样典型，对不伴肝外胆管结石者，或虽有肝外胆管结石，但胆管梗阻和感染仅发生在部分叶、段胆管时，可多年无症状或仅有轻微的肝区不适、隐痛,常被忽略,易延误诊断,往往在行 B 超、CT 等检查时才被发现。一侧肝内胆管结石并局限性胆道感染,如未能及时诊断和有效治疗,可发展成相应叶、段胆管积脓或肝脓肿,长时间消耗性弛张热,导致逐渐消瘦、体弱。如并发胆总管梗阻和继发感染则可有明显的症状,甚至出现急性梗阻性化脓性胆管炎的临床表现。除非双侧胆管均有梗阻或胆汁性肝硬化晚期,肝内胆管结石一般不会出现明显黄疸。肝内胆管结石并发感染时易引起胆源性肝脓肿,肝脓肿向膈下进一步穿破膈肌和肺,可形成胆管支气管瘘,咳嗽、咳黄色味苦痰液。晚期还可能因胆汁淤积性肝硬化导致门静脉高压症。对年龄在 50 岁以上,病史较长,近期内胆管炎频繁发作,黄疸进行性加重者,应进一步检查以排除肝胆管癌。

体格检查:非急性肝胆管梗阻、感染的肝内胆管结石,多无明显的腹部体征。主要有肝不对称性增大,肝区有压痛及叩击痛。肝内胆管急性梗阻并感染时,右上腹可有明显压痛和肌紧张,有时可扪及增大的肝或胆囊,Murphy 征可为阳性。晚期可有肝功能障碍、肝硬化或腹水等门静脉高压症表现。

4. 诊断　根据病史和体格检查,对怀疑有肝内胆管结石者,首选 B 超检查,做出初步诊断。PTC 检查可显示肝内胆管结石的具体位置、数量、大小、分布以及肝胆管狭窄、扩张的部位、范围、程度和移位等,对确定诊断和指导治疗有重要意义。PTC 的 X 线特征有:①左、右肝管或肝内胆管的某一部分不显影。②左、右肝管或肝总管有环形狭窄,狭窄近端胆管扩张,其中可见结石阴影。③左、右肝胆管呈不对称性、局限性、纺锤状或哑铃状扩张。

CT 检查也有重要诊断价值,但他不能准确地了解肝胆管的变异和结石在肝胆管内的具体位置、分布和胆管狭窄等情况。对于伴有肝内胆管明显扩张、胆汁性肝硬化或并发脓肿甚至癌变者,CT 检查有很高的诊断价值。

5. 治疗　肝内胆管结石的治疗宜采用以手术为主的综合治疗。

(1) 手术治疗　原则为解除梗阻,去除病灶,通畅引流。其中,去除结石和解除狭窄造成的梗阻是手术治疗的核心和关键,去除病灶是解除梗阻的重要手段,用以通畅引流的胆肠内引流术必须以解除梗阻和去除病灶为前提。手术方法包括:

1) 高位胆管切开取石:沿胆总管纵形切口向上延伸,做肝总管及左、右肝管的 Y 形切开,广泛切开肝胆管,在较高位置显露 1~ 2 级肝内胆管开口,尽量取净肝胆管结石,切开狭窄的肝内胆管,在直视下矫正肝胆管狭窄。对病灶局限、病损严重的肝段可予以切除,切除后可经肝断面胆管开口与肝门区胆管切口会师取石。对在肝表面可触及、部位表浅而又远离肝门的结石,可经肝实质切开直接进入肝内胆管取石。对于肝内胆管的泥沙样结石,也可以在切开处置入导管,加压冲洗,置管引流。

2) 去除肝内病灶:肝内胆管结石反复并发感染,形成局限性病灶,引起肝脏局部纤维化,同时有肝叶萎缩者,可行病变肝叶切除术。常用的是肝左外叶切除术和右后叶切除术,术中可经肝断面胆管进一步清除肝内胆管结石,并利用扩大的肝左叶胆管与空肠作 Roux-en-Y 吻合。

3) 胆肠内引流术:肝胆管结石在"取尽结石,解除梗阻和去除病灶"等措施完成后,应用胆肠吻合以通畅胆道和肠道间胆汁引流的通路。肝内胆管多发性结石,特别是泥沙样结石,手术很难取尽,应借助胆肠内引流将残余结石或复发结石排入肠道。常用术式为胆管空肠 Roux-en-Y 吻合术、间置空肠胆管十二指肠吻合术等。

(2) 中西医结合治疗　只有在完成"解除梗阻,去除病灶和通畅引流"三个基本要求后,配合针灸和服用消炎利胆类中药,对控制炎症和排出结石才有一定作用。

(3) 胆道残余结石的处理　术后经 T 形管或肝胆管引流管造影,如发现胆管有残留结石,可在窦道形成后(术后 6~8 周)拔除引流管,经窦道置入纤维胆道镜,用取石钳、网篮等在直视下取石。还可通过置入扩张导管纠正胆管狭窄,再取出狭窄近端胆管内的残石。

第四节 / 胆道感染

本节要点 (Key concepts)

● **Background**

Biliary tract infection is a frequently encountered clinical problem and requires prompt diagnosis, proper understanding of the pathologic manifestations, and adequate treatment.

- **Risk factors**

a. Gallstones; b. Bacterial infection; c. Biliary ascariasis; d. Biliary neoplasms.

- **Clinical presentation**

a. Abdominal pain or discomfort; b. Anorexia; c. Chilling and fever; d. Obstructive jaundice.

- **Classification**

a. Acute cholecystitis; b. Chronic cholecystitis; c. Acute obstructive suppurative cholangitis.

- **Management**

Intravenous antibiotics.

Fluid resuscitation.

Biliary drainage (percutaneous transhepatic cholangiography drainage and endoscopic nasobiliary drainage) .

Surgical intervention.

一、急性胆囊炎

（一）急性结石性胆囊炎

急性胆囊炎是因胆囊管梗阻和细菌感染导致的胆囊炎症，是最常见的急腹症之一。本病好发于 40 岁以上者，以女性多见，但男女发病率随着年龄的变化而变化，50 岁前后，男、女发病率之比分别为 1∶3 和 1∶1.5。

1. 病因　绝大部分急性胆囊炎是由胆囊结石引起的。主要是因胆囊结石嵌顿于胆囊颈部，造成胆囊管梗阻，胆囊内压力升高，胆汁淤滞、浓缩，胆盐酸盐刺激并损害黏膜，造成胆囊黏膜炎症、水肿，细菌容易繁殖。细菌多来源于胃肠道。病人其他腹腔脏器有感染时，也可经血液或淋巴道进入胆囊。另外，胆囊周围脏器的感染亦可直接蔓延侵及胆囊。

2. 病理　胆囊管梗阻的初期，压力稍高，胆汁淤积，黏膜充血、水肿轻，胆囊肿大，但胆囊表面尚光滑。镜下有血管扩张及炎性细胞浸润，称为急性单纯性胆囊炎。若胆囊颈部梗阻未解除，病变继续发展，胆囊壁充血水肿加重，出现瘀斑或脓苔，黏膜色泽暗红，部分黏膜坏死脱落，偶有小溃疡病灶，镜下见组织中有广泛的中性粒细胞浸润，黏膜上皮脱落，即为急性化脓性胆囊炎。如果病变未能控制，胆囊组织除有以上炎性改变之外，整个胆囊因血液循环障碍而呈暗红色或黑色，呈片状缺血坏死，胆囊壁结构疏松、易破溃。镜下胆囊黏膜结构消失，血管内外充满了红细胞，肌层结构模糊不清，即为坏疽性胆囊炎。此时，若胆囊炎症继续加重，胆囊积脓，胆囊内压力增高，胆囊壁形成缺血坏死或溃疡，极易造成胆囊穿孔，形成弥散性腹膜炎。有少数病例胆囊穿透到肠道，形成胆－肠瘘，胆囊减压之后，炎症消退。

3. 临床表现　多数急性胆囊炎曾有上腹疼痛病史。腹痛的发作与饮食有关，常因油腻食物而诱发。腹痛多位于右上腹或剑突下，为持续性疼痛，可向右肩部或右肩胛下放射。病人有发热、恶心、呕吐等消化道症状。急性胆囊炎初期，右上腹压痛、反跳痛不明显，无肌紧张。Murphy 征阳性，可触及肿大的胆囊。若炎症加重，右上腹压痛明显，并出现反跳痛，右上腹或剑突下局限性肌紧张。部分病人的腹痛与体位有一定的关系。穿孔时，腹痛加重，体温升高、白细胞计数增高、核左移，有明显的弥散性腹痛。

通常单纯结石性胆囊炎不会引起黄疸。但体积较大的胆囊颈部大结石压迫肝总管或胆总管引起的 Mirizzi 综合征、胆囊炎症并发 Oddi 括约肌痉挛等情况则可能出现黄疸。

胆囊穿孔之后，则出现全腹压痛、反跳痛。血白细胞计数升高。

4. 诊断及鉴别诊断　根据病人的病史、体征和实验室检查及 B 超等影像学检查，均可对本病作出诊断。需注意高位阑尾炎、消化性溃疡穿孔、急性胰腺炎、肝脓肿，以及右下肺炎等疾病的鉴别诊断。高位阑尾炎 B 超检查不会显示胆囊肿大、Murphy 征阴性；消化性溃疡穿孔腹部站立位 X 线平片可见膈下游离气体；急性胰腺炎时血、尿淀粉酶明显增高、B 超和 CT 等影像学检查可显示胰腺水肿、胰腺周围积液、胰腺组织结构模糊等征象；肝脓肿有肝区叩击痛，血清转氨酶、碱性磷酸酶、胆红素均可有不同程度的增高，B 超和 CT 等影像学检查可显示脓肿病灶；右下肺炎有咳嗽、咳痰、胸部 X 线检查可见片状阴影。B 超是急性胆囊炎诊断的首选检查方法，可显示胆囊肿大，壁增厚。若有结石，可见强回声光团（hyperecho），后伴声影。

当急性胆囊炎的诊断有困难时可考虑作核素 $^{99m}Tc-IDA$ 胆囊扫描。

5. 治疗　急性结石性胆囊炎病人根据病情可选择非手术治疗和手术治疗。早期症状较轻、无明显发热的部分病例可先行非手术治疗，待病情控制之后，择期手术。

(1) 非手术治疗　禁饮食，对恶心、呕吐严重的病例可行胃肠减压。纠正水、电解质代谢及酸碱平衡紊乱和营养支持治疗。合理地使用抗生素。非手术治疗期间密切观察病情变化，进一步明确诊断和鉴别诊断，关注并存病的治疗，采取严格的监护措施，积极地做好各项围术期准备。

(2) 手术治疗　经非手术治疗无效，病人腹痛加重、腹肌紧张，范围扩大，发热不退，血白细胞计数显著增高，即要考虑行手术治疗，行胆囊切除术(cholecystectomy)，也可选择行腹腔镜胆囊切除术(laparoscopic cholecystectomy，LC)。急性胆囊炎常因胆囊与周围组织粘连或胆囊壁水肿增厚等，为了避免胆道损伤，应根据具体情况，中转为开腹手术。

对于有严重心、肺疾患，肝、肾功能不全，而不能耐受长时间麻醉和手术的病人，经积极的抗感染等非手术治疗之后，疗效不佳，为了保证病人的生命安全，可选择相对较简便的手术方式，如胆囊造瘘术、经皮胆囊取石＋置管术。

一般来说，胆囊应尽量切除，若有下列情况可做胆囊造瘘术(cholecystostomy)：①病人一般情况不佳、心肺功能不全、难以胜任长时间的全身麻醉和大手术者。②胆囊周围严重炎症粘连，胆管和血管等器官解剖关系难以分清者。③病人情况不佳，伴有胆总管结石，可先行胆囊造瘘术，待病情好转后再行胆囊切除及胆总管探查术。④病人黄疸甚深，肝功能明显损害或胆囊已穿孔形成脓肿者，可先行胆囊造瘘，待病情好转后再行胆囊切除术。

急性胆囊炎作胆囊切除术时，如有下列情况，应行胆总管探查加 T 形管引流术：①病人有黄疸史。②胆总管内可扪及结石或术前 B 超提示肝总管、胆总管结石。③胆总管扩张，直径 >1.0 cm 者。④胆总管内抽出脓性胆汁或有胆色素沉淀者。⑤病人伴有慢性复发性胰腺炎者。

(二) 急性非结石性胆囊炎

大多数急性胆囊炎都是由胆囊结石引起，急性非结石性胆囊炎占急性胆囊炎发病率的 5%~10%。任何年龄皆可发病，男性相对较多见，男：女 = (2~7)：1。

1. 病因　非结石性胆囊炎的病因并未明了，主要与如下几种因素有关：

胆汁淤滞　长时间的禁食和全胃肠外营养，可导致胆汁淤滞、胆汁黏稠度增高。迷走神经切断术、胃大部切除术后可使胆囊排空障碍。吗啡等镇痛药的应用也可诱发 Oddi 括约肌痉挛而使胆汁排空受阻。另外，先天性胆囊管狭窄、胆囊管过长等解剖异常、寄生虫等因素导致的胆囊排空障碍。胆汁淤滞，胆汁的水分被吸收，使胆汁中胆盐的含量增加，高浓度的胆盐、胆红素对胆囊黏膜造成刺激，促进胆囊炎的发生并利于细菌感染的发生。

各种原因引起的严重创伤，如大面积烧伤、严重的外伤、大手术或危重疾病时，机体处于应激反应状态下，在治疗过程中使用去甲肾上腺素、多巴胺等血管活性物质也可使胆囊的血供减少，机体大量失水、发热等情况会使胆汁的黏稠度增高，加之肠道细菌易位，进而促进胆囊炎的发生。

常见的细菌为大肠埃希菌、克雷白杆菌、变形杆菌、厌氧菌、粪链球菌等。可为单独菌种感染，也可为混合感染。

2. 病理　急性非结石性胆囊炎的病理改变同急性结石性胆囊炎，但值得注意的是急性非结石性胆囊炎容易发生胆囊的坏疽和穿孔。据统计，约 75% 的急性非结石性胆囊炎病人出现胆囊坏疽、15% 的病人出现胆囊穿孔。

3. 临床表现　非结石性胆囊炎的临床表现与急性结石性胆囊炎相近。约 80% 的病人有右上腹痛，多为持续性胀痛。伴发热、恶心、呕吐等消化道症状。

有些病人，尤其是老年人并有其他严重疾病，如心脏病、高血压、糖尿病、肺功能不全等，机体抵抗力低，加之急性胆道感染病情发展迅速，容易合并胆囊坏疽、穿孔。查体时有右上腹局限性肌紧张，Murphy 征阳性。血白细胞计数增高明显。血清丙氨酸氨基转移酶、胆红素和淀粉酶也可有不同程度的增高，应引起高度重视。

4. 诊断　以前对本病的认识不足，误诊率较高。对遭受严重创伤、大手术、长期禁食或胃肠外营养、严重感染的病人出现右上腹痛、发热，伴有右上腹压痛、肌紧张，触及肿大的胆囊应考虑本病的发生。B 超和 CT 有助于本病的诊断。

5. 治疗　本病病情发展快，胆囊坏疽、胆囊穿孔的发生率较高，一经确诊应积极手术。通常行胆囊切除术。对于一般状况较差的急性非结石性胆囊炎病人，可在严密观察病情的情况下行抗感染等非手术治疗。若治疗过程中腹痛、发热和腹部体征加重，应立即行手术治疗。如果病人不能耐受长时间的手术和麻醉，可选择较简单的手术方式，如胆囊造口术。

二、慢性胆囊炎

1. 病理　慢性胆囊炎多由急性胆囊炎症反复发作所

致,约 70%~95% 的慢性胆囊炎病人合并胆囊结石。因此,临床上又称之为慢性结石性胆囊炎。另外。与本病相关的因素有病毒性肝炎和寄生虫感染等。

2. 病理 胆囊结石引起胆管壁炎症反复发作,有淋巴细胞、单核细胞等浸润和纤维结缔组织增生,胆囊壁增厚,胆囊黏膜发生不同程度的萎缩,胆囊萎缩变小,失去原有的舒张和收缩等功能。

3. 临床表现 慢性胆囊炎、胆囊结石病人可出现不同程度的右上腹或剑突下胀痛不适,腹痛可向右肩胛下放射,有些病人腹痛反复发作。发作无明显的节律性,可因进油腻食物诱发。腹痛的轻重程度不一,部分病人仅表现为上腹部轻度不适、食后饱胀、嗳气、消化不良等类似胃炎的消化道症状。体格检查右上腹胆囊区可有压痛。压痛的程度与胆囊感染的程度相关。慢性胆囊炎、胆囊结石病人通常无黄疸。白细胞计数、中性粒细胞计数及肝功能状况通常也无明显的变化。B 超可显示胆囊结石、胆囊壁增厚、收缩功能差、胆囊缩小等胆囊慢性炎症改变。

4. 诊断和鉴别诊断 若病人出现以上临床表现,加之 B 超检查可以确立慢性胆囊炎、胆囊结石的诊断。时常病人伴黄疸,应考虑 Mirizzi 综合征或胆囊结石进入胆总管引起继发性胆总管结石,或其他原因形成的梗阻性黄疸。可行 CT、MRCP 等胆道影像学检查以鉴别。

慢性胆囊炎、胆囊结石病人的腹痛、消化道症状的轻重程度各有差异,易与胃病混淆,因此,本病需与胃十二指肠溃疡、胃炎等相鉴别。

5. 治疗

(1) 非手术治疗 对于没有症状的慢性胆囊炎、胆囊结石可口服消炎利胆药物治疗。对于年老体弱、并存严重心肺等重要器官疾病而不能耐受手术的慢性胆囊炎、胆囊结石病人,可根据具体病情选择鹅去氧胆酸或熊去氧胆酸和消炎利胆等中西药治疗。对慢性胆囊炎急性发作的病人在非手术治疗的同时应密切观察病情的变化,随时做好手术治疗的围术期准备。

(2) 手术治疗 对于有症状的慢性胆囊炎、胆囊结石有效的治疗手段是行胆囊切除术。现在腹腔镜胆囊切除术以创伤小、恢复快备受医生和病人的青睐。因此,慢性胆囊炎病人的,根据具体病情可首选腹腔镜胆囊切除术。

三、急性梗阻性化脓性胆管炎

急性梗阻性化脓性胆管炎(acute obstructive suppurative cholangitis,AOSC)是在胆道梗阻基础之上发生胆道

系统的严重感染。本病在东南亚各国及我国南方各省的发病率较高。

(一) 病因

急性梗阻性化脓性胆管炎的发病与以下因素有关。

1. 胆道梗阻 胆道梗阻最多见的原因为胆道结石性梗阻。此时,胆盐不能进入肠道,易造成细菌易位,其中以大肠埃希菌、变形杆菌、克雷白杆菌、铜绿假单胞菌为常见。近年来厌氧菌感染增加,达 41%~45%,其中以脆弱拟杆菌、产气荚膜杆菌和梭状芽胞杆菌多见。另外,革兰阳性球菌中肠球菌在胆道感染中的比例也有增高的趋势。这是发生急性梗阻性化脓性胆管炎的细菌学基础。另外,Oddi 括约肌纤维化、狭窄、调节功能失调,胆道肿瘤,胰头肿瘤,十二指肠憩室,先天性胆道疾病(如 Caroli 病)和胆道蛔虫、华支睾吸虫病等亦可出现急性梗阻性化脓性胆管炎的症状。本病 90% 以上合并肝内、外胆管结石,结石中 80% 发现含有蛔虫角皮或蛔虫卵。

2. 胆道感染 多为上行感染,肠道的细菌可经十二指肠逆行进入胆道,正常胆道内有一定数量的细菌,只要 Oddi 括约肌功能正常,胆汁引流通畅,细菌可被库普弗细胞吞噬,或随胆汁排出胆道。

3. 血行感染 主要来源于门静脉系统,小肠内有炎症时,细菌可经门静脉入肝到达胆道。

(二) 病理

急性重症胆管炎的基本病理改变是肝实质及胆道系统的胆汁淤积和化脓性改变。毛细胆管是由两个相邻的肝细胞表面凹陷对合而形成的管道。毛细胆管除肝细胞平整的对合外,还有桥粒相连,这样的结构可以有效地防止胆汁逆流入血液。胆道梗阻形成后,加上随之而来的胆道感染导致局部胆道黏膜肿胀,使胆道梗阻更趋完全,胆管内压力上升,胆管壁充血、水肿、炎性细胞浸润、组织增厚、黏膜溃疡形成,管腔内逐渐充满脓性胆汁或脓液,胆管内压力升高。正常肝细胞分泌胆汁的压力为 3~3.2 kPa(30~32 cmH$_2$O)。当压力增高至 3.92 kPa(40 cmH$_2$O)时,肝细胞完全停止分泌胆汁,胆管内脓性胆汁和细菌可向上逆流,造成肝内胆管及肝细胞的化脓性感染。在胆道高压的作用下囊性扩张的胆管壁可发生坏死和穿孔;肝实质充血、水肿、淤胆,细胞浊肿、坏死,严重者可并发细菌性肝脓肿。当肝细胞的阻隔作用遭到破坏后,大量脓性胆汁和细菌就可进入肝窦,并沿肝静脉汇入门静脉,进一步发展成革兰阴性杆菌脓毒败血症。通常梗阻部位越低,病变范围越大,肝内破坏越重。

胆道严重感染产生的大量内毒素经淋巴管或直接进

入血液,以及肠源性内毒素的产生和移位,形成了内毒素血症。

(三)临床表现

急性梗阻性化脓性胆管炎的发病与病人的年龄和原发病相关。由胆道蛔虫和先天性胆道疾病导致的本病多见于儿童和青少年;原发性胆管结石多见于青壮年;继发性胆管结石多见于中老年人,而且女性多见,胆道肿瘤则多见于45~65岁病人。多数急性梗阻性化脓性胆管炎病人有胆道疾病发作或胆道手术史。多种原发性胆管疾病主要临床表现为急性胆管炎发作。本病发病急骤,病情发展迅速,出现典型的腹痛、畏寒、发热、黄疸为主要特点,即为Charcot三联征(Charcot triad)。若出现休克和神经系统症状,即为Reynolds五联征(Reynold pentalogy)。

胆总管结石导致的本病多表现为全身皮肤、巩膜明显黄染,尿黄、尿色泽加深、大便颜色变浅,甚至出现陶土样大便。腹痛常表现为突发性剑突下或右上腹部持续性疼痛,可阵发性加重。腹痛可向右肩胛下或腰背部放射。伴寒战、高热,体温可达39~40℃。随着梗阻、黄疸和感染的加重,可出现感染性休克,表现为全身发绀、四肢湿冷、呼吸浅快、脉搏细数、尿量减少、血压下降、脉搏细速。嗜睡、表情淡漠或烦躁、谵妄、昏迷等症状。体格检查可发现病人的皮肤和巩膜黄疸。右上腹、剑突下可有压痛、肌紧张,亦可触及对称性增大的肝,肝区叩击痛,可以触及肿大的胆囊。查血白细胞计数和中性粒细胞比例显著增高。尿常规检查中可发现蛋白和颗粒管型;血清学检查常提示肝功能损害、电解质紊乱、代谢性酸中毒、尿素氮增高、血气分析发现血氧分压下降。部分病人血培养可有细菌生长。B超可发现肝和胆囊增大,肝内外胆管扩张,可显示结石光团,后伴有声影。

胆道蛔虫引起的本病发病较突然,腹痛多位于剑突下,呈钻顶样阵发性绞痛。由胆道肿瘤引起的多为在渐进性黄疸的基础上发生发热和腹痛。大便中可发现蛔虫卵。

本病的临床表现随梗阻的部位不同而有所差异。梗阻的部位越低,黄疸发生的机会越高,肝功能的损害也越重。在肝门部梗阻的基础上发生的本病,与胆总管远端结石相近,但体检和B超探查多提示胆囊不肿大。若为部分肝内胆管梗阻,病人可能黄疸不明显或无黄疸。但是胆道梗阻并发感染之后,炎症可迅速向胆管外周发展,引起胆管周围化脓性炎症,肝组织炎性坏死、液化,并可形成肝脓肿。开始多为0.2~0.6cm的小脓肿,随着病情的发展,可形成大小不等的多房性肝脓肿或多个脓肿。此时病人

出现寒战、高热,如果由此而造成肝功能的损害,病人同样可出现黄疸。甚至也可出现休克或不同程度中枢神经系统中毒表现。查体肝区肋间隙饱满、凹陷性水肿或有明显的触痛,右肋下可触及增大的肝,有压痛或叩击痛,胆囊多无肿大。

(四)影像学检查

B超可发现肝不对称性增大、肝内胆管扩张和肝内局限性感染灶。X线腹部平片可发现膈肌上抬、活动受限,横结肠充气下移。

由于B超有时对胆总管远端的显像不十分清晰,此时可选用CT、磁共振胆管胰腺造影术(MRCP)检查,它们对肝内外胆管显示的图像优于B超,MRCP还可重建胆道的三维图像。目前随着内镜逆行性胆管胰管造影术(ERCP)以及相应碎石技术的不断完善和成熟,它既有利于诊断,也可用于胆总管取石,解除胆道梗阻。

(五)诊断与鉴别诊断

1. 诊断 根据肝内或肝外胆道结石或胆管炎反复发作病史,Charcot三联征或Reynold五联征及右上腹压痛、腹肌紧张、肝大、肝区有叩击痛。结合以上实验室检查和影像学检查,诊断本病并无困难。

2. 鉴别诊断

(1) 血源性细菌性肝脓肿 病人可出现右上腹部持续性疼痛,寒战、高热,右上腹压痛,腹肌紧张,肝大,肝区有叩击痛,右季肋区饱满,皮肤出现凹陷性水肿。一般无黄疸,胆囊不大,早期不发生休克。B超和CT检查,肝内外胆管无扩张、无胆结石,在肝内可以发现一个或多个密度减低区。

(2) 胆源性急性重症胰腺炎 上腹部持续性疼痛,可出现黄疸,早期可发生休克及多脏器功能衰竭。腹部膨隆,可呈弥漫性腹膜炎表现。腹腔穿刺可抽出血性腹水。血、尿淀粉酶含量增高;B超和CT检查可提示胰腺肿大、密度不均、边界毛糙、胰周积液。

(3) 胃十二指肠溃疡穿孔 早期应与本病鉴别。可有溃疡病史,突发性上腹部持续性剧痛,很快遍及全腹。查体呈弥漫性腹膜炎表现,腹肌紧张,硬如"板状",肝浊音界消失,肠鸣音减弱或消失。腹腔穿刺可抽出黄绿色混浊液体。腹部X线平片可见膈下游离气体。

(4) 急性化脓性胆囊炎 右上腹持续性疼痛,阵发性加重。可出现黄疸和右上腹局限性腹膜炎。一般不出现休克和精神症状,右上腹可触及肿大的胆囊,压痛明显,Murphy征阳性。B超和CT检查提示胆囊肿大,内有结石,周围积液,肝内外胆管无明显扩张。

（六）治疗

急性梗阻性化脓性胆管炎十分凶险，尤其是老年病人，常因病情急骤发展而猝然死亡。因此，整个治疗过程都应密切关注病人的生命体征和呼吸循环功能。

1. 非手术治疗

（1）严密的监护，禁饮食，持续胃肠减压，解痉镇痛。

（2）抗休克治疗 针对感染性休克给予补液扩容，纠正水、电解质代谢和酸碱平衡紊乱；及时给予肾上腺皮质激素；输新鲜血或血浆；必要时应用以扩张血管为主的升压药。

（3）抗感染治疗 应给予足量有效、有针对性的抗生素。在胆道梗阻时，许多抗生素不能进入胆汁，而影响其疗效。因此，只有及时地解除胆道梗阻，才能充分发挥抗生素的效用。由于重症胆管炎病人多有不同程度的肝、肾功能损害，应尽可能选用对肝和肾毒性较小的抗生素。

（4）对重要脏器的保护治疗 急性化脓性胆管炎导致的感染休克容易对肝、肾功能造成损伤，治疗中应重点注意维持肝、肺、肾、心等重要脏器的功能，给予能量合剂、大剂量维生素 C、维生素 B、维生素 K、低分子右旋糖酐、利尿药，以维持尿量，排出毒素，防止胆色素在肾小管内形成胆栓。

在急性重症胆管炎的非手术治疗期间，必须严密观察生命体征及神志方面的改变，观察每小时尿量、血常规、血清电解质、血气分析、心电图以及腹部体征。如果在严密的观察下进行非手术治疗，腹痛不缓解、持续寒战、高热或体温 <36℃、神志淡漠、血压下降，应立即进行手术治疗。

2. 手术治疗 主要目的是解除梗阻、胆道减压、引流胆汁，挽救病人生命。因此，手术应力求简单有效。胆总管探查是急性梗阻性化脓性胆管炎手术治疗的基本步骤，如果在病人病情平稳、病人生理状况允许的条件下，应尽量仔细探查肝内外胆管，尽量清除胆总管下端及左右肝管内的结石，在梗阻的近端引流胆汁。但对于难以取净的肝内胆管结石，可待日后经 T 形管窦道纤维胆道镜取石。

对于明确为胆总管结石引起的急性梗阻性化脓性胆管炎，可选用 ERCP+ 内镜括约肌切开术（endoscopic sphincterotomy，EST），经十二指肠侧视镜切开十二指肠乳头后取石，还可行内镜鼻胆管引流术（endoscopic nasobiliary drainage，ENBD）。由于此项技术已日趋成熟，加上经内镜碎石技术的问世，采用内镜技术治疗本病的成功率逐渐升高。

对于直径 >3cm 的脓肿，应及时采取有效的引流。可采用术中 B 超配合手术。对于不能耐受手术和麻醉的病人，可在 B 超或 CT 的引导下经皮穿刺引流，这仅对单房性脓肿有效。对于多房性脓肿、邻近大血管、心包等处的脓肿则不宜行经皮穿刺引流。一旦穿刺成功后，应抽尽脓液，置管引流，并可经引流管注入抗生素。对引流不畅、临床症状不缓解者，仍要行手术治疗。手术时应尽量用手指分开脓肿的间隔，充分引流，如探查到脓肿位于肝的某一叶或段时，根据具体情况可行相应的叶或段切除。

术中获得的胆汁应送细菌学培养，并做药敏试验，以利于术后抗生素的选择。术后仍要严密的观察生命体征，注意全身综合治疗，维持水、电解质代谢和酸碱平衡，保护肝、肾功能。

第五节 / 胆道蛔虫症

本节要点 (Key concepts)

- **Background**

Ascaris lumbricoides is the most common nematode found in the human gastrointestinal tract with a greater prevalence found in developing tropical and subtropical countries. Most cases of ascariasis follow a benign course. In some cases the adult parasite can invade the biliary or pancreatic ducts and cause obstruction with development of cholecystitis, cholangitis, pancreatitis, and hepatic abscesses.

- **Risk factors**

The worms moved actively into and out of the biliary tree from the duodenum.

- **Clinical presentation**

a. Biliary colic; b. Acute cholecystitis; c. Hepatic abscesses; d. Cholelithiasis.

胆道蛔虫症是由于寄生于小肠内的蛔虫钻入胆道所致,最常见于胆总管、肝胆管,少数可见蛔虫进入胆囊。蛔虫常寄生在小肠中段,当各种原因使消化功能紊乱、胃酸酸度降低或饥饿、驱蛔不当时,蛔虫可上行,加之蛔虫具有钻孔的习性,可通过功能失调的 Oddi 括约肌进入胆道,引起一系列临床症状。

一、临床表现

蛔虫对胆道造成的机械性刺激可使 Oddi 括约肌产生痉挛性收缩。临床上表现为突发性右上腹或剑突下钻顶样疼痛,并向右侧肩背部放射。特别在虫体未完全进入胆总管时,疼痛更加剧烈。当虫体停止蠕动或 Oddi 括约肌因长时间痉挛而松弛时,疼痛可完全消失,发作间期可无明显症状。腹痛时常伴有恶心、呕吐。呕吐物为胃内容物,部分病人可吐出蛔虫。当合并胆道感染时可出现畏寒、发热及轻度黄疸。早期体征不明显,仅在发作时有右上腹或剑突下压痛。

胆道蛔虫处理不及时,可引起严重的并发症。常见者是急性胰腺炎,大多是由于虫体引起 Oddi 括约肌痉挛或蛔虫直接进入胰管所致。若蛔虫死于胆管内或在胆管内排卵,则虫体或虫卵可作为结石的核心,促进胆管结石的形成。虫体造成胆管梗阻和感染可以引起急性梗阻化脓性胆管炎和肝脓肿。其他并发症还有慢性胰腺炎、胆道出血、蛔虫性肉芽肿等。

二、诊断

病人多为儿童或青少年,有肠蛔虫病史,结合典型的临床表现,该病诊断并不困难。必要时可行影像学检查。一般首选 B 超,蛔虫的特征性表现为平行双边影。静脉胆道造影可见胆管扩张,胆管内有条索状充盈缺损。ERCP 可将诊断与治疗结合进行。

三、治疗

治疗原则是控制感染、驱除蛔虫和防治复发。

1. 非手术治疗 ①解痉镇痛:可注射山莨菪碱、阿托品等胆碱能受体阻滞药,必要时可给予哌替啶;也可针灸鸠尾、上脘、足三里等穴位镇痛。②利胆驱虫:常用 50% 硫酸镁溶液口服或口服驱蛔灵、中药利胆驱蛔汤,也可用氧气驱虫。③控制感染:胆道感染多为大肠埃希菌引起,应当使用适当的抗生素。④ ERCP:有时在急症时行 ERCP 可见尚未进入胆道的蛔虫,可用取石钳将虫体取出。

2. 手术治疗 对非手术治疗失败者或有严重并发症,如急性化脓性胆管炎、急性胰腺炎等的病人应急时手术治疗。术中切开胆总管,取尽蛔虫,放置 T 形管引流。术后应进行肠道驱虫治疗,防止复发。

第六节 / 原发性硬化性胆管炎

原发性硬化性胆管炎(primary sclerosing cholangitis, PSC)是一种自身免疫性疾病,病因不明,常合并炎性肠病,50%~70%病人可合并溃疡型结肠炎。本病较少见,约2/3发生在45岁以下,男:女为3:2。病理特征为胆管的弥漫性炎症,广泛纤维化和胆管狭窄。病变可累及整个胆道系统,以肝外胆管病变明显,呈节段性或不规则性改变。病情常逐渐进展,最终至胆汁性肝硬化、肝衰竭而死亡。

一、临床表现

早期无明显临床表现,逐渐起病,常表现为黄疸伴瘙痒,右上腹痛,乏力和畏寒、发热等胆管炎症状。影像学表现为胆管普遍性或局限性狭窄,或呈节段性多处狭窄,病变累及肝内胆管时,肝内胆管分支减少并僵直,呈"枯枝样"特异性改变。病情进展至后期出现肝硬化、门静脉高压症的表现,部分病人可癌变为胆管癌。

二、治疗

目前除肝移植术外无有效治疗方法。对无症状、无黄疸病人可不用治疗。药物治疗目的是减轻黄疸,控制胆道感染和护肝,可使用肾上腺皮质激素,免疫抑制剂和抗生素治疗。当药物治疗不能控制症状时,可考虑手术治疗。手术治疗的目的是胆汁引流、胆管减压。对肝外胆管节段性或局限性狭窄病人可行狭窄胆管切除,以上扩张胆管与空肠行Roux-en-Y吻合,或胆管支架置入治疗。对弥漫性狭窄者,或已发展至胆汁性肝硬化者可考虑肝移植术。

第七节 / 胆道肿瘤

一、胆囊息肉样病变

胆囊息肉样病变是向胆囊内突出的局限性息肉样隆起性病变的总称,多数为良性。一般分为肿瘤性息肉样病变和非肿瘤性息肉样病变。前者主要为胆囊腺瘤,后者包括炎性息肉、胆固醇性息肉、胆囊腺肌症等。

1. 诊断和鉴别诊断 诊断可通过 B 超和 CT 检查发现,明确病变是否肿瘤,有无恶性倾向很重要,也是是否需外科处理的指征。以下几点可供参考:①息肉大小和增长速度,直径>1 cm 或短期内增大明显需考虑恶性。②数目,多发者考虑为胆固醇性息肉等非肿瘤病变,腺瘤或癌多单发。③形状,乳头状、细长蒂者考虑良性,不规则、基底宽或局部胆囊壁增厚者要考虑恶性。④症状,有明显症状者可考虑手术治疗。

2. 治疗 胆囊息肉样病变的治疗原则是,良性无明显症状者可定期随访观察,怀疑恶性或有明显症状者,应手术切除胆囊。胆囊腺瘤有恶变可能,应尽早手术切除。术中应做冰冻切片病理学检查,除外胆囊癌,如发现癌变,则按胆囊癌的治疗原则处理。

二、胆囊癌

胆囊癌是恶性程度很高的胆道恶性肿瘤,70%~80% 的病人并存胆囊结石,另据多因素分析,除胆道结石病史外,女性和高龄亦是危险因素。

（一）病理

胆囊癌多发生在胆囊底部和体部。病理分类:腺癌占 80%,其次是未分化癌、鳞癌和混合型癌。肿瘤早期即可发生淋巴结转移,血道转移和直接侵犯肝,并容易侵犯神经。另外,肿瘤可发生腹腔和盆腔种植转移,也可在活检针道和手术切口种植。

（二）临床表现和诊断

早期胆囊癌病人无特殊症状,或仅有类似胆石症、慢性胆囊炎的症状。晚期胆囊癌最常见的症状是上腹痛、黄疸和体重减轻。另外,还可出现恶心、呕吐、厌食、腹部包块等。

实验室检查:大多病人肿瘤标志物 CA19-9 升高,但无特异性。

B 超、CT 等影像学检查可发现胆囊壁不均匀增厚,腔内有位置及形态固定、不伴声影、回声不均的肿块,并可发现肝侵犯和淋巴结转移等征象。

（三）临床分期和分型

近年来文献常用的胆囊癌分类方法主要有改良的 Nevin 分期、日本胆道外科学会分期和国际抗癌联盟制定的 TNM 分期(Table 7-67-1)。

Table 7-67-1　Summary of most commonly used staging systems

Stage	Modified Nevin	Japanse	TNM
I	In situ carcinoma	Confined to gallbladder capsule	Mucosal or muscular invation($T_1N_0M_0$)
II	Mucosal or muscular invation	N_1 lymph nodes; minimal liver or bile duct invation	Transmural invation($T_2N_0M_0$)
III	Transmural direct liver invation	N_2 lymph nodes; marked liver or bile duct invation	Liver invation<2 cm; lymph nodes metastasis($T_3N_1M_0$)
IV	Lymph node metastasis	Distant metastasis	(A) Liver invation>2 cm($T_4N_0M_0$, $T_xN_1M_0$) (B) Distant metastasis($T_xN_2M_0$, $T_xN_xM_1$)
V	Distant metastasis	—	—

（四）治疗

胆囊癌的治疗主要是手术切除,切除范围可根据病理和临床分期选择决定。

1. 单纯胆囊切除术　适应于 I 期病人。如因胆囊结石等行腹腔镜下胆囊切除术,病理报告为意外胆囊癌,如病变局限于胆囊黏膜层,可不必再行手术,如超过则需再次手术。

2. 胆囊癌根治切除术和扩大根治切除术　适用于中晚期无远处转移病人。切除范围除胆囊外,还包括距胆囊床 2 cm 以远的肝部分切除及肝十二指肠韧带淋巴结清扫。根据肿瘤侵犯范围加行右半肝或右三叶肝切除、胰十二指肠切除、门静脉重建等扩大根治术。

3. 姑息性手术　主要为缓解黄疸。包括姑息性胆肠内引流术,ERCP 下支架置入内引流和 PTCD 外引流。

总体来讲,胆囊癌治疗效果差,5 年生存率多年来仍在 10% 以下,早期发现是提高胆囊癌病人长期生存的重要手段。

三、胆管癌

胆管癌(cholangiocarcinoma)是指发生在左、右肝管至胆总管下端的肝外胆管癌,发病率在逐年增高,尽管手术和非手术治疗取得了进展,但预后仍差。

（一）分类

胆管癌可分为肝门及中、下段胆管,发生在肝门胆管上 1/3 段者占 50%~75%,中 1/3 段者占 10%~25%,下 1/3 段者占 10%~20%。

肝门胆管癌指侵及胆囊管开口以上肝总管至左、右肝管汇合部,并向两侧肝内胆管浸润的胆管癌,又称 Klatskin 瘤。发病早期,当原发肿瘤尚小时,即可致梗阻性黄疸。

中、下段胆管癌指来源于中远段胆总管的肿瘤,常伴梗阻性黄疸,易误诊为胰头癌。

部分胆管癌为弥散型,可广泛累及肝内外胆管。

（二）病因及病理

1. 病因　不明,原发性硬化性胆管炎,胆管结石,溃疡性结肠炎,胆管腺瘤,先天性胆管囊性扩张等与本病的发病有一定关系。

2. 病理　腺癌占 95%,其次是鳞癌、乳头状癌及未分化癌。其扩散方式以直接浸润和淋巴道转移为主,与肿瘤的分化程度有关,癌细胞可沿胆管周围丰富的血管,淋巴、腹腔神经丛间隙,向肝内和肝十二指肠韧带内蔓延扩散,而经血流发生远处转移者少见。

（三）临床表现及诊断

胆管癌病人常表现为无痛性进行性黄疸,少数可呈波动性,常伴皮肤瘙痒,尿色深黄,粪便呈白陶土色。部分病人可有剑突下和右上腹隐痛或胀痛,伴厌食消瘦。并发胆管炎时可出现发热(Box 7-67-1)。

Box 7-67-1　梗阻性黄疸的鉴别

胰头癌
较晚出现阻塞型黄疸,进行性加重
有上腹部或腰背部疼痛
可表现为糖尿病和胰腺炎

肝门部胆管癌
阻塞型黄疸,可有波动
常无腹痛
胆囊空虚,不可触及

胆总管结石
典型表现:Charcot 三联征,即腹痛、寒战和高热、黄疸;并发 AOSC,Reynolds 五联征(即除 Charcot 三联征外,还出现休克和中枢神经受抑制表现)
可并发胆源性胰腺炎

壶腹部肿瘤
早期出现阻塞型黄疸,可有波动

Mirizzi 综合征
胆囊颈部结石嵌顿压迫胆总管,引起反复发作胆囊炎和胆管炎,梗阻性黄疸

实验室检查可见血清总胆红素升高,以直接胆红素升高为主,伴有 AKP 和 GGT 升高,提示胆道梗阻。70%~80% 的病人肿瘤标志物 CA19-9 升高,但不到 5% 的病人血清 AFP 升高。

诊断主要依靠 B 超,CT 和磁共振胆道成像(MRCP)。表现为无痛性黄疸的病人,若 B 超显示肝内胆管扩张而肝外胆管及胆囊无扩张,又未发现胆道结石,应高度怀疑肝门胆管癌。若肝内外胆管均扩张,不伴胆管结石,则应怀疑下段胆管癌或胰头癌。CT 扫描可显示肝门或胰头肿块,亦可提供肝组织和肝门结构受累范围,门静脉受侵及淋巴结肿大的信息(Figure 7-67-7)。MRCP 可进一步提供肝内外胆管扩张情况及肿瘤的位置大小等信息。

PTC 和 ERCP 造影对肝外胆管梗阻病人的诊断有帮助,但由于系侵入性操作,近年已较少应用,更多用于术前减黄和姑息性胆道引流治疗。血管造影可显示肝动脉和门静脉受肿瘤包绕和栓塞状况,可预测肿瘤的不可切除性。经胃或十二指肠的内镜超声则可用于胆管癌的术前分期,了解肝动脉、门静脉及胰腺实质受侵的情况。

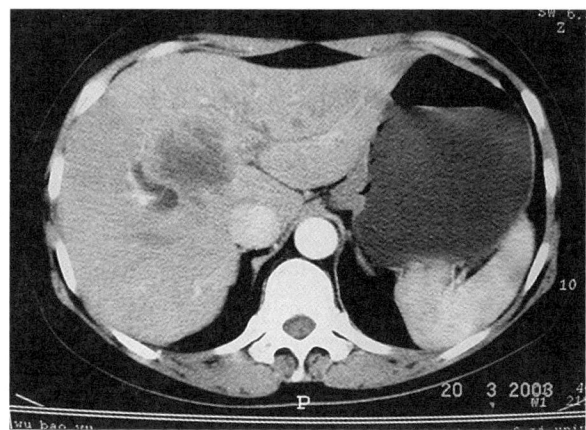

Figure 7-67-7　T-staging by computed tomography

（四）临床分期和分型

胆管癌的临床分期亦采用国际抗癌联盟制定的肝外胆管癌 TNM 分期（Table 7-67-2）。

Table 7-67-2　AJCC staging system for cholangiocarcinoma (6th edition)

Stage	T	N	M
0	T_{is}	N_0	M_0
I	T_1	N_0	M_0
II	T_2	N_0	M_0
III	T_1, T_2	N_1, N_2	M_0
IV$_A$	T_3	Any	M_0
IV$_B$	Any	Any	M_1

T_1: tumor invades subepithelial connective tissue(T_{1a}) or fibromuschlar layer (T_{1b})

T_2: tumor invades perifibromuscular connective tissue

T_3: tumor invades adjacent structures, i.e., liver pancreas, duodenum, stomach, gallbladder, colon

N_1: involvement of cyctic duct, pericholedochal, and/or hilar nodes

N_2: metastasis in the peripancreatic, paraduodenal, periportal, celiac, superior mesenteric, and/or posterior pancreaticodudenal nodes

M_0: no distant metastases

M_1: distant metastases

肝门胆管癌临床最为广泛采用的是 Bismuth 分型（Table 7-67-3，Figure 7-67-8）。

Table 7-67-3　Bismuth-Corlette classification for cholangiocarcinoma

Type I	Below the confluence
Type II	Confined to the confluence
Type IIIa	Extension into right hepatic duct
Type IIIb	Extension into left hepatic duct
Type IV	Extension into right and left hepatic ducts

由于 Bismuth 分型仅是个定位诊断，而 AJCC 分期更多依赖于病理，两者对临床肿瘤能否切除的判断并无多大帮助，故 Blumgart 提出了改良的 T 分期（Table 7-67-4），

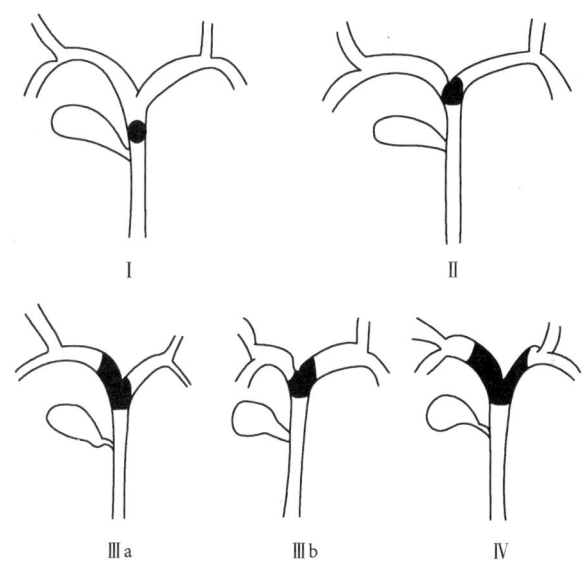

Figure 7-67-8　Bismuth-Corlette classification

其作用有待于临床的进一步验证。

Table 7-67-4　Blumgart modifications

T_1	Confined to confluence and/or right or left hepatic duct; no liver atrophy; no portal vein involvement
T_2	Confined to confluence and/or right or left hepatic duct with ipsilateral liver atrophy; no portal vein involvement
T_3	Confined to confluence and/or right or left hepatic duct with ipsilateral portal vein branch involvement with/without ipsilateral liver atrophy; no main portal vein involvement
T_4	Tumor involving right and left hepatic ducts to secondary radicles bilaterally; or main portal vein encasement

（五）治疗

1. 手术治疗　手术根治性切除是胆管癌的首选方法。

（1）肝门胆管癌可根据 Bismuth 分型选择手术方式，I 型和 II 型：可行肝外胆管、胆囊切除，区域淋巴结清扫，肝胆管空肠 Roux-en-y 吻合术。III 型：在上述手术基础上附加右或左肝叶切除。IV 型：在以上手术基础上加扩大右或左半肝切除；原则是切断胆管应距肿瘤边缘 5 mm，且术中冷冻切片病理学检查无肿瘤残余；II 型及 III 型常侵及肝尾状叶，宜同时切除尾状叶，肝门胆管癌的手术切除率为 30%~70%，临床根治性切除后 5 年生存率为 20%~40%。

（2）中下段胆管癌宜行胰十二指肠切除术，切除后 5 年生存率优于肝门胆管癌及胰头癌，约为 40%。

（3）对不能手术切除的肝门胆管癌可采取姑息性手术，可于术中用金属探条逐步扩张肝门胆管，然后置入塑料管或 T 形管进行支撑，以引流肝内淤滞的胆汁。对下段胆管癌则可行肝总管空肠 Roux-en-y 吻合术，以引

流胆汁,若同时存在十二指肠梗阻,可加行胃空肠吻合术。

(4) 若术前通过影像学检查已证明存在广泛区域淋巴结转移,肿瘤侵入第二肝门或广泛侵入肝实质,肝动脉或门静脉受肿瘤包绕或浸润,或存在远处转移者,则为手术禁忌证,宜首选经内镜途径或经皮经肝途径行内撑支架

引流,以延长病人生命。

2. 放疗和化疗 由于有很高比例的胆管癌不能切除,长期以来各种化疗和放疗方案已设计并应用,以期获得更好的姑息治疗和延长生存期的效果。但迄今为止,尚未取得有益的证据。

(郑树森 张 珉 罗开元)

第 68 章

脾疾病

第一节 / 脾的外科解剖与生理功能

本节要点 (Key concepts)

- **Splenic anatomy**

a. Location, weight and bulk; b. Visceral relationships and suspensory ligaments; c. Blood vessels.

- **Splenic function**

a. Immunologic function; b. Hematopoiesis, storing and filtering the blood, destructing blood cells; c. Endocrinic function.

一、脾的外科解剖

脾是人体最大的淋巴器官,质软且脆。脾位于左季肋区后外侧,在膈和左肋弓的下面,膈面被第 9~11 肋遮盖,其长轴大致平行于第 10 肋。正常成人脾的体积约为 (12~14) cm × (7~10) cm × (3~4) cm,质量为 100~250 g,并依个体的年龄、营养状况、病理状态等不同而各异。正常情况于肋缘下一般触及不到脾,当其增大 1 倍以上时才能触诊到。

脾与胃、胰尾、左肾和左肾上腺、结肠脾曲、横膈等重要结构相毗邻,并形成相互连接的韧带:与胃大弯间形成脾胃韧带,与左肾间形成脾肾韧带,与横膈间形成脾膈韧带,与结肠脾曲间形成脾结肠韧带,脾的活动度取决于周围韧带的松弛度和脾蒂的长短。

脾是血液循环非常丰富的高度血管化器官,脾内和脾周的血管解剖具有各自的特点。脾具有双重血液循环系统,即脾蒂的主干血管和脾周韧带内的侧支血管,都有重要的解剖学意义。脾动脉一般发自腹腔动脉干,向下到达胰腺上缘,再向左沿胰腺后上缘走行,也可经过胰腺的前方或后方,甚至可能包埋在胰腺实质中到达脾门。脾动脉进入脾门前呈扇形分布,分支为脾叶动脉,继而分为脾段动脉、小动脉至终末动脉。脾静脉主要由脾叶静脉、胃短静脉、胃网膜左静脉和胰静脉支等汇合而成。脾静脉自脾门汇合成主干后多与脾动脉伴行,与肠系膜上静脉汇合形成门静脉。脾内相邻叶、段间动静脉吻合甚少,形成脾实质相对无血管平面,这是保留性脾手术的解剖学基础。脾周血管主要有脾动脉在近脾门处分出的胃网膜左动脉和数支胃短动脉,它们构成脾最重要的侧支循环系统。当脾动脉被结扎或切断时,胃区动脉血通过这些侧支循环逆行灌注脾,仍可维持脾的新陈代谢。

二、脾的生理功能

1. 免疫功能 脾是人体最大的淋巴器官,是接受抗原刺激产生免疫应答的重要部位。脾对血液有滤过作用,含大量功能各异的免疫活性细胞如巨噬细胞、T 细胞、B 细胞、NK 细胞、树突状细胞等,并可分泌很多免疫因子,它们之间可通过吞噬作用发挥非特异性免疫功能,又可通过 T 细胞介导的细胞免疫和 B 细胞介导的体液免疫发挥特异性免疫功能。临床和实验均表明脾在抗感染和抗肿瘤中均具有重要的免疫功能。

2. 造血、储血、滤血及毁血 自胎龄 12 周起,脾髓质开始产生红细胞,这种功能可持续至出生。出生后脾内造血干细胞处于休眠状态,不再造血。但当大量失血、严重贫血、某些类型白血病和传染病及某些破坏血细胞的药物中毒时,脾内的造血干细胞可重新活跃起来,发挥造血功能。

脾通过血窦发挥储血作用,其储血量因脾脏的大小不同而存在较大差异,少者几十毫升,多者上千毫升。当剧烈运动、失血或情绪激动时,交感神经兴奋,脾被膜和间隔收缩,使脾窦内血液进入循环。

脾为血液滤过器,其血流量可达 150~250 mL/min,占心排血量的 4%~5%。脾红髓边缘带和脾索是滤血的主要场所。循环血中的单核细胞可停留在脾脏内并转变成巨噬细胞而发挥吞噬作用。正常的血液成分能顺利地通过脾,而颗粒性抗原(如细菌等)和破损或衰老的细胞则被扣留,由吞噬细胞吞噬和清除。

脾是清除血液中衰老、退变红细胞的重要场所,其能力强于肝、淋巴结、肺、骨髓等。当脾本身增大或红细胞结构异常时,其清除红细胞的能力增强。当脾功能亢进时,因其毁血功能增强可导致贫血、白细胞及血小板减少。

3. 其他功能　脾具有产生Ⅷ因子的功能,临床上可据此采用同种脾移植和脾细胞输注治疗甲型血友病。

第二节 / 脾大及其大小的测量

本节要点 (Key concepts)

- **Splenomegaly**

Splenomegaly are common, most of which are secondary to other diseases. Many diseases can lead to splenomegaly, and portal hypertension is the most common one. Splenomegaly is often accompanied by hypersplenism, which can lead to anemia, leukopenia and thrombocytopenia.

- **Measurement of splenomegaly**

Clinically, splenomegaly is usually divided into three degrees. If the spleen is over the umbilical level or anterior median line, it is considered as megalosplenia.

一、脾大

脾大是指各种原因引起的脾体积增大,是多种疾病在临床上主要的表现之一。能引起脾大的原因很多,真正的脾原发性病变较少(如肿瘤、囊肿等),多数脾大属于其他疾病病理改变的一部分。少数病例找不到原因,称为特发性脾大。

现常采用病因学分类方法将脾大分为感染性和非感染性两大类。感染性脾大包括急性感染和慢性感染两类;非感染性脾大包括循环障碍性脾大、血液病性脾大、结缔组织病性脾大、脂质代谢障碍性疾病、脾肿瘤及瘤样病变等(Box 7-68-1)。

造成门静脉高压的原因很多,其中最常见的是肝硬化。增大的脾质量可增至 500~1000 g,甚至 5000 g。质地坚硬,被膜增厚,小梁增粗,纤维化比较严重。脾大常伴有脾功能亢进的表现,如贫血、白细胞和(或)血小板减少。脾功能亢进是由于脾功能病理性增强,循环血中的血细胞在脾内被滞留和破坏,导致血细胞减少的一个症候群,脾切除可消除脾功能亢进。

Box 7-68-1　脾大的分类

一、感染性脾大

(一) 急性感染

1. 细菌(化脓性球菌感染、伤寒或副伤寒、结核、布鲁菌病、脾脓肿等)
2. 病毒(传染性单核细胞增多症、巨细胞包涵体病、全身性单纯疱疹等)
3. 立克次体(斑疹伤寒)
4. 螺旋体(钩端螺旋体病、回归热、鼠咬热)

(二) 慢性感染

1. 细菌(亚急性细菌性心内膜炎、结核、布鲁菌病)
2. 病毒(慢性病毒性肝炎)
3. 真菌(球孢子菌病、隐球菌病)
4. 梅毒
5. 寄生虫(疟疾、血吸虫、黑热病、弓形虫病)

二、非感染性脾大

(一) 循环障碍性脾大

1. 右心力衰竭
2. 缩窄性心包炎
3. 门静脉高压性脾大
4. 肝硬化
5. 门静脉血栓形成

（二）血液病性脾大

1. 急性白血病（ALL、ANLL 等）
2. 慢性白血病（CML、CLL、CMML 等）
3. 恶性淋巴瘤（HD、NHL、组织细胞性）
4. 恶性组织细胞增生症
5. 浆细胞疾病（MM、巨球蛋白血症）
6. 先天性溶血性贫血
7. 获得性溶血性贫血（AIHA、PNH 及 Evan's 综合征）
8. ITP
9. MPD
10. 大理石骨病
11. 噬血细胞综合征
12. 脾原发性髓外造血
13. 朗格汉斯细胞组织增生症
14. 血色病和含铁血黄素沉着症

（三）结缔组织病性脾大

1. SLE
2. Felty 综合征
3. 结节性动脉周围炎
4. 类风湿关节炎

（四）脂质代谢障碍性疾病

1. Gaucher 病
2. Niemman-Pick 病
3. 海蓝组织细胞增生症
4. Fabry 病
5. Wolman 病
6. 全身性神经节苷脂沉积病

（五）脾肿瘤及瘤样病变

1. 脾囊肿
2. 错构瘤
3. 脉管肉瘤
4. 其他间叶性肉瘤
5. 转移性肿瘤

（六）其他

1. 结节病
2. 脾淀粉样变性
3. 脾异位妊娠

二、脾大的测量

脾大的测量方法如下（Color figure 28）。

1. 甲乙线　指左锁骨中线与左肋缘交点至脾下缘的距离，以厘米表示（下同）。

2. 甲丙线　指左锁骨中线与左肋缘交点至脾最远点的距离（应长于甲乙线）。

3. 丁戊线　指脾右缘与前正中线的距离。适用于脾增大向右越过正中线时。

脾轻度增大时只作甲乙线测量。脾脏明显增大时，应加测甲丙线和丁戊线。临床实际中，常将脾大分为轻、中、高三度。深吸气时，脾缘不超过肋下 2 cm 为轻度增大；超过 2 cm 至脐水平线以上，为中度增大；超过脐水平线或前正中线则为高度增大，即巨脾（massive splenomegaly）。

第三节 / 脾相关的常见疾病

本节要点（Key concepts）

- **Injury of spleen**

a. Traumatic spleen rupture; b. Iatrogenic spleen injury; c. Spontaneous spleen rupture.

- **Occupying lesion**

a. Splenic cyst; b. Splenoma; c. Splenic abscess; d. Splenic arterial aneurysm.

- **Splenic infarction**

- **Hematologic diseases**

a. Hemolytic disease; b. Thrombocytopenic purpura, TP; c. Chronic leukemia, CL; d. Lymphoma; e. Myelodysplastic syndrome; f. Genetic metabolic diseases related to spleen.

- **Infectious diseases**

- **Congestive splenomegaly**

- **Diffuse connective tissue diseases, DCTD**

- **Spleen rare disease**

a. Accessory spleen; b. Wandering spleen; c. Splenosis.

脾相关的常见疾病主要包括脾损伤、脾占位性病变、充血性脾大、某些造血系统疾病、感染性疾病、畸形、血管病变等，还包括其他一些少见疾病。

一、脾损伤

脾损伤包括外伤性脾破裂、医源性脾损伤和自发性脾破裂。其中外伤性脾破裂发生率最高，约占脾损伤的85%，而医源性脾损伤和自发性脾破裂不足15%。

(一)外伤性脾破裂

外伤性脾破裂是常见的急腹症之一，多见于青壮年男性。根据脾损伤的范围，分为中央型破裂(脾实质深部)、被膜下破裂(脾实质浅层)和真性破裂(实质破损累及被膜)三种，其中绝大多数属于真性破裂。主要临床表现为腹痛和腹腔失血，病情急重，未经治疗病死率可达75%。少数被膜下破裂因出血增多、张力增高可突然转为真性破裂，导致大出血。

外伤性脾破裂的诊断和鉴别诊断见 Box 7-68-2。

Box 7-68-2　外伤性脾破裂的诊断及鉴别诊断

1. 诊断
(1) 症状：左上腹疼痛、失血性休克症状(烦躁、口渴、心慌、四肢无力、呼吸急促等)
(2) 体征：失血性休克体征、左上腹压痛；腹内积血较多时可有腹膨隆、移动性浊音(+)；积血增多还可出现腹膜炎体征
(3) 实验室检查：定时进行红细胞计数和血细胞比容检查
(4) 影像学检查：B超、CT、选择性腹腔动脉造影、放射性核素显像检查等
(5) 其他检查：腹腔镜检查、腹腔穿刺和腹腔灌洗等
2. 鉴别诊断
(1) 肝损伤：多发生在肝右叶，症状以右上腹为主，腹腔穿刺抽出的血液可含胆汁
(2) 左肾损伤：左腰部疼痛，肾区叩痛(+)，常有血尿，B超、CT 可协助诊断
(3) 胰腺损伤：指胰体、尾部损伤，腹腔穿刺获得的血性液体，常伴血、尿淀粉酶增高
(4) 腹膜后巨大血肿：休克出现多缓慢，血红蛋白常在伤后2~3 d降至最低，随后回升，CT 可协助明确出血位置，腹腔穿刺常阴性

(二)医源性脾损伤

医源性脾损伤(iatrogenic spleen injury)是指在手术中或侵入性诊疗过程中造成的意外性脾损伤，可归纳为以下几种原因。

1. 手术中损伤　占医源性脾损伤的大部分，靠近和远离脾区的手术均可引起。如胃大部切除术、全胃切除术、迷走神经切断术、结肠切除术、左肾切除术、食管裂孔疝修补术以及剖腹探查术等。这类损伤的主要原因包括麻醉不满意，腹肌松弛不良，手术切口太小，术者经验不足，过度牵拉胃或结肠等。

2. 侵入性检查和治疗　脾穿刺活检、脾动脉栓塞或胸腔穿刺、针灸等误刺脾时可发生脾出血。亦有行腹腔镜检查时致脾损伤的报道。

3. 产科操作　分娩过程中产道压力、牵引、手术操作、骨盆狭窄、软产道僵直或胎儿较大等因素都可能导致脾损伤。

二、脾占位性病变

1. 脾囊肿　可分为真性囊肿和假性囊肿。真性囊肿的内壁有内皮或上皮覆盖，包括表皮样囊肿、皮样囊肿等。假性囊肿的内壁无内皮或上皮被覆，多由于腹部创伤所致的血肿液化或脾梗死后坏死组织吸收所形成，较真性囊肿常见。大多数脾囊肿较小而无症状。当囊肿增大到一定程度时，可压迫邻近脏器或牵拉脾被膜而产生症状。B超、CT 扫描可以明确诊断。腹部 X 线平片可见脾影增大，左侧膈肌上移也可间接提示脾大。直径小于 4 cm 的先天性或继发性囊肿通常无需治疗。脾囊肿的手术指征主要包括：囊肿较大，症状明显；有发生破裂、感染等并发症的可能；肿瘤性囊肿；寄生虫性囊肿等。手术方法为囊肿切除术、脾部分切除术或全脾切除术等。

2. 脾肿瘤　分原发性肿瘤和转移性肿瘤两大类。脾的原发肿瘤十分少见，主要来源于脾的三种主要组织：①来源于包膜和小梁的纤维肉瘤。②来源于淋巴组织的淋巴肉瘤、网状细胞肉瘤、霍奇金病、巨大滤泡状淋巴瘤等。③来源于窦状隙内皮的良性血管瘤或血管肉瘤等。脾原发性肿瘤以良性肿瘤为主，恶性者少见。良性肿瘤中则以血管瘤多见，系脾血管组织发育异常所致。脾血管瘤的特点是瘤体生长缓慢，逐渐增大，严重者累及整个脾，并可发生梗死、感染、纤维化、钙化等继发病变。脾淋巴管瘤在脾良性肿瘤中的发病率居第二位。瘤体较小者可不予处理，较大时可手术切除。

3. 脾脓肿　多为全身感染的并发症，多经血行传播感染，另有脾中央型破裂、脾梗死、脾动脉结扎或栓塞术后继发感染形成的脓肿。临床表现为寒战、高热、左上腹疼痛、白细胞升高，左上腹触痛和肌紧张。X 线检查可见脾影增大、左侧膈肌抬高等。B超可见液平。CT 提示低密

度灶。除抗生素治疗外,可选择脾切除或脓肿切开引流。

4. 脾动脉瘤 是最常见的内脏动脉瘤,约占 60%。脾动脉粥样硬化是脾动脉瘤最常见的病因,60%~99% 的病人中发现此类病变。门静脉高压症、动脉壁结构缺损、原发性高血压、妊娠、脾动脉外伤或医源性损伤、脾动脉炎症、感染或坏死、原位肝移植术后等均是脾动脉瘤发生的危险因素。

脾动脉瘤未破裂时以腹痛最多见,常为慢性非特异性。脾动脉瘤破裂时表现为急性腹痛,伴低血压或休克表现。血管造影是诊断脾动脉瘤最有效方法,选择性和超选择性血管造影具有更高的特异性及准确性。CT、MRI、腹部超声、腹部 X 线检查均可有相应发现。手术是根治性手段,在以下情况时应积极考虑:有症状者;无症状或症状不明显,但瘤体逐渐增大者;瘤体直径达到或超过 2 cm者;计划妊娠或妊娠期间发现的脾动脉瘤。

三、脾梗死

脾梗死是指脾动脉主干或分支血管被栓子堵塞所导致的远端缺血坏死,常见病因有:①血液系统疾病,如急性白血病、慢性髓细胞性白血病、骨髓纤维化、非霍奇金淋巴瘤、真性红细胞增多症、镰状细胞性贫血等。②心血管疾病,如心房纤颤、感染性心内膜炎等。③感染性疾病,如败血症、疟疾、伤寒等。④脾造影及栓塞术后。小动脉支的栓塞常无明显症状,而较大动脉支栓塞可出现剧烈的左上腹胀痛或撕裂样疼痛,并放射至左肩,伴恶心、呕吐,具有明显的腹膜刺激征。腹腔穿刺有时可抽出暗红色稀薄血性液体,应注意与绞窄性肠梗阻、重症急性胰腺炎、肠系膜上动脉栓塞等疾病鉴别。脾梗死治疗以非手术疗法为主,继发感染导致脾脓肿时可行脾切除术。

四、脾相关的血液系统疾病

脾相关的血液系统疾病主要有:溶血性贫血、血小板减少性紫癜、慢性白血病、淋巴瘤、骨髓异常增生综合征等。

1. 溶血性贫血 通常与先天性或遗传性因素及自身免疫功能紊乱有关,脾主要作为血细胞的破坏场所或自身抗体的产生场所参与发病。先天性贫血主要包括遗传性球形红细胞增多症、遗传性椭圆形红细胞增多症、镰状细胞性贫血等,主要临床表现是贫血、黄疸和脾大。自身免疫性溶血性贫血因机体产生自身抗体并异常破坏红细胞而引起,按血清学特点可分为温抗体型和冷抗体型,以前者多见。

2. 血小板减少性紫癜 可分为过敏性血小板减少性紫癜和原发性血小板减少性紫癜,其中原发性血小板减少性紫癜常见,是一种因自身抗体导致血小板减少而引起的全身出血性疾病。

3. 慢性白血病 慢性粒细胞白血病可因脾梗死和脾周围炎引起脾区剧痛、血小板明显减少。增大的脾可能破裂或对化疗不敏感。

4. 淋巴瘤 是起源于淋巴结或其他淋巴组织的恶性肿瘤,分为霍奇金病和非霍奇金病,临床表现为无痛性淋巴结肿大,脾大,晚期可见恶病质、发热、贫血等表现。

5. 骨髓异常增生综合征 又称骨髓纤维化,主要病理变化为全身骨髓内弥漫性纤维组织增生,并伴有肝、脾、淋巴结等处的髓外造血,主要表现为贫血、脾大、发热、骨髓疼痛、出血等。

五、感染性疾病

急性感染性疾病,如败血症、伤寒、传染性单核细胞增多症等可伴有红细胞破坏增多,引起脾大和脾功能亢进。原发病控制后,继发性脾功能亢进可获解除。除非并发脾破裂、脾脓肿等,一般不做脾切除。而慢性感染如反复发病的疟疾、结核病、黑热病等,可伴有不同程度脾大和脾功能亢进,可适当选择脾切除。

六、充血性脾大

充血性脾大是指各种原因引起的脾血液循环障碍,血液长时间淤滞在脾循环内,导致脾充血增大,并最终发展为慢性纤维化。较长时间的淤血可导致脾组织出血和纤维化反复进行,并最终导致脾体积增大、重量增加和质地变硬。临床上在脾大出现后,常继发脾功能亢进,表现为贫血、白细胞和血小板减少等。引起脾慢性淤血的主要原因是肝硬化、门静脉高压症和长期右心衰竭,脾静脉的自身狭窄或闭塞亦可导致脾严重淤血。充血性脾大和脾功能亢进是脾切除术的良好适应证。

七、结缔组织病

弥漫性结缔组织病是风湿性疾病中的一部分,包括类风湿关节炎、系统性红斑狼疮、结节性多动脉炎、硬皮病、多发性肌炎、干燥综合征(又称舍格伦综合征)等,是一类自身免疫性疾病,累及全身多个器官或系统,常伴脾大。系统性红斑狼疮病人临床脾大占 10%~20%,活动期更多见。成年人类风湿关节炎伴有脾大者比较少见,其亚型 Still 病半数病例有肝脾大。另一亚型 Felty 综合征伴有白细胞减少和脾大。免疫性疾病所致脾大的治疗包括原发病的治疗和脾大的外科治疗。以原发病的治疗为基础，如激素治疗、免疫治疗、特异性治疗等，原发病的减轻或有效控制可使脾大及其病理改变得到有效改善。免疫性疾病合并脾大，其增大程度多属于轻、中度，较少需要外科治疗。若合并有脾功能亢进，可考虑脾切除，但病人本身有免疫性疾病，增加了手术的风险，因此选择外科治疗要慎重。

八、少见脾疾病

1. 副脾 指正常脾以外存在的、与主脾结构类似且有一定功能的脾组织，发生率超过 10%。多位于脾门附近，约 1/4 位于脾蒂血管及胰尾周围，呈深紫色球形或半球形，大小从数毫米至数厘米不等。无症状者无需处理，并发肠梗阻、副脾扭转、破裂出血时应手术治疗。

2. 游走脾 脾脱离正常解剖位置游移活动于腹腔其他部位者称为游走脾。多由先天性脾蒂或脾周韧带过长，脾周韧带缺如，增大的脾牵拉使韧带松弛，或腹肌薄弱等原因造成。主要临床表现为腹部肿块，常引起相邻脏器的压迫症状。

3. 脾种植 又称脾组织植入，指损伤性脾破裂时自行散落的脾组织细胞团在一个或几个脏器表面重新建立血液循环，生长成具有包膜的大小不等的结节。脾组织植入的常见部位是小肠浆膜面、大网膜、壁腹膜、肠系膜、膈肌等处。脾组织植入通常无明显临床症状。

第四节 / 脾切除术适应证及其术后常见并发症

本节要点 (Key concepts)

● **Background**

Splenectomy is one of the most common operations. It is an effective mean for treating some diseases, for example, traumatic spleen rupture, congestive splenomegaly and hypersplenism, etc. But it can also lead to some operative complications.

● **Indications of splenectomy**

a. Injury of spleen; b. Splenomegaly and hypersplenism; c. Spleen occupying lesion; d. Infectious diseases.

● **Operative complications of splenectomy**

a. Hemorrhage; b. Subphrenic hydrops and abscess; c. Splenic fever; d. Thrombocytosis; e. Complications of systema respiratorium; f. Pancreatic fistula.

脾切除术是一种开展比较广泛的手术，无论作为单独的治疗手段还是辅助治疗方法均较过去有了更广泛的普及，是治疗脾损伤、脾大、脾功能亢进、脾占位性疾病、脾畸形等疾病的有效手段。

一、脾切除术适应证

（一）脾损伤

外伤所致脾破裂，如果范围大、裂口深、累及脾门主干血管或为粉碎性脾破裂，无法缝合、修补时可行脾切除术，以彻底去除出血灶。医源性脾损伤若保留脾困难，亦应将脾切除。

（二）脾大、脾功能亢进

1. 血液系统疾病 脾切除治疗血液系统疾病的目的在于去除破坏血细胞的场所，延长血细胞寿命，减少自身免疫性血液病自身抗体的生成。通过脾切除可有效改善某些血液病的症状和预后。

2. 充血性脾大 多见于门静脉高压症，常伴有继发性脾功能亢进，是脾切除的适应证。如伴有上消化道大出血，或明显食管下端或胃底静脉曲张者，应同时行断流术或分流术。

（三）脾占位性病变

脾原发性肿瘤均以脾切除为主要治疗手段，良性肿瘤可根据情况选择部分脾切除术，恶性肿瘤时为保证手术彻底性，除切除脾外应将邻近腹膜、网膜、系膜等一并切除，并清除脾门淋巴结。对于孤立的脾转移瘤，若无其他部位转移，可行脾切除术，若为全身广泛转移的一部分，手术已无必要。

（四）脾感染性疾病

脾脓肿、脾结核等多为机体抗感染能力低下时全身感染的并发症，脾切除可有效去除病灶。

（五）其他

游走脾若有明显压迫症状，或拉长的脾蒂发生急性扭转并造成脾急性血运障碍时，应行脾切除术。某些肿瘤根治手术，如胃癌、食管下段癌、胰体尾部癌、结肠脾曲癌、左肾肿瘤及腹膜后组织恶性肿瘤等，应附加脾切除术。

二、脾切除术后常见并发症

（一）出血

开腹脾切除术后腹腔内出血发生率约 2%，保脾手术后腹腔内出血发生率约 4%，腹腔镜脾切除术后腹腔内出血发生率占 5%~6%。多为大血管出血（如脾蒂血管、胰尾血管、胃短血管等）和创面渗血（如膈面、脾床等）。腹腔内出血多在术后 12~24 h 发生，首先表现为腹腔引流管引出鲜红色或暗红色血液，有时血凝块可堵塞引流管而掩盖病情。一旦出现血容量不足征象，即应怀疑腹腔内出血的可能，应及时行腹部 B 超检查，必要时再次手术探查。

（二）膈下积液和脓肿

免疫功能低下、引流不畅或引流管拔除过早、胰尾损伤、胃肠道瘘等是导致膈下积液和脓肿的常见原因，主要表现为不明原因的发热。脾手术后常规于脾窝放置硅胶管引流，目的在于预防腹腔积液、积血或胰瘘后的胰液积聚致膈下感染。术后必须保持腹腔引流管通畅。如发现引流不畅，可用 30~50 mL 无菌生理盐水低压冲洗，如引流管阻塞，可在 B 超引导下行积液或脓肿的穿刺置管引流。

（三）脾热

脾切除术后持续 2~3 周的发热，如能排除各种感染性并发症，则称为脾热。脾热的发病机制至今尚不清楚，有人认为是白细胞凝集素抗体进入循环所致，据此推断可能与免疫因素有关；也有人认为脾静脉血栓、胰瘘或腹腔包裹性积液等亦可导致脾热。一般来说，脾热的持续时间和程度与手术创伤成正比。脾热为自限性发热，一般不超过 38.5~39℃，且多在 1 个月内自行消退，故无需治疗。如全身症状明显，可口服非甾体抗炎药对症治疗。

（四）血小板增多症

血小板增多是脾切除术后的常见现象。血小板计数升高一般不超过 $500 \times 10^9/L$，但也有达 $1\,000 \times 10^9/L$ 以上者。血栓形成多发生于骨髓瘤、白血病和骨髓转移肿瘤行脾切除术者，是骨髓造血功能异常、血小板过度增多导致的结果。血小板计数超过 $300 \times 10^9/L$ 时，可口服小剂量阿司匹林肠溶片，或静脉滴注肝素预防血栓形成，但两者不可联用；血小板计数超过 $1\,000 \times 10^9/L$ 时，首选肝素抗凝，然后改用华法林口服。

（五）呼吸系统并发症

呼吸系统并发症包括胸腔积液、肺不张和肺炎。开腹脾手术后呼吸系统并发症发生率为 10%~48%，腹腔镜脾手术后，胸腔积液和肺不张发生率较低。胸腔积液多为膈下腹膜被广泛解剖所致，或有左侧膈下感染，皆为反应性积液。脾手术后双侧胸腔积液少见，可能是低蛋白或双侧膈下感染的表现。

（六）胰瘘

脾切除术后胰瘘是术中结扎脾蒂时损伤胰腺所致，多为自限性，一般术后 2 周左右即无引流液流出。B 超、CT 检查或经引流管造影可显示胰瘘的引流是否充分，以及有无液体积聚。

第五节 / 保留性脾手术

本节要点 (Key concepts)

● **Background**

Spleen is not an essential organ to life, but it has many important functions. With the development of medicine, spleen-preserved operations have got more and more attention. These operations are mainly performed to treat splenic injury, in addition to portal hypertension, splenic cyst and lesion of body and tail of pancreas.

● **Principles of spleen-preserved operations**

a. "Saving life first, preserving spleen second" is the "golden standard"; b. The younger the patient is, the more precedent the spleen-preserved operation is chosen; c. Choose the best operative procedure according to the degree and type of splenic injury; d. It is more safe and practical to combine with several operative procedures in preserving spleen.

- **Operative methods**

a. Suture and repair; b. Adhesives; c. Physical coagulation; d. Partial splenectomy; e. Splenic autotransplatation after splenectomy; f. Ligation of splenic artery; g. Splenic artery embolization; H. Resection of the body and tail of the pancreas with preservation of spleen.

保留性脾手术是指通过外科手术的措施,使脾及其功能得到全部或部分的保留,从而免去脾切除术后所带来的脾功能丧失。过去,人们对脾的重要性认识不足,以至这类保留性脾手术未能得到广大外科医师的重视和采纳。随着解剖学、生理学、病理学等相关基础学科的迅速发展,人们对脾的功能有了越来越深的认识。1952年,King和Schumacker首先提出脾切除后可导致严重的全身性感染,即脾切除术后凶险感染(overwhelming postsplenectomy infection,OPSI)。随后,研究脾功能及脾切除后对机体的影响成了热门课题,在临床上各种保留性脾手术也应运而生。

一、保留性脾手术的可行性

通过对脾解剖生理的深入研究,以及对大量的临床资料的总结,均表明保留性脾手术对于某些脾疾病是完全可行的。

1. 脾组织的可缝合性 在某些腹部手术时,不慎将脾损伤,出现一小裂口时有所见。实践证明,对那些裂口小、脾实质损伤较浅、渗血或出血不多者可经手术缝合修补获得治愈,尤其是对儿童。儿童脾组织内纤维结缔组织成分相对较多,因此缝合修补相对更安全。

2. 脾组织的易生长性 脾组织内有大量的血窦和血管内皮细胞,这是脾组织易生长的组织学基础。有些脾破裂病人在脾切除后可在大网膜、肠系膜及部分肠管上见到大量密集的暗红色小结节,这些结节就是脾破裂时自行散落的脾组织细胞团,它们附着在腹腔的浆膜面上继续生长,这种现象称为脾种植或脾组织植入,是脾组织易生长的可靠证据,也是脾切除后行自体脾组织片移植能够成活的直接证据。

二、保留性脾手术术式

保留性脾手术术式多样,包括:缝合修补术、生物胶黏合止血、物理凝固止血、脾动脉结扎术、脾动脉栓塞术、部分脾切除、自体脾组织片大网膜内移植术以及保留脾的胰体尾切除术等。

1. 缝合修补术 主要适用于小而浅的裂口,技术较简单,在条件允许时应作为首选。应在充分暴露脾的基础

上,直视下精心缝合。一般用较粗的非吸收性丝线和肝针进行间断缝合,缝线一起打结。打结前可塞入明胶海绵或大网膜,以获得更好的止血效果。对于较深大的裂口,可先行水平褥式缝合,再行间断缝合。

2. 生物胶黏合止血 使用生物胶与脾破裂出血处接触,局部加压,使创面相互粘贴,最终形成一种黏性凝块,使血管破裂口堵塞而止血。该方法适用于:①脾包膜撕脱和轻度表浅裂伤;②广泛或单处撕裂伤;③单纯而未伤及大血管的裂缝伤等。常与物理凝固止血术和缝合修补术联合使用。

3. 物理凝固止血 是借助物理方法使脾破裂处表面凝固而达到止血的目的。常用方法包括微波、红外线、激光、氩气电凝等。该方法既可单独使用,也可与其他保留性脾手术联合应用,大多尚处于试验阶段。

4. 脾动脉结扎术 脾动脉在近脾门处分出的胃网膜左动脉和数支胃短动脉构成脾脏最重要的侧支循环系统。当脾动脉被结扎时,胃区动脉血通过这些侧支循环逆行灌注脾,仍可维持脾的新陈代谢,这就是脾动脉结扎术的解剖学基础。通过结扎脾动脉主干,能使脾内的压力显著降低,裂口张力下降,出血减少。在此基础上行缝合修补或填入明胶海绵可达到良好的止血效果。

5. 脾动脉栓塞术 是指应用栓塞剂自脾动脉或其分支注入,使其实质血供被切断或减少,继而发生脾实质梗死和机化。由于梗死部位主要在脾的外周,是红髓的主要所在地,这就削弱了脾破坏血细胞的作用,使脾功能亢进得以改善。而且,由于脾动脉压力降低,门静脉压力也相应降低。所以,脾动脉栓塞术可用于治疗门静脉高压症和脾功能亢进。但由于全脾栓塞导致的脾大面积梗死常带来严重的并发症,所以目前已逐渐被部分脾栓塞术所取代。部分脾栓塞术既可达到"切除"部分脾实质的目的,又减少了术后并发症,并可多次重复进行,在治疗脾破裂、门静脉高压症和脾功能亢进等方面有广泛的应用前景。

6. 部分脾切除术 包括规则性部分脾切除术和不规则性部分脾切除术。脾内动静脉呈节段性分布,而且脾叶段间存在相对无血管区,这是规则性部分脾切除术的解剖学基础。然而相当部分病人脾损伤的范围和程度已超过了理论上的解剖界限,因此在实际手术中,过分强调规则

性部分脾切除是不现实的,也是不必要的。根据损伤的具体情况进行不规则性部分脾切除更为实际,也便于掌握和应用。根据具体情况可行小部分脾切除、半脾切除或大部脾切除。

7. 自体脾组织片大网膜内移植术　有些情况下需迅速切除脾,控制出血,方能确保病人安全。如果病人情况允许,腹腔内无污染,又非病理性脾,可将部分脾实质切成薄片进行自体脾组织片移植,不失为一种可靠、有效、安全的弥补措施。目前,多数学者认为移植脾总量达原脾 1/3 即足以代偿脾的功能。切成的脾组织片不宜过大过厚,否则不易成活。移植部位首选大网膜两层之间,不但范围大、血运丰富,而且移植物的静脉血仍可回流到门静脉,使脾功能得到保障。

8. 保留脾的胰体尾切除术　由于脾门结构与胰体尾部解剖位置毗邻,更因传统观念对脾脏功能认识不足,长久以来胰体尾部病变手术时常同时切除脾以求稳妥。随着医学的发展,脾作为一个功能器官重新被认识。在外科手术过程中,尽量保全脾及其功能已成为现代外科医生共识。

保留脾的胰体尾切除术包括两种术式,一种是保留脾动静脉,另一种是切除脾动静脉而保留胃短、胃网膜左血管,并尽可能保护脾周韧带。前者适于脾蒂与胰尾关系不密切者,优点是保留了来自脾动脉的血液供应,但手术难度相对大,手术技巧要求高。后者适于脾蒂与胰尾关系密切、难于游离者,操作相对简单,手术时间短,术中出血少,但不足之处是少数情况下可能由于侧支循环不足引起脾梗死和脓肿形成。

三、保留性脾手术的基本原则

1. 生命第一保脾第二　既应强调保留性脾手术的必要性,又应遵循“抢救生命第一,保留脾第二”的基本原则。脾虽拥有多种重要功能,但并非生命必需器官。当脾损伤严重,出血凶猛,病人出现严重休克时,应迅速果断地施行全脾切除术,不可勉强保脾。

2. 年龄越小越优先保脾　小儿脾切除后凶险感染发生率明显高于成年人。因此,对小儿应严格掌握脾切除术的适应证,尽可能采取保留性脾手术。同时小儿脾结缔组织比重相对较大,使小儿的保留性脾手术具有更大的安全性及可行性。

3. 应根据脾损伤的类型和程度选择最佳术式　脾损伤的分级是保留性脾手术的病理学依据,国内外都有自己的分类。在临床上遇到脾损伤的病人,应根据具体的损伤类型和损伤程度选择最佳的手术方式进行处理(详见第57章)。

4. 联合应用几种术式安全实际　有时单用一种术式效果不佳,此时联合应用几种术式效果更为确切。例如:脾动脉结扎 + 缝合修补或生物胶黏合 + 部分脾切除等。

5. 术后严密观察和随访病人　任何一种手术都不是绝对安全的,保留性脾手术也不例外,术后必须密切观察和随访病人。例如:部分脾切除术如处理不当,术后可发生不同程度的再出血,通过严密观察病人可及时发现并处理。

(姜洪池)

第 69 章

多发性内分泌肿瘤

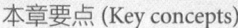

本章要点 (Key concepts)

- **Background**

Multiple endocrine neoplasia (MEN I) is an inherited disorder in which one or more of the endocrine glands are overactive or form a tumor. Endocrine glands most commonly involved include adrenals, pancreas, parathyroid, pituitary and thyroid.Multiple endocrine neoplasia II (MEN II) is an uncommon condition passed down through families (inherited), in which the thyroid, adrenal, and parathyroid glands are overactive.

- **Risk factors**

For MEN I, the risk factors include family history of this disorder, pituitary tumor, and Zollinger-Ellison syndrome.The main risk factor is a family history of MEN II. There are two similar subtypes of MEN II —— MEN II a and MEN II b. MEN II b is less common.

- **Clinical presentation**

MEN I include abdominal pain, black, tarry stools, fatigue, lack of menstrual periods, infertility, or failure to produce breast milk (in women), loss of appetite, mental changes or confusion, muscle pain, nausea and vomiting, sensitivity to the cold, weakness, coma (if low blood sugar is untreated), high blood calcium, kidney stones, low blood pressure, low blood sugar, pituitary problems (such as too much prolactin, a hormone that controls breast milk production).

MEN II include abdominal pain, back pain, chest pain, cough, cough with blood, depression, diarrhea, fatigue, heart palpitations, increased thirst, increased urine output, irritability, loss of appetite, muscle weakness, nausea, nervousness, personality changes, rapid heart rate, severe headache, sweating, weight loss. However, they are similar to those of hyperparathyroidism, medullary carcinoma of the thyroid, pheochromocytoma.

- **Management**

MEN I : Surgery to remove the diseased gland is the treatment of choice. A medication called bromocriptine may be used instead of surgery for pituitary tumors that release the hormone prolactin.The parathyroid glands, which control calcium production, can be removed. However, it is difficult for the body to regulate calcium levels without these glands.There is now effective medication to reduce the excess acid production caused by some tumors, and to reduce the risk of ulcers. Hormone replacement therapy is given when glands are removed or do not produce enough hormones.

MEN II : Surgery is needed to remove both the medullary carcinoma of the thyroid and the pheochromocytoma. For medullary carcinoma of the thyroid, the thyroid gland and surrounding lymph nodes must be totally removed. Thyroid hormone replacement therapy is given after surgery.Surgery to remove the thyroid before it becomes cancerous is often being performed at an early age (before age 5) in people with known MEN II a, and before age 6 months in people with MEN II b.Family members should be screened for the RET gene mutation.

多发性内分泌肿瘤(multiple endocrine neoplasia, MEN)是指一个病人同时或先后发生两个以上内分泌腺肿瘤或增生的显性遗传性疾病。MEN 常选择性地、按一定顺序和组合地发病,通常侵及 2~3 个腺体,以功能亢进为其主要临床表现。根据累及器官不同可分为 MEN-Ⅰ 和 MEN-Ⅱ 两个类型。

一、分型

1903 年,Erdheim 首次通过尸检报道 1 个垂体腺瘤(肢端肥大症)合并 3 个甲状旁腺增生病例。1953 年,Underdahl 报道 8 例同时有垂体腺瘤、甲状旁腺增生和胰岛细胞瘤的病例。1954 年,Wermer 提出 Underdahl 所报道的病例是一种有较高外显率的显性遗传性疾病,因而该疾病被命名为 Wermer 综合征。1962 年,Sipple 报道了甲状腺髓样癌合并肾上腺嗜铬细胞瘤的病例,名为 Sipple 综合征。1968 年,Steiner 等提出了多发性内分泌肿瘤的概念,把 Wermer 综合征命名为 MEN-Ⅰ,Sipple 综合征命名为 MEN-Ⅱ;MEN-Ⅰ 的主要特点为多有甲状旁腺亢进,MEN-Ⅱ 的特点为绝大多数甲状腺髓样癌,伴发垂体肿瘤、胰岛细胞 嗜铬细胞瘤、嗜铬细胞瘤、黏膜神经瘤等。1973 年,Sizemore 等认为 Steiner 等所述 MEN-Ⅱ 可分为 2 个亚型:一型为合并甲状旁腺增生、体貌正常者,称为 MEN-Ⅱa;另一型无甲状旁腺病变,但合并多发黏膜神经瘤病(multiple mucosal neuromas)并呈马方样体形者(Marfanoid habitus),称为 MEN-Ⅱb(Table 7-69-1)。少数病例同时兼有 MEN-Ⅰ 和 Ⅱ型的病变,亦有称之为混合型或 MEN-Ⅲ 型,如病人患有垂体腺瘤、嗜铬细胞瘤和甲状旁腺增生,但无常染色体显性遗传迹象。

Table 7-69-1　Classification of MEN

Type	Mainly involved glandular organ	Clinical manifestation	Chromosomal variation
MEN-Ⅰ	Parathyroid gland Pancreas Hypophysis cerebri	Hyperparathyroidism Pancreatic endocrine neoplam (PEN) Hypophyseal tumor	11 q
MEN-Ⅱa	Thyroid gland Parathyroid gland	Medullary carcinoma of thyroid Chromaffin tumor Hyperparathyroidism	10 q
MEN-Ⅱb	Thyroid gland Adrenal body	Medullary carcinoma of thyroid Chromaffin tumor Multiple mucosal neuromas	10 q

二、病因和发病机制

MEN 的受累腺体有甲状腺、甲状旁腺、胰岛、垂体、肾上腺髓质和神经节。有着三个共同特点:①在肿瘤发展过程中,会出现与 APUD 细胞(amine precursor uptake and decaboxylation)无关的肿瘤,如 MEN-Ⅰ 有时合并脂肪瘤,MEN-Ⅱb 有时合并黏膜神经瘤和结肠息肉。②组织学上往往从增生发展到腺瘤,部分可进展为癌。③增生可能是多中心的,每一个肿瘤病灶源于单一克隆。1988 年,Larsson 等将 MEN-Ⅰ 的基因突变定位于 11 号染色体的长臂。1993 年,Gardner 等将 MEN-Ⅱ 的遗传缺陷定位于 10q11.2 的 RET 基因突变。1994 年,Hofstra 等发现 MEN-Ⅱb 的基因突变模式及其对信号传导系统的影响,阐明了 MEN-Ⅱb 的发病机制。1997 年,MEN-Ⅰ 的致病基因 11q13 被美国国立卫生研究院和欧洲 MEN-Ⅰ 研究联合体成功克隆。

绝大部分 MEN-Ⅰ 家系病人中都发现了 MEN-Ⅰ 基因突变,证实了 MEN-Ⅰ 基因与 MEN-Ⅰ 之间存在因果关系。MEN-Ⅰ 基因是一种抑癌基因,位于染色体 11q13,全长 9 kb,包含 10 个外显子,编码 610 个氨基酸蛋白 -menin 蛋白。MEN-Ⅰ 的发病机制可用 Knudson 的"二次打击"假说来解释,即生殖细胞水平的 MEN-Ⅰ 基因杂合突变为第一次打击,病人出生时已存在,由于仅有一条染色体异常,所以并不表现临床症状,但生长发育过程中某些体细胞,特别是内分泌腺细胞容易发生对应的另一条野生型染色体片段丢失,这种正常等位基因的丢失称为杂合缺失,即第二次打击,于是发生肿瘤并出现相应激素水平升高并逐步产生症状。自 MEN-Ⅰ 基因被发现以来,在 MEN-Ⅰ 病人中已发现了 400 多种 MEN-Ⅰ 基因突变类型,包括 21% 的无义突变、44% 的移码插入或缺失、9% 的不移码插入者缺失、7% 的剪切位点突变和 19% 的错义突变。大部分突变都造成其编码的 menin 蛋白质长度改变,不能被正常表达,并容易降解。menin 具有抑制细胞增殖的作用,它的缺失使之失去了与 Jun D 等一系列靶分子的作用,终止细胞增殖的信号无法传达,从而使细胞生长失去有效调控,最终导致肿瘤发生。

MEN-Ⅱ 是一种单基因显性遗传性疾病,由 RET 原癌基因突变导致神经嵴细胞分化异常。RET 为一种酪氨酸激酶基因,位于 10 号染色体长臂(10q11.2),全长 60 kb,含 21 个外显子,编码 1100 个氨基酸的酪氨酸激酶受体超家族 RET 蛋白。酪氨酸激酶受体是一组跨膜受体,分为胞外区,跨膜区和胞内区,它的缺陷可导致许多疾病的发生。

三、临床表现和诊断

(一) MEN-Ⅰ型

发病年龄在 30~40 岁之间,无种族和地区差异,有明显家族史。90% 以上病人早期只表现为甲状旁腺功能亢进,但与原发性甲状旁腺功能亢进不同的是多数为腺体增生性病变,即使发生腺瘤,亦多数是在腺体增生的基础上形成,血钙和碱性磷酸酶升高不明显或仅轻度升高,病人可长期无高血钙症表现。由于病程早期的症状往往不典型或缺乏特异性,病史采集需要非常细致,应特别注意病人及其亲属中有无肾结石、消化性溃疡、低血糖、骨质疏松、泌乳、肥胖、肢端肥大等症状和体征(Box 7-69-1)。

Box 7-69-1	Clinical presentation of MEN-I	
内分泌病变	产生激素	临床表现
甲状旁腺肿瘤和(或)增生	甲状旁腺激素	高血钙,尿路结石,纤维囊性骨炎
胰岛内分泌肿瘤(或)增生	促胃液素	胃十二指肠溃疡
	胰岛素	低血糖症
	舒血管肠肽(VIP)	水泻,低血钾,低胃酸综合征
腺垂体肿瘤和(或)增生	促泌乳素	溢乳症,闭经,阳萎
	生长素	肢端肥大症
	ACTH	皮质类固醇增多症
	无功能性	垂体功能减退,视野缺损

进一步检查如测定血清钙、磷、甲状旁腺激素、血糖、胰岛素、促胃液素、血泌乳素、生长激素皮质醇释放激素、血和尿游离皮质醇水平等,常可发现异常升高。胰腺内分泌肿瘤中以胃泌素瘤最常见,临床有胃十二指肠溃疡症状。垂体肿瘤中最多见的是促泌乳素瘤,其次为促生长细胞腺瘤。临床上对定性诊断明确的腺体进行定位检查,主要包括头颅 MRI、颈胸部 CT 及 MRI、腹部 CT 或 MRI 等。临床上可依据同时或先后出现甲状旁腺、垂体和胰腺中两个或两个以上内分泌腺体病变,从而诊断 MEN-Ⅰ。

鉴别诊断:①MEN-Ⅰ甲状旁腺亢进症应与家族性甲状旁腺亢进症,以及家族性低尿钙性高血钙鉴别。区别在于家族性甲状旁腺亢进症没有垂体和胰腺的病变,实际上家族性甲状旁腺亢进症并不常见,有些病例开始仅表现出甲状旁腺亢进的症状,以后发展为明显的 MEN-Ⅰ。②胰岛内分泌肿瘤是 MEN-Ⅰ中第 2 种常见的病变,其中胃泌素瘤病人的血清胃泌素浓度应超过 114 pmol/L。相反,其他高酸状态,如胃窦部残留、大量小肠切除后、胃排空梗阻、高钙血症及十二指肠溃疡等,促胃液素仅轻度增高,通常少于 24 pmol/L。MEN-Ⅰ的功能性胰腺肿瘤中约 35% 是胰岛细胞瘤,临床表现及诊断与散发性胰岛瘤相似,前者常呈多中心及恶性变。③高血糖素瘤综合征包括高血糖、具有特征性的皮疹(坏死性、游走性红斑)、食欲缺乏、舌炎、贫血、腹泻及静脉血栓形成。而 MEN-Ⅰ病人中上述症状并不常见,而最常见的症状是高血糖。④MEN-Ⅰ病人中半数以上有垂体肿瘤,而泌乳素瘤是其中最常见者,其特点是多中心,可长得很大。产生生长激素的肿瘤居 MEN-Ⅰ垂体肿瘤的第二位(约占垂体肿瘤的 25%),其肢端肥大症的临床表现与散发性病例相似。库欣综合征(Cushing syndrome)可由垂体肿瘤产生的皮质素,类癌异位产生的促皮质素,以及异位产生的促皮质素释放激素所致,但这些疾病少见。⑤类癌肿瘤在 MEN-Ⅰ 中虽可产生 5- 羟色胺、降钙素和促皮质素,但类癌综合征典型的临床表现,如面潮红、腹泻和支气管痉挛等并不多见。

(二) MEN-Ⅱa 型

MEN-Ⅱa 型包括两侧及多中心甲状腺髓样癌(95%),一侧或双侧肾上腺嗜铬细胞瘤(50%),及甲状旁腺增生或腺瘤(20%~39%)。偶尔甲状腺髓样癌(MTC)的病灶可发生在甲状腺以外,如胸腺等。最早出现症状的是甲状腺,主要是其 C 细胞异形增生导致髓样癌。一般有明显家族史,发病高峰年龄为 20~30 岁,而散发性 MTC 多见于 50~60 岁,多为单侧性。由于 MEN-Ⅱa 中的血清降钙素水平增高的刺激引起胃肠道分泌增加,出现腹泻致水电解质紊乱。其 MTC 可发生早期颈淋巴结、肺、肝、骨髓等转移，出现声音嘶哑、吞咽困难和其他远处转移症状。血清降钙素升高，一般 >1 000 pg/mL（正常 <200 pg/mL），最高可达 2 000~3 000 pg/mL。当临床症状隐匿时，可用敏感的葡萄糖酸钙盐和五肽促胃液素激发试验，有助于本病的早期诊断。MEN-IIa 中甲状旁腺功能亢进时无明显高钙血症，平均血清钙水平 10.7 mg/dL，而高血钙危象或骨病更少见。45%~90% 的甲状旁腺增生病变，在行甲状腺髓样癌手术时被发现。有认为凡具有家族性甲状腺髓样癌者，临床表现为①高血压，②腹部扪及肿块，B 超、CT 提示肾上腺肿块的病人均应高度怀疑为 MEN-IIa。

（三）MEN-IIb 型

MEN-IIb 型包括甲状腺髓样癌、嗜铬细胞瘤，并伴有特征性的黏膜神经瘤、位于舌远端、唇、球结合膜下及整个胃肠道。受累的角膜神经可经裂隙灯显微镜检查确定，常于颈部或腹部见增粗的神经。胃肠道神经瘤病可引起结肠梗阻、扩张及儿童伴有腹泻的肠绞痛综合征，并且可能是 MEN-IIb 的第一个临床表现。其他表现为马方步态、胸骨向内凹陷、股骨骺分离及长而细的肢体。该型甲状腺髓样癌的恶性程度高于 MEN-IIa 的甲状腺髓样癌，1 岁以下病人即可出现转移，且平均存活时间较短。对于儿童呈现黏膜神经瘤表型者，应警惕存在甲状腺髓样癌。应用激惹试验后测定降钙素，可以早期诊断出甲状腺 C 细胞异常。

四、外科治疗

（一）MEN-I 型

包括药物治疗、手术治疗和随访。因其以一种基因突变为基础的遗传性综合征，所以手术时机和手术方式的选择均有别于散发的内分泌肿瘤病人。主要目标是预防和治疗致死性肿瘤，并改善其生存质量。

1. 多个腺体受累　手术治疗的顺序，应视每种腺体病变所表现的临床症状的严重程度而定，如胰腺内分泌肿瘤产生危象或垂体肿瘤已产生进行性视野缺损，应首先考虑给予外科手术，最后才处理甲状旁腺功能亢进症。

2. 甲状旁腺功能亢进症　术中均应作冷冻切片病理学检查明确诊断。如甲状旁腺呈轻度增生，可作 3 个半腺体切除，剩余半个腺体标以金属夹，以为再次切除作识别。重度甲状旁腺增生，应行全切除术，取部分甲状旁腺组织

作前臂肌肉内移植，也有利用切下的甲状旁腺组织冷藏保存，以便日后发生低血钙时予移植。

3. 胰腺内分泌瘤　定位要准确，90% 胰岛素瘤为良性，注意游离全部胰腺以探查肿瘤可能的多中心和异位。MEN-I 中的胃泌素瘤多数是恶性的，常呈多中心或异位，有时虽作了切除，仍难完全控制症状，术后需长期用 H₂ 受体拮抗剂治疗。

4. 垂体肿瘤　除有进行性视野缺损需紧急手术者外，一般可通过服用溴隐亭（bromocriptine）、多巴胺促效药（dopamine agonist）、催乳素或生长激素抑制药，可以控制腺垂体分泌。

5. 类癌　类癌是 MEN-I 中唯一致死的肿瘤，对发生于胸腺者，应行扩大的胸腺切除术，并清扫纵隔淋巴结。

（二）MEN-II

手术是其主要治疗手段，包括甲状腺髓样癌和肾上腺髓质肿瘤。首先应切除肾上腺髓质嗜铬细胞瘤，以免日后行其他内分泌腺体手术时，发生致死性高血压，肾上腺髓质肿瘤大多为良性，手术效果满意。甲状腺髓样癌的早期手术对 MEN-II 至关重要，尤其是 MEN-IIb 可在非常年轻时发生，也更容易扩散和转移。目前国际上的共识是根据基因诊断，即 883、918 或 922 编码子突变的病人应在出生 6 个月内，611、618、620 或 634 编码子突变的病人应在 5 岁内，609、768、790、804 或 891 编码子突变的病人应在 10 岁内接受甲状腺全切手术，但为国内医患双方接受尚需时日。处理甲状腺髓样癌时应行双侧甲状腺全切，并患侧颈淋巴结清除术，同时探查甲状旁腺，如有增生，需行 3 个半甲状旁腺全切除和 1 个甲状旁腺自体移植。

黏膜神经瘤和神经节细胞瘤病一般不会癌变，除非瘤体增大，影响器官功能，否则不需手术。马方样体形是一种全身性骨骼肌和关节病变，手术可达到矫正畸形的目的。

五、家族成员普查

（一）MEN-I 型

家族成员必须常规进行普查，包括确定基因携带者并给予相应处理，包括定期测定血清离子钙、甲状旁腺激素及其他内分泌激素，如血清促胃液素和泌乳素等，以此可提高基因携带者的早期诊断，一般每 5 年检查 1 次（Box 7-69-2）。

Box 7-69-2　Investigation of MEN

综合征	测定项目	确定基因携带者		确定后的检查	
		频率	检查年龄	频率	检查年龄
MEN-I	血清离子钙	每 3~5 年	15~50 岁	每 3~5 年	20~50 岁
	血清泌乳素	每 3~5 年	>15 岁	每 3~5 年	>15 岁
	血清促胃液素			每 3~5 年	>25 岁
	垂体影像检查			每 5~10 年	20~60 岁
MEN-Ⅱa	胃泌素试验、血清降钙素	每年	1~35 岁	1~2 年后每 5 年	终身
	12 h 或 24 h 尿测肾上腺素及去甲肾上腺素	每年	5~10 岁	每年	5~60 岁
	血清离子钙	2 年	20~40 岁	2 年	终身
MEN-Ⅱb	胃泌素试验、血清降钙素	每年	出生 ~29 岁	1~2 年后每 5 年	终身
	12 h 或 24 h 尿测肾上腺素及去甲肾上腺素	每年	5~50 岁	每年	5~60 岁

（二）MEN-Ⅱa 型

　　家族成员进行针对甲状腺髓样癌的普查。凡基础血清降钙素及戊胃泌素注射后血清降钙素均增高者属阳性结果。该试验可将正常者与早期甲状腺 C 细胞增生区分开。

（三）MEN-Ⅱb 型

　　对儿童呈现黏膜神经瘤表现者应用激惹试验测定降钙素水平，可以早期诊断甲状腺 C 细胞功能异常。

（姚榛祥）

第70章

血管外科腔内治疗技术

本章要点 (Key concepts)

- **Background**

Endovascular surgery occupies an increasingly central role in the management of patients with vascular diseases as the preeminent form of minimally invasive vascular therapy,with associated reduction in periprocedural mobidity and mortality as well as in hospital stay.

- **Primary elements of endovascular therapy**

a. Catheter suite; b. Equipments; c. Essential technique; d. Contrast medium

- **Vascular access-base of the endovascular intervention**

a. The classical procedure of the Seldinger technique; b. Two major vascular access (transfemoral access; transbrachial access).

- **Balloon catheter and angioplasty**

a. Choice criterion of balloon catheter; b. Types of the balloon catheter; c. Principles and contraindications of the angioplasty.

- **Stents and stent-grafts**

a. Definition; b. Function; c. Characteristics; d. Types.

第一节 / 概述

血管外科腔内治疗 (endovascular therapy) 是传统血管外科与介入放射学 (interventional radiology) 相结合的边缘学科产物。它与传统血管外科手术治疗相比具有创伤小、恢复快和住院周期短等优点 (Box 8-70-1),已经被国内外血管外科学界普遍接受并广泛开展。血管外科腔内治疗不同于传统的外科手术,差别主要是经皮肤或者小切口置入导管进入血管腔内实施血管疾病的治疗。原则是在 X 线透视或者血管腔内外超声影像指导下,通过导管在远离病变部位进行操作。因此,血管外科腔内治疗的兴起,首先得益于影像学技术和工艺材料学技术的进展,其次得益于介入治疗学 (interventional therapy) 的发展。完成血管腔内治疗取决于导管室 (catheter suite)、造影设备和操作技术 3 个方面。

> **Box 8-70-1 Differences between traditional operation and endovascular treatment**
>
> 1. Traditional operation
> ①long incision; ②operation with direct view; ③good exposure; ④require suture
> 2. Endovascular treatment
> ①puncture or small incision; ②operation with X-ray fluoro; ③catheter and guidewire technique; ④require patience

一、导管室和造影设备的设置

（一）导管室

导管室面积至少需要 65 m², 其中最小清洁区 45 m²。

新的导管室设计要保证彻底的手术消毒条件。因为在这些手术中,血管内要应用涤纶、聚四氯乙烯或其他血管成形材料,所以必须具备严格的消毒环境。当进行 X 线透视和血管造影时,适当的铅屏保护是保证病人和工作人员安全的必备条件。根据规定,导管室的大多数部位均需设铅屏保护。

(二) 透视设备(fluoroscopy equipments)

导管室的基本设计依赖于成像设备的类型。造影系统有固定式和移动式两种类型,选择时全面均衡两者的优缺点。一般来说,固定"C"臂造影系统有益于血管内操作,它能提供极好的成像质量,可调节 X 线源与增强器的距离,迅速获得和处理图像,构建快捷,而且使用周期长。此外,固定式造影系统还允许图像增强器沿整个动脉路径作快速水平位移动(节段造影技术),这是复杂血管内操作所要求的基本功能。固定式系统比大多数移动系统所用射线和造影剂剂量少,而且使用方便,但是固定系统成本高,并且需更多的铅屏保护(Figure 8-70-1)。移动系统价格便宜,不需要特殊设备。它可以在不同的地方为不同医务人员所使用,其缺点是成像质量和分辨率差,X 线源和增强器距离固定。大多数该类设备难以作长距离水平旋转(Figure 8-70-2)。

一般来说,外科使用的固定悬吊式"C"臂 X 线成像系统应包括一个 3/4 英寸数据记录仪和可视化造影剂注射监视器,另外还有能提供选择性动脉造影静态图像和带数字储存盘的监测器。这些都是复杂性血管腔内成形手术过程中必需的辅助设备。

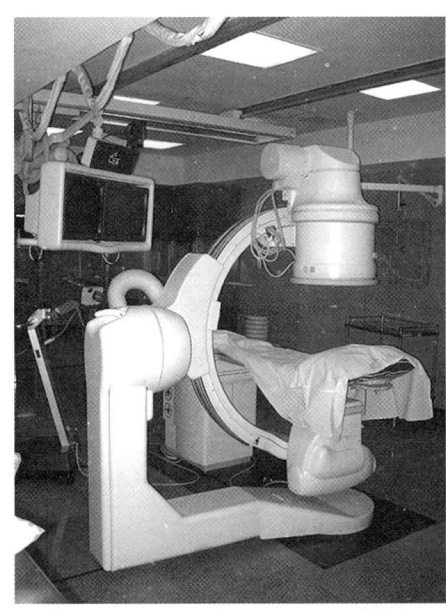

Figure 8-70-1 Standard stationary C arm image intensifier system in a radiology suite

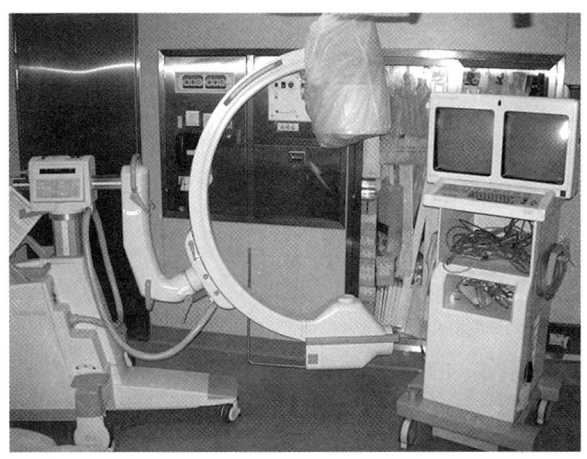

Figure 8-70-2 Portable C arm image intensifier system in operating room

二、血管内超声设备

血管内超声(endovascular ultrasound equipments)是血管造影的辅助检查。血管内超声不仅可以评价血管成形术前后血管截面积和动脉周径改变,而且可以评估动脉结构和病理学改变。例如,在主动脉夹层腔内修复术中,血管内超声可以用于破口定位及了解主动脉各分支开口与真假腔的关系等。

三、监测设备

病人在血管腔内治疗操作过程中需要持续的心电监护。高危病人,特别是在复杂和长时间操作中,还必须监测中心静脉压(CVP)。肾动脉和腹主动脉瘤上段或者胸主动脉节段操作时必须观测尿量。血管内压力梯度的评价在操作中也有很大作用,一般认为压力梯度 >10 mmHg 有治疗指征。

四、一次性材料

现在使用的多为一次性耗材,有导管鞘(sheath)、导管(catheter)、导丝(guidewire)、球囊(balloon)、支架(stent)和人工血管支架(stent-graft)等。

(一) 导管鞘

导管鞘有不同规格的长度和直径,并配有用于灌注的侧孔。由于器材的外形设计不断减小,以至目前大多数标准的血管内操作都能在 5F 鞘中进行。同时,临床上还经常使用一些特殊类型的鞘,如 6F 长鞘(introducer)用于一些颈动脉狭窄以及下腔静脉滤网植入术的病人,以保护支架或滤器进入预定部位。

(二) 导丝和导管

亲水性涂层(hydrophilic coating)导丝应用最广,比较容易穿过病变。高分辨率的透视设备能保证精确导丝定位。导管的作用包括跟踪导丝以到达目的靶区、选择进入侧支血管的通路、注射造影剂、输送和释放植入物以及测量压力等。导管是由尼龙、特富龙、聚丙烯、聚乙烯以及聚氯乙烯等材料制成。

（三）球囊

Thomas J Fogarty 在 1963 年发明了血管球囊取栓导管。Charles Dotter 于 1964 年应用球囊导管技术进行了血管内成形术。10 年以后 Gruentzig's 发明了人造橡胶球囊,使血管内球囊扩张更加安全有效,使血管腔内治疗发生了第二次变革。后来经皮球囊血管内成形术逐渐成为治疗冠状动脉和外周血管疾病的主要手段。

（四）支架和人工血管支架

在治疗冠状动脉和周围血管疾病中引入支架成形术是腔内治疗的一个里程碑。原来支架运用于血管腔高度狭窄的特殊情况,比如扩张后血管壁弹性回缩、内膜瓣片形成血管壁夹层等,现在已经是治疗颈动脉、冠状动脉、肾动脉和髂动脉等狭窄的常规手段。各种支架有各自的优缺点,放射线下的透光性也有一些区别。人工血管支架是用涤纶或者聚四氟乙烯等大分子材料制品覆盖在金属支架的表面或者内面,送到病变血管壁,使血流不再接触病变的血管壁,使动脉瘤不再破裂,或者预防管腔的再狭窄。应用人工血管支架修复胸、腹主动脉瘤取得了显著的效果。

五、造影剂

造影剂(contrast medium)的主要成分是碘化合物,它的作用是让体内原本看不见的血管在 X 线照射下显影,从而了解血管的各种病变。尽管严重的造影剂过敏反应发生率很低,但是一旦发生则常常致命。应该在有急救措施的情况下使用。

造影剂肾病比过敏反应要常见的多。脱水状态、既往有慢性肾功能不全和糖尿病的病人更容易使这种风险剧增。对于此类病人,血管造影前一定要补充足量的液体进行水化治疗。

第二节 / 经皮血管穿刺

经皮动脉穿刺(percutaneous arterial puncture)进入动脉腔内以及随后的动脉内插管技术是血管外科腔内治疗的关键技术。腔内诊断和治疗的许多并发症也与穿刺技术有关,术者必须熟练掌握穿刺技术。常用穿刺部位有腹股沟区股动脉、肘前窝区肱动脉和桡动脉。偶尔也可经颈动脉、腘动脉、足背动脉直接穿刺。

一、经股动脉穿刺

经股动脉穿刺可以解决大多数的血管腔内诊断和治疗。目前临床上应用最广泛的是 Seldinger 穿刺技术。这种穿刺针 – 导丝 – 导管穿刺装置使得进入动脉内的过程更加简单、可靠,同时并发症也少(Figure 8-70-3)。穿刺操作中有三点注意事项:①经股动脉穿刺术后的并发症最少也最轻。②穿刺点必须在腹股沟韧带以下,股骨头解剖定位起到了关键性作用,约有 70% 的人股动脉在股骨头 3 分线的内 1/3 缘(Figure 8-70-4)。③穿刺针的进针角度一般在 30°~45°。逆行股动脉穿刺是最常用的方法,依靠扪及股动脉搏动就可以判定穿刺点。尽管顺行股动脉穿刺相对困难,但通过穿刺针在股动脉内顺行注入造影剂可以帮助明确股动脉的分支解剖行径,以免穿刺针误入股深动脉而引发血管破裂、夹层等并发症。

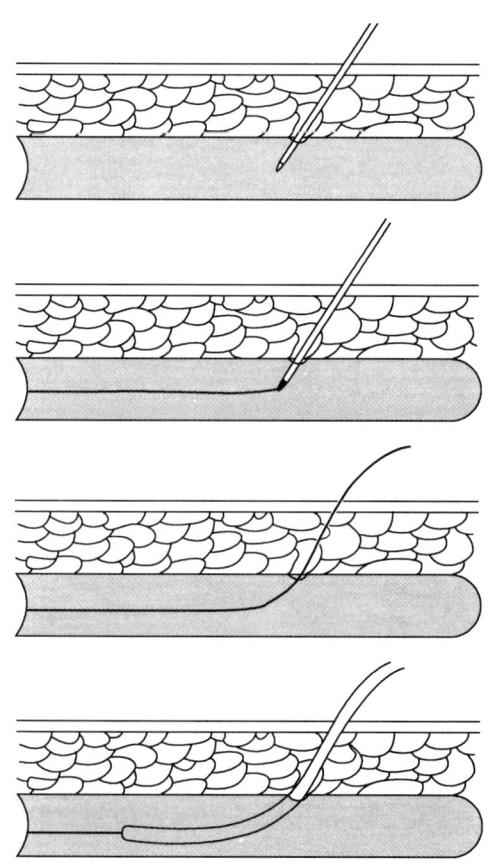

Figure 8-70-3　The Seldinger percutaneous puncture technique

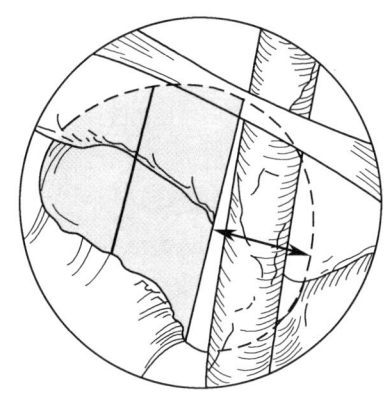

Figure 8–70–4　The common femoral artery typically overlies the middle third of the femoral head in 70% of population

二、经肱动脉穿刺

　　经左侧肱动脉穿刺也经常用于诊断性造影和治疗。穿刺点在肘前窝肱动脉的远端，因为此处的肱动脉表浅且位置相对固定，便于穿刺及压迫止血。

　　尽管目前可以使用多种类型的穿刺封堵器和封堵胶，但是在使用直径 12F 以上的血管鞘或血管内操作需和血管重建相结合时，仍须直接显露欲穿刺动脉，在直视下进行穿刺。

第三节 / 球囊扩张成形术

　　1964 年，Charles Dotter 利用 Fogarty 球囊导管进行了世界上第一例髂内动脉血管成形术。10 年后 Gruentzig's 发明了人造橡胶球囊，这使得血管腔内扩张成形术更加安全有效。直到 20 世纪 80 年代后期，我们才对球囊扩张成形术的机制有所了解。配合运用支架技术，可以防止由于单纯球囊扩张所导致的血管壁夹层和再狭窄，达到重塑血管腔的目的。

　　一般情况下，选择球囊直径依据人体正常血管的直径而非病变处的血管直径。髂动脉和锁骨下动脉直径一般在 8~10 mm；肾动脉下腹主动脉直径为 14~20 mm；肾动脉、股浅动脉通常在 5~7 mm；膝下腘动脉在 3~5 mm。静脉通常比伴行的同名动脉直径略粗 1~2 mm。女性血管直径比男性略细。球囊长度的选择应以刚好覆盖整个病灶范围为宜。

　　目前应用于临床的球囊导管有多种类型，常见的有：扩张成形导管、取栓导管、阻断导管、4~6 mm 的切割球囊导管等。其工作长度均在 70~135 cm。

　　尽管球囊扩张成形术有一定的局限性，但是随着表面亲水性涂层、微球囊、材质柔顺性的提高等一系列最新的技术的应用，球囊导管和经皮腔内血管成形术（percutaneous transluminal angioplasty，PTA）的适应证得到了更为广泛的扩展。选择球囊及球囊扩张的原则见 Box 8-70-2。

Box 8-70-2　Principle of balloon selction and PTA

(1) Select the balloon of the least diameter matching with target vessel
(2) Select the balloon with the shortest length to cover the lesion
(3) Low pressure
(4) Diameter and length of the balloon exceed those of the lesion less than 10%
(5) Avoid prolonged dilation and repeated dilation of the same lesion

---

第四节 / 支架和人工血管支架

　　血管内植入支架可以防止血管壁夹层形成，扩大闭塞狭窄段血管的内径。另外管腔越大，支架内内膜增生发生再狭窄的可能性也就越小。1983 年，Charles Dotter 将这一器材运用于临床外周血管，并首先使用"支架（stent）"这一名词。经过 20 多年的不懈努力，血管内支架成形术已成为重要的现代血管腔内治疗手段。

一、支架

　　支架大体上分球囊扩张式和自体膨胀式两种。各自特点见 Box 8-70-3。

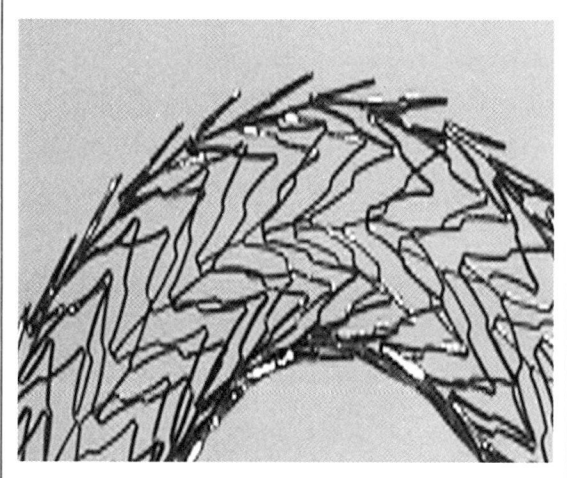
维肌性组织替代。实验表明,动脉支架植入 8 周时,新生组织达最厚,以后则逐渐由胶原组织取代。支架植入后 6 年,支架内膜发现新生组织,主要由胶原组织构成,其中散在纤维细胞。这种瘢痕形成过程可能会使支架覆盖的血管内膜变薄,支架内径变得大些。

虽然金属支架已经相当成熟,但是目前仍然还有一些新的研究方向。比如使用多聚合材料或者可吸收材料制作支架,既可重塑血管,又可避免支架永久性地留在血管腔内。支架表面涂层的研究是另一热点,其目的是降低致栓性,防止支架内再狭窄的发生。支架的涂层分为化合物涂层和生物涂层两种,这两种材料的致栓性都比金属材料低。化合物涂层可以再分为被动和主动涂层两种,主动涂层包括几种新的材料与抗凝药(如肝素)相结合涂在支架表面。有些支架已经在冠状动脉支架中有效应用。

二、人工血管支架

人工血管支架也是血管外科腔内治疗的一种很重要的器材,包括移植物和导入系统两部分。移植物由金属支架和人工血管组成,支架起到将人工血管锚定在血管壁上的作用,人工血管则起到将动脉瘤腔或者动脉破裂口与动脉血流隔绝的作用。导入系统用于将移植物送入预定位置。

根据展开方式的不同,人工血管支架可分为球囊扩张式、形状记忆自膨胀式和弹性自膨胀式 3 种。

根据不同的形态,人工血管支架可分为分叉型和直型两种。分叉型用于腹主动脉瘤的腔内修复,又可分为整体型和分体模块型两类;直型用于腹主动脉瘤、胸主动脉瘤、主动脉夹层、动静脉瘘、动脉损伤和假性动脉瘤等。其中一种特殊类型是主 - 单髂锥形(tapered, aorto-uni-iliac system)人工血管支架,即上端直径比较大,用于锚定于腹主动脉壁,下端直径比较小,可锚定于髂动脉。术中必须应用封堵器(occluder)封闭对侧髂动脉,同时加做股 - 股交叉转流术。

根据金属支架与人工血管结合的位置可以分全程支撑式、两端支撑式和一端支撑式 3 种。

根据导入系统的输送方式可分为直接推送式、预置通道式和载鞘对接式 3 种。

1991 年,阿根廷医生 Parodi 首先将自制的人工血管支架成功植入腹主动脉瘤病人体内,开辟了血管腔内治疗的新纪元。目前有多种供临床使用的人工血管支架系统,比如 EVT 系统,Talent 系统,AneuRx 系统,Vangard 系统,Zenith 系统及 Excluder 系统等。目前在国内应用最广泛

一般来说,球囊扩张式支架支撑力大且要求放置位置特别精确,适合放在相对较直、较深部位的血管;而自膨式支架顺应性好,则可以放在相对表浅且较为迂曲的血管内。当然,也可以根据医师的经验选取不同的支架。

支架植入血管后直径的大小,直接影响它本身的致血栓性和内皮细胞的生长速度。最理想的是植入后,支架的小梁都埋在血管壁内,内膜覆盖了支架表面。支架最后打开的直径比狭窄段血管大 15%~20% 时就有可能达到上述的效果。相反,如果支架打开不充分,贴壁性差,就有可能导致血栓的不断形成或内膜的过度增生,最后引起血管的再狭窄。抗凝血药和祛血小板聚集药有减少血栓形成的作用。

支架植入血管数天至数周,支架表面的血栓层会被纤

的是 Talent 系统和 Zenith 系统。

总之,使用人工血管支架治疗主动脉瘤、主动脉夹层分离、动静脉瘘、外伤甚至某些血管闭塞性疾病已经成为血管腔内治疗的重要组成部分,在技术上已经相当成熟。但是否能完全替代传统外科手术治疗大多数病人,仍需等待更多临床试验和长期随访结果的验证。

第五节 / 血管腔内治疗的围术期处理

(1) 诊断性造影前不需要给予系统性的祛血小板聚集和抗凝血药。

(2) 术前 24 h 需予充分补液、水化利尿,以排除造影剂引起的相关肾毒性。

(3) 术前 24 h 给予阿司匹林 75~100 mg 口服。

(4) 对于高血压的病人,特别是需要行肾动脉成形术的病人,手术当天清早应予降压药物口服,以免术后因血流动力学改变诱发更为顽固的恶性高血压。

(5) 在所有的介入操作中,术中肝素化抗凝非常重要。有些医生忽略了这一基本原则而出现了不必要的并发症。对于简单的、时间较短的操作,可以静脉给予肝素 20~30 mg,而在复杂的、耗时较长的操作中可给予 50~70 mg,术中检测 ACT(活化凝血时间),一般控制在 200~250 s。操作结束,当 ACT<150~160 s 时,可拔除血管鞘,压迫穿刺点止血。

(6) 所有接受外周血管腔内治疗的病人,术后均应给予阿司匹林 75~100 mg/d,并联合氯吡格雷(clopidogrel) 75 mg/d,维持 3~6 个月。注意氯吡格雷片的首次剂量最大可达 300 mg/d。

(7) 对于术前肾功能异常的病人(肌酐水平≥1.4 mg/dL),术前要求充分予以水化利尿,术中尽可能减少造影剂的用量;对于明确有肾功能不全的病人(肌酐≥2 mg/dL),只能考虑应用 CO_2 血管造影或非侵袭性的腔内超声诊断。

(8) 应充分认识 X 线对人体的伤害。长期暴露在射线中,近期会出现造血系统、胃肠道系统和中枢神经系统的异常;远期则会导致不孕、不育及肿瘤的发生。因此,做好充分完善的防护工作对于血管外科医师来说也是一个不容忽视的环节。

(符伟国)

第71章

主动脉夹层和夹层动脉瘤

本章要点 (Key concepts)

- **Background**

The process of aortic dissection is dynamic and can occur anywhere along the course of the aorta,resulting in a wide spectrum of clinical manifestations. The pathognomonic lesion is an intimal tear followed by blood surging typically antegrade and cleaving the intimal and medial layers of the aortic wall longitudinally for a variable distance;the degree of the aortic wall circumference involved also in variable. Typically,one or more tears in the intimal septum allow communication between the true and false lumen.

- **Clinical presentation**

The clinical manifestations of acute aortic dissection are diverse and often may be dominated by a specific malperfusion syndrome,such as stroke or mesenteric ischemic. The most common presenting symptom is pain in more than 93% of patients.

- **Diagnosis**

The modalities currently available for use in the diagnosis of acute dissection include chest radiography,contrast computed tomography (CT), magnetic resonance imaging (MRI), and transthoracic or transesophageal echocardiography (TTE/TEE).

- **Priciples of medical therapy**

Prompt institution of medical therapy to lower systemic blood pressure and Dp/Dt is a key element of initial therapy for all patients with the goal of stabilizing the extent of the dissection,reducing intimal flap mobility, relieving dynamic aortic branch obstruction,and decreasing the risk of rupture.

- **Surgical therapy**

a. Graft replacement of ascending aortic dissection; b. Graft replacement of descending aortic dissection; c. Stent graft repair of dissection entry site; d. Endovascular approach to malperfusion syndrome.

主动脉夹层是指血液通过主动脉内膜裂口进入主动脉壁并造成动脉壁的分离,是一种发生于主动脉的常见的凶险疾病,年发病率为(5~10)/100 000,死亡率约1.5/100 000,男女发病率之比为(2~5):1,常见于45~70岁人群,男性发生平均年龄为69岁,女性发生平均年龄为76岁。大约70%的内膜撕裂口位于升主动脉,20%位于降主动脉,10%位于主动脉弓的三大血管分支处。

第一节 / 病因学

主动脉夹层是主动脉异常中膜结构和异常血流动力学相互作用的结果。当各种原因造成血管顺应性的下降时,使得血流动力学对血管壁的应力增大,造成血管管壁的损伤,又再次使血流动力学对血管壁的应力增大,直至撕裂动脉壁形成主动脉夹层。

一、遗传性疾病

马方综合征是公认的易患主动脉夹层的遗传病。据文献报道75%的马方综合征病人可发生主动脉夹层,还有 Turner 综合征、Noonan 综合征和 Ehlers–Danlos 综合征都容易发生主动脉夹层。病人发病年龄比较轻,主要病变是中膜的纤维素样病变坏死。病变造成中膜层的缺血薄弱,顺应性的下降。

二、先天性心血管畸形

据统计,主动脉夹层病人中9%合并有先天性主动脉瓣畸形。先天性主动脉缩窄的病人夹层的发病率是正常人的8倍。以主动脉缩窄为例,缩窄的近端主动脉承受了异常的血流,而远端血流冲击减弱,夹层几乎都出现在缩窄的近端。

三、高血压

高血压在主动脉夹层形成中的作用是肯定的,大约80%的主动脉夹层病人合并有高血压。研究发现,血压变化率愈大,主动脉夹层也就愈容易发生且进展快,波动性血压在 120 mmHg 时就可能引起。

四、特发性主动脉中膜退行性变化

中膜退行性变化主要出现于高龄病人的夹层主动脉壁中,包括囊性坏死和平滑肌退行性变化。这两种变化往往不是单独存在发展的,但不同年龄段有不同的特征。文献报道,小于 40 岁者以中膜囊性变为主,随着年龄的增大平滑肌细胞的退行性病变渐为主要。

五、动脉粥样硬化

粥样硬化斑块可能堵塞动脉滋养血管而引起壁内血肿,另外粥样硬化斑块破坏了主动脉壁的顺应性,导致血流动力学的改变,使得斑块周围的内膜易被撕裂。

六、主动脉炎性疾病

主动脉炎性疾病造成主动脉夹层较为罕见,主要是一些结缔组织病变,比如巨细胞动脉炎、系统性红斑狼疮和肾性胱氨酸病等。

七、损伤

外力撞击引起的主动脉夹层并不罕见。大多数人认为,是由于位于固定与相对不固定交界处的主动脉中膜、内膜在瞬间外力的冲击下发生扭曲断裂,血液涌入,导致夹层动脉瘤形成。但有研究表明,如果没有中膜层的病变基础,顶多形成局限性血肿或者夹层,而不会导致广泛的主动脉夹层。

第二节 / 病理学

一、临床病理学

(一)分型

主动脉夹层的分型是根据夹层内膜裂口的解剖位置和夹层累及的范围。1965 年,DeBakey 等人提出三型分类法。Ⅰ型:即主动脉夹层累及自升主动脉到降主动脉甚至到腹主动脉。Ⅱ型:即主动脉夹层累及范围仅限于升主动脉。Ⅲ型:即主动脉夹层累及降主动脉,其中未累及腹主动脉者为ⅢA 型,累及腹主动脉者为ⅢB 型(Figure 8–71–1)。

1970 年,Daily 等人提出的 Stanford A 型相当于 DeBakey Ⅰ型和 DeBakey Ⅱ型,Stanford B 型相当于 DeBakey Ⅲ型。

(二)分类

Ⅰ类是典型的主动脉夹层,即撕脱的内膜和中膜片将主动脉分为真假两腔,见 Figure 8–71–2A。两腔压力不同,假腔周径常大于真腔,真假腔经内膜的破裂口相通。夹层病变可从裂口开始向远端或者近端发展,病变累及主动脉

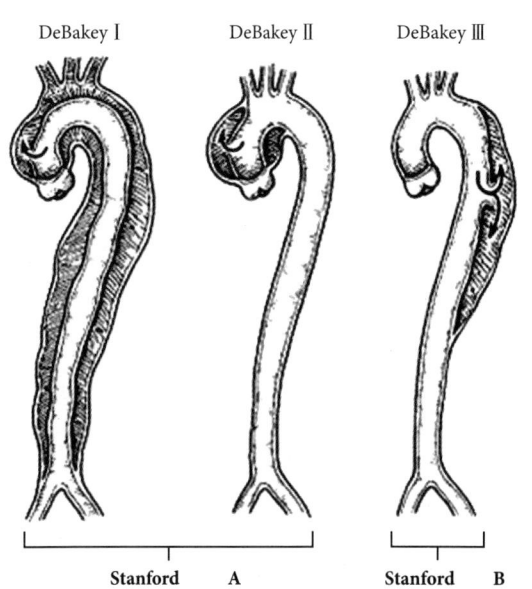

Figure 8–71–1 Dissection classified by the DeBakey system and Stanford system

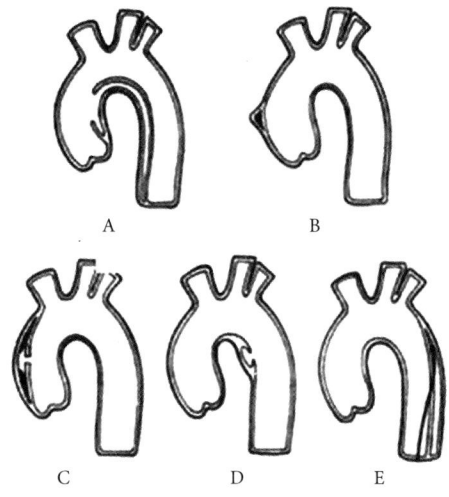

Figure 8-71-2　Category of aortic dissection
A. Typical aortic dissection; B. Aortic medial degeneration, intimal hemorrhage and hematoma; C. Micro-laminated secondary thrombosis; D. Aortic wall ulcer; E. Traumatic aortic dissection

的分支时可导致相应并发症的发生。Ⅱ类是主动脉中膜变性,内膜下出血并继发血肿,见 Figure 8-71-2B。影像学检查往往不能发现其内膜存在破损或者裂口。随访资料证实主动脉壁内出血及血肿形成的病人中 28%~47% 会发展为Ⅰ类主动脉夹层,10% 的病人可以自愈。Ⅲ类即微夹层继发血栓形成,见 Figure 8-71-2C。这种病变在随访中呈现两种预后,如果内膜破损在继发血栓基础上愈合,则称为不完全性微小夹层;如果破损扩大,血流进入已经破坏的中膜,则形成典型Ⅰ类主动脉夹层。Ⅳ类即主动脉斑块破裂形成的主动脉壁溃疡,见 Figure 8-71-2D。这种病变主要局限于胸降主动脉和腹主动脉,一般不影响主动脉的主要分支,溃疡病变的持续发展可导致主动脉破裂、假性动脉瘤或者主动脉夹层形成。Ⅴ类即创伤性主动脉夹层,见 Figure 8-71-2E。

（三）分期

传统的主动脉夹层的分期以 14 d 为界限。发生夹层 14 d 以内为急性期,超过 14 d 为慢性期。分类的原因是 14 d 以内主动脉夹层的并发症发生率尤其是破裂率远远高于 14 d 以上的。DeBakey 等人又根据主动脉壁结构的炎症程度,将慢性期中 2 周到 2 个月定义为亚急性期,在此期间主动脉壁脆性和炎症程度较前 2 周轻。

二、组织病理学

急性夹层动脉的内、外壁组织水肿、脆弱,夹层中可见血栓和流动的血液。大体标本可见主动脉壁呈蓝色,伴肿胀,在外壁薄弱处可见有血液渗出。大多数急性主动脉夹

层的主动脉直径并没有扩大,而慢性夹层动脉瘤的主动脉直径是扩大的。

主动脉夹层可以沿主动脉顺行撕裂,也可以逆行撕裂,还可以同时向两个方向撕裂。撕裂可以发生在裂口形成后的数秒钟内,也可以发生在不能有效控制血压波动的情况下。Stanford B 型夹层较少发生逆行撕裂,逆行撕裂波及主动脉弓部的概率为 10%~15%。顺行撕裂通常呈螺旋状,并累及了降主动脉圆周的外 1/2~2/3,并且很少局限于降主动脉近端。一些病例由于膈肌主动脉裂口有比较僵硬的纤维连接组织附着,引起顺行撕裂停止在膈肌水平;但是大多顺行撕裂夹层累及整个腹主动脉甚至达到髂动脉水平。胸、腹主动脉夹层往往累及主动脉的左后外侧部位,常出现内脏动脉和右侧肾动脉真腔供血,左肾动脉假腔供血。夹层的出口往往在肋间动脉、腰动脉或者内脏动脉根部附近,并伴有这些动脉的断裂,有的出口在夹层的远端。假腔内血流的速度是造成夹层破裂、缺血并发症及血栓形成的主要因素。

主动脉夹层向腔外破裂的位置主要取决于腔内原发性撕裂的位置。心包积血是主动脉夹层死亡的主要原因。其中升主动脉向心包内破裂的占 70%;主动脉弓向心包内破裂的占 35%;胸降主动脉为 12.3%;而原发裂口在腹主动脉的仅占 7%。除心包积血外,胸腔段破裂出血最易发生的部位以左侧为主,与右侧的比例约为 5∶1。

组织病理学上最突出的变化是中膜的退行性变化。急性期主动脉壁出现严重的炎症反应,慢性期可见新生的血管内皮细胞覆盖于假腔表面。弹力纤维的退行性变化主要出现在 40 岁以下的病人,大多数与遗传性疾病有关。镜下表现为弹力纤维消失,为黏多糖所取代,血管壁结构消失,平滑肌排列紊乱,即所谓"囊性坏死"。平滑肌的退行性变化多见于老年人,尤以高血压病人多见。镜下主要表为平滑肌细胞减少,被黏液样物质所替代。

三、病理生理学

（一）Stanford A 型夹层

发生于升主动脉的急性夹层多累及整个主动脉弓,仅有 10% 的病人局限于升主动脉或者主动脉弓。大多数主动脉夹层向远端发展,内脏动脉有不同程度受累。冠状动脉所在的瓣叶常会因夹层逆行撕裂而失效,进而脱垂的瓣膜进入左心室,导致急性主动脉衰竭。夹层累及冠状动脉所致的猝死其表现和急性心肌梗死一样。血流涌入心包造成填塞或者破入纵隔都可致猝死。

一般认为,Stanford A 型夹层的早期病死率高于

Stanford B 型,后者常进入慢性病程。Stanford A 型病人约 2/3 在急性期内死于夹层破裂或者心脏压塞、心律失常、主动脉功能衰竭以及冠状动脉闭塞等并发症。

(二) Stanford B 型夹层

Stanford B 型急性期夹层主要的并发症是夹层动脉瘤破裂和脏器缺血,病死率在 30% 以上。夹层裂口和假腔的位置使得急性期 B 型夹层破裂发生于左侧胸腔,同时发生胸膜的破裂和血胸,造成病人死亡。破裂还可以发生在纵隔、右侧胸腔、腹膜后或者腹腔。有少数报道夹层破裂进入心包、食管、气管和肺内。

缺血并发症是急性Ⅲ B 型主动脉夹层主要的特征性临床表现,由累及降主动脉和腹主动脉分支引起。大多数夹层病人发生主动脉闭塞是由于假腔对真腔压迫形成,并常见与胸腹主动脉交界部位。某些急性期时,夹层进展导致真腔进行性狭窄,血压进一步升高,增加了夹层破裂和远端缺血的概率,影响脊髓、肾、消化道和下肢供血。如果夹层出口能够扩大到可以重新恢复腹主动脉血供,夹层进展可以自行停止。如果出口不够大,夹层持续进展,就需要采用外科处理。夹层发生缺血并发症的原因有三种机制:一是假腔压迫真腔造成分支动脉开口狭窄;二是夹层延伸进入分支动脉壁造成分支动脉管腔狭窄;三是夹层裂口撕裂的内膜活瓣封闭了分支动脉开口。

经过药物治疗,大多 Stanford B 型夹层可以度过急性期到达慢性期。CT 发现少数 B 型夹层可以自行愈合,但多数 B 型夹层由 CT 影像发现存在假腔内血栓形成和主动脉中度扩张,约 85% 出现假腔血栓后部分再通。假腔的进行性扩张会造成约 35% 动脉瘤的形成。

动脉瘤的形成主要局限于降主动脉上方与裂口相对的位置或者在肾动脉以下的腹主动脉段。动脉瘤的形成是夹层晚期破裂并造成降主动脉夹层死亡的主要原因,假腔的完全血栓化,预示着愈后良好。一旦血栓化的夹层再复发或者继发动脉瘤形成,仍有较高的破裂率。

第三节 / 主动脉夹层的诊断

一、临床表现

典型的主动脉夹层病人往往是 60 岁左右的男性,90% 伴有高血压病史和突发剧烈的无法忍受的胸背痛史。可能出现心力衰竭和心脏压塞引起的低血压和休克。如果主动脉分支动脉闭塞,则出现相应的脑、肢体、肾和腹腔脏器缺血症状,比如脑卒中、少尿、截瘫、腹痛和下肢缺血等。左侧喉返神经受压时可出现声带麻痹;夹层穿透气管和食管时可出现咯血和呕血;夹层压迫上腔静脉出现上腔静脉综合征;压迫气管表现为呼吸困难;压迫肺动脉出现肺栓塞体征;夹层累及肠系膜上动脉和肾动脉可引起肠麻痹乃至坏死和肾梗死等体征。在 Stanford A 型夹层病人中 50% 有舒张期主动脉瓣反流性杂音。胸腔积液也是主动脉夹层的一种常见体征,多出现于左侧。

二、影像学检查方法的选择和应用

(一) 主动脉超声检查

经胸主动脉彩超(TTE)和经食管主动脉彩超(TEE)的优点是可在床边进行,可定位内膜裂口,显示真、假腔的状态以及血流情况,并可显示并发的主动脉瓣关闭不全、心包积液和主动脉弓分支动脉的闭塞。

(二) CTA

CTA 可观察到夹层隔膜将主动脉分割为真假两腔,提供主动脉全程的二维和三维图像(Figure 8-71-3)。

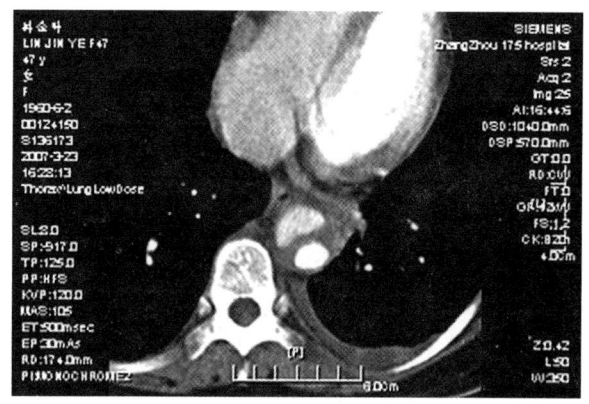

Figure 8-71-3 **Contrast enhanced CT show the true and false lumen of the descending aorta**

(三) MRA

MRA 可从任意角度显示主动脉夹层真、假腔和累及范围,诊断主动脉夹层的准确性和特异性与 CTA 相仿。

(四) DSA

主动脉 DSA 仍然保留着诊断主动脉夹层"金标准"地位。可以全面评估主动脉夹层破口的数量、分布、大小以及与重要分支动脉的关系,结合 MRA 和(或)CTA 精确评估瘤颈的口径、长度和扭曲角度等,选定腔内移植物和确定治疗操作方案。经股动脉插管有时不易进入夹层真腔,可经肱动脉插管。三维 DSA 造影对准确判断夹层破口的大小和位置效果更好。

（五）血管腔内超声

血管腔内超声可以显示主动脉腔内的结构,已经用于评判夹层破口和内漏。

三、诊断要点

（一）明确是否有主动脉夹层

典型的主动脉夹层不难诊断,但是应该和动脉粥样硬化性主动脉瘤破裂鉴别（Table 8-71-1）。

Table 8-71-1　Differential diagnosis of aortic dissection and atherosclerotic aneurysm

	Aortic dissection	Atherosclerotic aneurysm		Aortic dissection	Atherosclerotic aneurysm
Aortic caliber	Slightly dilated	Obviously dilated	Parietal thrombus	Only in false lumen	Lumen
Thickness of aortic wall	Normal	Notable thickening	Slowly blood flow	Only in false lumen	Lumen
Surface of lumen	Smooth	Rough	Double tube sign	Present	Not present

（二）明确主动脉夹层的病因、分型、分类和分期

主动脉夹层的病因、分型、分类和分期是决定治疗的依据,在获得完整的病史和 CTA 或者 MRA 等影像学资料后,应该尽快做出综合判断,确定主动脉夹层破口的位置和数量是治疗的主要基础。传统手术旨在以人工血管置换病变动脉段;腔内治疗的原则是用腔内移植物封闭破裂口,隔绝真假腔,消除主动脉夹层破裂的可能。

（三）鉴别真假腔

鉴别真假腔是腔内治疗的关键,需要综合判断,常用的指标见 Table 8-71-2。

Table 8-71-2　Differential diagnosis of the true and false lumen

	True lumen	False lumen
Caliber	Often smaller than false lumen	Often bigger than true lumen
Pulsation phase	Expanded in systolic phase	Compressed in systolic phase
Blood-flow direction	Antegrade in systolic phase	Antegrade or retrograde in systolic phase
Positon	Often in the inner circle of aortic arch	Often in the outer circle of aortic arch
Blood-flow rate	Often normal	Often slow
Parictal thrombus	Seldom	Common

（四）确定有无外渗和破裂预兆

主动脉夹层外渗导致的心包腔积液是急性主动脉夹层死亡的主要原因之一。MRA 和 CTA 检查经常发现纵隔和胸膜腔积液。进行性外渗是破裂的预兆,也是急诊行手术或者腔内治疗的主要指征。

（五）确定有无主动脉瓣反流和心肌缺血

脉压增大和心脏舒张期杂音常提示主动脉瓣反流,超声检查可以明确诊断。如果发现主动脉瓣反流,则同时测量反流量和主动脉瓣环的直径,判断有无手术指征。主动脉夹层累及冠状动脉开口时导致心肌缺血,需要与并存的冠脉狭窄鉴别,必要时进行 TEE 和 DSA 检查。

（六）确定有无主动脉分支动脉受累及

主动脉分支动脉受累可导致受累靶器官缺血的各种临床症状,同时主动脉的重要分支动脉受累导致的脏器急性缺血也是主动脉夹层急诊手术的指征之一。无名干或颈总动脉受累可导致脑梗死,肾动脉受累可导致肾梗死或肾缺血性高血压,髂动脉受累可导致急性下肢缺血,肋间动脉受累可导致截瘫。

第四节 / 主动脉夹层的治疗

一、内科治疗

主动脉夹层的内科治疗既是一种独立的治疗方法,也是手术前后不可缺少的治疗。主要目的是控制血压,防止主动脉夹层的扩张和破裂。发病的 48 h 内静脉给药,病情控制后改为口服长期维持。常用的降压药物有血管扩张药、β-受体阻滞药和钙拮抗药,降低心肌收缩力和减慢左心室收缩速度,降低血压,将收缩压控制在 100~120 mmHg,

心率维持在 60~75/min。病人手术后或者内科治疗后疼痛等症状缓解,血压脉搏得到控制时,则改用口服药物,每 3~6 个月进行影像学随访。

急性主动脉夹层病人疼痛剧烈时可给予吗啡等药物。镇静对稳定血压很重要。过度制动不利于镇静,建议病人适当活动,避免精神过度紧张。

二、外科治疗

(一) Stanford A 型主动脉夹层

手术的目的是封闭升主动脉撕裂口,根据夹层病变累及和扩展的范围而采用不同的方法。主要术式如下。

1. Bentall 手术　适用于 Marfan 综合征合并 Stanford A 型夹层,并有主动脉瓣病变者。

2. Wheat 手术　适用于高血压或者动脉硬化所致的 Stanford A 型主动脉夹层,并有主动脉瓣病变者。

3. Cabrol 手术　适用于整个主动脉根部受累,或者合并主动脉瓣环扩大,或者夹层累及室间隔,需要带瓣的人工血管置换术者。

4. 升主动脉移植术　适用于 Stanford A 型主动脉夹层而主动脉瓣正常者。

5. 主动脉弓移植术　适用于 Stanford A 型主动脉夹层合并主动脉弓分支狭窄者。

(二) Stanford B 型主动脉夹层

Stanford B 型主动脉夹层的手术一种是主动脉病变修复技术,另一种是解决主动脉夹层所致的缺血并发症。这些方法可以单独应用,也可合并使用。主要术式如下。

1. 人工血管置换术　适用于急性 B 型夹层,切除病变最严重的主动脉段;关闭夹层远端出口;重建远端主动脉和分支血流。

2. 胸主动脉夹闭术　第一阶段用人工血管移植物通过胸腹正中切口进行升主动脉和腹主动脉旁路术,第二个阶段从左侧锁骨下动脉远端阻断主动脉。

3. "象鼻"技术　用于慢性胸主动脉瘤和I型主动脉夹层的治疗,近来逐渐用于III型主动脉夹层的治疗。

4. 夹层开窗术　开窗术为假腔制造一个足够大的流出道进入真腔,方法是夹层累及主动脉显露、控制、切开,主动脉夹层的隔膜被切除,主动脉重新关闭缝合,是一种姑息方法。

5. 主动脉分支重建术　如果开窗术失败,可以选择特殊主动脉分支重建术。供血动脉可以来自锁骨下动脉、腋动脉或者升主动脉,也可来自无夹层的髂动脉和股动脉等。

(三) 血管腔内治疗

1. 适应证　血管腔内治疗要求主动脉夹层有适当长度和强度的瘤颈以固定移植物,隔绝的动脉段无重要的分支。慢性期 Stanford B 型主动脉夹层只要瘤颈长度 >1.5 cm,就能接受血管腔内治疗。目前对腔内隔绝术治疗主动脉夹层的手术适应证仍然有争论。对于 B 型夹层,尽管仍有学者不主张在急性期或者亚急性期手术,但是近年的临床研究表明,血管腔内治疗急性期和亚急性期 B 型夹层的近期效果良好。对于 A 型夹层,一般主张急性期进行传统开放性手术。

从夹层的分区看,直径 <5 cm (直径 >5 cm,很难有合适覆膜支架)或者有并发症的急性期和慢性期 B 型夹层,内膜裂口位于左锁骨下动脉开口远端 1.5 cm 以上者是目前腔内治疗的首选;A 型主动脉夹层的腔内隔绝术治疗虽然存在争议,但内膜裂口距离冠状动脉开口 2 cm 以上已经有治疗成功的先例。B 型内膜内膜裂口距离位于主动脉弓区的可以在腔内治疗前预置颈动脉旁路术。临床工作者也在研究使用分支移植物治疗这种类型的病变。

2. 禁忌证　主动脉夹层的位置、形态不适合于腔内隔绝术治疗,比如急、慢性期 A 型主动脉夹层、内膜破口距离冠状动脉动脉开口 2 cm 以内;通路动脉病变不能导入腔内治疗器材;严重合并症者,如严重凝血功能障碍;并存恶性肿瘤或者其他疾病者预期寿命不超过 1 年。

(景在平)

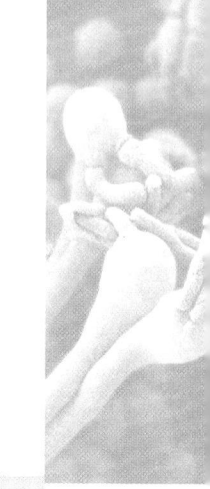

第 72 章

腹主动脉瘤

本章要点 (Key concepts)

● **Background**

Abdominal aortic aneurysm (AAA) is the continuous expansion of abdominal aorta due to multiple causes. It generally involves the sub-renal segment and is at much higher risk of rupture with the maximal diameter over 5 cm.

● **Risk factors**

a. Atherosclerosis; b. Medial dysplasia; c. Inflammation; d. Genetic suspetibility.

● **Diagnosis**

a. Duplex; b. CT and CT angiogram (CTA) ; c. MRA; d. DSA.

● **Management**

Surgical treatment is the only curative option, which includes the conventional open surgery and newly-developed endovascular therapy. The indications include maximal diameter>5 cm, symptomatic AAAs, fast expansion of the aneurysm and rupture. Mortality of conventional surgery is about 5%, while the mortality and morbidity of endovascular therapy are lower than open surgery. Thus endovascular therapy is more tolerable for patients with old age and poor conditions.

腹主动脉局限或者弥漫性膨出,最大直径达到正常腹主动脉直径 1.5 倍以上称为腹主动脉瘤(abdominal aortic aneurysm,AAA)。腹主动脉瘤是最常见的动脉扩张性疾病,我国的发病率也在逐年上升。98% 腹主动脉瘤位于肾动脉开口远端的腹主动脉。本章的阐述仅仅限于肾动脉水平以下的腹主动脉瘤。

一、病因及病理

腹主动脉瘤壁的主要病理表现为内膜消失和中膜弹力层断裂,中心环节是基质蛋白的结构失衡,由于各种基质金属蛋白酶(matrix metal proteinase,MMP)降解活性失调,导致管壁总蛋白、微纤维蛋白以及胶原纤维含量的增加,同时弹性纤维含量的减少。研究表明,腹主动脉瘤的形成是多因素相互作用的结果。

(一) 动脉粥样硬化

动脉粥样硬化是动脉瘤最常见的病因,占全部病例的 95% 以上。动脉壁脂质沉积引起内皮细胞损害和纤维化改变,在此基础上进一步累及中层弹力纤维以及动脉壁全层,妨碍中层仅有的营养来源,导致弹力蛋白和胶原蛋白的结构退变,引起管壁局部变形、萎缩、脆弱而形成动脉瘤。

(二) 动脉壁的炎症反应

腹主动脉瘤的典型特征是显著炎症细胞浸润,使动脉壁完整性遭受破坏。研究表明,腹主动脉瘤壁的炎性渗出细胞有潜在分泌所有 MMP 的能力,参与细胞外基质蛋白的降解。

(三) 血流动力学因素

腹主动脉瘤好发于肾动脉以下主动脉,可能是由于其独特的血流动力学因素所致,其中脉压的影响最大,同时由主动脉分支所引起的血流动力学变化也可使肾下主动脉备受血流冲击。

(四) 遗传因素

主动脉壁先天性发育不良,导致脆性和破裂风险增高,主要是 Marfan 综合征中胶原纤维蛋白变异和 Ⅳ 型 Ehlers-Danlos 病中 Ⅲ 型胶原蛋白变异;许多流行病学报告表明有遗传缺陷者患腹主动脉瘤概率比正常人高;相关性分析表明腹主动脉瘤可能与α1抗胰蛋白酶、MMP-2以及原纤维基因的突变有关。

腹主动脉瘤的自然病程是进行性增大到最后破裂，破裂后一般先形成腹膜后血肿，继而破向腹腔，病人因失血性休克而迅速死亡。几乎所有腹主动脉瘤腔内都有血凝块，即附壁血栓，附壁血栓脱落可引起远端动脉栓塞。

二、临床表现

（一）腹部搏动性肿块

多数腹主动脉瘤缺乏明确症状，往往是在体格检查时偶然发现，腹部搏动性肿块是最典型的体征，常位于脐左上方，呈膨胀性搏动。

疼痛主要为腹部、腰背部疼痛，多为胀痛或者刀割样痛，一部分病人有腹部隐痛。当动脉瘤迅速增大时，牵拉腹膜引起剧烈腹痛，并向腰背部放射。腹部触诊可有压痛。突发性剧痛伴失血性休克症状提示有破裂可能。

（二）下肢动脉栓塞

瘤壁的附壁血栓或者动脉粥样硬化斑块脱落引起远端动脉栓塞。

（三）压迫症状

较大的动脉瘤可引起邻近脏器的压迫症状，如压迫胃肠道，导致梗阻症状，以十二指肠最多见；如果压迫输尿管，则可导致肾积水。

（四）破裂

破裂是腹主动脉瘤最严重的并发症。如果破裂向游离腹腔，可发生猝死；破裂局限于后腹膜，病人常有腹部或腰背部持续性剧痛，体检发现腹部搏动性肿块，并伴有休克表现。一部分病人的腹部体征和休克表现不明显，容易延误诊断。

（五）腹主动脉肠瘘和腹主动脉下腔静脉瘘

瘤体偶尔会粘连和侵蚀邻近肠管，最终发生腹主动脉肠瘘，多发于十二指肠第4段，起初表现为慢性上消化道失血，如黑便和贫血，最终出现突发性呕血和休克。如果发生腹主动脉下腔静脉瘘，多数病人会因下腔静脉和肾静脉高压而出现下肢肿胀和血尿，腹部听诊可闻及典型的隆隆样杂音。约75%的病人可出现急性心力衰竭。

（六）其他

炎性或者感染性腹主动脉瘤可出现发热等中毒症状。

三、诊断

80%～90%腹主动脉瘤可通过体格检查扪及腹部搏动性肿块做出初步诊断。80%肿块位于脐周或者脐左上方，搏动频率与心率一致。瘦弱的病人因腹壁较薄，常能扪及正常的腹主动脉搏动，不要误诊为腹主动脉瘤。此外，伴有传导性搏动的腹腔或者后腹膜肿瘤常与腹主动脉瘤相混淆，但此类肿块缺少向四周的膨胀性搏动。确诊腹主动脉瘤应该做影像学检查。

（一）B超和彩色多普勒超声检查

可以明确有无腹主动脉瘤、动脉瘤的部位和大小。超声检查还可用于腹主动脉瘤筛选，以及对较小动脉瘤的随访。

（二）CTA

CTA除了对诊断腹主动脉瘤有肯定价值以外，还能清晰地显示瘤体结构和附壁血栓，精确地测量腹主动脉瘤的解剖学参数，如瘤颈的直径和长度、瘤体的直径和长度等，立体显示动脉瘤及其近远端动脉的形态，明确动脉瘤与肾动脉及髂动脉的关系（Figure 8-72-1）。这些信息是腹主动脉瘤腔内治疗前评估的主要参考依据。此外，CT对于炎性腹主动脉瘤和破裂的腹主动脉瘤有很大诊断价值。

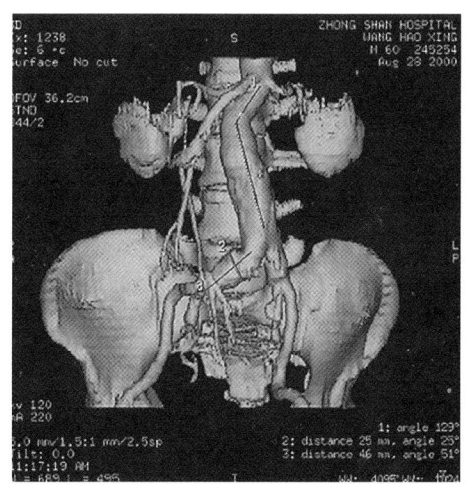

Figure 8-72-1　CTA image of AAA

（三）MRA

MRA具有与CTA相似的诊断价值，但精确度略差。同时MRA检查还受体内金属置入物的限制。严重肾功能不全病人可作为首选影像检查。

（四）DSA

随着CT和MRI技术的出现，有创的血管造影因为不能准确反映附壁血栓和瘤体的真实大小而有其局限性。但当上述检查方法不能明确动脉瘤与肾动脉、髂动脉以及各内脏动脉的关系时，可进行DSA检查。此外，在腔内治疗时血管造影仍然是测量的最终依据。

四、治疗

腹主动脉瘤最终会发生破裂,因此只有外科治疗才是根本的治疗手段。自1951年DuBost首次成功地施行腹主动脉瘤切除、人工血管移植术后,经不断改良,这一术式已成为血管外科的经典手术,周术期死亡率在5%以下。1991年,Parodi首次成功施行腹主动脉瘤腔内人工血管内支架植入术,它具有创伤小、恢复快、死亡率低的优点,特别适用于无法耐受传统手术治疗的高龄和全身状况不佳的病人,因而得到推广。

(一)手术指征

掌握腹主动脉瘤外科治疗指征涉及瘤体破裂风险、治疗风险和生存预期三方面。对有症状、有破裂趋势或者并发下肢动脉栓塞、腹主动脉肠瘘和腹主动脉下腔静脉瘘等的病人,应该尽早行手术治疗。腹主动脉瘤破裂的病人必须急诊手术以挽救生命。对无症状病人,通常以瘤体最大直径为5 cm作为指征;直径小于5 cm的可以每隔6个月进行超声或CT等检查随访,如果直径达到5 cm或者6个月内最大直径增长超过0.5 cm时,应该手术。年龄轻、女性、全身情况好、选择腔内治疗的病人,腹主动脉瘤最大直径4~5 cm就可以考虑手术。反之,高龄、全身状况欠佳的病人外科治疗应慎重,恶性肿瘤等临终病人不考虑外科治疗。

(二)传统手术治疗

1. 术前准备　对有心绞痛、心肌梗死、心律失常及心功能不全的病人,术前必须详尽检查,评估其心功能状况,严重冠心病病人应该延期手术,先进行冠状动脉旁路或者冠状动脉扩张成形术。对有慢性阻塞性肺疾病的病人,术前给予抗感染、解痉治疗以及呼吸功能锻炼。所有病人应该戒烟。高血压和糖尿病病人须控制血压和血糖。术前30 min常规使用广谱抗生素。

2. 麻醉　绝大部分病人在全身麻醉下接受手术。全身和硬膜外联合麻醉下施行手术有减轻术中全麻的深度和术后硬膜外镇痛治疗的优点。同时,硬膜外麻醉可以降低交感-儿茶酚胺系统的应激反应,减少心血管并发症。

3. 手术步骤　手术途径分为经腹膜和后腹膜两种。大多数术者采用经腹腔途径。

(1)病人平卧,采用自剑突至耻骨联合的正中切口。

(2)进入腹腔后全面探查肝、胆、胰、胃肠和盆腔。如果发现事先未预料的腹腔病变,则根据病变性质决定手术方案,即能够切除的腹部肿瘤与腹主动脉瘤应该分二期手术,视病情严重程度,决定何者优先;晚期恶性肿瘤或者急

性感染性疾病,应中止手术。

(3)将小肠推向右侧,在肠系膜根部左侧自胰腺下缘纵向切开后腹膜至髂动脉,显露瘤体(Color figure 29)。

(4)解剖瘤体近端腹主动脉的前壁和两侧壁。

(5)解剖瘤体远端双侧髂动脉的前壁和两侧壁,应游离至相对正常的动脉壁。分离髂动脉时,注意识别并保护输尿管和盆腔自主神经。

(6)阻断动脉前向瘤体或者静脉注入肝素。先阻断瘤体远端的两侧髂动脉,然后在肾动脉下方阻断腹主动脉。

(7)纵行切开瘤体前壁,取尽附壁血栓。缝扎出血的腰动脉和骶中动脉。

(8)选用长度和直径适宜的膨体聚四氟乙烯(ePTPE)或者涤纶(Dacron)人工血管与自体动脉端端吻合(Color figure 30)。动脉瘤未累及髂总动脉时可选用直型人工血管。

(9)肠系膜下动脉在以下情况下可以结扎:①动脉直径<3 mm或者已经闭塞。②回血良好。③阻断后乙状结肠色泽正常。④至少一侧髂内动脉通畅。否则,应在肠系膜下动脉起始处剪取环状腹主动脉壁,把肠系膜下动脉移植于人工血管上。

(10)将动脉瘤壁包饶缝合在人工血管外,缝合后腹膜。检查足背动脉搏动,排除远端栓塞,逐层关腹。

病人术后送监护室进行观察,待生命体征稳定后再转入病房。

4. 术中和术后并发症

(1)出血　术中出血以静脉损伤最常见。分离动脉时应注意保留后壁,可明显减少静脉损伤的机会。术中弥漫性渗血往往是因为体温过低和大量失血后血小板及凝血因子丧失造成。预防措施有补液加温,及时补充血小板和凝血因子,自体血回输等。术后出血往往是由于术中止血不彻底,应及时手术探查止血。

(2)医源性损伤　分离髂动脉时应注意识别和保护输尿管。输尿管损伤多发生于巨大腹主动脉瘤、炎性腹主动脉瘤及腹主动脉瘤破裂的手术中。一旦发生损伤,应置入连接肾盂和膀胱的双"J"管,并用7-0可吸收缝线间断修补破损处,双"J"管于术后1~3个月拔除。

(3)血流动力学改变　术中阻断腹主动脉尤其是腹腔干水平的高位阻断使心脏后负荷突然增加导致血压骤升,可诱发或者加重心肌缺血。相反,松钳后由于心脏后负荷骤降,毛细血管床扩张,并伴随下肢缺血而产生的大量钾离子、酸性代谢产物及心肌抑制因子等的回流,可导致难以恢复的"松钳性"休克。预防的方法是与麻醉医师

协作,逐步阻断和松钳,适当使用血管活性药物和掌握补液速度等。

(4)心肌缺血 心肌缺血性病变是腹主动脉瘤术后常见的并发症,多发生于术后 3 d 以内。保证有效循环量,充分吸氧,控制心率和血压以减少心肌耗氧量。心肌缺血的病人应维持至少 28% 血球压积以预防心肌梗死。保留硬膜外导管镇痛,降低应激反应,有利于减少心血管并发症。

(5)肺部并发症 是腹主动脉瘤围术期死亡最主要的原因,多发生在术后第 2 天至 1 周内,包括 ARDS 和肺炎等。胃肠道功能障碍引起的腹胀、过量输液、呼吸道护理不当,以及医源性感染等是引起肺部并发症的原因。预防措施包括积极正确的呼吸道护理、合理使用抗菌素和早期活动等。

(6)肾衰竭 目前因肾衰竭导致的死亡占围术期总死亡率的 3%~12%。术前肾功能不全是预测术后急性肾衰竭的重要危险因素。由于造影剂具有一定的肾毒性,肾功能不全病人在 CT 或造影检查后应延迟手术并适量补液。术中阻断时应避免钳夹损伤造成斑块碎屑栓塞肾动脉。如必须行肾动脉上阻断时,可用冰盐水灌注肾,以减少缺血损伤。

(7)消化道并发症 由于术中较大的肠管移位及对肠系膜根部的分离,术后肠麻痹较一般腹部手术持续时间长,因此不宜过早停止胃肠减压并应谨慎进食,可应用促进肠蠕动的药物。纳差、便秘和腹泻在术后几周内比较常见。

(8)下肢动脉栓塞 下肢动脉栓塞多由于瘤体附壁血栓或钳夹造成的动脉硬化斑块脱落而引起,发生率为1%~4%。多数情况下栓子较小而无法取出,以药物治疗为主。对于较大的栓子,应及时取栓。在术中关闭切口前必须仔细检查下肢血供情况。

(9)性功能障碍 由于盆腔自主神经行经左髂总动脉近端,术中分离该动脉时易造成损伤,引起术后阳痿或逆向射精。另外,髂内动脉结扎或者闭塞也是引起此并发症的原因。

(10)远期并发症 发生率 <10%,主要有吻合口假性动脉瘤、移植血管感染、移植血管血栓形成及腹主动脉肠瘘等。

传统腹主动脉瘤手术后的 5 年生存率约为 70%,10年生存率约 40%。破裂腹主动脉瘤虽然围术期死亡率很高,但远期生存率基本与选择性手术相同。

(三)腔内治疗

1. 腔内治疗的原理 腹主动脉瘤腔内治疗是在 DSA 动态监测下,经股动脉把腔内移植物即人工血管支架导入腹主动脉内,用内支架将人工血管固定在动脉瘤近端和远端正常的动脉壁上,从而使动脉瘤壁不再承受血流冲击增大和破裂,同时保持腹主动脉通畅。腔内移植物由人工血管和金属支架两部分组成。人工血管由膨体聚四氟乙烯(ePTFE)或者涤纶(Dacron)制成;金属支架由镍钛合金或者医用不锈钢制成,由于其本身的自膨性,导入体内后会膨胀而成预定的构形。

2. 腔内治疗适应证 腔内治疗的指征类似于传统手术,但术前必须准确测量腹主动脉瘤瘤颈、瘤体的直径、长度和成角等各项参数。这是定制人工血管内支架的依据和腔内治疗成功的前提。否则就只能考虑传统手术。人工血管支架要求瘤体上缘距肾动脉的瘤颈 >15 mm;瘤颈的直径 <28 mm;瘤颈没有过度钙化;瘤颈与瘤体的角度 >120°;髂动脉没有严重的狭窄、扭曲、成角或者闭塞;股动脉直径 >8 mm。人工血管支架分为直型、分叉型和主动脉单侧髂动脉型,90% 以上的腔内治疗需要分叉型移植物。

炎性腹主动脉瘤和反复腹部手术史的病人,手术分离瘤颈和瘤体十分困难,适合腔内治疗。近年来也有不少腔内治疗破裂腹主动脉瘤的报道。

3. 术前准备 术前准备基本同传统腹主动脉瘤手术。

4. 腔内治疗的步骤

(1)手术在具备 DSA 设备的手术室内进行,可选择局部麻醉、硬膜外麻醉或全身麻醉。

(2)病人取平卧位。经腹股沟切口显露单侧或者两侧股动脉。

(3)经一侧股动脉穿刺进行腹主动脉造影。要求显示两侧肾动脉、腹主动脉瘤体及两侧髂动脉(Figure 8-72-2)。根据造影显示测量瘤体的各项参数,选择合适

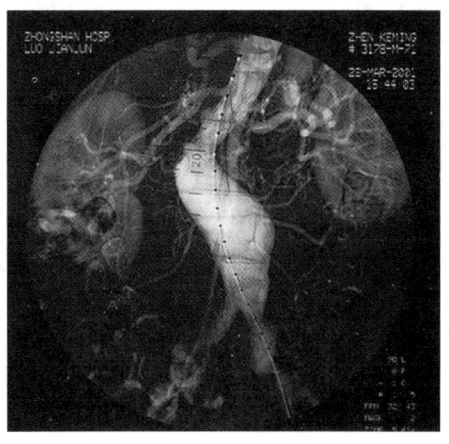

Figure 8-72-2　DSA image of AAA pre-endovascular

的人工血管支架,选择近端直径比瘤颈直径大 10%~20% 的移植物。

(4) 如果造影显示有粗大的肠系膜下动脉,应先予栓塞。若瘤体累及一侧髂内动脉时,也予以栓塞。如果两侧髂内动脉同时累及,应栓塞直径较小的一侧髂内动脉,并在腔内治疗完成后把另一侧髂内动脉重建于髂外动脉上。

(5) 经同侧股动脉导入超硬导丝到降主动脉后,把人工血管支架的导入系统顺超硬导丝输送直到人工血管支架的顶端恰好位于肾动脉下方,推入少量造影剂明确肾动脉位置后,从位置比较低的肾动脉开口下方起逐渐退出外鞘,释放移植物。释放完成后,可以用球囊导管扩张移植物的近远端附着处。

(6) 使用分叉型人工血管支架时,必需经过对侧股动脉放置人工血管支架"短腿"的延伸部分,即一个与主体分叉以下对侧"长腿"口径相同的直型人工血管支架。此时需将导丝直接导入分叉型腔内移植物"短腿"位于瘤腔内的游离开口,随后沿导丝将延伸部分输送到开口末端上方,重叠 20 mm 向远心端释放。释放完成后,用球囊导管扩张重叠处和远端附着于髂动脉处。如果瘤体范围超过人工血管支架的长度,则加用延伸物直至正常的髂动脉壁。

(7) 腔内治疗完成后,再次腹主动脉造影,了解肾动脉和髂动脉是否通畅及有无内漏(Figure 8-72-3)。如果双侧髂内动脉同时被移植物覆盖,则必须重建一侧。

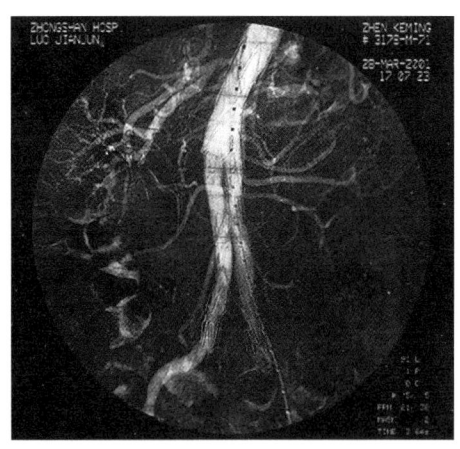

Figure 8-72-3　DSA image of AAA post-implantation of stent-graft

(8) 如果病人一侧髂动脉严重的狭窄、扭曲、成角或者闭塞,不能植入分叉型人工血管支架,可以经健侧股动脉植入主动脉单侧髂动脉型(aorto-uni-iliac, AUI)人工血管支架,同时结扎或者封堵对侧髂动脉,并行股股动脉旁路术。

术后病人一般不需要送入外科监护室,仅在普通病房进行监护观察,术后第 2 天开始进食和下地活动。出院后 3 个月、6 个月、12 个月和以后每年应常规行增强CT检查,进行随访。

5. 并发症　腔内治疗的系统并发症与传统手术相似,但发生率比较低。约 20% 的病人还存在与腔内治疗相关的并发症。

(1) 动脉损伤　由于人工血管支架的导入系统直径可达 21-24 F,而且多数病人的髂动脉都存在程度不等的狭窄或者扭曲,在导入过程中可能导致髂动脉损伤出血。切忌在遇到阻力时强行推送导入系统,必要时可扩张髂动脉狭窄部位或者更换对侧髂动脉导入。

(2) 栓塞　人工血管支架位置过高可以遮盖肾动脉,附壁血栓脱落可能栓塞肾动脉而导致术后肾衰竭。血栓脱落也可导致远端肢体的缺血,在释放人工血管支架过程中要阻断两侧股总动脉。

(3) 内漏　是腔内治疗的重要并发症,是指植入人工血管支架以后,在动脉瘤腔内仍存在血流的现象。根据形成原因的不同,内漏可分为两种类型。Ⅰ型是与人工血管支架有关的内漏,因为人工血管支架与动脉壁附着不严密,或者分叉型人工血管支架的联结处附着不紧密而引起。Ⅱ型内漏则是非移植物相关,是腰动脉、肠系膜下动脉或者髂内动脉等的血液反流到动脉瘤腔内引起。治疗Ⅰ型内漏常用放置腔内延伸支架,Ⅱ型内漏则可经臀上动脉或者结肠中动脉等交通支栓塞腰动脉或者肠系膜下动脉。血管腔内治疗失败,瘤体进行性增大者,考虑经腹手术治疗。

(4) 移植后综合征　多发生于术后 1 周以内,可能与操作损伤和瘤腔内血栓形成有关,发生率可高达 50%,典型的表现有腰背痛和非炎症性发热。

(5) 中转手术　当腔内治疗中出现以下几种情况时,应及时改为经腹手术:①操作过程中出现动脉瘤破裂或者血管损伤导致的大出血。②移植物释放后覆盖肾动脉的开口。③腔内操作无法解决的流量大的内漏。

腔内治疗的耗时、失血量、平均住院天数、围术期死亡率以及并发症发生率都低于传统手术,但是 3~5 年生存率与传统手术并没有显著差别。

(王玉琦)

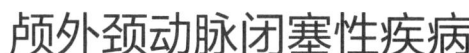

第73章

颅外颈动脉闭塞性疾病

本章要点 (Key concepts)

• **Background**

Carotid arteries are the blood vessels that deliver blood through the neck to the brain. Blockages in the carotid artery decrease blood flow to the brain, and small blood clots or cholesterol fragments broke off from the stenotic lesion enter the blood flow to the brain as well, may cause a medical condition known as carotid artery disease.

• **Risk factors**

Atherosclerosis causes most cases of carotid artery disease. Risk factors include smoking, high cholesterol, hypertension and diabetes, etc. Some conditions known as arteritis, artery dissection, fibromuscular dysplasia and aneurysm may cause this disease in rare cases.

• **Clinical presentations**

a. Without any symptoms; b. Transient ischemic attacks (TIAs); c. Stroke.

• **Imaging tests**

a. Carotid duplex ultrasound; b. CT scan and CT angiogram (CTA); c. Magnetic resonance angiogram (MRA); d. Angiography.

• **Management**

a. Medications and the lifestyle changes; b. Carotid endarterectomy; c. Carotid angioplasty and stenting.

颅外颈动脉闭塞性疾病(extracranial carotid artery occlusive disease)是指可以引起病变侧颈动脉供血半球脑供血不足的颈总动脉和(或)颈内动脉狭窄或者闭塞。由于动脉粥样硬化是引起本病的最常见原因,随着人口老龄化加剧和生活方式西方化,本病的发病率呈明显上升趋势。

一、病因和发病机制

颅外颈动脉闭塞性病变约90%是由动脉粥样硬化引起的,其他较少见的病因包括颈动脉瘤、多发性大动脉炎、颈动脉夹层形成、颈动脉扭曲、动脉肌纤维发育不良、颈部放疗后损伤及各种因素导致的动脉痉挛等。

动脉粥样硬化的确切原因不明,可能的危险因素有高龄、吸烟、肥胖、高血压、高脂血症、糖尿病等。在颅外颈动脉系统,颈总动脉分叉处,尤其是颈内动脉膨大部是动脉粥样硬化斑块的好发部位(Figure 8-73-1)。早期的斑

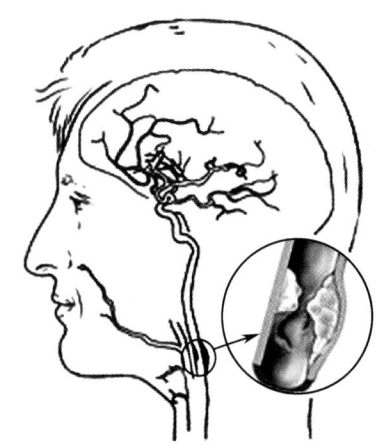

Figure 8-73-1   Blockage in the carotid artery

块表现为附着于动脉内膜的以胆固醇为主要成分的脂质沉积,同时在血流接触部位形成一层纤维膜,而斑块周围的炎症反应又伴发血管壁弹性纤维增生。随着斑块增大和血液中钙盐在斑块部位不断沉积,脂质斑块逐渐演变为

不同程度的钙化斑块。后者发展到一定规模后极易诱发"斑块内出血"（intraplaque hemorrhage，IPH）的病理过程。IPH 可能导致下述脑缺血事件：①斑块突然增大，加重动脉狭窄甚至导致动脉闭塞。②斑块纤维膜破裂而诱发动脉硬化碎片脱落，并进入血流。③斑块表面出现开放性腔隙，即斑块溃疡（ulcer），该部位可成为血小板聚集或血栓形成的启动位点和小斑块释放的发源地。

研究表明，颈动脉斑块诱发脑缺血主要通过两种途径：①严重狭窄引起血流动力学改变而导致大脑低灌注，即所谓"动脉狭窄理论"。②斑块产生的微栓子或者斑块表面微血栓脱落引起脑栓塞，即所谓"微栓塞理论"（Color figure 31）。

二、临床表现

颅外颈动脉闭塞性病变在早期没有任何神经系统症状，称为无症状期。在有症状期，病人可有短暂性脑缺血发作（transient ischemic attacks，TIAs）和缺血性脑卒中的临床表现。TIA 是指局部的脑功能短暂丧失，在 24 h 内完全恢复，一般持续数分钟到 1 h，不具备脑缺血的影像学证据。典型的症状包括单侧肢体无力、麻木或者针刺感，单侧肢体运动控制力丧失，一过性单眼黑矇或者失语等。缺血性脑卒中是指上述神经症状持续超过 24 h，不能完全恢复并留后遗症者，同时具备脑缺血的影像学证据。

部分病人可在颈动脉分叉处闻及血管杂音，三级以上高调收缩－舒张双期杂音常提示颈动脉高度狭窄。神经系统阳性体征仅可见于缺血性脑卒中急性期和有后遗症的病人。

三、诊断和鉴别诊断

颅外颈动脉闭塞性疾病的诊断需要结合病史和临床表现，并依靠影像学检查来进行。在某些高危人群，如体检发现颈动脉杂音者、有脑缺血症状（尤其是 TIA）病史者、冠心病（尤其需要行冠状动脉支架或搭桥术）病人和下肢动脉硬化闭塞症病人中，颈动脉狭窄的检出率较高。

（一）血管影像学检查

1. 超声 彩色 Duplex 超声（carotid duplex ultrasound）（Color figure 32）具有无创、简便和费用低廉的特点，可以对颈动脉狭窄程度和斑块形态学特征进行检测，目前广泛用于本病的筛选和随访。

2. 颈动脉 CTA 和（或）MRA CT 血管造影（computed tomography angiogram，CTA）（Figure 8-73-2）和（或）磁共振血管造影（magnetic resonance angiogram，MRA）（Figure 8-73-3）可以对颅外颈动脉、椎动脉及颅内 Willis 环进行

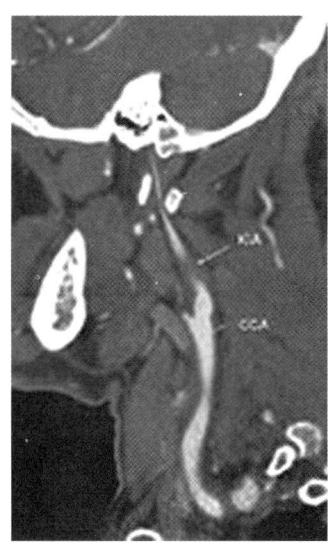

Figure 8-73-2　Computed tomography angiogram scan of a carotid artery in the neck, the arrow indicates a stenosis

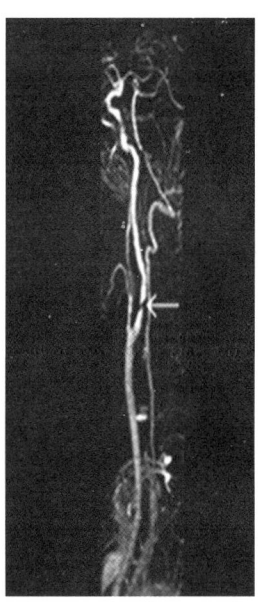

Figure 8-73-3　Magnetic resonance angiogram of a carotid artery in the neck, the arrow indicates a stenosis

血管重建。

3. 数字减影血管造影（digital subtraction angiography，DSA） 是确诊本病的"黄金标准"，DSA 检查时，除进行选择性双侧颈动脉造影了解狭窄部位、狭窄程度和有无局部溃疡外，还要做主动脉弓、椎动脉和颅内脑动脉的全面评价。值得注意的是颈动脉 DSA 检查是一种有创伤性检测手段，可能引起脑缺血事件、血管损伤和与造影剂相关的并发症。

上述 4 种检查的比较见 Table 8-73-1。

	Duplex	CTA	MRA	Angiogram
ICA stenosis	Excellent	Excellent	Excellent	Excellent
Plaque morphology	Good	Excellent	Good	Excellent
Evaluation of proximal artery	Good	Good	Good	Excellent
Intracranial circulation	None	Fair	Good	Excellent
Interpretation by surgeon	Fair	Excellent	Excellent	Excellent
Risk	None	Minimal	Minimal	Significant
Cost	+	++	+++	++++

Table 8-73-1　Four of the most common methods of imaging the carotid artery are compared

（二）脑部影像学检查

所有怀疑或确诊颈动脉闭塞性疾病的病人，均需接受颅脑 CT 或 MRI 检查，有助于了解有无已存在的脑缺血病灶和其他脑部疾病。

（三）颈动脉狭窄程度分级和判断

颈动脉狭窄程度分级是评判病变危险性和决定治疗方案最重要的指标。临床上常分为 4 级。

（1）轻度狭窄，动脉内径缩小 <30%。

（2）中度狭窄，动脉内径缩小 30%~69%。

（3）重度狭窄，动脉内径缩小 70%~99%。

（4）完全闭塞。

临床上对颈动脉狭窄程度的计算目前多沿用 NASCET 标准，即通过测量 DSA 造影结果得出，颈动脉狭窄度 =（1-颈内动脉最窄处血流宽度 / 狭窄远端相对正常颈内动脉内径）× 100%（Figure 8-73-4）。

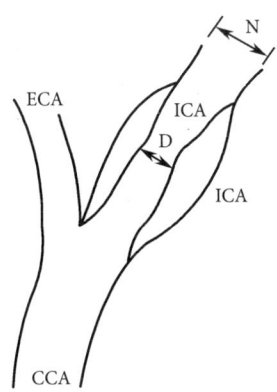

Figure 8-73-4　North American Symptomatic Carotid Endarterectomy Trial (NASCET) stenosis measurement
Sten%=(1-D/N)100%.CCA:common carotid artery, D:narrowed diameter, ECA:external carotid artery, ICA:internal carotid artery, and N:normal diameter

（四）病人全身状况的评估

全身状况评估包括生命体征、心肺功能和周围血管的检测，肝肾功能、血脂、凝血功能等血液学指标等也是治疗的必要步骤。由专职神经内科医师参与脑功能评价，系统的体格检查包括意识状态、胞神经、运动、感觉和协调性试验 5 项。

（五）鉴别诊断

颅外颈动脉闭塞症绝大多数由动脉硬化引起，多见于具有动脉粥样硬化危险因素的老年男性，诊断并不困难，但需与下述情况进行鉴别。

1. 多发性大动脉炎　好发于年轻女性，其头臂型病变累及主动脉弓一支或多支动脉，造成受累动脉狭窄或闭塞。由于病变部位常见于颈总动脉、锁骨下动脉及无名动脉开口或者主干，有助于鉴别。

2. 颈动脉肌纤维发育不良　病理学上表现为动脉壁中层纤维发育不良，女性多见，主要累及颈内动脉中、远段，动脉造影显示受累动脉呈"串珠样"改变为特征。

3. 颈动脉夹层　大多由主动脉动脉瘤同时累及颈动脉引起，也可以是血管创伤所致，影像学检查表现为血管形成 2 个和 2 个以上的管腔便于鉴别。

4. 颈动脉瘤　瘤体内附壁血栓脱落可导致脑缺血症状，本病颈部可及膨胀搏动性肿块，影像学检查具有动脉瘤样膨出的特征。

5. 颈动脉放射性狭窄　好发于颈总动脉和颈内动脉起始部，有颈部放射治疗史是鉴别要点。

四、治疗

治疗方案的制定依据病人全身状况、病变严重程度和有无脑缺血症状等因素而定，任何治疗的目的都在于预防脑缺血事件即缺血性脑卒中和 TIAs 的发生。治疗方法包括非手术治疗和手术治疗两种，手术治疗又分为颈动脉内膜切除术（carotid endarterectomy，CEA）和颈动脉血管成形合并支架术（carotid angioplasty and stenting，CAS）。

（一）非手术治疗

非手术治疗适用于所有发现颅外颈动脉狭窄的病人。

(1) 提倡健康的生活方式即严格戒烟、适量的运动锻炼和减肥等。

(2) 抗血小板药物,如肠溶阿司匹林;降血脂药物如他汀类降血脂药物,应推荐给所有无禁忌证的病人,有助于减少动脉血栓事件和纠正高脂血症。

(3) 高血压病和糖尿病病人需要严格控制原发病。

(二) 手术治疗

1. 颈动脉内膜切除术(carotid endarterectomy,CEA)是治疗颈动脉严重狭窄的最直接和有效的方法。手术过程包括颅外颈动脉显露,阻断和切开,将颈动脉斑块从动脉内膜层完整剥除,以及动脉切口重新闭合的一系列步骤(Color figure 33)。

根据美国心脏协会制定的颈动脉内膜切除术的适应证,绝对的适应证主要针对有症状的病人,包括:① 6个月内1次或者多次短暂性脑缺血发作,表现为24 h内明显的局限性神经功能障碍或者单盲,颈动脉狭窄度≥70%者;② 6个月内1次或者多次非致残性卒中,症状或者体征持续超过24 h,颈动脉狭窄度≥70%者。

相对适应证:①无症状性颈动脉狭窄度≥60%者;② CEA术后重度再狭窄者;③中度狭窄的颈动脉病变,狭窄度>50%,而且影像学检查已经提示颈动脉斑块处于不稳定状态,即斑块表面不光整、溃疡或者有血栓形成者。

进行CEA手术前应充分考虑病人的神经功能恢复水平、全身功能状态、并发症的控制和预期寿命等因素。

手术时机的掌握应遵循以下原则,即急性缺血性卒中应于发病至少6周后手术;如果是两侧颈动脉病变,两侧手术间隔至少2周以上,而且以狭窄严重和(或)有症状侧优先手术为宜;颈动脉完全闭塞者不宜手术。

CEA常见并发症包括术后脑卒中、脑高灌注综合征、颈部脑神经损伤、切口血肿和术后动脉再狭窄等。

2. 颈动脉血管成形合并支架术(carotid angioplasty and stenting,CAS) 是近年发展起来的、被认为有望替代颈动脉内膜切除术的腔内血管治疗方法,具有微创的特点,有效性和安全性已经在一些前瞻性临床随机对照研究中得到部分证实。需要强调的是,所有的CAS手术必须在放置脑保护装置(embolic prevention device,EPD)的情况下进行,尽量预防操作过程中微栓子脱落的风险。

完整的CAS手术操作包括经股动脉穿刺建立动脉通路、主动脉弓造影和病变侧颈总动脉置动脉长鞘、留置EPD、狭窄部位球囊扩张并释放支架、回收EPD和股动脉穿刺点处理等一系列步骤(Figure 8-73-5)。

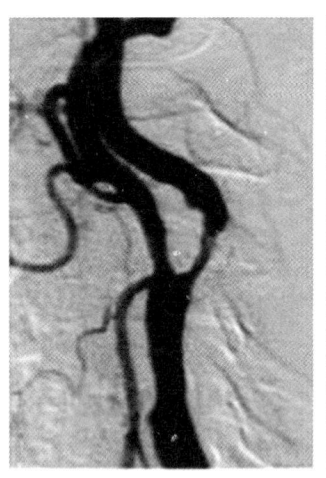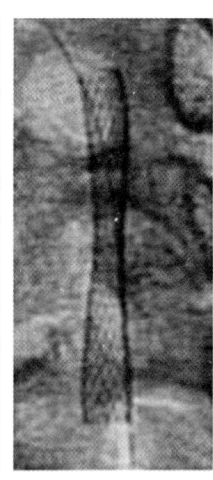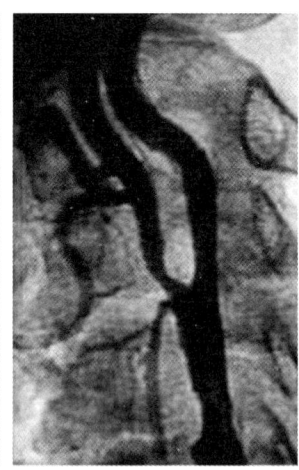

Figure 8-73-5   A blockage in the carotid artery before and after carotid stenting

CAS的手术适应证类似于CEA,尤其适用于颈动脉病变部位显露困难、CEA术后再狭窄、颈动脉放射性狭窄、合并手术高危因素,如冠心病、严重肺功能不全等病人。以下情况者不适合行CAS手术:血管造影剂过敏、动脉狭窄部位明确血栓形成或环状钙化、主动脉弓或者颈动脉的解剖因素使血管腔内技术无法将导管导丝送入目标部位等。

CAS虽然是微创手术,可以避免CEA手术引起的脑神经损伤和颈部血肿的并发症,但是术后脑卒中和脑高灌注综合征的发生与CEA手术相仿。应高度重视和处理由于球囊扩张及支架释放引发颈动脉体和颈动脉窦部受刺激所致的低血压和心动过缓等特征性并发症。

(王玉琦   郭大乔)

第74章

下肢动脉硬化性闭塞症

本章要点 (Key concepts)

- **Background**

Atherosclerosis is a pathologic process related to aging of the human body. Arterial occlusion with atherosclerotic lesions is one of the main causes of chronic lower extremity ischemia.

- **Risk factors**

a. Smoking; b. Aging; c. Diabetes; d. Hypertension; e. Lipid abnormalities; f. Family history of atherosclerosis; g. Elevated homocysteine levels.

- **Clinical presentation**

Peripheral arterial occlusive disease (PAOD) presents as a clinical spectrum: symptom-free, intermittent claudication, or critical ischemia (rest pain or non-healing ischemic ulcer and gangrene).

- **Diagnosis**

a. Non-invasive evaluation; b. Duplex; c. CT and CT arteriogram (CTA); d. MRI; e. DSA.

- **Management**

a. Risk factors control; b. Exercise; c. Medication; d. Endovascular intervention; e. Open surgery.

下肢动脉硬化性闭塞症(peripheral arterial occlusive disease,PAOD)是指动脉粥样硬化累及供应下肢的大、中型动脉导致动脉狭窄或者闭塞,肢体出现供血不足表现的慢性动脉疾病。受累血管包括腹主动脉下段、髂动脉、股动脉、腘动脉和膝下以远动脉。病变可以呈多平面和多节段分布,已经成为血管外科的常见病和多发病。

一、病理生理

动脉粥样硬化的病理过程综合了生化和细胞水平的改变,分为3个阶段。第一阶段,即脂纹期,脂纹的形成通常出现在儿童或青年时期,主要成分是脂质,也包含了巨噬细胞的浸润及平滑肌的增生;第二阶段,即斑块期,脂纹表面被覆纤维帽,一般位于动脉的分叉,表现为弹性或胶原纤维囊包裹着脂质核心,形成斑块;第三阶段,即溃疡期,斑块坏死导致表面的溃疡和血栓形成,斑块内的出血导致斑块扩张或血管闭塞,血管壁弹性或胶原纤维的退行性改变可能导致动脉瘤的形成。

脂质核心的炎症反应、大小和组成不同决定了斑块的脆弱程度,可出现突然扩张、破裂、微小栓子脱落或者血管闭塞。

动脉粥样硬化的进展逐渐减少流到四肢和脏器的血流量。当动脉直径减少到正常管径的50%,或者横截面积减少75%,狭窄达到临界程度时,就会出现症状。肢体缺血症状的出现还与需求的增加与供给的不足两方面因素有关。运动时,下肢需氧量增加,在静止状态程度较轻的非临界狭窄可能转化为临界狭窄。因此,有些病人在静止时无症状,但在运动时产生下肢疼痛症状。副交感神经夜间兴奋,心排血量下降,中心动脉压降低,组织灌注压减少。因而静息痛主要发生在夜间。如果动脉狭窄达到临界程度,组织灌注只能勉强维持下肢组织的活力,不足以提供额外的营养成分,肢体一旦出现溃疡或者外伤,则愈合困难。

动脉分叉部位的内膜受到血流的冲击和局部涡流的影响,容易损伤,诱发动脉粥样硬化。糖尿病病人容易发生下肢动脉粥样硬化;而吸烟和高脂血症病人则容易出现主髂股动脉混合型动脉粥样硬化,特别是髂动脉和股浅动脉;无吸烟史的糖尿病病人膝下动脉容易受累。总体来说,股动脉分叉以远的动脉最容易受累。

本病的发展呈进行性,动脉狭窄或闭塞后,侧支循环的建立程度直接影响远端肢体的血液灌注。当动脉发生狭窄或者闭塞时,病变近远端压力差加大,促使侧支血管内血液流速加快,侧支血管开放,流经侧支循环的血流不断增加,最终可使病变段两端的压力差减小。肢体运动诱发组织缺氧,酸性代谢产物增多,促进侧支血管的进一步扩张,有利于侧支循环的建立。随着病变的发展,动脉狭窄和闭塞段不断延伸破坏侧支循环。动脉硬化闭塞是一个缓慢的演变过程,一般情况下容易建立侧支循环。如果在动脉硬化的基础上发生急性血栓形成,来不及建立侧支循环,患肢将出现严重缺血症状。

根据下肢动脉硬化性闭塞症发病部位可以分为三型(Figure 8-74-1)。Ⅰ型,即局限主髂型,占5%~10%,病变局限于腹主动脉远段和髂总动脉,一般侧支循环代偿良好,肢体症状轻微,症状多表现在臀部或者大腿,预期寿命几乎不受影响。Ⅱ型,即广泛主髂型,约占25%,病变广泛累及腹主动脉和髂动脉。Ⅲ型,即多平面多节段型,约占65%,病变累及腹股沟韧带以远动脉,容易合并其他部位动脉粥样硬化疾病,肢体缺血症状严重。

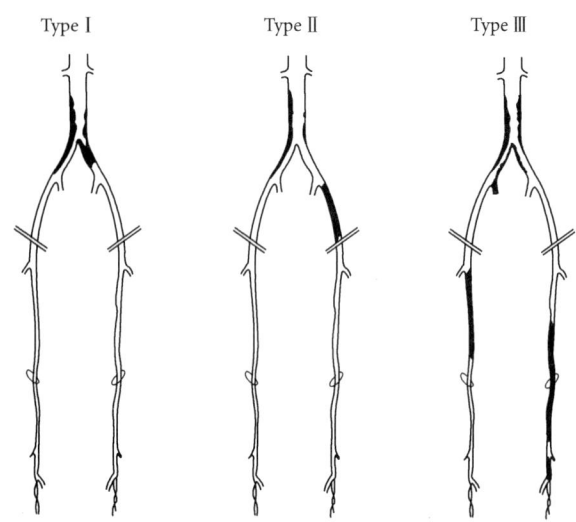

Figure 8-74-1 Anatomic classifications of PAOD
Type I. aortoiliac type; Type II. extending aortoiliac type; Type III. multiple-level, multiple-segemental type

二、流行病学

下肢动脉硬化闭塞症的发病率高,随研究方法和研究人群的变化而有差异,约10%。2000年泛大西洋协作组织(Transatlantic Inter-Society Consensus, TASC)报道欧洲人口间歇性跛行的发生率为0.6%~9.2%,其中约5%发展为严重下肢缺血(critical limb ischemia, CLI)。

下肢动脉闭塞常合并颈动脉、肾动脉和冠状动脉等疾病。据报道,60%~80%的下肢动脉疾病病人造影证实至少有一支冠状动脉病变,12%~28.4%的下肢动脉疾病病人合并有颈动脉狭窄。下肢动脉闭塞性疾病病人的病死率与临床症状相关,间歇性跛行病人5年病死率约30%,而静息痛、溃疡和坏疽的下肢缺血,5年病死亡率达70%。主要死亡原因是冠心病和脑血管事件。因此,下肢动脉闭塞性疾病可作为判断病人是否具有全身性动脉硬化损害的标志性疾病。

危险因素包括高龄、男性、吸烟、糖尿病、高脂血症、高血压、高同型半胱氨酸血症、高纤维蛋白原等。

(1)年龄 下肢动脉硬化闭塞症的发病率随年龄的增长而增加,每增长10岁,发病率增加1.5~2.0倍。

(2)性别 男女发病率有明显差异。男性病人多于女性病人,二者比例约为6:1。

(3)吸烟 是主要危险因素之一,吸烟使交感神经兴奋,血管活性物质增加,引起血管痉挛,血管内皮细胞损伤。吸烟使血浆黏度和纤维蛋白原增加,增强血小板活性,使血小板释放平滑肌细胞增生物质,促使平滑肌细胞向血管内移行,造成动脉狭窄。吸烟影响脂质代谢,使血浆中游离脂肪酸和LDL增加,加速动脉硬化的形成。

(4)糖尿病 糖尿病可与动脉硬化合并存在,而且加重动脉硬化的程度和加速动脉硬化的进程。男性糖尿病病人发生间歇性跛行的比例是非糖尿病病人的5倍,而女性糖尿病病人则为非糖尿病病人的3倍。糖尿病病人的动脉病变更为严重,肢体远端的血管更易受累。

(5)高脂血症 是所有动脉粥样硬化疾病的主要危险因素之一。血总胆固醇、三酰甘油、低密度脂蛋白、脂蛋白的升高和高密度脂蛋白的降低是该病独立的显著危险因素,总胆固醇浓度每增加10 mg/dL,下肢动脉硬化性闭塞症发病率增加近10%。

(6) 高血压 50%~70% 的下肢动脉硬化性闭塞症合并有高血压,高压血流对动脉壁产生张力性机械性损伤,内膜屏障作用降低,增加下肢动脉硬化性闭塞症发病率。

(7) 同型半胱氨酸(tHCY) 血同型半胱氨酸浓度升高是下肢动脉硬化性闭塞症的一个独立危险因素。血叶酸、维生素 B_6、维生素 B_{12} 浓度下降也增加下肢动脉硬化性闭塞症的发病率,这可能与 B 族维生素缺乏导致同型半胱氨酸浓度升高有关。补充 B 族维生素可以降低同型半胱氨酸的浓度。

(8) 血浆纤维蛋白原和血液流变学 血浆纤维蛋白原浓度和血液黏度升高增加下肢动脉硬化性闭塞症的发病率,也与间歇性跛行症状的严重程度相关。

(9) C 反应蛋白(CRP) CRP 水平升高与使男性发生下肢动脉硬化性闭塞症的危险增加 2.1 倍。

(10) 酒精 过量饮酒增加心血管事件的发病率。

三、临床表现

下肢动脉硬化性闭塞症常呈现多平面多节段血管病变,临床表现差异大,可以从无症状到肢体坏死。

病变局限于主髂动脉闭塞而远端流出道好的病人,很少出现威胁肢体存活的缺血症状。这类病人主髂动脉以外的侧支循环开放常提供较大的血流量。股腘段动脉闭塞是最常见的病变,占全身动脉硬化闭塞症的 47%~65.4%,糖尿病导致下肢动脉闭塞病人多为股腘段动脉闭塞。股腘动脉闭塞临床表现随闭塞部位和程度而异,而膝下三支动脉全部累及的闭塞常引起严重症状。肢体皮肤特别是足和趾的温度颜色能够反映缺血的严重程度,足趾冰冷潮红,常是严重缺血的表现。股腘段动脉闭塞时,由于膝关节上下动脉网代偿增加,患肢膝关节皮肤温度可以表现为较对侧高,呈现"膝充血征"。

(一)临床分期

1. Fontaine Ⅰ期 即缺乏症状的轻微症状期。多数病人无症状,或者仅有轻微症状,例如患肢怕冷,肢端感觉异常,行走易疲劳等。体格检查可触及下肢动脉搏动,此时让病人行走一段距离再检查,常能发现下肢动脉搏动减弱甚至消失。

2. Fontaine Ⅱ期 即间歇性跛行期。间歇性跛行是动脉硬化性闭塞症的特征性表现。随着下肢动脉狭窄的程度和范围不断增大,病变动脉提供肢体血供只能满足肌组织静息状态下的供血。行走时下肢肌肉需要更多的血液灌注,但病变动脉不能提供肢体行走所需足量血供。行走时出现小腿疼痛,病人被迫停下休息一段时间后可再继续行走,称为间歇性跛行。从开始行走到出现疼痛的时间,称为跛行时间,其行程为跛行距离。跛行时间和距离越短,则动脉病变程度越重。歇息时间常能反映肢体动脉侧支循环建立情况。

临床上常以跛行距离 200 m 作为间歇性跛行期的分界,Ⅱ期常被划分为Ⅱa期(绝对跛行距离 >200 m)和Ⅱb期(绝对跛行距离 ≤200 m)。酸痛的部位随动脉阻塞的部位不同而各异,腹主动脉下端和髂总动脉闭塞以下腰部和臀部肌酸痛为主,男性病人可能有阳痿;髂外动脉闭塞以大腿肌肉酸痛为主;股动脉闭塞则以小腿肌酸痛为主。随病变的发展,间歇性跛行发生越来越频繁,休息的时间越来越长。

3. Fontaine Ⅲ期 即静息痛期。当病变动脉不能满足静息时下肢血供时,因为组织缺血或者缺血性神经炎引起持续性疼痛,即静息痛。静息痛是患肢趋于坏疽的前兆。疼痛部位多在患肢前半足或者趾端,夜间和平卧时容易发生。疼痛时,病人常整夜抱膝而坐,部分病人因长期屈膝,导致膝关节僵硬。

此期患肢常有营养性改变,表现为皮肤菲薄呈蜡纸样,指甲生长缓慢且变形增厚,患足下地时潮红,但上抬时又呈苍白色,小腿毛发稀少,小腿肌肉萎缩等。

4. Fontaine Ⅳ期 即溃疡和坏疽期。当患肢皮肤血液灌注连最基本的新陈代谢都不能满足时,则出现肢端溃疡,严重者发生肢体坏疽,合并感染加速坏疽。

(二)下肢动脉硬化性闭塞症两种特殊表现类型

1. Leriche 综合征 主髂动脉闭塞的临床表现,由 Leriche 于 1923 年报告。他观察到一组主髂动脉闭塞的男性病人,表现为臀部和下肢间歇性跛行,股动脉搏动减弱或者消失伴阳痿。

2. 重症下肢缺血(critical limb ischemia,CLI) 下肢动脉硬化性闭塞症发展严重阶段,有持续发作的静息痛至少 2 周,需要镇痛药物,趾端或受压部位溃疡、坏疽,踝收缩压 <50 mmHg 或者趾收缩压 <30 mmHg,被 TASC 定义为重症下肢缺血。

(三)根据病变部位和范围的分型(TASC 分型)

2007 年,泛大西洋会议组织(TASC)提出了外周血管闭塞性疾病的新的分型,对于临床治疗以及预后更有指导意义,见 Table 8-74-1,Table 8-74-2。

Table 8-74-1 TASC classification of femoral popliteal lesions

TASC	Description
A	Single stenosis ≤ 10 cm in length
	Single occlusion ≤ 5 cm in length
B	Multiple lesions (stenosis or occlusion), each ≤ 5 cm
	Single stenosis or occlusion ≤ 15 cm not involving the infra geniculate popliteal artery
	Single or multiple lesions in the absence of continuous tibial vessels to improve inflow for a distal bypass
	Heavily calcified occlusion ≤ 5 cm in length
	Single popliteal stenosis
C	Multiple stenosis or occlusions totaling>15 cm with or without heavy calcification
	Recurrent stenosis or occlusions that need treatment after two endovascular interventions
D	Chronic total occlusion of CFA or SFA (>20 cm, involving the popliteal artery)
	Chronic total occlusion of popliteal artery and proximal trifurcation vessels

CFA: common femoral artery; SFA: superficial femoral artery

Table 8-74-2 TASC classification of aortoiliac lesions

TASC	Description
A	Unilateral or bilateral stenosis of CIA
	Unilateral or bilateral single short (≤ 3 cm) stenosis of EIA
B	Short stenosis (≤ 3 cm) of infrarenal aorta
	Unilateral CIA occlusion
	Single or multiple stenosis totaling 3~10 cm involving the EIA (not extending into the CFA)
	Unilateral EIA occlusion not involving the origin of the internal iliac or CFA
C	Bilateral CIA occlusions
	Bilateral EIA stenosis 3~10 cm long not extending into CFA
	Unilateral EIA stenosis extending into the CFA
	Unilateral EIA occlusion that involves the origins of the internal iliac and/or CFA
	Heavy calcified unilateral EIA occlusion with or without involvement of origins of the internal iliac and/or CFA
D	Infra-renal aortoiliac occlusion
	Diffuse disease involving the aorta and both iliac arteries requiring treatment
	Diffuse multiple stenosis involving the unilateral CIA, CEA and CFA
	Bilateral occlusions of the EIA
	Iliac stenosis in patients with AAA requiring treatment and not amenable to endograft placement or other lesions requiring open aortic or iliac surgery

CIA: common iliac artery; EIA: external iliac artery; CFA: common femoral artery; AAA: abdominal aortic aneurysm

四、诊断

(一)实验室检查

实验室检查可能发现糖尿病、高脂血症等高危因素，项目包括血常规检查，空腹和餐后血糖，血肝、肾功能，血脂，CRP 水平和凝血功能等。

(二)体格检查

周围动脉系统的专科检查能初步了解周围动脉发病情况，常发现患肢有营养性改变，皮肤菲薄呈蜡纸样，指甲生长缓慢且变形增厚，小腿毛发稀少肌肉萎缩，下肢动脉搏动减弱甚至消失，部分病人伴有收缩血管期杂音。动脉管腔狭窄或者完全闭塞时，患肢的动脉搏动随之减弱或者消失，所以体表动脉扪诊常可初步确定动脉闭塞部位。根据病史和体格检查可以对多数下肢动脉硬化性闭塞症病人进行初步诊断或者排除。

(三)血管无创检测和影像学检查

1. 下肢节段性测压　测定肢体不同平面的血压，可以初步判断动脉狭窄闭塞部位和程度。正常踝／肱指数（ABI）≥1，当 ABI<0.8 时病人可能出现间跛；ABI<0.4 时，可能出现静息痛。踝部动脉收缩压在 30 mmHg 以下，病人可能很快出现静息痛、溃疡或者坏疽。

2. 彩色双功能多普勒超声（Duplex）　能显示主动脉、肾动脉、髂动脉以及下肢任一节段动脉，可了解血管形态、内膜斑块的位置和厚度等。Duplex 还能测定大隐静脉直径,了解分支情况,为自体大隐静脉动脉旁路术做准备。

3. 磁共振血管显影(MRA) MRA 对腹主动脉及其分支、髂股动脉和下肢动脉的狭窄闭塞等病变均能作出影像学检测(Figure 8-74-2)。

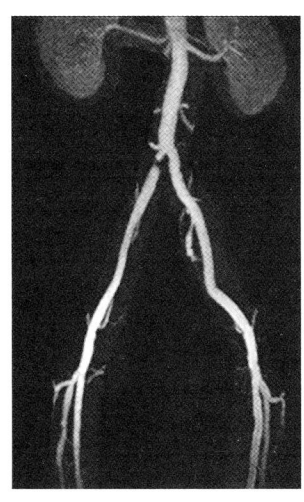

Figure 8-74-2　MRA of lower extremity vessels

4. 螺旋 CT 血管显影(CTA) 高速螺旋 CT 进行 3~5 mm 层厚断层扫描,经过三维重建,可以得到动脉的立体图像。目前因其无创、血管显影清晰已逐渐成为下肢动脉硬化性闭塞症重要的检查方法。

5. 血管造影术(DSA) 下肢动脉硬化闭塞症典型的影像学特征是受累动脉钙化,血管伸长,扭曲,管腔弥漫性不规则"虫蛀状"狭窄,或者节段性闭塞(Figure 8-74-3)。

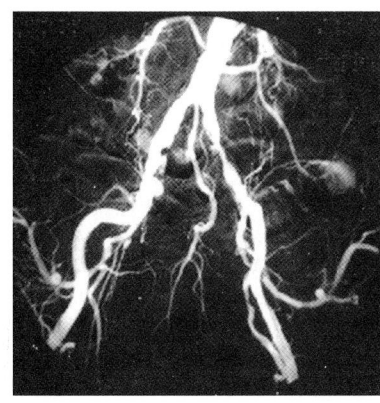

Figure 8-74-3　DSA of lower extremity vessels

如果可以确诊是周围动脉疾病,则需要进一步的检查。包括确定周围动脉疾病的准确范围和严重程度,确定高危因素,确定冠状动脉、颈动脉和肾动脉的情况。

五、鉴别诊断

(一)血栓闭塞性脉管炎

血栓闭塞性脉管炎(thromboangitis obliterans,TAO)是一种主要累及四肢远端中小动静脉的慢性闭塞性疾病,又称 Buerger 病。吸烟、寒冷与潮湿的生活环境及自身免疫功能紊乱等可能引起发病。本病多见于中青年男性,主要累及四肢中、小动脉,上肢动脉受累远较动脉硬化性闭塞症多见,30%~50% 的病人发病早期小腿部位反复发生游走性血栓性浅静脉炎。趾(指)端发生坏疽的概率较动脉硬化性闭塞症高得多。临床上对于血栓闭塞性脉管炎主要采取非手术的综合治疗。

(二)急性动脉栓塞

急性动脉栓塞(acute arterial embolism)是指血块或者进入血管内的异物成为栓子,随着血流冲入并停留在口径与栓子大小相似的动脉腔内,造成血流阻塞,引起急性缺血的临床表现。特点是起病急骤,症状明显,进展迅速,预后严重,需积极处理。急性动脉栓塞的临床表现,可以概括为"5P",即疼痛(pain),无脉(pulselessness),苍白(pallor),感觉异常(paresthesia),麻痹(paralysis)。多数病人有心房颤动、风湿性心脏病或者心肌梗死病史,突发下肢剧烈疼痛,皮肤苍白,动脉搏动消失,缺血加重可出现肢体运动神经麻痹,感觉迟钝和坏疽,发病前无间歇性跛行史。与下肢动脉硬化闭塞症合并急性血栓形成鉴别比较困难。

(三)糖尿病足

由于糖尿病引起的肢体远端中小血管病变,表现为足、趾的缺血性溃疡,可合并感染。病人多合并有全身性动脉硬化,但近端大、中血管供血尚好。糖尿病常与动脉硬化并存;糖尿病性下肢缺血常常合并有动脉硬化闭塞症。单纯糖尿病足经严格控制糖尿病和改善末梢血液循环可使患肢溃疡愈合,而合并动脉硬化闭塞症时多需要行下肢动脉重建来改善下肢缺血症状,挽救肢体。

(四)腘动脉压迫综合征

腘动脉压迫综合征(popliteal artery entrapment syndrome)常发生于两侧,多为年轻病人,与解剖肌肉肌腱变异引起的压迫腘动脉有关,动脉壁和内膜的反复损伤可导致动脉狭窄、闭塞和血栓形成。症状表现为间歇性跛行或者急性下肢缺血。腘动脉压迫综合征病人静息时脉搏和踝压可正常,腘动脉压迫激发试验有临床意义。主动蹠屈或背屈激发试验可显示腘动脉在腘窝内的压迫。

(五)多发性大动脉炎

多发性大动脉炎(Takayasu's disease)多见于年轻女性,

血管病变常为多发性,可累及主动脉弓及其分支、腹主动脉的脏器支动脉、肢体动脉等引起相应症状。累及下肢动脉的多发性大动脉炎病人很少发生静息痛、溃疡和坏疽。病变活动期有发热、血沉增快和免疫指标异常等。

(六)腰椎管狭窄症

腰椎管狭窄症主要表现为神经性间歇性跛行,病人久站或者行走较长距离后出现从腰骶部、臀部向小腿后外侧、足背或足底放射的疼痛麻木症状,坐下或者蹲下休息可缓解症状,但下肢动脉搏动正常。

(七)髋关节炎或者膝关节炎

病人在行走时腿部常感疼痛,但休息时症状不一定缓解,下肢动脉搏动正常。

六、治疗

下肢动脉硬化性闭塞症的治疗主要包括对下肢动脉硬化性闭塞症行粥样硬化进展的一级和二级预防,解除下肢间歇性跛行、静息痛和溃疡坏疽等症状。疾病各期的治疗目标不同,Fontaine Ⅰ期病人治疗目标是防止疾病的发展,Ⅱ期是增加行走距离,Ⅲ、Ⅳ则是尽可能保存肢体。虽然没有证据表明治疗Ⅱ期下肢动脉硬化性闭塞症能够减少向Ⅲ、Ⅳ期的进展,但是研究显示外科和药物治疗能够降低Ⅲ、Ⅳ期病人的截肢率和病死率。

下肢动脉硬化性闭塞症是全身病变的局部表现,综合治疗方式包括消除危险因素的常规治疗、运动、药物治疗、血管腔内治疗、手术治疗及试用基因治疗等多种方式。

(一)减少和消除动脉硬化的危险因素,增加肢体锻炼

戒烟,控制高血压,降血脂,控制血糖等,消除下肢动脉硬化闭塞症的危险因素。

通过患肢运动锻炼,比如进行适当的步行锻炼,坚持每日数次散步累计达 60 min,可增加患肢侧支循环的形成。同时注意足部护理,保暖,避免肢体损伤。

(二)药物治疗

药物治疗适用于轻症病人或者手术的后续治疗,原则是抗血小板、抗凝血、扩张血管、溶栓、增加侧支循环以及镇痛等。尽管药物治疗种类繁多,但没有一种药物能治疗动脉硬化本身。

抗血小板药物可以减少动脉栓塞的危险性,保持动脉旁路的通畅,更可以降低动脉硬化疾病病人的发病率和病死率。美国 FDA 推荐将氯吡格雷作为 PAD 病人降低缺血性事件的首选药物。TASC 推荐把西洛他唑作为治疗下肢动脉硬化性闭塞症的药物。还可以尝试中医辨证施治治疗下肢动脉硬化闭塞症。

(三)血管腔内治疗

血管腔内治疗的优点是微创、可重复性、低并发症、不排斥后续外科治疗、不破坏侧支循环。另外可以保留大隐静脉为以后可能的冠状动脉旁路或者小腿和足部更远端动脉旁路手术使用。

随着腔内技术的进展,目前髂动脉、股浅动脉、胭动脉及其分支动脉的短段狭窄,都可以进行 PTA 治疗,近期效果良好。尽管膝下动脉球囊扩张后的远期通畅率比较低,但是球囊扩张后可以迅速恢复远端组织供血,为缺血性溃疡的治愈赢得时间,有利于截趾后的伤口愈合。球囊扩张后的再狭窄是一个逐渐的过程,随着再狭窄的逐渐形成,肢体的侧支循环也随之逐渐代偿建立,球囊扩张具有可重复性,对于再狭窄的病变可以再次扩张,有助于提高缺血肢体的救肢率。

血管腔内支架适用于短段、局限的动脉闭塞(目前长段闭塞使用也较多),髂动脉 PTA 和血管腔内支架已经成为普遍接受的首选治疗方式。主髂动脉旁路手术很大程度上被血管腔内治疗取代。由于远期通畅率比较低,股胭动脉及以下动脉 PTA 和血管腔内支架治疗仍然存在争议。目前比较一致的看法是治疗下肢动脉膝上病变在 TASC 分级的 A、B 级,腔内球囊扩张和支架植入效果比较好,甚至优于动脉旁路手术效果。治疗 TASC 分级的 C、D 级腔内治疗效果则较差。膝下动脉病变可以进行球囊扩张,一般不主张植入支架。

(四)手术治疗

选择不同的手术方法是根据病人的动脉硬化病变部位、范围,血管流入道与流出道条件和全身状况决定。血管重建手术治疗的适应证是严重影响生活质量的间歇性跛行、静息痛、肢体缺血性溃疡和坏疽。血管重建手术禁忌证是动脉远端无可用于血管重建的流出道、缺血肢体已广泛坏死、患肢严重感染、严重的出凝血功能障碍、全身情况差以及重要脏器功能衰竭难以承受手术。

1. 动脉旁路手术 是治疗下肢动脉硬化闭塞症的成熟方法,采用匹配口径的人工血管或自体大隐静脉作为移植物,在闭塞动脉段远近端作旁路手术。动脉旁路手术分为解剖内旁路和解剖外旁路两种。解剖内旁路即按照动脉解剖路径进行旁路手术。常用解剖内旁路术的有主动脉 - 股动脉旁路术、髂动脉 - 股动脉旁路术、股动脉 - 胭动脉旁路术、股动脉 - 胫后动脉旁路术等。解剖外旁路适用于全身情况差,无法耐受常规旁路手术,或者发生移植血管感染无法进行解剖内旁路的病人。常用的解剖外旁路有腋动脉 - 股动脉旁路、耻骨上股动脉 - 股动脉转

流术以及经大腿外侧股动脉－腘动脉旁路等。

动脉旁路的术后通畅率受多种因素的影响，其中移植物的材料和吻合口的位置最为重要。临床随访证实，自体大隐静脉旁路的5年通畅率高于人工血管。膝上动脉旁路术通畅率比膝下旁路术高。远端吻合口愈远，远期通畅率愈低；吻合口位置处于相同平面时，人工血管旁路的远期通畅率比自体大隐静脉低。

下肢动脉闭塞旁路手术后并发症包括：移植物血栓形成、移植物远期闭塞、移植物感染、吻合口假性动脉瘤、淋巴漏、主动脉肠瘘、出血、血肿、动脉夹层以及下肢深静脉血栓形成等。

2. 股深动脉成形术　适用于股－腘动脉广泛闭塞而无法进行常规旁路手术的病人。这一术式是基于以股深动脉作为流出道，通过股深动脉与膝关节周围的交通支改善远端肢体血供，达到缓解疼痛、挽救肢体的目的。股深动脉成形术也可以作为降低截肢平面的附加手术。

3. 动脉内膜剥脱术　适用于短段动脉硬化闭塞。方法是显露病变动脉段，将斑块与动脉中层分离并切除，固定远近端内膜，然后恢复血流。局部内膜剥脱术不需要放置人工材料，对年轻病人来说是可以接受的手术方式。长段动脉内膜剥脱术后，容易继发血栓形成。

4. 下肢静脉动脉化　是个长期争论的方法，仅试用于远端动脉无流出道的严重静息痛病人。近端动脉与静脉吻合，通过静脉床向远端提供血液。静脉动脉化术后易发生患肢水肿。

5. 截肢术　适用于患肢坏疽的病人，如果病人全身情况差，合并感染，应该考虑截肢以挽救生命。决定下肢动脉硬化性闭塞的截肢平面时，必须考虑缺血残端的血供和愈合能力。一般来说，仅膝下动脉闭塞，可以进行膝下截肢术；股－腘动脉闭塞，可以进行大腿中、下段截肢术；而主髂动脉闭塞，应该争取通过腔内或者传统手术方式改善股动脉血流后再截肢，这样有助于降低截肢平面。

6. 传统外科手术联合血管腔内治疗　下肢动脉硬化闭塞症大多病变广泛，呈多平面多节段型病变，累及主髂股腘动脉。治疗这种广泛的多节段动脉硬化闭塞症的传统方法主要是主股腘动脉续贯旁路术，手术创伤大，增加了老年和高危病人的手术风险。近年来传统外科手术联合血管腔内治疗已经成为处理这种多节段动脉硬化闭塞症的重要手段。

手术中同时进行主髂动脉腔内扩张或者支架植入，联合远端股腘动脉人工血管旁路术或者股深动脉成形术。这种腔内治疗联合外科手术的方法避免了续贯旁路术需要开腹的创伤，减少了手术并发症率和病死率，为高危病人提供了比较好的治疗机遇。

（五）生物治疗

血管内皮细胞生长因子和干细胞治疗严重肢体缺血病人还处于研究阶段，已经有临床应用的报告，但到目前为止还没有双盲随机对照和大样本病例的报道。基因、生长因子和细胞治疗等生物治疗方法还需要我们长期研究和探索。

（刘昌伟）

第75章

静脉疾病

静脉疾病是我国人群常见的血管疾病，其中下肢静脉疾病最常见。静脉疾病在病因学上分为先天性和获得性，在病理生理学上分为回流不畅和反流性疾病。

第一节 / 下肢静脉的解剖

下肢静脉系统由浅静脉和深静脉及连接两者间的穿通静脉组成。

一、浅静脉

足部浅静脉是网状结构，连接足背浅静脉和足底深静脉。足背静脉弓接受趾背静脉的回流。在内侧和外侧分别延续为大隐静脉和小隐静脉。

大隐静脉起自足背静脉弓内侧，经内踝前方沿小腿内侧与隐神经相伴上行，经胫骨与股骨内侧髁后部至股内侧，向上在耻骨结节外下方 3~4 cm 处穿卵圆孔进入股静脉。大隐静脉在卵圆孔附近接收股内侧浅静脉、股外侧浅静脉、腹壁浅静脉、旋髂浅静脉和阴部外静脉 5 条属支。

小隐静脉起自足背静脉弓外侧，向上经过外踝后方，在腘窝下角处穿过深筋膜，经过腓肠肌两头间进入腘静脉。腓肠神经与小隐静脉伴行。

二、深静脉系统

在肌肉之间与同名动脉伴行。趾底静脉汇入跖静脉网，组成足底深静脉弓，然后汇入足底内侧和外侧静脉，再汇入胫后静脉。足背静脉在踝部形成胫前静脉。小腿部的胫后静脉和腓静脉合并成胫腓静脉干后在腘肌下缘与胫前静脉汇合成腘静脉，穿收肌腱裂孔向上移行成为股静脉（临床上可以称为股浅静脉），在股上部接受来自股深静脉的回流后延续为股总静脉，经腹股沟韧带深面向近心端移行成为髂外静脉。引流小腿肌肉的静脉即腓肠肌静脉和比目鱼肌静脉直接汇入深静脉系统。

三、穿通静脉和交通静脉

穿通静脉在下肢不同部位连接深浅静脉系统，比如足部、小腿内外侧和大腿中远段（Figure 8-75-1）。穿通静脉数目个体差异较大，一般在深浅静脉间存在十多支，主要位于大腿下 1/3 至足背。小腿后方还存在数支与肌间静脉窦相连的间接交通静脉。在各深静脉之间以及大隐静脉和小隐静脉之间还有许多交通静脉。大、小隐静脉间的穿通静脉主要位于膝关节附近（Figure 8-75-2）。

四、静脉壁的结构

静脉壁由内膜、中膜和外膜组成。内膜由内皮细胞与内膜下层组成；中膜含有平滑肌细胞和结缔组织网，与静脉壁的强度和收缩功能有关；外膜主要是结缔组织，内含供应血管壁的血管、淋巴管和交感神经的终端。静脉壁比动脉壁薄，肌细胞和弹性纤维少，但富含胶原纤维维持静脉壁的强度。胶原纤维减少时，静脉壁失去正常的强度而扩张。

五、静脉瓣膜

深静脉、浅静脉和穿通静脉内都有静脉瓣膜。汇入股静脉的大隐静脉腔内、汇入腘静脉的小隐静脉腔内及穿通静脉腔内都有能够阻止静脉血液倒流的瓣膜。静脉瓣膜由菲薄纤维组织组成，有良好的弹性和韧性。绝大多数瓣膜是双瓣型前后排列。每一瓣膜包括瓣叶、附着缘、游离缘和交会点。瓣膜附着部位的静脉壁称为瓣窦。瓣叶、附着缘和静脉壁三者构成的袋形空隙称为瓣窝。袋口朝向

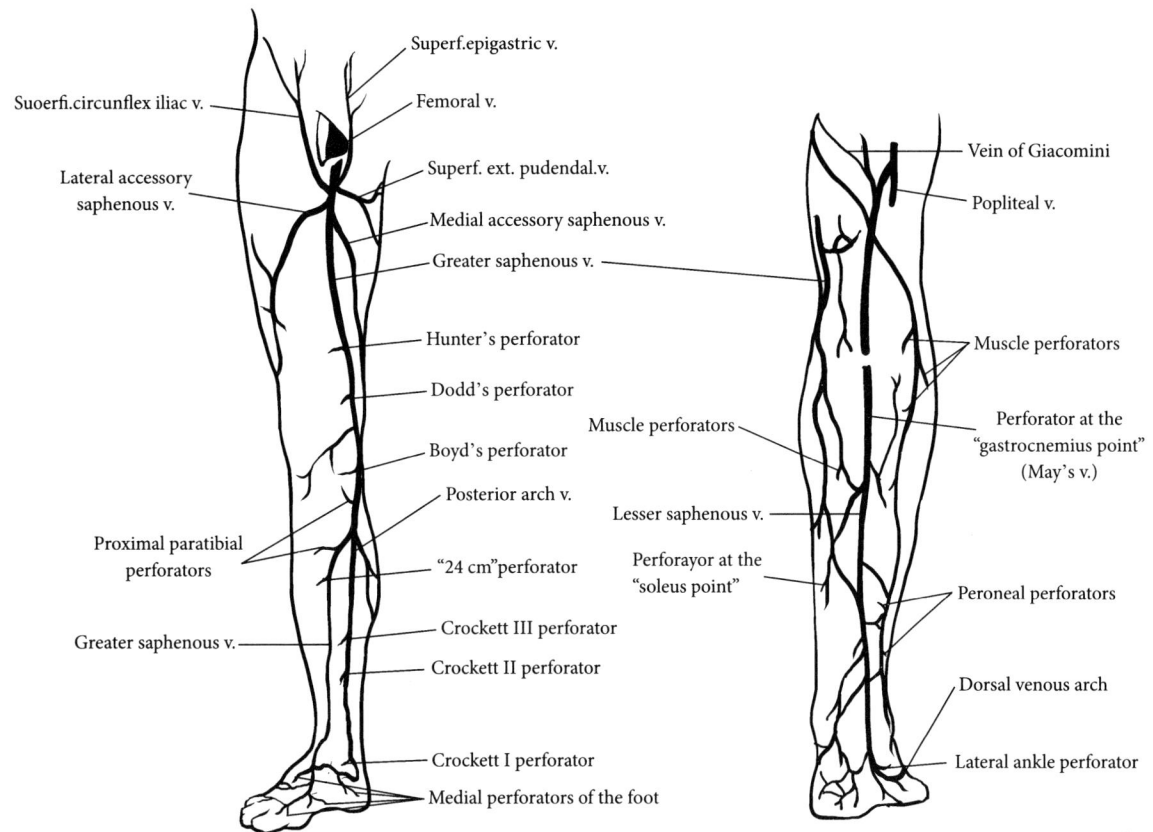

| Figure 8–75–1 Great saphenous vein and perforators | Figure 8–75–2 Small saphenous vein and perforators |

近心侧,呈单向开放,保证血液自远心端向近心侧或者由浅向深部回流。当血液回流时,瓣叶贴附于管壁而管腔开放;当血液反流时,瓣叶膨出,使两个相对的游离瓣缘向管腔正中合拢,阻止血液反流(Color figure 34,35)。下

肢浅静脉瓣膜比深静脉少,愈向近端愈少,但是近端的瓣膜位置较恒定。在近端瓣膜受长期静脉高压作用及瓣膜本身结构不良的影响,可能出现瓣叶逐步松弛,游离缘伸长、变薄、脱垂,以致关闭不全。

第二节 / 下肢原发性慢性静脉功能不全

本节要点 (Key concepts)

● **Background**

Chronic venous insufficiency is a common disorder including a group of primary diseases with venous reflux. Different treatment is employed based on the different venous system like superficial veins, deep veins and perforator veins involved.

● **Risk factors**

a. Congenital factor: weakness of the vein wall and valves incompetence; b. Increasing intravenous pressure.

● **Clinical presentation**

a.Varicose superficial veins: worsen over time; b.Leg fatigue, aching, heaviness, swelling; c. Skin changes; pigmentation, lipodermatosclerosis and ulceration.

Primary varicose veins consist of elongated, tortuous superficial veins and deep veins that are protuberant and contain incomplete valves that result in deep venous reflux. The perforator vein insufficiency is related with venous ulcer.

下肢慢性静脉功能不全(chronic venous insufficiency, CVI)多为原发性,是一组原发性静脉反流性病变的统称。

一、原发性静脉曲张

原发性静脉曲张(primary varicose veins)仅发生在下肢浅静脉,病变静脉伸长、纤曲和不规则扩张膨出。

(一)病因和病理生理

静脉瓣膜结构不良和浅静脉内压力升高是引起浅静脉曲张的主要原因。静脉壁薄弱和静脉瓣膜结构不良与遗传因素有关。长期站立、重体力劳动、妊娠、慢性咳嗽以及习惯性便秘等多种原因可致腹腔压力增高,使瓣膜承受过度的压力,在瓣膜结构不良的情况下,可使瓣膜逐渐松弛,关闭不全,产生血液反流。在静脉曲张形成的过程中,瓣膜与静脉壁的强度和静脉压力之间相互作用。瓣膜和静脉壁离心愈远,强度愈低,静脉压力则是离心脏远愈高。因此,静脉曲张的远期进展要比开始阶段迅速,而扩张迂曲的浅静脉在小腿部远比大腿明显。隐股静脉瓣处于表浅位置,不受肌肉保护,损坏后导致大隐静脉曲张。小隐静脉受到股静脉和股腘静脉瓣的保护,不致受到血柱重力作用的直接影响,只有在大隐静脉曲张进展到相当程度后,才会通过交通支影响小隐静脉,出现小隐静脉曲张。下肢静脉曲张时,血液回流缓慢,甚至淤滞逆流,静脉壁发生营养障碍和退行性变,血管中层的肌纤维和弹力纤维萎缩变性,被结缔组织替代,部分静脉壁成囊性扩张而变薄。静脉压增高和毛细血管壁的通透性增加,血管内液体、白细胞、蛋白质、红细胞和代谢产物渗至皮下组织,引起纤维增生、色素沉着和脂质硬化。局部组织缺氧,大量纤维蛋白原堆积,阻碍了毛细血管与周围组织间的交换,导致皮肤和皮下组织变性,发生皮炎、湿疹和溃疡。

(二)临床表现

原发性下肢静脉曲张早期多无局部症状,逐渐发展可出现进行性加重的浅静脉扩张、膨出和迂曲,尤以小腿内侧为明显,小隐静脉曲张主要位于小腿外侧(Color figure 36)。病人可能有下肢酸胀、沉重和乏力,踝部轻度水肿,久站或

者傍晚时加重,平卧、肢体抬高或者晨起时明显减轻。重症病人可出现皮肤萎缩、脱屑、色素沉着、皮肤和皮下组织硬结、湿疹样皮炎和难愈性溃疡(Color figure 37)。溃疡侵蚀或者外伤可引起出血,有时并发血栓性静脉炎和急性淋巴管炎。

(三)诊断

根据下肢静脉曲张的形态特征,诊断不困难。传统物理检查仍然是基本的诊断方法。

1. 浅静脉瓣膜功能试验(Trendelenburg 试验) 取仰卧位,抬高下肢使静脉排空,在腹股沟下方缚止血带压迫大隐静脉。嘱病人站立,释放止血带后如果 10 s 内出现自上而下的静脉曲张则提示大隐静脉瓣膜,特别是隐股瓣膜功能不全。同样原理,在腘窝处缚止血带,可检测小隐静脉瓣膜功能。见 Figure 8-75-3A。

2. 深静脉通畅试验(Perthes 试验) 取站立位,在腹股沟下方缚止血带压迫大隐静脉,待静脉充盈后,嘱病人用力踢腿或者下蹲 10 余次,如果充盈的曲张静脉明显减轻或者消失,则提示深静脉通畅;反之,则深静脉可能阻塞。见 Figure 8-75-3B。

3. 穿通静脉瓣膜功能试验(Pratt 试验) 取仰卧位,抬高下肢,在腹股沟下方缚止血带,先从足趾向上至腘

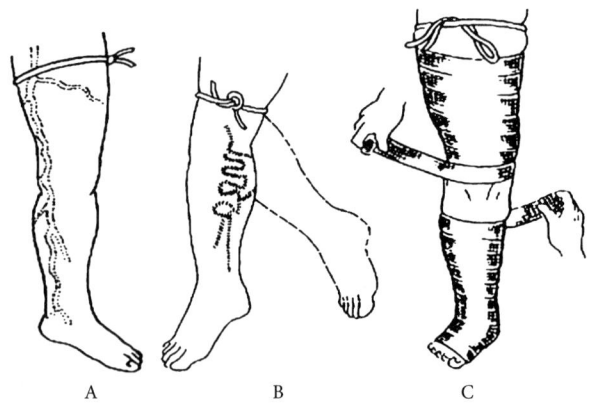

Figure 8-75-3 Physical examination of lower extremity varicose vein

A. Trendelenburg test; B. Perthes test; C. Pratt test

窝缠第一条弹力绷带,再从止血带处向下缠第二条弹力绷带。嘱病人站立,一边向下松开第一根绷带,一边继续向下缠第二根绷带,如果在两根绷带之间的间隙出现曲张静脉,则提示该处有功能不全的穿通静脉,见 Figure 8-75-3C。

4. 彩色双功能多普勒超声　可了解血管壁、管腔、瓣膜,血流方向、速度和浅静脉曲张情况,同时可了解深静脉瓣膜功能和深静脉有无反流,还能了解穿通静脉功能。

5. 容积描记和静脉造影　可为单纯性浅静脉曲张提供诊断依据,主要用于了解有无深静脉和穿通静脉功能不全。

（四）鉴别诊断

1. 原发性下肢深静脉瓣膜功能不全　是下肢深静脉瓣膜功能受损或者深静脉扩张致深静脉瓣膜失去正常闭合功能,使血液向远侧反流的一种原发性深静脉功能不全疾病。此病常与原发性浅静脉曲张合并存在,互为因果,必须排除深静脉功能不全后才能诊断单纯性原发性浅静脉曲张。患肢常有沉重酸胀感,站立或者长时间行走后加重,肿胀程度重于单纯性浅静脉曲张。鉴别方法是彩色多普勒超声检查和逆行下肢静脉造影。

2. 下肢深静脉血栓形成后综合征　主要表现为深静脉回流障碍。在下肢深静脉血栓形成的早期,浅静脉代偿性扩张,肢体明显肿胀。在深静脉血栓的再通过程中,瓣膜逐渐损坏,深静脉血液出现反流,出现与原发性下肢深静脉瓣膜功能不全相似的症状。下肢肿胀,站立后加重,病程长的出现小腿部穿通静脉功能不全及皮肤营养不良性改变。彩色多普勒超声检查可清楚显示静脉内血栓形成状况以及瓣膜功能受损情况。必要时进行静脉造影检查。

3. 动静脉瘘　可能表现为浅静脉曲张,但患肢局部皮温升高,局部常可触及震颤和闻及血管杂音。先天性动静脉瘘患肢常较健肢明显增粗增长。后天性动静脉瘘大多有外伤史。抬高患肢后,曲张静脉难以缓解,穿刺时可有鲜红色氧合血。彩色多普勒超声可清楚显示动静脉瘘,必要时可进行动脉造影。

4. 先天性静脉畸形骨肥大综合征(Klippel-Trenaunay syndrome,KTS)　是一种先天性静脉畸形,常有静脉曲张和深静脉瓣膜功能不全的表现,患肢比健肢增粗增长、下肢外侧皮肤出现大片葡萄酒色红斑及深静脉畸形是其三个特点。经彩色多普勒超声检查和静脉造影,常可显示畸形的深静脉情况。

（五）治疗

1. 非手术治疗　患肢穿弹力袜或者用弹力绷带,也

可用充气加压带等机械性梯度压力装置,借助远侧高而近侧低的压力差促使静脉血液回流。日常生活中避免久站、久坐或者长时间行走。活动踝关节促进下肢静脉回流简单有效。病变局限,症状轻微、妊娠期发病以及全身情况差者采取非手术治疗。

2. 硬化剂注射　利用硬化剂注入曲张静脉后引起炎症反应发生闭塞来治疗静脉曲张,适用小范围的局限性曲张病变以及手术后残留的和局部复发的曲张静脉。不愿接受手术的病人,也可采用注射疗法。常用硬化剂是 5% 鱼肝油酸钠和 3% 十四羟硫酸钠。聚多卡醇(polidocanol)还在临床试用阶段。硬化剂注射后立即弹性绷带包扎压迫。

3. 手术　是治疗静脉曲张的根本方法。无禁忌证者都能手术。手术目的是永久性消除静脉高压来源的静脉曲张。

传统的手术方法是大、小隐静脉高位结扎和剥脱术。术后病人尽早下床活动,有利于防止深静脉血栓形成,也可以穿弹力袜 4 周以上。

近年来采用曲张静脉点式抽剥、电凝术、经皮环形缝扎术、腔内激光闭合术、腔内射频闭塞术以及透光下 trivex 刨吸术等方法,都取得了良好疗效。

（六）静脉曲张并发症的处理

1. 血栓性静脉炎一般并不影响手术,如果合并感染可抗感染治疗,炎症控制后再手术。

2. 治疗溃疡是静脉曲张手术的目的之一,要在静脉曲张手术的同时结扎溃疡周围的穿通支。术后适当加压包扎。

3. 曲张静脉出血时,先加压包扎,必要时缝扎止血,尽早行静脉曲张手术。

二、原发性下肢深静脉瓣膜功能不全

本病是指无确定病因的深静脉瓣膜延长、松弛和脱垂或者深静脉扩张导致深静脉瓣膜关闭不全所引起的反流性血流动力学病理改变。静脉高压和血液淤滞引发一系列静脉功能不全的表现。60%~70% 的下肢静脉疾病病人患有深静脉瓣膜功能不全,常与浅静脉曲张和穿通静脉功能不全合并存在。

（一）病因和病理生理

1. 瓣膜学说　如果静脉瓣膜薄弱,在下肢深静脉逆向压力的持续增强及血流重力的作用下,瓣膜游离缘将松弛延长,不能正常关闭,血流经瓣叶间隙向远端反流。有的先天性瓣膜发育不良,仅有单叶或者瓣叶不在同一平

面,其至瓣膜缺如,没有正常关闭功能。

2. 管壁学说　由于持久的超负荷向心血量,或者管壁病变引起深静脉扩张,管腔扩大,以致瓣膜在血液反流时关闭不全,导致静脉反流,又称相对性深静脉瓣膜功能不全。

3. 小腿肌泵功能不全　各种因素导致小腿肌泵功能不全,肌泵驱血能力减弱,静脉血液回流量减少,血液淤滞,可以导致静脉高压和瓣膜功能相对不全。

浅静脉瓣膜的反流也可引起深静脉瓣膜功能不全,由于隐股静脉瓣膜功能不全使大隐静脉的血液反流,再通过穿通静脉进入深静脉而增加深静脉系统的负荷,最终引起深静脉扩张、延长,并致瓣膜功能受损。深浅静脉功能不全之间的这种相互作用和互为因果的关系,使两种疾病常合并存在。实际上,下肢深静脉瓣膜功能不全是各种因素相互作用的结果。

（二）临床表现

深静脉瓣膜功能不全的临床表现与原发性浅静脉曲张相似,其至许多表现是一样的,但表现程度要重于单纯性浅静脉曲张。

（三）诊断

仅以临床表现难以鉴别有无深静脉瓣膜功能不全,必须进行深静脉瓣膜功能的测定才能明确诊断。

1. 彩色多普勒超声检查　是首选的辅助检查,能判断深静脉瓣膜功能（Color figure 38,Color figure 39）,可采用 Kistner 静脉造影的分度标准对深静脉瓣膜功能进行分度。病人平卧时作 Valsalva 运动,必要时站立位进行检测。

2. 动态静脉压测定(ambulatory venous pressure, AVP)　间接了解深静脉瓣膜功能,如腘静脉瓣膜正常,即静脉瓣膜功能 0—II°,AVP 为 32~68 mmHg,平均 48 mmHg。踝部加止血带以消除浅静脉回流影响,AVP 应该 <45 mmHg。如果腘静脉瓣膜功能不全,即静

脉瓣膜功能不全Ⅲ度－Ⅳ度,AVP 为 50~95 mmHg,平均 70 mmHg,踝部应用止血带也没有显著变化。

3. 空气体积描记仪和光电体积描记仪　可为判断深静脉瓣膜功能提供量化数据。静脉灌流指数（VFI）反映小腿静脉容量扩增程度,静脉瓣膜功能不全时可明显提高;剩余容量分数（RVF）反映小腿充分收缩射出回血后仍余下的量,反映瓣膜阻挡反流血液的功能,静脉瓣膜功能不全时升高;射血分数（EF）反映肌泵收缩功能。

4. 静脉造影　有顺行性和逆行性两种。顺行造影是在用止血带阻断浅静脉后经足背浅静脉注入造影剂,可见深静脉全程通畅,管腔扩张,瓣膜影模糊或者消失,失去正常竹节形态。做 Valsalva 屏气动作,可见造影剂向瓣膜远侧反流。逆行造影是在患侧腹股沟股静脉注入造影剂或者经对侧股静脉插管经过下腔静脉进入患侧股静脉造影。诊断深静脉瓣膜功能不全主要应采用逆行造影,以血液反流情况判断静脉瓣膜功能。静脉瓣膜功能分级 Kistner 法见 Table 8-75-1。

Table 8-75-1　Grading of venous incompetent (Kistner)

0	Competent valve, no reflux
I	Little reflux confined to the upper thigh
II	Reflux confined to lower thigh, competent popliteal venous valve, no reflux in the lower leg
III	Incompetent popliteal venous valve, contrast medium showed in the lower leg
IV	Incompetent venous valve, marked and quick reflux in posterior tibial vein

（四）鉴别诊断

1. 原发性深静脉瓣膜功能不全应与深静脉血栓形成后综合征,即继发性深静脉瓣膜功能不全鉴别,要点见 Table 8-75-2。

Table 8-75-2　Differentiation of primary deep venous insufficiency and post thrombotic syndrome

	Primary deep venous insufficiency	Post thrombotic syndrome
History of DVT	No	Yes
Varicose vein	Occur early confined to leg	Occur late after edema disappeared, may involving lower abdominal and superior pubic veins
Veins involved	Femoral vein, popliteal vein	Common iliac vein, external iliac vein, common femoral vein
Doppler and venogram	No echoes in the vein May with varicose vein Clear valvular cusp	Echoes in the vein, with thick and irregular wall
Lymphatic edema	None or mild	Faint valvular cusp or disappeared serious

2. 与单纯性大隐静脉曲张的鉴别参阅"原发性下肢静脉曲张"。

3. 淋巴水肿无含铁血黄素色素沉着,皮肤增厚。小腿、踝部和足背部肿胀最重,休息后水肿消退不明显。深静脉瓣膜功能不全者肿胀主要局限于足踝部,休息后明显消退。

(五) 治疗

1. 手术治疗 大多数原发性下肢深静脉瓣膜功能不全的肢体常同时伴有浅静脉曲张或穿通静脉功能不全,在纠治了浅静脉曲张或者穿通静脉功能不全后深静脉瓣膜功能可以得到改善。因此,先进行静脉曲张手术,如果疗效好,则不需要行深静脉瓣膜手术。

(1) 深静脉瓣膜重建术的手术指征 ①保守治疗失败者,年龄轻者。②浅静脉手术和(或)穿通静脉结扎术后疗效不佳者。③深静脉瓣膜反流≥Ⅲ度。④静脉再充盈时间 <12 s,站立位时静止静脉压与标准运动后静脉压相差 >40%。⑤继发性深静脉瓣膜功能不全在非手术治疗失败后,经穿通静脉结扎术等疗效不佳者。

(2) 手术方法 ①静脉开放手术包括静脉内瓣膜修复成形术、静脉瓣膜移植和移位术及新鲜的和冷冻保存的同种异体静脉瓣膜移植术等。②静脉壁外手术包括静脉瓣膜包裹、环缩、戴戒、环缝缩窄等,腘静脉肌袢替代术、静脉外瓣膜修复成形术以及经皮置放瓣膜外缩窄装置等。以静脉内瓣膜修复成形术,静脉外包裹缩窄和静脉外瓣膜修复成形术的疗效比较好。

2. 非手术治疗 非手术治疗的主要方法是加压。各种压力的弹力袜,弹力绷带,以及间歇性充气加压等均可有效压迫下肢静脉,都能减少下肢静脉淤滞。瓣膜修复成形术后的患肢也可采用穿弹力袜等加压措施。

第三节 / 下肢深静脉血栓形成

本节要点 (Key concepts)

- **Background**

Deep venous thrombosis is a common medical condition with high prevalence. Many of the patients are misdiagnosed for lack of special symptoms. The main objectives of treatment are release of leg edema, prevention of pulmonary embolism and post-thrombotic syndrome.

- **Risk factors**

a. Venous stasis; b. Endothelial injury; c. Hypercoagulable state of blood.

- **Clinical presentation**

a. Ipsilateral leg edema; b. Pain and tenderness; c. Fever; d. Varicose superficial veins; e. Ischemia of the leg; f. Colour Doppler ultrasound is the first choice of the diagnosis of DVT plethysmography, venograph, magnetic resonance venography and etc.are helping diagnosis.

- **Staging and classification**

a. Peripheral; b. Central; c. Mixed; d. Ischemic.

- **Management**

a. Nonoperative treatment:bed rest with the legs elevated,antiplatelet agents,anticoagulation therapy and thrombolytic therapy;b.Surgery:thrombus resection and vena caval filter placement.

深静脉血栓形成 (deep benous thrombosis, DVT) 是常见的静脉血栓性病变,最常发生在下肢。

一、病因

19 世纪中期,Virchow 提出静脉血栓形成的三大因素,即血流缓慢,静脉壁损伤和血液高凝状态。近年来,通过大量临床与实验观察,不仅使各种因素有了具体内容,而且可用检测方法予以证实。然而,任何一个单一因素往往都不足以致病,必须是各种因素的联合作用,尤其是血液缓慢和血液高凝状态,才可能引起血栓形成。

(一) 静脉血流缓慢

长时间绝对卧床,缺乏下肢肌肉对静脉的挤压作用致血流缓慢。因此瘫痪病人和手术后因各种原因而卧床休息的病人发生深静脉血栓形成的可能性就比较大。长途飞行，也常致本病，即所谓"经济舱综合征"。比目鱼肌静脉窦和腓静脉常为血栓形成发生的起始部位。2/3 的人群左髂总静脉前方受右髂总动脉跨越压迫，后方又受第 3 腰椎椎体挤压致血流不畅，容易血栓形成，这种压迫在孕妇更加明显，也是下肢深静脉血栓形成多发生在左侧的原因。约 1/4 人群的髂外静脉有瓣膜，甚至先天性膜状闭塞，容易血栓形成。

（二）静脉壁损伤

常见的损伤因素如下。

1. 静脉内注射各种刺激性溶液和高渗溶液。

2. 静脉撕裂伤或骨折碎片刺伤；股骨颈骨折可损伤股总静脉，骨盆骨折和盆腔手术常可能损伤髂总静脉或者属支；医源性静脉壁损伤，比如术中静脉损伤和静脉切开。

（三）血液高凝状态

各种大型手术是引起血液高凝状态的常见原因。术中和术后组织损伤可引起血小板黏附和聚集能力增强，术后血清前纤维蛋白溶酶和纤维蛋白溶酶的抑制水平增高，纤维蛋白溶解减少。脾切除术后由于血小板骤然增加，可增加血液凝固性。烧伤或者严重脱水使血液浓缩，也可增加血液凝固性。恶性肿瘤细胞破坏组织的同时，常释放许多物质，如黏蛋白和凝血活素等，使血液中凝血因子、纤维蛋白原或纤维蛋白降解产物，以及血小板数增多，都易导致静脉血栓形成。

应用某些药物，比如长期口服避孕药可降低抗凝血酶 III 的水平，增加血液的凝固性。大剂量应用止血药和脱水药也可使血液呈高凝状态。

不明原因的原发性高凝状态多由于遗传基因突变、某些血小板物质、C 蛋白、S 蛋白遗传性缺乏、高血小板血症以及某些纤维蛋白溶解缺陷所致。

二、病理生理

静脉血栓以红血栓即凝固血栓最常见，随着时间的推移，也出现白血栓或者混合血栓。有的深静脉血栓起始于小腿静脉（即周围型），有的则起始于股静脉和髂静脉（即中央型）。静脉血栓形成所引起的病理生理改变主要是静脉回流障碍。静脉回流障碍的程度取决于受累血管的大小和部位及血栓的范围和性质。静脉血栓形成后，远侧的静脉压力升高，小静脉和毛细血管处于凝血状态，血管内皮细胞因缺氧而渗透压增加，血管内液体成

分渗出到组织间隙，使阻塞远端肢体肿胀。深静脉压升高使交通静脉扩张，阻塞远端血液经交通静脉进入浅静脉，出现浅静脉扩张。静脉血栓形成时，可伴有一定程度的动脉痉挛，引起轻度疼痛。血栓形成早期，血栓与血管壁轻度粘连，容易脱落引起肺栓塞。血栓亦可向近心端蔓延，小腿血栓可继续延伸至下腔静脉，甚至对侧肢体静脉。当血栓完全阻塞静脉主干后，血栓还可逆行向远端延伸。

在纤维蛋白溶解酶和其他复杂的物质的作用下，血栓可以溶解和机化，使静脉再管化和再内膜化，静脉管腔能在一定程度上恢复通畅，但是这种再通是不完全的。血栓机化自外周开始，逐渐向中央发展。机化的另一个重要过程，是内皮细胞的生长，并透入血栓，这是再管化或者再通的重要过程。在此过程中静脉瓣膜遭受破坏甚至消失，或者黏附于管壁，导致继发性深静脉瓣膜功能不全，即静脉血栓形成后综合征。

三、临床表现

下肢深静脉血栓可发生在深静脉的任何部位，临床分为：①周围型，即小腿肌肉静脉丛血栓形成，腘静脉以下部位血栓形成；②中央型，即髂股静脉血栓形成；③混合型，即无论周围型或中央型，均可通过顺行或者逆行扩展而累及整个肢体。

（一）患肢肿胀

典型的下肢深静脉血栓形成急性期的临床表现是突发性单侧肢体肿胀，以左下肢多见。患肢组织张力高，呈非凹陷性水肿，皮色淡红，皮温较健侧高。肿胀严重时，皮肤可出现水疱，中央型和混合型病人的整个患肢明显肿胀。周围型病人的肿胀常局限于小腿部。患肢的周径比健侧肢体明显增粗，常以髌骨上缘 15 cm 和髌骨下缘 15 cm 分别测量大小腿的周径进行两侧肢体对照。如果双下肢均出现明显肿胀，应考虑下腔静脉血栓形成。肿胀大多在发病后 1~3 d 最重，在休息或治疗后可逐渐消退。但是大多数患肢很难完全恢复到正常周径。在血栓形成后综合征期，由于静脉瓣膜的破坏所引起的深静脉瓣膜功能不全仍可致下肢肿胀，但程度和性质比早期缓解，多数为站立或者行走后的肢体肿胀感，以足踝部肿胀多见。

（二）疼痛和压痛

疼痛和压痛的主要原因：①血栓在静脉内引起炎症反应；②血栓阻塞静脉使下肢静脉回流受阻，患侧肢体张力高。直立时疼痛加重。压痛主要局限于静脉血栓产生

炎症和阻塞部位,如腹股沟部和小腿。周围型的患肢通常发生于小腿部疼痛或者胀感,腓肠肌有压痛,足踝部轻度肿胀。膝关节伸直位或踝关节过度背屈使腓肠肌与比目鱼肌伸长,可诱发血栓所引起的腓肠肌部位疼痛,称为Homans征。由于挤压小腿有血栓脱落的危险,检查时用力不宜过大。

（三）发热

体温一般不超过 38.5℃,在急性期由于局部炎症反应和血栓吸收可出现发热。

（四）浅静脉曲张

浅静脉曲张属于代偿性反应,一般在急性期并不明显,是下肢深静脉血栓形成后综合征的表现。

（五）股青肿

股青肿是下肢深静脉血栓严重的并发症。当整个下肢静脉系统回流严重受阻时,组织张力极度增高,出现下肢动脉痉挛,肢体缺血甚至坏死。临床表现为剧烈疼痛,整个患肢广泛性明显肿胀,皮肤紧张、发亮和发绀,有时出现水疱。皮温明显降低,末端动脉搏动消失,全身反应明显,体温常达 39℃ 以上,可出现休克和肢体坏疽。

（六）肺栓塞

肺栓塞是深静脉血栓最危险的并发症。血栓脱落随血液回流入右心,再进入肺动脉,造成肺动脉栓塞。重者可致肺栓塞和死亡,病人可出现呼吸困难和气促,咳嗽,胸痛,心悸,晕厥,烦躁不安,惊恐。部分病例可出现咯血,血压变化明显,重者可致血压下降和休克。颈静脉充盈或者怒张,两肺可闻哮鸣音或者湿性啰音,可出现胸腔积液。由于这些症状和体征均无特异性,因此应特别注意与其他心肺疾病相鉴别。

四、诊断

中央型和混合型的病例,一般不难诊断。周围型由于症状常较隐蔽,诊断比较困难。除了根据临床表现和体征,还需要辅助检查。

（一）彩色多普勒超声检查

超声诊断血栓形成的主要标准:①管腔不能压缩。②不能检出血流频移信号（Color figure 40）。多普勒超声还可以鉴别静脉血栓形成、血肿和 Baker 囊肿等。

多普勒超声的缺点是诊断腓静脉血栓形成不够准确,不容易显示腹股沟韧带附近的静脉血栓形成,难以发现非阻塞性的血栓以及鉴别陈旧和新鲜血栓,准确性往往在于检查者的经验。

（二）体积描记检查

测定气囊带阻断静脉回流后小腿容积增加程度,去除阻断后小腿容积减少速率,从而判断下肢静脉通畅度,确定有无静脉血栓形成。阻抗体积描记法（IPG）对近端静脉血栓形成有很好的敏感性和特异性,而对腓静脉血栓形成、非阻塞性近端血栓形成和腹股沟韧带以上的髂股静脉血栓形成不敏感,在充血性心力衰竭和中心静脉压升高及动脉闭塞时可能出现假阳性。

（三）静脉测压

站立位足背静脉正常压力约为 130 cmH₂O,踝关节伸屈活动时,下降为 60 cmH₂O 左右,停止活动后压力回升,回升时间超过 20 s。主干静脉血栓形成时,站立位无论静息还是活动,压力均明显升高,回升时间增快,在 10 s 左右。

（四）放射性核素检查

主要是肺通气/灌注扫描,辅助诊断肺梗死。

（五）磁共振静脉造影（MRV）

磁共振静脉造影准确率（MRV）接近静脉造影。

（六）静脉造影

静脉造影只在腔内治疗和特殊情况下使用。

（七）D-二聚体

D-二聚体纤维蛋白片段表示新鲜的纤维素凝聚及纤维素分解所产生的交联的纤维蛋白。D-二聚体对血栓性疾病的诊断敏感性比较高,但是特异性比较低。在低危到中危即 Wells DVT 评分 <2 的病人中（Table 8-75-3）,D-二聚体阴性结果可以排除 DVT,在中危和高危病人中,如果超声检查无阳性发现,D-二聚体阴性也可以排除 DVT。

五、鉴别诊断

（一）急性动脉栓塞

急性动脉栓塞表现为单侧下肢的突发剧烈疼痛、足和小腿皮肤冰冷、麻木、自主运动和皮肤感觉丧失、动脉搏动消失,肢体无肿胀,容易鉴别。

（二）急性下肢弥散性淋巴管炎

急性下肢弥散性淋巴管炎表现为肢体肿胀,但是伴有寒战、高热,皮肤发红,皮温升高,浅静脉不曲张。

（三）淋巴水肿

淋巴水肿与下肢深静脉血栓形成慢性期有相似之处,鉴别要点见 Table 8-75-3。

Table 8-75-3　Differentiation of DVT and lymphatic edema

Clinical features	DVT	Lymphatic edema
History	Urgent onset, usually with surgery, trauma or fever	Slow onset, several years history
Pain	Acute pain, released gradually	None or mild pain, heavy in the leg
Skin	Not thicken	Thicken
Color	Maybe cyanosis	No change
Superficial veins	Dilation	No dilation
Ulcer and edema	Occur late	Not occur
Edema	Pitting, significant at upper and lower leg, not significant at dorsal and toe	Rigid, significant at upper and lower leg, dorsal and toe
Risen leg	Edema disappeared quickly	Edema disappeared slowely

（四）其他疾病

术后、产后、严重创伤或全身性疾病卧床病人,突然小腿深部疼痛,有压痛,Homans 征阳性,首先应考虑小腿深静脉血栓形成。但是还需要与急性小腿肌炎,急性小腿肌纤维织炎,小腿肌肉劳损等鉴别。

六、治疗

DVT 主要的处理原则是减轻或者消除肢体水肿,预防肺梗死以及防治血栓形成后综合征。

（一）非手术疗法

非手术疗法适用于周围型和超过 3 d 以上的中央型和混合型。

1. 适当卧床休息　适当卧床休息 1~2 周,避免活动和用力排便,禁忌患肢按摩等,以免引起血栓脱落。垫下肢高于心脏平面。下床时要穿弹力袜或者弹力绷带包扎患肢。

2. 抗血小板药和扩张血管药治疗　可选用用阿司匹林、双嘧达莫、氯吡格雷、低分子右旋糖酐、前列腺素 E₁ 制剂、西洛他唑以及活血化瘀的中药等。还可以选用消除水肿的药物。

3. 抗凝血治疗　是治疗深静脉血栓形成最重要的手段,在 DVT 早期治疗阶段处于主要地位。

肝素(heparin)可以预防血栓的进一步蔓延,显著减少肺栓塞和血栓蔓延的概率。为了维持血液中稳定和足够的肝素浓度,又避免出血,必须定期检查血液的凝固性,调节剂量。常用全血凝固时间(CT)Lee White 试管法,正常值为 4~12 min,>15 min 为延长。肝素治疗要求 CT 延长到正常值的 2~3 倍,即 20~30 min。CT<12 min 应加大肝素剂量,CT>30 min 则应延长用药间隔、减小剂量或者放慢滴注速度,甚至停药。肝素的主要不良反应是出血,表现为创口渗血或血肿、消化道和泌尿道出血,严重时可有脑等重要脏器出血。立即中断给药,出血常很快会停止。硫酸鱼精蛋白(lrotamin sulfate)1 mg 能中和肝素

1 mg。肝素半减期短,注射肝素 30 min 后,0.5 mg 鱼精蛋白即能中和原注射剂量的肝素 1 mg。低分子量肝素(low molecular weight heparin)有钠盐和钙盐两种制剂,特点是给药方便,出血副作用小,临床上逐渐替代普通肝素,被广泛使用。

使用肝素或者低分子量肝素结合口服华法林(Warfarin),是常规的抗凝血疗法。开始肝素治疗的同时即可口服华法林。首日剂量 10~15 mg,次日 10 mg。以后维持量 2.5~5 mg,根据凝血酶原时间和国际标准化比值(INR)调整剂量。口服抗凝药的并发症也是出血,但发生率比肝素低。常见牙龈出血、鼻出血、血尿或损伤部位出血,亦可多部位自发性出血,应立即停药。大出血者,静脉注射维生素 K₁50 mg,1~2 次 /d,并酌情输新鲜血、血浆或者凝血酶原复合物。

4. 溶血栓治疗　适用于病程 <72 h 的病人,也有人认为发病 1 周甚至更长时间也可以溶血栓治疗。临床常用的溶栓药物有:链激酶(streptokinase,SK)、尿激酶(urokinase,UK)和基因重组人体组织型纤溶酶原激活物(r-TPA)等。

溶栓治疗并发出血表现为注射局部瘀斑、血肿和新鲜创口渗血、血尿、消化道出血和鼻出血。出血时立即停药,可用纤维溶解抑制剂氨基己酸(EACA)、对羧基苄胺(PANMBA)和凝血酸(AMCA)等。

溶栓过程中应根据血纤维蛋白原检测结果调整剂量。溶栓治疗还可通过血管腔内途径留置导管进行。因为溶血栓治疗可以引起致命性出血,国际上一些血液病的治疗指南并不常规推荐溶血栓药物作为治疗 DVT 的首选。

（二）手术治疗

当 DVT 出现股青肿时,抗凝血和其他治疗无效或禁忌,及发生肺栓塞时,可考虑手术治疗。

1. 静脉血栓取除术　目的是恢复静脉通畅和保护静脉瓣膜。由于血栓再形成几乎不能避免,取栓术后必须常规给予抗凝血治疗。取栓术适用于严重髂 – 股静脉

血栓溶栓治疗无效或禁忌,特别是合并股青肿,可能出现患肢坏疽者。手术方法有切开静脉直接取栓和(或)使用 Fogarty 导管取栓。

2. 下腔静脉滤器放置术　国际上的血栓病治疗指南中不推荐 DVT 病人常规放置滤器,建议必要时使用临时滤器。

下腔静脉滤器放置术的指征:①抗凝血治疗发生严重的出血或者有抗凝血治疗禁忌证。②抗血凝治疗无效,甚至病变范围扩大或者发生肺栓塞。③既往有可疑或者确诊肺栓塞。④取栓术同时使用,防止取栓过程中血栓脱落引起肺栓塞。

（王深明）

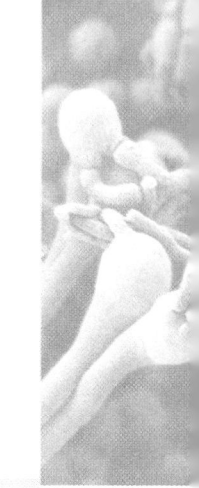

第76章
血管损伤

本章要点 (Key concepts)

• **Background**

Despite dramatic advances in trauma care during the past two decades of the 20 th century, injuries to blood vessels present some of the most challenging problems to the trauma surgeons.

• **Clinical presentation**

The presentation of vascular injury depends on the biomechanics and the amount of energy transfer that occurs at the moment of injury, depends on the injury's location and how much of the arterial wall is injured. The clinical presentation of arterial injuries occurs in one of four ways: ① external bleeding; ② ischemia; ③ a pulsatile hematoma; ④ internal bleeding accompanied by signs of shock.

• **Diagnosis**

a. Duplex; b. CT and CT arteriogram (CTA) ; c. MRA; d. DSA.

• **Management and main principles**

The salient feature of vascular trauma is the constant options within the context of the patient's overall trauma burden. In the severely injured patient, management priorities change constantly and the surgeon must not only tailor the technical solution to the specific clinical circumstances but also be prepared to modify it or improvise a new solution as the circumstances change.

• **Endovascular therapy**

With recent amazingly rapid progress in the field of endovascular therapy of arterial disease, it is not surprising that endovascular stent-grafts are gaining in popularity as an alternative to open repair in selected patients with arterial injuries. In fact, endovascular therapy has revolutionized the management of delayed complications of trauma such as arteriovenous fistulas and pseudoaneurysms, especially in inaccessible sites.

血管损伤病人伤情急,变化快,挑战创伤外科医师综合素质;大量出血威胁病人生命,缺血危及组织活力和脏器功能。在诊疗过程中要始终贯彻"生命第一、功能第二"的原则,及时控制活动性出血,挽救生命,同时兼顾病人脏器和肢体功能。

一、血管损伤病因学分类

血管损伤按致伤因素可以分为锐性、钝性和医源性血管损伤。切割和刀刺等致伤力直接作用于血管壁,导致锐性血管损伤,常见外膜部分损伤、血管部分裂伤和血管完全断裂等。车祸挤压和高处坠落等钝性暴力作用于血管及其周围组织,造成钝性血管损伤,可以导致血管痉挛、内膜斑片和全层血管壁挫伤等。根据致伤力的程度,血栓形成的范围不同,有时远端继发性血栓形成。血管腔内诊断和治疗可以导致医源性损伤,损伤可以发生在穿刺部位,也可以在治疗的靶器官,以穿刺部位常见。爆震伤等可能造成混合性血管损伤,既可以有锐性割裂,也可以有钝性损伤。

二、血管损伤的类型和后果

不同的致伤原因、作用力大小和作用部位可以造成不同类型的血管损伤。同种类型血管损伤在不同部位可以导致不同临床结果。例如,腘动脉血栓形成导致小腿坏疽,而腓动脉血栓形成一般不会造成严重临床结果。

(一) 轻度血管壁损伤

轻度血管外膜损伤或者小的内膜损伤等轻微血管损伤不影响血流和远端组织血供。损伤的血管壁经过炎症修复,可以自愈。

(二) 血肿和假性动脉瘤

血管穿孔或者破裂后血液流向组织间隙,形成血肿。小血肿可以吸收。闭合间隙动脉破裂出血,动脉和周围组织间的压力平衡后,出血停止,形成搏动性血肿,并与动脉管腔相通,即假性动脉瘤。如果动脉裂口小,有可能自行闭合,血肿逐渐吸收。

(三) 血栓形成

断裂血管的近远端或者血管钝性损伤常导致血栓形成。急性血栓形成有利于止血,但是造成远端组织缺血。血栓再通常见于静脉血栓形成。再通后遗留静脉瓣膜功能不全,造成静脉高压。后期发生静脉淤滞性溃疡。

(四) 动静脉瘘

相邻的动静脉壁同时损伤并形成通路,动脉血流入低压的静脉形成动静脉瘘(Figure 8-76-1)。大瘘口不会自行愈合。动静脉瘘造成静脉系统迂曲扩张,增加回心血量,加重心脏负荷。可以置入带膜支架覆盖瘘口或者栓塞术治疗。

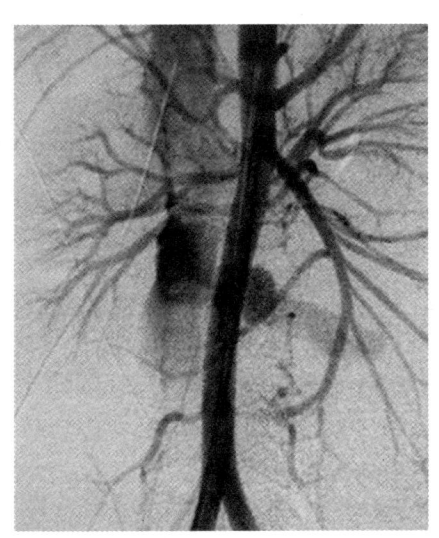

Figure 8-76-1　An angiogram shows a traumatic aortocaval fistula

(五) 靶器官损伤

比扩张后血管穿孔、夹层形成、导丝穿过肾实质等,可能需要传统手术或者血管腔内治疗。

三、临床表现

不同部位血管损伤临床表现虽然不同,但是基本表现是出血和缺血。大量出血导致休克和死亡;脏器缺血导致功能障碍;复合伤出现相应临床表现。

(一) 出血

出血量取决于血管损伤类型,动脉部分断裂出血不易停止,血管完全断裂,断端回缩血栓形成,出血自行停止。搏动或喷射性鲜血提示动脉损伤,持续暗红色血液涌出提示静脉损伤。血液流入组织间隙、流入胸腔、腹腔或者腹膜后等部位,引起休克。

(二) 休克

休克表现为脉搏加快、脉搏减弱、血压下降、面色苍白和四肢冰冷等。创伤和疼痛加重休克,开放性损伤可粗略估计失血量,闭合性损伤难于估计失血量。胸腹部大血管损伤常死于现场,少数病例因外伤性假性动脉瘤或者血栓形成致大出血短暂停止而获得救治机会。

(三) 血肿和搏动性肿块(假性动脉瘤表现)

血肿和搏动性肿块也是常见症状。受损伤的动脉依然通畅,远端动脉搏动可以存在。纵隔血肿表现为纵隔增宽、呼吸困难和胸痛等。后腹膜血肿引起腰酸、背痛、腹痛和腹胀等。

(四) 血管震颤和杂音

假性动脉瘤产生涡流,能触及震颤,听诊闻及收缩期杂音。闻及连续性杂音和震颤提示损伤性动静脉瘘。

(五) 缺血症状

缺血表现为损伤血管远端动脉搏动减弱或者消失,肢体疼痛、苍白、冰冷或者发绀,肢体运动、感觉功能障碍等。

(六) 神经损伤

合并神经损伤时,感觉和运动障碍与受损伤神经所支配区域相同。

(七) 多发伤表现

合并肺、肝、肾、脑损伤和骨折时,出现相应组织器官受损的临床表现。

四、诊断步骤

(一) 根据病史和临床表现,初步判断有无血管损伤

血管损伤必然有出血或者缺血表现。出血可以表现为开放性出血或者组织血肿。缺血表现为急性缺血或者延迟性缺血,比如钝性颈内动脉损伤,可能逐步血栓形成,引起脑缺血。

（二）合理选用辅助检查

根据病情合理选择动脉节段性测压、彩色多普勒超声、CTA、MRA 或血管造影等辅助检查。动脉节段性测压和彩色多普勒超声用于稳定病人的筛选诊断。CTA 和 MRA 临床诊断效率高，但不能和治疗措施同时进行。动脉造影可在手术室进行，明确诊断的同时进行支架置入、栓塞等治疗，效果好，诊断和治疗效率高，需要设备和相关的技术人员。

五、治疗

治疗过程中，始终贯彻"生命第一、功能第二"的抢救原则，注意预防和控制感染，注重整体救治。整体概念即抢救时从病人的全身考虑，以及从病人受伤到入院救治、治疗过程和康复的整体观念。

（一）血管轻微损伤和非手术治疗

非闭塞性的内膜斑片、轻度节段性狭窄、小的假性动脉瘤以及瘘口小的动静脉瘘等，可能自行愈合。密切随访轻微血管损伤，动态评估病人损伤程度和新出现的症状，随时选择新的治疗方法，以免延误病情。

（二）止血

压迫止血是最常用的方法。手术时必须避免在血泊中盲目钳夹，造成进一步损伤。在难以暴露和控制的部位，可以采用球囊压迫止血的方法。控制损伤血管近远端是血管手术的基本原则。暴露血管损伤部位前，首先控制损伤血管的近远端（Color figure 41）。选择切口也要始终贯彻有利于止血，有利于控制血管近远端的原则。

（三）纠正休克

在有效止血之前很难纠正休克，因此，不能片面纠正休克而延误止血这个头等大事。监测生命体征，建立通畅的补液通路，适当补液，配血，纠正酸中毒等。适当的低血压对发现出血部位有一定的积极意义，要抓住这个短暂时机采取有效措施止血。

（四）临时转流

转流管放置在损伤血管中，基本维持远端组织血供。选择合适长度和粗细的颈动脉转流管、气管导管或者静脉插管等作为临时转流管，创造条件为血管修复和重建做准备（Color figure 42）。

（五）血管手术修复

根据损伤的状况和病人的全身情况合理采用。简单血管修复方法包括血管结扎、侧壁缝合或者端端吻合。复杂方法包括血管补片成形术、端侧吻合及应用移植物等。

1. 横断血管的直接端端吻合术　用于血管缺损长度

<2 cm 的损伤。原则是吻合后不能有张力。

2. 损伤血管侧壁缝合术　用于血管创口 < 周径 1/3 者。修复后血管的管腔直径不能小于正常管腔直径的 70%。

3. 应用血管补片直接缝合血管可能造成血管狭窄时，应采用血管补片。补片材料可用自体静脉或者人工材料。

4. 血管损伤缺损长，采用血管移植术　自体血管可以用在有些污染的创面（Color figure 43），人工血管抗感染能力差，必须慎用。

5. 解剖外途径血管旁路术　用于污染、感染或者组织缺损等没有条件进行原位血管重建的时候。常用腋－股、股－股或者远离创面的解剖外途径血管旁路术。

（六）血管损伤的腔内治疗

腔内治疗比传统手术创伤小、恢复快，治疗特殊部位的损伤具有明显的优越性。如主动脉支架治疗降主动脉钝性损伤性夹层等。腔内治疗适用于血流动力学平稳者。常见腔内治疗血管损伤的类型包括：低速的动静脉瘘，假性动脉瘤（Figure 8-76-2），非主干动脉的活动性出血，胸主动脉夹层，血栓形成等。

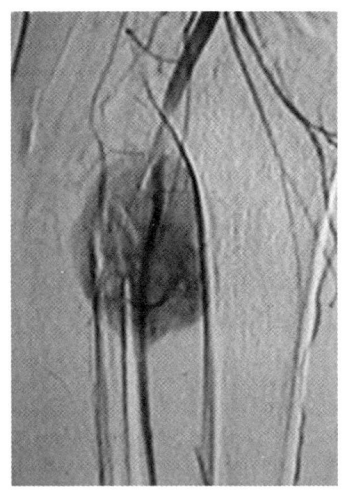

Figure 8-76-2　A false aneurysm in posterior tibial artery

常用血管栓塞术和支架植入术。动静脉瘘、假性动脉瘤或者非主干动脉活动性出血，采用动脉栓塞术，用不锈钢圈、羊毛卷或者涤纶等作栓塞剂。治疗损伤性动静脉瘘时，理想的栓塞材料应该正好封闭瘘口而不减少动脉和静脉血流量。治疗大的损伤性动静脉瘘和假性动脉瘤可以在动脉端植入人工血管支架，封闭瘘口或者修复血管损伤。治疗球囊扩张引起的下肢动脉夹层可以植入裸支架。血管腔内治疗必将在血管损伤的处理中发挥更大的作用。

（陈　忠）

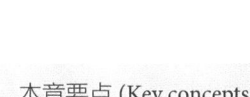

第 77 章

淋巴系统疾病

本章要点 (Key concepts)

- **Background**

The diseases of lymphatic system offer great therapeutic challenges. Lymphoedema is the most common disease. Other diseases should also be noted.

- **Risk factors**

Primary underdevelopment and secondary injury to radical dissection of lymph nodes or irradiation therapy are risk factors of the lymphoedema.

- **Clinical presentation**

A chronic edema of limbs with or without lymphatic inflammation is the typical presentation of limb lymphoedema.

- **Staging and classification**

A common used staging of limb lymphoedema was described.

- **Management**

Surgical and non-surgical treatments are often used. For other diseases, the only curative option is surgical resection with repair.

一、淋巴系统的解剖与生理

淋巴系统由毛细淋巴管、集合淋巴管和淋巴结三部分组成。毛细淋巴管呈网状广泛分布于全身,引流所在区域的淋巴液,汇集成集合淋巴管。四肢的淋巴管被深筋膜分隔为浅组和深组。浅组收纳皮肤和皮下组织的淋巴液,多与浅静脉伴行;深组收纳深筋膜深面组织的淋巴液,伴随深部血管神经走行。浅部淋巴管数量多,管径细;深部淋巴管数量少而管径粗。浅、深两组淋巴管互不直接相通,而是通过淋巴结互相沟通。在表皮、角膜、中枢神经系统、软骨、肌腱和肌肉组织内至今没有发现淋巴管。

毛细淋巴管是一端封闭的管道,管壁由单层扁平内皮细胞构成,细胞之间呈瓦片状或者鱼鳞状互相叠盖。这种排列方式具有活瓣样作用,允许组织液、蛋白质、红细胞及细菌等微粒通过内皮细胞间隙流入毛细淋巴管,但是不能倒流。此外,毛细淋巴管壁没有基膜,因而通透性高;毛细淋巴管的内皮细胞也有吞饮作用。所有这些特点均有利于组织液中的高分子蛋白质及其他微粒进入淋巴管内。

集合淋巴管的管壁中有平滑肌,平滑肌收缩成为淋巴液回流的动力之一。淋巴管内面有许多瓣膜阻止淋巴液倒流,使淋巴液从外周到心脏方向流动。淋巴管壁的平滑肌收缩活动与瓣膜一起构成淋巴管泵。毛细淋巴管的通透性和淋巴管泵是淋巴液回流的主要动力。

淋巴结位于淋巴通道上,形状、大小差别比较大。淋巴结由皮质和髓质构成。输入淋巴管注入包膜下的窦状隙,经过中间窦穿过皮质进入髓质窦,最后形成许多小管道,汇成输出淋巴管。输出淋巴管在淋巴结门部离开淋巴结继续上行。

淋巴系统的功能:①回收组织间隙的含有大分子的体液进入静脉,和静脉系统一起完成体液平衡、物质交换和回流功能。淋巴液的主要成分有水、无机盐类、蛋白质和脂质。人体平均每日生成淋巴液 2~4 L,大致相当于人体的血浆总量。其中流入组织间隙的蛋白成分通过毛细淋巴管的内皮细胞间隙或者通过吞饮作用进入淋巴管,经过淋巴系统回流到血液循环。因此,淋巴液回流对保存血浆蛋白有着重要意义。②位于组织间隙中的细菌和肿瘤细胞等物质经过淋巴系统回流到淋巴结,淋巴结行使过滤、防御和免疫功能,构成人体的第一道防线。③胃肠道的淋巴管运输经肠道吸收的脂肪。④最近研究表明,淋巴系统有分泌细胞生长因子的功能。

二、肢体淋巴水肿

(一) 病因与分类

肢体淋巴水肿分为原发性和继发性两大类。原发性水肿根据淋巴管发育程度分为淋巴管发育不全,淋巴管发育不良和淋巴管扩张扭曲等三类。

根据发病时间原发性淋巴水肿分为:①先天性淋巴水肿。患儿出生时即发病。如果有家族遗传史,则称为米罗病(Milroy disease)。这类病人主要由于淋巴管先天性发育不全所致,表现为严重的极度水肿,有时伴有其他先天畸形。②获得性淋巴水肿。获得性早发性淋巴水肿(lymphedema praecox)和获得性迟发性淋巴水肿(lymphedema tarda)占原发性淋巴水肿的80%,原因是淋巴管发育不良或者淋巴管扩张扭曲,在青春发育、妊娠和外伤等诱发超出机体淋巴回流能力的情况下发病。

继发性淋巴水肿常见于乳腺癌术后上肢淋巴水肿,或者由丝虫病感染、外伤、肿瘤切除和放疗等引起。

(二) 发病机制与临床表现

淋巴水肿的发病原因虽然很多,但是病理变化大致相同。基本因素是各种原因造成的淋巴回流通道阻断,引起淋巴液滞留。淋巴液回流障碍可以发生在各级淋巴管道。

手术切除淋巴管或者淋巴结以后可以引起急性淋巴水肿。这时组织中的淋巴管扩张,大量的毛细淋巴管形成,相互沟通,平时关闭的淋巴管与静脉之间的交通支开放,淋巴管侧支循环形成,水肿大多自行消退。如果不能有效重新建立淋巴循环,则演变为慢性淋巴水肿。

慢性淋巴水肿的病理过程分为水肿期、脂肪增生期和纤维增生期。发病初期,淋巴液回流受阻,淋巴管内压力增高,导致淋巴管扩张、扭曲,瓣膜功能逐渐丧失,淋巴液逆流,致使体液和蛋白质在组织间隙中积聚。下肢淋巴水肿首先从踝部开始,由下而上逐渐蔓延,肢体均匀性增粗,以踝部和小腿下1/3为甚。这时皮肤尚光滑柔软,指压时有凹陷,抬高患肢和卧床休息后,肿胀可以明显消退,称为水肿期。水肿持续存在,在脂质成分的刺激下,巨噬细胞和脂肪细胞吞噬淋巴液内的脂质成分,皮下脂肪组织增生,肢体韧性增加,皮肤角化尚不明显,水肿过渡为非凹陷性,淋巴水肿进入脂肪增生期。这个阶段的肿胀成分包括淤滞的淋巴液和增生的脂肪组织。在高蛋白成分的长期

刺激下,皮肤和皮下组织产生大量纤维组织,淋巴管壁也逐渐增厚、纤维化,这样,组织液就更难进入淋巴管内,高蛋白水肿进一步加重。高蛋白水肿液是细菌等微生物的良好培养基,局部容易感染,丹毒反复发作。感染又增加局部组织纤维化,加重淋巴管阻塞,形成恶性循环,称为纤维增生期。临床上表现为皮肤增厚,表面过度角化,粗糙坚硬如象皮,甚至出现疣状增生、淋巴瘘或者溃疡,肢体极度增粗,形成典型的象皮肿。

淋巴水肿是发生于深筋膜表面的水肿,局限于皮下组织。尽管这一事实很早就被人们发现,但是发生机制至今还不清楚。

(三) 诊断方法

淋巴水肿后期有典型的临床表现,诊断并不困难。但是在早期,皮肤的结构及形态还没有显著变化时,需要与其他原因引起的水肿鉴别,如神经血管性水肿、静脉性水肿、心源性水肿、肾源性水肿及营养不良水肿等。

1. 诊断性穿刺 诊断性穿刺检查有助于和深部血管瘤或者静脉性水肿鉴别,但是不能了解淋巴管的病变部位与功能状况。淋巴水肿液蛋白质含量通常很高,在1.0~5.5 g/dL,而静脉淤滞、心源性水肿和低蛋白血症的水肿组织液蛋白质含量为0.1~0.9 g/dL。

2. 淋巴管造影 淋巴管造影是把造影剂直接或者间接注入淋巴管内摄片,观察淋巴管形态与回流功能的一种检查方法。造影剂存留在回流障碍的淋巴管内,容易造成对淋巴管的继发性损伤,因此,现在多数人不主张淋巴管造影。

3. 放射性核素淋巴造影 大分子的放射性示踪剂注入组织间隙后进入淋巴管,几乎全部经过淋巴系统回流而被清除。应用显像设备可以显示淋巴回流的途径与分布。最常应用的是^{99m}Tc-Dextran。在趾(指)蹼间注入核素后,分别在1/2 h、1 h、2 h做图像扫描。

放射性核素淋巴造影能清楚的显示肢体的淋巴管和淋巴结,但是核素进入血液循环后迅速被肝、脾、肺等脏器摄取,影响上腹部纵隔淋巴干的显示。放射性核素淋巴造影简便易行,重复性好,痛苦小,可以用于治疗前后的比较,是目前诊断肢体淋巴水肿最有价值的方法。

(四) 治疗

淋巴水肿的治疗尚缺乏理想的方法,分为非手术治疗和手术治疗两大类。非手术治疗对预防淋巴水肿的形成和治疗轻度淋巴水肿有一定疗效;已经形成的严重淋巴水肿则需要手术治疗。

1. 非手术治疗 非手术治疗包括卧床休息,肢体按

摩,患肢抬高,压迫疗法,烘绑疗法,微波照射,以及苯吡喃酮类药物治疗等。非手术治疗是目前治疗淋巴水肿的基础,除预防淋巴水肿的形成和治疗轻度淋巴水肿外,也是手术前后的重要辅助治疗措施。

(1) 复合理疗法(compound physical therapy,CPT) 治疗分为两个阶段。第一阶段包括:①皮肤护理。②手法按摩。③治疗性康复锻炼。④多层弹力绷带加压包扎。第一阶段结束后进入第二阶段,即用低弹力绷带包扎肢体的维持阶段。按摩的手法首先从肢体的近端非水肿部位开始,先近后远以离心方式按摩,逐渐过渡到肢端。

(2) 烘绑疗法 1964年,张涤生根据中医学原理首先应用。其使用方便,易于操作,能够使患肢周径缩小,停止使用后和其他非手术方法一样易于复发。

治疗时将患肢伸入烘疗机的烘箱内,用远红外线或微波加热烘烤,烘箱内温度平均为80℃,每天1 h,连续20次为1个疗程,治疗后用弹力绷带包扎,夜间松开绷带,抬高患肢。

(3) 药物治疗

1) 苯吡喃酮类药物:代表药是苯吡喃酮,用于治疗高蛋白水肿。苯吡喃酮类药物具有加强巨噬细胞活性,促进蛋白质降解的作用,使蛋白质分解后被吸收入血液循环,降低组织间胶体渗透压,从而促进组织内水分的吸收,减轻组织水肿。单独应用起效缓慢,效果并不十分理想,临床上作为治疗淋巴水肿的辅助药物。

2) 抗生素:肢体淋巴水肿丹毒发作时,使用抗生素。足癣等真菌感染是肢体淋巴水肿的常见并发症,应采用相应的抗真菌药。

3) 利尿药:以组织水肿为主要表现的严重肢体淋巴水肿,应用利尿药治疗短期效果明显,但是不可能长期使用,否则引起水、电解质代谢紊乱。多数学者认为,非特殊情况一般不使用利尿药。

2. 手术治疗 淋巴水肿的治疗目前仍缺乏理想的根治性方法,采用手术治疗前应该首先进行非手术治疗,非手术治疗也是手术治疗后必不可少的重要环节。

淋巴水肿的手术方法有3类:促进淋巴回流,重建淋巴回流通道及切除病变组织。前两者手术被称为"生理性"手术,目的是加速或者恢复淋巴回流。

三、乳糜胸

乳糜胸腔积液常继发于胸导管损伤后,通常是胸腔手术的医源性并发症,还有少数是晚期恶性肿瘤淋巴转移引起。胸腔积液中检测出脂蛋白分解产生的乳糜颗粒,积液中三酯甘油水平大于110 mg/dL 具有临床诊断意义。非手术治疗方式包括胸腔引流术、中链三酯甘油食疗和全肠外营养等。经过2~3周引流仍持续渗漏的病人,需通过胸腔镜手术或者开胸手术方式确定并结扎胸导管破损渗漏点的两端。术前几小时让病人进食奶油类物质可帮助术中明确渗漏点。肿瘤引起的乳糜胸病人经过化疗和放疗后引流仍持续不止,胸膜粘连术有一定帮助。

四、乳糜腹

乳糜腹最常见的原因是儿童先天性淋巴系统畸形和成年人腹部淋巴结相关的恶性疾病。手术损伤腹部淋巴系统引发的乳糜腹水极少见。腹水中检测出脂蛋白分解后的乳糜颗粒和测定三酯甘油水平 >10 mg/dL 具有临床诊断意义。治疗依次为中链三酯甘油食疗、全肠外营养和穿刺引流术。经过2~3周的非手术方式治疗后腹水仍未控制,必须行探查术明确并结扎渗漏的淋巴管,或切除和渗漏相关的肠段来控制淋巴渗漏。治疗原发性恶性疾病对控制乳糜腹往往有一定效果。

五、淋巴系统肿瘤

淋巴管瘤分为毛细淋巴管瘤和海绵状淋巴管瘤即淋巴水囊瘤两类。原因是一群孤立隐匿的淋巴系统成分有产生淋巴液的能力。肿瘤大部分在出生时即存在,90%在1岁被确诊。淋巴水囊瘤常发生在颈部和腋窝,极少数位于腹膜后。单纯毛细淋巴管瘤可以发生在头部、颈部和腋窝的皮下,极少数也可见于内脏器官的淋巴干或者腹腔胸腔结缔组织内。治疗方法是手术切除。

淋巴管肉瘤是一种极少见的肿瘤,临床上病人表现为水肿突然恶化,皮下结节生成,有出血和形成溃疡的倾向。类似其他肉瘤疾病,治疗以手术为主,术后进行化疗和放疗等,预后极差。

(亓发芝)

第78章

透析治疗中血管通路的建立方法

本章要点 (Key concepts)

- **Background**

Current clinical management often involved parenteral nutrition, chemotherapy, plasmapheresis or hemodialysis. So, manufacturing of an effective vascular access is acquiring a great deal of attention in the surgical and vascular literature. Especially, as the hemodialysis technique has become accepted means for the treatment of patients with end-stage kidney disease, administration of a steady, safe and long-term vascular access is more and more necessary.

- **Indications of vascular access**

a. The ability to remove and return a volume of blood; b. Desired treatment of frequent vascular puncture and hemospasia; c. Long-term transfusion of any hypercoagulable and hyperviscosity drugs.

- **Natural fistulas**

a. Operation procedure; b. Operation types; c. Postoperative complications.

- **Prosthetic graft**

a. Operation technique; b. Selection principle of the prosthetic graft; c. Operation types; d. Postoperative complications; e. Patency rate.

- **Management to the postoperative stenosis of fistulas**

a. Percutaneous balloon angioplasty (PTA); b. Embolectomy or reconstruction.

建立一条有效的血管通路(vascular access)对一些特殊病人的治疗非常重要,临床应用十分广泛。肿瘤病人的肠外营养与化疗、血浆提取及尿毒症病人的血液透析治疗等都需要建立血管通路。特别是后者,可以说没有建立血管通路的技术,就不会有今天血液透析的发展。

一、体外血管通路的建立

(一)静脉留置导管

临时性血管通路主要选择接近体表和流量较大的静脉,如锁骨下静脉、颈内、颈外静脉和股静脉等。常用的硅橡胶或者聚乙烯材料双腔留置导管都比较柔软,使用时可通过穿刺针导入上述大静脉。留置导管的主要并发症是静脉狭窄。即使是 2 周以内的导管留置,都会引起被穿刺静脉因为血栓形成导致的狭窄,使静脉回流受阻,造成动静脉瘘闭塞或者肢体远端的水肿。狭窄发生率由高至低依次是锁骨下静脉(50％),颈静脉(10％),股静脉(2％)。

多普勒超声和静脉造影检查可以明确中心静脉的通畅程度。

通常静脉留置导管的时间不应该太长,以免发生感染和静脉血栓。为了减少导管感染的机会,可以把留置导管埋入皮下隧道。

(二)并发症

导管留置引起的并发症可分为操作性损伤和远期并发症。

1. 因为操作引起的并发症 包括①气胸:发生率在 1％~4％;②大血管损伤:发生率 <1％,常发生在右侧穿刺时,X 线检查显示纵隔影增宽时要高度怀疑;③胸导管损伤:左侧穿刺容易发生;④空气栓塞;⑤出血;⑥神经损伤;⑦导管打折。

静脉留置导管以后常规 X 线胸片检查能及时发现气胸和大血管损伤,同时还能明确导管的位置。对于原来已经有静脉导管留置史的病人,在超声或造影引导下穿刺置管,即能明确静脉走行,又能排除以前操作可能引起的静脉血栓形成、狭窄和闭塞,成功率可达100%。

2. 留置导管的远期并发症

(1) 血栓形成 发生率在4%~10%。可能与病人潜在的高凝状态、导管的推送对血管内膜的损伤、化疗药物本身对血管壁的刺激等有关。

(2) 导管相关性感染(catheter-related infection) 一般发生在置管后3~5 d,也有迟发性败血症的报道。感染的部位位于穿刺点附近,也会随血液流动而发生全身性菌血症。要确诊导管相关性感染比较困难,直接的方法是移除留置导管行细菌培养或计数。感染高危因素可能是化疗病人存在的免疫缺陷,营养不良,和导管内血栓形成等。

二、内瘘术

(一)自体血管内瘘

一般认为动脉直径≥2 mm或者静脉直径≥2.5 mm就可以进行自体血管内瘘(natural fistulas)手术。绝大部分病人都有条件行自体血管内瘘,甚至包括原来已经做过内瘘的病人、糖尿病病人及绝大多数女性病人。因此,要尽可能选取合适的自体血管进行内瘘手术。

1. 手术原则 术前必须仔细检查尺动脉,明确尺动脉及分支足够代偿远端掌弓的供血。血管吻合包括动静脉侧-侧吻合、动脉端-静脉侧吻合、动脉侧-静脉端吻合以及动静脉端-端吻合4种方式。动、静脉端-端吻合术是最常见的吻合方式,但是由于离断了多根分支血管,容易引起血栓形成,术中及术后积极抗凝治疗可预防血栓形成。

2. 内瘘的类型 根据吻合口血管选取的差异及内瘘部位的不同,大致可分为以下几类。

(1) 桡动脉-头静脉内瘘,是最经典的术式,内瘘在腕部。

(2) 桡动脉后支-头静脉内瘘,即鼻咽窝区瘘。

(3) 尺动脉-头静脉内瘘,内瘘在前臂。

(4) 肱动脉-头静脉/肘前静脉内瘘,内瘘在上臂。

(5) 肱动脉-贵要静脉内瘘,内瘘在上臂。

内瘘的部位与手术远期通畅率密切相关。腕部桡动脉-头静脉内瘘1年通畅率约65%;上臂肱动脉-头静脉内瘘1年通畅率约80%;上臂肱动脉-贵要静脉穿通支内瘘1年通畅率约73%。远期通畅率是评价内瘘手术成败的关键,术前超声检查,可以帮助选择合适的内瘘方式,有助于提高长期通畅。造成内瘘失败的原因是血栓形成和内瘘口狭窄,影响因素包括高龄、静脉端流出道条件

差、脱水和低血压等。

3. 并发症

(1) 瘘口远端的静脉无法成熟 即静脉口径不能扩张到透析所需要的尺寸。判定瘘口静脉端狭窄或者闭塞的方法是瘘口静脉端震颤和原来的血管杂音消失,取而代之的是与动脉搏动相一致的传导性静脉搏动。超声检查可确诊内瘘闭塞。

(2) 瘤样扩张 约7%,往往是由反复穿刺同一部位造成的血管壁薄弱而引起。

(3) 血栓形成 临床可见。

(4) 心力衰竭 往往发生于既往有心功能不全的病人或者内瘘流量>500 mL/min的病人。治疗的方法是缩窄瘘口静脉端,使流量<500 mL/min。少数病人只能结扎瘘口。

(5) 窃血综合征(steal syndrome) 发生率一般在1.6%,表现为肢体远端缺血。窃血的原因是动-静脉吻合后,血流朝阻力低的静脉端分流,引起指端及前臂缺血。腕部内瘘术式发生窃血的很少。窃血综合征和静脉高压综合征在侧-侧动静脉瘘的病人中多见。

(6) 远端静脉高压综合征 主要是由于压力较高的动脉血涌入压力较低的静脉系统使灌注量骤然升高所致,临床表现是肢体远端的严重肿胀,色素沉着严重者伴湿疹样改变,甚至出现溃疡糜烂。静脉高压综合征往往出现在侧-侧内瘘术式且近端静脉有狭窄的病人当中。

(7) 内瘘感染 发生率低,一般<3%。

(二)人工血管动-静脉内瘘术

外周血管,特别是静脉条件差或者原来自体血管动-静脉瘘手术失败的病人不得不考虑用人工血管作动-静脉瘘。作为内瘘的人工血管应满足容易操作,容易缝合,具有良好的生物相容性,容易被组织包绕生长,不易感染,不易血栓形成以及能被反复穿刺等条件。目前常用的人工血管移植物包括e-PTFE血管、Dacron血管和牛心包血管等。其中e-PTFE血管使用最为广泛。

1. 人工血管内瘘的制作技术 与自体血管内瘘手术一样,人工血管内瘘术也需要良好的动脉流入端和静脉流出端,术前用超声辅助选择合适的动脉和静脉。反复静脉注射史或者已明确有静脉狭窄的病人,在选择静脉流出道时需要格外慎重。

2. 选择人工血管的原则

(1) 直径足够大,便于日后穿刺。

(2) 人工血管在皮下隧道内走行不能扭曲、成锐角甚至打折。

(3) 通常选用 6 mm 直型血管或者 4~7 mm 喇叭口形血管,后者与前者比,在相同的长度和动脉压下,血流量要高出约 20%。

人工血管内瘘在制作 1~2 周开始使用比较安全,因为这时周围组织已将它完全覆盖、包埋,血透穿刺后能将针眼封堵,不至引起出血、感染及周围血肿。各种人工血管内瘘也有各自的名称术语。制作人工血管内瘘同自体血管内瘘一样,原则上都以非优势手开始,尽量从肢体远端做起。

3. 人工血管内瘘术的类型

(1) 位于前臂的内瘘 ①腕部桡动脉－肘部下方头静脉内瘘,通畅率最低,因为桡动脉的流出量不够充分。②肱动脉－肘部正中静脉成襻旁路内瘘,比较容易建立连接肱动脉与头静脉或者肱静脉间的通路。

(2) 位于上臂的内瘘 ①肱动脉－颈静脉旁路内瘘。②同侧腋动脉－腋静脉旁路内瘘。

(3) 位于下肢的内瘘 即股浅动脉－大隐静脉人工血管成襻旁路内瘘和腘动脉－股静脉人工血管旁路内瘘。

(4) 非常规解剖外途径的内瘘 即腋动脉－对侧腋静脉(跨胸)人工血管旁路内瘘,腋动脉－髂静脉旁路内瘘,以及动脉－动脉旁路内瘘。

上臂人工血管内瘘的优点是流量大,血栓形成率低,通畅率高。然而因为远端的压力要比静脉端大很多,所有可能发生窃血综合征。内瘘术后经常发生肢体肿胀,抬高患肢可以缓解,随着回流静脉逐渐扩张,管壁增厚,内瘘成熟,肢体水肿也逐渐消失。上肢血管没有条件建立内瘘的病人,只能考虑做下肢人工血管内瘘。最常用的是股动脉－大隐静脉人工血管旁路内瘘和腘动脉－股静脉人工血管旁路内瘘。如果肢体血管都不能用作建立内瘘,那就只能考虑解剖外途径建立。方法有腋动脉－对侧腋静脉人工血管旁路内瘘、腋动脉－髂静脉及必要时动脉－动脉旁路内瘘。在不得不做动脉－动脉旁路内瘘时,必须缩窄流出道动脉近端的口径,预防人工血管血栓形成。

4. 并发症

(1) 早期出血 大多来自吻合口,远期出血为穿刺点出血或者移植物周围血肿。

(2) 早期血栓形成 基本上是技术性操作不当引起的,比如流入和流出道不通畅。远期血栓形成多继发于吻合口远端静脉的内膜增生。低血压和穿刺点压迫止血是移植物血栓形成的高危因素。自身血液的高凝状态也是导致血栓形成的另一诱因。流出道狭窄或者闭塞可通过补片、球囊扩张或者绕过闭塞段做旁路的办法来解决。不是流入道和流出道狭窄引起的新鲜血栓溶血栓可能有效,否则要急诊取血栓。

(3) 移植物感染 是人工血管内瘘最严重的并发症之一。一旦发生,约 30% 的人工血管不得不取除。如果感染未累及吻合口,局部引流、换药有助于控制感染,必要时可采用皮瓣移植,促使伤口愈合;也可以把感染区域移植物部分切除,再把两个残端另做绕过感染区域的旁路。然而,一旦感染累及吻合口,则必须把整个移植物取出。

(4) 假性动脉瘤 多继发于同一位置反复穿刺。可通过旷置假性动脉瘤加旁路手术解决。

(5) 其他 有静脉压升高,充血性心力衰竭、窃血综合征,以及人工血管移植物周围神经病变等。

5. 通畅率 总体来说,人工血管内瘘术的通畅率不如自体血管内瘘术,而且绝大部分的人工血管闭塞都发生在术后 3~6 个月,因此,只要外周血管条件允许,建立内瘘通路的首选是自体静脉。

三、内瘘狭窄后的治疗

内瘘术后由于吻合口内膜增生及反复穿刺,容易造成瘘口狭窄。通路内血流量降低直接降低血液透析的效果。尽早针对狭窄段进行经皮腔内血管成形(PTA),能明显降低内瘘血栓形成的发生率。常规是静脉压高于 150 mmH$_2$O 或者静脉端狭窄 >50% 就需要处理。

监测内瘘通畅的方法包括:①彩色 Doppler 超声;②静脉压测定;③内瘘静脉端杂音变化情况。整个内瘘区能触及明显震颤,内瘘的流量不会低于 450 mL/min;如果震颤消失或者进行性减弱,高度提示内瘘狭窄。目前的观点是狭窄率 >50% 的内瘘需进行扩张。

无论是长段还是短段狭窄的病变,使球囊导管在 16 atm 下持续扩张 10~15 min,一般效果都不错。处理单纯球囊扩张不能奏效的病灶,可以考虑使用切割球囊。使用球囊的大小直接影响狭窄的远期预后,比如 6 mm 的移植物,需要用直径 7~8 mm 的球囊。球囊扩张之后的移植物通畅率 90 d 约 90%,1 年约 40%。

手术取血栓的疗效要优于 PTA,而内瘘重建可在采用血管腔内治疗效果不理想的情况下进行。通过血管腔内治疗和手术方法结合运用,尽量延长内瘘通路的寿命。

(王玉琦 陈 斌)

第79章

泌尿系统损伤

本章要点 (Key concepts)

Approximately 10% of all injuries seen in the emergency department involve the genitourinary system. Initial assessment in order of importance includes: A. airway with spine protection; B. breathing; C. circulation and control of external bleeding; D. disability or neurologic status. The urologic examination should focus on the abdomen and genitalia. Fractures of the lower ribs are often associated with renal injuries to the retroperitoneum, whereas pelvic fractures can be accompanied by bladder and urethral injuries. Ultrasound or CT scan is often used for assessment of renal trauma. Most of renal injuries can be managed nonoperatively. Management of iatrogenic ureteral injuries is dependent on timing of the injury and the location of the ureteral injury. Urethral injuries are common in cases of bilateral pelvic injuries. Diagnosis of urethral injuries is made by a high index of suspicion in the presence of blood at the urethral meatus, inability to urinate and or a palpable full bladder on abdominal examination. Realignment of the damaged urethra with a stented Foley catheter is preferred in the initial treatment. If impossible, the suprapubic catheterization followed by delayed combined antegrade and retrograde endoscopic repair or open surgical repair are potential options.

泌尿系统受到周围组织、器官的良好保护,通常情况下不易遭受损伤。由于导致损伤的不确定因素较多,因而在世界范围内没有确切发病率报道。泌尿系统损伤大多合并严重的胸、腹、腰部或骨盆损伤,是全身复合伤或多发伤的一部分。泌尿系统损伤以男性尿道损伤最为常见,其次为肾、膀胱,输尿管损伤少见。

泌尿系统损伤主要病理改变是出血和尿外渗。严重出血可导致休克发生,血肿和尿外渗可继发感染,导致周围脓肿形成,严重感染可引发脓毒血症,损伤还可导致尿瘘、尿道狭窄等并发症。早期诊断、早期正确合理的治疗,对泌尿系统损伤的预后极为重要。

第一节 / 肾损伤

肾位于腹膜后,解剖位置较深,其前后内外均受到良好的保护,且肾本身有一定的活动度,可缓冲外来暴力,因此,一般的外力冲击不易使肾受到损伤。但是肾为实质性器官,血流丰富,结构比较致密脆弱,强度稍大的暴力即可造成肾损伤。肾损伤最常见于 20~40 岁男性,儿童由于肾周围组织结构保护作用较成年人弱,肾损伤发病率较成年人高。

一、损伤机制

1. 开放性损伤 多见于战时弹片、子弹和刺刀伤等,

常合并胸、腹腔脏器及其他器官损伤,伤情复杂而严重。

2. 闭合性损伤 因直接暴力或间接暴力所致。直接暴力系腹部或肋腹部受外力的直接撞击或挤压导致肾损伤,是最常见的致伤原因,占 80%~85%。间接暴力伤则是由于从高空坠落、高速运动中突然减速或停止等所致肾损伤。"自发性"肾破裂系指在无创伤或极轻微外力下发生的肾损伤,肾自身存在疾病如肾积水、肾肿瘤、肾结核或肾囊性病变时容易发生。

3. 医源性损伤 系指医护人员在医疗操作过程中造成的损伤。近年医源性损伤有增加的趋势。

二、病理

肾损伤按病理改变可分为以下类型。

1. 肾挫伤　肾实质局部微小裂伤，形成肾实质内瘀斑和(或)局部包膜下小血肿，肾包膜和肾盂黏膜完整。可有少量血尿，一般症状轻微，可自愈。

2. 肾部分裂伤　肾实质部分破裂伴有肾包膜破裂，可形成肾周血肿。如肾盂肾盏黏膜破裂，可出现明显血尿。经非手术治疗多可自行愈合。

3. 肾全层裂伤　肾实质深度裂伤外达肾包膜，内达肾盂肾盏黏膜。常造成广泛的肾周血肿和严重的尿外渗，血尿明显。有时肾一极可完全横断、撕脱或肾严重碎裂，远端肾组织缺血、坏死。这类肾损伤症状明显，病情危重，后果严重，需急诊手术治疗。

4. 肾蒂损伤　肾蒂血管损伤较为少见。在突然加速或减速时，肾急剧移位，肾蒂血管受牵拉，血管内膜挫伤或断裂，导致内膜下出血、管腔狭窄或血栓形成，使患肾功能完全丧失。严重损伤可使血管部分或全部撕裂甚至断裂，常因出血迅猛来不及诊治而导致病人死亡。此类损伤常发生于右肾，应尽早确诊和治疗。

三、损伤分类

损伤分类是确定治疗原则的基础，肾损伤分类系统有二十余种，但尚无统一的分类标准。目前在世界范围内广泛应用的是美国创伤外科协会于1989年提出的分级系统，于2011年修订(Table 9-79-1)。

Table 9-79-1　Revised injury staging classification

Grade		Injury definition
I	Parenchyma	Subcapsular hematoma and/or contusion
	Collecting system	No injury
II	Parenchyma	Laceration ≤1 cm in depth and into cortex, small hematoma contained within Gerota's fascia
	Collecting system	No injury
III	Parenchyma	Laceration >1 cm in depth and into medulla, hematoma contained within Gerota's fascia
	Collecting system	No injury
IV	Parenchyma	Laceration through parenchyma into urinary collecting system
	Vascular	segmental vein or artery injury
	Collecting system	Laceration, one or more into collecting system with urinary extravasation
V	Vascular	Main renal artery or vein laceration or avulsion, main renal artery or vein thrombosis

A renal unit can sustain more than one grade of injury and should be classified by the higher grade of renal injury

四、临床表现

肾损伤的临床表现因致伤原因、损伤程度及有无合并伤而异。

1. 休克　创伤早期，休克可由剧烈疼痛所致，其后与大量失血有关。休克程度依创伤的程度、有无合并伤及失血量而定，可危及生命。

2. 血尿　是肾损伤最常见、最重要的症状。血尿与损伤程度并不一致，某些严重的肾损伤可无血尿或只有轻微血尿，如肾动脉血栓形成、肾蒂血管断裂、肾盂、输尿管断裂、伤员处于休克无尿状态等。部分病例血尿可持续很长时间，多与继发感染有关。

3. 疼痛　患侧腰、腹部钝痛，多为软组织挫伤、肾被膜下血肿致被膜张力增高、出血或尿外渗刺激腹膜后神经丛引起。输尿管内有血块通过时可发生肾绞痛。如腹膜破裂有尿液、血液流入腹腔或合并腹腔脏器损伤时，可出现腹痛和腹膜刺激症状。

4. 腰腹部肿块　血液、尿液渗入肾周围组织使局部肿胀，形成痛性肿块，腰腹部可有触痛和肌肉强直。肿块大小视出血量和尿外渗量而异，病情进展时，肿块有逐渐增大的趋势。

5. 发热　血肿和尿外渗的吸收可致低热。若继发感染，导致肾周脓肿或化脓性腹膜炎，则可有高热，并伴有全身中毒症状。

五、诊断

(一)病史与体格检查

详尽的外伤史对诊断十分重要。体格检查应严密观察病人生命体征是否平稳，同时应注意有无腰腹部疼痛、包块、腹膜刺激征等。

(二)实验室检查

应尽早收集尿液标本行尿常规检查。伤后不能自行排尿的病人，应导尿进行检查。尿中红细胞>5个/高倍视野为镜下血尿，提示有肾损伤的可能。血红蛋白、红细胞计数及血细胞比容持续性降低提示出血严重、有活动性出血存在。血白细胞数增多、中性粒细胞比例增加提示有感染灶存在。

(三)影像学检查

影像学检查的主要目的是判断肾损伤的程度及是否需要手术。早期适宜的影像学检查可对肾损伤状况、创伤肾既往存在的病变、对侧肾情况、有无合并其他脏器损伤做出判断。除须紧急手术外，可根据病情轻重，选择性应用不同检查。

1. 腹部 X 线平片(KUB)及静脉尿路造影(IVU) 肾挫伤和表浅的肾裂伤,腹部 X 线平片常无重要发现。严重损伤时可发现肾和腰大肌影模糊不清,同侧膈肌抬高,脊柱向伤侧弯曲,以及可能同时合并骨折、异物、膈下游离气体等征象。静脉尿路造影可确定损伤的程度和范围,同时还可观察对侧肾的形态和功能。伤员无休克或休克已纠正、对碘剂不过敏者应尽早进行,宜采用大剂量静脉尿路造影。

2. 超声检查 B 超检查具有快速、简便、无创、可重复的特点,常作为首选检查,伤情不稳定时更有意义。可提示肾损伤的部位、程度、肾包膜下血肿、肾周血肿和尿外渗范围及对侧肾情况。

3. CT 腹部增强 CT 是早期评价肾损伤最可靠的影像学检查,有较高的敏感性和特异性,近年来已逐渐取代静脉尿路造影成为肾损伤主要的检查手段。CT 可显示多器官损伤,能精确地反映肾损伤程度、部位,区别血肿或尿外渗及其确切的解剖层次和范围,并可了解肾损伤与周围组织和腹腔内其他脏器的关系。近年随着 3D-CT 和 CT 血管成像技术的发展,进一步提高了复杂性肾损伤和肾蒂伤的诊断率。

4. MRI 血肿的显示优于 CT,对碘剂过敏的病例具有更大优越性,但技术设备要求较高,不作为常规检查。

5. 肾动脉造影 可清晰显示肾实质及肾血管完整性的异常变化,在疑有肾动脉损伤、肾内血管破裂或血栓形成、伤肾不显影时,肾动脉造影具有特殊价值。检查的同时可以行选择性血管栓塞治疗,以达到止血目的。伤后持续性血尿病人,肾动脉造影可明确有无肾动静脉瘘或创伤性肾动脉瘤,检查系有创性,现已少用。

放射性核素显影有助于确定诊断,可对肾功能情况做出定量判断,但在急诊情况下应用价值有限。

六、治疗

治疗依伤员的一般情况、肾损伤的程度及是否同时合并其他脏器损伤而定。多数可采用非手术治疗,仅少数严重损伤的病人需急诊手术治疗。

(一) 紧急处理

首先治疗危及生命的损伤。合并休克者,伤情复杂而危重,应积极抗休克治疗,病情稳定时行进一步检查,对损伤做出全面估计,并做好手术探查准备。如系大出血,生命体征不稳定,应立即手术探查。

(二) 非手术治疗

肾挫伤、轻微肾裂伤、无其他脏器损伤的伤员可采取保守治疗。包括绝对卧床休息至少 2 周,适当补充血容量,维持水、电解质代谢平衡,必要时使用镇痛和止血药物,应用广谱抗生素预防感染等。治疗期间应密切观察生命体征变化,注意腰腹部肿块范围有无增大,尿液颜色的变化,定期检测血红蛋白、血细胞比容。病情稳定,血尿消失后可允许起床活动,伤后 2~3 个月不宜参加体育活动及体力劳动,以免再度发生出血。

(三) 手术治疗

开放性肾损伤、肾粉碎伤或肾盂破裂、肾蒂伤、肾损伤合并胸腹腔脏器损伤者需手术治疗。非手术治疗过程中出现如下情况时亦应手术治疗:积极抗休克治疗后生命体征仍不稳定或再度出现休克者;持续血尿伴血红蛋白、血细胞比容进行性下降者;腰腹部肿块有增大趋势者、疑有腹腔脏器损伤者。

1. 开放性肾损伤 几乎所有开放性肾损伤病人都需要手术探查。视损伤情况及有无合并伤相应处理。

2. 闭合性肾损伤 经腹部切口施行手术,先探查并处理腹腔脏器损伤,再探查伤侧肾。探查暴露肾前,先控制肾蒂,以避免出现无法控制的大出血而被迫施行肾切除。治疗原则以尽可能多地保留有活力的肾组织为主要目的,可选用肾修补术、肾部分切除术、自体肾移植术,只有肾损伤严重确实难以修复,对侧肾功能良好时,才施行肾切除。肾蒂血管损伤,手术应争取在 12 h 内进行,肾动脉血栓应行手术取栓或血管置换术,以挽救肾功能。

(四) 并发症处理

尿外渗形成假性肾囊肿及肾周脓肿,应切开引流;肾积水、输尿管狭窄需施行成形手术解除梗阻,患肾无功能时可行肾切除;肾性高血压可行血管扩张、修复或肾切除术;迟发性出血的常见原因为动静脉瘘或假性动脉瘤,多数可通过动脉栓塞的方法治愈。

第二节 / 输尿管损伤

输尿管全长隐蔽在腹膜后间隙,受周围组织的良好保护,且有一定的活动范围。因此输尿管损伤多为医源性损伤,外界暴力所致者极为少见。损伤易被忽视,直到出现症状时始被发现,诊治易被延误。

一、损伤机制

1. 医源性损伤

(1) 开放性手术损伤　最为多见,常见于盆腔、下腹部的开放性手术。单侧输尿管被结扎术中不易发现,术后发生漏尿或肾积水时才察觉;双侧则因术后无尿,容易发现。损伤多发生于输尿管下段,有时损伤未直接伤及输尿管,但破坏了输尿管血液供应,也会导致输尿管因缺血发生坏死、穿孔。

(2) 内腔镜器械损伤　多见于经尿道膀胱镜逆行输尿管插管、扩张、D-J管置入、输尿管镜及经皮肾镜检查、碎石、取石、活检,腹腔镜检查及手术等。

2. 放射性损伤
其实是医源性损伤的一种特殊类型。损伤导致输尿管管壁水肿、坏死、尿瘘或瘢痕组织形成,进而造成肾积水,肾功能受损。

3. 创伤性损伤
开放性损伤多见,约占90%左右,如枪伤和锐器刺伤,弹片除直接损伤输尿管外,还可因热力导致输尿管灼伤及周围小血管的损伤,造成输尿管缺血坏死。闭合性损伤见于交通事故、从高处坠落,造成肾盂输尿管连接部或输尿管膀胱连接部撕裂或离断。

二、病理

输尿管损伤后的病理变化因损伤的类型、处理时间和方法的不同而异,可有挫伤、钳夹、结扎、扭曲、撕裂、穿孔、离断或切开、缺血坏死等。轻微挫伤可自愈,输尿管无明显狭窄;输尿管被钳夹、外膜广泛剥离均可造成输尿管缺血性坏死,术后1~2周形成尿外渗或尿瘘,严重时造成输尿管狭窄,继而造成肾积水,使肾功能受损;若输尿管术中被离断或切开,未能及时发现,尿外渗造成尿性腹膜炎或蜂窝织炎,可发生脓毒血症,病人因感染中毒性休克而死亡;单侧输尿管被结扎,术后不易察觉,可致患肾积水,如系双侧,因术后无尿,易被及时发现、处理,可无严重后果发生。

三、临床表现

损伤的性质和类型不同,其临床表现也不尽相同,取决于发现损伤的时间、单侧还是双侧、尿瘘发生时间和部位、是否合并感染及其他脏器损伤等。

1. 血尿
不能作为是否存在损伤及判定损伤的严重程度的依据。

2. 尿瘘或尿外渗
是输尿管切开、离断或穿孔的最早症状之一。发生于损伤时或数日后,尿液渗入腹膜后间隙,局部肿胀,形成痛性肿块;如腹膜破裂,尿液渗入腹腔则产生腹膜刺激症状。慢性尿瘘常发生于损伤后2~3周,因输尿管局部慢性缺血、坏死所致。尿液从腹壁创口、阴道或肠道漏出,最常见的是输尿管阴道瘘,其他部位者较为少见。

3. 感染
多为继发性,可出现发热、腹膜刺激征,严重感染可出现高热、寒战等脓毒血症的症状。

4. 梗阻症状
输尿管被结扎或缝扎可造成急性完全性梗阻,如系双侧或孤立肾输尿管被结扎,可立即发生无尿。如系单侧而对侧肾功能正常时,可出现患侧腰部胀痛、暂时性少尿、肾区叩击痛等。输尿管部分被缝扎时,可因反复感染、水肿、粘连等导致输尿管狭窄,引起梗阻。

四、诊断与鉴别诊断

1. 早期诊断
输尿管损伤的早期诊断十分重要。如能早期发现输尿管损伤并及时加以处理,则术后恢复良好,并发症少。在处理损伤或术中怀疑输尿管损伤时,可经静脉注射靛胭脂,如有损伤则可见蓝色尿液从输尿管裂口处流出。术中或术后行膀胱镜检查,同时静脉注射靛胭脂,伤侧输尿管口无蓝色尿液喷出,输尿管插管至损伤部位受阻,逆行造影显示造影剂外溢或梗阻。

2. 延期诊断
大多数输尿管损伤病例不易早期发现,常在伤后数日或数周出现症状时始被发现。95%以上的输尿管损伤都能通过静脉尿路造影明确诊断。静脉尿路造影不能明确诊断时,可试行逆行造影。B超可显示肾盂输尿管有无扩张和积水,损伤部位周围尿外渗。CT不能显示损伤的确切位置,但可见尿外渗区域造影剂聚集、输尿管周围脓肿及尿液囊肿,CT尿路重建效果更佳。MRU可准确显示输尿管梗阻和尿液漏出部位。

3. 鉴别诊断
膀胱镜检查及膀胱内注入亚甲蓝溶液,有助于膀胱阴道瘘与输尿管阴道瘘的鉴别。输尿管双侧结扎致无尿者,应与急性肾小管坏死相鉴别,膀胱镜检及双侧插管有助于明确诊断。

五、治疗

输尿管损伤情况复杂,治疗因损伤原因、部位、性质、程度、发现时间及有无合并症而异。原则是争取恢复上尿路通畅,保护患侧肾功能。外伤性输尿管损伤往往合并大血管和腹腔内脏器损伤,病情危重,应优先处理其他重要器官的严重损伤。病情允许时,输尿管损伤应尽早予以修复。损伤超过 24 h 者,多主张先行患肾造瘘术,3 个月后再行手术治疗。

（一）损伤早期治疗

对于术中或术后早期发现的输尿管损伤,在清除外渗尿液后,按具体情况相应处理。

1. 穿孔或切开 穿孔较小,可置入双 J 形输尿管支架引流管引流 4~6 周。穿孔较大或输尿管误被切开,可从切口处置入双 J 形输尿管支架引流管,局部缝合即可。

2 钳夹伤 轻微钳夹伤可试行留置双 J 形输尿管支架引流管引流,如钳夹严重而范围超过管腔 1/2 以上,后期可发生组织坏死或纤维化后狭窄,应切除钳夹段并行输尿管端端吻合术,切除范围宜稍大于损伤局部,并留置双 J 形输尿管支架引流管引流。

3. 输尿管被结扎 输尿管被结扎多会造成结扎处缺血、坏死,术中发现者应立即去除结扎线,切除损伤段输尿管,行端端吻合并留置双 J 形输尿管支架引流管 3~4 周;若术后数天才发现,则可先行患侧肾造口术保护肾功能,择期再行输尿管损伤段切除、输尿管端端吻合术。

4. 输尿管离断、部分缺损 上段损伤者可行输尿管端端吻合或输尿管肾盂吻合术。输尿管中段损伤者大多可以行输尿管端端吻合术,输尿管下段损伤者可行输尿管膀胱再吻合术或膀胱壁瓣输尿管下段成形术。输尿管中段或下段缺损过长、张力过大,可采用游离、下移肾,离断的输尿管与对侧输尿管端侧吻合、输尿管皮肤造口、回肠代输尿管或自体肾移植等手术方式。

（二）晚期并发症治疗

1. 输尿管狭窄 非完全性梗阻、狭窄形成 3 个月以内、狭窄段长度不超过 2 cm 者,可尝试输尿管扩张、狭窄段内切开及留置双 J 形输尿管支架引流管等。狭窄严重,狭窄段过长者可采用输尿管周围粘连松解术或狭窄段切除术。完全性梗阻致肾重度积水,肾功能严重受损或完全丧失、患肾感染无法控制而对侧肾功能正常者,可行患肾切除术。

2. 尿瘘 尿瘘发生 3 个月后,组织水肿、尿外渗及感染所致炎性反应消退,病情许可时应行输尿管瘘修复性手术。

第三节 / 膀胱损伤

膀胱位于腹膜间位,其大小、位置、形状及壁的厚度随储尿量而发生变化。膀胱空虚时位于骨盆深处,受周围组织及骨盆的保护,除贯通伤或骨盆骨折外,极少为外界暴力所损伤。膀胱在充盈时高出耻骨联合之上,壁薄而紧张,易遭受损伤。

一、损伤机制

1. 开放性损伤 战时常见,由子弹、弹片或锐器贯通所致,常合并其他脏器损伤,如直肠、阴道、子宫等,可形成腹壁尿瘘、膀胱直肠瘘或膀胱阴道瘘。

2. 闭合性损伤 最为常见,由直接暴力或间接暴力所致。直接暴力系膀胱在充盈状态下,下腹部遭撞击或挤压,膀胱内压骤然升高或强烈振动而破裂。间接暴力常发生在骨盆骨折时,骨折断端或游离骨片伤及膀胱,多因高空坠落或交通事故引起。

3. 医源性损伤 内腔镜手术或治疗、盆腔手术、疝修补术以及子宫和阴道手术等都可能造成膀胱损伤。

4. 膀胱自发性破裂 病理性膀胱如膀胱结核、晚期肿瘤、长期接受放射治疗的膀胱,在过度膨胀时可发生膀胱破裂。

二、病理

1. 挫伤 可见于直接或间接暴力伤,损伤局限于膀胱黏膜层或累及肌层,膀胱壁未穿破,局部出血或形成血肿,可有血尿,无尿外渗。

2. 切割伤 见于经尿道膀胱肿瘤电切或激光治疗、膀胱镜碎石钳治疗膀胱结石,偶可见于经尿道前列腺电切术,膀胱未全层穿透。可造成膀胱内大出血,甚至形成巨大血块,出现排尿困难或尿潴留。

3. 膀胱破裂 膀胱充盈状态遭受暴力直接撞击或挤压、锐器贯通损伤都可造成膀胱破裂,按与腹膜的关系可分为腹膜内型、腹膜外型和混合型。

（1）腹膜内型 膀胱壁破裂伴腹膜破裂,较为少见。尿液流入腹腔,引起尿源性腹膜炎。多见于膀胱顶壁和后壁损伤。

（2）腹膜外型 膀胱壁破裂而腹膜完整,最为常见。多见于膀胱前壁、侧壁和底部损伤,尿液外渗至膀胱周围及耻骨后间隙,沿骨盆筋膜到达骨盆底,也可向上沿腹膜后输尿管周围疏松组织至肾区。

（3）混合型 同时有腹膜内型和腹膜外型膀胱破裂,

常合并其他脏器损伤,多由火器伤所致。

三、临床表现

膀胱挫伤可无明显症状或仅有轻微血尿、下腹部疼痛,短期内可自行消失。膀胱破裂时症状明显,腹膜内型和腹膜外型分别有其各自的特殊表现。

1. 休克 骨盆骨折引起的剧痛、大出血,其他脏器的合并伤均可引发休克。若尿外渗处理不及时,继发感染,则可引起感染中毒性休克。

2. 疼痛 腹膜内型破裂的病例,尿液流入腹腔导致急性腹膜炎,出现剧烈腹痛,渗尿量多时有移动性浊音。腹膜外型破裂的病例,疼痛限于下腹部或放射至会阴、直肠及下肢。

3. 血尿和排尿困难 尿液流至膀胱周围或腹腔内时,病人有尿意,但不能排尿或仅排出少量血尿。

4. 尿瘘 开放性损伤体表有伤口与膀胱相通,膀胱与直肠或阴道相通时出现相应部位漏尿。闭合性损伤尿外渗继发感染破溃后,也可形成尿瘘。

此外,腹膜内型膀胱破裂时,大量尿液流入腹腔,因腹膜具有较强的吸收能力,将尿素氮吸收后可出现氮质血症症状。

四、诊断

(一) 病史

病人有下腹部、骨盆受暴力损伤或经尿道手术病史,随后出现腹痛、血尿、排尿困难。体检可发现体表伤口,损伤局部肿胀、瘀斑。如耻骨上有压痛、直肠指诊有触痛及饱满感,提示为腹膜外型膀胱破裂;而出现全腹剧痛、腹肌紧张、腹部压痛及反跳痛、移动性浊音阳性者,则提示为腹膜内型膀胱破裂。合并后尿道损伤的病例,可兼有后尿道损伤的症状和体征。

(二) 检查

1. 导尿检查 导尿管插入膀胱后(尿道损伤时多不易插入),如能导出大量清亮尿液,可基本上排除膀胱破裂;若无尿液导出或仅导出少量血性尿液,则应考虑膀胱破裂的可能。此时可经过导尿管注入无菌生理盐水200~300 mL,保留片刻后回吸出,如出入量相等或接近,提示膀胱无破裂;如出入量过大,则提示膀胱破裂。

2. X 线检查 腹部 X 线平片可显示骨折部位、类型、膀胱内有无碎骨片和骨折移位情况。膀胱造影是诊断膀胱破裂最有价值的方法,膀胱破裂时可发现造影剂外溢。需要注意的是,膀胱内有血块堵塞破口时,膀胱造影可无造影剂外溢。腹膜内型膀胱破裂时,可显示造影剂托衬的肠襻。怀疑腹膜内型膀胱破裂时也可注入空气造影,在膈下见到游离气体时,常提示腹膜内型膀胱破裂。

3. CT CT 不是诊断膀胱破裂的常规检查方法,对于膀胱造影正常而临床症状高度提示膀胱破裂时,可行CT 检查。除观测到膀胱周围血肿,增强扫描还可发现造影剂外溢,并能对外渗的尿液和血液加以鉴别。

五、治疗

膀胱破裂常伴有其他合并伤,治疗应首先处理危及生命的合并伤。膀胱破裂的处理方式应根据损伤类型和程度而制定。总体原则是:完全的尿流改道、充分引流外渗尿液和闭合膀胱壁缺损。

1. 紧急处理 合并休克者应积极抗休克治疗,如输液、输血、止痛镇静等。同时尽早使用广谱抗生素预防感染。

2. 非手术治疗 膀胱挫伤,症状轻微的切割伤,可留置导尿管引流尿液,保持导尿管通畅,并使用抗生素预防感染,可自愈。非手术治疗期间如症状加重,应及时手术治疗。

3. 手术治疗 所有开放性损伤、大部分闭合性损伤所致的腹膜内型膀胱破裂、非手术治疗无效、膀胱破裂出血、尿外渗明显,病情严重者,均应尽早手术治疗。

(1) 腹膜内型膀胱破裂 探查腹腔脏器并对损伤行相应处理,缝合腹膜并在膀胱外修补膀胱裂口,在腹膜外行高位膀胱造口,耻骨后留置引流管。

(2) 腹膜外型膀胱破裂 清理膀胱周围血肿及外渗尿液,切开膀胱探查膀胱内损伤情况,清除膀胱内异物,剪除膀胱裂口周围损伤组织后,在膀胱内缝合裂口,并行耻骨上膀胱造口。充分引流膀胱周围外渗尿液,预防盆腔脓肿形成。膀胱颈撕裂,须用可吸收线严密缝合,以免术后发生尿失禁或逆行射精。闭合性损伤致膀胱周围血肿切开应慎重,以免招致大出血和感染发生。

4. 并发症的处理 早期、恰当的手术治疗及抗生素的合理应用,明显减少了并发症的发生。盆腔脓肿和积液可行穿刺抽液或留置粗引流管引流,腔内抗生素注入治疗。治疗失败或脓肿为多发、多腔者,则需开放手术。腹膜炎或腹腔脓肿应及早手术探查引流。合并结肠、直肠损伤的病例,可根据病人全身和局部情况采取相应处理。盆腔出血难以控制时可行选择性血管栓塞。

第四节 / 尿道损伤

尿道损伤在泌尿系统损伤中最为常见,多发生于男性,青壮年居多,女性仅占 3% 左右。尿道损伤可分为开放性损伤、闭合性损伤和医源性损伤,其中以外来暴力所致的闭合性损伤最为常见。

男性尿道在解剖上以尿生殖膈为界分为前、后尿道两段。前尿道包括球部尿道和阴茎体部或悬垂部尿道,后尿道包括前列腺部尿道和膜部尿道。尿道损伤部位以球部和膜部最为常见。尿道损伤早期处理至关重要,处理不当可造成严重后果。

一、前尿道损伤

(一)病因与病理

男性前尿道损伤较后尿道损伤更为多见,损伤多发生于尿道球部,会阴部骑跨伤最为常见,其次为会阴部受到外来暴力直接打击所致,经尿道的手术或操作也可造成尿道损伤。骨盆骨折很少造成前尿道损伤。其他少见原因包括手淫、性生活中阴茎海绵体折断、枪伤、锐器伤等。根据损伤程度可分为挫伤、破裂和断裂。尿道挫伤仅有出血和水肿,可自愈,愈合后不发生尿道狭窄。尿道破裂可引起尿外渗和尿道周围血肿,愈合后形成瘢痕性尿道狭窄。尿道断裂使断端退缩、分离,可发生尿潴留。

(二)尿外渗范围

球部尿道损伤时,血液及尿液渗入会阴浅筋膜包绕的会阴浅袋内,会阴、阴囊及阴茎肿胀,尿外渗继续发展,可向上蔓延至腹壁,使耻骨上区、下腹部弥漫性尿液浸润。由于会阴浅筋膜和尿生殖膈的限制,尿液不能外渗到两侧股部及盆腔内。阴茎部尿道损伤时,如阴茎筋膜完整,外渗血液及尿液局限在阴茎筋膜内,表现为阴茎高度肿胀,呈紫褐色;如阴茎筋膜同时破裂,则血肿部位和尿液外渗范围与球部尿道损伤相同。

(三)临床表现

1. 尿道滴血 为前尿道损伤最常见症状。损伤后,可见有鲜血自尿道口溢出或滴出,如有排尿,则表现为初始血尿。

2. 疼痛 损伤局部常有疼痛和压痛,疼痛可放射至尿道外口和会阴部,在排尿时疼痛加重。

3. 排尿困难 视损伤程度而异。轻微挫伤可无排尿困难;尿道破裂者,因疼痛导致括约肌痉挛或局部水肿,发

生排尿困难,常在数次排尿后出现尿潴留;尿道完全断裂时,伤后即不能排尿而发生尿潴留。

4. 血肿及瘀斑 暴力损伤处皮下可见瘀斑,骑跨伤导致会阴部、阴囊肿胀,瘀斑及蝶形血肿形成。

5. 尿外渗 尿道损伤的程度和伤后排尿次数与是否发生尿外渗密切相关。尿道破裂或断裂,伤后频繁用力排尿者,尿外渗出现较早,范围较广。血肿、尿外渗继发感染,可导致组织化脓坏死,出现脓毒症。开放性损伤或损伤局部组织坏死后可形成尿瘘。

(四)诊断

1. 病史与体检 多有会阴部外伤、会阴部骑跨伤或经尿道器械检查治疗史。根据病史、典型症状、血肿和尿外渗分布情况,多可明确诊断。前尿道损伤时直肠指诊多正常。

2. 导尿检查 尿道挫伤和轻微的破裂,尿管多能顺利置入膀胱内,导出的尿液一般不含血液,一旦插入导尿管,应保留导尿管 2 周,以支撑尿道并引流尿液。如尿管一次插入困难或遇有阻力时,不应勉强反复试插或盲目施加用力企图强行插入,不要在尿管内加用金属内芯,更不可使用金属导尿管,否则有可能加重损伤和引发感染。

3. 尿道造影 尿道挫伤造影剂无外渗且膀胱有造影剂充盈;尿道破裂造影剂有外溢,尿道和膀胱显影;尿道严重破裂或断裂时,造影剂大量外溢,后尿道和膀胱不显影。

(五)治疗

1. 紧急处理 尿道球海绵体出血严重可导致休克发生,抗休克治疗同时可采取会阴部压迫止血,宜尽早施行手术治疗。有合并伤且伤情不稳定者,应先处理威胁生命的其他损伤,不宜行尿道修补吻合术,仅行耻骨上膀胱造口术。

2. 尿道损伤局部治疗

(1)尿道挫伤 症状轻微,尿道连续性未遭受破坏,损伤局部可自行愈合,多不需要特殊治疗,可给予止血、镇痛对症处理,鼓励病人多饮水稀释尿液。伤后因局部水肿、疼痛致括约肌痉挛,发生排尿困难或尿潴留者,可插入导尿管引流 1 周。

(2)尿道破裂 尿道轻度破裂,尿道周围无明显血肿和尿外渗,导尿管如能插入,应置留导尿管 2 周,应用抗生素防治感染。若导尿失败,或损伤局部已有血肿和尿外渗

发生,应立即手术治疗。清创、止血后,行尿道破裂修补术,术后留置导尿管2~3周,拔管后行排尿期膀胱尿道造影,观察尿道通畅及尿外渗的情况。

(3) 尿道断裂 尿道近端与远端分离,尿道连续性完全丧失,会阴、阴茎、阴囊大血肿形成,应即刻手术,行血肿清除、尿道端端吻合术,术后留置尿管2~3周。

3. 并发症的治疗 尿外渗继发感染时可造成局部组织坏死、脓肿形成、耻骨骨髓炎及尿瘘形成,晚期可发生尿道狭窄。

(1) 尿外渗 尿道损伤严重引起尿外渗时须彻底引流,前尿道损伤所致尿外渗位置表浅,可在尿外渗区域多处切开,深至皮下有尿液渗出为止,切开部位置橡皮片引流。同时行耻骨上膀胱造口,3个月后再行尿道修复。

(2) 尿瘘 感染后可导致脓肿形成,脓肿破溃后可形成尿瘘,尿道狭窄引流不畅也可引发尿瘘,尿瘘常发生在阴囊或会阴部,应予以切除或搔刮瘘管以利愈合。

(3) 尿道狭窄 视狭窄部位及程度采用不同的治疗方式。轻度狭窄定期扩张尿道即可。狭窄严重造成排尿困难者,可在内镜下行冷刀切开。狭窄段较长,狭窄严重引起尿道闭锁者,可经会阴手术切除狭窄段、行尿道端端吻合,常可获得满意疗效。

二、后尿道损伤

(一) 病因与病理

后尿道损伤多因骨盆骨折所致,最常见于交通事故,其次为房屋倒塌或矿井塌方及各种挤压伤。其他原因致后尿道损伤者极少。骨盆骨折导致后尿道损伤的机制如下:①骨折断端直接刺伤尿道,此类损伤较为少见,多发生在前列腺部尿道,常为部分损伤。②骨盆骨折引起的尿道撕裂伤最为多见。骨盆骨折时,骨盆环发生变形,耻骨前列腺韧带受到急剧牵拉被撕裂,或连同前列腺突然发生移位,造成前列腺部和膜部尿道交界处撕裂或断裂;骨盆骨折导致尿生殖膈发生撕裂移位时,穿过其中的膜部尿道受剪切样暴力作用被撕裂或断裂,造成膜部尿道损伤。骨折和盆腔血管丛损伤会造成大量出血,在膀胱和前列腺周围形成大血肿。尿道断裂后尿液外渗至耻骨后间隙和膀胱周围。

(二) 尿外渗范围

前列腺部尿道或前列腺尖部尿道损伤,尿生殖膈完整时,尿液首先外渗至前列腺和膀胱周围。外渗尿液量较多时,在腹侧可沿腹膜外组织向上发展,背侧可沿腹膜后间隙向后发展,盆筋膜壁层及肛提肌损伤者较为少见,常

同时合并直肠或肛管损伤,外渗尿液向下可侵入坐骨直肠窝。膜部尿道损伤所致尿外渗,依损伤程度而异。单纯膜部尿道损伤临床少见,血液和尿液聚积在尿生殖膈上下筋膜之间;膜部尿道损伤合并尿生殖膈下筋膜损伤,尿外渗同球部尿道损伤者;膜部尿道损伤合并尿生殖膈上筋膜损伤,尿外渗同前列腺部尿道损伤者。尿生殖膈完全破裂时,尿液不仅外渗至膀胱前列腺周围,同时还能外渗至会阴浅袋内,导致会阴、阴囊及阴茎肿胀。

(三) 临床表现

1. 休克 骨盆骨折所致后尿道损伤常合并其他严重复合伤,造成大量内出血而导致休克,发生率高达40%以上,是后尿道损伤病人早期死亡的主要原因之一。

2. 疼痛 下腹部疼痛,局部肌肉紧张,并有压痛。病情加重时,可出现腹胀和肠鸣音减弱等腹膜刺激症状。

3. 排尿困难 伤后发生排尿困难或不能排尿,常引起急性尿潴留。耻骨上区能看到或能触到膨胀的膀胱,可作为与膀胱损伤的主要鉴别手段之一。

4. 血尿和尿道出血 伤后如能排尿,多表现为初始及终末血尿或排尿终末滴血,尿道滴血和血尿常在导尿失败后用力排尿时加重。后尿道完全断裂时,可无血尿及尿道滴血。

5. 血肿和尿外渗 尿生殖膈完整时,血肿和尿外渗位于耻骨后膀胱前列腺周围;尿生殖膈破裂时,会阴及阴囊部位可出现血肿和尿外渗。

(四) 诊断

1. 病史与体检 骨盆挤压伤病人出现尿道滴血、排尿困难或尿潴留时,应考虑后尿道损伤。体检可出现下腹部压痛、肌紧张,骨盆叩击痛及牵引痛阳性。直肠指诊为后尿道损伤的重要诊断项目之一,对确定尿道损伤部位、程度及是否合并直肠肛门损伤具有重要意义。后尿道断裂,前列腺向上移位,有漂浮感,指检时可将其向上推动。如前列腺仍较固定,则表明尿道未完全断裂。直肠指检可触及直肠前方柔软有压痛的血肿,也可能触及耻骨或坐骨骨折断端。指套染有血迹或有血性液体溢出时,多表明合并直肠损伤或膀胱尿道直肠间有贯通伤。

2. X线检查 骨盆骨折X线片检查,可显示骨折类型及骨折块移位情况,必要时可行CT检查。怀疑有后尿道损伤时,可行逆行尿道造影检查,30°斜位摄片可最好地显示整段尿道及造影剂外渗区域。

3. 内腔镜检查 近年来运用软性膀胱镜对尿道损伤进行诊断的报道逐渐增多,此项检查具有诊断可靠、迅速、便捷及可在直视下进行导管置入的优点,但有增加出

血和感染的可能性，同时也受医疗条件及技术操作等因素的限制。

（五）治疗

1. 紧急处理　骨盆骨折的病人须平卧，勿随意搬动，以免加重损伤。给予输液、抗感染、镇静、镇痛等治疗，损伤严重发生休克者，应积极抗休克治疗。优先处理威胁生命的合并伤，如严重的颅脑损伤、腹腔脏器损伤等。

2. 非手术治疗　长期以来导尿术一直是尿道损伤时最常采用的操作，但后尿道损伤是否试插导尿管治疗也一直存在争议。反对者认为，试插导尿管可加重尿道损伤，能使不全断裂的尿道变成完全断裂，并引发感染；如导尿管经尿道断端插至尿道外血肿内，可引发大出血，加重休克。因此，对怀疑有后尿道损伤者不宜试插导尿管，可先行耻骨上膀胱造口，2周后行顺行膀胱尿道造影，如无尿外渗则夹管排尿，3周后拔除膀胱造口管。主张者认为，轻柔的插管并不会加重尿道损伤，对于病情稳定、尿道造影确定为轻度尿道损伤的病例，可试插导尿管，如导尿管能顺利置入膀胱，应留置导尿管2~3周，病人多可恢复自行排尿，拔管时行排尿期尿道造影，观察尿道通畅及尿外渗的情况。对于导尿管插入失败，膀胱充盈而不能立即手术者，可行耻骨上膀胱穿刺，吸尽尿液，以免尿外渗加重，以后再根据具体情况采取相应处理。

3. 一期手术　后尿道损伤特别是后尿道断裂者多因严重骨盆骨折所致，伤情较为严重、复杂，尿道两断端回缩，移位明显，早期处理极为困难，手术方式的选择上存在严重分歧。不同的手术方式各有优缺点，并不存在最佳的处理方法。总体上应根据病人的伤情、尿道损伤的类型、术者的经验以及当时的医疗条件作出选择，尽量选择那些可最大限度减少并发症的治疗方式，以最大限度减少尿道狭窄、尿失禁、性功能障碍，以及避免骨盆血肿感染。治疗方式有如下几种。

（1）一期后尿道吻合术　有报道认为，一期后尿道吻合术能尽早恢复尿道的连续性，使后尿道达到解剖复位，愈合后瘢痕最少，能最大限度减少术后尿道狭窄的发生。损伤早期，尿道与周围组织无粘连，手术过程中尿道断端容易寻找，手术较后尿道狭窄的尿道吻合容易，尿道吻合还能达到直接止血的效果。一期手术可明显缩短治疗周期，因此对新鲜的后尿道断裂伤，在条件允许时，应施行一期尿道吻合术。但术后阳痿和尿失禁的发生率却远高于延迟处理；截石位有可能加重骨盆骨折，手术有可能因血肿切开造成无法控制的大出血，并可能导致术后感染加重；术中过度的尿道清创和游离可将不全性尿道损伤变成

完全性损伤。目前尿道狭窄的二期处理方式较多，效果较为满意，而阳痿和尿失禁的处理方式有限，疗效欠满意；此外，后尿道吻合术技术难度较大，加之病人伤情严重，故目前总体上多已不再主张行一期后尿道吻合术。但对于存在严重的膀胱颈撕裂伤，合并盆腔大血管破裂、后尿道完全断裂与前列腺部分离的后尿道损伤，一期后尿道吻合术仍是一种值得推荐的治疗方式，合并直肠损伤者，在探查直肠损伤时，可一期修补尿道，并行暂时性结肠造口。尿道直肠瘘待3个月后再施行修补手术。

（2）尿道会师牵引术　尿道会师牵引术是国内治疗后尿道断裂伤应用较为广泛的一种手术方式，手术简便、易行、创伤小，能将尿道两断端直接靠拢，尽早恢复尿道连续性，并可通过固定前列腺位置，缩短尿道损伤处长度。此术式远期尿道狭窄以及阳痿发生率较高，牵引不当还有可能造成膀胱颈损伤，导致尿失禁发生，国外应用较少。但近年的研究表明，尿道手术后尿道狭窄和阳痿的发生率较高的原因并非完全是由于手术操作的问题，也可能是由于创伤后的会阴部、耻骨后血肿、海绵体纤维化及勃起神经、血管的损伤所致。

（3）一期内腔镜下尿道会师术　随着内腔镜技术的发展，通过内腔镜利用导丝引导置入导尿管，成为目前治疗后尿道断裂伤一种新的手术方式。此术式最大的优点是手术操作简单、手术打击小、不会进一步加重尿道损伤。留置的尿管通常保留4~6周，尿道断端的愈合可保持在同一个轴线和平面上，文献报道术后尿道狭窄、尿失禁、性功能障碍的发生率均低于二期尿道修复成形术。

4. 二期手术　近些年来后尿道损伤一期修复手术的应用逐渐减少，治疗趋向于早期只做高位膀胱造口，可避免因过多干预导致的医源性损伤，并使损伤组织有时间自愈。3个月后，再行二期尿道修复成形术。这种治疗方法的最大优点是性功能障碍和尿失禁的发生率很低，同时避免了急诊手术对病人的进一步打击及手术所致的外源性感染。但该处理方式的缺点亦不可忽视，包括需要长期膀胱造口并进一步导致尿路感染；尿道狭窄发生率较高，有报道在所有延迟处理的后尿道损伤的并发症中，后尿道狭窄的发生率高达97%，许多病人出现长段复杂性尿道狭窄，尿道畸形严重造成二期手术困难。

二期手术前可通过排泄性膀胱尿道造影、逆行尿道造影来确定尿道狭窄的部位和程度。根据具体情况可选用尿道扩张、内镜直视下尿道内切开及手术重建等治疗方式。

（田惠忠　杨　勇）

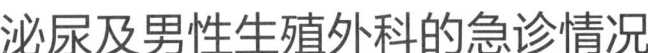

第 80 章

泌尿及男性生殖外科的急诊情况

本章要点 (Key concepts)

Emergent urologic conditions cover a lot of diseases such as trauma, congenital deformity, infections, stone diseases and tumors. This part only discuss the most common emergencies such as acute urinary retention (AUR), renal colic, urine with blood, acute prostate infections and abscesses, pharoses. These urologic emergencies all cause sharp pain and require rapid diagnosis and intervention to maintain viability to the urinary system. Patients who present with the signs and symptoms of urinary tract diseases or with disordered urinary renal function deserve a complete evaluation, consisting of a physical examination, laboratory studies to determine the degree of the renal functional impairment and imaging studies that permit definition of the anatomy of the urinary tract.

泌尿、男性生殖系统急诊涵盖范围广,包括了先天畸形、创伤、感染、结石和肿瘤等诸多领域。但是在临床实际工作中的发生率并不很高,且多与其他器官系统疾病伴发。本章主要讨论最常见的泌尿外科急诊,关于创伤、结石、感染和阴囊肿物的大部分内容将在其他相关章节中另述。

一、急性尿潴留

(一) 定义

急性尿潴留 (acute urinary retention, AUR) 指突发无法通过自主排尿使膀胱排空,一般伴有下腹痛。从生理学上讲 AUR 是指膀胱逼尿肌收缩后膀胱内压升高无法克服尿道闭合压使膀胱无法排空。

(二) 病因

AUR 可以由膀胱出口梗阻、膀胱逼尿肌收缩力不足或者是两者同时存在引起。不同性别、年龄病人的病因不同。一般来说,男性 AUR 发生的风险随年龄升高而升高,病因一般与前列腺增生有关。女性 AUR 发病率较低,多出现在手术后或者是产后早期。由于儿童表达困难,AUR 很难被确诊,病因多为神经系统疾病、排尿行为异常或便秘,机械性梗阻少见。

1. 膀胱出口梗阻 (bladder outlet obstruction) 男性多见,多为前列腺增生、前列腺癌,急性前列腺炎或者是前列腺脓肿也会引起 AUR。此外,还包括尿道癌、尿道狭窄或者是尿道外口狭窄 (Box 9-80-1)。男婴后尿道瓣膜也

可以引起膀胱出口梗阻。女性膀胱出口梗阻罕见,多为由于外科手术或创伤引起的尿道狭窄,此外,尿道肿瘤、尿道黏膜脱垂或者盆底脏器脱垂等也可以引起膀胱出口梗阻 (Box 9-80-1)。膀胱内异物 (例如膀胱结石、膀胱内血凝块等) 可以引起男性或者是女性的 AUR。

药物或神经系统损伤可以引起功能性膀胱出口梗阻,也会造成 AUR。例如,应用组胺受体拮抗药或者是 α 肾上腺素能受体激动剂会增加膀胱颈或者是尿道阻力,引起 AUR。脊髓损伤、多发性硬化或者是其他脊髓病变,可使膀胱颈和(或)尿道外括约肌在膀胱逼尿肌收缩时无法协同开放,形成逼尿肌 - 外括约肌协同失调,引起 AUR。

2. 逼尿肌收缩障碍 (impaired detrusor contractility) 分为神经源性和肌源性逼尿肌收缩障碍两类。中枢或者是外周神经系统疾病均会导致神经源性逼尿肌收缩障碍。例如,在急性脊髓损伤后的脊髓休克期,逼尿肌瘫痪会造成 AUR。如果脊髓损伤在 S_{2-4} 水平以上,其排尿功能尚可恢复,如果损伤影响到了 S_2 到 S_4 的脊髓,尿潴留会持续存在。糖尿病引起的外周神经损伤也是导致逼尿肌收缩功能受损的常见原因。

常见的肌源性逼尿肌收缩障碍多由慢性膀胱出口梗阻引起的,也称为膀胱功能失代偿。精神性尿潴留少见,特点是病人随情感压力的变化间断出现急性尿潴留。逼尿肌收缩障碍的常见原因见 Box 9-80-2。

Box 9-80-1　男性和女性膀胱出口梗阻原因

部位	男性膀胱出口梗阻病因	部位	女性膀胱出口梗阻病因
膀胱颈	膀胱颈协同失调	膀胱颈	血凝块梗阻
	膀胱颈挛缩		膀胱结石
	血凝块梗阻		增加膀胱颈张力药物
	膀胱结石	尿道内疾病	肿瘤
	增加膀胱颈张力药物		尿道外口或尿道狭窄
前列腺尿道	良性前列腺增生		尿道憩室
	前列腺癌		尿道周围脓肿
	急性前列腺炎、前列腺脓肿		尿道脱垂
膜部尿道	后尿道瓣膜	尿道外病因	盆腔脏器脱垂(膀胱脱垂、直肠脱垂、子宫脱垂)
	逼尿肌外括约肌协同失调		医源性损伤(吊带手术后)
	排尿功能障碍		盆腔肿物/盆腔纤维化
尿道阴茎部	尿道外口狭窄	功能原因	逼尿肌外括约肌协同失调
	包茎		排尿功能障碍
任何尿道部位	尿道结石,尿道炎		原发膀胱颈功能障碍
	尿道狭窄		
	尿道肿瘤或息肉		

Box 9-80-2　逼尿肌收缩障碍的原因

神经源性	脊髓水平以上神经疾病	脑血管意外,脑肿瘤
		帕金森病,多发性硬化
	脊髓水平神经疾病	脊髓损伤后脊髓休克
		影响 S_{2-4} 脊髓或神经根的疾病(椎间盘突出症、椎管狭窄)
		骶髓肿瘤,先天性脊髓缺陷(脊膜膨出、脂性脑膜膨出、骶裂)
		多发性硬化,横断性脊髓炎、其他脊髓疾病,脊髓灰质炎
		吉兰-巴雷综合征,肛门生殖器疱疹,Shy-Drager 综合征
	脊髓水平以下神经病变	外周单神经(或)多神经病变
		糖尿病,慢性酒精中毒,中度贫血,重金属中毒(铅,水银),外周神经损伤(创伤或手术)
肌源性		长时间重度下尿路梗阻
		高龄,结核病,放射性膀胱炎
其他		精神源性尿潴留,损伤逼尿肌收缩的药物
		术后尿潴留,慢性盆痛综合征,便秘

（三）诊断

通过采集病史、症状、体征以及必要的检查来确定诊断。首先,要详细询问病人是否存在 Box 9-80-1 和 Box 9-80-2 中所列的疾病,此外,还要询问病人近期水摄入或者是酒精摄入史、用药史(包括拟交感胺类、抗胆碱类、抗组胺类、抗抑郁类、镇静类和麻醉类药物,全身或者

是局部麻醉后也会引起 AUR),尽量明确 AUR 病因。

在症状方面,膀胱感觉正常的病人,多伴有腰部和下腹部疼痛,结合长时间无法排尿,容易确诊。而膀胱感觉不正常的病人,可能仅仅会感觉到耻骨上区的涨满感。体格检查时可以发现 AUR 病人下腹部膨隆、叩诊浊音。为明确病因,还需要注意病人是否存在外伤、尿道外口狭窄,

直肠指诊明确前列腺增生情况、肛门括约肌张力是否正常、球海绵体反射是否存在;对于女性应当检查是否存在尿道肉阜,行双合诊明确是否存在于子宫、阴道肿物,是否存在脏器脱垂。

如诊断不肯定,可行 B 超检查。不但可以发现胀大的膀胱,还可以明确膀胱内是否存在病变、是否有前列腺增生。检查血常规可以明确是否存在感染并发症,如肾盂肾炎;检查尿常规可以明确部分 AUR 产生的病因,以及是否存在尿路感染;检查血清肌酐和尿素氮可以明确肾功能的状况。

（四）治疗

急诊 AUR 的治疗原则(Box 9-80-3)是在尽可能减少损伤的情况下引流尿液,明确梗阻的病因以利于进一步治疗。急诊 AUR 最常见的病因为良性前列腺增生(Benign prostatic hyperplasia,BPH)。简单和常用的方法是通过导尿术,留置尿管。一旦引流尿液成功,需要立即采集尿液标本行尿液分析和尿培养检查,以利指导应用抗生素。如引流尿液后每小时尿量超过 200 mL,需要注意梗阻后利尿引起的电解质紊乱。此外,在导尿成功后需间断分次引流膀胱内尿液,以降低出血风险。BPH 引起的膀胱出口梗阻接受导尿的病人需同时服用 α 受体阻滞药,7~10 d 后尝试性拔除尿管,一旦病人仍然不能自主排尿,则应该再次置入尿管并考虑接受外科治疗。

Box 9-80-3　急性尿潴留的诊断和治疗流程
第一步　收集病史、体格检查和影像学检查结果(必要时)
第二步　导尿或耻骨上膀胱造口治疗
第三步　实验室检查:尿分析、尿培养、血清尿素氮、肌酐和电解质
第四步　如果血清尿素氮、肌酐升高,需要注意梗阻后利尿的发生
第五步　如果存在细菌,应用抗生素
第六步　明确 AUR 原因:膀胱出口梗阻,逼尿肌收缩力受损,或两者同时存在,进一步治疗

对于置入导尿管失败的病人同时可以进行膀胱穿刺造口术,解决病人的排尿问题。穿刺前进行超声检查明确尿潴留状态和膀胱容量。选耻骨联合上 2 横指处,常规消毒后进行局部阻滞麻醉。切开皮肤、皮下,利用膀胱造口穿刺套管直接刺入膀胱,拔除套管内芯后置入导尿管进行引流。下腹部有手术史结构不清的病人可以在 B 超引导下完成膀胱穿刺造口置管。

对于置入导尿管失败同时又没有条件进行膀胱穿刺造口的病人可以行耻骨上膀胱针穿刺引流,暂时解决病人排尿问题。穿刺前进行超声检查或下腹部叩诊明确尿潴留状态。选耻骨联合上 2 横指处,常规消毒后细针直接刺入膀胱,利用注射器反复抽除尿液。

二、肾绞痛

（一）定义

肾绞痛(renal colic)指由于输尿管梗阻引起肾盂或输尿管痉挛和(或)扩张导致的剧烈、突发性疼痛,多为间断性,通常发作在腰部,偶尔会放射到同侧下腹部、腹股沟区、阴囊或者是外生殖器。人群中的发病率为 1%~10%。

（二）病因

任何类型的尿路疾病均可以引起肾绞痛,但以输尿管结石最为常见,仅 5%~10% 由其他非结石梗阻性疾病引起。一般仅有 50% 的输尿管结石病人可通过影像学检查确定。

肾和输尿管的疼痛感觉是由交感神经节前神经纤维通过被神经传导到 T_{11} 至 L_2 脊髓水平的,但是这一感觉区域同时也接受腹腔内其他内脏器官的感觉,所以任何刺激上述感觉神经的疾病均可以引起类似肾绞痛的症状,例如,肾疾病(肾静脉血栓、肾乳头坏死、肾盂内真菌斑等)、输尿管疾病(输尿管结石、子宫内膜异位症等)、血管疾病(肾动脉瘤、腹主动脉瘤等)、妇科疾病(异位妊娠、卵巢扭转等)、腹腔内疾病(阑尾炎、肠扭转、胰腺炎等)、神经痛、心肌梗死、肺栓塞和肺炎等也可以引起类似肾绞痛的症状。

（三）诊断

肾绞痛多为突发性、疼痛剧烈,病人会不停地变换体位希望借此缓解疼痛,通常伴有恶心和呕吐。输尿管上段或肾盂病变引起的疼痛多发生在腰部,而输尿管中下段疾病引起中下腹部的疼痛,可能会向腹股沟、阴囊或者是外生殖器放射。此外,一侧病变还可能会引起对侧肾绞痛,较罕见,称为"镜像痛"。病人可能仅存在输尿管点压痛,腹膜炎体征多不存在。而存在腹膜炎的病人,一般强迫体位,以避免疼痛加重,这类病变可能源于腹腔内脏器。

急诊中遇到肾绞痛病人,应详细询问病人病史。例如,是否存在尿石症、痛风、甲状旁腺功能亢进;月经史是否正常;是否有腹膜后手术史和特殊用药史(如长期应用非甾体类抗炎镇痛药可能引起肾乳头坏死)等;是否有血尿,发生血尿和肾绞痛的先后顺序,如果先有血尿,后出现绞痛则血凝块引起症状的可能性大,如果是先出现绞痛后出现血尿,则多为泌尿系结石。

对肾绞痛病人行尿液分析是常用的实验室检查。但只有85%的尿石症病人会出现镜下或是肉眼血尿,而存在肾绞痛并出现血尿的病人,其中40%并非尿路结石。对于体温升高的病人除常规检查尿液外,尚需检查血常规和血、尿培养。明确感染的程度和细菌种类,指导用药。对于育龄期女性肾绞痛病人,尚需行妊娠试验,如结果阳性,则需进一步行妇科检查。

为鉴别肾绞痛病因,病人通常需要进一步行影像学检查。X线平卧位腹部平片(KUB)是基本的影像学检查。对于尿路结石,KUB的敏感性为44%~77%,特异性为80%~87%。相对于诊断尿路结石金标准的"平扫CT"来说,KUB对诊断输尿管上段和中段、大于3 mm的结石更有优势。但是尿酸结石和茚地那韦(一种药物)结石在KUB中不显影,CT平扫则有其优势。

静脉肾盂造影(intravenous pyelography,IVP)可以帮助确定结石是否存在于尿路,是否存在输尿管扩张,尿路结构与结石的关系。在肾绞痛期间,由于肾盂内压增高,肾血管痉挛,部分病人患侧肾可能不显影,不能据此判断病人的肾功能。

1995年,Smith等首先将平扫CT应用于尿路结石的检查。据报道,其对结石检查的特异性为94%~100%,敏感性也为94%~100%。另外,通过CT还可以鉴别难于分辨的输尿管结石与静脉石,在平扫CT上如果密度值大于311 Hu,则结石可能性大,仅有0.03%~8%的静脉石病人平扫CT值大于311 Hu。

超声检查便宜、无创,可以同时检查肾盂或者是输尿管有无积水、肾周、腹膜后有无异常,典型的结石表现为强回声伴声影。诊断特异性强(97%),但敏感性仅为19%。对诊断输尿管结石的价值尤为有限。

磁共振成像(MRI)在诊断尿路结石方面的价值很低,但是可以帮助判断病人是否存在肾梗死和其梗死范围,尤其对于明确肾出血的原因非常有帮助。

(四)治疗

对肾绞痛病人治疗前,需要尽量明确诊断,尤其除外非泌尿系疾病导致的类似肾绞痛症状。如果肾绞痛的病因确实由输尿管痉挛引起,其急诊治疗原则主要包括解除输尿管痉挛、镇痛、输尿管减压、预防或治疗感染。

一般对于由输尿管梗阻引起的肾绞痛,首选的镇痛药为非甾体类镇痛药,它可以抑制前列腺素 E_2 的分泌,抑制输尿管收缩,减轻肾入球动脉扩张,从而发挥镇痛作用。其副作用主要是降低钠排出量、升高血钾,降低

肾血液灌注量、降低肾小球滤过率,有可能引起动脉硬化、充血性心力衰竭和原发肾脏病等病人肾功能不全。阿片类镇痛药一般作为二线应用,由于它主要作用于中枢神经系统的阿片受体,所以不会降低肾血液供应,但是有可能加重肾绞痛病人的恶心、呕吐、降低胃排空、导致尿潴留。

输尿管减压也可以有效地缓解病人疼痛,并且保护肾功能,如果结石<5 mm,或者是小的真菌斑块、血凝块,一般均可以自行排出。必要时可以加用利尿药和解痉药物,来促进这些梗阻物的排出。与镇痛药物联合应用,能够加强镇痛效果。常用的解痉药有毒蕈碱受体拮抗剂、α肾上腺受体拮抗剂、环氧合酶抑制剂、钙离子拮抗剂等。对于直径2 cm以下结石,可以考虑体外冲击波碎石。如果梗阻无法通过非手术治疗方式缓解,可以在膀胱镜下,放置输尿管支架管,行输尿管减压;也可以行输尿管镜检,根据不同情况决定引流方式。如上述方法失败,梗阻严重或伴发感染,可以行经皮肾穿刺造瘘减压。

肾绞痛病人,尤其是存在肾积水的病人,需应用抗生素,除治疗明确存在的感染性疾病外,其主要目的是预防感染并发症的发生。

三、急诊难治性血尿和血凝块的处理

(一)血尿概述和病因分析

需要急诊处理的血尿相当少见,但是血尿本身可能会使许多病人非常紧张而寻求急诊帮助。血尿可分为肉眼血尿和显微镜下血尿两种。血尿颜色的深浅和疾病严重程度并不相关。

引起血尿的原因非常多,一般可以分为肾性血尿(内科性血尿)和泌尿道血尿(外科性血尿)两种。内科血尿又可以分为肾小球源性血尿和非肾小球源性血尿,而外科性血尿一般是由于泌尿系肿瘤、结石、外伤、感染等引起。但是即使应用各种影像学检查,乃至输尿管软镜等有创方法,也不可能发现所有血尿病人的病因。据报道,约半数肉眼血尿病人无法明确病因;对于显微镜下血尿病人来说,此比例为60%~70%。

(二)急诊处理指征

对大多数血尿病人而言,急诊一般不具备明确血尿病因的条件。对于可以正常排尿、无大量失血导致循环不稳定、无感染并发症、经初步影像学检查无肾积水、无尿潴留、也无法明确原因的病人,可以推荐进一步于专科就诊。仅在病人大量血尿,出现循环不稳定、血凝块形成导致肾绞痛或者是尿潴留时,才需急诊干预。

(三) 处理方法

对于经初步检查发现的血尿病因，如肾外伤、血管畸形、泌尿系感染、肿瘤等，应积极处理原发病（详见相关章节）。对于出现循环不稳定者，需要在监测血压、脉搏、呼吸和心率等生命体征的同时，积极输血治疗，如果大量出血，导致凝血功能障碍，可应用新鲜血浆。对于因血凝块导致肾绞痛的病人，可以参见肾绞痛的处理原则。而对于因血凝块导致尿潴留的病人，处理较为棘手。可以分步尝试应用以下方法：

1. 导尿术、抽吸血块和持续膀胱冲洗　当导尿成功后，应用冲洗器或者是大注射器向膀胱内注入生理盐水，反复抽吸，将血凝块吸出，所应用尿管最好为哨形头、大气囊、纯硅胶、质地较硬的大号导尿管（大于F22号）。如果不成功，可以应用"金属导尿管"或者是"拔血器"抽吸血凝块，但两者对尿道、膀胱的损伤较大。抽吸血块时需要注意避免膀胱壁进一步损伤，而且，抽吸血凝块的目的也不是将所有血块吸出，而是要保证通畅引流尿液，维持膀胱冲洗，必要时可应用1%硫酸铝钾盐(明矾)行膀胱灌洗，帮助止血。

2. 电切镜下膀胱镜检、清除血凝块和止血　优点是在清除血凝块同时检查出血部位，对膀胱内出血部位治疗、止血。切开膀胱清除血凝块已很少应用。处理后要应用三腔尿管冲洗膀胱，避免血凝块再次形成。

3. 血管栓塞　由肾内血管病变出血导致的不可控制性出血或膀胱内弥漫性不可控制性出血，可在清除血凝块同时行血管造影，选择性栓塞主要出血血管。

4. 膀胱内灌注1%硝酸银或1%~4%甲醛　只用于非手术治疗失败的膀胱内严重出血，存在膀胱输尿管反流的病人禁用。

5. 膀胱切除　对于诊断明确的膀胱内严重出血性病变(如膀胱癌、放射性膀胱炎和化学性膀胱炎等)，如果经各种非手术治疗无效，可以手术切除病变膀胱。

四、急性细菌性前列腺炎和前列腺脓肿

(一) 急性细菌性前列腺炎

根据1995年美国国立糖尿病、消化和肾病研究所对前列腺炎的分类，急性细菌性前列腺炎为 I 型，在四种类型的前列腺炎中，急性细菌性前列腺炎的发病率<5%。

发病突然，有发热、寒战、乏力等全身症状，有时可掩盖局部症状。伴有持续和明显的尿路感染症状，尿液中白细胞数量升高，血液和(或)尿液中的细菌培养阳性，主要为革兰阴性细菌(大肠埃希菌或其他肠道杆菌)，尿道口可流出白色分泌物。耻骨上区压迫感，向腰骶部放射，会阴部坠胀痛。可出现排尿困难甚至发生急性尿潴留。直肠受到影响，有便急和排便痛。急性前列腺炎治疗不及时可形成前列腺脓肿，也可合并发生附睾炎、精囊炎、输精管炎，局部肿痛明显。病人一般有糖尿病、肾功能不全或者是其他免疫功能受损病史，在发病前多有尿路感染、间断导尿和尿道器械操作史。

直肠指诊可发现前列腺肿胀、表面饱满光滑、有热感、触痛明显，严重时形成前列腺脓肿后局部有波动感。对怀疑有急性细菌性前列腺炎或前列腺脓肿的病人，禁忌做前列腺按摩。

急性前列腺炎对抗生素治疗的反应较好，依次可选用喹诺酮类、磺胺类、头孢菌素类药物治疗，治疗时间应充分；体温高、血白细胞高的病人宜采取静脉给药。病人应注意卧床休息，多饮水，并应用解痉、镇痛、退热药物对症治疗。发生急性尿潴留时宜进行耻骨上膀胱穿刺造口引流膀胱尿液，避免经尿道插管而加重前列腺的感染。

(二) 前列腺脓肿

在急性前列腺炎初期或应用口服抗生素治疗一段时间后，均可以发生前列腺脓肿。临床症状多样，与急性前列腺炎类似，包括尿潴留、发热、排尿困难、尿频和会阴痛。肛门指诊时可以触到质地柔软甚至存在波动感的前列腺。应用CT或者是经直肠超声检查可以迅速、准确的诊断前列腺脓肿，在经直肠超声引导下行经会阴或直肠前列腺穿刺术不但可以帮助诊断，还可以起到治疗的作用。如诊断明确，则应当迅速引流脓肿，入路包括经尿道、会阴或是直肠，其中在超声引导下经尿道引流前列腺脓肿最为常用。

五、包皮嵌顿

参见第88章泌尿及男生殖系统畸形。

（张　宁　杨　勇）

第81章

尿石症

本章要点 (Key concepts)

● **Background**

Urolithiasis refers to the stone disease in the urinary system. The site of stone formation has migrated from the lower to the upper urinary tract. Revolutionary advances in the minimally invasive and noninvasive management of stone disease over the past two decades have greatly facilitated the ease with which stones are removed. Given the frequency with which stones recur, the development of a medical prophylactic program to prevent stone recurrences is desirable. To this end, a thorough understanding of the etiology, epidemiology, and pathogenesis of urinary tract stone disease is necessary.

● **Risk factors**

a. Epidemiological factors; b. Metabolic abnormalities; c. Urinary obstruction, infection and foreign body; d. Medication-related stones.

● **Clinical presentation**

a. Pain and hematuria (renal colic), stone passage, infection, anuresis, urinary frequency and urgency; b. KUB+IVP, B-ultrasound and CT.

● **Management**

Treatment of urinary lithiasis is dependent on the site and location of the stone in addition to the severity of the symptoms associated with the stone. Open surgery is less often than before because of the advances in minimally invasive techniques such as ESWL (extracorporeal shock wave lithotripsy), ureteroscopy (URS) and PNL (percutaneous nephrolithotomy).

泌尿系统内的结石称泌尿系统结石,又称尿石症 (urolithiasis),包括肾结石、输尿管结石、膀胱结石和尿道结石。

泌尿系统结石分类如下。

1. 根据结石部位分类 根据结石所处位置可以将结石分为上尿路结石和下尿路结石。上尿路结石包括肾结石和输尿管结石;下尿路结石包括膀胱结石和尿道结石。

2. 根据结石晶体成分分类 根据结石中所含主要的晶体物质可以将结石分为含钙结石和非含钙结石。含钙结石包括草酸钙、磷酸钙/碳酸磷灰石、碳酸钙结石和硫酸钙结石。非含钙结石包括尿酸/尿酸盐结石、磷酸镁铵结石、胱氨酸结石、黄嘌呤结石、二羟腺嘌呤结石和基质结石/纤维素结石;与药物及其代谢产物有关的结石,例如,氨苯蝶啶、腺苷、硅石、茚地那韦和麻黄碱也属于非含钙结石。

3. 根据X线腹部平片是否显影分类 根据X线腹部平片是否显影可以将结石分为X线阳性结石和阴性结石。阳性结石不能透过X线,在X线腹部平片上显影,多数结石为阳性结石;阴性结石能透过X线,在X线腹部平片不显影,常见的结石成分为尿酸结石和一些少见的药物结石。

第一节 / 肾结石

肾结石和输尿管结石是常见的泌尿外科疾病,约占尿石症的80%。输尿管结石多数是在肾内形成,然后排至输尿管中,临床特性与肾结石基本相同。由于科学技术的进步,微创治疗的发展,上尿路结石基本不需要开放手术治疗。但是还不是所有结石的病因都很明确,结石的预防还需要更加重视。

一、结石的理化性质

泌尿系统结石由晶体及基质两种成分组成。形成结石的晶体成分很多,比较常见的泌尿系统结石有4种:含钙结石、感染性结石、尿酸结石及胱氨酸结石,每一种又有多种不同成分。含钙结石比较常见的是草酸钙结石及含钙的磷酸盐结石,感染结石常见的是各种磷酸镁铵结石。二水草酸铁、六水磷酸锌、黄嘌呤、二羟腺嘌呤、二氧化硅等成分的结石比较少见。如果结石中某种成分含量达到95%,称纯结石。纯结石比较少见,多以混合形式出现,但往往以一种晶体成分为主。尿路结石以含钙结石最常见,90%左右的结石含有草酸钙,其次常见的成分为磷酸钙,20%~30%的结石中含有磷酸钙成分;尿酸及其盐类存在于10%~30%的结石中,磷酸镁铵则一般存在于合并感染的结石中,约占10%;胱氨酸及黄嘌呤结石只见于有相应代谢障碍的病人,其成分多较纯,比较少见,占尿石症病人总数不到1%;偶见结石大部分成分为基质,称基质结石。

基质是结石中另一重要的组成成分,在结石形成过程中,基质发挥了很重要的作用。基质在各种成分的结石中,所占比例不同,在草酸钙和磷酸钙结石中约占2.5%,尿酸结石中约占2%,感染石中约占1%,胱氨酸结石中所占比例较大,约占9%。基质中含蛋白质65%,含糖类(碳水化合物)15%,无机矿物质10%,另外含10%的水。

结石的外观多种多样,草酸钙或草酸钙磷酸钙混合结石表面呈桑葚状,或有突起的晶体呈毛刺状,也可以是光滑的类圆形结石,质地坚硬,多被血染成褐色。磷酸镁铵磷酸钙混合结石呈灰白色,表面粗糙易碎,常为鹿角形。尿酸结石表面光滑或粗糙,呈黄色或红棕色。胱氨酸结石表面光滑为黄蜡样。结石的硬度从高到低的顺序为:磷灰石→一水草酸钙→二水草酸钙→尿酸→胱氨酸、磷酸镁铵。结石各种成分在X线片上的致密度从高到低为:草酸钙→磷酸钙→磷酸镁铵、胱氨酸→尿酸,用结石与附近的骨质相比,骨皮质致密度约相似于磷酸钙的致密度,尿酸结石吸收X线的程度近似于软组织,在X线片上不显影,称阴性结石;胱氨酸结石影像光滑、质地均匀,呈毛玻璃样。草酸钙结石密度最高,大致分为光滑和不光滑的两种,结石密度不均,有些表现为空心或环纹状,是由于混有尿酸、尿酸盐。胱氨酸结石在酸性尿中形成,磷酸盐、碳酸盐结石在碱性尿中形成,草酸钙结石在生理性尿pH中形成,无感染时,最常见的是草酸盐结石,其次是尿酸盐结石,感染时所形成的结石多为磷酸盐结石。

二、流行病学

影响结石发病和患病的因素包括年龄、性别、种族、遗传和环境因素。

(一) 发病率和患病率

肾结石在发达国家的年发病率为0.04%~0.30%,人群患病率为4%~20%。

1. 地区特征　地区差异很大,与种族、饮食习惯和气候条件关系较大。某一地区随着经济条件的变化,结石的发病情况也有所变化。尿石症在热带和亚热带地区比较多发。我国尿石症的发病率南方明显高于北方,提示气候条件在结石的形成过程中起到一定的作用。

2. 性别与年龄　30~50岁是上尿路结石发病的高峰年龄,含钙结石男女比例约2:1,女性磷酸镁铵结石较多,男性尿酸结石、胱氨酸结石和混合结石多于女性。男性上尿路结石出现的高峰年龄为30~35岁,而女性出现两个高峰年龄,第一个高峰年龄为25~40岁,第二个高峰年龄为50~65岁,女性出现第二个年龄高峰主要是由于绝经后雌激素减少,导致骨骼重吸收增加引起尿钙增高,同时尿枸橼酸排泄减少造成的。

3. 好发部位　大多数结石为单侧单发结石,占61.4%,同一器官内多个结石占20.8%,尿路多处多个结石占17.8%,左右两侧结石的发病率相同。

(二) 自然环境

自然环境对泌尿系统结石的影响,主要表现为气候、季节和饮水对结石的影响。

1. 季节　干热缺水的气候可以引起脱水、尿量减少,尿量减少能够增加尿中形成结石的盐类和酸的浓度。夏秋季出现肾绞痛的多,冬春季发病少;由于夏季温度高,容易出汗,体液散失多,导致尿液减少,尿液浓缩,不仅使尿液中结石盐过饱和,还可以引起尿中结石形成的促进物聚合,向结石的基质转变,容易产生结石。

2. 地理环境　山区、沙漠地区或热带地区尿路结石的发病率比较高。不同国家或地区结石发病率不同,不同地区结石的成分也有差别。

3. 饮水　饮水量的多少对结石的形成起着非常重要的作用,饮水量多,尿量就多,尿内能够形成结石的物质被稀释,不容易结晶沉淀聚集成结石,虽然结石形成的抑制物也同时被稀释,但相对于结石盐的稀释来说,抑制物稀释所造成的影响比较小，因此，多饮水能够减少结石的形成；水质对结石的影响目前意见不统一，一般来说，水质的软硬及其所含微量元素的多少，除个别突出的地区外，对结石的形成没有太大的影响。

（三）社会环境

经济条件好、生活水平高，上尿路结石较多。反之，下尿路结石较多。在发展中国家或社会经济水平较低的国家，随着社会的进步及经济的发展尿石症的发病率也逐渐在增加。

（四）种族遗传因素

泌尿系统结石合并典型的遗传性疾病的只占少数，包括 Dent's disease（染色体定位 Xp11.22,X 连锁隐性遗传）、Lesch-Nyhan syndrome（染色体定位 Xq26-27.2,X 连锁隐性遗传）和家族性肾小管酸中毒等。

原发性高草酸尿症分 I 型和 II 型，I 型是由于基因产物丙氨酸乙醛酸转氨酶缺乏引起，病人表现为高草酸、乙醛酸和乙醇酸尿症，由于草酸钙在肾内的沉积，病人在婴幼儿期即出现症状，如果不治疗，通常在 20 岁以前死于肾衰竭，有少部分病人丙氨酸乙醛酸转氨酶活性没有完全丧失，可以出现不典型症状或终生无症状。原发性高草酸尿症 II 型是由于乙醛酸还原酶缺乏，病人表现为高草酸、高 L- 甘油酸尿症，病人症状比 I 型要轻，尿路结石常见，肾钙化少。

不同种族的尿石症的患病率也有一定的差异，一般认为黑人患尿石症的人少。有家族史的尿石症病人比没有家族史的尿石症病人结石的发病率及复发率都高。有特发性高尿钙症的病人，其父母和其他血亲也可能有钙代谢的异常。

（五）饮食营养

饮食结构是决定一个地区尿石症发病率的基础，种族、职业、经济条件对结石形成的影响，都离不开生活方式和饮食结构的影响。流行病学调查证明动物蛋白和精制糖摄入过多、富含纤维素的食物摄食过少与肾结石的发生有关。蔬菜中菠菜、扁豆、西红柿、芹菜、豆腐、巧克力、浓茶中草酸含量较高，豆制品、糖、肉类中钙含量较高，动物内脏、肉类中尿酸成分较多，过多的食入上述食物，结石的危险性会增加。同时某些食物中可能含有抑制结石形成的物质，如米糠中含有籽酸，可以与钙结合减少肠道内钙的吸收，但是要注意可能引起草酸的吸收增加。素食者上尿路结石的发病率较低，可能与植物纤维摄入多能够增加枸橼酸分泌有关。脂肪的消化不良可导致草酸盐的吸收增多，富含二十碳五烯酸（eicosapentaenoic acid）的脂肪，

如鱼油能够降低结石形成的危险性。维生素 C 是体内内源性草酸的主要来源，当大剂量服用每天 4 g 以上时，尿草酸浓度上升，形成草酸结石的可能性增大。食物中的维生素 D 被肝肾羟化酶作用后，能够促进肠道对钙的吸收，当摄入过多时，可导致高尿钙甚至高血钙，易导致结石的形成。维生素 B6 为草酸代谢中不可缺少的辅酶，维生素 B6 缺乏可以形成草酸钙结石。饮食中矿物质的摄入也与结石有较密切的关系，钙质饮食摄入过多，可能引起高尿钙，但是过度限制饮食中的钙，会使草酸的吸收增加。而镁在尿液中能增加钙、磷酸盐及草酸盐的溶解度，有阻止草酸结石形成的作用。一些微量元素，如锌、锶、锰、锡在体外能抑制有机物的钙化，而硅有促进钙化的作用。嗜酒者尿钙排泄高，因此含钙结石病人宜忌酒。

营养、食物对结石的影响与摄入的食物种类、量有关。多饮水、少食刺激性食物及调味品是尿石症病人应遵循的原则。

（六）职业

泌尿系统结石与所从事的职业有一定的关系，不同的职业肾结石的发病率不同。在高温环境下工作，容易患结石病，室内工作人员比体力劳动者易患尿石症，与铍和镉接触的某些特殊职业，可引起肾损害而增加肾结石形成的危险。医务人员结石的发病率相对较高，司机及地质工作者由于饮水不便或出汗较多，也是容易发生尿石症的职业。

三、病因

在常见的 4 种成分结石中，含钙结石的病因相对比较复杂，一些病理生理异常，包括高钙尿症、低枸橼酸尿症、高尿酸尿症和高草酸尿症，可能单独或联合参与含钙结石形成。而其他 3 种成分的结石，尿酸、胱氨酸和磷酸镁铵结石（感染性结石）在相对特殊的环境下形成：尿酸结石只在酸性尿中形成，多数合并尿液中尿酸增高，有些还合并血尿酸增高；胱氨酸结石是肾再吸收胱氨酸功能损害的结果，尿中胱氨酸增高；感染性结石发生在由产尿素酶细菌造成的碱性尿中。因此，尿酸、胱氨酸和磷酸镁铵结石病因比较明确。

多种原因与含钙结石相关，了解钙结石形成的代谢异常和环境因素，对结石的治疗和预防非常重要。

（一）代谢异常

正常尿液偏酸性，氢离子浓度 10~0.1 μmol/L，pH5.0~7.0，尿液的酸碱度与饮食有密切关系，肉食较多尿液偏酸，素食者尿液中性，甚至偏碱。不同的结石在不同的酸

碱环境中形成,含钙结石在正常尿液中即较易形成,感染性结石在碱性尿液中较易形成,尿酸结石、胱氨酸结石则是在酸性尿液中较易形成。不同的尿液 pH 对形成结石的盐类的溶解度影响很大。

Box 9-81-1	尿酸和胱氨酸的溶解度			
pH	5	6	7	8
尿酸(mg)	60	200	1 580	—
胱氨酸(mg)	250	—	400	1 000

1. 高钙血症(Hypercalcemia) 多数情况下会合并尿钙增高,从而增加尿路中形成含钙肾结石的机会,部分还可致肾钙化。引起高钙血症的原因包括:甲状旁腺功能亢进、乳酸碱化药综合征、结节病或类肉瘤病(sarcoidosis)、维生素 D 中毒、恶性肿瘤、皮质醇增多症、甲状腺功能亢进症、嗜铬细胞瘤、肾上腺功能不全、服用噻嗪类利尿药、急性肾小管坏死恢复期、广泛骨膜炎、甲状腺功能低下和维生素 A 中毒等。

2. 甲状旁腺功能亢进症 其主要病理生理变化是甲状旁腺激素(PTH)分泌过多,使血钙升高、血磷降低、尿 pH 升高和尿钙增高。骨基质分解,其代谢产物如蛋白质、羟脯氨酸等在尿中也增多。甲状旁腺功能亢进症病人的血碱性磷酸酶(AKP)升高,其原因是因为破骨细胞活动的同时成骨细胞活动也随之增强。甲状旁腺功能亢进症大多数是由于甲状旁腺腺瘤引起,甲状旁腺增生也较常见,甲状旁腺癌引起者最少见。由于甲状旁腺功能亢进症病人血钙升高、尿钙升高、尿磷升高,造成病人尿中草酸钙、磷酸钙过饱和,容易产生肾结石,结石成分多数为草酸钙和(或)磷酸钙。一般认为肾结石的 2%~4% 由甲状旁腺功能亢进引起。

3. 高钙尿症(hypercalciuria) 是钙性尿石症病人最常见的代谢异常,约占含钙结石病人的 30%~60%。如果正常人每日限制入量钙 400 mg、钠 100 mg,则 24 h 尿钙排泄 100 mg。如果持续此饮食 1 周,24 h 尿钙仍 >200 mg,称高钙尿症;如果正常饮食,则 24 h 尿钙排泄 >4 mg/kg 体重,或 24 h 尿钙排泄男性 >300 mg(7 mmol),女性 >250 mg(6 mmol),称高钙尿症。原发性高钙尿症分为 3 型:吸收性高钙尿症、肾性高钙尿症和重吸收性高钙尿症。其他一些病因明确的代谢性疾病也能引起继发性高钙尿症及尿钙性结石,例如,远端肾小管性酸中毒、结节病、长期卧床、骨 Paget 病、糖皮质激素过多、甲状腺功能亢进症和高维生素 D 症等,钙性结石病人患远端肾小管性酸中毒的约

占 0.5%~3%,其他很少见。

4. 高尿酸尿症 正常人尿液内草酸排泄量 24 h 多在 40 mg 以下,如果 >40 mg,即可疑有高草酸尿症(hyperoxaluria),如果 24 h 尿草酸排泄 >50 mg,则可诊断为高草酸尿症。尿草酸主要来源有三:大约有 50% 来源于肝代谢,40% 来源于维生素 C 的转化,其他来源于饮食中所摄入的草酸及其前体物质。轻度的高草酸尿见于 25%~50% 的钙性结石病人。常见的高草酸尿症分为原发性高草酸尿症和继发性高草酸尿症。原发性高草酸尿症很少见,是一种常染色体隐性遗传病,易发生肾衰竭死亡,治疗需采用肝移植或肝肾联合移植。继发性高草酸尿症的原因包括维生素 C 的过量摄入、饮食中草酸及前体物的过量摄入、饮食中钙摄入减少、肠源性高草酸尿症和维生素 B6 缺乏。常见的尿草酸增加主要是由肠源性的草酸及前体物的吸收增加引起,小肠切除或短路手术后、脂肪痢或 Crohn 病时,可以出现与胆酸代谢紊乱和水分丢失过多有关的高草酸尿症。有人认为高草酸尿症病人肠道内嗜草酸杆菌(O. formigenes)减少,草酸经肠道吸收增加,引起高草酸尿症。

男性 24 h 尿排出尿酸 >800 mg、女性 >750 mg,或 3 次 24 h 尿中的 2 次尿尿酸 >600 mg,称高尿酸尿症(Hyperuricosuria)。高尿酸尿症是尿酸结石的主要病因,钙性结石病人中约 15% 是由单纯高尿酸尿症引起的,另外有 12% 是由高尿酸尿症合并其他因素共同作用的结果。高尿酸尿症为体内嘌呤代谢紊乱所致,摄入高嘌呤类物质(如动物内脏、肉类等)、短时间内大量细胞破坏、分解(如挤压伤、烧伤和肿瘤化疗等)、遗传性酶失常及服用治疗痛风症的药物都可能造成尿尿酸增高。还有约 30% 的高尿酸尿病人,尽管无上述原因,仍持续有高尿酸尿,称特发性高尿酸尿症,可能与肾小球的滤过增加有关。

5. 胱氨酸尿症(cystinuria) 是常染色体隐性遗传病,由于肾小管对 4 种二碱基氨基酸包括胱氨酸、鸟氨酸、赖氨酸和精氨酸再吸收障碍,使这 4 种氨基酸大量排于尿中,而胱氨酸的溶解度最低,因此,容易析出形成结石。24 h 尿胱氨酸排泄量 >300 mg,称纯合子胱氨酸尿症,是胱氨酸结石的主要病因。24 h 尿胱氨酸排泄量 100~300 mg,称异合子胱氨酸尿症,能够提高草酸钙结石的形成率。

6. 低枸橼酸尿症 24 h 尿枸橼酸排泄量 <320 mg,称低枸橼酸尿症(hypocitraturia)。枸橼酸是含钙结石晶体生长和聚集的抑制物,在尿液中可以与钙离子形成螯合物,而降低钙的饱和度。15%~63% 的结石病人尿的枸橼

酸分泌量明显低于正常。碱血症、甲状旁腺激素和维生素D能够增加尿枸橼酸的分泌；而酸血症、低钾和尿路感染能够降低枸橼酸的排泄。酸碱平衡对尿枸橼酸排泄影响最大，酸中毒时，通过增加尿枸橼酸的再吸收及减少枸橼酸的体内合成而降低尿枸橼酸，这一机制可以解释肾小管酸中毒、肠源性高草酸尿症、低钾血症及高动物蛋白质摄入时的低枸橼酸尿症。镁可以与草酸形成可溶性的复合物，减少草酸钙的晶体形成和生长。长期应用镁剂可以通过抑制肾小管重吸收枸橼酸，而提高尿枸橼酸浓度，增加尿对结石形成的抑制活性。低镁尿症（hypomagnesuria）能促进草酸钙结石形成，但也有学者认为主要是镁／钙比值的降低，促进了结石的形成。

（二）局部病因

尿路梗阻、感染和尿路中存在异物是结石形成的主要局部因素，对结石的复发也起很大作用。三者之间可相互作用：梗阻可导致感染、结石形成；结石本身是尿路中的异物，因此又加重梗阻与感染。

1. 尿路梗阻　在一般情况下，尿中不断有晶体、微结石形成，如果没有尿路梗阻，这些晶体物质可以顺利地被尿液冲走，从尿中排出，而尿路有梗阻时，尿液滞留，尿液流动缓慢，为尿内结石盐的结晶、沉淀、析出提供了时间，同时尿滞留往往伴有尿路感染和尿液pH的变化，因此，能够促进结石的形成。梗阻可以是机械性的，最常见的是肾盂输尿管连接部狭窄和膀胱颈部狭窄，其他如肾盂积水、髓质海绵肾、肾输尿管畸形、输尿管口膨出、肾囊肿压迫等也常见。肾内型肾盂利于结石的形成，按照中国人体解剖统计，肾内型肾盂约占27.5%。长期卧床虽然无明显尿路梗阻，但同样可引起尿液滞留，同时长期卧床可导致骨质脱钙，使血钙和尿钙增加，因此也易形成结石。有时梗阻可能是功能性的，如神经源性膀胱，也可造成尿液的滞留，促进结石的形成。

2. 感染　尿路感染可以形成特殊成分的结石，其成分主要是磷酸镁铵、碳酸磷灰石及尿酸铵，称为感染性结石。炎症产生的有机物、细菌感染产生的结石基质、脓块及坏死组织可以作为结石核心，形成含钙结石。造成感染性结石的主要危险因素是铵的存在和尿液pH≥7.2。泌尿系统感染常为各型变形杆菌、某些肺炎杆菌、铜绿假单胞菌、沙雷菌属、肠产气菌、葡萄球菌、普罗菲登斯菌（Providencia）以及尿素支原体，这些细菌能够产生尿素酶，将尿液中的尿素分解为氨和二氧化碳，氨与水结合形成氢离子和铵离子，大大的增加尿pH，铵与尿中的镁和磷酸根结合，形成磷酸镁铵，当感染持续存在，磷酸镁铵浓度逐渐增加，呈高度过饱和，析出即形成结石；另外在碱性条件下，尿中的钙和磷酸根可以结合形成磷灰石，浓度高时析出形成结石；在尿氨和碱性环境下，尿黏蛋白形成基质网架，使析出的结石盐易于附着、沉淀形成结石，因此，感染容易导致结石。大肠埃希菌感染通过降低尿激酶活性和增加唾液酸酶活性，也能增加结石的发生率。感染与泌尿系统其他因素一起还能够促进其他成分结石的形成。

3. 异物　各种异物滞留于尿路内部可产生结石，最常见的是膀胱内异物结石。异物引起结石的原因主要是由于尿路内异物的存在打破了尿液的平衡，同时异物表面电荷的不同及异物表面相对粗糙面，为结石形成盐的附着提供了条件。异物作为结石的核心，往往先被尿中的黏蛋白附着，然后结石盐逐渐沉积形成结石。异物还易继发感染而诱发结石，因此要注意尽量避免尿路异物的形成。进入尿路的各种物质都可以导致结石，常见的异物有塑料管、导线、草秆、缝针、发卡、蜡烛等，医用的导尿管、缝线、纱布等也是常见的异物。外伤时碎骨片、弹片等进入尿路也可以形成异物。

（三）药物相关因素

药物引起的肾结石占所有结石的1%~2%，分为两大类：一类为溶解度比较低，在尿液中分泌又比较高的药物，药物成分就是结石成分，包括氨苯蝶啶（triamterene）、治疗HIV感染的药物茚地那韦（indinavir）和磺胺嘧啶（sulfadiazine）等。另一类为能够诱发结石的药物，受药物代谢影响而形成其他成分的结石。如溃疡病时大量饮用牛奶及服用碱性药，引起碱性尿和高血钙，钙盐沉积在肾集合管内，可继发肾结石，发生乳碱综合征。治疗青光眼的药物乙酰唑胺，能干扰尿在近曲小管内的酸化，使尿呈过分碱化，易形成磷酸钙结石。

四、泌尿系统结石形成的解剖部位及其病理生理

（一）解剖部位

上尿路结石一般在肾内形成，输尿管结石大多数也是在肾内形成后，随着尿液流动移至输尿管中，有些输尿管结石是由于输尿管梗阻引起。结石在肾内何处形成目前尚无定论，有几种理论试图解释肾结石形成的原始部位，包括肾乳头钙斑学说、肾淋巴管内结石形成学说、肾内结石病学说、尿液过饱和结晶学说、抑制物缺乏学说及综合因素学说等，都能够解释部分结石形成的原因和部位，但对结石形成过程的很多方面仍然不是很清楚，不能解释所有上尿路结石的原因和部位。目前认为，尿路结石主要由于尿内形成异常的晶体及晶体聚集物所引起，与尿中形成

结石的盐类晶体浓度的过饱和、抑制物缺乏及促进物的增多有关。结石基质物质、尿液中的某些大分子和尿路上皮脱落的组织、细胞等,为结石晶体的形成和生长提供支撑,形成结石的支架。同时肾内管道系统黏膜的病变,有利于晶体的附着而形成结石,因此,结石病是一种代谢性疾病,尿内晶体由于代谢障碍,可以形成肾损害,促使肾产生结石基质物质,尿内晶体沉积于基质上,逐渐生长而构成结石,结石形成后,多停留在解剖狭窄部位及尿液产生湍流部位,如肾盏内,由于盏颈出口狭窄,在狭窄近端形成湍流,有利于结石的停留,同样肾盂与输尿管连接部比较狭窄,也有利于结石的形成与停留。

(二) 泌尿系统结石的病理生理

肾结石的原发病理改变与结石发生的原因有关,在成石因素作用下,可以发现不同程度的肾小管的微绒毛脱落,肾小管上皮细胞坏死,细胞碎片阻塞肾小管腔,肾小管上皮细胞胞质内、细胞核、肾间质和小静脉出现钙化,同时可以看到被破坏的肾小管上皮释放出基质物质,肾乳头部有结晶形成。高血钙的病人,钙质可能在肾组织内沉着,称肾钙质沉积症 (nephrocalcinosis),钙质主要沉淀于髓质内,尤其是集合管和髓襻,严重时全部肾实质都有钙沉着,导致肾间质、肾小球纤维化和肾小管萎缩。

肾结石可以引起泌尿系统的直接损伤、肾功能损害、尿路感染和尿路上皮的恶性变。尿路结石在停留的部位能够造成局部黏膜的移行上皮增生,在结石刺激以及结石引起的感染刺激下,尿路黏膜出现不同程度的不典型增生,并且造成上皮的鳞状上皮化生,长时间的刺激可能使局部上皮癌变,结石引起的癌变比较少见,多为鳞状细胞癌。结石的存在还可以造成黏膜损伤和溃疡,引起血尿,并诱发急性或慢性感染,显微镜下可见肾间质炎症细胞浸润和纤维化,肾小管内可见中性粒细胞和上皮细胞,炎症后期可见肾小管萎缩和肾小球硬化。当结石引起梗阻时,可能造成梗阻以上尿路积水,由于尿液引流不畅,尿路内压力增高,造成肾功能损害。梗阻容易引起感染,梗阻和感染相互加重,导致肾盂或肾盏的积液或积脓,继而肾实质感染、肾周感染,引起肾实质的纤维化、肾萎缩和肾功能损害,严重时肾功能全部丧失,肾组织被脂肪组织所代替。

五、临床表现

上尿路结石的临床表现个体差异很大,症状是由结石本身所产生的局部刺激、梗阻、继发感染和肾功能障碍所引起,症状的严重程度与结石的部位、数目、大小、活动情况、有无并发症及其程度有关,最常见的症状是疼痛和血尿,也有些病人可能没有症状,而是体检时发现的结石。

1. 疼痛　肾绞痛是上尿路结石最常见的表现,疼痛的位置多位于脊肋角、腰部和腹部,表现为痉挛样疼痛,剧烈难忍,呈阵发性,发作时病人辗转不安、面色苍白、全身冷汗,常伴有恶心、呕吐和腹胀,疼痛部位和放射的范围与结石的位置有关,肾或输尿管上段结石,疼痛位于腰或上腹部,并延输尿管走行方向,放射至同侧睾丸或阴唇和股内侧,输尿管中段结石,疼痛放射至中下腹,输尿管末端结石,常伴有膀胱刺激症状。疼痛时血压下降、脉搏细数、腹肌紧张,结石部位有深压痛。疼痛经对症治疗可以缓解或自行停止,缓解后病人常很疲倦,并伴有多尿,腰部隐痛可以持续数天。肾绞痛见于约 40% 的肾结石病人及 60% 左右的输尿管结石病人。肾绞痛的原因可能有两个:一个是肾或输尿管结石突然阻塞肾盂或输尿管引起梗阻上方尿路扩张,刺激疼痛感受器引起疼痛;另一个是结石对输尿管或肾盂壁的局部刺激引起输尿管和肾盂平滑肌痉挛或疼痛介质的释放。有些病人仅表现为肾区或上腹部钝痛,这些病人的结石一般比较固定,移动不大,体力活动可使疼痛加重。

2. 血尿　血尿是肾和输尿管结石的另一个常见症状,可以是肉眼血尿或镜下血尿,约 80% 的上尿路结石病人有血尿,其中 2/3 是镜下血尿,1/3 是肉眼血尿,血尿与结石在尿路内活动的刺激和黏膜损伤有关,肾绞痛伴血尿是上尿路结石的典型表现。

3. 排石　肾结石病人可能有从尿中排出砂石的病史,特别是在疼痛和血尿发作时,排出结石时,病人有排出异物感或刺痛感,排出的结石要注意收集,进行结石分析。

4. 上尿路结石伴感染　急性或慢性感染常有腰痛、发热、寒战和脓尿,尿常规检查尿中白细胞增多。

5. 无尿　无尿比较少见,原因可能有以下几种情况:双侧上尿路完全梗阻;孤立肾上尿路完全梗阻;一侧肾无功能,另一侧上尿路完全梗阻;一侧上尿路完全梗阻,另一侧正常肾反射性尿闭。出现无尿一般在 1 周以内积极处理,肾功能可以恢复。

6. 肾功能不全症状　双侧上尿路结石导致的梗阻和感染,可以造成肾衰竭,出现一系列肾功能不全的表现。

六、诊断

1. 病史　肾绞痛合并血尿或与活动有关的血尿和腰痛,应该考虑为上尿路结石。病史中注意与结石有关的手术史、有无长期卧床病史、病人的职业、饮食习惯和有无大量应用某种药物的病史,有些结石有家族性或遗传性,因此要了解家族中有无结石病人。

2. 体格检查 无肾绞痛发作时，局部常无特殊体征，部分病人可以有患侧脊肋角的叩击痛。肾绞痛发作时患侧有叩压痛，有肾积水时，肾区可以触及积水的肾脏，当合并感染时，压痛叩击痛更明显。输尿管下段结石，有时男性可以经直肠指检、已婚女性可以经阴道指检触及。有肾功能不全的病人，常有贫血、水肿、血压增高及代谢性酸中毒的表现。

3. 实验室检查

(1) 尿常规检查 多数病人有镜下血尿，合并感染时，尿中白细胞增多。新鲜尿液尿沉渣检查有时可以发现草酸钙、磷酸钙、尿酸或胱氨酸结晶。尿 pH 与结石的成分有关，远端肾小管酸中毒，尿 pH 通常大于 6.0。

(2) 尿细菌培养及药敏试验 对结石成分的判断有帮助，并且对治疗有指导意义。

(3) 24 h 尿液检查 测定尿钙、尿磷、尿酸、尿草酸、尿胱氨酸、尿镁和尿枸橼酸能够发现病人有无代谢异常。

(4) 血液检查 患甲状旁腺功能亢进症病人，血钙高于 2.75 mmol/L(11 mg/dL)。高尿酸血症的病人，血尿酸男性≥7 mg/dL，女性≥6.5 mg/dL。肾功能不全病人血尿素氮和肌酐高于正常，血钾不同程度增高，同时有肾性酸中毒。肾小管酸中毒时可以出现低钾血症和高血氯性酸中毒。

(5) 甲状旁腺功能亢进症(简称甲旁亢)病人血甲状旁腺激素增高，甲旁亢合并骨病时，血清碱性磷酸酶升高，骨密度测定可以发现有不同程度的减低。

(6) 怀疑远端肾小管酸中毒的病人可以进行氯化铵负荷试验：每千克体重口服氯化铵 100 mg，30 min 服入，正常人尿 pH 应该降至 5.5 以下，而远端肾小管酸中毒病人则不能，已经有酸中毒症状的病人，禁做本试验。

4. 影像学检查

(1) B 超检查 结石的超声图像为强回声伴声影，B 超能够发现 X 线不能显示的小结石和阴性结石，可以作为普查手段，或用于不适宜作静脉尿路造影的病人，手术中残留结石的定位也可以采用 B 超检查。

(2) 腹部 X 线平片 又称 KUB(kidney, ureter and bladder)平片。95% 的结石能够在 X 线平片中发现，能够了解结石的位置、大小、数目和可能的成分，在选择治疗方法上起着一定的作用，治疗过程中可以了解结石是否取尽，治疗后是否有残留结石，有无结石的复发。X 线平片上结石要与肾内钙化、肋软骨钙化、骨岛、腹腔淋巴结钙化、盆腔静脉石和髂血管钙化相鉴别。

(3) 静脉尿路造影(intra venous urography, IVU) 又称排泄性尿路造影，能够显示肾结构和功能的改变，有无引起结石的泌尿系统的形态异常。尿酸结石在 X 线造影片上表现为充盈缺损，要注意与泌尿系统肿瘤引起的充盈缺损相鉴别。由于造影剂的影响，不能单独使用静脉尿路造影诊断结石，一定要先拍腹部 X 线平片。

(4) CT 由于 CT 扫描 不受结石成分、肾功能和呼吸运动的影响，而且螺旋 CT 还能够同时对所获取的图像进行二维及三维重建，因此，能够检出其他常规影像学检查中容易遗漏的小结石和阴性结石。诊断结石的敏感性比尿路 X 线平片及静脉尿路造影高，近年常用于急性肾绞痛病人的诊断，可以作为 X 线检查的重要补充。另外，结石的成分及脆性可以通过不同的 CT 值改变来进行初步的判断，为治疗方法的选择提供参考。增强 CT 能够显示肾积水的程度和肾实质的厚度，反映肾功能的改变情况。同时能够发现肾实质的病变。

(5) 逆行尿路造影 通过膀胱镜向患侧输尿管插入输尿管导管，拍腹部 X 线平片，以确定致密影是否在输尿管内，注入造影剂，可以了解肾盏、肾盂和输尿管的情况。此项检查由于要做膀胱镜，在操作过程中病人有一定的痛苦，同时要进行输尿管内插管，有逆行感染的危险，所以不是常规检查，静脉尿路造影和 CT 不能确诊时可以考虑应用。

(6) 其他 磁共振成像(MRI)不能确诊尿路结石，但是，磁共振水成像(MRU)能够了解上尿路梗阻部位和积水情况，不需要造影剂即可获得与静脉尿路造影同样的效果，不受肾功能改变的影响。因此，对于不适合做静脉尿路造影的病人(如造影剂过敏、严重肾功能损害、儿童和孕妇等)可考虑采用。放射性核素检查不能直接显示泌尿系结石，但是，可以显示泌尿系统的形态，提供肾血流灌注、肾功能及尿路梗阻情况等信息。骨密度测定和骨平片常用于甲状旁腺功能亢进症病人。

七、鉴别诊断

上尿路结石应该注意与急性阑尾炎、输尿管肿瘤、胆囊炎、胆石症、卵巢囊肿扭转及宫外孕相鉴别。

八、治疗

上尿路结石的治疗目的是减轻病人的痛苦，保护肾功能，并且尽量去除结石。所有尿路结石都是需要治疗的，治疗方法可以是手术，也可以是非手术疗法。

(一)非手术治疗

(1) 肾绞痛的治疗 肾绞痛发作治疗主要是解除病

人痛苦,首先注射解痉镇痛药物,常用的有山莨菪碱或阿托品加哌替啶或吗啡,必要时可以重复使用。有报告使用吲哚美辛、黄体酮、钙阻滞剂和α肾上腺素能受体阻滞剂等药物治疗肾绞痛有一定的疗效。其次输液对缓解肾绞痛也有帮助,恶心、呕吐严重的病人可以适当补充液体和电解质,酸碱平衡失调者可予以纠正。

(2) 排石治疗   小于0.5 cm的结石,90%可以通过大量饮水,适当活动,辅助用一些排石药物将结石排出。饮水的量要求能够使每日尿量达到2 500 mL以上,每日饮水要均匀,夜间饮水非常重要,肾绞痛常在夜间发作,与夜间尿量少,尿液浓缩,尿流缓慢有关。活动有利于尿液在上尿路的引流,适当的活动,如跑步、跳绳等,能够促进结石的排出;辅助的排石药物以中药为主,中成药有金钱草冲剂、排石冲剂等,另外一些尿路平滑肌松弛药,例如黄酮哌酯、钙阻滞剂和α肾上腺素能受体阻滞剂等可能对结石的排出有帮助。1.0 cm以上的结石排石的可能性小于10%,治疗多采用外科疗法。

(3) 溶石治疗   用于治疗尿酸结石和胱氨酸结石,尿酸和胱氨酸在碱性尿液中溶解度明显增加,因此碱化尿液是溶石治疗的关键,尿酸结石病人尿液一般要求碱化到pH6.5~7.0,胱氨酸结石病人尿液要求碱化到pH7.5~8.0,碱化药物常用的有枸橼酸钾、碳酸氢钠等,有口服溶石法、静脉给药溶石法和直接灌注溶石法,可以根据病情选用。另外尿酸结石病人可以口服别嘌醇降低血和尿的尿酸浓度,胱氨酸结石病人可以口服D-青霉胺或α-巯丙酰甘氨酸降低尿胱氨酸水平。

(二) 外科治疗

上尿路结石的治疗近20年有了很大的发展,多数已经不需要开放手术,可以采用体外冲击波碎石、输尿管肾镜碎石、经皮肾镜碎石和联合治疗,腹腔镜手术作为开放手术的一种替代方法,只用于需要开放手术的病例。对于双侧上尿路结石,如果是双侧输尿管结石,要先处理梗阻严重的一侧,也可以同时处理两侧;一侧输尿管结石,另一侧肾结石,先处理输尿管结石;双肾结石,肾功能好,先处理容易做的一侧,肾功能不好,先做肾穿刺造口。

1. 体外冲击波碎石(ESWL)   是结石治疗的首选方法,ESWL是依靠冲击波聚焦于结石上,将结石击碎,由于冲击波在水中传播能量消耗最少,因此冲击波的发生和聚焦都在水中进行,软组织含水量很大,冲击波通过时能量变化很小,对正常组织没有明显损害。理论上所有的上尿路结石都可以采用ESWL,但是结石过大,击碎后排出困难,反而造成肾功能的损害,因此一般碎石选择2 cm以下

的为好。比较大的结石,需要分次进行治疗,间隔时间不少于7 d。较大的结石可以在治疗前留置输尿管支架管,引流尿液,保护肾功能,待结石基本排净后再拔除。

(1) 以下情况为ESWL的相对禁忌证:①病人患有急性炎症,尤其是泌尿系统炎症。②肾实质疾患引起肾功能不全,合并结石。③结石以下尿路狭窄,不易排石,需要开放手术同时处理。④出血性疾患活动期,妇女月经期。⑤身体太高、太胖、太小或太瘦,有些机器无法聚焦定位,或严重心律失常,需要选择合适的碎石机进行治疗。

(2) 治疗后比较常见的合并症:①血尿很常见,一般无需处理。②碎石排出过程中,可能引起肾绞痛,对症处理即可。如果击碎的结石堆积在输尿管内,称"石街",有时会继发感染,如果"石街"梗阻时间长或继发感染比较严重,需要做肾穿刺造口,引流尿液,缓解症状,保护肾功能,待结石排净再将造口管拔除。③早期的碎石机损伤比较多,碎石后可以出现皮肤瘀斑(皮肤损伤)、血尿(肾损伤)、便潜血(肠损伤)、咯血(肺损伤)等,严重者将肾击碎,危及生命,需予以注意。正确定位、低能量、限制冲击次数能够减少损伤。治疗后病人要多饮水、口服抗生素和排石药物,注意体位排石,定期复查腹部X线平片,直至结石排净。

2. 输尿管肾镜取石或碎石术   适用于中下段输尿管结石。对于不能应用ESWL或ESWL效果不好的输尿管上段和肾结石,也可以用硬性或软性输尿管肾镜取石碎石术。还可以用于治疗ESWL后形成的"石街"。输尿管狭窄、输尿管口位置不良和下尿路有梗阻不适宜做输尿管镜。小结石可以在直视下取出或用套石篮直接套出,取出困难的结石,用超声、液电、激光或气压弹道碎石机碎石后取出,成功率90%以上。常见的并发症有输尿管损伤、假道形成和术后输尿管狭窄、术后高热。注意规范操作,能够减少并发症。

3. 经皮肾镜取石或碎石术(PCNL)   通过经皮肾盂或肾盏穿刺,建立皮肾通道,放入肾镜,直视下取石或碎石。较大的结石,可以先用经皮肾镜取石或碎石,残余结石再行ESWL;开放手术后的残余结石,也可以通过肾镜取石;肾盂输尿管连接部狭窄合并结石,可以取石和狭窄部切开同时进行。病人有全身出血性疾病、肾内或肾周急性感染、对造影剂过敏及肾镜无法解除的肾以下尿路狭窄等,不适宜行经皮肾镜治疗。常见的并发症有出血、肾盂穿孔、肾周积脓、腹膜后血肿、感染、水电解质失衡和周围脏器损伤。

4. 开放手术   仅有少数病人需要进行开放手术,有些结石嵌顿时间长、与尿路黏膜粘连比较紧密或合并感

染，其他治疗无效，可以手术治疗；结石以下尿路有梗阻，需要同时处理，也应该开放手术；另外有些肾结石比较大，ESWL 可能需要很长时间，反复多次治疗，也可以考虑开放手术治疗。手术方法很多，包括肾盂输尿管切开取石术、肾窦肾盂切开取石术、肾实质切开取石术、肾部分切除术等，肾破坏严重、丧失功能，对侧肾功能良好，还可以考虑切除患肾。输尿管结石和肾盂结石可以选择腹腔镜输尿管切开取石术。

九、上尿路结石的复发及预防

结石的复发率很高，平均每年复发率为 7%，有 50% 病人治疗后 10 年内会复发。因此治疗后，预防很重要。由于尿路结石与尿量及尿石晶体的排出有密切关系，饮水不足或进食含成石物质的食物过多，对尿路结石的形成都具有十分重要的作用，因此对一般人来讲，饮食的控制是预防结石的一个重要步骤。主要环节包括：①液体的摄入：饮水量应该保证每日尿量 2.0~2.5 L，一天中饮水量要平均分配，尤其要注意夜间饮水，饮水主要包括自来水、水果、草本饮料，尽量戒除咖啡、茶和酒。②食物：正常混合食物或素食，每天摄入动物蛋白不超过 100 g，减少脂肪和糖的摄入，每天食盐总量不超过 5 g。③生活方式：少吃多餐，尽可能不用泻药，要有足够的娱乐与睡眠。

第二节 / 输尿管结石

输尿管结石 90% 以上是在肾内形成而降入输尿管，输尿管有 5 个狭窄部：肾盂输尿管连接部、输尿管跨越髂血管分叉处、输尿管与男性输精管或女性阔韧带交叉处、输尿管进入膀胱壁的外缘及输尿管的膀胱壁段，肾结石降入输尿管后，容易停留在上述狭窄部位。输尿管梗阻性病变，常见的如输尿管狭窄、输尿管口囊肿、输尿管瓣膜等也容易合并结石。

一、临床表现

1. 疼痛 输尿管结石出现肾绞痛者占 56%，输尿管中上段结石，绞痛位于腰部和上腹部，下段结石疼痛位于下腹部，均向会阴部及股内侧放射；结石位于输尿管膀胱壁段，由于输尿管下段的平滑肌和膀胱三角相连并直接附着于后尿道，肾绞痛时可伴有尿频、尿急、尿痛；疼痛发作时病人面色苍白、全身冷汗、脉搏快速微弱甚至血压下降，常常伴有恶心、呕吐和腹胀。

2. 血尿 多数病人为镜下血尿，少数病人有肉眼血尿，孤立肾病人或唯一有功能的肾上尿路发生梗阻时，可出现少尿、无尿。

3. 感染 输尿管结石可以合并上尿路急性或慢性感染，出现寒战、发热、腰痛等。

4. 肾功能不全 单侧肾输尿管梗阻，另一侧肾功能不全、双侧肾输尿管结石或孤立肾的上尿路结石引起梗阻，可能发展为尿毒症。

二、诊断

1. 病史 肾绞痛合并血尿或与活动有关的血尿和腰痛，应该考虑为上尿路结石。

2. 体格检查 患侧肾区有叩击痛，输尿管走行区结石相应部位有压痛，但一般无肌紧张，绞痛时可出现较轻的腹肌抵抗感，无反跳痛。

3. 尿常规检查 尿中红细胞明显增多，合并感染时可见白细胞增多。

4. X 线检查 腹部平片(KUB)95% 的结石可以显示，尿酸结石 X 线不显影，借助静脉尿路造影(IVU)或 CT 可以协助诊断。IVU 显示结石以上肾输尿管积水，肾绞痛发作时，患侧肾多不显影，如果梗阻严重，时间长，则肾功能减退，造影剂排泄迟缓或肾脏不显影。经膀胱镜逆行输尿管插管在结石部位受阻。结石显示不清时，可行 CT 检查。

5. B 超 上段输尿管结石及近膀胱段输尿管结石可显示强光团，后伴声影，患肾可有轻度积水，梗阻时间长，可有重度肾积水。阴性结石 B 超也显示强光团伴声影。中段结石由于肠气体干扰，B 超常不能清楚显示。

6. CT 输尿管内显示致密影，CT 薄层扫描和输尿管重建有助于诊断。

三、鉴别诊断

1. 腹腔淋巴结钙化 钙化阴影密度低，结构不均匀，边缘不光滑，不同时间、不同体位摄片，阴影位置发生变化。输尿管插管后摄前后位、斜位片，致密影不与输尿管导管重叠，则为淋巴结钙化；淋巴结钙化常位于脊柱前缘以前。

2. 盆腔淋巴结钙化 需与下段输尿管结石鉴别，静脉石一般呈圆形，边缘光滑，密度高，中间密度稍低，靠近盆壁，位置固定，输尿管插管后致密影不与输尿管导管重叠。

3. 急性阑尾炎　转移性右下腹痛,呈持续性疼痛;输尿管下段结石呈阵发性绞痛,其程度一般比阑尾炎重;阑尾炎有反跳痛、肌紧张,而输尿管结石一般无肌紧张及反跳痛,后位阑尾炎尿中可有红细胞,但量少、较少见,输尿管结石 KUB 可显示有致密影。

4. 输尿管肿瘤　输尿管阴性结石需与输尿管肿瘤相鉴别,输尿管肿瘤以无痛性全程肉眼血尿为主,病人多以血尿就诊,尿脱落细胞学检查可找到瘤细胞,输尿管结石以疼痛为特点,均为绞痛,肉眼血尿少见,多为镜下血尿。

四、治疗

1. 非手术治疗　小于 5 mm 结石,70%~80% 可以自行排出,辅以针灸、药物治疗等方法,90% 可以排出。

2. 体外冲击波碎石(ESWL)　输尿管结石首选 ESWL 治疗,肾绞痛急性发作时,可以急诊行 ESWL。

3. 输尿管肾镜取石或碎石术　适用于中下段输尿管结石。对于不能应用 ESWL 或 ESWL 效果不好的输尿管上段结石,也可以用硬性或软性输尿管肾镜取石碎石术,成功率 90% 以上。

4. 经皮肾镜取石术(PCNL)或开放手术　结石较大,患侧肾输尿管积水,肾功能受损,体外冲击波碎石效果不佳,可以考虑 PCNL 或开放手术取石,PCNL 用于腰 4 椎体横突以上的结石。由于输尿管结石移动性较大,手术前应该常规摄 X 线腹平片定位。

第三节 / 膀胱结石

膀胱结石在新中国成立前及初期以小儿多见,随着生活条件的改善,小儿膀胱结石仅在贫困地区可以见到。随着人均寿命的延长,老年前列腺增生病人增多,合并的膀胱结石也增多,目前膀胱结石主要见于老年男性,幼儿少见,女性极罕见。膀胱结石多数见于下尿路梗阻性疾病,包括前列腺增生症、尿道狭窄、膀胱憩室、异物和神经源性膀胱等,由于肾或输尿管结石排入膀胱形成的膀胱结石也比较常见。

一、临床表现

1. 疼痛　排尿时疼痛明显,向会阴部及阴茎头部放射,患儿经常牵拉阴茎,阴茎呈半勃起状态,患儿常采用蹲位或卧位以减轻因梗阻引起的痛苦。

2. 排尿困难　结石能在膀胱内活动时,排尿困难的症状时轻时重,有时排尿至中途结石堵塞尿道内口而突然排尿中断,必须改变体位,如卧位或蹲位后,才能继续排尿,多数病人还有原发病,如前列腺增生症、尿道狭窄引起的排尿不畅史。

3. 血尿及排尿刺激症状　由于结石的刺激,使病人排尿次数频繁,尿频、尿急,如果继发感染,症状加重。结石对黏膜的刺激和损伤,可以引起血尿,黏膜的损伤以三角区最多,因此常表现为终末血尿。

4. 肾功能损害　极少数结石引起梗阻,造成肾积水和肾盂炎,以至肾功能逐渐减退。

5. 癌变　结石长期刺激膀胱黏膜,可以引起膀胱黏膜鳞状化生,严重者可引起膀胱鳞状上皮癌。

二、诊断

1. 病史　排尿困难、排尿中断是膀胱结石的典型表现,可以伴有血尿和尿路刺激症状。既往可能有排尿困难的病史,小儿可能有营养不良、蛋白饮食摄入太少。

2. 双合诊检查　排空膀胱后,行直肠和耻骨上双合诊检查,较大的膀胱结石可以触及。

3. 尿液检查　镜检尿中红细胞、白细胞明显增多。

4. 金属尿道探子检查　探子触到膀胱结石时,可有碰撞声及触到结石的感觉。

5. B 超　B 超检查是目前最常用的检查,可以发现结石大小及数目,同时能够区分膀胱结石及膀胱憩室结石,有无前列腺增生、膀胱肿瘤和尿潴留等情况。

6. X 线　腹部平片上不仅可以了解膀胱区有无不透光的结石影,同时能够了解上尿路有无结石存在,静脉尿路造影检查还可以了解肾脏的功能情况。

7. 膀胱镜检查　是最可靠的诊断方法,同时可以观察其他病变,如前列腺增生症、膀胱颈纤维化、膀胱炎等,同时也是目前最常用的治疗手段。

三、鉴别诊断

1. 前列腺增生症　有排尿困难病史,多发生于老年人,病史长,逐渐加重,开始时尿线细而无力,以后尿滴沥。膀胱结石病人突然排尿中断,排尿时剧痛,B 超及 X

线检查可以鉴别,需要注意的是前列腺增生症可以继发膀胱结石。

2. 尿道狭窄　常有尿道损伤和尿道炎病史,排尿困难逐渐加重,一般无排尿中断现象,排尿时亦无剧痛。尿道造影可以确定尿道狭窄的诊断。

3. 膀胱异物　可以引起与膀胱结石相似的症状,有膀胱异物置入的病史,但多掩盖病史,膀胱镜检查是主要的鉴别手段。

四、治疗

膀胱结石的治疗原则是取出结石和消除形成结石的原因,主要采取手术治疗。

1. 膀胱镜碎石术　包括机械碎石术、超声碎石术、激光碎石术及气压弹道碎石术等。钬激光碎石和超声气压弹道碎石术碎石速度快、损伤小,是目前最常用的碎石方法。对于过硬过大及有膀胱镜检查禁忌证的病人,可以考虑手术取石。

2. 耻骨上膀胱切开取石术　术前应考虑有无原发梗阻病因,前列腺增生合并结石时,取出结石后,同时行前列腺摘除术,凡能引起结石及梗阻的疾病,均应尽可能予以治疗。

3. 体外冲击波碎石术(ESWL)　对于小儿膀胱结石,因为多由于营养不良引起,没有尿路梗阻因素,可通过加强营养预防结石复发,治疗时可考虑行 ESWL,但价格较昂贵,如果病人同时合并有其他梗阻性疾病,则不主张用这种治疗方法。

第四节 / 尿道结石

尿道结石较少见,多数来源于其上方的泌尿系统,在膀胱结石多发的地区,尿道结石也相对多见,常见于男性,结石容易嵌顿在前列腺尿道、尿道舟状窝或尿道外口,也可由于尿道狭窄、憩室、囊肿、异物等形成结石核心,而形成原发性尿道结石。

一、临床表现

1. 排尿困难　结石突然嵌入尿道时,可发生突然尿流中断、尿线变细、分叉、无力,甚至滴沥,出现急性尿潴留。病人常能指明尿流受阻的部位,对阴茎部尿道结石,常能触及,病人主诉排尿时结石梗阻近侧隆起伴有胀痛。梗阻严重、时间长可影响肾功能。

2. 疼痛　一般为钝痛,突然嵌入尿道时,可有局部剧烈疼痛或排尿时刀割样疼痛,前尿道结石疼痛常局限于结石嵌顿处,后尿道结石的疼痛常放射至会阴部或肛门,常伴有尿频、尿急,有强烈尿意。

3. 感染症状　局部感染引起剧烈疼痛,可导致炎症、溃疡、脓肿或狭窄,严重者可有瘘管形成、会阴脓肿等,后尿道结石嵌顿,可引起急性附睾炎。

4. 尿道分泌物　病人常有终末或初始血尿,有时有血性分泌物,严重者可以有尿道溢血,继发感染时有脓性分泌物。

二、诊断

1. 病史　突然发生的排尿困难,排尿时刀割样疼痛是比较典型的症状。注意有无尿道狭窄和尿道异物病史。

2. 尿道硬结　前尿道结石可于局部扪及硬结并压痛,后尿道结石可于会阴部或直肠指检时扪及硬结。

3. 尿道探子检查　检查尿道时能感到探子触及结石并有摩擦音。

4. X 线检查　尿道造影可以发现有无尿道狭窄和尿道憩室,X 线平片可以证实尿道结石,并且可以发现上尿路结石。

5. 尿道镜检查　可以直接观察结石及尿道并发症,并且可以同时进行治疗。

三、鉴别诊断

1. 尿道狭窄　主要症状为排尿困难,合并感染时可有尿频、尿急、尿痛,多数有原发病因如损伤、炎症、先天性疾病等,排尿困难逐渐加重,尿流变细;而尿道结石发病一般较突然,伴有剧痛,通过 X 线平片及尿道造影可以鉴别,但有时尿道狭窄可以合并尿道结石,需要加以注意。

2. 尿道痉挛　尿道括约肌痉挛可以有尿道疼痛和排尿困难等症状,往往由于精神紧张、局部刺激等因素引起,体检时触不到结石,尿道探子检查可正常通过尿道,X 线检查无异常,可以与尿道结石相鉴别。

3. 尿道异物　根据异物的形态不同,可以引起不同程度的尿路梗阻,严重时可出现排尿困难,继发感染时,有尿路刺激症状及血尿,尿道镜检查可见异物。

四、治疗

1. 前尿道结石取出术　尿道外口和舟状窝的尿道结石可用细钳夹出或用探针勾出,前尿道结石可以剪大尿道外口,向尿道内灌入无菌液状石蜡,然后边挤边夹,将结石取出。

2. 膀胱尿道镜碎石术　包括超声碎石术、激光碎石术及气压弹道碎石术等。如果尿道内空间不够大,可以用输尿管镜代替膀胱尿道镜碎石。

3. 前尿道切开取石术　前尿道结石嵌顿严重,不能经尿道口取出,可以行前尿道切开取石术,由于腔内泌尿外科的发展,开放手术已经很少使用。

4. 后尿道结石　取石术用金属尿道探子将结石推回膀胱按膀胱结石处理。

(张晓春)

第 82 章

神经源性膀胱尿道功能障碍

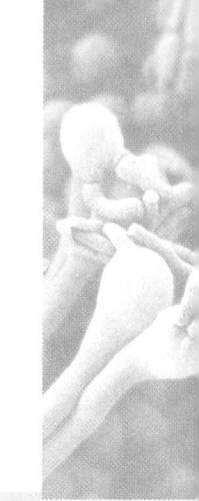

本章要点 (Key concepts)

Micturition is a complex process, involving the central nervous system, autonomic nervous system, and the detrusor and sphincter muscle systems. Disruption in any of the above can lead to a neurogenic bladder. To determine the mechanism responsible for a neurogenic bladder, a detailed history, physical exam, urodynamics evaluation and the voiding pattern evaluations are essential. Exams such as postvoid residual volume, fluoroscopic voiding studies, renal ultrasound are also helpful. The primary therapeutic goal is preservation of renal function and restoring normal urinary patterns.

第一节 / 概述及尿动力学基础

　　神经源性膀胱尿道功能障碍指因神经系统疾病所致的膀胱及尿道出现储尿期及排尿期功能障碍的一大类疾病,简称为神经源性膀胱(neurogenic bladder)。本章简要介绍神经源性膀胱的诊断和治疗基本原则。

一、神经源性膀胱尿道功能障碍的分类

　　任何一种疾病分类的目的都应该有助于理解和处理该类疾病。一个好的疾病分类,能用很简短语言准确表述疾病的基本特征。对排尿功能而言,理想的疾病分类应包括以下内容:①尿动力学结果应是疾病分类的基础;②反映预期的临床症状;③尽可能反映相应的神经系统病变。临床最常用的国际尿控学会的膀胱尿道功能障碍分类系统见 Box 9-82-1。

Box 9-82-1 国际尿控学会排尿功能障碍分类				
储尿期				
膀胱功能	膀胱感觉	膀胱容量	膀胱顺应性	尿道功能
逼尿肌活动性	正常	正常	正常	正常
正常或稳定	增加或过敏	高	高	不完全
过度活动	减少或感觉低下	低	低	
不稳定	缺失			
反射亢进				
排尿期				
膀胱功能	尿道功能			
逼尿肌活动性	正常			
正常	梗阻			
活动低下	过度活动			
收缩不能	机械梗阻			

二、尿动力学检查

尿动力学检查是泌尿外科的一分支学科，它主要依据流体力学和电生理学的基本原理，经尿道或经皮造口置管，测定膀胱或尿道的压力、流率及肌电活动，从而了解膀胱尿道的储尿期和排尿期的功能。本文将主要介绍有关下尿路尿动力学的基本原理和临床应用。

（一）尿流率

尿流率指单位时间内自尿道外口排出体外的尿量，即尿流速度。尿流率检查更需要隐私环境才能反映真实排尿状态。无论尿流率的参数和形态不但取决于尿道阻力，也与膀胱逼尿肌功能有关，因此尿流率减低可能与尿道阻力增加有关，也可能为逼尿肌收缩力下降所致。若要作进一步判断，需行完全性膀胱测压检查。

尿流率常用参数为最重要的参数为最大尿流率和排尿量（Figure 9-82-1），正常尿流率图形，呈偏左"钟形"曲线。通常认为排尿量应在150~500 mL之间，否则最大尿流率即可出现赝像；男性 Qmax≥15 mL/s 及女性 Qmax≥20 mL 被认为正常。尿流率的结果不能仅仅依据数据，尿流率图形也是重要的参数。正常时尿流率图形为偏左"钟形"曲线，最大尿流率右移或出现其他不规则图形时，即使最大尿流率在正常范围之内，病人也可能存在排尿功能障碍。

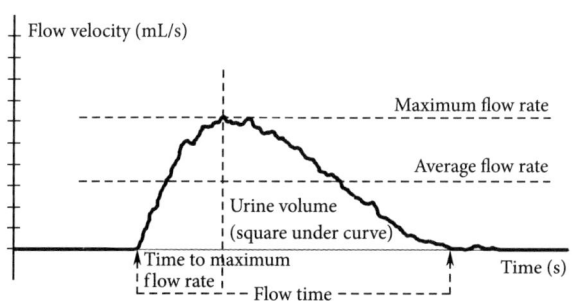

Figure 9-82-1　Normal uroflometry

（二）膀胱压力测定

膀胱压力测定主要有两种形式，最常用的为充盈期膀胱测压，简称膀胱测压（cystometry），即指测定充盈期膀胱逼尿肌的活动；完全性膀胱测压，又称排尿期膀胱测压（voiding cystometry），不但测定充盈期膀胱逼尿肌的活动，也测定排尿期逼尿肌的排尿功能，并根据逼尿肌压力和尿流率的相关性判断有无下尿路的梗阻。对于多数神经源性膀胱而言，膀胱测压时并不能诱发逼尿肌反射，所以所得尿动力学结果也多为充盈期膀胱测压。在进行尿动力学检查之前，首先应大致了解病人的病史、症状和体征，

并应该遵循以下三项原则：①开始检查前确定需要尿动力学回答的问题；②设计相关的尿动力学检查项目，以尽可能满足回答这些问题的需要；③根据需要来设定尿动力学设备。遵循以上的原则，可以尽可能地获得有用的信息。

膀胱压力测定充盈期和排尿期，一般充盈期测定参数有膀胱稳定性、膀胱顺应性、膀胱感觉和膀胱最大测压容积；而排尿期主要有最大尿流率时逼尿肌压力（Pdet at Qmax），最大逼尿肌压力（Pdetmax）和压力流率分析等（Figure 9-82-2）。

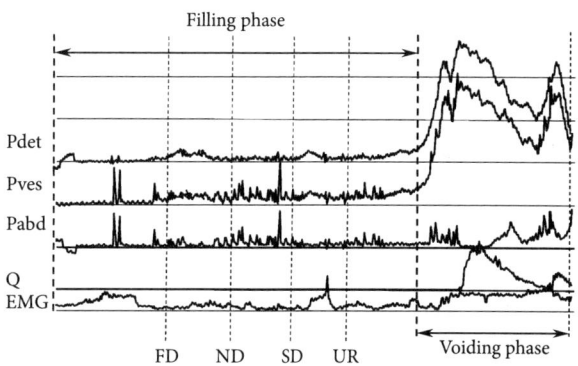

Figure 9-82-2　Voiding cystometry

Pde: detrusor pressure, Pves: vesical pressure, Pabd: abdominal pressure, Q: value of uroflometry, EMG: electromyography. FD: first desire(to micturate), ND: normal desire, SD: strong desire, UR: urgent desire

充盈期膀胱测压时，可根据膀胱充盈期膀胱感觉变化时的灌注量了解膀胱感觉，根据充盈期膀胱逼尿肌是否出现期相性收缩判断逼尿肌的稳定性。充盈期膀胱顺应性是膀胱安全储尿的重要参数，如充盈期膀胱压力 >40 cmH$_2$O，则提示上尿路损害的危险明显增加，目前也将压力 <40 cmH$_2$O 的膀胱容量称为膀胱安全容量。

排尿期膀胱测压主要了解逼尿肌的收缩功能及膀胱出口是否存在梗阻（Figure 9-82-3）。测压图形显示逼尿肌压力明显升高，但尿流率降低。

（三）逼尿肌漏尿点压力

逼尿肌漏尿点压力指充盈期因膀胱顺应性降低而出现膀胱压力逐渐升高，直至出现漏尿时的膀胱压力，<40 cmH$_2$O 提示目前状态尽管病人可能出现尿失禁或排尿困难，但上尿路尚无受损风险。

（四）尿道括约肌肌电图

目前临床常用的肌电图为盆底横纹肌平均肌电图，用于判断有无逼尿肌 - 尿道横纹肌括约肌协同失调。

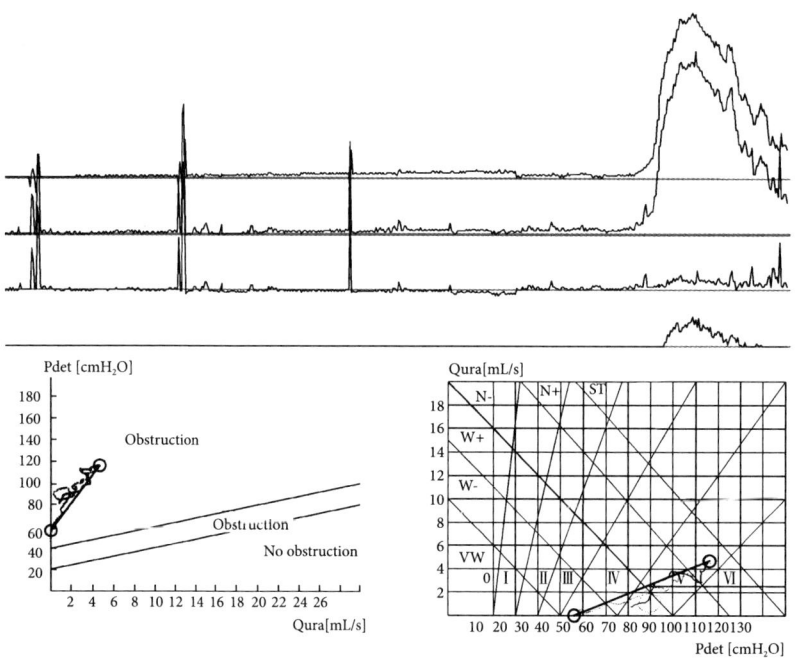

Figure 9–82–3　Typical voiding cystometry when bladder outlet obstruction

三、神经源性膀胱尿道功能障碍的治疗原则

众所周知,神经源性膀胱不但能引起严重的下尿路症状和尿失禁,还可因膀胱压力过高而引起上尿路功能的损害。因此神经源性膀胱尿道功能障碍治疗的原则是:①低压储尿。即降低膀胱内压力,使储尿期膀胱压力降至 40 cmH$_2$O 以下,以防止上尿路功能的损害,也可防止致命的泌尿系感染。②足够的容量。无论采用药物或手术治疗,扩大膀胱容量至 400 mL 以上,才能明显缓解病人的下尿路症状,足够容量也是降低储尿期膀胱压力的基础。③控尿。良好的控尿首先需要膀胱具备低压储尿和足够容量为基础,良好的控尿不但取决于低压膀胱的重建,也取决于尿道功能的状态;④适当的尿液引流。对于神经源性逼尿肌收缩受损及顺应性良好者目前引流膀胱

的最佳方法为清洁自家导尿,只有病人掌握了清洁自家导尿,该类病人才有回归社会的可能。

四、随访

神经源性膀胱尿道功能障碍随着时间的推移,无论是膀胱容量、感觉、顺应性,还是排尿功能都会发生一定的变化,因此治疗方案也因膀胱尿道功能的改变而重新制定。对神经源性膀胱尿道功能障碍治疗后需进行终生随访。每年随访一次,主要随访项目有血、尿常规及血生化,B 超了解双肾输尿管及膀胱情况,如有肾积水还应行静脉肾盂造影及肾动态扫描以进一步了解双肾输尿管膀胱形态及分肾肾功能。尿动力学检查也是每年必查项目之一。对于采用肠道膀胱扩大术 10 年以上或可疑膀胱局部病变者还应行膀胱镜检查。

第二节 / 脊髓损伤所致神经源性膀胱尿道功能障碍的诊治

发生神经源性膀胱尿道功能障碍的一个主要原因是脊髓损伤。脊髓损伤可引起体内多系统发生病变,其中泌尿外科系统的并发症将直接影响到病人的预后,也是造成脊髓损伤病人死亡的主要原因之一。本节主要讨论各类脊髓急慢性损伤所致的泌尿外科合并症的处理。

一、病因

引起脊髓急性损伤的主要病因是外伤,其中包括交通事故、火器伤及其他意外事故。而引起脊髓慢性损伤的病因多与神经系统相关疾病有关,如先天脊髓发育不良所致

的脊髓栓系,脊髓肿瘤及其他发生在脊髓的神经系统慢性疾病。

二、流行病学

我国每年新增截瘫病人将近 20 000 例,目前共有 30 万截瘫病人。而脊髓发育不良患儿占新生儿的 0.1%,仅此两项病因引起的脊髓损伤即可造成社会的沉重负担。因此,脊髓损伤应引起社会的高度重视。

三、病理生理及发病机制

急性脊髓损伤早期为脊髓休克期,此时膀胱逼尿肌处于软瘫状态,脊髓休克期常持续数周至 1 年不等。随着脊髓休克期的结束,逼尿肌反射恢复并呈现反射亢进的特点,高位截瘫者(T6 以上),因交感神经处于去皮质状态到导致逼尿肌外括约肌协同失调,这种协同失调可急剧增高逼尿肌反射时膀胱内压力,若处理不及时,则很快出现肾衰竭。

慢性脊髓损伤最典型的代表为脊膜膨出所致的脊髓栓系综合征。由于该病对脊髓牵拉所致的损伤复杂,脊髓栓系综合征病人逼尿肌的表现因而也各异,多表现为逼尿肌反射不能的低顺应性膀胱;也有不少病人仅表现为逼尿肌反射亢进或逼尿肌反射不能(高顺应性无反射膀胱),显示了脊髓栓系损伤的多样性。因此,需要尿动力学评估以确定泌尿外科处理原则。

四、临床表现

与脊髓损伤相关的泌尿外科并发症临床表现极为复杂。只有通过定期的尿动力学评估才能了解与这些临床表现相关的膀胱尿道功能障碍特征。

1. 排尿困难 产生排尿困难的原因与逼尿肌反射不能或逼尿肌括约肌协同失调造成的膀胱出口梗阻有关。常伴有尿潴留。

2. 尿失禁 脊髓损伤病人常见尿失禁有 3 种,即充盈性尿失禁、急迫性尿失禁及压力性尿失禁。

(1) 充盈性尿失禁 为逼尿肌收缩无力,膀胱胀满不能排尿而出现的溢尿现象。

(2) 急迫性尿失禁 为逼尿肌反射亢进导致尿急症状发生,病人不能延迟排尿而出现的尿失禁。

(3) 压力性尿失禁 为尿道神经损伤,尿道括约肌张力下降,腹压增高时膀胱压力超过尿道压力而出现尿失禁。

3. 尿频及尿急 多与逼尿肌过度活动(即神经损伤所致的逼尿肌反射亢进或非神经源性逼尿肌不稳定的总称)有关。

4. 腰痛、反复泌尿系感染及氮质血症 多与上尿路功能受损有关。

5. 其他 由于支配膀胱的神经来自盆底神经丛,盆底神经的损害可引起其他器官的异常表现,如肛门括约肌松弛引起粪失禁、左半结肠神经损害(也来自盆腔神经丛)导致顽固性便秘等。

五、临床常用检查

1. 尿动力学检查 尿动力学检查是神经源性膀胱尿道功能障碍性疾病最为重要的评估手段,才能了解目前的膀胱尿道的功能障碍状态及上尿路功能有无损害。

2. 影像学检查 ①B 超:了解双侧肾盂输尿管有无积水,有无残余尿量;②静脉肾盂造影:了解有无双肾积水及积水程度;③膀胱反流造影:了解膀胱形态,有无憩室,有无膀胱输尿管反流;④ CT 及核磁共振成像:主要检查中枢神经系统,以了解脊髓损伤的原因和严重程度;⑤放射性核素:肾动态扫描可了解双侧肾的分肾功能。

3. 实验室检查 血尿常规了解有无贫血及泌尿系感染,生化检查主要了解肝、肾功能及电解质情况。

4. 膀胱镜检查 如病人出现血尿、排尿疼痛或排尿困难时,可行膀胱镜检查了解有无膀胱结石、膀胱憩室、膀胱肿瘤等局部病变。

六、诊断要点

1. 病史 了解典型的神经损伤病史;了解下尿路症状的特点,是排尿困难等排尿期症状,还是尿频尿急或伴急迫性尿失禁等储尿期症状;了解相关并发症的表现,如腰痛、泌尿系感染及相关的外伤史。

2. 膀胱尿道功能评估 主要为尿动力学检查,能明确了解膀胱逼尿肌功能及尿道功能,并为神经源性膀胱尿道功能障碍治疗方案的依据。

3. 其他 中枢及外周神经系统的体检及相关检查能了解有无引起膀胱尿道功能障碍的病因,尿路影像检查着重了解上尿路功能及受损的原因和严重程度,血、尿常规及血生化主要了解有无上尿路损害的合并症。

七、基于尿动力学结果的治疗方案

由于神经源性膀胱其膀胱功能变化的复杂性,只有基于尿动力学结果才能确定合理的治疗方法,有效缓解膀胱尿道功能障碍导致的上尿路功能损害的危险性和提高病人的生活质量。目前有关神经源性膀胱治疗的基本原则：①保护肾功能，只有病人的肾功能能得到保护，病人的生活质量提高才有意义；②提高生活质量，在肾功能能得到保护的基础上，尽可能改善病人的生活质量。

1. 神经源性膀胱病人治疗的基本目标　符合正常生理要求的膀胱应满足以下条件：①储尿期膀胱压力应 <40 cmH$_2$O；②膀胱容量应 >400 mL；③排尿期膀胱压力应低于 60 cmH$_2$O；④有良好的控尿功能。无论采用何种治疗手段，只有达到以上标准，神经源性膀胱病人不但能避免肾功能的损害，也会有良好的生活质量。

2. 改善膀胱安全性的治疗措施　影响神经源性膀胱安全性的最常见原因有：①逼尿肌反射亢进，或同时合并逼尿肌括约肌协同失调；②低顺应性膀胱。逼尿肌反射亢进可产生过高的压力，可采用抗胆碱能药物，或膀胱壁肉毒素 A 注射抑制逼尿肌收缩，如未能达到预期疗效，可采用膀胱自体扩大术或肠道膀胱扩大术降低膀胱压力；逼尿肌反射亢进合并逼尿肌括约肌协同失调，更易造成膀胱高压而损害上尿路功能，早期可采用括约肌肉毒素 A 注射加抗胆碱能药物或膀胱壁肉毒素 A 注射治疗，不但能阻断括约肌协同失调，也能抑制逼尿肌收缩而最终降低膀胱压力而保护肾功能，病人病情稳定后可根据尿动力学结果再决定是否采取膀胱扩大术以获得长期的疗效。

神经源性低顺应性膀胱是导致上尿路功能损害最为常见的因素。由于膀胱壁组织的纤维化，药物治疗疗效欠佳，通常的治疗手段为肠道膀胱扩大术以降低储尿期膀胱压力。该术式解决了病人储尿期膀胱安全性，并不能解决排尿问题，需要终身清洁自家导尿。

3. 改善神经源性膀胱排尿功能的措施　对于截瘫病人而言，尽管可以通过扳机点排尿，甚至腹压排尿达到膀胱排空，并不意味着长期终生采用这种排尿方式是安全的。需要通过尿动力学检测以确定是否符合膀胱生理性排尿的要求，否则仍会出现上尿路功能的受损。对于神经源性排尿功能障碍而言应该提倡清洁自家导尿术，该方法在发达国家已得到医生和病人的广泛认同。国内开展这一技术尚有阻力，无论是医生还是病人均有认识不足的问题。原因有：①对神经损伤的永久性和不可逆性的认识不足，总希望将来可能会有新的医疗技术彻底治愈神经源性膀胱。②病人对自己导尿产生恐惧，并没有意识到对于神经源性膀胱病人而言，导尿并不会产生多大的痛苦。因为神经的损伤使得病人会阴部的感觉障碍，会明显减轻导尿引起的不适。③对清洁导尿一般不会导致泌尿系感染的常识认识不足。

4. 清洁自家导尿术　适用于有良好膀胱顺应性或膀胱安全容量超过 400 mL 的逼尿肌反射不能病人。研究者发现细菌在膀胱内存留不超过 4 h，将不会繁殖至能引起侵袭膀胱黏膜的感染。因此清洁间歇自家导尿的适当间歇为每 4 h 内导尿一次，睡前及晨起各导尿一次即可；每次导尿尿量维持在 300~500 mL，适当保持一定的饮水量有助于防止泌尿系感染。自家清洁导尿的意义在于病人掌握这种导尿技术后才能很好地回归社会，自我护理，独立生活。

（杨　勇）

第 83 章

良性前列腺增生

本章要点 (Key concepts)

- **Background**

Benign prostatic hyperplasia (BPH) is a histologic diagnosis in aging men. Clinically, the men with BPH may contribute to lower urinary tract symptoms (LUTS), benign prostatic enlargement (BPE) and bladder outlet obstruction (BOO).

- **Risk factors**

a. Patient age; b. Serum prostate specific antigen (PSA); c. Prostate volume.

- **Clinical presentation**

a. Lower urinary tract symptoms (LUTS); b. Urinary retention; c. Overactive bladder; d. Urinary tract infection and hematuria; e. Renal insufficiency, rarely.

- **Diagnosis**

a. Lower urinary tract symptoms (LUTS); b. Benign prostatic enlargement (BPE) by digital-rectal examination or ultrasound examination; c. Bladder outlet obstruction (BOO) by uroflowmetry or urodynamic study; d. International Prostate Symptom Score (IPSS).

- **Management**

The purpose of treatment is to improve LUTS and quality of life and to prevent severe BPE-related complications. Drug therapy and surgical treatment are recommended. Patient's symptoms, clinical examination findings and medical situation should be considered in the selection of treatment strategy.

一、概述

良性前列腺增生(benign prostatic hyperplasia,BPH) 是一种组织学诊断,临床 BPH 通常表现为解剖学或影像学证实的前列腺增大(benign prostatic enlargement,BPE)、病人主观症状为主的下尿路症状(lower urinary tract symptoms, LUTS),以及尿动力学反映的膀胱出口梗阻(bladder outlet obstruction,BOO)。

二、病因病理

一般认为增龄和有功能的睾丸是 BPH 的发生基础。目前认为 BPH 的发生发展可能与前列腺上皮和间质细胞增殖和凋亡的平衡性破坏相关。此外,近来的研究提示诸多因素可能在 BPH 的发生发展中起到了不同的作用,如雄激素及其与雌激素的相互作用、前列腺间质 - 腺上皮细胞

的相互作用、生长因子、炎症细胞、神经递质及遗传因素等。

前列腺组织中间质细胞增生形成的纤维肌结节是 BPH 的主要病理特征。增大的腺体可以直接对后尿道造成压迫导致尿道压力上升,出现由于机械性梗阻引起的排尿困难等下尿路症状。在前列腺和膀胱颈部的平滑肌表面有丰富的 α 肾上腺素能受体,尤其是 α_1 受体,激活这些 α 受体可以明显提高前列腺尿道阻力,出现由于动力性梗阻引起的下尿路症状。

三、临床表现

BPH 病人主要表现为尿频、尿急、排尿困难等下尿路症状(LUTS)和膀胱出口梗阻相关的并发症。下尿路症状可以分为储尿期症状和排尿期症状。

(一) 储尿期症状

储尿期症状包括尿频、夜尿增多等膀胱刺激症状。早

期的膀胱刺激症状是由于前列腺表面黏膜充血刺激所引起。随着膀胱出口梗阻的加重,膀胱逼尿肌功能不稳定会使BPH病人出现尿急、急迫性尿失禁等症状。

（二）排尿期症状

排尿期症状包括排尿踌躇、排尿时间延长等梗阻症状,进行性排尿困难是BPH病人的典型临床表现。随着疾病的临床进展,膀胱残余尿量的增加,BPH病人可出现少量尿液自尿道口溢出,为充溢性尿失禁。

（三）膀胱出口梗阻相关的并发症

1. 血尿　BPH病人可以出现镜下或终末肉眼血尿,偶有大量出血形成膀胱内血块。出血原因主要由于增生的前列腺腺体表面毛细血管及小血管的破裂引起。

2. 下尿路感染　BPH合并下尿路感染时,尿频、尿急、排尿困难等症状明显加重,同时有诱发急性尿潴留的可能。合并下尿路感染的病人可以合并膀胱结石,并有排尿中断等现象。

3. 急性尿潴留　急性尿潴留起病突然,主要表现为膀胱区胀痛和憋尿感,反复排尿无尿液排出。急性尿潴留可以发生于接受BPH药物治疗的病人,偶有少数病人以急性尿潴留为表现而初次就诊。急性尿潴留还可以发生于服用阿托品等松弛平滑肌药物的病人,以及因外科治疗接受各种麻醉,尤其是腰麻的病人。部分BPH病人可以在接受膀胱尿道镜检查后出现急性尿潴留。

4. 慢性尿潴留和肾功能不全　与急性尿潴留不同,慢性尿潴留往往不易被病人察觉,通常在接受临床检查时发现。慢性尿潴留的病人可以表现为尿不尽和充盈性尿失禁,也可以表现为下腹部胀满。个别病人由于长期尿潴留引起的双侧肾积水和肾功能不全可以表现为恶心、呕吐、贫血等尿毒症症状。

部分BPH病人因为长期排尿困难导致腹压增高进而发生腹股沟疝、脱肛或内痔等病症,因此,要重视BPH的治疗,以减少相关并发症的发生。

四、诊断与鉴别诊断

（一）诊断

50岁以上男性出现排尿困难为主的下尿路症状,同时除外膀胱出口梗阻以外原因所致即应高度怀疑BPH的可能。为明确诊断,通常需要完成以下常规检查。

1. 病史采集　病史内容应该包括下尿路症状的特点、持续时间及其伴随症状。有无盆腔手术或外伤史。还需了解有无血尿、泌尿系感染、糖尿病、神经系统疾病（如帕金森病或脑卒中等）、尿道狭窄、尿潴留的发生。

对病人进行国际前列腺症状评分（international prostate symptom score, I-PSS）是很有必要的（Box 9-83-1）。通过这种方式可以使病人的症状严重程度进行量化,便于随访症状变化并调整治疗策略。依据I-PSS评分,将BPH病人进行如下分类:

轻度症状　0~7分

中度症状　8~19分

重度症状　20~35分

生活质量评分（quality of life, QOL）（0~6分）是了解病人对其当前下尿路症状伴随其生活的主观感受,主要关心的是BPH病人受下尿路症状困扰的程度及耐受状况（Box 9-83-2）。

2. 临床检查

（1）外生殖器及尿道外口的检查　可以直观地检查

Box 9-83-1　国际前列腺症状（I-PSS）评分表

在最近1个月内,您是否有以下症状	无	在5次中					症状评分
		少于1次	少于半数	大约半数	多于半数	几乎每次	
1. 是否经常有尿不尽感	0	1	2	3	4	5	
2. 2次排尿间隔是否经常少于2h	0	1	2	3	4	5	
3. 是否曾经有间断性排尿	0	1	2	3	4	5	
4. 是否有排尿不能等待现象	0	1	2	3	4	5	
5. 是否有尿线变细现象	0	1	2	3	4	5	
6. 是否需要用力及使劲才能开始排尿	0	1	2	3	4	5	
7. 从入睡到早起一般需要起来排尿几次	没有	1次	2次	3次	4次	5次	
	0	1	2	3	4	5	
						症状总评分 =	

Box 9-83-2 　生活质量指数（QOL）评分表

	高兴	满意	大致满意	还可以	不太满意	苦恼	很糟
如果在您今后的生活中始终伴有现在的排尿症状，您认为如何	0	1	2	3	4	5	6
						生活质量评分（QoL）=	

病人外生殖器是否存在畸形、尿道外口位置是否正常、是否存在尿道外口狭窄。

（2）直肠指诊（digital rectal examination，DRE）　直肠指诊内容包括了解前列腺的大小、形态、质地、有无压痛、有无结节及硬度、中央沟是否变浅、指套是否染血以及肛门括约肌张力情况。直肠指诊对前列腺体积的判断不够精确，目前经直肠超声检查可以更精确测量前列腺体积。

（3）局部神经系统检查　主要是指会阴部的感觉和运动神经的检查。如肛门收缩和提肛运动。

3. 实验室及影像学检查

（1）尿常规　了解下尿路症状病人是否伴有血尿、蛋白尿、尿白细胞、脓尿及尿糖等。若病人存在感染和血尿，则需考虑病人的症状是否来自于 BPH 以外的疾病。

（2）血清前列腺特异抗原（PSA）测定　前列腺癌、BPH、前列腺炎都可能使血清 PSA 升高。此外，泌尿系感染、前列腺穿刺、急性尿潴留、留置导尿、直肠指诊及前列腺按摩也可以影响血清 PSA 值。

（3）超声检查　在判断前列腺增大程度的同时可以测定残余尿量，了解膀胱有无结石、憩室以及上尿路有无积水等病变。残余尿量是指排尿结束后立刻测得的膀胱内残留尿液量。

（4）尿流率检查　尿流率检查是针对膀胱出口梗阻的一种无创检查手段。当排尿量在 150 mL 以上，最大尿流率 <15 mL/s 时提示有排尿梗阻的因素存在。

（5）尿动力学检查　尿动力学检查的主要作用在于鉴别尿道梗阻与逼尿肌肌力受损。对引起膀胱出口梗阻的原因有疑问或需要对膀胱功能进行评估时建议行此项检查，结合其他相关检查以除外神经系统疾病或糖尿病所致神经源性膀胱的可能。

（二）鉴别诊断

在 BPH 的临床诊治过程中，应与其他可能导致下尿路症状的疾病进行鉴别，主要包括前列腺癌、膀胱肿瘤、尿道狭窄和神经源性膀胱。

1. 前列腺癌　可与 BPH 同时存在。当直肠指诊前列腺坚硬、有结节存在，或血清 PSA 水平升高时，应该高度怀疑前列腺癌的可能。为了明确诊断，须行超声引导下的前列腺穿刺活检。为了有利于临床分期，前列腺穿刺活检前应常规进行盆腔磁共振扫描检查。

2. 膀胱肿瘤　当膀胱肿瘤位于膀胱颈附近时，亦可造成膀胱出口梗阻的症状。大多数膀胱肿瘤的病人表现为无痛肉眼血尿，尿细胞学检查以及超声和膀胱镜检查容易与 BPH 鉴别。

3. 尿道狭窄　尿道狭窄病人的下尿路症状主要以不断加重的梗阻症状为主，可以表现为急、慢性尿潴留。追问病史有尿道损伤或反复尿道感染等表现。尿道造影多可明确诊断，必要时可行膀胱尿道镜检查，可以直视下观察尿道狭窄的部位和程度。

4. 神经源性膀胱　神经源性膀胱的病人可以表现为排尿困难和尿潴留，亦可继发泌尿系感染、膀胱结石、肾积水和肾功能不全。但神经源性膀胱的病人常有糖尿病、脑血管意外或神经系统损害的病史和体征，可伴有下肢感觉和运动障碍、肛门括约肌松弛和反射消失等。尿动力学检查可以明确病人是否存在膀胱出口梗阻及膀胱逼尿肌的功能状态。

五、治疗

下尿路症状及其所致生活质量的下降是 BPH 病人寻求治疗的主要原因。因此，在治疗过程中应充分了解各种治疗方法的疗效与不良反应，以及病人的意愿，根据病人的不同状况选择观察等待、药物治疗、外科治疗等不同的治疗方式。

（一）药物治疗

1. α 受体阻滞药　临床 BPH 所引起的病生理改变主要是由于膀胱出口梗阻所导致，而膀胱出口梗阻与前列腺平滑肌的 α 肾上腺素能受体密切相关。分子生物学的研究发现人前列腺组织中主要有三种 α1 受体亚型，分别为 α1A、α1B 和 α1D。α1A 受体主要分布于前列腺、后尿道及膀胱颈的平滑肌；而 α1 D 受体主要分布内于膀胱逼尿肌。临床研究表明，α1 受体阻滞药对 BPH 病人的疗效是肯定的。坦索罗辛（tamsulosin）、多沙唑嗪（doxazosin）、特拉唑嗪(terazosin)、阿夫唑嗪(alfuzosin)等有代表性的α1受体阻滞药疗效近似。α1受体阻滞药起效快，长期应用不影响前列腺体积和血清 PSA 水平。急性尿潴留的 BPH 病人接受 α1 受体阻滞药治疗后成功拔除尿管的机会明显高于安慰剂治疗。

α1 受体阻滞药的副作用主要为心血管方面和性功能方面。心血管方面的不良反应主要为头晕和直立性低血压。直立性低血压更容易发生在老年及高血压病人中。由于不良反应停药的病人主要是因为心血管不良反应如头晕或无力。性功能方面的主要不良反应为射精异常，表现为逆向射精、精液量减少和不射精。

2. 5α 还原酶抑制药　5α 还原酶抑制药由于抑制了前列腺组织中睾酮向双氢睾酮的转化，降低了双氢睾酮的含量，进而抑制前列腺细胞的生长，并出现凋亡等现象，最终达到缩小前列腺体积、改善下尿路症状的目的。因此，前列腺体积增大的 BPH 病人接受非那雄胺治疗效果明显。

目前国内应用的 5α 还原酶抑制药包括非那雄胺(finasteride)、依立雄胺(epristeride)和度他雄胺(dutasteride)。5α 还原酶抑制药连续服用 6 个月后可以达到最大疗效。研究表明长期服用非那雄胺的 BPH 病人前列腺体积平均缩小 18%，而安慰剂组病人的前列腺体积增加了 14%。具有 BPH 临床进展高危性的病人，5α 还原酶抑制药可用于防止 BPH 的临床进展，如发生尿潴留或接受外科治疗等。服用 5α 还原酶抑制药持续 1 年可使 PSA 水平减低 50%。将其血清 PSA 水平加倍后，不影响其对前列腺癌的检测效能。

5α 还原酶抑制药最常见的不良反应包括勃起功能障碍、射精异常、性欲低下和其他如男性乳房女性化、乳腺痛等。

3. 联合治疗　联合治疗是指联合应用 α 受体阻滞药和 5α 还原酶抑制药治疗 BPH。联合治疗适用于前列腺体积增大、有下尿路症状的 BPH 病人。BPH 临床进展危险较大的病人更适合联合治疗。

4. 植物类制剂和中药　目前治疗 BPH 的植物类制剂和中药种类较多，在临床上有一定疗效，国内外也有较多的相关研究。一般认为，此类药物的主要优点在于不良反应较少。另一方面，此类药物成分复杂，相关的治疗机制尚未阐明。因此，需要进一步的以循证医学原理为基础

的大规模随机对照临床研究来评价其疗效。

（二）外科治疗

1. 外科治疗适应证　中、重度 BPH 病人，下尿路症状已明显影响病人的生活质量者可选择手术治疗，尤其是药物治疗效果不佳或拒绝接受药物治疗时病人，可以考虑外科治疗。

当 BPH 导致以下并发症时，建议采用外科治疗：①反复尿潴留(至少在一次拔管后不能排尿或 2 次尿潴留)；②反复血尿，5α 还原酶抑制药治疗无效；③反复泌尿系感染；④膀胱结石；⑤继发性上尿路积水(伴或不伴肾功能损害)。

BPH 病人合并膀胱大憩室，腹股沟疝、严重的痔疮或脱肛，临床判断不解除下尿路梗阻难以达到治疗效果者，应当考虑外科治疗。

2. 外科治疗方法

(1) 经尿道前列腺电切术(transurethral resection of prostate，TURP)　是 BPH 外科治疗的金标准。主要适用于治疗前列腺体积在 80ml 以下的 BPH 病人，根据术者技术熟练程度适当放宽对前列腺体积的限制。因冲洗液吸收过多导致的血容量扩张及稀释性低钠血症(TUR 综合征)的发生率约 2%，其危险因素有术中出血多、手术时间长和前列腺体积大等。

(2) 开放性前列腺切除术　主要适用于前列腺体积大于 80 mL 的病人，特别是合并膀胱结石或合并膀胱憩室需一并手术者。常用术式有耻骨上前列腺切除术和耻骨后前列腺切除术。随着经尿道手术治疗的不断成熟，开放性前列腺切除术的应用日趋减少。

(3) 经尿道钬激光前列腺剜除术　采用光导纤维，用钬激光将前列腺组织切除，并推入膀胱内。由于切除的组织块较大，通常需要特殊的器械将大块前列腺组织在膀胱内搅碎后吸出。

(4) 经尿道前列腺激光汽化术　利用激光能量汽化前列腺组织，以达到外科治疗的目的。目前临床应用的激光汽化技术包括绿激光、钬激光以及 2 μm 微米激光等。激光汽化治疗最大的优势是出血少，但是接受激光汽化治疗的 BPH 病人手术后不能提供前列腺的病理组织。

（三）BPH 病人急性尿潴留的处理

BPH 病人急性尿潴留的治疗参见第 80 章。

（张祥华）

第84章

阴囊内容物疾病

本章要点 (Key concepts)

● **Diagnosis**

It is often difficult to diagnose paratesticular mass prior to or during surgery because of their varied morphologic appearance and rarity. A diagnosis can be made with a thorough history, physical examination and understanding of the pathophysiological processes of the structures contained within the scrotum. Ultrasound aids in the diagnosis in instances of uncertainty. Ultimately surgery may be necessary to make a histological diagnosis.

● **Management**

If surgery is necessary and a benign process is recognized, a testis sparing procedure should be performed. An inguinal surgical approach is usually indicated when there is a suspicion of malignancy.

阴囊内睾丸旁区包括睾丸鞘膜、附睾、精索和输精管等结构。这些部位发生的病变临床相对少见,但类型及形态多种多样。阴囊内睾丸旁区肿块主要类型包括囊肿、炎症性和反应性疾病、肿瘤和瘤样病变、精索静脉曲张、鞘膜积液及腹股沟疝等。腹股沟疝参见第53章,睾丸肿瘤参见第85章。

第一节 / 囊肿

睾丸旁区的囊肿性疾病起源于附睾、鞘膜和精索。相对常见的为起源于附睾的单纯性囊肿和精液囊肿,其他少见的类型为间皮囊肿、表皮样囊肿和皮样囊肿等。

一、附睾单纯性囊肿

1. 病因与病理　附睾单纯性囊肿(epididymal simple cysts)相对常见,但形成的病因不清,在无任何症状的男性中发生率达20%~40%。囊肿的内容物为清亮的不含精子的囊液。

2. 临床表现及诊断　附睾囊性肿物通常无症状,体积增大时可有胀痛感。触诊:附睾部位光滑,有弹性的囊状肿物,无压痛。与鞘膜积液的区别在于肿物为偏心性,与附睾相连,可清晰地触及睾丸。B超检查可协助诊断。

3. 治疗　附睾单纯性囊肿体积小,无症状时可观察等待。囊肿体积大或有症状时可手术切除。

二、附睾精液囊肿

1. 病因与病理　精液囊肿(spermatoceles)由睾丸网或者附睾头的一条输出小管扩张而成,属获得性附睾囊肿。精液囊肿与单纯囊肿的鉴别点为前者的囊肿液内含有精子。

2. 临床表现及诊断　可发生于附睾的任何部位,单发或多发。临床与附睾单纯性囊肿不易鉴别。术中用针头穿刺抽取液体检查其是否含有精子即可明确诊断。

3. 治疗　精液囊肿通常无疼痛,也不会阻塞周围的附睾小管。但精液囊肿切除手术却有可能导致附睾梗阻。所以只有当精液囊肿产生持续性疼痛或体积较大引起不适时才需接受囊肿切除术。

第二节 / 炎症性和反应性疾病

阴囊内睾丸旁区炎症性疾病主要包括附睾炎（epididymitis）、输精管炎（deferentitis）和精索炎（spermatitis）。反应性疾病主要为精子肉芽肿。附睾炎等炎症性疾病参见第87章。

精子肉芽肿

精子肉芽肿（sperm granulomas）是一种精子外渗引起的增生性异物巨细胞反应。

1. 病因与病理　精子具有独特的表面抗原，具有高度的抗原性，在有些情况下精子可能会溢出生殖上皮，引

发强烈的炎症反应，形成异物性肉芽肿。精子肉芽肿常见于接受输精管结扎术、创伤、附睾炎或者睾丸炎病人。

2. 临床表现及诊断　精子肉芽肿典型表现为在输精管结扎术后，输精管的睾丸侧触及单个或多个实性结节，精子肉芽肿大多无症状，少数病人表现为痛性结节。根据男性绝育手术病史及临床表现可诊断。

3. 治疗　多数精子肉芽肿没有任何症状，不需特殊治疗。如男性绝育术后精子肉芽肿触痛明显，可用普鲁卡因在结节周围进行局部封闭治疗。如药物治疗无效，则可在急性炎症控制后切除肉芽肿。

第三节 / 肿瘤和瘤样病变

发生于阴囊内睾丸旁区的肿瘤和瘤样病变可以来源于附睾、精索、睾丸鞘膜和输精管等结构，临床发病率较低，但肿瘤类型多样，组织来源复杂，手术前和手术中往往很难准确诊断。附睾肿瘤和精索肿瘤临床相对多见，大多为良性肿瘤及瘤样病变，恶性肿瘤主要为肉瘤，发病率低，预后较差。

一、附睾肿瘤

附睾肿瘤发生率较低，绝大多数为原发性肿瘤，少数为浸润或者转移的继发性肿瘤。原发性附睾肿瘤80%为良性，恶性占20%。

1. 病理类型　附睾肿瘤病理类型较为复杂，良性肿瘤有腺瘤样瘤、平滑肌瘤、囊腺瘤、纤维假瘤、间皮瘤、血管瘤、纤维瘤、淋巴管瘤、神经纤维瘤、畸胎瘤等。恶性肿瘤有横纹肌肉瘤、平滑肌肉瘤、腺癌、淋巴瘤等。附睾肿瘤很少来自上皮组织。除附睾囊腺瘤来源于上皮组织外，其余几乎都来自间质。

2. 临床表现及诊断

（1）附睾肿瘤表现为发生于附睾的大小不等的实性肿物，多为圆形，表面光滑，界限清楚。任何年龄均可发病，但多见于40~50岁。可有轻微疼痛或者根本无症状。肿瘤生长缓慢，病人从发病至手术时间较长，最长达20年，常误诊为附睾炎症或者结核。

（2）手术前对附睾肿瘤进行准确诊断非常困难，临床

误诊率非常高，仅约50%的病人在术前诊断为附睾肿瘤。超声可提高诊断正确率，是附睾疾病的首选影像学检查。附睾肿瘤在B超影像上多表现为低或等回声结节，良性结节有完整包膜；恶性肿瘤回声不均质，包膜不完整，可能与睾丸界限不清或者侵犯周围结构。

3. 治疗

（1）良性附睾肿瘤可行单纯肿瘤切除或患侧附睾切除术，预后良好。

（2）原发性附睾恶性肿瘤应行根治性睾丸附睾切除术。因附睾与睾丸的淋巴回流相同，故腹膜后淋巴结清扫术可能对控制肿瘤有益。根据病理类型及肿瘤分期术后辅以放疗或化疗，能改善预后。

二、精索肿瘤

精索肿瘤临床少见，多见于40~50岁男性，几乎均为原发性，继发性肿瘤比例很低。精索良性肿瘤占70%，恶性肿瘤占30%。精索恶性肿瘤可通过局部浸润、淋巴和血行转移扩散。

1. 病理类型　精索内包含输精管、横纹肌、筋膜、神经和血管组织，均可发生肿瘤，因此精索肿瘤组织类型多样。精索良性肿瘤中脂肪瘤、纤维瘤常见，平滑肌瘤、血管瘤、淋巴管瘤罕见。精索恶性肿瘤可分为精索肉瘤、精索恶性纤维组织细胞瘤和精索恶性间叶瘤。后两种精索恶性肿瘤临床罕见，诊断及治疗与精索肉瘤相似。精索肉瘤

中婴幼儿及青少年最常见多为横纹肌肉瘤,成年人多为平滑肌肉瘤、脂肪肉瘤和纤维肉瘤等。

2. 临床表现及诊断 精索肿瘤表现为阴囊内或腹股沟部位的无痛性肿块,良性肿瘤生长缓慢。临床确定诊断较困难,常误诊为腹股沟斜疝、睾丸肿瘤、睾丸结核、鞘膜积液、精液囊肿等。如果发现精索肿块增长迅速,短期内变化较快,表面不光滑,边界不清晰,透光试验阴性等均提示恶性肿瘤可能。B超检查肿瘤恶性征象为内部回声不均匀,界限不清晰,肿瘤内血液循环较丰富。确诊需要病理学检查。

3. 治疗

(1) 精索良性肿瘤手术切除可治愈。

(2) 怀疑为精索恶性肿瘤时,应行根治性肿瘤及附睾睾丸切除术。根据病理学结果选择是否进行腹膜后淋巴结清扫术。术后根据相应病理类型辅助化放疗。综合治疗可能会改善病人的预后。

第四节 / 精索静脉曲张

精索静脉曲张(varicocele)是指精索内蔓状静脉丛的异常延长、扩张和迂曲。varicocele 多见于青壮年,发病率10%~15%。左侧较右侧多见。

(一) 病因与病理

Varicocele 分为原发性和继发性。原发性 varicocele 的发病原因为静脉壁薄弱、提睾肌发育不全以及静脉瓣膜缺损或功能不全。此外左侧精索静脉的解剖特点也使之容易发生静脉回流障碍。这些解剖特点包括:左精索静脉行程较长且呈直角回流入左肾静脉;乙状结肠对左精索静脉产生压迫作用;左肾静脉位于主动脉与肠系膜上动脉之间,当两者夹角过小时可能会压迫左肾静脉使静脉压力增高,影响精索静脉的回流,称胡桃夹现象(nutcracker phenomenon)。

继发性 varicocele 指腹膜后病变阻碍精索静脉血液回流引起的精索静脉曲张。主要病因为肾肿瘤的肾静脉和下腔静脉瘤栓形成、腹膜后肿瘤、积水肾或迷走血管压迫精索静脉等。

Varicocele 可以影响睾丸的生精功能,进而可能导致男性不育。Varicocele 造成不育的原因有下列几种解释:肾及肾上腺的代谢产物(如儿茶酚胺、5- 羟色胺和前列腺素等)通过肾静脉反流进入睾丸,对睾丸组织造成损害;静脉回流受阻使睾丸组织缺氧;varicocele 使阴囊的温度增高;此外,双侧睾丸的静脉系统有丰富的交通支,左侧病变常常使对侧睾丸生精功能也受到影响。在男性不育病人中精索静脉曲张是比较常见的病因。

(二) 临床表现及诊断

1. 临床表现 原发性 varicocele,病变轻时一般无症状或症状轻微,多在体检时发现。病情加重时的典型临床表现为站立时阴囊肿大、下坠和胀痛,长时间站立或行走后症状加重,平卧休息后症状减轻或消失。

2. 诊断 临床上将 varicocele 程度分为三级。

(1) 轻度 触诊静脉曲张不明显,屏气增加腹压(Valsalva 试验)时可触及曲张静脉。

(2) 中度 阴囊外观正常,触诊可触及曲张静脉。

(3) 重度 阴囊皮肤外观可看到曲张静脉,触诊可触及明显的蚯蚓状曲张静脉团。

多普勒超声及精索静脉造影可协助诊断。如合并男性不育应进行精液分析检查。原发性 varicocele 主要和继发性 varicocele 相鉴别。如平卧后精索静脉曲张不消失,尤其是右侧 varicocele 应怀疑继发性 varicocele 可能,常为腹膜后病变引起。

(三) 治疗

症状轻微和已生育者一般无需手术治疗。对于症状严重、男性不育或精液检查异常者可以考虑手术治疗。

常用的手术方法为精索静脉高位结扎术。可以采用开放或者腹腔镜手术。手术治疗常见的并发症包括局部淋巴回流受阻所致的睾丸鞘膜积液,动脉血供损伤所致的睾丸萎缩,以及静脉漏扎所致的术后复发等。

第五节 / 鞘膜积液

鞘膜腔内积聚液体增多形成囊性病变称为鞘膜积液(hydrocele)。

一、病因与病理

胎儿 7~9 个月时睾丸由腹膜后经腹股沟下降,带有两层腹膜进入阴囊形成鞘膜腔。腹股沟内环口至睾丸鞘膜之间形成一管状通道,称腹膜鞘状突。鞘状突在出生后闭锁,因此,正常情况下鞘膜腔与腹腔不相交通。鞘膜腔正常时仅有少量浆液,当鞘膜分泌与吸收功能失衡时,如分泌过多或吸收过少可形成鞘膜积液。

鞘膜积液根据病因不同分为原发性和继发性。原发性无明显诱因,鞘膜积液为渗出液,淡黄色,透明。继发性有原发病存在,如外伤、睾丸炎、附睾炎、精索炎、丝虫病或血吸虫病等。继发性鞘膜积液多为混浊、血性或者脓性。鞘膜腔积液过多,张力过大时可影响睾丸血供,引起睾丸萎缩。

二、分类

根据鞘状突是否闭锁、鞘膜积液所在的部位进行分类。

1. 睾丸鞘膜积液 睾丸鞘膜腔内液体积聚过多,扩张,呈球形或者梨形,是鞘膜积液中最常见的类型。

2. 精索鞘膜积液 精索鞘状突部分未闭形成囊性积液。位于阴囊的上方或者腹股沟管内,两端闭合,中央形成梭形或者椭圆形的囊性肿物。

3. 混合型 上述两种鞘膜积液同时存在,但两者互不相通,可同时并发疝。

4. 睾丸精索鞘膜积液(婴儿型) 鞘状突自内环处闭合,但精索处未闭合,并与睾丸鞘膜腔相连通。此时上述两种鞘膜积液同时存在。外观呈梨形,外环口受积液压迫而扩大,但与腹腔不相通。

5. 交通性鞘膜积液(先天性) 精索鞘状突未完全闭合,睾丸及精索鞘膜腔通过一小管与腹腔相通,又称先天性鞘膜积液。鞘膜腔内积液为腹腔内液体,积液量可随体位改变而变化,平卧或挤压后积液可变小。鞘状突开口大时可伴有腹腔内容物疝入,称为先天性腹股沟疝。

三、临床表现及诊断

鞘膜积液临床表现为阴囊内囊性肿块。积液量小时无症状,积液量大时感阴囊下坠、牵扯痛。巨大睾丸鞘膜积液可影响活动及性生活。

触诊时,睾丸鞘膜积液呈球形,表面光滑,有囊性感,无压痛,不能触及睾丸和附睾。透光试验(transillumination test)阳性,在暗室或用黑色纸筒罩住阴囊,用手电筒在肿物下方向上照射,积液有透光性。但积液如为血性、脓性或者鞘膜明显增厚时透光试验可为阴性。精索鞘膜积液与睾丸有明显的分界;精索睾丸鞘膜积液表现为梨形肿物。交通性鞘膜积液站立时阴囊肿大,平卧或挤压后积液缩小或消失。

B超检查积液表现为液性暗区,可协助诊断。

鞘膜积液应与睾丸肿瘤、腹股沟斜疝、附睾囊肿等疾病相鉴别。

四、治疗

(一)非手术治疗

婴幼儿鞘膜积液常可自行吸收消退,一般不需手术治疗。成年人积液量少的鞘膜积液,如症状轻微,也无需治疗。继发性鞘膜积液通过治疗原发病后积液也可自行消退,如症状严重可穿刺抽吸积液,缓解症状。

(二)手术治疗

积液量多,体积大且症状明显者可行鞘膜翻转术或鞘膜切除术治疗。手术原则为切除多余的鞘膜,并将剩余鞘膜进行翻转缝合;精索鞘膜积液需将鞘膜囊完全切除;交通性鞘膜积液应在内环处高位结扎鞘状突;合并疝的病人可同时行疝修补。

鞘膜积液手术常见的术后并发症为阴囊血肿,阴囊组织疏松,血液循环丰富,局部不容易包扎,以及止血不彻底是发生血肿的原因。仔细止血、加压包扎并放置引流是预防阴囊血肿的关键。

(郭应禄 李学松)

第一节 / 肾肿瘤

本节要点 (Key concepts)

Renal cell carcinoma(RCC) is the most common malignant lesion of the kidney and accounts for 2%~3% of all tumors in adults.

Male/female ratio is 2︰1.

The generally accepted risk factors include smoking and obesity.

The majority of cases of renal cell carcinoma are believed to be sporadic. There is an association between renal cell carcinoma and Von Hippel-Lindau syndrome.

Histologically, RCC is most often a clear cell type.

More and more patients with RCC are discovered asymptomatically, triad of haematuria, flank pain and palpable abdominal mass is present in <10% of patients. However, RCC is associated with a wide spectrum of paraneoplastic syndromes.

CT shows the most sensitivity in detecting RCC.

Radical nephrectomy which entails removal of the affected kidney, upper ureter, adrenal and Gerota's fascia is the primary treatment for localized RCC.

RCC is resistant to chemotherapy and radiation therapy. Immunotherapy and targeted therapy are useful for the advanced disease.

一、概述

肾肿瘤在全身肿瘤的发病中并不占有显著位置,但在我国泌尿外科肿瘤中却占据第二位。原发于肾的肿瘤包括肾细胞癌、肾盂癌、肾母细胞瘤(Wilm's 瘤)和来自肾间质的肿瘤等,通常所称肾肿瘤多指肾细胞癌。

肾细胞癌又称肾癌,占全身恶性肿瘤的 2%~3%,其发病率在不同国家和地区间有较大的差异,一般而言,发达国家和地区的发病率高于发展中国家。我国城市地区肾癌发病率远高于农村地区,两者最高相差达 43 倍。近来无论从国外还是国内报道的情况看,肾细胞癌的发病率均有较明显的增加。

肾细胞癌的男女发病率有明显差异,一般认为男︰女约为 2︰1。发病年龄多为 40 岁以上,发病率随年龄的增长而增加,高发年龄为 50~70 岁。

肾细胞癌发生的病因尚不清楚。目前比较明确的危险因素包括吸烟和肥胖,另外也有资料表明服用利尿药及抗高血压药物可能会增加肾细胞癌的发生机会。2%~4%的肾癌有家族遗传倾向,非遗传因素引起的肾癌称为散发性肾癌。Von Hippel-Lindau 病是一种少见的遗传病,该病病人中肾细胞癌的发生率为 28%~45%。

二、病理

绝大多数肾癌发生于一侧肾,左右侧机会相等,常为单个肿瘤,多病灶常见于遗传性肾癌及乳头状肾细胞癌病人,双侧先后或同时发病者仅占散发性肾癌的 2%~4%。

WHO 2004 年将肾细胞癌分为透明细胞癌、多房囊性肾细胞癌、乳头状肾细胞癌(Ⅰ型和Ⅱ型)、嫌色细胞癌、髓样癌、Bellini 集合管癌、Xp11 易位性肾癌、神经母细胞瘤相关肾癌、黏液性管状癌、梭形细胞癌及未分类肾癌,过去临床上常提到的颗粒细胞癌被归为低分化的透明细胞癌。临床上最常见的病理类型为透明细胞癌。

根据细胞的分化程度将肾细胞癌分为高分化(G1)、中分化(G2)和低分化(G3)3 个等级。

三、临床表现

肾癌往往缺乏早期临床表现,传统所称的由血尿、疼痛和腹部包块构成的“肾癌三联征”均是病变发展到较晚期的症状。然而需要注意的是,肾细胞癌可能会出现多种副瘤综合征,以往称之为“肾癌的肾外表现”,临床上容易与其他全身性疾病相混淆,但这些症状常常是导致病人前来就诊的原因。另外,因转移灶症状就诊而被确诊为肾癌的情况也并非少见。

1. 血尿　血尿是肾细胞癌最常见的临床症状之一,系由肿瘤侵犯肾盂或肾盏黏膜而引起,通常为间歇性全程无痛肉眼血尿。有时会有条状血块,血块堵塞输尿管时可引起肾绞痛。

2. 疼痛　肾癌引起的疼痛多发生在腰部,性质多为钝痛,除由于肿瘤生长牵张肾被膜外,还可由于肿瘤侵犯周围脏器或腰肌所造成,后一种疼痛往往较重而且持久。

3. 腹部包块　肾癌生长较大时可在腹部触及包块,瘦长体型者更易出现。所触及的包块可以是肿瘤本身,也可能是被肿瘤推移的肾下极。如果包块固定不动,说明肿瘤已侵犯肾周围的脏器结构。

4. 副瘤综合征　肾除了是一个重要的代谢器官外,还是一个内分泌器官,在正常情况下可以合成并分泌前列腺素、1,25- 二羟维生素 D3、肾素和促红细胞生成素等多种物质,肾细胞癌可以分泌远高于正常水平的这些激素,同时还可分泌甲状旁腺样因子、高血糖素、人绒毛膜促腺激素和胰岛素等物质,由此造成了肾癌多种多样的全身性症状,包括:血沉快、发热、高血压、高钙血症、红细胞增多症、肝功能异常、贫血、体重下降、血清碱性磷酸酶升高、淀粉样变及神经病变等。这些症状除高血钙外,其余很难用常规的治疗方法消除,然而在切除原发灶后,指标多能恢复正常。

5. 精索静脉曲张　由于肿瘤生长进入肾静脉或下腔静脉内形成瘤栓,阻碍精索静脉内血液回流引起。与临床上一般所见的精索静脉曲张相比,特点为平卧后不消失。

6. 转移灶症状　部分肾癌发生转移较早,在原发灶很小时就可出现转移,而且转移的位置多变,几乎见于人体的任何部位。20%~35% 的肾癌病人在就诊时即已发生了转移,另有 6%~15% 病人是因肿瘤转移灶的症状而前来就诊。

偶然发现:进入 20 世纪 80 年代以来,随着影像学技术的快速发展,有越来越多的肾癌是在常规体检或进行其他疾病检查时被“无意中”发现的,即所谓无症状肾细胞癌,一般认为,其占目前肾癌病人的 30%~50%。

四、诊断

一般情况下,根据临床资料作出肾癌的诊断并不困难,但假阳性或假阴性的诊断也时有发生,全面、仔细地分析临床检查结果是准确诊断的基础。

1. 实验室检查　标准的实验室检查应包括全血细胞计数、血红蛋白、尿素氮、肌酐、肝功能、血钙、血糖、血沉、碱性磷酸酶和乳酸脱氢酶。

2. 影像学检查　肾癌的术前诊断有赖于影像学检查的结果,能够提供最直接的诊断依据。同时,影像诊断学技术还能够在大多数情况下作出准确的肿瘤分期,这对以后的治疗方法的选择是至关重要的。另外,在诊断时务必要了解对侧肾的情况,尤其是功能状况。

(1) X 线平片和尿路造影　对于肾癌诊断的价值不大,尤其 X 线平片的作用有限。

(2) 超声(B 超)检查　简便易行,对受检者不造成痛苦和创伤,现已成为许多单位定期进行的健康体检的主要项目之一。有越来越多的无症状肾癌即是这样被发现的。肾实质内的团块状回声是超声诊断肾癌的直接征象。但也应注意,肾癌的 B 超声像图没有特异性,尤其对肿瘤的直径 <2 cm 或声像图表现不典型者,诊断有一定的困难,需密切结合临床及其他检查结果,进行综合分析及判断。

(3) CT　对肾癌的定位准确率可达 100%,并且能显示病变的范围及邻近器官有无受累,其准确性较高,可与术中所见基本符合,是目前最可靠的诊断肾癌的影像学方法。平扫时,肾癌病灶的密度略低于肾实质,但很接近,因此平扫时容易遗漏较小的肿瘤病灶。增强扫描后,肾癌病灶的密度轻度增强,而正常肾实质的密度呈明显增强,二者形成对比,病灶得以显示。

(4) MRI　对肾癌诊断的敏感度及准确性与 CT 相仿,但在显示肾静脉或下腔静脉受累、周围器官受侵犯及与良性肿瘤或囊性占位鉴别等方面优于 CT。

肾癌病人就诊时有 20%~35% 已发生转移,治疗方法将因之而有所变化,因此在进行根治性肾切除术前,必须除外转移灶的存在。①胸部 X 线片:用于除外肺转移灶。

当怀疑有阳性结节时,应做胸部 CT 进一步明确诊断。②肝 B 超:用于除外肝转移灶。当肾肿瘤的原发灶较小时,往往难以确定哪处为原发,哪处为转移,必要时需做穿刺细胞或组织学检查以明确诊断。③全身放射性核素骨扫描:当病人的血清碱性磷酸酶水平增高时,提示可能有骨破坏发生,应做全身放射性核素骨扫描检查以除外骨转移。④脑 CT:当病人有神经系统症状或体征时,需做脑 CT 以除外脑转移。

五、鉴别诊断

由于有多种影像学检查方法的存在,肾癌的术前诊断多无困难。但误诊误治的情况仍时有发生,有时会造成无法弥补的错误,因此必须加以注意。肾细胞癌应与以下疾病鉴别。

1. 肾囊肿　典型的肾囊肿从影像检查上很容易与肾癌相鉴别,但当囊肿内有出血或感染时,往往容易被误诊为肿瘤。而有些囊性肾癌内部均匀,呈很弱的低回声,在体检的筛查时容易被误诊为常见的肾囊肿。通过影像区分良性肾囊肿和囊性肾癌仍然比较困难,鉴别复杂性囊肿的良恶性的基础是病变的囊壁,包括囊壁的厚度和形态、分隔的情况、钙化的情况及病变的边缘和是否存在高密度物质等。

2. 肾血管平滑肌脂肪瘤　过去称为错构瘤,是一种较为常见的肾良性肿瘤,随着影像学检查的普遍开展,越来越多见于临床。典型的错构瘤内由于有脂肪成分的存在,在 B 超、CT 和 MRI 图像上都可作出定性诊断,临床上容易与肾细胞癌进行鉴别。

3. 肾黄色肉芽肿　是一种少见的严重慢性肾实质感染的特殊类型。形态学上有两种表现:一种为弥漫型,肾体积增大,形态失常,内部结构紊乱,不容易与肿瘤混淆;另一种为局灶性,肾出现局限性实质性结节状回声,缺乏特异性,有时与肿瘤难以鉴别。但这部分病人一般都具有感染的症状,肾区可及触痛性包块,尿中有大量白细胞或脓细胞。只要仔细观察,鉴别诊断并不困难。

六、治疗

目前,根治性肾切除手术仍被公认为唯一有效的治疗原发性肾细胞癌的方法。放射治疗及化学治疗对肾癌的临床效果不理想。免疫治疗是自 20 世纪 80 年代末期后发展起来的一种治疗方法,但其疗效也并不令人满意。近来分子靶向药物在晚期肾癌的治疗方面取得了较大的进展,但长期应用的效果仍待临床验证。

标准的根治性肾癌手术范围应包括切除患侧的肾、肾周脂肪囊与 Gerota's 筋膜,以及同侧肾上腺及区域淋巴结。但近年来对是否需要切除后两者尚存争议,因为在临床上肾细胞癌的肾上腺转移并不多见,多数报道只有 1%~8%,并且多发生在肾上极的大肿瘤,而有区域淋巴结转移的病例往往也已发生血行转移,根治性目的已无法达到。目前随着微创技术的发展,腹腔镜下根治性肾切除手术已经成熟,越来越多的医学中心开展了此项技术,病人术后恢复更快,而治疗效果与开放手术相当。

肾癌组织侵入肾静脉甚至下腔静脉形成静脉内瘤栓在临床上并不少见,据报道,约占肾癌病人中的 5% 左右,严重者瘤栓可沿静脉一直进入右心房。对于这部分病人,只要未发生淋巴结或远处转移,仍应积极治疗,可施行根治性肾切除术,并切开下腔静脉取出瘤栓。如瘤栓位置达到横膈以上水平的腔静脉,可在体外循环加深低温心脏停搏条件下阻断下腔静脉血流后取出瘤栓。随访结果表明,手术切除彻底者预后良好,治疗效果可等同于普通根治性肾癌切除术。

近来提出了"保留肾单位的肾癌切除术"概念,即保存患侧肾的肾部分切除术。这一观念的提出是源于以下几种情况:①孤立肾肾癌;②双侧肾肾癌;③对侧肾存在其他不可治愈的病变,不能单独负担肾功能。临床结果表明,只要措施采取得当,保留肾单位手术可以取得满意的肿瘤治疗效果和病人的长期生存率。因此目前对于对侧肾存在某些良性疾病,如肾结石、慢性肾盂肾炎或其他可能导致肾功能恶化的疾病(如高血压、糖尿病、肾动脉狭窄等)的病人,也可考虑采取该种治疗方式。保留肾单位肾癌切除术要求必须完整地切除局部肿瘤组织,并且最大限度地保留有功能的肾实质。

虽然早期肾细胞癌的外科治疗效果良好,但临床上有 20%~30% 的病人在初次诊断时即已发生转移,而在进行根治性手术治疗后的病人中也有 30% 左右会发生局部复发或远处转移,对这部分病人的治疗一直缺少有效方法。由于存在多耐药基因,因此肾细胞癌对传统的化疗药物不敏感,疗效极差。同样,肾细胞癌对放疗也不敏感,但对于局部瘤床复发、区域或远处淋巴结转移、骨骼或肺转移病人,姑息放疗可达到缓解疼痛、改善生存质量的目的。以 IFN-α 及 IL-2 为代表的细胞因子治疗对晚期肾癌有一定的疗效,临床缓解率为 15% 左右。在应用 IFN-α 或(和)IL-2 治疗转移性肾癌时,切除肾原发灶可提高疗效。对肾肿瘤引起严重血尿、疼痛等症状的病人可选择姑息性肾切除术、肾动脉栓塞以缓解症状,提高生存质量。

近年来针对肿瘤血管生成及肿瘤细胞生长信号通路上某些位点的靶向治疗药物在晚期肾细胞癌的治疗方面获得进展，目前已成为晚期肾细胞癌治疗的首选。

七、预后

由于越来越多的无症状肾细胞癌被发现及外科手术技术的进展，肾癌的平均5年生存率已达60%以上，早期病变则可达85%以上。肿瘤的分期和分级是影响预后的主要因素，乳头状肾细胞癌和嫌色细胞癌的预后好于透明细胞癌；集合管癌的预后则较透明细胞癌差。肾细胞癌的预后有时难以估计，临床上可见在肿瘤原发灶被切除10~20年后再发生转移的病例。

第二节 / 尿路上皮肿瘤

本节要点 (Key concepts)

Up to 85% of urothelial carcinoma occurs in bladder, although it can be discovered in ureter and renal pelvis. The incidence of the disease is increasing with unknown reason.

Occupational exposure accounts for some cases of urinary tract urothelial carcinoma, while smoking, drugs and chronic inflammation in urinary tracts are also associated with it.

Transitional cell carcinoma is the most common type of urothelial carcinoma, adenocarcinoma and squamous cell carcinoma are rare.

Both of the grade and the stage of the disease are very important prognostic factors for progression.

Painless intermittent hematuria is present in 85%~90% of patients with urothelial carcinoma. Detection rate of urinary cytology and some tumor markers depend on the adequacy of the specimen and the grade and volume of the tumor.

Multiple formation of the cancer is the characteristic.

Radical nephroureterectomy with resection of a bladder cuff remains the gold standard for the treatment of upper urinary tract tumors.

For superficial and low grade bladder tumor, transurethral resection of bladder tumor (TUR-Bt) is the treatment option. Intravesical chemotherapy is used for the prevention of tumor recurrences.

For invasive and/or high grade bladder cancer, radical cystectomy with urinary diversion should be selected.

一、概述

尿路上皮肿瘤发病率在不同国家和地区有明显的差异，发达国家高于发展中国家，城市高于乡村。在我国，尿路上皮癌的发病率远较西方国家低。从发病部位看，以膀胱癌发病率最高，肾盂癌次之，输尿管癌再次之，前列腺部尿道癌一般伴发于膀胱癌。虽然膀胱癌在我国是泌尿男生殖系统中最常见的恶性肿瘤，但在男性只居全身肿瘤的第8位，女性则排在第12位以后。近年来，我国部分城市肿瘤发病率报告显示膀胱癌发病率有增高趋势。

尿路上皮肿瘤的发生是由复杂的多种因素所造成的，其中既有个体内在的遗传因素影响，也有外在环境因素的刺激。流行病学证据表明，化学致癌物是尿路上皮肿瘤的致病因素，尤其是芳香胺类化合物，如2-萘胺、4-氨基联苯，广泛存在于烟草和各种化学工业中。以发病率最高的膀胱癌为例，目前比较明确的致病危险因素为吸烟和长期接触工业化学产品(纺织染料制造、橡胶化学、药物制剂和杀虫剂生产、油漆、皮革等)。吸烟是目前最为肯定的膀胱癌危险因素，吸烟人群中膀胱癌的发病率是非吸烟人群的2~4倍。且与吸烟的量和时间成正比。另有数据表明，上尿路肿瘤与吸烟的相关性较膀胱癌更显著。其他可能的致病因素还包括慢性感染、应用化疗药物环磷酰胺(潜伏期6~13年)、长期使用含有非那西汀的镇痛药(10年以上)及含有马兜铃酸的草药制剂、盆腔放疗等。慢性尿路感染、长期异物刺激和埃及血吸虫也是引起尿路上皮癌的重要因素，但主要见于鳞状细胞癌和腺癌。

目前针对膀胱癌的研究表明，大多数膀胱癌由癌基因诱导形成，相关癌基因包括 *HER-2*、*H-Ras*、*BcL-2*、*FGFR3*、*C-myc*、*c-erbB-2*、*MDM2*、*CDC91L1* 等。膀胱癌发生的另一个重要分子机制是抑癌基因失活，使DNA受损细胞不发生程序化死亡,导致细胞失控生长。

二、肾盂与输尿管肿瘤

肾盂、输尿管肿瘤仅占全部尿路上皮肿瘤的5%~15%,而肾盂肿瘤的发病率又高于输尿管肿瘤。肾盂、输尿管肿瘤可以为单侧单发或单侧多发,也可以表现为双侧同时或先后发生肿瘤。另外,肾盂、输尿管肿瘤治疗后发生膀胱肿瘤的情况明显多于膀胱肿瘤治疗后发生肾盂、输尿管肿瘤,有学者以肿瘤细胞沿尿流方向种植加以解释。总之,多病灶、多中心发病是尿路上皮肿瘤的临床特点之一。

(一)病理

肾盂、输尿管肿瘤以恶性为主,良性者主要为移行细胞乳头状瘤。恶性肿瘤以移行细胞癌最为常见,占95%以上。鳞状细胞癌见于慢性炎症或长期结石病人,腺癌罕见。

过去通常根据细胞的间变程度将移行细胞癌分为三级:分化良好,1级;分化中等,2级;分化差,3级。1998年,WHO推荐以低级别和高级别来对尿路上皮肿瘤进行分级。同时根据肿瘤是否浸润至基底膜以下而分为浸润性肿瘤和非浸润性肿瘤。这种分类方法对临床具有更直接的指导意义。

肾盂、输尿管癌可以通过侵入肾实质或周围组织扩散,也可经由淋巴和血行扩散。由于输尿管壁很薄,一旦肿瘤发生肌层浸润,很容易造成周围组织扩散。浸润性肾盂癌可以像肾细胞癌一样生长至肾静脉和下腔静脉内,淋巴扩散可转移至主动脉旁、下腔静脉旁、同侧盆腔或髂血管旁,血行转移常发生在肝、肺和骨。

(二)临床表现

肾盂、输尿管癌多发生在40岁以上,高发年龄在55~65岁。左右侧机会相当,男性多见,为女性的2~3倍。

最常见的临床症状为间歇性全程无痛肉眼血尿,如出现细长条状血块则诊断意义较大。体检发现镜下血尿而前来就诊者也不少见。当血块堵塞输尿管时可引起肾绞痛;肿瘤堵塞输尿管继发肾积水可导致腰部钝痛;晚期病人可以出现贫血、消瘦、乏力等症状;肿瘤压迫盆腔血管可造成下肢水肿。

(三)诊断

1. 病史及临床表现　对于40岁以上因血尿前来就诊的病人都应除外肾盂、输尿管肿瘤的可能。

2. 尿细胞学检查　可以发现肿瘤细胞,阳性率为10%~90%,肿瘤分化越差,阳性率越高。如果在经输尿管导管引流出的肾盂尿中找到瘤细胞,则具有定位诊断意义。

3. 静脉尿路造影　可发现肾盂、输尿管内的充盈缺损,同时还可以间接了解对侧肾功能,具有较大临床意义。但如果输尿管肿瘤堵塞尿路,造成患肾不显影,则需进行逆行尿路造影。典型的输尿管肿瘤表现为杯口样充盈缺损,但必须与阴性结石鉴别。在经膀胱镜行逆行造影的同时还可以检查膀胱,以除外可能并发的膀胱肿瘤,还可以留取肾盂尿做细胞学检查。需要注意的是,由于尿路上皮肿瘤多中心生长的特点,在诊断上尿路肿瘤的同时,必须除外膀胱肿瘤的存在,反之亦然。

4. 超声检查　可以发现肾盂或扩张输尿管中的软组织肿块,同时可以鉴别尿路造影中发现的充盈缺损是否为结石。但如果没有扩张积水,则超声检查很难发现输尿管内的病变。

5. CTU　近年随着螺旋CT技术的成熟和三维重建功能软件的逐步完善,使CT尿路造影(CT urography,CTU)在本病的诊断及术前分期中具有其他影像学检查无法媲美的优点,尤其对输尿管肿瘤有较高的敏感性和特异性,在临床上有着独特的应用价值。

6. MRI　在病人对CT造影剂过敏时可以起补充作用。

7. 输尿管镜检查　可以直视肿瘤并获取组织标本进行病理检查,具有直接的诊断意义,但属于有创性检查,只有在上述方法诊断均有困难时才考虑进行。

(四)治疗

上尿路上皮肿瘤的标准治疗方法为根治性肾输尿管全切除术,切除范围包括患侧肾、输尿管全长及输尿管开口部位膀胱壁的袖套状切除。

如果是孤立肾或对侧肾功能不全,病人又无法接受长期血液透析治疗,则可以考虑进行保守性治疗,包括输尿管镜下肿瘤切除或烧灼术、肾盂局部切除术、输尿管局部切除+端端吻合术或输尿管局部切除+输尿管膀胱吻合术。但这些术式均存在较高的术后复发和转移的危险。

对于侵犯到肌层外组织的浸润性肿瘤,术后配合局部放射治疗可提高生存期。对于已发生转移的病人,可考虑进行全身化疗。

三、膀胱肿瘤

(一)病理

膀胱肿瘤绝大多数为恶性肿瘤,其最主要的病理类型为尿路上皮细胞癌,占90%以上。其次为膀胱鳞状细胞癌,占膀胱癌的3%~7%,多由长期慢性炎症刺激诱发。膀胱腺癌非常少见,占膀胱癌的比例不到2%,主要见于脐尿管及膀胱外翻畸形发生的肿瘤。其次还有较少见的转移性癌、小细胞癌和癌肉瘤等。非上皮来源的膀胱肿瘤占全部膀胱肿瘤的2%以下,包括平滑肌瘤或肉瘤、横纹肌肉瘤、嗜铬细胞瘤等。

过去在进行尿路上皮癌的分级时,根据癌细胞的分化程度将其分为高分化、中度分化和低分化3级。1998年,WHO和国际泌尿病理协会(International Society of Urological Pathology, ISUP)提出了非浸润型尿路上皮癌的新分类法。新分类法中把尿路上皮肿瘤分为低度恶性倾向的尿路上皮肿瘤、低级别尿路上皮癌和高级别尿路上皮癌。

膀胱肿瘤的分期指肿瘤的浸润深度及转移情况,是判断膀胱肿瘤预后最有价值的参数。目前临床普遍采用国际抗癌协会(The International Union Against Cancer, UICC)于2002年发布的第6版TNM分期法(Box 9-85-1)。

根据肿瘤是否浸润膀胱壁肌层,又将膀胱癌分为非肌层浸润性膀胱癌(T_{is}, T_a, T_1,以往也称为表浅性膀胱癌)和肌层浸润性膀胱癌(T_2以上)。需要特别注意的是,膀胱原位癌虽然也属于非肌层浸润性膀胱癌,但其向肌层浸润性膀胱癌进展的概率较高,应与T_a及T_1期膀胱癌加以区别。

（二）临床表现

膀胱癌可发生在任何年龄,但多数在中年以后,发病率随年龄的增加而增加。男性为女性的3~4倍。

膀胱癌最常见的症状是间歇性全程无痛肉眼血尿,严重时可出现血块,但也有少部分病人仅表现为镜下血尿。需要指出的是,血尿出现的时间及程度与肿瘤的分期、大小、数目及恶性程度并不一致。位于膀胱颈及三角区的肿瘤也可以表现为初始或终末血尿。

弥漫性原位癌或浸润性膀胱癌的病人也可以出现尿频、尿急、尿痛即膀胱刺激症状。靠近膀胱颈部位的较大肿瘤可以引起排尿困难,甚至急性尿潴留。生长迅速的肿瘤发生坏死时可有腐肉样物随尿液排出。

当肿瘤浸润膀胱壁肌层生长造成单侧输尿管梗阻时,可引起腰胁部疼痛;影响双侧输尿管时则可出现肾功能不全的症状。局部晚期的病人可以发生下腹疼痛、下肢水肿、盆腔包块等症状,而发生远处转移的病人则可在就诊时即表现为体重减轻、贫血、骨痛等晚期症状。

（三）诊断

1. 常规体格检查　在非浸润性膀胱癌的检查中常无阳性发现,而扪及盆腔包块是局部进展性肿瘤的表现。经直肠指检、经阴道指检和麻醉下腹部双合诊等可提高体检的阳性率。

2. 尿常规检查　多可发现红细胞。

3. 尿脱落细胞学检查　通过在尿液中寻找肿瘤细胞以进行诊断,优点是方法简便、无创、特异性较高,缺点是敏感性较差,且无法对肿瘤进行定位。为提高尿液检查的敏感性,临床上开展了在尿液中检测膀胱肿瘤标记物的一系列项目,虽然其敏感性较高,但是特异性却普遍低于尿脱落细胞学检查,目前还不能根据单一标记物的检查结果对膀胱癌的进行诊断和术后随诊。

4. 膀胱镜检查　是目前诊断膀胱癌最可靠的方法。通过膀胱镜检查可以发现是否有肿瘤,明确肿瘤的数目、大小、形态和部位,并且可以对肿瘤进行活检以明确病理诊断。

5. 超声检查　在膀胱充盈良好的情况下可以发现膀胱肿瘤,并可根据肿瘤后方膀胱壁的完整程度进行分期,并了解有无局部淋巴结转移及周围脏器侵犯。

6. 泌尿系 X 线平片及 IVU 检查　并不能诊断膀胱肿瘤,主要用于除外可能并存的上尿路肿瘤。

7. 术前胸片可以了解有无肺部转移,但对肺部转移最敏感的方法是胸部 CT。

8. 盆腔 CT 扫描(平扫 + 增强)　对诊断膀胱肿瘤有一定价值,可发现较大肿瘤,并与血块鉴别。特别是可以帮助了解有无膀胱壁外浸润及盆腔淋巴结转移。

9. MRI 对膀胱癌检测并无明显优越之处。

(四) 治疗

膀胱癌的治疗以手术为主,放疗及化疗均有一定疗效。就手术而言,可以笼统地分为保留膀胱的手术和根治性膀胱切除手术。由于膀胱癌的生物学差异较大,影响治疗方法的因素也很多。

对于分化好或较好的非浸润性肿瘤,可以采取保留膀胱的手术治疗,主要为经尿道膀胱肿瘤电切除术(transurethral resection of bladder-tumor, TUR−BT)或经尿道膀胱肿瘤激光切除术。这类手术操作简单,病人痛苦小,术后恢复快,可以反复多次进行,已成为目前保留膀胱手术的“金标准”。过去曾经采用的膀胱部分切除术及膀胱切开肿瘤切除术由于存在术中肿瘤种植的风险,现已不提倡使用。

TUR 术后有 10%~67% 的病人会在 12 个月内复发,而术后 5 年内有 24%~84% 的病人复发。为减少术后复发,应在术后对病人进行辅助性膀胱灌注化疗,常用药物包括:表柔比星、丝裂霉素、多柔比星、吡柔比星等。卡介苗(BCG)也可用来进行膀胱灌注,但 BCG 更适合于分化较差的非肌层浸润膀胱癌的术后治疗。对于复发的膀胱癌,如果仍为分化好或较好的非浸润性病变,可重复采用上述方法治疗。但如果出现肌层浸润和(或)分化变差,则应考虑采取根治性膀胱切除的方法进行治疗。

根治性膀胱切除术的基本手术指征为 T_2~T_4a,N_{0-x},M_0 的浸润性膀胱癌,其他指征还包括高危非肌层浸润性膀胱癌(多发或单发超过 3 cm 的 T_1G_3 病变),BCG 治疗无效的原位癌,反复复发的非肌层浸润性膀胱癌,膀胱非尿路上皮癌等。手术切除范围包括:膀胱及周围脂肪组织,输尿管远端,并行盆腔淋巴结清扫术;男性应包括前列腺、精囊,女性应包括子宫、附件和阴道前壁。如果肿瘤累及男性的前列腺部尿道或女性的膀胱颈部,则须考虑同时施行全尿道的切除。

膀胱癌根治术后尿液引流方式尚无标准方案。目前有多种选择,包括:不可控尿流改道(noncontinent diversion)、可控尿流改道(continent diversion)、膀胱重建(bladder reconstruction)等。

对于身体条件不允许接受根治性膀胱切除手术的病人,可选择膀胱放射治疗。对于全膀胱切除手术未切净的残存肿瘤或术后病理显示切缘阳性者,则可行术后辅助性放疗。对引起严重症状的转移灶也可进行局部的姑息性放疗,以改善生活质量。

转移性膀胱癌应常规行全身系统化疗,常用的化疗方案有 MVAC 方案(甲氨蝶呤、长春花碱、多柔比星、顺铂)和 GC 方案(吉西他滨和顺铂)。两者的疗效相近,但后者的病人耐受性更好。

第三节 / 前列腺癌

本节要点 (Key concepts)

Prostate cancer is the leading malignancy in Western countries, and its incidence in Asian countries is increasing rapidly.

Aging, genetic factors, race and high dietary fat intake increase the relative risk for prostate cancer.

Over 95% of the cancers of the prostate are adenocarcinomas. The Gleason grading system is the most commonly employed grading system.

There is no specific symptom of prostate cancer.

Serum prostate specific antigen (PSA), digital rectal examination (DRE) and trans-rectal ultrasonography (TRUS) are the main screening methods.

Prostate biopsy provides the diagnosing result.

Radical prostatectomy, external beam therapy and brachytherapy may cure the patients with local disease.

Endocrine therapy, either by bilateral orchiectomy or administration of LHRH-agnoist, can improve survivals of patients with recurrent or metastatic disease.

一、概述

前列腺癌的发病率存在明显的地理和种族差异,欧美国家发病率高,亚洲国家发病率低,美国黑人前列腺癌的发病率为全世界最高。中国前列腺癌的发病率虽然远远低于欧美国家,但近年来呈现明显的上升趋势,其原因与居民寿命延长有关,但对疾病认识的提高及诊断方法的改进也是重要因素。

前列腺癌主要发生于老年男性,75% 临床前列腺癌病人的年龄在 60~75 岁,50 岁以前诊断者不到 1%。前列腺癌的致病因素尚未明确,相关的流行病学因素包括年龄、遗传、种族、饮食、感染、激素水平、良性前列腺增生和输精管结扎术,但是其中最重要的因素之一是遗传。

二、病理

绝大多数的原发性前列腺癌为腺癌,少部分为导管腺癌、尿路上皮癌、神经内分泌肿瘤等。McNeal 将前列腺分为 4 个区:外周带、中央带、移行带和尿道周围腺体。约 70% 的前列腺癌发生在外周带。

目前,国际上统一采用 Gleason 评分系统对前列腺癌进行病理分级,从分化良好到分化差共分为 5 级,同时又将肿瘤分为主要类型区和次要类型区,两者分级之和即为最后的评分。

前列腺上皮内瘤 (prostatic intraepithelial neoplasia, PIN) 是指前列腺腺泡和腺管上异常的上皮细胞,多项研究均视高级别 PIN 为前列腺癌前病变。前列腺活检标本中发现高级别 PIN 的病人需进行严密随诊。

前列腺癌的临床分期非常重要,是指导治疗方法选择和评价预后的重要指标。目前多采用 2002 年版的 TNM 分期系统(Box 9-85-2)。T 分期表示原发肿瘤的局部情况,N 分期表示淋巴结情况,M 分期表示远处转移。

三、临床表现

前列腺癌的临床表现缺乏特异性。由于多数病变位于前列腺外周带,因此早期前列腺癌通常没有症状。但当肿瘤侵犯或阻塞尿道、膀胱颈时,则会发生下尿路的梗阻或刺激症状,如排尿费力、尿流缓慢、尿频、尿急等,严重者可能出现血尿、尿潴留、尿失禁,上述症状与良性前列腺增生引起的症状并无不同,常常会造成病人延误就诊。随着局部病变的发展,输尿管末端可能受到压迫,病人可能出现肾功能不全的表现。虽然前列腺癌发生的骨转移多为成骨性转移,但病人仍然会发生骨骼疼痛、病理性骨折、贫

血、脊髓压迫导致下肢瘫痪等,严重影响病人生活质量的情况。

Box 9-85-2　前列腺癌TNM 分期（2002）

T(原发肿瘤)

- T_0　无原发肿瘤的证据
- T_1　不能被扪及和影像无法发现的临床隐匿性肿瘤
- T_2　局限于前列腺内的肿瘤
- T_3　肿瘤突破前列腺包膜
- T_4　肿瘤固定或侵犯除精囊外的其他邻近组织结构,如膀胱颈、尿道外括约肌、直肠、肛提肌和(或)盆壁

N(淋巴结)

- N_0　无区域淋巴结转移
- N_1　区域淋巴结转移

M(远处转移)

- M_0　无远处转移
- M_1　有远处转移

四、诊断

由于缺乏特异性临床表现,一些前列腺癌是在良性前列腺增生手术或根治性膀胱切除手术标本中被"偶然"发现的。实际上,只要临床医生足够重视,大多数前列腺病人可以通过前列腺系统性穿刺活检获得组织病理学诊断。直肠指检、血清前列腺特异性抗原(PSA)或影像学检查中的任何一项异常,都是进行前列腺系统穿刺活检的指征。直肠指检联合 PSA 检查是目前公认的早期发现前列腺癌最佳的初筛方法。

直肠指检扪及的典型的前列腺癌病变为质地坚硬的结节,但需要与前列腺钙化或前列腺结核鉴别。

PSA 是由前列腺上皮产生的一种糖蛋白,前列腺癌常伴有 PSA 的升高。需要强调的是,PSA 是"前列腺特异性抗原"而非"前列腺癌特异性抗原",在前列腺发生的其他疾病,甚至直肠指检、膀胱镜检查、导尿等操作都可引起血清 PSA 的升高。

前列腺的影像学检查主要为磁共振成像(MRI)。MRI 可以清楚的显示病灶位置、前列腺包膜完整性及是否侵犯前列腺周围组织器官。MRI 还可以显示盆腔淋巴结受侵犯的情况及骨转移的病灶。CT 对于前列腺癌的诊断敏感性不如 MRI。

经直肠超声检查(transrectal ultrasonography, TRUS)在前列腺癌诊断特异性方面较低,但 TRUS 可以帮助医生进行前列腺系统的穿刺活检。

前列腺癌最常见的远处转移部位是骨骼,因此,对确诊前列腺癌的病人应进行全身放射性核素骨扫描(ECT)。ECT 可比常规 X 线片提前 3~6 个月发现骨转移灶,敏感性较高。但 ECT 的特异性较差,必要时需对可疑病变部位进行 MRI 或 CT 检查,以明确诊断。

五、治疗

前列腺癌的治疗方法很多,选择时需根据病人的具体情况。临床上根据血清 PSA 水平、Gleason 评分和临床分期将前列腺癌分为低、中、高危三类,以便指导治疗和判断预后(Box 9-85-3)。

Box 9-85-3　前列腺癌危险因素分析			
进展风险	低危	中危	高危
PSA(ng/mL)	4~10	10.1~20	>20
Gleason 评分	≤6	7	≥8
临床分期	≤T_{2a}	T_{2b}	≥T_{2c}

对于高龄和进展危险度低的病人,可以考虑采取观察等待的治疗方法,期间应定期主动监测 PSA 和直肠指检,当出现肿瘤进展或临床症状明显时应转而给予其他治疗。

对于较年轻且肿瘤仅局限在前列腺而未发生转移的病人,应采取根治性治疗方法,主要包括根治性前列腺切除术、前列腺外放射治疗和近距离治疗。根治性前列腺切除术是治疗局限性前列腺癌最有效的方法,主要有 3 种手术方式,即传统的经耻骨后途经、经会阴途经及近年发展的腹腔镜下前列腺癌根治术。手术切除范围包括完整的前列腺、双侧精囊和双侧输精管壶腹段,常规行盆腔淋巴结清扫。目前随着对前列腺相关解剖结构的了解和手术技术的改进,根治性前列腺切除术已经成为医疗中心常规开展的手术,手术并发症的发生明显减少。

对于高龄或是体质状态差不能耐受手术的病人,可以采取放射治疗的方法。前列腺癌病人的放射治疗具有疗效好、适应证广、并发症少等优点。对早期病人($T_{1-2}N_0M_0$)行根治性放射治疗,其局部肿瘤控制率以及 10 年无瘤生存率与前列腺癌根治术相似。对于晚期前列腺癌病人,可以针对前列腺局部病变进行姑息性放疗,改善肿瘤局部进展引起的症状。

近年来针对早期前列腺癌又开展了近距离放射治疗(brachytherapy),将放射源直接放入被治疗的前列腺组织内进行照射。由于近距离放射治疗的靶区非常局限,目前主要用于早期、进展危险低的前列腺癌病人。

对于已发生转移的晚期前列腺癌,主要采取以去除体内雄激素为目的的内分泌治疗。前列腺细胞在无雄激素刺激的状况下将会发生凋亡。去除雄激素的内分泌治疗可以通过以下方法实现:切除睾丸或是应用黄体生成素释放激素类似物(LHRH-A),其临床治疗效果完全相同,分别被称为手术去势和药物去势。针对肾上腺所产生的少量雄激素,可以应用抗雄激素类药物,竞争性封闭雄激素与前列腺细胞雄激素受体的结合。去势与抗雄激素药物的联合应用可达到最大限度阻断雄激素的目的,提高内分泌治疗的效果。但在经过一段时间后,肿瘤会再次进展,进入"激素非依赖(hormone independent)"和"激素难治(hormone refractory)"期,转移性前列腺癌内分泌治疗的中位有效时间为 18 个月。

对于进入激素难治期的前列腺癌,缺乏有效的治疗方法。对于有骨转移的病人,治疗目的主要是缓解骨痛,预防和降低骨相关事件(skeletal related events,SREs)的发生,提高生活质量。具体方法包括双膦酸盐类药物、放射性核素治疗(^{89}锶或 ^{153}钐)、局部姑息性外照射,但这些方法并不能延长病人的生存期。

第四节 / 睾丸肿瘤

本节要点(Key concepts)

Testicular cancer is the most common solid tumors in young males.

Cryptorchidism is strongly associated with testicular tumor.

More than 90% of testicular cancer is germ cell tumor which can be divided into two types: seminoma and non-seminomatous germ cell tumors(NSGCTs). The NSGCTs include embryonal cell carcinoma, teratoma, choriocarcinoma and yolk sac tumor. However, nearly 40% of germ cell tumors have mixed cell type.

AFP(alpha-feto-protein) and hCG(human chorionic gonadotropin) are important tumor markers in the diagnosis and treatment of germ cell tumors.

Radical orchiectomy is necessary for the pathologically diagnosis for all patients.

Seminoma is highly radiosensitivie.

Treatments for NSGCT is varied according to the stage of the disease, including retroperitoneal lymph node dissection(RPLND) and/or chemotherapy.

The overall cure rates for testicular tumors are excellent.

一、概述

睾丸肿瘤并不常见,仅占男性全身恶性肿瘤的 1%~1.5%。高峰年龄为 30 岁左右,是青壮年男性最常见的实体恶性肿瘤。绝大多数睾丸肿瘤来源于生殖细胞。睾丸以外的器官也可以发生生殖细胞肿瘤,称为性腺外生殖细胞肿瘤。睾丸肿瘤病人的治愈率高达 85% 以上,成为可治愈性肿瘤的一个典范。

二、病因

发生睾丸肿瘤的具体危险性因素并不明确,但隐睾病人发生睾丸肿瘤的危险性是非隐睾病人的 10~40 倍。尽管隐睾病史和睾丸肿瘤的发生之间有着明显的联系,但 90% 睾丸肿瘤病人实际上并无隐睾病史。睾丸炎、创伤和放射线对睾丸肿瘤发生的影响也不十分明了,但上述各种情况的最终结局都是睾丸萎缩,并且引起卵泡刺激素(FSH)分泌的增加。

三、病理

睾丸肿瘤的病理类型极为复杂,90% 以上为生殖细胞肿瘤,生殖细胞肿瘤又分为精原细胞瘤和非精原细胞瘤。精原细胞瘤占生殖细胞肿瘤的 40%,包括精原细胞瘤和精母细胞性精原细胞瘤两种类型,而非精原细胞瘤则又分为胚胎癌、畸胎瘤、畸胎癌、绒癌和卵黄囊瘤。超过 1/2 的生殖细胞肿瘤含有一种以上的组织类型。睾丸原发的非生殖细胞肿瘤主要为间质细胞瘤和支持细胞瘤,90% 为良性病变。

睾丸肿瘤早期可经淋巴途径转移到腹膜后淋巴结,以后才出现血行播散。但纯绒癌在早期即可发生血行播散而出现肺、脑和内脏的转移。约 10% 未经治疗的转移灶可能含有原发灶所没有的成分。

四、临床表现

典型的精原细胞瘤通常在 30~50 岁发病,精母细胞性精原细胞瘤的常见发病年龄为 50~60 岁,畸胎瘤、畸胎癌及胚胎癌常在 20~30 岁发病,绒癌好发于青少年,而卵黄囊瘤则更常见于儿童。

睾丸肿瘤最常见的症状是睾丸逐渐肿大,病人自己发现阴囊内肿块并有坠胀感。有些病人可以有睾丸疼痛表现,睾丸锐痛可以由肿瘤扭转、梗死、瘤内出血及瘤引起的附睾炎等因素造成。隐睾病人在腹股沟区或腹部发现逐渐增大的肿块。少见症状包括:男性乳腺发育,转移灶引起的背胁部疼痛(10%),不育症(不到 5%)。约 25% 的晚期病变病人表现出与转移灶相关的症状。

五、诊断

睾丸肿瘤由于位置浅表,比较容易早期发现。但因为缺少卫生知识及害羞心理,延误就诊的情况经常发生。

体格检查时睾丸肿瘤质地较硬,阴囊外观多正常。精原细胞瘤倾向于睾丸均匀性增大,而胚胎癌或畸胎瘤则瘤体较小,与正常睾丸间有分界。还应仔细检查有无异常淋巴结,腹腔内肿块和肺部异常。

睾丸肿瘤需要与下列疾病鉴别:睾丸扭转、鞘膜积液、精索静脉曲张、精液囊肿和附睾炎。值得注意的是一少部分睾丸癌可伴随有鞘膜积液。

超声检查是了解阴囊内病变的主要影像学手段,有较高的敏感性。腹部 CT 可以帮助判断腹膜后淋巴结转移的情况。胸部 X 线用于了解肺及纵隔淋巴结转移,但 CT 的敏感性更高。

睾丸肿瘤有两个主要的血清肿瘤标记物:人绒毛膜促性腺激素 β 亚单位(β-HCG)和甲胎蛋白(AFP)。5%~30% 精原细胞瘤、40%~60% 非精原细胞瘤、几乎 100% 的绒癌伴有 β-HCG 的升高。50%~70% 非精原细胞瘤、89% 卵黄囊瘤伴有 AFP 的升高,纯精原细胞瘤和纯绒癌不产生 AFP。睾丸切除术后 AFP 或 β-HCG 持续升高意味着有残留或隐藏的病变。但反过来,如果术后这些肿瘤标记物正常,并不能确定没有残留的病变。

六、治疗

对睾丸肿瘤病人而言,应根据其不同的病理学类型和临床分期采取相应的综合治疗手段,以期达到理想的治疗结果。

纯精原细胞瘤对放疗极度敏感,相对低剂量(20~30 Gy)的外照射就可使肿瘤完全消失。对于局限在阴囊、临床未发现转移的病变,根治性睾丸切除术加低剂量放疗可治愈98%的病人。如果发现已有腹膜后淋巴结转移,采取根治性睾丸切除术加区域放疗可使85%~95%的病人获得治愈。但如果发生5 cm以上的巨块型淋巴结转移,单纯照射的治疗方法往往难以奏效,复发率高达35%~40%,应考虑加用化疗。如果已发生膈上淋巴结转移或脏器转移,则需采取联合化疗的方法,依然能够治愈90%的病人。

对于局限在阴囊的非精原细胞瘤,单纯的根治性睾丸切除可治愈60%~80%病人。术后可选择的治疗方式包括:化疗、腹膜后淋巴结清扫和严密观察。如果临床明确有腹膜后淋巴结转移,则应采取淋巴结清扫术,术后根据病理情况决定是否还要进行联合化疗。睾丸肿瘤的标准化疗方案为顺铂、长春花碱和博来霉素。如果腹膜后转移淋巴结较大,可以先行化疗,然后再进行腹膜后淋巴结清扫术。化疗后腹膜后淋巴结清扫术可以防止某些病人肿瘤的复发。

第五节 / 阴茎癌

本节要点 (Key concepts)

Cancer of the penis is an uncommon disease now and rarely occurs in patients who have been circumcised.

Poor penile hygiene is the common cause of the disease.

Circumcision, partial amputation or total amputation is selected according to the stage of the lesion.

Inguinal lymph node dissection may be carried out.

一、概述

阴茎癌曾经是我国最常见的恶性肿瘤之一,随着人民生活条件的改善和卫生保健水平的提高,发病率呈明显的下降趋势,在经济发达地区,该病已少见。

二、病因

包茎或包皮过长、由于卫生条件差而导致的慢性炎症刺激是阴茎癌发生的重要诱因。早期行包皮环切术可以显著减少阴茎癌的发生,但到中年以后再行包皮环切术似乎并不能防止癌变的发生。另外,人乳头状瘤病毒(HPV)感染与阴茎癌有密切相关。

三、病理

95%以上的阴茎癌为鳞状细胞癌,基底细胞癌、恶性黑色素瘤和色素痣等类型少见。肿瘤主要有三种生长方式:表浅浸润性生长、结节样或垂直浸润性生长和疣状生长,多中心生长的情况也不少见。阴茎癌主要经由淋巴途径转移,多数最先到达腹股沟淋巴结,然后向上进入盆腔,最后扩散至腹膜后淋巴结。如果局部肿瘤侵犯海绵体,可发生血行转移,累及肝、肺和骨,但并不常见。

四、临床表现

阴茎癌最初表现为包皮内板、龟头或冠状沟部位的小肿物或红斑,局部可以有刺痒或灼痛。病变逐渐发展成肿块,并形成经久不愈的溃疡,表面可以有渗出、出血或坏死,渗出物往往伴有恶臭。尿道外口受累时可引起尿线变细、分叉,但不致发生排尿困难。也有少数病人以腹股沟部包块为首诊。

五、诊断

40岁以上有包茎或包皮过长者,如出现包皮或龟头部位的慢性炎症、肿物或溃疡,都应考虑阴茎癌的可能,对病变部位进行活检即可以明确诊断。体检时应注意病变的部位、大小、形态、数目和与周围结构的关系,以及腹股沟有无肿大淋巴结。B超和CT检查有助于确定有无盆腔淋巴结转移。

六、治疗

阴茎癌的治疗以外科为主。对于表浅、分化好的小肿瘤或是原位癌,可以采取保留器官的局部切除、冷冻、激光或是包皮环切的方法治疗。对于分化差、瘤体较大或是浸润海绵体的病变,需行阴茎部分切除术,切缘距肿瘤至少2 cm。残留阴茎应保证病人可以站立排尿,否则需要阴茎全切,尿道会阴造口。

对于腹股沟可扪及肿大淋巴结的病人,应进行腹股沟淋巴结清扫术。对于未扪及肿大淋巴结的病人,如果阴茎部病变为浸润性或分化差,也需考虑进行腹股沟淋巴结清扫术。

放疗、化疗对阴茎癌也有一定效果。

七、预防

对于包茎者应早期行包皮环切手术,而对于包皮过长者,应注意勤于翻开包皮清洗龟头。

(郭应禄)

第86章

泌尿及男性生殖系统畸形

第一节 / 概述

本节要点 (Key concepts)

The adult human kidney develops progressively as three distinct entities: pronephros, mesonephros, and metanephros. The pronephros is the most primitive form of renal development and disappears completely during embryonic life. The mesonephros is the principal excretory organ during the early embroyonic life but it gradually disintegrate. The final phase in the development of the nephric system originates from both the intermediate mesoderm and the mesonephric duct. Abnormal development of the kidneys leads to abnormalities that may provide difficulty in the clinical care of the patient. Failure of the metanephros to ascend properly leads to an ectopic kidney. Failure of the kidney rotation during ascent produces a malrotated kidney. Fusion of the paired metanephric masses in the pelvis before ascent leads to various abnormalities, the most common being a horseshoe kidney. The ureteral bud, which arises from the mesonephric duct, may bifurcate, causing a bifid ureter at varying levels. Failure of development of a ureteral bud leads to the production of a solitary kidney with a hemitrigone in the bladder.

泌尿及男性生殖系统畸形是人体最常见的畸形之一，其病因包括遗传因素（基因或染色体异常等）及获得性因素（药物、病毒、感染等）。

泌尿及男性生殖系器官源自中胚层，形成于胚胎第5~12周。人胚肾的发育分为三个阶段，即前肾、中肾和后肾。前肾在人类无意义，中肾大部分退化，仅尾端小部分中肾小管形成男性泌尿生殖道的一部分。后肾由生后肾原基和输尿管芽两部分组成。输尿管芽逐渐演变成输尿管、肾盂、肾盏和集合小管。生后肾原基演变为肾被膜、肾小囊和各段肾小管。肾小囊内的毛细血管形成肾小体，组成肾单位。胚胎第6周，后肾上升至第二腰节处。膀胱、尿道自泄殖腔发生。尿直肠隔将泄殖腔分隔成为背侧的直肠和腹侧的尿生殖窦。尿生殖窦上段发展成膀胱，中段形成女性全长尿道或男性尿道膜部和前列腺部，下段在女性发展成为尿道前庭，在男性形成尿道海绵体部。男性尿道的阴茎头部则来自表面的外胚层。男生殖器来源不同，睾丸自中肾内侧与之平行纵列的生殖腺发生。与之相邻的中肾管发育为附睾的输出小管、附睾管、输精管和精囊。

在泌尿及男生殖系统发育过程中，任何缺陷均可导致先天性畸形。这类畸形可发生于单个器官，亦可是多个器官甚至多个系统的畸形。泌尿系畸形包括肾、输尿管、膀胱和尿道畸形。种类繁多，包括数量、位置、形状、旋转、结构形态和血管畸形。有些畸形早年即出现症状，而另外一些畸形可终生不被发现或偶尔被发现。男性生殖系统畸形中以隐睾最常见。

第二节 / 肾和输尿管的先天性畸形

本节要点 (Key concepts)

ARPKD was previously called "infantile" polycystic kidney disease. ADPKD was previously called "adult" polycystic disease.

The severe ARPKD presents in utero or in infancy, milder cases can present later in childhood and rarely into the early 20 s. ADPKD most often becomes clinically apparent after age 30 but may present in utero.

The supernumerary kidney is truly an accessory organ with its own collecting system, blood supply, and distinct encapsulated parenchymal mass. Fifty-six percent of ectopic kidneys have a hydronephrotic collecting system. Half of these cases result from obstruction at either the ureteropelvic or the ureterovesical junction. Vesicoureteral reflux has been found in 30% of children with ectopic kidneys.

UPJ obstruction, causing significant hydronephrosis, occurs in one third of individuals. The surgical approach favored in the repair of a ureteropelvic junction obstruction is the dismembered pyeloplasty.

An intravesical ureterocele is one that sits entirely within the bladder. An ectopic ureterocele is one that extends to the bladder neck or urethra. The Weigert-Meyer rule of complete ureteral duplication states that the lower pole orifice is more cranial and lateral to the caudad, medial upper pole orifice.

一、多囊肾

多囊肾（polycystic kidney）是一种先天遗传性疾病，分婴儿型多囊肾和成年型多囊肾两种。婴儿型属常染色体隐性遗传，非常少见，但病情严重，患儿多在婴儿期即死亡。成年型多囊肾属常染色体显性遗传，是常见的多囊肾病，据尸检结果，其发病率约为 1：500。肾小管上皮细胞增生可能是囊肿形成的主要起因。

（一）临床表现

大多数病人的病变在胎儿时期已存在，随时间推延而逐渐长大，常在成年时才出现症状。根据囊肿大小、肾受压程度及有无并发症，其临床表现也有所不同。若囊肿不大，无感染等并发症，可无任何症状。出现症状多发生在 49 岁以上。常见症状为上腹部不适、疼痛，多出现较早。其次为腹部肿物，肿物多位于双侧上腹部，表面不平，有一定张力，但不及肿瘤硬，触诊时肿物略活动，并不十分固定。少数病人出现血尿，轻者为显微镜下血尿，严重时为肉眼血尿。还可有寒战、高热、尿频、脓尿等泌尿系感染症状，高血压及慢性肾功能不全等表现。此外，病人可伴有其他脏器囊肿及脑血管病变。

（二）诊断

诊断多依靠影像学检查并结合家族史，超声及 CT 检查为主要诊断方法。近年来发现其基因定位于 16p13，与血红蛋白的 α 链基因及磷酸羟乙酸磷酸酶基因紧密连锁，通过特殊的 DNA 探针可在产前或发病前作出诊断。

鉴别诊断应考虑肾积水、单纯性肾囊肿、多房性肾囊肿及肾肿瘤。

（三）治疗

及早诊断，防治并发症很重要。多数病人不必改变生活方式和限制活动。对肾明显肿大者，应注意防止腹部损伤。早期行囊肿去顶减压术可降低血压，减轻疼痛，改善肾功能，延长生存期。伴发血尿、感染、上尿路结石及高血压的病人应行相应治疗。当病人处于肾衰竭尿毒症时，应行肾替代治疗，可提高生活质量，延长生存时间。

二、马蹄形肾

马蹄形肾（horseshoe kidney）是最常见的融合肾畸形，两肾下极由横越中线的实质性峡部或纤维性峡部连接。也称马蹄肾、蹄铁肾或蹄铁形肾。马蹄形肾的发病率很低，大约 400 名新生儿中可有 1 例，且多为男性。在正常人群中的发生率约为 0.5%，男女比例为 2：1，临床见各年龄阶段均有发病，但在尸检中以小儿多见。在胚胎发育 4~6 周，后肾组织相互靠近，此时许多因素均可导致其下极融合。95% 以上的病例肾融合在下极，少数病例发生上极融合。通常连接的峡部是由有血供的肾实质组成，偶尔为纤维组织。峡部多位于腰 3 或腰 4 水平，有时在盆腔内位于膀胱后。

（一）临床表现

病人可全无症状，临床表现主要包括：腰部或脐部疼痛，下腹部肿块；胃肠道紊乱症状，如腹胀、便秘等；合并感染、肾积水、肾结石病人可伴有尿频、脓尿、血尿等症状。

（二）诊断

诊断多通过影像学检查。排泄性尿路造影可见两侧肾盂肾盏位置低，而且两肾下极靠近脊柱，故肾下极的延长线与正常肾盂相反，在尾侧方向交叉。由于旋转不良，肾盂肾盏多重叠，甚至肾盏指向内侧，肾盂转到外侧，上段输尿管向外弯曲。有时输尿管受血管、纤维带或峡部压迫而引起肾积水。在 KUB 有时可见轴线不正常的肾及峡部的阴影。B 超检查可发现畸形的马蹄形肾。

鉴别诊断应考虑块状肾、盘状肾、乙状肾及腹腔肿瘤等疾病。

（三）治疗

无症状及并发症者一般不必治疗。如有尿路梗阻伴严重腰痛等症状，可考虑做输尿管松解，峡部切断分离，两肾及肾盂输尿管成形固定术。有合并症者则需要根据具体情况处理。

三、额外肾

额外肾（supernumerary kidney）为肾的数目异常，病人通常两个主要的肾是正常的，而且大小相等，但第 3 个肾则稍小，后者是一个完全多余的器官，具有其自身的收集系统、血液供应、相对独立的包膜下的肾实质。该病发生率非常低，男女发病无显著差异，但左侧较多一点。输尿管芽的形成和生后肾原基的发育在顺序上的相互作用可能导致多肾形成。多余的肾是一个独立的实质性器官，可完全分离或松散地附着于同侧的主肾，通常位于肾窝的正常位置，靠近主肾的尾端，偶尔副肾可位于主肾的头端或后侧，甚至处于大血管前，位于两肾中间。输尿管的位置关系变化较大，在约 50% 的病例中两输尿管汇集成一主干。在余下的病例中则有完全独立的输尿管。副肾的血液供应变异也较大，主要随副肾的位置而异。

（一）临床表现

婴幼儿及儿童期很少发现。腹痛、发热、尿路感染和可触及的腹部肿块是常见的主诉。如果并发附加肾的输尿管开口异位，可有尿失禁，但很少见。

（三）诊断

诊断多为影像学检查偶然发现。排泄性尿路造影、超声、CT 及逆行肾盂造影均能够确定病变程度。

鉴别诊断应考虑腹部肿瘤。

（三）治疗

无症状者不需治疗，合并梗阻、感染时，行对症处理。必要时可考虑行额外肾切除术。

四、重复肾盂输尿管

重复肾盂输尿管（pelvic and ureteral duplication）畸形的发生率约为 1∶125。男女比例为 1∶1.6，女性多于男性。单侧重复畸形的发生率是双侧畸形的 6 倍，左、右侧发生率相似。胚胎发育过程中，自中肾管发生输尿管芽的

上方，另外生出一个输尿管芽，其上端也进入生肾组织而形成重复肾盂输尿管。引流肾下极的输尿管开口于头端及外侧，而引流肾上极的输尿管开口于内侧和下方，此规律由 Meigert 在 1877 年首先描述，Meyer 在 1946 年修正，也称为 Meigert-Meyer 定律。

（一）临床表现

重复肾盂输尿管畸形多为查体时被偶然发现。重复肾盂输尿管畸形易伴发泌尿系感染和其他泌尿系统畸形，如肾盂输尿管连接部狭窄、肾积水、肾发育不良等，可出现相应症状。女性病人伴有输尿管异位开口时，可有尿失禁。

（二）诊断

确诊多通过影像学检查。尿路造影、B 超、CT 及膀胱镜检有助于诊断。

鉴别诊断应考虑额外肾。肾积水较重时还要与肾囊肿鉴别。

（三）治疗

无症状者一般不需要治疗。合并梗阻性肾积水、重度感染或女性异位开口，可考虑行肾部分切除术，并将其所属输尿管尽量低位切断。如重复肾功能良好，输尿管扩张和尿路感染不显著，可行异位开口输尿管膀胱再植术。

五、肾缺如

肾缺如（renal agenesis）包括单侧肾缺如（unilateral renal agenesis）和双侧肾缺如（bilateral renal agenesis）。单侧肾缺如也称单侧肾；孤立肾或单侧肾不发育。发病率不确切，双侧肾缺如罕见。胚胎期生肾组织和输尿管芽生长紊乱、不发育，导致肾缺如。未发育的肾无肾实质、肾盂和肾蒂残迹，输尿管为索状纤维组织，无管腔。单侧肾缺如时对侧肾常呈代偿性增大。

（一）临床表现

病人通常没有特异性临床表现，偶因对侧肾合并感染、外伤、结石、积水、结核时，行泌尿系检查才被发现。本病常合并其他泌尿生殖系异常及其他器官系统的异常。一旦发现，除了肾缺如之外还有超过一个系统发育异常的病人应当对各个系统进行全面的检查。

（二）诊断

诊断多为查体偶然发现。腹部 X 线平片及泌尿系造影可见一侧或双侧肾影缺如，不显影，单侧肾缺如时对侧肾影增大，并可发现孤立肾的其他畸形。B 超、CT、放射性核素肾扫描、肾动脉造影等也可协助诊断。膀胱镜检查可见膀胱三角区不对称，一侧输尿管嵴萎缩平坦，输尿管口缺如。有的虽有管口，但插管受阻；另一侧输尿管口多

在正常位置,也可异位在中线、后尿道或精囊。

鉴别诊断应考虑肾发育不全、肾萎缩、融合肾及自截肾等。

(三)治疗

单侧肾缺如一般无须治疗,如因旋转不良造成肾积水等并发症或有合并症,则按具体情况处理。大多双侧肾缺如新生儿出生后由于肺的发育不良而引起呼吸衰竭,多在24~48 h死亡。

六、肾异位

肾异位(renal ectopia)也称异位肾,是指发育完好的肾不能达到腹膜后肾窝内的正常位置。异位肾的产生是在胎儿第4~8周肾上升过程中,由于输尿管芽生长障碍、血供异常等因素致使肾上升停顿、过速或误升向对侧,从而导致肾异位或旋转不良。异位肾常见于骨盆、髂窝、腹部、胸腔或双肾交叉异位。尸检中的检出率为1/(500~1 200)。在尸检中性别上的差异并不显著,但在临床上女性病人却较多。主要原因在于女性病人较男性有更高的尿道感染率,从而容易在影像学检查中发现异常。一般左侧较右侧发生率较高,盆腔异位的发生率为1/3 000~1/2 100。

(一)临床表现

盆腔肾可于下腹部触及肿物,因肾位置低,可合并膀胱输尿管反流或肾盂输尿管连接部梗阻,易并发肾积水、感染和结石形成,表现为肾区胀痛、血尿和脓尿等症状;或由于压迫血管、神经、附近脏器而产生下腹痛、胃肠道症状以及膀胱刺激症状。胸内肾可表现为纵隔肿物。肾异位常伴肾旋转不良(肾盂朝向前方)及其他畸形如尿道下裂、隐睾、阴道不发育、心血管畸形、胃肠道及骨畸形等。

(二)诊断

大多的肾异位主要因患侧的梗阻性结石就诊而发现,也有因尿路感染或可触及的腹部肿块就诊而被发现。排泄性尿路造影或肾超声检查很容易确定诊断。此外,放射性核素肾扫描、逆行造影、CT也能帮助诊断。

鉴别诊断应考虑阑尾炎、回盲部肿瘤及卵巢肿瘤等疾病。

(三)治疗

无症状者不必治疗,有合并症者应对症治疗。有重度积水或积脓等严重并发症时,若对侧肾脏正常,则可行患肾切除术。

七、肾盂输尿管连接部梗阻

肾盂输尿管连接部梗阻(ureteropelvic junction obstruction)

是引起肾积水的一种常见的尿路梗阻性疾病。可见于各个年龄组,在小儿发病率约为1:1 000,男、女发病比例为2:1,其中2/3发生在左侧。有10%~40%患儿为双侧发病。肾盂输尿管连接部梗阻的确切病因尚不十分明确。可能的病因包括,管腔内在因素(肾盂输尿管连接部狭窄、息肉、瓣膜及输尿管高位开口等)、管腔外在因素(迷走血管及纤维索条压迫等)及动力性梗阻等。其中,连接部狭窄是肾盂输尿管连接部梗阻的最常见原因。

由于肾盂输尿管连接部梗阻妨碍了肾盂尿顺利排入输尿管,使肾盂排空发生障碍而导致肾的集合系统扩张。起初,肾盂平滑肌逐渐增生,加强蠕动,试图通过代偿克服梗阻排出尿液;当增加的蠕动力量无法克服梗阻时,失去代偿功能,就会导致肾实质萎缩和肾功能受损。

(一)临床表现

婴幼儿常以腹部无痛性肿块就诊。除婴幼儿外,绝大多数患儿均能陈述上腹部痛和脐周疼痛,腹痛多为间歇性并伴呕吐,似胃肠道疾病。大量饮水后出现腰痛是本病的一大特点,另外还可因合并的结石活动或血块堵塞而引起绞痛。少数患儿可出现血尿。尿路感染多见于儿童,一旦出现,病情重且不易控制,常伴有全身中毒症状,如高热、寒战和败血症。无论小儿或成年人均可出现高血压,可能是因肾内血管受压而导致的肾素分泌增多所致。晚期可有肾功能不全表现,如无尿、贫血、生长发育迟缓及厌食等消化系统症状。本病常合并其他畸形如单肾、马蹄形肾、对侧肾积水及多房性肾囊性变。

(二)诊断

确诊多通过影像学检查。B超是首选的检查方法,产前B超检查可对先天性肾积水作出早期诊断。腹部X线平片、尿路造影、磁共振水成像及肾动态显像也有助于诊断。除确定诊断外,还应了解病变是一侧还是两侧,有无其他并发症,并应同时评估双侧肾功能,以便制定正确的治疗方案。

鉴别诊断应考虑下腔静脉后输尿管、输尿管结石、输尿管结核及输尿管肿瘤等。

(三)治疗

治疗的主要目的是解除梗阻、保护患肾功能。轻微肾积水、肾盏无明显扩张者,无需手术,可定期随访观察。积水较重及有肾功能损害者应积极治疗,治疗包括开放性手术和腔内手术两大类。具体方法的选择应根据病人的年龄,肾盂输尿管连接部梗阻的原因、长度,肾实质的厚度,肾盂扩张的程度,肾功能状况,是否合并其他畸形因素及是否具备腔内手术条件等情况来决定。开放手术方法主要有离断性肾盂成形术（Anderson-Hynes 术）、V-Y 成形术（Foley 术）和肾盂瓣肾盂成形术（Culp 术）等。腔内手术方法包括腹腔镜肾盂成形术、经皮肾穿刺肾盂内切开术和输尿管镜肾盂内切开术及气囊扩张术等。

第三节 / 膀胱和尿道畸形

本节要点 (Key concepts)

The incidence of bladder exstrophy has been estimated as between 1 in 10 000 and 1 in 50 000 live births. Isolated male epispadias is a rare anomaly. Hypospadias is a relatively common congenital defect of the male external genitalia. It is present in approximately 1 in 250 male newborns.

Objectives for repair of epispadias and hypospadias includes: ① achievement of urinary continence; ② preservation of the upper urinary tracts; ③ reconstruction of functional and cosmetically acceptable external genitalia. Several hundred surgical approaches or modifications of existing techniques have been described for the repair of hypospadias. When possible, single-stage repair with preservation of an intact urethral plate is the ideal approach to surgical management of hypospadias.

一、膀胱外翻

膀胱外翻（exstrophy of bladder）畸形包括腹壁、脐、耻骨及生殖器畸形，表现为下腹壁和膀胱前壁缺损，膀胱后壁向前外翻，输尿管口显露，可见尿液喷出，这是一种少见的先天异常。膀胱外翻虽未明确为遗传性疾病，但却发现其有家族性发病倾向。目前多认为是泄殖腔膜的异常发育，阻碍中胚层组织向中间部移位，使下腹壁发育障碍。泄殖腔膜的破裂缺损，形成各种形式的膀胱外翻和尿道下裂。

（一）临床表现

膀胱外翻较少见，多数患儿在幼年因泌尿道上行性感染而死亡。患儿下腹壁部分缺损，外翻膀胱黏膜裸露，色鲜红，异常敏感，易擦伤出血，可见双侧稍凸起的输尿管口阵发性排尿，衣裤湿渍，伴尿臭，下腹壁、会阴、股内侧皮肤可出现皮炎或湿疹。患儿因腹壁肌肉发育异常可并发腹股沟疝；因耻骨联合分离，骨盆发育异常出现股骨外旋或髋关节脱位，患儿行走时呈摇摆步态。膀胱外翻患儿可伴有脊柱裂、马蹄形肾、兔唇、腭裂、肛门前移或闭锁、脱肛等畸形。男性患儿阴茎海绵体发育差，存在不同程度尿道上裂，龟头扁平，包皮堆积于腹侧。因阴茎海绵体分离较多，加之阴茎上翘，故阴茎短小。可伴有隐睾。女性阴蒂分离，阴唇前连合在腹中线上分离两侧，阴道口前移。可生育，平产后易出现子宫脱垂。远期并发症主要有膀胱输尿管反流，泌尿系统的反复感染和结石。

（二）诊断

根据患儿症状、体征即可确诊。进行全面体格检查，注意伴发畸形，做静脉尿路造影了解上尿路情况，B 超检查双肾、输尿管是否有畸形。行放射性核素肾扫描，了解肾功能、肾血流情况。

鉴别诊断应考虑假性膀胱外翻。

（三）治疗

治疗的目的是保护肾功能，控制排尿，修复膀胱、腹壁及外生殖器。

二、尿道上裂

尿道上裂（epispadias）是指尿道背侧壁部分或全部缺如，尿道开口于阴茎背侧，尿道口的远端呈沟状，是极为少见的一种先天性尿道畸形。在胚胎第 8 周，前腹壁下部形成阴茎的生殖结节始基向后移位过多，尿生殖窦末端连接的尿生殖沟的位置靠前，使以后形成的尿道位于阴茎背侧，如尿生殖沟不在中线汇合，就形成尿道上裂。根据尿道在阴茎背侧的开口位置，男性尿道上裂可分为 3 型。阴茎头型、阴茎体型及完全型，阴茎体型最常见。

（一）临床表现

尿道位置反常及阴茎畸形。多数病人伴有尿失禁及性功能障碍。

（二）诊断

单凭视诊即可确诊。对尿失禁者，应注意检查膀胱颈肌肉及尿道括约肌功能。骨盆 X 线检查可确定有无耻骨联合分离及其程度。静脉尿路造影检查可确定尿路功能、形态及有无其他尿路畸形。膀胱镜检查对确定尿失禁有很大帮助，尿失禁者有后尿道宽大、膀胱颈部不能关闭等现象。

鉴别诊断应考虑输尿管异位开口、膀胱阴道瘘、输尿管阴道瘘等疾病。一般通过询问病史、详细体检,寻找漏尿的具体部位等不难鉴别。

（三）治疗

治疗目的:达到正常排尿、维持正常的性交及生殖功能。手术方法包括膀胱颈成形术、阴茎畸形矫正及尿道重建术。

三、尿道下裂

尿道异位开口于尿道腹侧称为尿道下裂(hypospadias)。尿道下裂开口可发生于从会阴部至阴茎头间的任何部位。根据尿道口的部位,可将尿道下裂分为阴茎头型、阴茎型、阴茎阴囊型及会阴型4型。其中以阴茎头型及阴茎型占多数。尿道外口的远端、尿道与周围组织发育不全,形成纤维素牵扯阴茎,使阴茎弯向腹侧。每300个出生男性婴儿中有1个患有尿道下裂。尿道下裂的病因可能与内分泌因素、环境因素、染色体异常及基因突变等有关。

（一）临床表现

阴茎头型尿道下裂尿道口位于冠状沟腹侧,常呈裂隙状,有的可并发尿道狭窄,背侧包皮长,腹侧无包皮及系带。阴茎头裸露,较细小且稍扁宽,呈球状。阴茎向腹侧弯曲,但程度较轻,多不影响性交及排尿。阴茎型尿道下裂尿道口位于冠状沟至阴茎阴囊交界处任何部位的腹侧,尿道口远侧端的尿道板分开,不形成管状,阴茎向腹侧弯曲,尿道口愈靠近侧弯曲愈严重,影响性交及排尿,也影响

生育。阴茎头及包皮形状与阴茎头型尿道下裂相同。阴茎阴囊型尿道下裂尿道口位于阴囊的正中线上,阴囊常呈分裂状似女性大阴唇。尿道口远端形成纤维索。阴茎弯曲严重,需蹲位排尿。阴茎短小而扁平,有的甚似女性阴蒂,有的睾丸未降入分裂的阴囊或形成阴茎阴囊转位。会阴型尿道下裂尿道口位于会阴部,阴囊分裂、发育不全,可合并隐睾,阴茎小而弯曲,极似肥大的阴蒂。整个生殖器发育似女性外阴,以至被不少父母误认为女性。需蹲位排尿。尿道下裂常并发隐睾和腹股沟斜疝,其尿道开口越靠近阴囊其发生率越高。还可并发前列腺囊及两性畸形等。

（二）诊断

阴茎头型和阴茎型尿道下裂的诊断比较容易,凭外观特点即可诊断。

鉴别诊断:阴茎阴囊型和会阴型尿道下裂应注意与女性假两性畸形及真两性畸形相鉴别,特别是合并隐睾者。对可疑者应行性染色质和染色体检查。

（三）治疗

确诊后应早期治疗。手术年龄以1岁后手术为宜,至少应于入学前或入幼儿园前完成。当性别确定为男性后,应根据尿道下裂的类型,结合女性生殖道有无、睾丸发育状况,制订全面治疗方案后分阶段进行,各个阶段应保持治疗方案的连续性。如小儿阴茎发育差,可于术前用1~2个疗程绒毛膜促性腺激素治疗,待阴茎发育后,再行手术。手术目的是矫正阴茎下弯,使尿道口恢复或接近正常阴茎头的位置,使小儿能站立排尿,成年后有生育能力。

第四节 / 隐睾

本节要点 (Key concepts)

Approximately 70%~77% of cryptorchid testes will spontaneously descend, usually by 3 months of age. A normal hypothalamic-pituitary-gonadal axis is usually necessary for testicular descent. Testosterone and DHT are necessary for the inguinal-scrotal phase of descent.

Eighty percent of undescended testes are palpable and 20% are nonpalpable. Bilateral nonpalpable testes warrant immediate assessment in the newborn period to determine the presence or absence of testes and to rule out an intersex state.

The efficacy of hormonal treatment is less than 20% for cryptorchid testes and is significantly dependent on pretreatment testicular location. Surgical intervention on an undescended testis should be performed between 6 and 12 months of age.

一、概述

隐睾(cryptorchidism)系指一侧或双侧睾丸未能按照

正常发育过程从腰部腹膜后下降至同侧阴囊内,又称睾丸下降不全,是小儿最常见的男性生殖系统先天性疾病之一。

1. 分类　按睾丸所处位置,临床上将隐睾分为:

(1) 高位隐睾　指睾丸位于腹腔内或靠近腹股沟内环处,占隐睾的14%~15%。

(2) 低位隐睾　指睾丸位于腹股沟管或外环处。

2. 病因与病理　睾丸下降在妊娠第30~32周完成,胎儿期睾丸正常下降的机制尚不清楚,已知睾丸下降需要正常的下丘脑－垂体－性腺轴,从腹股沟下降至阴囊阶段需要睾酮和双氢睾酮作用。隐睾的病因学也有多种说法,包括内分泌学说、解剖因素及睾丸本身发育缺陷等。随着年龄增长,隐睾发病率呈逐渐下降趋势。隐睾发生率单侧多于双侧,约为5∶1,右侧隐睾占70%,左侧占30%。有遗传倾向,父子间发病率为1.5%~4%,兄弟间为6.2%。

二、临床表现

无并发症的隐睾病人一般无自觉症状。主要表现为患侧阴囊扁平,单侧隐睾者左、右侧阴囊不对称,双侧隐睾阴囊空虚、瘪陷。若并发腹股沟斜疝时,活动后患侧出现包块,伴胀痛不适,严重时可出现阵发性腹痛、呕吐、发热。若隐睾发生扭转,如隐睾位于腹股沟管或外环处,则主要表现为局部疼痛性肿块,患侧阴囊内无正常睾丸,胃肠道症状较轻。如隐睾位于腹内,扭转后疼痛部位在下腹部靠近内环处,右侧腹内型隐睾扭转与急性阑尾炎的症状和体征颇为相似,主要区别是腹内隐睾扭转压痛点偏低,靠近内环处。此外,患侧阴囊内无睾丸时应高度怀疑腹内睾丸扭转。可并发生育能力下降或不育、先天性腹股沟斜疝、隐睾扭转、隐睾损伤及隐睾恶变等。

三、诊断

约80%隐睾可触及,查体时,应首先在病人立位检查睾丸。如果触诊不满意,还应再取仰卧位检查。B超、CT及MRI有助于确定睾丸的位置。

鉴别诊断:应与睾丸缺如、异位睾丸、回缩性睾丸等相鉴别。

四、治疗

隐睾确诊后,如出生后1年仍不下降,应着手开始治疗。

1. 激素治疗　包括绒毛膜性腺激素(HCG),黄体生成激素释放激素(LH-RH)或LH-RH+HCG两者联合应用。

2. 手术治疗　睾丸固定术是治疗隐睾的主要方法,初诊时已超过6个月或激素治疗无效,1岁以后即可行手术治疗,采用腹股沟部斜切口的睾丸肉膜囊外固定已被国内外广泛应用,对精索血管过短的隐睾可分两期手术,以充分保证睾丸的血供。双侧不能扪及的隐睾病人,术前应行性激素试验。试验前先测定血清睾酮、黄体生成激素(LH)和卵泡刺激素(FSH)值,然后肌内注射绒毛膜促性腺激素1 000~1 500 U,隔日1次,共3次后复查血清睾酮、LH和FSH。若睾酮值升高或对HCG无反应,但LH和FSH不增高,则说明至少存在一个睾丸,应进行手术探查。若试验前LH和FSH已增高,注射HCG后睾酮值不升高,则可诊断为双侧睾丸缺如,无须手术探查。

第五节 / 包茎

本节要点 (Key concepts)

By 3 years of age, in uncircumcised boys, 90% can retract the foreskin.

Although potential benefits of circumcision are the reduced risk of UTI in an infant and the prevention of carcinoma of the penis, balanitis, phimosis, and possibly sexually transmitted disease, routine circumcision is not endorsed.

Circumcision should not be performed in neonates with hypospadias, chordee without hypospadias, dorsal hood deformity, webbed or hidden penis, or micropenis.

一、概述

阴茎头完全被包皮包裹,但能上翻露出尿道口及阴茎头,称为包皮过长。包皮口狭小或包皮与阴茎头粘连,使包皮不能上翻露出尿道口和阴茎头,称为包茎(phimosis)。

包茎分先天性包茎和后天性包茎,先天性包茎分为萎缩型和肥大型,后天性包茎系炎症、外伤等使包皮口粘连狭窄所致。先天性包茎随阴茎的生长、勃起,包皮可自行向上退缩显露阴茎头。先天性包茎可见于每一个正常新生儿及婴幼儿。小儿出生时包皮与阴茎头之间粘连,数月后粘连逐渐吸收,包皮与阴茎头分离。至3~4岁时由于阴茎及阴茎头生长,阴茎勃起,包皮可自行向上退缩,外翻包皮可显露阴茎头。到3岁时,90%可外翻包皮显露阴茎头。包皮过长是小儿的正常现象,并非病理性。

二、临床表现及诊断

如伴发阴茎头包皮炎,可表现为排尿次数明显增多。急性发炎时包皮可出现红肿,严重者可产生脓性分泌物,伴发热等全身中毒症状。积聚的包皮垢于冠状沟处隔着包皮显示略呈白色的小肿块。有时包皮口小如针眼,排尿时尿液先积聚在包皮腔内,使包皮如囊肿样膨大,尿线细长,排尿困难。长期排尿困难可形成膀胱、尿道结石,出现膀胱输尿管反流,使肾受损。嵌顿性包茎是包茎的并发症。包茎病人包皮被翻转至阴茎头上方,若未及时复位,可使狭小的包皮口在冠状沟形成一狭窄环,阻塞阴茎头、包皮的静脉及淋巴回流,而引起包皮水肿,包皮水肿使狭窄环愈来愈紧,形成恶性循环。患儿因剧烈疼痛哭闹不止,可有排尿困难,在水肿的包皮上缘可见狭窄环,阴茎头呈暗紫色肿大,如时间过长,可致包皮嵌顿及阴茎头发生坏死。

包茎仅凭查体即可明确诊断。鉴别诊断应考虑隐匿阴茎。

三、治疗

婴幼儿期的先天性包茎,可将包皮反复试行上翻,以便扩大包皮口。当阴茎头露出后,清洁包皮垢,涂抗生素药膏或液状石蜡使其润滑,然后将包皮复原,否则会造成

嵌顿包茎。大部分小儿经此种方法治疗,随年龄增长均可治愈,只有少数需做包皮环切术。局部应用糖皮质激素软膏对70%~80%的包茎狭窄环有松解作用,但不能改善包皮粘连。后天性包茎病人由于其包皮口呈纤维狭窄环,需行包皮环切术。

对于阴茎头包皮炎患儿,在急性期应用抗生素控制炎症,局部每天用温水或4%硼酸溶液浸泡数次。待炎症消退后,先试行手法分离包皮,局部清洁治疗无效时考虑做包皮环切术。炎症难以控制时,应做包皮背侧切开以利引流。

虽然新生儿行包皮环切术能降低尿路感染的风险,并可预防阴茎癌、龟头炎及包茎,但不推荐新生儿常规行包皮环切术。对合并尿道下裂、小阴茎或隐匿性阴茎等畸形患儿更不应行包皮环切术。

如果包茎病人强行翻转包皮而未及时复位,将使包皮紧勒于阴茎冠状沟处,称为包皮嵌顿。可以发生于任何年龄的病人,以青年男性多见。一旦包皮嵌顿发生,需要尽早将其复位。最简单、常用的方法为手法复位。如果复位困难,可以结合应用利多卡因胶剂或者在局麻后应用冰水、或高张溶液减轻局部水肿,再进行手法复位。Dundee技术是在阴茎根部阻滞后,用25 G的针头在包皮水肿处环形作20处以上的穿刺,将水肿液体挤出,减轻包皮水肿后手法复位。如手法复位失败,可于包皮背侧纵向切开,切开时务必将包皮狭窄环切断,再行复位,复位后将切口横行缝合,之后待感染控制后,再行包皮环切术。

（许清泉）

第 87 章

泌尿及男性生殖系统感染

本章要点 (Key concepts)

- **Background**

Urinary tract infection (UTI) is common, and may affect men and women of all ages in different countries. UTI is an inflammatory response of the urothelium to bacterial invasion that is usually associated with bacteriuria and pyuria.

- **Risk factors**

a. General health condition; b. History of previous UTI; c. Sex behavior manner; d. Local pathological alterations.

- **Clinical presentation**

a. Fever, pain and lower urinary tract symptoms (LUTS); b. Painful mass or nodule in region; c. Overactive bladder and hematuria; d. Hydronephrosis or urinary retention.

- **Diagnosis**

a. Fever, pain and painful mass or nodule in region; b. Lower urinary tract symptoms (LUTS); c. Blood analysis and culture; d. Urine analysis and culture; e. Imaging evaluation of urinary tract system.

- **Management**

Therapy for UTI must ultimately eliminate bacterial growth in the urinary tract. Efficacy of the antibiotic therapy is critically dependent on the antibiotic levels in the urine and the duration that this level remains above the minimal inhibitory concentration of the infecting organism.

第一节 / 上尿路感染

一、急性肾盂肾炎

急性肾盂肾炎（acute pyelonephritis）是指侵及肾实质和肾盂的急性细菌性感染，临床以发热、寒战和腰背痛为主要表现，可伴有尿频、尿急、尿痛等膀胱刺激症状。本病发病率女性高于男性。

（一）病因与病理

急性肾盂肾炎的致病菌主要为大肠埃希菌，致病菌的感染方式主要是由尿道进入膀胱，并上行至输尿管和肾的上行感染。急性肾盂肾炎时患侧肾肿大，肾实质变软。肾盂肾盏黏膜充血、水肿，表面有脓性分泌物。

（二）临床表现

急性肾盂肾炎的典型表现为突发寒战、发热和一侧或双侧肾区疼痛，伴有头痛、恶心、呕吐和食欲减退等。由上行感染引起的急性肾盂肾炎起病时同时伴有尿频、尿急和尿痛等下尿路刺激症状。

（三）诊断与鉴别诊断

1. 诊断　急性肾盂肾炎的诊断主要依据临床表现、实验室检查和影像学检查结果。

（1）尿常规　可见大量白细胞及白细胞管型，少数病人有肉眼或镜下血尿。

（2）尿细菌学检查　中段尿细菌培养阳性，大肠埃希菌约占 80%。尿培养同时应行药敏试验。

（3）血常规和血生化检查　血常规中以中性粒细胞为主的白细胞增多。血细胞培养可以阳性。

（4）超声检查　可显示肾皮质、髓质分界不清，有助于判断肾大小、肾盂输尿管有无扩张及梗阻。

（5）CT 显示患肾外形增大，增强后可见楔形强化降低区，从集合系统向肾包膜放射。

2. 鉴别诊断 急性肾盂肾炎应与急性阑尾炎、急性胰腺炎、急性胆囊炎相鉴别。急性阑尾炎和急性胆囊炎时的疼痛部位不同，尿液检查一般正常。急性胰腺炎时血尿淀粉酶升高。

（四）治疗

1. 对症治疗 急性肾盂肾炎病人应积极退热并卧床休息，多饮水以增加尿量，维持每日尿量 >1 500 mL。

2. 抗感染治疗 抗生素的使用原则为早期静脉应用，疗程 7~14 d；体温正常、症状改善后可以口服抗生素维持治疗。常用药物包括喹诺酮类药、二代或三代头孢菌素类药。

二、慢性肾盂肾炎

慢性肾盂肾炎（chronic pyelonephritis）大多由于反复泌尿系感染或急性肾盂肾炎治疗不当而转入慢性阶段，长期反复感染导致肾实质瘢痕形成或肾萎缩，并可能出现肾功能不全。

（一）病因与病理

慢性肾盂肾炎多见于女性，大多数慢性肾盂肾炎是由于上行性感染所致。具有潜在的功能性或结构性尿路异常的病人，慢性肾感染可以导致显著的肾损害。

（二）临床表现

慢性肾盂肾炎的临床表现依肾病变和肾功能损害程度而有所不同。在炎症静止期，临床症状不明显，有时有肾区不适感或轻度的尿路刺激症状。如累及双侧肾，则可出现肾功能不全的表现。

（三）诊断与鉴别诊断

1. 诊断 慢性肾盂肾炎的诊断主要依据既往急性肾盂肾炎或反复泌尿系感染的病史、尿常规异常、影像学检查发现有肾皮质瘢痕或肾盂肾盏变形，以及慢性肾功能不全的表现。

（1）尿常规 尿白细胞增多，偶有白细胞管型。也可无异常发现。

（2）肾功能检查 肾小管功能损害时尿浓缩功能减退。肾功能不全的病人可出现血肌酐升高。

（3）静脉尿路造影 是诊断慢性肾盂肾炎的主要方法。主要特征是肾轮廓不对称，一个或多个肾盏出现闭塞和扩张，在相应部位出现皮质瘢痕。此外，可以明确有无肾盂积水、尿路结石或尿路梗阻的存在。

2. 鉴别诊断 慢性肾盂肾炎应与肾结核相鉴别。肾结核临床症状与慢性肾盂肾炎有相似之处，但在结核病人尿中可发现抗酸杆菌，或结核杆菌培养阳性。肾结核者静脉尿路造影可显示为患肾肾小盏虫蚀样破坏、空洞形成或钙化等。

（四）治疗

治疗原则是抗感染的同时积极监测并保护肾功能，及时解除包括尿路梗阻、尿路结石在内的梗阻性因素。

1. 支持疗法 注意适当休息，增加营养，纠正贫血，每日保持充分的液体摄入。

2. 抗菌药物治疗 应根据感染细菌和抗生素敏感试验结果选择抗生素，以达到彻底控制菌尿和慢性肾盂肾炎反复发作的目的。当一侧肾萎缩或肾功能丧失，同时并发肾感染性结石或继发性高血压时，可考虑行患肾切除。

三、肾脓肿

肾脓肿（renal abscess）是局限于肾实质内的化脓性病变。抗生素出现前，80% 的肾脓肿是由葡萄球菌血行播散引起。目前革兰阴性菌通过尿路逆行感染已成为成年人肾脓肿的主要致病菌。

（一）病因与病理

根据感染途径不同，初期病变可局限于肾皮质或肾髓质，肾实质病灶可坏死液化形成脓肿。多个微小脓肿可集合形成多房性脓肿，少数严重者形成肾周围脓肿。糖尿病、长期透析、尿路梗阻等是肾脓肿的易发因素。

（二）临床表现

病人可表现为高热、寒战、腰腹疼痛，偶有消瘦不适，严重者可出现脓毒血症和休克症状。同时可伴有膀胱炎症状。肾脓肿症状出现前数周，常有其他部位（如皮肤、口咽部、肺和膀胱等）革兰阴性菌感染病史。查体肾区叩痛，肋脊角压痛，严重者可于腰部扪及肿块。

（三）诊断与鉴别诊断

1. 诊断 肾脓肿的诊断主要依据病史、体征和相关检查，超声和CT等影像学检查在诊断上有重要意义。

（1）血常规 血白细胞增多，血细菌培养通常阳性。

（2）尿常规 如肾脓肿与尿路相通，尿常规可见脓尿，尿培养阳性。

（3）超声检查 显示肾脓肿为一无回声或低回声占位病变。

（4）CT 早期CT扫描可见肾增大，肾内局灶性低密度影；慢性脓肿时，可见分界清楚的液性暗区，周围组织造影剂增强而表现为"指环"征。

2. 鉴别诊断　肾脓肿应与急性肾盂肾炎、肾肿瘤相鉴别。

急性肾盂肾炎症状体征与肾脓肿相似,但前者在尿路造影中无肾盂肾盏移位改变,B超和CT中无占位性病变。

肾细胞癌伴发热或肾癌内部液化坏死时,应注意与肾脓肿鉴别。肾癌病人血白细胞多正常,肾区叩痛远较肾脓肿轻。肾脓肿CT扫描时有脓肿壁壳状呈增强表现,而肾癌无此特征。

（四）治疗

经皮穿刺或切开引流是肾脓肿的主要治疗方法。对于直径 <3 cm 的小脓肿,如及早静脉注射有效抗生素并密切观察,有时可避免手术。并发肾周围脓肿时,应行肾周围脓肿切开引流术。

第二节 / 下尿路感染

一、膀胱炎

膀胱炎（cystitis）是一种常见的尿路感染性疾病,女性多见,男性多继发于良性前列腺增生、尿路结石。根据发病的缓急,膀胱炎分为急性膀胱炎与慢性膀胱炎。

（一）病因与病理

膀胱炎致病菌以大肠埃希菌数最常见,其次为葡萄球菌、变形杆菌及克雷白杆菌等。女性尿道的解剖特点是女性膀胱炎发病率高于男性的主要原因。此外,膀胱结石、异物、肿瘤和留置尿管等是引起膀胱炎的直接原因。

（二）临床表现

1. 急性膀胱炎　发病突然,尿频、尿急、尿痛,可伴有全程或终末血尿。严重时伴急迫性尿失禁。体温正常或仅有低热。女性病人常与经期、性交有关。男性慢性前列腺炎病人可在性交或饮酒后诱发膀胱炎。

2. 慢性膀胱炎　一般病程缓慢,反复发作或持续出现的尿频、尿急、尿痛,时轻时重。可见尿液混浊。慢性膀胱炎多见于女性,发病前多有急性膀胱炎病史或泌尿系统其他疾病病史。

（三）诊断与鉴别诊断

1. 诊断　急性膀胱炎的诊断主要根据病史、症状及尿液检查。

(1) 中段尿液检查　可见多量白细胞及红细胞。

(2) 中段尿细菌培养　菌落计数 >10 万或抗生素敏感试验,为治疗提供准确依据。

在慢性膀胱炎的诊断中症状和尿液检查的结果有时不一致,需要反复检查后确诊。需要考虑慢性膀胱炎反复发作或持续存在的原因,除外上尿路感染及局部病变(如膀胱结石等)。

2. 鉴别诊断　诊断急性膀胱炎时应除外以下疾病。

(1) 急性肾盂肾炎　伴有高热、寒战、腰痛和肾区叩痛。

(2) 结核性膀胱炎　病情进展缓慢,尿液中可找到抗酸杆菌或尿路造影显示患侧肾有结核所致病变。

(3) 间质性膀胱炎　尿液清晰,无细菌,耻骨上区的疼痛为主要症状。

对于症状反复发作、膀胱刺激症状进行性加重、尿呈酸性反应、一般抗菌治疗无效的病人应高度警惕泌尿系结核的可能。泌尿系结核的病人尿液中可找到抗酸杆菌,影像学检查可见结核破坏性改变。

（四）治疗

急性膀胱炎的病人需要卧床休息,多饮水,避免刺激性食物。根据致病菌属,选用合适的抗生素。在药敏结果之前,可选用喹诺酮类、头孢菌素类、磺胺类药。

在慢性膀胱炎的治疗中,要仔细寻找反复发作的病因如尿路梗阻等,必要时进行原发灶的外科治疗。抗菌药物及解痉药物的应用同急性膀胱炎,但以长期口服为主。

二、淋菌性尿道炎

淋菌性尿道炎（gonococcal urethritis）又称淋病（gonorrhoea）,是由淋病双球菌感染所致的泌尿生殖系统化脓性炎性疾病。

（一）病因与病理

淋病的病原体是淋病双球菌（gonococcus）,又称淋病奈瑟菌,简称淋球菌。淋球菌是革兰阴性双球菌,常存在于多核粒细胞的胞质内。淋病双球菌主要通过直接性接触传染,亦可间接接触传染。

淋球菌侵入前尿道黏膜下层引起炎症反应,形成典型的尿道脓性分泌物。严重或反复的感染,黏膜坏死后由鳞状上皮或结缔组织代替,引起尿道瘢痕性狭窄。

（二）临床表现

1. 男性淋球菌性尿道炎　潜伏期 1~14 d,一般在感染后 2~5 d 发病。首先出现尿道口红肿,有稀薄黏液流出。逐渐形成黏稠脓性分泌物自尿道口溢出,尿道口发红肿胀外翻,有尿频、尿急及尿痛等症状。

2. 女性淋球菌性尿道炎 常于性交后 2~5 d 出现尿道口红肿,有脓性分泌物自尿道口溢出。可有尿频、尿急、尿痛或灼热感。

（三）诊断与鉴别诊断

1. 诊断 主要依据不洁性交史、临床症状及实验室检查。淋病双球菌培养目前仍然是诊断淋病的金标准。可靠的涂片检查在多数情况下也常用于临床处理。

（1）涂片检查 取尿道分泌物涂片,固定后作革兰染色,镜下可见多核粒细胞内革兰阴性淋球菌,呈淡红色成对排列。

（2）细菌培养 取尿道分泌物或血液做淋球菌培养。一般对女性淋病及男性临床上符合诊断而涂片检查为阴性者及播散性淋病均需做培养。取材后应立即接种。对培养阳性者可进行药敏试验,合理选择用药。

2. 鉴别诊断 需与非淋菌性尿道炎鉴别,主要鉴别要点为尿道分泌物的特点和病原学检查的结果。

（四）治疗

1. 一般处理 注意休息,避免剧烈运动和刺激性食物。治疗期间停止性生活。

2. 抗生素治疗 几乎所有抗生素对淋病都有治疗作用,但是目前以头孢菌素类、青霉素类和氟喹诺酮类抗生素治疗为主。病情较重的病人应该联合两种抗生素治疗。为避免再感染,性伴侣应同时接受治疗。

治愈标准:治疗结束 2 周后复诊,在无性接触情况下符合如下标准,可判定已治愈:①症状和体征全部消失;②从患部取材,做涂片和培养淋球菌阴性。

三、非淋菌性尿道炎

非淋菌性尿道炎(non-gonococcal urethritis)是指由淋球菌以外的其他经性接触传染的病原体引起的尿道炎。

（一）病因与病理

非淋菌性尿道炎是由支原体、衣原体引起的最常见的性传播疾病之一。主要通过性交传染,亦可间接接触传染。病原性支原体或衣原体吸附于泌尿生殖道细胞表面,通过分解底物产生毒素,造成泌尿生殖道上皮细胞受损而致病。

（二）临床表现

非淋菌性尿道炎主要见于 20~40 岁的年轻人,潜伏期为 1~3 周,男女均可发病,但男性和女性的临床症状有所不同。

1. 男性非淋菌性尿道炎 常于不洁性交后 1 周后发病,有尿道刺痒、疼痛或烧灼感,排尿疼痛,但症状较轻。尿道口发红或有轻度红肿、湿润。尿道分泌物较稀薄,为浆液性。部分病人症状不明显,甚至无任何症状而呈隐性感染。

2. 女性非淋菌性尿道炎 80% 女性病人呈隐性感染,因而成为重要传染源。部分病人表现为轻微尿道炎的症状。

（三）诊断与鉴别诊断

1. 诊断 根据不洁性交史、临床症状、涂片与培养均无淋球菌发现,结合 PCR 检查结果等参考,综合判断。

分泌物涂片、培养检查:无淋球菌的证据。

分泌物涂片:油镜下平均每视野多核粒细胞≥5 个,宫颈涂片 >10 个,有诊断意义。

尿沉淀物:高倍镜视野下,平均每视野≥15 个多核粒细胞有诊断意义。

病原体培养:衣原体只能在组织培养中生长,取材时将试纸在男性尿道或女性宫颈内用力旋转 2 圈,以获得被感染的上皮细胞。支原体可以在人工培养基上生长。

分子生物学检查:聚合酶链反应(PCR)和连接酶链反应(LCR):以病原体核酸作为引物进行扩增,可用尿液或试纸取材,敏感性、特异性均高,但应注意排除污染所导致的假阳性结果。

2. 鉴别诊断 应注意与淋菌性尿道炎、非特异性尿道炎等相鉴别,参考本章淋菌性尿道炎。

（四）治疗

治疗药物主要选用四环素类、大环内酯类、喹诺酮类抗生素。

治愈标准:治疗结束后 1 周应随访复查。治愈标准是症状完全消失,无尿道分泌物。尿道或宫颈分泌物、尿沉渣检查多核粒细胞阴性。最好能做病原体检测,排除带菌状态,但目前尚未作为常规检查。

第三节 / 男性生殖系统感染

一、前列腺炎

前列腺炎(prostatitis)是由于前列腺受到微生物等病原体感染或某些非感染因素刺激而发生的炎症反应,及由此造成的病人前列腺区域不适或疼痛、排尿异常等临床表现。

美国国立卫生研究院(NIH)对前列腺炎进行了分类。Ⅰ型:急性细菌性前列腺炎;Ⅱ型:慢性细菌性前列腺炎;Ⅲ型:慢性非细菌性前列腺炎/慢性骨盆疼痛综合征(CP/CPPS);Ⅳ型:无症状的组织学前列腺炎(AIP)。

(一)病因与病理

革兰阴性菌大肠埃希菌、球菌是细菌性前列腺炎的常见病原体。非细菌性前列腺炎的发病机制不明确。

(二)临床表现

1. 急性细菌性前列腺炎　起病急、症状重,多数病人出现全身感染中毒症状。局部症状表现为排尿不适与下腹部、盆腔、会阴及尿道疼痛等症状。可伴有明显的尿频、尿急、尿痛等下尿路症状,个别病人表现为排尿困难,甚至尿潴留。

2. 慢性细菌性前列腺炎　慢性细菌性前列腺炎的临床表现多样化,排尿异常和盆腔局部疼痛是主要的症状。排尿异常主要表现为尿道灼热、尿频、尿急、大小便后出现"滴白"等。盆腔疼痛症状类似于慢性非细菌性前列腺炎。

3. 慢性非细菌性前列腺炎　又称慢性盆腔疼痛综合征(chronic pelvic pain syndrome,CPPS),临床特征是反复发作的盆腔周围疼痛并伴有排尿异常。疼痛主要局限于会阴、耻骨上和阴茎,也可见于睾丸、腹股沟或腰部。

4. Ⅳ型前列腺炎　无明显的临床症状,通常在前列腺活检或经尿道切除的组织标本中得到证实。

(三)诊断与鉴别诊断

Ⅰ型和Ⅳ型前列腺炎的诊断简单明确。

目前还没有诊断Ⅱ、Ⅲ型前列腺炎的"金标准",可用于临床诊断的方法学的意义有限。诊断过程包括详细询问病史和临床症状、体格检查、尿液与前列腺按摩液(EPS)分析,依据病情需要进行必要的选择性检查。

直肠指检应该注意前列腺的大小、质地、有无结节、触痛。急性前列腺炎病人禁忌进行前列腺按摩检查。

EPS检查是最常用的诊断方法,若内含的卵磷脂小体多于+++/HP、白细胞<10个/HP、无脓细胞,则表示前列腺未发生微生物感染。

尿液检查对急性细菌性前列腺炎的诊断具有参考价值。对慢性前列腺炎病人进行的分段尿液白细胞计数,有助于判断炎症和(或)感染病原体的可能来源部位。

鉴别诊断:前列腺炎的鉴别诊断应该排除前列腺的其他疾病和前列腺外的疾病,包括泌尿生殖系统其他部位来源的感染、非特异性尿道炎、间质性膀胱炎、良性前列腺增生、慢性附睾炎等。

(四)治疗

前列腺炎的治疗方法众多,常见治疗方法如下。

1. 抗感染治疗　对于急性前列腺炎、慢性前列腺炎急性发作、慢性细菌性前列腺炎的病人应用抗生素治疗。

2. α-肾上腺素能受体阻滞药　主要应用于伴有明显下尿路症状的病人。连续服用6~12周以避免症状反复。

3. 抗炎治疗　可以选择短效的非甾体类抗炎药及环氧合酶-2(COX-2)抑制药改善症状。

4. 其他　镇痛治疗和心理治疗等对于有相关症状的病人具有一定的疗效。

二、睾丸炎

睾丸炎(orchitis)通常由细菌或病毒引起。临床将睾丸炎分为急性睾丸炎、慢性睾丸炎和急性腮腺炎性睾丸炎。

(一)病因与病理

急性细菌性睾丸炎常继发于尿道炎、膀胱炎及长期留置导尿管的病人,也可继发于全身其他部位的感染。慢性睾丸炎多由于急性睾丸炎治疗不彻底或由其他致病因素引起。急性腮腺炎性睾丸炎是由腮腺炎病毒所致流行性腮腺炎引起的睾丸炎,多见于儿童及青少年。

(二)临床表现

1. 急性细菌性睾丸炎　多发生于单侧。表现为急性发作的睾丸胀痛、睾丸质地变硬,疼痛向同侧腹股沟、下腹部放射。查体阴囊皮肤红肿、睾丸肿大。如同时合并附睾炎,睾丸和附睾二者界限不清。

血常规检查白细胞总数升高。尿常规可见白细胞及红细胞。B超检查可见患侧睾丸肿大,回声增强。

2. 慢性睾丸炎　病人可以有急性睾丸炎病史,通常症状出现缓慢,以阴囊局部疼痛、坠胀感明显。查体睾丸弥漫性增大,质地硬伴有压痛。部分病人睾丸萎缩,仅能触及附睾。

3. 急性腮腺炎引起的睾丸炎　发病快,一般在腮腺炎后1周内出现一侧或双侧睾丸增大伴肿痛,高热,体温可达40℃。查体阴囊皮肤红肿,触诊睾丸压痛明显,睾丸与附睾界限明确。血常规检查白细胞升高,尿液分析一般正常。急性期可在尿液内发现致病病毒。流行性腮腺炎引起的睾丸炎约有30%病人的精子发生不可逆的破坏。受累睾丸萎缩。双侧急性腮腺炎性睾丸炎导致男性不育,但激素水平一般尚正常。

（三）诊断与鉴别诊断

1. 诊断　根据临床表现、查体、辅助检查结果,可以基本明确急、慢性睾丸炎的诊断。少年儿童急性腮腺炎后出现睾丸肿痛、体温升高等症状,应该考虑急性腮腺炎性睾丸炎的诊断。

2. 鉴别诊断

（1）急性附睾炎　急性附睾炎的主要病理变化在附睾。局部症状明显,全身症状较轻,常有排尿异常症状。

（2）睾丸扭转　多见于青少年。患侧睾丸突发性疼痛。扭转早期睾丸位置可因提睾肌痉挛及精索缩短而上移,托起睾丸时疼痛不减轻反而加重(即睾丸抬高试验阳性)。彩色多普勒血流图检查对判断睾丸血流状态帮助较大。

（3）睾丸肿瘤　睾丸质硬时应与睾丸肿瘤鉴别。B超检查,血清AFP、HCG、LDH等肿瘤标记物的检查有助于鉴别诊断。

（四）治疗

1. 对症治疗　治疗原则是抗炎、镇痛、退热。对细菌性睾丸炎应全身使用抗菌药物。抗菌药对流行性腮腺炎引起的睾丸炎是无效的,但可预防继发性细菌感染。

托高患侧阴囊,局部冷敷有助于缓解疼痛症状。阴囊皮肤红肿者可用50%硫酸镁溶液湿敷。长期留置导尿管所引起的睾丸炎病人应尽早去除尿管,必要时行膀胱造口引流尿液。

2. 手术治疗　一旦睾丸形成脓肿,则可以进行脓肿切开引流,对脓肿较大或因为反复睾丸炎导致睾丸萎缩的病人应行睾丸切除术。

三、附睾炎

附睾炎(epididymitis)是男子生殖系统非特异性感染中的常见疾病,是致病菌从输精管逆行进入附睾或经淋巴系统引起的附睾感染。依据临床表现可分为急性附睾炎和慢性附睾炎。

（一）病因与病理

细菌感染是急性附睾炎发生的主要原因。致病菌的感染途径主要是输精管道的逆行感染。长期留置导尿管引流的病人,细菌可经输精管道进入附睾发生附睾炎或附睾睾丸炎。

（二）临床表现

1. 急性附睾炎　发病急,随着阴囊局部疼痛的不断加重附睾迅速肿大。多伴有体温升高。同时可以出现膀胱尿道炎、前列腺炎等症状。

体检在腹股沟处或下腹部压痛明显,阴囊红肿明显。发病早期肿大的附睾与睾丸界限明确,数小时后随着附睾的不断肿大,难以明确附睾与睾丸的界限。

2. 慢性附睾炎　临床上较多见,症状无特异性,主要表现为阴囊局部的疼痛或不适。少数病人有反复急性发作史。查体可触及相对增大伴压痛的附睾或质地较硬的结节。同时合并睾丸炎者,两者界限不清。

（三）诊断与鉴别诊断

1. 诊断　附睾炎多发生于一侧,双侧少见。患侧阴囊皮肤红肿。附睾肿大、质硬,触痛明显。早期与睾丸界限清楚,后期界限不清。一旦形成脓肿,则可自行破溃形成瘘管。

实验室检查血常规白细胞升高。尿常规有脓细胞,尿培养或尿道分泌物培养有细菌生长。B超检查可发现附睾体积及形态发生改变。

2. 鉴别诊断　急、慢性附睾炎应与结核性附睾炎、睾丸肿瘤等进行鉴别诊断。

（1）结核性附睾炎　很少有急速发作的疼痛及体温升高,触诊时可以区分睾丸与附睾。输精管呈串珠状。尿液与前列腺液培养可找到抗酸杆菌。

（2）睾丸肿瘤　睾丸肿瘤通常为无痛性肿块,若肿瘤内伴发出血,则可引起睾丸附睾疼痛。触诊时睾丸与附睾界限较明确。肿瘤标记物如血AFP、HCG、LDH检查及超声检查有助于鉴别诊断。

（3）睾丸扭转　睾丸扭转的好发年龄是青少年。鉴别诊断需及时准确,否则有造成睾丸坏死或切除的可能。睾丸扭转的疼痛多突发,而附睾炎的疼痛发生有一定的阶段性表现。睾丸扭转的病人睾丸抬高试验疼痛加重。彩色多普勒血流图检查对判断睾丸血流状态帮助较大。

（四）治疗

1. 对症治疗　抗炎、镇痛、退热治疗是主要治疗方式。急性附睾炎通常静脉应用抗菌药,体温与血象恢复正常后改用口服抗生素治疗。因长期留置导尿管引起的附睾炎者,应去除导尿,另行膀胱造口引流尿液。

2. 外科治疗　如附睾炎性包块增大,并且影响病人的生活或工作时可以考虑外科切除。

（张祥华）

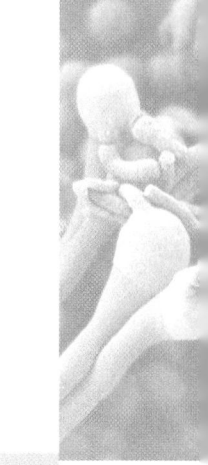

第88章

泌尿及男性生殖系统结核

本章要点 (Key concepts)

● **Background**

Genitourinary tuberculosis is one manifestation of a systemic disease caused by the blood-borne metastatic spread of *Mycobacterium tuberculosis* from the primary foci, which are usually in the lungs. Renal tuberculosis is a disease and seen less and less in developed countries, but still poses many problems in developing countries.

● **Pathology**

a. Tubercles, granuloma, caseation, ulcerocavernous lesion; b. Fibrosis; c. Calcification.

● **Clinical presentation**

a. Frequency, urgency, dysuria; b. Hematuria; c. Pyuria; d. Flank pain and mass; e. Tuberculosis of male genital tract; f. General features: pyrexia, night sweat, weakness, anemia, emaciation, nausea, vomiting, edema.

● **Management**

Renal tuberculosis must be treated with a strict medical regimen. Surgical excision of an infected kidney when it is marked advance of the disease.

泌尿及男性生殖系统结核(genitourinary tuberculosis)是继发性结核病(secondary tuberculosis),是全身结核病的一部分,其中最主要的是肾结核,绝大多数起源于肺结核,少数继发于骨关节结核或消化道结核。

第一节 / 肾结核

肾结核(renal tuberculosis)常发生于20~40岁的青壮年,男性较女性多见。儿童和老人发病较少,儿童发病多在10岁以上,婴幼儿罕见。约90%为单侧性。肾结核往往在肺结核、骨关节结核等发生或恢复后3~10年或更长时间才出现临床症状。

一、病因

肾结核是由结核杆菌(*M.tuberculosis*)引起的慢性、进行性、破坏性病变。结核杆菌由原发病灶主要经血行进入肾,在双侧肾皮质的肾小球周围毛细血管丛内,形成多发性微小结核病灶。若病人免疫力良好,感染细菌的数量较少,毒性小,这种早期微小病变可以完全自行愈合,临床上常不出现症状,称为病理肾结核,但此期肾结核病人的尿中可以查到结核杆菌。若病人免疫力低下,细菌数量大,毒力强,肾皮质内的病灶不能愈合而逐渐扩大,结核杆菌经肾小管到达髓质的肾小管襻处,易发展为肾髓质结核。病变在肾髓质继续发展,穿破肾乳头到达肾盏、肾盂,发生结核性肾盂肾炎,出现临床症状及影像学改变,称为临床肾结核。肾结核如未得到及时治疗,结核杆菌可经黏膜、黏膜下层和尿流下行播散到输尿管、膀胱、尿道而致病。含有结核杆菌的尿液还可以通过前列腺导管、射精管进入生殖系统。男生殖系统结核也可以由血行直接播散引起。

二、病理

肾结核的早期病变主要是肾皮质内多发性结核结

节(tubercle),是由淋巴细胞、浆细胞、巨噬细胞和上皮样细胞形成的结核性肉芽组织,中心常有干酪样坏死,边缘为纤维组织增生。随着病变发展,病灶浸润逐渐扩大,侵入肾髓质后病变多不能自愈,常进行性发展,结核结节可彼此融合,形成干酪样脓肿,从肾乳头处破入肾盏,干酪样物质液化后排入肾盂,形成空洞性溃疡。肾结核的另一病理改变是纤维化。肾盏盏颈或肾盂出口因纤维化发生狭窄,可形成局限的闭合脓肿或结核性脓肾。结核钙化也是肾结核常见的病理改变。少数病人全肾广泛钙化时,肾功能完全丧失,输尿管完全闭塞,含菌尿液不能流入膀胱,膀胱继发性结核病变可好转愈合,膀胱刺激症状逐渐缓解甚至消失,尿液检查趋于正常,这种情况称之为"肾自截"(autonephrectomy),但病灶内仍存有大量活的结核杆菌,仍可作为病原导致复发,故不能因症状不明显而予以忽视。

输尿管结核表现为黏膜出现结核结节,发生干酪样坏死,形成溃疡和肉芽肿。病变呈多发性,可侵及黏膜下层,甚至肌层。病变修复纤维化后,管壁增粗、变硬,管腔呈节段性狭窄,致使尿液下行受阻,引起肾积水。输尿管狭窄多见于输尿管膀胱连接部,其次为肾盂输尿管连接处,中段者较少见。

膀胱结核起初为黏膜充血、水肿,散在结核结节形成,病变常从患侧输尿管口周围开始,逐渐扩散至三角区并累及整个膀胱。病变愈合致使膀胱壁广泛纤维化和瘢痕收缩,失去伸缩能力,膀胱容量显著减少(不足50 mL),称为挛缩膀胱(contracted bladder)。膀胱结核病变及挛缩膀胱常可致健侧输尿管口狭窄或闭合不全,膀胱内压升高,致肾盂尿液下行受梗阻或膀胱尿液反流,引起对侧肾积水。膀胱结核溃疡向深层侵及,偶可穿透膀胱壁与邻近器官形成瘘,如结核性膀胱阴道瘘或膀胱直肠瘘。

三、症状

肾结核发病过程一般较缓慢,早期常无明显症状,只是在尿液检查时发现有少量红、白细胞及蛋白,呈酸性,尿中可能发现结核杆菌。随着病情的发展,可出现下列典型的临床症状。

1. 尿频、尿急、尿痛　是肾结核的典型症状之一。肾结核的典型症状不在肾而在膀胱,尿频往往最早出现,常是病人就诊时的主诉。尿频是因含有结核杆菌的脓尿刺激膀胱黏膜引起,以后当结核病变侵及膀胱壁,发生结核性膀胱炎及溃疡时,尿频逐渐加剧,并伴有尿急、尿痛。晚期发生膀胱挛缩,容量显著缩小,尿频更加严重,每日排尿达数十次,甚至出现尿失禁。

2. 血尿　是肾结核的另一重要症状,特点多为终末血尿,主要是排尿终末膀胱收缩时结核性溃疡出血所致。肾结核的血尿常在尿频、尿急、尿痛等膀胱刺激症状发生以后出现,但也有以血尿为初发症状者。

3. 脓尿　是肾结核的常见症状。严重者如洗米水样,显微镜下可见大量脓细胞。

4. 腰痛和肿块　仅少数肾结核病变破坏严重,发生脓肾或继发肾周感染,血块通过输尿管或输尿管被干酪样物质堵塞时,可引起腰部钝痛或绞痛。较大肾积脓或对侧巨大肾积水时,腰部可触及肿块。

5. 男性生殖系统结核　男性肾结核病人中有50%~70%合并生殖系统结核。临床上表现最明显的是附睾结核,常可触及不规则硬块。输精管结核病变时,变得粗硬并呈"串珠"样改变。

6. 全身症状　肾结核病人的全身症状常不明显。活动性结核可出现发热、盗汗、消瘦、贫血、虚弱、食欲减退和血沉加快等典型的结核病状。严重双肾结核或肾结核对侧肾积水时,可出现慢性肾功能不全的症状。

四、诊断

尿频、尿急、尿痛等膀胱炎症状久治不愈并持续加重是诊断肾结核的重要线索。特别在青壮年男性原发性膀胱炎几乎不存在,如同时伴有生殖系统结核时则更应考虑到有肾结核的可能。下列检查有助于诊断。

(一)尿液检查

有多数红、白细胞,尿呈酸性反应,蛋白阳性。尿沉渣涂片抗酸染色50%~70%的病人可找到抗酸杆菌,以清晨第一次尿液检查阳性率最高,至少连续检查3次。尿结核杆菌培养时间较长(4~8周),但可靠,阳性率可达90%,这对肾结核的诊断有决定性意义。

(二)影像学诊断

包括B超、X线、CT及MRI等检查。对确诊肾结核,判断病变严重程度,决定治疗方案非常重要。

1. B超　简单易行,对于中、晚期病例可初步确定病变部位,常显示患肾结构紊乱,有钙化者则显示强回声,B超还可显示对侧肾积水及挛缩膀胱。

2. X线检查　泌尿系统X线平片(KUB)可显示患肾外形增大,并见到斑点状钙化或全肾广泛钙化(Figure 9-88-1)。静脉尿路造影(IVU)可以了解分侧肾功能、病变程度与范围。早期表现为肾盏边缘不光滑,如虫蛀状,随着病变进展,肾盏失去杯形,不规则扩大或模糊变形(Figure 9-88-2,9-88-3)。若肾盏颈纤维化狭窄或完全闭

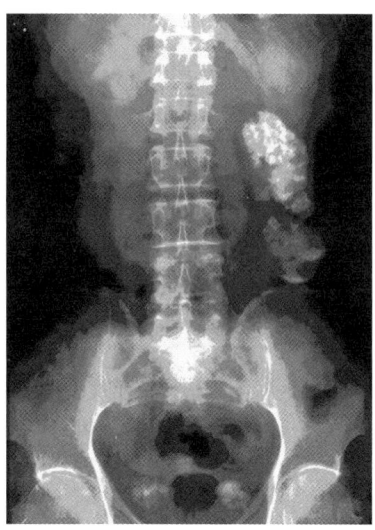

Figure 9–88–1　Extensive calcification in the left renal tuberculosis

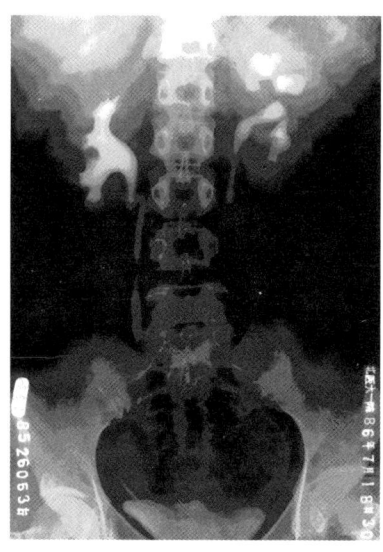

Figure 9–88–2　Tuberculosis changes in the upper calyx of left kidney

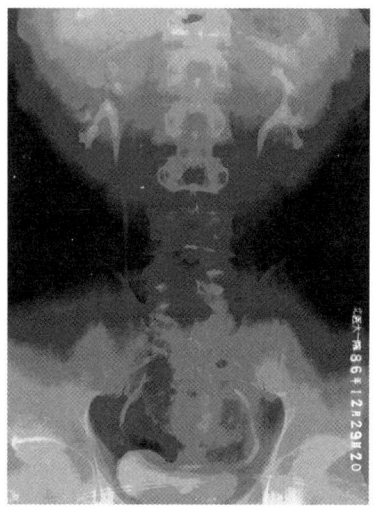

Figure 9–88–3　Tuberculosis in the upper calyx of right kidney

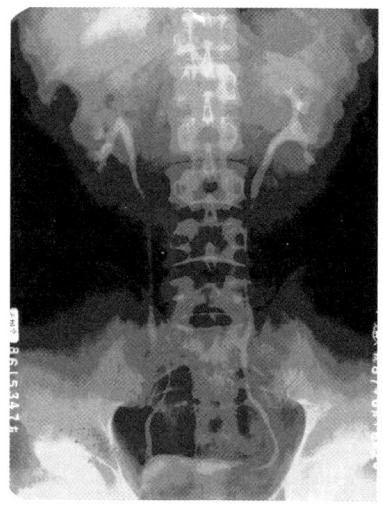

Figure 9–88–4　Approximate total occlusion of the upper calyx of right kidney

塞时,可见空洞充盈不全或完全不显影(Figure 9-88-4)。肾结核广泛破坏肾功能丧失时,病肾表现为"无功能",不能显示出典型的结核破坏性病变。逆行尿路造影可清晰显示肾盂肾盏及输尿管,如肾盏虫蚀样改变、空洞性破坏、输尿管僵硬及管腔节段性狭窄等。

　　3. CT 和 MRI　CT 对中、晚期肾结核能清楚地显示扩大的肾盏肾盂、皮质空洞(Figure 9-88-5)及钙化灶,三维成像可以显示输尿管全长病变情况(Figure 9-88-6)。MRI 水成像对诊断肾结核对侧肾积水有独到之处。

　　(三)膀胱镜检查

　　膀胱镜检查可见到膀胱黏膜充血、水肿、浅黄色的结核结节、结核性肉芽肿、溃疡、瘢痕等病变,以患侧输尿管口周围和膀胱三角区较为明显。患侧输尿管口可呈"洞穴"状,有时可见混浊尿液流出。膀胱挛缩容量 <50 mL 或有急性膀胱炎时,不宜作膀胱镜检查。

　　临床上延误肾结核的诊断常见下列两种情况:其一是满足于膀胱炎的诊治,疗效不佳时,却未进一步追查原因。其二是发现男性生殖系统结核,未进一步了解有无肾结核的存在。

五、治疗

　　肾结核是全身结核病的一部分,治疗时应注意全身治疗。临床肾结核是进行性、破坏性病变,不经治疗不能自愈。随着各种抗结核药物相继应用于临床治疗,肾结核的治疗效果有了很大提高。应根据肾结核病人全身和患肾情况,选择药物治疗或手术治疗。

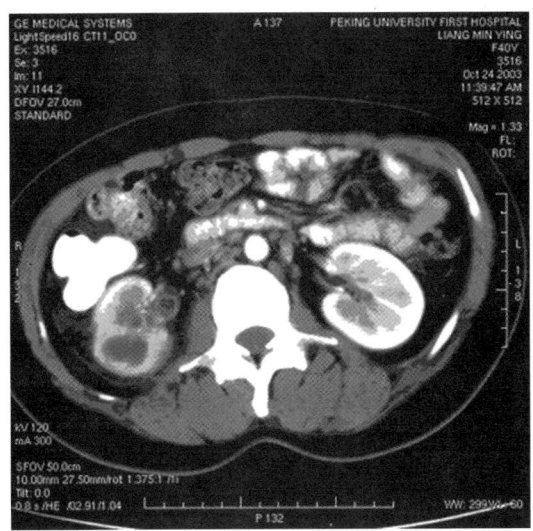

Figure 9-88-5　Cavity in the upper calyx of right kidney

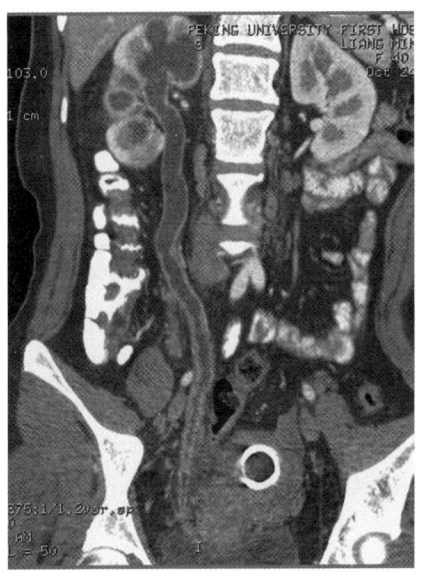

Figure 9-88-6　The right lower ureteral stenosis

（一）药物治疗

药物治疗适用于早期肾结核,如尿中找到结核杆菌而肾影像学上无明显改变,或仅见一、两个肾盏呈不规则虫蚀状,在正确应用抗结核药物治疗后多能治愈。

第二节 / 肾结核对侧肾积水

肾结核对侧肾积水(nephrohydrosis)由吴阶平院士提出,是肾结核的晚期并发症之一,发病率约占较晚病例的15%。1963年,全国统计肾结核4 748例中,肾结核对侧肾积水占13.4%。

抗结核药种类很多,首选药有吡嗪酰胺、异烟肼、利福平和链霉素等杀菌药物,其他如乙胺丁醇、环丝氨酸、乙硫异烟胺等抑菌药为二线药物。药物治疗最好用三种药物联合服用的方法,并且药量要充分,疗程要足够长。实践证明,药物治疗失败的主要原因是治疗不彻底。治疗中应每个月检查尿常规和尿找抗酸杆菌,必要时行尿路静脉造影,以观察治疗效果。

（二）手术治疗

凡药物治疗6~9个月无效,肾结核破坏严重者,应在药物治疗的配合下行手术治疗。肾切除术前抗结核治疗不应少于2周。

1. 肾切除术　肾结核破坏严重,功能丧失;肾结核伴有肾盂输尿管梗阻,继发感染;广泛钙化无功能的肾结核;肾结核并发大出血等,均应切除患肾。双侧肾结核一侧广泛破坏呈"无功能"状态,另一侧病变较轻,在抗结核药物治疗一段时间后,择期切除严重的一侧患肾。肾结核对侧肾积水,如果积水肾功能代偿不良,应先引流肾积水,保护肾功能,待肾功能好转后再切除无功能的患肾。

2. 保留肾组织的肾结核手术　病灶局限者,可行病灶清除或肾部分切除术。近年这类手术已很少采用。

3. 解除输尿管狭窄的手术　肾结核病变较轻,功能良好,狭窄局限并位于中上段者,可行狭窄段切除,输尿管对端吻合术;狭窄靠近膀胱者,则行狭窄段切除,输尿管膀胱吻合术。

4. 挛缩膀胱的手术治疗　肾结核并发挛缩膀胱,在患肾切除并抗结核治疗3~6个月,待膀胱结核完全愈合后,对侧肾正常且无结核性尿道狭窄的病人,可行肠膀胱扩大术。

六、预后与预防

早期肾结核经及时充分治疗,绝大部分可以治愈。合并严重膀胱结核、双肾结核或全身其他活动性结核者,则预后较差。预防泌尿生殖系统结核(尤其肾结核)的根本措施是预防肺结核。

一、病因

肾结核对侧肾积水发生原因如下。

1. 肾结核继发膀胱结核病变,若侵及对侧输尿管口引起纤维组织增生、瘢痕形成而发生狭窄，致使液引流受阻，引起肾积水。

2. 膀胱结核病变造成对侧输尿管口"闭合不全"（又称膀胱输尿管反流 vesicoureteral reflux，VUR），引起膀胱尿液反流到输尿管、肾盂，发生肾积水。

3. 膀胱挛缩失去了正常逼尿肌的舒缩功能与原有的膀胱储尿能力，膀胱内压经常处在高压状态，致使对侧肾的尿液引流不畅或反流，继发肾积水。

4. 结核性尿道狭窄。

二、症状

因膀胱结核病变严重，故尿频、尿急、尿痛明显，排尿次数极为频繁，甚至尿失禁，可伴有血尿。少数病人无膀胱挛缩，肾积水是由于输尿管口狭窄引起，膀胱刺激症状可不明显。合并膀胱输尿管反流（VUR）的病人，在膀胱胀满或排尿时可感到患侧腰痛。如慢性肾功能不全，病人则表现为贫血、水肿、恶心、呕吐、少尿等症状。

三、诊断

肾结核对侧肾积水与双肾结核、孤立肾肾结核者都有肾结核的症状，且都有肾功能减退，无论其临床和 X 线检查所见都很相像，所以在诊断中应予以鉴别。目前常用以下方法诊断。

1. B 超（B-ultrasound）可显示肾内部结构不清、结核破坏灶及钙化等；膀胱容量缩小；积水侧显示肾盂肾盏积水，输尿管迂曲扩张，可作出初步诊断。

2. 静脉尿路造影（IVP）若肾功能较差，按照常规行静脉尿路造影双肾可能多不显影，如延缓至 45 min、90 min

甚至 120 min 后摄片，或使用大剂量造影剂，有可能显示对侧肾积水和挛缩膀胱的情况。

3. CT 扫描或 MRI 水成像　可显示肾结核破坏情况、肾积水和挛缩膀胱。

4. 肾穿刺造影（precutaneous antegrade pyelography）B 超证实肾积水，在 B 超引导下行肾穿刺造影，可获得清晰的肾输尿管影像。穿刺出的肾盂尿可做常规检查、细菌培养及结核杆菌检查。此为有创检查，现已较少用。

四、治疗

肾结核对侧肾积水是肾结核的晚期并发症，常与挛缩膀胱并存，病人全身状况一般较差，病情比较复杂。治疗应包括肾结核、挛缩膀胱和对侧肾积水的治疗。治疗的核心是保存和恢复已有积水肾的功能，故治疗的先后顺序应根据积水肾的功能情况来决定。

1. 肾切除术（nephrectomy）　肾功能及一般情况较好，在抗结核药物的治疗下应先行肾结核切除。若积水侧梗阻病变严重，已有肾功能不全或继发感染，则应首先解除梗阻，挽救肾功能，待肾功能有所恢复后再行结核肾切除术。

2. 肠膀胱扩大术（ileal or sigmoid augmentation cystoplasty）对于挛缩膀胱的病人，若一般情况尚好，尿液检查基本正常，膀胱结核病变完全愈合，膀胱颈和尿道无结核性狭窄，无腹腔结核病史者可行肠膀胱扩大术。多选用乙状结肠膀胱扩大术，吻合后膀胱容量扩大，排尿次数减少。

3. 尿流改道术（diversion of urine）　肾积水严重，输尿管迂曲扩张，肾功能不全或已无尿者，挛缩膀胱不适合行肠膀胱扩大术者，可采用尿流改道术。

第三节 / 男性生殖系统结核

男性生殖系统结核（tuberculosis of male genital tract）大多数继发于肾结核，一般来自后尿道感染，少数由血行直接播散所致。

一、病理

男生殖系统结核的病理改变与一般结核病相同。

附睾结核病变常从附睾尾开始，病变扩展可累及整个附睾和睾丸。少数血行感染引起的附睾结核，病变多从附睾头部开始。附睾结核可导致寒性脓肿形成，破溃后形成窦道。附睾结核还可直接蔓延引起睾丸结核。

前列腺精囊结核主要为结核结节融合发展成干酪样变与坏死、形成空洞和纤维化。

输精管结核常致输精通道管腔堵塞，输精管变粗变硬，呈"串珠"状改变。

二、症状

男生殖系统结核与肾结核病人的发病年龄相同，多见于 20~40 岁。最常见的男生殖系统结核为附睾结核。

附睾结核病程一般发展缓慢，表现为阴囊部肿胀不适或下坠感，附睾尾或整个附睾呈硬结状，疼痛不明显。

肿大的附睾与阴囊粘连,形成寒性脓肿,脓肿破溃后可形成经久不愈的窦道。附睾结核压痛多不明显,严重者附睾、睾丸分界不清,输精管粗硬呈串珠状。双侧附睾结核病变则失去生育能力。

前列腺、精囊结核的临床症状多不明显。

三、诊断

肾结核男性病人多数伴发生殖系统结核,临床上如遇到时,必须注意泌尿系统的检查,应作尿常规、尿找结核杆菌、尿结核杆菌培养和静脉尿路造影等全面检查以排除肾结核可能。如触及无压痛的附睾尾部硬结,粗硬串珠样改变的输精管,与阴囊皮肤粘连或皮肤窦道形成,诊断

附睾结核多无困难。前列腺、精囊结核多无明显自觉症状,直肠指检可扪及前列腺、精囊硬块。尿道造影可显示前列腺部尿道空洞状破坏、变形,边缘不规则。附睾结核应与非特异性慢性附睾炎、早期睾丸肿瘤及丝虫病肉芽肿鉴别;前列腺结核应与非特异性前列腺炎及前列腺癌相鉴别。

四、治疗

前列腺结核、精囊结核一般用抗结核药治疗,不需要手术治疗。早期附睾结核应用抗结核药治疗,多数可以治愈。如果病变较重,药物治疗疗效不好,或已有脓肿及窦道形成,应在药物治疗配合下做附睾切除术。

第四节 / 尿道结核

尿道结核(tuberculosis of the urethra)主要发生于男性,较为少见。尿道结核常为前列腺精囊结核直接蔓延或空洞破坏后尿道所致,少数为膀胱结核蔓延感染引起。阴茎结核也可以蔓延感染或侵及尿道。

一、病理

感染结核后尿道黏膜形成多发结核结节,结节扩大相互融合形成溃疡,其基底为结核性肉芽组织,纤维化后可导致尿道狭窄,引起排尿困难,使肾结核破坏加重,功能进一步损害。

二、症状

1. 尿道有分泌物,排尿痛、尿频、尿道流血。
2. 排尿困难。
3. 尿道周围炎继发感染形成尿道周围脓肿。

4. 体检时会阴部可扪及粗硬呈索条状的尿道,或见到破溃的瘘口。

三、诊断

病人有确诊的肾结核、前列腺结核或精囊结核,而无外伤及淋病史,出现排尿痛及排尿困难等症状,体格检查时发现尿道粗硬或尿道瘘,则应考虑尿道结核的可能。进一步检查可行尿道造影、CT 扫描及尿道镜检查。

四、治疗

尿道结核为泌尿生殖系统结核的一部分,在联合抗结核药治疗的同时,对需要手术切除的肾结核、附睾结核等应首先进行处理,尿道结核病变才能逐渐愈合。对尿道狭窄治疗确实困难的病人,有时可做尿流改道。

(潘柏年)

第 89 章

肾上腺疾病的外科治疗

本章要点 (Key concepts)

Disorders of the adrenal glands result in endocrine syndromes such as Cushing's syndrome, hyperaldosteronism, and pheochromocytoma. In addition, tumors of adrenals may present with hypertension and abdominal pain or as an abdominal mass. Adrenal masses require specialised scans and hormone investigations, and most patients should be referred to an endocrinologist. In many patients, adrenal imaging studies are required to define adrenal anatomy.

The endocrinologist will also carry out specialised tests to check different hormone levels. Tests will usually include:

a. A 24-hour urine collection for adrenaline and noradrenaline; b. Blood tests for potassium, renin and aldosterone activity (both are hormones involved in blood pressure control. Renin is influenced by posture, so is measured when lying down); c. A low-dose dexamethasone suppression test. This test checks the body's control of cortisol secretion. It involves taking the drug dexamethasone by mouth then having blood taken for cortisol levels. Normally the body would reduce its own production of cortisol as a response to the extra steroid of the dexamethasone dose. An adrenal adenoma however keeps on producing cortisol despite the dexamethasone.

There are, in addition to functional tumors and hyperplasias of the adrenal cortex and medulla and nonfunctioning malignant tumors, other benign types of involvement of the adrenal glands. These enter into the differential diagnosis of adrenal lesions. A general examination will be performed to search for cancerous growths elsewhere.

The treatment of a functioning adenoma is to remove the affected adrenal gland surgically (adrenalectomy). In most hospitals, a laparoscopic adrenalectomy may be offered to most of the patients.

第一节 / 皮质醇增多症

一、病因及发病机制

皮质醇增多症 (hypercortisolism) 又称库欣综合征 (Cushing's syndrome),是最常见的肾上腺皮质疾病,系肾上腺皮质长期分泌过量糖皮质激素所引起的一系列临床征候群。其病因分类如下。

1. ACTH 依赖性 (下丘脑 - 垂体性皮质醇增多症)

(1) 垂体性皮质醇增多症 即库欣病 (Cushing's disease)。库欣病主要由于垂体瘤或下丘脑功能紊乱分泌过量的 ACTH,并刺激了肾上腺双侧皮质增生,产生了大量的糖皮质激素。见于垂体腺瘤、垂体增生和鞍内神经节细胞瘤。

(2) 异位 ACTH 综合征 异位 ACTH 综合征指垂体以外的肿瘤组织分泌大量 ACTH 并刺激肾上腺皮质增生,使之分泌过量的皮质醇、盐皮质激素及性激素所引起的一系列症候群。见于小细胞肺癌、胸腺瘤和支气管肺癌等。

2. ACTH 非依赖性 (肾上腺性皮质醇增多症)

(1) 肾上腺皮质腺瘤或腺癌 其皮质醇分泌是自主性的,因而 ACTH 分泌处于抑制状态,由此导致肿瘤以外的同侧及对侧的肾上腺皮质处于萎缩状态。

(2) 原发性肾上腺皮质结节性增生 皮质醇分泌呈自主性分泌,病人体内 ACTH 分泌受抑制,其发病机制不明。

二、临床表现

1. 向心性肥胖 肥胖是主要症状,也是最早出现的症状,其肥胖的特点是向心性,主要在头面部、后颈及腹部有大量的脂肪堆积,特征为"满月脸""水牛背""罗汉腹",典型"满月脸"的特点是正面看不到耳朵,侧面看不到鼻子。

2. 皮肤变化 病人往往头面部皮肤菲薄、潮湿、油腻,皮下血管明显,呈多血质面容。同时在下腹部两侧、大腿及臀部常出现粗大的紫红色条纹,称之紫纹。

3. 高血压和低血钾 皮质醇有明显的潴钠排钾作用,导致水钠潴留,出现高血容量。

4. 糖尿病 过多糖皮质激素促进糖原异生,同时又抑制组织利用葡萄糖,导致血糖升高和糖尿病。

5. 骨质疏松和肌肉萎缩 糖皮质激素的增高促进机体的蛋白分解,抑制蛋白合成。抑制骨基质蛋白的形成,促进分解;还抑制维生素 D 的合成,而造成骨质疏松,肌肉萎缩。常主诉腰背痛,骨痛。

6. 性功能紊乱和副性征的变化 女性表现为月经稀少、闭经和不孕;妇女生胡须、体毛浓密、阴蒂增大等;成年男性表现为勃起功能障碍或性功能低下。

7. 生长发育障碍 过量皮质醇可抑制垂体生长激素的分泌,儿童表现为生长停滞,青春期延迟。

8. 对造血系统和机体免疫力的影响 皮质醇刺激骨髓造血使红细胞和血红蛋白增多,表现为多血质。糖皮质激素具有破坏淋巴细胞和嗜酸细胞的作用,抑制机体免疫功能,容易发生感染。

9. 精神症状 多数病人有不同程度的精神症状,表现为失眠、忧郁、欣快等,少数严重者可表现为躁狂症和精神分裂症。

三、诊断

皮质醇增多症的诊断有定性和定位诊断。一般都是由内分泌科医生进行诊断。

1. 定性诊断及其意义

(1) 血浆皮质醇测定 皮质醇增多症病人的晨 8:00 时皮质醇明显升高,昼夜节律消失。

(2) 尿游离皮质醇(UFC)测定 其代谢产物 90% 从尿中排出。UFC 测定具有定性诊断意义。

(3) 血浆 ACTH 测定 库欣病可以正常;库欣综合征病人 ACTH 减低或正常。

(4) 小剂量地塞米松抑制试验 是皮质醇症确定诊断的最有价值的指标。

(5) 大剂量地塞米松抑制试验 用于鉴别库欣综合征的不同病因。

2. 定位诊断

(1) 垂体 垂体腺瘤在 X 线上可发现蝶鞍体积增大,微腺瘤以薄层 CT 扫描诊断率高,垂体扰相梯度序列 MRI 增加鞍区肿瘤的发现率。

(2) 肾上腺 B 超是首选的筛查方法,CT 对肾上腺的分辨率最高,MRI 主要用于肾上腺疾病的分型。

(3) 异位 ACTH 综合征的原发肿瘤位置判断 肿瘤位于胸腔内的比例高,应常规行胸部 CT/MRI 检查。

四、外科治疗

皮质醇增多症总的治疗原则是一方面去除病因减少体内皮质醇,另一方面是要保证垂体、肾上腺的正常功能不受损害。根据不同病因而采取不同的治疗方法。

1. 垂体肿瘤 首选方法是进行垂体肿瘤切除术。对不能接受手术的病人过去常采用双侧肾上腺全切除加垂体放疗,近年有 X 线刀和 γ 刀应用于垂体肿瘤的治疗,其特点为操作简便、安全和疗效显著。

2. 原发性肾上腺皮质增生 增大明显一侧先行肾上腺全切术,再行另一侧肾上腺大部切除术。

3. 肾上腺腺瘤 / 腺癌 肾上腺腺瘤只需单纯切除肿瘤即可;腺癌行肾上腺根治性切除术,附近淋巴结也应一并切除;对于不能接受手术的病人密妥坦可以抑制皮质醇的合成。

4. 异位 ACTH 综合征 首选治疗方法是切除原发肿瘤;不能手术者可由内科选择药物治疗。

五、围术期处理

1. 术前准备 皮质醇增多症病人均有体内水钠潴留、高血压、高血容量等改变,从而加重了心脏的负担,造成心肌损害。因此,术前应充分了解心功能状态,应降血压并调整血容量,可用少量保钾利尿药减少心脏负担;伴有糖尿病者术前用胰岛素控制血糖;皮质醇增多病人抵抗力低,术前 1~2 天给予抗生素预防感染。

肾上腺肿瘤分泌的大量皮质醇导致 ACTH 分泌处于被抑制状态,而使得对侧肾上腺处于萎缩状态,为防止术后体内皮质醇骤然不足,应从术前 1 天予以糖皮质激素以备应激。

2. 术中处理

(1) 术中应及时补充血容量。

(2) 注意肾上腺危象,并做出及时处理。

3. 术后处理　术后肾上腺皮质功能低下,应用糖皮质激素的替代治疗,并注意逐渐减量;为促进对侧萎缩的肾上腺皮质尽快恢复,应用 ACTH 静脉滴注以刺激肾上腺皮质功能的恢复。

六、肾上腺危象的临床表现和急诊处理

1. 临床表现　肾上腺危象又称肾上腺皮质功能减退症,一般发生在术后 24~48 h。主要表现为体温高、乏力、

精神委靡、神志不清或昏迷等。严重者表现为难以纠正的低血压、休克状态和电解质紊乱而危及生命。

2. 急诊处理

(1) 快速补充皮质激素。

(2) 纠正水、电解质紊乱。

(3) 预防和治疗低血糖。

肾上腺危象若处理不及时或处理不当,后果十分严重,甚至危及生命,关键在于预防。

第二节 / 原发性醛固酮增多症

一、病因及发病机制

原发性醛固酮增多症(primary hyperaldosteronism, PHA)是由于肾上腺皮质球状带分泌过量的醛固酮,临床上表现为特征性的高血压和低血钾的症候群。过多的醛固酮负反馈抑制了肾素的分泌,因此,在临床上又被称为“低肾素性醛固酮增多症”。

1. 肾上腺皮质醛固酮瘤(APA)　为良性肿瘤,绝大多数肿瘤直径 <3 cm,常有完整的包膜。

2. 特发性肾上腺皮质增生(IAH)　为双侧肾上腺皮质球状带弥漫性或局灶性增生,病因不明。

3. 肾上腺皮质腺癌(APC)　少见,除分泌大量醛固酮外,往往同时分泌糖皮质激素和性激素。

4. 原发性肾上腺皮质增生(PAH)　临床罕见,在病理形态上同 IAH,螺内酯的治疗效果较好。

5. 肾上腺外分泌醛固酮的肿瘤　临床罕见,曾报道卵巢肿瘤和肾癌引起的原醛症。

二、临床表现

1. 高血压症候群　主要是水钠潴留导致的血容量增加和血管阻力增加两方面因素造成。

2. 低钾血症　难纠正的低血钾为特点,长期低血钾可导致肾小管浓缩功能减退,出现多尿、低比重尿。

3. 酸碱平衡失调和低钙、低镁血症　细胞内酸中毒和细胞外碱中毒为特点。碱中毒时,游离钙减少,导致低钙血症。由于醛固酮促进镁的排泄,血镁降低。

三、诊断

1. 定性诊断

(1) 血钾　呈持续性和间歇性低血钾。

(2) 尿钾　24 h 尿钾如果超过 25~35 mmol/L,有临床意义。

(3) 血浆醛固酮测定　醛固酮分泌有间歇性节律,需多次测定。

(4) 血浆肾素(PRA)的测定　原发性醛固酮增多症 PRA 降低。

2. 定位诊断

(1) 肾上腺 B 超　主要用于筛查,皮质腺瘤 >1.3 cm 时,B 超可以清楚显示。

(2) CT 和 MRI　是最主要的定位诊断方法。

四、外科治疗

原发性醛固酮增多症以外科治疗为主,其中腺瘤应首选单纯腺瘤切除;肾上腺增生可做一侧肾上腺全切除或次全切除术,手术疗效相当满意;腺癌需做肿瘤根治性切除,并行周围淋巴结清扫术。

五、围术期处理

1. 术前纠正电解质紊乱　螺内酯具有潴钾排钠作用,其拮抗醛固酮的作用使得病人血压下降,血钾恢复正常,但其并不抑制醛固酮的合成和分泌。

2. 降血压　服用螺内酯 1 周后血压不降者应辅以降压药。

第三节 / 儿茶酚胺增多症

一、病因及发病机制

由于肾上腺嗜铬细胞瘤、肾上腺外的嗜铬细胞瘤及肾上腺髓质增生都可分泌过量的儿茶酚胺，并由此产生相应的临床症状统称为儿茶酚胺增多症。

1. 嗜铬细胞瘤　主要发生在肾上腺髓质，异位肿瘤从颅底到盆腔（膀胱多见）的交感神经节都可发生。嗜铬细胞瘤多为良性肿瘤，恶性肿瘤发生率低，生长迅速，容易并浸润和转移，预后极差。嗜铬细胞瘤的良恶性在细胞形态学上不容易鉴别。

2. 肾上腺髓质增生　表现为肾上腺体积增大、增厚，或有结节样改变。

二、临床表现

1. 阵发性高血压　是本病的典型症状，发作时血压突然上升或在持续高血压基础上血压突然再升高，病人表现为剧烈头痛、出汗、心动过速、面色苍白、四肢厥冷、腹痛、头晕、视物模糊等。发作诱因可位体位突然变化、大便和腹压增加等。发作时间常持续 15~30 min，亦有长达数小时不缓解。

2. 代谢紊乱　可有血糖升高，呈糖尿病样改变。

3. 膀胱嗜铬细胞瘤　少见，特点是每次排尿时血压可突然上升，半数病人可有无痛性肉眼血尿。

4. 功能"隐匿"的嗜铬细胞瘤　部分病人平时无高血压，但术中挤压肿瘤时，血压可有明显波动，切除肿瘤后，血压很快下降，我们称之为"隐匿型"嗜铬细胞瘤。

三、诊断

1. 定性诊断

(1) 血浆儿茶酚胺的测定　肾上腺素、去甲肾上腺素和多巴胺统称为儿茶酚胺。测定前应停用所有的降压药物。儿茶酚胺正常者不能排除嗜铬细胞瘤的可能。

(2) 尿儿茶酚胺、香草扁桃酸（VMA）的测定　嗜铬细胞瘤病人尿儿茶酚胺和 VMA 水平升高，单项升高的诊断率达 70%，两者均升高诊断率可达 80%~90%。

(3) 组胺激发试验　病人可出现血压极度升高的阳性反应，应慎重选择。

2. 定位诊断

(1) B 超　是肾上腺占位性病变中的筛查手段，但对于占位 <1.0 cm 者诊出率很低。

(2) CT 与 MRI　诊断的准确率可达 90% 以上，已成为诊断肾上腺疾病的首选方法。

(3) ^{131}碘－间碘苄胍（^{131}I-MIBG）放射性核素检查　^{131}I-MIBG 是一种标有放射碘的肾上腺素能神经阻滞药，其结构与去甲肾上腺素相似，易被嗜铬细胞瘤所摄取，因此该检查既可定性，也可定位诊断。

(4) 下腔静脉插管于不同平面取血测儿茶酚胺量　对于肾上腺外的特殊部位的肿瘤具有较高的诊断价值。但此检查具有创伤性和危险性。

四、外科治疗

发生在肾上腺或任何部位的嗜铬细胞瘤及肾上腺髓质增生，最彻底的治疗手段是手术切除。单侧的肾上腺嗜铬细胞瘤可行肿瘤侧肾上腺切除术；双侧肾上腺嗜铬细胞瘤，可行双侧肾上腺肿瘤剜除术，或一侧肾上腺全切术，另一侧肿瘤较小的做次全切除术；肾上腺髓质增生属双侧性病变，国内外文献都主张对增生明显一侧行肾上腺全切除，另一侧切除 2/3，术后密切注意血压变化。

五、围术期处理

(1) 术前肾上腺素能阻滞药的应用　术前常规应用肾上腺素能阻滞药，以便有效的控制血压及心率，为手术创造条件。肾上腺素能 α 受体阻滞药可拮抗高水平儿茶酚胺收缩血管的作用，控制血压常用的有：①酚苄明：起效慢、作用时间长，5~20 mg，3 次 /d，口服，其疗效以血压下降并平稳。②哌唑嗪：为短效制剂，其直立性低血压比较明显，每日 2~4 mg，口服。心率快的病人可加用 β 受体阻滞药。肾上腺素能阻滞药的应用一般需用 10~14 d。

有些病人单用 α 受体阻滞药降压效果不佳，加用钙拮抗药可取得较好的临床效果；少数病人单用肾上腺素能阻滞药不能降低血压，可能的原因是肾上腺素可刺激肾分泌肾素增加，因此对于此类病人使用血管紧张素转化酶抑制药可取得较好的效果。

(2) 术前补充血容量　由于分泌过多的儿茶酚胺使周围血管均处在收缩状态和低血容量状态，若切除肿瘤，上述影响突然消失，可发生血管扩张，导致严重的难以纠正的低血容量休克。因此在使用降压药物的同时应注意补充血容量,常用血浆代用品、血浆或全血来补充血容量,一般扩容需要3 d。

在术中和术后要根据病人的中心静脉压、动脉压、心电监测结果注意补液补血,必要时应用血管活性药物。

（黄晓波）

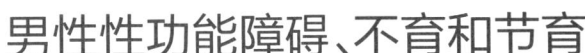

第 90 章

男性性功能障碍、不育和节育

本章要点 (Key concepts)

The male reproductive axis of hormones and organs is a remarkably efficient, well-orchestrated, and precisely managed biological system that has evolved over millions of years. It is responsible for reproductive tract formation and development, maturation of fertility potential at puberty, and the maintenance of maleness in the adult. This chapter explores our current understanding of this complex system by defining the anatomy and physiology of its component parts, including the hypothalamic-pituitary-gonadal hormonal axis, spermatogenesis and androgen production within the testicle, and maturation and transport of sperm in the excurrent ductal system. Understanding of anatomy, physiology and endocrine holds promise to allow more targeted diagnostic and therapeutic for male infertility and sexual dysfunction as well as the surgery for birth control and family plan.

第一节 / 男性性功能障碍

男性性功能包括性欲望和性兴趣,阴茎勃起,射精和性高潮等在神经-内分泌及多种生物因子调节下的一系列生理功能。男性性功能障碍可分类为性欲减退(decreased libido)、勃起功能障碍(erectile dysfunction)、射精功能障碍(ejaculatory dysfunction)和性高潮障碍(orgasm disorder)。性欲减退表现为性生活欲望或兴趣降低;射精功能障碍包括射精困难(retarded ejaculation)或不能射精(anejaculation)、逆行射精(retrograde ejaculation)、射精痛(painful ejaculation)和早泄(premature ejaculation)。

本节主要介绍勃起功能障碍(ED)的定义、流行病学、发病原因和危险因素,勃起功能障碍的诊断与治疗。

一、阴茎勃起器官解剖生理学

阴茎勃起器官是位于阴茎背侧由结构类似香蕉的一对圆柱形阴茎海绵体(corpus cavernosum)外包有内环外纵的致密结缔组织构成的白膜(tunica albuginea),其内充满平滑肌和结缔组织构成的海绵状结构——阴茎海绵体窦(sinusoid),及其相应的动脉、静脉和神经。性刺激下,阴茎海绵体血流动力学变化主要受 NO-cGMP-PDE5 信号通路的调控。视听觉性刺激通过高级中枢(CNS)调节

脊髓勃起中枢(S_{2-4})而诱导阴茎勃起功能,而阴茎局部受到感觉性刺激,再通过阴茎背神经(dorsal nerve)传入脊髓勃起中枢调节阴茎勃起功能。阴茎勃起过程中 NO-cGMP-PDE5 信号通路起着重要的调控作用。在性刺激下,阴茎海绵体神经和内皮细胞一氧化氮合酶(NOS)被激活,催化合成和释放氧化亚氮(nitric oxide,NO), NO 扩散入阴茎海绵体平滑肌细胞内激活胞质内可溶性鸟苷酸环化酶(soluble guanylate cyclase,sGC),后者把 5- 鸟嘌呤三磷酸(GTP)转化为 3′5′- 环鸟苷一磷酸(cGMP)。cGMP 作为细胞内第二信使分子,通过调节一系列激酶降低平滑肌细胞胞质内钙离子浓度,从而使阴茎海绵体动脉和阴茎海绵体窦平滑肌松弛,迅速增加阴茎海绵体内血液灌注使阴茎海绵体窦膨胀,阴茎海绵体体积增大而白膜延伸并张力增加,压迫白膜下或穿出小静脉使阴茎海绵体静脉流出受阻,阴茎海绵体内压力显著增加而诱发阴茎勃起。cGMP 又被特异性降解酶磷酸二酯酶 5 型(phosphodiesterase 5,PDE5)降解成 GTP 而失去活性。因此,NO 通过增加 cGMP 浓度而增强阴茎勃起,而 PDE5 则通过降解 cGMP 而抑制阴茎勃起功能。临床上治疗 ED 口服药物如西地那非等通过对 PDE5 酶活性选择性抑

制作用,阻断 NO 作用下生成的 cGMP 降解而提高其浓度,增强性刺激下阴茎勃起功能。

二、勃起功能障碍的病理生理学

传统观念认为 ED 的病理变化是心理性,但是现代医学研究表明接近 50%ED 病人发生勃起器官的病理变化,包括勃起器官神经、血管以及阴茎海绵体结构的病理学变化。临床上可分类为血管性 ED、神经性 ED、内分泌性 ED 以及阴茎海绵体纤维化性 ED。研究表明,糖尿病及高血脂动脉硬化病人阴茎勃起功能障碍与阴茎海绵体平滑肌含量减少和功能降低,纤维组织增多,内皮细胞功能障碍,NOS 活性以及基因蛋白表达降低密切相关。

三、勃起功能障碍的定义和流行病学、发病原因、危险因素

勃起功能障碍定义是指持续性不能达到或不能维持充分的阴茎勃起以获得满意的性生活。根据这一定义,阴茎勃起硬度不足以插入阴道,或勃起维持时间不足以圆满地完成性交,而且其发生频度超过性生活频度的 50%,即可诊断为勃起功能障碍。流行病学调查表明,40~70 岁成年男子中勃起功能障碍的发生率为 52%(其中轻度 20%、中度 25.2%、重度 9.6%),其发病率表现随年龄增加而增高,而且 40 岁以下年轻人也有各种原因引起原发性勃起功能障碍。

勃起功能障碍按发生原因可分类为心理性和器质性勃起功能障碍,其中器质性原因占 50%,包括先天性阴茎发育异常和阴茎血管神经病变及阴茎海绵体结构的病理变化引起,器质性原因临床上分类为血管性勃起功能障碍、神经性勃起功能障碍、内分泌性勃起功能障碍、阴茎海绵体原性勃起功能障碍,以及全身疾病引起勃起功能障碍,如糖尿病、高血压动脉硬化和药物因素等。

勃起功能障碍的危险因素有:①躯体疾病,如心血管疾病、糖尿病和神经源性疾病等。②精神心理性因素:精神分裂症、焦虑症及抑郁症等。③药物因素:多种抗高血压药物、心血管药物、抗抑郁等药物。④外伤、手术以及其他医源性疾病:脊髓骨盆外伤、下腹部和会阴部手术损伤阴茎血管神经。⑤吸烟、酗酒、吸毒、肥胖、失眠等。⑥不良的性生活经历、文化背景、宗教信仰、家庭社会因素及配偶的性反应等。

四、勃起功能障碍的诊断

(一)国际勃起功能评价指数及检查

勃起功能障碍的诊断依靠病人主诉、现病史、既往史、药物使用史、物理检查、实验室检查及必要的特殊勃起功能检查。最近推出的国际勃起功能评价指数(international index of erectile dysfunction 5, IIEF-5)(Box9-90-1),是根据病人对阴茎勃起硬度、维持勃起的能力、勃起及维持阴茎勃起的自信度、困难程度、性生活满足度等 5 项(IIEF-5)评分内容,综合量化评价勃起功能障碍程度和各种治疗的效果,其临床信赖性已通过大量临床实验得以证实。

Box 9-90-1　国际勃起功能评价指数 5 项（International index of erectile function 5，IIEF-5）

您在过去 3 个月中	0	1	2	3	4	5
1. 对阴茎勃起及维持勃起信心如何		很低	低	中等	高	很高
2. 受到性刺激后,有多少次阴茎能坚挺地进入阴道	无性活动	几乎没有或完全没有	只有几次	有时或大约一半时候	大多数时候	几乎每次或每次
3. 阴茎进入阴道后有多少次能维持阴茎勃起	没有尝试性交	几乎没有或完全没有	只有几次	有时或大约一半时候	大多数时候	几乎每次或每次
4. 性交时保持阴茎勃起至性交完毕有多大困难	没有尝试性交	非常困难	很困难	有困难	有点困难	不困难
5. 尝试性交有多少时候感到满足	没有尝试性交	几乎没有或完全没有	只有几次	有时或大约一半时候	大多数时候	几乎每次或每次

各项得分相加,≥22 分为勃起功能正常,12~21 分为轻度 ED,8~11 分为中度 ED,5~7 分为重度 ED

1. 体格检查　重点注意第二性征、周围血管、生殖系统和神经系统。

(1) 第二性征发育　注意病人皮肤、体型、骨骼及肌肉发育情况,有无喉结、胡须和体毛分布与疏密程度,有无男性乳腺发育等。

(2) 外周血管检查　注意触摸股动脉、足背动脉及阴

茎背动脉搏动强弱。阴茎背动脉较细小，需仔细触摸。病人取平卧位，将手指轻轻放在阴茎背侧根部即可触到动脉搏动。在动脉硬化、外伤和老年男性中搏动减弱或消失。

(3) 生殖系统检查　注意阴茎大小，有无畸形和硬结，睾丸是否正常。

(4) 神经系统检查　会阴部感觉、腹壁反射、提睾肌反射、膝反射、球海绵体肌反射等。球海绵体肌反射检查方法：病人膝胸卧位，检查者右手示指伸入肛门，了解肛门括约肌张力。待病人肛门括约肌松弛时以左手两指快速挤压阴茎头，位于肛门的右手示指可以感受到括约肌反射性收缩，若反射弱或无反射，则提示神经反射障碍。

2. 实验室检查

(1) 血常规。

(2) 尿常规。

(3) 血生化：包括血糖、肝肾功能及血脂。

(4) 下丘脑－垂体－睾丸性腺轴功能检查：检测上午8:00~10:00血清总睾酮(T)。如血清总睾酮低于正常水平，应检测泌乳素(PRL)、卵泡刺激素(FSH)及黄体生成素(LH)。

(二) 推荐评估项目

特殊检查

特殊检查用于口服药物无效而需实行相应有创治疗者，或病人要求明确ED病因及涉及法律与意外事故鉴定等。利用各种阴茎勃起的血流动力学检查(双功能彩色多普勒超声检查、夜间勃起功能检测、药物诱发勃起功能检测等)，选择性阴茎动脉、静脉造影，各种神经功能检查方法(体性感觉诱发电位、肌电图测定球海绵体反射等)，根据临床治疗目的的需要对勃起功能障碍病人进行必要的特殊检查，有利于辨别心理性或器质性勃起功能障碍，进一步明确勃起功能障碍的发病原因，为选择适当的治疗方法提供依据。

1. 夜间阴茎勃起监测(nocturnal penile tumescence, NPT)：夜间阴茎勃起是健康男性从婴儿至成年的生理现象，是临床上鉴别心理性和器质性ED的重要方法。

硬度测试仪(Rigi scan)是一种能够连续记录夜间阴茎胀大程度、硬度、勃起次数及持续时间的装置，并可以在家中监测。正常人夜间8 h熟睡时阴茎勃起3~6次，每次持续15 min以上，阴茎根部周径胀大 >3 cm，阴茎头部 >2 cm。由于该监测方法也受睡眠状态的影响，通常需要连续观察2~3个夜晚，以便更准确的了解病人夜间勃起情况。近年来，有学者应用口服磷酸二酯酶抑制剂后可

视性刺激阴茎胀大的硬度试验(PDE5i+Vistual stimulation tumescence and rigidity, PDE5i+VSTR)方法，在诊所记录病人口服PDE5i后阴茎勃起情况，具有较好的临床辅助诊断意义。

2. 阴茎海绵体注射血管活性药物试验(intracavernous injection, ICI)　临床上主要用于鉴别血管性、心理性和神经性ED。注射药物的剂量常因人而异，一般为前列腺素$E_1$10~20 μg或罂粟碱30~60 mg、酚妥拉明1~2 mg。由于精神心理、试验环境和药物剂量均可影响试验结果，故勃起不佳也不能肯定有血管病变，需进一步检查。

3. 阴茎彩色多普勒超声检查(colour doppler ultrasonography, CDU)　CDU是目前用于诊断血管性ED最有价值的方法之一。先观察阴茎解剖结构，了解有无血管钙化、海绵体纤维化和硬结等。之后，观察注射血管活性药物前后阴茎血管和血流的变化，常用的药物有前列腺素E_1、罂粟碱和酚妥拉明。

(三) 可选择性评估项目

1. 阴茎海绵体造影术(cavernosography)　用于诊断静脉性ED。

阴茎海绵体造影的适应证：①疑有阴茎静脉闭合功能不全，行静脉手术之前；②行阴茎动脉血管重建手术前，排除静脉阻闭功能不全；③疑阴茎海绵体病变者。

2. 选择性阴部动脉造影术(selective pudendal arteriography)　主要适应证：①骨盆外伤后ED；②原发性ED疑阴部动脉血管畸形；③ED经NPT和ICI试验反应阴性；④彩色多普勒超声检查显示动脉供血不全并准备行血管重建手术者。

此外，球海绵体肌反射潜伏时间、坐骨海绵体肌反射潜伏时间、阴茎背神经体感诱发电位，以及感觉阈值测定等检查方法对神经行勃起功能诊断具有一定的临床意义。

五、勃起功能障碍的治疗

随着阴茎勃起生理及勃起功能障碍病生理机制研究的深入，勃起功能障碍的治疗近年来有了很大的进步，其中主要的治疗方法介绍如下。

(一) 纠正勃起功能障碍的危险因素积极，治疗原发疾病

积极治疗如下原发病纠正危险因素：如心血管疾病、糖尿病和神经源性疾病等。精神心理性因素：精神分裂症、抑郁症等。调整药物因素：多种抗高血压药物、心血管药物、抗抑郁等药物。外伤、手术以及其他医源性疾病：脊髓骨盆外伤、下腹部和会阴部手术损伤阴茎血管神经。吸烟、

酗酒、吸毒、肥胖、失眠等;不良的性生活经历、文化背景、宗教信仰、家庭社会因素、配偶的性反应等。

（二）口服药物治疗

选择性 PDE5 抑制剂,如西地那非(sildenafil:50~100 mg/ 次),伐地那非(vedenafil:10~20 mg/ 次),他达拉非(tadalafil:10~20 mg/ 次)为治疗勃起功能障碍的第一线治疗药物。这些药物作为一次性治疗药物,性生活前 1 h 左右口服后通过选择性抑制磷酸二酯酶 5 型作用,阻断性刺激下 NO 诱导下生成的 cGMP 降解而提高其浓度而增强阴茎勃起功能。大量临床研究表明,三种药物治疗勃起功能障碍的临床有效率达 70%~80%,临床使用安全,副作用发生率为 15% 左右,程度轻且为一过性,包括一过性轻度头痛头晕、颜面潮红、消化不良、鼻塞等与轻度周围血管扩张作用有关。他达拉非半衰期(17.5 h)比较西地那非和伐地那非半衰期(4 h)的疗效持续时间较长,病人可以根据性生活需要选择不同药物,但是必须明确:服用上述三种药物后必须要足够的性刺激才能起效。无论上述哪一种药物与亚硝酸类药物有协同作用而引起血压显著降低,都有引起严重心血管危险的可能性。同时,性生活本身亦可加重心脏负担,所以口服亚硝酸类药物者和高危心血管疾病病人为口服上述三种药物的禁忌证。

（三）阴茎海绵体药物注射疗法

作用于 VIP/PGE1-cAMP 信号通路血管活性药物(单次治疗剂量:罂粟碱 30 mg、酚妥拉明 0.5 mg、前列腺素 E_1 20 µg)阴茎海绵体内注射疗法通过提高阴茎海绵体内 cAMP 浓度而增强勃起功能,临床有效率达 70%~80%。由于该疗法属于侵袭性治疗方法,可引起疼痛、异常勃起或阴茎海绵体纤维化等副作用,目前作为第二线治疗方法。

（四）真空负压装置

该装置通过机械性负压提高阴茎海绵体静脉流出阻力而诱发阴茎勃起。临床有效率达 60%~70%,但由于皮下淤血、瘀斑,阴茎温度降低、射精障碍及操作麻烦等原因而被限制使用,目前只作为第二线治疗方法。

上述疗法作为一次性诱发勃起治疗勃起功能障碍的方法,对于轻中度勃起功能障碍病人有效,但对 20% 左右重度勃起功能障碍病人效果不佳。

（五）阴茎起勃器植入手术

人工阴茎起勃器是利用现代高科技,根据阴茎海绵体结构使用与人体组织相容性良好的硅橡胶圆柱体,通过手术安放到阴茎海绵体内,扶持阴茎勃起。目前有单件套、两件套和三件套三种类型,前者为可屈性起勃器,后者为可膨胀性起勃器。阴茎起勃器植入手术适应证为重度勃起功能障碍其他治疗方法无效的病人,为半永久性治疗方法,临床有效率 95% 左右,并不影响原有的阴茎感觉、排尿、射精功能和性快感,目前已成为治疗勃起功能障碍的第三线标准治疗方法(Figure 9-90-1)。

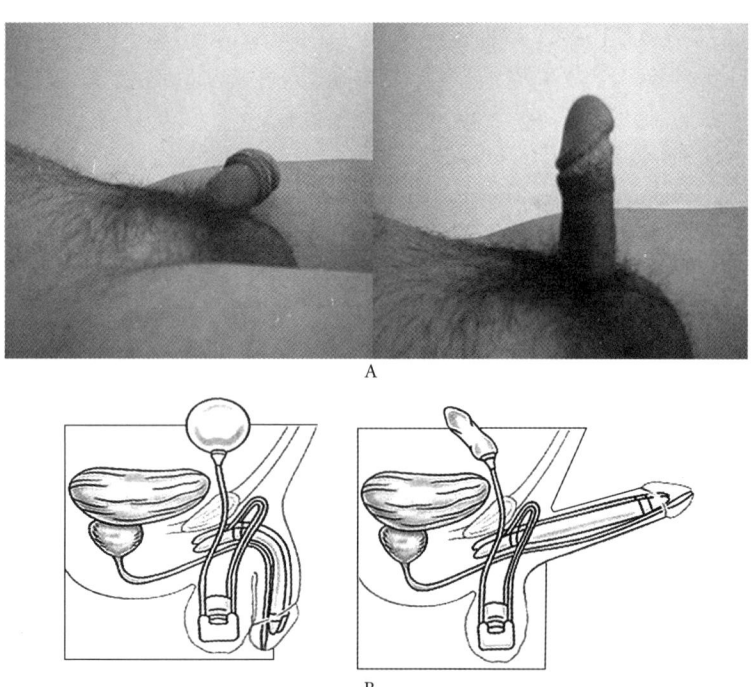

A

B

Figure 9-90-1 Rehis pacemaker implantation
A. Photos at six months after surgery; B. Surgery diagram of insertion of a three-piece hydraulic prosthesis

（六）阴茎动脉重建术或阴茎静脉结扎术

年轻人由于外伤引起阴茎动脉损伤并通过选择性动脉造影确诊者，若通过其他特殊检查证明阴茎静脉系统、神经系统以及阴茎海绵体结构与功能正常，则可选择腹壁下动脉与阴茎背动脉吻合手术；或静脉造影发现静脉泄漏者，可行选择性阴茎动脉重建术或阴茎静脉结扎术。血管手术疗法由于远期效果不佳，目前仅作为选择性治疗方法。

第二节 / 男性不育症

一、概述

男性不育症主要是睾丸精子生成功能障碍、精液质量异常以及精子输送功能障碍所致。WHO不育症定义是指性功能正常、有规律性生活并未采取避孕措施1年以上而不能使女方怀孕者。不育症原因中男方因素约占50%，而且男方因素引起的不育症称为男性不育症（male infertility）。大约25%的夫妇结婚后1年不能怀孕，这其中有15%会寻求治疗，有不到5%的病人只能不情愿地接受不能生育的结局。不育症会影响男女双方因素。如果只有单一的因素，生育力强的一方可以弥补生育力弱的一方，但是在大多数情况下，夫妇双方都有问题。如果夫妇双方都存在生育力下降，通常就会导致不能生育。结婚后从未使女方怀孕者为原发性不育症，曾使女方怀孕和生育，之后因影响生育的疾病和危险因素致女方3年内未避孕而不能生育者为继发性不育症。完全没有生育能力者称为绝对不育症，生育能力低于怀孕所需的临界阈值称为相对不育症。

二、男性不育症的发病原因和影响因素

（一）发病原因

由于影响男性生育功能的因素众多，因此男性不育症的病因复杂，包括先天性和获得性泌尿生殖道畸形、生殖道感染、阴囊温度升高（精索静脉曲张）、内分泌紊乱、基因缺陷和免疫因素等。但是高达60%~75%的病人找不到原因，这些病人无相关病史，体检及内分泌检查均正常，精液分析显示有少精、弱精和畸形精子症。通常，这些异常会同时出现，称为少弱畸形精子症（OAT）。

（1）先天性疾病　前列腺缺如、前列腺囊肿，精囊畸形、精囊囊肿，无睾症、隐睾症、睾丸发育不全、睾丸与附睾分离，附睾发育异常，输精管缺如或闭锁，射精管发育异常，无尿道、尿道闭锁、先天性尿道狭窄、严重尿道上下裂、先天性巨大尿道症、无阴茎、小阴茎、先天性阴茎弯曲等。

（2）内分泌疾病　Kallmann综合征、选择性LH缺陷症、选择性FSH缺陷症、高泌乳素血症、完全性睾丸女性化、不完全性睾丸女性化、甲状腺功能亢进、肾上腺皮质增生、糖尿病等。

（3）免疫性疾病　病毒性睾丸炎、损伤或感染致睾丸萎缩和输精管结扎术后等。

（4）遗传性疾病　性染色体异常、常染色体畸变、减数分裂染色体异常、男性性腺发育不全（又称特纳综合征）、单纯支持细胞综合征和遗传性酶缺陷等。

（5）生殖系统感染　生殖系结核、梅毒、淋球菌感染、衣原体感染、支原体感染和非特异性生殖系感染等。

（6）精索静脉曲张。

（7）性功能异常　勃起功能障碍、严重的早泄、逆行射精和不射精。

（8）系统性疾病　肝衰竭、肾衰竭、镰状红细胞性贫血、纤毛不动综合征、慢性呼吸道疾病等。

（9）药物　化疗药物、激素类、氟烷、恩氟烷、甲氧氟烷、氯丙嗪、氯环嗪、西咪替丁、尼立达唑、秋水仙碱等药。

（10）营养因素　热量摄入限制、高质量蛋白摄入少、维生素缺乏和肥胖等。

（11）金属元素　硼、镉、铬、铅、锰、汞、铜、银等。

（12）电离和非电离辐射　γ线、X线、电视通讯、雷达探查、工业加热、理疗等电子设备均可产生不同功率的电磁辐射。

（13）化学因素　DDT、二溴氯丙烷、二溴乙烷、二硫化碳、有机磷、氨基甲酸酯和杀螨剂等。

（14）精神心理因素。

（15）特发性精液异常（OAT综合征）或不明原因。

（二）影响不育症预后的主要因素

（1）原发还是继发不育症。

（2）精液分析的结果。

（3）不育的持续时间：不育症持续时间超过4年，则每月的怀孕率仅约1.5%。

（4）女方的年龄和生育能力：当前，许多发达国家的

妇女都是直到完成她们的学业开始工作后才考虑生育,可是,女性在35岁时的生育力仅约25岁时的50%,在38岁时下降到25%,而超过40岁时可能进一步下降到5%以下。在辅助生殖中,女性的年龄是影响受孕成功率的最为主要的因素。

三、检查及诊断

(一)病史和体格检查

详细的病史询问和体格检查是诊断男性不育症的重要基础。主要了解婚育史,此前有无受孕或生育,尤其须注意非意愿性不育时间,最后一次受孕后的不育时间越长,继发性不育症的可能性越大。详细询问与不育有关的病史和影响生育的不利因素也很重要。

体格检查应注意第二性征和青春期发育程度。检查睾丸的体积大小、软硬度和弹性,附睾有无肿大结节和压痛。注意有无输精管及其粗细、软硬度和结节。了解精索静脉有无曲张。注意有无鞘膜积液、腹股沟斜疝、尿道上下裂。还应进行肛诊检查了解前列腺和精囊情况。

(二)实验室检查

1. 精液分析 精液分析是评估男性生育力的重要依据。采集精液前应禁欲2~7 d,一般用手淫方法采集,收集容器应为广口而够深度的清洁干燥陶器或玻璃制品,温度保持在25~37℃。于采集后标本后60 min之内完成检查。由于精液分析变异性较大,因此需要求病人在数周内重复检查2~3次,严格保持精液采集操作的一致性,并由经验丰富的检验人员检查。精液分析的主要项目如下。

(1)精液常规检查 精液变量正常参考值为精液量2~6 mL,色灰白或淡黄,栗子花味,pH7.2~8.0,液化时间<60 min;精子密度≥20×10⁶/mL;精子存活率≥60%;精子活力为快速直线前向运动精子+慢速或无定向前向运动精子比率≥50%,或快速直线前向运动精子比率≥25%;巴氏染色正常形态精子≥30%;白细胞<1×10/mL;培养菌落数<1 000/mL;免疫珠试验结合在免疫珠上的活动精子<50%;混合免疫反应附着在颗粒上的精子<50%(Table 9-90-1)。临床上,精子浓度少于正常参考值者为少精子症(oligozoospermia),精子活力低于正常参考值者为弱精子症(asthenozoospermia),正常形态精子少于正常参考值者为畸形精子症(teratozoospermia),三种参考值异常者为少、弱、畸形精子症(oligoasthenoteratozoospermia)(两种参考值异常时,可用两个前缀),精液中无精子者为无精子症(azoospermia),不射精者为无精液症(aspermia)(Table 9-90-2)。

Table 9-90-1 Normal semen parameters (based on WHO 1999)

Volume	2.0 mL or more
pH	7.2 or more
Sperm concentration	$2×10^7$ /mL or more
Total sperm number	$4×10^7$ per ejaculate or more
Motility	50% or more with grade "a+b" motility or 25% or more with grade "a" motility
Morphology	15% or more by strict criteria
Viability	75% or more of sperm viable
WBCs	Less than 1 million/mL

a. Signifies rapid progressive motility; b. Slow or sluggish progressive motility

Table 9-90-2 Abnormal semen parameters (based on WHO 1999)

Oligozoospermia	Less than $2×10^7$ /mL per ejaculate
Asthenozoospermia	Less than 50% with grade "a+b" motility or 25% or less with grade "a" motility
Teratozoospermia	30% or less normal sperm morphology
Oligoasthenoteratozoospermia	Abnormal in three parameters mentioned above
Azoospermia	No sperm in semen
Aspermia	No semen ejaculated

a. Signifies rapid progressive motility; b. Slow or sluggish progressive motility

(2)精子功能试验 精液常规分析有时不能真正反映生育能力,必要时需作精子的功能测定。测定精子功能的方法有:去透明带仓鼠卵母细胞试验.透明带结合试验、精子顶体反应、精子运动速度和运动轨迹分析、精子-宫颈黏液相互作用和精子尾肿胀试验等。

(3)精浆生化分析 精浆中含有许多生化成分,这些物质能够保护、促进和维持精子功能,精浆生化分析是一种判断附属性腺分泌功能的简便方法。前列腺分泌柠檬酸和酸性磷酸酶,附睾分泌肉毒碱和甘油磷酰胆碱,精囊分泌果糖等。

2. 内分泌检查 能够评估下丘脑、垂体和睾丸男性性腺轴功能,在鉴别睾丸损伤与输精管道梗阻所致不育中也起着重要作用。常用的检查有:克罗米酚刺激试验、GnRH刺激试验、HCG刺激试验和测定血清T、FSH、LH、PRL和E2等。血清FSH高于正常2倍以上.表明睾丸生精功能严重受损,无需行睾丸活检。

3. 免疫学检查 精子具有抗原性,自身和同种免疫均可引起不育。用于免疫性不育的检测方法有:直接或间接凝集反应、补体依赖试验、免疫荧光法、酶标记免疫法、放射免疫分析、免疫吸印法、白细胞移动抑制试验、白细胞吸附抑制试验、淋巴细胞转化试验、外周血白细胞促凝血活性测定、花环试验、抗补体法、单项免疫扩散法和间接免疫荧光等。

4. 交媾试验　用于未发现明显不育原因的夫妇。采集性交后 6~10 h 宫颈管内的精子来评估精子与宫颈黏液彼此间的相互作用,排卵前 1~2 d 进行,每高倍视野有 20 个以上活动力为Ⅱ、Ⅲ级精子,或 10 个以上Ⅱ级精子为正常。

5. 细胞遗传和分子生物学检查　染色体畸变和基因突变是原发性无精子症和畸形精子症的主要病因,需进行染色体及基因突变检查。

（三）特殊检查

1. 睾丸活检术　第一种为诊断性睾丸活检术,其目的是鉴别梗阻性和非梗阻性无精子症。第二种睾丸活检术是为 IVF 获取精子进行的。诊断性睾丸活检术仅在无精子症的病人中进行。少精子症不需要睾丸活检,因为这不影响治疗方案。偶然的情况下,严重的少精子症病人如果睾丸体积正常,FSH 正常水平,为鉴别部分管道梗阻可进行睾丸活检术。如果睾丸活检提示生精上皮正常提示有部分管道梗阻。

2. 输精管精囊造影　通过输精管注入造影剂,了解输精管有无梗阻和缺如,梗阻和缺如的部位及程度,精囊有无异常。

3. 阴囊探查　用于鉴别梗阻性与睾丸生精障碍所致的不育,为梗阻性无精子症手术治疗提供依据。

4. 其他　超声、阴囊热像仪和内镜检查等。

世界卫生组织推荐将男性不育症诊断分类为:性功能障碍、免疫性不育、原因不明不育、单纯性精浆异常、医源性不育、全身疾病所致不育、先天性异常、后天性睾丸损伤、精索静脉曲张、男性副性腺感染、特发性少精子症、特发性弱精子症、特发性畸形精子症、梗阻性无精子症、特发性无精子症。

（四）女性配偶生育功能的评价

不育症夫妇中女性的因素占 50%。其中包括卵巢功能紊乱,输卵管异常,子宫内膜异位症,宫颈黏膜异常和高催乳素血症等。女性配偶的评价与男性一样,也需要详细的病史、体格检查及合理的实验室检查。

评价男性不育症的目的:

(1) 是否可逆(可以纠正)。

(2) 不可纠正者是否可以应用丈夫精子通过 ART 技术解决。

(3) 不能应用 ART 技术者是否推荐其接受供者人工授精或领养孩子。

(4) 是否有潜在的病理损害。

(5) 是否有可能影响病人或后代的基因或染色体异常。

四、治疗

男性不育症病人的治疗方案主要有三种选择:①通过药物、手术等治疗提高生育能力;②使用病人自体精子进行辅助受孕治疗;③使用他人的供体精子进行辅助受孕治疗。通常情况下,第一种方案应作为首选。此外,无论选择哪种方案,为了避免后代患遗传疾病,在治疗前应向病人及其配偶提供遗传学咨询。原则是尽可能地通过治疗男性改善其生育能力,而不是忽视男性因素进行高花费的辅助生育技术,因为这样会把男性的治疗负担和风险转嫁给女性配偶。

（一）药物治疗

对于病因诊断明确,且无需手术治疗的不育症病人,针对病因采用相应药物治疗常可取得良好疗效,对于不明原因的特发性不育,目前采用经验药物诊疗的方法尝试治疗。

1. 抗雌激素类药物　枸橼酸克罗米酚为非甾体类药物,用于治疗少精子症。在下丘脑和垂体水平与雌激素受体竞争性结合,促进下丘脑促性腺激素释放激素和垂体促性腺激素分泌增加。口服 25~50 mg/d,连续服用 3~6 个月。他莫西芬类似于克罗米酚,优点为内源性雌激素作用小,口服 20 mg/d。

2. 促性腺激素药物

(1) 人绒毛膜促性腺激素(HCG)　HCG 具有 LH 样活性。肌内注射每次 1 500~2 000 U,每周 3 次,连用数周或数月。

(2) 人绝经期促性腺激素(HMG)　人绝经期促性腺激素与 FSH 作用相同,多与 HCG 联合使用,常用剂量一次 75~150 U,肌内注射,每周 2~3 次。

3. 睾酮反跳治疗　外源性雄激素能够抑制促性腺激素释放而减少精子生成,常在用药 10 周后出现生精抑制现象,精子数减少或为零,停药后 3~4 个月精子数超过用药前水平,活力增加,有助于怀孕。但值得注意的是反跳时间短,数月后精子下降到用药前水平。

4. 溴隐停　用于治疗高泌乳素血症所致的不育症,口服 1.25~2.5 mg,每日 2~3 次。

5. 血管舒缓素　血管舒缓素通过增加生殖道激肽,改善睾丸血供和精曲小管膜的通透性而提高精子数和增加精子活力。口服常用剂量 1 800 U/d,3 个月为 1 个疗程。血管舒缓素可增加炎症反应,对有生殖道炎症的病人应慎用。

6. 抗生素　附属性腺炎症与男性不育之间的关系仍

有争论,但临床报道证明抗生素治疗细菌性附属性腺炎症所致的不育症效果良好。

7. 肾上腺素糖皮质激素 作为一种免疫抑制剂,其能够抑制抗精子抗体形成。临床上常用三种治疗方法即大、中剂量周期疗法和低剂量长期疗法,无论何种方案均有成功的报道,但也有一定的副作用。

8. PDE5 抑制剂 用于治疗勃起功能障碍所致的不育。

9. 其他药物 维生素 C 和维生素 E 的抗氧化作用,有利于改善精子质量;核苷酸能够提供生殖细胞代谢过程的能量;精氨酸是精子代谢过程和精子鞭毛运动的必需氨基酸。

(二)手术治疗

1. 精索静脉曲张 大量临床资料显示,精索静脉手术后能够改善精液质量,提高怀孕率。常用的手术方法有:精索静脉高位结扎术、精索静脉分流术、经皮精索静脉造影栓塞术、经腹腔镜行精索内静脉高位结扎术和显微镜下精索静脉结扎术等。

2. 输精管道梗阻 用显微外科技术修复输精管梗阻。常用的手术方法有:输精管-输精管吻合术、输精管-附睾管吻合术、附睾管-附睾管吻合术、尿道镜下扩张或切开射精管等。

3. 生殖系统畸形手术 不大于 2 岁的隐睾病人及时手术矫正可减少其对生精功能的影响。对尿道下裂病人精液不能正常进入女性阴道,尿道下裂矫形手术的效果明显。

4. 垂体瘤或甲状腺疾病 其所导致的男性不育,应明确诊断后尽快手术治疗。

(三)辅助生育技术

辅助生育技术已经在越来越多的在不孕不育症夫妇中应用。这些技术包括精子、卵子或精子和卵子的操作,以改善受孕率和新生儿的出生率,包括子宫内授精(IUI)、体外授精(IVF)、精子卵细胞质内注射(ICSI)、显微外科附睾精子获取(MESA)、经皮穿刺附睾精子获取(PESA)和睾丸穿刺精子获取(TESA)等(Table 9-90-3)。辅助受孕技术主要用于特发性男性不育、无法解释的不育症或无有效治疗和治疗无效的病人。技术的范围包括仅进行精子操作到更为复杂的精子、卵子和(或)胚胎的操作。授精可发生在女性的体内或体外。控制性卵巢超刺激,也称为超排卵,指女性用激素刺激多个卵子同时发育,在大多数辅助受孕技术技术中起着关键作用。由于进行辅助受孕技术的中心越来越多和对严重男性不育应用 ICSI 进行 IVF 的技术越来越成熟,IVF 已经出现跃居一线治疗的趋势。这种方式既没有考虑治疗男性,也忽略了更为简单和价格低廉的治疗。如精索静脉曲张的手术修复,输精管吻合术已经表明其为较 ICSI 及 IVF 更经济有效的治疗方法。

Table 9-90-3 Assisted reproductive techniques

Technique	Abbreviation
Intrauterine insemination	IUI
In-vitro fertilization	IVF
Intracytoplasmic sperm injection	ICSI
Microsurgical epididymal sperm aspiration	MESA
Percutaneous sperm aspiration	PESA
Testicular sperm extraction	TESE
Testicular sperm aspiration	TESA

在目前男性不育症的治疗中这种辅助生育技术尽管代表了主要进展,ICSI 使得以前精子生成严重受损而生育无望的病人得以生子,这也使人们开始担心以前不会发生的畸形胎儿的出生。因为正常受精过程有女方生殖道和卵子表面对精子的选择,使有缺陷的精子被淘汰,而 ICSI 技术则没有这些选择。必须清楚的是这些技术是相对新的,其长期安全性还需进一步确认。尽管有些报道指出通过 ICSI 受孕的孩子出现了延迟性的心理问题,但最新的研究资料表明这与 ICSI 技术本身无关。另一个受到质疑的是先天性畸形的发生率增加,但目前还存在很大争议。尽管这些技术为许多其他方法无法治疗的夫妇提供了做父母的机会,但是仍有没有解决的安全性问题。临床医生必须合理地应用这些技术,并且尽可能地减少潜在危险因素的发生。

第三节 / 男性节育

计划生育是我国的一项基本国策,男性在计划生育中应承担相应的责任。基于精子发生、成熟、获能和精液排放等是男性生殖生理的关键环节,目前人们主要通过抑制精子生成、干扰附睾功能及精子成熟、阻止精子与卵结合和外用杀死精子药而达到节育的目的。

一、抑制精子生成

（一）用激素类药物干扰下丘脑－垂体－睾丸轴系功能

1. 雄激素　外源性雄激素通过负反馈调节。抑制促性腺激素的分泌，使睾酮水平降低，精子发生停止。十一酸睾酮（testosterone undecanoate，TU）是目前临床上唯一可用于避孕的长效睾酮，与庚酸睾酮相比具有明显的药动学优点。每月肌内注射十一酸睾酮 500 mg 或 1 000 mg，能够有效地抑制睾丸精子发生，停药后精子生成恢复。十一酸睾酮注射药有望在 21 世纪初成为可供临床选择的男用避孕药。

2. 孕激素　孕激素通过抑制垂体分泌 FSH、LH 而干扰精子生成。由于其能使男性性功能减退和乳腺女性化等，因而应与雄激素联合使用，外源性雄激素可消除或降低孕激素的副作用。甲孕酮乙酸酯与庚酸睾酮或 19-去甲睾酮类似物合并给药，男性达到无精子的百分数非常高。

3. 促性腺激素释放激素（GnRH）类似物　此类药物正处于试验阶段，对动物及人均有抑制精子发生的作用。

4. 抑制素　是一种大分子糖蛋白。通过抑制中枢 FSH 分泌和对性腺的局部作用而阻止精子生成。成年大鼠实验表明，抑制素与睾酮合用时能产生严重的生精阻滞，使睾丸和附睾内精子数减少，但两药单独使用时作用均很弱。

（二）直接抑制精子发生的药物

1. 棉酚　棉酚是一种非水溶性多酚化合物，主要通过损伤精子细胞和精母细胞而致无精子或严重少精子。临床试验证明，口服棉酚 20 mg/d，75 d 可达避孕标准，之后周口服 50 mg 维持。但由于该药能够引起不可逆的无精子和低钾血症，因此至今不能广泛用于临床。

2. 双二氯乙酰双胺类和 3-吲唑羧酸类　动物实验发现双二氯乙酰双胺类和 3-吲唑羧酸类也具有直接杀死精子的作用。

二、干扰附睾功能和精子生成

在睾丸生成的精子，经附睾成熟后才能获得运动和受精功能，因而干扰附睾功能和精子成熟是一种较为理想的男性节育方法。但是，至今作用于此途径的男性避孕药物仍处于研究阶段。没有一种应用于临床。

三、阻止精子与卵子结合

（一）男性绝育术

男性绝育是通过手术或非手术方法，切断或堵塞输精管而阻止精子排出，达到节育的目的。男性绝育术式较女性简便易行，费用低廉，值得提倡与推广。早在 19 世纪末，输精管结扎术就被应用于预防前列腺手术后附睾感染，20 世纪 50 年代输精管结扎术成为人类控制自身繁衍的一种手段被大多数国家和地区认识和接受。我国 50 年代开始推广输精管结扎术，并对传统的输精管结扎术进行了一系列改进，取得了举世瞩目的成就。在男性绝育技术的研究方面处于国际领先地位。

1. 直视钳穿法输精管结扎术　手术方法是用一种特制的输精管皮外固定钳，选择阴囊皮肤无血管处，将输精管与阴囊皮肤固定于钳圈内。用输精管分离钳穿入皮肤至输精管，直视下将其切断并结扎。因伤口小，不必缝合皮肤。

2. 经皮输精管注射粘堵术　用注射针头经阴囊皮肤直接穿刺至输精管腔，将莘酚和氰基丙烯酸正丁酯混合液注入腔内。该方法优点是无需手术，但对技术要求较为严格。

3. 输精管夹绝育术　手术暴露输精管，用银、钛等金属制成"V"形、"U"形或片状小夹夹闭管腔。优点为不需切断输精管，术后病人恢复快。

4. 可复性输精管经皮穿刺注射栓堵法　用经皮穿刺的方法，将液态的聚醚型聚氨酯弹性体注入输精管腔内。聚氨酯弹性体有良好的组织相容性，如再育时可用外科手术取出栓子，使输精管复通。

输精管绝育术是一种简便、有效、安全和经济的节育方法，只要严格按手术常规操作，术后并发症发生很少，甚至可以完全避免。常见的早期并发症有血肿、附睾炎及伤口感染脓肿形成等，远期并发症包括再通（再通率为 0~3%）、附睾淤积症以及精子肉芽肿等。目前尚无明确证据表明输精管结扎术有增加机体发生其他疾病的风险。

（二）避孕套

用优质乳胶薄膜制成。性交时将其套在勃起的阴茎上，使射出的精子不能进入女性生殖道而达到避孕的目的。只要正确使用，避孕失败率仅为 0.2%~2%。

（三）体外排精避孕法

体外排精是指在射精前将阴茎自阴道抽出，使精液排出体外。优点是无需避孕药具，只要夫妇双方配合即可获得较满意的效果。

四、外用杀死精子药

用杀精子药物在阴道内直接杀伤精子,以达到避孕的目的。由泡沫、霜剂及胶冻等惰性基质和化学杀精剂组成。前者限制精子运动,阻止精子进入宫腔。后者直接杀死精子或损伤精子细胞膜,使之失去活性。值得注意的是,片剂和栓剂放入阴道后需 5~10 min 才能溶解。要等药物溶解后再行房事。

(郭应禄)

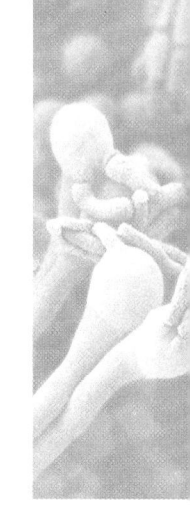

第 91 章

骨折概述

第一节 / 骨折的定义、成因和分类

本节要点 (Key concepts)

- **Causes**

a. Trauma: direct or indirect violence; b. Fatigue damage; c. Pathologic fracture.

- **Classification**

a. Closed or open fracture; b. Complete or incomplete fracture; c. Stable or unstable fracture; d. AO classification.

- **The role of the classification**

A good classification system is valid, reliable, and reproducible.

a. Revealing the amount of energy imparted to the extremity; b. Disclosing the stability of the fracture after reduction;

c. Providing a basis for the choice of management; d. Allowing the surgeon to predict and monitor the treatment results.

一、骨折的定义

骨或骨小梁的完整性遭到破坏或连续性发生中断称为骨折（fracture）。

二、骨折的成因

（一）创伤

1. 直接暴力　暴力直接作用于骨骼，使之发生骨折。如小腿被重物撞击后导致的胫骨骨折。

2. 间接暴力　暴力通过传导、杠杆、旋转作用或肌肉收缩使肢体非直接受力部位发生骨折。如跌倒时手掌撑地，暴力向上传导，可能导致桡骨远端、前臂、肱骨髁上或肱骨外科颈骨折等。

（二）积累性损伤

轻微的直接或间接外力长期、反复作用于骨骼某处，使之发生骨折，称为疲劳骨折或应力骨折。如长期远距离行走可导致第 2、3 跖骨或腓骨下 1/3 骨干疲劳骨折。

（三）骨骼疾病

骨骼本身存在病变，导致力学强度下降，受到轻微外力后即发生断裂，称为病理性骨折（pathologic fracture）（Figure 10-91-1）。

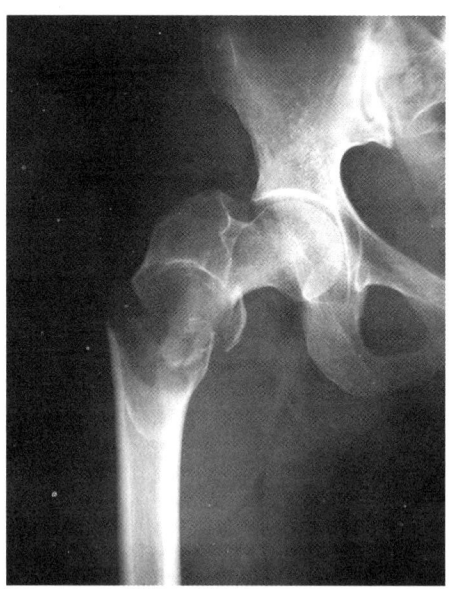

Figure 10-91-1　Pathologic fracture of the upper femur

三、骨折的分类

除按骨折成因进行分类外，还需根据以下情况进行分类。

（一）骨折端是否与外界相通

1. 闭合性骨折（closed fracture）　骨折处皮肤、黏膜或其他软组织完整，骨折端不与外界相通。

2. 开放性骨折（open fracture）　骨折处皮肤、黏膜或其他软组织破裂，骨折端与外界相通。例如胫骨骨折，骨折端刺破筋膜和皮肤，或骨盆骨折引起膀胱、尿道或直肠破裂，均属开放性骨折。

（二）骨折程度

1. 不完全骨折（incomplete fracture）　骨的完整性或连续性仅部分破坏或中断。按形态可分为：

（1）裂纹骨折（crack fracture）　骨质出现裂隙，无移位，多见于颅骨、髂骨等。

（2）青枝骨折（greenstick fracture）　骨质和骨膜部分断裂或发生皱褶（Figure 10-91-2），因其表现与青嫩树枝被折时的情形相似而得名。此类骨折多见于儿童。

2. 完全骨折（complete fracture）　骨的完整性或连续性完全破坏或中断。根据骨折线方向和形态分：横行、斜

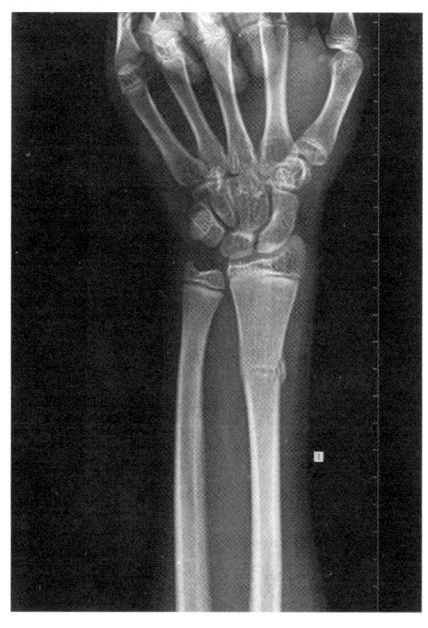

Figure 10-91-2　Greenstick fracture of radius

行、螺旋形、蝶形、粉碎性、嵌插、压缩和骨骺骨折（Table 10-91-1）。

Table 10-91-1　Summary of long bone fracture biomechanics

Fracture pattern	Appearance	Mechanism of injury	Location of soft-tissue hinge	Energy
Transverse	Torsion / Compression	Bending	Concavity	Low
Oblique	Oblique	Compression+bending	Concavity (often destroyed)	Moderate
Spiral	Torsion / Spiral	Torsion	Vertical segment	Low
Butterfly	Bending / Bending	Compression+bending	Concavity or side of butterfly	Moderate
Comminuted		Torsion or variable	Destroyed	High

（三）骨折是否稳定

1. 稳定性骨折（stable fracture） 骨折端不易移位或复位后经适当外固定不易再发生移位的骨折，如横行骨折、嵌插骨折、裂纹骨折等。

2. 不稳定性骨折（unstable fracture） 骨折端容易移位或复位后经适当外固定仍易发生移位的骨折，如斜行骨折、粉碎性骨折等。

（四）骨折的系统分类和特殊分类

在众多分类中，最为完善的是 AO 内固定学会建立的以数字和字母表示的 AO 分类法（Figure 10-91-3）。

AO 分类法首先按解剖部位将骨骼系统按 1~9 进行编号：1. 肱骨；2. 尺、桡骨；3. 股骨；4. 胫、腓骨；5. 脊柱；

6. 骨盆；7. 后足；8. 前足；9. 颅骨。每根长骨再分为 3 个节段：1. 近端；2. 骨干；3. 远端，在胫、腓骨还有 4. 踝关节。由此骨折的解剖部位可以通过 2 个数字来表示，如肱骨远端即为 13。确定骨折解剖部位后，再将每一解剖部位的骨折情况分为 3 大类型，用 A、B、C 三个字母表示，对于骨干部的骨折，A 型表示简单的两段骨折；B 型表示有楔形骨块（或称为蝶形骨块）的骨折；C 型表示有多个骨折块的复杂骨折。对于长骨近端或远端的骨折，A 型表示关节外；B 型表示部分关节内；C 型表示完全关节内。每一型分 3 个组，每一组再分出 3 个亚组，组和亚组以 1、2、3 三个数字表示，数字越大，代表骨折越严重，越复杂，预后也越差。据此每个部位的骨折可通过 3 个型，9 个组和 27 个亚组进行描述（Figure 10-91-4）。A1.1 是类型最简单、治疗最方便、预后最好的骨折，而 C3.3 是类型最复杂、治疗最困难、预后最差的骨折。

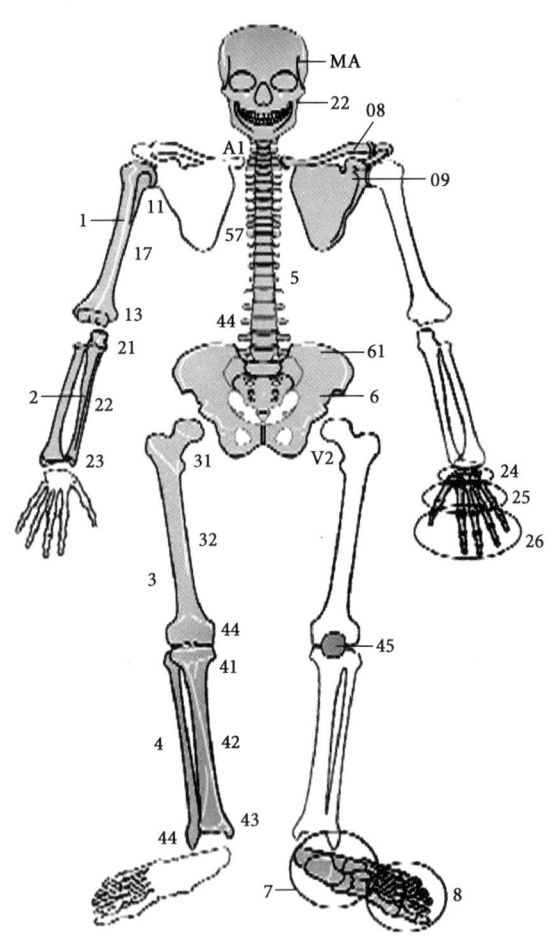

Figure 10-91-3　AO numbering system, according to the anatomical location of fracture (AO principles of fracture management)

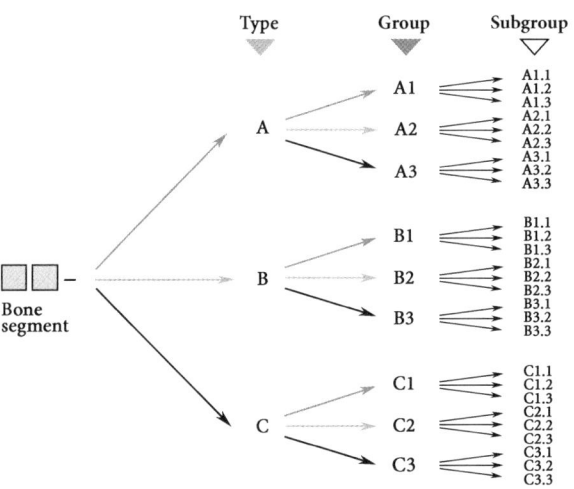

Figure 10-91-4　Three fracture types are labeled A, B, and C. Each type is divided into three groups, each group is then divided into three sub-groups (AO principles of fracture management)

特定解剖部位的骨折，根据治疗与预后判断的需要，可另有各自特殊的分类方法，如股骨颈骨折的 Garden 分类，肱骨近端骨折的 Neer 分类，转子间骨折的 Evans 分类等。这些分类通常可以反映特定部位骨折的严重程度、移位方向、稳定程度、血供状况等，从而指导医生制定治疗方案、判断预后。

第二节 / 骨折的诊断

一、临床表现

除了局部症状,严重骨折、多发性骨折及年老、体弱的骨折病人可有较明显的全身反应。

(一) 全身表现

1. 休克　主要由于剧烈疼痛、恐惧、骨折部大量出血等单一或多种因素综合引起,多见于多发骨折、骨盆骨折、股骨骨折及严重开放性骨折。骨折部位与出血量的关系见 Figure 10-91-5。当合并内脏损伤时,发生休克的概率将明显增加。

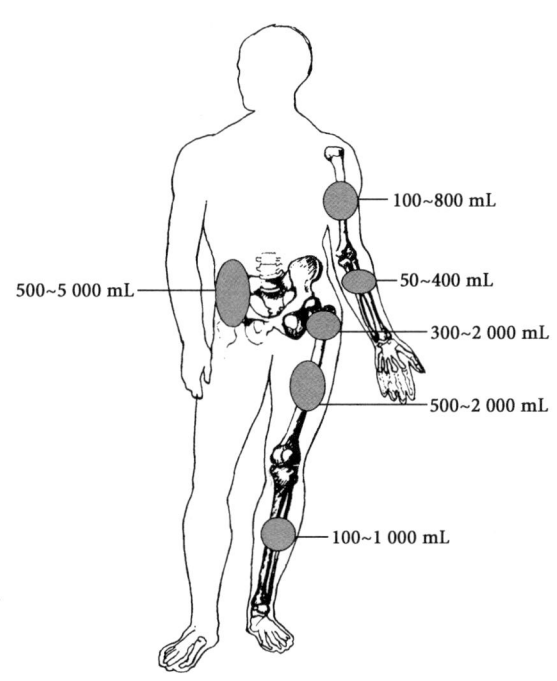

Figure 10-91-5　Blood loss in different fracture site

2. 发热　血肿吸收可致体温升高,但通常不超过38.5℃。如出现持续高热,应考虑继发感染的可能。

(二) 局部表现

1. 骨折的共有表现

(1) 疼痛和压痛　骨折局部通常疼痛剧烈,活动患处时疼痛加重。压痛是骨折的重要体征,所有新鲜骨折局部都会出现压痛,而且肢体前、后、内、外侧均有压痛。而单纯软组织损伤的压痛往往限于肢体一侧。躯干骨折可出现间接挤压痛,如腋中线附近的肋骨骨折,可在挤压前后胸壁时引起骨折处剧烈疼痛。

(2) 局部肿胀和瘀斑　局部血肿以及软组织继发水肿可导致骨折部肿胀,产生张力性水疱,严重时可引起静脉回流障碍,筋膜间室压力增高,甚至动脉血流障碍。血肿内血红蛋白分解可形成皮下瘀斑。

(3) 功能障碍　骨折后伤肢部分或完全丧失活动功能。嵌插、压缩或不全骨折的肢体可能仍能活动,易导致漏诊。

2. 骨折的特有体征

(1) 畸形　骨折段移位可引起患肢缩短、成角或旋转畸形。

(2) 反常活动　骨折部位出现本来不存在的异常活动,被称为假关节活动。

(3) 骨擦音或骨擦感　骨折端相互摩擦可产生骨擦音或骨擦感。

具有骨折共有症状和体征者应警惕有无骨折,而只要发现三种特有体征中的任一种,即可确诊为骨折。查体时可轻轻地感觉反常活动或骨擦感,但不宜反复尝试,以免骨折移位加重、增加病人痛苦和创伤。稳定性骨折或因肌肉收缩等保护作用可不出现上述体征,可借助影像学检查明确诊断。

二、骨折的影像学检查

(一) X线平片检查

疑有骨折者应常规进行 X 线检查。X 线摄片不仅可显示临床检查难以发现的各种稳定性骨折、深部骨折及关节内骨折,更可帮助确定骨折的类型和移位情况,对骨折治疗具有重要指导意义。

X 线片应包括至少一个邻近关节,脊柱应至少包括颈胸、胸腰或腰骶连接段中的一处,以帮助正确定位。应拍摄患处正、侧位片,某些部位需加摄斜位或轴位片,从至少两个方向判断骨折、评估畸形与移位程度。必要时尚需拍摄对侧肢体相应部位 X 线片以便进行对比。疑有骨折而急诊拍片未见明显骨折者,应在伤后 1 周拍片复查,此时骨折断端吸收,更易在 X 线片上发现骨折线。

骨折后由于暴力的性质、大小和作用方向,肌肉的牵拉,骨折远侧肢体重力以及不恰当的搬运和治疗等因素,造成骨折端发生不同程度的移位。常见的移位方式有 5 种,往往几种移位方式同时存在(Figure 10-91-6)。

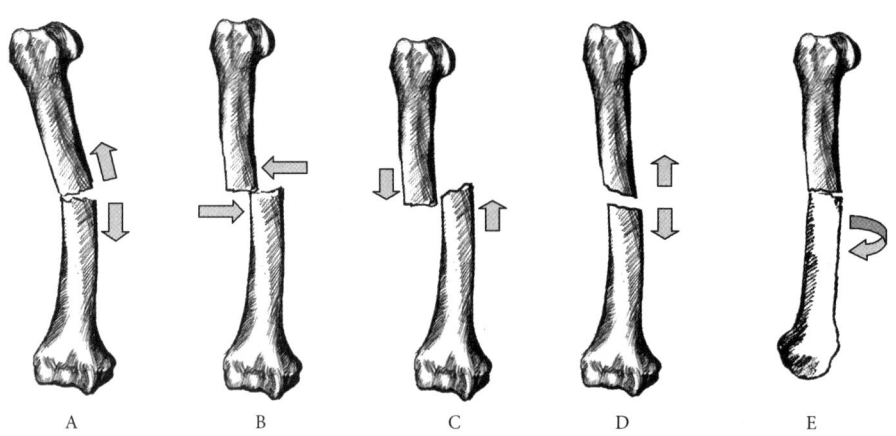

Figure 10-91-6 Displacement of fracture
A. Angular displacement; B. Lateral displacement; C. Overlap displacement; D. Separate displacement; E. Rotational displacement

（1）成角移位　两骨折段纵轴线交叉成角,根据顶角的凸向描述为向前、后、内、外成角。

（2）侧方移位　通常以近侧骨折段为准,描述远侧骨折段向前、后、内、外方发生侧向移位。

（3）缩短移位　远近骨折段相互重叠或嵌插,导致短缩。

（4）分离移位　两骨折段在同一纵轴上相互分离,形成间隙。

（5）旋转移位　骨折段围绕骨的纵轴发生旋转。

通过影像学检查,可用角度表述成角和旋转移位,用厘米表述重叠或分离移位,用百分比表述侧方移位,例如,侧方移位正位片对位 80%,侧位片对位 70%,则骨折整体对位 56%。

（二）CT 和 MRI 检查

CT 检查对形状、结构复杂或位置深在的骨折,如肩、髋、膝、踝等关节、脊柱、骨盆骨折的诊断和移位评估有重要意义。通过三维影像重建,血管增强等技术还可获得更多的骨折信息。MRI 可更好地显示软组织的损害,对了解脊髓、椎间盘损伤及关节软骨、半月板和韧带损伤等具有特殊作用。

三、骨折诊断的基本要求

骨折诊断应能反映以下情况:有无骨折、骨折的原因、骨折的部位、骨折端是否与外界相通、骨折复位后是否稳定。诊断实例见 Box 10-91-1。

多数情况下,通过询问病史、体格检查和影像学检查,应能作出正确的骨折诊断。但在以下情况时,有可能出现漏诊:

（1）嵌插骨折和不完全骨折,疼痛与畸形常不明显,X 线片有时也难以清楚显示。

（2）合并其他严重脏器损伤时。

（3）多处、多段骨折,有时只注意症状明显部位的骨折,而忽视了症状不明显处的骨折。

（4）病人为小儿、老人、语言表达障碍或精神、智力障碍者,或处于昏迷、休克、醉酒状态者。

（5）战争、自然灾害、交通与工伤事故等可在短期内出现大量人群受伤,此时极易漏诊,应建立二次甚至三次复查规范。

（6）重视了骨折的诊断而遗漏了并发症的诊断。

> **Box 10-91-1　诊断实例**
>
> 例:左股骨干中 1/3 外伤性闭合性螺旋形骨折
> 说明:外伤性可以略去,但病理性必须写明;
> 　　　闭合性可以略去,但开放性必须写明;
> 　　　青枝骨折、骨骺分离等特殊骨折应写入诊断;
> 　　　骨折线类型必须写明,借此反映骨折的稳定性。
> 故本例亦可写作:左股骨干中 1/3 螺旋形骨折

第三节 / 骨折的并发症

骨折的并发症和合并伤有时比骨折本身更为严重,可严重影响骨折治疗的效果,甚至危及伤者生命。

一、骨折的早期并发症及合并伤

(一) 休克

休克多为骨折及其伴发损伤引起的出血或疼痛所致。

(二) 感染

开放性骨折可发生化脓性感染和厌氧菌感染。污染较重、软组织损伤广泛、清创过晚或不彻底、坏死组织残留或软组织覆盖不佳均可增加感染率。感染可发展为化脓性骨髓炎,影响骨折愈合。

(三) 重要内脏器官损伤

肋骨骨折时,骨折端可刺破胸膜、肋间血管及肺组织,引起气胸、血胸或血气胸;严重的下胸壁损伤,除可造成肋骨骨折外,还可造成肝或脾破裂。骨盆骨折可致尿道和膀胱损伤。严重的骶尾骨骨折可能导致直肠损伤。

(四) 血管神经损伤

四肢重要血管常贴近长骨,骨折端可刺破或压迫邻近血管,导致血管破裂或痉挛,严重者可导致远端肢体坏死或缺血性挛缩,遗留终身残疾。如伸直型肱骨髁上骨折可伤及肱动脉,股骨髁上骨折可伤及腘动脉,胫骨上段骨折可伤及胫前或胫后动脉。

骨折端也可造成周围神经损伤,如肱骨干骨折可造成桡神经损伤,桡骨远端骨折可造成正中神经损伤,腓骨颈骨折可造成腓总神经损伤等。另外瘢痕组织和骨痂可能导致神经的迟发性压迫。

(五) 脊髓损伤

脊髓损伤是脊柱骨折脱位的严重并发症,颈段和胸腰段损伤最常见,可造成损伤平面以下不同程度的瘫痪。

(六) 脂肪梗塞综合征

脂肪栓塞综合征(fat embolism syndrome)主要见于成年人。因外伤暴力和血肿积聚而致骨折处髓腔内压力过大,脂肪滴进入破裂的静脉窦内,可引起肺、脑等脏器的栓塞。亦有人认为是由于创伤的应激作用,使正常血液中的乳糜微粒失去乳化稳定性,结合成直径达 $10\sim20\ \mu m$ 的脂肪栓子,阻塞肺毛细血管。同时,在肺灌注不良时,肺泡膜细胞产生脂肪酶,使脂肪栓子中的脂肪小滴水解成甘油和脂肪酸,并释放儿茶酚胺,损伤毛细血管壁,使富含蛋白质的液体漏至肺间质和肺泡内,发生肺出血、肺不张和低氧血症。典型的临床表现为:①发热:多在 38℃ 以上。②呼吸系统:出现胸闷、胸痛、气促、呼吸困难等急性呼吸功能不全。肺部 X 线片可呈"暴风雪"样改变。③神经系统症状:意识障碍,可伴有呕吐、尿失禁、抽搐及自主神经功能紊乱等症状,脑电图表现为正常节律消失,代之以弥散性高波幅多形 θ 波和 δ 波。④循环系统:脉搏突然增快,可达 120/min 以上。

目前最有效的治疗方法是激素治疗,近年来应用高压氧治疗取得较好效果。

(七) 筋膜间隔区综合征

筋膜间隔区综合征(syndrome of aponeurotic space)又称骨筋膜室综合征(osteofascial compartment syndrome),是骨折的一种严重并发症,由于外伤引起四肢骨筋膜间隔区(又称筋膜室)压力增高,导致肌肉、神经缺血、坏死,出现剧烈疼痛、相应肌肉功能丧失。常见于前臂和小腿。

1. 病因　导致骨筋膜室综合征的常见原因如下。

(1) 筋膜室内容物体积骤增　①软组织严重肿胀,②肌肉组织急性缺血。

(2) 筋膜室容积骤减　①敷料包扎过紧,②局部压迫。

2. 病理生理　由于骨筋膜室容积的绝对或相对减少,使室内压骤然增加,动脉血供障碍,导致室内的肌肉和神经组织缺血。肌肉组织的缺血导致大量组胺类物质释放,毛细血管通透性增加,渗出增加,组织间隙水肿。室内压的进一步增加,可阻断动脉血供,形成缺血—水肿—缺血的恶性循环。神经缺血 30 min 即可发生功能性异常,如感觉异常或减退。完全缺血 12~24 h 神经组织即发生不可逆的功能丧失。肌肉缺血 2~4 h 出现功能障碍,缺血 4~12 h 即发生不可逆的功能丧失。

3. 临床表现

(1) 疼痛　为最主要的症状,疼痛剧烈,进行性加重。

(2) 活动障碍　缺血的肌肉肌力减退或瘫痪,表现为相应的手指或足趾活动受限。

(3) 感觉障碍　因神经缺血,相应神经分布区感觉减退或消失。

(4) 被动牵拉痛　缺血的肌肉受到牵拉时出现剧痛,这是早期诊断的重要依据。

(5) 肢体肿胀　受累肢体肿胀明显,张力大,皮肤发亮,有压痛。

(6) 血管搏动减弱或消失。

(7) 骨筋膜室内测压显示压力增高。

二、骨折的中晚期并发症

1. 坠积性肺炎(hypostatic pneumonia)　骨折病人长期卧床,可以发生坠积性肺炎,常见于老年、体弱或患有慢性疾病的病人。应勤翻身、拍背,并鼓励病人咳痰、功能锻炼、尽早起床活动。

2. 压疮(bedsore)　截瘫和严重外伤病人,长期卧床,骨隆突处如骶尾部、足跟等长期受压,局部软组织发生血液供应障碍,易形成压疮。应定时翻身,保持皮肤清洁干燥,并给予局部按摩。

3. 深静脉血栓形成和肺栓塞(deep venous thrombosis, DVT and pulmonary embolism, PE)　骨折病人下肢长期制动,静脉血回流减慢,同时创伤后血液处于高凝状态,容易形成静脉血栓。临床多见于髋部骨折和下肢人工关节置换术后,病人年龄超过 50 岁,伴有糖尿病、肿瘤、心肌梗死、缺血性脑卒中及使用避孕药者发生率增加。血栓栓子脱落迁移可引起肺栓塞,病人出现胸痛、心动过速、呼吸急促或困难,肺通气/灌注率异常,严重者可导致死亡。静脉栓塞高危病人应接受预防性抗凝治疗。

4. 骨化性肌炎(ossifying myositis)　又称为损伤性骨化。关节扭伤、脱位及关节附近的骨折导致局部出血,血肿机化并在关节附近的软组织内骨化,影响关节活动。以肘关节周围最多见,髋关节周围亦较常见。应避免在复位和手术时使用暴力。对于骨化性肌炎高危病人,如既往有过骨化性肌炎者,再次发生肘、髋关节等损伤,可考虑服用非甾体类抗炎药或放射治疗加以预防。

5. 创伤性关节炎(traumatic arthritis)　关节外伤后,关节面遭到破坏或关节内骨折未解剖复位,愈合后关节面不平整,关节软骨容易磨损剥脱,引起创伤性关节炎。

6. 关节僵硬(ankylosis)　患肢经长时间固定或未作康复治疗,静脉血和淋巴液回流不畅,组织中浆液纤维性渗出物和纤维蛋白沉积,使关节内、外组织发生纤维粘连。同时,关节囊及周围肌肉发生挛缩,使关节活动出现不同程度的障碍,称为关节僵硬。这是骨折和关节损伤最为常见的并发症。及时拆除外固定并积极进行功能锻炼是预防和治疗关节僵硬的有效方法。

7. 急性骨萎缩(acute bone atrophy, sudeck atrophy)　为损伤引起的关节附近痛性骨质疏松,因骨折后反射性神经血管营养不良引起,亦称反射性交感神经性骨营养不良。常发生在手、足部位。表现为疼痛、肿胀、关节活动受限。骨折后早期抬高患肢,积极主动功能锻炼,以预防其发生。一旦发生,应积极进行功能练习、物理治疗和局部封闭等,病变可以缓解。

8. 缺血性骨坏死(arascular bone necrosis)　骨折后,骨折段的血液供应中断可导致缺血性骨坏死。常见的有股骨颈骨折后股骨头缺血性坏死,腕舟状骨骨折后近侧骨折片缺血性坏死,距骨骨折后距骨体缺血性坏死等。

9. 缺血性肌挛缩(ischemic contracture)　骨折最严重的并发症之一。通常是骨筋膜室综合征处理不及时或重要动脉损伤所致。表现为 5P 征:早期疼痛(pain)后期痛觉丧失(painlessness)、无脉(pulse)、苍白(pallor)、感觉异常(paresthesia)和肌肉麻痹(paralysis)。肌肉因缺血而坏死,逐渐机化,形成瘢痕组织,造成严重残废。肢体因肌挛缩而形成特有畸形,如:爪形手、爪形足等。

10. 骨发育障碍(osteodysplasty)　小儿骨折,如果骨骺板受到破坏,可影响骨骼生长,导致骨骼发育障碍。

第四节 / 骨折的愈合

本节要点 (Key concepts)

- **Two types of fracture healing**

a. Direct or primary bone healing occurs without callus formation. Bone-resorbing cells on one side of the fracture show a tunnelling resorptive response, whereby they re-establish new haversian systems by providing pathways for the penetration of blood vessels;

b. Indirect or secondary bone healing occurs with a callus precursor stage. Healing of bones involves inflammation, primary soft callus formation, callus mineralization and callus remodeling;

- **Promoting molecules of fracture healing**

The promoting molecules can be categorized into three groups:

a. The pro-inflammatory cytokines; b. The TGF-β superfamily and other growth factors; c. Metalloproteinases and angiogenic factors.

- **Microenvironment fracture healing**

Mechanical stability, electrical environment, pH, oxygen tension, hormone and nutrients.

一、骨折愈合过程

(一) 皮质骨愈合过程

骨折愈合是一个复杂的组织学和生物化学变化过程。传统将皮质骨骨折愈合分为3个阶段,近年来更多的人倾向于将骨折愈合分为4个阶段,这4个阶段相互交织,不能截然分开。

1. 炎症反应期　骨折导致局部出血,形成血肿。6~8 h后血肿形成凝血块,与坏死细胞释放的产物共同引起无菌性炎症反应,引起局部血管扩张,血浆渗出,巨噬细胞、白细胞和其他炎性细胞浸润,溶酶体酶释放,局部pH下降。临床上这一时期表现为骨折部位疼痛,肿胀,发热。

2. 原始骨痂形成期　血肿成分逐渐被各种炎性细胞清除,但存留纤维蛋白网架,在炎性因子的作用下,毛细血管和成纤维细胞增生,长入纤维蛋白网架内,形成肉芽组织。肉芽组织内的成纤维细胞合成和分泌大量胶原纤维,形成纤维骨痂,纤维骨痂再逐渐转化为软骨组织,形成原始骨痂,此过程需要2~3周的时间。

3. 骨痂矿化期　原始骨痂形成后,软骨细胞发生变性而凋亡,破骨细胞随新生毛细血管侵入并降解软骨质,成骨细胞分泌Ⅰ型胶原等骨基质蛋白,并经矿化形成类骨质。由肉芽组织经纤维骨痂转化为软骨组织进而骨化的过程称为软骨内化骨过程。与软骨内化骨过程并行的还有膜内化骨过程。即骨折后骨折端附近内外骨膜开始增生,骨膜内层成骨细胞增殖分化,合成并分泌骨基质,形成与骨干平行的骨组织,最终连接骨折断端。内、外骨膜层形成的骨组织形成两个棱形骨痂,称为内骨痂(internal callus)和外骨痂(external callus)。而由软骨内化骨(endochondral ossification)形成的骨痂由于位于骨折断端和髓腔内,分别称为环状骨痂和髓腔内骨痂。内、外骨痂与环状骨痂和髓腔内骨痂会合后,不断矿化加强,在骨折端形成坚硬的骨性连接。当骨折断端能抵抗肌肉收缩力、剪力和旋转力时,骨折即已达到临床愈合。骨痂矿化期持续4~16周,这一过程在成年人和皮质骨骨折区所需时间较长,在儿童和松质骨骨折区需时间较短(Figure 10-91-7)。

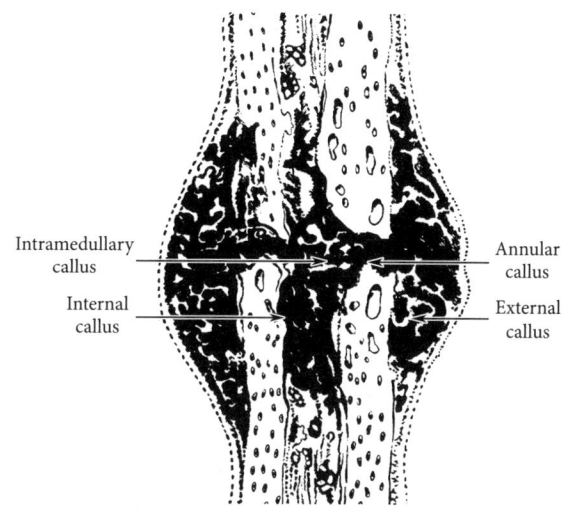

Figure 10-91-7 External, internal, annular and intramedullary callus in callus mineralization stage

4. 骨痂塑性改造期　随着肢体的负重和活动,在应力轴线以外的骨痂逐步被清除,而沿应力轴方向的骨痂不断得到加强和改造,骨小梁的排列逐渐规则和致密,最终形成具有正常骨结构的板层骨。骨髓腔亦再贯通,恢复骨的原有结构。这一过程在破骨细胞和成骨细胞协同作用下完成。整个过程需要数月甚至数年的时间。应力对于骨结构的影响遵循着Wolff定律,即骨折的愈合总是沿着骨断端承受的生理压应力方向进行。骨结构据此定律不断进行重建,直到力学强度完全恢复正常,适应功能载荷为止。

(二) 松质骨愈合过程

松质骨的结构不同于皮质骨,因此愈合过程也存在差异。松质骨骨折后没有包绕骨折端的血肿,因此骨折端血肿机化、软骨内化骨的作用微弱。另外,由于松质骨无外骨膜,不显现外骨痂。有的松质骨有外骨膜,但成骨能力差,膜内化骨的作用也弱。因此,松质骨骨折后的愈合基本通过骨小梁的直接生长接触完成,骨愈合过程较快。

虽可形成小梁骨痂,但数量与强度有限,骨折部位的骨小梁连接不够坚固,应力作用下可发生变形,因此不宜过早负重。

(三) 骨愈合的分子生物学调控

骨折愈合过程中,有许多局部和系统性调节因子参与,如各类生长和分化因子、细胞因子等。它们通过调控具有分化潜能细胞的迁徙、增殖和分化,决定胞外基质形成的类型,控制骨吸收和骨形成之间的平衡,参与骨改建和修复的一系列过程。

这些因子大体分为三类:①致炎因子,如白介素-1(IL-1)、白介素-6(IL-6)和肿瘤坏死因子-α(TNF-α)。②生长因子,主要是转化生长因子(transforming growth factor,TGF)超家族和其他生长因子。③基质金属蛋白酶和血管生成因子(VEGFs)。

(四) 骨折愈合的微环境

骨愈合过程中除了受各种细胞及生长因子调控外,还受到力学稳定性、电环境、pH、氧张力及激素和营养素的影响,这些因素共同构成了一个动态的微环境,通过不同机制影响骨折的愈合。

二、骨折固定后的愈合方式

骨折固定后,有两种愈合方式:直接愈合(direct union)与间接愈合(indirect union)。

(一) 直接愈合

当骨折完全解剖复位,同时内固定足够坚强时,骨折端进行的是一种直接愈合方式,也称一期愈合。直接骨愈合跨过了间接骨愈合的各个步骤,新生骨单位直接通过骨折断端发生连接,直接愈合在X线片上见不到相关的大量骨痂,没有骨折端吸收现象和哈佛系统内塑形的过程。

(二) 间接愈合

凡通过内外骨痂的形成和改建使骨折愈合者称为骨折的间接愈合。骨折通过原始骨痂形成、骨痂矿化及塑形等一系列过程完成骨修复。放射学上的特点是有骨痂形成,骨折间隙增宽并被新生骨充填,前述皮质骨愈合过程即为间接愈合过程。

三、骨折临床愈合标准

骨折一旦符合以下临床愈合标准即可进行肢体恢复性训练。

1. 局部标准　局部无反常活动,无压痛及纵向叩击痛。

2. 影像学标准　X线片显示骨折线模糊,有连续性骨痂通过骨折线。

3. 功能标准　伤肢能满足以下要求:

(1) 上肢能向前平举1 kg重物持续1 min。

(2) 下肢能不扶拐在平地连续步行3 min,并不少于30步。

(3) 连续观察2周骨折处不变形。功能标准的测定必须慎重,以不发生再骨折为原则。

第五节 / 影响骨折愈合的因素

多种全身和局部因素可影响骨折愈合,且往往同时存在,导致骨折延迟愈合或不愈合。

一、全身因素

1. 年龄　不同年龄骨折愈合差异甚大,儿童骨折愈合快,而老年人较慢。对老年人特别是绝经后妇女,应注意骨质疏松对骨折发生和愈合的影响。骨质疏松性(脆性)骨折的愈合过程缓慢,主要表现在软骨内化骨、网状骨成熟过程和骨的塑形过程均减缓,最终导致骨痂的力学性能下降,但骨痂的体积增大。

2. 活动情况　局部制动、长期卧床、康复锻炼等均对骨折愈合有较大影响。

3. 营养状态　蛋白质、钙、维生素A,维生素C,维生素D,维生素K,以及微量元素Fe、Mn、Cu、Zn等的摄入。

4. 内分泌因素　生长激素,皮质类固醇及甲状腺素、甲状旁腺素、降钙素、性激素、前列腺素等均可影响骨折愈合过程。

5. 慢性疾病　糖尿病、贫血、神经疾病、骨代谢病、机体衰弱等均可影响骨折愈合。

6. 药物　长期使用非甾体类抗炎药(NSAIDs)、抗凝药、第VIII因子、钙通道阻滞药(如维拉帕米)、细胞毒素、苯妥英钠(大仑丁)、氟化钠、四环素等可影响骨代谢和骨折愈合。

7. 物理因素　微动、负重可诱导骨痂形成,适量电、磁场刺激和超声能促进骨折愈合。

8. 全身性生长因子　IGF、TGF、BMP、FGF、PDGF等

细胞因子能刺激软骨内骨化及骨痂形成,也可能诱导异位成骨。

9. 中枢及周围神经系统损伤　中枢及周围神经系统损伤可导致失用性骨质疏松,肌肉萎缩,严重影响骨量及骨质量。可增加异位骨化的发生概率。

10. 其他因素　尼古丁、酒精等可影响骨折愈合,因此,在骨折愈合期间应戒烟、戒酒。

二、局部因素

(一) 与损伤无关的因素

原已存在的骨病变,如辐射坏死、感染、肿瘤和其他病理情况(如失神经支配)等。

(二) 与损伤有关的因素

1. 局部损伤程度　损伤严重的骨折,其周围软组织的损伤往往较重。严重的周围组织损伤将影响骨折端血运、加重骨断端的坏死程度,使骨断端和周围软组织新生血管形成减慢,血肿机化时间延长。同时,局部创伤性炎症反应也较重,且持续时间延长。过大的血肿可导致局部循环障碍,延长骨折两端由骨外膜产生的成骨细胞顺血肿外围相互连接的过程,影响膜内成骨和软骨内成骨,使骨折愈合过程减慢。此外,骨膜的广泛剥离或坏死,可明显影响骨折愈合。

2. 骨折类型及部位　长斜形及螺旋形骨折由于骨折断端接触面大,愈合较易。横形及短斜形骨折骨折断端接触面小,愈合较难。多段骨折较单一骨折更易发生不愈合。骨折部位对骨折愈合也有很大影响。如胫骨中下 1/3 骨折,由于髓腔内滋养动脉血供主要来自近侧端,骨折造成远端血供中断,容易发生骨折不愈合。

3. 骨缺损程度　骨折断端骨缺损将影响骨折愈合。

4. 软组织嵌入　如果肌肉、肌腱或骨膜等翻卷嵌入骨折断端,将影响骨折的复位和愈合。

(三) 与治疗有关的因素

1. 复位质量　良好的骨折对位和对线,有利于骨折愈合。

2. 固定不当　外固定或内固定范围不足、不可靠或解除固定时间过早,将使骨折断端有较大活动。当骨折间隙有较大的变形量特别是具有较大的旋转或剪切应变时,将影响愈合进程,甚至导致已形成的血管和骨痂断裂。对骨折进行牵引复位及牵引固定时,过度牵引将在骨折端间留下较大空隙,对骨折部较长时间的过度牵引还可引起血管的缩窄甚至新生毛细血管撕裂,进一步影响骨折部血供,导致愈合延迟或不愈合。如骨折片受到肌肉的牵拉而

产生的分离倾向未被充分对抗,将导致骨折片再次分离而影响愈合。

3. 手术附加创伤　复位和内固定手术可导致局部损伤进一步加重,不适当的软组织和骨膜广泛剥离可进一步损害骨折端血供。电钻、髓腔扩大器的高速运转可产生高热,造成骨坏死甚至骨膜坏死。

4. 植入物　植入物引起的异物反应或过敏反应。

5. 内或外固定物的应力遮挡效应　使用内或外固定时,应力沿内固定物或外固定物传导,导致骨折端和固定段骨骼应力刺激变小,根据 Wolff 定律,这将影响骨折断端骨痂的形成和塑形。

6. 感染　骨折部感染可导致组织包括骨折端破坏和坏死,严重干扰骨折愈合的正常进程,可导致骨延迟愈合和不愈合,甚至大段骨缺损。

7. 康复治疗　正确的康复治疗不仅能促进功能康复,而且能通过增加局部循环、向骨折部施加有利的力学刺激或适量的微动、电磁、超声刺激而促进骨折的愈合。反之,过分或过早的运动练习有可能造成骨折部过大的变形,甚至血管或骨痂的损伤或骨折再移位,导致骨折愈合障碍。

三、骨折延迟愈合和不愈合

(一) 定义

骨折超过一般愈合时间(通常 3~6 个月),仍未发生愈合,称为骨折延迟愈合(delayed union)。X 线片显示骨折线仍明显,骨折断端轻度脱钙,骨痂少,无骨硬化表现。

骨折超过一般愈合时间,经延长治疗时间后仍未发生愈合,称为骨折不愈合(nonunion)。

(二) 分型

骨折不愈合常分为富血管型(肥大型)和缺血型(萎缩型)两类。

1. 富血管型骨折不愈合　可分以下几种亚型(Figure 10-91-8)。

(1) "象足"型　骨折端肥大,大量骨痂形成,但断端两侧骨痂未连接,提示骨折端骨仍有生长活力,但骨折断端不稳定。

(2) "马蹄"型　骨折端轻度肥大,少量骨痂形成,断端两侧骨痂未连接,骨折断端不稳定。

(3) 营养不良型　骨折端无肥大表现,缺乏骨痂,主要由于骨折端明显分离或移位造成。

2. 缺血型骨折不愈合　可分以下几种亚型(Figure 10-91-9)。

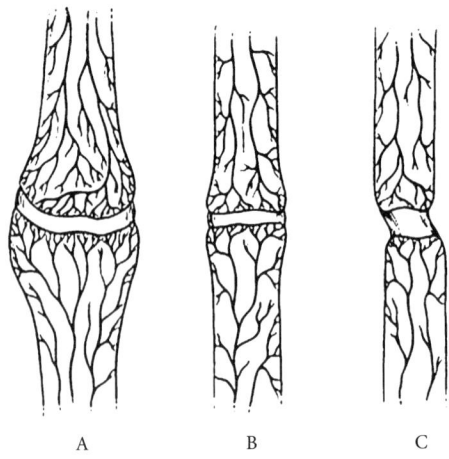

Figure 10-91-8　Hypervascular nonunion
A. "Elephant foot" nonunion; B. "Horse hoof" nonunion; C. Oligotrophic nonunion (Redrawn from Weber BG: Pseudarthrosis, Bern, Switzerland, 1976, Hans Huber.)

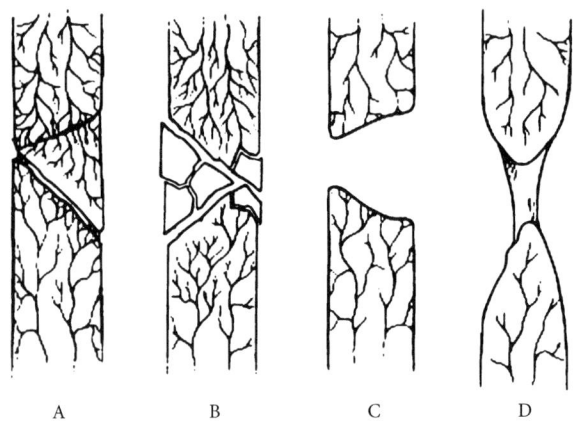

Figure 10-91-9　Avascular nonunion
A. Torsion wedge nonunion; B. Comminuted nonunion; C. Defect nonunion; D. Atrophic nonunion (Redrawn from Weber BG: Pseudarthrosis, Bern, Switzerland, 1976, Hans Huber.)

（1）扭转楔形　两骨折端中间有一缺乏血供的骨片，骨片可与一侧断端愈合而与另一侧不愈合。

（2）粉碎性　存在多个死骨片，断端无骨痂形成。

（3）缺损型　伤后断端存在活力，由于骨缺损骨折未能愈合，经过一段时间后断端萎缩。

（4）萎缩型　骨折部缺乏血供，断端萎缩及骨质疏松，断端缺损区由缺乏成骨潜力的瘢痕组织填充。

（三）治疗

骨折延迟愈合表现为骨折愈合缓慢，但仍有愈合可能。应积极寻找并纠正影响骨折愈合的因素，如改善全身营养，加强局部固定，刺激局部骨痂生长等。

治疗骨折不愈合的基本要求是改善复位、充分植骨和有效固定。术中常需切除硬化骨，打通骨髓腔，植骨填充骨缺损，辅以接骨板螺钉系统或髓内钉系统固定。外固定架可用于治疗伴有畸形、感染或缺损的复杂骨折不愈合。对于血供缺乏的骨折不愈合，可选择带蒂或带血管皮肤（和肌肉）移植，以改善骨折区血供，也可使用带血管蒂的骨膜和骨移植以及吻合血管的游离骨膜和骨移植等方法。近年来，使用电、电磁刺激等非手术方法治疗无骨缺损的骨折不愈合也取得了较好效果。细胞与各种生长因子的治疗也正在从基础研究进入临床。

第六节 / 骨折的急救处理

骨折病人急救的目的是用简捷有效的方法让病人迅速脱离危险地区，维护局部及全身情况稳定并尽快转运到医疗单位，以获得及时治疗。现场急救时不仅要注意骨折的处理，更要注意全身情况的处理。

一、抢救生命

首先将其移送到邻近的安全地区。检查全身情况，关注生命体征，根据现场条件，维持其血压、保持呼吸道通畅，应避免可导致病人剧痛的操作，以免引起或加重休克。

二、创口包扎

开放性损伤出血，多数经加压包扎后即可止血。有无法制止的活动性出血时，可用止血带止血。应在醒目处标记止血带开始使用时间。戳出创口的骨折端如果没有压迫重要血管、神经，不宜在现场复位，以免将污染带入创口深部、加重休克和妨碍清创时的判断。创面不宜使用任何消毒剂或消炎粉，以免增加疼痛和以后清创的难度。创口周围皮肤可以消毒，创口用消毒或清洁的敷料覆盖后包扎。

三、就地固定

使用夹板或就地取材,用树枝、木棍、木板等固定疑有骨折的肢体,以避免在搬运时增加痛苦,加重周围组织和神经血管损伤,并防止骨折端穿破软组织。必要时也可将受伤的上肢绑在胸部,受伤下肢也可利用健侧下肢作邻肢固定。后者在战时应尽可能避免,以免影响伤员的自救能力。

四、迅速转运

病人经妥善急救处理后,应迅速转送就近医院或医疗点治疗。生命体征不稳定、昏迷、使用止血带的病人应优先转运。有可能发生病情变化或疑有颈椎损伤的病人,最好有医护人员护送,在运送途中进行观察,避免意外。

第七节 / 骨折的治疗

本节要点 (Key concepts)

- **Basic requirements of fracture management**

a. Giving priority to the life-threatening injuries and stopping active bleeding; b. Primary reduction and reliable fixation on fracture; c. Starting and continuing functional exercises as early as possible.

- **Elements of fracture treatment**

Reduction: a. Anatomic reduction; b. Functional reduction.

Fixation: a. External fixation; b. Traction; c. Internal fixation.

Functional exercise: a. As early as possible; b. Active and positive; c. Step by step.

一、骨折治疗的基本要求

骨折治疗的基本要求是在及时改善全身情况、优先处理重要脏器和其他组织合并伤的基础上,对骨折进行早期复位、确切固定,尽早开始并坚持功能锻炼,以保证骨折在适当的位置尽快愈合、尽快恢复功能(Box 10-91-2)。

Box 10-91-2　骨折治疗目标

1. 骨折尽早愈合
2. 在功能和外观上都能获得满意恢复
3. 最大限度减少病人在治疗中的痛苦和不便
4. 避免或减轻全身与局部并发症
5. 结合病人、家属的具体情况和需求,建立和不断修正个体化治疗方案

二、骨折治疗的主要原则

1. 通过骨折复位及固定重建解剖关系和负重力线。
2. 使用恰当的固定措施以重建骨折部位的稳定性。
3. 尽可能减少操作损伤,保护软组织及骨的血供。
4. 早期、持久、安全的全身及伤肢康复训练。

三、骨折治疗的三大要素

骨折治疗的三大要素是复位、固定和功能锻炼。

(一)骨折的复位

1. **复位计划**　进行骨折整复前,应详细了解伤者的受伤机制。结合 X 线片确定骨折类型和移位方向,分析可能影响复位的肌肉与肌腱作用、骨膜的连续性、骨折间隙内是否有软组织嵌顿,制定复位计划。包括:拟采用的麻醉和整复方法、具体操作步骤、可能遇到的困难、损伤重要血管、神经的可能性以及对策。

2. **复位要求**　骨折复位越早越好,尽量争取在伤后6~12 h 血肿和肿胀不很严重时进行。麻醉效果要好,以减轻痛苦,并解除肌肉痉挛。复位手法切忌粗暴,以免加重损伤及损害局部血供。闭合复位失败或预计闭合复位难以成功者,应选用切开复位,不宜反复尝试手法复位。

3. **复位标准**

(1) **解剖复位**　骨折段经复位后完全恢复正常解剖关系,称为解剖复位。解剖复位是骨折固定和功能锻炼的良好基础,有利于骨折愈合后获得满意的生理功能。但不宜强求解剖复位。

(2) **功能复位**　虽未能达到解剖复位,但骨折愈合后

对肢体功能无明显影响者,称功能复位。每个部位的功能复位标准并不一致。如肱骨干稍有畸形,对功能影响不大,而前臂的尺桡骨双骨折则要求对位对线都好,否则将影响前臂的旋转功能。但功能复位仍有一些必须遵守的准则:①旋转、分离移位:须完全纠正。②短缩移位:成年人下肢骨折短缩不应超过 1 cm,上肢不应超过 2 cm。儿童下肢骨折短缩在 2 cm 以内,如未伤及骨骺,可在生长发育过程中自行矫正。③成角移位:下肢如存在与关节活动方向一致的轻微前后向成角,日后可在骨痂塑形过程中自行纠正。而侧向成角,将导致关节内、外侧于负重时受力不均,进而发生创伤性关节炎,因此必须予以矫正。④侧方移位:长骨干横断骨折后,如对线良好,即便对位仅 30%~50%,多数可在日后自行塑形矫正。干骺端骨折对位应不少于 3/4。⑤经关节骨折和骨骺分离,一般均要求解剖复位。否则可能导致继发性骨关节炎或迟发畸形的发生。

4. 复位方法

(1) 闭合复位(closed reduction) 是指通过非手术方法,达到骨折断端的复位。包括手法复位和牵引复位。稳定骨折多数可通过闭合复位获得满意效果。手法复位应在有效麻醉(无痛及肌肉松弛)下实施,根据不同部位选择局部(血肿内)麻醉、神经阻滞麻醉或全身麻醉。麻醉后应将伤肢各关节置于松弛位,在骨折远、近段施以方向相反的牵引。待骨折的重叠移位矫正后,持骨折远端对向骨折近端,按照反受伤机制进行复位。常用的手法包括反折、回旋、端提、捺正、分骨和扳正等。牵引复位按牵引力的施加部位可分为骨牵引和皮牵引。利用体重(如抬高床脚)或机械作用(如牵引架)提供反牵引。牵引用于不稳定骨折如斜形、螺旋形或粉碎骨折。应先用较大牵引力达到复位目的,然后用较轻牵引维持。需反复检查和调整牵引重量以防止牵引不足或过度。

(2) 切开复位(open reduction) 或称手术复位,是指通过手术在直视下将骨折复位。切开复位后,通常要用内固定维持骨折稳定。

切开复位的适应证:①手法复位失败;②骨折断端间有肌肉、肌腱等软组织嵌入;③经关节骨折,手法复位后对位不理想,将影响关节功能者;④手法复位与外固定难以维持骨折的稳定性,达不到功能复位的标准;⑤开放骨折或骨折并发主要神经血管损伤,在手术清创或修复神经血管时,同时作骨折复位和固定;⑥多发性骨折为了便于护理及治疗,防止长期卧床所致的并发症,可对部分或所有骨折实施切开复位和固定;⑦因年老等原因不宜长期卧床者;⑧不能配合治疗的病人;⑨骨折畸形愈合及不愈

合病人。

切开复位的优点:①易达到解剖复位;②一般同时采取内固定或外固定器,固定相对牢固,便于护理;③有利于早期锻炼。

切开复位的缺点:①增加对骨折周围软组织及骨膜的损伤,使骨折局部的血供遭到进一步破坏,影响骨折愈合;②使骨折局部的抵抗力进一步降低,可能发生感染;③内固定器材可能折断、松脱或造成应力遮挡,使固定区骨骼发生节段性骨质疏松;④骨折愈合后,多数内固定物需要二次手术取出,取出后可能再次发生骨折。

切开复位时应特别注意保护骨折端及骨折块的残余血供,不应为了强求完全复位而进行过多的骨膜和软组织剥离。切开复位的基本要求与闭合复位一样,也是达到功能复位,除关节内骨折等特殊损伤外,争取但不强求解剖复位。四肢骨折应努力做到恢复肢体长度、旋转对位和力线。

(二) 骨折的固定

骨折复位后应立即予以有效固定,以保证骨折部的稳定性,为早期功能锻炼和促进骨折愈合创造条件。固定的方式多种多样,包括外固定、牵引固定和内固定等。

1. 外固定

(1) 石膏或夹板外固定 石膏固定的优点是塑形能力强、透气性能好、使用简便,因此得到广泛应用。石膏固定一般应包括骨折部上、下各一个关节,通过超关节固定控制骨折断端。夹板一般不作超关节固定,这有利于关节的早期活动锻炼。夹板控制骨折端移位和防止旋转的能力有一定限度,且较易松动,需定时观察、调整和加固。

(2) 骨外固定器 骨外固定器一般由三部分组成:①直接与骨骼连接的钢针、钢钉、螺钉或夹钳;②位于体外的固定支架或框架;③连接上述两部分的连杆和固定夹。

骨外固定器品种多样,按固定结构可分为单平面、双平面和多平面固定,形状又有杆式、半环式、全环式、三角式等。较常用的有 Bastiani 的单边单平面支架、Ilizarov 外固定支架、AO 组合式外固定支架等。

骨外固定器的优点:创伤小、操作较简便,安装后可在一定范围内调整骨折的对位、对线,可对骨折端施加压力或牵张力,另外,由于固定部位远离骨折和软组织损伤区,可方便进行创口和血液循环的观察和处理。但固定可靠程度较内固定低,与骨连接的钢针容易松动,钉道容易发生感染,而且病人生活欠方便。

骨外固定器的应用指征为:①开放性骨折或闭合性骨折伴广泛软组织损伤:开放性骨折,特别是创面污染严重

的骨折,是骨外固定器的最佳适应证。术后创面处理方便,感染率低于内固定。②骨盆骨折:外固定器有利于骨折早期快速复位和固定,对病人附加损伤小,并稳定骨全环,减少出血对复苏抢救干扰少。③复杂的关节内、关节周围骨折:可先用骨外固定器作临时固定,待全身和局部条件允许后再作进一步治疗。

2. 牵引 牵引是一种简单、有效、可靠的方法,可用于骨折的复位和固定,分为皮牵引和骨牵引两种。皮牵引是将牵引装置固定在皮肤上实施牵引。骨牵引是将牵引装置固定在骨质上实施牵引,常用的骨牵引位置包括颅骨牵引时、尺骨鹰嘴牵引、股骨髁上牵引、胫骨结节牵引及跟骨牵引等。使用牵引作为固定措施特别是下肢牵引,往往需长期卧床,不利于康复,故一般只用于全身或局部条件难以进行其他固定方式的病人,或作为一种手术前的临时固定方法使用。

3. 内固定 内固定的种类很多,可根据使用部位分为髓内固定和髓外固定两大类。

(1) 髓外固定 钢丝、扎带和接骨板螺钉系统即属此类。螺钉有松质骨螺钉和皮质骨螺钉两种。松质骨螺钉,螺纹较深,螺距较宽,一般用于干骺端松质骨部位的固定(Figure 10-91-10)。皮质骨螺钉,螺纹较浅,螺距较窄,一般用于骨干部位的骨折固定。

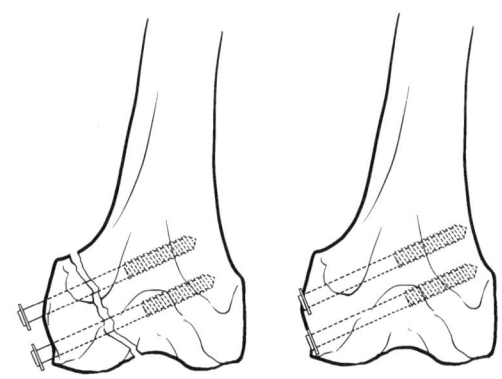

Figure 10-91-10 Compressive effect of lag screw compresses diminishes the gap between fracture ends

螺钉可单独使用,也可以和接骨板一起使用,构成接骨板螺钉系统。常用的接骨板有保护性接骨板、支持接骨板、加压接骨板、有限接触接骨板和点接触接骨板、重建接骨板、角接骨板、波形桥式接骨板等。不同设计的接骨板有不同的使用指征、使用部位和方法。

使用接骨板和钢丝时的一个重要原理是张力带固定(Figure 10-91-11)。它是一种动力加压固定方式。弯曲的长骨在纵向受力时为偏心承载,在其凸侧将产生张应

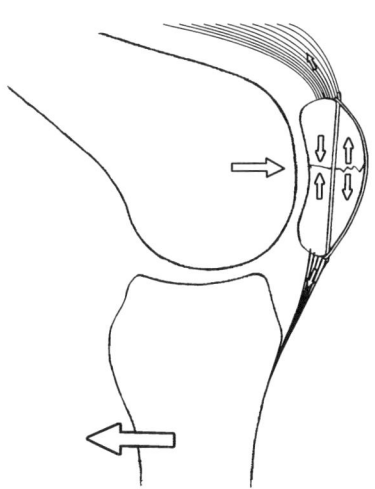

Figure 10-91-11 Illustration of tension band principle on a fracture of the patella

力,凹侧产生压应力。张力带固定是将内固定器置于凸侧即张力侧,由内固定承受张力。根据生物力学原理,骨折部张力在内固定的有效抵抗下可转化为压应力,使肢体承受偏心负荷时在骨折断端间形成动力性加压固定。

(2) 髓内固定 髓内固定主要指各类髓内钉系统,包括不同的截面形态、实心或空心、带锁或不带锁等多种形式(Figure 10-91-12)。交锁髓内钉加用远、近端交锁螺钉以增强固定效果,有利于保持长度和对抗旋转。在骨折的两端同时交锁的称为静力型交锁髓内钉。一端交锁,另一

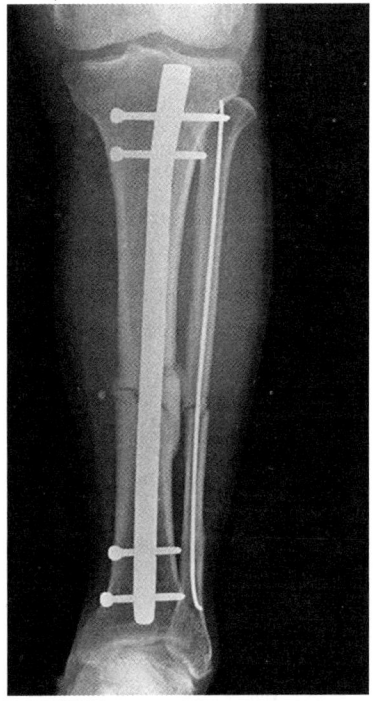

Figure 10-91-12 Locked intramedullary nail for tibia fracture and elastic intramedullary nail for fibula fracture

端不交锁的称为动力型交锁髓内钉。可以根据不同需求加以选择。髓内钉在安放时,有闭合或开放插钉、扩髓或不扩髓等不同技术。

内固定为提高骨折愈合率、加速病人功能恢复、防止骨折并发症和后遗症做出了巨大贡献。但内固定也有一定的不良作用,如进一步损伤血供、应力遮挡效应、术后感染、需再次手术取出植入物等。

（三）功能锻炼与辅助治疗

功能锻炼可促进血液循环与骨折愈合、防止关节粘连和肌肉萎缩、及早恢复患肢功能,是骨折治疗的重要组成部分。应充分发挥病人的积极性,尽早开始并坚持有计划的主动和被动锻炼。

骨折获得复位和有效固定后即应开始功能锻炼,最初1~2周功能锻炼的目的是促进患肢血液循环,消除肿胀,防止肌萎缩。其主要形式是作损伤肢体附近的肌肉的等长舒缩活动,而其他部位应进行主动活动。2周后肿胀基本消退,局部疼痛减轻。可在医护人员的帮助下或借助于功能康复器逐步活动骨折上下关节。动作要缓慢轻柔,逐渐增加活动次数和运动幅度,并配合被动活动的节奏作主动活动。伤情允许后应尽早离床活动。应结合骨折的稳定性和愈合情况,制定和不断修正个体化的康复锻炼计划,以逐渐增加主动锻炼为主,辅以各种有针对性的物理、药物和心理等治疗。中医治疗通过中药、推拿、针灸等主要手段,舒筋活络、改善局部血液循环、促进骨折愈合和全身情况的恢复,在骨折治疗的全程中占有重要地位。

第八节 / 开放性骨折及关节损伤的处理

一、开放性骨折的处理

由于软组织 / 皮肤损伤破裂导致骨折断端与外界相通时称为开放性骨折。评估开放性骨折严重程度的重要因素是周围软组织损伤情况,其轻重直接影响最终治疗效果。常用的评估方法有 Gustilo-Anderson（Table 10-91-2）和 AO/ASIFT 分类法。急诊治疗开放性骨折的关键是彻底清创,防止感染,将开放的污染伤口变为清洁的闭合伤口,辅以骨折部位的有效制动。这是急诊手术的主要目的,也是后继治疗的前提。骨折手术治疗时机的选择见 Box 10-91-3。

（一）清创原则

清创应及时和彻底。伤口内的细菌经过一定时间的潜伏期后即进入繁殖期,清创应尽量在细菌潜伏期内进行,通常在伤后 6~8 h。冬季等低温环境下清创时机可适当延长,但超过 24 h,一般不宜广泛清创,仅简单清除创口内的污染物和明显坏死组织后放置引流,留待二期处理。

清创时通常不使用止血带,以便辨别组织活力并防止受损组织进一步缺血。但有难以控制的活跃出血时,可暂时使用止血带,待出血控制后尽早放松。

（二）清创过程及要点

1. 清洗伤口 先用肥皂水刷洗创口周围皮肤,然后用生理盐水冲洗干净,如此反复 3 遍,每次更换刷子。刷洗前应用无菌纱布覆盖伤口,避免刷洗液污染伤口。伤周刷洗后用大量生理盐水冲洗伤口,可辅以 3% 过氧化氢或 0.1% 活力碘（聚吡咯酮碘）反复冲洗,最后用生理盐水冲净。拭干后,常规消毒、铺单,准备清创。

Table 10-91-2　Gustilo-Anderson classification for open fracture

Type I	Open fractures have a clean wound less than 1 cm long
Type II	The laceration is more than 1 cm long, but there is no extensive soft-tissue damage, skin flap, or avulsion
Type III A	Open fractures have extensive soft-tissue lacerations or flaps, but maintain adequate soft-tissue coverage of bone, or they result from high-energy trauma regardless of the size of the wound
Type III B	Open fractures have extensive soft-tissue loss with periosteal stripping and bony exposure. They usually are massively contaminated
Type III C	Open fractures with or without arterial injury require repair regardless of the size of the soft-tissue wound

Box 10-91-3　骨折手术治疗时机的选择

急症手术:包括开放性骨折、无法复位的大关节脱位、伴有撕裂伤或在手术区有全层皮肤撕脱的骨折、伴有正在加重的神经系统损害的脊柱损伤、危及肢体或局部软组织血运的骨折 - 脱位,以及并发间室综合征的骨折

限期手术:伤后 24~72 h 应当进行手术,如严重开放骨折的再清创、多发性创伤病人全身情况稳定后的骨折内固定

择期手术:延迟 3 d 到 3 周的手术,如已行非手术复位和固定,但用手术治疗可以获得更好结果的骨折、手术区有软组织损伤或水疱,需要制定详细术前计划的复杂骨折等

2. 组织清创　清创的顺序是由浅及深,从皮肤及皮下组织、深筋膜、肌肉肌腱、神经血管和骨组织层层深入,彻底清创,避免遗漏死角、死腔。

(1) 皮肤及皮下组织　首先对皮肤和皮下组织进行评估,包括:①皮瓣的活性;②皮肤和皮下组织缺损量及皮肤弹性;③剥脱或脱套的程度和范围;④是否需要扩大切口以利清创。清创时先切除 1 mm 左右的创缘皮肤至有点状渗血,对失活的皮肤要彻底清除。然后清除坏死、污染的皮下组织。

(2) 深筋膜　污染或损伤严重的深筋膜应予以清除。如果肢体肿胀明显,特别是前臂和小腿,清创时宜切开深筋膜,以防筋膜间室综合征的发生。

(3) 肌肉　失活的肌肉组织应彻底清除。Gregory 提出判断肌肉活力的 4C 标准:颜色(color),韧性(consistency),出血性(capacity to blood)和收缩性(contractility)。即肌肉色泽鲜红,有一定韧性,切割时断面出血,钳夹时肌肉收缩说明肌肉活力良好,反之则活力差。

(4) 肌腱　除非污染十分严重,应尽量保留肌腱。由于腱膜对于肌腱存活和功能非常重要,清创时应尽量冲洗而不是清除腱膜。不能将肌腱组织直接置于皮下,应尽可能用肌肉、筋膜等软组织覆盖。

(5) 血管　主要血管损伤应尽可能修复,污染较重的血管可剥离血管外膜后再修复。

(6) 神经　理论上神经组织均应保留,对于污染较重的神经组织,可剥离清除神经外膜。

(7) 骨　清创时要注意保护骨组织血供,尽量保护骨外膜,这对骨组织血供和骨痂形成非常重要。皮质骨污染深度一般不超过 0.5~1 mm,松质骨和髓腔污染有时可达 10 mm。可用刀片、咬骨钳或刮匙清除污染物。污染严重的骨片应清除。污染不重的碎骨片清理后应保留,特别是有骨膜或软组织附着的骨片更要保留,以利骨重建。同肌腱一样,避免将骨组织直接置于皮下,应尽可能用肌肉、筋膜等软组织覆盖。

(8) 死腔　要避免出现死腔。所有的创腔要尽可能显露,彻底清理干净,然后闭合。

(9) 异物　原则上,伤口内的所有异物都应清除。止血时,小的血管尽量钳夹或电凝止血,不用结扎止血,以减少线结数量。较大的血管则需结扎止血。

3. 再次冲洗　彻底清创后,再用大量生理盐水冲洗,可通过浇洗、注射器、低压或高压冲洗枪冲洗。目前认为,低压力反复冲洗效果最好。可辅以 3% 过氧化氢或 0.1% 活力碘冲洗,最后用生理盐水冲洗干净。清洗完毕后再次

消毒铺巾,更换手术器械、手术衣及手套,按无菌手术继续操作。

4. 修复组织

(1) 骨折固定　清创后应选择对损伤区域血供及周围软组织影响最小的方式固定骨折。一般认为,对于 Gustilo Ⅰ 型损伤,经彻底清创后,任何适用于闭合性骨折的固定方法均可采用。对于 Gustilo Ⅱ 型和 ⅢA 型损伤,一般采用外固定治疗,但在彻底清创及使用高效抗生素的基础上,有学者应用内固定也取得了良好的疗效,如应用不扩髓髓内钉治疗长骨骨折。对于 ⅢB 和 ⅢC 损伤应采用外固定治疗。外固定方式包括石膏、牵引或外固定支架。石膏固定时应使用石膏托或管型石膏开窗以便观察伤口。对于不稳定骨折,可在 2 周后软组织愈合无感染条件下,改用内固定。

(2) 肌腱修复　骨折妥善固定或脱位的关节复位后,方开始修复损伤肌腱。应争取一期修复,如果不能一期修复应在 1 个月内延期修复,以免肌肉萎缩难以恢复。修复肌腱的方法很多,无论采用哪种方法,应尽量保证修复区表面光滑。腱周组织亦应修复,以利功能恢复、防止粘连。肌腱修复后要予以必要的减张位制动,以利愈合。

(3) 神经及血管修复　神经断裂修复时,应用锋利的刀片将断端切平,然后通过显微技术行神经束膜或外膜缝合。如神经断端少量缺损,可屈曲关节后行对端吻合。如缺损较大,应在清创时将神经缝合于邻近软组织并用黑丝线标记,留待二期修复。重要血管损伤必须予以修复,部分损伤者,可直接缝合修补。严重损伤者应切除损伤段,在无张力条件下进行吻合。如果缺损较多,可行自体静脉倒转移植术。有些血管尽管连续性尚好,但因内膜损伤,血管可能已发生栓塞,应格外注意。

5. 闭合创口

(1) 一期闭合创口　清创的主要目的之一是将开放性骨折转变成闭合性骨折,因此应尽量一期闭合创口。满足以下条件时可以一期直接缝合切口:①清创时间在 8~12 h,创面污染程度较轻。②清创彻底。③软组织挫伤不严重。④创口缝合张力不大。如果创口张力过大,可作减张切口,直接缝合原创口,减张切口区可植皮覆盖。如果皮肤缺损过大,无法使用减张切口覆盖,可在彻底清创的前提下通过游离植皮或皮瓣、肌皮瓣转移覆盖创口。当皮肤和皮下组织剥脱或脱套时,应将其作为无血供皮肤处理。小片的剥脱,可将皮下脂肪组织和筋膜彻底清除,修剪成中厚皮片后原位缝合。大片脱套伤,可采用反取皮植皮技术,将脱套的皮肤切下,用鼓式取皮机取中厚皮片,作

游离植皮,覆盖创面。

(2) 延期闭合创口　对于组织污染或损伤严重,经清创仍有较大感染或组织坏死可能者,或清创时间过晚者,可选择延期闭合创口。即清创后用软组织覆盖暴露的骨组织和肌腱,然后敞开创口,无菌辅料包扎,5 d后或经再次清创后闭合创口。近年来,有学者使用真空负压引流技术(VSD)治疗开放创面,认为该技术可以减轻组织水肿,增加局部血液循环,促进肉芽组织形成,有利于创口闭合或二期植皮。闭合创口的方式有:①延期一次缝合关闭伤口;②延期植皮或皮瓣、肌皮瓣转移覆盖创口。

(3) 创口引流　清创术后一般应放置引流。小的创口可使用橡皮片引流,范围较大较深的创口应使用硅胶管引流。引流管应从未受损的软组织和皮肤穿出,尽量避免从缝合的创口处穿出。

6. 及时使用抗生素　早期合理使用抗生素是预防感染的重要手段。应在清创前即开始使用,初期使用广谱抗生素,剂量应充足,以静脉给药为主。以后可根据清创前后细菌培养和药敏试验结果调整抗生素。对于开放性损伤病人应注射破伤风抗毒素。

二、开放性关节损伤的处理

开放性关节损伤的处理原则是:彻底清创,防止感染,尽可能恢复关节功能。损伤可分为三度:

(1) 一度损伤　通常为锐器等直接刺破皮肤和关节囊,创口较小,污染较轻,关节软骨及骨骼完整。此类损伤清创时不需打开关节,可行关节内穿刺冲洗。创口清创缝合后,可在关节内注入抗生素。术后关节可适当固定,通常固定 3 周,然后开始功能锻炼,以最大限度恢复关节功能。一旦发现关节感染,则应立即按早期化脓性关节炎处理。

(2) 二度损伤　钝性伤。软组织损伤广泛,关节软骨及骨骼部分破坏,创口内有异物,污染明显。先作关节腔外常规清创,清创完成后,更换手套、无菌单和手术器械,充分显露关节,必要时可扩大创口,用大量生理盐水反复冲洗关节腔,彻底清除关节内异物、血肿及小的游离碎骨片。在清创彻底的前提下,尽量保留关节囊及关节周围韧带组织,以便顺利封闭关节腔,维护关节稳定性。关节内大的骨折块应予以解剖复位、固定,尽量保证关节软骨的完整性和关节面的平整,降低后期发生创伤性关节炎的可能性。必要时关节腔内可放置冲洗管和引流管,以便术后灌洗引流。

(3) 三度损伤　软组织毁损,关节软骨及骨骼严重破坏,污染严重,可合并关节脱位或血管、神经损伤。彻底清创后尽量一期闭合创口,如果无法一期闭合或判断创口感染难以避免时,可开放创口,无菌敷料包扎,延期处理。

(戴尅戎　李慧武)

第一节 / 锁骨骨折

本节要点 (Key concepts)

- **Background**

Fractures of the clavicle are common, accounting for 6% of all fractures in adults.

- **Risk factors**

a. Fall on the outstretched hand; b. Direct impact on the shoulder.

- **Clinical presentation**

a. Swelling and pain in the clavicle region; b. Motion of shoulder impacted.

- **Classification**

a. Craig classification; b. Neer classification.

- **Management**

Most clavicle fractures can be treated non-operatively by either a shoulder sling or a figure-of-eight brace with good outcomes. Open reduction and internal fixation are indicated in the distal third clavicle fracture complicated with coracoclavicular ligament tear or nonunion. In case of floating shoulder injury, the fractured clavicle needs surgery.

一、应用解剖

锁骨为一弧形管状骨,外侧段向后凸,内侧段向前凸,呈"S"形,架于胸骨与肩胛骨的肩峰之间;外侧端与肩胛骨形成肩锁关节,内侧端与胸骨形成胸锁关节。外侧 1/3 扁平,上方有斜方肌附着,下方有三角肌和喙锁韧带附着。锁骨的内侧 1/3 为三棱形,上有胸锁乳突肌、前下有胸大肌部分纤维和肋锁韧带附着;中 1/3 较细,无韧带附着,仅在后面有锁骨下肌附着。锁骨骨折后,其近端由于胸锁乳突肌的牵拉向后上移位,远端由于上肢的重力和部分胸大肌的牵拉而向前下移位。锁骨的血运丰富,骨折后多能自行愈合,但手术剥离骨膜和软组织将使血管遭到破坏。

二、病因与分类

1. 病因　直接与间接暴力均可引起锁骨骨折。直接暴力,可造成锁骨横形或粉碎性骨折。粉碎性骨折的骨折片如向上移位,则可能穿破皮肤形成开放性骨折;如向下移位,可能压迫或刺伤位于锁骨下的神经和血管。间接暴力引起锁骨骨折较多,骨折线多为横形或短斜形。婴幼儿的锁骨骨折多系高处坠落或平地跌倒所致,常为青枝骨折或横形骨折。

2. 分类　锁骨骨折的分类较多,较常见的有 Craig,Neer 等分类法。

(1) Craig 分类法　按骨折部位分为 A 型,中 1/3 骨折;B 型,外 1/3 骨折;C 型,内 1/3 骨折;依次占锁骨骨折总数的 75%~80%,12%~15% 和 5%~6%。A 型骨折可分为横形、斜形或粉碎性;B 型骨折根据喙锁韧带与骨折部位的相对关系分为 Ⅰ~Ⅴ型;C 型骨折根据骨折的位置、骨折线形状和韧带损伤的情况也分为 5 个亚型。

(2) Neer 分类　是针对锁骨远端骨折的,分为 3 型:Ⅰ型,骨折无移位,喙锁韧带未断裂;Ⅱ型,喙锁韧带断裂,骨折不稳定;Ⅲ型,锁骨远端关节内骨折。

三、临床表现与诊断

锁骨局部畸形、肿胀，有瘀斑，疼痛明显，并随肩关节活动而加重，病人常用健侧手托患肢肘部以减轻疼痛。根据外伤病史及骨折部位压痛、有骨擦感和异常活动等临床体征，可以诊断锁骨骨折，但仍应拍锁骨X线片以明确诊断，必要时需拍健侧X线片进行比较。诊断时还应发现或除外其他的合并损伤，如气胸、胸部、肩部骨折以及神经、血管损伤。

四、治疗

锁骨骨折以非手术治疗为主。儿童青枝骨折及成年人无移位骨折可用三角巾悬吊患肢3~6周；有移位的儿童及成年人中1/3锁骨骨折可予手法复位，"8"字绷带固定，也可以用相同原理设计的锁骨固定带固定。固定后要常规观察双上肢的血运、感觉及运动功能，若出现肢体肿胀、麻木，表示固定过紧，应及时放松；若固定因肿胀消失而变得松弛，需及时调整，保证固定的有效性。

切开复位内固定的手术指征为：①伴有血管神经损伤的锁骨骨折；②喙锁韧带断裂的成人锁骨远端骨折；③骨折块严重分离怀疑有软组织嵌入者；④开放性骨折，手术清创时可考虑同时行内固定手术；⑤锁骨、肩胛骨及肱骨近端均骨折的浮肩损伤；⑥多发伤、肢体需要早期功能锻炼者；⑦不能忍受长期制动和不愿接受畸形愈合的病人；⑧锁骨骨折不连接者。

内固定方法包括钢板螺钉固定、髓内针固定和张力带固定等。比较常用的是重建钢板固定，手术采用颈丛神经阻滞麻醉，病人仰卧位或半坐位，患肩下垫枕，平行锁骨作弧形切口，骨膜下剥离，清除血肿及嵌插在骨折间隙内的软组织，复位，将塑形后的重建钢板后置于锁骨上方或前方，用螺钉固定，若用锁骨解剖型锁定钢板，则可不塑形。

五、并发症

骨折不愈合是锁骨骨折最常见的并发症，手术治疗者发生率高于非手术治疗者。锁骨下静脉损伤多系手术操作不当所致。与内植物相关的并发症（如髓内针或接骨板断裂等）也不少见。

第二节 / 肩锁关节脱位

本节要点 (Key concepts)

- **Surgical anatomy**

The acromioclavicular (AC) joint is composed of the lateral clavicle and the acromion, linked with the capsule and the coracoclavicular (CC) and acromioclavicular (AC) ligaments.

- **Risk factors**

a. Fall directly onto the shoulder; b. Direct blow to the acromion.

- **Classification**

a. Classification by injury mechanism; b. Rockwood classification based on the extent and pattern of the ligament injury.

- **Clinical presentation and diagnosis**

Symptoms and findings include pain, swelling, tender, instability around the AC joint with visual or palpable step-off. Anteroposterior roentgenogram of bilateral AC joints on the same large X-ray cassette is diagnostic.

- **Management**

Acute type Ⅰ and Ⅱ AC dislocations are treated conservatively by shoulder sling functional rehabilitation while operative treatment is indicated in type Ⅲ and Ⅵ injuries by open reduction with or without coracoclavicular ligament reconstruction.

一、应用解剖

肩锁关节由肩峰内侧面与锁骨肩峰端构成,关节面自外上向内下倾斜10°~50°不等。关节内有棱柱状纤维软骨盘,大小和形状变异较大,仅约1%的人有完整的软骨盘。肩锁关节由关节囊及其加厚部分形成的肩锁韧带、喙锁韧带、三角肌及斜方肌腱性附着部分维持稳定,肩锁韧带维持肩锁关节的水平稳定,而喙锁韧带则负责垂直稳定。肩锁关节间隙宽度0.5~7.0 mm,随年龄增长而减小,>7 mm可视为异常;喙锁间隙1.1~1.3 cm,较健侧增宽50%提示脱位。

二、病因与分类

1. 病因 肩锁关节脱位占全身关节脱位的3.2%,病人多为青壮年。肩锁关节损伤多系暴力自上而下直接作用于肩峰所致,如坠落物直接砸在肩峰处,或者上肢内收位摔倒肩部外侧着地;外力将肩峰推向下内方,损伤维持肩锁关节稳定的关节囊、相关韧带肌肉附着点。少数损伤为间接暴力所致,外力传导到肱骨头及肩峰,使肩胛骨向上移位,造成肩锁关节囊和相关韧带的损伤;更有甚者可以引起肩峰骨折及肩关节脱位。向下牵拉上肢的外力间接作用于肩锁关节,也可造成肩锁关节损伤。

2. Rockwood分类 根据关节囊韧带(肩锁韧带)、关节外韧带(喙锁韧带)和周围肌肉结构(斜方肌和三角肌)的损伤程度,以及锁骨移位的方向和程度,将肩锁关节脱位分为6型。

Ⅰ型(Figure 10-92-1):肩锁关节囊及韧带损伤,喙锁韧带完整,三角肌和斜方肌完整,肩锁关节稳定。

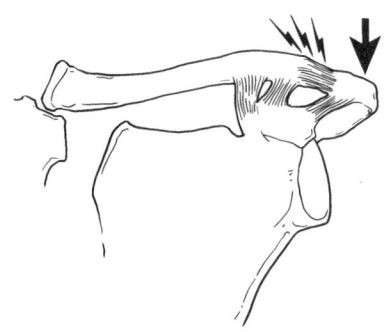

Figure 10-92-1 Rockwood type Ⅰ

Ⅱ型(Figure 10-92-2):肩锁关节囊破裂,韧带断裂,肩锁关节间隙增宽,水平方向前后不稳定,喙锁韧带完整或部分损伤,锁骨外侧端轻度上移,喙锁间隙轻度增宽,三角肌和斜方肌完整,肩锁关节半脱位。

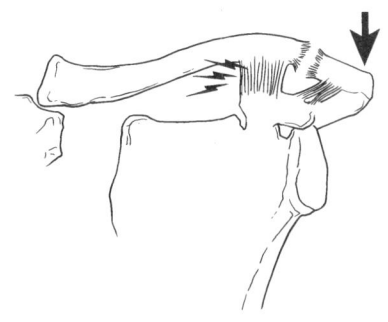

Figure 10-92-2 Rockwood type Ⅱ

Ⅲ型(Figure 10-92-3):肩锁关节囊破裂,肩锁韧带、喙锁韧带完全断裂,三角肌和斜方肌锁骨远端附着处撕裂,肩锁关节完全脱位。锁骨远端比肩峰至少高一个锁骨的厚度。喙锁间隙比健侧大25%~100%。

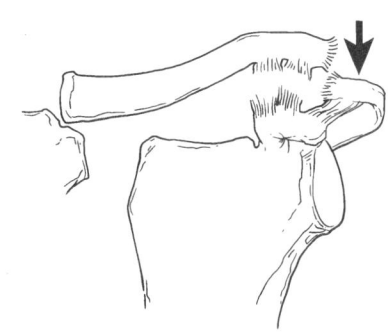

Figure 10-92-3 Rockwood type Ⅲ

Ⅳ型(Figure 10-92-4):肩锁韧带、喙锁韧带完全断裂,三角肌和斜方肌在锁骨远端附着处剥离,肩锁关节完全脱位,脱位的锁骨远端向后移位进入或穿透固定于斜方肌肌肉内,也称为锁骨后脱位。

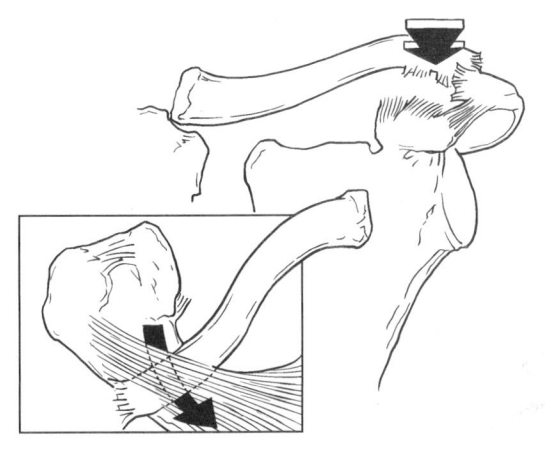

Figure 10-92-4 Rockwood type Ⅳ

Ⅴ型(Figure 10-92-5):肩锁韧带、喙锁韧带完全断裂,三角肌和斜方肌在锁骨附着处从锁骨外侧半上分离,肩锁关节完全脱位,肩峰与锁骨严重分离,移位程度达到

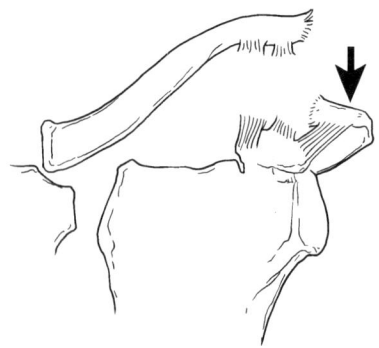

Figure 10-92-5　Rockwood type Ⅴ

100%~300%。

Ⅵ型（Figure 10-92-6）：肩锁关节完全脱位，肩锁韧带完全断裂，三角肌和斜方肌在锁骨远端附着处剥离，锁骨远端移至肩峰下（喙锁韧带完整）或喙突下联合腱之后（喙锁韧带完全断裂）。

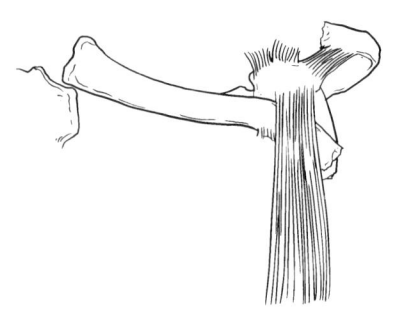

Figure 10-92-6　Rockwood type Ⅵ

三、临床表现与诊断

肩部有被击打或跌倒受伤史，肩锁关节处疼痛、肩活动受限。若身体状况允许，体检时应让病人站立或坐着，上肢受重力牵引会使畸形较为明显。拍双侧肩锁关节前后位 X 线片时，也应让病人站立或坐着，头倾 10°~15° 以减少锁骨、肩胛冈和肩峰影像的重叠，使肩锁关节间隙显示得更加清楚。拍摄双侧应力位片时，于双腕各悬挂 4~6 kg 重物，可使喙锁间隙增宽更为明显。拍摄腋位 X 线片可以显示锁骨外端的前后方向移位。

损伤程度不同，临床体征和 X 线表现也不一样。

Ⅰ型损伤：肩锁关节处有轻到中度的肿胀和压痛，未及锁骨外端移位或不稳定，喙锁间隙无压痛；X 线检查显示锁骨无移位，肩锁关节、喙锁间隙无增宽改变。

Ⅱ型损伤：肩锁关节处肿胀和压痛较明显，触诊时锁骨外侧端稍高于肩峰，按压锁骨外侧端有浮动感，喙锁间隙可有压痛。X 线检查显示锁骨外侧端轻度上移，肩锁关节间隙轻度增宽。双肩应力位 X 线检查，喙锁间隙无明

显增宽表现。

Ⅲ型损伤：肩锁关节处肿胀和疼痛更为明显，病人常以健手托住患肢肘部并内收贴近躯干以减轻疼痛。锁骨外侧端明显高于肩峰，使患肩呈阶梯状畸形，按压锁骨外端浮动感明显，可出现钢琴键体征。肩锁关节、喙锁间隙和锁骨外 1/4 均有压痛。X 线检查显示锁骨外侧端明显上移，肩锁关节间隙增宽。双肩应力位 X 线检查，见患侧喙锁间隙增宽。

Ⅳ型损伤：临床表现与 Ⅲ 型损伤相似，体检发现锁骨外侧端明显向后移位，将后侧皮肤顶起，肩关节活动更加受限。X 线检查显示锁骨外侧端上移，肩锁关节间隙增宽，喙锁间隙增宽。腋位 X 线片显示锁骨外侧端明显向后移位，CT 检查有助于判断锁骨移位的情况。

Ⅴ型损伤：损伤比 Ⅲ 型更为严重，软组织撕裂范围更加广泛，使上肢下坠，锁骨外侧端上移更加明显，可出现臂丛神经牵拉损伤的症状。X 线检查显示锁骨外侧端明显上移，喙锁间隙明显增宽，可达健侧的 1~3 倍。

Ⅵ型损伤：软组织损伤严重，肩部疼痛肿胀明显。由于锁骨外端向下移位，患肩变得较为平坦，肩峰显得突出。可合并锁骨、上位肋骨骨折及臂丛神经损伤。X 线检查显示锁骨外侧端向下方移位，有肩峰下脱位和喙突下脱位之分，前者喙锁间隙减小，锁骨外端在肩峰下方；后者喙锁关系颠倒，锁骨位于喙突的下方。

四、治疗

Ⅰ型损伤以对症治疗和避免患肩再受损伤为主，患肢用吊带悬吊 1 周。局部冰袋冷敷以减轻不适，在疼痛消失和关节功能恢复之前应避免肩部剧烈活动，功能预后比较好。大多数学者认为，Ⅱ型损伤以及年老体弱或非体力劳动者的Ⅲ型损伤可以采用非手术治疗，通过手法复位结合加压绷带、粘着性胶带、支具等固定。通常固定 6 周，以便韧带愈合。非手术治疗后仍有持续疼痛、肩关节活动障碍者，可行肩锁关节成形术。对于年轻或体力劳动者的Ⅲ型损伤及Ⅳ型、Ⅴ型、Ⅵ型损伤，原则上均应行手术治疗。

手术治疗的原则为：清除脱位处瘢痕组织及血凝块，达到解剖复位；重建锁骨外侧端及肩锁关节的垂直与水平稳定性；施行可靠的固定直至修复韧带牢固愈合。手术治疗有 4 种基本方式：肩锁关节切开复位内固定，喙锁间内固定、喙锁韧带修复或重建，锁骨外侧端切除，肌肉动力性转位。

目前的治疗方法都是在这 4 种方法的基础上进行改进，或将其中几种方法结合使用，如肩锁关节张力带钢丝

固定、肩锁关节锁骨钩钢板固定、锁骨喙突拉力螺钉固定（Figure 10-92-7）、喙肩韧带转移重建喙锁韧带、用阔筋膜

重建喙锁韧带、带袢纽扣钢板悬吊重建喙锁韧带等（Figure 10-92-8）。

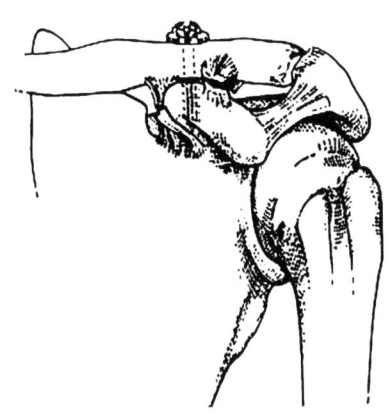

Figure 10-92-7　Diagram: Coracoclavicular screw fixation for acromioclavicular dislocation

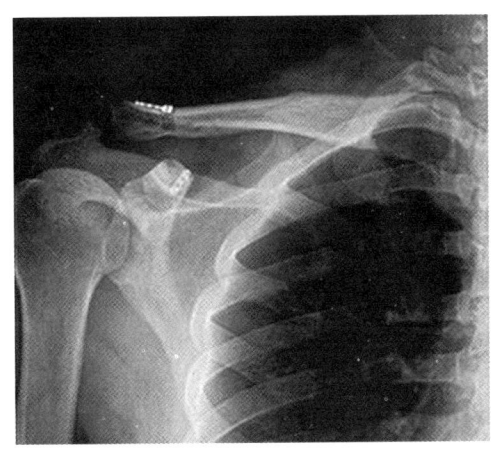

Figure 10-92-8　Coracoclavicular ligament reconstruction for the right acromioclavicular dislocation by plate with endobutton

五、并发症

非手术治疗的并发症包括外固定压迫导致皮肤溃疡，残留肩锁关节脱位或半脱位，关节僵硬，肩锁关节周围骨化，退行性关节炎等。手术治疗的并发症包括感染，内固定松动、移位、断裂，畸形复发，内固定对骨的侵蚀导致骨折，肩锁关节周围骨化，退行性关节炎等。

第三节 / 肩关节脱位

本节要点 (Key concepts)

● **Background**

The glenohumeral joint presents with a wide range of motion and its dislocation accounts for about 45% of the major joint dislocations commonly seen in young adolescents aged 10 to 20 years but rare in children.

● **Anatomy**

The glenohumeral joint is composed of a big humeral head and a relatively small glenoid of the scapula. The stability of the joint relies much on the soft tissue support, making it susceptible to injury with resultant subluxation or dislocation.

● **Clinical presentation**

Pain and swelling about the shoulder with the arm held abducted and slightly externally rotated.

● **Classification**

a. Anterior dislocation: common and subdivided into subcoracoid, subglenoid, subclavicular, and intrathoracic dislocations;

b. Posterior dislocation: rare and diagnosis easily missed.

● **Management**

Most of acute dislocations respond well to close reduction followed by a period of shoulder immobilization, while operative treatments should be reserved for recurrent dislocations or dislocation with complications.

创伤性肩关节脱位很常见，约占全身关节脱位的40%，这与肩关节的解剖和生理特点有关，如肱骨头大，关节盂浅而小，关节前下方组织薄弱，关节活动范围大等。统计数据表明，肩关节脱位多发生于20~30岁及50~70岁

病人，男性较多。

一、应用解剖

肩关节又称盂肱关节，由肩胛骨的关节盂与肱骨头组成。肱骨头大而呈球形，关节盂仅能包绕肱骨头的 1/3，关节囊薄而松弛。肩关节可做前屈、后伸、内收、外展、内旋、外旋及环转等各种运动，是人体各关节中运动范围最大且最灵活的关节。肩关节结构上的特点是其灵活性的基础，但也造成其稳定性不如其他关节。事实上，肩关节是全身大关节中结构最不稳定的关节。肩关节最容易向前下脱位存在其解剖学基础。其上方的肩峰、喙突及连于其间的喙肩韧带，可以防止肱骨头向上脱位。肩关节的前、后部都有肌肉、肌腱与关节囊纤维层毗邻，加强了其稳定性。而关节囊的前下部没有肌肉、肌腱的增强，成为肩关节的薄弱区。因此，当上肢外展位遭受外旋暴力时，肱骨头可冲破关节囊前下方的薄弱区，移到肩胛颈的前方，造成肩关节前脱位。

二、病因与分类

肩关节脱位按肱骨头的位置主要分为前脱位和后脱位。前脱位多见，约占 95%。年轻人常发生于运动损伤或交通事故，而老年人常因间接暴力所致，如跌倒时上肢外展外旋，手或前臂着地，轴向或后伸暴力沿肱骨传导至肩关节，如暴力足够大，肱骨头可自其前下的肩胛下肌和大圆肌之间薄弱部分撕脱关节囊，形成前脱位。

根据脱位时肱骨头所处位置不同可分为：盂下脱位，喙突下脱位，锁骨下脱位，胸腔内脱位。另外，当肌肉发生强直性收缩，如癫痫大发作、电休克等时，由于肌肉的强力牵拉也可造成肩关节脱位。后脱位在临床上十分罕见，其发生率仅占 2%~3.8%，多系肩关节在内收内旋位遭受由前向后的暴力所致。后脱位按解剖位置可分为肩峰下、肩胛冈下和盂下脱位 3 个类型。

三、临床表现与诊断

外伤性肩关节前脱位多有明显的外伤史，同时伴肩部疼痛、肿胀和功能障碍。肩关节正常外形消失，外观呈"方肩"畸形，伤肢固定于轻度外展内旋前屈位，肘屈曲，任一方向的活动均感疼痛加剧。病人常用健侧手托住患侧前臂。触诊肩峰下空虚。在腋下、喙突下或锁骨下有时可触及脱位的肱骨头。肱骨长轴相对健侧位置偏内，肱骨头相对固定于脱位处，称弹性固定，是与骨折相鉴别的重要体征。伤肢轻度外展，不能贴紧胸壁。Dugas 征，即搭肩试

验阳性：手掌放在对侧肩部，无法使肘部碰到胸壁，这是肩关节前脱位的重要体征。如合并神经血管损伤，则会出现相应的神经血管体征，检查中不要遗漏。虽然临床体征完全可以诊断肩关节前脱位，仍应摄 X 线正位片，必要时加摄腋位 X 线检查，以明确脱位类型并确定合并的肱骨近端骨折或关节盂唇损伤。

后脱位临床症状不如前脱位明显，需要仔细检查。与健侧相比，伤侧肩关节的前部变平，后部饱满、膨隆，喙突显得突出。在肩胛下部有时可以摸到突出的肱骨头。上臂处于中立位，或略呈外展并明显内旋，任何方向的运动均可引起疼痛。前后位 X 线片容易漏诊，应加拍腋位 X 线片及 CT 扫描以进一步明确诊断，并可发现伴随的损伤。

四、治疗

（一）手法复位

急性创伤性肩关节脱位一经诊断，应及时闭合复位，这不仅可缓解病人痛苦，而且越早处理越易于复位。复位前，选择适当麻醉（臂丛麻醉或全麻），使肌肉在松弛的情况下进行复位。老年人或肌力较弱者也可给予镇痛药（如 75~100 mg 哌替啶）进行。习惯性脱位可不用麻醉。复位手法要轻柔，粗暴手法可能造成骨折或神经损伤等并发症。

1. 复位方法　常用的复位手法有 3 种。

（1）足蹬法（Hippocrate 法）　此法要谨慎使用，尤其是有骨质疏松的老年病人，避免复位时引起新的骨折。病人仰卧，术者位于患侧，双手握住患肢腕部持续牵引，与病人伤侧相同的足跟蹬于患侧腋窝（Figure 10-92-9），牵引

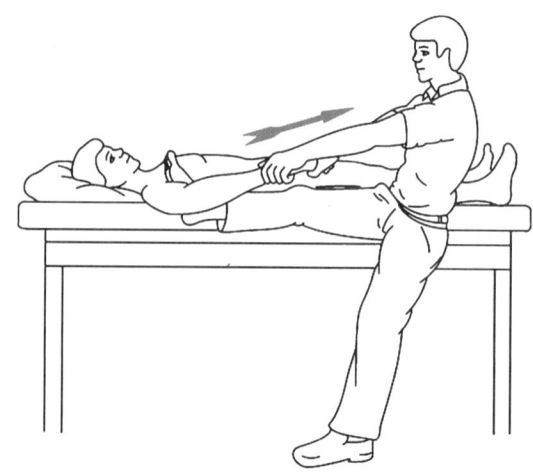

Figure 10-92-9 Hippocrate's reduction technique for anterior dislocation of the shoulder

中足跟向外推挤肱骨头,同时将上臂外旋、内收,即可感知复位时的滑动和响声。与此整复机制相同,牵引复位更为多数医师所采用:腋下以布巾做对抗牵引,另一助手在肱骨上端以布巾做向外牵引,而术者沿畸形方向牵引伤肢即可复位(Figure 10-92-10)。此法虽较费人力,却可避免"足蹬"给伤者和医师双方带来的尴尬。

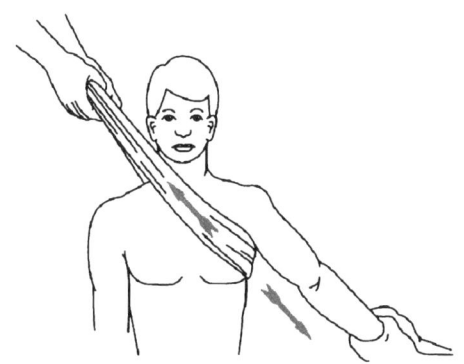

Figure 10-92-10 Reduction by traction for anterior dislocation of the shoulder

(2) 科氏法(Kocher 法) 此法在肌肉松弛下进行容易成功,复位时切勿用力过猛,以防肱骨颈受到过大的扭转力而发生医源性骨折。病人坐位或卧位,术者一手握腕部,屈肘到90°,使肱二头肌松弛;另一手握肘部,沿畸形方向持续牵引,轻度外展,逐渐将上臂外旋,然后内收使肘部贴于胸前(Figure 10-92-11),此时即可感知复位时的滑动和响声,再内旋上臂。伤侧手可触及健肩(Dugas 征阴性)表明复位成功。此法借助杠杆力复位,一人即可操作。其要点是外旋时要缓慢而充分,而内收时要快速。

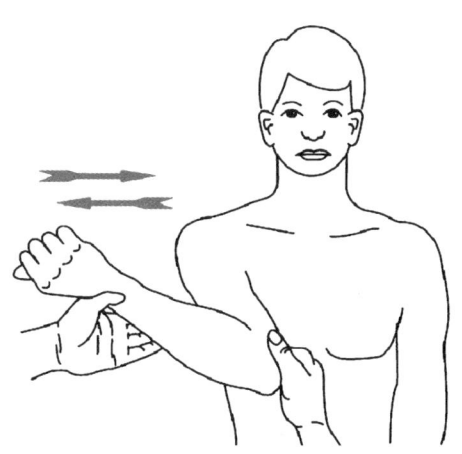

Figure 10-92-11 Kocher's reduction technique for dislocation of the shoulder

(3) 斯氏法(Stimson 法) 悬重牵引复位,此法安全简便。伤者俯卧于检查台上,伤肢自然悬垂于台侧,于腕部

悬重 5~10 kg,持续牵引 15~30 min(Figure 10-92-12),肩部肌肉松弛后可自行复位。如仍未复位,医师可轻旋伤肢或自腋下推挤肱骨头完成复位。

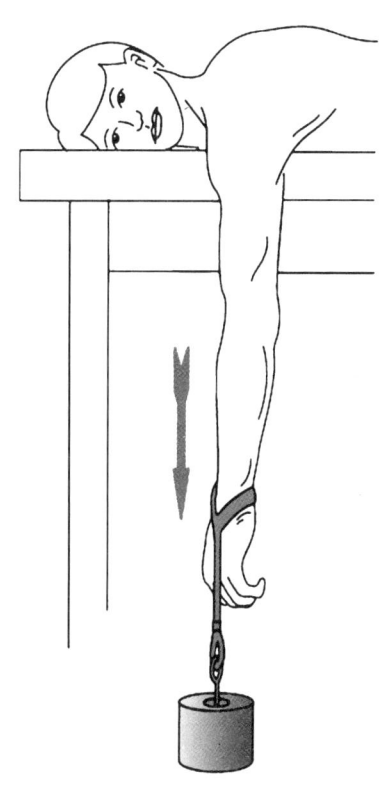

Figure 10-92-12 Stimson's reduction technique for anterior dislocation of the shoulder

2. 复位标志 肩部外形恢复正常,腋窝、喙突下或锁骨下摸不到脱位的肱骨头,搭肩试验变为阴性,X 线片示肱骨头位置正常。合并肱骨大结节撕脱骨折者,肩关节脱位复位后大结节骨片多随之复位。

3. 复位后处理 前脱位整复后将患肢置于胸前,保持在内收内旋位,腋部放棉垫,用三角巾、绷带或石膏固定 3 周。固定去除 1 周后开始作肩部摆动和旋转活动,但避免过度外展、外旋,以防再脱位。后脱位整复后的固定位置与前脱位者相反,即在外展、外旋和后伸位固定 4~6 周。复位后必须再行 X 线片检查,除外骨折及医源性损伤。

(二) 手术复位

仅少数肩关节脱位需要手术复位,其适应证为:肩关节前脱位合并肱二头肌长头肌腱向后滑脱阻碍手法复位者;肱骨大结节撕脱骨折,骨折片嵌于肱骨头与关节盂之间影响复位者;合并肱骨外科颈骨折,闭合复位失败者;合并喙突、肩峰或肩关节盂骨折,移位明显者;合并腋部大血管损伤者。

五、并发症

肩关节前脱位合并大结节骨折者占 30%~40%，其他并发症包括：肱骨外科颈骨折，肱骨头压缩骨折；关节囊或肩胛盂唇前面附着处撕脱（Bankart 损伤），愈合不佳可引起习惯性脱位；肱二头肌长头肌腱向后滑脱，阻碍关节复位；腋神经或臂丛神经内侧束被肱骨头压迫或牵拉，引起神经功能障碍；也可见腋动脉损伤。

有学者发现，肩关节脱位手法复位者 50% 以上发展为复发性不稳定，且多需手术治疗。最近的研究表明，关节镜下缝合破裂的关节囊及相关组织，治疗成功率超过 80%，术后绝大多数病人肩关节稳定，可以达到损伤前的功能状态，仅极个别需再次手术。

第四节 / 肱骨外科颈骨折

本节要点 (Key concepts)

• **Background**

Surgical neck fracture of the humerus is one of the proximal humerus fractures and common with peak incidence in the elderly population. Although 80% of them have been considered appropriate for nonoperative treatment, a wide variety of options are available for the remaining 20% in which operative fixation is indicated.

• **Risk factors**

a. Trauma; b. Old patients with osteoporosis.

• **Clinical presentations**

a. Pain; b. Swelling; c. Tenderness and loss of motion; d. Rarely neurovascular injury.

• **Staging and classification**

a. Classification by injury mechanism; b. Neer classification.

• **Management**

Undisplaced proximal humeral fractures respond well to nonoperative treatment, leading to a functioning and painless extremity, while displaced ones can be treated with surgical intervention including percutaneous pinning, intramedullary nailing, plate fixation or arthroplasty.

肱骨外科颈骨折在肱骨近端骨折中最常见，可发生于各种年龄，但最常累及老年人，其发生明显与骨质疏松有关。大多数肱骨外科颈骨折采用非手术治疗可取得较为理想的结果，仅少数损伤严重、移位较大的骨折需要手术治疗。

一、应用解剖

肱骨外科颈为肱骨大、小结节移行为肱骨干的交界部位，位于解剖颈以下 2~3 cm，是松质骨与密质骨的交界处，在外力作用下容易发生骨折。肱骨大结节自上向下依次有冈上肌、冈下肌与小圆肌附着，肱骨小结节有肩胛下肌附着，而胸大肌、背阔肌与大圆肌依次附着在肱骨大结节嵴、结节间沟与小结节嵴。骨折后，这些肌肉的牵拉会导致骨折移位。

肱骨近端血供丰富，旋肱前后动脉、胸肩峰动脉及肩胛上动脉围绕盂肱关节形成血管网，旋肱前动脉的终末弓形动脉供应肱骨头，而旋肱后动脉只供应关节面后下方的一部分。臂丛神经及其分支在盂肱关节前内侧经过，外科颈骨折时可能伤及，更多见于骨折脱位者，大结节骨折脱位最常合并腋神经损伤。

二、病因与分类

肱骨外科颈骨折多为间接暴力所致，如跌倒时手或肘着地，外力沿肱骨干向上传导引起骨折。肩部遭受直接暴力也可引起骨折；肱骨近端肿瘤、转移性病变有骨质破坏者，轻微的外力即可招致骨折。

（一）按骨折损伤的机制、累及部位和骨折形态分类

可分为①无移位骨折，②外展型骨折，③内收型骨折，④粉碎型骨折，⑤肱骨外科颈骨折合并肩关节脱位。

（二）Neer 分类法

Neer 将肱骨近端分成肱骨头、大结节、小结节和肱

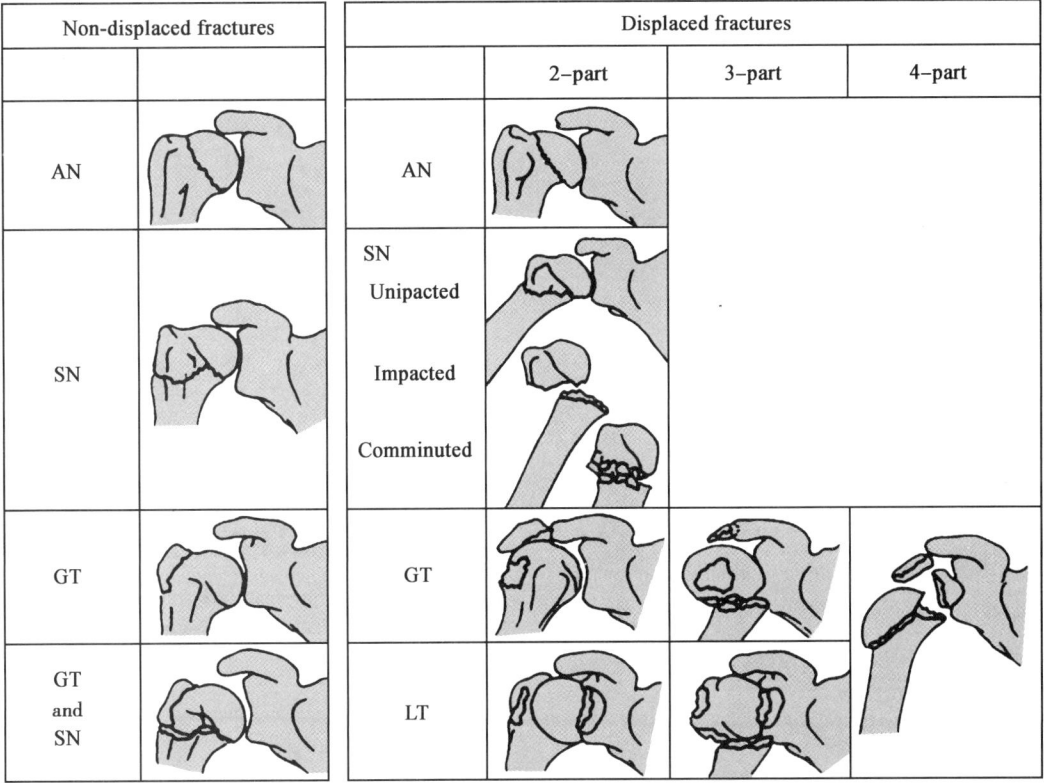

Non-displaced fractures		Displaced fractures		
		2-part	3-part	4-part
AN		AN		
SN		SN Unipacted Impacted Comminuted		
GT		GT		
GT and SN		LT		

Figure 10–92–13   Neer classification for proximal humeral fractures (imitated from Skeletal Trauma)
AN: Anatomical neck; SN: Surgical neck; GT: Great tubercle; LT: Little tubercle

骨上段 4 个部分,根据移位骨折块的数目(并非骨折线的数目)进行分类(Figure 10-92-13)。移位有一定的定义:大结节移位 >0.5 cm 或其他骨块间移位超过 1 cm,成角 >45°。

一部分骨折:不论骨折线数量与损伤的解剖结构,无移位骨折或轻微移位属于一部分骨折。

两部分骨折:有一个移位的骨折块,常为大结节或外科颈,累及小结节和解剖颈者罕见。

三部分骨折:有三个移位的骨折块:肱骨头,肱骨干和某个结节。肩袖牵拉完整的结节,关节面骨块发生旋转,与撕脱的骨块分离。

四部分骨折:四个骨折块均有移位(关节面可以向任何方向发生移位);大结节受外旋肌牵拉,向后上移位;小结节向前内移位;肱骨干被胸大肌拉向内,加上三角肌的作用,使骨干处于内收位。

三、临床表现与诊断

外伤后出现肩部疼痛、肿胀与瘀斑,上肢活动障碍,局部畸形可为肩部软组织厚所掩盖。体征包括肩关节周围压痛,活动时加剧;可感到骨擦音;合并血管与神经损伤者出现相应的症状和体征。

常规肩关节正、侧位与腋位 X 线片可以显示骨折线、骨折块的数目与移位方向和程度。根据肩关节 CT 扫描评估骨折的粉碎程度,确诊 X 线平片难以显示的骨折,判定肩关节周围骨骼的解剖关系。血管和周围神经损伤通过肌电图、多普勒超声和动脉造影检查的结果作出诊断。

四、治疗

原则是及早复位,减少对肱骨头血供的破坏,保持骨折端稳定,早期进行功能锻炼。决定治疗方案时,应考虑病人年龄、骨折类型、损伤程度、骨质状况以及病人对功能的要求等诸多因素。

(一)非手术治疗

无移位或轻微移位的骨折(Neer 一部分骨折),如老年人的嵌插骨折,稳定性较好,不需复位;重要的是要早期活动以恢复功能。中青年病人有移位的肱骨外科颈两部分骨折,可以尝试手法复位外固定来治疗,不过复位应力求满意。方法是,1%~2% 利多卡因局部血肿麻醉或臂丛麻醉,病人仰卧或坐位,伤侧肩关节外展 45°、前屈 30°~45°、外旋 45° 位,肘关节屈曲 90°。沿肱骨纵轴向下牵引,助手用绕过伤侧肩胸部的一条宽布带向健侧锁骨方向作反牵引。牵引纠正骨折端的成角和重叠后,手法使骨折远端与近端对合,相互嵌压挤紧,复位经X线检查确认。儿童与青壮年病人用外展架、"U"形石膏或超关节夹板固定,老年病人宜行贴胸位或颈腕吊带固定,早期活动和功能锻炼可获满意疗效。

（二）手术治疗

肱骨外科颈骨折手术治疗的适应证包括骨质量差的二部分骨折;严重的粉碎性骨折;累及大、小结节的二部分骨折;三部分、四部分骨折。尤其是骨折累及关节面的中青年病人,倾向于解剖复位、坚强内固定,修复损伤的肩袖以利功能锻炼。具体方法如下:

1. 闭合复位经皮螺纹针固定　用可调关节的肩臂支撑架固定患肢,X线透视监护下复位,经三角肌结节向肱骨头旋入一枚顶端有螺纹的2.5 mm钢针,再经大结节上半部直接向内侧肱骨距旋入另一根钢针(Figure 10-92-14),确保固定稳定性。术后患肢用颈腕带悬吊4周,术后2~3周就开始作患肢轻柔的钟摆运动。

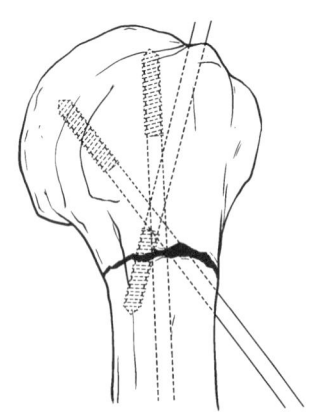

Figure 10-92-14　Diagram of percutaneous pin fixation

2. Ender钉和张力带联合固定　适用于治疗不稳定的二部分骨折。骨折先复位,再于大结节和关节面连接部钻孔,插入2枚Ender钉,穿越骨折线进入远端髓腔,直至钉尾抵着肱骨皮质的内侧。然后在骨折线远侧骨干上钻孔,用5号不可吸收编织线在Ender钉的近端和骨干之间行张力带固定。

3. 钢板螺钉固定　以往用三叶草接骨板和"T"形接骨板固定,由于安置时需要广泛剥离软组织,破坏骨折端的血运,加上骨质疏松时螺钉把持力不足,现多改用锁定钢板固定。锁定钢板的角稳定性很强,具有多角度支撑和固定作用(Figure 10-92-15),适用于绝大部分肱骨近端二部分、三部分骨折,尤其是骨质疏松和复杂粉碎性骨折。

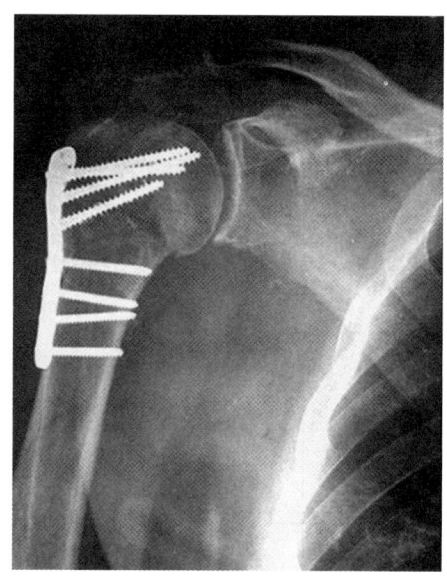

Figure 10-92-15　Surgical neck fracture of the humrus fixed with locking plate, postoperative X-ray

钢板螺钉内固定缺点是可能产生肩峰撞击、内植入物松动移位和肱骨头缺血性坏死。

4. 髓内钉固定　用于治疗移位或不稳定的肱骨外科颈骨折,优点是骨折可以闭合复位,避免进一步破坏骨折部位的血供,髓内钉处于肱骨轴线的中心位置,固定牢靠,可以早期功能锻炼,缺点是进钉处可能损伤肩袖组织,产生肩痛或肩关节外展受限。

5. 肩关节置换　肱骨近端严重粉碎的外科颈骨折,特别是肱骨头血供丧失无法保留者,有指征行肱骨头置换。但须注意肩袖的缝合修补,这对后期肩关节活动有极大的影响。

五、并发症

骨折不愈合,常见于非手术治疗者,原因是固定不牢固,愈合前过早锻炼;切开复位内固定,必要时植骨是治疗骨不连的有效方法。三、四部分骨折后骨不连多采用假体置换来治疗。畸形愈合可累及大结节和外科颈,通常是复位不完全、固定失效、复位丢失的结果,内翻并向前成角是典型的畸形愈合,多需截骨矫形。肱骨头缺血坏死最常见于四部分骨折,偶尔发生在三部分骨折,尤其是切开复位时需要广泛剥离软组织者,发生率更高,治疗上需行人工肱骨头置换。关节僵硬与粘连,长期制动是主要成因,重在预防,早期开始肩部功能锻炼是关键。血管神经损伤的发生率低,早期诊断并给予相应的处理。

第五节 / 肱骨干骨折

本节要点 (Key concepts)

- **Background**

Fracture of the humeral shaft accounts for roughly 3% of all fractures.

- **Anatomy**

The radial nerve runs in the spiral groove of the humerus and may be injured in the humeral shaft fractures. The muscular attachments to the humerus cause different degrees of displacement, depending on the level of the fracture.

- **Classification**

The AO classification is a well-accepted anatomic classification scheme for humeral shaft fractures.

- **Diagnosis**

Besides history and physical examination, anteroposterior and lateral radiographs of the humerus should be evaluated, with the shoulder and elbow included in the radiographs.

- **Management**

Most humeral shaft fractures can be treated nonoperatively. Operative intervention is indicated in special circumstances and plate osteosynthesis remains the "gold standard" of the internal fixation for humeral shaft fractures.

- **Complications**

The radial nerve palsy may associate with humeral shaft fractures and usually recover spontaneously within 2 to 3 months. Compression plating with bone grafting is probably the most effective method for the treatment of established nonunion.

一、应用解剖

肱骨干位于近端的外科颈和远端的肱骨髁之间,为肌肉和软组织所包裹。内外侧肌间隔将上臂分成前后两个间室。肱动脉,正中神经和肌皮神经的全程走行在前间室内,而尺神经先走行在前间室,在肘关节处移行至后间室。桡神经则起始在后间室内,然后移行至前间室。由近而远有胸大肌、背阔肌、大圆肌和三角肌附着,在不同平面骨折,骨折端受肌肉牵拉而移位的方向和程度也就不一样:当骨折线位于胸大肌止点以近时,近侧骨段由于肩袖的作用而外展外旋;当骨折线位于胸大肌止点和三角肌止点之间时,胸大肌、背阔肌和大圆肌将把近侧骨段牵向内侧,远侧骨段则被三角肌牵向外侧;当骨折线位于三角肌止点以远时,近侧骨段外展屈曲,远侧骨段向近端移位。

二、病因与分类

肱骨干骨折可由直接或间接暴力造成,包括坠落、摔倒、车祸伤及直接外力打击。骨质疏松性骨折和病理性骨折可能只有轻微的外伤。

肱骨干骨折的受伤机制(能量高低,是否伴有火器伤),骨折部位(近端,中段,远端),合并软组织(皮肤、神经、血管)损伤的情况,骨骼本身条件(正常或病理骨折),是否存在假体等各不相同,尚无广泛接受的分类方法。AO/ASIF 的分类方法比较流行。根据骨折块的多少分成3 种类型。A:简单骨折,仅远侧和近侧两个骨折段;B:骨折处有一个蝶形骨块,复位后可与骨折近端和远端较好连接;C:复杂骨折,在骨折处有一个或多个碎块,但在复位后,与骨折近端和远端没有接触。再将每一类型根据骨折形态分成不同亚型(螺旋形,斜形,横形)。这种骨折分类方法是基于骨折的严重程度由 A 到 C 逐渐增加,以帮助制定治疗策略、评价预后和进行相关研究。

三、临床表现与诊断

外伤后上臂出现疼痛、肿胀及畸形,有反常活动和骨擦感。骨折无移位者,症状可能很轻。严重创伤病人除肱骨干骨折之外可能合并其他损伤,出现相应的症状和体征。

X 线检查是正确诊断的必要手段,标准的肱骨干正侧位 X 线片应包括肩关节和肘关节,以防遗漏对关节脱位或关节内骨折的诊断。骨扫描、CT、MRI 检查有助于确定病理性骨折的病变范围。诊断时要注意血管、神经的检查，特别是桡神经，其损伤表现为腕和掌指关节不能背伸及虎口区的感觉障碍。

四、治疗

（一）非手术治疗

大多数肱骨干骨折可以通过非手术治疗而获得较高的愈合率，方法包括：小夹板固定、"U"形石膏固定、悬垂石膏固定、功能支具固定。小夹板固定要注意随访，压垫位置及捆扎带的松紧要随时调整。"U"形石膏固定适合于短缩畸形小的肱骨干骨折。悬垂石膏固定利用肢体和石膏管型的重力牵引恢复肱骨的长度，通过调整前臂远侧石膏管型上的环来纠正骨折的成角，适合于有重叠短缩的肱骨干中段斜形或螺旋形骨折的治疗，不适合于横断骨折；术后令病人坐位或半坐位以达到重力牵引的效果；要定期复查，以防止骨折分离。功能支具一般在石膏固定3~7 d 肿胀和疼痛减轻之后使用，前后两片夹具松紧要适当，依靠周围软组织挤压和重力作用达到复位目的，固定后早期功能锻炼，可以良好保持肩肘关节功能。

（二）手术治疗

手术适应证包括，短缩 >3 cm、旋转 >30°、成角 >20°，难以手法复位、或复位后难以维持的骨折；节段性、病理性、或骨折线延伸到肩、肘关节的骨折；开放伤、烧伤、高速枪弹伤、血管损伤、臂丛损伤、同侧前臂、肩部或肘部骨折；双侧肱骨干骨折；骨折合并慢性肩、肘关节强直者；合并颅脑损伤（Glasgow 昏迷等级 ≤8）、胸外伤及多发伤病人；过度肥胖、对保守治疗耐受程度和顺应性差。

手术治疗的目的是恢复肱骨的长度，对线和旋转，提供稳定的固定，允许早期功能活动；可选的固定方法有包括钢板、髓内钉或外支架固定。

钢板固定的愈合率高、并发症发生率低、功能恢复快。为避免损伤桡神经，肱骨干中段或近 1/3 骨折者，选用前外侧入路；骨折线延伸到肱骨远端 1/3 者，选用后侧入路；简单骨折者直接复位，用有限接触的加压钢板，或拉力螺钉加中和钢板给予坚强固定（Figure 10-92-16）；复杂骨折者间接复位，用普通钢板或锁定钢板越过骨折部位进行桥接固定，有条件的可以经皮插入钢板（Figure 10-92-17）。

髓内钉固定多能闭合复位，可用的内植入物有 Ender针、带锁髓内钉和自锁膨胀髓内钉，各有适应证和优缺点。Ender 针用于治疗单纯肱骨干骨折，轴向或旋转稳定性差是其缺点；带锁髓内钉能有效克服上述缺陷，但从近端顺行插入髓内钉可能引发肩部疼痛和撞击综合征，从远端逆

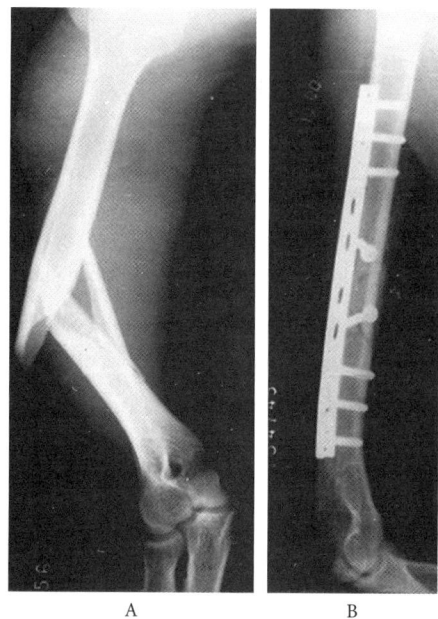

Figure 10-92-16 Fixation with lag screw and neutralized compression plate
A. X-ray before operation; B. X-ray after operation

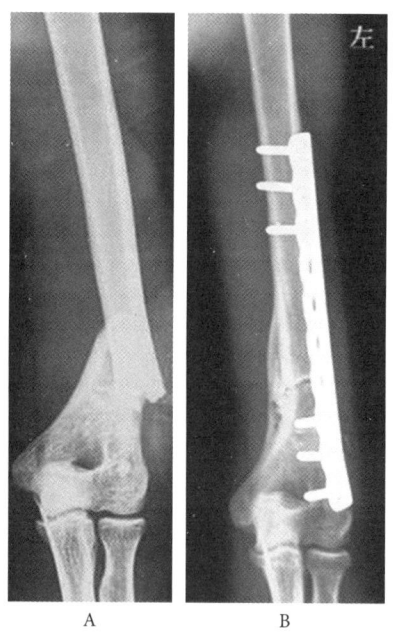

Figure 10-92-17 Fixation with locking
A. X-ray before operation; B. X-ray after operation

行进钉可以避免（Figure 10-92-18），但有发生肱骨髁上骨折和肘部疼痛之虞；自锁膨胀钉容易插入，提供和交锁钉相似的抗弯曲和抗扭曲性能（Figure 10-92-19），有报道用于治疗骨质疏松性骨折。

外固定架固定适用于合并软组织损伤的高能量损伤（如枪弹伤、烧伤）、污染严重或感染的肱骨干骨折的治疗，提供迅速有效的临时固定，方便护理和进行其他伤病的治疗。条件适合时再更换为内固定。

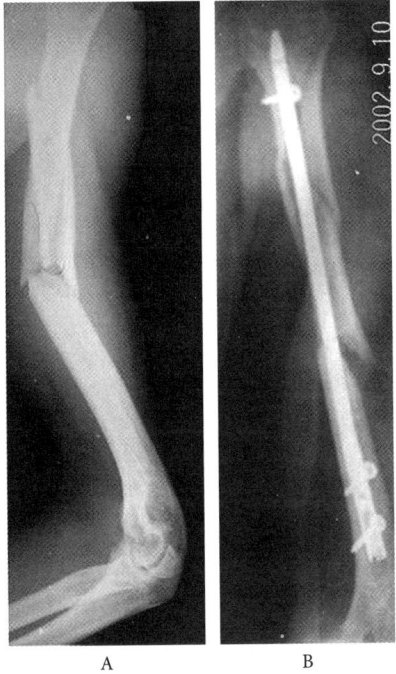

Figure 10–92–18 Mid-shaft humeral fracture fixed with retrograde locking intramedullary nail

A. X-ray film before operation; B. X-ray film after operation

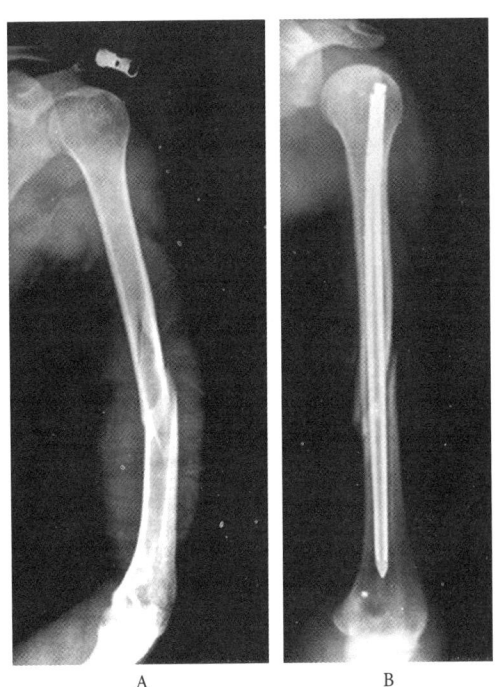

Figure 10–92–19 Mid-shaft humeral fracture fixed with expansible intramedullary nail

A. X-ray film before operation; B. X-ary film after operation

五、并发症

1. 桡神经损伤 为常见并发症,因为桡神经与肱骨干相毗邻,骨折时常被累及,但多为挫伤或牵拉伤,很少发生断裂,90% 病例在伤后 2~3 个月自然恢复。合并桡神经损伤的肱骨干骨折,如需切开复位,应在术中探查桡神经,进行相应处理;否则选择观察,伤后 3 周内应进行肌电图和神经传导试验检查供日后比较;伤后 3 个月仍无神经功能恢复迹象者,应手术探查修复神经,包括神经移植。修复无望或无效者行肌腱转移重建功能。

2. 骨不连 发生率约为 10%,原因是多方面的,包括固定不牢、复位不良、骨端软组织嵌顿等。临床上多须手术治疗,针对骨不连的原因采取相应措施,例如,更换固定方式力求可靠有效,必要时植骨。严重骨质疏松的老年病人,用锁定钢板治疗骨不连的成功率较高。

第六节 / 肱骨髁上骨折

本节要点 (Key concepts)

- **Anatomy**

The medial and lateral columns of the distal part of the humerus are connected by a thin segment of bone between the olecranon fossa and the coronoid fossa, making this area susceptible to fracture.

- **Risk factors**

a. Fall onto the outstretched hand with the elbow in full extension; b. Fall onto the olecranon with the elbow in flexion.

- **Classification**

a. Extension-type fracture; b. Flexion-type fracture; c. Gartland classification subdividing the extention-type fracture into 3 types.

- **Clinical presentation**

a. Pain and swelling around the elbow; b. Elbow dysfunction; c. Tenderness, deformity and bony crepitus; c. Peripheral vessel and nerve injury.

- **Diagnosis**

a. History of injury; b. Clinical symptoms and findings; c. Radiographic examination.

- **Management**

a. Close reduction with cast immobilization or percutaneous pin fixation; b. Open reduction and internal fixation.

- **Complications**

a. Neurovascular injury; b. Compartment syndrome; c. Cubitus varus deformity; d. Myositis ossificans and stiff elbow.

肱骨髁上骨折是指发生在肱骨干与肱骨髁交界处的骨折,好发于3~10岁儿童的非优势侧,占儿童肘部骨折的首位。但由于交通事故增多,成年人发病率目前也较前增高。

一、应用解剖

肱骨远端为内、外侧髁,中间呈扁平状为滑车;滑车近侧前后的凹陷为冠状窝和鹰嘴窝,分别容纳尺骨的冠状突和鹰嘴,此处骨质薄,是肱骨髁上结构最为薄弱的部位。肱骨远端的关节面凸向前下,与肱骨干形成约30°的前倾角;当外力沿前臂纵轴向近侧传递至肘关节,容易形成剪切应力导致骨折。在肱骨髁上区域内,肱动脉和正中神经一起由前内侧走向肘关节前方,桡神经由后向前走行于前外侧,尺神经走行于肱骨内上髁后方。肱骨髁上骨折后,骨折端或骨折后局部组织水肿的压迫可导致血管神经损伤,甚至引发前臂筋膜间隔区综合征。

二、病因与分类

肱骨髁上骨折按损伤机制可分为伸直型和屈曲型(Figure 10-92-20)。肘关节伸直位跌倒,手撑地致肱骨髁上骨折,远端向后向上移位,是为伸直型骨折;肘关节屈曲

位跌倒,鹰嘴着地致肱骨髁上骨折,远端向前向上移位,是为屈曲型骨折。

伸直型骨折最多见,占95%~98%,骨折近端向前向下、远端向后向上移位,若同时受到侧向暴力,远端可发生内、外侧移位,尤以后内侧移位多见。屈曲型骨折少见,仅占2%~5%,骨折近端向后向下、远端向前向上移位。

Gartland(1959)按移位程度将伸直型肱骨髁上骨折分为3型:Ⅰ型,骨折移位<2 mm,周围骨膜基本完整,骨折稳定;Ⅱ型,骨折移位>2 mm,后方骨皮质大致连续,可有轻微成角,无旋转移位;Ⅲ型,骨折完全移位,断端无接触,有成角和旋转移位,内侧柱骨皮质粉碎,旋转移位尤为明显。

三、临床表现与诊断

外伤后肘部后突并迅速肿胀,疼痛明显伴肘关节活动受限。体征有肘关节肿胀,皮下瘀斑,局部压痛明显,有骨摩擦音及假关节活动,移位严重者可触及骨折端,但肘后三角关系正常。合并血管神经损伤者出现相应症状和体征,如指端循环障碍和感觉、运动异常。

肘关节正侧位X线片能明确诊断,并显示骨折断端移位情况。儿童肱骨髁上骨折有25%为青枝骨折,X线片上仅有细微变化,如前后脂肪垫的异常(Figure 10-92-21),以及肱骨前缘延长线与肱骨小头中间1/3的对应关系(Figure 10-92-22)改变。

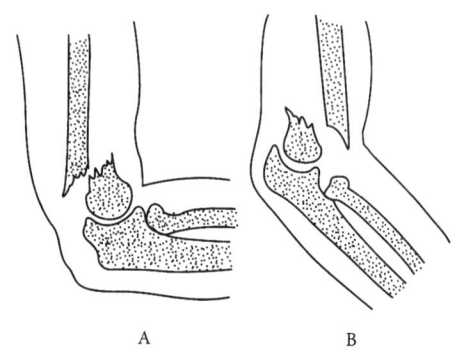

Figure 10-92-20　Supracondylar fracture of the humerus
A. Extention types; B. Flexion types

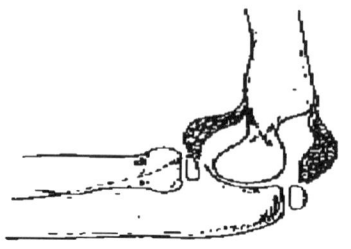

Figure 10-92-21　Elevation of the anterior and posterior fat pads due to the intra-articular hematoma

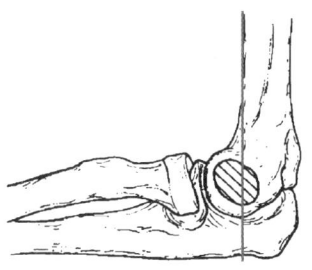

Figure 10-92-22 The anterior humoral line should normally extend to pass through the middle of the capitellum

四、治疗

以伸直型肱骨髁上骨折为例,治疗原则按 Gartland 分型而不同。

Ⅰ型骨折,用长臂石膏后托将患肢固定于前臂中立位,肘关节屈曲 60°~90°。伤后 3~7 d 拍 X 线片确定骨折无再移位,3~4 周后 X 线检查证实骨折愈合良好,即可拆除石膏,开始功能锻炼。

Ⅱ型骨折,不完全移位,若局部肿胀轻,没有血液循环障碍,通常手法复位,长臂石膏后托外固定或经皮克氏针内固定;若局部肿胀严重,应抬高患肢,或用尺骨鹰嘴悬吊牵引,加强手指活动,待肿胀适度消退后再行手法复位。

Ⅲ型骨折,完全移位,首选手法复位和克氏针经皮内固定,手法失败再考虑手术复位。若骨折近端刺破肘前筋膜、肱肌、肱二头肌腱膜,甚至血管神经束嵌入断端之间,手法复位困难,宜切开复位。

(一) 手法复位

麻醉生效后仰卧位,屈肘约 50°,前臂中立位;沿前臂

纵轴缓慢持续牵引,助手把持肱骨近端对抗牵引,牵开骨折断端纠正重叠;先矫正侧向移位恢复肘部提携角,再矫正旋转畸形;最后,在助手持续牵引的情况下,术者双手 2~5 指顶住骨折近端,拇指向前推挤骨折的远端,同时使肘关节缓慢屈曲 90°~100°,X 线检查证实骨折对位对线良好后,经皮穿克氏针内固定。

(二) 经皮克氏针内固定

维持复位,在 X 线透视监护下打第一枚克氏针。进针点:肱骨外上髁最高处;方向:后倾 15° 与肱骨干成 45° 角,向骨折近端穿透对侧皮质。第二枚克氏针进针点位于第一枚针的前下 0.5 cm 处,正位与第一枚平行,侧位略呈交叉,也穿透对侧皮质。X 线检查确认复位固定满意后在皮肤外面折弯克氏针并剪断,用无菌辅料包扎。患肢肘关节屈曲 60°~90°,用长臂石膏后托固定(Figure 10-92-23),3~4 周后摄 X 线片,证实骨折愈合即去除克氏针和石膏托,开始功能锻炼。亦可经内、外两侧穿克氏针交叉内固定,只是内侧进针要注意避开尺神经以免损伤。

(三) 切开复位内固定

手法复位失败、开放骨折或伴有神经血管损伤者,治疗上可选择切开复位。骨折复位满意后可用钢板螺钉或克氏针内固定,但在儿童,应尽量避免损伤骨骺。为探查血管神经,取肘前内侧切口,显露肱动脉及正中神经。血管痉挛在骨折复位后多能缓解,少数需要切除血管外膜,进行液压扩张,直至完全缓解。若血管破裂,可行血管吻合术或修补术。若神经挫伤,宜切开外膜松解,减轻神经内压力。单纯骨折切开复位可采用侧方或后正中切口。

屈曲型肱骨髁上骨折治疗的基本原则与伸直型骨折

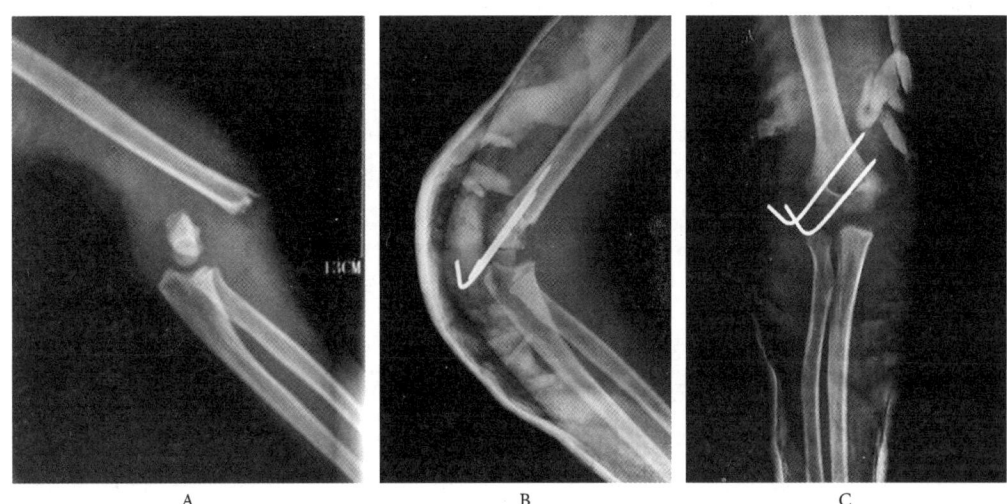

Figure 10-92-23 Supracondylar fracture of the right humerus (extention type) was fixed with percutaneous pins following close reduction

A. Preoperative X-ray film; B and C. Postoperative X-ray films

相同,但手法复位方向相反,且要在肘关节屈曲 40° 左右行外固定。

五、并发症

早期并发症有血管、神经损伤、骨筋膜室综合征;后期并发症包括骨折畸形愈合、骨化性肌炎、肘关节僵硬等。

1. 血管损伤　可以是痉挛、内膜损伤,甚至血管破裂,原因可以是外伤本身,也可以是复位和固定过程中发生的医源性损伤。不管是哪一种,都必须及时积极处理,包括手术探查。

2. 神经损伤　多系骨折断端移位直接损伤所致,骨折移位不同,损伤的神经也不一样,但多为挫伤或牵拉伤,多可自行恢复,很少有神经完全断裂需手术探查的。患儿神经检查多不配合,不易早期确诊,一般需观察至少 12 周。

3. 筋膜间隔区综合征　是常见最严重的并发症,重在预防、早期发现并及时处理。成因是肘部血管损伤、受压导致前臂循环障碍,肌肉缺血,疼痛,尤其是手指被动活动引发剧烈疼痛是最早出现的症状和体征,一旦发现,要高度警惕发生筋膜间隔区综合征的危险,其他表现为苍白、无脉、麻木和麻痹。处理包括去除致病因素,手术探查和预防性深筋膜切开减压。

4. 肱骨髁上骨折畸形愈合　最常见的是肘内翻,复位不良和复位丢失是主要原因,它也可以是骨折合并骨骺损伤的结果。肘内翻主要引起外形上的不美观,还容易发生肱骨外髁骨折,肘关节疼痛和迟发性后外侧不稳,出现这些情况可以考虑肱骨下端截骨矫正。

5. 骨化性肌炎和肘关节僵硬　并不常见,及时进行功能锻炼,有效预防其发生,理疗是个治疗手段。

第七节 / 肘关节脱位

本节要点 (Key concepts)

• **Background**

The incidence of elbow dislocation is rather high, accounting for 50% of dislocations in the big joints of the extremities.

• **Risk factors**

Indirect violence.

• **Classification**

a. Posterior dislocation; b. Lateral dislocation; c. Medial dislocation; d. Anterior dislocation.

• **Clinical presentation**

a. Pain, swelling and dysfunction around the elbow joint; b. Change of the triangular relationship among the olecranon tip, the medial and lateral epicondyles; c. Deformity dependent on the dislocation type.

• **Management**

Manipulative reduction is effective for almost all acute elbow dislocations. After reduced, the elbow is immobilized in 90 degree flexion by plaster slab for 2~3 weeks. Early exercise of flexion and extension of the elbow and rotation of the forearm is important for functional recovery.

一、应用解剖

肘关节由肱骨下端、尺骨鹰嘴窝和桡骨头所组成,含有肱尺关节、肱桡关节和上尺桡关节三个关节,共享一个关节囊内。主要完成屈伸活动及很少的尺偏、桡偏活动。滑车的尺侧低于桡侧,关节面倾斜,肘关节完全伸直时形成外翻角,即提携角,男性 5°~10°,女性 10°~15°。

二、病因与分类

肘关节脱位主要为间接暴力所致。根据尺桡骨近端移位的方向可分为后脱位、前脱位、外侧方脱位和内侧方脱位 (Figure 10-92-24)。肘关节半伸直位跌倒时,手掌着地,暴力沿尺、桡骨向近端传导,尺骨鹰嘴成杠杆支点,前方关节囊撕裂,尺、桡骨向后方脱出,发生肘关节后脱位。当肘关节处在内翻或外翻位遭受暴力时,肘关节的侧副韧带和关节囊撕裂,可发生内侧或外侧侧方脱位。当肘关

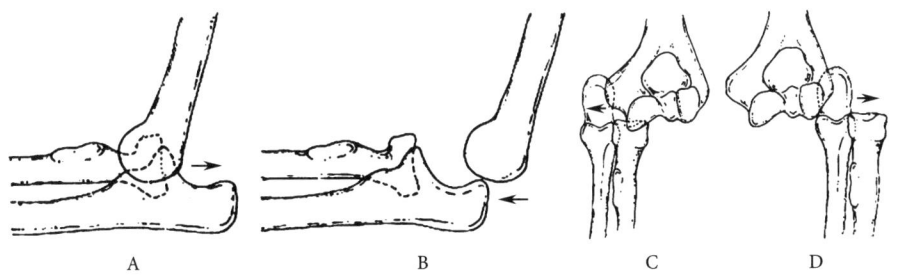

Figure 10-92-24　Patterns of the elbow dislocation: posterior
A. Anterior; B. Medial; C. Lateral; D. Dislocations

节处于屈曲位、肘后方遭受直接暴力时,尺骨可向前脱位。前脱位较少见,常合并尺骨鹰嘴骨折。

三、临床表现与诊断

外伤后肘部疼痛、肿胀、活动障碍。检查发现关节呈半屈曲状,伸屈活动受限。肘后有空虚感,可扪及凹陷;肘后肱骨内、外髁及鹰嘴构成的倒等腰三角关系发生改变。

肘部正、侧位 X 线摄片可发现肘关节脱位的移位情况,有无合并骨折。侧方脱位合并神经损伤者,出现相应的感觉、运动功能障碍。

四、治疗

(一)非手术治疗

非手术治疗适用于急性和时间较短的陈旧性肘关节脱位,包括手法复位、石膏固定和功能锻炼。复位在肘关节内麻醉下进行,术者站在病人的前面,嘱病人从后面用双臂环抱术者的腰部,使肘关节即呈半屈曲位。术者一手握住病人腕部沿前臂纵轴作持续牵引,另一只手用拇指顶住尺骨鹰嘴突,亦沿前臂纵轴方向持续推挤,持续牵引下缓慢屈曲肘关节,听到鹰嘴滑进滑车的响声,提示复位成功,肘关节即能正常活动,肘后三点关系恢复正常。肘关节屈曲 90° 位,用长臂石膏托固定,患肢置于胸前,用三角

巾悬吊 2~3 周。立即开始肱二头肌收缩活动和手及腕的功能锻炼。外固定解除后开始肘关节屈、伸和前臂旋转活动,用中草药熏洗有助于功能恢复。切忌手法强力拉伸肘关节,免得引发或加重住关节移位骨化,影响肘关节的活动功能。

(二)手术治疗

1. 手术适应证　①闭合复位失败或不适合闭合复位者,如合并肘部严重损伤、尺骨鹰嘴骨折并有分离移位的。②肘关节脱位合并肱骨内上髁撕脱骨折,复位后肱骨内上髁仍嵌在关节内者。③超过 3 周的陈旧性肘关节脱位,不宜试行闭合复位者。④某些习惯性肘关节脱位。

2. 切开复位　臂丛麻醉下,取肘后侧纵形切口,暴露并保护尺神经。肱三头肌腱作舌状切开。暴露肘关节后,将周围软组织和瘢痕组织剥离,清除关节腔内的血肿、肉芽和瘢痕组织。辨别关节骨端关系加以复位,缝合关节周围组织。为防止再次脱位,可采用一枚克氏针自鹰嘴穿至肱骨下端,维持肘关节的正常解剖关系,1~2 周后拔除。

五、并发症

肘关节脱位后常见的并发症有骨化性肌炎、关节僵硬、创伤性关节炎和血管神经损伤等。

第八节 / 桡骨头半脱位

本节要点 (Key concepts)

● **Background**

Subluxation of the radial head is the most common upper extremity injury in infants and young children who present to the emergency room and can easily be reduced by maneuver with few complications.

● **Risk factors**

a. Children aged 1 to 5 years; b. Sudden pull on a child's arm.

一、应用解剖

桡骨头系桡骨近端,外观呈扁圆形,凹陷的桡骨头凹与肱骨小头凸面构成关节,和肱尺关节协同完成肘关节的屈伸活动。桡骨头周缘为环状关节面,其尺侧与尺骨鹰嘴的桡骨切迹相关节,周围为环状韧带所包绕,构成上尺桡关节,与下尺桡关节一起成为前臂旋转活动的解剖学基础。桡骨头下方变细为桡骨颈,桡骨头和桡骨颈位于肘关节关节囊内,没有韧带、肌腱附着,稳定性比较差。

二、病因与分类

桡骨头半脱位(subluxation of the radial head)又称牵拉肘,是婴幼儿常见的肘部损伤之一。发病年龄 1~5 岁,其中 2~3 岁发病率最高,男童较女童多见,左侧较右侧多见。在 5 岁以下儿童,环状韧带前下方附着点较薄弱,前臂极度旋前位时,桡骨头离开尺骨的桡骨切迹,若向上牵拉前臂,环状韧带朝桡骨头前外侧的近端滑移,其薄弱附着点横行撕裂,桡骨头前方即在环状韧带的前下方脱出,形成桡骨头半脱位。即使环状韧带未撕裂,仍可能向外后方移位,桡骨头还是可以自其前下方滑出,环状韧带随即嵌入肱桡关节间隙,阻挡桡骨头复位。临床上桡骨头多向桡侧半脱位,完全脱位的情况很少发生,前方脱位罕见。

三、临床表现与诊断

患儿腕、手突然向上牵拉或肘关节过伸后,立刻哭闹不止,诉感肘部疼痛,不肯伸手取物,肘部不肯活动,害怕触碰。体检可见患肢肘部半屈曲,患肢下垂或由健侧托扶,前臂中度旋前位,不肯上举,桡骨头局部压痛。根据上述病史,症状及体征诊断桡骨头半脱位,而 X 线检查常为阴性,不能发现桡骨头有脱位改变。

四、治疗

不需麻醉,直接手法复位。术者用一只手的手指向后向内按压桡骨头,另一手执腕部,将前臂稍向远端轻柔的牵引并同时作旋前、旋后活动,同时逐渐屈曲患儿肘关节至 90°,可感到或听到复位的轻微弹响声,表明复位成功。此时患儿疼痛立即消失,可像正常一样将手举过头顶或持物玩耍,并能作前臂的屈、伸和旋转运动。复位后患肢用颈腕带悬吊 1 周,告诫家长避免牵拉患儿上肢,以防止发生再脱位。如果多次发生脱位,则可在复位后石膏固定 3 周,避免发展成为习惯性桡骨头半脱位。

第九节 / 尺桡骨骨干骨折

- **Diagnosis**

a. History of injury; b. Clinical symptoms and findings; c. Anteroposterior X-ray of the forearm including both elbow and wrist joints.

- **Management**

Close reduction and splinting can work well in some cases while open reduction and internal fixation with plate should be performed in case the displaced fractures can not be reduced closely and well maintained. Open reduction and internal fixation with plate and screws has been widely used for most displaced fractures in recent years and achieved good results.

- **Complications**

a. Forearm compartment syndrome; b. Infection; c. Nonunion or malunion; d. Nerve and/or tendon injury.

一、应用解剖

前臂有尺骨和桡骨。尺骨较直,桡骨则呈弧形弯曲,能围绕尺骨进行旋转运动。尺桡骨远、近两端分别彼此相毗邻,构成上、下尺桡关节,其联合运动是前臂旋转活动的解剖学基础,因此尺桡骨骨干骨折可视为关节内骨折,力求解剖复位,恢复桡骨的旋转弓和上、下尺桡关节的正常对位。

桡尺骨之间由坚韧的骨间膜相连,其纤维方向由尺骨远侧向桡骨近侧。前臂处于旋前或旋后位时,骨间膜松弛,处于中立位时,骨间膜紧张。前臂骨折复位后固定于中立位,可防止骨间膜挛缩,避免影响前臂的旋转功能。尺桡骨骨干有多块肌肉附着,肱二头肌和旋后肌止于桡骨近侧段,旋前圆肌止于桡骨干中段,旋前方肌止于桡骨远侧1/4,都具有旋转和成角外力。在不同平面发生骨折时,肌肉牵拉将使骨折远近两端发生不同的移位,影响复位。

二、病因

尺桡骨双骨折占全部骨折的 10%~14%,多见于青壮年人。造成骨折的暴力可以是直接暴力、间接暴力或扭转暴力等,它们所造成的骨折具有不同的特点。

直接暴力损伤包括重物打击、碰撞和机器压榨伤,尺骨和桡骨的骨折处于同一平面,呈横形、楔形或粉碎性,部分为开放性,有些为多段骨折,常伴有不同程度的肌肉、肌腱和神经血管等软组织损伤。

间接暴力损伤主要是跌倒时手掌着地,暴力向上传导到桡骨,并通过骨间膜,继续传导至尺骨,造成尺、桡骨双骨折,多为斜行和短斜行,多有明显的短缩移位,桡骨骨折线多高于尺骨骨折线。

扭转暴力损伤发生在跌倒手掌着地时,前臂同时扭转,尺、桡骨同时受到纵向传导的暴力和旋转扭力,造成螺旋形或斜形骨折,骨折线方向一致,尺骨的骨折平面一般高于桡骨。

三、临床表现

外伤后前臂局部疼痛,被动活动时加剧;肿胀;前臂成角或旋转等畸形;前臂活动受限或丧失,甚至出现反常活动;可及骨擦感。当合并血管神经损伤者具有相应的症状和体征。

四、诊断

根据病人的病史、症状、体征及 X 线片,诊断多无困难。

X 线片可明确骨折的部位、骨折类型和移位情况。X 线检查必须包括肘关节和腕关节,以确定是否合并上、下尺桡关节的损伤。诊断应包括肢体循环和神经支配状态。

根据骨折线类型可将骨折分为稳定型和不稳定型骨折。另外,尺骨上1/3骨折合并桡骨头脱位称为孟氏骨折(Monteggia fracture),严重者表现为桡骨头脱位,桡骨近1/3骨折及尺骨任何水平的骨折,可伴有桡神经深支损伤,导致伸拇、伸指功能障碍。桡骨中下1/3骨折合并下尺桡关节脱位称为盖氏骨折(Galeazzi fracture),严重者可表现为桡骨远端骨折、尺桡下关节脱位及尺骨干骨折;神经血管损伤罕见。

五、治疗

治疗目的:包括骨折良好复位,恢复骨干的长度和桡骨的旋转弓,纠正成角和旋转畸形,恢复上、下尺桡关节的正常对位关系,骨折固定应可靠,以便早期进行功能锻炼。

治疗方法:包括闭合复位外固定、切开复位钢板螺钉内固定、髓内钉内固定等。闭合复位难以达到解剖复位,常遗留尺骨或桡骨畸形,加上需要长期外固定,影响前臂旋转活动功能。因此,对移位明显的或不稳定的前臂骨折,非手术治疗后容易发生骨折再移位,遗留畸形,影响前臂旋转功能,或造成骨折不愈合,治疗结果并不理想。由于尺、桡骨的关系对肘关节和腕关节十分重要,目前对明显移位成年人前臂骨折主张采用手术治疗,其中应用最广的是接骨板固定技术,特别是采用加压钢板固定,绝大多数都可以获得预期的结果。

(一) 闭合复位外固定

1. 适应证　儿童的前臂双骨折,采用手法复位外固定可获得满意的疗效。无明显移位的单纯尺骨干骨折,部分比较稳定的成人前臂双骨折,通过正确的手法获得良好复位采用恰当外固定者,骨折可顺利愈合。但反复多次手法整复,会加重损伤。

2. 复位要点

(1) 麻醉　麻醉要充分,通常采用臂丛麻醉。

(2) 牵引　以桡骨骨折的平面选择前臂牵引的位置,以达到远端凑近端的目的。骨折线在旋前圆肌止点以近的桡骨近侧 1/2 段骨折,桡骨近侧骨折端受到肱二头肌和旋后肌牵拉而旋后,远侧骨折端受到旋前圆肌和旋前方肌牵拉而旋前(Figure 10-92-25A),牵引时嘱病人前臂旋后;桡骨远侧 1/2 段骨折多位于旋前圆肌止点以远,由于旋前圆肌和旋后肌力量平衡,近侧骨折端处于中立位,远端受到旋前方肌牵拉而略旋前(Figure 10-92-25B),牵引时嘱病人前臂略旋后。

(3) 复位　根据骨折部位和移位情况,分别采用分

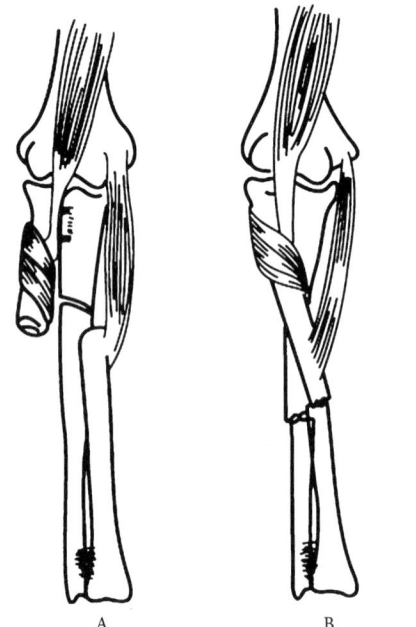

Figure 10-92-25　Diagram showing different displacements of the fragments when the radius is fractured at different levels

A　　B

骨、折顶、挤压等手法,纠正旋转、短缩、重叠、成角畸形和侧方移位。先复位稳定的骨折,再复位不稳定的骨折;如果尺、桡骨均不稳定,骨折在近侧 1/3 和中段者,先复位尺骨,骨折在远侧 1/3 者,应先复位桡骨。

3. 固定方法　复位成功,维持牵引,用超关节石膏或小夹板等固定。用小夹板固定时,可在掌侧和背侧骨间隙放置分骨垫,用 4 块夹板分别置于掌、背、尺和桡侧,捆扎,屈肘 90°,前臂中立位,用三角巾悬吊于胸前,应根据情况及时进行调整。用石膏固定时,在肿胀消退后及时更换为管型石膏固定。骨折达到骨性愈合一般需 8~12 周。

(二) 切开复位钢板螺钉内固定

用于固定前臂骨折的接骨板有动力加压钢板(dynamic compression plate, DCP)、有限接触动力加压钢板(limited contact dynamic compression plate, LC-DCP)和锁定加压钢板(locking compression plate, LCP)等,固定的方式是加压或桥接依骨折的类型而定:简单骨折行加压钢板固定,复杂骨折行桥接钢板固定。

1. 适应证　有移位的尺骨骨折、桡骨骨折或尺桡骨双骨折。

2. 手术方法

(1) 麻醉　臂丛神经阻滞麻醉,或全身麻醉。

(2) 手术入路　切口随骨折部位而定:桡骨干骨折采用前侧入路或背外侧入路,前者更适合于桡骨近端骨折的显露;尺骨骨折沿骨干做直切口。在显露桡骨近 1/3 骨折时,应避免损伤桡神经深支,显露桡骨远 1/3 骨折时,避免损伤桡神经浅支,显露尺骨远 1/3 骨折时,避免损伤尺神经背侧皮支。别企图通过一个切口同时显露、固定尺骨和桡骨,因为神经损伤和尺桡骨间骨桥形成的危险将随之加大。

(3) 复位　直视下准确复位,必须恢复桡骨正常的旋转弓。对简单骨折,用器械进行直接复位;对粉碎性骨折,用器械或徒手牵引进行间接复位,恢复骨骼的长度、对线排列和旋转对位。双骨折的复位应先易后难,先选一侧复位、临时固定,再复位另一侧。

(4) 固定　横形或短斜形骨折,用经过预弯的加压钢板固定,骨折线两端各用 3 枚螺钉固定;斜形或有楔形骨块的骨折先用拉力螺钉实施骨片间加压,再用钢板中和固定,每端打入至少 4 枚螺钉。在复位和固定过程中,应检查前臂的旋转活动。

(三) 其他方法

包括闭合复位带锁髓内钉固定、手法复位后经皮用克氏针内固定和外固定支架固定,各有适应证和优缺点。尺骨骨折复位后用带锁髓内钉固定容易做到,而桡骨存在旋

转弓,用髓内钉固定比较困难,还可能造成旋转弓消失,应慎重选择;用经皮克氏针内固定的手术创伤小,但缺乏稳定性需要石膏外固定是其缺陷;外固定支架主要用于开放性骨折、软组织损伤严重病例的治疗。

（四）康复治疗

1. 术后抬高患肢,严密观察患肢肿胀、血液循环、感觉和运动情况,警惕筋膜间隔区综合征的发生。

2. 早期进行功能锻炼。固定可靠者术后立即开始功能锻炼,但避免有负重;必须在手术固定后使用支具辅助外固定者,也别忘记及时开始未固定关节和手指的活动锻炼。

六、并发症

1. 前臂筋膜间隔区综合征　与多种因素有关,如软组织损伤严重、手法复位方法不当或反复手法复位、夹板或石膏等外固定太紧、切开复位时手术粗暴等。

2. 感染　与软组织损伤、手术暴露时间长、开放性损伤创口污染、清创不彻底等有关。

3. 骨折不愈合　致病因素包括骨折粉碎,软组织损伤严重,感染,内固定选择不当,骨折端分离及骨缺损等。

4. 骨折畸形愈合　多发生于非手术治疗复位不良者,两骨之间形成骨桥连接,也见于创伤或手术损伤的病例,前臂旋转功能将受到影响。

5. 神经损伤　可由创伤直接或间接造成,少数为医源性损伤。

6. 前臂旋转功能受限　与骨折畸形愈合、骨间膜挛缩和软组织瘢痕粘连等因素有关。

第十节 / 桡骨远端骨折

本节要点 (Key concepts)

● **Background**

Distal radius fracture is the most common forearm fracture.

● **Risk factors**

a. Fall onto an outstretched hand; b. Direct impact or axial forces.

● **Clinical presentation**

a. Localized pain; b. Swelling; c. Deformity in the wrist.

● **Classification**

Eponymic classification: a. Colles fracture; b. Smith fracture; c. Barton fracture.

● **Management**

Most of distal radius fractures can be treated nonoperatively with success. In case of failure in close reduction or difficulty in maintaining position with instability, surgical intervention is perferred.

一、应用解剖

桡骨远端骨折 3 cm 以内是骨松质与骨密质交界的地方,比较薄弱,一旦遭受外力,容易骨折。桡骨远端关节面呈由背侧向掌侧、由桡侧向尺侧倾斜的凹面,并分别形成10°~15°掌倾角和20°~25°尺倾角（Figure 10-92-26）。桡骨茎突位于尺骨茎突平面远侧 1.0~1.5 cm。桡骨远端的尺侧与尺骨小头的桡侧构成下尺桡关节,与上尺桡关节一起,共同构成前臂旋转活动的解剖学基础。桡骨远端、尺骨远端和近排腕骨一起形成腕关节。

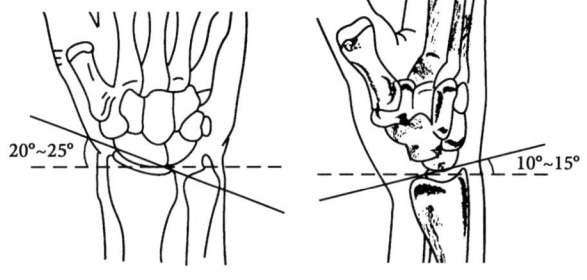

Figure 10-92-26　Normal deviations of the articular surface of the distal radius

二、病因与分类

桡骨远端骨折多为间接暴力所致。一般是跌倒时手部着地，暴力向上传导作用于桡骨远端，引起骨折。骨折多发生于中、老年，与骨质量下降有关。

AO 分类有 3 型：A 型，为关节外骨折；B 型，部分关节内骨折；C 型，完全关节内骨折。每一型又根据损伤的程度不同再分成若干亚型，用以指导固定方式、手术方式的选择和对预后的判断。不过，临床上依据受伤的机制不同，将桡骨远端骨折分为伸直型骨折（Colles fracture）、屈曲型骨折（Smith fracture）及粉碎型骨折（Barton fracture）。

伸直型骨折在 AO 分类中可属于 A 型或 B 型，多为腕关节背伸、前臂旋前位跌倒手掌着地所致。屈曲型骨折比伸直型骨折少见，多系跌倒时腕关节屈曲、手背着地受伤所致，也可以是腕背部受到直接暴力打击的结果。Barton 骨折发生于腕背伸、前臂旋前位跌倒，手掌着地，暴力通过腕骨传导，撞击桡骨远端使关节面背侧发生骨折，腕关节也随之而向背侧移位。

三、临床表现和诊断

临床表现与骨折类型相应，各有不同。

1. Colles 骨折　伤后局部疼痛、肿胀，典型体征为正面看呈"枪刺样"畸形，侧面看呈"银叉"畸形；检查局部压痛明显，腕关节活动障碍；X 线表现与典型的畸形体征相对应，值得注意的是桡骨远端骨折可同时伴有下尺桡关节脱位及尺骨茎突骨折。

2. Smith 骨折　伤后腕部下垂，局部肿胀，腕部活动受限，腕背侧皮下瘀斑；检查时局部有明显压痛，X 线片所见与畸形一致，骨折远端向掌侧及尺侧移位，近端向背侧移位。

3. Barton 骨折　临床上表现为局部肿胀、疼痛，以及与 Colles 骨折相似的"银叉"畸形，X 线片可发现桡骨远端关节面背侧缘骨折，远端骨折块呈楔形，连同腕关节一起向背侧、近侧移位。

四、治疗

（一）手法复位外固定

桡骨远端骨折，除了开放性骨折外，尤其是关节外骨折和老年病人，多应首先尝试手法复位外固定。方法是，局部麻醉下，病人肩外展 90°，肘关节屈曲 90°，助手一手握住拇指，另一手握住其余手指，沿病人前臂纵轴，向远端持续牵引，另一助手握住病人肘上方对抗牵引，术者双手握住骨折部位，先加大畸形使骨折端松开，然后纠正移位和成角，将腕关节置于和损伤机制相反的位置上，无论何类骨折，都建议将腕关节置于尺偏位，利用尺骨的完整性维持桡骨的长度，有效纠正其短缩畸形。X 线检查证实复位满意后，用超腕关节小夹板或石膏夹板固定 2 周，待肿胀消退后，改腕关节中立位小夹板或石膏托或管型固定 2~4 周。

（二）切开复位内固定

1. 手术适应证　严重粉碎骨折，桡骨远端关节面破坏、不平（Figure 10-92-27A）；手法复位失败，或复位成功，外固定支具不能维持复位；嵌插骨折，桡骨短缩，导致尺、桡骨远端关节面显著不平者。

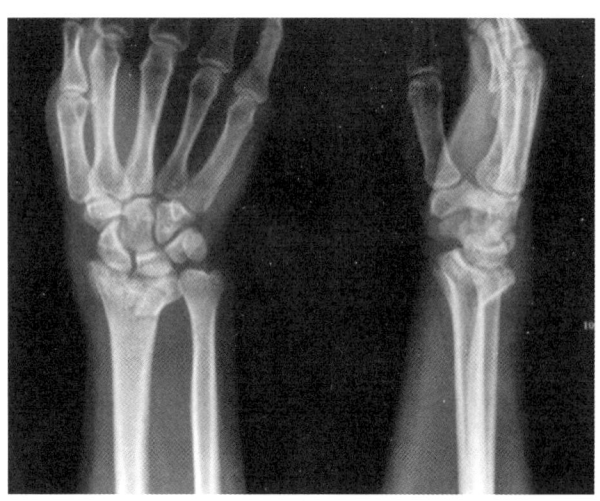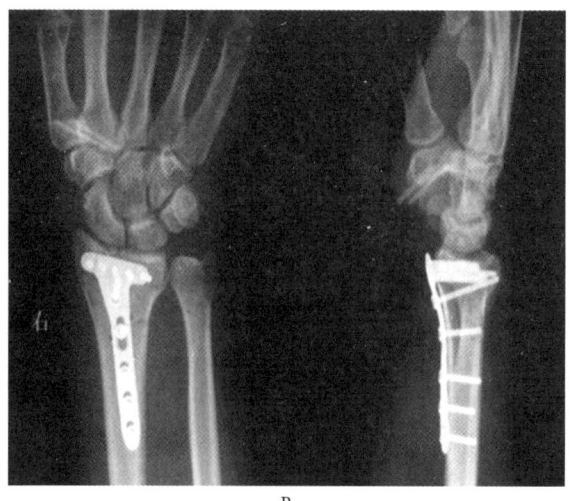

A	B

Figure 10–92–27　Comminuted intra-articular fracture of the right distal radius treated by open reduction and internal fixation with T-plate

A. X-ray before operation; B. X-ray after operation

2. 手术方法　根据骨折的具体类型、治疗的需要和手术医师的经验与偏好,选择掌侧或背侧入路,暴露骨折端,在直视下复位,恢复桡骨长度和掌倾、尺倾角,用选定的钢板螺丝钉(Figure 10-92-27B)或钢针固定。骨折块碎裂、塌陷、骨质缺损者也可以有限切开复位,用外固定支架固定。骨缺损较多者可用自体骨、异体骨或骨替代品填充。也有主张分别或同时固定桡骨远端内侧、外侧和中间三个柱的,见仁见智,还需要实践和总结,提供更多的循证医学证据。

3. 康复治疗　无论手法复位或切开复位,复位后均应早期进行手指屈伸活动。手法复位外固定者,4~6周后可去除夹板、石膏托等外固定支具,逐渐开始腕关节活动。

五、并发症

1. 腕部神经损伤　正中神经或尺神经均可累及,是由于桡骨远端骨折畸形引起的神经压迫所致,出现相应的神经症状,多为感觉障碍。骨折畸形纠正后,往往能逐渐恢复。

2. 拇长伸肌腱断裂　桡骨远端骨折后因骨痂生长或骨折对位不良,使桡骨背侧变得不平滑,拇长伸肌腱在不平滑的骨面上反复摩擦,导致慢性损伤,严重者可发生自发性肌腱断裂,可行肌腱转移术修复。

3. 骨折畸形愈合　各种原因造成的骨折复位不良或丢失均可导致骨折畸形愈合,发生率较高。比较严重的畸形或短缩会引起前臂旋转功能障碍和腕部的活动痛,可通过尺骨小头切除而求得改善。

Box 10-92-1

1. 随着骨折生物力学研究的深入,骨折的治疗越来越重视软组织损伤的处理和对骨折部位血液供应的保护

2. 推崇闭合复位和间接复位技术,对长骨骨折不再追求解剖复位,而是力求功能复位,即恢复骨骼的长度、排列和旋转对位

3. 提倡骨折的生物学固定,对复杂骨折不再强调坚强固定,而是通过桥接钢板固定技术,髓内钉固定技术等微创技术,提供相对稳定的固定

4. 适当选择病例,应用新型内植入物,以便应用微创技术,改善骨折治疗的效果

5. 关节内骨折依然强调解剖复位,恢复关节面的平整,实施绝对稳定的固定,确保术后早期功能锻炼,有利于康复治疗

6. 在上肢,尺桡骨骨干的骨折即便不累及关节,也要当做关节内骨折来治疗,因为其处理的优劣与前臂的旋转功能息息相关

(曾炳芳)

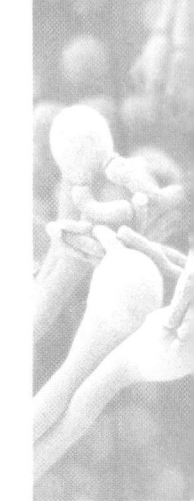

第 93 章
下肢骨与关节损伤

第一节 / 髋关节脱位

本节要点 (Key concepts)

- **Background**

A hip dislocation is an orthopaedic emergency which occurs when the femoral head slips out of its socket in the hip bone. Often, hip dislocation is complicated by injuries to different organ systems. Late complications from hip dislocation include avascular necrosis of the femoral head and posttraumatic arthritis of the joint.

- **Causes**

Because the hip joint is inherently stable, hip dislocations are commonly produced by high-energy trauma, such as motor vehicle accidents, falls from a height, and industrial accidents or sports.

- **Clinical presentation**

a. Hemorrhage and shock; b. Pain and tenderness; c. Inability to walk or stand; d. Fixing hip deformity; e. Symptoms and signs of the associated nerve injuries or ipsilateral knee injuries.

- **Classification**

a. Posterior hip dislocation; b. Anterior hip dislocation; c. Central hip dislocation.

- **Management**

The dislocation of the hip joint should be reduced as quickly as possible. Most hip dislocations can be reduced with closed manipulation. When a satisfactory reduction can not be obtained by closed method, operative reduction is indicated.

髋关节由髋臼和股骨头组成,是人体最大的杵臼关节。由于股骨头大部分被骨性髋臼覆盖,髋臼周围又有韧带与肌群加强,因此,髋关节结构稳定,只有强大的暴力才会引起髋关节脱位(hip dislocation)。由于暴力往往是高速和高能量的,因此多发性创伤并不少见。

股骨头与髋臼的位置关系,以及暴力的大小和方向决定了髋关节脱位的损伤类型。按股骨头脱位方向可分为髋关节前脱位、后脱位和中心脱位,以髋关节后脱位最常见,占全部髋关节脱位的 85%~90%。

一、髋关节后脱位

(一)脱位机制

大部分髋关节后脱位发生于交通事故中。当患侧髋、膝关节均处于屈曲位,机动车突然刹车时,膝关节撞在仪表板上,纵向暴力沿股骨向近侧传导作用于髋关节,使股骨头从髋关节囊后下部薄弱区脱出。损伤时,若髋关节处于内收位,可发生单纯髋关节后脱位;若髋关节处于中立位或外展位,则易发生合并股骨头或髋臼骨折的后脱位(Box 10-93-1)。

Box 10-93-1 髋关节的位置与髋关节后脱位类型之间的关系
髋关节中立 / 外展:骨折 - 脱位
髋关节内收:单纯髋关节后脱位
髋关节伸直:股骨头骨折 - 脱位
髋关节屈曲:单纯髋关节后脱位

（二）分类

按有无合并骨折，Thompson 和 Epstein 将髋关节后脱位分为五型：Ⅰ型：单纯性髋关节后脱位，无骨折，或只有小片骨折；Ⅱ型：合并髋臼后缘孤立大块骨折；Ⅲ型：合并髋臼后缘粉碎性骨折；Ⅳ型：合并髋臼后缘及底部骨折；Ⅴ型：合并股骨头骨折。

（三）临床表现与诊断

1. 外伤史。通常为高速、高能量损伤，例如车祸或高处坠落伤。

2. 髋部疼痛，功能障碍。

3. 髋关节屈曲、内收、内旋畸形，患肢短缩。

4. 在臀部可摸到脱位之股骨头，大转子上移。

5. 部分病例有坐骨神经损伤表现。

6. X 线和 CT 检查可了解关节脱位情况及有无合并骨折。

（四）治疗

髋关节脱位的治疗主要取决于损伤的病理类型，其远期治疗效果与原始损伤的严重程度直接相关。无论是闭合复位还是切开复位，均应在伤后 24 h 内完成。闭合复位失败者，应行切开复位。

1. Ⅰ型髋关节后脱位的治疗

（1）复位 新鲜髋关节后脱位，应立即施行手法复位，即使合并髋臼或股骨头骨折者，亦应即刻整复。复位宜在全身麻醉或椎管麻醉下施行，复位前应检查有无坐骨神经损伤。常用复位方法包括 Allis 法、Bigelow 法和 Stimson 法，以 Allis 法最为常用。仰卧位，助手固定骨盆；术者以双手握住腘窝沿畸形方向牵引；逐渐屈膝、屈髋90°，待肌松弛后，缓慢外展、外旋髋关节，便可使股骨头回纳至髋臼内。复位过程中，多可感到明显弹跳并可闻及弹响，髋部畸形消失，髋关节被动活动恢复，提示复位成功（Figure 10-93-1）。

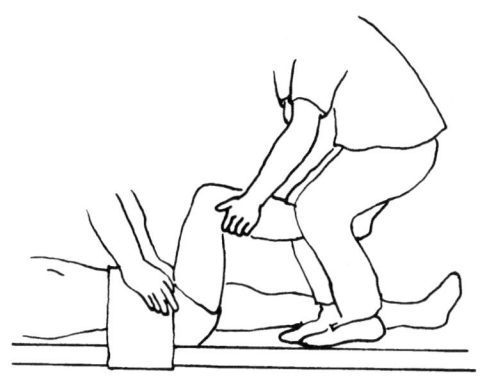

Figure 10-93-1 Closed reduction of posterior hip dislocation: Allis's maneuver

（2）固定、功能锻炼 复位后保持髋关节伸直位，患肢皮肤牵引或穿防旋鞋 2~3 周。2~3 周后开始活动患侧髋关节。4 周后扶双拐下地活动。3 个月后逐渐恢复至完全承重。

2. Ⅱ、Ⅲ、Ⅳ、Ⅴ型髋关节后脱位的治疗 对于这些复杂的髋关节后脱位，治疗方法尚有争议。可施行与治疗简单脱位相同的复位手法进行复位。亦有学者主张早期切开复位，清除关节内骨软骨碎片，然后对骨折施行内固定。

3. 合并伤的处理

（1）股骨干骨折 先手术内固定股骨干骨折，再复位髋关节脱位。

（2）坐骨神经损伤 髋关节后脱位合并坐骨神经损伤多为挫伤。一般情况下，脱位复位后，神经功能可逐渐恢复。若 3 个月后仍无恢复，应手术探查。

二、髋关节前脱位

（一）脱位机制

髋关节前脱位较少见，占创伤性髋关节脱位的 10%~15%。有两种暴力可以导致髋关节前脱位。第一种暴力为交通事故，脱位机制以杠杆作用为主。第二种暴力为高空坠落，股骨外展、外旋，髋后部受到直接暴力，导致髋关节前脱位。

（二）分类

Epstein 将髋关节前脱位分为耻骨脱位（向上脱位）与闭孔脱位（向下脱位）两种类型；并根据是否伴有股骨头或髋臼骨折再分为 A、B、C 三个亚型。

1. 耻骨脱位（向上脱位） A. 无骨折（单纯性脱位）；B. 伴股骨头骨折；C. 伴髋臼骨折。

2. 闭孔脱位（向下脱位） A. 无骨折（单纯性脱位）；B. 伴股骨头骨折；C. 伴髋臼骨折。

（三）临床表现与诊断

1. 明确外伤史。

2. 髋关节疼痛，功能障碍。

3. 髋关节外展、外旋、轻度屈曲畸形，患肢稍长于健侧。根据典型畸形表现，可与髋关节后脱位鉴别。

4. 腹股沟处肿胀，可以摸到脱位之股骨头。

5. 偶可引起股动、静脉循环障碍，或合并股神经损伤症状。

6. 影像学检查：X 线检查可了解脱位方向及有无合并骨折。

（四）治疗

1. 复位 在全身麻醉或椎管麻醉下手法复位。以

Allis 法最为常用。病人仰卧位,术者握住伤侧腘窝,使髋关节轻度屈曲、外展,并沿股骨纵轴持续牵引;一助手立在对侧以双手按住大腿上 1/3 内侧面与腹股沟处施加压力。术者在牵引下作内收及内旋动作,可以完成复位(Figure 10-93-2)。

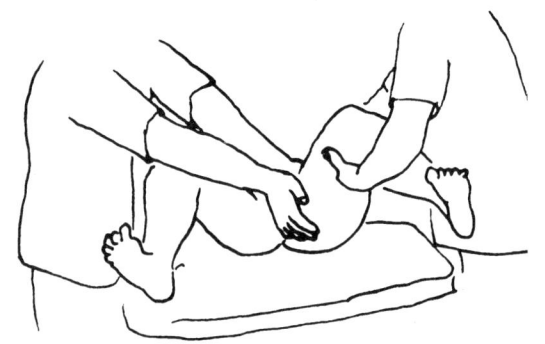

Figure 10-93-2　Closed reduction of anterior hip dislocation: Allis's maneuver

2. 固定和功能锻炼　均同髋关节后脱位,但在术后牵引固定时,应保持患肢内收、内旋、伸直位。

三、髋关节中心脱位

（一）脱位机制

髋关节中心脱位伴有髋臼骨折,为强大暴力所致的严重损伤。受伤时,若下肢处于轻度内收位,则股骨头向后方移动,可造成髋臼后部骨折;若下肢处于轻度外展、外旋位,则股骨头向上方移动,产生髋臼爆破型粉碎性骨折。

（二）分类

髋关节中心脱位分为以下 4 型。Ⅰ型:单纯性髋臼内侧壁骨折(耻骨部分),股骨头突入骨盆腔内可轻可重;Ⅱ型:髋臼后壁骨折(坐骨部分),股骨头向后方脱出可有可无;Ⅲ型:髋臼顶部骨折(髂骨部分);Ⅳ型:爆破型骨折,髋臼全部受累。

（三）临床表现与诊断

1. 明确外伤史。

2. 腹膜后间隙出血较多,可出现失血性休克。

3. 患侧髋部肿胀、疼痛、活动障碍,大腿近端外侧常有大血肿,肢体短缩程度取决于股骨头突入盆腔程度。

4. 合并腹腔内脏损伤者并不少见。

5. X 线检查可明确股骨头移位及髋臼骨折,CT 检查可显示髋臼骨折程度及其类型。

（四）治疗

应首先处理创伤性休克,抢救生命。

Ⅰ型中股骨头轻度内移者,可不必复位,仅作短期皮肤牵引。若股骨头内移较明显,则应用股骨髁上牵引,联合大转子侧方牵引。复位后,行骨牵引 4~6 周。3 个月后,待骨折坚固愈合方可负重活动。髋臼骨折复位不良者、股骨颈被嵌夹在髋臼骨折裂隙中、股骨头不能复位者,以及合并同侧股骨骨折者均需切开复位内固定。

Ⅱ~Ⅲ型脱位,髋臼骨折较严重,治疗较困难,一般主张切开复位内固定。

Ⅳ型病例,髋臼损毁严重,易发生创伤性关节炎,必要时可考虑施行关节融合术或人工全髋关节置换术(Box 10-93-2)。

Box 10-93-2　髋关节脱位的手术指征

1. 手法复位失败
2. 髋关节脱位合并股骨颈骨折
3. 髋关节脱位合并需要手术治疗的髋臼骨折
4. 关节间隙内有骨折片嵌入
5. 髋臼与股骨头非同心圆复位
6. 复位后髋关节不稳定

第二节 / 股骨颈骨折

本节要点 (Key concepts)

● **Background**

The fracture of the femoral neck is common in the elderly and has always presented great challenges to orthopaedic surgeons. The important complications are: a) non-union; b) avascular necrosis of the femoral head, and c) internal fixation failure.

- **Causes**

Femoral neck fractures may result either from rotation violence at the hip or a direct violence over the lateral aspect of the hip. The patient is usually an elderly person with a history of a fall. In young patients, however, femoral neck fractures usually are caused by high-energy trauma and often are complicated by injuries to different organ systems.

- **Clinical presentation**

a. Pain and tenderness; b. Inability to walk or stand; c. External rotation of the leg (45° to 60°); d. Shortening of the leg; e. Prominent and elevated greater trochanter.

- **Classification (Garden classification)**

Stage Ⅰ: Incomplete fracture of the neck (so-called abducted or impacted).

Stage Ⅱ: Complete fracture without displacement.

Stage Ⅲ: Complete fracture with partial displacement.

stage Ⅳ: Complete femoral neck fracture with full displacement.

- **Management**

a. Conservative treatment; b. Surgical treatment. Ⅰ: Open reduction and internal fixation; Ⅱ: Hemiarthroplasty.

股骨颈骨折(fracture of the femoral neck)多见于中、老年人。随着人口老龄化,其发生率不断增加。股骨颈骨折不愈合率高,易发生股骨头缺血性坏死,是创伤骨科领域的重点研究对象之一。

一、解剖概要

1. 颈干角　股骨颈长轴与股骨干轴线之间形成颈干角(Figure 10-93-3)。在成年人,颈干角为110°~140°,平均127°。若颈干角 >140°,为髋外翻;若颈干角 <110°,为髋内翻。颈干角与髋部稳定性和下肢长度密切相关。

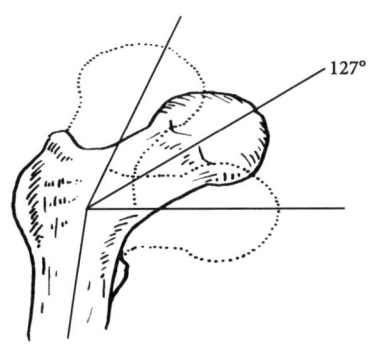

Figure 10-93-3　The collo-diaphyseal angle of the femur

2. 前倾角　股骨头、颈长轴与股骨内外髁后方切面之间形成的夹角称为前倾角(Figure 10-93-4),正常为10°~15°,儿童的前倾角较成年人稍大。在股骨颈骨折复位及人工关节置换时应注意恢复前倾角。

3. 股骨头的血供　股骨头的血供主要来自下列三组

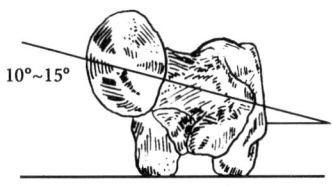

Figure 10-93-4　The anteversion angle of the femur neck

动脉。

(1) 股骨头圆韧带内的小凹动脉,起源于闭孔动脉,为股骨头凹附近骨质提供血供,老年人此动脉多已闭塞。

(2) 股骨干滋养动脉升支,沿股骨颈上行进入股骨头。

(3) 旋股内、外侧动脉分支,提供股骨头绝大部分血供。

二、病因与分类

股骨颈骨折多见于中、老年人,女性多于男性。多有跌倒史,属间接暴力、低能量损伤,其发生与病人平衡能力下降及骨质疏松导致的骨质量下降有关。年轻病人的股骨颈骨折则多由高能量创伤引起。

1. 根据骨折的解剖部位分类

Ⅰ型,股骨头下骨折:骨折线位于股骨头下,股骨颈支持带血管受损,股骨头缺血性坏死发生率很高。

Ⅱ型,经股骨颈骨折:骨折线位于股骨颈中部,常呈斜行,并有一三角形骨块与股骨头相连。股骨干滋养动脉升支损伤,导致股骨头供血不足;此外,因易遭受剪切应力,常发生股骨头缺血性坏死或骨折不愈合。

Ⅲ型,股骨颈基底骨折:骨折线位于股骨颈与大、小转子间连线处,为关节囊外骨折;由于有旋股内、外侧动脉组成的动脉环供血,股骨头、颈血液供应良好,骨折容易愈合(Figure 10-93-5)。

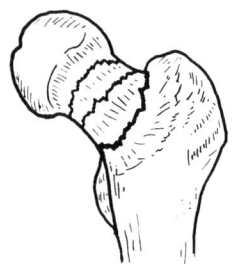

Figure 10-93-5　Classification of femoral neck fractures: according to the level of fracture line

2. 根据骨折线的方向分类　在正位 X 线片上,股骨颈远端骨折线与两侧髂嵴连线的夹角称为 Pauwells 角。若此角 >50°,为内收型骨折。Pauwells 角越大,骨折端所遭受的剪切力越大,骨折越不稳定。若 Pauwells 角 <30°,为外展型骨折;骨折不容易再移位,属于稳定性骨折(Figure 10-93-6)。

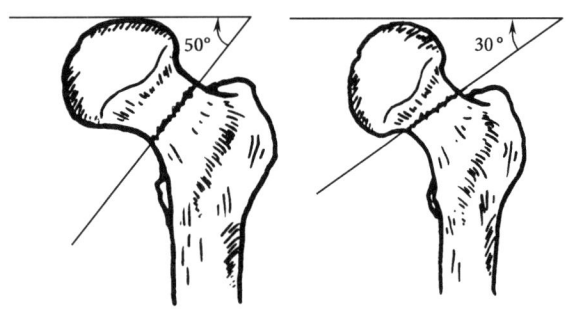

Figure 10-93-6　Pauwells' classification of femoral neck fractures

3. 根据骨折的移位程度分类　Garden 等根据骨折完全与否和移位情况将股骨颈骨折分为 4 型。

Ⅰ型:不完全骨折,包括外展嵌插骨折。

Ⅱ型:完全骨折,但无移位。

Ⅲ型:完全骨折,部分移位;并有部分骨折端嵌插。

Ⅳ型:完全骨折,完全移位。

Garden Ⅰ型和Ⅱ型骨折为非移位性骨折,骨折近端血液供应较好,骨折容易愈合(Figure 10-93-7)。

三、临床表现与诊断

(一) 症状

有移位的股骨颈骨折诊断并不难。病人多有摔倒等外伤史,伤后出现髋部疼痛,功能障碍,不能站立和行走。

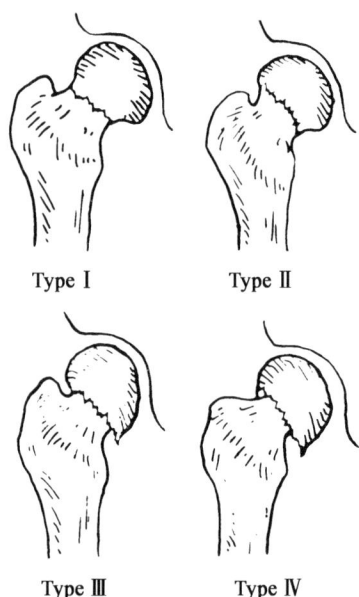

Figure 10-93-7　Garden's classification of femoral neck fractures

然而,外展嵌插骨折却容易漏诊,可仅有局部微痛,患髋关节仍可屈伸,甚至可以步行,X 线检查不易发现骨折线,常被误诊为髋部软组织损伤。

(二) 体征

1. 畸形　患肢短缩、外展和外旋畸形。因骨折位于关节囊内,骨折远端失去关节囊和髂股韧带的稳定作用,附着于转子区的肌群共同牵拉引起患肢外旋畸形(一般为45°~60°)。

2. 疼痛与压痛　髋部疼痛,腹股沟韧带中点下方压痛;纵轴叩击痛阳性。

3. 肿胀　股骨颈骨折出血不多,且有丰厚肌群包绕,故局部肿胀多不明显。

4. 功能障碍　有移位的股骨颈骨折,病人伤后即不能站立和行走;然而,如果骨折无移位或外展嵌插骨折,病人症状则较轻。

5. 大转子上移　Bryant 三角底边较健肢缩短,大转子高过 Nelaton 线。

(三) 影像学检查

X 线检查可明确骨折部位、类型和移位情况。X 线片显示不清或骨折线隐匿时,应行 CT 或 MRI 检查;或嘱病人卧床休息,按嵌插骨折处理,2 周后再行 X 线检查,可因骨折局部骨质吸收而显示骨折线,不可轻易否定骨折存在。

四、治疗

根据病人年龄及骨折特点,选择不同的治疗方法。治疗效果与损伤严重程度(如骨折移位程度、粉碎程度和血运破坏程度)、骨折复位准确程度及骨折固定正确与否密切相关。

（一）非手术治疗

对于无移位、外展或外展嵌插等稳定性骨折及股骨颈基底型骨折，可采用非手术治疗。将患肢置于轻度外展位牵引，穿防旋鞋控制患肢外旋，勿使侧卧。3个月后待骨折基本愈合，可扶双拐下地，患肢不负重行走。6个月骨折牢固愈合后，可逐渐增加负重至完全负重。

（二）手术治疗

1. 手术指征　包括：①内收型骨折或股骨颈骨折明显移位者，难以采用手法复位、牵引复位等方法使其变成稳定性骨折；②高龄病人(65岁以上)的股骨颈头下型骨折，股骨头血液循环破坏严重，易发生股骨头缺血性坏死；③青少年及儿童的股骨颈骨折，要求达到解剖复位；④陈旧性股骨颈骨折、影响功能的骨折畸形愈合及骨折不愈合，股骨头缺血性坏死或合并髋关节骨关节炎者。

2. 手术方法

（1）骨折内固定术　常用内固定装置有两种：多根空心松质骨加压螺钉内固定及滑动式螺钉-接骨板内固定。①AO/ASIF空心松质骨加压螺钉内固定：该装置是股骨颈骨折的最常用内固定器械，固定加压作用较强，多用于无移位或复位后位置良好的股骨颈骨折，对于较年轻和骨质较好的病人常可获得良好的治疗效果。②滑动式螺钉-接骨板内固定：主要包括Richards钉和AO动力髋螺钉(DHS)。此类装置由加压螺纹钉和接骨板套筒装置构成，允许骨折近端在装置上滑动，可对骨折端提供静力及动力性加压。

（2）人工关节置换术　手术适应证：①高龄病人(65岁以上)。②闭合复位失败。③股骨颈骨折内固定失效。④既往有髋关节疾患，如股骨头缺血性坏死、类风湿关节炎或骨关节炎。⑤恶性肿瘤，病人预期寿命较短。⑥陈旧性股骨颈骨折。⑦股骨颈骨折合并髋关节脱位。⑧伴有精神疾病者。手术方式包括单纯人工股骨头置换术(包括双极人工股骨头置换术)和全髋关节置换术。

（3）带血运的骨瓣植骨内固定术　对于青壮年股骨颈新鲜移位骨折，骨折不易愈合且有股骨头坏死可能者，或陈旧性股骨颈骨折不愈合者，可采用多针或加压钉内固定加股骨颈植骨术。植骨方法多采用带肌蒂骨瓣或带血管蒂骨瓣移植，如带股方肌蒂骨瓣移植、带缝匠肌蒂髂骨瓣移植或带旋髂深血管的髂骨瓣移植等。

（4）儿童股骨颈骨折的治疗　儿童股骨颈骨折较少见，暴力较大，移位明显，因有骺板存在，不宜采用粗的针或螺钉内固定，以免发生骨骺早闭。一般采用手法复位，在X线透视监视下，用多根(2~3枚)细克氏针经皮穿针内固定。术后患肢轻度外展内旋位皮牵引，或单侧髋人字石膏固定，直至骨折愈合。

第三节 / 股骨转子间骨折

本节要点 (Key concepts)

- **Background**

An intertrochanteric fracture of the femur is one where the fracture line lies between the greater and lesser trochanters. Because the intertrochanteric region has good blood supply to cancellous bone, intertrochanteric fracture has good healing potential. The main complication is malunion with coxa vara and leg shortening.

- **Causes**

Intertrochanteric fractures may result either from direct or indirect forces acting on the hip joint.

- **Clinical presentation**

a. Pain and tenderness; b. Inability to walk or stand; c. External rotation of the leg (90°); d. Shortening of the leg; e. Prominent and elevated greater trochanter.

- **Classification**

a. Stable fractures; b. Unstable fractures.

- **Management**

a. Conservative treatment; b. Operative treatment: Ⅰ: Manipulative reduction and internal fixation Ⅱ: Hemiarthroplasty.

一、解剖概要

股骨转子间位于股骨颈及股骨干交界处,主要由松质骨构成,是承受剪切应力最大的部位。由于力学传递的特殊性,在股骨颈、干连接内后方,转子区内侧形成致密的股骨距,其向下与股骨干后内侧密质骨连续,向上与股骨颈后外侧密质骨连续,骨质坚厚,承担着人体直立负重时产生的巨大压应力,同时抵抗着扭曲应力。股骨距完整与否决定了转子间骨折的稳定性。转子区周围肌肉丰厚,血液循环丰富,骨折容易愈合。

二、病因与分类

与股骨颈骨折相似,股骨转子间骨折(intertrochanteric fracture of the femur)好发于中、老年骨质疏松病人。骨折可由间接暴力或直接暴力引起,以前者多见。

根据骨折部位、骨折线的形状和方向,有多种分类方法。骨折后,若股骨距完整性未受到破坏,为稳定性骨折;

若股骨距不完整,为不稳定性骨折。骨折线由外上向内下走形,自大转子上方或稍下方至小转子上方或稍下方,与转子间线方向一致,为顺转子间骨折,骨折较稳定;骨折线由外下向内上,自大转子下方至小转子上方,与转子间线方向相反,为逆转子间骨折,由于内收肌的牵拉,股骨干有向内侧移位倾向,骨折不稳定。

参照 Tronzo 和 Evans 的分类方法,可将转子间骨折分为 5 型:Ⅰ 型,单纯转子间骨折,骨折线由外上斜向下内,骨折无移位。Ⅱ 型,在 Ⅰ 型基础上移位,合并小转子撕脱骨折,但股骨距完整。Ⅲ 型,合并小转子骨折并累及股骨距,骨折有移位,可伴有转子间后部骨折。Ⅳ 型,伴有大、小转子粉碎性骨折,可合并股骨颈及大转子冠状面的爆裂骨折。Ⅴ 型,为逆转子间骨折,骨折线由外下斜向内上,可伴有小转子骨折,股骨距破坏(Figure 10-93-8)。Ⅰ 型、Ⅱ型为稳定性骨折,经解剖或近乎解剖复位后骨折稳定;Ⅲ型、Ⅳ型、Ⅴ型为不稳定性骨折。

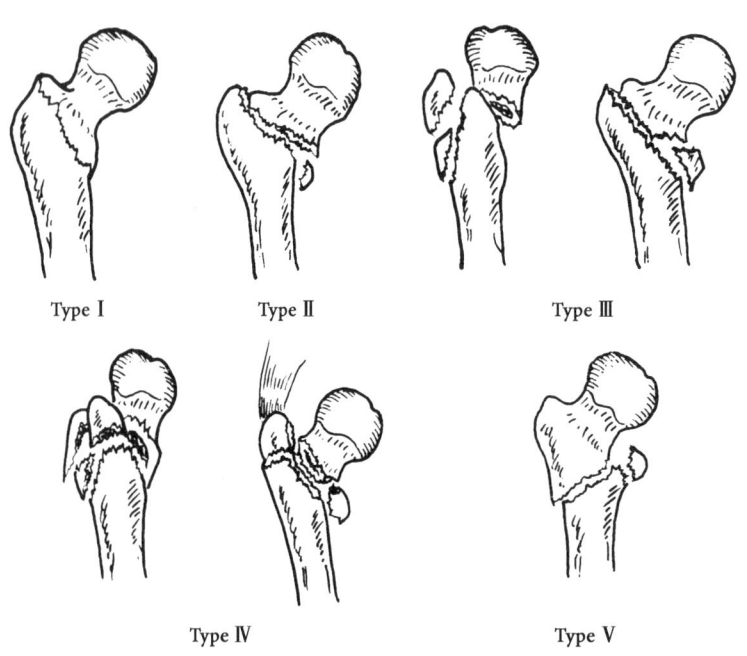

Type Ⅰ　　　　Type Ⅱ　　　　Type Ⅲ

Type Ⅳ　　　　　　　Type Ⅴ

Figure 10-93-8　Tronzo-Evans' classification of intertrochanteric

三、临床表现与诊断

股骨转子间骨折多见于老年人,伤后临床表现与股骨颈骨折相似,包括髋部疼痛及功能障碍。因骨折位于关节囊外,远侧骨折段不受髂股韧带束缚,故下肢外旋畸形(一般为 90°)、肢体短缩及大转子上移均较股骨颈骨折者明显。体检可见患侧大转子上移,局部肿胀,压痛及叩痛,大腿近端外侧可有瘀斑,轴向叩击痛阳性。无移位骨折或移

位较小的稳定骨折,上述症状和体征较轻。X 线检查可明确骨折类型及移位情况。怀疑病理性骨折和普通 X 线片判断骨折不明确者,应行 CT 检查,也可考虑行 MRI 检查。

四、治疗

治疗目的是防止发生髋内翻畸形。应根据骨折类型、移位情况、病人年龄和全身情况采取不同的治疗方法。

（一）非手术治疗

对无移位的稳定性骨折，或合并严重心、肺、肝肾功能障碍者，可采用非手术治疗。将患肢置于旋转中立、轻度外展位，行胫骨结节或股骨髁上持续骨牵引。6~8周后逐渐扶拐下地活动。

（二）手术治疗

手术目的是获得骨折解剖复位、恢复股骨距连续性、矫正髋内翻畸形，并对骨折进行牢固固定。常用的内固定装置包括钉-板内固定系统、滑动加压髋螺钉内固定系统和髓内固定系统。对严重骨质疏松且骨折严重粉碎，以及少数内固定失效病人，可考虑施行人工关节置换。目前常用的内固定系统如下。

1. 钉-板内固定系统　钉-板角度一般为130°，钉部经股骨颈植入股骨头，接骨板用螺钉固定于股骨干。这种手术具有操作简单、损伤轻的优点，在骨折复位良好并保持稳定后，一般极少发生骨不连接和器械问题，尤其适合年迈体弱病人。但一旦骨折不稳定，并发症则明显增加，诸如钉头穿出或内固定物断裂等。

2. 滑动加压髋螺钉内固定系统　滑动加压髋螺钉内固定系统是对钉-板内固定系统的改良，允许骨折近端在固定装置上滑动以寻找自身稳定位置，因此可对骨折端提供静力及动力性加压。该固定可使病人早期下床活动，有利于减少并发症，是老年股骨转子间骨折较为理想的治疗方法。缺点是可能发生钢板螺钉松动及髋内翻畸形，且操作比一般钉-板内固定复杂。

3. 髓内固定系统　对稳定性或不稳定性股骨转子间骨折都适用。与滑动加压髋螺钉内固定系统比较，髓内钉位于髓腔内，力臂缩短，在髓内钉与螺钉交界部的弯力矩小于钢板-螺钉交界部，并可有效控制短缩和旋转，有利于骨折愈合。

第四节 / 股骨干骨折

本节要点 (Key concepts)

- **Background**

Since the femur is the largest bone of the body and one of the main load-bearing bones in the lower extremity, fracture of the shaft of the femur can cause prolonged morbidity and extensive disability unless treatment is appropriate.

- **Causes**

A fracture of the shaft of the femur is a severe injury that generally occurs as a result of high-speed motor vehicle collisions and significant falls.

- **Clinical presentation**

a. Pain and tenderness; b. Inability to walk or stand; c. Shortening of the leg; d. Deformity; e. Symptoms and signs of the associated nerve or vascular injuries.

- **Classification**

a. Proximal femoral fracture; b. Mid-shaft femoral fracture; c. Distal femoral fracture.

- **Management**

a. Closed reduction and cast immobilization; b. Skeletal traction; c. Fixed with external fixators; d. Closed or open reduction and internal fixation.

一、解剖概要

股骨干骨折（fracture of the shaft of the femur）是指股骨转子下至股骨髁上的骨干骨折。股骨是人体最长、最粗壮的管状骨。股骨干后侧为股骨粗线，对股骨干有加固作用，可作为骨折复位对线的标志。股骨解剖轴是自转子间中点至膝关节中点的连线，机械轴是自股骨头中心至股骨髁间窝中点的连线，两轴之间呈5°~7°角。在整复固定股骨骨折时，需考虑上述解剖及生物力学特点。股骨干血运来自干骺端、骨膜和骨内膜，血运丰富。一旦骨折，骨干滋养血管损伤，周围肌肉供应血管也常被撕裂出血，因此出血量较大。

二、病因与分类

股骨干骨折较多见，约占全身骨折的 6%，任何年龄均可发生，尤以青壮年最常见。骨折由强大的直接暴力或间接暴力引起。按解剖部位，股骨干骨折可分为股骨上 1/3、中 1/3 和下 1/3 骨折。

1. 股骨上 1/3 骨折　近折段受髂腰肌、臀中、小肌和外旋肌群的牵拉，向前、外及外旋方向移位；远折段受内收肌群的牵拉，向上、内、后方移位。

2. 股骨中 1/3 骨折　骨折端重叠移位，远折段受内收肌牵拉，骨折向外成角。

3. 股骨下 1/3 骨折　近折段受股前、外、内侧肌群的牵拉，向前、上移位，远折段受腓肠肌牵拉以及肢体的重力作用向后方移位，可压迫或损伤腘动、静脉和胫神经、腓总神经。

三、临床表现与诊断

根据受伤后出现的骨折特有表现，诊断并不困难。体检可见局部明显肿胀、压痛，患肢短缩、畸形、功能丧失，可有骨擦感。对于股骨干下 1/3 骨折，应注意仔细检查肢体远端的血液循环及感觉、运动情况。X 线检查可明确骨折部位、类型和移位情况。

四、治疗

儿童和成年人股骨干骨折的治疗有所不同。

（一）儿童股骨干骨折的治疗

3 岁以下儿童股骨干骨折常用 Bryant 架双下肢垂直悬吊牵引。一般牵引 3~4 周。3~12 岁儿童可采用 Russell 牵引 4~6 周，须注意维持肢体正确对线。由于儿童愈合及塑形能力强，达到功能复位要求者，可避免手术治疗。对于未达到功能复位要求者，应行手术治疗。

（二）成年人股骨干骨折的治疗

成年人股骨干骨折的治疗原则包括：恢复肢体对线和长度；保留骨折部血液供应以促进骨折愈合；防止感染；促进患肢功能恢复。

1. 非手术治疗　较稳定的股骨干骨折，软组织条件差，以及全身情况差不能耐受手术者，可采用非手术治疗。可行持续股骨髁上或胫骨结节牵引；骨牵引时间一般为 8~10 周。

2. 手术治疗

(1) 手术指征　①非手术治疗失败者；②同一肢体或其他部位有多处骨折者；③合并血管、神经损伤者；④病人高龄，不宜长期卧床；⑤陈旧性骨折不愈合或有功能障碍的畸形愈合者；⑥无污染或污染很轻的开放性骨折。

(2) 手术方法　可采用外固定器、接骨板螺钉或髓内钉固定。外固定器固定适用于软组织损伤严重者，如重度挤压伤、Ⅲ度开放性骨折及危及生命的多发骨折。接骨板螺钉固定，有动力加压接骨板、锁定加压钢板内固定。目前有多种髓内固定器械应用于临床，包括标准髓内钉、交锁髓内钉和逆行交锁髓内钉。

第五节 / 股骨髁上骨折

本节要点 (Key concepts)

- **Background**

A supracondylar fracture of femur is an injury to the femur just above the knee joint. These fractures are often unstable and comminuted and tend to occur in patients with osteoporosis or multiply injured patients.

- **Causes**

In young patients supracondylar fractures of femur occur due to high-energy injury, such as road traffic accidents. In elderly patients, however, these fractures are usually resulted from low velocity injury like fall during walking.

- **Clinical presentation**

a. Pain and tenderness; b. Inability to walk or stand; c. Shortening of the leg; d. Symptoms and signs of the associated nerve or vascular injuries or ipsilateral knee injuries.

- **Classification**

a. Flexion type fracture; b. Extension type fracture.

一、病因与分类

股骨髁上骨折(supracondylar fracture of femur)是指发生在股骨远端,腓肠肌起点近侧 2~4 cm 范围内的骨折。多发生于老年人或多发伤病人,直接暴力或间接暴力均可导致。

按远折段的移位方向,股骨髁上骨折可分为屈曲型和伸直型两类,以屈曲型多见。屈曲型的骨折线呈横形或短斜形,骨折线由前下斜向后上方,远折段因受腓肠肌牵拉易向后移位,可损伤腘动、静脉。伸直型的骨折线亦呈横形或斜形,骨折线由后下斜向前上方,远折段在前,近折段在后重叠移位。股骨髁上以松质骨为主,密质骨薄弱。骨折多呈粉碎性,且松质骨常被压缩形成骨缺损,导致骨折不稳定。若为高能量暴力损伤,骨折线可波及髁部或延伸到股骨髁关节面,形成"T"形或"Y"形的髁间骨折。

二、临床表现与诊断

除骨折一般症状外,体检可见股骨髁上肿胀、畸形、压痛,骨折部位可有异常活动和骨擦感。若腘窝有血肿,足背动脉搏动减弱或消失,应警惕腘动脉损伤,可行多普勒超声或动脉造影检查。如果小腿张力高,应行筋膜间室压力监测,以排除骨筋膜室综合征。此外,股骨髁上骨折合并胫腓骨骨折,称为"浮膝"损伤,亦可能合并膝关节韧带损伤,导致膝关节不稳定。X 线检查可明确骨折部位、类型和移位情况;CT 检查可明确骨软骨骨折;对于合并膝关节脱位,怀疑韧带和半月板损伤者,可行 MRI 检查。

三、治疗

(一)非手术治疗

适用于较稳定的股骨髁上骨折。可采用胫骨结节骨牵引,直至骨折愈合,一般牵引 6~8 周。骨牵引可使大部分髁上骨折复位,并能维持至骨痂形成。牵引期间,可辅以手法整复,注意防止骨折内、外翻和旋转畸形,并鼓励股四头肌功能练习,预防肌肉与骨折区粘连。对于嵌插型骨折及儿童青枝骨折,可采用长腿石膏固定,直至骨折愈合,固定时间一般为 6 周。

(二)手术治疗

适用于成年人股骨髁上稳定性骨折、不稳定性骨折、陈旧性骨折及骨折不愈合。治疗中应注意两方面问题:①骨折正确对位及对线,避免发生膝内、外翻或过伸畸形。②保护股四头肌与股骨间滑动装置,避免因粘连导致膝关节功能障碍。

1. 钉－板内固定 瑞士 AO 学组设计的角钢板,是最初广泛用于治疗股骨远端骨折的钢板螺钉内固定器械。

最近,间接复位技术、最少软组织剥离、轻柔牵引以保护骨折部血运的生物学固定理念得到提倡。在恢复骨折部位长度和对线后,植入锁定钢板内固定,主要用于治疗长节段粉碎的关节内骨折及骨质疏松病人,亦可用于治疗膝关节置换术后的股骨髁上骨折。

2. 逆行交锁髓内钉内固定 逆行交锁髓内钉已成功用于开放性及闭合性股骨髁上骨折的治疗,尤其适用于肥胖病人、股骨远端骨折合并同侧髋部骨折、髋部假体下方骨折或髁间窝开放设计的全膝关节置换术后假体上方骨折病人。

3. 外固定器固定 适用于软组织损伤严重者,如严重开放性股骨髁上骨折,特别是合并血管损伤者,外固定器可作为暂时性或终极性固定。缺点是可能发生针道感染;若跨膝关节固定,还可能导致膝关节僵硬。

第六节 / 髌骨骨折

本节要点 (Key concepts)

- **Background**

The patella is the largest sesamoid bone of the body. Fractures of patella account for 1% of all skeletal injuries. The most significant effects of patella fracture are loss of continuity of the knee extensor mechanism and potential incongruity of the patellofemoral articulation.

- **Causes**

a. Direct injuries such as falling on the knee; b. Indirect injuries from sudden contraction of the quadriceps muscle.

- **Clinical presentation**

a. Pain and tenderness; b. Swelling over the knee; c. Inability to walk; d. Inability to extend the knee against gravity.

- **Classification**

a. Transverse fracture; b. Longitudinal fracture; c. Lower or upper pole fracture; d. Comminuted fracture; e. Osteochondral fracture.

- **Management**

a. Plaster cast immobilization; b. Open reduction and internal fixation (tension band wiring); c. Partial patellectomy; d. Total patellectomy.

一、解剖概要

髌骨是人体最大的籽骨,形状扁平,近似卵圆形,表面有股四头肌腱膜覆盖,并向下延伸形成髌韧带,止于胫骨结节。髌骨后面为关节软骨面,与股骨髌面构成髌股关节。股四头肌的力学轴线起自髂前上棘,止于髌骨上缘中点,其与髌韧带的轴线组成股四头肌髌骨角(Q角),此角外翻,正常不超过 14°。髌骨在膝关节运动中有重要的生物力学功能:①使四头肌腱和髌韧带的连接处远离膝关节旋转中心,延长股四头肌有效力臂,增强肌力。②起滑动作用,减少股四头肌腱与股骨髁的摩擦。③维护膝关节稳定。④保护股骨髁,使其免于直接遭受外伤性打击。

二、病因与分类

髌骨骨折(fracture of patella)占全身骨骼损伤的 1%,可由直接暴力或间接暴力外伤所致。间接暴力损伤:病人膝关节处于半屈曲状态,股四头肌骤然强烈收缩,股骨髁抵住髌骨后方并形成支点,导致髌骨骨折;骨折线多呈横行,常合并内、外侧支持带撕裂。直接暴力损伤,髌骨多呈粉碎性骨折,包括星状骨折和高度粉碎性骨折,常伴有髌骨软骨面损伤,亦可造成对应的股骨髌面软骨损伤;若内、外侧支持带完整无撕裂或仅有局部撕裂时,骨折多无明显移位,如支持带完全撕裂,则骨折移位明显。

三、临床表现与诊断

有明确外伤史,髌前肿胀明显,常合并关节积血及局部触痛。膝关节呈半屈状态,伸膝关节功能障碍。如果骨折移位或伴支持带撕裂,髌前可打及凹陷。X 线检查应拍摄膝关节正位、侧位和髌骨切线位 X 线片。若怀疑隐匿性髌骨软骨损伤或骨软骨骨折,则可行诊断性关节造影、CT 或关节镜检查。有时需要对比观察对侧膝关节 X 线片,以便将急性髌骨骨折与二分髌骨相鉴别,后者为髌骨上外侧部分未融合所致,一般为双侧。

四、治疗

(一)非手术治疗

急性髌骨骨折的初步治疗包括患肢伸膝位或轻度屈膝位固定和膝部冷敷。对于无移位骨折或轻度移位骨折,关节面不平整较轻且伸肌支持带完整的闭合性骨折,可采用非手术治疗。先在严格无菌条件下抽出膝关节腔内积血,然后膝关节伸直位或屈曲 10° 位长腿石膏托固定 4~6 周。

(二)手术治疗

髌骨骨折为关节内骨折,其造成的最重要影响是伸膝装置连续性丧失及潜在的髌股关节不匹配。对于开放性骨折、合并伸肌支持带撕裂,以及移位超过 2~3 mm、关节面不平整的髌骨骨折,应采用手术治疗。

1. 环形缝扎固定 对髌骨粉碎性骨折,可用钢丝环绕髌骨周缘环扎固定。

2. 张力带钢丝内固定 最常用于横行骨折。一般用 2 枚克氏针纵行穿过骨折端,然后在髌骨前方以张力带钢丝固定。对于粉碎性骨折,如果骨折块足够大,可先用螺钉固定使其成为横行骨折,再应用张力带钢丝内固定。应用张力带技术,可将造成骨折块移位的分离力及剪切力转换为骨折部位的压力,有利于骨折愈合,并允许膝关节早期活动及功能锻炼。

3. 部分髌骨切除术和全髌骨切除术 髌骨在膝关节运动中具有相当重要的作用。若髌骨被切除,髌韧带更贴近膝关节旋转中心,伸膝杠杆力臂缩短,股四头肌需要比正常多30%的肌力才能完成伸膝,因此,应尽可能保留髌骨,至少应保留髌骨近侧或远侧1/3。

对髌骨下极严重粉碎性骨折,可切除髌骨下极,将髌韧带缝合固定在髌骨残端。髌骨部分切除后,重建髌韧带止点的位置尚有争议。一般认为,应在靠近关节面部位重建髌韧带止点。如果骨折粉碎相当严重,重建关节面已不可能时,可行全髌骨切除术。切除所有骨折碎片,缝合股四头肌和髌韧带,恢复伸膝装置连续性。

第七节 / 膝关节韧带损伤

本节要点 (Key concepts)

- **Background**

Ligament injuries of the knee joint include anterior cruciate ligament (ACL) injuries, posterior cruciate ligament (PCL) injuries, medial collateral ligament (MCL) injuries, and lateral collateral ligament (LCL) injuries. Ligament injuries of the knee commonly occur during contact sports. Motor traffic accidents can also cause these injuries.

- **Mechanisms**

a. Abduction, flexion, and internal rotation of the femur on the tibial plateau; b. Adduction, flexion, and external rotation of the femur on the tibia; c. Knee hyperextension; d. Anterior-posterior displacement between the tibia and femur.

- **Clinical presentation**

a. Pain and tenderness; b. Swelling; c. Inability to walk; d. Sensation of tearing; e. Feeling of weakness or instability in the knee joint.

- **Classification**

Grade Ⅰ: Joint opening of less than 5 mm.

Grade Ⅱ: Joint opening between 5 to 10 mm.

Grade Ⅲ: Joint opening beyond 10 mm.

- **Management**

a. Conservative treatment: Ⅰ: Casts, Ⅱ: Cast brace, Ⅲ: Restricted-motion brace; b. Surgical treatment (repair or reconstruction of knee ligaments).

一、解剖概要

维系膝关节稳定的结构包括骨性结构、关节外结构和关节内结构。

1. 骨性结构 包括3部分:髌骨、股骨髁远端和胫骨平台近端。

2. 关节外结构 支持膝关节功能的重要关节外结构包括滑膜、关节囊、侧副韧带和跨越关节的肌-腱单位。肌-腱单位主要包括股四头肌、腓肠肌、腘绳肌、腘肌和髂胫束,是膝关节的重要动力性稳定结构。关节囊和侧副韧带是主要的关节外静力性稳定结构。

3. 关节内结构 膝关节内的重要结构包括内、外侧半月板和前、后交叉韧带。

(1) 半月板 包括内侧半月板和外侧半月板,具有稳定关节、吸收振荡、润滑关节和协同作用。

(2) 前交叉韧带 起自胫骨平台髁间隆起前内侧及外侧半月板前脚,止于股骨外髁内侧面后部;可限制胫骨前移、膝关节过伸、内外旋转及内收和外展。

(3) 后交叉韧带 起自胫骨平台髁间隆起后部平台后缘的关节面下方,止于股骨内髁外侧面后部;可限制胫骨后移、膝过伸、内旋、外展和内收。

4. 膝关节力学特点 由于股骨髁与胫骨髁关节面长度的差异,在膝关节屈、伸时可产生两种类型的运动。在矢状面上表现为膝关节屈伸;在膝关节屈曲时则产生一定程度的内旋和外旋运动,而在膝关节完全伸直时,则不可能有任何旋转活动。因此,膝关节具有铰链关节和枢轴关节两种特性。

二、病因与分类

可能造成膝关节韧带损伤(ligament injuries of the

knee joint)的机制包括：①股骨在胫骨平台上外展、屈曲和内旋；②股骨在胫骨平台上内收、屈曲和外旋；③膝关节过伸；④股骨胫骨间前后移位。

1. 内侧副韧带损伤　较常见，为膝外翻暴力所致。损伤多发生于剧烈运动中，如足球、滑雪等。若膝关节屈曲、外翻、外旋暴力足够大，将首先伤及内侧结构，继之损伤前交叉韧带，内侧半月板亦被卡在股骨髁和胫骨髁间，发生内侧半月板撕裂，称为膝关节损伤 O'Donoghue 三联征。

2. 外侧副韧带损伤　主要为膝内翻暴力所致。

3. 前交叉韧带损伤　膝关节伸直位内翻损伤或膝关节屈曲位外翻损伤均可损伤前交叉韧带，多发生于竞技运动中。

4. 后交叉韧带损伤　后交叉韧带损伤较少见。无论膝关节处于屈曲位或伸直位，来自前方使胫骨上端后移的暴力（例如胫骨撞击汽车挡板），均可导致后交叉韧带损伤。

扭伤为限于韧带的损伤，而拉伤则为肌肉或腱性骨附着部的牵拉性损伤。按严重程度可将扭伤分为三度。一度扭伤，少量韧带纤维撕裂，局部压痛但无关节不稳；二度扭伤，较多韧带纤维断裂，有部分关节功能损害和关节反应，并伴有轻至中度关节不稳；三度扭伤，韧带完全破裂，关节不稳显著。

三、临床表现

有膝关节外伤史，年轻运动员最多见，男性多于女性。受伤时偶可听到韧带断裂的响声，随后出现关节剧烈疼痛，软弱无力，不能再继续运动或工作。体检可见膝关节肿胀、压痛、积液（血），浮髌试验常阳性；膝关节强迫体位，周围肌痉挛；膝关节侧副韧带损伤处有明确压痛点，韧带完全断裂时，可触及断端凹陷。

1. 侧方应力试验　包括膝关节屈曲0°位和30°位的侧方应力试验，并与健侧比较。

2. 抽屉试验　前抽屉试验阳性，为前交叉韧带损伤。后抽屉试验阳性，为后交叉韧带损伤。若膝关节肿胀和疼痛明显，则可行 Lachman 试验，即在屈膝 10°~15° 时作前抽屉试验，比在屈膝 90° 位阳性率高。

3. 轴移试验　用来检查前交叉韧带断裂后出现的膝关节不稳定。病人侧卧，检查者站在一侧，一手握住病人足踝，屈曲膝关节 90°，另一手在膝外侧施力，使膝关节外翻，然后缓慢伸直膝关节，至膝屈曲 30° 位时突然出现疼痛与弹跳，为阳性，提示前外侧旋转不稳定，前交叉韧带功能不全。

四、影像学检查与关节镜检查

1. X 线摄片　应仔细阅读 X 线片，注意有无合并胫骨平台骨折，以及韧带牵拉引起的附着部撕脱骨折。应力 X 线检查对韧带损伤和关节不稳定诊断有价值。根据应力位 X 线表现将关节不稳定分为三度：一度不稳定，关节面分离 5 mm 以下；二度不稳定，关节面分离 5~10 mm；三度不稳定，关节面分离 10 mm 或以上。

2. MRI 检查　可较清晰地显示前、后交叉韧带损伤情况，还可以显示有无合并半月板损伤及裂隙骨折。

3. 关节镜检查　对诊断交叉韧带损伤十分重要。可直视下观察交叉韧带损伤部位、程度，以及可能合并存在的半月板损伤、骨软骨骨折和关节软骨损伤，并可同时行修复手术。

五、治疗

治疗目的是恢复韧带连续性和正常的力学性能，保持膝关节稳定。一度韧带扭伤的治疗主要是对症处理，包括制动、冷敷和加压包扎，病人通常可在数天后恢复功能活动。二度韧带扭伤可采用非手术治疗，但要限制关节运动。对于三度韧带扭伤，除非有禁忌证，应采用手术治疗，以恢复韧带的解剖连续性和正常张力。

单纯内、外侧副韧带轻度损伤，可行非手术治疗。膝关节屈曲 30°，长腿管型石膏固定 4~6 周。固定期间，行股四头肌等长收缩训练。石膏拆除后练习膝关节屈伸活动。韧带完全断裂者，应早期手术修复，原位修复困难者可行韧带成形术，如合并半月板损伤与前交叉韧带损伤也应同时修复。

不完全前交叉韧带断裂或单纯附着点撕脱骨折而无明显移位者，可予膝关节屈曲位长腿石膏固定 4~6 周。固定期间，行股四头肌等长收缩训练。石膏拆除后练习膝关节屈伸活动。完全断裂者，应早期手术修复。附着点撕脱骨折移位者，可经骨隧道以尼龙线或钢丝固定；韧带体部断裂者，可对端缝合；如断端对合困难，可用髌韧带中 1/3 部移植重建前交叉韧带。对于陈旧性前交叉韧带损伤伴膝关节不稳定者，行韧带重建术。

单纯不完全后交叉韧带断裂或完全断裂但无明显膝关节不稳定者，可予非手术治疗。膝关节屈曲 30° 位，长腿石膏固定 6 周。固定期间，行股四头肌等长收缩训练。石膏拆除后练习膝关节屈伸活动。对于单纯后交叉韧带断裂膝关节不稳定者，或韧带断裂合并膝关节内侧或外侧间室结构损伤者应予手术修复。对于陈旧性后交叉韧带断裂,不稳定程度较轻者,可通过增强肌力,保护动力稳定结构;伴明显膝关节不稳定者,可行韧带重建术。

第八节 / 膝关节半月板损伤

本节要点 (Key concepts)

• **Background**

Injury of menisci is among the most common knee injuries. The menisci are two wedge-shaped pieces of cartilage between the femur and tibia. They are tough and rubbery, acting as joint filler, compensating for gross incongruity between femoral and tibial articulating surfaces to keep the knee stable.

• **Mechanisms**

Menisci injuries often happen during contact sports. A meniscus tear is produced most commonly by rotation as the flexed knee moves toward an extended position.

• **Clinical presentation**

a. Pain and tenderness; b. Stiffness and swelling; c. Locking of the knee; d. Sensation of the knee "giving way"; e. Feeling of weakness or instability in the knee joint.

• **Classification**

a. Bucket handle tear; b. Central one third tear; c. Anterior horn tear; d. Anterior one third tear; e. Posterior one third tear; f. Horizontal tear.

• **Management**

a. Conservative treatment: RICE protocol (rest, ice, compression, and, elevation); b. Surgical treatment (repair or partial or total meniscectomy).

一、解剖概要

膝关节半月板有两个,即内侧半月板和外侧半月板。半月板的作用:①稳定作用,半月板的充填可代偿股骨与胫骨关节面之间的不协调,使膝关节在任何屈伸角度活动时都能获得稳定;②缓冲作用,半月板为纤维软骨,富有弹性,可吸收冲击和振荡,减少关节软骨的机械性损伤;③润滑作用,使滑液分布均匀,减少股骨与胫骨之间的磨损;④协同作用,半月板的位置随膝关节运动而改变。膝关节屈曲时,半月板滑向后方,伸膝时滑向前方。在半屈膝旋转小腿时,一个半月板滑向前,另一个滑向后。

二、病因与分类

1. 病因　半月板损伤(injury of menisci)多发生于剧烈运动中。半月板损伤必须有四个因素:膝关节半屈、内收或外展、重力挤压和旋转力量。

2. 分类　半月板损伤分6型:Ⅰ型,纵行撕裂(桶柄样撕裂);Ⅱ型,中 1/3 撕裂,亦称体部撕裂;Ⅲ型,前角撕裂;Ⅳ型,前 1/3 撕裂;Ⅴ型,后 1/3 撕裂;Ⅵ型,水平分层撕裂(Figure 10-93-9)。临床以纵行撕裂最常见,常累及内侧或外侧半月板后部。

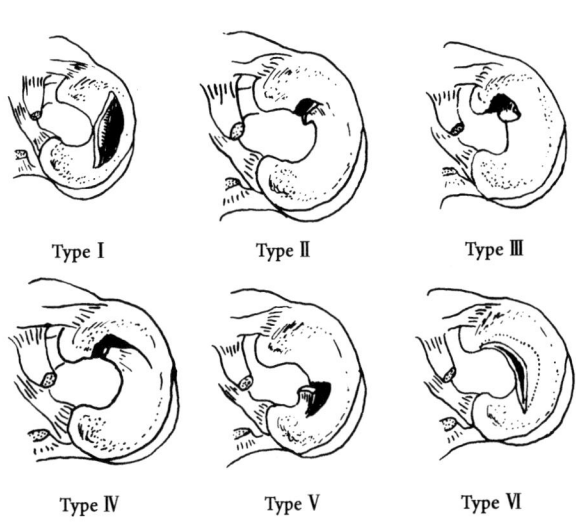

Figure 10-93-9　The classification of meniscal injuries

三、临床表现与诊断

1. 临床表现　多见于运动员和体力劳动者,青壮年多见,男性略多于女性。外侧半月板损伤发生率约为内侧半月板的 2 倍。部分急性损伤病例有膝关节扭伤史。伤后出现膝关节疼痛和活动障碍,部分病人可闻及关节内撕裂声,继之迅速出现肿胀,有时有关节内积血。急性期过后转入慢性阶段。此时肿胀不明显,关节功能逐渐恢复。但行走时可有疼痛,多位于关节一侧,往往伸屈到一定位置出现,可有弹响。部分病人有失控感,俗称打软腿。部分病人尚有"交锁"症状,即关节突然半屈曲固定,伸直障碍,然后缓缓摇摆旋转膝关节可使其"解锁"。

2. 特殊试验

(1) 过伸试验　膝关节完全伸直并轻度过伸时,半月板破裂处受牵拉或挤压而产生剧痛。

(2) 过屈试验　将膝关节极度屈曲,破裂的后角被卡住而产生剧痛。

(3) 半月板旋转试验(McMurray-Fouche's test)　由 McMurray 首先创立,是最常用的检查方法,常用在急性肿胀消退后。病人仰卧位,膝完全屈曲,检查者一手拇指按压关节间隙,另一手握住足部,使膝关节在内收、外展、内旋、外旋应力下被动缓慢伸直,出现疼痛和弹响者为阳性。根据检查者对膝关节施加的应力,在四种方式下进行该试验,即内翻内旋、内翻外旋、外翻外旋和外翻内旋。根据发生疼痛和弹响的关节角度和施加应力方式分析判断半月板损伤的部位。

(4) 研磨试验(Apley 试验)　病人俯卧,膝关节屈曲 90°,将大腿固定,检查者双手握患足沿小腿纵轴向下加压并旋转小腿,使股骨与胫骨关节面之间发生摩擦,若外旋产生疼痛,提示内侧半月板损伤,为 Apley 研磨试验。然后将小腿上提,并作内旋和外旋运动,如外旋时引起疼痛,提示为内侧副韧带损伤,称 Apley 牵拉试验。

(5) 蹲走试验　主要用来检查半月板后角有无损伤,蹲走时出现弹响声及膝部疼痛不适,为阳性。

3. 影像学检查

(1) X 线平片　不能显示半月板形态,主要用于鉴别诊断,除外膝关节其他病变与损伤。

(2) 关节造影　包括关节空气造影、碘溶液造影,或空气－碘溶液双重对比造影,有助于发现表浅的软骨病变,但目前已被 MRI 检查替代。

(3) MRI　可从不同角度观察不同层面的病变,清晰显示半月板有无变性、破裂,还可观察有无关节积液与韧带损伤,诊断价值较高。

4. 关节镜检查　不仅可以明确影像学检查难以发现的半月板损伤的部位和病理形态,还可以发现有无交叉韧带、关节软骨等合并损伤或病变。即可用于诊断,也可通过内镜进行手术操作,如活组织检查和半月板修复或部分切除术,在膝关节疾病和损伤的诊断和治疗方面具有重要价值。

四、治疗

(一) 急性期处理

急性期很少考虑手术治疗。可抽出关节腔内积血,绷带加压包扎,冷敷,长腿石膏托固定膝关节 3~4 周。固定期间,行股四头肌功能训练,去除石膏后进行膝关节功能训练。

(二) 手术治疗

半月板损伤一旦确诊,应行手术治疗。目前通常在关节镜下手术,少数病例需行关节切开手术。

1. 半月板修复术　半月板损伤很难自行愈合。Miller 等根据半月板的血液供应特点对半月板损伤进行分类,即红区(完全在血管供应区内)撕裂、红－白区(血管区的边缘)撕裂和白区(无血管区)撕裂,他们建议修复红区和红－白区的半月板撕裂。目前多采用关节镜下手术修复。

2. 半月板切除术　半月板切除后不能再生,即便有再生组织,对膝关节亦无明显保护作用,后期可能发生膝关节间隙变窄、股骨髁磨损变平、骨赘形成及关节松弛不稳定等。因此,能修复者不做切除,能做部分切除者不做全半月板切除。随着关节镜技术的进步,镜下半月板部分切除手术技术明显提高。部分切除可用于半月板纵形桶柄部分,前、后角瓣状撕裂部分,体部斜形或短横形撕裂的游离撕裂部分,放射损伤的鸟嘴部分,水平裂的股骨或胫骨面部分,保留剩余完整部分。术后绷带包扎 2 周。早期行股四头肌及膝关节功能锻炼,促进关节功能恢复。

第九节 / 胫骨平台骨折

本节要点 (Key concepts)

- **Background**

Tibial plateau fractures represent a complex injury encountered in orthopaedic practice. They are caused by high-energy mechanisms and may be associated with neurological and vascular injury, compartment syndrome, or open wounds.

- **Causes**

Schatzker classification type I : Valgus stress.

Schatzker classification type II : Valgus or axial stress.

Schatzker classification type III : Older patients with osteoporosis. Often just due to a fall.

Schatzker classification type IV : Varus stress.

Schatzker classification type V : Pure axial stress with severe trauma.

Schatzker classification type VI : High-energy trauma.

- **Clinical presentation**

a. Pain and tenderness; b. Inability to walk or stand; c. Swelling; d. Sympotoms of concomitant ligamentous injuries, neurovascular injuries, compartment syndrome, additional fractures, and other injuries.

- **Classification (Schatzker classification system)**

Type I : Pure cleavage.

Type II : Cleavage combined with depression.

Type III : Pure central depression.

Type IV : Fractures of medial condyle.

Type V : Bicondylar fractures.

Type VI : Plateau fracture with dissociation of metaphysis and diaphysis.

- **Management**

a. Conservative treatment; b. Operative treatment: Closed or open reduction and internal fixation.

胫骨平台骨折(tibial plateau fracture)约占全身骨折的4%,以粉碎性骨折居多,闭合复位困难,可合并半月板损伤和膝关节韧带损伤。

一、解剖概要

胫骨平台与股骨髁、髌骨共同构成膝关节。胫骨平台微凹,由内侧和外侧半月板加深其凹面深度,与股骨髁相对面相匹配,增加膝关节的稳定性。

二、病因与分类

1. 病因 胫骨平台骨折主要由高能量暴力所致,以间接暴力多见。由于胫骨外侧平台皮质骨不如内侧平台皮质骨坚强,且损伤时多为膝外翻位,故胫骨外侧平台骨折多于内侧平台骨折。若股骨髁垂直暴力直接冲击胫骨平台,可导致双侧胫骨平台骨折。

2. 分类 根据暴力作用的大小、方向,胫骨平台骨折可分为6型(Schatzker分型,Figure 10-93-10)。I型,单纯胫骨外侧平台劈裂骨折:楔形骨折块向外下劈裂移位,常见于年轻病人。II型,外侧平台劈裂骨折合并塌陷骨折。III型,单纯平台中央塌陷骨折:关节面被压缩,陷入平台,外侧皮质完整,易发生于骨质疏松病人。IV型,内侧平台骨折:可表现为单纯胫骨内侧平台劈裂骨折或内侧平台塌陷骨折。V型,双侧平台骨折:干骺端和骨干仍保持连续性。VI型,胫骨平台骨折同时有胫骨干骺端或胫骨干骨折:除单侧平台或双侧平台骨折外,还存在胫骨近端横行或斜行骨折。

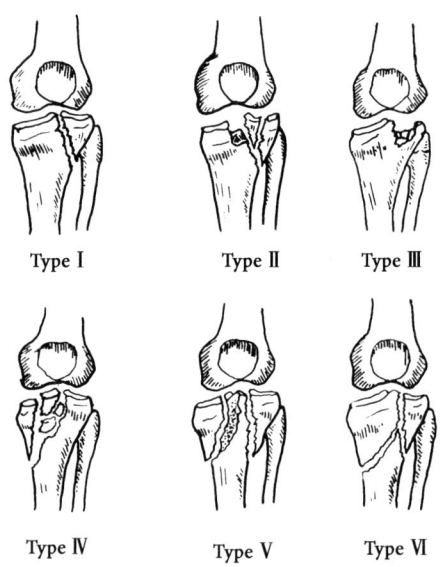

Figure 10-93-10　Schatzker's classification of tibial plateau fractures

三、临床表现与诊断

1. 症状和体征　伤后膝关节肿胀、疼痛、功能障碍，常合并膝外翻或膝内翻畸形；因系关节内骨折，均有关节内积血。胫骨平台骨折无移位或移位轻微者，症状较轻，须与单纯膝关节韧带损伤鉴别。胫骨平台骨折可能合并神经血管、膝关节内侧或外侧副韧带、半月板与交叉韧带损伤和骨筋膜室综合征，需注意检查，及时处理。

2. 影像学检查　X 线检查有助于明确骨折部位、类型和移位情况，CT 检查有助于从三维角度了解骨折移位情况，MRI 检查可发现隐匿性骨折及可能合并存在的膝半月板和交叉韧带损伤。

四、治疗

胫骨平台骨折的治疗原则包括：①恢复下肢力线，纠正膝外翻或内翻畸形；②使下陷及劈裂的骨折片复位，恢复关节面平整；③恢复韧带连续性，维持膝关节稳定；④早期活动关节，预防膝关节僵硬。对于稳定性骨折，如果关节面塌陷小于 5 mm，可采取非手术治疗。若关节面塌陷 5~8 mm，治疗方式选择在很大程度上取决于病人的年龄及其对膝关节活动的要求。对于伴有膝关节不稳定、韧带损伤、明显的关节脱位的骨折，以及开放性骨折和合并骨筋膜室综合征的骨折均应手术治疗。

1. 单纯劈裂骨折　若无明显移位，可用石膏固定 4~6 周。移位明显者，可用松质骨螺钉固定或支撑钢板固定。

2. 伴有平台塌陷的劈裂骨折　侧方楔形骨块劈裂分离，并有关节面压缩超过 5~8 mm 或存在膝关节不稳定者，应切开复位。撬起塌陷骨块，恢复关节面平整，在干骺端植骨支撑，用松质骨螺钉和支撑钢板固定。

3. 单纯平台中央塌陷骨折　由于不是重要负重区，对 1 cm 塌陷，采用石膏固定 4~6 周。如果压缩严重（超过 1 cm）、X 线片证实膝关节不稳定者，应切开复位，撬起塌陷的骨块，恢复关节面平整，骨折块下植骨，外侧支撑钢板固定或石膏固定 4~6 周。

4. 内侧平台骨折　对无移位的胫骨内侧平台骨折，可用下肢石膏固定 4~6 周。若骨折为粉碎性和压缩性骨折，常累及胫骨髁间隆起，合并交叉韧带损伤，这种骨折倾向于内翻成角，应行切开复位，恢复平台平整和交叉韧带张力，或重建交叉韧带，内侧支撑钢板固定。

5. 双侧平台骨折　骨折不稳定，应行切开复位，双侧平台用支撑钢板及松质骨螺钉固定。

6. 伴有干骺端与胫骨干骨折的平台骨折　由于骨干和干骺端分离，骨折不稳定，应行切开复位，支撑钢板及松质骨螺钉固定。如果双侧平台均有骨折，每侧均需应用钢板固定。

第十节 / 胫腓骨干骨折

本节要点 (Key concepts)

● **Background**

By its very location, the tibia is the most commonly fractured long bone. Among the long bones, the tibia is the most common site of fracture delayed union or nonunion. Furthermore, high-energy fracture of shaft of tibia and fibula may be associated with compartment syndrome or neural and vascular injury.

- **Causes**

Fractures of shaft of tibia and fibula may result either from direct forces or indirect forces. Causes can be divided into two categories: a) low-energy injuries such as ground level falls and athletic injuries and b) high-energy injuries such as high-speed motor vehicle collisions, significant falls, and gunshot wounds.

- **Clinical presentation**

a. Pain and tenderness; b. Inability to walk or stand; c. Swelling; d. Deformity; e. Sympotoms of concomitant neurovascular injuries, compartment syndrome, additional fractures, and other injuries.

- **Classification**

a. Both tibia and fibula fractures; b. Isolated tibia shaft fracture; c. Isolated fibula fracture.

- **Management**

a. Conservative treatment: Ⅰ: Casts, Ⅱ: Functional cast; b. Surgical treatment Ⅰ: Plate and screw fixation, Ⅱ: Intramedullary fixation, Ⅲ: Fixed with external fixators.

胫腓骨干骨折(fracture of shaft of tibia and fibula)在长骨骨折中最多见,约占全身骨折的12%。其特点是损伤暴力大,胫腓骨双骨折、移位骨折和粉碎性骨折多,软组织损伤重,开放性骨折多,常合并软组织及骨缺损,治疗较为复杂。

一、解剖概要

1. 骨结构 胫骨两端膨大,以松质骨为主,密质骨薄,抗压能力弱。胫骨干密质骨厚而坚固,抗压能力强。胫骨干横切面呈三角形,在胫骨中、下1/3交界处,移行为四边形,三角形与四边形骨干形态移行部是骨折多发部位。腓骨上、下端两端膨大,与胫骨构成上、下胫腓关节。腓骨下端的外踝与胫骨下端的内踝共同参与踝关节组成。

2. 胫腓骨的血供 胫骨的滋养动脉从胫骨干上、中1/3交界处穿入骨内,再分为升、降两支向近、远端走行。胫骨中上段前外侧及后侧有丰厚的肌肉包绕,肌肉与骨膜之间侧支循环丰富。胫骨中下段血供主要来自滋养动脉、骨膜血管及下干骺动脉,几无肌肉包绕,血供较差(Box 10-93-3)。

Box 10-93-3 不同部位胫骨骨折的临床特点

1. 胫骨上1/3段骨折:易造成血管损伤,引起肢体严重血液循环障碍
2. 胫骨中1/3段骨折:易造成骨筋膜室综合征
3. 胫骨下1/3段骨折:易发生骨折延迟愈合或骨折不愈合

---

3. 小腿骨筋膜室 胫骨、腓骨与小腿深筋膜和胫腓骨间膜共同形成4个骨筋膜间室,内相应肌群。小腿骨折后,血管及软组织损伤出血、肌肉挫伤后肿胀均可使骨筋膜室内压力增高,引起骨筋膜室综合征。

二、病因与分类

胫腓骨干骨折可由直接暴力或间接暴力所致。骨折移位与暴力的大小、方向、肌收缩力和远侧肢体重量等因素有关。由于暴力多来自小腿前外侧,因此骨折多向内成角;足的重量可使骨折远端外旋;肌肉收缩可使骨折重叠移位。胫腓骨干骨折可分为3类:胫腓骨干双骨折、单纯胫骨干骨折和单纯腓骨骨折,临床上以胫腓骨干双骨折最多见。

三、临床表现与诊断

骨折多由强大暴力所致,伤后局部明显肿胀、疼痛、畸形及功能障碍。但儿童青枝骨折及成年人单纯腓骨骨折仍可负重行走。体检可见局部肿胀、畸形、压痛、反常活动及功能障碍。除骨折体征外,特别要注意软组织损伤的严重程度,有无合并血管、神经损伤及骨筋膜室综合征,可疑时,应监测骨筋膜室内压。X线检查可明确骨折部位、类型及移位情况,投照时应包括膝、踝关节。

四、治疗

胫腓骨干骨折的治疗目的是矫正成角、旋转畸形,恢复胫骨上、下关节面的平行关系,恢复肢体长度。影响预后的主要因素包括骨折的移位和粉碎程度、软组织损伤程度及是否合并感染。

(一)非手术治疗

主要适用于无移位或整复后骨折稳定无侧向移

位趋势的横断骨折、短斜形骨折等稳定性骨折。可采用小夹板或长腿石膏固定；对于斜形、螺旋形或轻度粉碎的不稳定性骨折，可行跟骨牵引。6周后，去除牵引，改用石膏固定或小腿功能支架固定，可下地负重行走。

（二）手术治疗

1. 手术指征　①手法复位失败者。②严重不稳定骨折。③多段骨折。④污染不重并且距受伤时间较短的开放性骨折。⑤骨折块丢失导致骨缺损者。⑥合并同侧股骨骨折或其他较大创伤者。⑦双侧胫骨骨折。

2. 手术方法　常用的手术方法如下。

（1）外固定器固定　对于合并严重软组织损伤的胫腓骨骨折，尤其是开放性骨折伴有感染者，采用外固定器固定不仅可以固定骨折，还可以观察和处理软组织损伤。粉碎性骨折或伴有骨缺损者，使用外固定器可以维持肢体长度和力线，有利于后期植骨。

（2）接骨板螺钉内固定　多用于治疗相对稳定及软组织损伤较轻的骨折，尤适用于胫骨远近干骺端骨折及涉及膝、踝关节的有移位骨折。传统钢板固定对骨折部的血

供破坏较大，且存在明显的应力遮挡效应。目前多主张生物学固定，有限显露骨折和间接复位，采用桥接接骨板、微创系统固定等。由于胫骨前内侧皮肤及皮下组织较薄，接骨板最好置于胫骨前外侧，胫前肌深面，以免接骨板磨损皮肤而外露。

（3）交锁髓内钉内固定　交锁髓内钉内固定治疗闭合或开放性胫骨干骨折已被广泛接受。多采用闭合穿钉，具有操作简单、保护胫骨的软组织铰链、有效维持骨的长度和控制旋转、骨折固定稳定的优点。此外，髓内钉固定一般不需超关节的长期固定，可早期活动膝、踝、足关节。患肢可早期负重，关节功能恢复好。

（4）腓骨骨折的处理　单纯腓骨干骨折较少见，多由暴力直接打击小腿外侧所致。腓骨颈部骨折时，应检查有无腓总神经损伤。对无上、下胫腓关节分离的单纯腓骨骨折，可用石膏固定3~4周。不稳定的胫腓骨干双骨折，近来主张同时处理腓骨骨折，给予解剖复位和内固定。原因是：①由于胫腓骨间韧带连接的存在，腓骨长度和旋转度的正确重建可间接使胫骨骨折复位。②重建稳定的外侧柱，矫正胫骨短缩和成角畸形。

第十一节 / 踝部损伤

本节要点 (Key concepts)

- **Background**

Ankle injuries are among the most common of the bone and joint injuries. Often, ankle fractures can occur with simultaneous tears of the ligaments.

- **Causes**

The primary motion of the ankle at the tibiotalar joint is plantarflexion and dorsiflexion. Excessive inversion stress is the most common cause of ankle injuries.

- **Clinical presentation**

a. Pain and tederness; b. Inability to walk on the leg; c. Swelling; d. Bruising; e. Gross deformity around the ankle.

- **Classification**

a. Sprain of ankle; b. Fracture of ankle: I: Lauge-Hansen classification system, II: Danis-Weber classification system.

- **Management**

a. Conservative treatment: Cast or splint; b. Surgical treatment: Open reduction and internal fixation.

踝关节又称距小腿关节，由胫骨远端、腓骨远端和距骨体组成，是人体主要负重关节之一。胫骨远端内侧突出为内踝，后缘呈唇状突起为后踝，腓骨远端突出为外踝。胫骨远端关节面、内踝和外踝构成踝穴，容纳距骨体。距骨体前宽后窄，当踝关节跖屈时，踝关节相对不稳定，因此

踝关节在跖屈位容易发生骨折和踝关节扭伤。

除动态稳定结构及骨性结构外，踝关节周围韧带维系着踝关节的稳定。①内侧副韧带，又称三角韧带，起自内踝尖，向下呈扇形止于足舟骨、距骨和跟骨，是踝关节最坚强的韧带。②外侧副韧带，包括距腓前韧带、距腓后韧带

和跟腓韧带三部。③复合下胫腓韧带联合,由下胫腓前韧带、下胫腓后韧带、横韧带及骨间韧带构成,其中骨间韧带最坚强,是外踝区最坚强的稳定结构。

一、踝部扭伤

(一) 病因与分类

踝部扭伤(sprain of ankle)较常见。由于内踝较外踝短、外侧副韧带较内侧副韧带薄弱、足部内翻肌群强于外翻肌群,因此易发生外侧副韧带损伤。当足遭受外翻、外展暴力,可导致内侧副韧带损伤。

(二) 临床表现与诊断

有踝部扭伤史,伤后踝部疼痛、肿胀,常不能负重行走。体检可见伤侧踝部肿胀,局部压痛,可有皮下瘀斑。模拟受伤机制,踝关节跖屈加压,施加内翻应力时疼痛加重而外翻无痛者,常为外侧副韧带损伤;内侧副韧带损伤则相反。应力位X线片在踝关节韧带损伤诊断中具有重要价值。

(三) 治疗

1. 韧带扭伤　韧带部分撕裂,踝关节稳定性未受严重影响;可用弹性绷带或宽胶布包扎固定;症状严重者可用石膏固定。

2. 韧带断裂　侧副韧带断裂,踝关节不稳定者,可采用石膏固定;若韧带断裂广泛,可早期手术修复。

3. 对反复损伤,副韧带松弛,踝关节不稳定者,宜穿高帮鞋,保护踝关节。后期慢性不稳定,可导致踝关节脱位及退行性骨关节炎,可在关节内注射药物如玻璃酸钠等,或采用关节成形术治疗。

二、踝部骨折

(一) 病因与分类

1. 病因　踝部骨折(fracture of ankle)多由间接暴力所致,骨折移位与受伤时踝、足所处的位置以及暴力作用的方向、大小有关。张力侧常为撕脱骨折;距骨移位侧常为斜行、螺旋形或粉碎性骨折。腓骨被撞击时,骨折线常较高,多合并胫腓下韧带撕裂及距骨在踝穴内移位。少数情况下,暴力直接打击踝部,亦可导致踝部骨折,骨折多为粉碎性,且多合并软组织开放性损伤。

2. 分类　踝部骨折分类中,Lauge-Hansen法最为常用;分类中旋后、旋前指受伤时足所处的位置;内收、外展、外旋指距骨在踝穴内受到暴力作用的方向。

(1) 旋后-内收型　Ⅰ度:外侧副韧带断裂或外踝撕脱骨折,外踝骨折低于踝关节水平;Ⅱ度:Ⅰ度加内踝骨折,多位于踝关节内侧与水平间隙交界处,即骨折线自踝穴内上角斜向内上方走行,常合并软骨下骨压缩和(或)关节软骨损伤(Figure 10-93-11)。

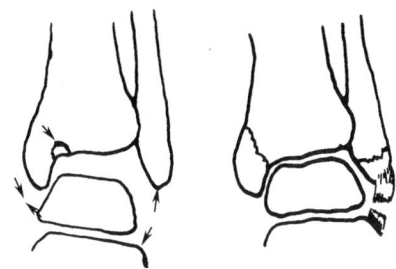

Figure 10-93-11　Lauge-Hansen classification: supination-adduction fractures

(2) 旋后-外旋型　是最常见的损伤类型。Ⅰ度:下胫腓前韧带断裂或胫骨前结节撕脱骨折;Ⅱ度:Ⅰ度加外踝斜形骨折,骨折位于下胫腓联合水平,自前下向后上走行;Ⅲ度:Ⅱ度加下胫腓后韧带断裂或后踝骨折;Ⅳ度:Ⅲ度加内踝撕脱骨折或三角韧带断裂(Figure 10-93-12)。

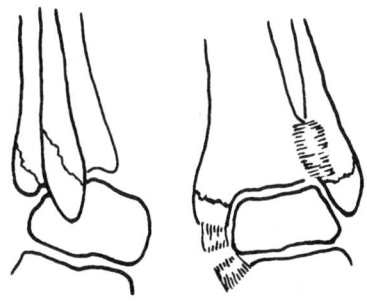

Figure 10-93-12　Lauge-Hansen classification: supination-eversion fractures

(3) 旋前-外展型　Ⅰ度:内踝撕脱骨折或三角韧带断裂;Ⅱ度:Ⅰ度加下胫腓前、后韧带部分或全部断裂;或胫骨前结节或后踝骨折;Ⅲ度:Ⅱ度加外踝短斜形骨折或伴有小蝶形骨片的粉碎性骨折,骨折位于下胫腓联合水平或稍上方(Figure 10-93-13)。

(4) 旋前-外旋型　Ⅰ度:内踝撕脱骨折或三角韧带断裂;Ⅱ度:Ⅰ度加下胫腓前韧带、骨间韧带断裂;Ⅲ度:Ⅱ度加腓骨斜形或短螺旋形骨折,骨折位于下胫腓联合水平以上,甚至腓骨高位骨折;Ⅳ度:Ⅲ度加下胫腓后韧带断裂,下胫腓联合分离;如下胫腓后韧带完整,则发生后踝骨折(Figure 10-93-14)。

(5) 垂直压缩型　为高处坠落等垂直暴力所致的踝部骨折。根据受伤时足部处于跖屈位或背屈位,可分为跖

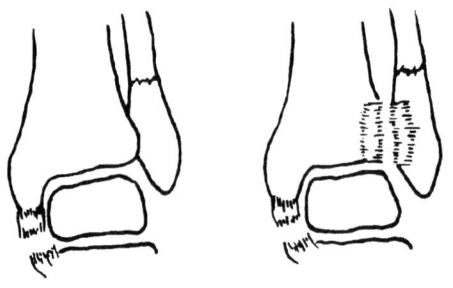

Figure 10-93-13　Lauge-Hansen classification: pronation-abduction fractures

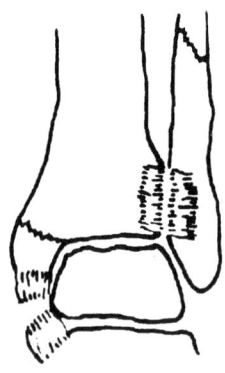

Figure 10-93-14　Lauge-Hansen classification: pronation-eversion fractures

屈型损伤——胫骨下端后缘压缩骨折,背屈型损伤——胫骨下端前缘压缩骨折,以及垂直型损伤——胫骨下端粉碎性骨折,常合并腓骨下端粉碎性骨折或斜形骨折。

(二)临床表现与诊断

有明确外伤史,伤后出现踝部肿胀、疼痛、功能障碍。体检可见肿胀、畸形、瘀斑,压痛。X线检查可明确骨折部位、类型及移位方向。对旋前－外旋型损伤,需检查腓骨全长,必要时加摄胫腓骨全长X线片,以免遗漏高位腓骨骨折。当胫骨远端粉碎性骨折且波及关节面时,需行CT检查,以了解骨折粉碎程度及移位情况。诊断时,应综合分析病人外伤史、临床症状及影像学检查,以评价其损伤机制。

(三)治疗

治疗原则:复位骨折,修复韧带损伤,恢复踝关节结构及稳定性。对于无移位或稳定的踝部骨折,可采用石膏固定6~8周。对于手法复位失败,有明显移位及不稳定的双踝骨折,涉及1/4以上胫骨远端关节面且关节面移位超过2 mm以上的后踝骨折,以及开放性踝部骨折,应予手术治疗。

需固定下胫腓联合的指征:①韧带联合损伤向近侧延伸超过3 cm,且内侧损伤未修复者;②韧带联合损伤合并不准备固定的腓骨近侧骨折;③陈旧性下胫腓骨联合分离;

④合并下胫腓联合分离的陈旧性踝部骨折。

对于垂直压缩型骨折,多需切开复位内固定或外固定架固定。术中应将压缩塌陷的关节面复位,骨缺损处植骨填充,以恢复其承重强度。

附:跟腱断裂

一、解剖概要

腓肠肌内、外侧头会合后,约在小腿中点移行为腱性结构;比目鱼肌肌束向下移行为肌腱,与腓肠肌腱合成粗大的跟腱,止于跟骨。跟腱的主要功能是跖屈踝关节和屈曲膝关节。站立时,能固定踝关节和膝关节,防止身体向前倾斜;并在行走、跑、跳中提供推动力。

二、病因与分类

跟腱断裂可分为闭合性断裂和开放性断裂两大类。①闭合性断裂,较多见。最常见的损伤机制为膝关节伸直且身体重心落于前足时,踝关节突然背屈导致跟腱断裂;或从高度坠落,跖屈的足剧烈背屈,发生跟腱断裂;如跟腱处于紧张状态时受暴力打击,亦可造成跟腱断裂。老年人有跟腱退行性变,更易受伤,多发生在跟腱跟骨结节附着处上方2~6 cm处,可能与该区域血供相对稀少有关。②开放性断裂,可发生在任何水平,多在跟腱紧张时被锐器切割引起,跟腱断面整齐。

三、临床表现与诊断

有明确外伤史,伤时可听到断裂声,开放性断裂有伤口存在。伤后局部疼痛,小腿无力,站立、行走困难。体检可见局部压痛,可触及跟腱断裂处凹陷,足跖屈力减弱。患足不能提踵,或提踵力减弱。Thompson挤压试验阳性,即病人俯卧,双足垂于床缘,在小腿最大周径远侧挤压腓肠肌,患侧踝关节不能跖屈。

X线和超声检查可发现跟腱软组织影连续性中断或模糊,MRI检查有助于明确诊断。

四、治疗

新鲜跟腱断裂应早期手术修复。断面较齐的闭合伤或锐器切割伤可直接缝合。断面不齐呈马尾状的损伤宜行跟腱成形术。陈旧性断裂一般采用跟腱成形术。术后患膝屈曲30°、踝跖屈30°,长腿石膏固定6周,以后逐渐活动和负重,半年内避免剧烈运动。

第十二节 / 足部骨折

本节要点 (Key concepts)

Fractures of the hindfoot are serious injuries that frequently result in significant functional disability. The most frequent major fracture of the talus is a transverse fracture through the neck of the bone.   Minimally displaced fractures of the talar neck can be treated by immobilization alone. Displaced fractures must be reduced for the best likelihood of a good result, if the closed means are unsuccessful; the fracture should open for internal fixation. Fractures of the calcaneus can be defined better by radiographs. Nonantatomic alignment and early motion are suggested for nonoperational treatment. The aim of operation is to restore the calcaneus to its original height and width. Fractures of the metatarsals can involve the necks, shafts, or bases. These fractures may present as stress reaction in the bone. Immobilization and avoidance of weight bearing or open reduction and internal fixation are required. Fractures of the phalanges usually don't require reduction unless the toe is badly deformed, longitudinal traction on the toe usually reduces the fracture.

一、跟骨骨折

(一)解剖概要

跟骨是人体最大的跗骨,构成足纵弓后侧部支撑体重,并为小腿肌肉提供杠杆支点。在 X 线侧位片上,跟骨后关节面最高点至跟骨结节最高点的连线和后关节面最高点至跟骨前突最高点的连线之间的夹角称为跟骨结节关节角(Böhler 角),是跟距关系的重要标志,正常为 25°~40°(Figure 10-93-15)。跟骨骨折后,此角减小、消失或成负角,使足底三点负重关系发生改变、足弓塌陷,导致步态异常和足弹性降低。

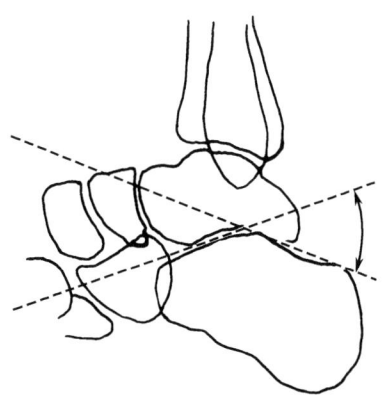

Figure 10-93-15　Böhler angle

(二)病因与分类

1. 病因　跟骨骨折(fracture of calcaneum)约占全身骨折的 2%。高处坠落、足跟着地是导致跟骨骨折的最常见原因。

2. 分类　根据距下关节面是否受累,跟骨骨折可分为关节内骨折(累及距下关节)和关节外骨折(不累及距下关节)两大类。

(1)跟骨关节外骨折　相对简单,占所有跟骨骨折的 25%~30%,包括:①跟骨前端骨折,②跟骨结节垂直骨折,③跟骨载距突骨折,④跟骨结节鸟嘴状骨折(Figure 10-93-16)。

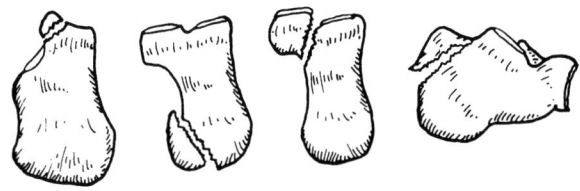

Figure 10-93-16　Calcaneus fractures not involving the subtalar joint

(2)跟骨关节内骨折　包括:①跟骨垂直压缩骨折,②跟骨单纯剪切暴力骨折,③跟骨剪切和挤压暴力骨折,④跟骨粉碎骨折(Figure 10-93-17)。

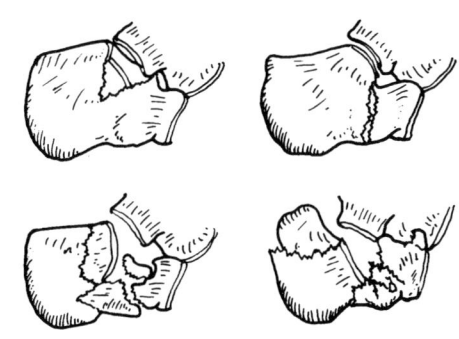

Figure 10-93-17　Calcaneus fractures involving the subtalar joint

Sanders 等以 CT 检查为基础,根据跟骨距下关节后关节面骨折线和骨折块数,将跟骨关节内骨折分为 4 型:①Ⅰ型,所有无移位骨折(骨折移位≤2 mm);②Ⅱ型,两部分骨折,有一条骨折线、2 个骨折块,骨折明显移位(≥2 mm);③Ⅲ型,3 部分骨折,有 2 条骨折线、3 个骨折块;④Ⅳ型,有 3 条骨折线、4 个骨折块的 4 部分骨折及粉碎性骨折。

(三) 临床表现与诊断

病人均有明确外伤史,通常为高处坠落伤,偶见于交通伤或爆炸伤。伤后局部肿胀、疼痛、功能障碍。

体格检查多有足跟部肿胀、瘀斑、压痛或叩痛,踝关节和距下关节活动受限,足跟增宽和内外翻畸形,以及足弓塌陷等。检查时需注意是否合并足骨筋膜室综合征,若存在,则应及时手术减张。

在影像学诊断方面,需要拍摄踝关节正位、侧位和跟骨轴位 X 线平片;CT 检查可显示骨折部位、粉碎及移位程度,有助于骨折分型和手术治疗。

(四) 治疗

治疗原则:恢复距下关节的对位关系、跟骨宽度和跟骨结节关节角,维持正常足弓高度和负重关系。跟骨骨折的治疗可分为非手术治疗和手术治疗两大类。

1. 非手术治疗 大多数跟骨关节外骨折(移位显著的跟骨结节骨折除外),后关节面骨折移位 <2 mm,以及全身情况差不能耐受麻醉和手术者,均可采用非手术治疗;患足加压包扎固定,或石膏管型固定 4~6 周。

2. 手术治疗 对于开放性跟骨骨折、跟骨结节撕脱骨折、Sanders Ⅱ型和Ⅲ型跟骨骨折病人,若软组织条件允许,应予手术治疗。跟骨结节撕脱骨折,因受强大的小腿三头肌牵拉,骨折手法复位不稳定,应行切开复位松质骨拉力螺钉内固定;Sanders Ⅱ型、Ⅲ型骨折,可行切开复位,整复关节面骨折块和跟骨外侧壁,骨缺损处植骨填充,然后以松质骨拉力螺钉或接骨板螺钉内固定。对于Sanders Ⅳ型严重粉碎性骨折,可采用闭合复位(撬拨复位)多针内固定。

二、跖骨骨折

(一) 病因与分类

跖骨骨折(metatarsal fracture)常见于直接暴力损伤;间接暴力可导致跖骨干螺旋形骨折,多见于第 2~4 跖骨;腓骨短肌强烈收缩可导致第 5 跖骨基底撕脱骨折;长期慢性损伤,如行军等可导致第 2 或第 3 跖骨干疲劳骨折。按部位,跖骨骨折可分为跖骨基底部、跖骨干部和跖骨颈部骨折 3 类。

(二) 临床表现与诊断

跖骨骨折诊断简单。病人伤后出现足背痛,负重及行走时加重;足背常肿胀并有瘀斑。体检可见局部非可凹性水肿、可找到固定压痛点、畸形及骨擦音、骨擦感。对于前足闭合性挤压伤,肿胀明显及软组织张力过大者应注意是否合并骨筋膜室综合征。X 线检查可明确骨折部位、类型及移位情况。

(三) 治疗

无移位跖骨骨折,可用小腿石膏托外固定 4~6 周。对于有移位的跖骨骨折,先予以手法复位,再用石膏固定;若手法复位失败,行切开复位,接骨板螺钉或交叉克氏针内固定。对于第 5 跖骨基底部移位骨折,可采用闭合复位克氏针内固定,或切开复位拉力螺钉内固定。

三、趾骨骨折

(一) 病因

趾骨骨折(phalangeal fracture)在前足损伤中较常见,且常发生于近节趾骨。多为直接暴力所致,如重物坠落直接打击足趾,或走路时踢及硬物等。前者常为粉碎性骨折,同时合并趾甲损伤,开放性骨折多见;后者多为横行或斜行骨折,足趾畸形较常见。

(二) 治疗

无明显移位的趾骨骨折,可用石膏固定 3~4 周。移位明显的骨折,可先试行手法复位,若不成功,可行切开复位,纠正旋转畸形及跖侧成角畸形,交叉克氏针内固定。对于涉及关节面的近节趾骨基底部骨折,若有移位,则应手术切开复位、克氏针或螺钉内固定。

(朱振安 刘凤祥)

第 94 章

脊柱和骨盆骨折

第一节 / 脊柱骨折

本节要点 (Key concepts)

● **Introduction**

Spinal injuries can range from relatively mild ligament and muscle strains to fractures and dislocations of the bony vertebrae. A fracture or dislocation of a vertebra can cause bone fragments to pinch and damage the spinal nerves or spinal cord. Most spinal fractures occur from car accidents, falls, gunshot, or sports. Fractures can occur anywhere along the spine. Five to ten percent occur in the cervical region. Sixty four percent occur in the thoracolumbar region, often at T12—L1.

● **Symptoms**

Symptoms of a spinal fracture vary depending on the severity and location of the injury. They include back or neck pain, numbness, tingling, muscle spasm, weakness, bowel/bladder changes, and paralysis. Paralysis is a loss of movement in the arms or legs and may indicate a spinal cord injury.

● **Treatment**

Treatment of spinal fractures depends on the type of fracture and the degree of instability. Many fractures heal with conservative treatment; however severe fractures may require surgery for decompression and reconstruction of the spine.

一、概述

脊柱的骨折和脱位较常见,平时,其发病率占全身骨折的 4.8%~6.63%。在异常情况下,如战争、地震时,其发病率可达 10.2%~14.8%。

(一)应用解剖

脊柱是人体的中轴,四肢和头颅均直接或间接附着其上,身体其他部位的冲击力或压力均有可能传导到脊柱,造成损伤。在诊治多发损伤病人时,应注意这一点,以避免漏诊。脊柱有 4 个生理弧度,在脊柱后凸的转换处受力作用较大,是整个脊柱中最容易受外力伤害的部位。在椎体间共有 23 个坚韧而有弹性的椎间盘,脊柱受伤时,依据暴力方向不同,椎间盘可受压力而疝入椎管内,压迫脊髓,也可嵌入下一个椎体的皮质、松质骨内,甚至引起椎体向四周进裂,形成爆裂型骨折。在颈部,椎体小关节间隙近乎水平位,故易向前后或左右脱位,又容易在脱位后自然复位,所以在临床上,常常可见到外伤性高位截瘫的病例,其 X 线片显示颈椎的解剖结构正常。在胸段,小关节间隙与水平面几乎垂直,故极少脱位。在腰部,小关节突的排列是一内一外,即上关节突在外,下关节突在内,因此,腰椎不易发生单纯性脱位和交锁,除非合并有一侧的关节突骨折。寰椎无椎体和棘突,寰椎的前部及背部均比较细,和侧块相连处尤为薄弱,故局部容易发生骨折。绝大多数的脊柱骨折和脱位均发生在脊柱活动范围大与活动度小的变动处,此处也正是生理性前凸和后凸的转换处,如颈 1~2,颈 5~6,胸 11~12,腰 1~2 等处的骨折脱位最为常见,约占脊柱骨折的 90% 以上,而胸腰段的骨折,又占脊柱骨折的 2/3~3/4。

(二)病因和损伤机制

任何可引起脊柱过度屈曲、过度伸展、旋转或侧屈的暴力都可造成脊柱损伤。多数脊柱骨折和脱位的病人,系由高空坠落,足或臀部着地,上半身的体重加冲力,使脊柱过度屈曲;或高空坠落的重物落在病人的头部或肩背部,同样可引起脊柱过度屈曲,而造成脊柱的骨折和脱位。车祸、塌方、地震、爆炸、跳水和体育技巧运动等也是脊柱损伤的常见原因。

病人在外伤前的姿势,以及损伤发生时体位的变化、暴力的大小、作用方向和速度等均与脊柱损伤部位和损伤程度有密切关系。脊髓损伤还受到肌肉张力的影响,在其他因素均相同时,肌肉保持松弛者,如小儿,醉汉,脊髓损伤的可能性小于肌肉保持紧张收缩者。此外,还须考虑时间的相关性,脊柱、脊髓从损伤开始到完成之间,结构在几何形状方面发生变化,外伤力在方向和大小方面也在改变着,因此,我们分析的不仅仅是某一瞬间发生的某一结构的孤立损伤,同时亦应考虑一系列快速变化的损伤机制。例如,上颈椎“鞭索”样损伤常由于躯干固定,而头部急剧前后摆动所致;“Chance”骨折是由于下部腰椎固定,而其以上的躯干和腰椎急剧向前滑动,使邻接的腰椎发生从椎体经椎弓根直至棘突的水平位骨折。

（三）临床表现

临床征象除一般的骨折症状外,可根据骨折的部位、类型和有无脊髓损伤而有所不同。较多压缩骨折、其他无移位骨折和一切稳定骨折仅有肿胀、疼痛和活动受限、局部压痛和骶棘肌轻度痉挛。一般需摄 X 线片,以明确诊断。严重的脊椎压缩等不稳定骨折除上述症状体征加重外,骶棘肌痉挛和功能障碍多较明显,屈曲型压缩骨折常有明显的后凸或向后成角畸形,棘突间距可增宽且伴有剧烈的压痛。如骨折脱位影响椎管,使脊髓、神经根遭受压迫、挫裂,甚或横断时,则可产生不同程度的脊髓神经功能丧失,其表现为自骨折处以下的皮肤感觉缺损,肢体运动减弱或消失、生理反射消失,大小便潴留或排尿排便功能障碍及出现病理反射等。

此外,尚需注意有无合并其他损伤,如颅脑、胸、腹部内脏损伤和骨盆、下肢骨折等复合伤。

（四）脊柱骨折的现场急救

1. 如伤者仍被瓦砾、土方等压住时,不要强拉暴露在外面的肢体,以防加重血管、脊髓的损伤。立即将压在伤者身上的东西搬掉。

2. 颈椎骨折要用衣物、枕头挤在头颈两侧,使其固定不乱动。

3. 如胸腰脊柱骨折,使伤者平卧在硬板床上,身两侧用枕头、砖头、衣物塞紧,固定脊柱为正直位。搬运时需三人同时工作,具体做法是:三人都蹲在伤者的一侧,一人托肩背,一人托腰臀,一人托下肢,协同动作,将病人仰卧位放在硬板担架上,腰部用衣裤垫起。

4. 身体创口部分进行包扎,冲洗创口、止血、包扎。

注意事项:运送中用硬板床、担架、门板,不能用软床。禁止 1 人抱背,应 2~4 人平抬,防止加重脊柱、脊髓损伤;搬运时让伤者两下肢靠拢,两上肢贴于腰侧,并保持伤者的体位为直线。胸、腰、腹部损伤时,在搬运中,腰部要垫小枕头或衣物。

（五）影像学检查

除一般的骨科体格检查和常规检验外,X 线摄片是必需的,因其不仅能显示骨折部位,并可反映骨折类型和移位情况,常规应包括正位和侧位片,必要时还应摄两侧斜位片和其他特殊位置的 X 线片。

CT 片能更好地显示椎管内的情况及移位骨折片、椎间盘韧带与脊髓、神经根的关系,从而可以估计脊髓受压程度。磁共振成像（MRI）对椎管形状的变化和脊髓受损程度和水肿出血等现象有很好的显示。

有脊髓损伤时,临床神经生理学检查尤需重视,可分为两个方面:①神经传导功能的测定,包括神经传导的研究、反射研究和躯体感觉或运动诱发电位的测定。②脏器功能测定,包括肌电图、膀胱测压、结肠测压及结肠肌电图的研究。

二、颈椎骨折

（一）寰椎骨折脱位

寰椎骨折脱位（dislocation and fracture of atalas）是上颈椎损伤中较常见的一种,临床上见到的寰椎骨折脱位,神经症状轻重不一,有的当场死亡,有的病情严重,伴有不同程度的脑干与脊髓高位损伤,表现为脑神经瘫痪、四肢瘫或不全瘫和呼吸障碍,有的仅为枕颈部疼痛和活动障碍,神经症状轻微,但这类病人仍有潜在危险,应予以高度重视和相应治疗。

1. 病因与损伤机制　当暴力和反作用力聚积作用于寰椎时,因寰椎上下关节面的内向性,暴力和反作用力的合力使寰椎侧块受到离心性暴力,从而在寰椎前后弓与其侧块连接处的最薄弱部位发生骨折,这种骨折也称为 Jefferson 骨折。其特点是寰椎骨折呈四处对应的骨折,形成四块骨折段,即两个侧块和前后两弓（Figure 10-94-1, Figure 10-94-2）。当暴力作用方向不正,仅作用于头部一侧或当头部倾向一侧受到暴力时,可致一侧椎弓骨折,偶尔也可引起侧块骨折。

2. 分类　根据骨折部位和移位情况,寰椎骨折分为 3 型。

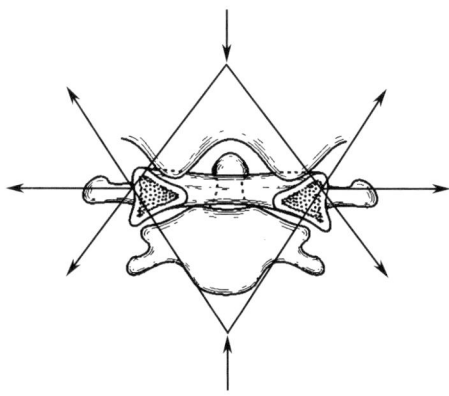

Figure 10-94-1   The mechanisms of atlas fracture

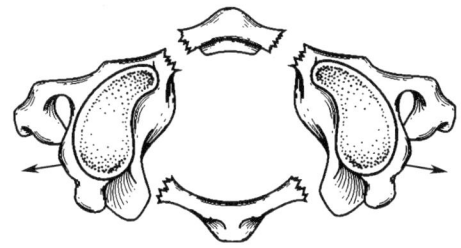

Figure 10-94-2   Jefferson fracture

Ⅰ型:寰椎后弓骨折,系由过伸和纵轴暴力作用于枕骨髁与枢椎棘突之间,并形成相互挤压外力所致,也可与第 2 颈椎椎体或齿状突骨折并发。

Ⅱ型:寰椎侧块骨折,多发生在一侧,骨折线通过寰椎关节面前后部,有时涉及椎动脉孔。

Ⅲ型:寰椎前后弓双骨折,即在侧块前后部都发生骨折,也称为 Jefferson 骨折,多系单纯垂直暴力作用所致。

3. 诊断　如果怀疑病人有寰椎骨折脱位,则需投照开口位 X 线片,并在开口位片上测量了解寰椎压迫骨折与寰枢椎不稳的情况。

为了解寰枢区损伤细微结构的变化,宜采用断层拍片及 CT 扫描,常能显示寰椎爆裂的状况,对确定其稳定程度是有益的。还应注意寰椎侧块内侧缘撕脱骨折,因其是横韧带撕裂征象,提示骨折不稳定。

4. 治疗　大多数病人可以通过非手术治疗。过伸位复位,或颅骨牵引 3 周,牵引重量 3~5 kg,复位后行头颈胸石膏外固定,或把牵引器与石膏背心连接,固定 3~5 个月,一般不需手术治疗。

为获得枕寰枢永久性的稳定,有些作者积极主张手术治疗。手术方法有两种:寰枢间融合术,枕颈融合术。寰枢间融合术不能用于新鲜骨折,必须等待后弓与两侧块牢固的骨性愈合后施行。

(二) 枢椎齿状突骨折

枢椎齿状突骨折(fracture of odontoid)并非少见,在成年人颈椎骨折脱位中占 10%~15%。

X 线检查是诊断齿状突骨折的主要依据和手段。当诊断有怀疑时,应反复拍片,加摄断层片或行 CT 检查,MRI 检查可提供脊髓损伤的情况。在横切面上,齿状突和脊髓各占椎管矢状径的 1/3,余 1/3 为缓冲间隙(Figure 10-94-3)。成年人寰椎前弓后缘与齿状突之间距离(AO 间距)为 2~3 mm,儿童略大,为 3~4 mm,超出这一范围即应考虑有齿状突骨折和(或)韧带结构断裂。开口位 X 线片上齿状突两侧不对称,亦应怀疑该部位的损伤。清晰的开口位 X 线片可以显示齿状突骨折及骨折类型。侧位 X 线片可显示骨折类型及前或后的移位和是否有寰枢椎脱位。另须注意有无合并颈枕部其他部位的畸形和骨折。

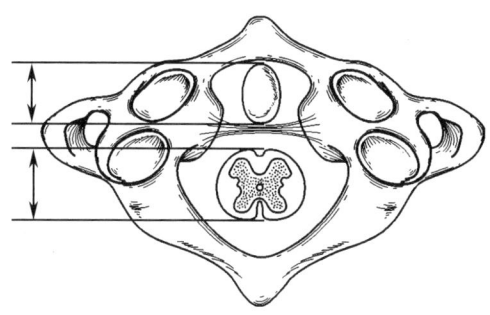

Figure 10-94-3   Odontoid process and spinal cord make up 1/3 of the vertebral canal respectively

未经治疗或治疗不当造成的齿状突骨折不愈合率为 41.7%~72%,且同时存在潜在的寰枢椎不稳,一旦发生移位就可能导致脑干、脊髓或神经根的急性损伤或慢性损伤,引起严重的四肢瘫痪、呼吸功能障碍,甚至死亡。故对枢椎齿状突骨折的病人应积极治疗,根据骨折类型、移位情况、及年龄等因素综合考虑,采取积极的治疗措施。

非手术治疗:包括直接石膏固定、牵引复位 + 石膏固定和 Halo 支架固定 3 种。

手术治疗:手术治疗包括前路螺丝钉骨折端间加压内固定术和后路融合术,及脊髓受压部位的减压术。

(三) 下颈椎骨折脱位

中下段颈椎骨折脱位很常见,大多数因车祸、坠落和运动等致伤。因易伴有脊髓损伤,对疑有颈椎挫伤的病人,在抢救、搬运、诊断和治疗过程中均应高度警惕,即使无脊髓损伤征象亦应注意预防。下段颈椎中以 C5~6、C4~5 损伤最为常见,引起颈椎骨折脱位的暴力有屈曲、过伸、侧屈、旋转、纵向压迫或上述数种外力复合所致,但以屈曲和过伸型为主,其中又以屈曲型为常见。

下颈椎骨折脱位(fracture and dislocation of lower cervical spine)可分下列几种。

1. 颈椎椎体压缩性骨折　单纯颈椎椎体压缩骨折比较少见,可分为屈曲型和过伸型。屈曲型者主要由屈曲暴力所致,可以是稳定性的骨折,即椎体虽被压缩,但后纵韧带无撕裂,关节突关节无脱位;也可以是严重压缩骨折伴有后纵韧带断裂,椎间盘破裂,且向椎管内突出,关节突关节脱位等属不稳定性骨折,易造成脊髓损伤。伸展型的损伤虽更为少见,然其暴力却较强大,引起椎体后缘的粉碎性骨折多造成严重的不可恢复的脊髓损伤,这是由于椎体骨碎块被压向后方,造成椎管明显变形、狭窄,直接挤压刺伤脊髓所致。

治疗:对椎体骨折的治疗视其骨折稳定与否而定。一般骨折程度轻、骨折稳定、无脊髓损伤者可以支架制动6~8周,稍重者采用枕颌吊带牵引,2~3周后改石膏颈围固定6~8周,或直接手法复位石膏固定2~3个月。若不稳定者,则宜先以颅骨牵引复位,初步连接后石膏固定治疗。对爆裂型骨折,碎块压迫脊髓者,经牵引后症状又无明显改善,可行椎管前外侧入路,切除骨折碎块和破碎椎间盘组织,解除脊髓压迫,并同时做椎体间植骨融合术。

2. 颈椎脱位　颈椎脱位最常见于颈4~5和颈5~6,多由屈曲暴力引起,偶见于伸展型损伤。有时屈曲伴旋转外力,先造成后纵韧带撕裂,关节突关节脱位(单侧或双侧)、椎间盘破裂和后突,后发生椎体移位。由于暴力大小、旋转程度不同,可有半脱位、全脱位及单侧性或双侧性脱位之分。全脱位后关节还可以发生跳跃或交锁。此外,尚可同时伴有关节突关节骨折或脊椎后部结构和棘间韧带损伤。由于颈椎关节突关节的面呈水平位,脱位后也有可能自行整复,故对损伤后留有神经症状或体征病人,不应轻易排除脱位,对有截瘫表现X线摄片又未见明显脱位者,应进行CT或MRI检查,以排除撕裂的黄韧带或突入的髓核压迫脊髓。

临床表现:病人主诉颈后部疼痛,转动时疼痛加重,活动受限,棘突有压痛,多数无脊髓压迫征,但多可出现神经根的刺激症状。一侧半脱位的脱位颈椎的棘突偏离中线,下颌指向健侧,头部自伤侧转向对侧。双侧半脱位则显示脱位颈椎的下一个棘突轻度突出,头部前倾,但下颌仍在中线位置。全脱位常伴有严重的脊髓或神经根损伤。X线侧位片可显示椎体向前移位,以及小关节的跳跃和交锁,前后位则显示棘突自中线转向侧方。颈椎斜位对准确判断骨折移位有一定价值(Figure 10-94-4~10-94-6)。

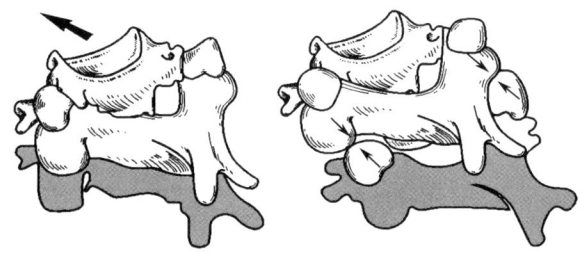

Figure 10-94-4　Bilateral facet joints dislocation caused by flexion violence forming opposite vertex position of superior and inferior articular processes

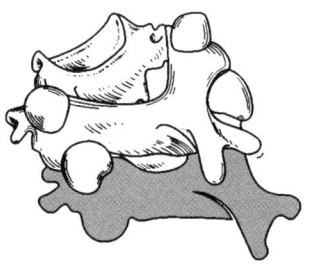

Figure 10-94-5　Bilateral zygapophysial joints are interlocking

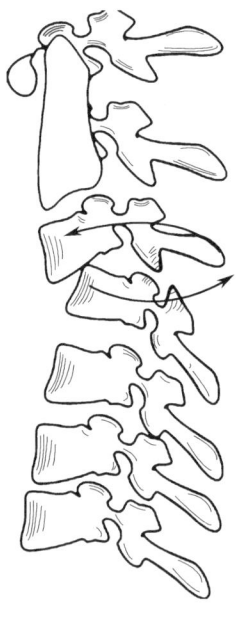

Figure 10-94-6　Dislocation feature of bilateral articular processes in the X-ray

对全脱位或伴有神经损伤的病人,忌用手法复位,以免损伤脊髓或加重原有脊髓神经损伤。颅骨牵引宜采用中立位,特别在有交锁的情况下,充分牵引可解除关节突的交锁,以期达到复位和防止再脱位。牵引重量视病人的体重、年龄、脱位时间长短、交锁程度和位置高低而定。一般牵引重量在5~15 kg。重量一开始即应加足,使交锁在短时间内获得解除。在牵引过程中应做到定时、定期进行

X线床旁复查。待交锁解除后,可渐渐使颈椎逐步过伸,让脱位的关节突滑至原位。复位后牵引重量要立即减轻,以维持重量 1~3 kg 继续牵引。6 周后拆除牵引,在石膏颈围保护下进行功能锻炼。

多数病人经牵引后很易整复,少数由于脱位时间长、位置低、交锁比较牢固,经多次增加牵引重量和 X 线摄片观察,仍未见改善,此时可考虑在全麻下行手术切开复位。手术方法分前路和后路两种,手术均应在颅骨牵引下进行。对合并脊髓损伤者,可在复位后施行的损伤节段减压。操作经验对复位十分重要,应在电视透视监测下进行。

3. 颈椎附件骨折 颈椎的屈曲、侧弯或压缩还可引起一侧单纯小关节突或椎弓根的骨折,棘突撕脱性骨折等,后者常由于棘上、棘间韧带牵拉或直接打击造成。此类骨折均较稳定,多无神经损伤症状。颈部支架或石膏颈围固定 6~8 周,以减少颈部屈伸活动,以利骨折愈合和减轻疼痛。

三、胸腰椎骨折

由于下胸椎和腰椎是活动频繁的部位,故胸腰椎骨折与移位颇为常见,尤以 T11~12、L1~2 为好发部位。就解剖而言,脊髓终止于第 1 腰椎下缘,在以下椎管中只有马尾神经。胸段椎管面积最小,腰段椎管最大,所以在颈胸段椎体爆裂型骨折或骨折移位易造成非常严重的脊髓损伤,而在腰椎则较少会造成神经损害。T10 以上脊柱损伤,只影响脊髓,造成上运动神经元功能障碍,出现痉挛性瘫痪。T10~L1 之间的损伤,既影响脊髓,也影响马尾神经。而在第 1 腰椎以下,发生马尾损伤,出现松弛性瘫痪。个别神经根可以在其经过椎间孔的部位因骨结构变形破坏而遭到损伤,交感神经节位于椎体的前外侧,椎体或横突骨折时可导致其损伤,造成肠麻痹。

大部分胸腰椎骨折均由暴力引起,如高空坠落、车祸及重物击中背部等。脊柱遭受屈曲、旋转、垂直压缩或侧弯、伸展和剪式应力等不同形式的应力,常常是两个或两个以上外力共同作用,致使胸腰椎产生不同形式的骨折。从临床的治疗角度出发,往往把损伤分作稳定性和不稳定性两类,以便在处理上能更加重视对不稳定性骨折、脱位的治疗。也可根据主要外力的作用性质进行分类,例如屈曲、伸展、垂直压缩等类型,它也能在一定程度上反映骨折移位的特点和规律。

(一)胸腰椎骨折的类型

1. 稳定性骨折 脊椎骨之间的连续、活动与稳定除骨性结构外还依靠脊柱周围的韧带和椎间盘来维持,后者

对维持脊椎骨的正常解剖关系起静止性稳定因素的作用,它可作为肌肉-动力性稳定因素活动的基础。这种稳定因素包括前纵韧带、椎间盘环状韧带、后纵韧带、黄韧带与小关节囊韧带、棘间韧带和棘上韧带等 5 种主要固定结构,凡不伴有以上韧带断裂者,骨折往往是稳定的,除骨折处有小的轻度畸形外,即使不予固定,一般也不会再增加移位程度,复位后通常不容易再移位,极少发生脊髓神经损伤。稳定性骨折有下列 4 类。

(1)椎体楔形压缩骨折 主要系脊柱屈曲损害造成。病人由高处跌下,或因塌方、下蹲位工作时胸背部受冲击性外伤,使躯干在屈曲位姿势下遭受垂直性的挤压暴力,躯干极度屈曲,造成椎体前方一个或数个椎体受压,而椎体后方则受到牵拉。

(2)老年性椎体压缩骨折 老年人由于内分泌功能减退而发生骨萎缩,尤其是老年妇女停经后的骨软化症,骨质明显疏松,其抗压能力比纤维软骨盘还弱,所以椎体常呈双凹形。当稍受外力挤压,如蹲下搬抬重物、滑跌坐地等,虽然对椎体挤压不大,却可引起压缩性骨折。

(3)椎体爆裂性压缩骨折 暴力常垂直作用于脊柱,椎体上下终板受挤压,造成椎体爆裂。韧带和小关节突一般无损伤,椎间盘由于耐挤压能力大于椎体也可无破裂,故属稳定骨折。但由于破裂的椎体可向后突出侵入椎管,而发生脊髓或马尾神经受压症状。

(4)第 1~10 胸椎骨折 正常情况下这段脊柱后凸,且有肋骨附着,故活动范围甚少,因而骨折、脱位少见。椎体多为压缩性骨折,且均较稳定。而少数暴力大,伸直型的损伤可造成不稳定骨折移位和截瘫。

2. 不稳定性骨折 当脊柱骨折脱位伴有严重的韧带损伤,破坏三个以上静止性稳定因素时,骨断端和关节将失去韧带的约束,使移位明显增加,容易造成脊髓或神经损伤。这种不稳定性骨折,常见于重度屈曲,后伸暴力,旋转或剪式应力型骨折。易造成不可挽回的后果。属于此型骨折有以下几类。

(1)重度椎体压缩或粉碎性骨折 这种屈曲型损伤,暴力较为强大,致使椎体压缩在 1/2 以上,甚至挤压成粉碎状,骨折碎片向前方突出,同时由于暴力大且作用连续,致使椎体后方的关节和韧带也发生骨折和撕裂,如棘突骨折,后纵韧带撕裂等。脊柱过度屈曲成角可发生椎间盘破裂和髓核突出,造成脊髓损伤,是典型不稳定性骨折。此外,在屈曲的基础上常伴有旋转暴力,这种合力最常造成胸腰段骨折、脱位,并常合并脊髓神经损伤。

(2)椎体骨折与脱位 这类损伤常由于上背部遭受

突然撞击,脊柱极度屈曲,同时有一种向前推进的分力,使受力部位韧带拉断、小关节囊破裂、小关节突脱位或交锁,或椎弓根骨折,椎体滑向前方,如 Chance 骨折,其骨折线通过椎体及椎弓,经椎弓根呈水平断裂直至棘突。

(3) 剪式型骨折脱位　常在严重的损伤下,椎体之间发生剪式应力型骨折,即骨折发生在椎弓根或关节突,椎体发生错位。这种类型损伤经常发生完全性截瘫,如移位不多,又发生在腰椎,可保存部分或全部神经功能。

(4) 伸展性骨折　因前纵韧带较为坚强,且后伸外力较屈曲少见,故此类损伤较少见。这种损伤通常由于高空坠落时腰部被物体阻挡,或杂技演员表演特技时脊柱过伸位受伤造成。脊柱后方附件骨折或脱位,前纵韧带撕裂,为不稳定性损伤。

(二) 胸腰椎损伤的治疗

若有其他严重复合伤,应积极治疗,抢救伤员生命。

单纯压缩骨折,椎体压缩不到 1/3 者,可仰卧于木板床上,在骨折部垫厚枕,使脊柱过伸,同时嘱伤员于 1~2 d 后即逐渐进行背伸锻炼,逐渐增加背部肌力。利用背伸肌的强大肌力及背伸的姿势,使脊柱过伸,借椎体前纵韧带及椎间盘纤维环的张力可使压缩的椎体自行复位,恢复原状。功能锻炼可按伤员年龄、伤势、体质及精神状态进行。

青少年及中年伤员,可用两桌法过伸复位。年龄大或体弱者,在两桌之间再放一桌,上放软枕,支持腹部(三桌法)。复位后即在此位置包石膏背心固定。石膏干硬后即鼓励伤员起床活动。固定时间约 3 个月。在整个固定期间,坚持每日作背肌锻炼 3~4 次,每次 10~30 min,逐渐增加。

椎体后部有压缩,椎板、关节突有骨折者,不宜用双桌法,以免引起或加重脊髓损伤。宜用双踝悬吊法复位,复位后包石膏背心固定,或先上石膏后壳,干硬后包成完整的石膏背心固定。固定时间和功能锻炼同前。在炎热或严寒季节,或伤员心、肺、肝、肾功能不良时,不宜应用以上两法。

对脊柱不稳定性骨折或伴有神经损伤者,主张及时手术治疗。手术入路选择取决于骨折的类型、骨折部位、骨折后时间以及术者对入路熟悉程度。

后路手术解剖较简单,创伤小,出血少,操作较容易,适用于大多数脊柱骨折。对来自椎管前方压迫 <50% 的胸腰椎骨折,如正确使用后路整复器械,可使骨块达到满意的间接复位。对爆裂骨折后路手术主要是恢复椎体轮廓和高度,由于缺乏前路支撑,复位固定后可能会出现迟发性后凸畸形、疼痛或神经症状,严重的爆裂骨折或伤后 2 周以上的陈旧性爆裂骨折后路手术常有困难。

前路手术适用于爆裂骨折累及中柱,致脊髓前方受

压、椎管压迫超过 50%,或椎管前方有游离骨块者。

四、脊髓损伤的评估和处理

(一) ASIA 脊髓损害分级

目前被公认和广泛采用的是 1992 年美国脊髓损伤学会(ASIA)根据 Frankel 分级修订的 ASIA 脊髓损害分级,共分 5 级:A. 完全性损害,损伤平面以下,包括骶段(S4~5),无任何感觉和运动的功能保留。B. 不完全性损害,损伤平面以下,包括骶段(S4~5),存在感觉功能,但无运动功能。C. 不完全性损害,损伤神经平面以下存在感觉和运动功能,但大部分关键肌的肌力在 3 级以下。D. 不完全性损害,损伤平面以下存在感觉和运动功能,且大部关键肌的肌力等于或大于 3 级。E. 感觉和运动功能正常。

完全性脊髓损伤与不完全性脊髓损伤的鉴别见 Box 10-94-1。

Box 10-94-1　完全性脊髓损伤与不完全性脊髓损伤的鉴别

1. 完全性脊髓损伤
(1) 损伤平面以下完全瘫痪,肌力为 0 级,肢体完全不能运动
(2) 损伤平面以下深浅感觉完全丧失,包括肛周与肛门内黏膜
(3) 损伤平面以下肢体受刺激表现为肌肉痉挛,反射性排尿及阴茎勃起,肢体反射性屈曲后并不立即伸直,表现为单相反射
2. 不完全性脊髓损伤
(1) 保留有运动功能,轻者可以步行或者完成某些日常工作,重者仅保留部分肢体的运动
(2) 不完全性的感觉丧失,根据损伤部位不同表现不一,损伤平面以下常有感觉减退、疼痛或感觉过敏等
(3) 肢体受到刺激后出现屈曲反射后又可伸展回原位,呈双相反射
注:检查脊髓是否完全损伤对判断预后十分关键,一定要在脊髓休克期过去之后才能准确判断

(二) 功能独立性评定

功能独立性测定(functional independence measure, FIM)是一种功能评定方法,它已广泛用于美国,并逐渐获得国际公认。FIM 测量 6 个方面的功能,即①自我料理,②大小便控制,③移动能力,④运动能力,⑤交流,⑥社交。在每个方面要评价 2 个或 2 个以上活动或项目,总共 18 项,每项按功能的独立性评定,分为 7 级。7 级:完全独立,在规定时间内安全规范地完成指定活动,不需辅助工具,

且无需矫正。6 级：独立性减弱，不能在规定时间内安全地完成指定活动，需用辅助工具。5 级：监护或示范，不需要体力帮助，但需要提示、指导及示范。4 级：最低限度帮助，限于扶持，病人在活动中用力程度大于 75%。3 级：中等帮助，病人在活动中主动用力程度为 50%~75%。2 级：最大帮助，病人活动量的 25%~50% 为主动用力。1 级：完全依赖，病人活动中主动用力在 25% 以下。

（三）急性脊髓损伤的治疗

脊柱骨折引起的脊髓损害产生于两种机制：即刻的机械性损伤和随之发生的继发性损害被认为有减轻或阻止继发损害，保护或促进脊髓功能恢复的药物很多，目前主要有以下三类：

1. 大剂量甲泼尼龙　在伤后 8 h 内应用，30 mg/kg 静脉滴注 15 min，间隔 45 min，以 5.4 mg/(kg·h) 维持 23 h，可改善脊髓血流，减轻细胞水肿，抑制脂质过氧化，改善脊髓损伤后的神经功能。但损伤 8 h 后应用，不仅效果欠佳，且并发症增加。

2. 神经节苷脂　它在正常神经元的发育和分化中起重要作用。实验研究表明，外源性神经节苷脂能促进神经轴突生长，增加损伤部位轴突存活数目。目前已应用于临床。

3. 抗氧化药和自由基清除药　目前已有多种抗氧化药和自由基清除药已被应用于脊髓损伤，如维生素 E、维生素 C、硒、超氧化物歧化酶（SOD）等。最近有报道，21-胺类固醇如 U-74006F 能促进神经功能恢复，而其作用是甲泼尼龙 100 倍，被认为是一种极具前景的治疗药物。

（侯铁胜　贺石生）

第二节 / 骨盆骨折

本节要点 (Key concepts)

- **Background**

Pelvic fractures account for approximately 3% of all skeletal injuries after blunt trauma, presenting with a difficult diagnostic and therapeutic challenge in terms of life-threat and functional outcome.

- **Risk factors**

Road traffic accidents, falls from great heights, and crush injuries are the common causes of significant pelvic injury.

- **Clinical presentation**

a. Pelvic pain or tenderness; b. Pelvic deformity; c. Unstable pelvic ring on physical examination; d. Hemorrhagic shock; e. Bruise, ecchymosis, laceration and hematoma.

- **Staging and classification**

a. Key and Conwell classification; b. Young-Burgess classification; c. AO classification.

- **Management**

Key components of treatment after a pelvic fracture are the management of hemorrhage and hemodynamic instability. Various treatment options include the use of pelvic binders, fluid resuscitation, radiographic imaging, interventional radiology techniques, and operative techniques.

一、应用解剖

骨盆由髂骨、耻骨、坐骨和骶尾骨组成。在骨盆环的后方，两侧髂骨和骶骨连接构成骶髂关节，仅有少量的旋转活动，能缓冲脊柱向双下肢传递的冲击力；在骨盆环前方，两侧耻骨由透明软骨板相连接形成耻骨联合，其上方有耻骨上韧带，下方有弓状韧带，前方有耻骨前韧带加强，能增加耻骨联合承受各方压力的能力。在骶髂关节的周围有 6 对纵横交错的韧带：前方的骶髂前韧带，后方的骶髂后长韧带和骶髂后短韧带，后上方的骶髂骨间韧带，以及下方的骶结节韧带、骶棘韧带（Figure 10-94-7）。健全的韧带对保护骨盆具有重要作用。骨盆的主要功能是传递重力以及保护盆腔内的脏器免受损伤。盆腔的内脏器官在解剖上与骨盆的骨性结构相毗邻：后面两坐骨之间为直肠，在女性还有生殖道，坐骨骨折移位可能损伤直肠或阴道；前面在耻骨联合之后是膀胱及其下方的尿道，尿道后上壁固定在三角韧带上，当骨盆骨折累及耻骨支或者耻骨联合时，可发生膀胱和尿道损伤。骨盆壁与大血管、神

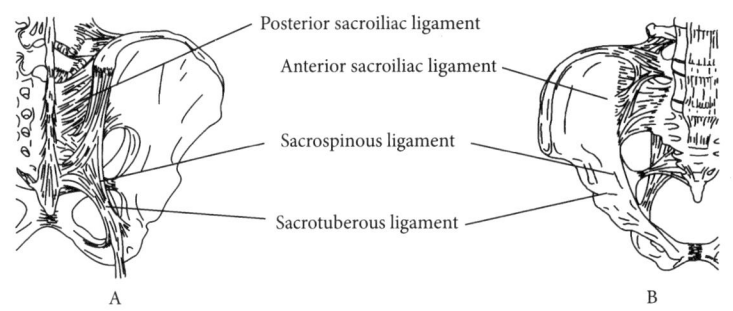

Figure 10-94-7　Ligaments around the sacroiliac joint
A. Posterior view; B. Anterior view

经干关系非常密切。骶神经根从两侧骶孔出来,骶骨骨折时可能受伤;坐骨神经由骶髂前经过,出坐骨大孔,累及坐骨大孔的骨折可能损伤坐骨神经干;股神经干与骨骼之间虽然有髂肌相隔,但耻骨上支骨折移位仍可能损伤股神经。骨盆壁的大中血管非常多,后面有腰横动脉及髂内动脉的分支,前面为髂外动脉,骨盆后壁有丰富的静脉丛,骨盆骨折时有可能损伤这些大中血管的分支和静脉丛,造成大量出血。

二、病因与分类

骨盆骨折损伤严重,常合并其他系统损伤,病死率和伤残率很高。骨盆骨折多由交通伤、坠落伤、重物压砸伤和摔伤等损伤所导致。临床上根据损伤机制、骨盆环受损的程度和骨盆环的稳定性进行分类,常见的有如下几种分类。

（一）按骨盆环受损的程度分类

1. 骨盆环完整的骨折　此类骨折对骨盆环的稳定性影响较小,包括一侧耻骨支或坐骨支骨折,髂骨翼骨折,坐骨结节、髂前上棘、髂前下棘撕脱骨折,骶骨骨折和尾骨脱位等。骶骨骨折可分为三个区:Ⅰ区:骶骨翼区,L5 神经从其前面经过。Ⅱ区:骶管孔区,骶神经根自骶孔中穿出,S1-3 孔骨折可能影响到坐骨神经,但一般无膀胱功能障碍。Ⅲ区:正中骶管区,骶骨骨折移位可能损伤马尾神经,表现为骶区及肛门会阴区麻木和括约肌功能障碍。

2. 骨盆环单处骨折　骨盆环的完整性受到破坏,但未引起骨盆环变形,包括一侧耻骨上、下支骨折,邻近骶髂关节的髂骨骨折,骶髂关节脱位,单纯性耻骨联合分离。

3. 骨盆环双处骨折　骨盆环两处以上骨折,骨盆环连续性受到破坏,骨折移位常常使骨盆变形,影响其稳定性,并发症也较多。此类包括耻骨联合分离合并髂骨翼骨折或骶髂关节脱位,双侧耻骨上、下支同时骨折,髂骨骨折合并骶髂关节脱位,一侧耻骨上、下支骨折合并骶髂关节脱位、耻骨联合分离或髂骨骨折等。

（二）按损伤机制分类（Young-Burgess 分类）

1. 侧方压缩骨折（lateral compression，LC）　暴力来自于侧方,分为 3 型:LC-Ⅰ型（Figure 10-94-8A）,伤侧骶骨压缩骨折,还有一侧坐骨和耻骨支横向骨折;LC-Ⅱ型（Figure 10-94-8B）,一侧耻骨支横向骨折、髂骨翼新月样骨折及一侧骶髂关节脱位、骶骨前缘压缩骨折;LC-Ⅲ型（Figure 10-94-8C）,一侧Ⅰ型或者Ⅱ型损伤加上对侧外旋损伤（对侧开书样损伤）。

2. 前后压缩骨折（anteroposterior compression，APC）暴力来自于前方,分为 3 型:APC-Ⅰ（Figure 10-94-9A）,骶髂关节轻度分离,一侧或双侧耻骨支骨折或耻骨联合分离,前、后部韧带拉长但结构完整。APC-Ⅱ型（Figure 10-94-9B）,耻骨联合分离,一侧或双侧耻骨支骨折,和（或）骶髂关节分离,其前部韧带断裂,但后部韧带完整。APC-Ⅲ型（Figure 10-94-9C）,半侧骨盆完全性分离,但是无纵向移位,前、后部韧带同时断裂,骶髂关节完全分离并且有纵向不稳。其中,Ⅱ、Ⅲ型损伤为不稳定性损伤。

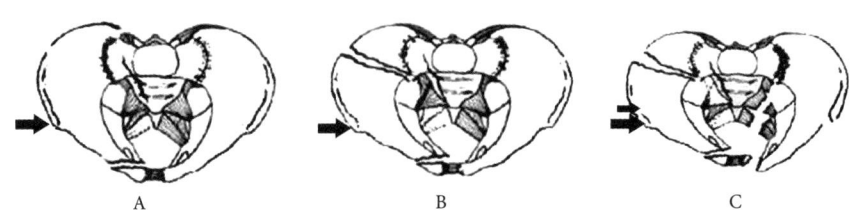

Figure 10-94-8　Lateral compression fracture
A. Type LC-Ⅰ; B. Type LC-Ⅱ; C. Type LC-Ⅲ

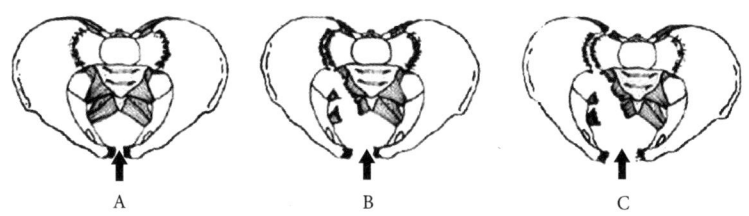

Figure 10–94–9　Anteroposterior compression fracture
A. Type APC-Ⅰ; B. Type APC-Ⅱ; C. Type APC-Ⅲ

3. 垂直剪切骨折（vertical shear，VS）　暴力来自于垂直方向的剪切力，为轴向暴力作用于骨盆而产生骨盆环前后韧带及骨复合物破裂。骶髂关节分离并且纵向移位，偶有骨折线通过髂骨翼和(或)骶骨（Figure 10–94–10）。

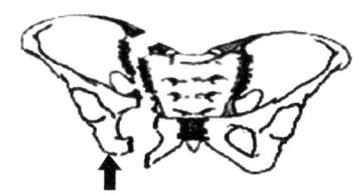

Figure 10–94–10　Vertical shear fracture, Type VS

4. 损伤机制混合的骨折（combined mechanical，CM）暴力来自于混合方向，骨盆前和(或)后部、纵和(或)横行骨折，可见各种类型骨折的组合形式（LC–VS型，LC–APC型等）。

（三）按骨盆环的稳定性分类（AO分类）

内固定研究学会（AO/ASIF）1992年根据骨盆垂直面的稳定性、后方结构的完整性和外力作用方向，将骨盆骨折分成A、B、C三型，每型又分为若干亚型。

A型，稳定性骨盆环损伤，无移位或轻度移位骨折、撕脱骨折。

B型，垂直稳定、旋转不稳定的骨盆环损伤。B1型，外旋不稳定损伤，即"开书"样损伤；B2型，内旋不稳定损伤，为髂骨内旋损伤或骨盆侧方挤压损伤；再细分为B2.1型，侧方挤压损伤，同侧骨盆环骨折；B2.2型，侧方挤压损伤，对侧骨盆环骨折；B3型，双侧骨盆环骨折。

C型，垂直和旋转同时存在不稳定的骨盆环损伤，骶棘和骶结节韧带完全断裂，后侧骶髂部稳定结构完全损伤，前侧发生耻骨联合分离，或者产生一侧耻骨上、下支或双侧耻骨上、下支骨折，骨盆产生旋转和垂直不稳定，一侧骨盆可向上移位。C1型，单侧骨盆损伤，进一步分为C1.1型，骶髂骨折；C1.2型，骶髂脱位或者骨折脱位；C1.3型，骶骨骨折。C2型，双侧骨盆损伤。C3型，双侧骨盆及髋臼骨折。

三、临床表现与诊断

骨盆骨折是一种严重的复合伤，常合并休克、腹腔脏器和大血管损伤。骨盆骨折本身的临床表现主要为疼痛、皮下淤血、局部肿胀等，移动下肢时骨盆部疼痛加重。体格检查时骨盆分离试验和挤压试验阳性，偶尔会感到骨擦感。移位严重者，骨盆明显变形，耻骨联合间隙增大，伤侧髂后上棘明显突起。发生两侧肢体不等长者，脐孔－髂前上棘间距，胸骨剑突－髂前上棘间距，或脐孔－内踝尖间距离可出现差异。

诊断主要根据病史、体格检查和X线检查，后者可显示骨折类型和骨折块移位情况。通常摄全骨盆前后位X线片，注意比较双侧骶髂关节间隙，不明确者加拍斜位片。如果X线片显示腰大肌影像模糊，应高度警惕后腹膜血肿。在外力消失之后，损伤的骨盆有可能恢复到接近正常的状态，从而掩盖了骨盆不稳定的严重程度。如果正位片显示骨盆骨折，需要将X线球管向头侧倾斜约40°拍骨盆上口位，显示骨盆环的完整性，半骨盆环的前后移位；将X线球管向尾侧倾斜约45°拍骨盆下口位，显示髂骨翼、骶骨、髋臼和髂耻隆突部位的骨折。CT检查可以提供连续的骨性结构和软组织的影像，对于了解骶髂关节损伤、关节内有无骨折和关节周围的隐匿性骨折很有价值，但缺乏直观、立体感觉，结果图像与解剖概念分离。用螺旋CT技术进行髋臼和骨盆的三维重建，可直观、完整地展现骨盆与髋臼的结构形态、病损部位和其周围结构的立体关系，减少漏诊；图像可以根据需要进行轴向与角度旋转，选择最佳视角进行观察；利用图像再处理功能，消除阻挡的结构，更好地显露骨折及碎片。

四、治疗

骨盆骨折常合并其他脏器的损伤，早期的救治原则为：①优先处理危及生命的损伤，纠正失血性休克，挽救病人生命。应用骨科创伤控制的基本手段，包括外固定支架、腹带(床单)包裹、C型钳等迅速有效固定骨盆，通过输血、腹腔填塞及血管栓塞控制出血。输血是维持血流动力学极其重要的一步，但必须应用外固定支架、腹带和 C 型钳等手段稳定骨盆、减少骨盆容量，控制与减少出血。②在抗休克的基础上积极处置合并伤，争取骨盆骨折的早期微创复位固定。

针对骨盆骨折，临床上可采用非手术与手术两种治疗方法。非手术治疗包括手法复位、卧床、下肢骨牵引与骨盆悬吊牵引；手术治疗包括外固定器固定与切开复位内固定。正确的骨折分类与诊断是合理治疗的基础，要根据损伤的程度与骨折的类型选择恰当的治疗方法。稳定性骨折，如单纯的前环耻骨支坐骨支骨折，不论单侧或者双侧，在坐姿或者站立时，骨盆的稳定性和体重的传导均不受影响，骨折一般不需要整复。治疗上只需卧床休息 2~4 周，年老体弱者适当延长。只有个别游离骨折块凸出于会阴部皮下者需要手术复位或去除，以免畸形愈合影响坐骑。髂骨、骶骨裂隙骨折，只需休息镇痛即可。撕脱骨折的治疗主要是让牵拉骨折块的肌肉松弛，直到临床愈合；骨折块移位明显者，如髂前下棘撕脱骨折，需要手术复位固定，术后屈髋位制动 4 周。不稳定性骨折治疗上强调早期复位。

（一）非手术治疗

主要是手法复位，通过骨牵引或者和骨盆悬吊维持复位。

1. 骶髂关节脱位　骶髂关节脱位属不稳定性损伤，伤后 1 周内可手法复位，通过下肢骨牵引维持复位。压缩型骨折脱位者，髋关节伸直行下肢骨牵引，不做骨盆悬吊；分离型骨折脱位者，髋关节屈曲 20° 行下肢骨牵引，同时做骨盆悬吊，实现侧方挤压矫正髂骨翼外翻。牵引的重量以体重的 1/7~1/5 为宜，牵引的时间不少于 8 周。一般不会过度牵引，而牵引重量不足，时间过短是再脱位的主要原因，因为韧带完全愈合之前就去除牵引，向上移位将复发。脱位合并髂骨翼后部斜行骨折者，牵引的时间可以缩短至 6 周，因为骨折线斜行，又是松质骨创面，复位之后有一定的稳定性，愈合速度比较快。

2. 骶髂关节韧带损伤型骨盆骨折　治疗的目的主要是矫正骨盆扭转变形，让骶髂关节韧带在恢复原位的情况下愈合。压缩型骨折者，手法矫正，腹带固定，卧床 6~8 周，或者下肢牵引 6 周；分离型骨折者，手法侧方挤压矫正，骨盆悬吊 6 周，或者下肢内旋矫正髂骨翼外翻之后，内旋位石膏裤固定 6 周。

3. 骶孔直线骨折　向上移位较大、松质骨骨折愈合较快为其特点，早期闭合复位，以骨牵引维持；若延误 1 周以上，将难以复位。牵引重量以体重 1/5 为好，牵引时间 6 周，不能减重以防再移位。对压缩型或分离型骨折的骨盆固定，与骶髂关节脱位的同型者相同。

4. 髂骨翼后部直线骨折　骨折移位不大，髂骨内翻或者外翻畸形也较轻，松质骨愈合较快，通过牵引容易复位，须维持 6 周。

5. 单纯耻骨联合分离　早期侧方挤压手法复位，用骨盆悬吊保持或者用环形胶布加腹带固定；骨盆后环骨折合并的耻骨联合分离，在骨折复位之后大多能自行复位。

（二）外固定架治疗

一般只用作临时固定，以稳定骨盆，一般不能作最终治疗。垂直移位的不稳定性骨盆骨折单用外固定架不能复位和维持，需配合牵引或者手术内固定治疗。因此，外固定架的适应证是：①明显移位的不稳定性骨盆骨折，尤其是循环不稳定者，急诊使用外固定支架临时复位并固定骨盆，缩小骨盆容积，控制出血，减轻疼痛以便于搬动；②旋转不稳定性骨盆骨折，外支架固定可作为最终治疗；③开放性不稳定性骨盆骨折。

（三）手术治疗

适用于不稳定性骨盆骨折，尤其是髂骨、骶骨骨折移位明显、骶髂关节脱位 >1 cm，耻骨联合分离 >3 cm，合并髋臼骨折及多发伤病人均应手术复位内固定。耻骨支骨折，除巨大移位外，一般不需要内固定治疗。手术时机应选在全身情况稳定之后，即伤后 2~3 d。骶髂关节和耻骨联合都有损伤且分离较大者，先将耻骨联合复位并钢板内固定，再做骶髂关节复位内固定。骨盆前环和后环破裂，需要分别固定前环和后环；仅固定骶髂关节，并不能重建耻骨联合的稳定性，同样，仅仅固定耻骨联合，也不能使骶髂关节稳定。

（四）计算机导航技术的应用

计算机导航技术治疗骨盆骨折有着明显的优势。骨盆骨折涉及众多重要的血管神经，导航引导下手术能提高手术的安全性和准确性，降低手术风险。目前主要应用在骶骨骨折、骶髂关节脱位的后骨盆环损伤、耻骨支、髋臼前后柱骨折的治疗，通过骨牵引等手段使骨折复位，在透视导航的引导下置入空心螺钉实施内固定。其优点是：手术创伤小，操作时间短，降低了术后感染发生率；空心螺钉不会穿破骨盆血肿，因此不会引起额外出血；螺钉置入准确，避免了对周围血管神经的损伤；内固定牢固，有利于病人早期功能锻炼。

五、并发症

1. 腹腔内脏损伤　实质性脏器损伤和空腔脏器都可能损伤。前者为肝、肾和脾破裂，表现为腹痛和腹腔内出血，查体可以检出移动性浊音；后者为肠破裂，主要表现为腹膜刺激症状、肠鸣音消失或者肝浊音界消失。B超检查和诊断性腹腔穿刺有助于快速诊断。

2. 腹膜后血肿和血管损伤　骨盆富含松质骨，血供丰富，骨折后容易出血，合并髂内、外血管及分支撕裂者，可引起大量出血(1 000 mL 以上)；血肿可以沿着腹膜后疏松结缔组织间隙向上、向前蔓延。腹部有明显压痛、包块与瘀斑，有时出现腹肌紧张和肠鸣音消失等腹膜刺激症状。如果腹膜后大血管破裂，病人可迅速出现休克并且致死。一定要监测骨盆骨折病人的生命体征，检查股动脉与足背动脉，及时发现可能存在的大血管损伤。超声检查与腹腔穿刺能有效鉴别腹膜后血肿和腹腔内出血，穿刺不能过深，以避免进入腹膜后血肿，误把腹膜后血肿诊断为腹腔内出血。

3. 直肠破裂　直肠破裂病人常有下腹痛和里急后重感。直肠指检可见血迹，有时可以摸到破裂口和骨折片。

4. 膀胱或后尿道损伤　耻骨支骨折者，骨折断端可以戳破膀胱，在膀胱胀满时尤其容易发生。膀胱前壁或者两侧无腹膜覆盖，破裂后尿液可渗入膀胱周围组织，引发腹膜外盆腔蜂窝织炎。直肠指检可有明显压痛与周围软组织浸润感。膀胱顶部和后壁有腹膜覆盖，破裂后尿液进入腹腔，引起明显的腹膜刺激症状，病人有下腹部疼痛和排尿障碍。尿道损伤远比膀胱损伤多见，坐骨支骨折容易并发后尿道损伤；病人有尿道出血、尿痛、排尿障碍、会阴部血肿、膀胱膨胀与尿液外渗等症状和体征。

5. 阴道、子宫和附件损伤　生殖道损伤比较容易漏诊，病死率较高。病人常常伴有下腹部疼痛与阴道流血。早期死亡多因难以控制的出血，晚期则常死于严重的盆腔感染与中毒性休克。女性病人骨盆骨折后出现血尿、阴道流尿或者流血，应该行阴道检查。

6. 神经损伤　骶骨或者髂骨骨折以及骶髂关节脱位偶尔会引起神经损伤，骶管的骨折移位可以损伤马尾神经，发生括约肌功能障碍。骶骨孔部与坐骨骨折可以损伤坐骨神经。髂前上棘的撕脱骨折可以损伤股外侧皮神经。

第三节 / 髋臼骨折

本节要点 (Key concepts)

- **Background**

The acetabulum can be discribed as a bi-column structure with a hemispherical socket. The anterior column is composed of the anterior border of the iliac wing, the anterior wall, the pelvic brim, and the superior pubic ramus. The posterior column is composed of the greater and lesser sciatic notches, the posterior wall, the ischial tuberosity, and the retroacetabular surface. Both classification and treatment of acetabular fracture are based on the bi-column structure.

- **Risk factor**

Acetabular fracture can result from high-energy injuries to the hip joint like falling from high and traffic accidents.

- **Classification**

According to Letournel, acetabular fracture is classified as simple type and complex type, each of which can be subdivided into five fracture patterns.

- **Clinical presentation and diagnosis**

Pain, swelling and immobility of the affected hip are the most common clinical presentations, and the associated shock is not uncommon. X-ray of the acetabulum in anteroposterior, obturator oblique, iliac oblique views and two- or three-dimension CT scan are diagnostic and necessary to present the morphologic features of the acetabular fracture.

- **Treatment**

Conservative treatment is fit only for fractures without displacement because perfect reduction is the key to acetabular fracture for good long-term result, while surgery is necessary in case of displaced fracture. According to the fracture site and pattern, Kocher-Langenbeck, ilioinguinal, iliofemoral approach or combined approaches can be used in open reduction and internal fixation.

一、应用解剖

髋臼为半球状深窝,朝向外下方,由髂骨、坐骨和耻骨构成,位于髂前上棘和坐骨结节连线的中间部分。其关节面呈倒马蹄状,位于中心部位的髋臼窝却没有关节面。在人体发育过程中,构成髋臼三块骨的骨化中心自 14~16 岁时开始出现融合,直到 20~25 岁完成。髂骨构成髋臼的顶部,坐骨则构成髋臼的后壁和底部,各约占髋臼面积的 2/5 ;耻骨则构成髋臼的前壁,约占 1/5。20 世纪 60 年代,Judet 和 Letournel 提出了髋臼组成的双柱概念,成为叙述髋臼应用解剖和骨折分型的基础。髋臼前柱由髂嵴、髂棘、耻骨及髋臼的前半部构成,后柱则由坐骨、坐骨棘、坐骨切迹的边缘密质骨和髋臼后半部构成。后柱的盆腔侧由坐骨体内侧的四边形区域构成,常称方形区。前后两柱以近 60° 相交,形成一似拱顶形结构,拱顶由髋骨的下部构成,跨于前后柱两柱之间,成为主要的承重部位。

二、病因与分类

(一)病因

髋臼骨折为关节内骨折,多由直接暴力引起,如重物砸伤、高处坠落伤和交通伤等高能量损伤。强大的应力由股骨干或大转子向骨盆传导,使股骨头撞击髋臼,造成髋臼骨折。有些病人股骨头的位置也会随之改变,甚至发生髋关节脱位或半脱位。据损伤时的体位和暴力方向,可以判断髋臼损伤情况。如果暴力沿股骨颈方向传导,可伤引起前后柱骨折,甚至髋关节中心性脱位;而当髋关节在外展、外旋位承受暴力时,常损伤前柱部分,并可能发生髋关节前脱位;当髋关节于屈曲内收位受力时,常伤及后柱,发

生髋关节后脱位。

(二)分类

目前,临床上多采用 Letournel 分类,将髋臼骨折分成简单骨折(又称单发型骨折)和复杂骨折(又称复合型骨折)两大类。简单骨折是指髋臼的一柱或壁的部分或全部骨折。横行骨折虽涉及前后双柱,但因只有一个骨折线,故也属简单骨折。简单骨折根据累及的部位又细分成 5 小类:前壁、前柱、后壁、后柱及横行骨折。复杂髋臼骨折是涵盖上述两种基本骨折方式的骨折,根据骨折的部位和骨折线的形状也分成 5 小类:后柱伴后壁骨折、横行伴后壁骨折、前柱或前壁骨折加后半横行骨折、"T"形骨折以及双柱骨折。

1. 简单髋臼骨折

(1) 前壁骨折(Figure 10-94-11A) 骨折线仅限于髋臼前缘部分,关节面上的骨折线位于臼顶与耻骨上支连接处之间,基本不累及髋臼顶部。X 线可显示前壁和髂耻线的不连续。

(2) 前柱骨折(Figure 10-94-11B) 骨折线向上达髂骨嵴的任何一点,表现为大块骨块分离的特点,可合并股骨头中心性脱位。前后位 X 线片显示髂耻线不连续。

(3) 后壁骨折(Figure 10-94-11C) 可发生于后壁任何部位,易并发髋关节后脱位,有合并坐骨神经损伤的可能,往往 X 线片即可做出初步诊断。

(4) 后柱骨折(Figure 10-94-11D) 骨折线往往位于坐骨大切迹之上,经髋臼顶或负重区向下延伸直至闭孔,如果后柱完全分离,则可能合并股骨头中心性脱位。前后位 X 线片可显示髂坐线不连续与股骨头内移。

(5) 横行骨折(Figure 10-94-11E) 骨折线通过了前

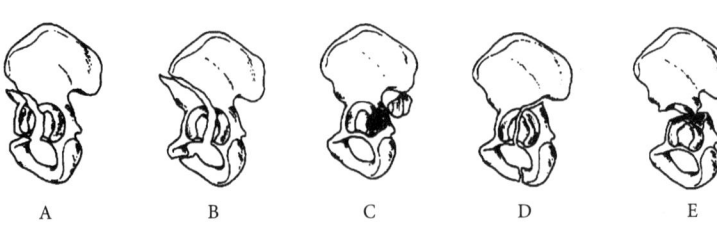

Figure 10-94-11　Simple acetabular fracture
A. Anterior wall fracture; B. Anterior colon fracture; C. Posterior wall fracture; D. Posterior colon fracture; E. Transverse fracture

柱和后柱,髋骨被分为上方的髂骨与下方的坐骨和耻骨,但是臼顶部负重区仍附着于髂骨上,这一点可与双柱骨折区分开。X线片显示髂坐线、髂耻线、髋臼前后壁线都在同一平面断裂。

2. 复杂髋臼骨折

(1) 后柱伴后壁骨折(Figure 10-94-12A) 骨折同时累及后柱及后壁,后柱骨折线自坐骨大切迹延伸至髋臼窝,后柱骨折移位可能并不明显,但后壁存在大块骨折片,有合并股骨头后脱位的可能。正位X线片显示髂耻线完整而髂坐线不连续,髂骨斜位片则表现为后柱骨折而前壁完整。

(2) 横形伴后壁骨折(Figure 10-94-12B) 在横形骨折的基础上又合并有后壁骨折块,应与"T"形骨折区分。合并脱位者多为后脱位,偶尔为中心性脱位。闭孔斜位显示后壁骨折,同时又有横形骨折线存在。

(3) 前柱或前壁骨折加后半横形骨折(Figure 10-94-12C) 即髋臼后方有横向骨折又有前壁或前柱骨折,此型较为少见。骨折线可贯通闭孔环髋臼上达髂前下棘下方,后侧部分为横形的后柱骨折线,多位于后柱的下半部分,常无明显移位。

(4) "T"形骨折(Figure 10-94-12D) 在横形骨折的基础上,又有一个向下垂直的骨折线通过髋臼窝和闭孔,结果后柱成为游离骨块,常存在股骨头中心性脱位。X线表现上有横形骨折的特点,同时又有垂直的骨折线通过闭孔。

(5) 双柱骨折(Figure 10-94-12E) 骨折波及前后柱,彼此分离,髋臼与中轴骨的连续性完全分离。髂耻线、髂坐线、髂前上棘或髂嵴、闭孔环都断裂了,常有股骨头中心性脱位。闭孔位X线片表现为在臼顶上方所形成"骨刺征",这是双柱骨折所特有的X线征象。

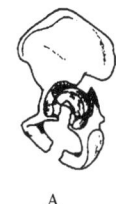 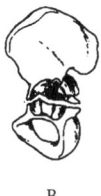 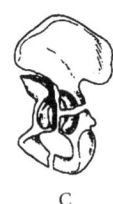 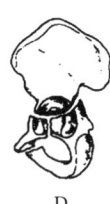 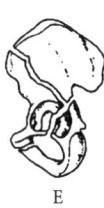

A   B   C   D   E

Figure 10-94-12　Complicated acetabular fracture
A. Posterior colon and wall fracture; B. Transverse and posterior wall fracture; C. Posterior half transverse fracture with either anterior colon or wall fracture; D. T fracture; E. Double colon fracture

三、临床表现与诊断

1. 症状与体征 外伤后髋部肿胀,局部可有大块瘀斑,可扩展至背部及大腿区域;髋关节主、被动活动均明显受限,合并髋关节脱位时则存在关节畸形或下肢短缩;随着骨折类型的不同,可能合并膀胱、直肠和肾等非骨骼损伤,出现相应症状和体征。严重复合伤病人常有生命体征不稳的表现,如创伤性休克等。

2. 影像学检查 X线和CT在髋臼骨折的诊疗中占有重要地位。

(1) X线检查 拍摄骨盆前后位平片、髂骨斜位(拍片时骨盆向患侧倾斜45°)和闭孔斜位片(拍片时骨盆向健侧倾斜45°)。

在前后位X线平片中,要观察5条影像标志线(Figure 10-94-13)。①髂耻线:起于坐骨大切迹向下至耻骨结节,相当前柱内侧缘,不连续则提示前柱存在骨折。②髂坐线:为方形区后4/5构成,该线不连续则提示后柱存在骨折。③前唇线:相当髋臼前壁缘,若不连续,则提示前壁存在骨

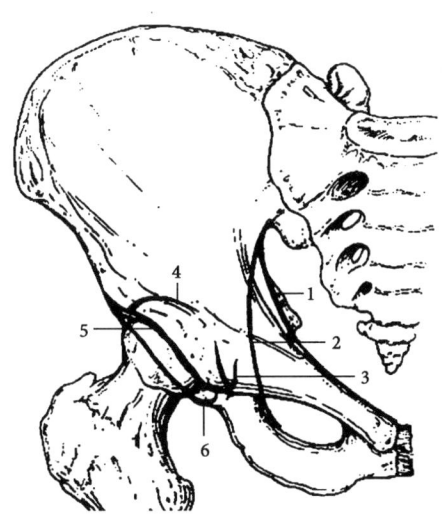

Figure 10-94-13　Radiographic marks on the anteroposterior X-ray of hip
1. Iliopubic line; 2. Ilioischial line; 3. Tear drop; 4. Dome arch; 5. Anterior edge line; 6. Posterior edge line

折。④后唇线:前后位片上位于最外侧,即髋臼后壁,该线不连续表示后壁存在骨折。⑤臼顶线:即髋臼的负重区,该线不连续表明骨折累及到负重区。

髂骨斜位片显示 2 条标志线:①髋臼后柱线,后柱骨折时该线不连续。②髋臼前唇线,前壁骨折时该线不连续。

闭孔斜位片可显示 2 条标志线:①髋臼前柱线,该线不连续表明前柱骨折。②髋臼后唇线,后壁骨折时该线表现不连续。

(2) CT 检查　复杂型髋臼骨折需做 CT 扫描检查,以了解髋臼前后壁移位或压缩的程度,前后柱骨折块大小及粉碎程度、可能存在的关节内游离骨片,及股骨头与髋臼的关系;三维 CT 重建则能直观显示骨折的立体状况。CT 检查可以显示某些 X 线平片不能显示的细微骨折,也用于评估复位的满意度。不过,髋臼骨折的分型未必依赖 CT,因为 CT 片有夸大骨折严重程度之嫌。观察不同 X 线影像学资料时,阅片者要想象和追踪图像中的骨折线,头脑中要建立骨盆的空间立体结构,这需要经验,得通过一条学习曲线逐渐提高读片的准确性。不同的骨折类型的骨折线方向一般各自不同,例如前后壁骨折多位于矢状面上。三维 CT 更容易提供客观的影像判断。应用 CT 三维重建技术可提供骨盆和髋臼完整和直观的图像,不仅可以屏蔽股骨头影像的影响,而且能多角度多方位进行观察,可以更加精确地对骨折进行分类诊断和手术设计。不过,三维重建图像并非唯一,术前设计时仍应整合 X 线平片和 CT 扫描资料,相互参照比对,确保能得到全面信息。

四、治疗

髋臼区域局部解剖复杂,手术显露困难,加上对复位质量与髋关节功能康复的依存关系认识不足,以往多主张髋臼骨折采用非手术治疗。实际上,髋臼骨折是关节内骨折,累及负重的月状关节面,复位的准确性直接影响髋关节的功能恢复。临床上越来越倾向于通过切开复位内固定对移位的髋臼骨折进行手术治疗,旨在提高髋关节的功能恢复,减少病残率。

(一) 非手术治疗

1. 适应证

(1) 无移位或仅轻度移位的髋臼骨折,臼顶负重部位骨折者,移位 <2 mm。

(2) 髋臼骨折有移位,但对预后影响不大,例如髋臼后壁缺损不足 40% 的骨折,未累及大部分髋臼顶,髋关节比较稳定者。

(3) 有明确手术禁忌证,无法进行手术者,如严重骨质疏松、局部软组织感染、全身情况较差不能耐受手术等。

(4) 双柱骨折粉碎并移位,但骨折块围绕在股骨头周边,形成相对匹配的头臼关系者。

2. 方法　骨牵引 4~8 周,部分负重行走和负重行走的时间需根据骨折及病人的具体情况而定。第一次活动后应立即为病人拍 X 线片,以确定有无因活动产生骨折再移位。

(二) 手术治疗

1. 适应证

(1) 髋臼骨折移位,有一个投照位的顶弧角小于 45°,关节不稳定,股骨头有脱位或半脱位趋势者。

(2) 骨折累及臼顶,移位 >2 mm。

(3) 后壁骨折累及 50% 以上的关节面,或屈髋 90°时关节不稳者。

(4) 关节内有游离骨块、关节交锁、或关节脱位有骨块崁入髋臼,影响闭合复位者。

有两种情况是否手术还存在争议:合并坐骨神经损伤者是否手术探查;能否以预防骨不连,或为以后全髋置换储备骨量为手术目的。

2. 手术时机的选择　纠正休克,优先处理危及生命的其他重要脏器损伤,临床上毫无争议。只要条件允许,髋关节脱位者应尽早整复,减少股骨头缺血性坏死的可能性。严重骨盆骨折者,先用外固定支架临时固定骨盆,既可减少骨盆容积达到控制出血的效果,又便于护理。但螺钉的安置应不影响骨折的后续治疗。髋臼骨折切开复位应争取在伤后 1 周内进行,以免血肿机化和软组织挛缩影响复位,加大手术难度,影响疗效。

3. 手术入路选择　髋臼骨折类型多样,不可能采用一个切口来满足所有骨折类型的手术显露。前方的髂腹股沟入路、后方的 Kocher-Langenbeck 入路或联合入路能满足绝大多数病例的要求,但各有其相应的适用范围。髂腹股沟入路是髋臼前壁、前柱及横形骨折常用入路,手术野暴露充分,易于完成复位和固定的操作,还能显露髋臼后侧的髂骨翼骨折。这个入路无需剥离臀肌,也不用打开关节,对髋关节周围软组织的损伤较少。Kocher-Langenbeck 入路可以充分显露髋臼的后壁和后柱,适用于髋臼后柱、后壁以及一些复杂骨折的复位与固定,术中屈膝 30°使坐骨神经松弛,减少损伤机会。尽管这个入路由髋关节周软组织损伤大,相对容易产生异位骨化、臀肌麻痹等并发症的缺点,依然是髋臼骨折经常采用的入路,尤其是陈旧性髋臼骨折的复位和固定。临床上有一些复杂的髋臼骨折,单用 Kocher-Langenbeck 入路或髂腹股沟入路难以完成骨折的复位和固定。为解决问题,Judet 和 Letournel 提出了扩大的髂股入路,Reinert 提出了 T 形扩大入路,充分暴露臼顶与前后柱,便于骨折复位与固定。

不过,由于这些入路所造成的软组织损伤过大,感染、异位骨化等并发症的发生率很高,基本上被前后联合入路取代了。至于是先做前入路还是先做后入路,可以根据骨折移位和粉碎的程度进行选择,一般先做骨折移位明显的一侧。如果通过单一入路就能实现所有移位骨折的复位和固定,则不需另做切口了。

4. 常用手术方法　髋臼骨折的手术内固定方法很多,往往需要专用的复位器械、固定材料和设备。常用的有可透视手术床、骨盆复位钳、松质骨复位钳、顶棒、球端直钳、点式复位钳、螺钉复位钳等。常用的固定材料有重建钢板(或重建带)、空心拉力螺钉、克氏针及可吸收螺钉等。髋臼骨折的复位固定过程没有固定的方法套路,一般先易后难,将复杂骨折变成简单骨折,再把剩余骨块逐一复位。不同类型的骨折要应用不同的复位技巧,使用相应的辅助复位器械。例如,在处理横形骨折或 T 形骨折时,可应用带 T 柄的 Schantz 针拧入坐骨结节内以控制后柱的旋转移位,并得到有效的牵引,而使用其他方法常难以做到这一点。髋臼骨折是关节内骨折,务必做到解剖复位。

5. 术后处理　术前、术中常规预防性应用抗生素,术后可再用 3 d。用低分子肝素等药物预防深静脉血栓形成。术后常规负压引流。术后 3 d 开始髋关节的被动活动;根据损伤程度和手术复位固定的稳定状况决定是否允许病人扶拐触地,进行无痛性部分负重活动;视康复锻炼的进展情况逐步增加负重。早期关节功能锻炼有利于骨折的修复和髋臼关节面的重塑。口服 25 mg 吲哚美辛,每日 3 次,来预防异位骨化;对忌用吲哚美辛者,也可采用单剂 700 cGy 的放射治疗,但不主张常规使用。

五、并发症

髋臼骨折常见的并发症如下。

1. 深静脉血栓形成　发生率为 8%~61%,可引起肺栓塞等灾难性的后果。通过磁共振静脉造影(MRV)探测骨盆内和对侧肢体的静脉血栓,其敏感性高于静脉造影。

2. 感染　与手术时间过长、伤口长时间暴露及伤口内血肿形成等因素相关。

3. 神经血管损伤　原发性坐骨神经损伤占 10%~15%,手术损伤占 2%~6%,系神经受牵拉所致,多数能恢复或部分恢复。

4. 异位骨化　与局部软组织损伤严重及手术时操作粗暴相关。采用前侧髂腹股沟入路者一般不发生异位骨化。

5. 股骨头坏死　髋臼骨折合并髋关节脱位者,股骨头坏死的可能性明显增高,多在伤后 2 年内随访摄片时发现。

6. 创伤性骨关节炎　关节面骨折复位欠佳者有较高的发生率。

(曾炳芳)

第 95 章

周围神经损伤

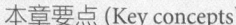

本章要点（Key concepts）

- **Background**

Peripheral nerve injuries may have devastating consequences. The outcome of injury is determined by the amount of cellular damage, and by variables which include the site of the lesion, the degree of disruption of the connective-tissue sheaths that surround the nerve, the extent of associated injuries, particularly vascular injuries, and the age and health of the patient. It is more important relation with diagnosis of injuries and operative methods used.

- **Staging and Classification**

Five degrees of injury, of increasing severity, may be defined which involve successively and in progression: a. Conduction in the axons; b. Loss of continuity of the axons without breaching the endoneurium; c. Loss of continuity of nerve fibres; d. Loss of perineurium and funiculi; e. Loss of continuity of the nerve trunk.

- **Diagnosis**

a. The clinical history; b. The inspection and gentle examination of the nerve exposed in the wound; c. A careful study of the wounding mechanism and the manner in which nerve function is deteriorating or has been lost; d. The sitting of the wounds or scars with reference to the regional anatomy of nerve trunks; e. The state of motor, sensory, and sympathetic functions in the limb as revealed by clinical examination; f. Radiological examination.

- **Management**

The treatment of a nerve injury falls into two categories, non-surgical and surgical. The treatment of the nerve lesion depends on accurate diagnosis both in terms of the nerve injured and the site, nature and severity of the lesion.

第一节 / 概述

周围神经损伤，尤其是上肢的周围神经损伤，可能产生严重的后果。损伤恢复的程度是与神经细胞损伤的数量有关，包括损伤的部位、神经周围结缔组织鞘损伤的程度、神经损伤的范围，尤其是血管损伤的情况，以及病人的年龄和健康情况。

一、应用解剖

周围神经的基本组成单位是神经纤维。许多神经纤维集合成神经束，若干神经束组成神经干。神经干内的神经纤维在神经束之间呈丛状交织。除神经纤维外，神经干还含有大量的间质组织，间质组织包含有胶原纤维、弹力纤维、脂肪组织、营养血管和淋巴管等（Figure 10-95-1）。

1. 神经纤维 由神经元的突起和周围特有的鞘膜组成。每个神经元只分出一条轴突，轴突外的细胞膜称为轴膜，轴突的胞质称为轴质或轴浆，轴浆由微丝（又称神经丝）、微管、线粒体和非颗粒性内质网组成。轴突内的物质是流动的，流动呈双向性运输，称轴突运输。鞘膜主要为施万细胞鞘，较大的周围神经轴突，施万细胞鞘包绕轴突形成髓鞘。细小的周围神经轴突则无髓鞘。根据是否存在髓鞘，将神经纤维分有髓神经纤维和无髓神经纤维。在相邻的施万细胞交接处，髓鞘缩窄，轴突只有轴鞘包裹的部位称为郎飞结（Ranvier node）。郎飞结间的神经纤维称

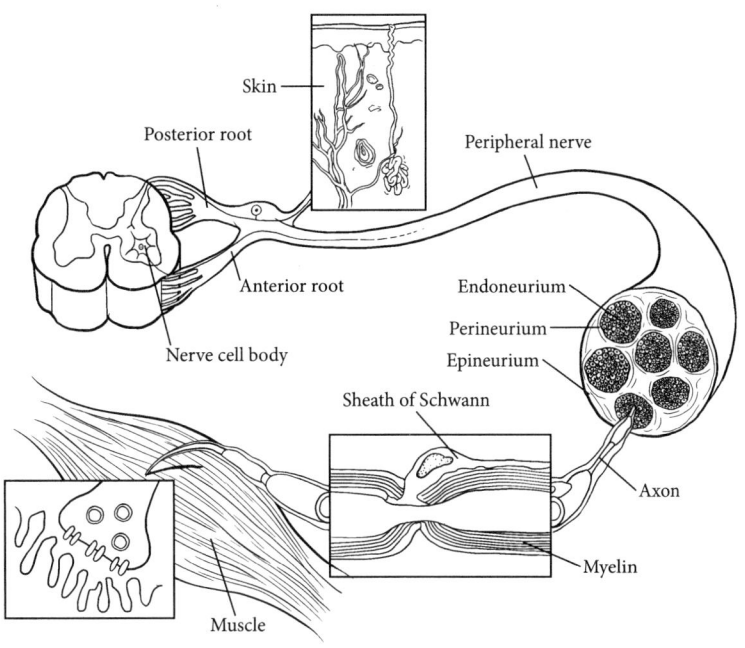

Figure 10−95−1　Microscopic anatomy of a peripheral nerve

结间体。无髓神经纤维是指直径小于 1 μm 的神经纤维是没有髓鞘的，每个施万细胞可包裹 5~20 条没有髓鞘的神经纤维。

2. 结缔组织膜　周围神经外面有 3 层由结缔组织构成的支持性鞘膜，分别为神经内膜、神经束膜和神经外膜。神经内膜（endoneurium）是围绕施万细胞外的一层薄膜，由少量结缔组织纤维和极少扁平的结缔组织细胞所组成。神经束膜（perineurium）是由若干神经纤维组成神经束，束外包有神经束膜。其厚度 2~100 μm 不等，与神经束的直径大小成正比。束膜的结缔组织是同心圆状板层结构，分为 3 层：内层为单层束膜细胞构成；中层由数层至十多层束膜细胞成同心圆排列的板状层；外层为神经束膜与神经外膜的移行部分。神经外膜（epineurium）是周围神经最外层的疏松结缔组织，由纵行的胶原纤维束组成，其中有营养血管和淋巴管。

3. 神经终末装置　周围神经纤维的轴突末端形成神经末梢，分布于人体的各个器官和细胞（靶器官和靶细胞），并与其周围的结构一起构成神经终末装置（终器）。根据其生理功能可分为感受器（感觉神经末梢）和效应器（运动神经末梢）。

（1）感觉神经终末装置（感受器）　由感觉神经元发出的感觉神经末梢与其周围的结构构成感觉神经终末的装置。此装置可接受身体内外环境的各种刺激，以神经冲动的方式经神经纤维传向中枢（Box 10−95−1）。

Box 10-95-1　Nerver ending apparatus		
Classification		Function
Neuromuscular junction of skeletal muscle (End plate)		Excitation and contraction of skeletal muscle
Classification of general sensory endings	Encapsulated never ending	Free nerve ending
	Tactile corpuscles of Meissner	Mechanoreceptor
	Pacinian corpuscles	Thermo receptor
	Ruffini ending	Nociceptor
	Merkel disc ending	Touch sensation
	Neurotendinous ending	Press and Shake sensation
	(Golgi tendon organ)	Mechanoreceptor
		Proprioceptive sensation

依据感受器的形态结构将感受器分为游离神经末梢和有被囊的神经末梢两类:游离神经末梢主要分布于皮肤,可感受痛觉,也可感受温度、触觉、本体感觉和振动觉。有被囊的神经末梢包括分布于皮肤真皮乳头内感受触觉的触觉小体,分布于手和足掌面皮下组织中的感受压觉和振动觉的环层小体,分布于肌腱的神经腱器以及分布于骨骼肌的肌梭等。

依据感受器的分布和功能可分为三类:①外感受器:分布于皮肤感受冷、热、疼痛和触压等刺激的感受器。②本体感受器:分布于骨骼肌、关节及肌腱,能感受肌和肌腱的张力改变和关节的运动位置。③内感受器:分布于内脏及血管,感应内脏的刺激。

(2) 运动神经终末装置(效应器) 由中枢向周围发出的传出神经纤维,终止于骨骼肌、平滑肌或腺体,支配这些器官的活动,分布到骨骼肌的称为躯体运动神经末梢,分布到内脏的称为内脏运动神经末梢。

二、病因与病理

(一) 病因

周围神经损伤可由代谢性疾病、胶原病、恶性肿瘤、内源性或外源性毒素,以及热、化学或机械性创伤引起。本章仅论述机械性创伤导致的周围神经损伤,周围神经损伤的常见原因如下。

1. 解剖结构嵌压伤 周围神经在肢体正常解剖结构的通道中,有一段在较坚韧的组织结构中通过,由于这些结构的压迫或肢体活动过程的磨损可造成神经损伤。如斜角肌综合征、旋前圆肌综合征、睡眠瘫,以及迟发性尺神经炎等。

2. 直接或间接损伤 肢体骨折或关节脱位造成神经的牵拉伤、挤压伤、切割伤、挫裂伤,以及火器伤等。

3. 神经营养障碍 正常解剖结构的生理性退变和导致神经营养障碍的内科系统疾病,如糖尿病、血管性疾病等。

(二) 病理

神经元是体内最大,结构最复杂的细胞。神经元发挥自身的正常功能要依赖于接近其 10 倍的胶原细胞提供的结构和代谢的支持。神经轴突的损伤会使相应部位神经元和伴随的胶原受到损害。

周围神经单纯性断裂伤后,其近端和远端神经纤维将发生沃勒(Waller)变性。伤后数小时,远断端的轴突及髓鞘出现结构改变,2~3 d 后逐渐分解成小段或碎片,5~6 d 后吞噬细胞增生,清除碎裂溶解的轴突与髓鞘。施万细胞增生,约在伤后 3 d 达到高峰,持续 2~3 周,施万细胞鞘形成中空的管道,再生的神经纤维则可长入其中。近断端亦发生类似变化,但仅限于 1~2 个郎飞结。神经切割伤后,其胞体亦发生改变,称为轴突反应。损伤部位距胞体愈近反应愈明显,甚至可致细胞死亡。

轴突退变:神经物理性中断数小时,断端就被封闭。近端有顺行的轴浆流到,而远端逆行的轴浆被阻止。损伤部位因封闭的轴突而不能进行功能活动。在近端轴突的残端聚集作用于血管的肽,如降钙素,可能引起损伤局部充血。损伤后 7 d 内,损伤部位细胞内逐渐增加大量的钙离子,激活钙依赖性蛋白溶解酶,如磷质酶和钙激酶,这些酶可以阻止细胞骨架的塌陷,导致轴突退变。实验研究显示:伤后 12 h 内将轴突放置于低温、钙浓度低的容器内,可使轴突退变的比率降低。

Wallerian 退变中的炎症反应:损伤部位 2 d 内可见 T 细胞、中性粒细胞和巨噬细胞的侵入,中性粒细胞的反应仅限于这个时段。数小时内,在神经远侧残端,由施万细胞分泌的炎性细胞因子、肿瘤坏死因子和白介素 1- 聚集于神经内膜处。这些分子影响着施万细胞的作用(白介素可调节施万细胞的神经生长因子合成),其他因子可能影响神经的再生和产生神经性疼痛,任何一种因子的治疗均可影响神经损伤后的反应和神经的再生。

周围神经损伤后的退变和再生几乎是同步进行的。损伤后最初 24 h 内即出现轴突支芽,轴突支芽是无髓的。如果神经没有完全离断,轴突支芽可沿着神经通道生长,再生后存活的神经元就可支配原来的终末器官。如果损伤严重,神经离断,由轴突长出的上百个轴突支芽就漫无目的通过损伤区,长入神经外膜、神经束膜或相邻区域,形成残端神经瘤。神经趋向性研究正是基于此现象提出的。

三、分类

关于神经损伤的分类早在 1943 年 Seddon 提出了三种类型分类法,1951 年 Sunderland 提出了更为实用的五度分类法,至今两种分类法仍在继续应用(Table 10-95-1)。

1. Seddon 分类法

(1) 神经失用(neuropraxia) 周围神经受到轻微挫伤或压迫使部分区域发生传导障碍,神经外观连续性正常。

(2) 轴突断裂(axonotmesis) 损伤致轴突断裂,神经内膜和神经束膜完整。

Table 10-95-1　Classification of nerve injuries

Degree of injury		Histopathlolgic changes					Tinel sign	
		Myelin	Axon	Endoneurium	Perineurium	Epineurium	Present	Progresses distally
Sunderland	Seddon							
I	Neurapraxia	+/-					-	-
II	Axonotmesis	+	+				+	+
III		+	+	+			+	+
IV		+	+	+	+		+	-
V	Neurotmesis	+	+	+	+	+	+	-

（3）神经断裂（neurotmesis）　神经干完全离断，可能同时存在邻近组织广泛的撕裂及压榨伤。

前两类神经损伤可能自行修复，而后一类损伤不能自行修复，需要手术修复。

2. Sunderland 五度分类法　Ⅰ度：神经损伤部位的传导功能出现生理性阻断，轴突无断裂。Ⅱ度：轴突断裂，损伤轴突的远端及近端出现 1 个或多个神经节的 Waller 变性。Ⅲ度：轴突、髓鞘、神经内膜管及内在的神经纤维发生断裂，但神经外膜保持完整。Ⅳ度：神经束及神经内膜断裂，部分神经束或外膜尚完整，神经干仍存在连续性。Ⅴ度：神经干完全断裂，且两神经断端回缩，出现间隙。

四、临床表现及诊断

1. 运动功能障碍　神经损伤后，该神经所支配的肌肉可出现弛缓性瘫痪，主动运动、肌张力、肌力减弱或障碍，腱反射消失。关节活动可能由于协同肌的作用完成，应逐一检查每块肌肉的肌力，加以判断。由于支配关节的肌力平衡失调，可能立即出现或延迟出现一些特殊的肢体畸形，如桡神经肘上损伤的垂腕畸形，尺神经腕上损伤的爪形手等。

周围神经损伤后检查运动功能恢复的方法有几种，包括抗重力及抗阻力的肌力检查。英国医学研究会制定了如下标准评定周围神经损伤后肌肉功能的恢复情况（Table 10-95-2）。

Table 10-95-2　Muscle function assessment after peripheral nerve injuries

Motor	Recovery
M_0	No contraction
M_1	Return of perceptible contraction in the proximal muscles
M_2	Return of perceptible contraction in both proximal and distal muscles
M_3	Return of function in both proximal and distal muscles of such a degree that all important muscles are sufficiently powerful to act against resistance
M_4	Return of function as in stage 3; in addition, all synergistic and independent movements are possible
M_5	Complete recovery

From Leffert RD. Brachial plexus. In: Green DP. Operative hand surgery. 2nd ed. New York: Churchill Livingstone, 1988

2. 感觉功能障碍　皮肤感觉包括触觉、痛觉、温度觉和实体感觉。检查触觉用棉花接触，检查痛觉用锐利物刺，检查温度觉分别用冷或热刺激。神经断裂伤后，其所支配的皮肤感觉均消失。由于感觉神经相互交叉、重叠支配，实际感觉完全消失的范围很小，称之为该神经的绝对支配区。绝对支配区是临床本体中常用的部位，如正中神经的绝对支配区为示、中指远节，尺神经为小指，桡神经为虎口区等。神经部分损伤，则感觉障碍表现为减退、过敏或异常。感觉功能检查对神经功能恢复的判断有重要意义，包括触觉、痛觉等检查。在具有痛觉的区域，可行两点辨别觉检查。病人在闭目状态下，用两点辨别检查器接触皮肤，检查病人对针刺两点的距离区别能力。不同部位，两点辨别觉亦不同，如手指近节为 4~7 mm，末节为 3~5 mm，而手掌部为 6~10 mm。可用圆规的双脚同时刺激或特制的两点试验器来检查。实体感觉的检查，即闭目时分辨物体的质地和形状，如金属、玻璃、棉布、丝绸、纸张等。神经损伤修复后，实体感觉一般难以恢复。

感觉功能评定标准及其记录方法：临床常按英国医学研究会 1954 年提出的 0-4 级分类法评定感觉功能（Table 10-95-3）。

3. 反射　某一周围神经完全离断后，经其传导的所

Table 10–95–3　Sensation assessment after peripheral nerve injury

Sensory	Recovery
S_0	Absence of sensibility in the autonomous area
S_1	Recovery of deep cutaneous pain sensibility within the autonomous area of the nerve
S_2	Return of some degree of superficial cutaneous pain and tactile sensibility within the autonomous area of the nerve
S_3	Return of superficial cutaneous pain and tactile sensibility throughout the autonomous area, with disappearance of any previous overresponse
S_{3-}	Return of sensibility as in Stage 3; in addition, there is some recovery of two-point discrimination within the autonomous area
S_4	Complete recovery

From Leffert RD. Brachial plexus. In: Green DP. Operative and surgery. 2nd ed. New york: Churchill Livingstone, 1988

有反射消失。但常见的现象是,部分神经损伤时反射活动也消失,所以反射不能作为判定神经损伤严重程度的可靠指标。

4. 神经营养性改变　是自主神经功能障碍的表现。神经损伤后,可出现血管扩张、汗腺停止分泌。表现为皮肤潮红、皮温增高、无汗等。晚期因血管收缩,皮肤表现为苍白、皮温降低、自觉寒冷,皮纹变浅,皮肤粗糙。也有的出现指甲增厚,出现纵嵴,生长缓慢,弯曲易碎裂等。汗腺功能检查对神经损伤的诊断和神经功能恢复的判断均有重要意义。无汗表示神经损伤,从无汗到有汗则表示神经功能恢复,恢复早期为多汗。

5. 神经干叩击试验(tinel 征)　此检查有助于判断神经损伤的部位,也有助于检查神经修复后再生神经纤维的生长情况。叩击从远端到近端的方向,当神经轴突再生尚未形成髓鞘之前,对外界的叩击可出现疼痛、放射痛、放散痛和过电感的过敏现象,此现象仅存在于 Sunderland Ⅱ 和 Ⅲ 期。沿修复的神经干部位,到达神经轴突再生的前端为止。病人即出现上述感觉,此为 Tinel 征阳性,表明神经再生的到达部位。神经损伤未行修复时,在神经损伤部位亦可出现上述现象,进而判断神经损伤的部位和神经修复的进展。

6. 神经电生理检查　肌电图检查对判断神经损伤部位、性质和程度,以及帮助观察损伤神经再生及恢复情况有重要价值。肌电图是将肌肉、神经兴奋时生物电流的变化描记成图,来判断神经肌肉所处的功能状态。还可利用肌电图测定单位时间内神经传导冲动的距离,称为神经传导速度。正常四肢周围神经传导速度一般为 40~70 m/s。神经损伤的程度不同,神经传导速度减慢的程度也不同,甚至在神经断裂时为 0。当然,肌电图检查也会受一些因素的影响,其结果应与临床检查结合,分析判断。

五、治疗

周围神经解剖特点和损伤后病理改变的特殊性,损伤后的处理原则也有其特殊性。医生并不能把握损伤神经内的生物效应范围(biological battlefield),精细的手术修复也不能保证功能的完全恢复。但对损伤准确判断和及时有效的治疗可以使更多的神经成活,促使轴突更长的通过断端间隙,增加靶器官神经再支配的准确性和减少神经性疼痛。

（一）治疗原则

尽可能早地修复神经的连续性及良好对接缝合神经。一旦周围神经断裂的诊断确立,条件允许并有修复的指证,应一期修复。只有在病人的生命或肢体受到严重威胁时方可推迟手术。骨折不是手术禁忌证。

1. 闭合性损伤(closed injury)　闭合性损伤多为牵拉伤、挤压伤、钝挫伤。多造成神经震荡或轴索中断,神经断裂的比较少见,大多数可不同程度的自行恢复。可根据临床检查、肌电图分析及 Tinel 征来估计。对损伤程度轻、临床症状较轻者一般可观察 3 个月。若超过 3 个月仍未见恢复,应手术探查以明确不能自行恢复的原因。对于损伤严重、临床表现已属 Sunderland Ⅳ度、Ⅴ度的损伤,应早期手术探查。

2. 开放性损伤(open injury)　根据神经损伤的程度、伤后时间、创面污染程度、有无复合损伤等决定神经损伤的修复时机。

（1）一期修复(primary repair)　伤后 6~8 h 内神经修复。其优点是解剖清楚,神经损伤部位或断端易于辨认,断面损伤程度易于判定,断端整齐,较少有张力,易于对合。若不能行一期修复,为避免日后神经退缩,可将神经断端与邻近软组织做暂时固定,以利于二期神经修复时寻找。

（2）延迟一期修复(delayed primary repair)　复合性损

伤,全身情况欠佳、伤口污染或缺损严重、清创时不能行神经一期修复时,可留待伤口愈合后 2~4 周内行神经修复手术。

(3) 二期修复(secondary repair) 伤后 1~3 个月内修复。常因急诊时神经损伤合并肌腱、骨骼或皮肤的严重缺损需先行修复,或由于早期清创时神经损伤被遗漏。此时,神经断端多已出现神经瘤样改变,手术时容易识别而加以切除。切除神经瘤后多有神经缺损,一般需神经移植。

(4) 晚期修复(late repair) 超过半年以上的神经损伤,其神经远端萎缩明显,施万细胞常会萎缩,终末器官亦萎缩纤维化,故神经修复的效果差。神经修复不能获得应有的功能效果,可考虑作肌腱移位(transfer of tendon)等矫形手术。

(二) 手术适应证及时机

1. 手术适应证 锐器伤致神经断裂宜早期手术探查;擦伤、撕脱伤或炸伤致不确定的神经伤可手术同时探查并标记;钝器伤或闭合性损伤,可观察后依据神经损伤程度决定是否手术;穿通伤宜观察一段时间后,根据神经再生情况决定是否手术探查。

2. 手术时机 神经修复的时机判定不是绝对的时间概念。一般认为,神经修复的最佳时间是在神经损伤后 3 个月内。然而 3 个月以上甚至达 2 年仍可能有一定的恢复。过去将 2 年作为神经修复的最后期限,然而近年来大量的临床实践证明,运动与感觉的终末器官失神经支配 2 年以上虽有明显的萎缩,修复后仍有一定程度的功能恢复,甚至伤后 10 年以上,进行感觉神经修复手术亦可有一定程度的功能恢复,至少可恢复部分保护性感觉功能(protective sensation)。一旦周围神经断裂的诊断确立,条件允许并有修复指征,则宜一期修复。

(三) 手术方法

传统的和进展的周围神经损伤修复方法较多,临床应根据神经损伤类型、性质、部位的不同而酌情选用。

1. 神经松解术(neurolysis) 主要目的是将神经从周围的瘢痕组织及神经外膜内的瘢痕组织中松解出来,解除对神经纤维的直接压迫,以改善神经的血液循环,促进神经功能的恢复。神经松解术有两种:神经外松解术和神经内(束间)松解术。神经松解术应在手术显微镜下进行,必须十分细致谨慎,以防损伤正常神经束。

2. 神经缝合术(neurorrhaphy) 神经缝合术的方法有神经外膜缝合、神经束膜外膜联合缝合及神经束膜缝合三种。神经外膜缝合方法简单易行,对神经的损伤小、抗张力强。因神经内的神经纤维在神经束内下行过程中互相穿插、交换及组合,故缝合时难以做到或难以维持神经主要功能束的准确对合,因而导致两断端缝合口间神经束常发生扭曲、重叠、交错等现象。有时两神经端常留有间隙而结缔组织增生,影响神经再生轴突的通过。神经外膜缝合术主要适用于周围神经近端(混合神经束)损伤的缝合,如臂丛神经和坐骨神经等。神经束膜缝合或神经束膜外膜联合缝合主要适用于周围神经远端损伤的缝合,如肘部以下的尺神经、腘部腓总神经和胫神经等。

3. 神经移植术(nerve grafting) 神经损伤缺损若超过 2~4 cm 或缺损达到该神经直径的 4 倍以上,难以通过两断端游离、关节屈曲或神经改道移位等方法修复时,常需行神经移植术。根据移植神经段的组成和缝合方法分为如下几种。

(1) 神经干移植术,是将直径相似的移植神经段置于神经缺损处,然后离断神经远近端分别以外膜或束膜外膜法进行缝合。

(2) 束间神经电缆式移植术,是指采用细小的表浅神经移植修复较粗大神经缺损时,将移植神经裁剪组合成所需的束组数,再分别将裁剪的神经束组两端神经束组与束组之间先缝合数针固定,形成与缺损神经干直径相似的一段"神经干",以增加神经束组的数目,便于神经两端的缝合有利于神经功能的恢复。

(3) 对于神经缺损距离较长(15 cm 左右)或移植神经基床血循环较差者,可采用吻合血管的神经移植术。移植神经供区有带桡动脉的桡神经浅支移植、带腓浅动脉的腓浅神经移植。还可采用小隐静脉动脉的腓肠神经移植进行修复。

(4) 同种异体或异种异体神经移植术,由于其排异反应等免疫问题限制其过渡到临床应用。

其他尚有自体非神经组织的生物材料(骨骼肌、静脉、羊膜、筋膜、神经膜管)及非生物合成材料(聚乙醇酸、多聚丙酸管、硅胶管)等桥接神经缺损的方法。这些方法在本所的实验室均取得了良好的效果,有些在临床应用方面也获得满意的结果。

4. 神经移位术(transposition of nerve) 神经近端毁损无法缝接者,可将另一根不重要的神经或部分正常的神经断离,将其近端移位到较重要的、需恢复肌肉功能的损伤神经远端上,使失神经支配肌肉功能恢复。如臂丛神经根部撕脱伤可采用副神经、膈神经、肋间神经甚至健侧颈 7 神经等移位到上肢重要的损伤神经的远端上。

5. 神经植入术（implantation of nerve） 神经受到严重的撕脱、牵拉伤或火器损伤，造成神经远端支配的终末效应器及所支配肌肉的入肌点或感觉受体的毁损，表现为仅有神经近端完好，但无法直接与支配效应器的远端神经缝接修复，不能恢复终末器的功能。为解决这一难题，可将运动神经的近端分成若干束，植入失神经支配的肌肉中，形成新的运动终板，恢复部分运动功能；将感觉神经近端分成若干束植入支配区皮肤真皮下，形成新的感觉受体而恢复感觉功能（Box 10-95-2）。

（杨贵勇　卢世璧）

第二节 / 常见周围神经损伤的诊断与治疗

一、上肢神经损伤

（一）正中神经损伤的诊断与治疗

正中神经在腕部较表浅，易受锐器损伤。其他如牵拉伤（traction injury）、挤压伤（crash injury）等机械性损伤也很多见。肱骨髁上骨折（humeral supracondylar fracture）及月骨脱位（lunate dislocation）常合并正中神经损伤。前臂缺血性肌挛缩（ischemic contracture）也常累及正中神经。正中神经解剖见 Figure 10-95-2。

1. 临床表现与诊断 神经损伤主要表现为感觉障碍

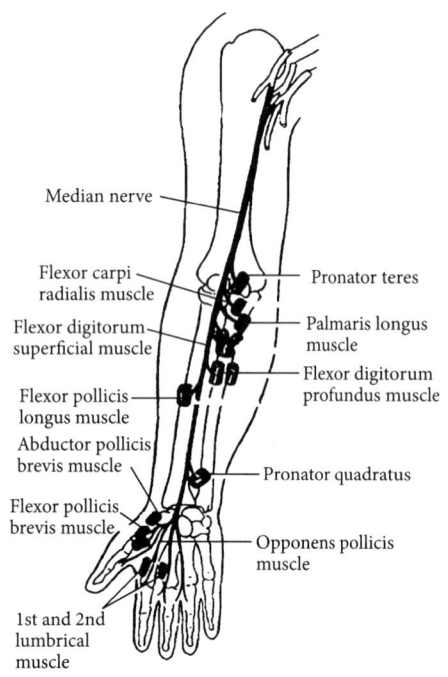

Figure 10-95-2　Schematic diagram showing the anatomy of median nerve

（sensory disturbance）和运动障碍（dyskinesis）。

（1）正中神经损伤感觉障碍 主要表现为桡侧三指半掌面感觉丧失（sensory deprivation）。

（2）运动障碍 因损伤水平不同可有不同表现。

1）肘以上损伤：累及旋前圆肌（pronator teres）、旋前方肌（pronator quadratus）、桡侧屈腕肌（flexor carpi radialis muscle）、掌长肌（palmaris longus muscle）、屈指浅肌（flexor digitorum superficial muscle）、屈拇长肌（flexor pollicis longus muscle）、示指屈指深肌（flexor digitorum profundus of index finger）、中指屈指深肌（flexor digirorum profundus of middle finger）部分、拇短展肌（abductor pollicis brevis muscle）、拇对掌肌（opponens pollicis muscle）、拇短屈肌（flexor pollicis brevis muscle）部分和第 1、2 蚓状肌（lumbrical muscle），故表现为前臂旋前功能丧失，屈腕力量减弱，拇、示指屈指不能，拇指对掌障碍。

2）前臂中上段损伤：由于前臂屈肌的肌支都在此发出，故除拇指对掌障碍外，还可出现部分前臂屈肌功能障碍的表现。此处损伤中比较特别的是单纯前臂骨间神经（anterior interosseous nerve）损伤，由于其为纯运动神经，故损伤后无感觉障碍，而仅表现为屈拇、示指的功能障碍。

3）前臂远段及腕部损伤：由于该段正中神经支配的手外肌肌支均已发出，仅累及正中神经支配的手内肌（包括拇短展肌、拇对掌肌、拇短屈肌的一半、第 1 和第 2 蚓状肌），故运动障碍主要表现为拇指对掌功能受限。

根据以上临床表现，结合损伤部位、损伤机制及肌电图（electromyogram，EMG）检查，诊断多不困难。但对于急诊手外伤（emergency hand injury），由于可能同时合并有骨折（fracture）、肌腱损伤（tendon injury），运动检查往往较困难。此时,感觉检查尤为重要。

2. 治疗 正中神经损伤早期主要采用神经修复术(neural prosthesis)。根据神经损伤的程度不同,可分为神经松解术(neurolysis)、神经吻合术(neuroanastomosis)、和神经移植术(nerve grafting)。晚期主要采用功能重建(functional reconstruction)术。由于正中神经损伤后主要表现为拇指对掌障碍、拇示指屈指障碍及前臂旋前障碍,故重建可分为拇指对掌功能重建、拇示指屈指功能重建和前臂旋前功能重建。

(二)尺神经损伤的诊断与治疗

尺神经损伤可由多种致伤机制造成,最多见为刀割伤(incised wound)、挤挫伤(contused wound)、牵拉伤、骨折脱位等机械性损伤。由于在肘部解剖位置的特殊性,严重肘外翻畸形(cubitus valgus deformity)及尺神经滑脱也引起尺神经的慢性损伤。

1. 临床表现与诊断 由于分支发出部位不同,尺神经在不同平面损伤时,其临床表现亦不一致。

(1)肘以上损伤 由于尺神经在肘以上没有分支,故在肘以上任何平面损伤,其临床表现一致。从感觉上看,累及手掌、手背尺侧及尺侧一指半的感觉。从运动来看,由于累及尺侧屈腕肌(flexor carpi ulnaris muscle)、环小指屈指深肌(flexor digitorum profundus of ring and little finger)、小鱼际肌(muscle of hypothenar)、骨间肌(interossei)、第3和第4蚓状肌、拇收肌(adductor pollicis)及拇短屈肌一半,故表现为屈腕力量减弱,环小指末节屈曲障碍,环小指爪形畸形(Claw-shaped deformity)(由于第1、2蚓状肌由正中神经支配,故示、中指不表现爪形畸形),手指内收外展受限,不能完成精细动作。

(2)腕部损伤 由于尺神经支配的手外肌肌支及尺神经手背支(dorsal branch of ulnar nerve)前臂段均已发出,故在腕部损伤时,其感觉异常表现为手掌尺侧和尺侧一指半感觉障碍。运动障碍主要表现为环小指爪形畸形,手指内收外展受限,不能完成精细动作。尺神经在腕部的解剖见 Figure 10-95-3。

(3)浅支损伤 表现为手掌尺侧和尺侧一指半感觉障碍。运动正常。

(4)深支(deep branch of ulnar nerve)损伤 感觉正常。环小指爪形畸形,手指内收外展受限,不能完成精细运动。

(5)浅深支合并损伤 表现为浅深支合并症状,与腕部损伤相似。

(6)前臂部损伤 感觉方面,在手背支以近损伤,感觉障碍同肘以上损伤。在手背支以远损伤,感觉障碍同腕

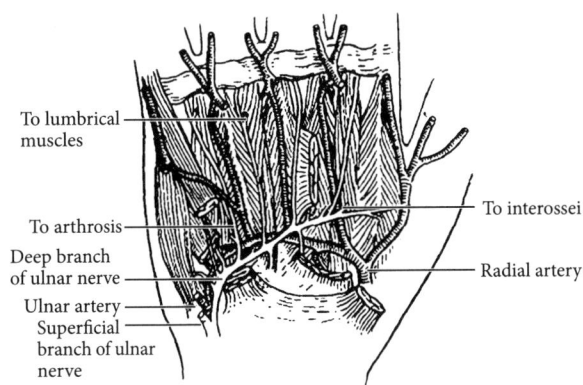

Figure 10-95-3 Schematic diagram showing the anatomy of ulnar nerve at wrist

部损伤。运动方面,除有腕部损伤表现以外,在前臂中上段损伤时还主要表现为环小指屈指及屈腕力量减弱。

2. 治疗 由于尺神经主要运动功能是手内肌功能,故尺神经损伤后修复疗效不佳。早期仍以神经修复为主,若修复后运动功能恢复差或损伤晚期,则可行手内肌功能重建术。

(三)桡神经损伤的诊断与治疗

桡神经在肱骨中下1/3处贴近骨干,此处肱骨骨折(fracture of humerus)时桡神经易受损伤。桡骨颈骨折(fracture of collum radial)时,也可损伤桡神经深支(deep branch of radial nerve)。桡神经解剖见 Figure 10-95-4。

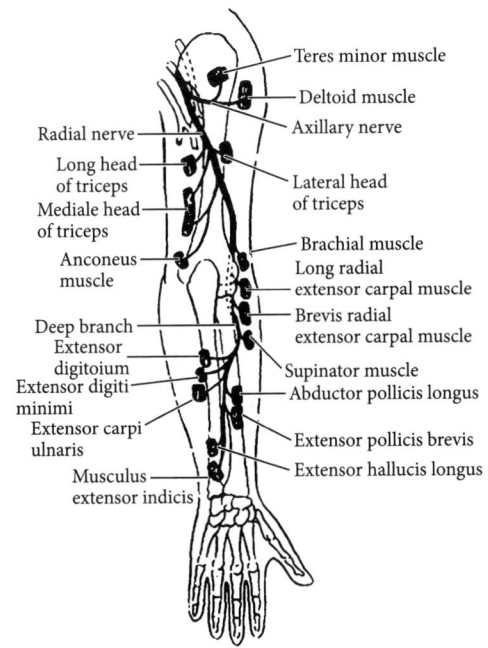

Figure 10-95-4 Schematic diagram showing the anatomy of radial

1. 临床表现及诊断

(1)肱骨中段或中、下1/3交界处骨折造成的桡神经

损伤的主要运动障碍为前臂伸肌瘫痪，表现为接线员前臂时呈"垂腕"(wrist drop)状态。感觉障碍以第1、2掌骨间隙背面"虎口区"皮肤最为明显，同时可出现上臂下半桡侧的后部及前臂后部感觉减退或消失。

（2）桡骨颈骨折造成的桡神经深支损伤的主要运动障碍为伸腕力弱和伸指不能。

2. 治疗　可采用神经缝合(nerve suture)、松解减压(decompression)、缺损不大时可通过屈肘，肩内收前屈达到无张力缝合，效果较正中神经和尺神经佳。如神经修复已不可能，则可作前臂屈肌腱移位重建伸腕指功能。术前及术后需固定腕于背伸位。

（四）臂丛损伤的诊断与治疗

1. 臂丛损伤的发病机制　主要有直接暴力(direct violence)、间接暴力(indirect violence)和病毒感染(viral infection)3种。

（1）直接暴力如压砸、切割、枪弹、手术误伤等。

（2）间接暴力比较常见，常有两种损伤机制：一类为对撞性损伤，如车祸时，高速运动中的头部或肩部被撞击，头部固定撞击肩部或肩部固定撞击头部而造成头肩之间的颈部筋膜(cervical fascia)、斜角肌(scalene muscle)、骨结构的分离，以及脑脊髓受到牵拉，一旦超越了这些组织的抗张强度，则臂丛神经失去保护而自椎管(canalis spinalis)内丝状结构至椎管外神经不同平面的神经根撕脱(avulsion)、神经断裂(neurotmesis)或神经轴突断裂(axonotmesis)。这种暴力最常引起臂丛神经上干(superior trunk)损伤，并可随着暴力的持续而累及中干(middle trunk)、下干(inferior trunk)及整个臂丛。另一类为水平位或向上的肢体持续性牵拉伤，如肢体被皮带或运输带卷入，由于颈5~7神经根在椎孔处常被纤维组织及筋膜固定，而颈8、胸1神经根缺乏这种结构，故容易导致臂丛下干根性损伤，并可随着暴力的持续作用而造成中干、上干及整个臂丛的损伤。虽然颈5、6神经根在椎孔处存在纤维组织筋膜等结构的加固作用，引起撕脱的机会相对较小，但如暴力严重，可将椎孔处加固的纤维组织及节前丝状结构拉断，而造成节前合并节后的双重损伤。

（3）臂丛损伤除了暴力所致，还可以由病毒导致的臂丛神经炎(brachial plexus neuritis)所致。

2. 临床表现与诊断

（1）臂丛神经干(trunk of brachial plexus)部的损伤

1）臂丛神经上干损伤：颈5、6神经根联合构成臂丛神经上干。当上干受伤时，腋神经(axillary nerve)、肌皮神经(musculocutaneous nerve)与肩胛上神经(suprascapular nerve)即出现麻痹，桡神经与正中神经出现部分麻痹，主要临床表现为肩外展及屈肘不能。

2）臂丛神经中干损伤：臂丛神经中干由颈7神经根单独构成，其独立损伤临床上极少见，单独损伤除短暂时期内（一般为2周）伸肌群和背阔肌(latissimus dorsi muscle)肌力有影响外，无明显临床症状与体征。

3）臂丛神经下干损伤：颈8神经根与胸1神经根联合构成下干，当其受伤时，尺神经、正中神经内侧头、臂内侧皮神经(medial brachial cutaneous nerve)与前臂内侧皮神经(cutaneous antebrachii medialis nerve)即发生麻痹，正中神经外侧头(lateral head of median nerve)与桡神经发生部分麻痹。其临床症状及体征主要表现为手的功能（屈伸与内收、外展）全部丧失，不能执捏任何物件。

（2）臂丛神经束(cord of brachial plexus)部的损伤　臂丛神经束受伤后所产生的体征十分规则，根据臂丛结构，即可明确诊断。

1）臂丛神经外侧束(lateral cord of brachial plexus)损伤：臂丛神经外侧束受伤后，肌皮神经、正中神经外侧头与胸前外侧神经(lateral pectoral nerve)发生麻痹，因此，下述主要肌肉如肱二头肌、桡侧腕屈肌、旋前圆肌与胸大肌(pectoralis major muscle)（锁骨部）出现瘫痪。临床主要表现为肘关节不能屈曲，或能屈（肱桡肌 brachioradial muscle 代偿），但肱二头肌麻痹；前臂能旋转（旋前方肌功能）但旋前圆肌麻痹。前臂桡侧缘感觉缺失。肩关节与手部诸关节的活动尚属正常。

2）臂丛神经内侧束(medial cord of brachial plexus)损伤：臂丛神经内侧束受伤后，尺神经、正中神经内侧头(medial head of median nerve)与胸前内侧神经(medial pectoral nerve)发生麻痹，它们所支配的肌肉除正中神经支配的桡侧屈腕肌与旋前圆肌外均出现瘫痪。临床主要表现为由于手内部肌与指屈肌全部麻痹致使手指不能屈伸（掌指关节能伸直），拇指不能掌侧外展，不能对掌、对指，故手无功能。感觉缺失主要限于上肢内侧及手部尺侧。检查时可发现，手内部骨与前臂屈肌明显萎缩，手呈扁平手(flat hand deformity)和爪形手畸形。肩、肘关节功能正常。内侧束损伤需与颈8、胸1神经根或下干损伤鉴别，后者有 Horner 征(Horner's sign)，胸大肌（胸肋部）、肱三头肌(musculus triceps brachii)、腕伸肌与指总伸肌(common extensor muscle of digits)部分瘫痪，前者则无此现象。

3）臂丛神经后束(posterior cord of brachial plexus)损伤：臂丛神经后束受伤后，下属神经及其支配的主要肌肉如肩胛下肌(subscapular muscle)和大圆肌(major teres muscle）；胸背神经支配的背阔肌；腋神经支配的三角肌（deltoid muscle）和小圆肌（minor teres muscle）；桡神经支配的上臂与前臂背侧的伸肌群发生瘫痪。临床上主要表现为肩关节不能外展，上臂不能旋内；肘与腕关节不能背伸；掌指关节不能伸直；拇指不能伸直和桡侧外展；肩外侧、前臂背面和手背桡侧半的感觉障碍或丧失。检查时可发现三角肌、背阔肌、肱三头肌与前臂伸肌群萎缩，无收缩功能，其他的关节活动正常。

（3）臂丛神经根性损伤　臂丛神经根性损伤主要分为二大类，一类为椎孔内的节前损伤，另一类为椎孔外的节后损伤，节后损伤的性质与一般周围神经相同，分为神经震荡、神经受压、神经部分损伤或完全损伤；节前损伤是指颈神经根在脊髓部位的丝状结构断裂，不仅没有自行愈合的能力，也没有通过外科手术直接修复的可能，因此一旦诊断确定，应予及早进行神经移位术，有助于病员的治疗和恢复复，因此节前、节后损伤的鉴别诊断有重要意义。

全臂丛神经根性损伤，早期时，整个上肢呈缓慢性麻痹，各关节不能主动运动，但被动运动正常。如果是节后损伤，由于斜方肌（trapezius muscle）功能存在，耸肩运动依然存在；反之，斜方肌功能丧失，耸肩运动障碍，即为上干前节撕脱伤。对于下干根性节前节后损伤主要看 Horner 征，阳性者考虑根性撕脱反之为节后损伤。感觉功能障碍主要表现为上肢感觉除臂内侧尚有部分区域存在外，其余全部丧失。上臂内侧皮肤感觉由臂内侧皮神经与肋间臂神经共同分布，后者来自第 2 肋间神经（intercostal nerve），故在全臂丛神经损伤时臂内侧皮肤感觉依然存在。上肢腱反射全部消失，温度略低，肢体远端肿胀。在晚期，上肢肌肉显著萎缩，各关节常因关节囊挛缩而致被动运动受限，尤以肩关节与掌指关节严重。臂丛神经损伤的诊断流程见 Box 10-95-3。

3. 治疗

（1）非手术治疗

1）一般治疗：对常见牵拉性臂丛损伤，早期以非手术治疗为主，即应用神经营养药物（维生素 B_1、维生素 B_6、维生素 B_{12} 复合 3B、地巴唑等）。损伤部分进行理疗，如中频、超短波、红外线、磁疗等，并可配合针灸、按摩、推拿，有利于神经震荡的消除，神经粘连的松解及关节松弛。患肢进行功能锻炼，防止关节囊挛缩。

2）电刺激治疗（electrical stimulating therapy）：臂丛神经损伤后，临床上通常采用显微外科修复手术、功能康复、药物等手段进行治疗，而神经电刺激治疗属于功能康复的

主要措施之一，可以有效地促进神经再生。

（2）手术治疗

1）手术指征：①臂丛神经开放性损伤、切割伤、枪弹伤、手术伤等，应早期探查，手术修复。②臂丛神经对撞伤、牵拉伤、压砸伤，如以明确为节前损伤应及早手术，一般伤后 2 周即可进行，对闭合性节后损伤可先经非手术治疗 1~3 个月。在下述情况下可考虑探查：a. 非手术治疗后功能无任何恢复者；b. 呈跳跃式功能恢复者，如肩关节功能未恢复，而肘关节功能先恢复；c. 功能恢复过程中，中断三个月无任何进展者。③产伤者：出生后半年内无明显功能恢复者或功能仅部分恢复，即可进行手术探查。

2）手术方式：根据神经损伤的程度不同，可分为神经松解术、神经移植术、神经移位（nerve transfer）术（Box 10-95-4），以及内镜技术应用于臂丛损伤的治疗等。而神经移位术又包括了丛内神经和丛外神经移位术。晚期主要采用功能重建术，包括肩关节（外展）、肘关节（屈曲）、腕关节（背伸）及手功能重建术。

Box 10-95-3　臂丛神经损伤的诊断流程 ●

1. 有无臂丛神经损伤：正中神经、尺神经、桡神经、腋神经、肌皮神经中任两根同时损伤（非切割伤）
2. 锁骨上下臂丛神经损伤的鉴别：胸大肌、背阔肌功能正常为锁骨下（束支部）损伤，胸大肌、背阔肌功能异常则为锁骨上（根干部）损伤
3. 根干与束支的定位：腋神经＋肌皮神经损伤定位于臂丛神经上干；正中神经＋尺神经损伤定位于臂丛神经下干或内侧束；腋神经＋桡神经损伤定位于臂丛神经后束；肌皮神经＋正中神经损伤定位于臂丛神经外侧束
4. 臂丛神经根性损伤节前与节后的判断：出现下列情况考虑为节前损伤：有昏迷史，伴剧烈疼痛，斜方肌萎缩，耸肩受限，Horner 征（+），肌电图提示可引出感觉神经动作电位但无法引出体感诱发电位

Box 10-95-4　臂丛神经损伤常用神经移位术

丛外移位：膈神经移位，副神经移位，肋间神经移位，健侧颈 7 神经根移位，颈丛运动支移位。其中膈神经移位与健侧颈 7 神经根移位为我国首创

丛内移位：尺神经部分束移位（又称 Oberlin 术），正中神经部分束移位，桡神经三头肌支移位，肌皮神经肱肌肌支移位，桡神经旋后肌支移位，同侧颈 7 移位。其中肌皮神经肱肌肌支移位及同侧颈 7 神经根移位为我国首创

二、下肢神经损伤

（一）股神经损伤

腰丛由 L1、L2、L3、L4 神经前支交织组成，以 L1 和 L2 主。L1 前支向外延伸，分成髂腹下神经和髂腹股沟神经。在分叉前发出唯一的分支，与 L2 神经根的一个神经束合并成生殖股神经。L2、L3、L4 神经根前支分成前股和后股，所有的前股联合形成闭孔神经，后股联合成股神经。股神经经腹股沟韧带深面向远端走行，位于股动脉外侧进入大腿。在腹股沟韧带远侧，股神经分为前支和后支，前支分成中间皮神经和内侧皮神经支配大腿的前内侧皮肤。前支的运动支支配耻骨肌和缝匠肌。股神经后支发出隐神经，该神经是最大的皮神经，支配小腿前内侧的皮肤。后支的肌支支配股四头肌。伤后可以由于臀大肌、腓肠肌、阔筋膜张肌、股薄肌的作用，伤者仍略能伸直膝关节并保持关节稳定，因而容易漏诊。

股神经损伤时，可见大腿前方肌肉萎缩。由于腓肠肌、阔筋膜张肌、股薄肌及臀大肌可协助稳定下肢，病人通常稍能抗重力伸膝，并能站立和行走。根据受伤性质、伤口部位、膝关节伸直情况（强度、有无抗阻力）作出诊断。一旦确诊应尽早手术探查，神经断离时应予以一期修复。运动功能恢复不佳时可采用股二头肌（或与半腱肌一起）转位替代股四头肌进行重建。

（二）坐骨神经、胫神经与腓总神经损伤

坐骨神经对于下肢的支配作用就像臂丛神经支配上肢的作用一样重要。坐骨神经由 L4、L5 和 S1、S2、S3 脊神经纤维组成，在坐骨切迹处出盆腔进入臀部，到大腿后侧的大粗隆与坐骨结节之间，沿股骨后侧的股二头肌和半腱肌、半膜肌之间下行至大腿下 1/3 处，分为胫神经和腓总神经。在腘部胫神经与腘动、静脉伴行，然后沿胫后动、静脉下行至内踝后下方转入足底。腓总神经在腘窝外侧沿股二头肌腱内侧向下绕过腓骨颈进入小腿前外侧下行至足背。

坐骨神经损伤通常由臀部或大腿的枪伤所致，其次可由髋关节后脱位或骨折脱位引起，也有些由于注射性损伤（机械损伤或药物损伤）。坐骨神经若在骨盆下口处损伤，则膝关节的屈肌、小腿和足部全部肌肉均瘫痪，大腿后侧、小腿后侧、外侧及足部全部感觉消失，足部出现神经营养缺乏性改变。如诊断明确，则应早期进行手术探查，以尽可能缩短远端结构失神经支配的时间。一般而论，伤后 12~15 个月未行缝合，则恢复感觉和运动的可能性不大。

股骨髁上骨折及膝关节脱位时易损伤胫神经，引起小腿腓肠肌、比目鱼肌、屈趾肌及足底部肌瘫痪和足部感觉消失。在多发伤中，沿神经走行叩击，找出刺痛最明显的部位，是一种定位神经损伤较准确的方法。

腓骨小头或腓骨颈骨折可损伤腓总神经，引起小腿伸肌及腓骨长、短肌瘫痪及小腿前外侧和足背部的感觉丧失，临床出现足下垂（foot drop）。

下肢神经因其行程较长，所支配的肌肉往往在神经再生到达该肌肉前已发生纤维化，故其（坐骨神经）高位损伤时预后较差。如神经无法修复或修复后功能恢复不良，可考虑做肌腱移位术或关节固定术，以矫正畸形，改善功能。胫神经和腓总神经低位损伤的修复手术，则效果较好，但要注意手术的时限。

（徐建光）

第 96 章

运动系统慢性损伤

本章要点 (Key concepts)

Chronic injury of the locomotor system refers to injury to locomotor system resulting from repetitive demands, which includes stenosing tenosynovitis, ganglionitis, synovitis, external humeral epicondylitis, shoulder periarthritis, injury of the supraspinous and interspinous ligaments, carpal tunnel syndrome, fatigue fracture, osteochondrosis of the tuberosity of the tibia, osteochondritis of femoral head, and so on. Occupational environments which involve repetitious activities can often predispose these diseases. High performance athletes and performing artists are particularly susceptible groups.

A rehabilitation program is imperative to the treatment of chronic injury of the locomotor system. This includes the use of physiotherapy and occupational therapy. Patient education on safe work practices, appropriate positioning and proper mechanical use is also essential. Medical therapy may include local injections of steroid. Other medical therapies involve the use of NSAIDs, muscle relaxants, narcotic analgesics, tricyclic antidepressants and sedatives. When the conservative therapy is ineffective, the surgery may be necessary.

第一节 / 概述

运动系统慢性损伤是临床常见病损,远较急性损伤多见。骨、关节、肌、肌腱、韧带、筋膜、滑囊及其相关的血管、神经等均可因慢性损伤而受到损害,表现出相应的临床征象。人体对长期、反复、持续的姿势或职业动作在局部产生的应力以组织的肥大、增生为代偿,超越代偿能力即形成轻微损伤,累积、迁延而成慢性损伤。当人体有慢性疾病或退行性变时,可降低对应力的适应能力;局部有畸形时,可增加局部应力;在工作中注意力不集中、技术不熟练、姿势不准确或疲劳等,均可使应力集中,这些都是慢性损伤的病因。手工业和半机械化产业工人、体育工作者、戏剧和杂技演员、伏案工作者及家庭妇女等均是本类疾病的好发者。慢性损伤应防治结合,以增加疗效。反复发作者治疗将更为困难。

一、分类

1. 软组织慢性损伤 可发生于肌肉、肌腱、腱鞘、韧带和滑囊。比较常见的疾病有狭窄性腱鞘炎、腱鞘囊肿、滑囊炎、肱骨外上髁炎、肩周炎和棘间、棘上韧带慢性损伤等。

2. 神经卡压伤 周围神经在经过某些骨 - 纤维隧道,或跨越腱膜、穿过筋膜处时,其活动空间会受到狭窄、增生、肥厚、粘连等影响而使经过该处的神经被挤压,时间较长后可使神经传导功能障碍,严重者可造成永久性神经功能障碍。常见的神经卡压伤有腕管综合征、胸腔出口综合征、跖管综合征、肘尺神经管综合征、前臂骨间背侧神经嵌压综合征、旋前圆肌综合征、前臂掌侧骨间神经嵌压综合征、股外侧皮神经卡压综合征等。

3. 软骨的慢性损伤 包括关节软骨及骨骺软骨的慢性损伤。关节软骨慢性损伤如髌骨软骨软化症相当常见。儿童的骨骺发生软骨内骨化的紊乱(包括软骨形成和骨形成两个过程),形成骨软骨病,本病相当多见,全身有 50 多处骨骺可发生这种疾病。多发生于骨骼活跃期,3~16 岁居多,男性多于女性,下肢多于上肢,常见的有股骨头骨软骨病、胫骨结节骨骺炎、剥脱性骨软骨病、跟骨骨软骨病、肱骨小头骨软骨病、休门病等。

4. 骨的慢性损伤 包括因韧带、关节囊附着点的长期过度牵拉以及退行性变所致的骨肥大、骨质增生、骨赘形成。还包括由于损伤导致血供障碍引起的继发性骨坏死，或由于应力集中而发生的疲劳骨折，如慢性损伤所致的月骨无菌性坏死，跖骨疲劳骨折等。

二、临床表现

慢性损伤虽可发生在多种组织及器官，但临床表现却常有以下共性：①躯干或肢体某部位长期疼痛，但无明显外伤史；②特定部位有一压痛点或包块，常伴有某种特殊的体征；③局部炎症不明显；④近期有与疼痛部位相关的过度活动史；⑤部分病人有可能产生慢性损伤的职业、工种史。

三、治疗

1. 基础治疗　限制致伤动作、纠正不良姿势、增强肌力，维持关节的不负重活动和定时改变姿势使应力分散。

2. 理疗及中药涂擦　可改善局部血液循环、减少粘连，有助于改善症状。

3. 局部注射肾上腺皮质激素　有助于抑制损伤性炎症，减少粘连，是临床上较常用的行之有效的方法。但有可能发生注射后继发感染、药物注入动脉引起血管痉挛、栓塞而肢端坏死、注入神经鞘内继发神经炎、反复腱鞘内注射引起肌腱自发性断裂、伤及胸膜出现气胸，以及误注入蛛网膜下腔引起一过性下肢瘫痪等严重并发症。故使用时必须注意：①诊断明确，一定是慢性损伤性炎症，而非细菌性炎症或肿瘤；②严格无菌技术；③注射部位准确无误；④剂量不宜过大，重复次数不宜过多。

4. 非甾体类抗炎药　包括外用、口服和直肠用药。口服药不宜两种同时服用，可使用肠溶型或控释剂，可同时辅以肌肉解痉药和镇静药以增加疗效，减少抗炎药剂量。

5. 手术治疗　对某些非手术治疗无效的慢性损伤，如狭窄性腱鞘炎、神经卡压综合征及腱鞘囊肿等可行手术治疗。

四、预防

多数慢性损伤均可预防。对运动员、戏剧、杂技演员进行科学训练；流水线工作人员定时做工间操；长期固定姿势工作者应定时改变姿势，以减少局部累积性损伤。当慢性损伤症状首次发生后，在积极治疗的同时，应提醒病人重视损伤局部的短期制动，以巩固疗效、减少复发。

第二节 / 手部狭窄性腱鞘炎

肌腱在跨越关节处，如转折角度或滑移幅度较大者，都有坚韧的腱鞘将其约束在骨膜上，以防止肌腱像弓弦样弹起，或向两侧滑移。因此，腱鞘和骨形成弹性极小的"骨－纤维隧道"（又称"骨－纤维管"）。腱鞘在掌指关节处腱鞘增厚最明显，称为环状韧带。肌腱在此缘上长期、过度用力摩擦后，即可发生肌腱和腱鞘的损伤性炎症。但因腱鞘坚韧而无弹性，好像是水肿的腱鞘卡压肌腱，故称为腱鞘炎，或狭窄性腱鞘炎。四肢肌腱凡经过"骨－纤维隧道"处，均可发生腱鞘炎，如肱二头肌长头腱鞘炎、拇长伸肌和指总伸肌腱鞘炎、腓骨长、短肌腱鞘炎、指屈肌腱腱鞘炎、拇长屈肌腱鞘炎、拇长展肌与拇短伸肌腱鞘炎等。最常见的是手与腕部狭窄性腱鞘炎。故作为代表介绍如下。

一、发病机制

手指长期快速活动，如织毛衣、细纱女工接线头、管弦乐演奏家进行演奏，手指长期用力活动，如洗衣、书写文稿、打字机操作等慢性劳损是主要病因。如病人本身有先天性肌腱异常，类风湿关节炎，产后、病后虚弱无力等更易发生本病。肌腱和腱鞘均有水肿，增生，粘连和变性，腱鞘水肿变狭窄，压迫水肿的肌腱，阻碍肌腱的滑动，如用力伸屈手指，就产生弹拨动作和响声，并伴有疼痛（Figure 10-96-1）。

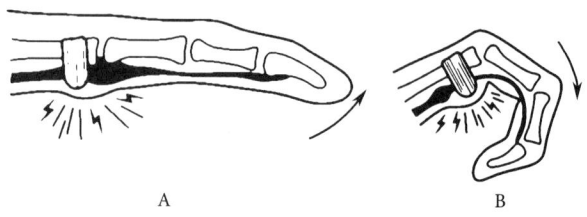

Figure 10-96-1　The epitenon narrows because of swelling, compress the swelling tendon

A. Straight; B. Bent

二、临床表现

手与腕部狭窄性腱鞘炎是最常见的腱鞘炎，好发于长期、快速、用力使用手指和腕部的中老年妇女、轻工业工人和管弦乐器演奏家等。在手指常发生屈肌腱鞘炎，又称弹响指或扳机指；拇指为拇长屈肌腱鞘炎，又称弹响拇；在腕部为拇长展肌和拇短伸肌腱鞘炎，又称桡骨茎突狭窄性腱鞘炎，或 de Quervain 病。

（一）弹响指和弹响拇

起病缓慢。初时，晨起患指发僵、疼痛，缓慢活动后即消失。随病程延长逐渐出现弹响伴明显疼痛，严重者患指屈曲，不敢活动。各手指发病的频率依次为中、环指最多，示、拇指次之，小指最少。病人述疼痛常在近侧指间关节，而不在掌指关节。体检时可在远侧掌横纹处扪及黄豆大小的痛性结节，屈伸患指该结节随屈肌腱上、下移动，或出现弹拨现象，并感到弹响即发生于此处。

（二）桡骨茎突狭窄性腱鞘炎

腕关节桡侧疼痛，逐渐加重，无力提物。检查时皮肤无炎症体征，在桡骨茎突表面或其远侧有局限性压痛，有时可扪及痛性结节。握拳尺偏腕关节时，桡骨茎突处出现疼痛，称为 Finkelstein 试验阳性。

第三节 / 腱鞘囊肿

腱鞘囊肿是关节附近的一种囊性肿块，病因尚不太清楚。慢性损伤使滑膜腔内滑液增多而形成囊性疝出，或结缔组织黏液退行性变可能是发病的重要原因。目前临床上将手、足小关节处的滑液囊疝（腕背侧舟月关节、足背中跗关节等处）和发生在肌腱的腱鞘囊肿统称为腱鞘囊肿。而大关节的囊性疝出又另命名，如膝关节后方的囊性疝出称为腘窝囊肿，或称为 Baker 囊肿，故存在混乱之处，尚待商榷。腱鞘囊肿有单房性和多房性之分，囊肿壁的外壁为纤维组织构成，内壁与关节滑膜相似，囊内充满无色透明胶样黏液。囊腔可与关节腔或腱鞘相通，但也有与关节腔及腱鞘不相通而成封闭者。

一、临床表现

腱鞘囊肿多见于中年和青年女性，以腕背、腕掌侧桡侧屈腕肌腱及足背发病率最高，手指掌指关节及近侧指间关节处也常见到。偶尔在膝关节前下方胫前肌腱膜上也可发生这类黏液退行性囊肿，但因部位较深，诊断较困难。主要症状为肿块，很少有疼痛。肿块生长缓慢，呈圆形，大小不一，一般不超过 2 cm，表面光滑，与皮肤无粘连，基底较固定。因囊内液体充盈，张力较大，扪之如硬橡皮样实质性感觉。如囊颈较小者，略可推动；囊颈较大者，则不易推动，易误为骨性包块。重压包块有酸胀痛。用 9 号针头穿刺可抽出透明胶冻状物。当囊肿发生在腕管或小鱼际时，可压迫正中神经或尺神经，引起感觉障碍或肌肉萎缩。如囊肿发生在腕部背侧时，将腕关节向掌侧屈，则肿块更见突出，张力也增加，局部可有酸痛；相反，将腕关节背伸时，则肿块张力减小，可扪及波动。

三、治疗

1. 注射治疗 即将醋酸氢化可的松（HCA）注射于腱鞘内，每周 1 次，每次 0.5 mL（12.5 mg），与 1% 普鲁卡因 0.5 mL 混合后注射。一般注射 4~6 次即可治愈。适用于各期腱鞘炎，以早期效果最好。注射要点：①碘酒、乙醇消毒进针部位；②针入鞘内无特殊感觉，约进针 0.5 cm 或遇到肌腱时退回少许即可；③注入药物时局部立即有胀感，完全注于腱鞘内时，患指指端胀感明显，张力增大。向桡骨茎突处腱鞘内注射时，亦有类似征象，而且能看到药物在鞘内向远近两侧扩散。这些征象表示药物注于鞘内。若局部肿胀或无此征象，表示注于鞘外，应立即补打 1 针。但要求注射部位准确，注入皮下则无效，一但注入桡动脉浅支，则有桡侧 3 个手指血管痉挛或栓塞，导致指端坏死可能。

2. 手术治疗 如非手术治疗无效，可考虑行狭窄的腱鞘切除术。

3. 中医药治疗 针刺、推拿、中草药和固定患手都有一定疗效。

二、治疗与预防

腱鞘囊肿有时可被挤压破裂而自愈。临床治疗方法较多，但复发率高。

1. 非手术治疗 原理是使囊内容物排出后，在囊内注入药物或留置可取出的无菌异物（如缝扎粗丝线），并加压包扎，使囊腔粘连而消失。通常是在囊内注入醋酸泼尼松龙 0.5 mL，然后加压包扎。本方法简单、痛苦较少，复发率也较低。

2. 手术治疗 手指腱鞘囊肿一般较小，穿刺困难；其他部位多次复发的腱鞘囊肿，都可手术切除。术中应完整切除囊肿，如系腱鞘发生者，应同时切除部分相连的腱鞘；如系关节囊滑膜疝出，应在根部结扎切除，以减少复发机会（Figure 10-96-2，10-96-3）。

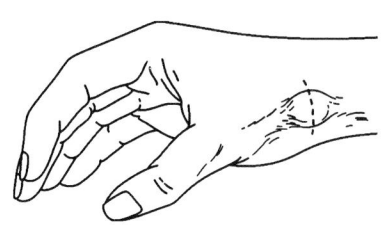

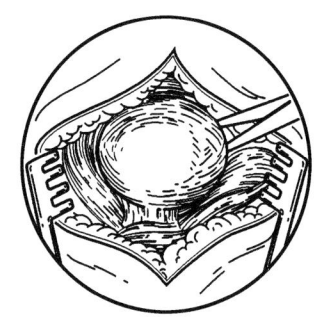

Figure 10–96–2　The position where to open wrist ganglion　　　Figure 10–96–3　Dissect the ganglion

第四节 / 滑囊炎

滑囊为一种潜在的纤维组织囊袋,内层为衬以内皮细胞的滑膜,能分泌少量滑液,以利滑动;外层为薄而致密的纤维结缔组织。滑囊位于关节附近的骨突与皮肤、肌肉与肌腱、肌腱与肌腱之间等处,凡摩擦频繁和压力较大的地方都有滑囊存在。滑囊有两种:①恒定滑囊,又称先天性滑囊,人人都有,如髌前滑囊、鹰嘴滑囊等;②不定滑囊,又称继发性滑囊,不是每人都有,而是为了适应生理和病理的需要,在压迫和摩擦的基础上发生的,如脊柱结核后突处的滑囊、跟腱后滑囊、踇外翻第一跖骨头内侧滑囊等。

一、分类

滑囊炎根据引起的原因可分成下列几类。

（一）急性和慢性创伤性滑囊炎

急性创伤后滑囊内可积血,局部肿胀、疼痛、压痛和波动,患肢活动障碍,随着时间的延长,囊内液变成黄色,至慢性期变为正常黏液。慢性滑囊炎常与职业有关,如矿工的髌前和鹰嘴滑囊炎。慢性滑囊炎囊壁增厚,囊内滑膜增生成绒毛状,有时呈多房状,常有钙质沉着。创伤性滑囊炎是临床上最常遇见的。

（二）急性和慢性化脓性滑囊炎

可为原发,也可为继发。致病菌多数来自感染性病灶,如扁桃体炎、鼻旁窦炎和牙龈炎等。急性期表现为剧烈疼痛,表皮红、肿、热,穿刺可抽得脓液,全身可有体温升高和白细胞增多等。慢性化脓性滑囊炎往往由急性化脓性滑囊炎治疗不当演变而来。

（三）结核性滑囊炎

比较少见,可以原发,也可以继发于邻近的骨结核,如股骨大转子结核性滑囊炎。一般起病缓慢,症状不明显,局部可有轻痛,出现肿块。如抽出干酪样物,结核菌培养

和动物接种试验阳性可以确定诊断。X 线摄片有时可见局部有少许骨质破坏征象。

（四）类风湿滑囊炎

相当多见,尤其常见于跟部滑囊,大多伴有手、足等其他关节的类风湿关节炎。

（五）痛风性滑囊炎

常见于踇趾、跖趾关节之内侧,尤其伴有踇外翻的病人。出现局部红、肿、热、痛等急性炎症的表现。如血尿酸测定超过 7 mg/mL,可以确定诊断。

（六）梅毒性滑囊炎

在新中国成立后不久性病就被消灭了。但近年来随着国际交往的增加,性病又出现了。梅毒性滑囊炎主要发生在梅毒的晚期,常见于髌前滑囊、鹰嘴滑囊和肩峰下滑囊,可穿破皮肤,形成窦道和溃疡。血液康氏反应阳性。

二、临床表现

急性滑囊炎的特征是疼痛,局限性压痛和活动受限。如为浅部滑囊受累(髌前及鹰嘴),局部常红肿。化学性(如结晶所致)或细菌性滑囊炎均有剧烈疼痛,局部皮肤明显发红,温度升高。如果合并有感染,则疼痛剧烈,表面皮肤红、热,可抽出脓液;体温升高,白细胞增多。

滑囊炎多次发作或反复受创伤之后可发展成慢性滑囊炎。发作可持续数日到数周,而且多次复发。异常运动或用力过度之后能出现急性症状。由于滑膜增生,滑囊壁变厚,滑囊最终发生粘连,形成绒毛、赘生物及钙质沉着等。因疼痛,肿胀和触痛,可导致肌肉萎缩和活动受限。三角肌下,尤其是冈下肌腱滑囊的钙沉着可为 X 线片所证实,在痛风的炎症急性发作期,鹰嘴和髌前滑囊中可析出结晶。

三、治疗原则

滑囊炎的治疗,应针对病因,结合临床表现,采取不同措施。

1. 急性和慢性创伤性滑囊炎　可穿刺抽液然后囊内注射醋酸氢化可的松或确炎舒松 A,并加压包扎。每周 1 次,3~4 次为 1 个疗程,疗效很好。避免再次受伤是防止复发的关键。因骨骼畸形所引起的滑囊炎,应矫正畸形。因工作关系引起的滑囊炎,应加强劳动防护。少数慢性病人经非手术治疗无效,而疼痛较重,囊壁肥厚,影响活动者,可行滑囊切除。

2. 急性和慢性化脓性滑囊炎　全身应用有效的广谱抗生素。局部穿刺抽出脓液,然后注入抗生素和加压包扎。无效时应切开引流,炎症完全消退后再切除滑囊。

3. 结核性滑囊炎　主要应用抗结核药治疗,以及在抗结核药控制下做滑囊切除术。

4. 类风湿滑囊炎　可行抗风湿治疗,同时可在囊内注射醋酸氢化可的松或曲安奈德。无效时可作滑囊切除。

5. 痛风性滑囊炎　应用促尿酸排泄,或阻止尿酸形成药物,以及非甾体抗炎药物,必要时切除滑囊。

6. 梅毒性滑囊炎　全身应用抗梅毒的药物治疗,必要时可行滑囊切除术。

第五节 / 肱骨外上髁炎

肱骨外上髁炎是一种肱骨外上髁伸肌总腱起点处的慢性损伤性炎症。因早年发现网球运动员易发生此种损伤,故俗称"网球肘"。

一、病因与病理

1. 病因　在前臂过度旋前或旋后位,被动牵拉伸肌(握拳)和主动收缩伸肌(伸腕)将对肱骨外上髁处的伸肌总腱起点产生较大张力,如长期反复这种动作即可引起该处的慢性损伤。因此,凡需反复用力活动腕部的职业和生活动作均可导致这种损伤,如网球、羽毛球、乒乓球运动员,钳工、厨师和家庭妇女等。少数情况下,平时不做文体活动的中、老年文职人员,因肌肉软弱无力,即使是短期提重物也可发生肱骨外上髁炎。

2. 病理　肱骨外上髁炎的基本病理变化是慢性损伤性炎症。虽然炎症较局限,但其炎症的范围每个病人却不尽相同:有的仅在肱骨外上髁尖部,以筋膜、骨膜炎为主;有的在肱骨外上髁与桡骨头之间,以肌筋膜炎或肱桡关节滑膜炎为主。此外,尚发现伸肌总腱深处有一细小血管神经束,穿过肌腱和筋膜时被卡压,周围有炎症细胞浸润及瘢痕组织形成,成为产生症状的病理基础。

二、临床表现

常见于上述职业、工种者,逐渐出现肘关节外侧痛,在用力握拳、伸腕时加重以致不能持物。严重者扭毛巾、扫地等细小的生活动作均感困难。检查时,仅在肱骨外上髁、桡骨头及二者之间有局限性、极敏锐的压痛。皮肤无炎症体征,肘关节活动不受影响。伸肌腱牵拉试验(Mills 征):伸肘,握拳,屈腕,然后前臂旋前,此时肘外侧出现疼痛为阳性。有时疼痛可牵涉到前臂伸肌中上部。

三、治疗与预防

1. 制动　限制腕关节的活动,尤其是限制用力握拳伸腕动作是治疗和预防复发的基本原则。对不能间断训练的运动员,应适当减少运动量,并避免反手击球,同时在桡骨头下方伸肌上捆扎弹性保护带,以减少腱起点处的牵张应力。

2. 非手术治疗　压痛点注射醋酸泼尼松龙 1 mL 和 2% 利多卡因 l~2 mL 的混合液,只要注射准确,均能取得极佳的近期效果。疗效是否巩固,与能否适当限制腕关节活动关系很大。

3. 手术治疗　非手术治疗对绝大多数病人有效,故少有需手术治疗者。偶尔对早期治疗不当,病程长、症状顽固者,施行伸肌总腱起点剥离松解术或卡压神经血管束切除结扎术。

第六节 / 肩关节周围炎

肩关节周围炎简称肩周炎,是由于肩周的肌肉、肌腱、韧带、滑囊和关节囊等软组织发生慢性无菌性炎症,导致关节内外粘连,阻碍肩关节活动所致,又称为粘连性肩关节炎、五十肩、凝肩等,俗称冻结肩、漏肩风。本病可因外伤、慢性劳损、较长时间不活动或固定、或局部受风寒侵袭等诱因而发作。临床表现主要为肩痛、肩关节活动障碍或僵硬、肩周肌肉萎缩。部分病人是由肱二头肌腱鞘炎、冈上肌炎、肩峰下滑囊炎等发展而来。本病好发于40岁以上中老年,女多于男(约3:1),右肩多于左肩,多数为慢性起病。本病预后良好,多能自愈(经数月至2年左右)。若积极进行锻炼及其他治疗,则病期短,恢复快。痊愈后也可再复发。

一、临床表现

1. 发病缓慢,多数无外伤史,少数仅有轻微外伤。可有受风着凉史。

2. 病程较长,常有数月疼痛病史。初为轻度肩痛,活动失灵,逐渐加重。疼痛一般位于肩前外侧,可向颈、耳、前臂和手放射,但无感觉障碍。严重者,稍一触碰即疼痛难忍,或夜不能眠,或半夜痛醒,不敢患侧卧位,肩活动受限,穿、脱衣服困难,甚至不能梳头、洗脸、漱口或洗澡等。

3. 患肩肌萎缩,背阔肌和大小圆肌等有痉挛。肩部压痛广泛,而以肱二头肌长头腱部压痛最为明显。肩活动严重受限,尤以外展、外旋、后伸为甚。

4. 晚期肩关节可呈僵硬状态。

二、诊断依据

1. 起病缓慢,病程较长。

2. 肩部疼痛、肩关节活动障碍或僵硬,压痛广泛,以肱二头肌腱长头腱部压痛为甚,肩周肌萎缩。

3. 肩关节外展、外旋、后伸明显障碍,甚至呈僵硬状态。

4. 肩关节X线片:一般无特殊改变。有时可见局部骨质疏松、冈上肌钙化、大结节密度增高等。肩关节造影显示关节腔缩小,呈方形。

三、治疗原则

1. 治疗目的 镇痛和解除肩关节的功能障碍。一般采用非手术治疗为主。

2. 功能锻炼 极为重要。在发病之初就应积极进行,要贯穿于治疗全过程。要积极有计划地进行,可采用下列方法进行:

(1) 俯身前后内外摆动法。

(2) 俯身画圈法。

(3) 爬墙法。

(4) 滑车带臂上举法。一日数次,忍着轻痛主动锻炼,疼痛减轻后,逐渐增加运动量和范围,但忌被动活动。

3. 痛点封闭 局部压痛明显者,用1%普鲁卡因4~10 mL加醋酸氢化可的松或泼尼松龙25 mg作局部封闭,一周一次,共2~3次。

4. 药物治疗 内服外用舒筋活络、活血化瘀、消炎止痛的中西药。

5. 物理治疗 针灸与理疗或热敷局部。

按摩推拿:在封闭后立即在喙突点、肩峰下滑囊处作按摩。有时在全麻下进行,以轻柔手法,将上臂外展及上举活动,以松解关节粘连。

6. 手术治疗 经长期保守治疗无效、症状严重者,可行手术治疗。术式:①肱二头肌长头腱固定或移位术;附着处切断后,将肱二头肌长头腱固定于喙突或肱骨结节间沟内,同时做前肩峰成形术;②喙肱韧带切断术。

第七节 / 棘上韧带和棘间韧带损伤

棘上韧带从枕骨隆突到第5腰椎棘突,附着在棘突的表面。颈段的棘上韧带宽而厚,称为项韧带,胸段变得纤细,腰段又较为增宽,故中胸段棘上韧带损伤多见。棘间韧带是连接两个棘突之间的腱性组织,由三层纤维组成,其纤维之间交叉排列,易产生磨损。这两种韧带主要是防止脊柱的过度前屈,往往同时发生损伤。由于腰5至骶1处无棘上韧带,且处于活动腰椎和固定的骶椎之间,受力最大,故此处棘间韧带损伤会也最大。

一、病因

长期埋头弯腰工作者，不注意定时改变姿势；脊柱因伤病不稳定，使棘上、棘间韧带经常处于紧张状态，即可产生小的撕裂、出血及渗出。如伴有退行性变则更易损伤。这种损伤性炎症刺激分布到韧带的腰神经后支的分支，即可发生腰痛。病程长者，韧带可因退变、坏死而钙化。棘上韧带与棘突连接部可因退变、破裂而从棘突上滑脱。此外，因暴力所致棘上、棘间韧带破裂，因伤后固定不良而形成较多瘢痕，也是慢性腰痛的原因。

二、临床表现

多无外伤史。腰痛长期不愈，以弯腰时明显，但在过伸时因挤压病变的棘间韧带，也可引起疼痛。部分病人痛可向臀部放射。检查时在损伤韧带处棘突或棘间有压痛，但无红肿。有时可扪及棘上韧带在棘突上滑动。棘间韧带损伤可通过局部造影证实。

三、治疗与预防

本病绝大多数可经非手术治疗治愈。但因脊柱未行固定，受伤的韧带无法制动，故不易短期内治愈。

1. 出现症状后应尽可能避免弯腰动作，以增加修复条件。

2. 局部注射皮质类固醇可明显缓解症状。如同时进行制动，则可缩短疗程。

3. 理疗有一定疗效。推拿、按摩对本病帮助不大，仅能缓解继发性骶棘肌痉挛。

4. 病程长、非手术治疗无效者，有人行筋膜条带修补术，其疗效尚不肯定。

第八节 / 腕管综合征

腕管综合征是正中神经在腕管内被卡压的一组症状和体征。病因很多，大多由于急、慢性损伤引起。腕管是一个较大的骨－韧带隧道，其内有拇长屈肌腱、4个手指的指浅、深屈肌腱和正中神经通过。正中神经最表浅，位于腕横韧带与其他肌腱之间。当腕关节掌屈时，正中神经受压，同时用力握拳，则受压更剧。正中神经出腕管后分支支配除拇内收肌以外的大鱼际诸肌，第1、2蚓状肌及桡侧1/2手掌、桡侧三指半掌面皮肤的感觉。

一、病因

腕管综合征是周围神经卡压综合征中最常见的一种。与任何一种管腔内容物受压的原理相同，外源性压迫、管腔本身变小及腔内容物增多，体积变大等，均是其病因。

1. 外源性压迫　如皮肤严重瘢痕或良性肿瘤均是病因之一。

2. 管腔本身变小　腕横韧带可因内分泌病变或外伤后瘢痕形成而增厚。腕部骨折、脱位可使腕管后壁或侧壁突向管腔，使腕管狭窄。

3. 管腔内容物增多，体积增大　腕管内腱鞘囊肿、神经鞘膜瘤、脂肪瘤、外伤后血肿机化以及滑囊炎等，都将过多占据管腔内容积，而使腕管内各种结构相互挤压、摩擦。这时，较易受损伤而出现功能障碍的是正中神经。

4. 长期外力作用　有的病人长期用力使用腕部，使腕管压力急剧变化，也易损伤正中神经。

二、临床表现

1. 中年女性多见，如为男性，则与职业有关。双侧发病为30%，其中绝经期女性占双侧发病的90%。

2. 病人首先感觉到桡侧3个手指端麻木疼痛，持物无力，以中指为甚。夜间或清晨症状最重，适当抖动手腕时症状可减轻，有时疼痛可牵涉到前臂，但感觉异常仅出现在腕远端正中神经支配区。

3. 体检，拇、示、中指有感觉过敏或迟钝。大鱼际肌萎缩，拇指对掌无力，腕部正中神经Tinel征阳性。屈腕试验：屈肘、前臂上举，双腕同时屈曲90°，1 min内患侧即会诱发出正中神经刺激症状，阳性率70%左右。腕管内有炎症或肿块者，局部隆起，有压痛或可扪及包块边缘。

三、诊断

根据病史、临床表现、电生理检查多可明确诊断。本病主要与各种原因所致的腕近端正中神经慢性损害鉴别，其中常见者为颈椎病的神经根型。应注意，腕管综合征的体征在腕远端，而颈椎病的神经根损害除手指外，尚有前臂屈肌运动障碍，屈腕试验及腕部Tinel试验均阴性。电生理检查有明显区别。

四、辅助检验

X 线常无异常发现,或有腕部骨折。

电生理检查:大鱼际肌肌电图及腕至手指的正中神经传导速度测定有神经损害征。

五、治疗

1. 早期腕关节制动于中立位。非肿瘤或化脓性炎症者,可在腕管内注射醋酸泼尼松龙,通常可收到良好效果。

应注意不能将药物注入正中神经内,否则可能因类固醇晶体积累而产生化学性炎症,反而加重症状。

2. 对腕管内腱鞘囊肿,病程长的慢性滑膜炎,良性肿瘤及异位的肌腹应手术切除。

3. 由于腕管壁增厚,腕管狭窄者可行腕横韧带切开减压术。

4. 手术中发现正中神经已变硬或局限性膨大时,应做神经外膜切开术、神经束间瘢痕切除神经松解术。

第九节 / 疲劳骨折

健康的骨组织要发生骨折,非有巨大暴力不可。但在骨的某些相对纤细部位或骨结构形态变化大的部位都易产生应力集中,当受到较大时间的反复、集中的轻微伤力后,首先发生骨小梁骨折,并随即进行修复。但在修复过程中继续受到外力的作用,使修复障碍,骨吸收增加。反复这一过程,终因骨吸收大于骨修复而导致完全骨折即为疲劳骨折(fatigue fracture)。疲劳骨折好发于第 2 跖骨干。第 3、4 跖骨,腓骨远端,胫骨远端和股骨远端也可发生。

一、发病机制

虽然慢性损伤是疲劳骨折的基本原因,但发生在不同部位时,原因不尽相同。如病人有先天性第 1 跖骨短小畸形,则足掌负重点就从第 1 跖骨头转移到第 2 跖骨头,但第 2 跖骨干远较第 1 跖骨纤细,故易发生骨折(Figure 10-96-4)。

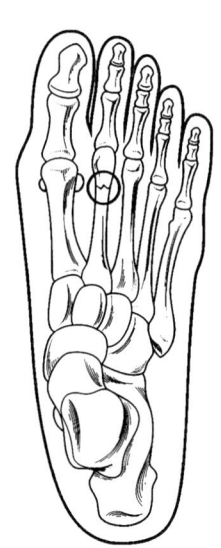

Figure 10-96-4　The predilection site of fatigue fracture

由于这种骨折常发生在新兵训练或长途行军之后,故又称为行军骨折。老年人多有骨质疏松,如因慢性支气管炎而长期咳嗽,肋间肌反复猛烈收缩,则可产生肋骨疲劳骨折。田径运动员和芭蕾舞演员的腓骨下 1/3 或胫骨上 1/3 易发生疲劳骨折,这与小腿肌反复、猛烈收缩有关,也与足掌跳跃着地的间接暴力有关。

二、临床表现

1. 损伤部位出现逐渐加重的疼痛为其主要症状。这种疼痛在训练中或训练后尤为明显。

2. 体检有局部压痛及轻度骨性隆起,但无反常活动。少数可见局部软组织肿胀。

三、诊断

根据病史,临床表现,X 线检查不难确诊。

四、辅助检验

X 线摄片,在出现症状的 1~2 周内常无明显异常,3~4 周后可见一横行骨折线,周围有骨痂形成。病程长者,骨折周围骨痂有增多趋势,但骨折线更为清晰,且骨折端有增白,硬化征象。因此,当临床疑有疲劳骨折而 X 线检查又是阴性时,其早期诊断方法是进行放射性核素骨扫描。

五、治疗

治疗方法与暴力骨折相同。由于骨折多无移位,故仅需局部牢固的外固定和正确的康复锻炼。应注意的是,就诊较晚的疲劳骨折,因断端已有硬化现象,骨折愈合较困难。近年有人建议用微电流或骨诱导、生长因子等方法来促进骨折愈合。

合理治疗能获良好效果。但在恢复训练前必须制定妥善计划,纠正错误动作和姿势,以免再伤。老年人肋骨疲劳骨折时,还应治疗慢性咳嗽。

第十节 / 胫骨结节骨软骨病

胫骨结节骨软骨病是由于股四头肌长期、反复、猛烈的收缩,导致髌韧带附着处的胫骨结节骨骺发生慢性损伤以致缺血坏死而引起的一种疾病,又称为 Osgood-Schlatter 病、胫骨结节骨骺炎或胫骨结节骨软骨炎等。其临床表现主要为胫骨结节部位疼痛、肿大和压痛,无明显功能障碍。病人多有外伤史。本病发病缓慢,多见于 12~18 岁的青少年,男多于女,多为单侧,亦可双侧(约占 30%),好发于喜爱剧烈运动(如跑跳、球类等)的中学生。本病可自愈,骨骺骨化后,症状自消,但时间较长。对症治疗常能奏效。治疗无效或明显畸形者,可行手术治疗,疗效良好。

一、临床表现

1. 患肢胫骨结节部位逐渐肿大、疼痛,上下楼梯及快步行走可使疼痛加重,严重者,可有跛行,伸膝乏力。

2. 患肢胫骨结节隆起,局部压痛明显,但皮肤不红、不热。在阻力下伸膝,局部疼痛加重。

二、诊断

1. 多发生于 12~18 岁男孩,常为单侧,亦可双侧(约占 30%)。

2. 发病缓慢,患肢胫骨结节处肿大、疼痛及压痛。

3. X 线摄片可显示胫骨结节有舌状骨骺,不规则,常有隆起破碎,骨质密度不匀。软组织肿胀。

三、治疗

1. 非手术治疗 限制活动。暂停跑、跳、踢等运动,尽量少走路或避免作伸屈膝活动。疼痛严重者,可行下肢长腿石膏外固定 6~8 周。

2. 手术治疗 成年后,有长期局部疼痛者,主要是由于小块骨骺未与结节融合之故,可手术切除未融合的骨骺块;有明显畸形者,亦可手术切除之。

四、预防

胫骨结节骨软骨病主要由于股四头肌反复用力牵拉胫骨结节骨骺而使其受慢性损伤,导致血运障碍,最后发生缺血性坏死。本病的发生相当一部分与青少年运动量过大及训练方法不当有关。因此,预防本病的关键是注意避免活动过剧,加强训练指导及医疗监督。本病具有自愈性,当骨骺闭合以后,症状也多随之消失。急性发作期应适当休息,避免剧烈活动,减少膝关节屈曲,或用石膏外固定。不过很多病人经过休息,不用任何治疗也可缓解。自我按摩或热敷局部也有良效。

第十一节 / 股骨头骨软骨病

股骨头骨软骨病称 Legg-Calve-Perthes 病(LCP),简称 Perthes 病。是最常见的骨软骨病。好发于 3~10 岁的儿童,男多于女,其比例为(4~6)∶1。偶有小于 2 岁或大于 10 岁发病者。双侧发病者约占 10%,病程需 2~4 年。本病为骨骺的缺血性坏死,主要侵犯股骨头的骨骺和股骨的干骺端,偶有影响髋臼者。

一、临床表现

初期症状较为模糊,感到肢体容易疲劳常为最先症状,在负重时髋部有轻度疼痛,但休息后消失,有不明显的跛行。髋关节外展及旋转活动在早期就有影响,沿股骨长轴叩击髋部可感到疼痛。髋关节前方有压痛,疼痛向膝关节放射容易误诊为膝部疾病。病变继续进展,疼痛变为持续性。病儿跛行明显,臀肌及股部肌肉发生失用性萎缩。屈氏试验阳性,髋屈曲内翻,造成患肢相对变短。随着扁平髋的形成,肢体的绝对长度亦较健侧缩短。成年后导致早期产生骨关节炎。

二、诊断

在病变初期,X 线无阳性发现。股骨头骺骨软骨病早期的 X 线表现是股骨头骨化中心外移,关节内侧间隙增宽(只要有 1~2 mm 的增宽就有诊断价值,可与健侧比较）。这是因为滑膜炎使关节内压力增高所致,关节囊脂肪垫肿胀。亦有人认为股骨头外移是骨化中心的外移,而不是整个股骨头外移。当股骨头外移后,头的前上方1/4部必然会承受过多的载荷,髋臼边缘持续压迫股骨头,造成边缘性压迫骨折。在髋外展位(蛙式位)的X线片上更能看得清楚。关节造影可见股骨头内侧软骨增厚,这可能是因骨化中心停止发育而内侧的软骨细胞发生增殖所致。X线片上显示的骨化中心亦较小,骨骺密度增高,发育暂时停止。以后,股骨头出现穿顶样的软骨下透亮区,只有在外展位X线片上才能看清楚,这一透亮区表示坏死区的骨折线。当下肢外展时,骨化中心边缘和骺软骨间的容积骤然增大,骨碎片之间可能稍有拉开,使空气进入骨折线而显影,这亦称骨骺内气体征象。骨骺前外侧是最先坏死(也是最先出现修复)的部位,也只有在外展位时才能看清楚,而在前后位X线上常表现为整个股骨头受累的假象。股骨头开始变扁,干骺部增粗,髋部诸骨出现失用性骨质疏松现象。随后,修复过程开始,在X线片上可以看到骨坏死,骨吸收以及新骨沉积并存的现象(Figure 10-96-5)。股骨头也逐渐恢复其光整的外缘,但如果得病后未得到及时有效的治疗,此时股骨头已成蘑菇状。为适应股骨头的变形,髋臼也变扁变浅,且外形不规则。髋臼不能包含全部的股骨头,而发生半脱位,股骨颈变成宽而短。由于负重线的改变,成年后可早期看到骨关节炎的表现。近年来CT及MRI(磁共振成像)在临床上广泛应用,对本病的早期诊断颇有帮助。

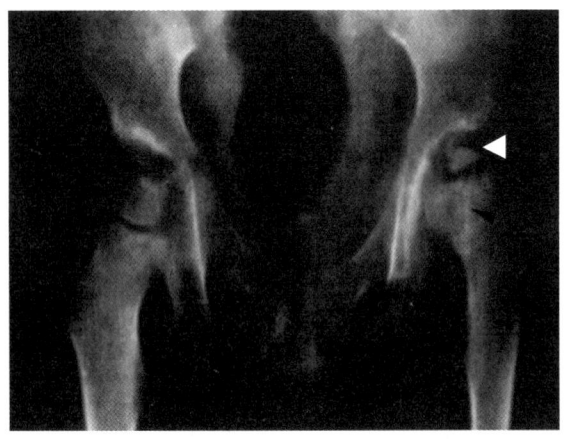

Figure 10-96-5 Collapse of the left femoral head

三、鉴别诊断

股骨头骨骺骨软骨病需要和下列几种疾病相区别。

1. 髋关节结核　常难区别,尤其是早期更易混淆。髋关节结核为局限性、进行性、破坏性、炎症性病变,可累及股骨头、髋臼及股骨颈。因关节腔积液而显示关节囊肿胀的X线征象可持续相当长的时间,股骨头骨骺骨软骨病则为软骨下无菌坏死性病变,以坏死骨密度增高,变形及继发髋关节骨关节炎为主要X线表现,不会有明显的关节积液或脓肿形成。

2. 髋关节一过性(暂时性)滑膜炎　两者无论从发病年龄及滑膜炎表现方面均相似,但病程不同,一过性滑膜炎无异常的X线表现。近年来用^{99m}Tc扫描可以有帮助,股骨头骨骺骨软骨病的^{99m}Tc摄入减少。

3. 克汀病　克汀病病人的骨骺变可以表现为不规则的钙化点,但其出现时间及融合时间均较正常儿童延迟。由于软骨内化骨障碍而使骨的长径变短。此外,患儿尚有智力低下等情况。

4. 股骨上骨骺滑脱症　两者的临床症状相似。但股骨上骨骺滑脱症的发病年龄较大,髋关节内旋及内收活动受限(Drehman征)为其特征。

四、治疗

因患儿发病髋关节甚为敏感,可先用皮肤牵引1~2周,待急性症状消退后再考虑进一步治疗。

（一）非手术治疗

过去应用长期的髋人字形石膏固定,由于对小儿发育及关节功能影响太大,故目前已少用或不用。各种类型的外展支架是目前常采用的治疗方法,其目的:①将股骨头深深的置于髋臼之中。②避免髋臼唇对股骨头的压迫。③使股骨头所受到的压力均等。④保持髋关节良好的活动度。⑤尽可能保持圆形的股骨头及正常的髋臼。有报道,患儿采用外展,内旋位支架固定后其优良率达91%,但平均固定时间为19个月,疗程仍过长。

（二）手术治疗

钻孔术是通过手术方法来改变股骨头骨化中心的循环,使股骨头和股骨颈之间的血供沟通,报道显示效果并不理想。国内有人主张采用髋关节滑膜切除术来治疗本病,获得一定效果,但手术的作用机制尚不清楚。也有人用带蒂(肌瓣或血管)植骨术,血管种植术等。

近年来在国外比较公认的是粗隆下或粗隆间截骨术。此手术的优点在于:①在手术后6~8周即可完成治疗。②手术后不需进一步应用支架要或其他限制活动及负重的措施。③截骨术可使股骨上段发生充血。④其疗效不比长期应用外展支架差。截骨术的并发症是肢体缩短畸形、残留髋内翻、截骨处骨不愈合及关节活动受限等。

一般认为在 7 岁以下手术者疗效好,而且在手术后数年内,效果会不断好转。

五、预后

和发病年龄、病史的长短及治疗的方法正确与否有关。一般在 5 岁以前发病者,预后良好,甚至可以不做任何治疗。为判断预后和决定治疗方法,Catterall 根据 X 线表现(前后位及外展位),将本病分成 4 级。Ⅰ级:只有骨骺的前部有病变,关节面无塌陷,受累骨可完全被吸收,无死骨形成,无干骺端的骨质改变,可完全再生。Ⅱ级:骨骺的前、外部有不同程度的受累,股骨头有塌陷但仍能维持骨骺原来的高度,有死骨形成但可以被吸收,干骺端出现囊性变,以后会消失。Ⅲ级:只有小部分骨骺未成死骨,由于在死骨上有新骨覆盖,在前后位 X 线片上出现"头中有头"的现象,股骨头有塌陷已不能维持原有的高度,干骺端已有增宽。Ⅳ级:整个骨骺均已成为死骨,股骨头已呈蘑菇状,干骺端有明显的增宽等骨质改变,股骨头上已出现再塑,但已难恢复原形。毫无疑问,Ⅰ、Ⅱ级的预后佳,Ⅲ、Ⅳ级差。Catterall 提出了一个所谓"股骨头危险征象"的概念。"危险征象"在临床上包括:肥胖儿童,髋关节活动受限并有内收挛缩者;X 线片上显示 Gage 征,表现为股骨头向外半脱位、骨骺外侧出现钙化及有水平向的骨骺生长板等。如果出现这些征象,就一定要及时治疗,而粗隆间或粗隆下截骨术是最有效的治疗方法。如果无"危险征象"者,不管属于哪一组,均可不作治疗。在治疗开始时,股骨头仍保持圆形者,结果良好。头已有变扁者,不一定能恢复原形,愈合过程一旦开始,股骨头就不会继续变形。有人认为病程已达 20 个月以上者,即使做截骨术,疗效亦不佳。

(侯铁胜　贺石生)

第 97 章
颈、腰椎退行性疾病

原来认为,脊柱退变与劳损、外伤等机械应力有很大关系,现在认为遗传因素比机械力学因素更为重要。

脊柱的退变可分为 3 阶段。第一阶段:功能障碍期,15~45 岁,特点是椎间盘纤维环周缘性和放射状撕裂及小关节局限性滑膜炎;第二阶段:不稳定期,见于 35~70 岁,椎间盘内撕裂、进行性吸收、关节突关节退变伴有关节囊松弛、半脱位和关节面破坏。第三阶段:稳定期,60 岁以上病人,椎间盘和关节突周围骨质进行性肥大增生,导致节段性僵硬和明显的强直。

婴儿刚出生时,椎间盘有部分直接的血供,出生后的前些年椎间盘的直接血供逐渐减少,成年时椎间盘已无明显血供,主要靠邻近椎体终板的渗透性作用获得营养。随着时间的推移,伴随着椎间盘髓核中蛋白多糖含量逐渐减少和变性,髓核中的水分含量也减少,纤维含量增加,并最终纤维化,血管长入,细胞增生、细胞簇形成,纤维排列紊乱,出现裂纹和断裂。邻近的软骨终板对椎间盘的渗透性营养作用受影响,进一步加重椎间盘退变,外力作用下可诱发髓核从椎间盘纤维环裂隙向后方突出。椎间盘退变后,脊柱不稳,为了获得代偿性稳定,骨质增生,最终引起神经症状(Box 10-97-1)。

颈椎和腰椎因为活动度大,应力集中,是最容易发生退变的部位,因此这里主要讨论颈椎和腰椎退变。

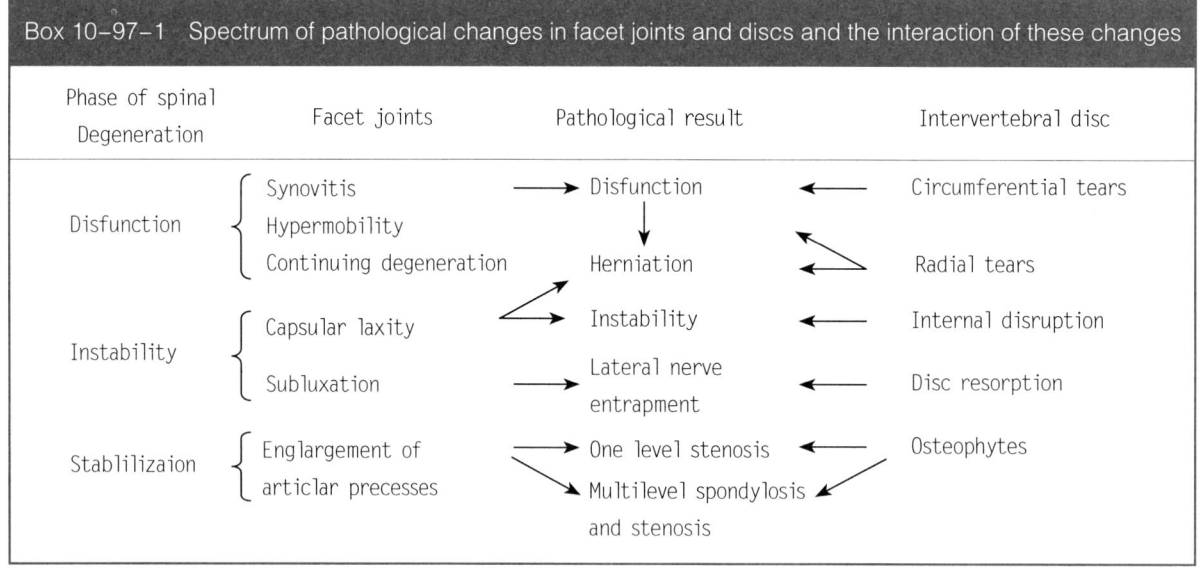

Box 10-97-1　Spectrum of pathological changes in facet joints and discs and the interaction of these changes

第一节 / 颈椎退行性疾病

本节要点 (Key concepts)

- **Etiological factor and pathology**

a. Genetic influence is more important than mechanical factors on disc degeneration; b. Decrease of proteoglycan and water component in disc; c. Hypermobility of facet joints and initial relative instability; d. Appearance of osteophyte and hyperplasia of vertebra and facets; e. Whether or not accompany with calcification and hypertrophy of the ligamentum flavum and posterior longitudinal ligament.

- **Clinical presentation**

Abnormal sense and myodynamia (e.g, pain, numbness, dysesthesia or hyperesthesia, trunk zonesthesia, weakness of extremities), increased activity of tendon reflex, positive sign of Hoffmann and Babinski.

- **Staging and classification**

Disc degeneration stages: Dysfunction, instability, stabilization.

Cervical spondylosis: root type, spinal cord type, vertebral artery type, sympathetic type.

- **Diagnosis**

Differential diagnosis needs coincidence of clinical presentation with imaging examination.

- **Management**

Conservative treatments: medical treatment, cervical traction or physical therapy for root type. Surgical treatment: anterior or posterior approach to decompress the spinal cord and restore the spinal stability for spinal cord type and ineffective conservative treatment for root type. Cervical disc arthroplasty or video-associated surgery for cervical herniation patients.

- **Etiological factor and pathology**

a. Achondroplasia; b. Degeneration of disc and facet joints; c. Hyperosteogeny; d. Hypertrophy of the ligamentum flavum and posterior longitudinal ligament; e. Hyperplasia of scar.

- **Clinical presentation**

Like spinal cord type of cervical spondylosis. Abnormal sense and myodynamia, increased activety of tendon reflex, postive sign of Hoffmann and Babinski.

- **Classification**

a. Congenital; b. Acquired.

- **Diagnosis**

Differential diagnosis needs coincidence of clinical presentation and imaging examination.

- **Management**

Surgical treamnet: anterior or posterior approach to decompress the spinal cord and restore the spinal stability.

一、颈椎病

颈椎病(cervical spondylosis)是因颈椎间盘退变后,椎间隙高度下降、脊柱失稳,椎体和终板反应性骨组织修复,骨质增生、骨赘形成,压迫神经、脊髓、椎动脉和食管等组织,引起症状或体征的一类疾病。颈椎功能单位见 Box 10-97-2。

> **Box 10-97-2 颈椎功能单位**
>
> 颈椎功能单位:两个相邻颈椎及之间的椎间盘、关节突关节和钩椎关节(Luschka 关节或钩突关节)构成颈椎功能单位

（一）病因及病理

颈椎退变的病理机制与其他脊柱部位退变一致。除了遗传因素外,劳损和外伤也是颈椎退变的原因。颈椎及颈部肌肉系统的主要作用是支持头部和使头部运动,并且为神经的下行支配提供通道。

随着椎间盘退变的加重,椎间隙高度下降、脊柱失稳,椎体和终板的反应性增生,骨赘形成,小关节增生肥大。骨赘主要在钩椎关节部位,其次为椎体后缘及前缘。在椎间盘、椎体退变的基础上,颈段的前、后纵韧带、黄韧带松弛肥厚,椎管和椎间孔容积减小。

（二）分型及临床表现

颈椎病的临床表现可分为三类:与脊柱本身有关的症状、与神经根受压有关的症状和与脊髓受压有关的症状。各神经根受压后的症状体征见 Table 10-97-1。

颈椎病具体分型如下。

1. 神经根型颈椎病　此型最多见。由于颈椎退变,

		Sense deficit	Motor weakness	Reflex change
C5 nerve root(C4-5)		Upper lateral arm and elbow	Deltoid Biceps (variable)	Biceps (variable)
C6 nerve root(C5-6)		Lateral forearm, thumb, and index finger	Biceps Extensor carpi radialis longus	Biceps Brachioradialis
C7 nerve root(C6-7)		Middle finger (variable because of overlap)	Triceps Wrist flexors (flexor carpi radialis) Finger extensors (variable)	Triceps
C8 nerve root(C7-T1)		Ring finger, little finger, and ulnar border of palm	Interossei Finger flexors (variable) Flexor carpi ulnaris (variable)	None

突出的椎间盘或增生的骨质压迫脊神经根而产生上肢疼痛、麻木等神经根性症状。首先表现为颈肩痛、枕颈部酸痛,疼痛可反复发作,可伴有上肢放射痛、感觉减退或过敏。有时会出现上肢无力,严重时有肌肉萎缩,以大、小鱼际肌和骨间肌明显;还可能伴有上肢腱反射减弱或消失(Figure 10-97-1)。C4-5、C5-6 和 C6-7 节段发病率最高。颈神经牵拉试验和压颈试验可阳性(Box 10-97-3)。

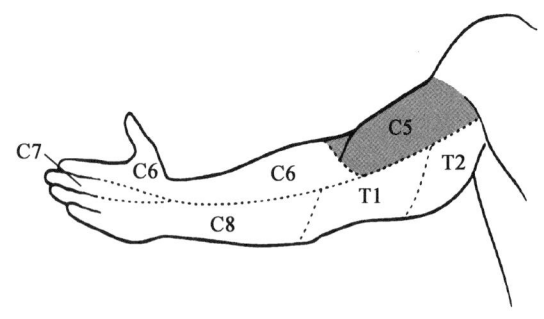

Figure 10-97-1　Segmental distribution of sensory of cervical vertebra

2. 脊髓型颈椎病　40~60 岁最多见,发病慢,大约 20% 有外伤史。由于脊髓受压,此型症状最严重。该病早期无明显的症状。发病时先从下肢单侧或双侧发沉、麻木开始,随之出现行走困难,下肢发僵,步态蹒跚,协调性差,不能跨越障碍物。双足有踩棉花感。自述颈部发硬,颈部后伸时易引起四肢麻木。有时上肢症状可先于下肢出现。上肢多一侧或两侧出现麻木、疼痛,拧毛巾时感双手无力,不能扣衣服纽扣。严重者,写字困难,饮食起居不能自理。有时胸部或腹部有束带感。部分病人有括约肌功能障碍,尿潴留。

脊髓型颈椎病不一定有颈肩痛,检查时,病人双手动作笨拙,不能做精细动作。四肢肌力减弱,肌张力增高,肌

腱反射活跃或亢进,而腹壁反射、提睾反射和肛门反射减弱或消失,Hoffman 征和 Babinski 征阳性。

Box10-97-3　神经试验的概念

1. 颈神经牵拉试验	检查者站在病人一侧,一手扶病人头部,一手握手臂外展,同时两手向相反方向牵拉分开使臂丛受牵拉,若病人感觉放射痛或疼痛加重为阳性
2. 压颈试验	Spurling 试验,病人取坐位,检查者站于病人身后,将病人头向后伸或侧偏下压出现颈肩痛或放射痛为阳性

依据上、下肢感觉、运动和肛门括约肌功能进行颈脊髓功能评分,目前较常用的是 JOA 评分(Table 10-97-2),可作为临床上脊髓功能的评定。

Table 10-97-2　颈脊髓病功能评估 JOA 评分

Ⅰ 上肢运动功能

　　0分:不能用筷子或勺子吃饭

　　1分:能用勺子但不能用筷子吃饭

　　2分:能不完全地用筷子吃饭

　　3分:能用筷子吃饭,但笨拙

　　4分:正常

Ⅱ 下肢运动功能

　　0分:不能行走

　　1分:走平地需要拐杖或搀扶

　　2分:仅上下楼梯时需要拐杖或搀扶

　　3分:能不扶拐杖行走,但缓慢

　　4分:正常

Ⅲ 感觉

　　A. 上肢

　　　0分:明显感觉丧失

续表

1分:轻微感觉丧失

2分:正常

B. 下肢。同上肢标准

C. 躯干。同上肢标准

Ⅳ 膀胱功能

0分:完全性尿潴留

1分:严重排尿障碍

(1) 膀胱排空不充分

(2) 排尿费力

(3) 排尿淋漓不尽

2分:轻度排尿障碍

(1) 尿频

(2) 排尿踌躇

3分:正常

（三）影像学检查

1. X 线检查　侧位片上可见颈椎生理前凸减小、消失或反曲，椎间隙变窄，椎体前缘可见牵张性骨赘(stretch osteophyte)，椎体后缘有骨赘形成；斜位片上可见钩突关节骨质增生，椎间孔变窄；过伸、过屈位片上有时可见颈椎活动度过大或相邻椎体位移过多。

2. CT 检查　可见颈椎间盘突出，有时突出的椎间盘出现钙化，颈椎管容积变小，黄韧带肥厚甚至骨化，硬膜外间隙脂肪消失，脊髓受压。

3. MRI 检查　T1 加权像上可见椎间盘向椎管内突出，与低信号的脊髓相连，T2 加权像上，硬膜外间隙消失，高信号的脑脊液在低信号的突出椎间盘和椎体后缘增生的骨质部位中断，脊髓受压，脊髓内有时可见高信号的圆形脊髓变性区。

4. 脊髓造影　当存在动力性脊髓压迫因素时，尽管动态 MRI 已减少了脊髓造影的作用，但脊髓造影仍不失为一项有价值的检查手段。

（四）诊断

颈椎病的诊断必须结合临床表现和影像学检查，只有两者相符时才能作出诊断并指导治疗。

（五）鉴别诊断

肌萎缩性侧索硬化(amyotrophoic lateral sclerosis)：属于运动神经元疾病的一种，首发症状常为手指运动不灵活和力弱，随之手部肌肉萎缩，并逐渐向前臂、上臂及肩胛带肌发展，无客观的感觉异常。萎缩肌群出现粗大的肌束震颤，最终出现呼吸肌麻痹，肌电图（EMG）呈典型的神经源性改变，胸锁乳突肌 EMG 检查阳性率可达 94%。脊髓型颈椎病肌萎缩局限于上肢，常伴有感觉减退，可有括约肌功能障碍，肌束震颤少见，一般无脑干症状，胸锁乳突肌 EMG 检查阳性率几乎为零。

（六）治疗

分为非手术治疗和手术治疗。

1. 非手术治疗　神经根型、颈型颈椎病主要行非手术治疗，包括颈椎牵引、理疗，改变不良的工作体位和睡眠姿势，配合药对症治疗，一般能治愈。

2. 手术治疗　手术包括切除压迫脊髓和神经的骨赘、突出的椎间盘和增生的韧带等组织。

(1) 前路椎间盘镜下手术　对于单纯的颈椎间盘突出引起的根性症状，可行前路椎间盘镜下突出组织摘除术。

(2) 脊髓减压、内固定、融合术　对于脊髓型颈椎病，可行前路椎间盘或半椎体切除联合内固定植骨融合治疗，对于病变节段较多者，可考虑行颈椎后路椎管扩大成形术，使脊髓和神经得到充分减压，并通过植骨或联合内固定行颈椎融合，以获得颈椎的稳定性。

二、颈椎管狭窄症

颈椎管因骨性或纤维性增生引起椎管容积减小，脊髓循环障碍，脊髓、神经受压而产生相应症状为颈椎管狭窄症(cervical stenosis)。

（一）病因与病理

任何引起颈椎管容积减小的过程或原因都可以引起颈椎管狭窄，可为骨质或软组织的椎管内突出。骨质因素包括：软骨发育不全、椎间关节退变、骨赘形成、椎体脱位等。软组织因素包括：黄韧带、后纵韧带肥厚，椎间盘膨出或突出，瘢痕形成等。

颈椎管狭窄解剖上可分为先天性和获得性两种。先天性颈椎管狭窄包括特发性和软骨发育不全性颈椎管狭窄，获得性椎管狭窄主要为退变性颈椎管狭窄和少数医源性和代谢性颈椎管狭窄（Table 10-97-3）。

Table 10-97-3　Classification of spinal stenosis

Types	
Anatomical	Central
	Foraminal
Pathological	Congenital
	Idiopathic
	Achondroplastic
	Acquired
	Degenerative
	Central canal
	Lateral recess, foramen

continued

Types
Degenerative spondylolisthesis
Degenerative scoliosis
Combination of congenital and degenerative stenosis
Iatrogenic
Postlaminectomy
Postfusion
Postchemonucleolysis
Spondylolytic
Posttraumatic
Miscellaneous
Paget disease
Fluorosis
Diffuse idiopathic skeletal hyperostosis syndrome
Hyperostotic lumbar spinal stenosis
Oxalosis
Pseudogout

其他病变如颈椎病、颈椎间盘突出症、颈椎后纵韧带骨化、颈椎肿瘤、创伤等可引起颈椎管狭窄。

（二）临床表现

病人年龄常大于 50 岁，很多人有重体力劳动史，约 50% 或更多的椎管狭窄病人出现症状。椎管狭窄多见于 C4-5、C5-6、C6-7 节段。症状发展缓慢，可表现为四肢麻木、无力，双手不能作精细动作，胸部有束带感，下肢有踩棉花感，行走或站立不稳，大、小便障碍。检查发现四肢及躯干感觉减退，肌力减弱，肌张力增加，肌腱反射活跃或亢进，Hoffmann 征和 Babinski 征阳性，踝阵挛、髌阵挛阳性，类似于脊髓型颈椎病的表现。脊髓功能状况亦可根据 JOA 评分进行评估。

（三）影像学检查

1. X 线和 CT 检查

（1）颈椎管矢状径测定　X 线侧位片和 CT 冠状位片上椎弓根短缩，X 线前后位片和 CT 矢状位上椎弓根间距变小，X 线片上韧带钙化、椎间孔狭窄、关节突肥大对颈椎管狭窄具有提示作用。颈椎管矢状径为 X 线侧位片、CT 矢状位片上，颈椎体后缘中点至相对椎板连线之间的最短距离。

（2）颈椎椎体矢状径测定　X 线侧位片、CT 矢状位片上，椎体前缘中点至椎体后缘中点的连线。颈椎管与颈椎体矢状径的比值为 Pavlov 比值。Pavlov 比值 = 颈椎管矢状径 / 颈椎体矢状径，此值小于 0.75 则为颈椎管狭窄。

2. 脊髓造影　脊髓造影具有动态显示影像的特点，对于卧位下 MRI 检查未见有椎管狭窄的病人，可能在造影后站立位前屈、后伸侧位片上得以显示。

3. 颈椎 MRI 检查　除能观察上述椎体中狭窄部位外，还可观察颈椎管其他部位有无狭窄征象。

（四）诊断

根据病史和影像学检查，不难作出诊断。

（五）鉴别诊断

主要与颈椎病相鉴别。两者症状和体征有相似之处，但颈椎病时颈椎管矢状径或 Pavlov 比值多为正常。颈椎病椎管的狭窄部位主要位于椎间盘和椎体后侧上、下缘处，区别于颈椎管狭窄症时的全椎管狭窄。

（六）治疗

以手术治疗为主。经后路行椎板切除、脊髓减压或椎管扩大成形术。为了避免颈椎后路减压发生的畸形和脊髓再度受压，可行颈椎管扩大成形术。

第二节 / 腰椎退行性疾病

本节要点 (Key concepts)

- **Background**

Although back pain is common from the second decade of life, intervertebral disc disease and disc herniation are most prominent in otherwise healthy people in the third and fourth decades of life. Lumbar disc herniation is one of the most common diseases in spine surgery. 10%~20% of patients need operation.

- **Risk factors**

Degeneration of lumbar disc is the basic reason for lumbar disc herniation. The risk of the lumbar disc herniation is significantly higher among blue-collar workers in industry and among motor vehicle drivers.

- **Clinical presentation**

Low back pain can radiate to sacroiliac region and buttocks, some can radiate down to posterior thigh. Radicular pain usually extends below the knee and follows the dermatome of the involved nerve root.

Cauda equina syndromes from a herniated lumbar disc are presented typically with bilateral sciatica, leg weakness, saddle area numbness and urine or stool incontinence, or both.

- **Management**

80%~90% of lumbar disc herniation can be treated conservatively.

- **Background**

Lumbar spinal stenosis most commonly affects the middle-aged and elderly population. Entrapment of the cauda equina roots by hypertrophy of the osseous and soft tissue structures surrounding the lumbar spinal canal is often associated with incapacitating pain in the back and lower extremities, difficult ambulating, leg paresthesias and weakness and, in severe cases, bowel or bladder disturbances.

- **Clinical presentation**

The characteristic syndrome associated with lumbar stenosis is termed neurogenic intermittent claudication. This condition must be differentiated from true claudication, which is caused by atherosclerosis of the pelvofemoral vessels. Although many conditions may be associated with lumbar canal stenosis, most cases are idiopathic.

Imaging of the lumbar spine performed with CT or MRI often demonstrates narrowing of the lumbar canal with compression of the cauda equina nerve roots by thickened posterior vertebral elements, facet joints, marginal osteophytes or soft tissue structures such as the ligamentum flavum or herniated discs.

- **Management**

Lumbar decompressive laminectomy provides relief to most patients. Medical treatment alternatives, such as bed rest, pain management and physical therapy, should be reserved for use in debilitated patients or patients whose surgical risk is prohibitive as a result of concomitant medical conditions.

- **Background**

Isthmic spondylolisthesis is absent in newborns, but occurs in children and reaches the adult prevalence of 5% to 8% by age 18 years. Degenerative spondylolisthesis occurs in patients older than 40 years and rarely is identified before that time.

- **Anatomy**

Degenerative spondylolisthesis is differentiated from isthmic spondylolisthesis by the presence of an intact pars. Because the arch is intact and moves forward with the L4 vertebral body, progressive spinal stenosis occurs in addition to facet degenerative changes.

- **Classification**

a. Isthmic spondylolisthesis; b. Degenerative spondylolisthesis; c. Traumatic spondylolisthesis.

- **Clinical presentation**

a. low back pain; b. Neurogenic claudication from spinal stenosis caused by degenerative spondylolisthesis.

腰椎的退行性疾病主要包括：退行性腰椎侧凸、退行性腰椎滑脱、椎间盘源性腰痛、关节突源性腰痛、劳损性腰痛、腰椎间盘突出症、腰椎管狭窄等疾病，本节重点介绍临床上最常见的腰椎间盘突出症、腰椎管狭窄、腰椎滑脱三种疾病。判断腰椎间盘突出症、椎管狭窄、腰椎滑脱等下腰椎疾病的轻重及治疗的效果目前多采用日本骨科协会下腰痛评分标准（Japanese Orthopedic Association's evaluation system for low back pain syndrome，简称JOA评分）及 Oswestry 功能障碍指数（Oswestry disability index，ODI）。

一、腰椎间盘突出症

腰椎间盘突出症（lumbar disc herniation）是脊柱外科最常见的疾病，也是腰腿痛的主要原因。10%~20% 腰椎间盘突出症病人需要手术治疗。

（一）病因病理

椎间盘承重大、血供差，营养依靠软骨终板渗透，甚为有限,因此极易退变。腰椎退变是系腰椎间盘突出症的基本病因,这种退变通常开始于青壮年,随着年龄增长退变逐渐加重。

力学、生物化学、年龄、自身免疫和遗传易感等因素与腰椎间盘退变相关。日常生活中腰椎间盘反复承受挤压、屈曲、扭转等负荷,容易在腰椎间盘承受应力最大处(即纤维环的后部)由内向外产生裂隙,引发腰痛。这种裂隙不断积累,纤维环变得薄弱,在此基础上由于一次较重的外伤或反复多次轻度外伤,甚至一些日常活动使椎间盘压力增加时,可以使纤维环破裂、变性的髓核经裂口突出,压迫神经根、马尾神经,产生相应症状。

有关突出椎间盘压迫神经根引起疼痛的机制目前主要的理论有:①机械压迫学说。机械压迫神经根是腰背痛、坐骨神经痛的主要原因,但不是神经根痛和功能障碍的唯一原因。②化学性神经根炎学说。神经根无束膜化学屏障,对某些炎性因子,如磷脂酶 A_2(PLA$_2$)、肿瘤坏死因子 α(TNFα)、白介素 1β(interloukin,IL-1β)等物质非常敏感。髓核对神经根有强烈的化学刺激性,因而产生化学性神经根炎。③椎间盘自身免疫学说。正常的软骨板、纤维环内层是无血管、淋巴管的组织。髓核被排除在机体免疫机制之外。当髓核突出、修复过程中新生的血管长入髓核组织,机体免疫机制发生接触,髓核成为抗原,产生局部免疫反应。

(二)分型

1. 根据突出的部位和受累神经根的关系分型　可分为 4 型。

(1)中央型　髓核突出于后正中,可压迫双侧神经根和马尾神经,引起双下肢根性疼痛和出现马尾神经综合征。

(2)旁中央型　髓核突出于椎间盘后方中央偏一侧,压迫一侧神经根和马尾神经。

(3)旁侧型　髓核突出于椎间盘后外侧,仅压迫一侧的神经根,引起根性疼痛。

(4)极外侧型　约占 3%,髓核突出于椎间孔内或椎间孔外侧,受累神经根或脊神经比上述各型突出所压迫的神经高一节段。

2. 旁侧型突出根据髓核突出顶点与神经根的位置关系分型　可分为根肩型、根腋型和根前型。

(1)根肩型　突出的髓核位于神经根前外侧(肩部)。

(2)根腋型　突出的髓核位于神经根前内侧(腋部)。

(3)根前型　突出的髓核位于神经根前方,将神经根

向后方挤压,引起根性放散痛。腰椎生理弯曲消失,前后伸受限,多无侧弯,有时神经根可左右滑动,引起交替性侧弯。

(三)临床表现

1. 症状

(1)腰痛和坐骨神经痛　95% 的腰椎间盘突出症发生在 L4、5 或 L5、S1 椎间盘,故病人多有腰痛和坐骨神经痛。为了减轻坐骨神经受压所承受的张力而取弯腰、屈髋、屈膝位,以减轻疼痛。当咳嗽、喷嚏、排便等腹压增高时,则可诱发或加重坐骨神经痛。

(2)下腹部痛或大腿前侧痛　在高位腰椎间盘突出,L2、3、4 神经根受累,可出现这些神经根支配区的下腹部、腹股沟区或大腿前内侧疼痛。

(3)下肢麻木无力　受累神经根受到较重损害时所支配的肌肉力量减弱,皮肤感觉减退,轻者皮肤感觉过敏,重者肌肉瘫痪。

(4)马尾综合征(cauda equina syndrome)　见于腰部任何平面的巨大中央型腰椎间盘突出症。马尾神经受损的最恒定表现为:鞍区麻木、双侧踝反射消失和大小便失禁。有时还表现为便秘、排便困难、尿潴留,男性出现阳痿。

2. 体征

(1)腰部体征　腰椎前凸减小、消失或出现后凸。L4、5 椎间盘突出常出现腰椎侧凸,L5 与 S1 侧凸不明显。病变间隙棘突旁常有深压痛,叩痛、放射痛,沿着坐骨神经分布区向同侧臀部和下肢放射。深压痛是刺激了骶棘肌中受累神经的背根神经纤维产生感应痛。压痛点在 L4、5 椎间盘突出较 L5、S1 椎间盘突出更为明显,但也有部分病人可仅有腰背部压痛而无放射痛。在腰椎间盘突出症时,腰椎各方向的活动度都会减低。根据保护性侧凸的方向可判断椎间盘突出的位置。

(2)肌肉萎缩与肌力的改变　受累神经根所支配的肌肉皆可有不同程度的肌肉萎缩与肌力减退。L5、S1 椎间盘突出症可见小腿三头肌萎缩或松弛,肌力亦可改变但不明显。

(3)感觉减退　感觉障碍可表现为主观麻木与客观的麻木。神经感觉障碍按受累神经根支配区分布。其中以固有神经支配尤为明显。

(4)腱反射　L3、4 椎间盘突出膝反射可能减弱或消失,L5、S1 椎间盘突出跟腱反射改变。

常见部位的腰椎间盘突出症具有定位意义的症状和体征见 Box10-97-4。

Box10-97-4　腰椎间盘突出症的定位、症状、体征关系表（Campbell's operative orthopeadics）

突出部位	L3、4 椎间盘	L4、5 椎间盘	L5、S1 椎间盘
受累部位	L4 神经根	L5 神经根	S1 神经根
感觉损害	大腿后外、膝前和小腿内侧	小腿前外侧拇指和拇长伸肌、臀中肌、趾长伸肌趾短	外踝、足外侧、足跟及 4、5 趾间蹼
肌力减弱	股四头肌（可能）		肌力减弱不常见，可表现在腓骨
	髋内收肌（可能）		长短肌、小腿三头肌、臀大肌
反射改变	膝反射、胫前肌反射（可能）	通常无改变	踝反射减弱或消失

3. 神经紧张试验（tension tests）

（1）直腿抬高试验（straight-leg raising test）及直腿抬高加强试验　正常人角度为 70°~90°，小于 60° 且双侧不一致有诊断意义。

（2）健肢抬高试验（Fajersztajn 征）　健侧肢体直腿抬高时，健侧神经根袖牵拉硬膜囊向远端移动。从而使患侧的神经根也随之向下移动，当患侧椎间盘突出在神经根的腋部时，神经根向远端移动受到限制而引起疼痛为阳性，此体征相当少见。如突出的椎间盘在肩部时则为阴性。检查时病人仰卧，当健侧直腿抬高试验时，患侧出现坐骨神经痛者为阳性。

（3）仰卧挺腹试验　病人仰卧，作挺腹抬臀的动作，使臀部和背部离开床面，出现患肢坐骨神经痛者为阳性。

（4）股神经牵拉试验（femoral nerve strenth test）　病人取俯卧位，患肢膝关节完全伸直。检查者上提伸直的下肢使髋关节处于过伸位，当过伸到一定程度时，出现大腿前方股神经分布区域疼痛者为阳性。此用于检查 L2、3 和 L3、4 椎间盘突出的病人。

（5）屈颈试验（Lindner 征）　病人取坐位或半坐位，两下肢伸直，此时坐骨神经已处于一定的紧张状态，然后向前屈颈，引起患侧下肢的放射疼痛者为阳性。

（四）辅助检查

1. 腰椎 X 线片　腰椎平片可完全正常，但可以借助腰椎 X 线片排除一些脊柱骨性疾病，如结核、肿瘤、腰椎滑脱等。

（1）腰椎正位片腰椎可见侧弯，侧弯的方向视髓核突出的位置及与神经根的关系关系而定，最凸点往往与病变椎间隙一致。侧位片可见腰椎生理性前凸减小或消失甚至后凸，其变化以突出间隙上下相邻的两个椎体表现最为明显。

（2）正常腰椎间盘除 L5、S1 间隙以外呈前宽后窄的楔形，病变椎间隙可变窄。

（3）椎体前后、上下缘骨质增生、唇样突出往往与椎间隙变窄同时存在。小关节突增生、肥大、硬化脊柱退行性滑脱均可为椎间盘退变或突出的继发性改变。

2. CT　主要是观察椎管不同组织密度的变化。将水溶性造影剂作脊髓造影与 CT 检查结合（CTM），能提高诊断的准确性。CT 除观察椎间盘对神经的影响外，亦可观察到骨性结构及韧带的变化。前者能清晰地了解到腰椎管的容积，关节突退变、内聚、侧隐窝狭窄，以及黄韧带肥厚与后纵韧带骨化等。

3. MRI 检查　为无创检查，可三维显像，对诊断椎间盘突出有重要意义。从 MRI 图像上所表现的信号，大体上分为高、中和低强度。通常在 T1 加权条件下，骨皮质、韧带、软骨终板和纤维环为低信号强度；椎体、棘突的松质骨因含骨髓组织，故表现中等信号。椎间盘介于两者之间；脂肪组织和血管为高强度信号，脊髓和脑脊液次之。T2 加权对椎间盘组织病变显示更明显，正常椎间盘在 T1 加权图像上较均匀低信号，在 T2 加权图像上呈高信号，退变椎间盘呈中度信号，在严重退变呈低信号，称为黑色椎间盘。由于 T2 加权脑脊液信号强而发亮，椎间盘突出压迫硬膜囊显示更加清楚。

4. 腰椎管造影检查　属侵入性检查，仅适用于对少数疑难病例。

（五）诊断与鉴别诊断

结合病史、临床表现及辅助检查，不难确诊。

与腰椎关节突病变和腰椎失稳鉴别：关节突发育不对称或劳损致退变性关节炎、小关节滑膜炎、滑膜嵌顿等。可致引起腰神经后支支配区症状。腰椎斜位 X 线片及 CT 可显示小关节病变。腰椎过伸过屈位 X 线片可显示腰椎不稳。

（六）治疗

1. 非手术治疗　80%~90% 的病人可以经非手术治疗而愈。一般卧床 3~4 周，可口服非甾体抗炎药（NSAIDs）。

牵引、推拿、按摩可缓解肌痉挛,可松解神经根粘连,或者改变突出髓核与神经根的相对关系,减轻对神经根的压迫。

2. 手术治疗 有10%～20%腰椎间盘突出症病人需手术治疗。

(1) 手术指征 ①符合以下条件的病人最适合手术治疗。单侧腿疼痛能放散到膝关节以下,症状持续6周以上,经休息、非甾体抗炎药、硬膜外激素治疗缓解。②出现马尾神经综合征并伴有明显神经损害,特别是大小便功级障碍时需急诊手术。③首次发作的腰椎间盘突出症疼痛剧烈,尤以下肢症状者,病人因疼痛难以行动及入眠,被迫处于屈髋屈膝侧卧位,甚至跪位。④椎间盘突出并有腰椎椎管狭窄。

(2) 手术治疗 目前开展的手术包括:①后路腰椎间盘切除术、前路经腹膜外腰椎间盘切除术、前路经腹膜内腰椎间盘切除术;②椎间盘切除植骨融合内固定术;③人工髓核置换术或人工椎间盘置换术(TDR);④显微外科腰椎间盘摘除术、经皮穿刺内镜椎间盘摘除术等。

目前开展的微创手术包括:①经皮穿刺腰椎间盘切吸术。②内镜手术,用特殊椎间盘器械经侧路或后路椎间盘切除术。③显微外科椎间盘切除术。各种手术治疗效果的优良率报告为80%～90%。

手术的目的主要是解除腿痛症状,主要表现为腰痛的病人术后腰痛症状可能并不能消除。

二、腰椎管狭窄

1949年,英国Verbiest提出椎管、神经根管和神经孔狭窄的概念,称为椎管狭窄(the lumbar canal stenosis)。

(一) 病因与病理

当因腰退变发生椎间盘膨出,黄韧带皱褶,椎体后缘骨赘形成,关节突关节增生、内聚等,使椎管容积缩小,导致椎管内压力增加,马尾缺血,神经根受压或腰椎活动时,神经根被增生组织摩擦充血,同时椎管内硬膜外静脉丛回流障碍和椎管内无菌性炎症,引起马尾神经症状或神经根症状。神经受压后神经传导障碍,此障碍与神经受压的强度和受压的时间成正比,压迫时间越长,神经功能的损害越重。由于神经根受压、静脉受压充血和水肿,以及压迫去除后的缺血再灌注,可发生炎性反应,释放炎性介缓激肽、组胺、前列腺素 El 和 E2 以及白三烯等,产生疼痛。

(二) 分型

1. 依据其病因可分先天性椎管狭窄、退变性椎管狭窄和由于腰椎滑脱、中央型椎间盘突出等原因所致的椎管狭窄。临床上退行性椎管狭窄最多见。

2. 根据受累部位腰椎管狭窄可分为:局限性狭窄和广泛性狭窄。局限性狭窄者仅一个节段或一个节段的一部分狭窄,又可分为:①中央型椎管狭窄,即椎管中矢状径狭窄。②神经根管狭窄③侧隐窝狭窄。侧隐窝分为:入口区、中间区和出口区。侧隐窝是椎管向侧方延伸的狭窄间隙,存在于三叶形椎孔内,下位两个腰椎即 L4 和 L5 处。侧隐窝前后径正常为 5 mm 以上,前后径在 3 mm 以下为狭窄。

(三) 临床表现

病人多为中老年人,典型表现是间歇性跛行,即行走一定距离后出现一侧或双侧下肢麻木、疼痛、酸胀、无力。坐下或蹲下休息能缓解。再行走到一定距离后再次出现上述症状,经休息症状又消失。中央型腰椎管狭窄的病人通常休息无症状,查体可无阳性体征发现,但行走时出现腰痛及单侧下肢或双侧下肢痛。侧隐窝狭窄压迫神经根,产生根性症状,类似腰椎间盘突出,但腰部活动受限程度轻、腰部体征少。因为伸直位时腰椎黄韧带增厚凸入椎管内,从而使腰椎管容积增加,腰椎管狭窄的病人为了缓解疼痛常弯腰行走,此称为姿势性跛行。

腰椎管狭窄症状重,体征轻,腰椎前凸减小,腰椎前屈正常,背伸受限,腰椎后伸时,可感腰骶部痛或下肢麻木疼痛。跟腱反射减弱或不能引出,通常直腿抬高试验阴性(Box 10-97-5)。

Box 10-97-5 Physical examination

1. Lumbar spine examination should include careful inspection, gait, range of motion testing, and a thorough neurologic examination
2. Palpation of the lumbar spine should be performed to identify any areas of tenderness or "step-off"
3. Neurologic examination should include motor, sensory, and reflex testing in the distribution of the lumbar nerve roots
4. Nerve tension tests are helpful at identifying pressure on a nerve root such as that caused by a herniated disk. The straight-leg raising test is more sensitive for nerve root compression, while a crossed straight-leg raising test is more specific
5. Profound or progressive neurologic deficit mandates immediate patient work-up

(四) 影像学检查

X 线片示腰椎退行性改变,椎体唇样增生骨赘形成、椎间隙狭窄;小关节增生肥大。

腰椎管造影和CTM在显示骨性结构方面优于MRI，适用于动力性椎管狭窄，以及有症状MRI未发现异常的病人。腰椎轴状位CT片可显示腰椎间盘膨出，关节突关节增生，关节突内聚。

腰椎MRI是评估腰椎管狭窄的最佳方法。T1加权可示椎间盘与神经根之间正常脂肪间隔的消失，可确认极外侧椎间盘突出。T2加权示多个椎间盘信号减低，硬膜囊呈蜂腰状狭窄。

（五）鉴别诊断

1. 腰椎间盘突出症　腰椎管狭窄特别是侧隐窝狭窄和腰椎间盘突出症状相似，但侧隐窝狭窄体征少，直腿抬高试验和Laseque征常为阴性，根据疼痛、麻木的部位定位病变部位较困难。腰椎CT片上，腰椎管狭窄多表现为关节突关节增生、内聚、腰椎间盘膨出而非腰椎管盘突出。

2. 当病人出现间歇性跛行时需要鉴别是神经源性跛行而不是血管源性跛行。典型的血管源性跛行通常发生于腓肠肌上部，在站立状态下经短暂休息（5 min）可缓解，不需要坐下或俯身，并且在步行上山或骑自行车时症状加重。神经源性跛行可在躯干屈曲、弯腰或卧位时症状改善，症状缓解的时间可能需要20 min以上。怀疑椎管狭窄查体时必须触摸下肢远端动脉搏动，确认动脉搏动有力。

（六）治疗

1. 非手术治疗　症状轻者可行非手术治疗。病人卧床休息，可口服非甾体抗炎药、硬膜外激素治疗、物理治疗、中医中药治疗。经系统的非手术治疗无效且病人不能忍受疾病困扰需要改变生方式时考虑手术。

2. 手术治疗　手术治疗的方式：①单纯后路椎管减压术。②后路椎管减压、椎间融合术（posterior lumber interbody fusion，PLIF）。③后路减压、经椎间孔椎间融合术（transforaminal lumbar interbody fusion，TLIF）。

三、腰椎滑脱

腰椎滑脱系指两个椎体之间发生脱位。退行性腰椎滑脱（degenerative spondylolisthesis）系由于椎间盘退变而出现的腰椎滑脱，退变性腰椎滑脱椎弓峡部完整，伴有小关节突增生、肥大。腰椎狭部裂性滑脱（isthmic spondylolisthesis）系指腰椎峡部存在裂隙或骨折后未连接，椎体向前移位。椎弓峡部系指上、下关节突之间椎弓的狭窄部分，又称关节突间部。

（一）病因与病理

依据原因腰椎滑脱可分为：椎弓峡部裂性腰椎滑脱、退行性腰椎滑脱和外伤性腰椎滑脱（Box 10-97-6）。

Box 10-97-6	腰椎滑脱的病因、分类及特点		
分类	椎弓峡部裂性滑脱	退行性滑脱	外伤性滑脱
病因	椎弓骨化中心未连接或峡部发育不良	腰椎退变	椎弓峡部疲劳性骨折
特点	种族差异、家族性	与职业有关	单次暴力或积累性损伤
	滑脱可较重	滑脱常较轻	可重可轻

先天性椎弓峡部裂的原因是椎弓骨化中心未连接或峡部发育不良，胎儿已峡部缺损，久行后发生滑脱，常呈家庭性。获得性疲劳性骨折所致的峡部裂常发生于举重运动员、排球运动员。退行性腰椎滑脱常见于腰椎间盘退变、关节突磨损较重的病人，发病率随年龄增加，45~75岁为3.5%～17.3%。

（二）临床表现及诊断

腰椎滑脱的症状主要表现为因腰椎不稳导致的腰痛、因椎管狭窄引起的间歇性跛行、因神经根受压所致的根性疼痛（定位体征参见腰椎间盘突出症）。退行性腰椎滑脱最为常见，发病始于中年，起始为腰痛，亦可有腰椎关节突综合征突发性腰痛症状，以后呈持续性腰痛，休息使腰痛缓解。退行性滑脱病人女性比男性多6倍。

（三）影像学检查

1. X线检查　应常规正侧位、左右斜位、过伸过屈位照片。X线腰椎45°斜位摄片示上关节突轮廓似苏格兰"狗头"，横突似"狗眼"，关节突间部或称峡部似"狗颈部"。椎弓峡部崩裂时"狗颈部"可见裂隙。

多数学者同意退变性腰椎滑脱的诊断标准是：过伸过屈位片上滑脱超过3 mm视为矢状面不稳定，角度变化10°视为矢状面旋转来稳定。

2. Ullmann征　峡部裂性腰椎滑脱侧位片示上一椎体对下一椎体发生向前移位，从下一椎体前缘画一垂直于椎间隙水平的垂直线。正常此线不与上椎体相交。将上椎体下缘分为4等份。若此线位于前方第一等份内为Ⅰ°，位于第2等份内为Ⅱ°，以此类推，共为Ⅳ°。

3. CT　常可以显示椎管大小、形状、关节突退变及神经根受压情况。

4. MRI检查　清晰显示硬膜囊及马尾神经受压情况。

（四）治疗

1. 无症状腰椎滑脱　无需特殊治疗,嘱病人避免从事重体力劳动及剧烈运动。有轻微腰腿痛症状腰椎滑脱,可行对症治疗。

2. 腰椎滑脱Ⅱ°以上或滑脱指数在30%以上　病人有腰腿痛神经症状,应行手术减压、滑脱复位和腰椎融合术。

3. 退行性腰椎滑脱腰腿痛症状明显者　应行手术椎管减压,滑脱腰椎复位植骨内固定融合术。减压是手术的首要目的。

主要手术的方式有　腰椎后路减压、复位、椎体间融合内固定。经椎间孔椎间融合术。

（张永刚　卢世璧）

第 98 章

骨与关节化脓性感染

第一节 / 骨髓炎

本节要点 (Key concepts)

- **Background**

Osteomyelitis is an infectious process of bone or bone marrow caused by pyogenic microorganisms. Hematogenous spread from a primary source of infection is the commonest route of infection. It can also be induced by extension of soft tissue infection adjacent to bone, or it can be initiated from an open fracture or a penetrating wound.

- **Organisms**

The most commonly isolated organisms in osteomyelitis are *Staphylococcus aureus* and *Staphylococcus epidermidis*, which are responsible to about 75 percent of infections. The second most common organisms are hemolytic streptococci. Other organisms include *Escherichia coli, Pseudomonas aeruginosa, Bacillus proteus,* and pneumococci.

- **Clinical presentation**

The main symptom of acute osteomyelitis is local pain. The patients may be suffered from high fever, chill, generalized aches and pain.

Subactue osteomyelitis generaly is insidious and the patients may present with a painful limp.

Most chronic osteomyelitis is caused by deferment of acute osteomyelitis. The main symptom is sinus tract at the affected site.

- **Diagnosis**

The diagnosis is made based on clinical manifestation, physical examination, laboratory and radiologic results. The definite diagnosis is made by visualizing bacteria on a gram-stained smear or by culturing bacteria from the infected site.

- **Treatment**

The treatment protocols mainly include surgical debridment and antibiotic therapy. For acute osteomyelitis local immoblizing is needed. The debridment must be thoroughgoing. Antibiotics are chosen according to the sensitivities of organisms.

由细菌感染引起的骨组织炎症称为骨髓炎。最常见的致病菌是金黄色葡萄球菌,约占 75%,其次是乙型链球菌,约占 10%,其他如大肠埃希菌、铜绿假单胞菌、变形杆菌、肺炎双球菌等(Box 10-98-1)。

(一) 分类

骨髓炎可以根据感染病程、机制及宿主对感染的反应类型加以分类。

根据病程可分为急性、亚急性和慢性三型,但三型之间并没有严格的时间划分标准。

根据感染机制可分为外源性和血源性两类。外源性骨髓炎是由开放骨折、手术(医源性)或邻近组织感染漫延引起的,血源性骨髓炎来自菌血症。

根据宿主对感染的反应可分为化脓性或非化脓性(肉芽肿性)两类。

Box 10-98-1　骨髓炎的致病菌

常见	偶然发生	罕见
金黄色葡萄球菌 凝固酶阴性葡 萄球菌	乙型链球菌 肠杆菌属 铜绿假单胞菌 肠球菌 变形杆菌属 大肠埃希菌 沙雷菌属 厌氧菌(消化 链球菌属,梭 菌属,脆弱拟 杆菌族)	结核分枝杆菌 鸟复合分枝杆菌 快速增长的分 枝杆菌 双相型真菌 假丝酵母(念珠 菌)属 曲霉菌属 支原体属 托菲利马菌属 布鲁菌属 沙门菌属

（二）病因及病理

急性骨髓炎通常由菌血症引起,称为急性血源性骨髓炎,儿童常见。常发生在干骺端松质骨内,引起急性炎症反应,这种炎症反应可导致骨的局部缺血坏死,随后形成脓肿,脓肿增大导致髓腔内压力增高,脓液向压力低的方向扩散,穿过 Havers 管和 Volkman 管蔓延至骨膜下,形成骨膜下脓肿,骨膜下脓肿可穿破骨膜进入软组织间隙,引起软组织蜂窝织炎,如穿破皮肤则形成窦道(Figure 10-98-1)。

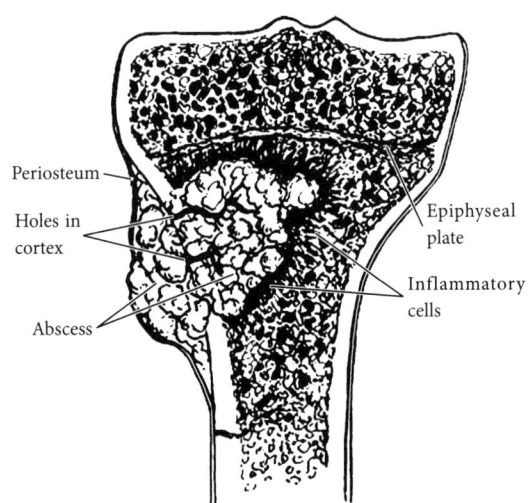

Figure 10-98-1　Subperiosteal abscess formation process of acute hematogenous osteomyelitis

亚急性血源性骨髓炎发病机制与急性骨髓炎相同,但由于机体抵抗力强、细菌毒力低或在症状出现前给予抗生素,导致骨感染程度减轻,病程延长。

急性血源性骨髓炎如治疗不及时,形成死骨和窦道,则转为慢性骨髓炎。开放性骨折或内植物感染(如钢板、人工关节等)也是导致慢性骨髓炎的原因。慢性骨髓炎的病理特点是病变组织内包裹感染性死骨,死骨周围由硬化和缺血的骨质包绕,外周由增厚的骨膜和瘢痕化的肌肉和皮下组织包裹。局部血运差,加之有死骨,全身应用抗生素难奏效。

（三）临床表现及诊断

1. 急性血源性骨髓炎　病人的症状和体征会有很大差异。患儿常表现为较重的全身中毒症状,如高热,寒战,精神委靡,食欲减退等;感染早期局部剧痛,皮温升高,患肢常呈屈曲强迫体位;脓肿穿破骨膜进入皮下后局部出现红、肿、热、痛等炎症表现。但是婴儿、老年人或免疫缺陷病人临床表现会很轻,早期可仅有发热及不适,但常常有局部疼痛和压痛。其检查内容见 Box 10-98-2。

Box 10-98-2　急性血源性骨髓炎的检查内容

病史和查体
实验室检查:WBC,ESR,CRP
锝 99m 骨扫描
MRI
怀疑有脓肿时穿刺活检

白细胞(WBC)计数可正常或升高。红细胞沉降率(ESR)和 C- 反应蛋白(CRP)常升高,是诊断感染较重要的实验室检查依据。

早期 X 线片诊断意义不大,2 周后可表现出骨骼的改变,如骨质局部破坏或骨膜反应(Figure 10-98-2)。

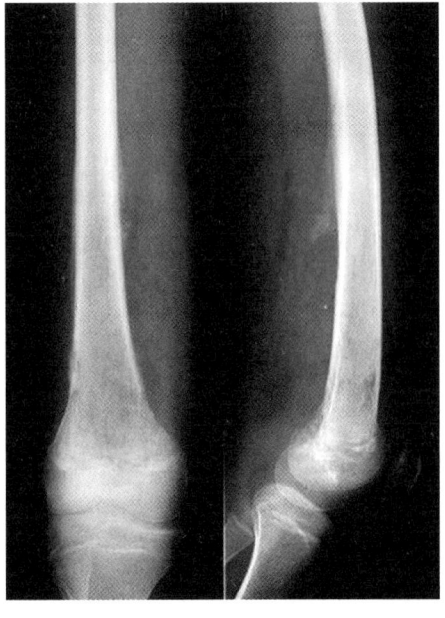

Figure 10-98-2　Acute hematogenous osteomyelitis of femar, the periosteal reaction can be seen

锝^{99m}核素骨扫描能在发病后24~48 h确定诊断。镓扫描和碘^{111}标记的白细胞扫描与锝^{99m}核素骨扫描合用,能帮助诊断。

磁共振影像能显示骨髓和软组织的早期炎性改变,骨内病灶显示T1信号增强,有助于早期诊断。

局部分层穿刺活检能获得准确的细菌学诊断,用粗针头在肿胀和压痛最明显处穿刺,先穿入软组织内抽吸,如无脓液再抽取骨膜下间隙,如未抽出液体或脓性物质,将穿刺针穿过骨皮质,抽取骨髓组织,穿刺标本送实验室进行革兰染色、培养和药敏试验。

2. 亚急性骨髓炎 起病较隐匿,病程较长(超过2周),全身症状和体征较轻,体温正常或仅轻度升高,多数病人一般都只有轻到中度疼痛。白细胞计数一般正常,仅50%的病人血沉加快,血培养常为阴性。骨穿刺或骨活检培养的阳性率仅60%。X线平片和骨扫描一般为阳性。

诊断较为困难,主要依据可疑的临床表现和影像学表现来确定。

3. 慢性骨髓炎 多有急性骨髓炎病史。患肢可有窦道口,流脓,常反复破溃长期不愈,局部组织厚硬,色素沉着(Color figure 44d)。

实验室检查仅35%的病人白细胞升高,绝大多数病人ESR和CRP升高。

X线平片如果有死骨、皮质骨破坏和骨膜反应强烈提示骨髓炎。CT可以清晰显示皮质骨和周围软组织,对检查死骨尤其有用。MRI检查软组织比CT好,可显示骨的水肿区,慢性骨髓炎在MRI片上显示为界限清晰的高信号区,周围有活跃的病灶(环形征)(Color figure 44a~c)。

活检之后做培养和药敏实验即可确定诊断,也有助于选择敏感抗生素。

慢性骨髓炎综合临床表现、实验室检查和影像检查较易诊断,经活检取死骨行组织学或进行微生物学检查可确诊。

(四)临床分期

Cierny和Mader根据生理和解剖标准建立了一套慢性骨髓炎分类方法,用以划分感染的不同临床阶段。根据病人反应的生理性指标将慢性骨髓炎分为3型,依据解剖性指标分为4型,解剖和生理指标结合在一起将慢性骨髓炎分为12个临床阶段(Table 10-98-1)。例如A型病人有Ⅱ型病变就将其定为骨髓炎ⅡA阶段,这种分类方法有助于选择治疗方案。

Table 10-98-1　Cierny and Mader staging system for chronic osteomyelitis

		Anatomical type
Ⅰ	Medullary	Endosteal disease
Ⅱ	Superficial	Cortical surface infection because of coverage defect
Ⅲ	Localized	Cortical sequestrum that can be excised without compromising stability
Ⅳ	Diffuse	Features of Ⅰ, Ⅱ, and Ⅲ plus mechanical instability before or after debridement
		Physiological class
A Host	Normal	Immunocompetent with good local vascularity
B Host	Compromised	Local (L) or systemic (S) factors that compromise immunity or healing
C Host	Prohibitive	Minimal disability, prohibitive morbidity anticipated, and/or poor prognosis for cure

(五)治疗

1. 急性血源性骨髓炎 应尽早治疗。包括全身支持治疗、抗感染治疗和手术治疗。

(1)全身支持治疗 如静脉输液,镇痛,将患肢置于舒适体位,给予高蛋白、维生素饮食,高热时物理降温,保持水、电解质代谢平衡,纠正酸中毒等。

(2)抗感染治疗 对怀疑急性血源性骨髓炎者早期根据革兰染色结果选择抗生素;如革兰染色阴性,根据经验选择抗生素;获得培养结果后根据药敏调整抗生素。联合应用广谱抗生素。开始抗生素治疗后,应每2~3 d检查一次CRP。

(3)手术治疗 方法为切开引流,适应证包括:①脓肿形成,②静脉抗生素治疗24~48 h无明显效果。手术应尽早进行。具体方法:在病灶一侧切开显露,不剥离骨膜,在骨膜外先对病灶钻孔,如有脓液溢出,表示已进入病灶,再钻一系列孔形成方框,沿骨孔方框凿穿开一骨窗使引流充分,促使滋养动脉恢复对组织的血流灌注,促进炎症消退。彻底清除脓液和坏死组织,放置引流管,缝合创口。术后根据治疗情况拔除引流管。患肢以石膏托制动,术后继续给予静脉抗生素治疗。

2. 亚急性骨髓炎 可行活检术和刮除术,然后给予抗生素治疗。

3. 慢性骨髓炎　一般需手术治疗。治疗原则:清除死骨,消灭死腔,根治感染源。手术指征:死骨、死腔及窦道流脓。

(1) 清除病灶　术前24 h可由窦道注入亚甲蓝,以便术中定位。尽可能使用充气止血带。显露感染区域,彻底切除窦道,切开变硬的骨膜,分别向两侧剥离1~3 cm。在适当位置的骨皮质上钻几个小孔,连成窗形,用骨刀去除开窗的骨块。清除所有的死骨、脓性物质和瘢痕坏死组织。如果硬化骨封闭了两端的髓腔,形成一个死腔,则要打通髓腔,使血管能够长入死腔中。

(2) 消灭死腔　彻底清创经常会遗留一个大的死腔,需要进行处理,以防感染复发和因大块骨缺失而造成不稳定。方法包括:蝶形手术;骨移植并一期或二期关闭切口;抗生素骨水泥珠链填塞;可降解的抗生素缓释系统填塞;皮肤移植和局部肌瓣转移伴或不伴骨移植;显微吻合血管的肌肉移植、肌瓣、骨瓣和骨皮瓣的移植以及骨转移;骨搬移技术(Ilizarov技术)(Color figure 44 d~f)。

(3) 伤口闭合　窦道口切除后常因皮肤缺损而难以闭合伤口,可用凡士林纱布充填,2~3 d更换1次,待新鲜肉芽组织填平伤口后用游离皮片闭合创面。也可有带蒂皮瓣、肌皮瓣或带血管蒂的游离皮瓣、肌皮瓣闭合伤口。

(4) 术后全身抗生素应用　术后常规静脉给予抗生素6周。

腓骨、肋骨、髂骨慢性骨髓炎可行骨段病灶切除术,对功能影响不大。跟骨慢性骨髓炎一般宜采用次全跟骨切除术。慢性骨髓炎窦道经久不愈,继发皮肤鳞状上皮癌者应行截肢术。

附:Brodie 脓肿和 Garre 骨髓炎

1. Brodie 脓肿　是亚急性或慢性骨髓炎的一种特殊表现,多见于成年人长骨干骺端,好发于胫骨、股骨、桡骨下段及肱骨上端。由低毒力的细菌感染引起。临床表现为下肢长期间歇性疼痛,病变区局部压痛。X线表现为长骨干骺端溶骨性病变,周围有一圈硬化缘。Brodie 脓肿的X线表现容易与肿瘤相混淆,需仔细鉴别。最常见的感染细菌为金黄色葡萄球菌。治疗方法为在抗生素控制下,刮除病变,可植骨或人工骨,尤其是含抗生素的人工骨,多数可获治愈(Figure 10-98-3)。

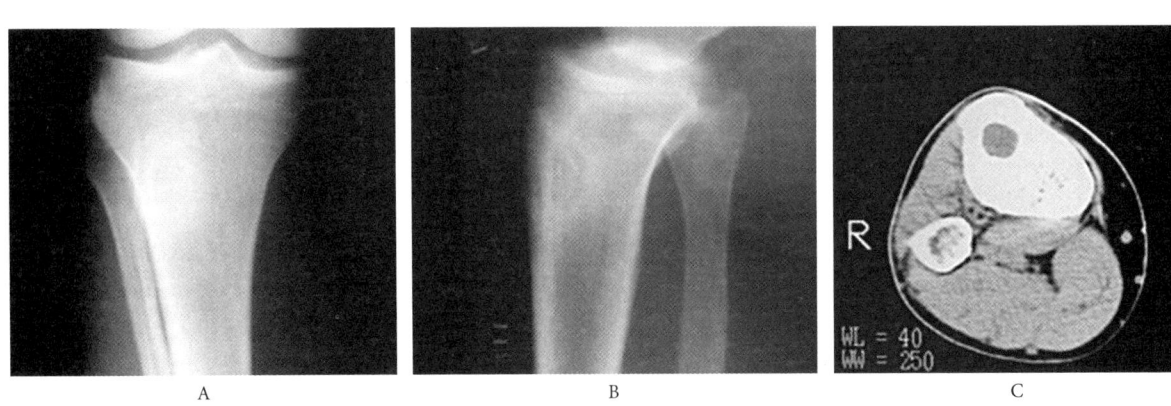

A　　　　　　　　B　　　　　　　　C

Figure 10-98-3　Chronic osteomyelitis of tibia (Brodie abscess)
A and B. Circular translucent bone destruction region of the proximal tibia by X-ray, which was surrounded by bone hardening reaction; C. The none clearly pathological changes can be showed by CT

2. 硬化性骨髓炎　是一种由低毒性细菌引起,以骨质硬化为主要特征的慢性骨髓炎,称为 Garre 骨髓炎。常见于儿童和青年人。多见于长骨干,如股骨、胫骨。病人常主诉下肢间歇性疼痛,久站或行走时加重,夜间明显。局部可有肿胀和压痛。X线片显示骨干局部或广泛骨质硬化,骨皮质增厚,髓腔狭窄或消失,硬化骨与正常骨无明显界限,无骨膜反应。血沉通常轻度升高。活检表现为慢性、低毒性、非特异性炎症。细菌培养通常为阴性。本病需与骨样骨瘤和 Paget 病鉴别。治疗可选择局部开窗,植入含抗生素的人工骨,全身静脉抗生素治疗(Figure 10-98-4)。

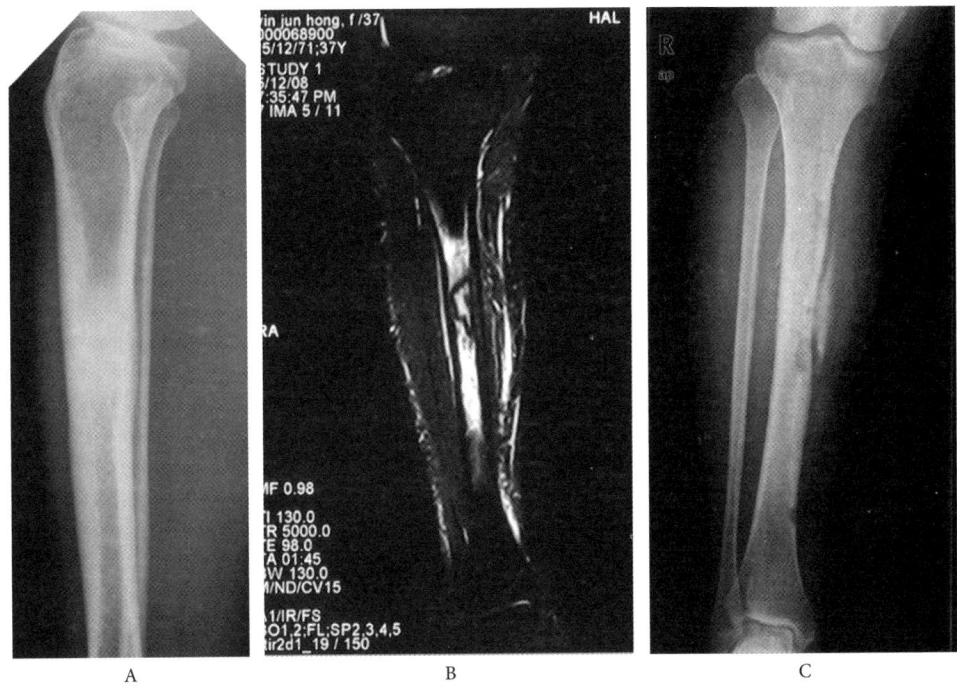

Figure 10–98–4　Chronic sclerosing osteomyelitis of the tibia

A. Increased density, cortical thickening, bone marrow cavity occlusion of the middle of tibia backbone, There was no obvious boundaries between sclerotic and normal bone; B. MRI showed a long T_2 signal; C. Antibiotics artificial bone implantation

第二节 / 化脓性关节炎

本节要点 (Key concepts)

● **Background**

Acute septic arthritis is a medical emergency with significant morbidity and mortality. It warrants rapid, accurate diagnosis and immediate treatment. The large joints are affected more commonly than the small joints.

● **Etiology and pathogenesis**

Most native joint infections are the result of bacteremic seeding. *Staphylococcus aureus* is the most frequent microorganism.

● **Diagnosis**

The typical manifestations of septic arthritis are the acute onset of pain and swelling in a single joint. The diagnosis is made based on clinical manifestation, physical examination, laboratory and radiologic results. Arthrocentesis and synovial fluid analysis should be done for all patients with inflamed joints. The definite diagnosis is made by visualizing bacteria on a gram-stained smear or by culturing bacteria from the infected site.

● **Treatment**

The treatments must begin as soon as the clinical evaluation is completed and all appropriate cultures are taken. An infected joint must be adequately drained. An antibiotic course that is long enough to cure the infection must be instituted. Surgical drainage must be considered without delay if needle aspirations are unsuccessful.

化脓性关节炎为关节内化脓性感染，多发生于儿童，常发生在大关节，以髋、膝关节为多，其次为肘、肩及踝关节，其他关节少见。

（一）病因及感染途径

最常见的致病菌为金黄色葡萄球菌，约占85%，其次是白色葡萄球菌、脑膜炎双球菌、大肠埃希菌、肺炎球菌等。可经血源播散、创伤或手术伤口直接接种、邻近的骨髓炎或蜂窝织炎蔓延而发病。.

（二）病理

化脓性关节炎病变发展大致可分为三个阶段。

1. 浆液性渗出期　滑膜充血、水肿，白细胞浸润；关节内浆液性渗出；软骨无破坏；经正确治疗关节功能可恢复正常。

2. 浆液纤维蛋白渗出期　炎症继续发展，渗出液浑浊、黏稠，包含脓细胞、细菌和纤维蛋白，形成浆液纤维蛋白性渗出；如不及时治疗，将导致软骨破坏和关节内纤维粘连，影响功能。

3. 脓性渗出期　此期渗出液内含有大量细菌和脓细胞，形成脓性渗出；细胞分解释放蛋白分解酶，导致关节软骨溶解和滑膜破坏；此期病人常遗留严重关节功能障碍，如关节脱位、活动受限，甚至关节强直。

（三）临床表现和诊断

化脓性关节炎典型的临床表现为急性发作的单关节疼痛伴肿胀。感染关节疼痛剧烈，半屈位制动；局部压痛，皮温升高。通常伴有全身中毒症状，体温可达 39~40℃，严重者甚至出现感染性休克和多处感染灶等。

实验室检查：白细胞总数 10×10^9/L 以上，中性粒细胞升高，常有核左移或中毒颗粒。血沉和 C- 反应蛋白升高，测定血沉或 C- 反应蛋白的水平对监测治疗情况有帮助。

对怀疑化脓性关节炎的病人应常规在应用抗生素之前进行关节腔穿刺抽液。用大号的穿刺针行关节穿刺

抽液，穿刺前必须仔细消毒皮肤，抽出的液体必须马上送检革兰染色、细菌培养、细胞计数和晶体分析。正常关节液为清亮黏稠的滑液，有少量白细胞。化脓性关节炎早期关节液为浆液性液体，晚期为脓性液体，白细胞超过 50×10^9/L，甚至超过 100×10^9/L。

全身中毒症状严重时可抽血培养细菌。

早期 X 线表现为关节肿胀、积液、关节间隙增宽。稍后可见骨质疏松。后期关节软骨破坏，关节间隙变窄。当感染侵犯软骨下骨时可有骨质破坏、增生和硬化，关节间隙消失，发生纤维性或骨性强直。儿童期有时尚可见到骨骺滑脱或病理性关节脱位。

依据临床表现，关节腔穿刺检查，诊断本病多无困难。涂片或培养查到细菌则可确诊。需要鉴别的疾病见 Box 10-98-3。与关节结核的鉴别要点参见 Box 10-98-4。

Box 10-98-3　与单关节化脓性关节炎鉴别的疾病
结晶诱导性关节炎（痛风、二氢焦磷酸钙沉积性疾病） 创伤 关节积血（血友病、镰状红细胞性贫血） 骨髓炎 关节周围症状（滑囊炎、肌腱炎） 腘窝囊肿破裂 深静脉血栓 色素沉着绒毛结节性滑膜炎 力线异常 异物

Box 10-98-4　关节结核与化脓性关节炎的鉴别

项目	关节结核	化脓性关节炎
起病	慢	急
初病症状	低热等结核中毒症状	发冷、发热等急性感染表现
体征	关节处肿胀、不红，肌肉萎缩	关节处红、肿、压痛、皮温增高，无肌肉萎缩
血化验	RBC 计数减少，Hb 降低；淋巴细胞增多，ESR ↑；C 反应蛋白阳性或阴性	WBC 计数增高，中性粒细胞增多，C- 反应蛋白阳性
关节液检查	WBC 25×10^9/L，中性 40%	WBC $(80~200) \times 10^9$/L，中性 90%
细菌培养	（-）	（+）
影像学检查	提示骨质破坏，可有死骨，关节间隙变窄或消失，CT 及 MRI 有局限骨关节破坏	骨面毛糙，早期间隙变宽，晚期狭窄或消失，CT 及 MRI 显示关节内病变和邻骨累及的坏死

（四）治疗

治疗急性化脓性关节炎的三项基本原则：①关节充分引流，②全身应用抗生素，③关节在适当位置制动。对于

全身中毒症状重的病人应进行全身支持治疗，如降温，维持水、电解质平衡，纠正酸中毒，少量多次输血以增强抵抗力。进高蛋白质、高维生素饮食等。

1. 关节充分引流　方法：穿刺冲洗、手术开放引流、关节镜引流和多点穿刺引流。如果诊断较早且感染关节比较表浅，如膝关节、肘关节或踝关节，应进行关节穿刺抽吸，必要时应反复进行穿刺。如果抗生素治疗效果如不明显，反复穿刺抽吸显示在24~48 h内关节液白细胞计数没有下降，须切开引流。位置较深的关节，如肩关节或髋关节，也应切开引流。也可采用关节镜引流，特别是膝、肘、肩或踝关节感染。关节镜下彻底冲洗关节，清除坏死组织和脓性渗出物，在关节内安装负压引流装置，保持关节内引流通畅，彻底引出脓液。

2. 全身应用抗生素　对怀疑化脓性关节炎的病人必须尽早应用静脉抗生素，抗生素应在关节腔穿刺抽液送培养之后开始。初期的抗生素选择应根据经验和可能的感染细菌而定，一般采用广谱抗生素联合治疗。待获得药敏试验结果后相应调整抗生素。疗程要充足。由B型流感嗜血杆菌、淋球菌或链球菌所致感染的疗程可以相对较短（2周以内）。由葡萄球菌和革兰阴性细菌引起的感染常需治疗4~6周。

3. 患肢制动　关节应该用皮牵引或石膏固定于功能位。制动能减轻疼痛，控制感染扩散，预防畸形发生。感染消退后，需及早开始恢复关节正常功能的治疗，包括早期应用功能性夹板，以防止患肢畸形；患肢肌肉进行等长收缩，以增加肌力；进行主动的关节活动范围锻炼。

化脓性关节炎病人常留有不同程度的畸形，牵引、动力夹板、系列石膏管型和被动活动锻炼对此均可有帮助。在感染的后遗症阶段，感染已完全消退，但受累的关节常遗留畸形或活动受限，可行矫形手术改善功能。进行任何手术治疗前均需确定感染已彻底治愈。

（郝立波　卢世璧）

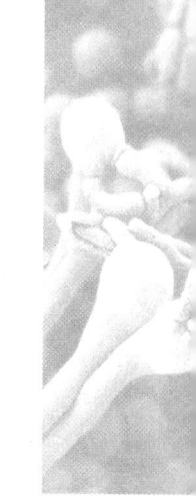

第 99 章
骨与关节结核

第一节 / 概述

本节要点 (Key concepts)

- **Background**

China had an estimated 1.4 million new cases of tuberculosis. Development of clinical tuberculosis of the skeletal system is a reflection of a weakened immune status of the patient. The major areas of predilection are, in order of frequency, the spine, hip, knee, foot, elbow, hand, shoulder, bursal sheaths, and other sites.

- **Pathology**

Pure synovial tuberculosis; pure osseous tuberculosis; whole joint tuberculosis.

- **Clinical presentation**

Tubercle toxic symptom; pain; functional disturbance; low muscle tonus and amyotrophy; arthrocele and deform; tuberculous abscess; functional impairment of the affected nerve.

- **Imaging**

The X-ray characteristic radiographic feature of TB arthritis is juxta-articular osteoporosis, peripherally located osseous erosions and gradual narrowing of the joint space. CT scanning and MRI allow detailed evaluation of the extent of the tuberculous process.

- **Management**

Nutritional support; Multidrug chemotherapy is mandatory;

Regional treatment: aspirate and injection, open drainage of the abscess, debridement, arthroscopy, orthopaedic corrective surgery.

近年来,骨与关节结核的发生率呈上升趋势。以20~40 岁年龄段最多,而 10 岁以下病人的比例明显减少。

骨与关节结核是一种继发性结核病,原发灶多为呼吸道或消化道结核。在我国,骨与关节结核多继发于肺结核。原发病灶内的结核杆菌经血液循环侵入骨与关节,当机体免疫力降低时,结核杆菌可在骨与关节局部迅速繁殖,引起结核病发作。骨与关节也可直接被其附近的结核病灶侵犯而引起病变。

骨与关节结核好发于负重大、活动较多、肌肉附着少且易发生积累性劳损的部位,如脊柱、长骨骨端,其中以脊柱结核最为常见,髋膝关节结核次之,再者为肘踝等部位

的结核。

一、病理

与其他部位的结核相同,骨与关节结核的病理变化也包括三种基本类型,即渗出、增殖和变性坏死(Box 10-99-1)。这三种病理变化可同时存在,不同阶段以某一变化为主,而在一定条件下又可相互转化。骨与关节结核病灶多位于松质骨、干骺端或滑膜,最初的病理变化为单纯骨结核或单纯滑膜结核。如未得到合理治疗,结核病变进一步发展,则使骨、软骨和滑膜同时受累,即成为全关节结核(Figure 10-99-1)。

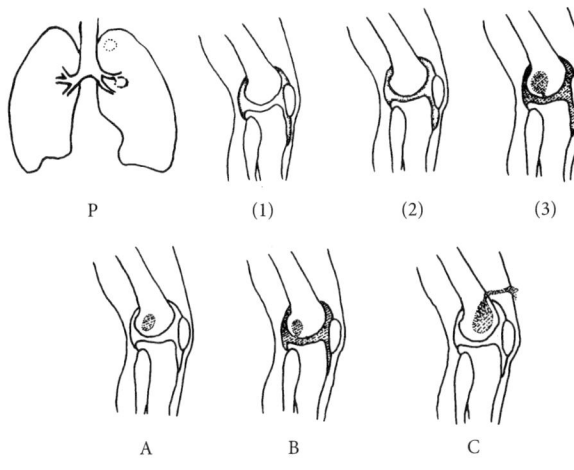

Figure 10-99-1　The pathology of the osteoarticular TB
(P) Primary lesion; (1) Pure synovial TB; (2) Whole joint tuberculosis arised from synovial TB; (3) Sinus by whole joint TB; A. Pure osseous TB; B. Whole joint tuberculosis arised from osseous TB; C. Sinus by osseous TB

（一）单纯滑膜结核

结核杆菌经一定途径到达滑膜，初起仅侵犯滑膜组织，形成结核性滑膜炎。早期的结核性滑膜炎病理变化为滑膜充血、肿胀和炎性细胞浸润，有浆液性渗出物使关节肿胀。随着病变发展，滑膜充血加剧，发生水肿，甚至呈纤维素性变，凝结形成蛋白块，经关节、肌腱的摩擦形成米粒体。滑膜同时有干酪性坏死物出现。滑膜组织丰富的关节如髋、膝、肘和踝易发生滑膜结核，手足部位的腱鞘、大转子等处的滑囊也可发生腱鞘结核和滑囊结核。单纯滑膜结核尚未侵犯软骨和软骨下骨，如得到及时有效治疗，可望保留或基本保留关节功能。

（二）单纯骨结核

可根据骨结核的发病部位分为松质骨结核、密质骨结核和干骺端结核。

1. 松质骨结核　松质骨多位于长骨两端、扁骨(如颅骨、胸骨、肋骨等)和不规则骨(如椎体、腕骨、跗骨等)。松质骨被结核杆菌侵犯后，局部骨小梁破坏，骨组织坏死和结核性干酪性肉芽增生。根据病变发生的部位，又可将松质骨结核分为中心型结核和边缘型结核。

（1）中心性结核　病变发生在松质骨内部，局部病变以浸润坏死为主，形成的死骨很少能被完全吸收。死骨与周围活骨分离后形成空洞，除死骨外，空洞内还包含干酪样物和少量脓液。

（2）边缘型结核　病变发生在松质骨边缘，此处与周围软组织相连，血运丰富，局部坏死组织易被吸收或排出，因而少有死骨形成，故以溶骨性改变为主，在病变部位易形成骨缺损。边缘型结核可形成窦道、瘘管或流注脓肿，或穿入关节腔。

2. 密质骨结核　即骨干结核，长管状骨骨干血运丰富，结核发生率较低，病变多始于髓腔，以局限性溶骨性改变为主，少有死骨形成。青少年密质骨结核产生的脓液汇集到骨膜下将骨膜掀起，骨膜在脓液刺激下可形成新骨。病变活动时脓液反复刺激骨膜不断形成新骨，呈葱皮样变，此时应与肿瘤相鉴别。老年骨干结核病人可仅有溶骨性改变，甚至发生病理性骨折。短管状骨骨干血运较差，血流缓慢，结核发病率高于长管状骨。病变破坏髓腔，使骨皮质变薄，内有干酪样物、死骨或脓液，常形成窦道，病变迁延难以愈合。

3. 干骺端结核　干骺端介于松质骨和密质骨之间，成分中既包含松质骨，又包含密质骨，因此该部位发生的结核兼有松质骨结核和密质骨结核的特征。干骺端结核既可形成空洞和死骨，又可出现骨膜反应性新生骨；既可形成窦道和脓肿，又可侵犯关节。干骺端结核还可累及骺板和骨骺，影响小儿的生长发育。

（三）全关节结核

如单纯滑膜结核和单纯骨结核进一步发展，可同时侵犯关节软骨、软骨下骨和滑膜，形成全关节结核。单纯滑膜结核的滑膜病变经关节软骨边缘侵入软骨下骨，骨结核由骨侵入软骨下骨和滑膜。早期全关节结核关节软骨及软骨下骨破坏面积小，病变局限，虽然可出现关节间隙狭窄，但如得到及时有效治疗，可望最大限度保留关节功能。如结核继续发展，造成关节软骨大面积坏死剥脱，骨质严重破坏并可形成纤维强直，关节内的韧带被脓液侵蚀，关节稳定性被破坏，可发生病理性半脱位或脱位，严重影响关节功能，甚至造成关节毁损和残障。

（四）死骨和脓肿的转归

1. 死骨　较小的死骨可被吸收或随脓液经窦道及瘘管排出，较大的死骨可被侵蚀成较小死骨后吸收或排出。某些位于血运丰富部位的较大死骨，在病变静止后可被爬行替代。不能被吸收、排出或爬行替代的较大死骨往往形成病源灶，长期存在难以治愈，多需手术取出，同时清除其他病灶。

2. 脓肿　机体抵抗力强或经及时治疗的较小脓肿可自行吸收，未完全吸收者在病变静止后可纤维化，甚至钙化。压力较高的脓肿可自行破溃形成窦道或瘘管而排出，或沿自然解剖通路流向远离原发灶的部位，形成"流注脓肿"。巨大的冷脓肿，常需切开排出并行囊壁切除，同时去除坏死组织与死骨，切口二期闭合。

二、临床表现

骨与关节结核是继发性结核，它可同时具有结核病的全身和局部表现。

（一）全身症状

结核起病多隐匿缓慢，有时可无明显症状，或有全身结核中毒症状，如倦怠、午后低热、盗汗、饮食欠佳、体重减轻、贫血和易疲乏等，儿童可有性格改变，易激惹或夜啼。如发生继发性感染，或脓肿破入关节腔、侵入腰大肌或胸腔等，可引起高热及毒血症等明显的全身症状。

（二）局部症状

骨与关节结核多为单发，很少多发，其症状和体征与发病部位密切关联。

1. 疼痛和功能障碍

（1）疼痛　是骨与关节结核最常见的症状，大多数病人以疼痛为初始表现。有些部位的病变还可伴有放射痛，如髋关节结核常引发膝关节周围疼痛，脊柱结核压迫神经根可引起与支配区分布一致的放射痛。

（2）功能障碍　疼痛及肌肉痉挛等可导致关节活动受限、行走困难、跛行和步态不稳等功能障碍，晚期全关节结核可发生关节强直，导致活动能力丧失。

2. 肌紧张和肌萎缩　骨与关节结核常因疼痛引起局部肌肉反射性紧张和痉挛，导致病人呈保护性被动姿势或体位，关节活动受限等。小儿熟睡后肌肉保护性痉挛消失，在变动体位时产生疼痛而啼哭，称为夜啼。肌萎缩一般出现较早，如膝关节结核早期可出现股四头肌萎缩，髋关节结核早期常伴随髋周和臀部肌肉萎缩，出现尖臀。

3. 关节肿胀和畸形　表浅部位的关节如膝和肘关节常可见明显积液和肿胀，晚期关节结核因骨质严重破坏、

肌肉保护性痉挛和关节长期处于被动体位，发生纤维性强直，造成关节畸形和功能障碍，如髋关节常见屈曲内收畸形、膝关节多屈曲畸形，脊柱结核多为后凸驼背畸形等。关节结核很少发生骨性强直。如关节韧带被破坏，可出现病理性半脱位或脱位。儿童骨骼破坏造成生长障碍，导致身高过矮或肢体不等长。

4. 结核性脓肿　结核病变导致的脓肿无红、肿、热、痛等普通急性感染性脓肿表现，因此称为冷脓肿或寒性脓肿。冷脓肿可流向远离原发病灶的部位，形成"流注脓肿"。据流注脓肿的流注路径可间接判断原发病灶所在部位。结核性脓肿可通过窦道或瘘管将脓液、死骨和干酪样物排出体外。如果脓肿穿入空腔脏器，则形成内瘘，如通过皮肤排出体外即形成外瘘。如脓肿穿入肺、食管、肠管或膀胱，可随痰液、粪便或尿液排出。冷脓肿破溃后易造成混合性感染，引起高热等急性中毒表现。长期严重的混合感染可造成死亡。

5. 神经功能障碍　结核所产生坏死物质、死骨及骨关节的畸形移位等均可刺激或压迫神经，造成功能障碍，甚至压迫脊髓造成截瘫。

三、实验室检查

1. 血液学检查　结核病病人白细胞计数可无明显升高，但淋巴细胞计数可增多。常有不同程度的贫血，合并有混合感染时白细胞计数可明显升高。红细胞沉降率（血沉）是用来判断结核病情和疗效的重要敏感指标，血沉在活动期或复发时明显增快，病变静止或经有效治疗后下降，痊愈后可降至正常。

2. 结核菌检查　关节液或脓肿的结核杆菌培养如呈阳性表现则可以确定诊断，同时进行药敏试验可为化疗用药提供指导。但结核杆菌培养耗时长，阳性率不高，涂片染色法敏感性低，涂片染色阳性只能说明抗酸杆菌存在，不能区分是结核杆菌还是非结核杆菌。

3. 分子免疫学检查　通过免疫学检查测定人体血清的结核抗体及结核抗原，是一种快速简单的检查技术，对于肺外结核诊断有一定价值。然而，由于结核杆菌的抗原性低和特异性差，结果也往往相异。聚合酶链反应（PCR）具有快速、特异、无培养依赖性等特征，但技术要求很高，易致假阳性和假阴性，影响 PCR 结果的可靠性。

4. 结核菌素纯蛋白衍化物试验（PPD）　PPD 阳性是结核杆菌感染的标志之一。特别是 3 岁以内未接种卡介苗的儿童者、新近阳转者和强阳性反应者，表示近期有结核杆菌感染。但要注意 PPD 的假阴性反应，特别是免疫

功能低下者,如高龄及艾滋病、肿瘤、糖尿病等病人,易出现假阴性反应,而重症结核也可呈假阴性反应。

5. 病理活组织检查 对诊断骨与关节结核诊断有确定性意义,注意要多点取材,尽可能自病变明显的部位采样,以提高诊断率。

四、影像学检查

影像学检查对骨与关节结核的诊断至关重要。

1. X线摄片 是观察骨与关节结核的最基本方法,能全面反映病变的部位和程度。骨与关节结核的X线片表现为软组织肿胀,骨质模糊不清或骨质疏松,可见溶骨性改变、骨膜反应性新骨形成,病灶内有空洞和死骨,局部可形成钙化,关节或椎体间隙狭窄甚至融合。

(1) 骨结核 中心型骨结核X线片早期表现为病灶区域骨质疏松,骨小梁模糊,以后出现病灶内密度增高的死骨和低密度空洞。边缘型骨结核病变以溶骨性改变为主,常有骨缺损,周围软组织影肿胀。密质骨结核骨干周围有层状骨膜反应性新骨,髓腔内有低密度区。

(2) 关节结核 X线片主要表现为关节周围骨质疏松、骨质破坏,早期关节间隙增宽,以后呈进行性狭窄。有时可见关节两侧对称楔形坏死区。晚期可见软骨下骨有死骨和空洞,骨破坏和缺损明显,部分区域骨质硬化。严重破坏的关节,发生病理性半脱位或脱位,最终发生纤维强直。关节结核少有骨性强直。

(3) 椎体结核 主要表现为椎旁软组织影肿胀,早期椎体骨质模糊,椎体中心的病灶常见空洞死骨,椎体可被压缩出现前窄后宽的楔形变,椎间盘破坏后椎体间隙狭窄,晚期出现骨质硬化,椎旁可见脓肿内钙化影,椎体间发生骨性融合。

2. CT 可较早的观察细小隐匿的死骨,还可判断软组织受累程度、周围脓肿的分布情况和椎管受压的程度等。

3. MRI 骨与关节结核在起病后2个月才出现可见的X线片改变,因此很难对疾病做出早期诊断。而MRI可在病变早期即显示病灶区信号异常,有助于早期诊断。MRI可发现早期散在的局灶性病变,隐匿的软骨和软骨下骨坏死,以及骨髓水肿和骨髓炎。还可评估脊髓有无受压和变性。

4. 核素扫描 可早期显示病灶,但不能作为定性检查。

5. 超声检查 可探查冷脓肿的位置和大小。

五、诊断和鉴别诊断

(一) 诊断

详细询问病史非常重要,包括是否去过流行区域、有无结核接触史、有无骨外结核史和有无结核菌素试验阳性史等。骨与关节结核病人多为20~30岁,常见为单个关节发病。局部有疼痛肿胀,可引起牵涉痛,关节活动受限常在有X线影像学表现前1~2个月即存在。化验检查有贫血、血沉增快,结核菌素试验阳性和影像学表现,有助于作出诊断。结核菌素试验阴性不能排除结核病,因为约40%骨与关节结核病人的结果为阴性。

(二) 鉴别诊断

骨与关节结核主要与下列疾病进行鉴别。

1. 化脓性关节炎 以单关节发病为主,起病急骤,全身中毒症状明显,有高热、寒战,局部较强烈红、肿、热、痛,注意与寒性脓肿突然穿入关节腔相鉴别。血常规检查白细胞明显升高,血沉和C-反应蛋白升高。X线改变在发病后2周左右出现。

2. 类风湿关节炎 常于年轻时起病,女性多见,可有低热、盗汗、关节疼痛,血沉常增高。但类风湿关节炎为多关节对称性发病,常累及3个以上关节,类风湿因子阳性,X线片无死骨和空洞,晚期可有骨性强直。如鉴别困难可进行关节液细菌培养和活检。

3. 强直性脊柱炎 多为年轻男性病人,腰骶部疼痛,有驼背畸形,可有低热、血沉增快。X线片骶髂关节受累,脊柱呈特征性的竹节样变,HLA-B27阳性,可供鉴别。

4. 退行性关节病变 本病常表现为关节或颈腰部疼痛,病人多在50岁以上,关节有肿胀积液、滑膜增生肥厚,但无发热等结核中毒症状,也无贫血,血沉无明显增高。X线片表现为关节边缘或小关节突骨质增生,关节间隙或椎间隙狭窄,软骨下骨囊性变和硬化。

5. 骨肿瘤 关节周围骨肿瘤常有局部肿胀、关节反应性积液等,病人有贫血、血沉增快。但骨肿瘤有特征性表现,详见相关章节能。脊柱肿瘤可引起疼痛,驼背畸形,X线表现为骨质破坏,骨密度不同程度减低,以后逐渐发展为扁平椎,但椎间隙不变窄。

六、治疗

(一) 营养支持治疗

注意休息和营养,必要时卧床。每日摄入足够的热量、蛋白质和维生素。重度贫血和营养不良者及反复发热不退者可少量多次输新鲜血。伴发疾病(如糖尿病)和慢性酒精中毒等影响治疗效果,应积极控制改善。混合感染者应给予抗生素治疗。

(二)抗结核化学药物治疗

药物化疗是治疗骨与关节结核的基础,是任何外科治疗所不能替代的。抗结核化疗药物可分为一线药物和二线药物,一线药物中能够杀灭结核杆菌的有异烟肼(INH)、利福平(RFP)、吡嗪酰胺(PZA)、链霉素(SM),抑菌药物有乙胺丁醇(EMB)与氨硫脲(TBI)等。二线药物中能够杀灭结核杆菌的有卷曲霉素和卡那霉素,抑菌药物有乙硫异烟胺和对氨水杨酸类等。一线药物效果好毒性低,二线药物主要作为一线药物的补充使用。非典型分枝杆菌常对一二线药物均有抗药性,给治疗带来困难。新出现的药物如阿米卡星、利福布汀、克拉霉素和氟喹诺酮类有可能对耐药细菌有效。

骨与关节结核治疗原则和肺结核相同,应遵循"早期、规律、全程、联合、适量"的原则。联合用药使用第一线抗结核药物,能最大程度的杀灭病灶内的结核菌,达到治愈的目的。可以使用6~9个月的短程化疗,方案为异烟肼+利福平+吡嗪酰胺,对于营养不良、免疫低下者可延长至12个月。怀疑产生耐药者加用二线药物。可以将化学治疗疗程分为两个阶段,第一阶段为强化期,在上述方案的基础上,加用链霉素和(或)乙胺丁醇,直到症状好转,一般约为2~3个月;第二阶段为巩固期,即在强化期结束后采用上述异烟肼+利福平+吡嗪酰胺方案直至疗程结束。具体用药剂量和方法为,异烟肼300 mg,利福平450 mg,乙胺丁醇750 mg,每日用药(均晨起空腹顿服),吡嗪酰胺每日20~30 mg/kg,链霉素750 mg,肌内注射,每日1次。骨关节结核的化学疗法应该根据病人的实际情况进行个体化实施,有困难时需找结核病专科医师协商。

很多抗结核药物存在一定的毒副反应。异烟肼可导致周围神经炎,同时需服用维生素B6加以预防,此外还有中枢毒性和肝毒性,用药期间注意病人的精神状态、定期复查肝功能。链霉素对第8对脑神经有毒性反应,严重者可致耳聋,此外还有肾毒性,因此仅在强化期使用,儿童用药更要慎重。利福平易引起胃肠道刺激,有时损伤肝功能。乙胺丁醇易导致视神经炎,早期停药可消失;该药排泄较慢,肾功能不全时注意勿发生蓄积中毒。吡嗪酰胺和对氨水杨酸可致肝损和胃肠道反应。因此在化疗期间,除注意观察结核症状是否改善外,还要严密且有针对性地观察全身情况,并进行相应预防和及时处理。

治愈和停药标准为:①全身情况良好,体温正常,食欲良好。②局部症状消失,无疼痛,窦道闭合。③X线表现脓肿缩小乃至消失,或已经钙化;无死骨,病灶边缘轮廓清晰。④连续3次血沉检查正常。⑤起床活动已1年,仍能保持上述4项指标。符合上述标准的可以停止抗结核药物治疗,但仍需定期复查。

(三)局部治疗

1. 制动 对于关节部位结核,可采用石膏、支具或牵引进行制动,对于脊柱结核,可采用支具或石膏背心甚至石膏床固定制动,以达到减轻疼痛、缓解肌肉痉挛、防止关节畸形或脱位、预防脊柱后凸畸形和预防病理性骨折的目的,并维持局部稳定,促进结核病早期愈合。

2. 穿刺抽脓 关节和表浅部位的脓肿,或脓肿较大引起压迫症状者,可进行穿刺,将脓液抽出并注射抗结核药物,有助于缓解疼痛、减轻中毒或压迫症状,改善全身情况。抽出的脓液需做细菌学检查。为避免出现混合性感染和形成瘘管,脓肿穿刺要严格无菌操作,在正常皮肤和软组织处进针,并在皮下斜行曲折进入脓腔。部位较深的脓肿如腰大肌或髂窝脓肿,可在B超或CT引导下穿刺抽取。

3. 局部注射抗结核药物 对于早期单纯性滑膜结核或某些部位的脓肿,在抽出脓肿后,在关节腔或脓腔内注射抗结核药物,以促进疾病愈合。常用药物为异烟肼,剂量在100~200 mg,每周注射1~2次,2~3个月为1个疗程。有时可加用链霉素0.5~1.0 g,但其刺激作用较大,使用时要注意。

4. 手术治疗 手术治疗的目的更多的是矫正畸形、改善关节功能等。

对于准备实施手术的病人,应在正规抗结核药物治疗下,积极给予营养支持治疗,待结核中毒症状改善,体温降至38℃以下,血沉<50 mm/h,骨与关节结核病灶趋向静止和病灶局限化,同时肺结核病变稳定或趋于稳定后,可选择手术治疗。常用的方法如下。

(1)切开排脓 如因混合感染而有严重贫血、持续高热和中毒症状明显时,常不能耐受常规的结核病灶清除手术治疗,为改善全身状况、缓解毒性症状,可先行切开排脓。

(2)关节镜下清理术 浅表部位的较大关节如膝关节结核,尤其是滑膜型结核可行关节镜下清理术。关节镜创伤小、并发症少、恢复快,不但可在直视下评估病变情况,获取滑膜进行病理检查,还可去除病变滑膜和脓性组织,阻止病变发展,保护关节功能,有利于疾病的早期愈合。

(3)病灶清除术 病灶清除术是采用外科切开的方

法,直接进入骨与关节结核病灶部位,清除寒性脓肿、结核性肉芽肿组织与干酪样坏死物质、坏死椎间盘及死骨,彻底清除病灶,以防止结核病变继续发展、促进愈合和减少复发,尽可能保全关节功能。病灶清除术是外科处理结核病灶的基础,是结核愈合、融合内固定术成功的关键。

病灶清除术的指征:病灶内存在较大死骨;病灶内或周围存在难以吸收的较大脓肿;经久不愈的窦道;单纯性滑膜结核或骨结核经药物治疗效果不佳,病灶即将破入关节发展为全关节结核;脊柱结核病人有脊髓压迫症状。

(4) 矫形外科手术　对于非手术治疗无法改变的关节畸形、关节功能障碍和脊髓受压等,常需在病灶清除术的基础上进一步外科干预,以解除压迫,预防或矫正畸形,改善关节功能。主要包括:①关节融合术:用于关节不稳定和损伤严重者。②截骨术:用以矫正畸形、改善力线和负重状态。③关节成形术:用以改善关节功能,其中包括人工关节置换术。④植骨融合内固定术:主要用于脊柱结核病人。

第二节 / 脊柱结核

本节要点 (Key concepts)

- **Background**

Spinal tuberculosis (spinal TB) comprises up to 50% of all patients afflicted with musculoskeletal tuberculosis. These patients develop varying degrees of kyphotic deformity, and some of them develop neural complications.

- **Pathology**

Central tuberculosis; borderline tuberculosis; gravity abscess.

- **Clinical presentation**

Tubercle toxic symptom; pain; abnormal posture; abnormity; compression.

- **Imaging**

Radiographic imaging of spinal tuberculosis can be suggestive but there are no pathognomonic findings. They can show loss of vertebral height, indistinct vertebral endplates, erosions, angular kyphosis, and paravertebral masses. CT provides more detailed delineation of bony destruction and extension of disease into the spinal canal. MRI scanning is the optimal test for defining intraspinal extension, focal myelopathy, and spinal cord or nerve root compression.

- **Management**

The mainstay of treatment of musculoskeletal tuberculosis remains appropriate three- or four-drug antimicrobial therapy.

Surgical treatment:

Debridement.

Bone graft and fusion surgery.

Internal fixation with spinal instrumentation.

脊柱结核在骨与关节结核发病中最常见,约占总病人数量的50%。这与脊柱负重大、活动多、易损伤有关。脊柱结核绝大多数为椎体结核,这是因为椎体为松质骨,滋养动脉多为终末动脉,椎体缺少丰富的肌肉附着而难以抵御结核杆菌侵犯。在脊柱结核中,腰椎的发生率最高,其次为胸椎,然后为胸腰段,颈椎和腰骶椎相对较少。脊柱附件结核较少,但发病后对脊柱稳定性影响较大,易造成脊髓压迫甚至引起截瘫,值得重视。

一、病理

椎体结核按原发病灶不同分为中心型结核和边缘型结核,更多见的为边缘型结核(Figure 10-99-2)。

1. 中心型结核　多见于儿童,原发病灶位于椎体中心松质骨,胸椎为好发部位,常侵犯单个椎体,病变进展快,使椎体被压缩为前窄后宽的楔形,导致脊柱后凸畸形。病灶可穿破软骨板,侵入椎间盘和邻近椎体。成年人中心型结核进展较慢,可长期位于椎体内而不侵犯椎间盘。

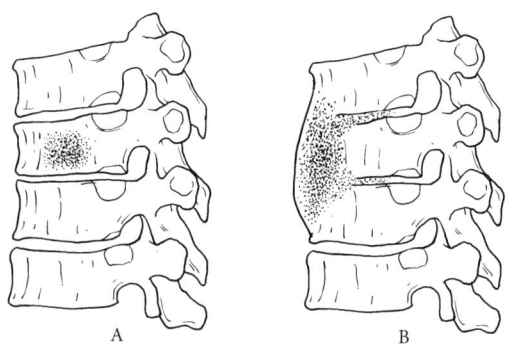

Figure 10-99-2　Pathology types of spinal TB
A. Central tuberculosis; B. Borderline tuberculosis

2. 边缘型结核　多见于成年人,原发病灶位于椎体边缘,腰椎多见,以溶骨性破坏为主,少有死骨。病变很快侵犯椎间盘和相邻椎体,造成椎间隙狭窄,是本型的特征性改变。

3. 椎旁脓肿和流注脓肿　脊柱发生结核病变后,椎体内的坏死物可聚集在其周缘骨膜下,随时间推移形成椎旁脓肿。椎旁脓肿增多后,可将骨膜自椎体上掀起形成隧道,沿脊柱纵轴方向蔓延导致广泛的椎旁脓肿,并以直接侵犯的方式累及更多的椎体。椎旁脓肿可出现在椎体的各个方向,向后方侵犯的脓肿如进入椎管,可压迫脊髓或神经根。压力过高的脓肿可自骨膜穿出,沿自然解剖通路流至远离病变的区域,形成流注脓肿。

根据椎旁脓肿蔓延和流注的特点,可以判断结核的原发病灶,提高诊治效果(Figure 10-99-3)。颈椎结核的脓

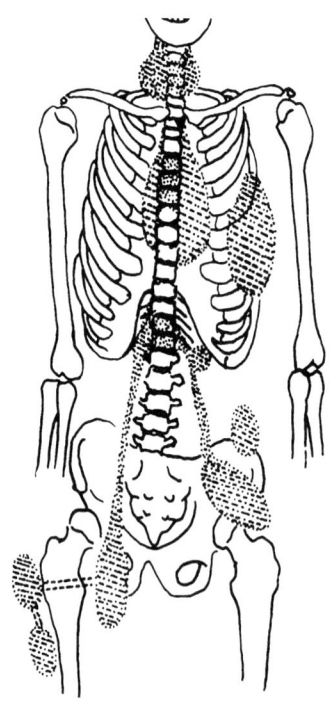

Figure 10-99-3　The directions of cold abscess in spinal TB

肿以向前方侵犯为主,最常集于颈长肌及其筋膜后方。以第4、5颈椎为界限,第4颈椎上方病灶的脓肿聚集在咽腔后方,形成咽后壁脓肿。较大的咽后壁脓肿可影响吞咽功能,还可造成打鼾,甚至因局部压迫出现呼吸困难。第5颈椎下方的脓肿多聚集在食管后,方称食管后脓肿。若咽后壁或食管后脓肿侵蚀穿破咽部或食管,则脓肿内容物可经口腔排出或被病人咽下,并发消化道结核。颈胸段脓肿可向下流至上纵隔两侧。胸椎结核椎旁脓肿穿出可行成背部、前胸壁和腰上三角脓肿。胸椎较长,椎旁脓肿形态特点变化较多。上段胸椎椎旁脓肿可呈倒三角形,中段胸椎椎旁脓肿呈半圆形或梭形,需与心脏和主动脉投影鉴别,下段胸椎呈梨形,如脓肿穿至腰大肌造成腰大肌脓肿,表现为哑铃型。胸腰段和腰椎结核的椎旁脓肿向椎体两侧发展,侵入附着其上的腰大肌,形成腰大肌脓肿。浅层的腰大肌脓肿聚集在腰大肌筋膜下,如脓肿明显侵犯腰大肌纤维,即形成腰大肌深部脓肿,可影响髋关节伸直。腰大肌深部脓肿侵蚀腰筋膜后进入腰三角,形成腰三角脓肿。腰大肌脓肿可为单侧或双侧,一般不对称。脓肿沿腰大肌下行,形成髂窝脓肿和腹股沟脓肿。如病变进一步发展,脓肿进入股三角,可向小粗隆蔓延至大腿外侧甚至向下形成膝周脓肿;或形成大腿内侧和臀部脓肿;如脓肿穿破髂腰肌滑囊进入髋关节,可继发髋关节结核。腰骶段椎体结核可在骶前、腰大肌、臀部、会阴部等部位形成走形复杂的脓肿和瘘管。此外,骶前脓肿可穿破乙状结肠或直肠,导致脓液经粪便排出。

二、临床表现

1. 全身症状　主要表现为全身结核中毒症状,早期可不明显,随病变进展出现乏力、消瘦、低热、盗汗及食欲减退等,儿童可有夜啼和性情急躁、易激惹。

2. 疼痛　疼痛为早期局部最常见的主要症状,初始为轻微隐痛或钝痛,可在活动、咳嗽或持重物时加重,休息后减轻。疼痛的程度常与病变程度成正比。早期疼痛部位限于病变椎体水平的棘突旁或棘间,当病变累及神经根时可出现相应支配区的放射痛。儿童可在睡眠中翻身或变换体位时造成突发疼痛而引起的"夜啼"。

3. 姿势异常　因病灶刺激和疼痛导致的椎旁肌肉痉挛可引起异常姿势,如颈椎结核者可有颈部缩短或斜颈,病人手托下颌以缓解疼痛;胸腰段或腰椎结核病人可有傲慢步态,即双手托腰,头及躯干后倾,将重心后移,以减轻体重对病变椎体的压力;腰椎结核病人在拾取地上的物品时,不能弯腰,需挺腰屈膝屈髋下蹲才能取物,称拾物试

验阳性。将腰椎结核的患儿放置在俯卧,握住双足上提双下肢及骨盆,腰部因肌痉挛而保持僵直,生理前凸消失(Figure 10-99-4)。

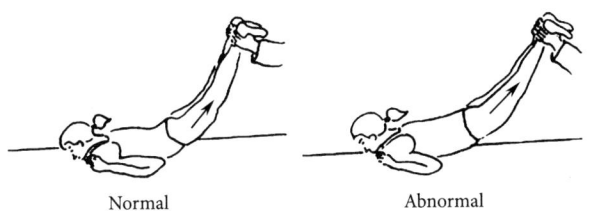

Normal   Abnormal

Figure 10-99-4   The testing of spinal action in children

4. 畸形   椎体被结核杆菌破坏后,在体重的作用下易被压缩而变扁,使椎体发生前窄后宽的楔形变,同时椎间盘的破坏致椎间隙变窄或消失,出现后凸畸形。颈椎和腰椎存在生理性前凸,因此后凸畸形在外观上不明显。胸椎后凸畸形与其生理性后凸相重叠,故在外观上较明显。小儿胸椎结核易形成后凸畸形(驼背)。

5. 脓肿相关症状   颈椎如形成椎旁脓肿,在颈侧部可触及肿块,如脓肿位于咽后壁可影响呼吸与吞咽,还可出现鼾症。腰椎结核病人可有腰大肌脓肿,表现为髂窝或腰三角肿块,甚至经骨筋膜鞘流注至膝关节,造成大腿外侧和膝关节周围肿胀。此外,病人还可经口吐出或经粪便排出脓液和死骨。流注脓肿常远离原发病灶,易引起误诊或漏诊。

6. 压迫症状   结核病灶产生的脓液、死骨和干酪样物可压迫脊髓和神经根,引起相应的压迫症状,甚至截瘫。脊柱结核后凸畸形形成的骨嵴也可压迫脊髓造成截瘫。

三、影像学检查

1. X 线   早期可见生理弧度消失,骨小梁稀疏,以后出现椎体破坏,椎体高度丢失和椎间隙变窄。中心型结核病灶位于椎体中央,密度不均,可有空洞死骨形成,侧位片可见椎体楔形变,未侵犯椎间盘时不易与肿瘤鉴别;边缘型结核骨质破坏集中在椎体边缘,特别是前脚,早期侵犯椎间盘,X 线片可见终板破坏和椎间隙狭窄,为特征性表现。椎旁脓肿与软组织影密度相似,颈椎椎旁肿胀在侧位片上表现为椎前软组织影增宽,气管前移;胸椎椎旁脓肿正位片上可见椎旁影增宽,可为半球状、梭状或筒状,一般不对称。在腰椎正位片上,腰大肌脓肿表现为一侧腰大肌影模糊,或腰大肌影增宽,饱满或局限性隆起。慢性病人椎旁脓肿内可见钙化阴影。

2. CT   可观察有无椎管内脓肿或骨性压迫。增强CT 扫描可用于观察炎症反应和椎旁脓肿,以及它们与周围组织结构的解剖关系。必要时还可在 CT 监控引导下进行穿刺活检,或脓肿穿刺抽吸。

3. MRI   可帮助判断椎旁脓肿的性质、流注方向、脓肿是否纤维化、评价椎管内侵犯程度、脊髓受压、骨髓变化等。与肿瘤最有意义的鉴别是结核存在椎旁脓肿、椎旁死骨和椎间隙狭窄。

四、诊断和鉴别诊断

根据病史、症状、体征、化验检查和影像学表现不难作出诊断。但要和强直性脊柱炎、化脓性脊柱炎、腰椎间盘突出症、脊柱肿瘤、脊柱退行性变等疾病鉴别。

1. 强直性脊柱炎   多为年轻男性病人,可有低热、血沉增快,腰骶部疼痛,本病全身中毒症状不明显,且均有骶髂关节炎,X 线片无骨破坏与死骨,骶髂关节融合消失,脊柱呈特征性的竹节样变,HLA-B27 阳性。

2. 化脓性脊柱炎   骤起局部疼痛剧烈,常有明显的全身中毒症状和高热、寒战,病变进展快,有时血培养可检出致病菌。X 线为进行性发展,早期椎间隙狭窄,以后软骨下骨硬化,椎板受累,最后出现椎间隙气球样改变。

3. 腰椎间盘突出症   本病以腰痛和下肢相应区域神经根受压为主要表现,无全身中毒症状,血沉不快,无贫血。X 线片无死骨和空洞,CT 和 MRI 可发现突出的髓核压迫相应神经根。

4. 脊柱肿瘤   多见于老人,疼痛渐进性加重,X 线片可见骨破坏累及椎弓根,椎间隙高度正常,一般没有椎旁软组织影。椎体转移性肿瘤可有原发病灶表现。

5. 嗜酸性肉芽肿   多为小儿病人,表现为腰背部疼痛,胸椎常见,后凸驼背畸形。X 线片可见受累椎体被压扁,呈均匀线条状,上下椎间隙正常。

6. 脊柱退行性病变   多为 50 岁以上病人,表现为腰背部疼痛,有时可有神经压迫症状,无低热、盗汗等结核中毒症状。X 线片显示普遍性椎间隙变窄,邻近椎体尤其是小关节突广泛增生,椎体间有骨桥形成,无空洞死骨和椎旁影,无骨质破坏。

五、治疗

(一) 非手术治疗

脊柱结核的治疗和其他部位结核相同,需要以化疗为基础,具体化疗方案见概论所述。并非所有的脊柱结核都需要接受手术治疗,对于早期病人,如累及范围小、破坏不明显同时未发现较大脓肿,可采用药物抗结核治疗,辅以卧床休息、支具保护或石膏背心固定,多可治愈。

(二) 手术治疗

当非手术治疗后未出现明显的临床和影像学愈合迹象，或出现病灶扩大、甚至出现新病损，则应行手术治疗。

1. 手术指征　包括：①结核病变部位明确和有较大寒性脓肿。②病灶内存在不易吸收的较大死骨或难以修复的空洞。③经久不愈的窦道。④存在脊髓、马尾神经受压征象或其他神经功能损害。⑤严重的脊柱后凸畸形，可能或已经压迫脊髓。在正规化疗基础上，手术应及早进行。

2. 手术的最佳时机　是在寒性脓肿破溃之前、结核菌产生耐药性之前、脊髓受压之前和(或)在完全截瘫之前，如已经发生截瘫应尽早手术。有效的抗结核化疗是手术成功的重要基础。

3. 手术方法

(1) 病灶清除术　是外科治疗脊柱结核的基本术式。通过手术直接暴露病灶，引流脓液，彻底清除死骨、肉芽组织、干酪样坏死物和病变椎间盘。病灶清除必须彻底，否则将影响融合和内固定疗效。目前对于脊柱结核行单纯病灶清除术者已少见，仅适用于腰骶椎结核椎体破坏不明显，同时存在腰大肌或髂窝脓肿者，对于破坏局限的胸椎结核，或单侧椎旁脓肿而无明显脊髓受压者也可以考虑行单纯病灶清除术。

(2) 植骨融合术　将椎体破坏的部分清除后，过大的骨缺损可引起脊柱不稳和畸形，甚至产生截瘫症状，常需在椎体间植骨，使其融合。自体髂骨是植骨的最佳材料，但来源有限，因此有学者采用异体骨或人工骨作为移植材料。

(3) 内固定术　在病灶清除植骨的同时行内固定术，可有效促进植骨融合，矫正或预防后凸畸形，保证脊柱的稳定性，提高结核的治愈率。内固定手术可显著减少卧床制动时间，缩短术后化疗疗程。内固定的方式包括前路和后路，要根据不同的病情和术者的实际经验进行合理选择。对于脊柱稳定性无明显破坏者，无需采用内固定物手术。

附：脊柱结核合并截瘫

脊柱结核中约有 10% 的病人发生截瘫，其中以胸椎结核最常见，颈椎次之，腰骶椎部位少见。椎弓附件结核虽然发生率低，但其中 25% 病人将发生截瘫，值得重视。

一、病因与病理

在脊柱结核早期病变活跃，结核性肉芽组织、脓液、干酪样坏死物和死骨以及坏死椎间盘均可能进入椎管压迫脊髓或神经根，引起截瘫症状，此为病变活动型截瘫。如及时去除压迫物，常可获得良好的临床效果。随着病变进展或进入静止期，病灶在椎管内形成纤维瘢痕组织，并致硬膜增厚，如果同时存在脊柱后凸畸形，脊髓将长时间受压，进而发生纤维变性，引起截瘫，此为病变静止型截瘫，即使去除压迫物，也很难获得完全恢复 (Figure 10-99-5)。

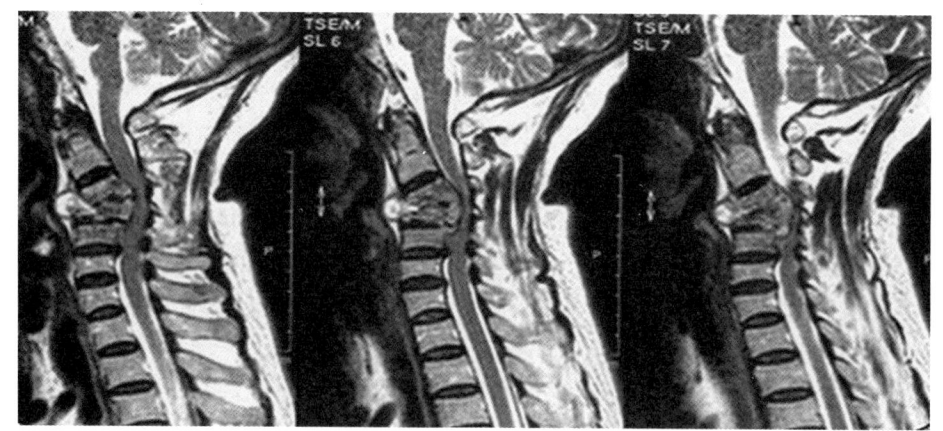

Figure 10-99-5　Spinal cord compressed by TB pathological mass

二、临床表现

常先有脊柱结核的一般表现，以后出现截瘫，也有少数病人以截瘫为首发症状。截瘫的主要临床表现为感觉、运动和括约肌功能障碍。截瘫指数见 Box 10-99-2。

1. 感觉障碍　脊柱结核合并截瘫病人早期通常先存在与病变节段分布区一致的束带感，以后逐渐出现感觉障碍，区域与病变节段对应，可左右对称。病人的深浅感觉和位置觉都可受累，以触痛觉障碍最明显。

2. 运动障碍　在脊髓受压早期，脊髓失去中枢神经

1. 脊髓受压损伤的程度可用截瘫指数表示,即对感觉、运动和括约肌功能的评分相加后的分数
2. 功能正常或接近正常为 0 分,功能部分丧失为 1 分,功能完全丧失或接近完全丧失为 2 分
3. 感觉、运动和括约肌功能完全正常者截瘫指数为 0,完全丧失者截瘫指数为 6。例如:病人的自主运动功能完全丧失,感觉部分丧失,二便功能基本正常,则截瘫指数为 2+1+0=3
4. 截瘫指数可以较全面地反映脊髓损伤的程度,便于评价截瘫的变化,有助于疗效对比

控制,但反射弧仍完整,脊柱结核病人大都表现为痉挛性瘫痪,出现肌张力增高,肢体僵硬,关节呈折刀样屈伸,步态异常如痉挛性步态和剪刀步,病理征阳性、腱反射亢进;随着病变进展,呈痉挛性伸直型截瘫,伴踝阵挛阳性。病变进入晚期或静止,脊髓反射弧功能障碍,病人肢体呈松弛性截瘫,表现为肌力减退、肢体无力,行走困难易跌倒,甚至完全丧失运动能力。

3. 括约肌功能障碍 主要指控制大小便的括约肌功能障碍。起初表现为排尿困难和腹胀、便秘,以后发展为大小便失禁。发生尿潴留的病人易发生尿路感染,是截瘫的严重并发症之一。

4. 其他症状 包括自主神经功能障碍,在截瘫平面以下出现皮肤干燥无汗、下肢水肿,病人还常有截瘫并发症,如高热、肺炎、尿潴留和压疮等。这些并发症常对病人造成严重影响,甚至危及生命。

三、治疗

对于病变活动型截瘫,在积极有效的抗结核药物治疗下,尽早做病灶清除术和脊髓减压术。对于完全截瘫,则更应及早手术减压,以提高截瘫的恢复几率。病变静止型截瘫的治疗更困难,其致压物主要为纤维化组织和后凸的骨嵴,需进行较大范围减压,切除压迫脊髓的椎体部分,行椎体间植骨融合及内固定术。

同时应针对截瘫的并发症,如压疮、泌尿系感染、肺部感染及脊髓压迫等进行相应治疗。

第三节 / 髋关节结核

本节要点 (Key concepts)

- **Background**

In developing countries, tuberculosis of the hip constitutes a significant portion of all cases of osteoarticular tuberculosis, the frequency of which is next only to tuberculosis of the spine.

- **Pathology**

Pure synovial tuberculosis; pure osseous tuberculosis; whole joint tuberculosis.

- **Clinical presentation**

Tubercle toxic symptom; pain; night cry; limitation of motion (LOM); muscle spasm; amyotrophy around hip; abnormal posture; hip stiffness.

- **Imaging**

In early stage, plain radiographs do not show any major change except for some haziness and rarefaction. Later, the radiographic picture becomes obvious and shows increasing amounts of destruction of the joint with time. CT and MRI allow detailed evaluation of the extent of the tuberculous process. A CT-guided biopsy is an important adjuvant investigation to confirm the diagnosis.

- **Management**

The treatment of the hip tuberculosis must be instituted immediately and is aimed at salvaging the hip.

Multidrug therapy.

Surgical treatment: synovectomy, debridement, proximal femoral osteotomy, excision-arthroplasty, arthrodesis, THA (total hip arthroplasty).

在骨与关节结核中,髋关节结核的发生率仅次于脊柱结核,约占总数的 15%,儿童比例更高。髋关节结核的好发年龄为 20~30 岁。

一、病理

髋关节结核可分为单纯滑膜结核、单纯骨结核和全关节结核三种病理类型。单纯滑膜结核较单纯骨结核多见,滑膜受累后关节内充满渗出性液体,髋关节激惹症状明显,但较少形成脓肿和窦道。单纯骨结核多位于髋臼侧,也可在股骨近端或股骨头颈内侧。髋臼侧病变的脓肿常汇集在臀大肌深面或形成盆腔内脓肿。股骨颈部结核脓肿常穿破覆盖其上的骨膜与滑膜侵入关节,亦可流注到大粗隆和大腿外侧。单纯滑膜结核或骨结核侵及关节软骨后,成为全关节结核。早期全关节结核破坏面积小,病理改变和预后类似于单纯滑膜结核和单纯骨结核。晚期全关节结核关节软骨破坏广泛,出现关节间隙明显狭窄甚至消失,关节活动明显受限,出现纤维强直,部分出现病理性半脱位或脱位,患肢缩短,发生屈曲内收内旋位畸形。晚期髋关节结核常在关节囊薄弱的前内侧出现脓肿,且与髂腰肌滑囊相通。脓肿溃破后形成窦道,可形成混合感染,甚至继发慢性硬化性骨髓炎(Figure 10-99-6)。

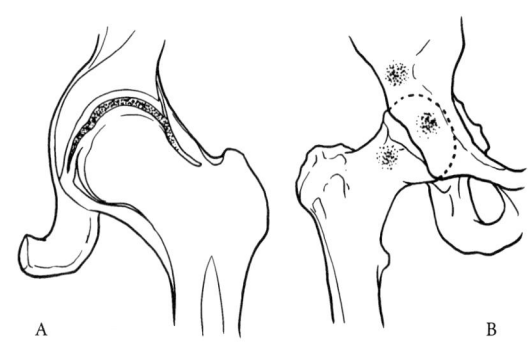

Figure 10-99-6　Hip TB
A. Pure synovial tuberculosis; B. Pure osseous tuberculosis

二、临床表现

髋关节结核通常起病缓慢,可有低热、盗汗、纳差、睡眠不佳等全身结核中毒症状。局部常以疼痛为首发症状,疼痛多位于腹股沟处,轻到中度疼痛,可放射到大腿或膝关节。小儿出现乏力,不愿行走,有时还可有夜啼。部分患儿或老年人以膝关节疼痛为主诉。早期疼痛经休息可缓解,但随着病情的进展疼痛发展为持续性。少数急骤发病的髋关节结核,出现类似急性化脓性关节炎的剧烈疼痛和关节活动受限。

疼痛引起髋关节活动受限,内旋受限最常见。髋周和下腹部肌肉出现保护性肌痉挛。髋关节活动受限,以某一方向为主,晚期全关节结核病人,各个方向活动都受限,髋周和臀部肌肉萎缩,出现屈曲内收畸形。体格检查"4"字试验和托马斯征阳性,小儿可有髋关节过伸试验阳性。晚期出现髋关节纤维强直,患髋固定畸形。部分病人出现病理性半脱位或脱位,患肢明显缩短。有脓肿或窦道存在于臀部、股三角和大腿外侧者,有助于诊断。

三、影像学表现

1. X 线　早期单纯滑膜结核 X 线片无明显异常表现,需两侧对照比较,可见患侧髋关节间隙轻度增宽,软组织影肿胀,轻度广泛的骨质疏松,骨皮质可变薄。单纯骨结核可见骨质模糊,磨砂玻璃样变,中心型结核出现空洞和死骨。早期全关节结核病变部位软骨下骨质模糊,关节间隙轻度狭窄,晚期全关节结核破坏广泛,软骨下骨破坏,死骨形成,关节间隙明显狭窄甚至消失,出现病理性半脱位或脱位。

2. CT　可更准确地判断骨质破坏、死骨形成和软组织受累情况。

3. MRI　对于怀疑结核的早期病变,可考虑进行MRI 检查,以发现局灶性软骨下骨和软骨破坏,还可评估滑膜肿胀程度和脓肿的性质等。

四、诊断和鉴别诊断

根据病史、症状与影像学表现,多可作出诊断。需与下列疾病鉴别:

1. 化脓性关节炎　一般起病急骤,有寒战、高热等急性期脓毒血症表现,患髋疼痛剧烈,早期较结核性关节炎更肿胀,下肢常呈外展、外旋畸形。血液和关节液中可检出致病细菌。X 线出现改变的时间较结核早,一旦出现骨质破坏即进展迅速,病灶周围骨质浓白,有增生性改变,后期可发生强直。已使用抗生素治疗者或低毒性感染者,症状常与结核相似,必要时进行穿刺,可根据关节液细菌培养或滑膜活检等鉴别。

2. 暂时性滑膜炎　8 岁以下儿童多见,常有过度活动的病史,主诉为髋部或膝部疼痛,常有跛行,或因疼痛不敢行走。髋关节活动受限程度轻。X 线片无异常表现。本病为一过性,卧床休息 2 周即愈,没有后遗症。

3. 儿童股骨头骨软骨病　即 Legg-Perthes 病,表现为患髋疼痛和活动受限,无结核中毒症状,血沉正常。X 线片显示股骨头密度增高,早期关节间隙增宽,以后股骨头骨化中心变为扁平和破碎及囊性改变。早期滑膜结核与早期的儿童股骨头骨软骨病难以区别,MRI 有助于诊断。

4. 类风湿关节炎　可有患髋疼痛肿胀,低热、贫血、红细胞沉降率增快,X 线片也可有骨质疏松。本病为多发性和对称性,往往超过 3 个关节,类风湿因子阳性,如鉴别困难可行关节液培养和活检。

5. 骨关节炎　多为 50 岁以上病人,无低热、盗汗等结核中毒症状,主要表现为疼痛和功能障碍,一般血沉正常,也无贫血。X 线片表现为关节退行性变,关节间隙狭窄,骨赘形成,软骨下骨硬化,常伴有囊性变。

6. 成年人股骨头缺血性坏死　病人多为年轻男性,与饮酒、使用激素和外伤有关,髋关节以酸胀或疼痛、活动受限为主要症状,无结核中毒症状,血沉正常。X 线片股骨头负重区骨质疏松,伴硬化囊性变,后期股骨头有塌陷变扁。

五、治疗

药物化疗是外科治疗髋关节结核的基础。早期患肢可用皮牵引固定,关节内注射抗结核药物。3~4 周疼痛减轻肌肉痉挛缓解后可进行功能活动训练,尤其是屈伸外展外旋活动。在牵引 3~4 个月后起床活动,半负重功能锻炼,4~6 个月后恢复负重。疗效不佳的单纯滑膜结核,可行滑膜切除术。股骨头及髋臼有脓腔和死骨者,宜行病灶清除术。早期全关节结核为了挽救关节功能,应及时行病灶清除术。

如果关节破坏严重或有纤维强直,可以考虑进行以下手术。纤维强直于屈曲内收或外展位而无疼痛者,可进行股骨近端截骨术,矫正下肢力线,但存在下肢不等长的缺点。关节融合术已少用,因为病人术后无法进行蹲跪。

人工全髋关节置换术(THA)可使病人获得一个无痛、稳定而有功能的髋关节,已广泛应用于治疗严重髋关节疾患。但 THA 在髋关节结核中的使用尚有一定争议,尤其是处于活动期的病变,有可能发生术后结核再发。多数学者倾向于在结核静止 10 年以后行 THA。

第四节 / 膝关节结核

本节要点 (Key concepts)

• **Background**

The knee joint is the third most common site of osteoarticular TB after spine and hip.

• **Pathology**

Pure synovial tuberculosis; pure osseous tuberculosis; whole joint tuberculosis.

• **Clinical presentation**

Mono-knee; insidious onset of pain; swelling; limitation of motion (LOM); medial vastus muscle spasm and amyotrophy; abnormal posture; knee stiffness.

• **Imaging**

The radiological changes in the early stage may show only soft-tissue swelling. Subsequently, damage to the articular cartilage leads to a narrowing of the cartilage space, irregularity of the cartilage surface and areas of destruction in the epiphysis.

• **Management**

The treatment of the knee tuberculosis must be instituted immediately and is aimed at salvaging the ROM.

Multidrug therapy.

Surgical treatment: arthroscopy, synovectomy, debridement, arthrodesis.

膝关节结核在骨与关节结核中的发生率仅次于脊柱和髋关节结核,近年来有上升趋势,约占骨与关节结核的 10%。由于表现不典型,容易误诊。

一、病理

和髋关节结核一样,膝关节结核可分为单纯滑膜结核、单纯骨结核和全关节结核,以滑膜结核多见。单纯滑膜结核早期表现为滑膜充血、水肿,以炎性浸润和渗出为主,膝关节肿胀、积液。渗出液由浆液性逐渐变为脓性,滑膜增厚,纤维增生,出现结核性肉芽组织。单纯骨结核早期发生于骨骺部和干骺端,可形成死骨和空洞。

随着病变进展,单纯滑膜结核和骨结核侵犯软骨下骨和软骨,造成关节破坏,形成软骨剥脱和骨质破坏,即进入全关节结核阶段。早期全关节结核大部分软骨面尚保持完整。如在此期治愈,可以保留大部分关节功能;如发展为晚期全关节结核,关节软骨面大部分或全部剥脱坏死,骨质破坏严重。同时脓液聚集,腐蚀韧带和关节囊,造成半脱位,并可形成窦道,关节功能大部分丧失。病变静止后造成纤维强直、屈曲挛缩畸形。

二、临床表现

早期可有结核性全身中毒症状。膝关节结核常为单发,患膝肿胀,髌上囊饱满,浮髌试验阳性。患膝因疼痛活动受限,膝周肌肉保护性痉挛,使关节处于半屈曲位。以后逐渐出现滑膜增生厚韧,触之揉面感。股四头肌萎缩以股内侧肌明显,大腿周径减小。膝关节固定于屈曲挛缩位。寒性脓肿可破溃形成窦道,迁延不愈,易引起混合感染。韧带破坏后可发生病理性半脱位,进入静止期后膝关节纤维强直,严重影响生活质量和工作能力。

三、影像学表现

单纯性滑膜结核X线片可见软组织肿胀及骨质疏松。肿胀开始仅限于关节囊,以髌上囊最为明显。中等积液时,关节间隙增宽,髌下脂肪垫阴影消失。股骨下端、胫骨上端及髌骨可广泛存在骨质疏松。在儿童特别是幼儿,常可见到骨骺明显增大或提前出现。单纯骨结核表现为局灶性骨质疏松,病灶内骨小梁呈磨砂玻璃样变,中心型可有空洞死骨,周缘硬化,边缘型无死骨形成。

早期全关节结核关节软骨破坏较轻,范围较小,关节间隙正常或稍窄。晚期全关节结核关节破坏严重,范围广,关节间隙狭窄甚至消失。骨质缺损,广泛骨质疏松脱钙,关节失去正常对合关系。

CT可细致评估骨质破坏、死骨和软组织侵犯情况。

MRI早期即可出现信号改变,并对滑膜、软骨、骨髓和脓肿的变化及性质判断有所帮助。

四、诊断和鉴别诊断

膝关节滑膜结核早期多以关节肿胀、疼痛及不同程度功能障碍为主要表现,缺乏特异性。关节液的颜色和镜下所见与非特异性滑膜炎无明显差异,普通细菌培养阴性,结核分枝杆菌培养时间长且阳性率不高,临床上常存在误诊。应注意与以下疾病相鉴别。

1. 骨关节炎 常为50岁以上病人,无以关节疼痛肿胀为主要表现,无发热等结核中毒症状,无贫血,血沉无明显增高。X线片表现为关节边缘骨质增生,关节间隙进行性狭窄,软骨下骨囊性变和硬化。

2. 类风湿关节炎 女性多见,常为对称性多发性关节炎,可有低热,有晨僵,皮下结节,类风湿因子阳性。早期侵犯单侧膝关节时鉴别较困难,可做关节穿刺或手术活检进行鉴别。

3. 创伤性滑膜炎 有骨折或韧带半月板损伤史,一般无全身症状。早期可有软组织肿胀或关节积液,无结核中毒症状。慢性者可有滑膜增厚,影像学可有骨折愈合痕迹,关节面不平整,半月板或韧带损伤表现。

4. 化脓性关节炎 起病多急剧,高热,白细胞增高,局部皮肤发热、发红,疼痛剧烈。慢性低毒性感染引起的化脓性关节炎与滑膜结核较难鉴别,需做关节穿刺细菌学检查。

5. 色素绒毛结节性滑膜炎 关节肿胀明显,触之有柔韧感,有时可触及大小不等之结节。骨质破坏呈溶骨性,关节穿刺可抽出暗红色液体。MRI可见滑膜广泛肿胀,内有大量高信号液体,关节后方滑膜增生明显。关节镜检查可见滑膜有猩红色绒毛样变。

6. 血友病性关节病 多为儿童发病,男性多见。关节反复肿胀,抽出血性液体。X线片关节边缘侵蚀,关节面不规则,股骨髁间加深增宽,形如倒置的酒杯。关节血性积液反复发作,病人有凝血因子缺乏或功能障碍,常有家族性病史。

7. 夏科关节病 关节破坏严重,但临床症状轻微,常伴有感觉障碍。X线可见骨密度增高,关节内有碎骨片存在。关节可有异常活动却不甚疼痛。

五、治疗

(一)非手术治疗

以药物化疗为基础。早期滑膜结核可限制患膝的活动范围与活动量,用石膏托或皮牵引固定患肢,以促进病变修复。待疼痛消失、关节消肿即可停止制动,进行功能锻炼。定期行关节穿刺抽液,并注入抗结核药物,如异烟肼200 mg,必要时加1 g用链霉素,儿童须减半。每周1~2次,3个月为1个疗程。

（二）手术治疗

如非手术疗法效果不佳或病情加重者，应尽早采用手术疗法，以抢救关节功能。手术方法包括滑膜切除术、病灶清除术、融合术和人工膝关节置换术等。

1. 滑膜切除术　可通过关节切开或在关节镜下完成，同时对获取的滑膜进行病理检查。滑膜切除术可阻止病变向全关节结核发展。

2. 病灶清除术　对于单纯骨结核，可根据病灶部位选择不同切口行病灶清除术，去除死骨和干酪坏死物，空洞型骨缺损可植骨填充。

早期全关节结核，软骨破坏范围较小，可行滑膜切除术，如存在骨病灶同时行病灶清除术。

3. 融合术　对于晚期全关节结核，应彻底清除病灶，将关节稳定地融合在功能位。融合术的固定方法有加压固定法（膝关节加压融合术）、骨圆针交叉固定法、钢板螺钉固定法等。

4. 人工膝关节置换术　与人工髋关节置换术一样，适用于结核静止期病人，以改善膝关节的功能。

第五节 / 踝关节结核

本节要点 (Key concepts)

- **Background**

Ankle joint tuberculosis happens occasionally.

- **Pathology**

Pure synovial tuberculosis; pure osseous tuberculosis; whole joint tuberculosis.

- **Clinical presentation**

Insidious onset of pain; aggravation after strain; swelling; limitation of motion (LOM); footdrop; ankylosis.

- **Imaging**

In the early stage show soft-tissue swelling. Later, damage to the articular cartilage, narrowing of the cartilage space, dead bone; cavitates.

- **Management**

Multidrug therapy.

Surgical treatment: synovectomy, debridement, arthrodesis.

踝关节结核时有发生，最常见于男性青壮年。

一、病理

踝关节面积小、负重大，易发生损伤，同时踝关节周围软组织相对较少，对结核杆菌抵抗力不强，容易发生结核。踝关节滑膜结核较骨结核多见，易发展成为全关节结核。距骨体部是踝关节骨结核最常见的发病部位，其次为胫骨下端，内外踝少见。踝关节周围软组织较少，冷脓肿极易穿出形成窦道。踝关节周围韧带强韧，较少产生病理性脱位，但如破坏严重，可发生足下垂、内翻或强直。

二、临床表现

踝关节结核起病较缓慢，痛感不明显，仅有不适、乏力，早期可出现轻度跛行。疼痛时轻时重，常因踝部扭伤后症状加重。单纯骨结核疼痛轻，病变部位有压痛，单纯滑膜关节疼痛较重，且压痛广泛。全关节结核疼痛较剧烈。晚期随着关节纤维或骨性强直，疼痛反而可明显改善或消失。单纯骨结核肿胀较轻且局限，而滑膜型或全关节结核肿胀明显而广泛，关节往往失去正常轮廓。关节周围可出现瘘管窦道，反复发作可引起混合感染。晚期关节活动明显受限，逐渐出现畸形足下垂，甚至强直。

三、影像学检查

单纯滑膜结核X线片可见踝关节广泛骨质疏松、关节周围软组织影增大，关节间隙增宽。单纯骨结核可见骨质破坏，中心型结核有死骨或空洞，边缘型结核可有反应性新骨形成。全关节结核可见软骨下骨骨质破坏，关节间隙模糊、狭窄，晚期出现关节间隙消失，关节融合。

四、诊断

根据病史、症状、体征及影像学表现,踝关节结核多可做出诊断。单纯滑膜结核常需和陈旧性踝关节损伤、类风湿关节炎、痛风、距骨无菌性坏死等鉴别,可行脓肿细菌培养明确诊断,必要时还需做滑膜活检确诊。

五、治疗

在结核药物化疗基础上,可行休息制动、关节穿刺注药等。如效果不明显,则应行手术治疗。对于单纯滑膜结核,行滑膜切除术。单纯骨结核行病灶清除术。早期全关节结核可同时行滑膜切除和病灶清除术。晚期全关节结核,可同时进行踝关节融合术,使其固定于中立位。

(朱振安　毛远青)

第 100 章

非化脓性关节炎

第一节 / 骨关节炎

本节要点 (Key concepts)

● **Introduction**

Osteoarthritis (OA) is the most common form of arthritis. It is a chronic aseptic inflammation of one or more joints characterized by arthralgia, deformity of the joints and limitation of activity. The pathologic changes involve articular cartilage, subchondral bone, synovium and synovial fluid.

● **Classification and causes**

a. Primary OA: ageing, obesity, abnormal metabolism, cartilage and ligament degeneration, genetic factors, etc; b. Secondary OA: congenital disorders, hormonal disorders, malalignment or instability , injury etc.

● **Clinical manifestations**

a.Signs and symptoms: arthralgia, hydrarthrosis, impairment of the range of motion, deformity of the joints; b.X-rays: subchondral sclerosis, subchondral cysts, narrowing of the joint space and osteophytes formation.

● **Diagnosis**

Diagnosis is normally done through signs, symptoms and X-rays.

● **Treatment**

a. Education of living habits; b. Physiotherapy; c. Medication: non-steroidal anti-inflammatory drugs (NSAIDs), corticosteroids, narcotics, glucosamine, chondroitin, etc.; d. Arthroscope: articular lavaging, synovectomy; e. Operation: arthrodesis, arthrolysis, joint replacement.

骨关节炎（osteoarthritis，OA）是一种以关节疼痛、变形和活动受限为主要特点的慢性、非化脓性关节疾病，多发生于中年以后人群。病理变化涉及关节软骨、软骨下骨以及滑膜等关节周围软组织，以关节软骨变性和关节周缘骨质增生为主要特征。

一、流行病学

骨关节炎是最常见的关节炎，也是导致老年人疼痛和残疾和生活质量下降的主要病因之一。骨关节炎发病率和受累关节与人种、年龄、职业、生活方式及遗传因素有关，其患病率随年龄增加而增高，60 岁以上可达 50%，75 岁以上可达 80%。

二、病因与分类

骨关节炎的致病因素复杂，至今尚未完全明确。根据病因可以将骨关节炎分为原发性及继发性两大类。

1. 原发性骨关节炎　原因不明，可能由全身或局部的多种因素综合所致，如软骨营养不良、代谢异常、体重超重、关节长期应力不平衡、反复微小创伤等。

2. 继发性骨关节炎　在原有的其他病变基础上发生的关节病变，可以发生于任何年龄。常见原因包括：先天性关节结构异常，后天性关节面异常、损伤，长期过度运动或受载、制动，关节外畸形，关节周围肌力失衡导致关节应力分布异常、关节不稳定，或继发于其他关节疾病、医源性因素等。

三、病理

骨关节炎病理发展可以分为以下3期。

1. 始发期 由于各种机械因素、物理因素以及生物化学因素等造成软骨中的胶原纤维断裂、蛋白多糖渗漏及软骨基质蛋白合成减少,同时软骨损伤导致多种细胞因子、炎症介质及软骨基质降解酶合成分泌增加。软骨基质降解产物可以反馈性刺激滑膜及软骨细胞分泌更多的细胞因子及炎症介质,从而进一步加重软骨的损伤并使关节滑液混浊、黏稠度改变。此期软骨可出现纤维变性,表现为软骨软化,失去正常弹性,软骨表面变黄、粗糙。

2. 进展期 随着病程进一步延长,软骨表面反复受损与修复,软骨细胞增生肥大,关节边缘可以形成隆起的软骨环,软骨深层出现裂隙,部分软骨剥脱。同时骨软骨交界处可以生成新生血管。此期可出现关节间隙狭窄,关节囊纤维变性和增生,关节活动受到影响。

3. 终末期 随着病变的发展,负重区软骨下骨密度增加,呈现骨硬化。而周边软骨下骨呈现骨萎缩、骨质疏松或囊性变。关节边缘的软骨环骨化形成骨赘,导致关节肿大变形。软骨面菲薄或剥脱,软骨下骨裸露,关节间隙明显减小或消失。关节周围的肌肉由于长期处于保护性痉挛状态,逐渐挛缩,关节囊纤维变性加剧,关节活动度进一步减少,最终导致关节僵直、畸形。

四、临床表现

原发性骨关节炎多发生于50岁以上人群,女性病人略多于男性。最常受累的部位为膝、髋、手指、腰椎及颈椎等关节。继发性骨关节炎的发病年龄较小,受累关节少。

1. 症状 本病起病缓慢,疼痛是骨关节炎最常见的症状。多于受凉、劳累或者轻微外伤后感觉关节酸胀不适或疼痛。多呈间断性钝痛,进行性加重,最后可以发展为持续性疼痛。发病初期疼痛多发生于活动后,负重后加重,休息后可缓解。随着病程发展,休息时甚至夜间也可以发生疼痛。病变关节长时间处于一定位置后,可以出现关节暂时性僵硬,变换姿势时活动不便。病人晨起或者久坐后关节僵硬疼痛,活动一段时间后缓解,但过度活动疼痛又加重,称为晨僵或静止痛。晚期疼痛可进一步加剧,可产生关节变形和活动受限,如果关节内形成游离体或出现漂浮的关节软骨碎片,可以出现关节活动时的"交锁"现象。上述症状多间歇发作,时有时无,时轻时重。但总体趋势是逐渐加重,最后症状持续而难以缓解。一般没有明显全身症状。

2. 体征 骨关节炎最常见的体征是关节压痛,多位于关节间隙处,也可以出现在关节周围。病变关节可无肿胀或轻度肿胀,关节畸形也较常见。活动时可以出现关节摩擦感或摩擦音,可存在不同程度的肌萎缩或肌痉挛。膝关节病变可以出现关节积液肿胀,浮髌试验阳性,后期可以出现膝关节内外翻畸形。髋关节病变可以出现步态异常,活动障碍最先出现髋内旋受限,这是因为内旋时关节容积缩小,使关节囊内压增加,Thomas征可呈阳性。指间关节病变多见于远指间关节,常为多关节受累,表现为远指间关节背面出现骨性膨大,形成Heberden结节。

3. 辅助检查

(1) 血液检查 多无异常,偶见血沉加快,但多不超过30 mm/h。关节液检查可见白细胞增高,也可见红细胞及关节软骨碎片。

(2) X线检查 为骨关节炎诊断及观察病情变化的重要手段。早期X线可无明显变化,随着病变进展,可以出现关节间隙不对称变窄,关节软骨下骨可见小梁增粗、骨硬化及囊性变,关节边缘锐利,可见骨赘形成(Figure 10-100-1)。病变晚期可见关节面不平,关节变形或半脱位,有时可见关节内游离体。

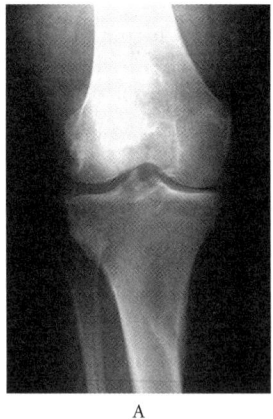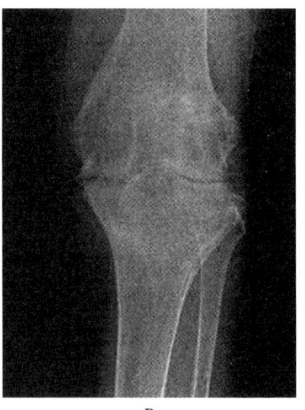

A   B

Figure 10-100-1 Standing anteroposterior (AP) radiograph of the knees
A. Medial femorotibial compartment narrowing, sharpening of the tibial spines; B. Narrow and disappear of the joint space, prominent osteophytes on the margins of the joint, subchondral osteoporosis and cystic degeneration

(3) 磁共振成像(MRI) 可显示关节软骨、滑膜、半月板以及关节周围软组织的情况,可以早期观察到关节软骨丢失、滑膜增生、软骨下骨囊性变以及反应性骨髓水肿。

(4) 关节镜检查 可见滑膜增生、肿胀、充血,多呈细长羽毛状,末端分叉紊乱。关节软骨发黄、粗糙、碎裂、剥脱。后期病例可见部分软骨下骨裸露和骨赘形成。半月板可有不同程度的损害。

五、诊断与鉴别诊断

骨关节炎根据病人的年龄、症状、体征、关节滑液以及典型的 X 线表现一般均能作出诊断。主要与以下疾病鉴别。

1. 类风湿关节炎　发病年龄多为 30~50 岁,女性多见。以多发性对称性四肢大小关节受累为主,而骨关节炎以膝、髋、远指间关节受累较为常见。类风湿关节炎多有全身症状,且类风湿因子检测常为阳性。

2. 强直性脊柱炎　男性多发,多数于年轻时起病,下腰痛为主要早期症状,X 线片上病变以骶髂关节为主,晚期可出现脊柱的"竹节样"改变,多数病人 HLA-B27 阳性。

3. 其他类型关节炎　银屑病性关节炎也可同时伴有远指间关节病变,但同时有原发病的皮肤损害。血友病性关节炎多伴有反复出血倾向、家族史等,可以鉴别。

六、治疗

骨关节炎为退行性疾病,目前尚无有效的根治方法。各种治疗干预的目的在于延缓疾病发展、减轻疼痛、保持和改善关节活动度以及预防和减少关节功能障碍。

（一）一般治疗

教育病人合理饮食、规律生活。注意保持适当的体重,进行适当的不过分增加关节负荷的体育锻炼,以增加关节活动度、增强肌力、改善关节稳定性。同时要避免关节的高负荷运动或长期制动。另外,可以辅助使用护膝、手杖、助行器等以减轻病变关节的负荷。

（二）物理治疗

理疗是骨关节炎治疗的重要方法之一,可增加局部血液循环,减轻疼痛,改善关节活动度。

（三）药物治疗

如非药物治疗无效,可根据关节疼痛情况选择药物治疗。

1. 局部药物治疗　对于手和膝关节骨关节炎,在采用口服药前,可首先选择局部药物治疗。局部药物治疗可使用非甾体抗炎药(NSAIDs)的乳胶剂、膏剂、贴剂和非 NSAIDs 擦剂(辣椒碱等)。局部外用药可以有效缓解关节轻中度疼痛,且不良反应轻微。对于中重度疼痛可联合使用局部药物与口服 NSAIDs。

2. 全身抗炎镇痛药物　依据给药途径,分为口服药物、针剂以及栓剂。

（1）用药原则　①用药前进行风险评估,关注潜在内科疾病风险。②根据病人个体情况,剂量个体化。③尽量使用最低有效剂量,避免过量用药及同类药物重复或叠加使用。④用药 3 个月,根据病情选择检查血、大便常规、大便潜血及肝肾功能。

（2）用药方法　①骨关节炎病人一般选用对乙酰氨基酚,每日最大剂量不超过 4 000 mg。②对乙酰氨基酚治疗效果不佳的骨关节炎病人,在权衡其胃肠道、肝、肾、心血管风险后,可根据具体情况使用 NSAIDs。如果病人胃肠道不良反应的危险性较高,可选用非选择性 COX-2 抑制药加用 H_2 受体拮抗药、质子泵抑制药或米索前列醇等胃黏膜保护药,或选择性 COX-2 抑制药。③其他镇痛药物。NSAIDs 治疗无效或不耐受的病人,可使用曲马朵、阿片类镇痛药,或对乙酰氨基酚与阿片类的复方制剂。但不宜长期、连续使用。

3. 关节腔注射

（1）透明质酸钠类黏弹性补充剂,注射前应抽出关节积液。

（2）糖皮质激素,对 NSAIDs 药物治疗 4~6 周无效的严重病人或不能耐受 NSAIDs 药物治疗、持续疼痛、炎症明显者,可行关节腔内注射糖皮质激素。但若多次使用,可加剧关节软骨损害,加重症状。

4. 改善病情类药物及软骨保护剂　包括双醋瑞因、氨基葡萄糖、鳄梨大豆未皂化物(avocado soybean unsaponifiables,ASU)、多西环素等。此类药物在一定程度上可延缓病程,改善病人症状。

（四）关节镜治疗

通过关节镜可以清除病变滑膜,摘除游离体,对病变的软骨及半月板进行刨削修整。关节腔冲洗可以排出关节内的炎性渗液、软骨碎片以及小的游离体。

（五）手术治疗

骨关节炎发展到后期,病人有持续性关节疼痛或者进行性关节畸形,经非手术治疗无效,已明显影响生活质量时,可以采用手术治疗。手术方法应根据病人的年龄、性别、职业、生活习惯以及病人要求进行选择。常用的手术方法包括:关节融合术、关节成形术、截骨矫形术、人工关节置换术等。膝关节骨关节炎伴有膝内、外翻畸形时,可以采用胫骨高位或者股骨髁上截骨术。人工关节置换手术治疗严重骨关节炎,疗效确切,适合于年龄 55 岁以上、有关节损害的放射学证据及中重度持续性疼痛严重影响生活质量,而非手术治疗疼痛不能有效缓解者。对于患有严重骨关节炎的年轻病人采取髋关节的表面置换术也可收到良好效果,并为再次手术留下足够余地。

第二节 / 类风湿关节炎

本节要点 (Key concepts)

- **Introduction**

Rheumatoid arthritis (RA) is a chronic, systemic autoimmune disorder in which the attacks of immune system on joints can result in synovitis, arthritis and damages of lung, skin etc. It is a disabling and painful condition, which can lead to deformity of the joints and substantial loss of functioning and mobility. The specific cause of rheumatoid arthritis is still unknown.

- **Clinical manifestations**

a. Signs and symptoms: synovitis, symmetrical multiple red, swollen joints with pain and tenderness, morning stiffness, limited joint motion, deformity, cutaneous rheumatoid nodules, vasculitis, fibrosis of the lungs, renal amyloidosis, pericarditis; b. Blood tests: anaemia, positive rheumatoid factor (RF), abnormal erythrocyte sedimentation rate (ESR) and C-reactive protein (CRP); c. X-rays: erosion and destruction of the joint surface, bone resorption, osteoporosis, deformity and subluxation of joint, bony ankylosis.

- **Diagnosis and differential diagnosis**

a. Diagnosis: according to the American Rheumatism Association 1987 revised diagnostic criteria for the rheumatoid arthritis; b. Differential diagnosis: osteoarthritis, rheumatic arthritis, psoriatic arthritis, ankylosing spondylitis, hemophilic arthropathy, Reiter syndrome and gouty arthritis.

- **Treatment**

To alleviate current symptoms and prevent joint destruction and resulting handicap.

a. Common treatment: rest in bed (acute stage), functional exercise, physiotherapy, psychological support, weight control and high protein diet; b. Medication: nonsteroid anti-inflammatory drugs (NSAIDs), disease modifying anti-rheumatic drugs (DMARDs), glucocorticoids and biological agents; c. Operation: synovectomy and arthroplasty.

类风湿关节炎(rheumatoid arthritis,RA)是一种以关节病变为主的非特异性炎症,其特点是全身多发性、对称性关节肿痛和慢性炎症。最终可导致关节的破坏、畸形和功能障碍。

一、流行病学

类风湿关节炎病人分布于世界各地、各民族。其患病率在世界范围内为 0.3%~1.5%,在我国为 0.3%~0.6%,即病人人数在 300 万以上。类风湿关节炎可以发生于任何年龄,但多见于 30 岁以后,女性好发于 45~54 岁,男性随年龄增加发病率逐渐增加,女性发病率约为男性的3 倍。

二、病因

类风湿关节炎病因尚不明确,可能与自身免疫、遗传、感染及内分泌等因素有关。

(一)自身免疫

未知抗原进入人体后被巨噬细胞等抗原呈递细胞吞噬后形成复合物,被 T 淋巴细胞识别,T 淋巴细胞活化,分泌各种细胞因子和介质。进而 B 淋巴细胞活化,分泌免疫球蛋白,形成免疫复合物,在补体参与下,促进炎症反应,使软骨、滑膜、韧带及肌腱受到损害。

(二)遗传因素

本病有明确的家族遗传特点,有复合遗传病的倾向,单卵双生子共患率为 27%,双卵双生子共患率为 13%,均远高于一般人群患病率,提示遗传因素与类风湿关节炎的发病密切相关。

(三)感染因素

半数病人在慢性咽炎、慢性扁桃体炎、中耳炎或其他链球菌感染之后开始发病。部分病人的血液、滑膜或关节软骨组织中可以分离到病原体。另有研究证实,病毒、支原体、细菌等病原体都可以通过介导自身免疫反应引起易感个体患病,并影响类风湿关节炎的病情进展。

（四）内分泌因素

绝经期前后的女性类风湿关节炎发病率明显高于同年龄男性及老年女性,75% 病人妊娠期间病情缓解,尤其在妊娠最后 3 个月症状明显改善;90% 病人往往分娩后数周或者数月后出现类风湿因子升高和疾病复发。口服避孕药可以缓解病情,说明激素在类风湿关节炎发病过程中起作用。

（五）其他因素

类风湿关节炎的发病还与体质因素、气候变化、疲劳、分娩、外伤、吸烟及精神等因素有关。

三、病理

类风湿关节炎关节的基本病理改变是滑膜炎。发病初期,由免疫复合物及补体引发关节滑膜炎,表现为滑膜间质大量 T 淋巴细胞、浆细胞、巨噬细胞及中性粒细胞浸润。关节及血清中可见 IgM 及 IgG 型类风湿因子,关节滑液中可见大量的多核巨细胞参与吞噬免疫复合物及补体。随着滑膜炎症反复发作,活化的淋巴细胞、单核细胞及浆细胞促使滑膜细胞大量增生,滑膜组织微血管增生,形成绒毛状血管翳。血管翳中活化的单核细胞及血管内皮细胞产生 Th1 及 Th2 类细胞因子,释放出包括金属蛋白酶在内的多种蛋白酶,导致关节软骨破坏。晚期,纤维细胞增生,关节表面形成肉芽组织及纤维组织粘连,关节呈纤维强直,之后可骨化而形成关节骨性强直。关节周围肌肉挛缩,韧带及关节囊松弛,可致关节半脱位。关节外的基本病理改变为血管炎,主要是小动脉的坏死性全层动脉炎,可以造成皮肤、神经以及内脏的损伤。皮下可形成典型的类风湿结节,镜下可见结节中心是在血管炎基础上发生的纤维素样坏死区,周围为栅栏状或放射状的纤维组织及巨噬细胞,最外层为肉芽组织及慢性炎性细胞。

四、临床表现

（一）症状及体征

多数病人起病隐匿,病程发展缓慢,可达数十年之久。初始症状为对称性、多关节疼痛,以近指间关节、掌指关节、腕关节等四肢小关节最常见,其次为膝、肘、踝、肩和髋关节。关节症状主要表现为关节肿、痛、热、功能限制等炎症四大特征。可较早出现晨僵（morning stiffness）,

受累关节于睡醒后僵硬,活动后逐渐改善。晨僵可持续 1 h 以上。随着病情加重,晨僵时间和程度将逐渐加重。晚期可以出现关节破坏和畸形。关节肿胀主要由于关节腔积液、滑膜增生以及组织水肿所致。关节疼痛为持续性、对称性,肿胀与疼痛以双手近指间关节（proximal interphalangeal joint, PIP）、掌指关节（metacarpophalangeal joint, MCP）及腕关节最常见,亦可累及跖趾关节（metatarsophalangeal joint, MTP）、肘、膝、踝等关节。由于关节软骨及软骨下骨破坏、关节周围肌肉挛缩、关节囊及韧带松弛,可造成关节半脱位或脱位。常见的关节畸形有近指间关节梭形肿胀;尺侧腕伸肌萎缩导致手腕向桡侧偏移,掌指关节向尺侧偏移;近指间关节过伸,远指间关节（distal interphalangeal joint, DIP）过屈,形成鹅颈样畸形（swan-neck deformity）;亦可出现近指间关节过屈,远指间关节过伸,形成纽孔状畸形（boutonniere deformity, Color figure 45）;以及掌指关节脱位等。肘、膝、踝关节可发生畸形、活动限制和强直（Color figure 46）。10%~20% 的病人有类风湿结节（rheumatoid nodules）多见于肘、腕、踝、膝等关节骨突部位的皮下,也可见于心包、胸膜、心、肺、脑等。

发病时常伴有食欲减退、体重减轻、乏力、低热、手足盗汗等全身症状。除关节外,还有肺、心、眼、肾、神经系统等受累的表现。可以出现心包炎,渗出性心包积液,偶可有心脏压塞。肺部可有间质性肺炎、类风湿胸膜炎和肺间质纤维化。有些类风湿关节炎病人有干燥性角膜炎。肾受累可以出现膜性及系膜增生性肾小球肾炎、间质性肾炎、局灶性肾小球硬化及淀粉样变性。儿童类风湿关节炎（Still 病）可出现高热、贫血等症状。

（二）实验室检查

类风湿关节炎病人可以伴有贫血,白细胞可正常或降低,血小板于活动期可有升高,缓解期可恢复正常。活动期血沉（erythrocyte sedimentation rate, ESR）加快, C-反应蛋白（C-reactive protein, CRP）升高,急性期更明显。类风湿因子（rheumatoid factor, RF）是类风湿关节炎病人血清中针对 IgGFc 片段上抗原表位的一类自身抗体,分为 IgG、IgM、IgA 及 IgE 4 型,70% 以上的病人血清类风湿因子阳性。关节液呈炎性表现,黏稠度下降且混浊,白细胞增多,糖含量降低,蛋白含量高达 40 g/L 以上。

（三）影像学检查

早期 X 线检查可见关节周围软组织肿胀,关节间隙因积液而增宽,构成关节的骨端有骨质疏松及骨质侵蚀破坏,晚期可见关节半脱位、畸形、关节间隙因软骨破坏而狭窄,最后关节间隙逐渐消失出现骨性强直(Figure 10-100-2)。其X线表现分期见 Box 10-100-1。

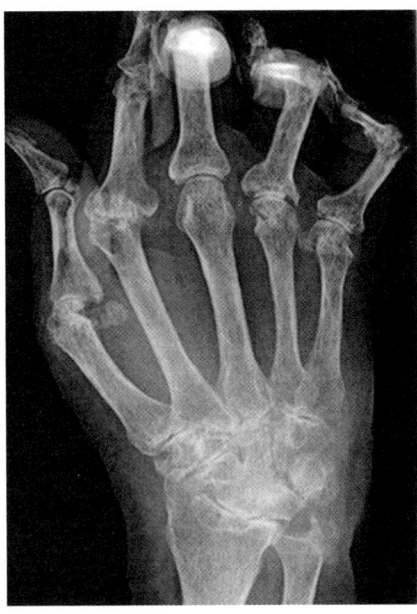

Figure 10-100-2 Radiographic changes in rheumatoid arthritis of wrist and hand. Note the regional osteoporosis, the wrist joint has been almost completely obliterated, the ulnar deviation and subluxation of the MCP joints and boutonniere deformity of the PIP joints

Box 10-100-1 类风湿关节炎X线表现分期(美国风湿病学会)

Ⅰ期 正常或关节端有骨质疏松

Ⅱ期 关节端骨质疏松,偶有关节软骨下囊性变或者骨侵蚀病变

Ⅲ期 明显关节软骨下囊性变,关节间隙变窄,关节可半脱位

Ⅳ期 除Ⅱ、Ⅲ期改变外还有纤维性或骨性关节强直

CT 有助于发现早期关节侵蚀、关节脱位等改变。磁共振成像(MRI)能够早期显示关节软骨、肌腱、韧带及滑膜的病变。

五、诊断及鉴别诊断

(一)诊断

类风湿关节炎的诊断主要依靠病史及临床表现,结合血清学及影像学检查,一般可以作出诊断。国际上通用的是 1987 年修订的美国风湿病学会诊断标准(Table 10-100-1)。

Table 10-100-1 1987 revised American Rheumatism Association criteria for the classification of rheumatoid arthritis

1. Morning stiffness in and around joints at least 1 hour for at least six weeks
2. Soft tissue and joint swelling observed by physician at least 3/14 joint groups for at least six weeks (R or L: MCP, PIP, wrist, elbow, knee, ankle, MTP)
3. Soft tissue and joint swelling in a hand joint (MCP, PIP or wrist) for at least six weeks
4. Symmetrical swelling of one joint area in (2) above for at least six weeks
5. Rheumatoid nodule
6. Positive rheumatoid factor (by method positive in <5% normal population)
7. Radiograph changes on wrist/hands: erosions or juxta-articular osteoporosis

A person with rheumatoid arthritis must have at least four of the above criteria

(二)鉴别诊断

类风湿关节炎主要应与以下疾病相鉴别。

1. 骨关节炎 多发于 50 岁以上病人,发病率随年龄增高而增加,关节疼痛较轻,以累及负重关节为主,手指以远指间关节背面出现骨性膨大,形成 Heberden 结节为特点。晨僵一般不超过 30 min,血沉一般不快,类风湿因子阴性。

2. 风湿性关节炎 多见于青少年,通常有明显的链球菌感染病史。四肢大关节游走性疼痛,一般无关节畸形。可伴有关节外症状,如发热、咽痛、心肌炎、环形红斑等。血清抗链球菌溶血素"O"(ASO)升高,水杨酸盐药物治疗有效。类风湿因子多阴性。

3. 强直性脊柱炎 男性多发,并且以年轻人为主,以非对称的下肢大关节炎及下腰痛为主要早期症状,X 线片病变以骶髂关节为主,晚期可出现"竹节样"脊柱,90% 的病人 HLA-B27 阳性。血清类风湿因子阴性。

4. 其他类型关节炎 银屑病性关节炎也可同时伴有远指间关节病变,但同时有原发病的皮肤损害。血友病性关节炎,多伴有反复出血倾向,家族史等。Reiter 综合征除了关节炎,还伴有尿道炎及眼葡萄膜炎。痛风性关节炎多见于男性,起病急骤,好发于第一跖趾关节,血尿酸升高。

六、治疗

类风湿关节炎目前尚无特效疗法,综合治疗的目的主要是减轻关节炎症反应、抑制病变发展和骨质破坏、保护关节和肌肉功能、防止关节畸形。治疗原则是:早期治疗、联合用药和功能锻炼。在治疗中应结合病人的全身与局部条件、家庭与经济情况制订个体化方案。治疗要点见 Box 10-100-2。

Box 10-100-2　类风湿关节炎治疗要点

心理支持,协助病人认识自身疾病

缓解疼痛

抑制炎症反应

功能锻炼,增强肌力,以保持关节活动和防止畸形

矫正畸形,重建关节结构

建立和不断完善个体化康复计划

(一) 一般治疗

急性期应卧床休息,关节制动,关节肿痛缓解后应进行关节的功能锻炼。理疗和外用药物可以缓解关节症状。注意饮食,保证足量蛋白质及维生素的摄入。注意建立良好的医患关系,长期耐心地做好心理治疗,使病人保持较乐观的情绪并配合治疗。

(二) 药物治疗

治疗类风湿关节炎的常用药物分为 4 大类,即非甾类消炎镇痛药(NSAIDs)、改善病情的抗风湿药(disease modifying anti-rheumatic drugs,DMARDs)、糖皮质激素和植物药。这些药物均不能完全控制关节破坏,只能缓解疼痛、减轻或延缓炎症的发展。

1. 非甾类消炎镇痛药(NSAIDs)　治疗 RA 的常见 NSAIDs 包括布洛芬、双氯芬酸、吲哚美辛、依托度酸、萘丁美酮、吡罗昔康、美洛昔康、尼美舒利、塞来昔布等。选择性 COX-2 抑制药(如昔布类)与非选择性的传统 NSAIDs 相比,能明显减少严重胃肠道不良反应。NSAIDs 虽能减轻类风湿关节炎的症状,但不能改变病程和预防关节破坏,故必须与 DMARDs 联合应用。

2. 改善病情的抗风湿药(disease modifying anti-rheumatic drugs,DMARDs)　该类药物较 NSAIDs 发挥作用慢,有改善和延缓病情进展的作用。常用于类风湿关节炎的 DMARDs 包括:甲氨蝶呤(methotrexate,MTX)、柳氮磺吡啶(sulfasalazine,SSZ)、来氟米特(leflunomide,LEF)、抗疟药(antimalarials)青霉胺(D-penicillamine)、金诺芬(auranofin)、硫唑嘌呤(azathioprine,AZA)、环孢素(cyclosporin,CS)及环磷酰胺(cyclophosphamide,CYC)。服用该类药物期间,为避免不良反应,应定期检查血、尿常规及肝、肾功能。

3. 糖皮质激素　能迅速减轻关节疼痛、肿胀,在关节炎急性发作、或伴有心、肺、眼等器官或神经系统受累的重症病人,可给予短效激素,其剂量依病情严重程度而调整。小剂量糖皮质激素(每日泼尼松 10 mg 或其他等效激素)可缓解多数病人的症状,可作为 DMARDs 起效前的过渡性症状控制手段,或 NSAIDs 疗效不满意时的短期措施关节腔注射激素有利于减轻关节炎症状,改善关节功能。但 1 年内不宜超过 3 次。过多的关节腔穿刺除了并发感染外,还可发生类固醇晶体性关节炎。

4. 植物制剂　可用于治疗 RA 的植物制剂包括:雷公藤、青藤碱、白芍总苷等。

(三) 手术治疗

经严格非手术治疗无效或严重关节功能障碍的病人可以行手术治疗,目的是矫正畸形,延缓病情发展,恢复关节功能。常用的手术方法包括:滑膜切除术、肌腱修补术、关节置换术等。

第三节 / 强直性脊柱炎

本节要点 (Key concepts)

● **Introduction**

Ankylosing spondylitis (AS) is a chronic, painful, degenerative inflammatory arthritis primarily affecting spine and sacroiliac joints and causing eventual spinal fusion. Complete fusion results in a complete rigidity of the spine, which is known as bamboo spine. AS is an autoimmune spondyloarthropathy with a probable genetic predisposition in which about

90% of the patients are HLA-B27 positive.

- **Epidemiology**

Most of the patients are young and of 20~30 years of age. The sex ratio of men to women is 3 to 1. The incidence in China is about 0.3%.

- **Pathology**

AS is a seronegative spondyloarthropathy, the basic pathological changes of which are synovitis and enthesitis. Hypotheses on its pathogenesis include a cross-reaction with antigens of the Klebsiella bacterial strain.

- **Clinical manifestations**

a. Signs and symptoms: chronic pain and stiffness in the spine and the sacroiliac joints; flexion joint deformity; rigidity of the spine, conjunctivitis, fibrosis of the lungs; b. Blood tests: positive HLA-B27, increase in the erythrocyte sedimentation rate (ESR) and C-reactive protein (CRP), anaemia; c. Imaging: X-rays show characteristic bamboo spine and sacroiliitis. Computed tomography (CT) and magnetic resonance imaging (MRI) are helpful for detection of early changes of the sacroiliac joints.

- **Diagnosis and differential diagnosis**

a. Diagnosis: according to the modified New York diagnostic criteria (1984) for the ankylosing spondylitis; b. Differential diagnosis: osteoarthritis, rheumatic arthritis, rheumatoid arthritis, psoriatic arthritis and gouty arthritis.

- **Treatment**

AS is still incurable, treatments could only reduce symptoms.

a. Physical therapy and exercise; b. Medication: anti-inflammatory drugs, immunodepressant, glucocorticoids; c. Operation: spinal osteotomy and joint replacement.

强直性脊柱炎(ankylosing spondylitis, AS)是一种以脊柱和骶髂关节为主要病变部位的慢性进行性炎症性疾病,病变从骶髂关节开始逐渐向上累及脊柱关节及邻近韧带,最后造成脊柱纤维性融合及骨性强直。病变也可侵及邻近躯干的大关节,好发于青壮年男性。

一、流行病学

强直性脊柱炎病人以青壮年为主,发病年龄为 20~30 岁,男性多于女性,男女患病率约为 3:1。有明显家族史。强直性脊柱炎在我国的患病率约为 0.3%,强直性脊柱炎病人的组织相容性抗原(HLA-B27)阳性率可高达 90%,普通人群的阳性率仅为 6%~8%。

二、病因

强直性脊柱炎病因尚未明确,目前认为可能与遗传、环境因素及免疫学异常等有关。

(一)遗传因素

强直性脊柱炎是一种高度遗传性疾病,有研究证实 HLA-B27 直接参与强直性脊柱炎的发病。

(二)环境因素和免疫学异常

60% 以上的强直性脊柱炎病人有间断腹痛及腹泻等肠道亚临床改变,表明微生物因素可能通过肠道起作用。有研究表明,克雷白杆菌在强直性脊柱炎的发病过程中可能有一定的作用。病人血清中 IgA 抗体明显升高,与 C 反应蛋白水平升高显著相关。强直性脊柱炎病人骶髂关节部位存在明显的 T 淋巴细胞浸润。

三、病理

强直性脊柱炎病变部位主要在滑膜、关节囊、韧带、肌腱的骨附着处,关节处的病理变化主要是肌腱附着点炎(enthesitis)和滑膜炎。肌腱附着点炎是指关节囊、韧带或肌腱的骨附着部位发生的炎症,多见于骶髂关节、椎间盘、跟腱、跖筋膜、椎体周围韧带等部位。骶髂关节通常是强直性脊柱炎最早的病变部位,沿脊柱逐步向上发展,引起椎间盘纤维化、椎体边缘韧带纤维化,进而骨化,使脊柱呈"竹节样"改变,最终导致脊柱骨性强直。这种自下而上的病变称为 Marie-Strümpell 病,为自限性疾病。病变亦可向下蔓延,波及双髋,但少有膝关节及上肢关节受累。偶有病变始于颈椎,向下发展者,称为Bechterew病,预后差,可累及神经根致上肢瘫痪和呼吸困难。强直性脊柱炎的滑膜炎主要表现为滑膜增生、淋巴细胞浸润和血管翳形成。

四、临床表现

(一) 症状

强直性脊柱炎起病隐匿,早期多表现为不明原因的下腰部和骶髂部疼痛,初为单侧、间断性,逐渐累及双侧,可向下肢及臀部放射。脊柱僵硬,晨起时显著,持续坐、卧休息时加重,适当活动后可以缓解。可有夜间疼痛。病变向上发展可以累及胸肋关节,导致胸背部疼痛,呼吸受限。随着病变进一步发展,整个脊柱僵硬,活动受限,出现腰椎变平和胸椎过度后凸,最终脊柱呈骨性强直。髋、膝、踝等大关节可以出现非对称性、反复发作的疼痛。坐骨结节、胫骨结节、足跟、股骨大转子、肩胛、髂骨翼可有压痛,这些症状系因肌腱附着点炎引起。病人常屈曲髋关节及躯干,以缓解疼痛,最终导致驼背及关节屈曲畸形或强直。强直性脊柱炎还可以累及脊柱和外周关节以外的器官,导致眼色素膜炎、结膜炎、虹膜炎、肺上段纤维化、自发性寰枢椎前脱位等。

(二) 体征

早期在骶髂部位可以有压痛,脊柱或髋关节的活动受限,胸肋关节受累时,胸廓活动度降低,呼吸胸围差减小。典型的体态是胸椎过度后凸畸形,腰椎变平,头部前伸,头颈部旋转受限,整个脊柱完全骨性强直。

(三) 辅助检查

强直性脊柱炎活动期可有血沉增快、C-反应蛋白(CRP)增高、白细胞增多、免疫球蛋白(IgA 为主)增高及继发性贫血。类风湿因子(RF)、抗链球菌溶血素 O(ASO)及抗核抗体(ANA)阳性率均不高于正常人群。组织相容性抗原(HLA-B27)阳性率很高,可达 90% 以上。

X 线检查的特征性表现常在发病多年后才出现,主要见于骶髂关节、椎间盘椎体连接部、肋椎关节及肋横突关节等。骶髂关节病变早期表现为关节间隙增大,骨质疏松,关节边缘锯齿状改变。随后关节面破坏,关节边缘模糊,软骨下骨硬化或囊性变,关节间隙狭窄。最终,关节两侧硬化,关节间隙消失,关节骨性融合。脊柱病变早期表现为椎体骨质疏松,腰椎变直,椎体可有楔形变,或呈"鱼尾状"改变,随着病变进展,椎间骨桥形成,脊柱呈"竹节样"改变(Figure 10-100-3)。坐骨结节、耻骨联合及足跟部可以表现为骨赘或肌腱附着点炎。

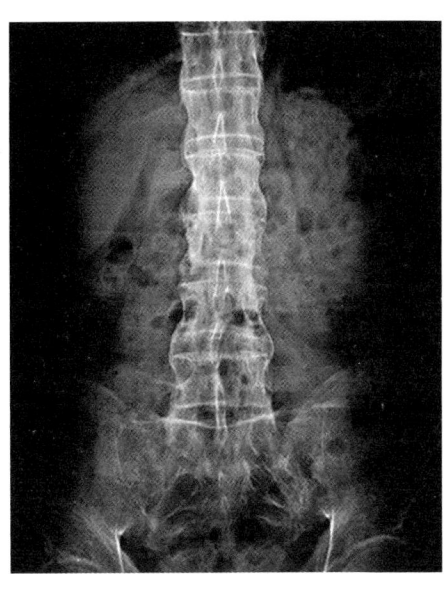

Figure 10-100-3　Bamboo spine. Frontal radiograph shows complete bony fusion of the vertebral bodies, bilateral sacroiliac joint erosion and trend of complete fusion

磁共振成像(MRI)能够更早、更清楚地显示骶髂关节软骨病变,有助于早期诊断。

五、诊断与鉴别诊断

(一) 诊断

根据临床表现及影像学改变,典型病例不难诊断。诊断标准包括罗马标准、纽约标准及修订的纽约标准(Table 10-100-2,Table 10-100-3),目前多使用 1984 年修订的纽约标准。

(二) 鉴别诊断

主要与骨关节炎、风湿性关节炎、类风湿关节炎、银屑病性关节炎及痛风性关节炎等疾病鉴别。

六、治疗

AS 尚无根治方法,治疗的目的主要是控制炎症、减轻疼痛、延缓病情进展、保持关节功能、预防畸形。但是病人如能及时诊断及合理治疗,可以达到控制症状并改善预后。应通过非药物、药物和手术等综合治疗,缓解疼痛和发僵,控制或减轻炎症,保持良好的姿势,防止脊柱或关节变形,以及必要时矫正畸形关节,以达到改善和提高病人生活质量的目的。

(一) 非药物治疗

1. 对病人及其家属进行疾病知识的教育非常重要,使病人主动参与治疗并与医师合作。长期计划还应包括病人的心理和康复治疗。

Table 10–100–2　The clinical history screening test and the Rome, New York and modified New York
criteria for the diagnosis of ankylosing spondylitis

	History	Examination	Radiology
Screening test	Back pain:		
	1. Commences <40 years		
	2. Insidious onset		
	3. Persists ≥ 3 months		
	4. Associated morning stiffness		
	5. Improved with exercise		
Rome criteria	1. Low back pain ≥ 3 months not relieved by rest	3. Limited motion of lumbar spine	Bilateral sacroiliitis
	2. Thoracic pain and stiffness	4. Limited chest expansion	
	5. Iritis (history)	5. Iritis (past or present evidence)	
New York criteria	2. Pain in lumbar spine or at dorsolumbar junction	1. Limited movement of lumbar spine in 3 planes	(a) Bilateral sacroiliitis: grade 3–4
		3. Chest expansion ≤ 2.5 cm	(b) Unilateral sacroiliitis: grade 3–4
Modified New York criteria	1. Low back pain ≥ 3 months improved by exercise and not relieved by rest	2. Limitation of lumbar spine in sagittal and frontal planes	Bilateral sacroiliitis: grade 2–4 or unilateral sacroiliitis: grade 3–4
		3. Chest expansion relative to normal values corrected for age and sex	

Screening test: inflammatory back pain if 4/5 criteria present

Rome criteria: AS if bilateral sacroiliitis and any clinical criterion are present or four of five clinical criteria

New York criteria: Definite AS if grade 3 or 4 bilateral sacroiliitis with any clinical criterion or grade 2 bilateral or 3 or 4 unilateral sacroiliitis with either clinical criterion 1 or both clinical criteria 2 and 3

Modified New York criteria: Definite AS if unilateral grade 3 or 4 or bilateral grade 2–4 sacroiliitis and any clinical criterion are present

Table 10–100–3　Radiological scoring and grading

	Sacro-iliac joints		Lumbar spine
Grade 0	Normal	Anterior	Destructive lesion in the upper or lower
Grade 1	Suspicious changes	Spondylitis	Anterior vertebral margin consisting of a defect
Grade 2	Minimal abnormality-small localized areas	Squaring	Loss of the anterior concavity of the vertebral body
Grade 3	Unequivocal abnormality-moderate or advanced sacro-iliitis with one or more of the following: erosions, sclerosis, widening, narrowing or partial ankylosis	Syndesmophytes	Bone formations, originating from the margin of the vertebral body growing in the axial direction
Grade 4	Severe abnormality-total ankylosis		

2. 劝导病人进行体育锻炼,以取得和维持脊柱关节的最好位置,增强椎旁肌肉,增加肺活量。

3. 站立时应尽量保持挺胸、收腹和双眼平视前方的姿势。坐位也应保持胸部直立。应睡硬板床,多取仰卧位,避免屈曲卧位。枕头宜低,出现上胸或颈椎受累表现时应停用枕头。

4. 减少或避免可引起持续性疼痛的体力劳动。定期测身高,以及时发现早期脊柱侧弯。

5. 物理治疗。

(二) 药物治疗

1. 非甾体类消炎镇痛药物(NSAIDs)　可较快改善病人腰背部疼痛和发僵,减轻关节肿胀和疼痛及增加活动范围,早期或晚期 AS 病例的症状治疗均属首选。应注意用药过程中的胃肠道不良反应。

2. 柳氮磺吡啶　可改善关节疼痛、肿胀和发僵,并可降低血清 IgA 水平及其他实验室活动性指标,特别适用于改善 AS 病人的外周关节炎,并对本病并发的眼色素膜炎有减轻病变和预防复发的作用。

3. 甲氨蝶呤　活动性 AS 病人经柳氮磺吡啶和非甾

体类消炎镇痛药治疗无效时,可采用甲氨蝶呤。但观察发现,本品仅对外周关节炎、腰背痛及虹膜炎的临床症状及ESR 和 CRP 水平有改善作用,而对于中轴关节的影像学病变无改善证据。

4. 糖皮质激素　少数病例即使用大剂量抗炎药也不能控制症状时,肾上腺皮质激素关节腔注射可暂时缓解疼痛。但不宜频繁使用。

5. 其他药物　一些男性难治性 AS 病人应用沙利度胺后,临床症状、ESR 及 CRP 均明显改善。

（三）生物制剂

已有人将抗肿瘤坏死因子 α（TNF-α）用于治疗活动性或对抗炎药治疗无效的 AS,如 Infliximab 和 Etanercept 两种制剂。

（四）外科治疗

髋关节受累引起的关节间隙狭窄、强直和畸形是本病致残的主要原因,严重者可考虑行人工全髋关节置换术。晚期病例出现严重脊柱后凸畸形者,可考虑行脊柱截骨矫正手术。

第四节 / 痛风性关节炎

本节要点 (Key concepts)

- **Introduction**

Gout is caused by abnormal purine metabolism and buildup of uric acid characterized by hyperuricemia. Uric acid crystals are deposited on the articular cartilage of joints, tendons and surrounding tissues due to elevated concentrations of uric acid in the blood, which provokes an inflammatory reaction of these tissues. Gouty arthritis (GA) is the attack of pain in the joints, especially in the feet and legs, which occurs when uric acid builds up in the joints.

- **Causes and pathogenesis**

Hyperuricemia is the main pathogenesis. The high levels of uric acid in the blood are caused by protein rich foods. Alcohol intake often causes acute attacks of gout and hereditary factors may contribute to the elevation of uric acid. Gout occurs when mono-sodium urate crystals form in the articular cartilage, tendons and surrounding tissues.

- **Clinical manifestations**

a. Signs and symptoms: excruciating, sudden, unexpected, burning pain; swelling, redness, warmth, and stiffness in the affected joint; tophi; articular deformities; b. Experimental tests: hyperuricemia, increase in the erythrocyte sedimentation rate (ESR) and C-reactive protein (CRP), uric acid in the urine, urate crystal; c. X-rays: destruction of bone, narrowing of the joint space, tophi.

- **Diagnosis and differential diagnosis**

a. Diagnosis: according to the American Rheumatism Association 1977 diagnostic criteria for the gouty arthritis; b. Differential diagnosis: traumatic arthritis, rheumatic arthritis, phlegmona, acute suppurative arthritis, psoriatic arthritis, osteoarthritis and rheumatoid arthritis, etc.

- **Treatment**

a. Low purine diet, drink plenty of water, physical therapy and exercise; b. Medication: colchicines, NSAIDs, glucocorticoids, uricosuric drugs (probenecid, sulfinpyrazone and benzbromarone), allopurinol; c. Operation: clearance of focal lesion, arthroscopy and arthroplasty.

痛风(gout)是一组由于嘌呤代谢紊乱和尿酸排泄障碍导致的综合征。根据病因分为原发性和继发性两大类。其主要特点是高尿酸血症。尿酸盐结晶沉积在关节内及关节周围,引发痛风性关节炎(gouty arthritis, GA)。具有发病急骤、疼痛剧烈等临床特点,多数病人病情反复发作,迁延不愈,最终导致关节畸形、功能丧失,可伴严重肾功能损害。

一、流行病学

痛风性关节炎是一种全球性常见病,在所有关节炎中占5%。我国痛风的发病率逐年上升,痛风的发病年龄多数在40~50岁,近年来发病年龄明显提前。痛风具有明显的家族性发病倾向,10%~25%的病人有阳性家族史,痛风病人近亲中高尿酸血症的病人占15%~25%。原发性痛风多为常染色体显性遗传或隐性遗传,少数为性连锁遗传(X连锁隐性遗传)。男性患病率明显高于女性。

二、病因与病理

血尿酸明显升高是痛风的基本生化基础。各种影响尿酸生成、转运、清除和分解的因素均可引发高尿酸血症,导致痛风。根据发病原因,可分为原发性痛风及继发性痛风。

(一)原发性痛风

原发性痛风多数病人原因不明,为多基因遗传导致不明原因的尿酸清除减少和原因不明的尿酸生成过多,称为特发性痛风。有不到1%的病人由于次黄嘌呤-鸟嘌呤磷酸核糖转移酶(HGPRT)缺乏和磷酸核糖焦磷酸合成酶(PRPPS)活性过高,导致尿酸生成过多。为性连锁遗传。

(二)继发性痛风

继发性痛风与饮食习惯、体重、生活方式及精神因素等有关。高蛋白质饮食可增加血尿酸水平。饮酒时乙醇可以增加血乳酸浓度,抑制肾小管分泌尿酸、降低尿酸排泄,同时乙醇促进腺嘌呤核苷的转化,增加尿酸生成。某些疾病,如慢性溶血、红细胞增多症、恶性肿瘤、淋巴增生病等可以使核酸转换增加,形成高尿酸血症。药物、中毒、内源性代谢产物酮体及乳酸都可以使尿酸清除减少和(或)吸收增加。另外,创伤、劳累及感染也可诱发本病。

目前认为,高尿酸血症与痛风之间没有本质区别,只是属于疾病发展的不同阶段。

血尿酸浓度过饱和,尿酸盐结晶沉积在关节软骨、滑膜及其周围组织,巨噬细胞吞噬结晶后引发炎症反应,造成关节损害。

三、临床表现

(一)症状和体征

1. 急性痛风性关节炎　特点是突然发作的关节剧烈疼痛,多见于40岁以上男性和绝经后女性。首次发作多见于夜间,起病急骤,通常在健康状态下突然出现关节及其周围组织红、肿、热、痛和功能障碍等炎症表现。多见于第一跖趾关节(Color figure 47),其次为跖跗关节,大关节受累时可有关节积液。多数病人无全身症状,少数病人可有低热、肝大、多尿、白细胞增多及血沉增快等表现。有自限性,多在数天至数周内自行缓解,缓解期关节功能良好。多数病人在1年内复发,随后反复发作,进入慢性期。

2. 慢性痛风性关节炎　随着病程延长,受累关节增加,呈持续慢性疼痛,不能缓解,最终导致关节畸形和功能丧失。可有特征性的痛风结节或痛风石,常见于耳轮、第一跖趾关节、指间关节、腕、膝、肘等处,逐渐增大变硬。

3. 肾病变　肾病理检查几乎均有损害,大约1/3病人在痛风病程中出现症状,可表现为尿酸盐肾病、尿酸性尿路结石和急性尿酸性肾病。随着肾病变的加重可导致肾功能不全及肾衰竭。

(二)实验室检查

血尿酸测定对于诊断具有重要意义,发病期间病人血尿酸多数升高,但也有少数病人急性期血尿酸正常。部分病人可有红细胞沉降率加快及白细胞增高。24 h尿尿酸测定有助于判断高尿酸血症是由于尿酸生成过多还是尿酸排泄减少,或者是混合型。皮下结节活检可见尿酸盐结晶。关节液增多,关节滑液外观呈白色不透亮。白细胞增多,偏振光显微镜下可见针状尿酸盐结晶。

(三)影像学检查

早期关节部位X线检查仅见软组织肿胀,晚期可见关节软骨破坏,关节间隙狭窄,关节边缘可见虫蚀样或蜂窝状骨质破坏。痛风结节内可见钙化影。由于尿酸盐结石X线检查不显影,腹部X线平片一般不能发现结石,需要行腹部B超检查或者静脉肾盂造影才能确定是否存在肾结石及肾间质病变。

四、诊断和鉴别诊断

(一)诊断

目前多采用美国风湿学会1977年制定的急性痛风性关节炎诊断标准(Table 10-100-4)。

Table 10-100-4　1977 American Rheumatism Association diagnostic criteria for acute gouty arthritis

1. >1 attack of arthritis
2. Maximal inflammation reached in <1 day
3. Observed joint redness
4. Swollen or painful first MTP joint
5. Unilateral first MTP joint attack
6. Unilateral tarsal joint attack
7. Attack of monarticular arthritis
8. Suspected tophus
9. Hyperuricemia
10. Negative joint fluid culture
11. Asymmetric swelling within a joint
12. Subcortical cysts without erosions

A person with acute gouty arthritis must have at least six of the above criteria

（二）鉴别诊断

急性痛风性关节炎主要与风湿性关节炎、创伤性关节炎、丹毒、蜂窝织炎、急性化脓性关节炎、Reiter 综合征，以及其他晶体结晶性关节炎相鉴别。

慢性痛风性关节炎主要与骨关节炎、类风湿关节炎、银屑病性关节炎及结核性关节炎相鉴别。

五、治疗

痛风性关节炎的治疗主要是控制急性发作，预防反复发作，纠正高尿酸血症及预防关节破坏。

（一）一般治疗

改善饮食，避免高嘌呤饮食，如动物内脏、沙丁鱼、虾、蟹、蚝、蛤等海鲜，戒酒尤其是啤酒，宜食用牛奶、鸡蛋、各类蔬菜及谷类制品等低嘌呤食物。多饮水，多食黄绿色蔬菜及瓜类等碱性食物，以利碱化尿液，促进尿酸排出。避免使用利尿药、阿司匹林等抑制尿酸排泄的药物。避免过度疲劳、精神紧张、湿冷环境及关节劳损。适当理疗有助于缓解症状及改善关节功能。

（二）药物治疗

药物主要分抗炎镇痛与缓解症状类，以及降低血尿酸类药物两大类。

1. 抗炎镇痛与缓解症状类药物

（1）秋水仙碱　为急性痛风性关节炎的经典治疗药物，可以有效缓解关节疼痛、肿胀，减轻尿酸盐晶体导致的炎症反应。但该药有胃肠道反应及肝、肾、神经系统的不良反应，避免长期应用。

（2）非甾体类消炎镇痛药（NSAIDs）　急性期可以有效缓解症状、改善关节功能。

（3）肾上腺皮质激素　在病情较重且使用上述两种药物疗效不显著时，可短期使用，可较快控制症状。也可于单关节病变时作关节腔或滑囊注射，一般只注射一次。

2. 降低血尿酸类药物

（1）促尿酸排泄药物　抑制尿酸的重吸收，促进尿酸排泄。适用于饮食控制后血尿酸仍高，有痛风石，肾功能正常或轻度损害者，包括苯溴马隆（立加利仙）、丙磺舒、磺吡酮等。

（2）抑制尿酸生成药物　主要是别嘌醇。适用于尿尿酸也有明显升高的病人，说明尿酸排出能力尚可，故应减少尿酸的生成。可用于肾功能中度以上损害，尿酸结石反复发作，大量排尿酸药物无效者。

（三）手术治疗

1. 手术指征　少数病人需要手术治疗，包括：①痛风结节较大，影响关节功能或侵犯肌腱、神经；②皮肤溃疡、窦道形成，术后有较高伤口不愈合率；③关节破坏致关节不稳、畸形。

2. 手术方法　病灶清除术、关节镜手术及人工关节置换术。

（四）肾病变的治疗

除积极控制血尿酸水平外，碱化尿液，多饮多尿，十分重要。对于尿酸盐肾病，在使用利尿药时应避免使用影响尿酸排泄的噻嗪类利尿药、呋塞米、依他尼酸等，可选择螺内酯（安体舒通）等。碳酸酐酶抑制剂乙酰唑胺（acetazolamide）兼有利尿和碱化尿液作用，亦可选用。其他治疗同各种原因引起的慢性肾损害。对于尿酸性尿路结石，大部分可溶解、自行排出，体积大且固定者可体外碎石或手术治疗。对于急性尿酸性肾病，除使用别嘌醇积极降低血尿酸外，应按急性肾衰竭进行处理，对于慢性肾功能不全者可行透析治疗，必要时可接受肾移植手术。

第五节 / 血友病性关节病

本节要点 (Key concepts)

• **Introduction**

Hemophilia is a sex-linked genetic, coagulation disorder that occurs primarily in males whose clotting factors are nonfunctional or absent. The recurrent intra-articular bleeding of hemophilia leads to repeated hemarthrosis, chronic synovitis, epiphysial overgrowth, cartilage destruction, and finally joint destruction. Then hemophilic arthropathy will be caused if untreated.

• **Pathophysiology**

At early stage, hypertrophied synovium continues to expand with repeated bleeding. The inflamed hypertrophied synovium is infiltrated by plasma cells and monocytes, followed by hemosiderin deposits, adhesions, and the fibrosis of the subsynovial tissues. In the later stage, the osteochondral lesion begins to develop, first with fibrillation of the cartilage and then with progression of focal erosion and joint destruction.

• **Clinical manifestations**

a. Signs and symptoms: Recurrent hemarthroses and chronic synovitis, joint pain and swelling, limitation of joint motion, joint rigidity; b. Experimental tests: absent of certain clotting factors; c. X-ray: Joint swelling, narrowing joint space, enlargement of the epiphysis, bone cysts.

• **Diagnosis**

Diagnosis is normally done through signs, symptoms, experimental tests and X-rays.

• **Treatments**

a. General treatments: Rest in bed, aspiration of hemarthrosis, control of bleeding, joint exercise; b. Medication: Transfusion of the missing factors, analgesics, non-steroidal anti-inflammatory drugs (NSAIDs, COX-2 inhibitors), antifibrinolytic agents; c. Operation: Synovectomy, arthrodesis, arthroplasty.

血友病导致的关节腔内反复出血,最终造成关节退行性变,称为血友病性关节病(hemophilic arthropathy,HA),病情发展可导致关节畸形及严重功能障碍。

一、病因和病理

血友病病人体内缺乏凝血因子Ⅷ、Ⅸ及Ⅺ,使纤维蛋白原不能形成纤维蛋白,影响内源性凝血过程,可造成关节滑膜出血。关节的反复出血刺激滑膜,引起关节炎症反应,进而导致滑膜增厚及纤维化,软骨边缘受到侵蚀。软骨表面形成炎性肉芽组织,阻碍滑液对软骨的营养,导致软骨坏死脱落。进而软骨下骨裸露硬化、多发囊性变。关节囊纤维化致关节挛缩、畸形、强直。由于出血引起的炎症反应刺激骨骺发育,可以使骨骺生长不规则或骺板提前融合,导致骨骼发育异常。

二、临床表现

血友病性关节病仅见于男性,多在8岁以后发病,30岁以后发病率逐渐下降。好发于双侧膝关节,也可累及踝、髋、肘、腕及肩关节,很少波及小关节。受累关节可以表现为关节内出血、滑膜炎及关节病变。5岁以下儿童关节内反复出血少见。关节出血前,病人多有关节内不适感,关节疼痛肿胀,随即出现关节迅速肿大、局部波动感、浮髌试验阳性。如出血停止,积血吸收,可有低热,关节症状消失,可不留痕迹。反复发作后,关节滑膜炎使滑膜增厚,关节持续肿胀,关节软骨逐渐破坏,软骨下骨硬化及囊性变,关节僵硬、强直或畸形。肌内、筋膜下及骨膜下可形成血友病性囊肿,血肿长期压迫可造成骨质囊性破坏。少数病人可有感染性关节炎,表现为经治疗后出血症状缓解而关节症状加重,伴持续高热。

实验室检查可见凝血因子(Ⅷ、Ⅸ及Ⅺ)减少,凝血时间延长而出血时间正常。

X 线检查可见关节囊肿胀,关节间隙增加,髌上囊密度增高;反复发作后可见关节间隙狭窄,股骨髁过度生长,干骺端骨质疏松。软骨下骨不规则,囊性变、塌陷或者硬化。关节边缘骨赘形成(Figure 10-100-4)。长期血肿压迫可致骨皮质囊性缺损。儿童可见骨骺增大或骺板提前融合。最终关节结构破坏、畸形、骨性强直。

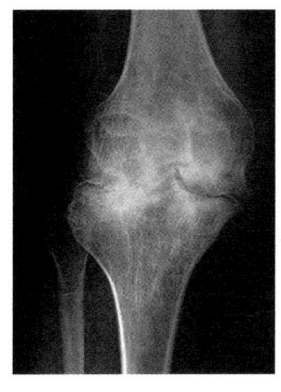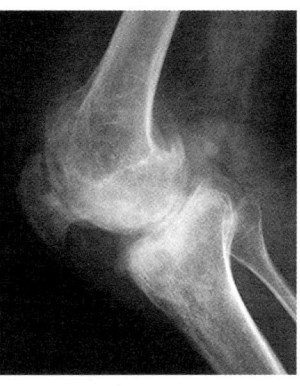

Figure 10-100-4　Hemophilic arthritis of knee joint. Note the narrowing of cartilage space, regional osteoporosis, subchondral defects and cystic degeneration, and lateral sublaxation

三、诊断

血友病性关节病首次发作多不易诊断,当关节血肿与外伤严重程度不符时应该考虑到本病。主要诊断依据包括:男性病人,有血友病家族史,反复发作的关节内出血等。实验室检查凝血时间延长而出血时间正常,凝血因子减少,结合 X 线检查可以做出诊断(Box 10-100-3)。

Box 10-100-3　血友病性关节病X线表现分期

Ⅰ期	无骨质异常,但可看到由于关节积血导致的关节肿胀
Ⅱ期	骨骺过度生长或骨骺骨质疏松,关节完好,关节间隙无狭窄,无骨囊性变
Ⅲ期	关节结构破坏,但关节间隙正常,可见软骨下骨囊性变,此期关节软骨仍未被破坏,通过治疗,仍可逆转
Ⅳ期	关节软骨破坏,关节间隙狭窄,Ⅲ期的表现进一步加重
Ⅴ期	关节纤维挛缩,关节间隙消失,骨骺异常肥大,关节结构明显破坏

四、治疗

血友病性关节病关键在于教育病人避免外伤及剧烈运动,发病时要绝对卧床休息,出血早期可采取压迫止血、抬高患肢、局部冷敷。关节可临时固定于功能位,固定时间不宜超过 2 天。补充凝血因子,抗血友病治疗。在补充凝血因子的前提下可进行关节穿刺,抽出积血。可选择对血小板功能无影响的非甾体类抗炎镇痛药,以缓解疼痛、减轻关节肿胀。忌用阿司匹林等抑制血小板功能的药物。关节挛缩畸形时可以行轻重量持续皮牵引。关节镜手术可以切除增生滑膜,从而减少关节出血、控制症状。晚期出现关节强直畸形时,可在积极补充凝血因子的基础上,行人工关节置换手术。

(戴尅戎　孙晓江)

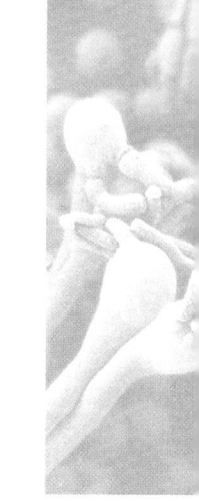

第 101 章

运动系统畸形

第一节 / 先天性斜颈

本节要点 (Key concepts)

- **Clinical manifestation**

Typical appearance of congenital torticollis.

- **Management**

Surgical treatments result in better outcome when the child is 1~4 years old. Other methods should be used together to keep the correction.

斜颈(torticollis)是小儿常见的姿势畸形,可由多种疾病引起。先天性斜颈(congenital torticollis)分为骨性斜颈和肌性斜颈,其中肌性斜颈最常见。

一、病因

一侧胸锁乳突肌挛缩、变性是本病直接原因,但胸锁乳突肌变性的病因至今仍不完全清楚,甚至对是否为先天性疾病也有争论。分娩过程中的产伤或难产都可能是胸锁乳突肌缺血、出血、血肿机化、肌纤维变性的原因。而且合并其他肌肉骨骼系统疾病的发病率也较高,如跖骨内收、髋关节发育不良和马蹄内翻足等。有部分胎位正常,分娩正常的婴儿也发生肌性斜颈,因而有学者认为胸锁乳突肌纤维化在母体内已经形成,是先天性或遗传因素所致。Box 10-101-1 列举了肌性斜颈的几种病因学说。

Box 10-101-1 肌性斜颈的病因学说	
宫内胎位学说	与胎儿头部在子宫内姿势不正常和受压有关
产伤学说	50%~70% 为臀产、难产或有上产钳的历史。产伤可造成胸锁乳突肌撕伤,以后又发生血肿
遗传学说	约有 1/5 的患儿有家族史,且常同时伴有其他畸形
血运受阻学说	由于子宫壁压迫胎儿颈和肩部造成供应胸锁乳突肌血运受阻。若动、静脉均受阻,则引起肌萎缩;单纯静脉受阻,可引起肌肉内纤维组织增生及肌纤维萎缩
其他	包括中枢神经障碍学说、细菌感染学说、胚胎缺陷学说等

二、临床表现

通常在新生儿出生后 1 周发现一侧颈部胸锁乳突肌中下段有突起肿块,质硬,椭圆形或圆形,随胸锁乳突肌被动移动而左右移动。肿块表面不红,温度正常,无压痛。患儿头偏向患侧,下颌转向健侧。主动或被动的下颌向患侧的旋转活动有不同程度受限(Figure 10-101-1)。

继之肿块逐渐缩小至消失,约半年后形成纤维性挛缩的条索。少数病例肿块不完全消失;也有未出现颈部肿块而直接发生胸锁乳突肌挛缩者。

病情继续发展可出现各种继发畸形,患儿整个面部不对称,患侧颜面短而扁,健侧颜面长而圆,双眼、双耳不在同一平面。晚期可出现患侧颈部深筋膜增厚和挛缩,前中斜角肌挛缩,继而颈动脉鞘及鞘内血管变短,颈椎、上胸椎侧凸等。

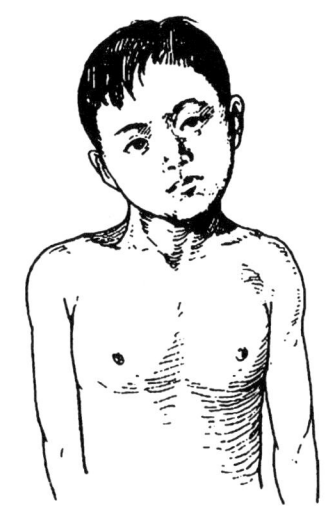

Figure 10-101-1　Congenital torticollis

三、诊断与鉴别诊断

先天性肌性斜颈诊断并不困难,但应与其他原因所致的斜颈相鉴别。

1. 骨性斜颈　包括颈椎先天性畸形(如颈椎半椎体、齿状突畸形、颈椎关节不对称、颈椎间融合等),自发性寰枢椎脱位,外伤骨折或韧带损伤等,均可表现为不同程度的斜颈。详细的病史及质量良好的颈椎 X 线片和 CT 检查,对确定骨性病变有重要价值。

2. 感染引发的斜颈　如咽喉部炎症、扁桃体炎、颈淋巴结的化脓性或结核性感染时,由于炎症刺激,局部软组织充血、水肿,颈椎韧带更加松弛,导致寰枢椎旋转移位而发生斜颈。颈椎结核也可致斜颈,X 线摄片有骨质破坏,椎旁有软组织肿胀或冷脓肿影像,可做鉴别。

3. 眼源性、耳源性、神经源性和习惯性斜颈　前三者均可找到原发灶。眼源性斜颈也叫视力性斜颈,是因视力障碍,如屈光不正,眼神经麻痹上睑下垂,视物时出现斜颈姿势,但无胸锁乳突肌挛缩,也无颈部活动受限,做视力检查及视神经检查可以确定诊断。习惯性斜颈的诊断则是在排除其他各种器质性病变后,经矫正不良习惯即可治愈。

4. 婴儿良性阵发性斜颈(benign paroxysmal torticollis)本病病因尚不清楚,是发生在婴儿期的一种自限性疾病。表现为周期性斜颈,查体胸锁乳突肌正常,无其他任何器质性病变。

四、治疗

早期治疗是预防继发头、颜面、颈椎畸形的关键。

1. 非手术治疗　适用于 1 岁以内的婴儿。包括局部热敷、按摩、手法矫治和矫形帽外固定。晚上患儿睡觉后用沙袋保持头部于矫正位,教会家长作胸锁乳突肌的手法牵拉,坚持每日治疗。这些治疗的目的在于促进肌肉肿块消退,减轻肌纤维挛缩,拉长变性的纤维。

2. 手术治疗　适用于 1 岁以上的患儿,在纤维化演变完成后再行手术治疗。理想的手术年龄是 1~4 岁,年龄超过 12 岁者,手术疗法虽然可使畸形有所改善,但颜面部和颈部畸形已难以矫正。多采用胸锁乳突肌切断术,在锁骨近端上 1 cm 做横切口,切断胸锁乳突肌的锁骨头和胸骨头。如颈阔肌和附近筋膜也有挛缩,则将其切断。当旋转头部,矫正不满意时,可在乳突下做一横切口,切断胸锁乳突肌止点。注意勿损伤面神经、副神经和锁骨下血管。为防止术后局部粘连,斜颈复发,可在切断的同时切除部分肌肉。术后将头置于过度矫正位,用头颈胸石膏固定 4 周。去除石膏固定后,应立即开始颈肌的手法牵伸训练,避免再度粘连挛缩。

第二节 / 先天性髋关节脱位

本节要点 (Key concepts)

- **Classification of CDH**

a. Developmental dysplasia of hip; b. Subluxation; c. Dislocation.

- **Clinical manifestation and diagnosis**

a. Physical examinations include Allis sign, Barlow test and Ortolani test; b. X-ray and its measurement.

- **Management**

Surgical treatments are used to children over 3 years old. Many osteotomy methods can be selected.

先天性髋关节脱位(congenital dislocation of the hip, CDH)是一种并不少见的先天性畸形。发病率占存活新生儿的0.1%,左髋受累多于右髋,双侧病变多于单侧。随着研究的不断深入,越来越多的学者认为该病除了先天因素外,后天因素也起着重要作用,而且是可以预防的。部分学者也将先天性髋关节脱位称为髋关节发育不良(developmental dysplasia of hip, DDH)。

一、病因

发病原因迄今不十分清楚。Box 10-101-2列举了影响先天性髋关节脱位的因素。本病女性与男性的比例约为6:1,可能与内分泌因素有关。约20%患儿有家族史,说明与遗传因素有一定的相关性。发病与胎位有关,经临床统计臀位产发病率最高。其他还有生活习惯和环境因素,如习惯使用双下肢捆绑襁褓裹婴儿的寒带地区发病率明显增高。另外,原发性髋臼发育不良及关节韧带松弛症是髋关节脱位发病的重要原因。

Box 10-101-2 影响先天性髋关节脱位的因素	
内因	人种的易感性及遗传因素,抵抗髋关节脱位能力的减弱,浅髋臼,结缔组织松弛
外因	首次妊娠,臀先露,过期妊娠,羊水过少,胎位不正或产后婴儿的姿势不良,多胎妊娠,宫内畸形(例如先天性斜颈、跖内收、先天性膝关节脱位等)

二、分类

髋关节脱位可分为两大类型:单纯型和畸形型。单纯型是最常见的一类,是本节介绍的内容。该型还可分为髋臼发育不良,髋关节半脱位和髋关节脱位三种。

1. 单纯型髋关节脱位 也称为普通型,分为三型。

(1) 髋臼发育不良 又称为髋关节不稳定,早期常无症状,X线常以髋臼指数增大为特征,部分病人随生长发育逐渐稳定,部分病人采用适当的髋关节外展位治疗而随之自愈,但是也有少数病例髋臼发育不良持续存在,成年后出现症状,需接受手术治疗。

(2) 髋关节半脱位 该型股骨头及髋臼发育差,股骨头向外轻度移位,未完全超出髋臼,髋臼指数也增大。它既不是髋关节发育不良导致的结果,也不是髋关节脱位的过渡阶段,而是一独立的类型,可以长期存在下去。关节造影和手术中可以发现在髋臼的外侧有一个膜样阻隔,限制股骨头完全复位。

(3) 髋关节脱位 为最常见的一型,股骨头已完全脱出髋臼,向外上、后方移位,盂唇嵌于髋臼和股骨头之间。该型根据股骨头脱位的高低分为三度:

Ⅰ度:股骨头向外移位,位于髋臼同一水平。

Ⅱ度:股骨头向外、上方移位,相当于髋臼外上缘部位。

Ⅲ度:股骨头位于髂骨翼部位。

脱位的分度标志着脱位的高低,与手术方法的选择,治疗后并发症的发生以及预后均有直接关系。

2. 畸形型 均为双侧髋关节脱位,双膝关节处于伸直位僵硬,不能屈曲,双足呈极度外旋位,为先天性关节挛缩症。有的合并并指、缺指或蹈内收畸形。该型治疗困难,疗效不佳,均需手术治疗。

三、病理

1. 原发性病理变化

(1) 髋臼 髋臼前、上、后壁发育不良,平坦、变浅,并有脂肪组织、圆韧带充填其中。最终脱位的股骨头压迫髂骨翼出现凹陷,假臼形成。

(2) 股骨头 股骨头骨骺出现迟缓,发育较小,随着时间推移,股骨头失去球形而变得不规则。

(3) 股骨颈 变短变粗,前倾角加大。

(4) 盂唇 在胚胎发育至7~8周时,间充质细胞分化形成关节囊和盂缘,当受到任何刺激时,均可使正常间质停止吸收出现盂唇。盂唇在盂缘上方常与关节囊、圆韧带连成一片,有时呈内翻、内卷状,影响股骨头复位。

(5) 圆韧带 改变不一,有的可拉长、增粗、增厚,有些病例部分或全部消失。

(6) 关节囊 松弛,随股骨头上移而拉长、增厚,因髂腰肌经过关节囊前方,可出现压迹,严重者关节囊呈葫芦状,妨碍股骨头复位。

2. 继发性病理改变

(1) 骨盆 单侧脱位骨盆倾斜。双侧脱位骨盆较垂直,前倾。

(2) 脊柱 单侧脱位由于骨盆倾斜出现代偿性脊柱侧凸。双侧脱位由于骨盆垂直,腰生理前凸加大,臀部后凸。

(3) 肌肉与筋膜 随着股骨头的上移脱位,内收肌、髂腰肌紧张,臀肌、阔筋膜张肌出现不同程度挛缩。

四、临床表现

Box 10-101-3列举了先天性髋关节脱位的病史和

检查。

Box 10-101-3　先天性髋关节脱位的病史和检查

主要病史

　阳性家族史(多于1位一级亲属发病或多于2位二级亲
　属发病)

　臀先露

　出生体重>5 kg

　先天性仰趾外翻足(并非马蹄内翻足)

次要病史

　羊水过少

　早产

　胎位不正或产后婴儿的姿势不良

体检

　常规:排除其他神经内科疾患

　特殊:

　　Galeazzi试验

　　Barlow试验或Ortolani试验

　　髋关节在大于90°屈曲情况下的外展

　　Allis征、Nelaton线或Trendelenburg试验

　　跛行步态

辅助检查

　当患儿小于4.5个月时,对于出现髋关节不稳征象的患
　儿或不论有无髋关节不稳但有危险因素的患儿进行超
　声检查

　当患儿大于4.5个月时,行髋关节前后位X线检查

　Perkin象限

　髋臼指数(acetabular index)

　中心边缘角(center edge angle,CE角)

　Shenton线

　Sharp角

1. 症状　先天性髋关节脱位的临床表现因患儿的年龄不同而存在着较大的差异。新生儿和婴幼儿站立前期临床症状不明显,若出现下述症状,则提示有髋脱位的可能:①单侧脱位者,大腿、臀以及腘窝的皮肤皱褶不对称,患侧下肢短缩且轻度外旋。②股动脉搏动减弱。③屈髋90°外展受限。④牵动患侧下肢时,有弹响声或弹响感。

2. 特殊检查　下列检查有助于诊断:

(1) Allis征:患儿平卧,屈膝90°,两足平放检查台上,二踝靠拢时,双膝高低不等。

(2) Barlow试验(弹出试验):病人仰卧位,检查者面对婴儿臀部,双髋双膝各屈90°,拇指放在大腿内侧,小转子处加压,向外上方推压股骨头,感股骨头从髋臼内滑出髋臼外的弹响,当去掉拇指的压力则股骨头又自然弹回到髋臼内,此为阳性。

(3) Ortolani征(弹入试验):病人平卧,屈膝、屈髋各90°,当外展至一定角度后突然弹跳为阳性(Figure 10-101-2)。

(4) 外展试验　屈膝、屈髋后外展(正常7~9个月的婴儿两髋、两膝各屈90°,外展髋可达70°~80°)受限,则为阳性。

以上试验都要求患儿在肌肉放松和安静状态下进行。有些患儿在出生时可能仅有髋臼发育不良,而没有髋关节脱位,数周或数月后可能发展为髋脱位。此时Barlow征,Ortolani征均呈阴性,Allis征及外展试验仍为阳性。

(5) 除此以外还需检查以下几项:①跛行步态,单侧脱位时跛行,双侧脱位表现为"鸭步",臀部明显突出;②Nelaton线,髂前上棘与坐骨结节连线称为Nelaton线,正常时此线通过大转子顶点,脱位时大转子在此线之上;③Trendelenburg试验,嘱患儿单腿站立,另一腿尽量屈髋

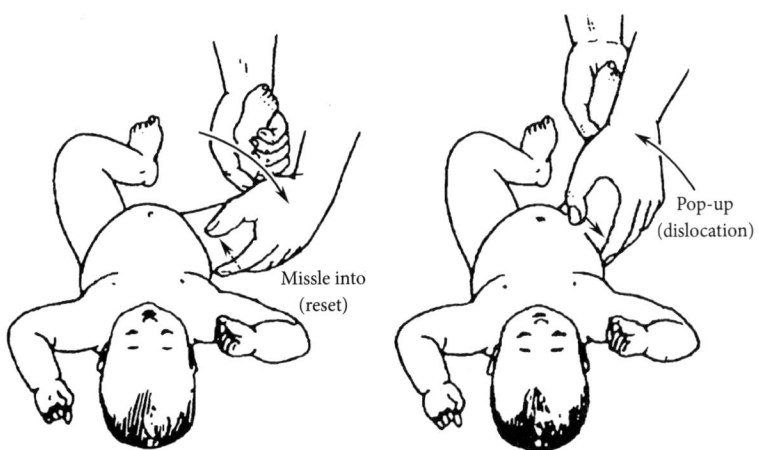

Figure 10-101-2　Barlow test and Ortolani test

屈膝,使足离地。正常时对侧骨盆上升,脱位后股骨头不能托住髋臼,臀中肌无力,使对侧骨盆下降,从背后观察尤为清楚,称为 Trendelenburg 试验阳性,是髋关节不稳的体征。

五、X 线检查

尽管 X 线检查对诊断新生儿期的先天性髋关节脱位并非十分可靠,但 X 线检查可以显示髋臼发育不良。随着患儿年龄增加和软组织的挛缩,X 线检查变得更可靠,有助于诊断和治疗。髋脱位患儿股骨头骨化中心出现较正常晚。先天性髋脱位在 X 线片上可见股骨头向外上方脱位,髋臼发育差。一般在骨盆正位 X 线片上画定几条连线有助于判断。

1. Perkin 象限 当股骨头骨骺的骨化中心出现后可利用 Perkin 象限(Figure 10-101-3),即两侧髋臼中心连一直线称为 H 线,再从髋臼外缘向 H 线作一垂线(P),将髋关节划分为 4 个象限,正常股骨头骨骺位于内下象限内。若在外下象限为半脱位,在外上象限内为全脱位。

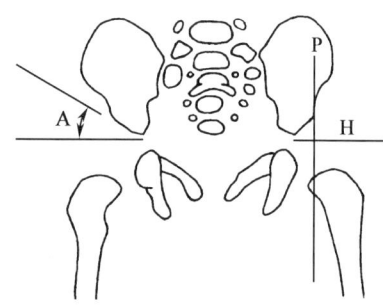

Figure 10-101-3 Perkin quadrant and acetabular index

2. 髋臼指数(acetabular index) 从髋臼外缘向髋臼中心连线与 H 线相交所形成的锐角,称为髋臼指数,其正常值为 20°~25°,当小儿步行后此角逐年减小,直到 12 岁时基本恒定于 15° 左右。髋脱位则明显增大,甚至在 30° 以上(Figure 10-101-3)。

3. 中心边缘角(center edge angle,CE 角) 即股骨头中心点连线的垂线与髋臼外缘 - 股骨中心点连线所形成的夹角。其意义是检测髋臼与股骨头相对的位置,对髋臼发育不良,半脱位有价值。正常为 20° 以上(Figure 10-101-4)。

4. Shenton 线 即股骨颈内缘与闭孔上缘的连续线。正常情况下为平滑的抛物线,脱位者此线中断(Figure 10-101-5)。

5. Sharp 角 该角对 Y 形软骨闭合后检测髋臼发育不良有意义。它不是诊断髋脱位的指标,而是随访判定

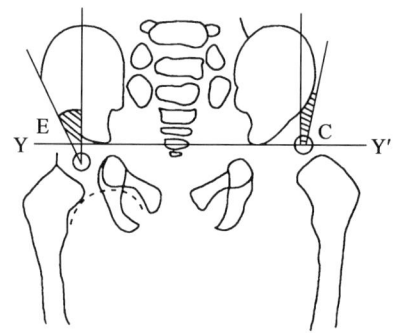

Figure 10-101-4 CE angle and Shenton line

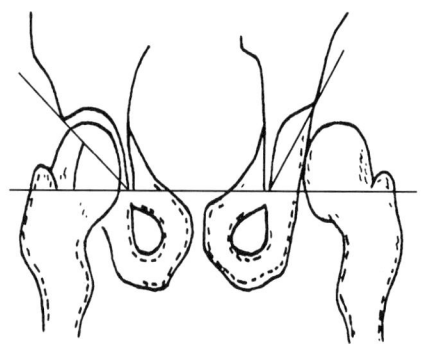

Figure 10-101-5 Sharp angle

髋臼发育情况的指标。即两侧泪点的连线与泪点与髋臼外缘连线所形成的夹角,正常值男性为 32°~44.5°,女性为 34.5°~47.5°(Figure 10-101-5)。

六、鉴别诊断

1. 先天性髋内翻畸形 同样有跛行,患肢短缩,外展受限,但屈髋自如。X 线片显示颈干角小,Allis 征(+),Trendelenburg 征(+),股骨头内下方近颈部可见三角形骨块。

2. 病理性髋脱位 常有新生儿期髋部感染史,X 线片可见股骨头骨骺缺如,但髋臼指数正常。

3. 麻痹或痉挛性脱位 前者多为脊髓灰质炎后遗症,存在部分肢体瘫痪,有明显肌萎缩,肌力低,X 线片显示"半脱位",一般容易鉴别。后者多为早产婴儿或出生后窒息者及有脑病病史者,出现半身瘫或截瘫的上神经元损伤的表现。

七、治疗

治疗方法因年龄而异,治疗越早,效果越好。年龄越大,病理改变越重,疗效越差。

1. 婴儿期(0~6 个月) Ortolani 和 Barlow 试验阳性的患儿治疗的目的是稳定髋关节。对于有轻、中度内收肌挛缩的患儿,主要是将脱位的髋关节复位。确诊后多采用

支具治疗。

2. 幼儿期(1~3岁) 对于不能自然复位,1岁以后发现的髋脱位,一般采用手法复位,支具或石膏外固定治疗。复位前应行充分的牵引,当闭合复位失败后应行切开复位。固定位置由过去的蛙式位(frog leg position)(外展,屈髋、膝90°)改为人体位(外展45°,屈髋95°)。该体位可大大降低股骨头缺血性坏死的发生率。

3. 3岁以上儿童 一般均采用手术切开复位,骨盆截骨术。因为随着年龄的增长,骨的塑形能力逐渐减低,非手术疗法的效果欠佳。手术的目的主要是将异常的髋臼方向改为生理方向,增加髋臼对股骨头的包容,使股骨头中心与髋臼中心重合。常见的手术方式有以下几种。

(1) Salter 骨盆截骨术 适于6岁以下,髋臼指数在45°以下,以前缘为主的髋臼发育不良(Figure 10-101-6)。

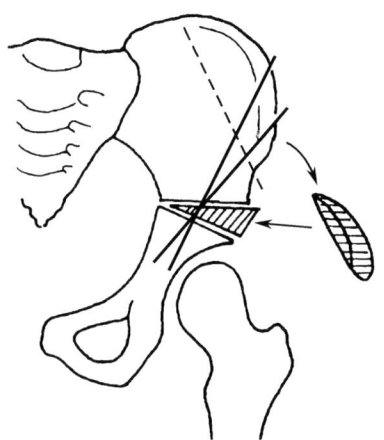

Figure 10-101-6 Salter pelvic osteotomy

(2) Pemberton 环髋臼截骨术 适用于6岁以上,Y形软骨骨骺尚未闭合的,髋臼指数大于46°的患儿。手术方法是在髋臼上缘上1~1.5cm处,平行于髋臼顶作弧形截骨,将髋臼端撬起向下改变髋臼顶的倾斜度。使髋臼充分包容股骨头,恢复髋臼的正常形态,使股骨头中心与髋臼中心重合。

(3) Chiari 骨盆内移截骨术 适用于大年龄、髋臼指数大于45°的患儿。该手术于髋臼上缘紧贴关节囊上方行内高外低的骨盆截骨,然后将远端内移约1~1.5 cm,相对增加包容。缺点就是可导致女性骨产道狭窄,且增加的包容部分无软骨敷盖(Figure 10-101-7)。

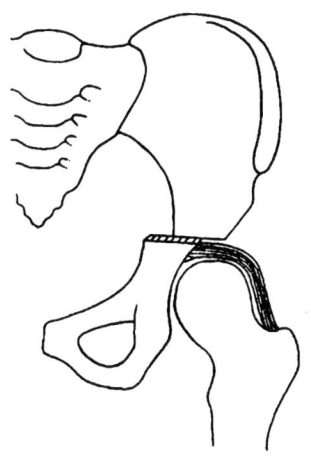

Figure 10-101-7 Chiari pelvic osteotomy

以上各种术式中,在手术中若发现股骨前倾角大于60°、脱位较高时,应行转子下旋转、短缩截骨术。这样更有利于提高手术成功率,使股骨头与髋臼的中心重合,使患侧髋关节更趋稳定。上述手术术后一般采用髋人字石膏固定6周,待截骨愈合后去除。负重时间一般在术后3~6个月。

第三节 / 先天性马蹄内翻足

本节要点 (Key concepts)
- **Clinical manifestation**
Typical appearance of congenital talipes equinovarus.
- **Management**
Non-surgical treatments: soft tissue release and cast.
Surgical treatment: arthrodesis.

先天性马蹄内翻足(congenital talipes equinovarus)是一种常见的先天畸形,其发病率约为1%,男孩为女孩的2倍,单侧稍多于双侧,可伴有其他畸形如多指、并指等。

一、病因

本病的病因尚无定论,学说繁多。可因胚胎早期受到内、外因素的影响引起发育异常,也可能与胎儿的足在子宫内的位置不正有关。但也有人认为本畸形有家族性,属常染色体显性遗传伴有不完全外显率。

二、病理

先天性马蹄内翻足畸形由四个因素组成:①跗骨间关节内收,②踝关节跖屈,③足内翻,④年龄较大时可有胫骨内旋及胫骨后肌挛缩。足处于此位置时,对矫正有弹性抗力,还可合并有继发的跟腱和跖腱膜挛缩。足背和足外侧的软组织因持续牵扯而延伸。小儿开始行走后逐渐发生骨骼畸形。先出现跗骨排列异常,以后发展为跗骨发育障碍和变形,足舟骨内移,跟骨跖屈、内翻,距骨头半脱位等,严重者常有胫骨内旋畸形。这些骨骼畸形属于适应性改变,取决于软组织挛缩的严重程度和负重行走的影响。在未经治疗的成年人中,某些关节可自发融合,或继发于挛缩而产生退行性改变。

三、临床表现

出生后出现单足或双足马蹄内翻畸形(Figure 10-101-8),即尖足,足跟小,跟骨内翻,前足内收,即各足趾向内偏斜,此外胫骨可合并内旋。从治疗效果分析分为松软型与僵硬型两类。

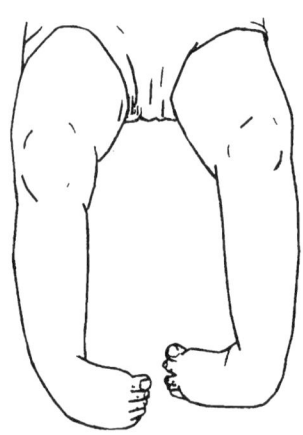

Figure 10-101-8　Congenital talipes equinovarus

松软型表现为畸形较轻,足小,皮肤及肌腱不紧,容易用手法矫正,也称为外因型,可能是宫内体位异常所致。僵硬型畸形严重,足跖面可见一条深的横行皮肤皱褶,跟骨小,跟腱细而紧,呈现严重马蹄内翻、内收畸形,手法矫正困难,也称为内因型。随年龄增长,畸形日趋严重,尤其在负重后,足背外侧缘常出现滑囊和胼胝。患侧小腿肌肉较健侧明显萎缩。

四、X线检查

一般不需要X线检查即可诊断。但因为要确定内翻、马蹄的程度以及治疗后的客观评价,所以X线摄片是不可缺少的。在正常足的正位片上,距骨头经足舟骨、楔骨与第1跖骨呈一直线,跟骨经骰骨与第4跖骨呈一直线,此二线之交角为30°~35°;侧位摄片距骨与跟骨轴线交角为30°。而马蹄内翻足正位片二线交角为10°~15°,侧位片跟距两线交角为5°~10°。但新生儿X线摄片跟、距骨轮廓较圆,画线有一定困难。通常马蹄内翻足的患儿足部诸骨骨化中心出现较晚,足舟骨在3岁以后方出现。单侧畸形对侧也应同样摄片,以作对照。正常足X线跟骨与距骨分开,距骨头与第1跖骨呈一条直线,跟骨则朝向第4、5跖骨。而马蹄内翻足的跟距骨重叠,均朝向第5跖骨,足舟骨向内移位与距骨关系失常。

五、诊断与鉴别诊断

出生后即出现明显畸形者诊断不难,主要依据包括前足内收、跟骨内翻、踝关节马蹄形,同时合并胫骨内旋。

若年龄较大,病史不明确者,要与先天性多发性关节挛缩症、大脑瘫痪和脊髓灰质炎后遗症等相鉴别:

1. 先天性多发性关节挛缩症　累及四肢很多关节,畸形较固定,不易纠正。早期已有骨性改变。

2. 大脑性瘫痪　常为痉挛性瘫痪,肌张力增加,反射亢进,有病理反射及大脑受累的表现等。

3. 脊髓灰质炎后遗症　肌肉有麻痹和萎缩现象。

另外,根据Pirani评分系统,可对先天性马蹄内翻足畸形的严重程度进行分级(Box 10-101-4)。

Box 10-101-4　先天性马蹄内翻足的分级:Pirani评分系统

后足　足跟皱褶、马蹄足、足跟的柔软性
前足　外侧缘的形态、内侧缘皱褶、对距骨头的被覆情况
注:在此评分系统中,6项临床特征被依据其严重程度评为0,0.5或1分。然后将这6项临床特征的评分相加,总分越高,畸形越严重

六、治疗

早期治疗方法简单,远期效果良好。

(一)非手术疗法

1. 手法扳正　适用于1岁以内的婴儿。由医生指导

患儿的母亲作手法扳正,之后可用柔软的旧布自制绷带,将足松松地包在已矫正的位置上。若数月后畸形已显著改善,即可穿一矫形足托代替绷带包扎,将足维持于矫正后的位置。

2. 双侧夹板固定法　不能坚持长期手法扳正者,可于出生后1个月采用轻便的双侧夹板(Denis-Browne夹板)矫形。

3. 手法矫正、石膏固定法　此法适用于1~3岁的患儿,双侧畸形可同时矫正,手法矫正的本质是将畸形的各部分,按一定的程序逐个予以矫治,直至弹性抗力完全消除为止。最后将手法矫正效果用管型石膏固定起来,直至完全排除畸形复发为止。

手法矫正应待挛缩的软组织已比较松弛后再施行为宜,这样可以一次完成,而不必分段进行。手法过程中应注意保护踝部骨骺。手法矫正时,术者的手可以有分寸地拮抗对抗力,避免挫伤患儿柔嫩的皮肤。操作方法:

(1) 在全身麻醉下先矫正足的内收及内翻。将足的外缘相当于骰骨处置于有软垫的三角木嵴上。术者一手执握患儿的前足,另一手执握足跟。慢慢用力向三角木嵴两侧按压。

(2) 然后再矫正跖屈。术者一手恰在踝关节之上处执握小腿下段,以防发生骨骺损伤,另一手执握前足使之逐渐背伸,直至足背可以碰到小腿前面为止,最后再用旋转动作围绕足的纵轴使足逐渐外翻外展。

(3) 皮下跟腱切断术:在无菌操作下,在跟腱附着处之上约2横指处,用小刀从跟腱的内侧缘向外、下斜行刺入皮肤与跟腱之间,直至刀尖恰到达跟腱外侧缘时为止。此时术者将小尖刀旋转90°,使刀口恰骑在跟腱之上。当摸清刀尖所在处后,即可用短而斜的拉锯动作将跟腱逐步切断。直至跟腱纤维大部切断而少许纤维则被撕裂,以便保留对肌腱营养有作用的前侧腱旁膜。再作一次手法矫正,将足放于矫枉过正位。若有跖腱膜挛缩,可即作下一步操作。

(4) 皮下跖腱膜切断术:助手将足背置于三角木嵴上,将跖腱膜挺紧。在无菌操作下,术者在足内缘将平放着小尖刀刀尖恰在皮肤与跖腱膜之间刺入,直至跖腱膜的外缘处,在术者触摸控制下,将小尖刀翻转90°,使刀口恰跨于跖腱膜上,轻轻地用小的拉锯动作将跖腱膜切断。

(5) 管型石膏固定:石膏内任何处的压力都可发生不能忍受的疼痛、压疮和血液循环障碍。包石膏时将足维持矫枉过正位,只在两踝及足跟处衬垫。管型石膏上达大腿,用以防止石膏脱出。

(6) 矫正后处理:第一个石膏固定3个月,注意勿受尿淋湿。3个月后换石膏,其近侧可止于膝下,允许患儿起立和行走。在石膏足底包一旧塑料鞋底,保护石膏。3个月后拆除,换穿一合适的矫形足托,其外可再穿鞋。半年内要日夜都穿矫形足托。半年后只在夜间穿用,白天可作按摩及扳正2次,方法与1岁前的手法相同。待患儿稍大些,可让其于坐位作足的主动旋前运动,用以恢复足外缘被延伸而削弱的肌肉功能,尤其是腓骨长、短肌。后者的主动活动是防止畸形复发的最好方法。最好的锻炼方法是患儿赤足,足前部旋前,用足跟行走。除去矫形足托后,可穿矫形鞋。此鞋的外缘略高些,其底面略向外侧偏斜,鞋跟外缘略高且略长于内缘;或将一般的鞋左右换穿,使前足和中足旋前和背伸。

手法矫正及石膏固定通常可以一次完成。但若患儿较弱或有其他特殊情况,不一定要求在一次手法中矫正全部畸形。也可每2周作一次手法和石膏固定,分期逐步完成。

(二) 手术疗法

非手术疗法效果不满意或畸形复发者,均可考虑手术治疗。

一般在10岁以前,不宜作骨性手术,以免损伤骨骺。大多数采用软组织手术。主要有跟腱延长术和足内侧挛缩组织松解术。后者主要切断足内侧三角韧带的胫跟部分、跖腱膜和距舟韧带等挛缩组织。必要时还要延长胫骨后肌腱。术后作石膏固定2~3个月。

10岁左右仍有明显畸形者,可考虑作足三关节融合术(即跟距、距舟和跟骰关节)。术后用管型石膏固定,直至融合牢固为止。对于马蹄内翻足畸形伴有的胫骨内旋,只有极少需要做旋转截骨术。如果考虑作胫骨截骨,必须确定病理改变仅限于胫骨,而没有僵硬性足的畸形。

第四节 / 脊柱侧弯

本节要点 (Key concepts)

● **Classification of scoliosis**

a. Idiopathic scoliosis; King, Lenke and PUMC classification system; b. Congenital scoliosis; c. Neuromuscular scoliosis; d. Other types.

● **Clinical manifestation and diagnosis**

a. Physical examinations include hump and razor-back deformities. b. X-ray and its measurements: Cobb angle, Nash-Moe measurement, and Risser sign.

● **Management**

Early diagnosis and early conservative treatment are important to prevent the deformity getting worse. For idiopathic scoliosis, surgical approach and fusion level are determined by the classification of the deformity.

脊柱侧弯(scoliosis)是指脊柱的一个或数个节段向侧方弯曲并伴有椎体旋转的三维脊柱畸形,国际脊柱侧弯研究学会(Scoliosis Research Society,SRS)对脊柱侧弯定义如下:应用Cobb法测量站立正位X线像上脊柱侧方弯曲,如角度大于10°,则定义为脊柱侧弯。

一、分类

脊柱侧弯分为非结构性侧弯和结构性侧弯。

1. 非结构性脊柱侧弯　非结构性侧弯的脊柱及其支持组织无内在的固有改变,侧方弯曲像或牵引像上畸形可矫正,受累椎体未固定在旋转位。如姿势不正或椎间盘突出、双下肢不等长、髋关节挛缩及某些炎症引起的侧凸。病因治疗后,脊柱侧弯即能消除。

2. 结构性脊柱侧弯　结构性脊柱侧弯是指伴有旋转的、结构固定的侧方弯曲,侧弯不能通过平卧或侧方弯曲自行矫正,或虽矫正但无法维持,X线片可见累及的椎体固定于旋转位。结构性侧弯根据其不同病因又可分为下列几种类型:

(1) 特发性脊柱侧弯(idiopathic scoliosis)　系指原因不明的脊柱侧弯,最常见,占总数的75%~80%。根据其发病年龄又分婴儿型(0~3岁)、幼儿型(3~10岁)及青少年型(10岁后)。

(2) 先天性脊柱侧弯(congenital scoliosis)　根据脊柱发育障碍分3种类型:①形成障碍,有半椎体和楔形椎;②分节不良,有单侧未分节形成骨桥和双侧未分节(阻滞椎,block vertebrae)两种;③混合型。

(3) 神经肌肉型脊柱侧弯(neuromuscular scoliosis)　是指人体神经-肌肉传导通路的病变所导致的脊柱畸形。多种疾病可以导致神经肌肉型脊柱侧弯畸形,其共同特点是神经整合通路(脑、脊髓、周围神经、神经-肌肉、肌肉)中的任一环节中断。病人通常表现为头颈及躯干平衡的丧失。国际脊柱侧弯研究学会将神经肌肉型侧弯分为神经源性和肌源性两大类(Box 10-101-5)。

Box 10-101-5　神经肌肉型脊柱侧弯的病因	
神经源性疾病	肌源性疾病
上神经元病变	多发性关节挛缩
大脑瘫	肌营养不良
脊髓小脑变性	Duchenne 肌营养不良
Friedreich 共济失调	Limb-girdle 肌营养不良
Charcot-Marie-Tooth 病	面-肩胛-肱骨营养
Roussy-Levy 病	不良
脊髓空洞症	纤维比例失调
脊髓肿瘤	先天性肌张力低下
脊髓外伤	肌萎缩性肌强直病
下神经元病变	
脊髓灰质炎	
其他病毒性脊髓炎	
创伤	
脊髓性肌萎缩	
Werdnig-Hoffmann 病	
Kugelberg-Welander 病	
Riley-Day 综合征	

(4) 神经纤维瘤病合并脊柱侧弯　有高度遗传性,约占总数的2%。特点是皮肤有6个以上咖啡斑,可有局限

性橡皮病性神经瘤。畸形持续进展,甚至术后仍可进展。假关节发生率高,往往需要多次植骨融合,治疗困难。

(5) 间充质病变合并脊柱侧弯 常见于 Marfan 综合征,该病 40%~75% 的病人合并脊柱侧弯。特点是侧弯严重,常有疼痛和肺功能障碍。临床表现为瘦长体型、细长指(趾)、漏斗胸、鸡胸、高腭弓、韧带松弛、扁平足及主动脉瓣、二尖瓣闭锁不全等。

(6) 骨软骨营养不良合并脊柱侧弯,包括弯曲变形的侏儒症、黏多糖贮积症等。

(7) 代谢性障碍合并脊柱侧弯,如佝偻病、成骨不全、高胱氨酸尿症等。

(8) 脊柱外组织挛缩导致脊柱侧弯,如脓胸或烧伤后的瘢痕所致侧弯等。

(9) 其他:①创伤,如骨折、椎板切除术后,胸廓成形术,放射治疗后引起脊柱侧弯;②脊柱滑脱,先天性腰骶关节畸形等;③风湿病、骨感染、肿瘤等。

二、病理

各种类型的脊柱侧弯的病因虽然不同,但是其病理变化相似。

1. 椎体、棘突、椎板及小关节的改变 侧弯凹侧椎体楔形变,并出现旋转。主侧弯的椎体向凸侧旋转,棘突向凹侧旋转。凹侧椎弓根变短、变窄,椎板略小于凸侧。棘突向凹侧倾斜,使凹侧椎管变窄。在凹侧,小关节增厚并硬化而形成骨赘。

2. 肋骨的改变 椎体旋转导致凸侧肋骨移向背侧,使后背部突出,形成隆凸(hump),严重者形成"剃刀背"(razor-back)。凸侧肋骨互相分开,间隙增宽。凹侧肋骨互相挤在一起,并向前突出,导致胸部不对称。

3. 椎间盘、肌肉及韧带的改变 凹侧椎间隙变窄,凸侧增宽,凹侧的肌肉可见轻度挛缩。

4. 内脏的改变 严重胸廓畸形使肺受压变形,由于肺泡萎缩,肺的膨胀受限,肺内张力过度,引起循环系统梗阻,严重者可引起肺源性心脏病。

三、临床表现及诊断

(一)病史

详细询问与脊柱畸形有关的一切情况,如病人的健康情况、年龄及性成熟等。注意既往史、手术史或外伤史。还应了解其母亲妊娠期的健康情况,妊娠头 3 个月内有无服药史,怀孕及分娩过程中有无并发症等。家族史应注意其他成员脊柱畸形的情况。

(二)体格检查

首先暴露应充分,注意皮肤的色素病变,有无咖啡斑及皮下组织肿物,背部有无异常毛发及囊性物。注意乳房发育情况,胸廓是否对称,有无漏斗胸、鸡胸、肋骨隆起及手术瘢痕。检查者应从前方、后方及两侧仔细观察。检查者也可面向病人,嘱其向前弯腰,观察其背部是否对称,一侧隆起说明存在肋骨及椎体旋转畸形。同时,注意两肩是否对称。颈,棘突置铅垂线,测量臀部裂缝至垂线的距离,以观察躯干是否失代偿。另外也需检查脊柱活动范围,关节的可屈性,如手指过伸、膝、肘关节的反屈等。仔细的神经系统查体也非常重要,怀疑有椎管内病变应行脊髓造影、CT 或 MRI 检查。同时需测量病人的身高和体重等。

(三)辅助检查

1. X 线检查 应行站立位的脊柱全长正侧位片,以便了解侧弯的原因、类型、位置、大小和范围。另外,根据不同需要,再作其他特殊 X 线检查。如通过左、右弯曲像、悬吊牵引像和支点弯曲像(fulcrum bending radiograph)判断侧凸的柔韧性,为制定手术方案和评价疗效提供依据。对于严重的脊柱侧弯,尤其是伴有后凸、椎体旋转者,普通 X 线片很难观察肋骨、横突及椎体的畸形情况,可以行 Stagnara 像检查。

X 线片具体测量方法如下:

(1)曲度测量

1) Cobb 法:最常用,头侧端椎上缘的垂线与尾侧端椎下缘的垂线的交角即为 Cobb 角(Figure 10-101-9)。

2) Ferguson 法:很少用,用于测量轻度脊柱侧凸(<50°),为上、下端椎的中心与顶椎中心连线的交角。

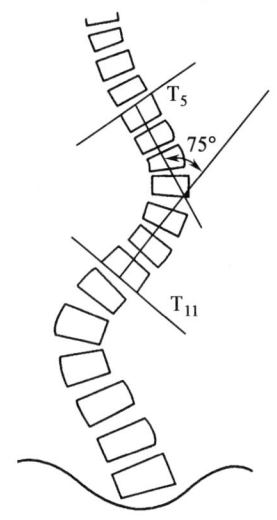

Figure 10-101-9 Cobb angle

(2) 椎体旋转度的测量　通常采用 Nash-Moe 法（Figure 10-101-10）:根据正位 X 线片上椎弓根的位置,将其分为 5 度。

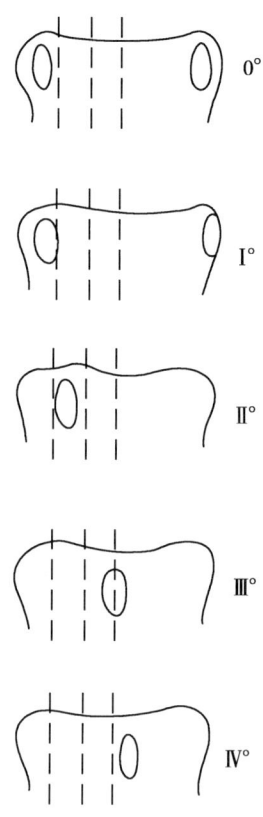

Figure 10-101-10　Nash-Moe method

0 度:椎弓根对称。

Ⅰ度:凸侧椎弓根移向中线,但未超过第 1 格,凹侧椎弓根变小。

Ⅱ度:凸侧椎弓根已移至第 2 格,凹侧椎弓根消失。

Ⅲ度:凸侧椎弓根移至中央,凹侧椎弓根消失。

Ⅳ度:凸侧椎弓根越过中线,靠近凹侧。

2. 特殊影像学检查

(1) 脊髓造影　脊柱侧弯不仅要了解脊椎的畸形,同时还要注意椎管内有无并存畸形。先天性脊柱侧弯应将脊髓造影作为常规检查,目的是除外神经系统的畸形。

(2) CT　CT 对脊椎、脊髓、神经根病变的诊断具有明显的优越性,尤其对普通 X 线显示不清的部位(枕颈、颈胸段等)更为突出,能清晰地显示椎骨、椎管内、椎旁组织的细微结构。特别是脊髓造影 CT(CTM),可以了解椎管内的真实情况及骨与脊髓、神经的关系,为手术治疗提供资料。

(3) MRI　MRI 是一种无损伤性的多平面成像检查,对椎管内病变分辨力强,不仅能提供病变部位、范围,对其性质如水肿、压迫、血肿、脊髓变性等分辨力优于 CT,但由于畸形影响,MRI 检查尚不能完全代替 CT 或脊髓造影。

3. 肺功能检查　肺功能试验分为 4 组:静止肺活量,动态肺活量,肺泡通气量和放射性氙的研究。脊柱侧弯病人常规使用前 3 种实验。

(1) 静止肺活量包括肺总量、肺活量和残气量。肺活量用预测正常值的百分比来表示,80%~100% 为肺活量正常,60%~80% 为轻度限制,40%~60% 为中度限制,低于40% 为严重限制。

(2) 动态肺活量中最重要的是第 1 秒肺活量(FEV1),将其与总的肺活量比较,正常值为 80% 以上。脊柱侧弯病人的肺总量和肺活量减少,而残气量多正常,除非到晚期。肺活量的减少与侧弯的严重程度相关。

4. 电生理检查　电生理检查对了解脊柱侧弯病人有无并存的神经、肌肉系统障碍有着重要意义。

(1) 肌电图检查　肌电图可以了解运动单位的状态,评定及判断神经肌肉功能。

(2) 神经传导速度测定　神经传导速度可分为运动传导速度与感觉传导速度。运动传导速度测定是利用电流刺激、记录肌肉电位,计算兴奋沿运动神经传导的速度。感觉神经传导速度测定是以一点顺向刺激手指或足趾,在肢体近端记录激发电位,也可逆向刺激神经干,在指或趾端记录激发电位。传导速度测定的影响因素较多,如为单侧病变,应与健侧对照为宜。

(3) 诱发电位检查　体感诱发电位对判断脊髓神经损伤程度,估计预后或观察治疗效果有一定的实用价值。近年来,在脊柱外科手术中采用直接将刺激和记录电极放置在蛛网膜腔或硬膜外记录脊髓诱发电位,对脊髓进行节段性监测,其波形稳定清晰,不受麻醉和药物影响,可为脊柱外科提供较好的监测工具。

5. 发育成熟度的鉴定　成熟度的评价在脊柱侧凸的治疗中尤为重要。必须根据生理年龄、实际年龄及骨龄来全面评估。主要包括以下几方面。

(1) 第二性征　注意男童的声音改变,女孩的月经初潮、乳房及阴毛的发育情况等。

(2) 骨龄

1) 手腕部骨龄:20 岁以下病人可以摄手腕部 X 线片,有助于判断病人的骨龄。

2) Risser 征:将髂嵴骨骺分为 4 等份,骨化由髂前上棘向髂后上棘移动,骨骺移动 <25% 为Ⅰ°,25%~50% 为

Ⅱ°，50%～75%为Ⅲ°，移动到髂后上棘为Ⅳ°。髂嵴骨骺与髂骨融合为Ⅴ°（Figure 10-101-11）。

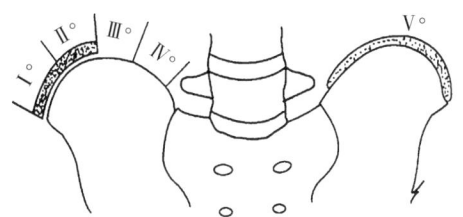

Figure 10-101-11　Risser sign

3）椎体骺环　侧位X线片上骨骺环与椎体融合，说明脊柱停止生长，为骨骺成熟的重要表现。

4）髋臼Y形软骨　如果髋臼Y形软骨闭合，说明脊柱生长接近停止。

四、治疗

脊柱侧弯的治疗目的包括：①矫正畸形。②获得稳定。③维持平衡。

对于不同类型的脊柱侧弯，其治疗原则与方法也不尽相同。以下仅介绍青少年特发性脊柱侧凸和先天性脊柱侧弯的治疗。

（一）青少年特发性脊柱侧弯的治疗

1. 治疗原则　侧弯Cobb角<25°，应严密观察，如每年进展大于5°并且Cobb角>25°，应行支具治疗；Cobb角在25°～40°也应行支具治疗；如每年进展>5°，且Cobb角>40°应手术治疗；Cobb角>45°的脊柱侧凸建议其手术治疗；Cobb角在40°～45°应根据患儿发育情况，Cobb角的进展情况，主侧弯的部位，患儿及家长的要求等因素，决定是非手术治疗，还是手术治疗。

2. 支具治疗　支具治疗强调正规治疗，一般每天除了洗澡等活动外，至少应佩戴22 h。根据X线片评价疗效，如果支具治疗有效，女孩应佩戴至初潮后2年、Risser征Ⅳ°，男孩佩戴至Risser征Ⅴ°，然后才逐渐停止支具治疗，并继续随访数年。

3. 手术治疗　手术分两个方面：侧弯矫形和脊柱融合。近年来矫形方法发展很快，但基本上分前路矫形和后路矫形，有时需前后路联合手术。脊柱融合术的目的是保持矫形效果，维持脊柱的稳定。在特发性脊柱侧弯的手术治疗中，如何正确选择矫形及融合的范围与手术治疗的效果息息相关，太短将导致代偿弯曲弧度加重，畸形更严重。融合太长则使脊柱活动不必要地受限，大大影响脊柱的生理功能。因此如何解决上述问题至关重要。以前国内外多使用King分型，由于使用过程中发现许多问题，很多病人出现失代偿和畸形加重等情况。目前多采用更符合脊柱三维特点的分型方法来指导选择矫形及融合范围，如Lenke分型和PUMC（协和）分型等（Figure 10-101-12）。

（二）先天性脊柱侧弯的治疗

1. 非手术治疗

（1）观察　主要目的是观察侧弯畸形是否发展。适用于自然史不清的病例。观察方法：每4～6个月随诊1次。常规行站立位脊柱全长正侧位X线检查，对不能站立的婴幼儿可行卧位X线检查。

（2）支具治疗　先天性脊柱侧弯的畸形非常僵硬，支具治疗多数无效；对于少数自然病史为良性的先天性脊柱侧弯可采用支具治疗。支具治疗期间侧弯仍然加重，则应行手术治疗。

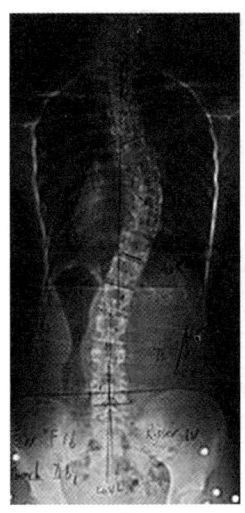
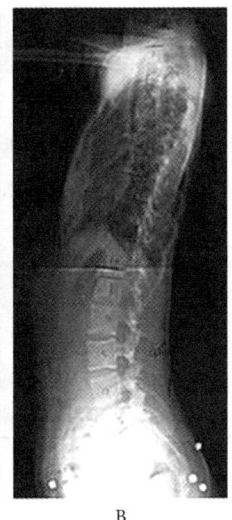
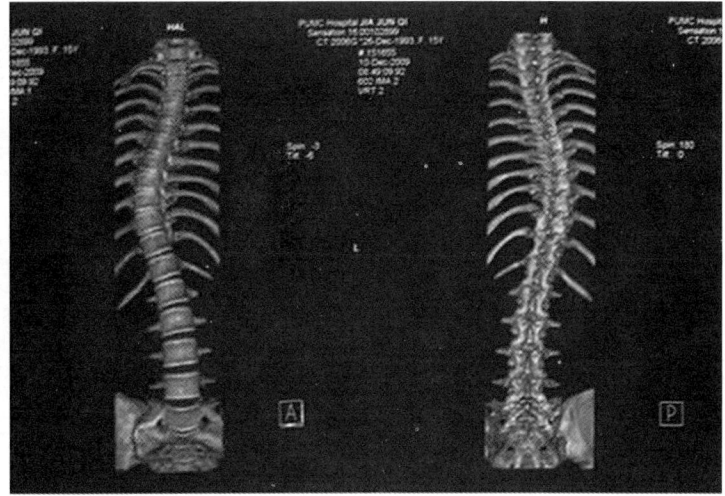

A　　　　　　　　　　B　　　　　　　　　　C

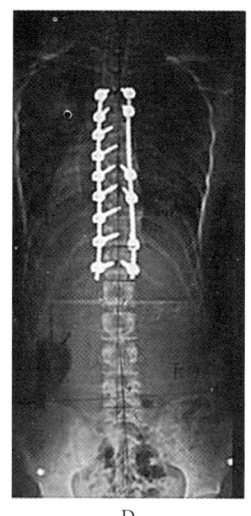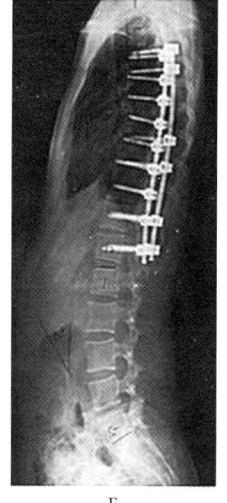

Figure 10-101-12　A 16 years old girl, PUMC IIb1
A、B. Pre-oprative X-rays; C. Pre-oprative 3D-CT; D、E. Post-oprative X-rays

2. 手术治疗　严重或进展性先天性脊柱侧弯通常需手术治疗。手术方法的选择必须根据病人的具体情况决定,注意病人年龄、畸形的种类(侧弯、后凸、前凸或联合畸形)、畸形的位置、弯曲类型、畸形自然史以及是否合并其他系统先天性畸形。对于进展性弯曲,特别是支具治疗无效者,应尽早手术治疗。

手术方法主要有以下 7 种:①原位融合;②凸侧骨骺阻滞;③后路脊柱矫形融合;④前、后路联合脊柱矫形融合;⑤半椎体切除脊柱矫形融合;⑥非融合脊柱矫形固定;⑦脊椎截骨矫形融合。

第五节 / 平足症

平足症(flat foot)俗称扁平足,是指内侧足弓低平或消失,同时伴发足跟外翻、距下关节轻度半脱位、跟腱短缩等畸形。患足失去弹性,在站立和行走时足弓塌陷,出现疲乏或疼痛的症状。此为最常见的足病之一,通常分为姿态性平足症和僵硬性平足症两种。

一、解剖

解剖概要　足部由 7 块跗骨、5 块跖骨和 14 块趾骨组成,除负重外,还要适应行走、跑、跳等动作,保持人体稳定,因此它既是一个强有力的支撑结构,又具有能屈曲活动的功能。足部诸骨除籽骨和距骨外,都是背宽跖窄,组成足纵弓和横弓(Box 10-101-6)。纵弓分成内外两部分(Figure 10-101-13A、B),内侧纵弓由跟骨、距骨、足舟骨、第 1、2、3 楔骨及第 1、2、3 跖骨组成。内侧纵弓较高,活动度较大。外侧纵弓由跟骨、骰骨和外侧第 4、5 跖骨组成,此弓较低,在负重时消失,所以足的外侧是承载身体冲力的主要部分。横弓即足底前部横行的弓状结构(Figure 10-101-13C)。第 2 跖骨头在前,其他跖骨头在后,形成一个跖骨弓,并向背侧凸起,增强足前部的承重力和弹力。

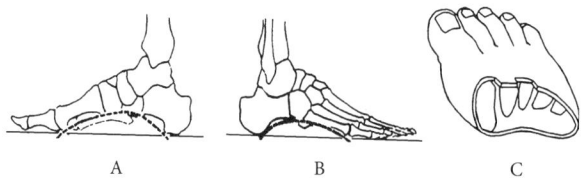

Figure 10-101-13　Longitude and transverse arch of foot
A. Medial longitude arch; B. Lateral longitude arch; C. Transverse arch

Box 10-101-6　足弓的解剖结构		
内侧纵弓	外侧纵弓	足横弓
由跟骨、距骨、足舟骨、第 1、2、3 楔骨及第 1、2、3 跖骨组成 内侧纵弓较高,活动度较大	由跟骨、骰骨和外侧第 4、5 跖骨组成 此弓较低,在负重时消失,承载身体冲力的主要部分	足底前部横行的弓状结构。第 2 跖骨头在前,其他跖骨头在后,形成一个跖骨弓,并向背侧凸起 增强足前部的承重力和弹力

足弓不仅依靠不同形态的骨结构相互连接,还依靠关节囊、韧带、肌肉等维持,使足适应任何动作。维持足弓的

韧带有:①跟舟跖侧韧带。从跟骨载距突至足舟骨内下面,是内侧最坚强的韧带。②跖侧长、短韧带,连接跟骨及骰骨的跖面。③跖腱膜从跟骨结节起,向前分成 5 个腱束,止于屈肌腱鞘和跖骨头横韧带,维持足弓,犹如弓弦。④内侧三角韧带在踝关节内侧,扇形分布,连接内踝与跟骨,防止足外翻。⑤背侧和跖侧骨间韧带及跖骨头横韧带,维持足弓和连接各跖骨。

足部肌肉特别是小腿各下行肌腱协助足的外展、内收以及足趾的屈曲和伸直,是维持足弓最主要的结构:①胫骨后肌从足的内侧进入足底,附着于除第 1、5 跖骨及距骨以外的其他跗、跖骨,主要止于足舟骨。加强跟舟跖侧韧带,防止距骨头下陷内倾,并使前足内收。②腓骨长肌止于第 1 楔骨及第 1 跖骨基部的内侧及跖侧,它与胫骨后肌像两条坚强的悬带绕过足底,将足弓向上提起。③胫骨前肌止于第 1 跖骨和第 1 楔骨的内侧,可提起足弓的内侧。④趾长屈肌和蹈长屈肌亦有提升足弓的作用。

二、病因

可因先天性或继发性因素发病(Box 10-101-7)。

Box 10-101-7　平足症的病因	
儿童平足症	成年人平足症
生理性的	生理性的,从儿童期发展而来
炎症性的	炎症性的
幼年型类风湿关节炎	风湿性关节炎
结缔组织病	血清反应阴性的椎关节病变
Marfan 综合征	胫后韧带功能障碍
Ehlers-Danlos 综合征	骨关节炎
神经性障碍	神经性障碍
大脑性麻痹	足副舟骨
跗骨骨融合	结缔组织病
距跟融合	外伤性平足
跟周融合	成人跗骨骨融合
其他更罕见的融合	医源性平足

1. 先天性因素　指足骨、韧带或肌肉的发育异常,包括:①跟骨外翻畸形。②垂直距骨。③足舟骨结节过大。④儿童骨骺未融合或有副足舟骨;⑤先天性足部韧带、肌肉松弛等,均可导致扁平足。

2. 继发性因素　包括:①长久站立或负重,使维持足弓的韧带疲劳而逐渐衰弱。②慢性疾病或身体过重,缺乏适当锻炼,小腿和足部肌肉萎缩,不能维持足弓张力。③穿鞋不适,足部过度前倾,纵弓遭到破坏。④足部骨病

如类风湿关节炎、骨结核等。⑤足内在肌、外在肌肌力失衡(大脑瘫、脊髓灰质炎后遗症等)。

三、病理

根据软组织的病理改变程度不同,平足症可分为易变性即姿态性平足症及僵硬性即痉挛性平足症,后者常合并腓骨肌痉挛。易变性平足症比较常见,软组织虽然松弛,但仍然保持一定弹性,负重时足扁平,除去承重力,足可立即恢复正常,长期治疗效果满意。僵硬性平足症多数由于骨联合(包括软骨性及纤维性联合)所致,手法不易矫正,足跗关节间跖面突出,足弓消失,跟骨外翻,双侧跟腱呈八字形,距骨头内移,呈半脱位,距骨内侧突出,有时合并腓骨长、短及第 3 腓骨肌痉挛。严重的先天性平足,距骨极度下垂,纵轴几乎与胫骨纵轴平行,足舟骨位于距骨头上。足前部背屈,跟骰关节外侧皮肤松弛,形成皱褶悬挂足外侧。

四、临床表现

稍久站或行走 1 000~1 500 m 即可引起足部酸痛,足抬起后疼痛减轻或消失,严重者行走时步态蹒跚,行走迟缓,全足着地,不敢提足跟,易疲劳、疼痛,可伴有八字步态。痉挛性平足症病人有腓骨肌疼痛,僵直。

查体可见足腰部肿胀,足印肥大(Figure 10-101-14),全足宽阔、低平,跟舟韧带部压痛。站立位足跟外翻,足内缘饱满,足纵弓低平,前足外展,足舟骨结节向内侧突出。

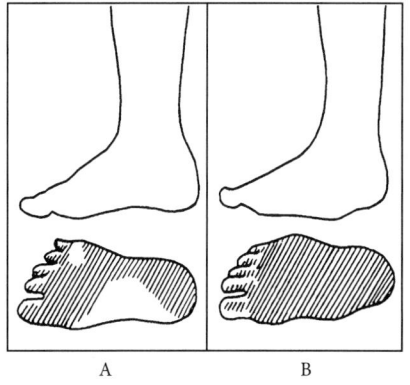

Figure 10-101-14　Foot print
A. Normal; B. Flat foot

X 线足侧位片示足纵弓塌陷,跟骨、足舟骨、骰骨和距骨关系失常,偶有副足舟骨。严重平足者有跗骨关节炎及骨质增生、疏松等。

五、治疗

对轻型病例,可采用非手术疗法,在活动时纠正足平

衡，进行足部训练，加强胫骨前肌和胫骨后肌的肌力，矫正足外翻。在行走时，应穿足底和足跟内侧加高 3~6 mm 的矫形鞋或使用各种矫形鞋垫，鞋后跟应宽，鞋底内侧应平直，鞋腰部应窄，并经常练习用足趾行走，作屈趾活动，或以足趾拾物等动作。

极少数姿态性病人需要手术治疗，但痉挛性扁平足经常因症状严重需要手术治疗。痉挛性扁平足若病程短，可先用手法作被动锻炼，逐渐克服腓骨肌的痉挛，或在麻醉下使用内翻手法矫正畸形后以石膏靴固定足于内翻内收位，5~6 周后拆除石膏改穿平足矫形鞋。对合并骨关节炎、骨性畸形的成年病例，需施行手术治疗。根据畸形的不同，可选择作截骨术、三关节融合术、肌力平衡重建术及副足舟骨摘除术等。严重痉挛性扁平足，可施行距下关节融合术。

第六节 / 跗外翻

本节要点 (Key concepts)

- **Clinical manifestation and diagnosis**

a. Valgus of first toe and deformity of other toes; b. X-ray and its measurements: hallux valgus angle and inter metatarsal angle.

- **Management**

a. Conservative treatment; b. Surgical treatments: McBride, Keller and other procedures.

跗外翻(hallux valgus)是一种常见的足病，它是指第 1 跖骨内翻(第 1、2 跖骨间夹角 >10°)跗趾过度斜向外侧(外偏角 >15°)的一种畸形。常伴有进行性的第 1 跖趾关节半脱位。

一、病因与病理

跗外翻畸形发生的原因与诸多因素有关，除扁平足畸形外，还与穿着狭窄的尖头鞋和高跟鞋有重要关系。足楔骨间和跖骨间有坚强的韧带联系，但第 1 楔骨、跖骨与其他楔骨、跖骨的联系较弱。若站立过久，行走过多，经常穿高跟或尖头鞋时，第 1 楔骨和跖骨受非生理压力的影响而向内移位，引起足纵弓和横弓塌陷。同时使跗长伸肌腱、跗长屈肌腱和跗短屈肌腱外侧头呈弓弦样紧张，增加了跗趾外翻的力量。跗趾近节趾骨基部将第 1 跖骨头推向内侧，第 1、2 跖骨间的夹角加大，在第 1 跖骨头内侧可以形成骨赘和滑囊炎。畸形严重者，第 2 足趾有时被挤到足趾背侧形成锤状趾，跖趾关节足底侧形成胼胝。青少年的跗外翻病人往往存在家族性的发病倾向。

二、临床表现

跗外翻畸形多见于中、老年女性，常呈对称性，多因疼痛而就诊。跗外翻在临床上主要有 4 组症状：①跗趾外翻，跖趾关节轻度半脱位，内侧关节囊附着处因受牵拉而形成骨赘，第 1 跖骨头的内侧突出部分即跗囊因长期受压和摩擦，引起急性跗囊炎或跗趾背侧皮神经受到刺激，导致疼痛。②跖趾关节长期不正常负重，发生骨关节炎引起疼痛。③骨关节炎波及籽骨，将加重症状。④第 2、3 跖骨头跖面皮肤因横弓塌陷和非正常负荷，形成胼胝，第 2 趾近端趾间关节处背侧皮肤因与鞋面摩擦形成胼胝引起疼痛。跗外翻的病理改变参见 Box 10-101-8。

Box 10-101-8　跗外翻的病理改变

包括：①跗外翻，跖趾关节半脱位。②第 1 跖内翻、跗囊炎。③第 2、3 跖骨头处胼胝。④第 2 趾呈锤状趾。⑤第 1 跖趾关节骨关节炎

查体时要在病人负重位和不负重位两种姿势下检查畸形的情况。因负重时畸形加剧，可了解病人在平时生活时跗外翻的真正情况。同时要在跗趾旋正位，检查畸形程度和外翻角度。检查跗趾的跖趾关节主动与被动活动角度、疼痛情况及是否有捻发音，来探明是否存在骨关节炎。用手握住足趾作各方向活动，可判断是否存在关节松弛。同时要看是否存在平足或跟腱挛缩，第 2 趾是否为槌状趾及足底胼胝情况。

X 线片检查应于负重位拍摄足的正侧位像，测出跗外翻角及第 1、2 跖间角，检查第 1 跖趾关节是否有骨关节炎，

以及骨关节面是否吻合。同时要观察踇外翻的内侧隆起程度和籽骨的位置。踇外翻的分度参见 Box 10-101-9。

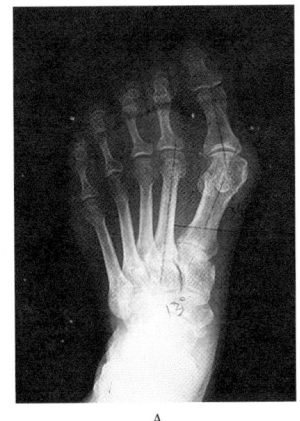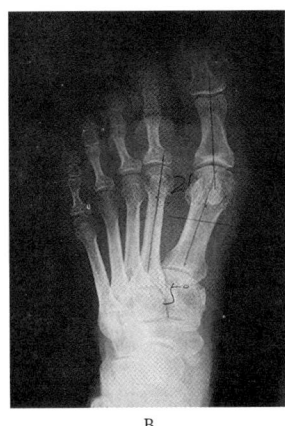

Figure 10-101-15　McBride procedure
A. pre-oprative; B. post-oprative

Box 10-101-9	踇外翻的分度（依据X线测量结果）	
轻度	中度	重度
外翻角 <20°	外翻角 20°~40°	外翻角 >40°
跖间角 <11°	跖间角 <16°	跖间角 >16°
外侧籽骨在前后位 X 线片上半脱位程度 < 50%	外侧籽骨在前后位 X 线片上半脱位程度 50%~75%	外侧籽骨在前后位 X 线片上半脱位程度 >70%

三、治疗

1. 非手术治疗　对于早期病变,疼痛较轻的病人,可采用非手术治疗。常用的方法有:①应用消炎镇痛药物镇痛。②防治平足症,穿合适的鞋子,可防止踇外翻的发生和发展。③轻度踇外翻可在第 1、2 趾间夹棉垫,改变穿鞋习惯,使踇趾和第 1 跖骨头避免受挤压和摩擦。④踇囊炎可做理疗、热敷,症状可以缓解或消失。

2. 手术治疗　如畸形和疼痛较重影响生活质量,非手术治疗无效,需手术治疗。手术方法有多种,包括软组织手术、骨性手术和软组织联合骨性手术及跖趾关节人工关节置换术。手术的基本目的是切除增生的骨赘和滑囊,矫正踇趾畸形。手术方法的选择应根据病人畸形的具体情况而定。常见手术方式包括软组织平衡术(McBride 术,Figure 10-101-15)、Keller 术(Figure 10-101-16)、Akin 术、跖骨近端截骨术、跖骨远端截骨术、跖趾关节融合术、人工关节置换术等。

(1) McBride 手术　是一种软组织矫正术,适用于踇外翻角度在 15°~25°,第 1、2 跖骨角 <13°,踇趾关节没有退行性改变,年龄在 30~50 岁的踇外翻病人。手术原理是将牵拉踇趾外翻的踇收肌自趾骨近端转移到第 1 跖骨头的外侧,增加第 1 跖骨向外的力量,并把第 1 跖骨头骨赘切除,去除易受压迫的隆起。

(2) Keller 手术　适用于踇外翻角在 30°~45°,第 1、

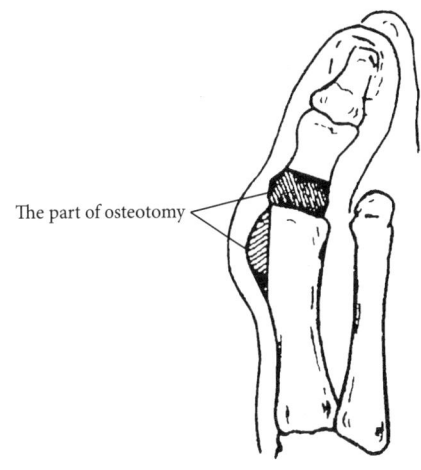

Figure 10-101-16　Keller procedure

2 跖骨间角 <13°,第 1 趾趾关节退行性改变明显,年龄在 55~70 岁的踇外翻病人。此手术切除踇趾近节趾骨的近端约 1/3,使踇趾短缩,将踇收肌腱和外侧关节囊的挛缩紧张一并解除,使畸形得以矫正。但是手术后数月内伸踇趾无力,而且踇趾将永远短缩。除手术矫正外,术后正常足弓力线的维持也是保证术后效果长久的重要措施,可防止踇外翻的复发。

(邱贵兴)

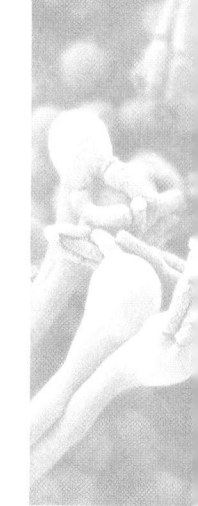

第 102 章

骨肿瘤与肿瘤样疾患

第一节 / 概述

本节要点 (Key concepts)

- **Background**

The diagnosis and classification of bone tumor is based on clinical information, radiographs, and microscopic findings.

- **Staging**

The Enneking staging system of bone and soft tissue tumor is based on three parameters: a. Histological grading and specific histologic types (G); b. Intracompartmental or extracompartmental (T); c. Metastasis (M).

- **Clinical presentation**

a. Swell; b. Lump; c. Abnormity; d. Pain; e. Functional disturbance; f. Pathologic fracture; g.Weight loss; h. Lytic bone; i. Sclerotic bone; j. Combination of lytic and sclerotic bone; k. Periosteal reaction.

- **Excision type**

The operation type based on surgical margin includes intra lesional, marginal, wide excision, and radical resection.

一、骨肿瘤及肿瘤样疾患的定义及分类

骨肿瘤（bone tumor）是起源于间充质细胞、在多种不同的外在和内在因素刺激下，骨组织及附属于骨的其他结构发生的一类良性和恶性肿瘤的总称。

发生于骨的，临床表现和形态学表现类似于骨肿瘤，可与骨肿瘤并存或作为某些骨肿瘤发生基础的疾病，称为肿瘤样疾患（tumorlike lesion）。

骨肿瘤的发病率为 1.060（女）/10 万 ~1.112（男）/10 万，骨与关节恶性肿瘤的病死率占全部恶性肿瘤的 1.6%。

世界卫生组织（WHO）结合临床、病理、及影像表现，于 1972 年制定了统一的骨肿瘤及肿瘤样疾患分类系统（Box 10-102-1）。

> **Box 10-102-1　世界卫生组织原发性骨肿瘤及瘤样病变的组织分型**
>
> Ⅰ. 成骨性肿瘤
> 　1. 良性　①骨瘤。②骨样骨瘤。③良性骨母细胞瘤
> 　2. 中间型　恶性骨母细胞瘤

> 　3. 恶性　①骨肉瘤（骨源性肉瘤）。②皮质旁骨肉瘤（骨旁骨肉瘤）
> Ⅱ. 成软骨性肿瘤
> 　1. 良性　①软骨瘤（内生软骨瘤、骨膜软骨瘤）。②骨软骨瘤。③软骨母细胞瘤。④软骨黏液纤维瘤
> 　2. 恶性　①软骨肉瘤。②皮质旁软骨肉瘤。③间充质软骨肉瘤
> Ⅲ. 巨细胞瘤（破骨细胞瘤）
> Ⅳ. 骨髓肿瘤
> 　①Ewing 肉瘤。②骨网织细胞肉瘤。③骨淋巴肉瘤。④骨髓瘤
> Ⅴ. 脉管肿瘤
> 　1. 良性　①血管瘤。②淋巴管瘤。③血管球瘤（球瘤）
> 　2. 中间型　①血管外皮瘤。②血管内皮瘤
> 　3. 恶性　血管肉瘤
> Ⅵ. 其他结缔组织肿瘤
> 　1. 良性　①成纤维性纤维瘤。②脂肪瘤
> 　2. 恶性　①纤维肉瘤。②脂肪肉瘤。③恶性间充质瘤。④未分化肉瘤
> Ⅶ. 其他肿瘤
> 　1. 脊索瘤

2. 长骨牙釉质瘤

　　3. 神经鞘瘤

　　4. 神经纤维瘤

Ⅷ. 未分化肿瘤

Ⅸ. 瘤样病变

　　1. 孤立性骨囊肿(单纯性或单骨性囊肿)

　　2. 动脉瘤性骨囊肿

　　3. 邻关节性骨囊肿

　　4. 干骺端纤维缺损(非骨性纤维瘤)

　　5. 嗜酸性肉芽肿

　　6. 纤维结构不良

　　7. 骨化性肌炎

　　8. 甲状旁腺功能亢进性棕色瘤

二、肌肉骨骼系统肿瘤的外科分期

　　1986 年 Enneking 运用影像、临床和组织学等资料提出了对骨与软组织肿瘤的分期系统,并广泛应用于临床,该分期系统的意义表现在:①建立一个肿瘤分期体系以利于判断预后;②根据肿瘤不同分期合理选择手术方案;③提出肌肉骨骼系统肿瘤辅助性治疗的指导原则。

　　Enneking 分期系统的依据是生物学侵袭性、潜在的远处转移能力、组织学分级(G)、解剖部位(T),以及是否存在转移(M)。Table 10-102-1 总结了此分期系统。

Table 10-102-1　Enneking staging system

Type	Stage	Grade	Site	Metastases
Benign	1	G_0	T_0	M_0
	2	G_0	T_0	M_0
	3	G_0	T_{1-2}	M_{0-1}
Malignant	Ⅰ A	G_1	T_1	M_0
	Ⅰ B	G_1	T_2	M_0
	Ⅱ A	G_2	T_1	M_0
	Ⅱ B	G_2	T_2	M_0
	Ⅲ A	$G_1 \sim G_2$	T_1	M_1
	Ⅲ B	$G_1 \sim G_2$	T_2	M_1

Characteristics:
Staging (S)
　Stage 1: A latent benign tumor without the tendency for local progression
　Stage 2: An active tumor that tends to progress locally but is limited by natural boundaries
　Stage 3: An aggressive lesion that is not limited by natural boundaries
　Stage Ⅰ: Low-grade lesion
　Stage Ⅱ: High-grade lesion
　Stage Ⅲ: Diseases is any kind of tumor with metastases
Grade (G)
　G_0: Benign neoplasm
　G_1: Locally aggressive tumor with a low probability of metastases
　G_2: Aggressive tumor with a high metastatic potential
Site (S)
　T_1: Intracompartmental
　T_2: Extracompartmental
Metastases (M)
　M_0: No regional or distant metastases
　M_0: Regional or distant metastases present

三、骨肿瘤的诊断

　　骨肿瘤相对于其他肿瘤,恶性程度较高,发病年龄较轻,伤残率及病死率较高。其诊断强调临床、病理、影像相结合。

　　1. 临床表现　骨肿瘤有一定的流行病学特性及好发部位,其症状和体征包括肿胀、肿块、功能障碍、畸形、对周围组织的压迫、疼痛与压痛,以及病理骨折和消瘦。

　　肿胀与肿块在良性肿瘤常表现为质硬而无压痛。肿胀迅速多见于恶性肿瘤。局部血管怒张反映肿瘤的血管丰富,多属恶性。邻近关节的肿瘤,由于疼痛和肿胀使关节功能障碍。骨干的肿瘤使肢体畸形,随着肿瘤的发展出现病理骨折。脊柱肿瘤容易压迫脊髓引起截瘫。疼痛是生长迅速的肿瘤最显著的症状。良性肿瘤多无疼痛。恶性肿瘤几乎均有局部疼痛,逐渐加重,并可有压痛。

　　2. 影像学检查　骨与软组织的 X 线表现往往反映了骨肿瘤的基本病变,有些肿瘤表现为骨的沉积,统称为反应骨。有些肿瘤表现为骨破坏或骨吸收。也有肿瘤两种表现兼而有之。骨内缓慢生长的病损在侵蚀骨皮质的同时,刺激骨膜产生新骨。若骨膜被肿瘤顶起,骨膜下产生新骨,这种骨膜反应称 Codman 三角(Codman's triangle),多见于骨肉瘤。骨膜掀起呈间断性的,就形成层状排列状骨沉积,X 线表现为"葱皮"(onion skin)现象,多见于尤文肉瘤。恶性肿瘤生长迅速,超出骨皮质范围,同时血管随之长入,从骨皮质向外放射,肿瘤骨与反应骨沿放射血管方向沉积,表现为"日光照射"(sunburst)形态。有时因骨肿瘤破坏,发生病理性骨折。肿瘤的软组织肿块在 X 线片上也可以分辨出来。

　　恶性肿瘤常规拍胸部 X 线片,了解有无肺部转移。骨扫描可以明确病变的范围以及转移病灶。CT 可以确定肿瘤骨及软组织病变的范围。血管造影可以反映肿瘤的血运及肿瘤和血管之间的关系。磁共振成像(MRI)能更清楚地反映软组织的累及范围。

　　3. 实验室检查　凡患有恶性肿瘤的病人,除全面化验检查,包括血、尿、便常规及肝、肾功能等外,还必须对血钙、血磷、碱性磷酸酶和酸性磷酸酶进行测定。凡骨有迅速破坏时,如广泛溶骨性破坏,血钙往往升高;血清碱性磷酸酶反映成骨活动,成骨性肿瘤(如骨肉瘤)有明显升高。男性酸性磷酸酶的升高提示转移瘤来自晚期的前列腺癌。尿 Bence-Jones 蛋白阳性有助于诊断骨髓瘤。

4. 病理检查 是确认肿瘤唯一可靠的检查,分为穿刺活检(Figure 10-102-1)和切开活检两种。这两种活检的切口必须包括到治疗性手术的切口内(Figure 10-102-2)。

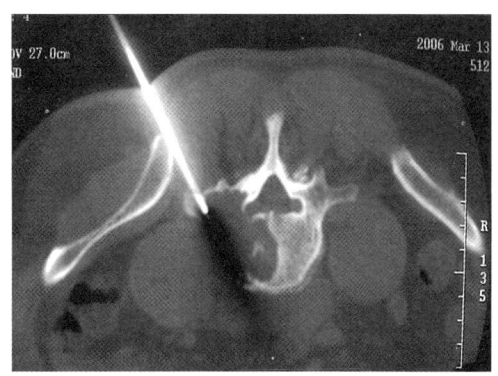

Figure 10-102-1　Closed biopsy of bone tumor

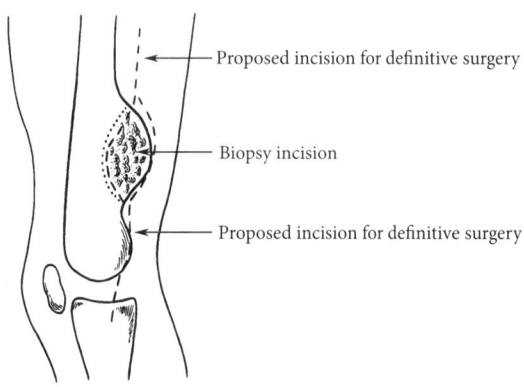

Figure 10-102-2　Example of incision site for biopsy

四、骨肿瘤的治疗

良性肿瘤采用手术切除或观察;恶性肿瘤应采取以手术为核心,再辅以手术前后的化学药物、放射、生物学等综合治疗,任何一种单一的疗法均有不足。

1. 骨肿瘤手术类型

(1) 病损内手术(intra lesional excision) 手术切除在病损囊内,最常用的病损内手术是诊断性切开活检。

(2) 边缘性手术(marginal excision) 手术经病损的假性包膜或反应组织切除,主要指良性病损的切除性活检或

整体切除。

(3) 广泛性手术(wide excision) 包括将病损、假包膜或反应区,以及肿瘤周围部分正常组织一同切除,手术完全是在正常组织内操作。

(4) 根治性手术(radical excision) 包括将病损假囊或反应区及整块骨或肌肉作整块切除,纵向包括关节近端的骨和肌肉起止点,横向包括软组织间室的主要筋膜隔或超出骨内病损的骨膜。

2. 手术方案的制订 应根据先保生命,后保肢体,再建功能的原则。一般尽可能考虑保肢手术,对截肢术或关节离断术的选择应极为慎重。Enneking外科分期对选择恰当的手术方案有重要的意义(Box 10-102-2,10-102-3)。

Box 10-102-2	良性骨肿瘤手术方案			
分期	分期	部位	转移	治疗要求
1	G_0	T_0	M_0	病损内手术
2	G_0	T_0	M_0	边缘性或病损内手术 + 有效辅助治疗
3	G_0	T_{1-2}	M_{0-1}	广泛或边缘手术 + 有效辅助治疗

Box 10-102-3	恶性骨肿瘤手术方案			
分期	分期	部位	转移	治疗要求
ⅠA	G_1	T_1	M_0	广泛切除
ⅠB	G_1	T_2	M_0	广泛切除(截肢或关节离断)
ⅡA	G_2	T_1	M_0	根治或广泛切除 + 有效辅助治疗
ⅡB	G_2	T_2	M_0	广泛切除(局部广泛切除、截肢或离断) + 有效辅助治疗
ⅢA	$G_1 \sim G_2$	T_1	M_1	开胸术 + 根治性切除或姑息手术
ⅢB	$G_1 \sim G_2$	T_2	M_1	开胸术 + 根治性切除或姑息手术

第二节 / 良性成骨肿瘤

本节要点 (Key concepts)

- **Osteoma**

  Incidence and location: Peak age incidence is between 25 and 50 years. Most frequent sites are flat bone and shaft of tibia.

  Clinical presentation: a. Asymptomatic lump; b. Abnormity.

  Radiographic imaging: Hemispheroid high density os integumentale.

  Management: a. Observation; b. Marginal excision.

- **Osteoid osteoma**

  Incidence and location: Peak age incidence is between 8 and 18 years. There is a definite male sex predominance. Most frequent sites are the shaft of the long bone.

  Clinical presentation: a. Pain worse at night and relieved by aspirin; b. Nearest joint symptoms of arthritis.

  Radiographic imaging: intracortical round, well-demarcated lytic and perilesional sclerosis.

  Management: a. Aspirin or nonsteroidal antiinflammatory; b. Marginal excision; c. Ablation of the nidus percutaneously.

一、骨瘤

骨瘤(osteoma)为发生于骨表面的良性病变,其组织结构为具有正常分化的成熟骨组织。好发年龄为25~50岁。男多于女,大多发生于扁平骨(髂骨、坐骨、肋骨、颅骨及颌面骨)和胫骨干。

1. 临床表现　骨瘤表现为生长缓慢的、位于骨表面的无症状包块。一般全身骨骼发育成熟后,即停止生长。位于颌面骨的骨瘤导致颌骨增大形成"颌骨增大征",位于额窦和上颌窦的骨瘤可导致鼻窦炎。

2. 影像学检查　X线表现为表面的高密度皮质骨,其下的皮质骨无破坏,CT显示为皮质骨样,密度均一的包块。

3. 治疗　对于肿瘤小而无明显症状者,可以不作治疗。对有明显症状或严重影响美容者可行边缘切除术。

二、骨样骨瘤

骨样骨瘤(osteoid osteoma)为良性成骨性肿瘤,是一个具有明显边界的小圆形痛性病变(通常小于1 cm),周围有许多反应骨。占良性肿瘤的10%~20%,好发年龄为8~18岁,男性多于女性,病变位于长骨骨干的皮质内为其典型特点。

1. 临床表现　局限性疼痛,夜间加重,休息不能缓解,阿司匹林可镇痛。局部可扪及硬的梭形包块。

2. 影像学检查　X线表现为位于皮质内的圆形或卵圆形小的低密度阴影,外围有致密的反应骨。瘤巢内有时可见高密度点状矿化区。

CT能精确显示瘤巢的大小,表现为3~5 mm的低密度阴影,周围有大量的高密度皮质骨包绕。

3. 治疗　非手术治疗包括口服水杨酸盐或其他非甾体类抗炎镇痛药。外科治疗主要是边缘手术切除。

第三节 / 骨肉瘤

本节要点 (Key concepts)

- **Background**

Osteosarcoma is the most common malignant tumor of bone. When all aspects of its presentation are take into consideration,it is evident that this term is used to describe a heterogeneous group of lesion with diverse morphologies and clinical behaviors.

- **Incidence and location**

Peak age incidence is between 10 and 20 years. There is a definite male sex predominance. Most common sites are the distal femoral and proximal tibial metaphyses.

- **Types**

a. Central (intramedullary); b. Surface(periphersl).

- **Clinical presentation**

a. Pain; b. Swell; c. Skin warm; d. Prominent superficial vasculature; e. Weight loss; f. Cachexia limitation of motion in the adjacent joint; g. Alkaline phosphatase elevate; h. Pathologic fracture.

- **Radiographic and radioisotope imaging**

a. Lytic; b.Sclerosis; c.Combination of lytic and sclerosis; d. Extensive soft tissue mass; e. Codman's triangl; f. Sunburst; g. Onion skin; h. Nuclide enrich by radioisotope.

- **Management**

a. Neoadjuvant chemotherapy; b. Limb-salvage wide excision; c. Amputation.

骨肉瘤(osteosarcoma)是指成骨间叶细胞产生的原发恶性骨肿瘤。在原发性坚实骨肿瘤中占首位,有许多种形态学表现和生物学行为。好发年龄为10~20岁。男性多于女性。发病部位多见于长骨干骺端(80%~90%),一般好发于股骨远端和胫骨近端(50%),肱骨近端(25%)。按照肿瘤在骨内发病的位置分为髓内和骨表面两大类型(Table 10-102-2)。

Table 10-102-2　Classification of osteosarcoma

Central (intramedullary)	Surface (peripheral)
1. Conventional (classic)	1. Parosteal (juxtacortical)
2. Telangiectatic	2. Periosteal
3. Well-differentiated (low-grade)	3. High-grade (conventional)
4. With small cells Simulating Ewing Sarcoma (mesenchymal)	

一、临床表现

骨肉瘤主要症状为局部疼痛。多为持续性,逐渐加剧,夜间尤重,并伴全身恶病质。局部出现硬的软组织肿块并固定于骨面,肿块增长速度快。局部可有压痛,肿瘤表面皮温增高,表浅静脉怒张。45%~50%的病人碱性磷酸酶增高,无特异性,碱性磷酸酶可作为手术预后的指标之一。骨肉瘤因侵蚀皮质骨面而导致病理骨折。早期即可发生肺转移。

二、影像学检查

1. X线　表现为肿瘤呈浸润性破坏,边界不清,并有皮质破坏及骨膜反应,内有不规则的成骨。周围形成大小不等的软组织肿块。常见放射状骨化("日光照射"征sunburst)、Codman's 三角(Figure 10-102-3)和葱皮样改变等骨膜反应。有时病灶骨化严重(成骨),有时则完全为X线透亮区(溶骨),或既有骨化又有溶骨性改变(混合)。核素骨扫描可以明确指出骨肉瘤的部位及骨转移的部位,核素骨显像还可以确定肿瘤的大小。

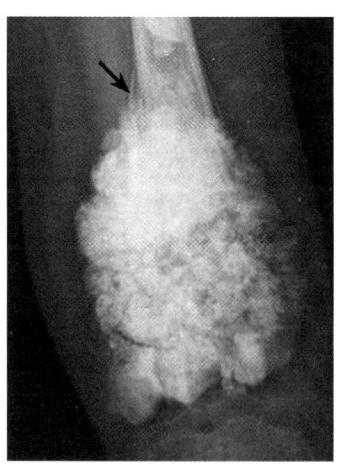

Figure 10-102-3　Osteosarcoma
A boy with distal pain was found to have destructive lesion of distal femoral metaphysis with Codman's triangle (arrowhead)

2. CT　可以明确肿瘤的边界、病灶范围、与邻近结构的关系以及成骨和溶骨等具体情况。

3. MRI　能够很好地显示肿瘤在髓腔内的范围、反应区、跳跃灶、软组织肿块的范围,以及肿瘤与周围血管等组织的空间毗邻关系。胸部影像学检查对明确有无肺转移很重要。

三、治疗

骨肉瘤的治疗是在化疗的基础上行保肢治疗。治疗通常分为三个阶段:活检明确诊断后的术前(或诱导)化疗、原发肿瘤的扩大切除(局部控制)及术后(或巩固)化疗。局部保肢手术必须到达外科界限。对于广泛侵及周围组织无条件保肢者仍需行截肢治疗。

第四节 / 骨巨细胞瘤

本节要点 (Key concepts)

- **Background**

Giant cell tumor of bone is the most frequently primary tumor of bone. It is a distinct,locally aggressive neoplasm,occur more frequently in Chinese people.

- **Incidence and location**

Peak age incidence is between20 and 40 years. The male/female ratio is almost equal. Most common sites are the epiphyseal ends of long tubular bones,with the distal end of the femur,proximal end of the tibia,and the distial end of the radius.

- **Ciinical presentation**

a. Pain; b. Swell; c. Skin warm; d. Prominent superficial vasculature; e. Pathologic fracture; f. Limitation of motion in the adjacent joint.

- **Radiographic imaging**

a. Multilocular or lytic subchondral lucency; b.Expanded at least destroyed cortex; c. Soap bubble; d. Thinned,expanded cortex; e. Invasion into soft tissue.

- **Management**

a. Curettage and bone grafting; b. Wide excision with allograft or prosthetic replacement; c. Amputation; d. Radiation therapy.

骨巨细胞瘤(giant cell tumor of bone)是常见的原发性骨肿瘤之一,其来源尚不清楚,一般认为起始于骨髓内间叶组织。美国骨骼肌肉肿瘤学会1980年提出的骨肿瘤外科分期系统(surgical staging system)中,将骨巨细胞瘤正式列为低度恶性肿瘤。据E Katz等人新近的研究,骨巨细胞瘤转移至肺的病灶生长很慢,与其他肉瘤肺转移相比,病人生存期长。

根据西方国家的统计,骨巨细胞瘤不多见,约占全部肿瘤的4%,而我国发病率远较西方国家为高,仅次于骨软骨瘤,有的统计占骨肿瘤的第一或第二位。发病年龄多在20~40岁,无明显性别差异。病变部位以股骨下端及胫骨上端为最多,其他多发部位依次为桡骨远端、腓骨小头、股骨近端和肱骨近端等。骨巨细胞瘤的原发部位几乎都发生在骨骺。随着病变的扩大逐渐侵及干骺端。

一、临床表现

病人就医的主要症状为酸痛或钝痛,偶有剧痛及夜间痛。部分病例有局部肿胀,多为骨性膨胀的结果。病变穿破骨皮质而侵入软组织时,局部包块更为明显。压痛及皮温增高普遍存在。邻近病变的关节活动受限。肢体的骨巨细胞瘤可出现病理骨折。躯干骨的骨巨细胞瘤可以发生相应的症状,如骶前肿瘤可压迫骶丛引起剧痛,压迫直肠引起排便困难等。

二、影像学检查

X线表现可见位于骨端的、破坏直达关节软骨下骨的多房性或溶骨性破坏。肿瘤呈"肥皂泡"样改变,初期常为偏心性生长,受累骨皮质变薄、膨胀,有时可见菲薄的骨性包壳(Figure 10-102-4),甚至部分皮质破坏,肿瘤侵入软组织,无骨膜反应,病变区和正常骨之间无硬化。

三、治疗

骨巨细胞瘤的治疗以手术为主,属G0T0M0~1者采用切刮术加灭活处理。对于肿瘤侵犯大关节的骨端,为了

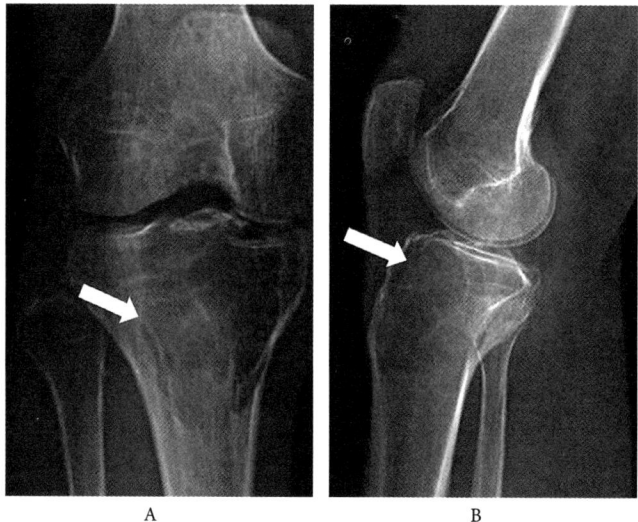

Figure 10–102–4   Anteroposterior (A) and lateral (B) radiographs of proximal tibial giant cell tumor with sclerotic margins and trabeculation (arrowheads)

术后恢复肢体功能,常需通过关节切除融合术、半关节移植术、人工关节置换术等重建。对发生于手术困难部位,或难以切除干净的骨巨细胞瘤可采用放疗,但放疗后易肉瘤变,应高度重视。

提高首次治疗的彻底性与可靠性是减少骨巨细胞瘤肺部转移的可靠措施。

第五节 / Ewing 肉瘤

本节要点 (Key concepts)

- **Background**

Ewing's sarcoma is a distinct round-cell malignant tumor of bone that is a type of peripheral primitive neuroectodermal tumor (PNET).It is found in the lower extremity more than the upper extremity, but any long tubular bone may be affected.

- **Incidence and location**

Peak age incidence is between5 and 30 years. There is a male predilection. It has a tendency to involve the shaft of long tubular bones, spinal column, and pelvis, but practically every bone can be affected.

- **Clinical presentation**

a. Pain; b. Swell; c. Warm of the local area; d. Pathologic fracture; e. Limitation of motion in the adjacent joint; f. Leukocytosis; g. Anemia and an increased ESR.

- **Radiographic imaging**

a. Lytic intramedullary lesion; b. Codman's triangle; c. Extension into soft tissue.

- **Management**

a. Multi-drug chemotherapy; b. Radiotherapy; c. Surgical therapy.

Ewing 肉瘤(Ewing's sarcoma)是组织来源不清的,由小圆细胞构成的恶性肿瘤,尽管 1972 年世界卫生组织将其组织分型归为骨髓肿瘤,但最近的资料提示其来源于神经外胚层。WHO 统计,其发病率占原发骨肿瘤的 5%,占恶性骨肿瘤的 9.17%。多发于男性,好发年龄为 5~30 岁。一般来说可发生于任何骨骼,好发于长管状骨的骨干、脊柱及骨盆。躯体下半部的发病率为上半部的 2 倍。

一、临床表现

Ewing 肉瘤的主要症状为局部疼痛、肿胀,开始时疼痛常不剧烈,呈间隙性,活动时加剧,并逐渐加重,变为持续性疼痛。位置表浅者,早期可发现包块、有压痛、皮温高、发红。全身情况差,常伴有发热、贫血、白细胞计数增高。血沉增快,有时类似急性血源性骨髓炎。发生在脊柱者常伴有剧烈根性痛、截瘫及大小便失禁。早期即可发生广泛转移,累及全身骨骼、内脏及淋巴,但发生病理骨折者少见。

二、影像学检查

Ewing 肉瘤的放射学特点与其病程相一致,早期呈斑片状,穿凿样,边界不清的溶骨样破坏,并且与正常骨之间有较广泛的移形区。随着肿瘤对反应性新生骨的不断破坏而产生特殊的"葱皮"样骨膜反应。约 50% 的病变可见 Codman's 三角,并可出现对称性梭形软组织肿胀或软组织肿块。

三、治疗

近年来采用放疗加化疗再加或不加手术的综合疗法,使局限性 Ewing 肉瘤治疗后 5 年生存率提高到 70%。

第六节 / 骨囊肿

本节要点 (Key concepts)

- **Background**

Bone cyst is a tumorlike benign lesion.

- **Incidence and location**

Peak age incidence is between 3 and 14 years. There is a male predilection. It has a tendency to involve the metaphysis of major long tubular bones.

- **Clinical symptoms**

a. Pain; b. Swelling or deformity; c. Pathologic fracture.

- **Radiographic imaging**

a. Multilocular central lucency; b. Scalloped sclerotic borders; c.Thinned cortex; d. Pathologic fractures; e. Fallen fagment sign or hinged fragment sign.

- **Management**

a. Aspiration; b. Curettage.

骨囊肿(bone cyst)是一种常见的良性骨肿瘤样病变。常见于青少年和儿童(3~14 岁),男性多见,好发于长管状骨干骺端,多见于肱骨近端、股骨近端,其次是胫骨近端、股骨下端,其他如腓骨、尺骨、桡骨、跟骨、距骨、髂骨等也可发病。

一、临床表现

约 2/3 骨囊肿病人无任何症状,1/3 的病人局部有隐痛、酸痛及轻压痛,少数病人表现为局部包块或畸形。发生在下肢的病人偶有跛行。绝大多数病人在发生或反复发生病理性骨折后就诊。

二、影像学检查

病变多位于长管状骨的干骺端。髓腔呈中心性、单房性、椭圆形透亮区,边缘清晰而硬化,骨干皮质有不同程度的膨胀变薄。合并病理性骨折时(Figure 10-102-5),可显示为细裂纹或完全骨折,偶有移位。骨折后局部产生骨膜反应,骨折愈合后囊腔内出现不规则骨嵴,X 线显示多房性影像。McGlynn 提出,在发生病理骨折后可出现"碎片陷落征"(fallen fragment sign),即因病变为非实质性肿物,脱落于病变内的碎骨片受重力作用而沉落于囊腔底部的囊液中,当骨片不能从皮质上完全游离坠落,可出现"悬片征"(hinged fragment sign)。

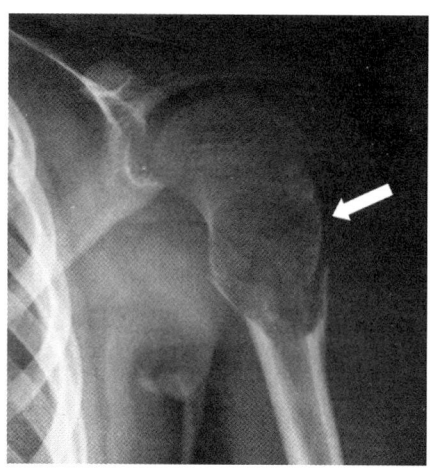

Figure 10–102–5 Bone cyst. Radiograph of proximal humerus shows pathologic fracture (arrowheads) through large solitary bone cyst

三、治疗

非手术治疗主要包括抽吸囊腔内液体,注入醋酸泼尼松龙,也有报道注入人脱钙骨或红骨髓或骨替代物。

手术治疗主要是针对发生在负重骨的大范围的骨囊肿,或合并畸形或病理骨折者,可以采用截骨矫形病灶清除植骨内固定术。随着关节镜技术的普及,逐渐开展关节镜下微创手术。

(郭全义　卢世璧)

第 103 章

手的解剖

手是人类进化的产物,是创造世界文明的特殊劳动器官。手功能是以腕、掌、指骨及其间关节为枢纽,以手内、外在肌为动力,在神经系统的支配下完成的。手可分为手掌、手背和手指。

第一节 / 腕部

腕部是介于前臂和手之间的移行区,通常以桡、尺骨茎突上 1.0 cm 的横行线为上界,以通过豌豆骨下方的与上述线相平行的横线为下界。腕可分为腕前区和腕后区。

一、腕前区

（一）浅层结构

皮肤及浅筋膜薄而松弛,可见近侧、中间和远侧 3 条皮肤横纹,浅筋膜内有前臂内、外侧皮神经的分支分布,并有数条浅静脉和浅淋巴管。

（二）深层结构

1. 腕掌侧韧带（volar carpal ligament） 为前臂深筋膜在腕前区增厚形成,对前臂屈肌腱有固定、保护和支持作用。

2. 屈肌支持带（flexor retinaculum） 又称腕横韧带（transverse carpal ligament）,位于腕掌侧韧带远侧的深面,为厚而坚韧的结缔组织扁带,其桡端附于手舟骨和大多角骨结节,尺侧端附于豌豆骨和钩骨钩。

3. 腕尺侧管（ulnar carpal canal） 为腕掌侧韧带的远侧部分与屈肌支持带之间的间隙,内有尺神经和尺动、静脉走行。尺神经在腕部表浅,易受损伤。

4. 腕管（carpal canal） 由屈肌支持带与腕骨沟共同围成。管内有 8 条指浅、深屈肌腱,1 条拇长屈肌腱和正中神经通过（Color figure 48）。

5. 桡侧腕管（radial carpal canal） 屈肌支持带桡侧端分为两层附着于手舟骨结节和大多角骨结节,其间的间隙称为桡侧腕管,有桡侧腕屈肌腱及其腱鞘通过（Color figure 48）。

6. 桡动、静脉（radial artery and veins） 位于肱桡肌与桡侧腕屈肌腱之间,屈肌支持带的浅面,桡动脉在桡骨茎突平面发出掌浅支,向下入手掌。桡动脉本干绕过桡骨茎突的下方,经拇长展肌和拇短伸肌腱深面至腕后区。

7. 掌长肌腱（tendon of palmaris longus） 细而表浅,在腕上部贴正中神经表面下行,至屈肌支持带上缘,毗邻正中神经进入腕管,掌长肌腱经该支持带浅面下行续为掌腱膜（Color figure 49）。

二、腕后区

（一）浅层结构

皮肤较腕前区厚,浅筋膜薄,内有浅静脉和皮神经。

头静脉 cephalic vein 和贵要静脉 basilic vein 分别起始于腕后区桡侧和尺侧的浅筋膜内。桡神经浅支与头静脉伴行,越过伸肌支持带的浅面下行。

（二）深层结构

1. 伸肌支持带（extensor retinaculum） 又称腕背侧韧带,由前臂的深筋膜在腕背部增厚形成,有 9 条前臂伸肌腱及其腱鞘通过。

2. 腕伸肌腱（carpal extensor tendons） 从桡侧向尺侧,通过各骨纤维性管道的肌腱依次为:①拇长展肌和拇短伸肌及其腱鞘;②桡侧腕长、短伸肌腱及其腱鞘;③拇长伸肌腱及其腱鞘;④指伸肌腱与示指伸肌腱及其腱鞘;⑤小指伸肌腱及其腱鞘;⑥尺侧腕伸肌腱及其腱鞘（Color figure 50）。

3. 解剖学"鼻烟窝"（anatomic snuffbox） 为腕后区靠桡侧一尖端朝向远端的三角形凹窝。窝的外侧界为拇长展肌腱和拇短伸肌腱；内侧界为拇长伸肌腱；窝底为手舟骨、大多角骨，桡骨茎突及桡侧腕长、短伸肌腱。鼻烟窝的浅层有头静脉及其属支，桡神经浅支及其分支经过；深层有桡动、静脉鼻烟窝段及其分支。

4. 腕背网（dorsal carpal rete） 位于伸肌腱深面，由骨间前动脉的腕背支、桡动脉腕背支，下动脉腕背支和掌深弓发的近侧穿支互相吻合形成 3 个腕背侧横弓，即腕背侧近弓、中弓和远弓，由弓（网）发出腕骨及腕关节滋养动脉。

第二节 / 手掌

手掌呈四边形，是腕部和手指的过渡区。近端的桡、尺侧呈鱼腹状隆起，分别称为鱼际和小鱼际，中央部的三角形凹陷称掌心。

一、浅层结构

皮肤厚而坚韧，缺乏弹性不易移动，有丰富的汗腺，无毛囊及皮脂腺。浅筋膜在鱼际处较疏松，掌心部非常致密，有许多垂直的纤维束穿行，将皮肤与掌腱膜紧密连接，并将浅筋膜分隔无数小格。浅血管、淋巴管及皮神经行于其内（Color figure 51）。

1. 尺神经掌支（palmar branch of ulnar nerve） 沿尺神经前方下降至手掌，穿深筋膜浅出，分布于小鱼际皮肤。

2. 正中神经掌支（palmar branch of median nerve） 在屈肌支持带上缘处自正中神经分出，经屈肌支持带的浅面穿出深筋膜，分布于手掌中部及鱼际皮肤。

3. 桡神经浅支（superficial radial nerve） 在其跨过伸肌支持带后分为 4~5 条指背神经，第 1 指背神经分布于鱼际外侧皮肤。

4. 掌短肌（palmaris brevis） 属皮肌，位于小鱼际近侧的浅筋膜内，对浅筋膜有固定作用，并可保护其深面的尺神经和尺血管。

二、深层结构

（一）深筋膜
分为浅、深两层。

1. 浅层 为覆盖于鱼际肌、小鱼际肌和指屈肌腱浅面的致密结缔组织膜。可分为鱼际筋膜、小鱼际筋膜和掌腱膜 3 部分。

（1）鱼际筋膜（thenar fascia） 被覆于鱼际肌表面的筋膜。

（2）小鱼际筋膜（hypothenar fascia） 被覆于小鱼际肌表面的筋膜。

（3）掌腱膜（palmar aponeurosis） 呈一尖向近侧的三角形，其两侧分别与鱼际筋膜和小鱼际筋膜相连续，近端

与掌长肌腱末端相连，远侧对应掌骨头分为 4 束纵行纤维，与指屈肌腱方向一致，分别止于第 2~5 指近节指骨底。在掌骨头处，掌腱膜深层的横行纤维与其向远端发出的 4 束纵行纤维之间，形成 3 个纤维间隙，称指蹼间隙，内有指血管、神经、蚓状肌腱和大量脂肪，是手掌、手背和手指的掌、背侧之间的通道（Color figure 52）。

2. 深层 手掌深筋膜包括骨间掌侧筋膜和拇收肌筋膜，较浅层薄弱。

（1）骨间掌侧筋膜（palmar interosseous fascia） 覆盖于骨间掌侧肌的表面，位于诸指深屈肌腱的深面。

（2）拇收肌筋膜（adductor pollicis fascia） 为骨间掌侧筋膜在第 3 掌骨前面向桡侧分出的一部分，覆盖在拇收肌表面。

（二）骨筋膜鞘

在手掌有 3 个骨筋膜鞘，即外侧鞘、中间鞘和内侧鞘。

1. 外侧鞘（lateral compartment） 又名鱼际鞘（thenar compartment），由鱼际筋膜、掌外侧肌间隔和第 1 掌骨围成，内有拇短展肌、拇短屈肌、拇对掌肌、拇长屈肌腱及其腱鞘，以及至拇指的血管和神经。

2. 中间鞘（middle comparetment） 由掌腱膜，掌内、外侧肌间隔，骨间掌侧筋膜及拇收肌筋膜共同围成。内有指浅、深屈肌腱，蚓状肌，屈肌总腱鞘、掌浅弓、指血管和神经等。

3. 内侧鞘（medial compartment） 又名小鱼际鞘（hypothenar compartment），由小鱼际筋膜、掌内侧肌间隔和第 5 掌骨围成。内有小指展肌，小指短屈肌，小指对掌肌和至小指的血管和神经等。

（三）筋膜间隙

筋膜间隙位于掌中间鞘尺侧的深部，内有疏松结缔组织。掌腱膜中部偏桡侧发出掌中隔（palmar intermediate septum），包绕示指屈肌腱和第 1 蚓状肌，附着于第 3 掌骨，将手掌筋膜间隙分隔为掌中间隙和鱼际间隙（Color figure 52）。

1. 掌中间隙（midpalmar space） 位于掌中间鞘尺侧

半的深面,经蚓状肌管可通向手背。

2. 鱼际间隙 thenar space　位于掌中间鞘桡侧半的深方,沿第1蚓状肌管可通至手背侧。

(四)手内在肌

手内在肌起于手部,止于手部,共19块,均为较短小的肌肉,全部位于手的掌侧和掌骨间隙。可分为外侧群、中间群和内侧群(Color figure 53)。

1. 外侧群　是运动拇指的4块肌肉,在手掌桡侧形成隆起,称为鱼际(thenar)。分为浅、深两层:浅层为拇短展肌(abductor pollicis brevis)和拇短屈肌(flexor pollicis brevis);深层为拇对掌肌(opponens pollicis)和拇收肌(adductor pollicis)。肌的功能与其名称基本一致。

2. 中间群　由位居掌中部及掌骨间隙的11块小肌肉组成。其中蚓状肌(lumbrical)4块,骨间掌侧肌(palmar interossei)3块,骨间背侧肌(dorsal interossei)4块(Figure 11-103-1)。

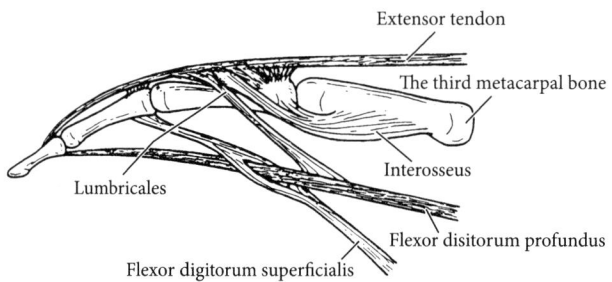

Insertion on maniphalanx of flexor digitorum tendon, extensor digitorum tendon, lumbricales and interosseus

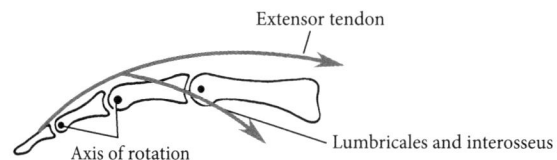

Action of lumbricales and interosseus. Flex metacarpophalangeal joint and extense interphalangeal joint

Figure 11-103-1　Dorsal aponeuroses

3. 内侧群　是一组作用于小指的4块肌肉,在手掌部尺侧形成隆起,称小鱼际(hypothenar)。为浅层的掌短肌(palmaris brevis)和小指展肌(abductor digiti minimi),深层的小指短屈肌(flexor digiti minimi brevis)和小指对掌肌(opponens digiti minimi)。

(五)血管

手的血液供应来自桡、尺动脉的分支,彼此吻合形成掌浅弓和掌深弓(Color figure 55)。

1. 掌浅弓(superficial palmar arch,SPA)　由尺动脉终支与桡动脉的末端分支(掌浅支、拇主要动脉或示指桡掌侧固有动脉)吻合形成,以尺动脉终支(外径2.9±0.1mm)为主。

(1) SPA的类型　依据参与组成的动脉,可归纳为4种类型:①尺动脉型(U):占50%;②桡尺动脉型(RU):占44%;③正中尺动脉型(MU):占5%;④桡正中尺动脉型(RMU):仅占1%(Color figure 54)。

(2) SPA的位置　位于掌腱膜深面,指屈肌腱、蚓状肌和指掌侧总神经的浅面。

(3) SPA的分支　弓凸向远端,由尺侧至桡侧从弓的凸侧缘依次恒定发出小指尺掌侧固有动脉,3条指掌侧总动脉;部分发出示指桡掌侧、拇指桡掌侧、尺掌侧固有动脉。

2. 掌深弓(deep palmar arch,DPA)　由桡动脉终支与尺动脉的掌深支吻合组成(占95%)(Color figure 55)。桡动脉终支从第1骨间背侧肌两头之间穿入掌侧深面,在拇收肌深面向掌尺侧横行,至第5掌骨底附近与尺动脉深支吻合,DPA位于骨间掌侧肌与骨间掌侧筋膜之间。

(六)神经

手掌有尺神经、正中神经的分支分布(Color figure 55)。

1. 尺神经(ulnar nerve)　主干经屈肌支持带的浅面,尺动脉的尺侧下行进入手掌,至豌豆骨的外下方分为浅、深两支。

(1) 浅支(superficial branch)　行于尺动脉内侧,发支至掌短肌,在该肌深面分为指掌侧固有神经(proper palmar

digital nerve),分布小指掌尺侧缘;指掌侧总神经(common palmar digital nerve),在第 4 骨间隙前行,至指蹼间隙处分为两条指掌侧固有神经,分布于小指、环指相对缘皮肤。

(2) 深支(deep branch) 与尺动脉掌深支伴行,穿小指展肌与小指短屈肌之间伴掌深弓走行,发分支至小鱼际诸肌,所有骨间肌,第 3、4 蚓状肌,拇收肌及拇短屈肌深头。深支经豌豆骨与钩骨间的一段位置表浅,易受损伤。损伤后,因拇收肌、骨间肌和小指展肌瘫痪,各指不能内收和外展,表现为"爪形手"。

2. 正中神经(median nerve) 正中神经通过腕管进入手掌,在紧靠屈肌支持带远侧缘分为两支(股),与掌浅弓同位于掌腱膜的深面,屈肌腱浅面。

(1) 外侧支(lateral branch) 发以下分支:①正中神经返支(recurrent branch of median nerve):又称鱼际肌支。该支在屈肌支持带远侧缘 0.2~0.6 mm 处自外侧支发出,走向桡侧并转向近侧,常有桡动脉掌浅支与之伴行,是识别返支的标志。②拇指桡掌侧固有神经(radial palmar nerve of thumb)分布于拇指桡掌侧皮肤。③第 1 指掌侧总神经(1st common palmar digital nerve)经掌浅弓深面行向远侧,分为拇指尺掌侧和示指桡掌侧固有神经,后者发第 1 蚓状肌支。

(2) 内侧支(medial branch) 立即分为两条指掌侧总神经(common palmar digital nerve)。第 2 指掌侧总神经分为两条指掌侧固有神经,分布于示指尺侧和中指桡侧,尚发第 2 蚓状肌支;第 3 指掌侧总神经亦分两条指掌侧固有神经,分布于中指尺侧和环指桡侧。

第三节 / 手背

手背分为腕背和掌背,皮肤及皮下组织均较薄。因此,指伸肌腱在皮肤表面的隆起清晰可见,掌骨均可触及。当拇指内收时,第 1 骨间背侧肌隆起,其近端恰为桡动脉穿入手掌处,在此可触及桡动脉。

一、浅层结构

为适应手的抓、握功能,手背皮肤表皮的透明层和角质层薄,真皮内含有大量的弹性纤维。因此,手背皮肤薄、柔软,富有弹性和伸缩性。

1. 手背静脉网(dorsal venous rete of hand) 手背的浅静脉在掌指关节附近可分为浅、深两层。腕背静脉网的桡侧与拇指的静脉汇集形成头静脉(cephalic vein),尺侧与小指的静脉会合形成贵要静脉(basilic vein)(见 Color figure 56)。

2. 浅淋巴管(superficial lymphatic vessels) 手背的淋巴回流与静脉相似,形成丰富的淋巴管网。主要由手指的浅淋巴管与手掌远端的浅淋巴管在指蹼间隙处汇集形成。

3. 桡神经浅支(superfical branch of radial nerve) 分布于手背桡侧半皮肤,并发出 5 条指背神经(dorsal digital nerves)分布于拇指、示指和中指近节相对缘的皮肤。

4. 尺神经手背支(dorsal branch of ulnar nerve) 分布于手背尺侧半皮肤,亦发 5 条指背神经分布于小指、环指和中指相对缘的皮肤。

二、深层结构

1. 手背深筋膜 手背深筋膜很薄,可分为浅、深两层,两层之间有指伸肌腱及腱鞘通过。深筋膜浅层是伸肌支持带的延续,并与指伸肌腱结合,形成手背腱膜(aponeurosis dorsalis manus),其两侧分别附着于第 2、5 掌骨。深筋膜深层覆盖第 2~5 掌骨和第 2~4 骨间背侧肌表面,称之为骨间背侧筋膜(dorsal interosseous fascia)。

2. 筋膜间隙 由于手背筋膜在掌骨的近、远端彼此结合,因此在浅筋膜、手背腱膜和骨间背筋膜之间形成两个筋膜间隙。两个间隙互相交通,当手背感染时,整个手背肿胀明显(见 Color figure 52)。

(1) 手背皮下间隙(dorsal subcutaneous space) 为浅筋膜与手背腱膜之间的间隙。

(2) 腱膜下间隙(subaponeurotic space) 为手背腱膜与骨间背侧筋膜之间的间隙。

3. 指伸肌腱(tendon of extensor digitorum) 指伸肌腱可分为桡侧组和尺侧组。桡侧组与拇指运动有关,有拇长伸肌腱和拇短伸肌腱。尺侧组与第 2~5 指的伸指运动有关,包括 4 条指伸肌腱,示指伸肌腱(tendon of extensor indicis)和小指伸肌腱(tendon of extensor digiti minimi)。在接近掌骨头处,4 条指伸肌腱之间被 3 束不同类型的腱纤维束连接(见 Color figure 50),称为腱间结合

（intertendinous connections）。

4. 掌背动脉（dorsal metacarpal arteries） 有 4 支，即第 1~4 掌背动脉，位于相应的掌骨间隙内，行于指伸肌腱

第四节 / 手指

手指借掌指关节与手掌相连，运动灵活。拇指腕掌关节为鞍状关节，能作拇指对掌等多种灵活运动，是与其他手指一起实现手的捏、持、抓、握功能的形态学基础。

一、浅层结构

1. 皮肤（skin） 指掌侧皮肤厚，富有汗腺。指背侧皮肤较薄，在近侧和远侧指骨间关节处有数条横纹和环形隆起，以适应手指的屈曲伸展。

2. 浅筋膜（superficial fascia） 指掌侧浅筋膜较厚，横纹处皮下脂肪缺如，故皮肤直接与指屈肌腱鞘相连。指背侧浅筋膜薄而疏松，有较大的滑动性。

3. 指甲（nail） 位于指端背侧，为扁平而有弹性的角质化上皮，由多层连接紧密的角质化上皮细胞凝集构成。指甲保护指端，对手指功能的发挥起支持作用，既赋予手指以美观，也是易受损伤的部位。

4. 血管和神经 各指均有 2 条指掌侧固有动脉（proper palmar digital arteries）和 2 条指背侧动脉（dorsal digital arteries），动脉与同名神经伴行（见 Color figure 51,55）。

拇主要动脉在拇短屈肌至拇长屈肌腱鞘深面，分为拇指桡掌侧、尺掌侧固有动脉。

中指、环指和小指桡掌侧固有动脉均由指掌侧总动脉发出，小指尺掌侧固有动脉为掌浅弓的分支（见 Color figure 51,55）。

各指两侧的指掌侧固有动脉粗细有一定的规律性，即拇指、示指和中指尺侧的动脉较相对侧的动脉粗，而环指和小指则是桡侧的动脉较粗。

示指、中指、环指和小指的指背动脉，为第 1~4 掌背动脉在指蹼处分出的两支细小的动脉（见 Color figure 57a），分布于近节指背，并与指掌侧固有动脉的分支有吻合。小指尺侧指背动脉为尺动脉腕背支的分支。

指的浅静脉发达，可分为指掌侧和指背侧静脉。指背静脉较粗，由侧支相互吻合成网（见 Color figure 56）。

二、深层结构

1. 指浅、深屈肌腱（tendon of flexor digitorum superficialis

与骨间背侧肌之间，于掌骨头平面分为两支细小的指背动脉，并有分支在指蹼间隙与指掌侧总动脉吻合（Color figure 57）。

and profundus, FDS, FDP）拇指有 1 条屈肌腱，其余各指均有 FDS、FDP 两条肌腱，行于各指的指腱鞘内（Figure 11-103-2）。

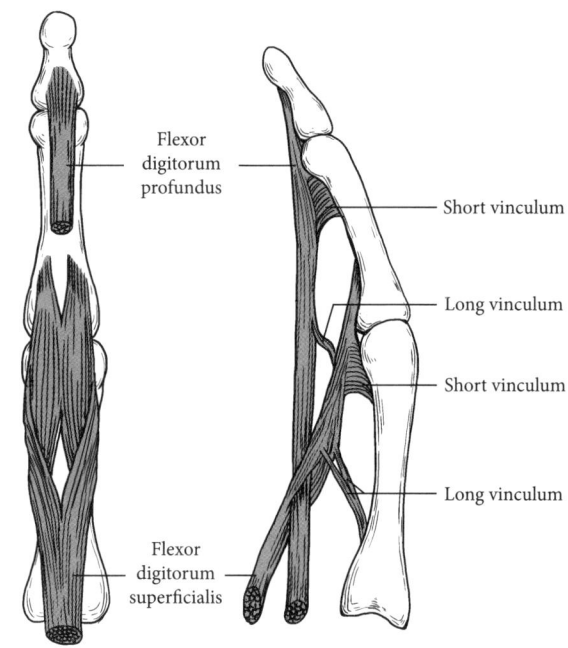

Figure 11-103-2 **Flexor tendons of the digits**

腱纽（vinculum）是位于指屈肌腱鞘内的滑膜皱襞，依其形态分为短腱纽和长腱纽，每一指屈肌腱均有两种腱纽（见 Color figure 58）。

指屈肌腱的营养有血液供应和滑液扩散两种形式（见 Color figure 58）。

2. 指腱鞘（tendinous sheaths of fingers） 为包绕 FDS、FDP 的鞘管，由腱滑膜鞘和腱纤维鞘两部分组成（见 Color figure 58）。

（1）腱滑膜鞘（tendinous synovial sheaths） 为包绕指屈肌腱的双层滑膜所形成囊管状结构。

（2）腱纤维鞘（tendinous fibrous sheaths） 是由指骨掌侧的骨膜、关节囊前方的掌板和坚韧的结缔组织围成的骨纤维管道。指屈肌腱远段被约束在鞘管内，利于手指灵巧的活动功能发挥，防止肌腱牵拉出现"弓形指"。

鞘管的不同部位,与其所处的功能相适应,纤维层增厚形成一系列具有重要生物力学特性的滑车系统(pulley system)。

腱纤维鞘滑车系统的功能,是为肌腱的滑动提供力学支点,改变力的方向,有利于发挥肌腱的滑动功效。

3. 指伸肌腱　越过、掌骨头和近节指骨背面,扩张形成指背腱膜(aponeurosis dorsalis digit),又称腱帽(Figure 11-103-3)。

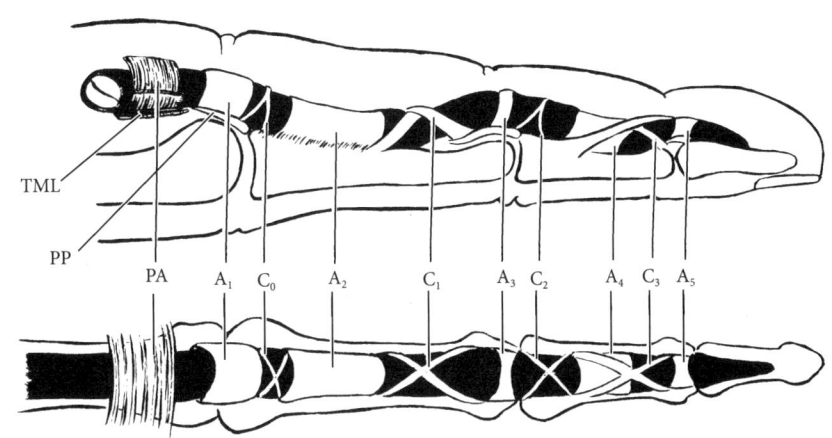

Figure 11-103-3　Pulley systems of the fibrous digital sheaths
TML. deep transverse metacarpal ligament; PP. palmar plate; PA. palmar aponeurosis

（徐达传）

第 104 章

手部皮肤缺损

本章要点 (Key concepts)

Skin loss, soft tissue and fingertip injuries are the most common of all hand injuries. They often appear innocuous but can lead to significant disability because of their involvement of the most sensitive part of the hand. The hand is covered by a richly innervated glabrous skin, which contains many sensory end organs. To repair the soft tissue, the shape, sensibility, motion and the contour of the hand should be maintained. The timing of closing depends on the evaluation of the wounds.

一、概述

随着我国工业、农业和交通的发展,外伤的发生率显著增多,加之目前以半机械化工业为主,使手外伤的发生特别多。根据王谢寰的统计,目前手外伤的发生率(不包括上肢)仅次于下肢,为外伤发生率的第 2 位,且以开放性为主。

手外伤不仅是单纯的挫伤和皮肤裂伤,而且常伴有大面积皮肤缺损或撕脱,以及深部软组织如肌肉、神经、血管、骨骼的损害。故 Bunnell 于 1944 年就把整形外科技术作为手外科的重要组成部分,将此用于修复手部的各类创面。王澍寰 1978 年也强调"手外科手术中大约有 1/3 的病例需要做皮肤移植,特别是新鲜的手外伤中,绝大多数病例都有皮肤缺损的问题"。因而作为手外科医师,甚或骨科医师,必须在掌握骨科技术的基础上,同时掌握应用皮片或皮瓣修复创面的技术。1972 年日本 Harii 把一侧的一块头皮皮瓣通过血管吻合移植到对侧,以及 1973 年 Daniel 和杨东岳用髂腹区带血管皮瓣游离移植修复创面获得成功,为显微外科技术修复手部创面打下了基础。

二、手部创面的类型

1. 外伤性手部软组织缺损 外伤是手部软组织缺损的常见原因。最多见的是砸、切割所引起手指指腹软组织缺损或远节指甲、软组织缺损和远节指骨外露;其次是碾轴或轴轮引起的单纯皮肤撕脱性缺损,或因辗轧造成的皮肤撕脱并伴深部软组织损害,有时还伴有骨折或脱位。

2. 手部皮肤或皮下组织肿瘤切除后的缺损 手部

肿瘤临床上以皮肤血管瘤为主,其次为皮肤癌或黑色素瘤等。

3. 手部深度烧伤作早期焦痂切除后的软组织缺损 对单纯手部深度烧伤或总面积不大(30% 以内),全身情况较好的手部深度烧伤,特别是深度电灼伤、化学灼伤以及热灼伤,主张做早期焦痂切除术修复创面,这样有利于手的功能恢复。

4. 外伤性手部肉芽创面或合并骨与关节感染的创面 这类创面都是由于早期外伤创面处理不当,未能及时予以修复,引起了感染和骨关节外露。

5. 手部瘢痕切除后的创面 手部深度烧伤或创伤未能早期修复创面,产生肉芽,经多次换药愈合或表皮皮片移植愈合的创面,常发生瘢痕挛缩,引起爪形手畸形和功能障碍。为了矫正这类畸形,必须作瘢痕切除。

三、手部各类创面修复前的准备

首先要重视全身的准备,特别对急性手部严重外伤性软组织缺损的病人,必须先作全身检查。有休克者先处理休克,合并内脏损伤者先处理内脏损伤,待全身伤情稳定后再处理创面。对新鲜的外伤创面,必须作彻底清创。对伴有骨折者采用可靠的内固定或外固定,这样有利于创面的修复。对肌腱和神经的断裂,只有在能保证一期消灭创面时才作一期修复,否则不应同时修复。但为了防止肌腱、神经断裂回缩和暴露,可在清创后将暴露的肌腱和神经作断端固定并用软组织覆盖,以利二期修复。对血管损伤影响末梢循环者,经探查后给予吻合或作血管移植;对不影响末梢循环者,经清创后可以吻合者亦应吻合,吻合困难者可以结扎止血。

四、手部创面修复时机选择

手部创面的类型不同修复的时机也不一致。对手部皮肤肿瘤或皮下肿瘤、瘢痕等病变,均可采用择期手术,作病变切除,同时修复创面;对手部外伤或烧伤组织缺损,应争取急诊清创后修复创面。在20世纪70年代前,大多数学者强调经早期正确处理后,应一期修复创面,并认为如一期不能修复即失去时机。但近20多年来有了的认识:在条件许可的情况下能一期修复最好,如病人全身情况差或局部条件不理想,应采用延期修复创面,这并不影响疗效。

1. 一期修复创面 进行一期创面修复要求:①全身情况佳,无严重全身合并伤、休克或临近休克;②局部创面污染不严重,并排除厌氧菌感染;③受伤肢体末梢循环良好;④就诊及时。

2. 延迟修复创面 在下列情况下应进行延迟修复:①全身情况欠佳,合并其他脏器损伤、休克或休克早期。②局部损伤严重,早期用皮瓣修复创面对病人影响较大。③创面污染严重,特别是不能排除厌氧菌感染。④受伤肢体末梢循环欠佳,虽经修复仍不能排除发生肢体坏死者。

有以上情况之一者,都不宜在急诊情况下行早期皮瓣修复创面,但早期仍需作满意清创,适当加压包扎。观察3~5d后再作进一步检查。如条件许可,再延期应用皮瓣修复创面。

3. 晚期修复创面 对以下情况的病人应考虑行晚期闭合创面:①病人早期未能得到正确的处理,失去了早期和延期修复创面的时机。②由于病人全身情况严重,短期内不能得到纠正,因此不能作早期或延期修复创面。③由于创面污染严重,经早期清创观察72h以上发现有严重感染,不能作延期修复创面。④早期或延期修复创面失败。

对晚期闭合创面者,有条件时可采用带蒂皮瓣或吻合血管的游离皮瓣移植,为功能重建创造条件;对创面肉芽条件差,不能用皮瓣修复者,可先用表皮皮片暂时覆盖创面,然后再择期做瘢痕切除术、皮瓣移植术和功能重建。

五、手部皮肤缺损的修复方法

常用的方法分两大类,一类是皮片移植(植皮),另一类是皮瓣移植。

1. 皮片移植 临床上根据皮肤移植的厚度,分为刃厚皮片(表层皮片)、中厚皮片(断层皮片)、全厚皮片及带真皮下血管网皮片4种。

(1)刃厚皮片薄,容易存活,适用于感染创面,慢性溃疡创面以及非重要功能部位。因皮片愈合后可比原来缩小40%~50%,因此不适宜用在关节附近,否则会影响关节功能。后期皮片色素沉着明显,影响外观,且不耐磨。

(2)中厚皮片含表皮及真皮的一部分,适用于掌背部、指背部、指侧面的新鲜创面,对健康的肉芽创面或功能要求较高的部位(如关节部)也适用。但对指掌侧,中厚皮片移植效果不理想。对肌腱、骨、神经及大血管裸露部位,中厚皮片的成活受到影响,所以仍起不到保护作用,不宜采用。

(3)全厚皮片包括皮肤的全层组织,但不包括皮肤下组织,是游离植皮中效果最好的一种皮片。但皮片成活时间较长,且皮片过大成活率受影响,因此只适用于修复面积较小的手背、手指掌侧皮肤缺损。取皮面积不宜过大。不适宜用于肉芽创面的修复。

(4)带真皮下血管网皮片在切取时带了真皮下血管网及其下少许脂肪组织,移植后通过此层血管网,皮片可以存活或较易存活。但有时因创面血供欠佳,致使存活率不稳定。

一般刃厚皮片或中厚皮片移植后,应局部固定并抬高患部;无菌创面植皮,术后6~8d首次检查,10d左右拆线;感染或肉芽创面,可视情况术后3~5d更换敷料。首次检查时,逐层揭开纱布,不要勉强更换内层敷料。如发现皮片已坏死,不必等待观望,应视创面情况,随时补充植皮。

2. 皮瓣 在自身切取一块皮肤和皮下组织转位或移植到创面上进行修复,这部分转位或移植的皮肤和皮下组织统称为皮瓣。皮瓣移植修复手部创面,特别是采用吻合血管的游离皮瓣,效果非常理想,但技术较复杂、难度大、费时多、创伤大,加之目前有一定的失败率,会给病人带来新的创伤或新的功能障碍,因此必须严格掌握其应用范围。

皮瓣移植的主要适应证为:①外伤所致的手部软组织缺损,伴有骨骼、肌腱外露者。②手部肿瘤切除后遗留的组织缺损,伴有骨骼、肌腱外露者。③手部瘢痕挛缩畸形,瘢痕切除矫正畸形后有骨骼、肌腱外露者,或瘢痕切除后进行肌腱、神经、骨骼修复后的创面。④手部慢性溃疡伴有骨骼、肌腱外露,经病灶清除后的创面。

(劳 杰)

第 105 章

手部肌腱损伤与修复

本章要点 (Key concepts)

Tendon continuity is necessary for transmission of force from the muscle bellies to the hand or digits. Each muscle tendon unit has vascular supply, innervation and gliding mechanism, all of which ensure good nutrition and smooth activity. Disruption of a tendon causes loss of motion of the digit. Maximal tendon function requires full-thickness skin coverage, epitenon, also called peritenon, to protect the tendon strength. The annular ligaments should be reconstructed. The suturing requires ore and peripheral sutures large enough to tolerate controlled early motion. Postoperatively a supervised limited static and dynamic exercise program is undertaken with vigilance.

手部肌腱损伤较为常见。上肢创伤中手部损伤约占60%,其中肌腱损伤占手部损伤的 30%。肌腱损伤的修复质量,直接影响着手的功能恢复。了解肌腱系统的功能解剖,熟练地掌握肌腱损伤的治疗原则与修复技术,是获得较好疗效的基本条件。

一、肌腱功能检查

肌腱损伤病人,由于活动伤指时造成疼痛而常不配合医生检查,特别是儿童、婴幼儿的肌腱损伤,易造成漏诊、误诊。陈旧性肌腱损伤也会因肌腱断端粘连,或合并其他组织损伤所致的功能障碍给检查者造成困难。肌腱损伤应按照问、望、触、活动测量的检查程序进行。

二、肌腱损伤处理原则

(一)修复时机

1. 一期缝合　屈、伸肌腱无论在何区域断裂,只要情况允许,都应该进行一期缝合。肌腱修复时应注意以下几个情况:

(1)开放损伤时间、地点、致伤物、污染情况。

(2)肌腱损伤平面,屈、伸肌腱断裂时手指处于何位置,以估计肌腱断端回缩部位。

(3)肌腱断裂的数目,有无合并神经、血管及与关节损伤。

(4)术者是否有熟练的肌腱修复技术。

2. 二期缝合　在条件具备的情况下,均应行肌腱一期缝合,有下列问题可考虑行肌腱的二期缝合。

(1)肌腱有缺损,直接缝合有困难。

(2)肌腱缝合部位皮肤缺损,需行皮肤移植或皮瓣覆盖。

(3)严重的挤压伤,合并骨与关节粉碎性骨折。

(4)伤口污染严重。

3. 迟延缝合

(1)肌腱损伤时伤口污染严重,不能一期闭合伤口。

(2)病人有其他损伤,危及生命时。

(3)医师不熟悉肌腱外科手术操作。

肌腱迟延缝合也应尽早进行,待伤口清洁,条件适宜时立即手术。否则时间过久,肌腱断端回缩,肌肉继发挛缩,则直接缝合困难。

(二)肌腱缝合要求

肌腱缝合后影响功能结果的主要原因是肌腱粘连。为此,在肌腱缝合方法与应用材料方面应有所讲究。力求肌腱缝合方法简便、可靠,有一定的抗张能力,并尽可能减少腱端缝合处血管狭窄。

(三)局部条件要求

肌腱愈合所需营养,主要是血液供给与滑液作用。所以,修复的肌腱应位于较完整的滑膜鞘内,或富于血液循环的松软组织床内,肌腱愈合质量好,粘连少。在缺血的组织内,瘢痕基床上或瘢痕覆盖部位,裸露硬韧组织,如鞘管、韧带、肌膜、骨创面等部位,不宜修复肌腱。

(四)腱鞘的处理

过去认为,修复的肌腱需从周围组织长入侧支循环才好愈合。所以缝合肌腱如在腱鞘内必须行鞘管切除,使缝接处直接与周围组织接触。近些年认识到,损伤的肌腱自身可以愈合,滑液的作用对愈合也很重要。完整的鞘管,不但不会妨碍肌腱的愈合,而且还是防止肌腱粘连的很好屏障。因此,在手指屈肌腱鞘内做肌腱缝合,较完整的鞘管不应切除,应予修复。破损较重,或壁层滑膜已不存在的鞘管应予切除。要考虑在适当的部位(A2、A4区)保留滑车,以利于肌腱功能的恢复。

（五）早期功能练习

肌腱缝合后,早期有控制地活动是防止肌腱粘连有力措施,可加速肌腱愈合,减少粘连发生。早期被动活动应在严格监督及指导下进行,避免在锻炼时发生肌腱缝合处的断裂。

目前,手部肌腱修复手术还不够普及,所以新鲜的手部肌腱损伤,特别是屈指腱鞘内的肌腱损伤,不强求每位首诊医生都必须做一期修复,如果技术有困难,可以留给较有经验者行迟延一期修复或二期修复。这样做虽不理想但情有可原,比不掌握肌腱修复技术勉强施行的结果要好。

三、屈指肌腱修复

（一）屈指肌腱分区

屈指肌腱自前臂肌肉—肌腱交界处,至该肌腱抵止处,经前臂、腕管、手掌和手指纤维鞘管,各部分有不同的解剖特点,可分为5个区域(Figure 11-105-1)。

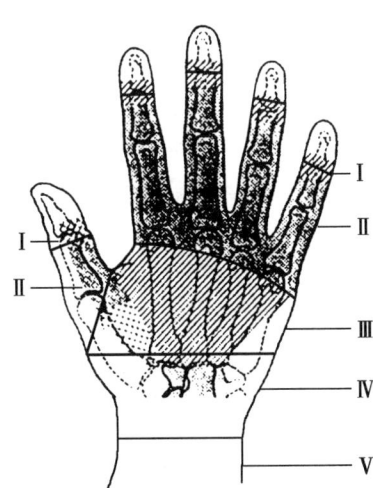

Figure 11-105-1　Flexor tendon zones of hand
Ⅰ. Located just beneath the proximal interphalangeal, where there is only one tendon in the digital sheath. This zone is characterised by the proximity to the tendon insertion, source of blood supply, and possibility of having a core suture; Ⅱ. It is the "no man's land" by Bunnel, characterised by a narrow osseous fibrous tunnel of flexors compressed in flexion and poor blood supply; Ⅲ、Ⅳ、Ⅴ. These zones are characterised by adequate tendinous blood supply and a more released tendinous route

（二）新鲜屈指肌腱损伤修复

屈指肌腱无论在哪一区断裂,应将原切口作延长,便于肌腱清创,缝合。但伤口延长时不应与手部皮肤横纹作垂直交叉,避免术后瘢痕挛缩影响关节活动。

在腕部切割伤做肌腱缝合时,勿将肌腱与神经缝合。正中神经与屈指肌腱所在位置不同,神经干略显浅黄色,外膜有营养的轴行血管,神经断面神经纤维束清晰可见。肌腱硬韧,为鱼肚白色,无轴行血管。

（三）陈旧性屈指肌腱损伤的修复

肌腱因缺损或其他原因未能行一期修复,以及一期缝合失败者,则应予二期修复。常用的修复方法是肌腱直接缝合、肌腱移植和肌腱移位术。

1. 游离肌腱移植　游离肌腱移植手术适用于手部各区域内肌腱缺损的修复。肌腱缺损部位无明显瘢痕,手指关节被动屈伸良好,手指感觉存在,则可行游离肌腱移植。年龄过火大或幼儿不适宜肌腱移植手术,术后效果常不理想。

游离肌腱的来源:可用于移植的肌腱有掌长肌腱,趾长伸肌腱,跖肌腱,示指固有伸肌腱和指浅屈肌腱。

移植肌腱的张力:调整移植肌腱张力过大,手指伸直受限,张力过小,手指屈曲不完全。适当肌腱张力调整是取得肌腱移植术好功能的重要因素之一。

调节肌腱张力时,以相邻指的休息位姿势为参照,使患指的屈曲度与其相邻处于休息位手指角度相一致。

肌腱近断端在原伤口附近粘连,或受伤时间较短,断腱的肌肉本身张力尚无明显改变,移植肌腱张力,应将患指调整与邻指相一致的屈曲位为宜。

若受伤时间长,肌肉有继发挛缩,牵拉近断端感到肌肉张力较大,收缩范围少,移植腱的张力应适当放松些。即肌腱缝接后,伤指位置较休息位的邻指稍伸直些,以免术后患指伸直受到影响。

若肌肉有失用性萎缩,牵拉断腱时肌肉松弛,移植腱的张力可适当大些,以免术后手指屈曲范围减少,而且无力。

2. 肌腱二期重建手术　肌腱缺损区域有较多的瘢痕,关节被动活动较差,可行肌腱二期重建术。

第一期用肌腱替代物硅胶条植入屈肌腱缺损处,待假腱鞘形成4周后行第二期手术,取出硅胶条,然后用自体肌腱移植。

3. 同种异体肌腱移植　多条肌腱缺损修复时自体肌腱移植的来源受到限制。随着同种异体肌腱移植免疫学研究的进展,经处理的异体肌腱组织抗原明显降低,使异体肌腱移植在临床上应用成为可能。

（四）屈指肌腱修复后早期被动活动

腱鞘区屈指肌腱修复术后，早期有控制地活动，已证实，其具有促进肌腱愈合，减少粘连的作用。

四、伸指肌腱损伤与修复

伸指肌腱损伤约占屈伸肌腱损伤的1/5，以手背部肌腱伤多见。正常情况下，手指伸指肌腱滑动范围少于屈指肌腱，而大部分的肌腱位于皮下组织内，损伤修复后即使有些粘连，对手指屈伸活动影响也较少。因此，伸肌腱断裂缝合，术后效果多较理想。

（一）伸指肌腱分区

伸指肌腱自前臂背侧，肌肉—肌腱交界处至手指末节指骨基底背侧抵止处，除腕背部一段肌腱位于纤维鞘管内，其余各部的肌腱均位于皮下。根据其结构特点及位置不同可分为5区（Ⅰ～Ⅴ区）（Figure 11-105-2）。

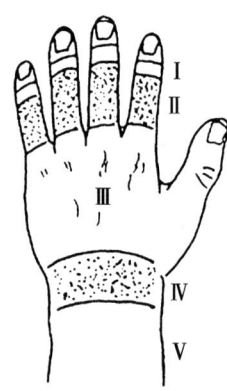

Figure 11-105-2　Extensor tendon zones of hand

伸指肌腱断裂多由于锐器伤，如刀、玻璃等物切割，断腱整齐。肌腱的复合伤多见于具有高速、压轧及旋转等机器伤，致使肌腱多处断裂或缺损。

（二）各区新鲜伸指肌腱损伤修复

1. Ⅰ区　多见于锐器切割伤或闭合性戳伤，手指末节下垂不能直伸，又称为"锤状指"（mallet's finger）。戳伤所致的锤状指，常合伴末节指骨基底背侧的撕脱骨折，需X线摄片检查。

（1）手术治疗　刀割伤所致的肌腱断裂，断端整齐，应一期缝合。缝合时应采取近侧指间关节屈曲，远侧指间关节过伸位，使断裂伸指肌腱断端靠拢，便于缝合。缝合后石膏或支具将伤指固定在上述位置，制动6周后去除此固定，开始手指屈伸活动。

（2）非手术治疗　闭合性损伤，如戳伤所致，腱断端不整齐，不宜切开行肌腱缝合。

手指制动：将伤指近侧指间关节屈曲，远侧指间关节过伸，使断腱两端自行靠拢，制动6周。外固定采用手指管形石膏、制动或手指支具制动。

闭合伸指肌腱损伤所致锤状指，伤后1周内仍可按新鲜损伤处理，时间越长，效果越不理想。

2. Ⅱ区　伸指肌腱的中央束最容易损伤及此部分，并常累及背侧关节囊。

（1）手术治疗　开放性损伤均作一期肌腱缝合，术后制动腕关节于轻度背伸，掌指关节和指间关节于伸直位。4周去外固定开始主动活动，6周后加大活动强度。

（2）非手术疗法　闭合性损伤用石膏制动腕关节于轻度背伸，掌指和指间关节于伸直位4周，6周后增加活动强度。

3. Ⅲ区　此区肌腱断裂，一期缝合效果好。掌指关节背侧腱帽部位损伤，注意修复腱帽结构，避免术后发生腱帽滑脱。手背部肌腱断裂，发生在联合腱近端，注意检查是否有由邻指伸肌腱通过联合腱。带动伸直伤指现象，以免漏诊。

4. Ⅳ区　伸指肌腱位于腕纤维鞘内，肌腱断裂缝合时，需切除影响肌腱滑动的鞘管，减少肌腱修复术后粘连机会。

5. Ⅴ区　肌腱断裂常为多发损伤。腱性部分断裂行一期缝合，肌肉－肌腱交界处或肌肉断裂，肌腱与肌腹不宜直接缝合，可采用肌腱移位方法，将断腱远端编入功能相同的正常肌腱，或与有肌肉动力的断腱缝合。

（三）陈旧伸指肌腱损伤的修复

由于某些原因，伸指肌腱损伤未得到一期缝合，可行二期肌腱修复术。断裂的伸肌腱时间短，可直接缝合。损伤时间较长肌腱断端回缩或肌腱缺损，则可采用肌腱移植或移位修复。

1. Ⅰ区　伸指肌腱抵止点处损伤，不仅表现远侧指间关节屈曲，其近侧指间关节继发性发生过伸畸形。

（1）肌腱修复法　远侧指间关节无损伤或创伤性关节炎，关节被动活动正常，可行肌腱修复。

（2）指间关节融合法　适用于已有关节损伤或合并创伤性关节炎，或年龄偏大的病人。

2. Ⅱ区

（1）中央腱束修复术　损伤时间短，单纯中央束损伤，被动伸指时两侧腱束仍可滑到手指背侧者可行中央束修复。

（2）侧腱束交叉缝合术　适用于两腱束已有轻度短缩，但近、远侧指间关节被动活动尚正常。

(3) 游离肌腱移植修复法　适用于侧腱束损伤已不能利用，需行肌腱移植。

(4) 伸指肌腱近止点切断　适用于侧腱束完整，但有严重挛缩，如手指背侧烧伤后所致畸形等。

3. Ⅲ区　手背部陈旧性伸指肌腱断裂，如损伤时间短，可直接缝合肌腱断端。肌腱有缺损，需行肌腱移植或移位术。小指、示指固有伸指肌腱常作为动力腱移位之用。多条肌腱的缺损采用趾长伸肌腱或异体肌腱移植。

4. Ⅳ区　此区肌腱损伤，近端回缩较多，常需行肌腱移植。如腕背韧带妨碍肌腱缝合，可将缝合点置于鞘管的远、近端，必要时可部分切除鞘管。鞘管已塌陷、破损，可将移植肌腱置于皮下。

数条肌腱断裂及缺损，不宜用移植肌腱修复每条肌断腱。可将中、环、小指为一组，近端与动力肌腱用一条移植肌腱连接；拇、示指各用一条肌腱移植分别与动力腱缝接，以保障示、拇指动作的独立性。

5. Ⅴ区　肌腱缺损较多或损伤肌肉已纤维化，可用肌腱移位，如用尺侧腕伸肌移位重建示至小指伸肌功能。单一肌腱缺损，可将其远端编织到功能正常的伸肌腱上。

五、肌腱粘连与松解

肌腱修复后，很难避免与周围组织发生粘连。一旦发生粘连，轻则影响肌腱的滑动，重则使肌腱修复手术失败。据相关统计，肌腱端－端缝合后肌腱松解率为30%，缝合后应用有控制地早期活动的松解率为14%~17%，游离肌腱移植的松解率为40%。

(一) 肌腱粘连原因与预防

1. 粘连原因

(1) 任何原因损伤肌腱，甚至肌腱上的针孔，也会发生粘连。

(2) 肌腱缝合部位于裸露的骨面或缺血性组织中，容易发生粘连。

(3) 肌腱缝合方法不当，腱端血液循环障碍，影响肌腱的愈合，须从周围组织建立侧支循环以取得营养，是粘连的重要原因。

(4) 不注意无创操作，如切口选择不当，肌腱暴露时间过长等，也是形成粘连的重要因素。

2. 肌腱粘连的预防

(1) 肌腱手术切口设计要合理，应避免与肌腱的纵长重叠或平行，以免其切口瘢痕与肌腱形成纵行粘连。切口垂直或斜行越过肌腱，切口与肌腱间只有点的接触，粘连

机会和范围可以大为减少。

(2) 肌腱缝接部位应置于血液循环良好的组织中，尽量避免与纤维鞘管、韧带、关节囊、骨性管沟、裸露的骨面及瘢痕等缺血性组织接触。如不能避免，则可适当切除部分鞘管或韧带，开阔肌腱通路，改善肌腱营养条件。肌腱基床瘢痕需彻底切除，必要时预先改善皮肤覆盖条件。

(3) 肌腱手术应遵守无创伤操作，腱端缝合要光滑，保护腱周组织，术中保持肌腱的湿润，减少肌腱在空气中、热光源下暴露过久，使肌腱表面干燥。

(4) 肌腱修复术后避免发生血肿及感染。

(5) 利用支具有控制地早期功能练习，是减少肌腱粘连的有效措施之一。

(二) 肌腱松解术

肌腱松解术并不比肌腱缝合或游离肌腱移植等手术简单，有时操作要求更高。

肌腱松解适应证选择合适，正确的手术操作，有效的功能练习，松解术后火大多数病例都能获得良好的结果。操作不当，功能练习不当，反可使肌腱粘连较术前更广泛、严重。

1. 适应征选择　肌腱修复5个月后，肌腱仍有明显的粘连及功能障碍，关节被动活动良好，覆盖肌腱皮肤条件也较好者，可施行肌腱松解术。

皮肤瘢痕较多，局部血液循环差，肌腱松解术后可能会产生更为严重的粘连。

关节被动活动差，应加强关节的被动功能练习，而不宜行肌腱松解术。希望利用肌腱松解来恢复关节的活动是不能奏效的。因为，在关节活动范围没有改善之前，松解的肌腱将很快再发生粘连。肌腱松解手术病人年龄不宜过小，婴幼儿的手术应于6岁后进行。由于肌腱松解后需功能练习，年龄小不宜配合，加之术后疼痛，患儿惧怕手指活动致使松解手术失败。

2. 影响肌腱松解效果的因素

(1) 覆盖皮肤有较多瘢痕，或患指的神经、血管损伤，术后练习时组织肿胀明显，易再发生粘连。

(2) 肌腱有纤维性变，失去正常光泽，或已形成瘢痕索条，肌腱松解后易发生断裂或重新粘连。

(3) 肌腱松解与滑车重建若同期进行，为了顾及滑车的愈合，术后需要制动，其结果是松解的肌腱必然再发生粘连。

(4) 其他因素，如肌腱松解适应证不当及不符合手术操作要求等因素，都会影响肌腱松解术的效果。

六、肌腱修复疗效评价

肌腱修复后功能如何,应用统一的科学的方法评价,在临床上有重要的价值。

由于肌腱修复前的条件各异,如肌腱的损伤类型、部位,以及有无合并皮肤、骨与关节、神经、血管等组织损伤。因此评价肌腱修复结果是较困难的,有时即使同样条件下实施手术,其结果也不易相同。目前有数种肌腱功能评定方法,比较起来有的方法简便,且相对较全面,因而被普遍采用。

(一) 手指总主动活动度(total active movement,简称 TAM)评价法

测量掌指关节,近、远侧指间关节主动屈曲度,减去上述关节伸直受限角度之和。

总主动屈曲度 - 总主动伸直受限度 = 总主动活动度

(MCP+PIP+DIP)-(MCP+PIP+DIP)=TAM

评价标准如下。

优	屈伸活动正常 TAM>220°
良	功能为健指 >75%,TAM 200°~220°
中	功能为健指 >50%,TAM 180°~200°
差	功能为健指 <50%,TAM<180°

(二) 被动活动度测量(total passive movement,简称 TPM)

测量掌指关节,远、近侧指部关节被动屈曲度总和,减去三个关节被动伸直受限的总和。

TAM 和 TPM 评定法能较全面地反映手指肌腱的功能,参照对比手术前、后,主动与被动活动则更有意义。

(张友乐)

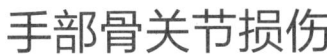

第 106 章

手部骨关节损伤

本章要点 (Key concepts)

Hand fractures, hand dislocation and ligament injury, are the most common emergency department complaints on hands. Proper management at initial evaluation of hand injuries can prevent a significant amount of morbidity and disability. Emergency physicians, often the first to assess these fractures, must have the skills to properly evaluate and manage these injuries. The initial management includes effective treatment with closed reduction, traction, or both. Grossly unstable joints and those for which closed reduction has failed typically require surgical intervention. Physical and occupational therapy are key components of treatment throughout. Any long-term complications (usually involving stiffness or instability) that may develop must be addressed.

第一节 / 概述

手部骨关节损伤,分为骨折(fracture)、关节脱位(dislocation of joint)和韧带损伤(ligament injury)三类,或单独或一同发生,与外力强弱、类型、作用部位及持续时间有关。与外界相通者为开放性损伤(open injury),反之为闭合性损伤(closed injury)。前者多伴有严重的软组织破坏,常常需要急诊手术治疗;后者,软组织破坏较前者轻,损伤也较单纯,可采用非手术治疗。

手部骨折依据骨折线走行分横形、斜形、螺旋形及粉碎性骨折(粉碎性骨折)。横形、斜形骨折(transverse, oblique fracture)常为弯曲外力所致;螺旋形骨折(spiral fracture)多见于旋转外力;粉碎性骨折多源于轴向外力,掌、指骨头和基底为其好发部位。肌腱、韧带牵拉所致骨折,损伤机制不同,称撕脱骨折(avulsion fracture),腕骨掌、背侧面及掌、指骨头和基底多见。骨折涉及关节面者为关节内骨折(intra-articular fracture),反之为关节外骨折(extra-articular fracture)。

关节脱位即关节两侧关节面相向移位,不再对合;其中对合不全者为半脱位(subluxation)。

韧带损伤从部分韧带断裂到完全断裂,程度千差万别,临床表现也千变万化:轻者局部肿痛和压痛,关节不稳定;重者关节半脱位或脱位(subluxation of dislocation of

joint)——诊断属脱位范畴。

手部骨及关节体积小,实施闭合复位(闭合复位)和外固定,范围一般都要超过损伤部位的上、下关节并包括相邻手指,才能保证固定有效。

手术治疗,即切开复位(切开复位)和或内外固定。固定物有钢针(克氏针)、钢丝、钢板、螺钉与外固定架,依据骨折部位、类型及软组织损伤状况选用。

关节脱位、韧带损伤,一般要固定 3~4 周。骨折固定时间要长一些。复位稳定者在 3~4 周时多已纤维愈合,具有一定的抗张强度,可在医师指导下打开外固定物主动活动关节,但力量及幅度均不可过大。X 线平片显示骨痂形成、骨折线模糊或消失通常要 6~10 周。

固定牢靠、愈合无障碍者,应尽早开始关节活动,一是促进肿胀消退、减缓肌肉萎缩;二是防止肌腱粘连、关节囊挛缩,保证关节运动功能恢复。内固定及外固定架固定牢靠者,术后次日即可主动活动。关节活动应在医师指导下进行,先是主动活动而后再被动活动,幅度由小到大,时间逐渐延长。

治疗手部骨关节损伤,复位、固定及早期活动,三者缺一不可。

第二节 / 指骨骨折

指骨骨折多源于直接暴力,有旋转、侧方成角及掌背侧成角移位 >10° 者须复位。前二者可致伤指屈曲时偏斜,推挤邻指或与之交叉(Color figure 59);后者加大肌腱滑动摩擦,有使其断裂风险。

一、远节指骨骨折

远节指骨骨折发生率远远高于其他部位,常合并甲下血肿,24 h 内可予冷敷。指腹张力大、疼痛剧烈者,需及早引流(伤后 48 h 以内):用烧红的金属针在甲板上烧灼 1~2 个孔洞,放出积血。

1. 远节指骨远端骨折　远节指骨远端粗糙膨大,称甲粗隆,远节指骨骨折多由压砸伤所致,或横形或纵形,但以粉碎性骨折居多。闭合骨折一般无需处理,肿痛缓解即可活动。开放骨折清创术后也很少使用内固定,一般是用铝托制动 2 周即可。不愈合对手指功能影响不大,可不处理。

2. 远端指骨干骨折　也多是压砸暴力所致,断端间常有软组织嵌塞,尤其是横形者,不愈合率较高。捏物有指端不稳者可做切开复位、植骨和克氏针内固定,否则无需处理。

3. 远端指骨基底骨折　多属撕脱骨折。基底背侧骨折较多见,为指伸肌腱向近侧牵拉、拮抗掌屈暴力所致:①骨折块呈三角形,被附着其上的指伸肌腱牵向背侧和近侧;②指间关节掌侧脱位或半脱位;③远节手指呈屈曲状,不能主动伸直,称槌状指(mallet finger)(见 Color figure 60)。骨块移位 <2 mm、累及关节面 <1/3 者均可闭合复位、指托外固定,反之要切开复位和内固定。闭合复位和外固定,远节手指要伸直或稍过伸,指托置放在掌侧。基底掌侧骨折相对少见。

二、中节指骨骨折

中节指骨骨折可发生于头、颈、干和基底。

1. 头部撕脱性骨折　骨块很小,位于侧方。关节稳定者无需处理,反之伸直位外固定或游离小骨块切除和韧带修复。髁部骨折骨折线自指骨颈或骨干的一侧斜向指骨头关节面中部,骨块大,多呈三角形,无论移位与否,都属不稳定骨折,治疗首选切开复位、螺钉或克氏针内固定。

2. 颈部骨折　多为短斜、横形骨折,常有短缩和成角移位,需切开复位、克氏针内固定。

3. 干部骨折　多由直接暴力所致。横形骨折常有成角移位:骨折于指浅屈肌腱止点远端,近端段因指浅屈肌腱牵拉而掌屈,远端段随指伸肌腱牵拉而背伸,骨折掌侧成角移位;骨折于止点近端,近端由指伸肌腱中央腱牵拉多背伸,远端因指浅屈肌腱牵拉而掌屈,骨折背侧成角移位。前者,轴向牵引并向掌侧推挤远端可使之复位,然后用铝托固定在功能位 6~8 周。后者,轴向牵引和背向推挤远端,复位后伸直位固定,时限同上。

4. 基底骨折　属关节内骨折。掌侧骨折最常见,为背伸暴力或由指端传导的纵向暴力所致。骨折块向掌侧、近端移位,常伴行近端指间关节背侧脱位或半脱位。被动屈曲近端指间关节,脱位即刻复位,撤除外力则又重现。骨块不大、累及基底关节面 <1/2 者可行闭合复位和外固定——塑料或铝托放于背侧;反之,需做切开复位和内固定。背侧骨折少见。

三、近节指骨骨折

近节指骨骨折部位、类型及治疗与中节指骨骨折区别不大。头、颈、干部骨折,同中节指骨骨折。横、短斜形的骨干骨折常有掌侧成角移位:骨间肌及蚓状肌牵拉近端掌屈,指伸肌腱中央腱牵引远端背伸。

基底骨折,位于关节外者多为横行骨折,较常见,尤其是小指,可有掌向、侧方成角及旋前移位,但有时远、近骨折端彼此嵌插也会有短缩移位;位于关节内者,或是粉碎性骨折或是边缘部骨折。治疗多选闭合复位和外固定。

近节指骨基底关节内骨折,与中、远节指骨基底骨折有明显不同,不伴发有掌指关节脱位或半脱位,原因可能是掌指关节活动幅度大,较指间关节更耐受旋转和成角暴力。

第三节 / 掌骨骨折

掌骨骨折与中、远节指骨骨折一样,也分头、颈、干和基底骨折。其中,颈、干骨折最多见。

掌指关节侧副韧带在关节伸直时松弛,屈曲时紧张。因此,掌指关节固定多取屈曲位,以免伸直时侧副韧带松弛,长期发生挛缩,妨碍关节活动。

一、掌骨头部骨折

掌骨头部骨折多为直接或轴向间接暴力所致。常累及第2、5掌骨头。移位不明显,可闭合复位和外固定。反之,行切开复位及内固定。

二、掌骨颈部骨折

颈部骨折常见于第2、5掌骨,多与用拳头搏击有关,故又称拳击手或斗士骨折(boxer's or fighter's fracture)。常有背侧成角移位,背侧成角移位 >15° 即要矫正。闭合复位及外固定或切开复位和内固定。

三、掌骨干骨折

干部骨折多发生于第3、4掌骨。

1. 横形骨折　多为直接暴力所致,因骨间肌作用常有背侧成角移位,指伸肌腱与其长期摩擦可出现自发性断裂。骨折越接近基底,背向成角移位所致掌骨头掌凸越明显,所能容许的移位角度越小。

2. 斜形撕脱性骨折　多为扭转暴力所致,除了成角移位之外还有短缩、旋转移位,后两者更显著。短缩 >5 mm 可致屈、伸肌和骨间肌张力失调,影响手指伸直。旋转移位可变更手指运动轨迹,屈曲时可妨碍邻近手指屈曲握拳。

3. 粉碎性骨折　常发生于挤压伤或贯通伤之后,多并发有严重的软组织损伤。

前两类骨折可闭合复位和外固定,后者常需切开复位及内固定。

四、掌骨基底骨折

基底骨折多为轴向暴力所致,第1、5掌骨基底多见。前者裂成掌、背二块,又称 Bennett 骨折(Bennett's fracture);若为粉碎性骨折,则称 Rolando 骨折(Rolando's fracture)。后者常常合并有钩骨远端骨折,并向背侧脱位。复位稳定,闭合复位外固定或经皮穿针固定,反之,切开复位和内固定,力争基底关节面光滑平整。

第四节 / 腕骨骨折

腕骨通常为8块,但有时是7块或9块,前者是腕骨联合之故,后者为先天性双舟骨所致。骨折多发生在手舟骨和月骨。

一、手舟骨骨折

手舟骨骨折(scaphoid fracture)多为腕背伸、桡偏及旋前暴力所致,发生率远远高于其他腕骨,占全部腕骨骨折的60%~70%,并常有侧方及背向成角移位。

手舟骨形状不规整,有如扭曲的花生,远、近端膨大,中间部狭窄,称为腰部,为骨折好发部位。其远端掌面凸出,称舟骨结节。舟骨近侧 2/3~3/4 主要靠从腰背部入骨的血管供血,骨折越靠近端越容易发生不愈合或近端缺血性坏死。

伤员多为壮年男性。伤后,腕关节桡侧肿痛,解剖鼻烟窝变浅,舟骨结节或鼻烟窝有局限性压痛。纵向挤压拇指有时可诱发舟骨区疼痛。X线平片检查——舟骨位、侧位、后前和后前斜位联合投照,可见骨折所在。但有些骨折当时并不显像,要待 2~4 周之后骨折端坏死吸收、骨折线加宽才能见到。遇此伤员,有条件者做 CT 检查,无条件者先用石膏托固定,2~4 周后复查:无骨折,4 周去除固定活动;有骨折改用前臂或长臂石膏管型固定。

结节骨折,为关节外骨折,少有血供障碍且相对稳定,前臂石膏管型固定 6~8 周可愈合。远侧 1/3 骨折,多为横形骨折,少有移位,前臂石膏固定 6~8 周多可愈合。

腰部骨折,最多见,占舟骨骨折的 70%~80%,不愈合、延迟愈合、缺血性坏死、驼背畸形愈合发生率较高。侧方移位 <1 mm、无背向成角者为稳定骨折,用前臂管型石膏固定即可,通常要 10~12 周。反之,为不稳定骨折。闭合

复位和长臂管型石膏固定或经皮穿针内固定。闭合复位失败，做切开复位和螺钉或克氏针内固定。

近侧 1/3 骨折，即使无移位，由于近端血液供应差，不愈合和缺血坏死率也明显高于远端、腰部骨折，可达 30%~40%，需用长臂石膏管型固定，可辅以脉冲电磁场治疗。

骨端萎缩、囊变和硬化者为不愈合，常有背向成角移位，以切开复位及植骨内固定为宜。

缺血性坏死多发生在舟骨近端，X 线平片可见其密度明显高于周围骨骼。未发生创伤性关节炎者，做切开复位及植骨骨内固定；若已有关节炎时，可行近排腕骨切除或舟骨切除头月关节融合术，及人工关节置换术。

二、月骨骨折

月骨骨折(lunate fracture)既可源于即刻短暂的腕过伸暴力，也可是反复长期轻微外力作用的结果。前者为急性损伤，后者属疲劳性骨折，病状轻微、进展缓慢，X 线平片影像不清晰，很难在早期被发现，常误诊为关节扭伤，直至发生缺血性坏死和腕关节功能障碍。月骨缺血坏死(ischemic necrosis of the lunate)，又称 Kienbock 病(Kienbock's disease)，常继发关节塌陷和退行性变，预后较差。

腕关节背侧肿痛、运动受限，月骨背侧有压疼。X 线正位或侧位平片可见月骨骨折。坏死者，月骨密度增高、碎裂、囊变及塌陷，舟骨掌屈度加大——桡骨与舟骨中轴线夹角增大，舟月骨间关节间隙增宽，头状骨近端移位，月骨和三角骨向尺侧移位。

掌侧撕脱骨折，石膏托固定，腕关节稍屈曲。背侧撕脱骨折，腕背伸位固定。固定时间都是 6~8 周。月骨体部骨折，无移位，处理同上，反之切开复位和内固定。无论骨折类型如何，固定期间都应定期做 CT 检查，了解有无缺血坏死发生，以及时变更治疗方案，背侧撕脱骨折时有不愈合，如有临床症状，可做骨块切除。

缺血坏死者，若无塌陷、月骨轮廓完整，做桡骨短缩或舟大小多角骨间关节融合，以减少月骨负荷、促进血管再生；反之，做月骨切除肌腱团填塞，以减缓头骨近端移位的速度，也可做舟头关节融合，阻止头骨近侧移位。

第五节 / 指间关节脱位及侧副韧带损伤

指间关节由指骨基底、指骨头、掌板、侧副韧带、副侧副韧带及关节囊组成，接近合页式关节，只有屈伸而无侧偏运动，比掌指关节稳定。

一、指间关节脱位

这里所述脱位仅指单纯性脱位，不包括合并骨折者。

远端指间关节脱位，多为背侧脱位。纵向牵引下向掌侧推挤远节指骨多可复位，用铝托固定 3 周即可。

近端指间关节脱位，较常见，分背侧、掌侧和旋转脱位 3 种。

1. 背侧脱位　又称掌板损伤，由背伸暴力所致，较常见。关节掌侧肿痛和压痛，背伸幅度大于健侧，中节指骨向背侧脱位，伤员在就医前多自行将其牵拉复位，医生常常看不到具体的脱位情况。闭合复位很容易，背侧铝托或塑料托固定。3 周后带托屈曲活动，5~6 周后拆除固定活动。

2. 掌侧脱位　较少见，常合并有指伸肌腱中央腱损伤。脱位也常在就诊前就被伤员自行复位，医生也很少看到。关节背侧肿痛和压痛显著。闭合复位和过伸位外固定，3 周后开始屈曲活动。

3. 旋转脱位　源于旋转暴力，关节面仍相对，只是中节指骨发生旋转，近节指骨一侧髁突由指伸肌腱中央腱与侧腱之间的裂隙中凸出来。X 线侧位平片可见中、近节指骨影像不一致，一个为侧位轮廓，一个为斜位。关节囊等软组织常嵌塞于关节内，闭合复位成功率极低，多数要切开复位。无副韧带损伤者，制动 2 周即可自由活动，反之，制动 5 周。

二、侧副韧带损伤

侧副韧带损伤又称侧方脱位。多由侧偏暴力所致，受伤时手指常在伸直位。桡侧副韧带损伤多见。伤侧肿痛和压痛，向健侧偏斜关节疼痛加剧，且活动度加大。此时拍摄 X 线平片可见伤侧关节间隙加宽。韧带断裂不全者，侧方成角 <20°；完全断裂，成角 >20°。临床上以前者居多，用弹力束带将伤指与相邻健指绑缚在一起，利用健指制动伤指，4~8 周后撤除制动，主动屈伸活动，但不得负重和侧偏手指，以免造成韧带松弛或再次断裂。后者，以手术缝合修复为宜。

掌指关节由近节指骨基底、掌骨头、掌板、侧副韧带、副侧副韧带及关节囊组成，为双轴关节，除了屈伸还有内收外展、环绕运动。其中,屈伸运动幅度最大。侧副及副侧副韧带一同起由掌骨头背侧方凹陷,分止在近节指骨基底侧面和掌板侧缘。前者强韧,呈索条状;后者较薄弱,呈片状,关节屈曲时可以皱起。关节伸直时,上述韧带松弛,关节可有侧方偏斜及回旋运动;屈曲时紧张,上述运动几近消失。长期处在松弛状态,韧带会逐渐挛缩并限制关节屈曲运动。因此,固定掌指关节应在屈曲位,避免伸直位。

脱位多为背侧脱位,主要发生在拇指,其次是示指,由过伸暴力所致——掌板近端由掌骨颈部撕裂,随近节指骨基底一起脱向掌骨背侧。它又分简单、复杂脱位二型。

简单背侧脱位,又称背侧半脱位,指骨基底脱向背侧,但与掌骨头关节面还有接触。可闭合复位和背侧石膏托固定,3周后开始屈曲活动。

复杂性脱位,又称不可复位性背侧脱位,指骨基底与掌板均位于掌骨头背侧。关节过伸畸形不明显,伤指偏向一侧并较其他手指稍微突向背侧,近侧指间关节轻度屈曲。由于掌板近侧缘紧紧卡压在掌骨头背侧,闭合复位常常失败,治疗以切开复位为宜。

侧副韧带损伤也由侧偏暴力所致。拇指,尺侧韧带伤居多;示中环小指,桡侧韧带伤居多。伤侧肿痛和压痛,关节运动受限。屈曲掌指关节或向健侧方偏斜牵拉受伤韧带,疼痛加剧,侧偏活动度加大。

拇指掌指关节尺侧副韧带损伤,又称狩猎场看护者拇指(Gamekeeperts thumb)、滑雪者拇指(Skier's thumb)损伤,多位于带在指骨基底附着处,常合并掌板撕裂、指骨基底撕脱骨折。指背腱膜尺侧扩张部常常嵌入侧副韧带断端之间,妨碍其愈合。因此,治疗以手术缝合修复为宜。合并撕脱骨折者,也需手术治疗。桡侧副韧带损伤较少见,治疗同上。

第六节 / 腕关节脱位及韧带损伤

腕部8块腕骨、数十条韧带,脱位及韧带损伤类型繁多。其中,月骨周围背侧脱位(dorsal perilunate dislocation)、月骨掌侧脱位(volar lullate dislocation)及舟月骨间关节不稳定(scapholunate instability)最常见。

1. 月骨周围背侧脱位 为腕背伸、尺偏力所致。月骨与桡骨远端关联不变,周围7块腕骨向背侧移位,不再与之对合(Figure 11-106-1)。此时,连接月骨与舟骨、头骨、钩。钩骨及三角骨的韧带全都断裂。腕关节痛和压痛,范围较广泛。X线正位平片可见腕中关节间隙消失,头状骨与月骨影像重叠。侧位片可见月骨与桡骨远端解剖关系正常,其余腕骨向背侧脱位。

月骨周围背侧脱位韧带损伤广泛,腕骨之间连接松弛,在关节明显肿胀之前多可闭合复位,然后经皮穿针固定舟骨和头状骨、舟骨和月骨,以防固定期间出现舟月间关节分离,最后用长臂石膏托固定。闭合复位失败,做切开复位内固定。

2. 月骨掌侧脱位 是月骨周围背侧脱位暴力继续作用的结果:周围腕骨脱位至月骨背侧,与桡骨远端一起挤压月骨,使附着其上的背侧韧带断裂,月骨脱向掌侧。关节肿痛和压痛,范围广泛;运动受限,握力下降,手指呈半屈曲状——脱位的月骨顶压指屈肌腱所致,腕关节掌侧饱满,触诊可感觉到皮下有物体隆起。脱位月骨可增加腕管内压力,致正中神经嵌压,桡侧三个半手指有麻木感。X线正位平片可见月骨轮廓由梯形变为三角形,周围关节间隙宽窄不等。侧位见月骨掌屈加大,桡月关节背侧间隙明显变宽,或是完全脱向掌侧,背侧面与头状骨相对。

月骨掌侧脱位即使旋转180°,其掌侧还常有韧带附

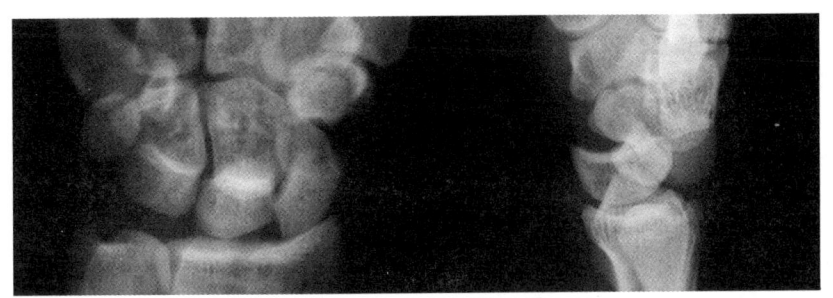

Figure 11-106-1 Dorsal perilunate dislocation shown in X-ray film

着,滋养血管还可能连续,复位之后有存活可能。因此,治疗首选闭合复位外固定或经皮穿针内固定。闭合复位失败或有正中神经卡压者,行切开复位及内固定。

3. 舟月骨间关节不稳定 又称舟月骨分离(scapholunate dissociation)、舟骨旋转半脱位(rotary subluxation of the scaphoid)。为腕背伸、尺偏及旋后暴力所致——舟月骨间韧带和桡月长韧带断裂,手舟骨近端与月骨、桡骨远端不再连接,向桡侧、背侧移位,致舟月骨间关节间隙增宽(Figure 11-106-2)。与此同时,手舟骨掌屈加大,月骨和三角骨背伸加大。体育活动者易患此伤,腕桡背侧疼痛,舟月骨间关节背侧压痛,关节运动时可有弹响。X线正位平片可见舟月骨间关节间隙大于 4 mm。侧位片可见:①手舟骨掌屈和背侧移位,长轴与桡骨干中轴近乎垂直,舟月骨中轴线夹角 >80°;②月骨、三角骨背伸和掌侧移

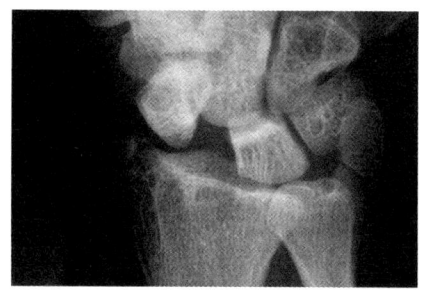

Figure 11-106-2　Scapholunate instability

位,桡月骨中轴线夹角 >20°。

急性损伤者,闭合复位经皮穿针内固定。闭合复位失败、合并周围腕骨损伤及陈旧性损伤者,切开复位韧带修复或重建术。

(田光磊　王澍寰)

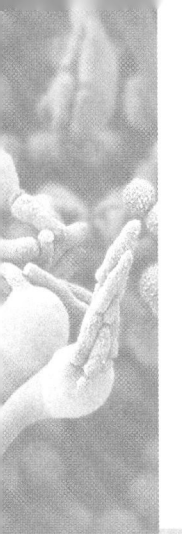

第 107 章

上肢神经卡压性病变

本章要点 (Key concepts)

The diagnosis of abnormal compression of the median, ulnar, or radial nerves can easily be missed even though these syndromes occur relatively frequently. An entrapped nerve is suspected if the patient complains of intermittent tingling, numbness, or functional impairment and if the symptoms are recurrent and affect a particular anatomic area of the hand or forearm. Historical details such as occurrence of day or night paresthesias, frequency of complaints, and information about temporary recovery, are all helpful in making the proper diagnosis. Studies of nerve conduction particularly sensory latency are helpful in localizing nerve compression lesions. A focal nerve compression must be differentiated from a neuropathy associated with systemic disease such as diabetes mellitus, hypothyroidism, rheumatoid arthritis, acromegaly, heavy metal toxicity, or paresthesias due to certain medications. Paresthesias may be caused by lesions proximal to the hand or wrist such as cervical root irritation or brachial plexitis. Also a spinal cord tumor or syringomyelia may cause distal symptoms and signs that resemble a nerve compression lesion.

上肢周围神经在行进过程中通过一些骨－纤维隧道等解剖"瓶颈"，当临床上存在某些诱发因素（如外伤、激烈活动及滑膜炎等）时，周围神经会在这些部位受到卡压（Figure 11-107-1），从而出现一系列运动和感觉功能障碍。

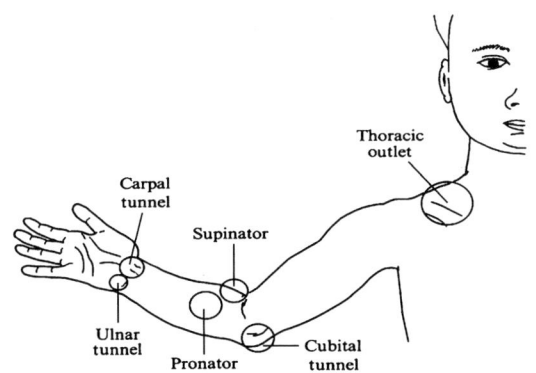

Figure 11-107-1　Main potential sites of nerve compression in the upper extremity

一、正中神经卡压

正中神经在上肢有 5 个潜在的卡压部位，从远端向近端依次为腕管、前臂近端指浅屈肌起源处腱弓、旋前圆肌

两个头之间、肘部肱二头肌腱膜下和上臂下段的 Struthers 韧带。约 90% 的正中神经卡压发生在腕管。

（一）腕管综合征（carpal tunnel syndrome, CTS）

腕管是腕部的一个紧密的骨－纤维管道，其间有正中神经和所有九根屈指肌腱通过。它的底部是腕骨，顶部是屈肌支持带（flexor retinaculum，又称腕横韧带，transverse carpal ligament）。管内正常压力为 20~30 mmHg，超过此限可使神经传导功能出现进行性障碍而发生腕管综合征。

1. 病因　该征有下列病因：①腕管狭窄：如腕部骨折、月骨前脱位、增生性关节炎和腕横韧带增厚等；②腕管内容物增多：包括各种滑膜炎、新生物、指浅屈肌肌腹进入等；③正中神经本身病变如肿瘤和炎症等。

2. 临床表现　本征常见 40~50 岁者，女性及右侧多见。桡侧 3 个手指麻痛是最早和最常见的症状，少数可累及所有手指。病人常有夜间麻醒史，但连续甩手后症状可缓解。可有手部精细动作障碍和掉物倾向。体检发现拇、示、中指远端刺痛减退，两点辨别觉增宽，大鱼际肌萎缩。个别病例可无感觉异常而仅有明显的大鱼际肌麻痹。可出现特殊体征：①腕部叩击试验（Tinel's 征）：用手指或叩诊锤叩击腕正中屈面，出现桡侧手指放电样麻感为阳性。该试验特异性强但敏感性不够，即假阴性较多。②腕掌屈试验(Phalen test):维持腕关节在极度掌屈位,若 1 min 内出现桡侧手指麻感为阳性。该试验敏感,但假阳性较多。神经肌生理检查可发现正中神经于腕－拇短展肌的诱发电位潜伏期延长、波幅降低等。

3. 诊断　诊断主要依靠病史(夜间麻醒等)、体检(痛觉减退和肌萎等)和神经电生理检测。本征常被误诊为"颈椎病",后者无夜间麻醒史,颈椎 MRI 和 CT 可发现相应的影像学改变。

4. 治疗　早期可于夜间采用腕托中立位制动和(或)腕管内肾上腺皮质激素(与局麻药混合)注射。改变工作环境(如避免操作振动机械和局部反复活动)有时可缓解症状。若症状持续存在或有明显肌肉萎缩则行手术治疗:将腕横韧带纵向切开,若有腕管占位性病变则一并切除。也可采用内镜方法。该法治疗腕管综合征由 Okutsu 首先报道。然而,De Smet 报道了一例尺神经深支被切断的病例,国内也有指总神经损伤的报告。因此,目前认为应严格掌握内镜的手术指征:该法只能由经过专门训练的医师采用;手术禁忌证包括感染、任何原因导致的急性卡压、术后复发及需作全滑膜切除者。若内镜视野显示不佳,也应改为开放手术。

(二)旋前圆肌综合征(pronator syndrome)

本征源于正中神经在腕部近端上述 4 个部位的任何一处受到卡压。

1. 临床表现　其症状类似于腕管综合征(即桡侧 3 个半手指麻痛),但夜间麻醒史少见。前臂近端掌侧疼痛,手掌可因掌皮支受累而出现麻木。无正中神经支配的手内肌或外在肌麻痹。前臂近端正中神经叩击可诱发症状而 Phalen 试验阴性。特殊试验有助于病灶定位:前臂旋后位的抗阻力屈肘激发疼痛和麻木提示肱二头肌腱膜下卡压;前臂伸肘位的抗阻力旋前提示卡压在旋前圆肌两个头之间;中指抗阻力屈曲诱发症状,提示受压处位于指浅屈肌腱弓下。有时卡压系肱骨下端的异常骨突起所致,故肘部 X 检查是必要的。神经电生理检查可发现正中神经肘段传导减慢,拇长屈肌和旋前方肌可有失神经电位。

2. 治疗　治疗以手术为主,由于术前难以准确定位,故应对肘部上下 4 个可能的受压部位彻底松解(可切断旋前圆肌深头)。

(三)前骨间神经综合征(anterior interosseous nerve syndrome)

又称 Kiloh-Nevin 综合征。前骨间神经自指浅屈肌腱弓远端发出,支配拇长屈肌、示中指指深屈肌及旋前方肌。临床上此神经的单独卡压即构成前骨间神经综合征。

1. 临床表现及诊断　此征仅有运动障碍,前臂近端掌侧可出现疼痛,肘上可出现神经叩击痛。典型体征为拇、示指不能作"OK"状:拇示指对捏时,拇指掌指关节稍屈曲、指间关节过伸,示指近端指间关节过度屈曲。旋前方肌麻痹可通过屈肘位抗阻力旋前测定,但难以得出阳性结果。神经电生理检查有诊断价值。当出现双侧前臂疼痛及麻痹时,前骨间神经综合征需与短暂性上臂神经炎(Parsonage-Turner 综合征)鉴别:后者起病急,可有手术、上呼吸道感染或预防接种史,疼痛位于双肩及上臂周围,当累及前骨间神经时,也可位于肘上下,但肌肉麻痹可限于一侧。一般一年后可自行恢复。

2. 治疗　前骨间神经综合征的治疗原则与方法基本同旋前圆肌综合征,但若未发现明确的卡压部位,需对肘上 2~7.5 cm 的正中神经在手术显微镜下行仔细的束间松解。

二、尺神经卡压

(一)肘管综合征(cubital tunnel syndrome,CuTS)

肘管是由肱骨内上髁后下方的尺神经沟、近端表面的 Osborne's 韧带及远端表面尺侧腕屈肌两个头之间的腱膜所构成。尺神经于上臂远端通过肘管进入前臂,其在此骨－纤维管道的卡压称之为肘管综合征。

1. 病因　该征病因:①肘外翻:由于提携角增大使尺神经相对缩短,当肘关节屈曲时,尺神经受到牵拉、压迫和磨损,日久可造成尺神经慢性损伤。儿童时期的肱骨髁上骨折等可导致肘外翻或其他继发性畸形,从而于成年后发生本征。②尺神经滑脱:在正常人有 2%~16% 存在尺神经滑脱,但仅少数出现症状。当屈肘时尺神经离开尺神经沟,或经过内上髁移至肘前,伸肘时返回。如此长期反复,使尺神经受到慢性损伤。③尺神经肘管内受压:当肘关节屈曲时,关节内侧韧带突出,腱膜拉紧,致管腔狭窄。某些工作需经常保持屈肘位(如操作电脑),可因此原因而发生本征。

2. 临床表现　起病缓慢,为尺神经受损表现:手尺侧麻木,有时出现放射性疼痛;手精细动作不能,夹纸力及握力减低,严重时出现爪形手(掌指关节过伸、指间关节屈曲)。检查发现尺侧腕屈肌、小指展肌及第一背侧骨间肌萎缩。由于拇短屈肌深头及拇收肌萎缩致拇指掌指关节屈曲减弱,故拇示指用力相捏时,拇指呈掌指关节过伸、指间关节过屈,此为 Froment 征;处于外展位的小指不能主动内收,此为 Warternburg 征。感觉检查应着重于小指中远节部位(尺神经绝对支配区)。肘部 Tinel 征和屈肘试验阳性（完全屈肘 1 min 诱发症状）。本征需与胸廓出口综合征和腕尺管综合征鉴别：前者的前臂内侧有感觉障碍，后者的手背尺侧感觉正常。

3. 治疗　早期采用伸肘位支架夜间制动等非手术治疗方法。若无效行开放或内镜手术：将尺神经游离出肘管并放置于肱骨内上髁前方的皮下、肌内或肌下，术中须切断或切除肱骨内上髁近端 5~8 cm 一段的内侧肌间隔。对症状较轻者，也可仅切开肘管而不前置尺神经。

（二）腕尺管综合征（ulnar tunnel syndrome）

腕尺管又称 Guyon's 管，是由豌豆骨、钩骨钩、豆钩韧带和腕掌侧韧带（palmar carpal ligament）围成的骨 - 纤维管道，尺神经于此通过进入手掌。尺神经在此处的卡压被称为腕尺管综合征。本征多为特发性，有些可由骨折、新生物及滑膜炎引起。临床表现为尺神经支配的小鱼际肌、骨间肌、第 3、4 蚓状肌、拇收肌和拇短屈肌深头麻痹，小指及尺侧半环指掌侧麻木，腕尺侧屈面 Tinel's 征阳性或直接压迫可诱发症状。有时病变位于 Guyon's 管的远端出口而仅压迫尺神经的浅支或深支，此时可仅出现感觉或运动障碍。神经电生理有助于诊断。X 线平片或 CT 可明确有无钩骨钩骨折，MRI 可除外占位性病变。该征宜早期手术松解，切断腕掌侧韧带及解除一切压迫因素（包括可能存在的任何肿物）。

三、桡神经卡压

由于解剖结构的因素，桡神经在多处部位易受到卡压，从上肢近端开始它们分别是腋臂角、桡神经沟、外侧肌间隔、旋后肌管以及桡神经浅支穿过肱桡肌腱进入前臂背侧的部位。

（一）后骨间神经综合征（posterior interosseous nerve syndrome）

桡神经在上臂远端发出肌支到肱桡肌和桡侧腕长伸肌，于肱桡关节水平分为浅支和深支（即后骨间神经），后者支配桡侧腕短伸肌（此肌也可由浅支或总干支配）、旋后肌、尺侧腕伸肌、指总伸肌、示指和小指固有伸肌、拇长展肌、拇短伸肌和拇长伸肌。后骨间神经通过旋后肌二个头（旋后肌管）时易受到卡压，从而产生后骨间神经综合征。

1. 病因　该征病因：①职业因素：由于反复屈伸腕关节及旋转前臂，可造成腱性组织增生和桡侧返动脉的扇形血管分支增粗，从而压迫后骨间神经；②外伤如孟氏骨折及前臂软组织创伤等；③占位性病变：如旋后肌管内的腱鞘囊肿和脂肪瘤；④类风湿关节炎等引起的滑膜增厚可压

迫神经；⑤病毒性神经炎：发生症状前常有感冒史及局部剧痛，神经结缔组织炎性增生可造成神经的内外卡压。

2. 临床表现　后骨间神经综合征起病隐匿。主要表现为伸指伸拇障碍，主动伸腕时有桡偏。也可表现为伸肌群部分麻痹（如仅累及拇长伸肌），此时需与肌腱自发性断裂鉴别：后者被动屈腕时不能伸直手指（腱固定试验阴性）。神经电生理有诊断价值。X 线可除外骨关节病变、MRI 或 B 超可发现新生物。

3. 治疗　后骨间神经综合征可非手术治疗 1~3 个月：上肢支具制动，避免用力及反复的屈腕和前臂旋转。类风湿关节炎引起的肱桡关节滑膜炎对局封敏感。症状严重或保守治疗无效行神经探查和松解：采用肘前路（改良 Henry）或肘下后路（Henry）切口，松解所有潜在的卡压点，即肱桡关节浅层增厚的筋膜组织、桡返动脉的扇形分支（the leash of Henry）、桡侧腕短伸肌腱缘、旋后肌近端腱弓（the arcade of Frohse）和旋后肌管的出口处，切除存在的新生物。手术优良率 85%，术后恢复时间有时需长达 18 个月。

（二）桡浅神经卡压综合征

桡浅神经卡压综合征（superficial radial nerve compression syndrome）又称 Wartenburg's 征。桡神经浅支经桡侧腕长伸肌腱与肱桡肌腱从深层穿入浅层，在肌腱间隙有较多的纵横纤维环包该神经。局部损伤等可使神经和两旁的肌腱及深筋膜粘连更紧密，从而诱发此病。

1. 临床表现　多数有前臂外伤史。手背桡侧疼痛和麻木，腕部运动或拇示指紧捏会加重症状。检查发现手背桡侧感觉异常，前臂用力旋前于 30~60 s 出现症状为激发试验阳性。桡神经浅支于前臂远端浅出处叩击征（Tinel 征）阳性。需与桡骨茎突缩窄性腱鞘炎（de Quervain 病）鉴别：后者可因滑膜炎性病变累及桡神经浅支成分而出现腕背桡侧麻痛，但 Wartenburg 征在桡骨茎突无肿胀和压痛，特殊感觉试验阳性且于肱桡肌腱腹交界处注射局麻药会缓解症状，神经电生理有诊断价值。

2. 治疗　非手术治疗包括局部注射类固醇、夹板制动，理疗等。无效者行手术松解，其目的是改善灼性神经痛等主观症状，必要时行病变段切除，神经移植修复。手术疗效一般较佳。

（三）上臂桡神经卡压征

很少见。常见原因为醉酒后头枕于上臂熟睡、肌肉激烈活动或腋部拄拐杖。可急性或慢性起病。病人有垂腕垂指等运动障碍及桡神经浅支分布区感觉异常。神经电生理有助于诊断。早期行理疗等，起病急骤者大多可于 1 个月后恢复。若 3 个月功能无改善，行神经松解术。

四、胸廓出口综合征

胸廓出口是颈根部的一个狭窄区域:其内侧为第一肋,前面是前斜角肌及锁骨,后面是中斜角肌。当臂丛神经与其伴行的锁骨下动(静)脉通过该区域时受到卡压,即出现胸廓出口综合征(thoracic outlet syndrome,TOS)。它是斜角肌综合征、颈肋综合征、肩过度外展综合征等的统称。本征病因包括斜角肌痉挛和束带、颈肋、锁骨骨痂或肿瘤等,也可为特发性。

1. 临床表现 多见于18~35岁女性,主要是臂丛下干受压表现:手尺侧麻痛,手内肌麻痹致无力及精细动作不能。前臂内侧感觉障碍是本征的特征表现。此外还有上肢易疲劳等。少数病人呈臂丛上干受压表现。该征偶有非典型症状出现,如假性心绞痛、交感神经受激惹表现等。特殊试验有助于诊断:斜角肌挤压试验(Adson's test):病人坐直或站直,患肢下垂,头转向检查者,深吸气后屏气。阳性为桡动脉搏动减弱或消失,或诱发症状,此有确诊价值。一分钟试验(Roos's test):双臂举过头呈"投降"姿势,反复握拳,一分钟内诱发症状为阳性。锁骨上下叩击可出现手及前臂麻痛(Tinel's征阳性)。向下推压锁骨诱发症状为肋锁挤压试验(costoclavicular compression test)阳性。神经电生理检查可显示臂丛下干支配肌的失神经表现,也可发现尺神经锁骨上下传导速度及F反应异常。本征需与颈椎病鉴别:后者主要为颈5、6神经根受压表现(前臂及手桡侧麻木),并有相应的影像学改变。

该征有时可与上肢远端神经卡压同时存在,即所谓"双卡综合征"(double-crush syndrome)。对于此类病人,只有治疗2个部位的病变才能使症状得到根本改善。目前"双卡"的概念已为多数医师所接受。临床上较多的"双卡"是腕管综合征合并颈神经根卡压(胸廓出口综合征或颈椎病),甚至还有一根神经多处卡压的报道。笔者曾经报道,臂丛神经损伤修复后远端发生继发性卡压,行相应部位手术松解后疗效获得明显改善。然而,也有作者持怀疑态度。Carroll和Hurst的大宗病例分析表明,所有症状均可由一处卡压来解释。虽然也有病人有多处松解史,但真正改善症状的往往是某部位手术后。因此,笔者强调鉴别诊断的重要性,尤其在作出胸廓出口综合征的诊断前需排除远端卡压的可能,因后者的治疗容易得多。此报告至少提示,对"双卡"的诊断应持慎重态度。

2. 治疗 如仅有症状而无体征时,改变劳动姿势或调换工作及前斜角肌内肾上腺皮质激素(与局麻药混合)注射有时能缓解症状,如有明显运动和感觉功能受损或血液循环障碍表现时,则有手术治疗的指征。有关手术方案目前尚无一致意见。Roos强调第一肋切除的重要性。Jones认为手术应包括4个步骤,即切除所有的异常解剖结构(如过长的第7颈椎横突、颈肋、小斜角肌及粘连束带等),切除第一肋,前、中斜角肌切断,(必要时)臂丛神经松解。笔者经常采用的术式为前、中斜角肌切断以增加肋锁间隙,同时解除一切异常的解剖因素。若未发现明显的异常解剖,则切断前、中斜角肌的同时行第一肋切除。对伴有血循障碍者,目前临床上的术式趋于一致,即在行包括第一肋切除的卡压松解的同时,作相应的血管手术如血栓切除、动脉内膜切除或重建等。

(陈　亮　顾玉东)

第 108 章

上肢离断伤

第一节 / 断肢再植

本节要点 (Key concepts)

- **Background**

The goal of replantation surgery is to replant the amputated limb and restore its function. In 1963, Dr. Chen ZhongWei etc, firstly performed replantation on a patient suffering from a complete amputation of the distal segment of forearm, and the hand survived with functional recovery. It set a precedent for replantation surgery. From then on, the technique of limb replantation was continually developed and improved, it also bring happiness to the patients suffering from amputated limb.

- **Risk factors**

If the indication is not strictly followed and the ischemic time in normal temperature is longer than the limit, severe complication may occur postoperatively. The slight complication is the replanted limb recovered with poor function or without function, even become an encumbrance; the severe complication is the patient may suffer from acute renal failure, even endanger his life.

- **Clinical presentation**

The patient suffering from amputated limb may have traumatically hemorrhagic shock. Different extent of laceration exists in the distal or proximal parts of amputated limb. The distal part has blood-supply interruption or no blood-supply.

- **Staging and classification**

There are two kinds: complete and incomplete amputated limb.

Complete amputated limb: the distal part of severed limb is completely separated from the body or only linked with little crushed tissue which had to be removed in debridement.

Incomplete amputated limb: the most tissues of distal part of severed limb were separated from the body only with part of the tissues connecting. The distal part has blood-supply interruption or no blood-supply, and the replanted limb can't survive without anastomosis of blood vessel.

- **Management**

If general condition is good; the distal and proximal parts of severed limb have no visible laceration, avulsion and multiple fractures; there is no avulsion in blood vessel, nerve, tendon and muscle; and the replanted limb is estimated to recover with definite function postoperatively, the replantation should be performed quickly and actively within the limit of ischemic time in normal temperature. Otherwise, the limb replantation must be abandoned.

一、致伤原因及断肢分类

上肢外伤性离断致伤原因多种多样,它决定于致伤的机器及暴力的作用。由于致伤机制不同,造成离断性质也不同,从而也决定不同的治疗方法。

1. 切割性离断(sharp cut amputation) 由锐器或电锯切断所致,离断上肢断面较齐,污染较轻,再植条件好,再植后功能恢复较好。

2. 撕脱性离断(avulsion amputation)　这类离断伤伤情十分严重,血管神经、肌肉(腱)被撕脱离断,再植条件较差,即使再植成活,功能也极差。

3. 挤压伤离断伤(crushing amputation)　由重物挤压及车祸等致上肢压砸性离断,断面参差不齐,粉碎骨折,部分皮肤肌肉(腱)挫灭,血管神经长段损伤,创面污染较重,多无再植条件。为了保肢,采用短缩肢体再植,功能不佳。

4. 爆炸性离断(explosion amputation)　由各种爆炸原因致上肢离断,炸伤组织破碎,肢体残缺不全,常伴他处炸伤,病人伤情重。凡爆炸伤因冲击波可致远端组织损伤多无再植条件。

二、断肢再植指征(indication of limb replantation)

1. 全身情况　肢体离断伤病人入院时或术前均需积极抗休克,排除其他脏器损伤,待全身情况稳定后方可实施手术。

2. 热缺血时限(warm ischemic time)　有再植条件者,常温情况下,力争在离断后缺血8 h内重建血液循环;若断肢经低温保存,尚可延长温缺血时间,但不宜超过12 h。预计重建血液循环后已明显超过温缺血时间者,应放弃再植。

三、断肢再植术(limb replantation operation)

1. 清创(debridement)　彻底清洗肢体、消毒,标记知名血管神经,切除一切污染组织。

2. 骨支架形成(bone stabilization)　根据断肢条件及血管、神经、肌腱损伤情况作相应骨缩短,上肢骨短缩不受长度限制,但也应以重建并恢复功能为原则。术中采用简单、快速、牢固为原则选用各种内固定材料与方法。

3. 修复软组织床及重建组织结构连续性(repair the soft tissue bed and reconstruct tissue continuity)　缝合骨膜,修复伸侧肌(腱)群、屈侧肌群(腱),使肌张力调节于休息位。

4. 修复神经(nerve repair)　神经清创:使神经两断端为正常神经束时,并在无张力下对正中、尺、桡神经作外膜缝合修复。

5. 重建血液循环(re-establishment of blood circulation)　根据肢体离断部位决定血管修复原则与数量。在温缺血时间内按静脉、动脉顺序循序修复血管。

再植中若温缺血时限已到期:为尽早恢复血供,在备血充分条件下可先缝接一条伴行静脉,再缝接一条动脉,断肢通血后,再修复其他动静脉。神经修复及血液循环重建要求在2 h内完成操作。

6. 缝合皮肤及预防性深筋膜切开减压(skin suture and preventive decompression by incision of osteofascial compartment)　断面皮肤经清创及必要修整可直接缝合;若血管、神经行径段及深部组织外露处无正常皮肤覆盖时,可作局部皮瓣转移覆盖;其他皮肤缺损处,可用皮片移植覆盖之。

必要时行预防性深筋膜切开减压。

7. 术后治疗　术后病人应在空气新鲜、安静、整洁的病房内休息治疗,使室温保持25℃左右。肢体提高与心脏平切面一致。局部用侧照灯照明,以便观察血液循环;病区内禁止吸烟;医护人员每间隔0.5~1.0 h巡视并及时记录肢体循环变化。

术后治疗原则(postoperative management):①防凝。②解痉镇痛。③抗生素及康复治疗。术后一旦发生血管危象记录,应积极寻找原因,立即实施解痉镇痛及保温措施,若经上述非手术治疗仍无效,应及时手术探查,重新建立肢体血液循环。断肢经再植成活后应及时制定功能康复计划,早期行主被动功能练习、物理及职业治疗,尽早恢复肢体功能。

第二节 / 断指再植

本节要点 (Key concepts)

● **Background**

The goal of digit replantation is similar to limb replantation. In 1964, Dr. Wang Shuhuan successfully performed replantation on a child suffering from amputated thumb under a magnifier. It set a precedent for digit replantation with application of microsurgery, and the successful rate of digit replantation was improved. With development and improvement of digit replantation, new recognition and advancement have been achieved in indication and technique, and the level of the digit replantation of our country ranks first internationally.

● **Risk factors**

Because the digital body and the caliber of blood vessel of digit are small, if observance of indication and performance of technique are inadequate, vascular articulo will frequently occur after digit replantation, even the replanted digital necrosis will occur.

● **Clinical presentation**

Different kinds of injuries may result in different extent of digit amputation for different ages of patient, different position and different digit. Single digit, multiple digits, bilateral total digits or multiple digits with multiple segments may be amputated. Patients have pain, psychentonia, and even shock. The severed digit has different extent of laceration, avulsion and pallor.

● **Staging and classification**

The same to limb replantation.

● **Management**

If general condition is good; the severed digit body is intact; distal and proximal parts of severed digit have no visible laceration, avulsion and multiple fractures; there is no avulsion in blood vessels and nerves; the blood supply can be repaired within 24 h after amputation; and the patient requires replantation, the digit replantation can be performed. If the severed digit is preserved in cold temperature, the limit of ischemic time can be longer. If the severed digit is severely injured; the integrity of severed digit is destroyed; the distal part of severed digit is dipped in erosive liquid for a long time; and the patient is psychotic, the digit replantation should be abandoned.

一、适应证

断指再植适应证(indication)应与断指再植的目的相统一。手指外伤性离断通过再植,使病人恢复一个完整的有功能的手指是我们的目的。因此断指再植的适应证可定位于:60 岁以内,各种原因致手指离断于末节基部以近的完全性断指或不吻合血管不能成活的不完全性断指,只要指体结构完整,远、近两端无明显挫伤及多发骨折,神经、血管无从远端撕脱,离断后能在24 h内重建血液循环,凡要求再植者,均可适应再植。若指体经适当冷藏保存,即使缺血时间 36 h,也是有再植成活的可能;若指体严重挫灭,结构不完整,并经刺激性液体浸泡,夏季或炎热地区断指未经冷藏,温缺血时间过长及精神失常者应放弃再植。

二、再植方法(procedure of digital replantation)

常规采用顺行法再植。

1. 远、近端清创(debridement of distal and proximal amputated finger stumps) 断指清创宜在手术显微镜下进行,清创前先对两断端血管、神经作标记,按顺序,按层次于镜下清创。

2. 指骨内固定(internal fixation of phalangeal bone) 断端作适当骨缩短,断指再植大部分采用克氏针内固定。

3. 缝合伸、屈指肌腱(suturing of flexor and extensor tendons) 先修复伸肌腱后修复屈指肌腱,使肌腱张力调节于休息位。

4. 静脉修复(repair of veins) 根据不同离断部位及标记静脉多寡与粗细,每指指背静脉宜修复 2~3 条,必要时也可修复指掌侧静脉。

5. 缝合指背皮肤(suturing of dorsal skin) 指背静脉修复毕,及时缝合相应指背皮肤,以保护已修复的静脉。

6. 指神经及动脉修复(anastomosis of digital nerve and artery) 指神经经清创,在无张力下先缝合两指神经,最后缝合动脉,两侧指动脉应尽量予以修复。

7. 缝合掌侧皮肤(suturing of volar skin)。

8. 包扎(dressing) 再植指指端应外露以便观察血液循环的变化。

术后治疗与处理同断肢再植。

(程国良)

第 109 章

手部肿瘤

本章要点 (Key concepts)

Tumors are uncommon in the hand, and nearly 95% are benign. Ganglion cyst account for 70% of all tumors in hand. They are formed by an outpouching of the synovial membrane from a joint or tendon sheath and contain a thick jelly-like mucous substance, similar in composition to synovial fluid. Treatment is required only for cosmetic purpose or to relieve pressure effects on adjacent structures. Aspirate the mucous substance with a large-bore needle or excise surgically. Apart from ganglion cyst, giant cell tumors are also seen on hands.

第一节 / 概述

手部肿瘤发病率较高,肿瘤类型较多,肢体其他部位所发生的肿瘤均可在手部发生。其中有些肿瘤在手部多见。

手部肿瘤包括良性肿瘤,恶性肿瘤和类肿瘤样病变,大多数是良性,恶性肿瘤少见。因为手部是身体的暴露部位,所以一旦发生肿瘤,很容易早期发现,早期就诊,早期治疗。

一、分类

手部肿瘤分类方法与肢体其他部位肿瘤分类方法一样。

（一）按肿瘤性质分类

1. 类肿瘤样病变 如表皮样囊肿、腱鞘囊肿、类风湿结节、黏液囊肿、外生骨疣等。

2. 良性肿瘤 如脂肪瘤、纤维瘤、内生软骨瘤、血管瘤、血管球瘤、神经纤维瘤、神经鞘膜瘤病、淋巴瘤病变、腱鞘巨细胞瘤等。

3. 恶性肿瘤 如黑色素瘤、基底细胞癌、脂肪肉瘤、软骨肉瘤、成骨肉瘤、血管内皮瘤等。

（二）按组织来源不同分类

1. 软组织肿瘤

（1）皮肤、皮下组织 如表皮样囊肿、鳞状上皮癌、脂肪瘤等。

（2）肌肉、肌腱、筋膜 腱鞘巨细胞瘤、腱鞘囊肿等。

（3）神经、血管 神经鞘膜瘤、神经纤维瘤、血管瘤、血管球瘤、淋巴管瘤等。

2. 骨性肿瘤 内生软骨瘤、骨软骨瘤等。

二、临床表现与检查

1. 能早期发现 因为手部感觉高度敏感,运动灵活,软组织少而薄,是体表最为暴露的部位,一旦发生肿瘤,肿瘤的位置一般比较表浅,即使瘤体较少也很容易发现。

2. 有疼痛或不适感 肿瘤出现后,患手局部疼痛、压痛或不适感是手部肿瘤主要临床表现。少数病人在活动手部关节时或劳累后局部有不适感。部分肿瘤可出现局部疼痛或压痛,少数病例可出现剧烈疼痛,如血管球瘤,按压或者碰撞时则疼痛难以忍受。

三、特殊检查

对于肿瘤的性质难以确定的病人,可以借助 X 线,超声波,甚至 CT、MRI 等检查。

1. X 线检查 可以区分骨肿瘤或软组织肿瘤,或了解软组织肿瘤对骨骼有无压迫或侵蚀。

2. 血管造影 可以了解血管病和动静脉瘘的病变范围,主要血管的受损情况,以便制定正确的治疗措施。

3. 超声波检查 是手部软组织肿瘤常用的重要检查

方法,它能了解肿瘤大小,区分肿瘤是囊性病变或实质性肿块。了解肿瘤与邻近重要血管的关系。

4. CT 或 MRI 检查　可以清晰地显示肿瘤的部位、大小、与邻近组织的关系,准确地区别囊性、实质性、脂肪或钙化等性质,甚至直径仅 2~3 mm 的血管球瘤也可借助 MRI 协助诊断。

5. 组织学检查　是应用较为普遍的检查方式之一。通过针管穿刺,抽吸肿瘤组织内的少许组织,显微镜下观察,能初步筛选良性肿瘤、恶性肿瘤或者炎性肿块,有利于制定手术方案。但最后确诊必须依靠病理检查,切不可以细胞学检查代替病理检查。

四、诊断

手部肿瘤的诊断一般多较容易,准确的病史和正确的全身和局部检查是手部肿瘤诊断的重要依据。根据手部病变的局部表现和功能状况,结合 X 线摄片检查及必要的血管造影、核医学、超声波、CT、MRI 检查等,一般都能在术前作出正确诊断。

五、治疗原则

手部肿瘤一旦发生,除极少数可以采用非手术治疗外,绝大部分必须采用手术治疗。彻底切除肿瘤组织是治疗的关键。

1. 良性肿瘤和类肿瘤样病变　边界清晰,有包膜或囊壁,切除较为容易,且术后不会复发,如表皮样囊肿、神经鞘膜瘤等。但也有一些呈分叶状或与关节相连,如腱鞘巨细胞瘤,腱鞘囊肿等,手术切除不易彻底,或囊壁未全部切除则术后容易复发。

2. 恶性肿瘤　应据肿瘤的恶性程度、病变时间长、程病变的范围等因素制订治疗方案。其区别是在保障生命的前提下尽量保留肢体功能,可以局部彻底切除者,有组织缺损时可同时或后期移植修复。不适宜局部切除时,可行截肢术。已经出现邻近淋巴结转移时,可根据情况行局部切除加转移的淋巴结切除。恶性肿瘤切除术后,应针对不同类型的肿瘤采用必要的抗肿瘤药物治疗或放射治疗。

第二节 / 几种常见的手部肿瘤

一、腱鞘囊肿

(一) 病因及病理

腱鞘囊肿(ganglion cyst)是手部常见的软组织的瘤样病变,其发病病因尚不清楚。多数人认为与关节及腱鞘周围的结缔组织慢性损伤、变性有关。以中青年病人多见,女性多于男性。囊壁质地坚韧,有弹性,囊内容物为半透明胶状物,其主要成分为透明质酸和蛋白质。

(二) 临床表现

腱鞘囊肿常见于腕背和腕掌桡侧(Figure 11-109-1),

以及手掌部掌指关节处。也可发生于腕掌尺侧。

在手腕掌侧或背侧可出现一囊性肿块,局部隆起,当腕运动量过大时可出现局部胀痛、压痛、运动无力或有麻木感。发生于掌指关节掌侧时,局部可扪及米粒或绿豆大小、质地坚硬、不活动的肿块,按压时可出现疼痛,有时被误认为骨质增生。囊肿表面光滑,与皮肤无粘连,可有囊性波动感。囊肿发生于腕掌尺侧腕尺管内时,可引起腕尺管综合征,可以压迫尺神经,出现尺神经损伤症状。

(三) 治疗

因腱鞘囊肿为一内含胶状物的类肿瘤病变,一般不会

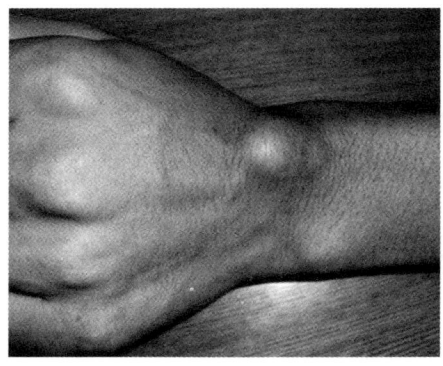
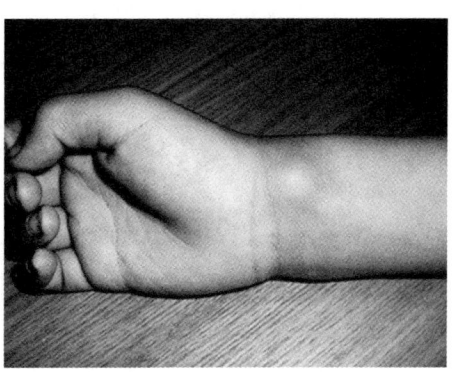

Figure 11-109-1　Ganglion cyst of dorsal side of wrist

恶变。因此,较小的腕部囊肿无明显症状,对工作和生活无妨碍时,可以暂时观察。囊肿在发生的过程中,有时会停止继续增大,或自行破裂后消失,无须特殊治疗。

腱鞘囊肿的治疗包括非手术治疗和手术治疗两个方面。

1. 非手术治疗

(1) 挤压或敲击法 腕部囊肿突于皮下,有一定大小和强度时可将腕部屈曲或背伸,囊肿固定后用双手拇指加力挤压,或用硬皮书突然击打,囊肿破裂,内容物渗于皮下吸收,囊肿消失。

(2) 抽吸法 用较粗的注射用针头穿刺囊肿,吸尽内容物后于囊内注射少许激素或硬化剂等药物,破坏囊壁,减少渗出,囊肿消失。

非手术治疗因囊壁未破坏或破坏不完全,往往容易复发。

2. 手术治疗 经非手术治疗后多次复发或压迫神经,出现局部疼痛不适,有神经损伤症状时,以手术治疗为主。掌指关节掌侧的囊肿握物时有明显疼痛,且囊肿较小,不易按压或穿刺,也应手术切除。

囊肿切除应彻底,特别是囊肿的蒂部,可与关节囊相连,切除囊肿时,应包括部分关节囊在内一起切除,减少复发机会。

二、血管球瘤

(一) 原因及病理

血管球是一种正常的人体组织,为小动、静脉之间的直接吻合通道。存在于四肢、躯干、头颈和内脏,以指、趾端皮下为最多,血管球内包括输入小动脉、原始集合静脉、吻合血管、网状纤维组织和包囊。

血管球瘤(glomus tumor)为血管球的生长发育异常所致,其发病原因尚不清楚。

(二) 临床表现

血管球瘤多见于20~40岁,好发于肢端,以手指的甲下血管球瘤常见(Figure 11-109-2),有时压迫末节指骨可形成凹陷。偶可见发生于指(趾)腹部和前臂、下肢皮下。血管球瘤是身体上最小的肿瘤,一般直径为3~5 mm,且生长缓慢。

局部疼痛是血管球瘤的主要临床特点,多为刺痛或烧灼痛,呈间歇性或持续性。疼痛可向肢体近端放射,且与温度变化有关,特别是遇冷时疼痛加剧,夜间疼痛可影响睡眠。触摸或碰击手指或局部时,引起剧烈疼痛。位于甲下血管球瘤有时可见患处指甲局部隆起,甲下可见蓝色

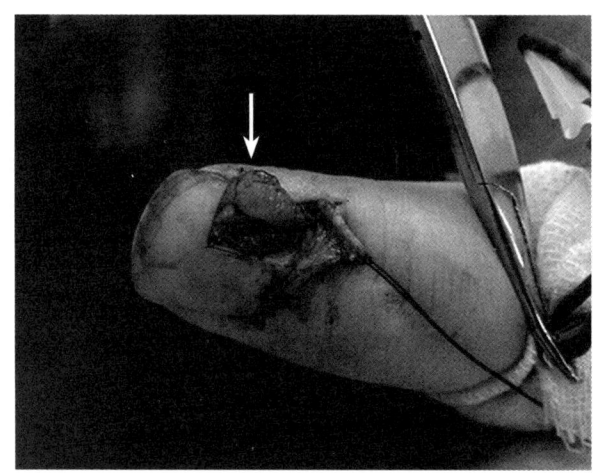

Figure 11-109-2　Glomus tumor

斑点。

局部小范围固定性明显压痛为本病的另一主要临床特点,根据这一特点可采用的大头针压痛试验,固定的压痛部位即为血管球瘤的所在处。

(三) 诊断

血管球瘤根据典型三联症,即疼痛、点状压痛和冷敏感,以及大头针压痛试验阳性,即可作出诊断。

较大的甲下血管球瘤可对末节指骨产生压迫,X线平片能显示末节指骨局部缺损、圆形或椭圆形边缘清楚的密度减低区。

(四) 治疗

本病一旦确诊,即应手术切除。彻底切除肿瘤是本病唯一有效的治疗方法。

甲下血管球瘤可在指神经阻滞麻醉下进行,根据肿瘤的位置,切除部分指甲,切开并牵开甲床,即可见位于甲床之下的圆形、包膜完整呈粉红色或紫红色、边缘清楚的小肿瘤。为了避免复发,切除应彻底,不应残留肿瘤组织。

三、腱鞘巨细胞瘤

腱鞘巨细胞瘤(giant cell tumor of tendon sheath,GCTTS)又称局限性结节性腱鞘炎、结节性腱鞘滑膜炎、巨细胞性滑膜炎、腱鞘纤维组织细胞瘤、良性滑膜瘤,由于该肿瘤组织内有含铁血黄素和类脂质沉积,常呈黄褐色,故又称滑膜纤维黄色瘤或黄色素瘤。

(一) 病因及病理

本病病因目前尚不清楚,对其性质也存在不同看法。有人认为外伤是本病发生的主要原因,是外伤所致慢性炎症的反应,亦有人认为,本病与新陈代谢不平衡所致的胆固醇代谢紊乱有关。

（二）临床表现

腺鞘巨细胞瘤是手部较为常见的肿瘤，多见于手指，特别是手指近节。肿瘤多位于手指屈侧，绕屈肌腱和指骨之间生长，可呈哑铃状。若肿瘤沿一条肌腱生长，则可呈"串珠状"（Figure 11-109-3）。肿瘤压迫指骨可产生压迹。

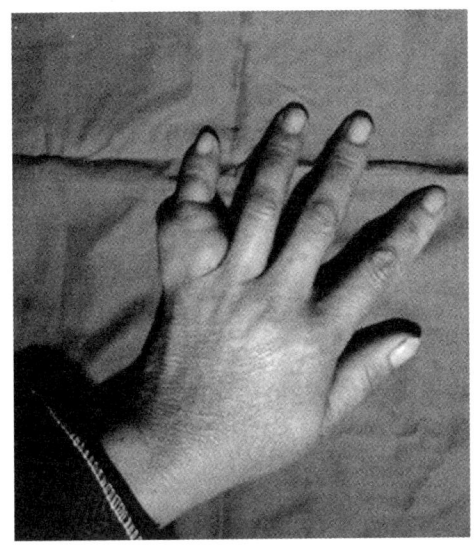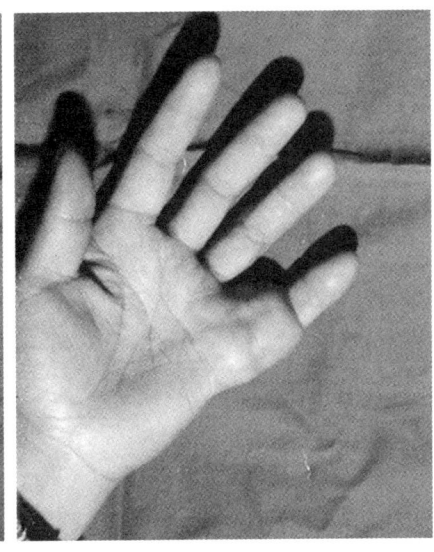

Figure 11-109-3　Giant cell tumor of tendon sheath

本病早期仅为无痛性肿块，无自觉症状。肿瘤形状和大小不一，一般为圆形或椭圆形，肿瘤沿腺鞘继续生长可呈分叶状。肿瘤表面光滑，质地较硬而有弹性，与表面的皮肤无粘连，其基底部与腺鞘固定，肿瘤活性小。肿瘤增长较大时，可产生疼痛，并有局部压痛。随肿瘤的大小和部位不同可引起手指不同程度的功能障碍。

本病的诊断主要是依据其临床特点来考虑，手术时显露出肿瘤，表现为特有黄褐色结节状，可以作出初步诊断，但最终以病理检查结果为准。

（三）治疗

疑为腺鞘巨细胞瘤的手部肿块，均应尽早手术切除。一般来说，手术效果良好。如有肿瘤组织残留，易于导致复发，其报道的复发率为10%~44%。即使复发，仍可再行手术切除。

彻底切除肿瘤是本病手术的关键。术中应注意肿瘤生长的范围，为了避免遗漏向对侧和背侧生长的肿瘤组织，手术切口应足够大。为彻底切除肿瘤组织，有时可将黄褐色的肿瘤周围组织和腺鞘一并切除。在分离肿瘤时，应仔细保护指血管神经束，以免造成损伤。

四、神经鞘瘤

（一）病因病理

神经鞘瘤（schwannoma）是周围神经最常见的肿瘤，多数人认为这种肿瘤是由外胚层神经膜细胞增生所致。因此被称之为神经膜细胞瘤或神经鞘瘤。

以四肢为多，也可发生于身体的其他部位。

神经鞘瘤是一种良性肿瘤，生长在神经干上，亦有在神经干内者，但肿瘤仅起源于神经干内少量神经纤维的神经鞘组织，直接累及的神经纤维很少（Figure 11-109-4）。

（二）临床表现

神经鞘瘤临床上并不少见，多发生于四肢。发生于上肢的神经鞘瘤多见，从臂丛神经到指固有神经均可发生。

神经鞘瘤的主要临床表现为沿神经干生长的椭圆形或梭形肿块，表面光滑，边界清楚，沿神经横轴方向有一定

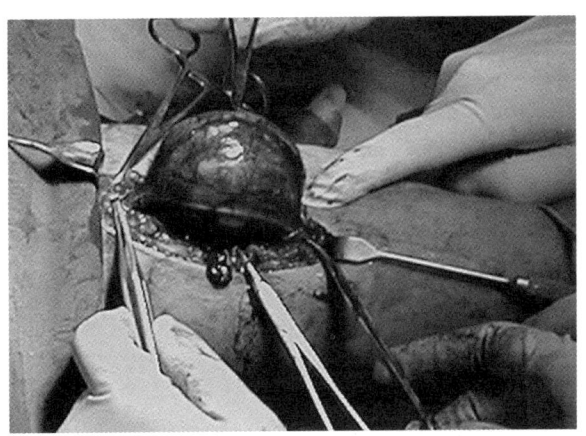

Figure 11-109-4　Schwannoma of the forearm

的活动性,在纵轴方向活动受限,一般无明显压痛或者仅有轻度压痛。神经鞘瘤的早期多无明显症状,随肿瘤生长,对神经产生压迫,可出现局部或其附近肢体酸胀和不同程度的疼痛感,并可向受累神经的支配区放射。大多数病例按压或叩击肿块时有麻痛感并沿神经干方向肢体远端放射。偶有引起受累神经支配的肌肉麻痹,而出现运动功能障碍者。因此,凡沿神经干生长的肿块,均应首先考虑为神经鞘瘤。

（三）治疗

手术切除肿瘤是神经鞘瘤唯一有效的治疗方法。因此,神经鞘瘤一经确诊,即应手术切除。对疑为本病者亦应尽早手术探查。如果肿瘤没有累及重要神经分支时,一般手术后效果良好。

（洪光祥）

第110章

手部化脓性感染

本章要点 (Key concepts)

Infection of the hand is fairly common and assumes significance because of the severe functional compromise that may result from improper treatment. Paronychia refers to infection of the lateral nail folds and usually from a penetrating injury. Treatment for early cases is with antibiotics. Once an abscess develops, surgical drainage is required. A felon is an abscess of the pulp space and usually accompanies paronychia. The proper treatment is surgical incision and drainage of the abscess followed by antibiotics. Acute and chronic suppurative tenosynovitis most commonly affect flexor tendon sheaths. Treatment includes antibiotics combined with surgical excision.

一、概述

手部化脓性感染是外科的常见病,如不能早期诊断、正确处理,将造成手功能不同程度的丧失,严重者将危及病人的生命。手是劳动的主要工具,日常生活中很容易受到损伤。而轻微的外伤往往易被忽视。

1. 手部解剖及化脓性感染特征 正确诊治手部化脓性感染,必须认识手部的解剖学及炎症向周围扩散的特征。

(1) 手部掌面皮肤质韧致密,角化层厚,弹性差。手背皮肤薄而松软,弹性好,而且手部淋巴引流多从手掌到手背,因而手掌侧的感染往往表现为手背红肿,易误诊为手背感染。皮下脓肿难以从厚韧的掌侧皮肤表面破溃,而易穿向深部,形成哑铃状脓肿。

(2) 手指掌侧指横纹与手指的屈肌腱鞘紧密相连,该部位的刺伤极易累及屈肌腱鞘,一旦感染,易引起鞘内感染。

(3) 两侧指固有动脉在末端形成血管弓并形成指腹的毛细血管网,进入末节指骨远端,因此指腹感染易形成末节指骨骨髓炎。

(4) 手部化脓性感染的扩散,除经一般途径外,尚可沿手部的特殊解剖结构扩散:①鱼际间隙、掌中间隙的感染沿蚓状肌管向背侧扩散形成指蹼间隙感染。②拇指化脓性腱鞘炎可致桡侧滑囊感染,小指化脓性腱鞘炎可至尺侧滑囊感染,尺、桡侧滑囊又相互交通,使感染相互扩散。

③示、中、环指化脓性腱鞘炎可向近端溃破进入鱼际间隙和掌中间隙引起感染。④手掌部的间隙和滑囊的感染,可经腕管向近端扩散到前臂掌侧间隙,造成前臂深层的感染。

2. 分类 常见的手部感染包括甲沟炎(paronychia)、脓性指头炎(felon)、腱鞘炎(tenovaginitis)、手部间隙感染(infection of hand's interface)、滑囊炎(bursitis)、疱疹感染(herpetic infections)等。

3. 治疗原则 化脓性感染的治疗原则分为非手术治疗及手术治疗。

(1) 非手术治疗 包括:①固定、抬高患肢。这对减轻症状、控制感染扩散和促进创面愈合都很重要。手部的固定可用夹板或石膏将手放在功能位。患肢可放置在枕头上或支架上抬高30°~60°。②局部用热敷或红外线、短波等理疗,可促使炎症吸收和局限化。③在感染早期可局部外敷鱼石脂软膏、金黄散等以减轻症状、促进炎症吸收和脓肿局限。④抗生素应用:全身抗生素的应用在感染的早期是非常必要。一旦脓肿形成,抗生素疗法不能替代切开引流术。

(2) 手术治疗 是手部化脓性感染的重要治疗措施。手术指征:①脓肿形成。应注意手掌深部的脓肿不易触及波动感,可用点压法试验检查有无脓肿及脓肿位置。用大头针尾在感染部位进行点状触诊,如在感染区除一般的轻、中度疼痛外,在某一点有明显的剧烈压痛点,即说明已经形成脓肿,而此压痛点也即脓肿的位置。②对于末节指腹的感染,即便在炎症早期,由于局部组织坚韧,缓冲余地小,张力高,如产生剧痛,可早期切开引流,以减轻症状,防止感染扩散。③腱鞘、滑囊和掌间隙感染时,如肿胀严重、局部渗出积液较多,虽未形成脓肿,也可早期切开引流,以避免感染向深部组织扩散。

手术要求切开引流必须充分,同时要考虑到对手以后功能的影响。切口选择:切口要与皮纹方向一致,避免术后瘢痕挛缩,还要避开重要的血管、神经、肌腱。麻醉选择区域性阻滞或全身麻醉。一般不用局麻,因为它会增加感染的扩散,且镇痛效果差而使手术不易彻底。止血带:手术应常规用止血带,在无血视野,可清楚地辨认脓肿范围,使引流更彻底。但切勿驱血,以免感染扩散。只需将患肢抬高数分钟后,将止血带充气到 40 kPa 即可。充分引流:切开引流、排除脓肿后仔细探查脓腔,特别注意清除脓腔中的间隔及哑铃状脓肿。小脓肿引流可用橡皮片,脓肿较大时宜用浸有抗生素的纱条填塞。

二、甲沟炎

甲沟炎指在甲沟部位发生的感染,是甲周组织的一种常见的感染。常因修甲过短、拔倒刺、刺伤、嵌甲或指甲周围的裂伤引起。致病菌主要是金黄色葡萄球菌和化脓性链球菌。

1. 临床表现　感染开始时一侧甲沟红、肿、疼痛明显,很少有全身症状。感染可扩散至指甲根部和对侧甲沟,严重时可扩散至甲下,形成甲下脓肿,此时疼痛加剧,肿胀明显。如不及时处理,可发展成化脓性指头炎等。

2. 治疗　在早期未形成脓肿时,可用鱼石脂软膏、金黄散外敷,或用红外线、超短波等理疗,口服抗生素。一旦脓肿形成或出现局部搏动性疼痛,则应在指根神经阻滞麻醉下切开引流。对于双侧甲沟炎需双侧切开引流。如甲下脓肿已形成,应视脓肿大小切除指甲。

三、化脓性指头炎

化脓性指头炎为手指末节皮下化脓性感染。多因末节指腹的刺伤或挤压伤,也可由甲沟炎或甲下脓肿扩散而来。

1. 临床表现　局部表现为红肿,早期甲下、指尖呈针刺样疼痛较轻。随炎症进一步发展,组织肿胀,间隙内压升高,压迫末梢神经,引起手指远端随脉搏的剧烈跳痛,手下垂或轻击指端疼痛加重,手指肿胀 >12%,表示有脓肿存在。

2. 治疗　早期及时应用抗生素,局部冷敷,抬高患肢,如手指因肿胀或出现搏动性疼痛,应及时切开引流。切开目的是将炎症小腔切开,将脓液向外引流,切口常采用指侧面作纵向切口,在指端距指甲缘 2 mm,近侧距远侧指横纹约 0.5 mm。

四、化脓性腱鞘炎

化脓性腱鞘炎是手指腱鞘内的化脓性感染。多由腱鞘刺伤、腱鞘内注射时污染,或由邻近软组织感染引起。示、中、环指最易受累。

1. 临床表现　化脓性腱鞘炎起病急、进展快、症状重。患指红肿、跳痛明显。整个腱鞘上压痛明显,主动与被动活动时疼痛加重。急性化脓性腱鞘炎 4 大典型体征,即 Kanavevl 征:①手指弥漫性均匀肿胀,似腊肠样;②手指处于轻度屈曲位,以缓解腱鞘张力,减轻疼痛;③沿腱鞘分布区有明显压痛;④手指功能障碍,手指活动尤其当被动伸直远侧指间关节时引起剧烈疼痛。该病应与皮下脓肿鉴别。要点是皮下脓肿没有沿整条腱鞘的压痛。被动活动未受累的节段不会引起疼痛。B 超可提示腱鞘内有无异常液体信号或脓肿形成。

2. 治疗　化脓性腱鞘炎一旦诊断明确应该立即切开引流。否则感染将破坏腱纽、腱膜和肌腱,导致肌腱粘连、坏死,严重影响手功能。手术应选择臂丛麻醉。手术方式有:敞开引流法:在手指侧方作纵形切口;单切口滴注抗生素法:近端滴注抗生素,远端引流法。目前最常用的是闭合腱鞘灌注法,术后每 2~3 h 用 50 mL 生理盐水灌洗一次。48 h 后再观察手指,如感染消退,拔除聚乙烯管和引流条,开始功能锻炼,如感染仍未消退,可以继续灌注 24 h。1 周后可恢复正常活动。

五、化脓性滑囊炎

化脓性滑囊炎指桡侧或尺侧滑囊化脓性感染。两侧滑囊在腕部有小孔相通,感染可互相蔓延。化脓性滑囊炎常继发于拇指或小指腱鞘炎。

1. 临床表现　其临床特点为发病迅猛,局部疼痛剧烈,红肿明显,多伴全身症状如:高热、寒战、恶心、呕吐等。拇指腱鞘感染引起桡侧滑囊炎,鱼际部明显红肿、压痛。小指腱鞘炎可发生尺侧滑囊炎,小鱼际部和掌心处明显红肿、压痛。尺、桡侧滑囊炎可互相扩散,红肿、压痛常波及前臂下端。

2. 治疗　化脓性滑囊炎一旦诊断明确,在进行全身治疗的同时,即应切开引流。手术采用臂丛阻滞麻醉。尺侧滑囊炎在小指屈肌腱鞘的近端作切口,暴露尺侧滑囊的远端,打开滑囊。另在腕部尺侧腕屈肌腱的桡侧作一切口,放置硅橡胶管。具体做法同"化脓性腱鞘炎"的处理。桡侧滑囊炎的处理与尺侧滑囊炎的方法相似。在近鱼际纹处作掌部切口,在桡侧腕屈肌尺侧作近端切口。

六、手部间隙感染

手部间隙感染指在手部筋膜、腱鞘、皮肤等组织之间存在的一些潜在间隙内发生的感染。多由小的刺伤或继发于腱鞘或滑囊等邻近组织的感染。最常见的是掌中间隙感染、鱼际间隙感染。

1. 掌中间隙感染 掌中间隙位于手掌的中、环、小指深屈肌腱的深层。掌中间隙感染的手掌肿胀,掌心凹陷常消失并向外隆起,手掌的横纹变浅,压痛明显。中、环、小指呈屈曲位,被动伸、屈指时疼痛明显。当感染向远端发展则手背的肿胀较手掌更为明显,但其压痛主要在掌侧。全身症状如畏寒、发热、白细胞计数升高等较明显。治疗不及时炎症可以从远端沿中、环、小指间隙向手背扩散,在近侧经腕管向前臂扩散。

治疗:应尽早在臂丛麻醉下,切开引流。切口平行远端掌横纹,开始于掌中线,向尺侧再沿小鱼际的桡侧缘弧形向上。

2. 鱼际间隙感染 鱼际间隙位于拇长屈肌腱与示指指深屈肌腱的深层,拇收肌的浅层。此间隙感染时,拇、示指间指蹼、鱼际部明显肿胀、发红和压痛,但掌心凹陷仍存在。由于虎口处肿胀、压力增高,拇指呈外展半屈曲位,示指呈半屈曲位。被动伸直拇、示指时可引起疼痛。伴随的全身情况轻微。

治疗:选择臂丛阻滞麻醉,切开引流。切口可选择背侧切口,在第一骨间背侧肌的桡侧缘作弧形切口;掌侧切口:在手掌鱼际纹旁弧形切口。

附:手部疱疹感染

常类似于化脓性感染,累及甲沟及手掌,一般位于掌指关节以远,最常发生于拇指和示指。手部感染最常见的是单纯疱疹Ⅰ型、Ⅱ型病毒。病变开始表现为肿胀、疼痛及水疱形成。大约2周后小水疱形成溃疡。再过7~10 d小水疱干燥并愈合,但由于病毒的扩散可使病灶在其后的12 d左右仍具有传染性。该病毒常见于从事口腔或呼吸系统护理的人群中,例如口腔清洁和治疗人员。病人常有流感症状,可伴有腋窝与肱骨内上髁淋巴结肿大及前臂淋巴管炎。

治疗:应保持病灶清洁,防止细菌感染。目前一般采用药物治疗,包括对部分病人使用阿昔洛韦(无环鸟苷)。切开引流通常不适合于疱疹感染,但是在伴有化脓感染并且形成脓肿时需要切开引流。

(林向进)

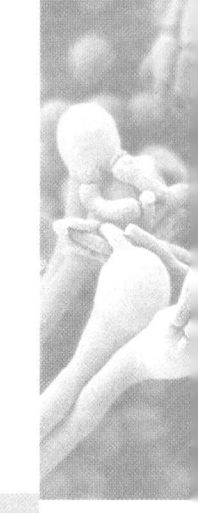

第111章

手部先天性畸形

本章要点 (Key concepts)

The pathogenesis of hand congenital malformation is not well known. Apart from hereditary factors, some environmental factors Have been recognized recently, such as lack of copper, iodine, vitamin A, B and D, antibiotics, anoxia, some sedative, X-ray exposure, epidemic process in early pregnancy and so on. Avoiding those factors can reduce malformation.

The purpose of operation is to improve function and appearance, and mainly to recover function. If operations could not bring obvious functional improvement, the lost of original hand function should be avoided. The basic principles of operation should be followed.

There is a great variety of polydactyly. The purpose of thumb polydactyly operation is to excise redundant finger and reconstruct a thumb with enough bone and soft tissues, stable joint, well joint movement, good line of force, muscles and tendons function and appearance as well as possible.

The keys of syndactyly operation are: a. Reconstruct elastic web; b. 'Z' plastic or serrated incision of soft tissue bridge between two fingers to separate them; c. The wound after seperation should be covered by full thickness or thick split skin graft.

手部先天性畸形比较常见,1974 年新生儿缺陷监测系统国际情报所开始进行预防新生儿缺陷的任务,目前有 23 个国家的 27 个中心参加。上肢先天性畸形发生率为 (2.3~9.5)/10 000。我国王炜(1985)曾对上海市 35 万新生儿出生记录进行调查,上肢先天畸形的发生率为 0.85‰。

一、手部先天性畸形的特点

1. 手部先天性畸形千变万化,种类繁多,同一种畸形可有千姿百态的临床表现。

2. 一种畸形常累及手部多种组织结构,形成复杂的畸形,严重影响手部的功能。

3. 手部先天性畸形可单独出现,或伴有多种上肢畸形。也可能伴有其他组织或器官的畸形,成为多种综合征表现的一部分。

4. 手部先天性畸形的病因复杂且还不清楚,可能与以下因素有关。

(1) 遗传因素　5% 的手部畸形是遗传所致。Aperrt 综合征的短指畸形和 Holt-Oram 综合征是单纯遗传引起手部先天畸形的例子。

(2) 环境因素　目前已知的致畸环境因素有:①母亲的营养:如铜、碘、维生素 A、维生素 B₂、维生素 D 等缺乏。②化学因素:抗生素、缺氧症、某些药物。1956~1962 年在中欧,很多早孕妇女服镇静药酞胺派啶酮(thalidomide),致大量胎儿畸形,尤以上肢为多。③放射线:X 线照射,原子弹爆炸等。④内分泌因素:糖尿病产物的影响,可使先天性畸形的发生率增加 5~7 倍。⑤感染:如早孕妇女患流行性蔷薇疹,先天性畸形可高达 40%~80%。⑥创伤:母亲的严重创伤。

胚胎发育从第 3 周开始至第 7 周上肢已基本形成 (Figure 11-111-1)。因此,妊娠头 3 个月是对其生长发育影响的关键性阶段。了解可能的致畸因素,予以避免,可减少畸形发生。

5. 上肢先天性畸形种类复杂,一种畸形常涉及多种组织的损害,确切的分类几乎十分困难。按国际手外科学会联合会的分类法(IFSSH 分类法)上肢先天性畸形可分为以下 7 大类:Ⅰ.肢体形成障碍,如先天性拇指缺损;Ⅱ.肢体分化障碍,如并指畸形;Ⅲ.重复畸形,如多指畸形;Ⅳ.过度生长,如巨指畸形;Ⅴ.生长迟缓,如短指畸形;

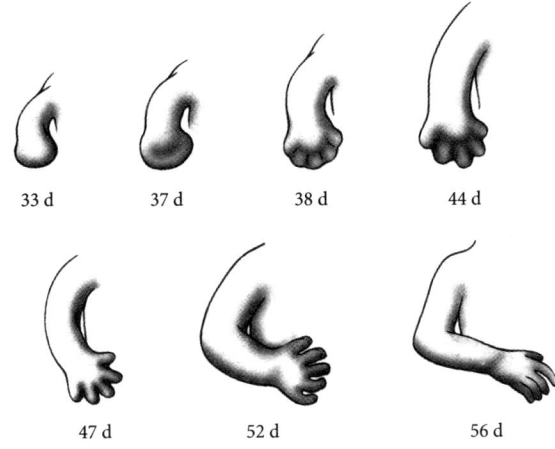

33 d   37 d   38 d   44 d

47 d   52 d   56 d

Figure 11-111-1　Embryonic development of upper limbs

Ⅵ.先天性环状缩窄综合征;Ⅶ.广泛性异常和综合征。

6. 畸形的复杂性和多样性,治疗十分复杂而困难,也决定了治疗的个性化。同一种畸形难以用一种手术方法予以治疗。许多手部先天性畸形,目前还没有有效的治疗方法或治疗效果还很不满意,例如缺肢、短指畸形、先天性桡侧球棒手、先天性掌挛缩(即先天性风吹手,windblown)、先天性巨指、巨肢畸形等。需要我们应用显微外科、手外科和整形外科的成就进一步加以研究。

二、治疗原则

1. 非手术治疗　包括夹板应用,职业训练和心理治疗及假体的应用等,可根据病情加以选择,而对某些病例可能是仅有的治疗方法。

2. 手术治疗

(1) 手部先天性畸形手术治疗的目的是改善功能和外形,以恢复功能为主。如达不到明显功能改善,应尽量避免手部原有功能的丧失。仅涉及外形的畸形,如末节多指,从美容角度出发,亦应治疗。

(2) 必须考虑手部所保留的功能在患儿生长发育过程中的代偿性作用,如先天性拇指缺损,其示指常能逐渐代替拇指功能,应从幼小起积极加以指导和训练,不宜轻易进行手术。

(3) 手术时机应因人而异,一般应在局部组织达到足以容易辨认,并在固定的功能障碍形成之前进行,通常畸形矫正手术的最好时机是 2~4 岁。需要进行主动功能锻炼的手术,如肌腱手术,应考虑到患儿的理解和主动配合能力,宜于年龄稍大进行。

(4) 发育过程中,由于不同程度的生长,畸形会不断发展,应对患儿定期观察。对妨碍发育的畸形,如远端在同一平面的中、环指完全性并指、末节骨桥并指、交叉并指伴手指远节发育不良、先天性缩窄带等,条件允许下,应尽早手术治疗。

(5) 影响骨骺的骨矫形手术,应在接近成年,骨骼停止发育后再进行手术,以免影响肢体的生长发育。

三、常见的手部先天性畸形

(一) 多指畸形

1. 临床表现　多指(polydactyly)即正常手指以外的赘生手指或手指的孪生畸形,为最常见的手部先天性畸形。多见于拇指桡侧和小指尺侧,以拇指多指为最多见。拇指多指畸形种类繁多,Wassel(1969)对拇指多指畸形作了详细的分类(Figure 11-111-2)。拇指多指可在拇指的桡侧或尺侧,且两个拇指常大小不同,较大而功能较好的为主指,应予以保留,另一个则为赘生的次指,则应予以切除。有时两个拇指形态相似,称之为镜影拇指。

多指根据其所含的组织成分,可分为:①软组织多指,即仅为一个小肉赘,或一个发育极不完全的手指仅以一皮肤蒂与手部相连。②单纯多指,即为一个发育完全的手指。③复合性多指,即多指伴有掌骨部分或完全重复畸形(Color figure 61、62、63、64)。

2. 治疗　多指畸形均需手术切除,仅为窄蒂的肉赘

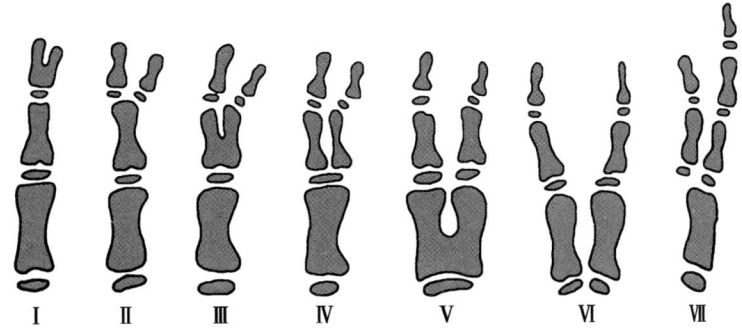

Figure 11-111-2　Wassel classificating of thumb polydactyly

Ⅰ   Ⅱ   Ⅲ   Ⅳ   Ⅴ   Ⅵ   Ⅶ

状多指,3~6个月时即可切除。多指于近端共一个关节,影响拇指发育者,宜在1岁以内手术。发育较健全而又不影响健指发育者,以学龄前手术为宜。术前均应行X线拍片,以帮助区别和确定主指,为手术时手指的去留提供依据。

拇指多指手术的目的是切除多指,重建一个有足够的骨及软组织、稳定的关节、良好的关节活动、拇指的力线、肌肉和肌腱功能和外形的拇指。手术方法应根据多指的部位及其组织结构而定。一大一小的拇指末节多指,则切除小的多指,将其软组织用于修复保留的手指;如两者相同大小,难以区别主、次指时,则将两者合并为一指。但该术式对骨发生中心有损伤,极有可能出现骨发育不良,成人手术效果较好。从关节离断切除多指时,应注意将白色薄片状的骨骺切除,以免残留骨骺继续生长形成骨性突起。并应修复关节囊、韧带和重建内部肌止点,必要时行截骨矫形(Figure 11-111-3)。

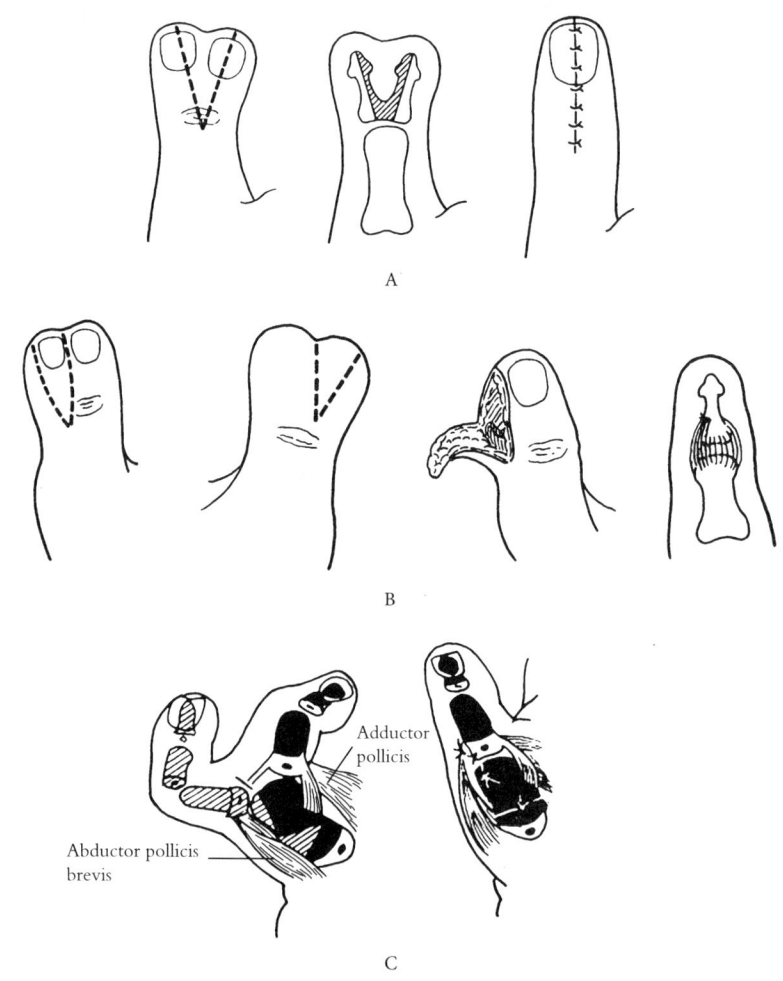

Figure 11-111-3 Excision of polydactyly

A. Removing the medial ray to form a single thumb; B. Simple resection of the supernumerary finger while preserving/correcting the joint capsule; C. Resection of the supernumerary finger with correction of the deviation of the metacarpophalangeal joint by osteotomy and musculus abductor transposition

（二）并指畸形

1. 临床表现 并指(syndactyly)即两指或多指之间有连续的皮肤、软组织或骨组织桥相连,是仅次于多指的手部最常见的畸形。其相并连的手指数目、并连的程度及并连的组织结构各不相同,以中、环指及示中指相并连的皮肤并指最为常见。并指影响手的美观,以及手指内收、外展和屈伸的灵活性。不同平面上的并指会影响手指的发育而出现偏斜畸形。

按并连的程度可分为部分性并指(即相邻手指的部分组织相连)和完全性并指(即相邻两手指从手指基底部至指尖部完全相连)。按其组织结构可分为:单纯性并指,即相邻两手指仅有皮肤及皮下组织相连,又称为皮肤并指(Figure 11-111-4);复杂性并指,即相邻手指除皮肤软组织外,还有骨组织相连,又称为骨性并指(Figure 11-111-5)。

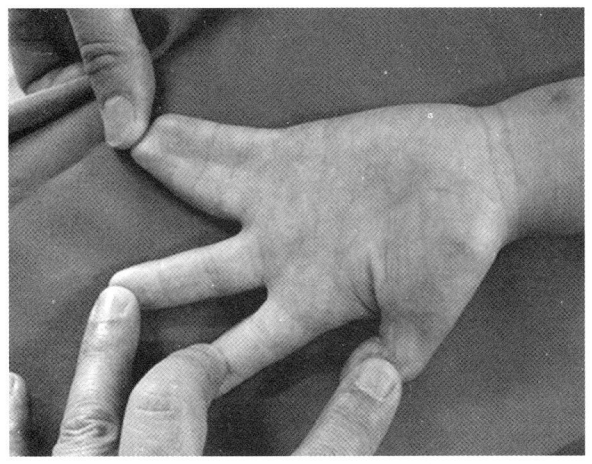

Figure 11–111–4 Skin syndactyly

2. 治疗

(1) 手术时机　①并指手术一般以学龄前为宜,影响发育者,如不等长的手指间并指,可于 1 岁手术。②特殊类型的并指,如末节手指间骨桥并指,远节发育不良的交叉并指,最好在 1 岁以内予以分开。③功能良好,不影响发育的并指,可不予手术或发育成熟后手术。④多个手指相并,不宜于一个手指的两侧一次分开,以免影响中间手指的血液循环。

(2) 并指手术的关键　①重建指蹼,采用矩形皮瓣或双三角皮瓣,形成一个具有弹性的指蹼。②"Z"字形或锯齿状切开两指间的软组织桥,分开手指。③良好的植皮,宜用全厚层或厚的中厚皮片覆盖(Figure 11–111–6)。

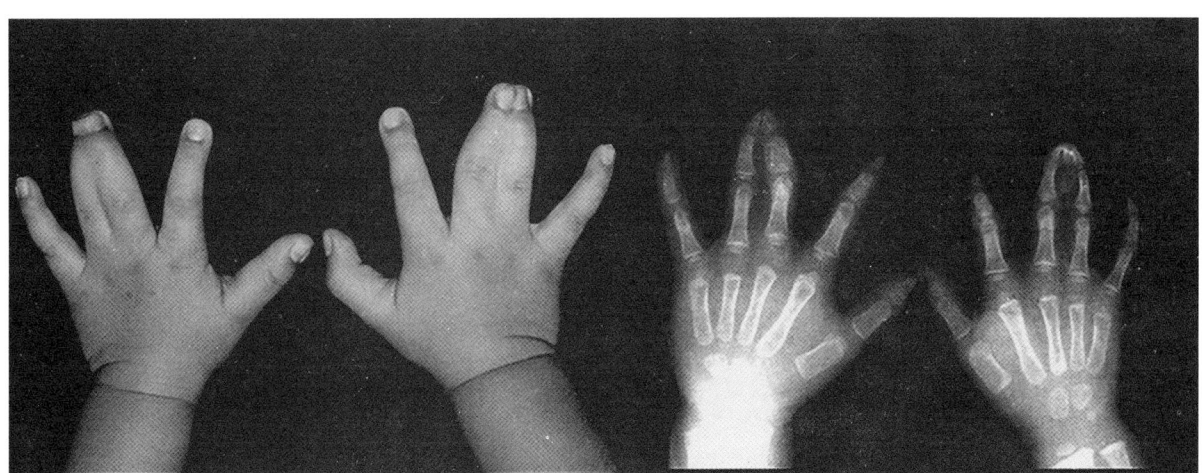

Figure 11–111–5 Bone syndactyly

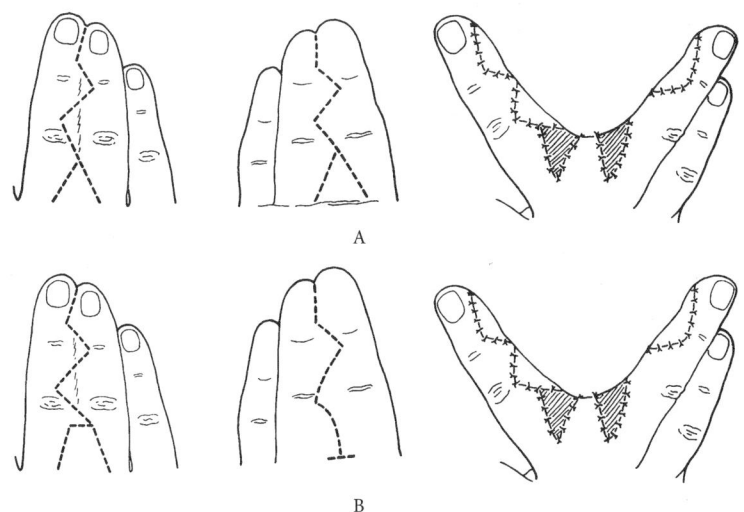

A

B

Figure 11–111–6 Operation of syndactyly
A. Triangle skin flap; B. Rectangular skin flap

（三）先天性拇指扳机指

1. 临床表现 先天性拇指扳机指（congenital trigger thumb）是指儿童拇长屈肌腱在腱鞘内滑动受阻，被动活动处于屈曲或伸展状态的拇指指间关节时，产生像枪的扳机样的阻挡感。本病多在 6 个月到 1 岁时，无意中被家长发现。表现为一侧或双侧拇指指间关节呈屈曲畸形，被动活动不能伸直，拇指掌指关节掌侧可触及一硬节（Color figure 65）。

2. 治疗 先天性拇指扳机指有自愈的可能，本病发现后尽早手术治疗。如不及时手术且不自愈者，很有可能发生指间关节挛缩。手术方法：于掌指关节横纹处作横形切口，显露拇长屈肌腱鞘，纵行切开或部分切除 A_1 滑车，拇指即可伸直，手术以达到拇长屈肌腱能自由滑动为止，肌腱结节不予处理。

（四）巨指畸形

1. 临床表现 巨指畸形（macrodactyly）是指一个手指的所有组织，包括指骨、肌腱、神经、血管、皮下脂肪、指甲和皮肤均增大，可为一侧或双侧（Color figure 66）。手指由于一侧生长过度常呈弧形侧方偏斜。手掌、前臂甚至整个肢体均肥大者称为巨肢症。本病恒定地伴有局部神经组织显著增粗，伴有明显的脂肪浸润，并在一定的部位显著扩大呈肿瘤状。

2. 治疗 巨指畸形常需手术治疗。其方法可根据畸形的类型、范围和严重程度而采取局部组织切除术、截骨及骨骺阻滞术、神经切除和神经移植、过大的巨指截指术等。

（五）桡侧纵列缺失

1. 临床表现 桡侧纵列缺失常呈桡骨部分或完全缺失，尺骨弯曲、远端向尺侧脱出，伴桡侧腕骨缺失及拇指发育不良或缺失（Color figure 67）。表现为手于前臂远端向桡侧偏斜，而呈"高尔夫球棒"状，又称为桡侧球棒手（radial club hand）。

2. 治疗 手术的目的是矫正畸形、改善患手的功能和外形。出生后 2~3 个月即可用按摩、夹板或支具矫正桡侧紧缩的组织结构，直至骨发育成熟。手术矫正的目的是减轻腕部向桡侧和掌侧的脱位，稳定腕关节，使手位于尺骨上并保留某种程度的腕关节活动度，改善手的抓、握、捏功能，包括腕部中心化手术、桡侧化手术（radialization）、重建桡骨支架、拇指缺失和畸形的矫正等。

（洪光祥）

第 112 章

手部其他疾病

第一节 / 手部筋膜与肌肉挛缩症

本节要点 (Key concepts)

- **Background and risk factors**

Contracture of the fascia and muscle of the hand and/or forearm mainly results from delayed treatment or inadequate decompression for the compartment syndrome, or inadequate debridement of the inactive muscle in the damaged compartment.

- **Clinical presentation**

Contracture of hand intrinsic muscles will not permit full simultaneous metacarpophalangeal joint extension and interphalangeal joint flexion. Contracture of forearm flexors, which may occur alone or accompanied with intrinsic muscle contracture or palsy, mainly involves the deep compartment muscles, and can pull the fingers into flexion and the wrist into flexion and pronation.

- **Staging and classification**

It consists of four stages: incipient stage, subacute stage, variation stage, established stage.

- **Management**

Preventing contracture, ie., immediate surgical decompression of the involved compartments and debridement of the inactive muscles as the diagnosis of compartment syndrome has been established, and is essential. In sub-acute stage (3 to 15 days), most investigators still suggest decompression. In progressive stage of contracture (3 to 6 months, or longer), conservative treatment, such as massage, physical therapy, rehabilitation etc, can be used for mild condition, or surgical decompression for serious condition. In advanced stage (more than 1 year), reconstructive surgery is necessary.

虽然近年来随着医生对前臂及手部骨筋膜室综合征认识的提高,早期减压使得严重的手部筋膜与肌肉挛缩的发生率已明显下降,但临床上有时因为就医晚或种种原因延误了治疗,还可以见到前臂及手部筋膜与肌肉挛缩的病例。另一方面的原因是前臂或手掌部挤压伤后,虽然骨筋膜室已打开减压,但对于挫灭、失活的肌肉组织清除不彻底,该部分肌肉及筋膜坏死,瘢痕化后发生挛缩,而影响手部功能,这种情况在手掌部挤压伤更常见。因此,对手部筋膜与肌肉挛缩症最重要的是做好预防工作,防止其发生。

一、临床表现与诊断

1. 手内在肌挛缩 手内在肌包括鱼际肌、小鱼际肌、骨间肌及蚓状肌。手的精细动作依靠手内在肌的活动。手内在肌挛缩可表现为全手内在肌挛缩或部分内在肌挛缩。挛缩的肌肉呈条索状,由于骨间肌和蚓状肌的共同作用是屈掌指关节、伸指间关节,所以相应受累的手指呈掌指关节轻度屈曲,指间关节伸直位。当被动将掌指关节伸直时,指间关节伸直更明显,以至于轻度过伸,主、被动屈曲指间关节均不能,同时有抵抗感。拇指受累时呈垂直外展、内收至第 3 掌骨前面,掌指关节微屈曲,指间关节伸直位。

2. 前臂屈肌挛缩 前臂屈肌挛缩时,手内在肌可以不受累,也可伴手内在肌挛缩或手内在肌瘫痪。手内在肌挛缩症状如前面所述。

前臂屈肌挛缩轻重程度可以不同。轻者,单纯某些肌肉挛缩,且程度亦轻;重者,前臂肌均挛缩。前臂缺血性挛缩一般深层肌受累重,浅层肌相对较轻。指屈肌挛缩时,手指呈屈曲状,轻者随腕关节屈曲,手指可以伸直。伴有屈腕肌挛缩时,腕关节呈屈曲状,被动亦不能伸直。伴旋前方肌和旋前圆肌挛缩时,前臂呈旋前位。

无论是手内在肌还是前臂肌挛缩,除了检查肌肉挛缩的情况和造成畸形外,还要检查所存留的肌力情况,以便为手术治疗方案的决定提供依据。当然,肌肉挛缩的肌力测定有时不一定很准确,因为挛缩肌肉之间有粘连代偿的情况,术中暴露后,有时会发现肌肉动力较术前测定的差。

二、治疗

1. 手部筋膜与肌肉挛缩的治疗关键在早期预防治疗:及时的切开减张,肌肉有挤压伤时清除失去活力的肌组织,防止肌肉挛缩的发生。

2. 对于失去早期处理时机的病人,在亚急性期(时间为3~15 d),目前许多学者认为此期病人仍应积极进行切开减张术,尤其对肿胀明显,间室压力较高者,减压术可改善肢体的血液循环。

3. 对于缺血性肌挛缩形成的演变期病人(这个演变需要3~6个月或更长时间)。轻型病例可进行按摩、理疗、激光、康复等综合治疗,减少畸形的发生;重型病例应进行受累间室的减压术,术中打开筋膜、肌膜,并行神经松解减压,如发现肌肉已经坏死,应予以切除,不可姑息,免留后患。

4. 对于晚期肌肉挛缩已形成的病例(时间在1年以上),则行功能重建术。

手部筋膜与肌肉挛缩症的预防见 Box 11-112-1。

Box 11-112-1　手部筋膜与肌肉挛缩症的预防

1. 重视骨筋膜室综合征的早期诊断,一经诊断即行筋膜切开减压术,减压要充分、彻底
2. 充分认识由于肌肉挤压伤后坏死,瘢痕化引起的挛缩,对于前臂和手部严重挤压伤,应打开骨筋膜室,并充分清除挫灭、失活的肌肉组织,当然要保护好健康组织,以最大限度地恢复手部功能

第二节 / 掌腱膜挛缩症

本节要点 (Key concepts)

- **Background**

Contracture of the palmar aponeurosis is also called Dupuytren's contracture. This is an easily recognized condition characterized in the established phase by flexion contracture of one or more of the fingers from thickening and shortening of the palmar aponeurosis.

- **Risk factors**

The precise cause is unknown. There is a hereditary predisposition. In a predisposed person injury plays a part but its exact significance is uncertain. There is an increased incidence of the disorder among epileptics, diabetics. The diseaes is more frequently seen in alcoholics among the general population.

- **Clinical presentation**

In Dupuytren's contracture. the aponeurosis, or part of it, becomes greatly thickened, and it contracts, drawing the fingers into flexion at the metacarpo phalangeal and proximal interphalangeal joints. The medial half of the aponeurosis is affected most, and serious flexion deformity is usually confined to the ring and little fingers. The earliest sign is a small thickened nodule in the mid-palm opposite the base of the ring finger. The area of thickening gradually spreads from this point, giving rise eventually to firm cord-like bands that extend into the ring or little fingers, or both, and prevent full extension of the metacarpo phalangeal and proximal interphalangeal joints. The skin is closely adherent to the fascial bands, and is often puckered. The flexion deformity becomes progressively worse in the course of months or years.

- **Staging and classification**

Meyerding grading system is used to classify Dupuytren's disease.

• **Management**

A contracture that is not progressing rapidly is often better left alone, especially in an elderly patient. Operation entails excision of the thickened part of the palmar aponeurosis by painstaking dissection. Simple division of the taut contracted bands is unsatisfactory, because the contracture tends to recur.

掌腱膜挛缩症(contracture of the palmar aponeurosis)是一种侵犯掌腱膜并延伸至手指筋膜,最终导致掌指关节和指间关节屈曲挛缩的进行性疾病。1832年,Dupuytren提出了创伤的理论及手术治疗,目前一般将此病称为Dupuytren挛缩(Dupuytren's contracture)。对该病相关的显微解剖,病理变化的研究不断有报道。此病在欧洲一些国家很常见,我国发病率较低,且程度也相对较轻。

一、病因

本病的病因目前尚不十分清楚,但其发病与种族、性别、年龄、遗传因素有关。北欧国家的人群患此病的较多,亚洲人较少。男性明显多于女性,年龄在40岁以上者多见,两侧者不少见。有的作者认为,本病与外伤特别是慢性劳损有关,尤以手工劳动者多见,但统计资料表明两者之间没有相关性。很多作者报告本病与大量饮酒和肝疾病(Wolfe1956),癫痫(Hueston 1963)、糖尿病、结核病、Peyronie's病(Billing l975)有关。Orlando报道的60例病人中只有21例没有明显的全身疾病。

二、临床表现及诊断

本病的早期症状,常在环指掌指关节平面掌侧皮肤出现小结节,皮肤增厚,皮下渐形成纵形挛缩束,结节与皮肤粘连紧密,远侧掌横纹附近产生皮肤皱褶,呈月牙状凹陷。如病变进一步发展,则掌指关节伸直受限,当手指筋膜累及时,近侧指间关节发生继发性屈曲挛缩,而远侧指间关节很少受累。累及手指者以环指最多,其次为小指,中指。拇、示指很少受累。本病诊断并不困难,但也应注意鉴别诊断(Color figure 68)。

三、治疗

在发病早期,无明显关节挛缩,又无握物疼痛者,可以采取理疗等非手术治疗观察。对出现掌指关节屈曲挛缩,尤其出现近侧指间关节挛缩的,应早手术治疗。因为它的预后比单纯掌指关节挛缩更差。在治疗掌腱膜挛缩中,最困难和严重的问题是首次看到病人时已出现不可逆性的继发性关节挛缩。国外报道亦认为,对这些病人的治疗效果较差。因此应抓住手术时机早期治疗。

手术治疗的目的在于切除病变,纠正挛缩恢复功能,防止复发等。

(一)掌腱膜切除的范围

对掌腱膜挛缩的手术治疗,可以分为皮下腱膜切开术,掌腱膜部分切除术和掌腱膜全部切除术三种。皮下腱膜切开术操作简单,适用于手掌呈线状索引起的掌指关节挛缩,或对于屈曲挛缩严重的病例作为部分切除术的准备。术后复发率较高,因此很少单纯用此法治疗。掌腱膜全部切除,即切除全部有病变的和正常的掌腱膜及其纵隔,由于皮下分离广泛,易引起术后血肿,皮肤坏死等并发症,且与掌腱膜部分切除术相比复发率无明显区别。因此大部分作者都主张做掌腱膜部分切除术。

(二)切口的选择及创面的处理

1. 掌腱膜切除术 切口很多,目前常用的有横切口,"Z"成形术,多"Z"成形术,"V-Y"成形术等(Figure 11-112-1)。一般来说对于皮肤受累较轻的病例采用倒"L"形或"S"形切口。切除掌腱膜后,直接缝合伤口。对于病变累及皮肤者,术时可将受累之皮肤切除,用游离植皮或局部转移皮瓣来修复创面。

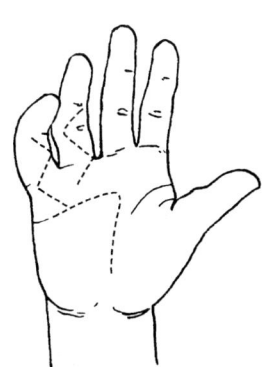

Figure 11-112-1 Incision

2. 指筋膜切除 采用多"Z"形切口。手指近侧指间关节的挛缩一般是掌腱膜挛缩的手术治疗中遇到的最困难问题。几种因素,包括挛缩的期限、掌腱膜受累的类型、掌侧关节囊结构的短缩、治疗时挛缩的严重程度、皮肤的质地,这些都是术后畸形复发率高的因素。对手指松解后掌侧皮肤缺损时,可采用手指侧方皮瓣移位覆盖(Figure 11-112-2)。对严重屈曲挛缩的手指需行关节融合术或截

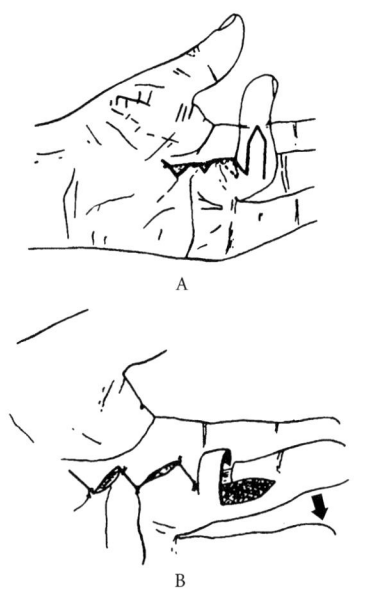

Figure 11-112-2　Lateral digital flap recover defect of skin

指术。

　　无论采用何种手术治疗,都必须注意严格止血。

（三）术后处理

　　术后手指用伸直位支架固定 3~6 d,1 周后开始练习活动。对严重病例夜间用支架保持伸直位 3~6 个月。伤口愈合后可配合理疗,以减轻深部组织的粘连。术后敷料包扎时,应将折叠好的纱布抖开呈团状置于手掌,再覆盖纱布块,使敷料能起到均匀一致的压迫作用,防止术后出现血肿。

四、并发症

　　血肿、皮肤坏死、指神经损伤、复发和再发等是常见的并发症,仔细的手术操作、细心的分离皮肤与掌腱膜的粘连、彻底的切除受累的掌腱膜、松止血带后的严密止血,术后引流、包扎,可预防上述并发症的发生。

第三节 / 脑源性痉挛手

本节要点 (Key concepts)

- **Background**

Cerebral spasm hand is a manifestation of upper motoneuron palsy involving upper limbs.

- **Risk factors**

In a growing child, it is often the sequela of cerebral diseases, such as birth asphyxia, encephalitis, and meningitis, etc. In adult, spasm of upper limb is usually secondary to hemiplegia resulted from stroke or trauma.

- **Clinical presentation**

Making an accurate diagnosis and detecting correctable conditions through a thorough clinical examination is essential for treatment options. Mental deficiency, though not contraindication for surgery, will influence the surgical options because it may lead to difficulty in postoperative dirigation. Extrapyramidal signs accompanied with spasticity, such as athetosis and chorea, is contraindication for surgery. It is important to set a specific goal for the patient before treating palsy.

- **Staging and classification**

Zancolli's classification is used to evaluate the spastic upper limb.

- **Management**

Some patients may benefit from physical or occupational therapy. Surgery can be used to control effects of spasticity on joints, decrease spasticity, correct dislocation or contracture and increase mobility.

　　脑源性痉挛手系上肢的上运动神经元麻痹的一种表现形式。主要的问题是神经中枢对这种痉挛的抑制力或多或少丧失了,常伴随着一种牵张反射加剧的痉挛。采用一些简单的外科手术能在某种程度上改善这些病人的生活质量。

一、病因

　　上肢痉挛麻痹由颈部脊髓外伤后造成的全瘫引起者少见,常由脑部疾病所致。

　　1. 婴儿或青少年,所有脑性疾病的神经后遗症,包括新生儿窘迫,脑膜炎或脑炎等均属于脑性瘫痪。这些不同种类的脑性瘫痪可分为两大类：

（1）Little 病或婴儿痉挛性全瘫　这主要影响下肢而上肢正常或基本正常。

（2）婴儿脑性偏瘫　主要影响上肢而下肢正常或基本正常。

2. 成人上肢痉挛　通常继发于血管病或外伤引起的偏瘫。

二、临床评估及手术适应证

痉挛主要累及前面的肌肉，包括上臂内收肌群、肩外旋肌群、屈肘肌、旋前臂肌、屈腕肌、屈指、屈拇肌及拇收肌。

手的检查集中于病人在腕不同位置下主动伸指和握拳的能力，并由此来决定其手术适应证。

尽管外在屈肌挛缩，若病人在腕中立位时能完全伸直手指，则没有手术指征。对仅在完全屈腕时能完全伸直手指，随着手指屈曲可主动伸腕的病例，手术的目的在于减少手指外在屈肌的痉挛，基本是采用选择性去神经术。有时可试图通过尺侧腕屈肌的移位加强手指伸肌群。

如果病人能在腕明显屈曲时伸指，手指屈曲时不能伸腕，则应确定腕伸肌是否麻痹。当腕伸肌麻痹时，病人被动亦不能伸腕，此时手术包括减弱屈肌的力量同时通过肌腱转移来达到伸指伸腕的目的。

在腕屈肌挛缩的病例中，近排腕骨切除使病人能被动伸腕，然后可通过肌腱转移来稳定伸腕。

对受影响最严重的病例，病人即使在腕完全屈曲的情况下也不能主动伸指。这时手术的目的仅针对改善个人卫生及防止皮肤浸渍。腕关节屈曲挛缩可通过近排腕骨切除术来纠正。屈肌挛缩采用肌腱切断术来减轻。

以手内在肌的痉挛为主的情况相对少见，常见于脑炎或脑创伤后的青壮年。外在肌能控制的很好，治疗是简单的。如果畸形可以被动纠正，则采用选择性痉挛肌肉的运动神经切断术；如果畸形被动不能纠正，要附加内在肌肌腱切断。

三、治疗

1. 非手术治疗　包括作业疗法（生活活动训练）、神经电刺激、痉挛肌肉治疗仪、低频脉冲刺激仪、温热疗法及水疗等，使痉挛程度缓解，对轻度病人可达到部分肌力平衡，减轻畸形。

2. 手术治疗　目的为矫正畸形，恢复肌力平衡，改善肢体功能的手术，要严格掌握适应证，不可完全按照婴儿瘫后遗症或周围神经麻痹的模式进行手术。应反复向病人及其家属强调，手术只能减轻某些障碍或使某些运动便利却不能保证改善功能。对成年人近期发生的偏瘫，在考虑手术治疗前，必须等待一段时期以确定病变是稳定而明确的。

第四节 / 脊髓灰质炎后遗症的手部功能障碍

本节要点 (Key concepts)

- **Background and risk factors**

Poliomyelitis is acute infectious disease that is caused by virus invading anterior horn cell of spinal cord. Most cases are children of 0 to 3 years old, so the disease is also called infantile paralysis.

- **Clinical presentation**

When make a diagnosis of sequelae of poliomyelitis, the following characteristics should be taken into account: epidemic history, fever history before or at the time of paralysis, unsymmetric extremity paralysis, and no paresthesia. The last point is very important.

- **Staging and classification**

It consists of three stages: acute, recovery and deformity stage. In the last stage, patients may suffer dysfunction and deformity of the extremities, ie, sequelae of poliomyelitis.

- **Management**

Surgical options are based on the specific paralytic muscles and severity of paralysis. For patients with extensive and serious paralysis, permanent brace may be the feasible unique management to improve function of extremities. Muscle and tendon transfer can be applied for the patients who will benefit from reconstructive surgery. Arthrodesis can only be used for patients older than 14 years.

脊髓灰质炎(poliomyelitis)是一种急性传染病,由病毒侵犯脊髓前角细胞导致所支配的肌肉发生瘫痪。由于该病多发生于6个月至3岁的儿童,故有小儿麻痹和婴儿瘫之称。脊髓前角细胞受累的程度不同,则预后不同。轻者少数肌肉瘫痪,肢体轻度畸形或乏力,严重者可因呼吸肌瘫痪而死亡。而更多的病人则因为多数肌肉受累造成肢体畸形和功能障碍。临床上由于腰段脊髓灰质受累远多于颈胸段,所以下肢麻痹发生率约占90%,上肢功能障碍则少见。可喜的是,我国开展了口服脊髓灰质炎疫苗的预防工作,该病已得到了控制。

脊髓灰质炎一般分为急性期、恢复期和畸形形成期。急性期表现为发热、头痛、咽喉痛等症状,2~3 d无出现神经症状、肌肉瘫痪,此时的治疗以小儿内科为主,主要是避免刺激、解除痛苦和保持正常的功能位。恢复期以肢体瘫痪不再进展开始,直到瘫痪的肌肉停止恢复为止。此期一般为2年。治疗的目的是促进和增强肌力恢复及防止和减少畸形的发生。可采取理疗、功能锻炼、支架等方法。畸形形成期为发病2年以后,由于部分肌肉功能不恢复,或部分恢复,引起动力学不平衡,继而产生功能障碍和畸形。骨科治疗的重点针对这一期。

一、临床表现与诊断

脊髓灰质炎后遗症手部功能障碍的临床表现与诊断应考虑以下几个方面:

1. 当地有流行病史,6个月至3岁的小儿易患病。
2. 肢体瘫痪前或瘫痪时有发热史。
3. 肢体肌肉瘫痪两侧不对称,并且没有周围神经支配肌肉的规律。
4. 肌肉麻痹但无感觉障碍,这点是诊断脊髓灰质炎后遗症的很重要的体征。
5. 与下肢肌肉麻痹同时存在时,肢体细小,关节松弛不稳定,可发生各种不同的畸形。

二、治疗

如前所述,脊髓灰质炎后遗症上肢功能障碍较少见,上肢肌肉麻痹的程度不同,分布没有规律性,依具体情况做相应的处理。对于麻痹严重、广泛、无功能重建条件者,可为病人设计和制作永久性支具以改善肢体功能。对有条件功能重建者,应对上肢肌力作仔细、反复的检查,肌力测定一般均采用Code分级评定法为标准,转移的动力肌最好为5级,不能低于4级。肌力测定时还应注意病人年龄小者由于恐惧或不理解意图而配合不好,也会影响正确测定。另外,有些关节活动有两个以上肌肉组成的肌群起作用,所以检查者要根据主观测定肢体的对抗力大小和肌腱的紧张度并与健侧作对比。正确测定肌力后,对整个上肢的功能重建制订出合理的治疗方案。5~6岁以上的儿童可行软组织手术,14岁以上的青少年才可施行关节融合术。

第五节 / 虎口挛缩

本节要点 (Key concepts)

- **Background**

The first web-space contracture means that thumb is in adduction position, and can not abduct and oppose actively or passively.

- **Risk factors**

The following factors can cause the contracture: congenital deformity, injection of medicine at the first web-space, and trauma.

- **Clinical presentation**

The main sign is adduction deformity of thumb and narrow web-space. With thumb in abduction position, the distance between the ulnar border of thumb interphalangeal crease and the radial border of the metacarpophalangeal crease of index finger can be measured to evaluate contracture level. Mild contracture: the distance is more than 2/3 of that distance of opposite hand; moderate contracture: 1/2 to 2/3 of opposite hand; severe contracture: less than 1/2 of opposite hand.

- **Staging and classification**

The first web-space contracture is divided into three degrees acording to GU Yudong method.

虎口挛缩即第一指蹼挛缩(first web-space contracture)时,拇指处于内收位,主被动不能外展、对掌,影响手的抓、握功能,需要外科手术治疗。

一、病因

1. 先天性 主要表现为先天性拇内收肌挛缩,先天性第一背侧骨间肌挛缩,先天性拇短屈肌挛缩等。

2. 药物性 常因合谷穴注射奎宁、复方氨基比林、安乃近、异丙嗪等药物,引起拇内收肌和第一背侧骨间肌挛缩。

3. 外伤性 是虎口挛缩常见的病因,如手部挤压伤、严重烧伤、电击伤、爆炸伤、切割伤等,这些损伤可引起虎口皮肤筋膜挛缩、肌腱损伤、肌肉神经及骨关节的损伤。

4. 其他原因 虎口挛缩还可因感染、掌腱膜挛缩、脑性瘫痪、长时间不合适的支架和外固定等原因引起。

二、临床表现与诊断标准

虎口挛缩的临床表现主要为不同程度拇指内收畸形,虎口狭小。先天性原因者表现为拇内收肌和第一背侧骨间肌紧张,由于拇短屈肌紧张,还表现为拇指掌指关节的屈曲。将拇指被动伸直和外展时,有明显抵抗力。药物注射引起的虎口挛缩则主要表现第一背侧骨间肌和拇内收肌的挛缩,前者的挛缩程度更重些,可出现示指内在肌阳性手指的体征。挛缩的早期,虎口皮肤和筋膜挛缩不明,晚期出现继发性狭小。外伤引起的虎口挛缩轻重程度也有很大差异。轻者单纯的虎口线性瘢痕挛缩,严重者浅筋膜、拇内收肌、第一背侧骨间肌挛缩或瘢痕化,第一掌关节囊挛缩,拇指固定于内收位可测定拇指指间关节纹尺测点与示指掌指关节纹桡测点之间的距离确定虎口挛缩的程度。

顾玉东将虎口挛缩分为3度。轻度:与健侧相比差1/3以内;中度:为健侧的1/3~1/2;重度:为健侧的1/2以上。

三、治疗

除了非常轻的虎口挛缩,可通过功能锻炼逐渐恢复虎口的宽度以外,一般均需要手术治疗。虎口挛缩的手术治疗应根据病因、病理变化、挛缩程度、虎口部及手背软组织条件等,选择合适的治疗方案。

虎口挛缩的手术实际涉及两方面问题,一是皮肤筋膜的病变,二是深层组织包括肌肉、神经、骨关节的病变。两者即可单独存在,又可同时存在。深部组织松解不彻底,骨关节病变不解决,虎口不能充分开大。而虎口开大后皮肤覆盖不合理,则挛缩会再次形成,或外观不好看。因此这两方面都很重要。

1. 深部组织病变的治疗

(1) 单纯拇内收肌挛缩或单纯第一背侧骨间肌挛缩:前者可将挛缩的索带切断,保留正常的肌肉组织,后者可行第一背侧骨间肌腱性部分延长术,直至虎口开至正常为止。

(2) 第一腕掌关节继发挛缩:行关节囊剥离术,一般均可达到开大虎口目的,对严重病例可行第一掌骨楔形截骨术或第一腕掌关节融合术。

以上两种情况合并的皮肤及筋膜病变,应根据下面的描述,同时行虎口处皮肤覆盖。

2. 皮肤筋膜病变的治疗

(1) 虎口部软组织条件好时,线状瘢痕可行"Z"形成形术,片状瘢痕行游离植皮术。

(2) 虎口部皮肤条件差,深部组织松解,虎口开大后,软组织缺损多,无法游离植皮时,需用皮瓣覆盖创面。①皮肤缺损面积不大,手背侧皮肤条件好时,可选用局部皮瓣覆盖创面。②皮肤缺损面积大时或手背皮肤条件不好者,选用几种皮瓣覆盖。血管条件好时,可用吻合血管的趾蹼皮瓣。血管条件差时,可用髂腹股沟带蒂皮瓣,也可用前臂骨间背侧岛状皮瓣(Color figure 69、70)。

3. 对于拇对掌肌肉麻痹或动力差的治疗,应行对掌功能重建术,以维持拇指外展对掌功能,防止重新形成挛缩,影像疗效。

4. 术后治疗 虎口开大后,为了维持良好的位置,防止发生再挛缩,并为术后更换敷料提供方便,可应用粗克氏针支撑虎口于外展对掌位4周。拔针后鼓励病人积极功能锻炼,并进行康复治疗。

(阚世廉)

第六节 / 腱鞘炎

一、桡骨茎突狭窄性腱鞘炎 (de Ouervains disease)

桡骨茎突狭窄性腱鞘炎又名"de Ouervains 病"，其表现特征是腕关节桡侧疼痛，并与拇指活动有密切关系。本病多发于 40 岁以上的女性，但在哺乳期妇女也有发病。

(一) 病因

腕背侧第一个骨纤维性鞘管内有两条肌腱通过，即拇长展肌和拇短伸肌肌腱，两肌腱穿出狭窄的鞘管后与鞘管形成一定的角度分别止于第一掌骨基底及拇指近节指骨基底。当腕与拇指活动度很大时，肌腱的折角加大。久之，局部的滑膜产生炎症，增厚，肌腱变粗，纤维鞘管壁也增厚，在桡骨茎突处皮下可触及硬结节，使得肌腱不易在鞘管内滑动，产生疼痛等症状。哺乳期及更年期妇女因内分泌的改变，滑膜受累容易引发本病，这是本病好发于女性的主要原因。除上述原因外，根据我们手术观察及文献报道，还有许多解剖变异容易引起本病的发生，如拇长展肌或拇短伸肌的肌腹过低，部分肌腹进入鞘管；鞘管内因有较多的迷走肌腱出现，有的多达十余条；腕背第一鞘管内还有另外的质硬而厚韧的纤维隔，使得原来不宽敞的鞘管更加狭窄，肌腱极易被嵌顿。这些解剖学上的变异使病人发病年龄偏小，且保守治疗很难奏效。

(二) 诊断

有上述症状，若在查体时拇指屈曲，其余四指握住拇指握住拇指的状态下，使腕关节尺偏时疼痛加剧，即 Finkelsteins 征阳性，即可诊断。

(三) 治疗

初诊或症状较轻时，可采制动、理疗或局部封闭保守治疗。如果非手术治疗证状改善不明显或反复发作时可采用手术治疗。手术治疗并非切开腕背鞘管即告结束，还应检查鞘管内有否解剖变异，多余肌腱及组织需切除。如果鞘管内有肌腱粘连也应同时松解。由于此外有桡神经浅支在皮下通过，手术时应加以保护，不要损伤。

二、手指屈肌腱狭窄性腱鞘炎

屈指肌腱狭窄性腱鞘炎 (trigger finger) 常发生在拇、中、环指，发病年龄一般在 40 岁以上。起病初期在手指屈伸时产生弹响、疼痛，故又称"扳机指"。病人常自述关节活动不灵活，关节肿胀。严重时关节绞锁在屈曲或伸直位，关节不能伸直或屈曲。本病偶见于小儿，患侧拇指处于屈曲位，不能主动伸直。轻者在患儿熟睡时经局部按摩拇指可以伸直，重者被动也不能伸直拇指。

(一) 病因

病变发生于掌指关节掌侧屈肌腱骨性纤维鞘管的起始部。此处鞘管较厚，屈指时为肌腱滑动的支点。在反复摩擦后，滑膜和管壁鞘管增厚，肌腱变粗，使屈肌腱不易在管内正常滑动。拇指掌指关节最易发病，由于屈拇指肌腱滑动于两侧籽骨之间，籽骨上架有较厚韧带形成的狭小鞘管之中，粗大的肌腱勉强过狭窄环时则可产生弹响，严重时粗大肌腱不能滑过，产生关节的绞锁，指间关节不能主动屈伸。

(二) 诊断

存在上述症状，在手掌远端鞘管起始部有明显压痛，大部分病人可于此处触及结节。

(三) 治疗

1. 病变初起时可用理疗或局部封闭治疗，大多有效。

2. 病变重或反复发作者可采用手术治疗。手术要切除籽骨间增厚的韧带及部分肌腱，切除范围应在术中观察屈肌腱在手指屈伸时增粗处不受鞘管的阻挡为度。

（田光磊）

第 113 章
整形外科的技术与原则

本章要点 (Key concepts)

● **Definition**

Plastic surgery is a medical specialty that uses a number of surgical and nonsurgical techniques to change the appearance and function of a person's body. Plastic surgery procedures include both cosmetic enhancements as well as functionally reconstructive operations, known as cosmetic surgery and reconstructive surgery respectively. In the former, aesthetics consideration takes precedence to functionality. Most procedures involve both aesthetic and functional elements.

● **Range of treatment**

a. Congenital deformities and defects; b. Treatment or trauma-induced deformities and defects; c. Infection-induced deformities and defects; d. Superficial tumors; e. Appearance improvement; f. Others.

● **Characteristics**

a. Integration of appearance and function; b. Combination of principle and creativity; c. Consonance of integer and parts; d. Outcome associated with treatment planning.

● **Principles**

a. Rational treatment timing and design; b. Aseptic technique; c. Minimally invasive operation.

● **Basic techniques**

a. Incision; b. Dissection; c. Bleeding control; d. Drainage; e. Suturing; f. Dressing and fixation.

第一节 / 整形外科的发展和治疗范围

整形外科在传统意义上是一门研究人体体表组织器官畸形或缺损及其修复方法的学科，是以组织移植为主要治疗手段，通过外科手术来恢复、改善和美化异常的功能或形态，以达到修复重建的治疗目的，实现伤而不残，残而不废，并利用整形外科技术，使健康人更年轻、美丽。

在临床医学领域内，整形外科属于一个较年轻的外科分支，20 世纪初近代整形外科才开始发展。在我国，整形外科于新中国成立后才逐步发展成为独立的外科专业。20 世纪 60 年代，我国第一部整形外科专著诞生。1977 年以后，我国整形外科经过 20 余年的积累，终于有了飞速的发展，并在诸多专业技术方面达到了国际先进水平。此后，由于社会的需求的发展，美容外科也逐渐成为整形外科日益重要的分支。基础科学的发展，新技术、新材料的涌现，

频繁的多学科交叉，使现代整形外科治疗理念迅速更新，其社会意义日益凸显，如今在整形外科原来治疗范畴内的一些疾病，已经不再完全依赖手术治疗，但仍然作为现代整形外科的组成部分，完成其修复伤残和锦上添花的使命。

整形外科的治疗范围特殊，并非以人体解剖部位或系统（如泌尿外科、眼科、心血管内科等），或特定的人群（如儿科、妇产科）进行界定。其特点在于修复重建技术的使用，故不可避免地与其他学科出现交叉，因而治疗范围相当广泛。并且随着新学科（生物医学工程、组织工程和基因工程学等）的发展和新技术、新材料的运用，以及正常人群对容貌美化需求的发展，整形外科的治疗范围和覆盖人群还在不断扩大之中。

简言之,各种外科疾病的治疗中,凡是涉及应用组织移植进行修复或再造的手术,往往都和整形外科有一定的联系,有时是不可或缺的,甚至是唯一的治疗途径。依发病原因不同,一般包括下述几类畸形和疾患。

一、先天性畸形和缺损

先天性畸形主要是因为胎儿发育过程中存在某种缺陷(遗传性或获得性),以致身体某些部位出现非正常的形态和生理功能。整形外科主要诊治位于体表外露部位的畸形,如发生于头颈部的唇裂、腭裂、眶距增宽、小耳畸形、蹼颈及复杂颅面畸形及多种综合征等;发生于在四肢的有多指(趾)、并指(趾)、巨指(趾)、肢体环状缩窄等;发生于泌尿生殖系统的有尿道上裂、尿道下裂、无阴道症、真假两性畸形等;可见于全身各部位的如血管畸形、淋巴管畸形等。

二、创伤性畸形和缺损

机械性、化学性、高热和低温等因素可造成组织器官的各种创伤。如热烧伤、化学烧伤、电击伤、放射性烧伤、切割伤、挤压伤、爆炸伤、撕脱伤、冻伤等,可见全身各个部位,导致不同程度的功能和外形缺陷。尤其是现代工业的发展,高速的交通工具以及战争中使用的大量火器,常导致更为严重的创伤。

三、感染性畸形和缺损

细菌、病毒等病原微生物感染,可造成大块组织坏死,愈后常遗留组织畸形和缺损,往往需要进行整复。例如严重的皮肤和皮下组织感染治愈后造成皮肤及深部组织的瘢痕挛缩。其他如结核病、麻风病、梅毒、走马疳(坏死性口炎)亦可引致各种后遗畸形。随着经济水平的提高,卫生保健知识的普及和预防医学的发展,我国这类疾病的发病率日益下降。但是目前,某些地方病在我国尚有一定程度的流行。如丝虫病晚期可并发阴茎、阴囊和下肢象皮肿

等。这类疾病若应用整复外科方法进行治疗,可获得较好效果。

四、体表肿瘤

位于皮肤或皮下组织的良、恶性肿瘤种类众多,如黑色素细胞痣、婴幼儿血管瘤、神经纤维瘤、脂肪瘤、黑色素瘤、皮肤癌等。这些肿瘤如果面积较大(巨痣、丛状神经纤维瘤等)或出现在特殊部位(眼睑、嘴唇、外生殖器等)时,对切除后的创面修复要求很高。运用整形外科的原则和方法,才能最大程度上获得理想的外观。

五、容貌形态美化

除了治疗疾病,整形外科也能满足人们对自身形体外在美的追求。在更为准确的定义下,被称为美容外科,是整形外科的一个日益重要的组成部分。随着国民经济的发展,生活方式的改变和社会文明的进步,人们对通过医疗手段来重塑自身外形美的需求日益强烈,更逐步发展成为一种健康和时尚的正常需求。从大致的身体轮廓到精细的器官外形,从单个部位到全身各处,从大型手术到无创操作,美容外科几乎能以各种方式满足人们对美的合理期望。目前最为常见的手术有重睑术、隆鼻术、眼袋整形术、除皱术、隆乳术、脂肪抽吸术、面部轮廓整形等,在社会上都已经被普遍接受。

六、其他

还有一些病症不能归入上述分类,但也是常见的畸形,有整复的必要,如斜颈、压疮、面神经瘫痪、半侧颜面面肌萎缩等。

由此可见,整形外科的治疗对象涵盖了全身体表各处功能和外形的缺陷。在修复缺陷的同时,还需要遵循美学的原则,才能达到更完美的效果。因此,整形外科是医学与美学的结合,具有其他学科所不能比拟的特性和功用。

第二节 / 整形外科的特点、原则和基本技术

多年的临床实践证明整形外科有它独特的原则和技术特点,故而得以形成一门独立的外科专业,并能不断地发展。

一、整形外科的特点

(一) 形态和功能的统一

一般的外科都是以切除病变组织或器官,以恢复机体局部或全身的生理功能为治疗目的。而整形外科除恢复

功能以外,还有矫正畸形,重建或改善形态(外貌)甚至再造某些器官的多重任务。因此,在施行任何整形外科手术以前,必须对手术部位的形态和功能间的相互关系有一个正确的认识。

功能的恢复和形态的重建常是辩证统一的。当我们仔细观察人体许多浅表器官,不难发现它们的形态保证了一定的生理功能的正常运行。因此功能的恢复离不开形态的重建。例如烧伤后眼睑外翻畸形,它既严重地影响闭眼功能,又使外貌丑陋。如通过植皮术可纠正睑外翻,则不仅使病人能够闭眼自如,而且也获得了接近正常的眼部形态。

功能和形态要力求达到完美的平衡。过去,由于技术水平或条件的限制,重建手术难以达到上述的理想境界。但随着技术的发展和熟练,人们已更加靠近这一目标。例如,拇指再造过去最常应用的是皮管植骨法,不但手术次数多,而且再造的拇指外形臃肿,缺少指甲,感觉迟钝,无法屈伸,形态与功能俱差。后来由于显微外科技术的应用,已经可以将第二足趾(或踇趾)一期移植到拇指残端。这种再造拇指外形更接近于正常拇指,并可屈伸运动,感觉基本正常,对足的功能无明显影响,无疑是更为理想的治疗选择。一般情况下,忽视功能或形态的任一方面都是十分不可取的。如唇裂修复术,如仅仅是恢复上唇的连续性和口轮匝肌的功能,但鼻唇部形态欠佳,既不利于二期修复,也不能算是成功的手术。再如足跟植皮,形态虽好,但与该部位行走负重的功能却不相匹配,没有实现理想的整复效果。因此功能与形态的统一与平衡是整形外科的核心特点,要在任何手术操作中体现出来。

(二)原则和创造的结合

整形外科在病变组织切除后的修复和再造方面具有一整套的手术原则和方法,其中的一些基本原则是相对成熟和固定的,术者需要遵循。在此前提下,手术设计更要强调因人而异,灵活运用,在美容手术中也应如此。在整形外科中,某些病症曾经出现的手术方法达数十种甚至上百种至多,正是这一特点的充分体现。

具体表现为,首先,某一手术原则或方法,可以应用于许多畸形和缺损的修复。其次,是某一畸形或缺损的修复可以从多种手术方法中选择一种最佳方案,这通常是术者依据经验来进行判断和抉择。对此,初学者常感困难,甚至越学越难,但最终通过上级医师的正确指导和不断实践是能够逐步提高和掌握的。

此外,手术方法的灵活性也会由于技术的发展,经验的累积而得到不断创新和提高。我国的整形外科学者应

用传统手术方法或应用显微外科技术创造性地设计完成了多种器官(如耳、鼻、手指、阴茎等)的一期再造或修复,为世界整形外科的发展作出了贡献。

(三)局部与整体的和谐

整形外科中,某些部位在重塑后,局部审视几乎完美无缺,但置于整体却美感大大降低。如隆乳术后外形理想的乳房,可能因与身高或胸廓不相匹配,而难以令人满意;局部脂肪抽吸后,可能会使其他部位成为缺陷而暴露;过高的隆鼻或过宽的重睑线,突兀而不自然,对面部改善的效果适得其反。除却上述美容手术,在器官的重建中(如鼻再造、外耳再造、乳房再造等)也应对遵循此点。因此,在对某一局部进行处理时,要照顾到整体的特点,达到和谐的效果。这对整形外科医生的审美能力提出了更高要求。此外,组织移植中涉及供区的损伤,如果在移植和再造的区域实现了理想的重建或再造,但留下过于严重的供区问题,同样破坏了局部和整体的和谐,不能称为理想的整复方案。

(四)计划与疗效的关系

当出现多部位、多器官的损伤和畸形时,需要依据病变的性质、部位、严重程度等合理地安排治疗计划,分清主次,制定正确的分期治疗方案,否则既可能使病人失去最佳的治疗机会,又可能使后续的手术难以开展。如大面积烧伤后出现颏颈胸粘连,应首先治疗此处,才能避免颈部继发畸形,并为后续治疗的麻醉等方面提供方便。下肢弥漫性静脉畸形病人,如出现早期关节活动受限,就必须注意康复训练,此时如果只注意到病灶消除,就将使早期的关节畸形变得不可逆转。又如规范的唇腭裂序列治疗,将不会使患儿失去语音恢复的最佳时机。对于某些复杂的病例,需多学科联合制定诊疗计划。如复杂的颅颌面畸形,需集中整形、神经外科、麻醉等多学科的力量,以最优的方案实现理想的矫治。在同一次手术中,需要解决多个问题时,也需科学合理的安排顺序。总之,整形手术的个性化很强,很多属于非定势手术,所以手术前的精心设计对医生来说十分重要。

二、整形外科的基本原则

(一)时机选择原则

1. 定期手术 某些先天性畸形的患儿,需要在适当年龄内进行,不仅能改善外观,更重要的是促进相关功能的发育。如先天性唇裂一般应在患儿 6 个月以内进行修复,而腭裂一般在 1 岁以后就可以进行修复,使患儿的语音功能发育受到尽可能小的影响,并为后续序列化治疗创

造条件。对疑为颅缝骨化症的患儿也应及早确诊，早期手术，有利于大脑正常发育。尿道下裂可在6岁时进行手术修复。阴道闭锁则应到成年后才宜进行阴道再造。总之，明确手术时间是正确治疗的重要一步。

2. 择期手术　某些畸形的治疗，在手术时机的选择上并无严格限制，可依据病人能否耐受、病变是否进展、甚至病人自身意愿等进行选择。如对于手部烧伤瘢痕，宜在出现瘢痕挛缩并继发关节畸形之前进行矫治。下颌骨发育不良，宜在成年后治疗，如果影响了呼吸和进食，在幼年时期也许需要积极矫治。而与此相反，对于头面部较大的婴幼儿血管瘤，尽量不采用早期手术切除，而采用非手术的方法控制生长，待血管瘤大部分消退时再行手术整形，将会获得远优于前者的治疗效果，并大大减少了并发症的可能。

3. 急症或早期手术　在急症创伤并有皮肤缺损的情况下，为了更好的修复创面，控制和预防感染或恢复功能，早期进行游离植皮，带蒂皮瓣移植或应用显微外科技术进行游离皮瓣覆盖创面，甚至再造就显得十分必要。而且事实也证明这是处理急症创伤最为有效的措施之一，也是创伤外科最新的发展方向。例如，头皮撕脱伤后，应用显微外科技术进行吻合动静脉的头皮再植术后，头发可以重新生长就是最好的例证。其他如三度烧伤的创面处理，早期切痂植皮不但可以加快创面的愈合，更好地恢复局部功能，而且也是抢救烧伤病人生命的一项重要技术。面部烧伤后发生严重眼睑外翻，为了防止角膜长时间暴露而发生溃疡或穿孔，也应及早进行植皮手术。

（二）无菌原则

由于整形手术对外形的恢复具有很高的要求，因此和任何外科手术一样，必须强调严格的无菌操作。感染会对手术效果产生直接影响，甚至关系到手术的成败。整形外科手术操作较为复杂，术野暴露时间长，并常常有2个以上的术野或需要变动体位。因此，无菌操作显得尤为重要。如进行组织移植（如皮片、脂肪移植）时，被移植组织的血供往往会暂时性中断或阻滞，对感染的抵抗力因此降低，一旦感染有可能发生组织坏死，使病人丧失整形的机会。在皮下埋置永久或暂时性的植入物（如硅橡胶假体、软组织扩张器）后，如果出现感染，一般不容易得到控制，除非取出植入物，造成手术完全失败。正确使用抗生素及其他药物在外科领域中对预防或控制感染具有一定的作用；但必须注意，任何抗菌药都不能代替无菌技术。

（三）无创原则

所谓无创技术是指在手术过程中，进行每一具体手术操作时，要爱惜任何组织，尽量避免造成不必要的损伤。如要尽可能避免对组织施以不必要的拉扯、挤压、钳夹、扭转或撕裂。在手术完成前，组织也不能被随意地舍弃，甚至要为下次手术预留。在需要精细操作的部位，一旦造成损伤，可能导致较为严重的后果。如眼袋整形中，如过度损伤眼轮匝肌、眶隔等下睑支持结构，有可能造成下睑退缩。术前，要很好地了解各类手术器械和材料的特点，恰当地使用。如刀片缝针必须锋利，避免反复的切割和穿刺；电刀不可肆意烧灼；拉钩、垫板最好对组织接触面进行保护；缝线要精细和结实。每一个动作要做到准确、熟练和迅速。手术创面要加以保护，严格止血，防止血肿的产生，可促进愈合。熟悉解剖结构也是进行无创操作的重要条件。顺着天然的组织间隙、层次、走行、纹理等进行操作，可有效避免过度的组织损伤，并且术后愈合更快，效果更佳。

三、整形外科的基本技术

（一）切开

皮肤的切开是整形外科手术操作中至关重要的一个环节，基本要求是隐蔽，不挛缩，愈后瘢痕细小，不造成功能影响。在面颈部，切口选择与手术效果密切相关。将切口设计在隐蔽部位或顺着皮纹、器官的轮廓线切开是较为理想的选择。如除皱术，切口常在发际内呈冠状切开，术后瘢痕隐蔽在发间，不易看出；切眉术，须顺着眉的轮廓边缘切开，手术后的瘢痕往往很不明显，如在眉下方，早期也易于遮掩。此外，由于人体皮肤真皮层内弹力纤维的走行方向导致在皮肤表面形成具有一定规律性的皮纹（Langer's线）。若切口与皮纹方向平行，则张力最小，愈后瘢痕形成少而不明显；若切口与皮纹方向垂直，则被切断的弹力纤维多，愈后瘢痕会逐渐增宽。

直线瘢痕是整形外科切口设计的禁忌，后期的挛缩会对形态和功能都造成影响。如在口裂、睑裂等周围，更要避免出现较长的直线瘢痕。否则瘢痕挛缩后，极有可能出现眼睑和唇的外翻。在四肢关节部位作切开时，应避免和长轴平行的正中纵形切口，否则愈合后的直线状瘢痕挛缩，会影响关节活动。因此在这些部位设计切口时，应采用侧方切开或采用"Z"、"L"、"N"、"S"等形状的切口，或做锯齿状切口，即可防止直线瘢痕挛缩。

切开时，最基本的要求是以锋利的刀刃，一次性垂直切透皮肤全层，切忌反复拉锯式切开，造成不整齐的切口线。当然，在不同性质的表面（如眼睑皮肤、黏膜、瘢痕），切开方法略有差异，需在实践中加以体会。

（二）剥离

整形手术中,常采用精确的锐性剥离和钝性剥离相结合的方法。掌握好剥离的层次,可避免出血过多,并减少组织损伤。遇有神经血管时,在辨识清楚后,钝性剥离不易损伤。在剥离皮瓣时,要注意避免剥离层次深浅不一,否则可能损伤血管网、造成皮瓣局部或全部坏死。在某些手术(如隆乳术、软组织扩张器植入术)中,需要借助手指或特殊器械在盲视下进行剥离。准确的剥离层次、适当的剥离范围和平滑的无间隔腔隙是手术成功的关键。

（三）止血

整形手术中,有的出血量巨大,如神经纤维瘤、动静脉畸形的切除或部分颅颌面手术。有的出血不多,但为了减轻组织损伤和术后反应,也应严格止血。不同创面止血方法不尽相同,可分为机械性、化学性和热止血等方法。

一般的创面渗血可使用温热湿盐水纱布压迫或使用明胶海绵。小的清晰的出血点可用电凝进行止血,在精细操作时,最好使用双极电凝。小动脉以上的射血,需给予牢靠的结扎。在难于操作的部位,可采用缝扎止血。皮片切取后大面积的渗血,可用多层肾上腺素纱布加压敷贴。但在受区应慎用肾上腺素,因有可能发生反跳性出血,导致皮片下血肿形成。骨面上的渗血可使用骨蜡。四肢手术时,合理地使用止血带,有助于减少出血。

（四）引流

止血的创面如仍有渗血且术后留有死腔,但又不适宜靠压迫止血时,就有必要放置引流,避免血肿的形成。血肿易引发感染,使创面延迟愈合。某些情况下,血肿还会对手术效果产生影响。如隆乳术后,血肿机化会促进纤维囊的形成,使乳房变硬变形。整形外科中最常用的为橡皮片引流和负压引流。引流物应置于低位并和死腔交通良好。负压引流系统应保证良好的密封性。

（五）缝合

在正确选择切口的基础上,缝合技术与最终的效果关系紧密,是一项重要的基本功。为了达到良好的愈合和减少瘢痕增生,各层组织需作切实和严密的对合,并尽量减少皮肤所承受的张力,否则创口易早期开裂,愈后瘢痕明显。创缘下要避免死腔和血肿的存在,否则会导致延迟愈合,并易发生感染。

缝合时应选择精细的缝针和缝线,无损伤的带线缝针最为理想。目前除了以丝线作为缝合材料,高分子材料或合金制成的缝线,如涤纶、Prolene、聚酯,钛镍合金记忆金属线等也十分常用。在无张力情况下缝合,使用的缝线应较细,以 5-0,6-0 为佳。缝合方法除常用的各种外科缝合法(如间断缝合、褥式缝合法)以外,在整形外科中,还应用一些特殊的缝合法,如连续皮内缝合法、双圈褥式缝合法、三角尖缝合法等,这些缝合法都有各自特定的适应证。但总的来说,应特别注意减少术后的瘢痕形成。特别是防止针眼穿过皮肤的部位形成点状瘢痕,造成丑陋外形。因此整形外科医生应特别掌握精巧细致的缝合技术。

（六）包扎和固定

在整形外科中,没有进行包扎固定之前,手术绝不能算已经完成,这是手术重要的组成部分,不可忽视。整形外科不同于其他外科,并不是单纯的切除病变组织,其包扎固定是为了进一步塑形的需要。包扎不妥,轻则使手术效果打折扣,重则导致手术失败。如游离植皮后,适当加压有利于皮片成活;皮瓣移植后,如压力过大,会造成血液循环障碍,甚至发生坏死。适当的压力不但能消灭组织间死腔,防止渗液和血肿,同时还能减轻组织水肿,有利于静脉回流,这在应用显微外科技术进行游离皮瓣移植后尤应注意。不同部位有不同的包扎方法,都应熟练掌握。如面部的单眼包扎、双眼包扎、单耳包扎、双耳包扎、半面包扎,手部的分指包扎等。固定可依不同情况选用胶布、弹力套、绷带或石膏。

总之,整形外科和其他外科不同,可以体现在诸多特殊的手术设计原则和精细的操作技巧。遵循这些原则和技巧进行的组织移植,构成了整形外科最核心的特点,才能达到修复重建后外观和功能兼顾的治疗目的。

（曹谊林　林晓曦）

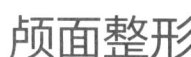

第114章

颅面整形

本章要点 (Key concepts)

- **Definition**

Craniofacial surgery is a distinct subspecialty of plastic and reconstructive surgery that has witnessed tremendous advancements over the last decade. Craniofacial surgery involves craniofacial osteotomies, re-assemblages and fixations of bone segments, bone transplantations, distraction osteogenesis .

- **Characteristics**

The origins of craniofacial surgery derive from plastic surgeons' experience correcting extensive traumatic injuries during the First World War. However, its role has continued to expand, and craniofacial techniques are now frequently used in elective cosmetic surgery procedures as well as deformity correction.

Craniofacial surgery has enabled the correction of severe deformities of the skull and face and has also facilitated the correction of associated soft tissue problems. The planning of reconstruction and assessment of the deformity must be extremely detailed, since the potential complications of this surgery are numerous and can be disastrous.

- **Principles**

The principles of the craniofacial surgery are, however, simple: a. First, correct the bone, then the soft tissue; b. The skeleton must be adequately and completely exposed; c. Bone segments can be mobilized as desired and moved in virtually any direction; d. Completely rigid fixation must be achieved by direct wiring of fragments; e. Additional autogenous bone grafts of rib and ileum are needed to enhance stability, fill defects, and produce smooth contours.

- **Range of treatment**

The followings are indicated for treatment:

  Craniostenosis (all types).

  Orbital hypertelorism.

  Orbital dystopia.

  Anophthalmic orbit.

  Crouzon's syndrome.

  Apert's syndrome.

  Craniofacial microsomia.

  Treacher Collins syndrome.

  Mid-face retrusion or asymmetry.

  Associated deformity from tumor, trauma, or radiation; and soft tissue problems.

颅颌面整形外科是在过去的几十年中整复外科领域迅速发展起来的新兴专业,其主要通过颅颌骨截骨、骨块的重新组合和固定、颅颌骨植骨、颅颌骨牵引等技术手段,矫正颅颌面部先天及后天性畸形。颅颌面外科技术源于第一次世界大战中整形外科医生在颅颌面创伤修复方面的经验积累,而如今这些技术已被频繁应用于美容外科手术。

颅颌面外科手术不仅能纠正严重的颅面畸形,同时也能使得相应的软组织畸形的改善变得较为简单。畸形的评估及治疗计划的制定必须十分详细,因为颅颌面外科手术往往伴有诸多并发症,而这些并发症常常是灾难性的。

颅颌面外科手术的原则相对简单:

(1) 先纠正骨畸形,后处理软组织畸形;

(2) 充分、完整地暴露骨组织;

(3) 骨片可以任意移动并改变方向;

(4) 自体移植肋骨和(或)髂骨可以用于加固、充填和轮廓塑造。

颅颌面外科的治疗范围:各类颅缝早闭症,眶距增宽症,眶异位症,眶发育不良畸形,Crouzon 综合征,Apert 综合征,颅面短小症,Treacher Collins 综合征,面中部退缩或不对称畸形,部分由于肿瘤、创伤或放射引起的颅面畸形,上述疾病相关的软组织畸形等。

第一节 / 颅面裂

颅面裂有多种分类方法,其中 Tessier(1976)根据大量临床资料分析及其丰富颅颌面畸形的治疗经验提出,颅面畸形总随着某种轴心延伸,强调软组织的裂隙下通常都有骨组织的裂隙,反之亦然。Tessier 通用 Cleft(裂隙)一字给予许多颅面畸形命名,以眼眶为基点,按时钟转动方向将颅面裂分为 0~14 型,裂隙位于睑裂以上指向头侧者称为颅型裂,裂隙位于睑裂以下指向尾侧者称为面型裂,二者的结合构成颅面裂,上下可能连线如 0-14、1-13、2-12、3-11、4-10,虽然颅面裂会通过眼眶,但由血管分布或胚胎发生均与此"南北向"无甚关联。在检查颅面畸形病患时,Tessier 这些时钟似的数目要铭记于心(Figure 12-114-1、12-114-2),若沿着相关的连线仔细检查,往往可以意外发现明显的颅面裂症状,这种分类统一大部分颅面

畸形的描述,学者之间较易沟通。

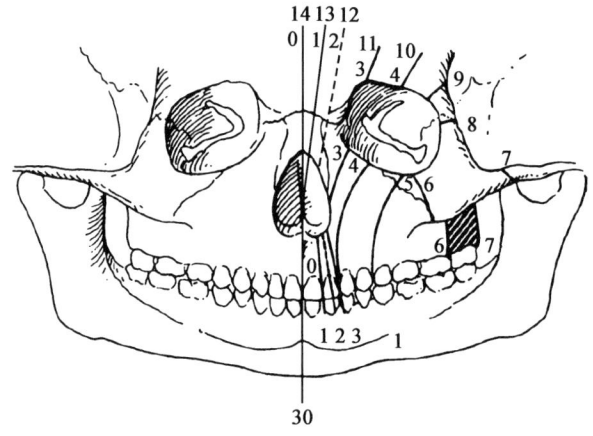

Figure 12-114-1　Tessier craniofacial clefts classification (bone)

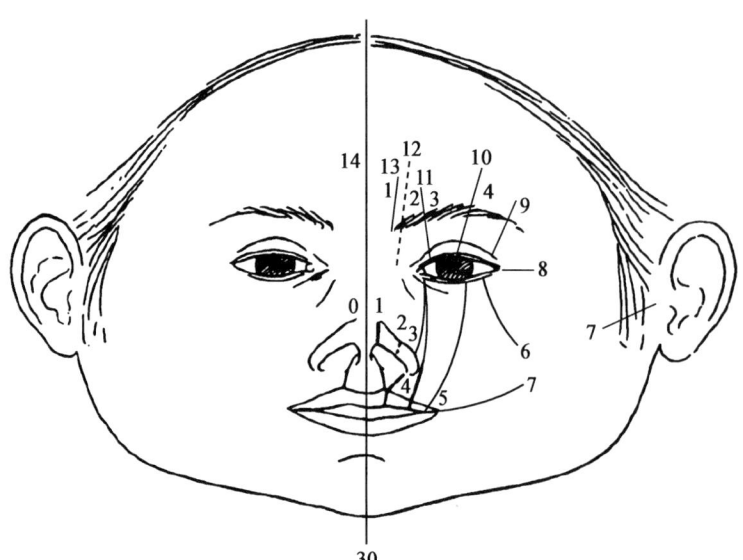

Figure 12-114-2　Tessier craniofacial clefts classification (soft tissue)

第二节 / 眶距增宽症

眶距增宽症是指两眼眶间骨性距离过度增宽的一种疾病，它是一些颅面疾病的症候群，其中面中部或颅面部原发性发育不良、单侧颅面裂、颅面部正中裂或鼻裂、额鼻部的鼻筛型脑－脑膜膨出或额窦肥大、颅缝早闭症等都可能表现眶距增宽。

一、分类

测量两眼眶的骨性标志以眶内侧壁的泪嵴（dacryon）点为测量基准。Dacryon 基点是上颌骨鼻突、额骨及泪骨的交汇点。正常婴儿出生时，平均距离约为 16 mm，以后随年龄增长逐步增加。女性至 13 岁，男性至 21 岁左右，眶间距离基本恒定而不再改变。东方人种的眶间距（IOD）较西方人为宽。女性正常值是 25 mm，男性则约 28 mm。眶距增宽症的临床分型见 Box 12-114-1。

Box 12-114-1　眶距增宽症的临床分型

眶距增宽症严重程度按 Tessier 的分类（1974 年）有 3 度，按照西方人的标准进行分型
Ⅰ度：轻度眶距增宽，IOD 在 30~34 mm
Ⅱ度：中度眶距增宽症，IOD 在 35~39 mm
Ⅲ度：重度眶距增宽症，IOD 大于 40 mm，或 IOD 虽在 35~39 mm 而伴有眼球横轴歪斜或高低不平者

二、病理机制

筛房窦的水平方向增宽是眶距增宽症的主要病理机制，颅骨发育不良、筛板正中肿物及组织膨出等均可能发生眶距增宽。

三、临床表现

眶距增宽症的颅面部外形主要是两眼眶间的距离过大，因而十分明显，通过 X 线片，CT 片，很快即可作出诊断。除眶间距离增宽外，眶距增宽症病人的颅面骨和颅前凹亦有改变，可观察到鼻中隔、鼻骨、筛骨、筛板及嗅窝等部位均宽于正常人。面裂所致者，鼻根部宽阔平塌，无正常鼻梁隆起，有时有内眦裂开和移位。在脑－脑膜膨出病例中，可以发现鼻根部存在正中沟状裂隙（Color figure 71）。约 1/3 病人同时有斜视、弱视。 颅面部外伤畸形者，多伴有内眦韧带断裂和移位。

四、治疗

目前趋向于较早进行手术矫治，但也不宜过早。一般来说，5~6 岁时进行手术为最佳时机。手术原则是彻底截开和松弛双侧的眼眶骨架，向中间靠拢，以改善颅面外形和眼球的分开性弱视。骨架移动后留下的间隙，用自体骨植入固定。

对于轻度畸形，有时并非真性眶距增宽，而属于遗传性或创伤性内眦角畸形，如内眦赘皮所致。在东方人，如鼻梁过于平塌，亦会呈现有轻度眶距增宽的症状。本型病人一般无须进行眶距截骨手术，只要纠正内眦畸形或填高鼻梁即可得到矫正或改善。在中度眶距增宽症中，并不存在眼球真性移位和偏斜。但病人面部呈现较宽大，X 摄片显示眼眶外形正常，眶间距未见缩小，眼眶亦没有侧向异位。本型病例一般只须采用颅外径路手术，如 O 型或 U 型截骨手术即可得到矫正或改善。但如存在有筛板脱垂，则亦需采用颅内径路进行截骨矫治手术。Ⅲ度（严重）的眶距增宽症，两侧眼眶存在真性侧偏异位，造成两侧外眦角和外耳道口距离缩短，成金鱼状脸型。这时病人视力可以发生偏视，有不能集中视物及斜视等视力障碍。此属于真性眶距增宽症，必须采用颅内－外联合径路的眶周矢状截骨术，以彻底松开和游离眶缘骨架，截除眶间多余骨块后，眶架在新的位置重新固定。对于Ⅲ度眶距增宽伴眶纵轴倾斜的特别严重病例，可选用中面部劈开法。

第三节 / 颅面短小症

先天性单侧或双侧的颅面骨短小及耳郭畸形常以"第一及第二鳃弓征候群"描述之，此类症状多为单侧发生（即半侧颅面短小症），少数为双侧性。颅面短小症的分类见 Box 12-114-2。

目前存在多种分类方法,其中 Munro 等根据畸形的严重
程度及手术矫治方法将此类畸形分为5类(Figure 12-
114-3):

Ⅰ型　　　轻度颜面不对称畸形:

　Ⅰa. 颜面骨骼结构完整、殆平面及口裂呈水平位仅有轻
　　　度半侧发育不足

　Ⅰb. 尽管有不对称畸形,但面骨发育完整,殆平面及口
　　　裂偏斜

Ⅱ型　　　单侧髁突及部分升支缺如

Ⅲ型　　　颧弓后份及颞下颌关节窝缺如,髁突缺如,残留
　　　　　的升支指向眼眶,HE 平面及牙中线偏向患侧但
　　　　　鼻中隔基本与面中线一致

Ⅳ型　　　颧骨缺如,眶外侧壁向后及远中方向移位

Ⅴ型　　　是其中最严重者常称之为颅面发育不全,眼眶
　　　　　向下方移位,某些病例甚至无眼形成小眶畸形

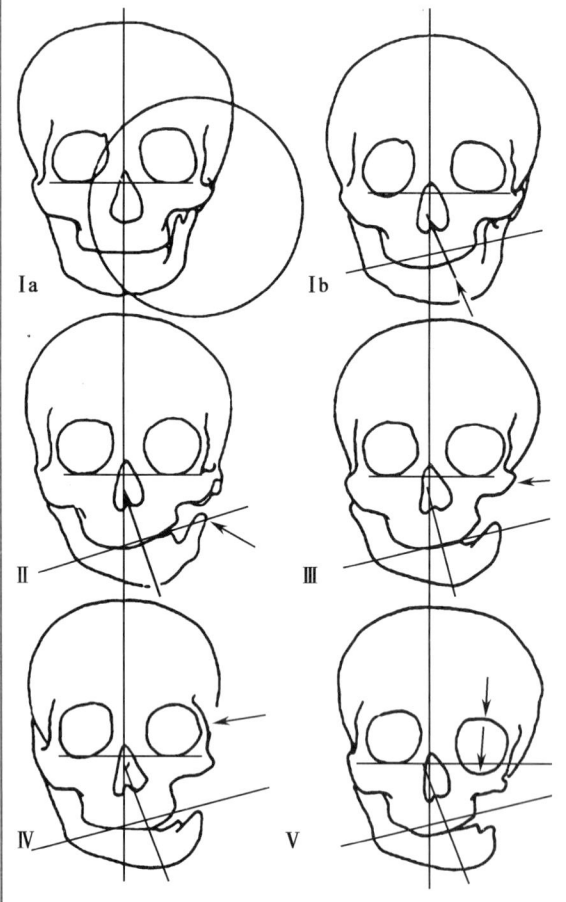

Figure 12-114-3　Classification of Craniofacial microsomia

一、病因

病因尚不清楚,目前的研究认为主要与胚胎神经脊细
胞群,其后续部为第一及第二对鳃弓组织发育障碍有关。

二、临床表现及诊断

由于颅面短小畸形的表现多样,是一类复杂的颜面
不对称畸形,不仅累及颌骨亦可累及颧骨、颞骨、颅骨,严
重者常伴有颜面软组织畸形,如面横裂(大口畸形)、副耳
畸形、耳郭发育不良及小耳畸形等。更严重者还可伴有
脊椎骨、心脏、眼及肾的发育异常。也有影响到其他邻近
的蝶骨之翼状突、颞骨、颜面神经及颜面表情肌肉、咀嚼
肌肉或皮下组织,严重者或有眼眶异位、小眼症及眼眶及
颜面裂。

三、治疗

病人的年龄及颅面异常的程度决定了手术的方式及
范围。

1. 生长期病人的手术治疗

(1) 下颌骨畸形矫正　重建一侧完整的颞颌关节,治
疗偏斜的殆面,尤其是在换牙前。如能及早手术矫正,延
长下颌骨,造成同侧开咬,多可以刺激同侧上颌骨往下发
育,减少日后须同时进行上颌截骨术之可能性。

(2) 骨延长术(distraction osteogenesis)　下颌骨牵引
技术已经成熟,通过下颌骨切开牵引,是下颌骨延长,矫正
颌骨畸形。

2. 成年或生长发育停止的病人

(1) 牙齿矫正的治疗方式　与其他颜面歪斜病人相
同。手术治疗包括矫正上颌水平面、重建两侧下颌骨对称
和颞颌关节的高度。耳及软组织异常的矫治需待颜面骨
定型后才进行。

(2) 治疗方案　上颌骨水平面截骨,矫正上颌骨歪
斜;骨移植以改善上颌歪斜。患侧下颌骨用单侧肋软骨-
硬骨移植来重建单侧的颞颌关节及下颌骨升支,以及多层
骨移植来改善其脸型不正。对侧下颌骨升支则以前后向
截骨术来调整殆面的不正。有些病人最后则以颏成形术
改善颏偏斜。

(祁佐良)

第 115 章

躯干及外生殖器整形

第一节 / 躯干部畸形与缺损整形

本节要点 (Key concepts)

• **Background**

Defects of chest wall and abdominal wall secondary to tumor resection, radiotherapy, massive infection, trauma and congenital deformity are common.

• **Goal of repairment**

To reconstruct chest wall with a full thickness defect is to provide skin coverage, permanent pleural seal and chest wall stability to prevent significant paradoxical respiratory motion.

To reconstruct abdominal wall with a full thickness defect is to restore skin coverage, reestablish the integrity of fascial support.

• **Management**

Pending on the depth of tissue defects, either autogenous tissue such as rib graft, or artificial materials such as synthetic mesh can be utilized. For coverage of wall defects at the chest and abdominal region, split-thickness skin grafting, pedicled flaps, or free flaps in form of the cutaneous, faciocutaneous, musculocutaneous, omentum, or various perforator flap can all be part of the armamentarium.

一、胸壁畸形与缺损整形

（一）Poland 胸壁畸形

Poland 胸壁畸形（Poland chest wall deformity）是 Poland 综合征表现为胸部畸形特殊的形式，表现为胸大肌、胸小肌缺如或背阔肌发育不良，肋骨畸形或缺损，严重者可形成肺疝（Color figure 72）。乳头乳晕发育不良或缺如，在女性乳房发育不良或缺如。Poland 胸壁畸形主要是影响外观，一般不造成功能障碍。整形方法通常采用同侧背阔肌肌瓣管蒂移转替代胸大肌，使前胸壁丰满，重建腋前皱襞，改善外形。在女性可应用去表皮岛状背阔肌肌皮瓣移转，通过内荷包缝合塑形转移纳入胸壁皮下腔隙替代胸大肌，并做充填形成乳房。

（二）胸壁缺损

胸壁缺损（the defect of chest wall）多见于外伤、烧伤或胸壁肿瘤（如乳癌根治切除）术后所致的胸壁软组织缺损，严重者累及肋骨和胸膜；也见于放射治疗过量，造成胸壁放射性溃疡。胸壁软组织缺损需根据缺损的部位、深度、创面的大小来决定修复方法，多数情况需用皮瓣或肌皮瓣法修复。只有当缺损创面较大、无骨裸露而尚有一定厚度的软组织存留时，才考虑采用皮片移植修复。创面软组织缺损较深、有肋骨裸露及放射性溃疡所致的创面，均需应用皮瓣或肌皮转移进行修复。放射治疗所致创面往往血供贫乏，局部组织活力差，周围为放射性慢性皮炎性，需待切除病变组织后再作皮瓣移植修复。

胸壁缺损修复常用的皮瓣或肌皮瓣包括局部组织瓣，如胸外侧皮瓣或背阔肌皮瓣及腹部皮瓣等。如果创面附近无可利用组织瓣转移修复，则需应用显微外科技术吻合血管远位皮瓣或肌皮瓣移植进行修复。也可考虑用背部皮瓣、皮管移植、胸大肌瓣加植皮或带蒂大网膜转移加植皮等进行修复。

二、腹壁缺损

腹壁缺损(the defect of abdominal wall)多见于外伤、烧伤、腹壁感染和肿瘤广泛切除后。先天性腹壁缺损较少见,如脐疝等。腹壁缺损的修复根据缺损的部位、范围、深度而选择不同的修复方法,重建支持结构和皮肤覆盖。支持结构可采用自体组织如阔筋膜、肌肉瓣移植,也可选择采用组织代用品如合成纤维编织物、聚丙烯网等。范围较大的部分腹壁缺损可采用自体皮片或局部皮瓣转移修复,如缺损组织较多腹壁较薄弱,需应用组织代用品重建支持结构,再应用皮瓣移植修复皮肤缺损。腹壁全层缺损宜采用肌皮瓣带蒂移植或吻合血管游离移植,当腹壁全层缺损、腹膜也不复存在、肠管裸露时,阔筋膜张肌肌皮瓣移植是较好的选择,阔筋膜可作为腹膜的替代。

第二节 / 外生殖器畸形与缺损整形

本节要点 (Key concepts)

● **Background**

The loss of the penis is frequently due to trauma and tumor resection. In total loss of penis shaft, reconstruction of a new penis is indicated. Congenital absence of vagina occurs approximately 1 in every 4 000 births. Individuals with absence of vagina may benefit from reconstruction of a neovagina.

● **Method**

External genitalia reconstruction of male or female is frequently performed using the pedicle or free flap. For penis reconstruction para-umbilical skin flap and forearm skin flap are usually used. Transplantation of the pudendal thigh skin flap or a section of intestine to reconstruct neovagina is the most common method.

● **Conclusion**

External genitalia reconstruction is a challenge to plastic surgeon. Penis reconstruction in obese individual is particularly difficult. Up to now, the appearance and sensation of reconstructed penis remain less than satisfactory. Anyway the pedicle flap or free flap transfer is the best choice.

一、阴茎短小症

阴茎短小(penis hypoplasia)是指先天性发育不良性小阴茎和因创伤或肿瘤部分切除后的残余阴茎,勃起时其长度不达 10 cm,且不能满足女方性要求者,可通过手术整形延长阴茎体外部分的长度,改善性生活的质量。但如短小阴茎勃起时其长度在 5 cm 以下者则不适合采用延长整形,而需行阴茎再造术。

1. 阴茎延长手术原理 阴茎悬韧带的主要作用是固定阴茎根部,当切断阴茎浅悬韧带和部分深悬韧带后,原固定于耻骨联合前方的阴茎段得以游离,因而可增加阴茎体外部分的长度。由于保留了部分深悬韧带未被切断,且保留了阴茎海绵体脚的完整性及其附着,因此在阴茎体及其海绵体脚勃起时,仍能保持阴茎的强硬度和稳定性。切断阴茎浅悬韧带一般可延长阴茎 3~5 cm。

2. 阴茎延长手术方法 在阴茎根部背侧耻骨联合处"M"形或倒"V"形切开皮肤,显露阴茎浅悬韧带,分离韧带两侧的浅筋膜和疏松结缔组织。切断浅悬韧带,分离至深悬韧带并完全切断,将阴茎海绵体剥离至耻骨弓。在剥离过程中显露阴茎背深静脉,必要时可以切断缝扎。切断韧带组织后,耻骨弓下呈一深凹的创面。可将耻骨弓两侧的结缔组织和脂肪组织向中央拉拢,衬垫于创面最低处。阴茎延长后,可根据创面的大小采用"M"形切开"Z"、"Y"形缝合或"X"形缝合,或倒"V"形切开倒"Y"形缝合,或双翼"V"形切开"X"形缝合等方式闭合。对于较大创面,上述手术方式增加延长部分的皮肤组织有限,从而影响术后阴茎延长的有效性。在这种情况,还是以局部皮瓣转移修复创面的手术方式延长阴茎的效果比较可靠。由于皮瓣可携带部分皮下组织,转移覆盖创面的同时还对阴茎延长后在耻骨联合下方出现的凹陷有充填平复的作用。

二、阴茎缺损

阴茎缺损(penis defect)多由于烧伤、爆炸伤、切割伤、动物咬伤等所发生,也可因血管瘤、阴茎癌等良、恶性肿瘤手术切除所致。据北京协和医院10万多例住院病历的登记中，阴茎缺损占住院总人数的1/5 000。先天性阴茎缺损甚少见，据Harris统计，新生儿的发生率为1/10万。阴茎具有排尿与生殖两种重要的生理功能，完全缺失以后就失去站立排尿的姿势，而且不可能有正常的性功能并失去生育能力，严重影响病人的社会生活和家庭幸福。由于生理上的缺陷，引起精神上的严重创伤，在这类病人，阴茎再造具有重要意义。此外，在先天性两性畸形及女性易性癖病人，前者常因阴茎极为短小，不能满足性生活需要，后者则缺失男性外生殖器官，因此，也需施行阴茎再造手术。

阴茎再造手术以往多采用皮管转移方法，20世纪70年代后期，随着体表显微解剖学研究的发展，皮瓣移植及显微外科技术在修复重建外科的推广应用，阴茎再造手术在方法、技术上有重大的突破，形态和功能效果也有显著的改善。一期阴茎再造的方法见Box 12-115-1。

> **Box 12-115-1　一期阴茎再造的方法**
>
> 已经建立的多种一期阴茎再造的方法，其中我国学者在此领域做出了多项创造性的贡献，在临床上经应用证明是成功、可行的方法有：下腹壁正中皮瓣法、前臂游离皮瓣法、髂腹股沟骨皮瓣法、腹壁双血管蒂皮肤筋膜瓣法、脐旁皮瓣法（Color figure 73）、阴茎残端或小阴茎龟头前臂皮瓣串联游离移植阴茎再造法等

目前使用的方法，体现阴茎再造技术进展主要为以下4个方面。

1. 在轴型血管供区设计切取轴型血管蒂皮瓣，通过带蒂转移或吻合血管远位移植，使再造阴茎体和尿道的皮瓣一次手术即可移转到位，完成阴茎一期再造，克服了以往皮管法需行皮管成形，多次转移方能到位再行阴茎再造的多期手术的缺点。

2. 在轴型血管供血的同一皮瓣上，利用其一部分皮瓣作成尿道，利用其另一部分皮瓣作成阴茎体。这一巧妙的设计构思较好地解决了阴茎再造中最为棘手的尿道重建难题，也简化了阴茎再造中阴茎体和尿道成形的手术操作。除此之外，在阴囊发育良好的病例，利用阴囊纵隔血管神经蒂皮瓣再造尿道，也是阴茎再造中解决尿道重建的一个可供选择的方法。

3. 在上述两项技术改进的基础上，切取皮瓣时携带一块与皮瓣相连的骨块，如髂腹股沟瓣包含一块髂骨、腓骨骨皮瓣携带一块腓骨形成骨皮复合组织瓣作为再造阴茎的支撑体。这样，包括阴茎体、尿道、支撑物三位一体的全阴茎再造即可一次手术完成。由于所携带的骨组织在转移中具有良好的血供，术后不发生吸收，因此，有更为良好的支撑功能。

4. 阴茎残端或小阴茎龟头通过与前臂皮瓣串联吻合血管、神经游离移植再造阴茎，重建具有感觉及勃起功能的龟头，达到外形逼真、功能良好的效果。

三、先天性无阴道与阴道闭缩

先天性无阴道与阴道闭缩（congenital absence of vagina）畸形并不少见，发生率约为1∶5 000。一般在胚胎发育时期，尿生殖窦窦阴道球未发生或阴道板未发育，或双侧副中肾管会合后，其尾端发育停滞未向下伸展形成阴道，使直肠与膀胱、尿道紧贴无间隙，形成先天性无阴道畸形。如两侧中肾管会合仅末端发育停滞，在尾端与尿生殖窦相接处未贯通或仅部分贯通时，即形成阴道下段部分闭锁畸形，而阴道上段正常。先天性无阴道常与子宫未发育或发育不全并存，为无子宫、痕迹子宫或实性子宫，偶有子宫发育正常的病例。卵巢和外生殖器多正常，第二性征良好，染色体检查为核型46XX。阴蒂、阴唇发育良好，处女膜或有或无，阴道口处常有一浅陷凹或短浅的阴道下段。常伴有泌尿道发育异常，如先天性孤立肾、马蹄肾、游走肾、输尿管开口异位等畸形。先天性无阴道或阴道闭锁畸形往往在患儿出生时没有被注意而未能及时作出诊断，常在青春期后因原发性闭经或婚后因性交困难而就诊时才被发现。临床表现视发育异常的程度而异，常见为青春期后无月经初潮，性交不能。个别病例宫体正常但子宫颈闭锁，则在青春期后有子宫积血的表现，而出现周期性反复发作的下腹疼痛。

先天性阴道闭缩者需行闭锁段阴道成形术，使经血排放通畅。极少数子宫功能正常的病例，术后尚有生育的可能。先天性无阴道须行阴道再造手术。再造阴道术后只能满足性生活的需要，并不具有生育功能。由于病人子宫多无功能，可不予处理。若先天性无阴道伴有功能不全的子宫，为避免经血排放不畅，可行子宫切除术。因为这种子宫无孕育能力，即便施行了阴道再造术，也不易与子宫间保持通畅。

阴道再造手术的时机根据阴道闭缩畸形的程度和选择手术方式而定。完全性无阴道病例，如采用皮片移植法形成阴道衬里，宜在婚前不久完成手术，以便术后性生活使再造阴道得到不断扩张，防止阴道腔狭窄。如采用皮瓣形成阴道衬里，可在青春期后任何年龄施行手术，但宜在

术后半年左右开始性生活。先天性阴道闭缩而有功能的子宫者,在月经初潮时出现下腹部疼痛,经检查确诊后即可施行阴道成形术。

阴道再造手术方法很多(Box 12-115-2),所有手术方法都包括在阴道前庭陷凹处切开并分离膀胱尿道 - 直肠间隙形成阴道腔穴和阴道腔壁衬里重建两个部分。而在各种方法中,阴道腔穴形成的操作步骤大体相同,所不同者主要是在如何使腔壁获得衬里方面各有特点。

<table>
<tr><td>Box 12-115-2　阴道再造手术方法</td></tr>
<tr><td>目前临床上阴道再造的手术方法通常以自体皮片、阴唇皮瓣、会阴轴型皮瓣、阴股沟皮瓣、带血管蒂腹部皮瓣、腹膜及带血管蒂的结肠或回肠段移植作为再造阴道衬里的组织来源</td></tr>
</table>

皮片移植重建阴道腔壁具有适用性广泛、操作简单、效果肯定等优点,但由于皮片移植后的收缩可使再造阴道腔穴变短变窄。为了防止皮片挛缩,手术后需长期佩戴模具扩张才能获得理想的效果,而这也正是该方法的显著缺点之一。利用肠管或腹膜作阴道腔衬里,可形成具有黏膜面的阴道,能满足腔壁光滑、湿润、阴道腔宽敞等生理要求。但形成的阴道腔内经常有异味分泌物流出,给病人带来许多不便,性生活后可能发生黏膜破裂,时日持久还可能发生黏膜脱垂。因此,在选择肠管或腹膜重建阴道腔衬里时,也应持慎重态度。皮瓣移植制作阴道腔壁衬里的方法手术操作简单、手术后不需长期佩戴模具,再造阴道富有弹性和伸展性,是目前临床上应用较多的方法,而以双侧阴股沟皮瓣转移阴道再造方法最为常用。

(林子豪)

第 116 章

下肢整形

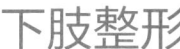

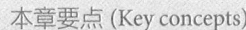

本章要点 (Key concepts)

This chapter includes three parts: lower extremity reconstruction, pressure sores and lymphedema.

- **Lower extremity reconstruction**

High-energy lower extremity injuries are usually associated with other life-threatening injuries. The priorities of multi-system injuries are always to salvage the life of the patient, not necessarily the salvage or treatment of the limbs. Special problems include soft-tissue avulsion, neuropathic and ischemic diabetic foot ulcer.

Soft tissue management includes skin grafts, local flaps, local muscle flaps, local fasciocutaneous flaps, microvascular free tissue transfers.

- **Pressure sore**

The terms pressure sore, decubitus ulcer, and bedsore have been used synonymously to refer to the tissue ulceration commonly seen in debilitated patients.

- **Staging and classification**

a. Skin intact but reddened for more than1 hour after relief of pressure; b. Blister or other break in dermis±infection; c. Subcutaneous destruction into muscle±infection; d. Involvement of bone or joint±infection.

- **Treatment**

a. Nonsurgical treatment; b. Surgical treatment.

- **Lymphedema**

Lymphedema is the accumulation of protein-rich interstitial fluid within the skin and subcutaneous tissues that occurs as a result of lymphatic dysfunction. There are approximately 140 million cases throughout the world. Those cases in which the etiology is unknown or which develop as a result of congenital lymphatic dysfunction comprise primary lymphedema. All forms of lymphedema that occur as a result of a precipitating cause are termed secondary lymphedema. There is no cure for lymphedema; thus the aim of medical and surgical therapy is to reduce swelling and to prevent complications.

- **Diagnosis**

In the majority of patients, the diagnosis of lymphedema can be made by history and physical examination.

- **Management**

a. Nonsurgical treatment: medication, manual lymph drainage, compressive bandaging, physical therapy, exercises, far infrared and microwave heating treatment; b. Surgical treatment: lymphangioplasty, omental transposition, total skin and subcutaneous excision, buried dermal flap, enteromesenteric bridge, subcutaneous excision beneath flaps, lymphovenous anastomoses.

第一节 / 下肢创伤修复

一、概念

　　近年来，下肢创伤的治疗技术的发展使许多原本需要截掉的肢体常规地得以保留。这种治疗需要矫形外科、血管外科和整形外科医师的通力协作。软组织损伤的处理包括带血管的组织游离移植、局部肌瓣移植，以及正确地应用局部筋膜皮瓣和皮肤移植来修复缺损。

　　治疗开放性胫骨骨折和保肢的目的是要保留肢体比截肢有更大程度的功能恢复。当下肢无法保留时，其治疗目的是要最大限度地保留肢体的功能长度。对这种下肢损伤的治疗一直是争论的焦点。下肢严重的碾压伤需要多次手术，并且需经过数月至数年以后才能负重和重新开始工作。

　　下肢的保肢治疗是一个长而复杂的过程，病人必须对预期的过程和所能达到的功能及结果有足够的认识。病人的选择是引起最后不同评价效果的主要因素，虽然很少能恢复正常功能，但大多数病人为能保留肢体而感到庆幸。

　　对下肢创伤的治疗需要利用一种既定程序来更好地处理复杂的损伤（Figure 12-116-1）。

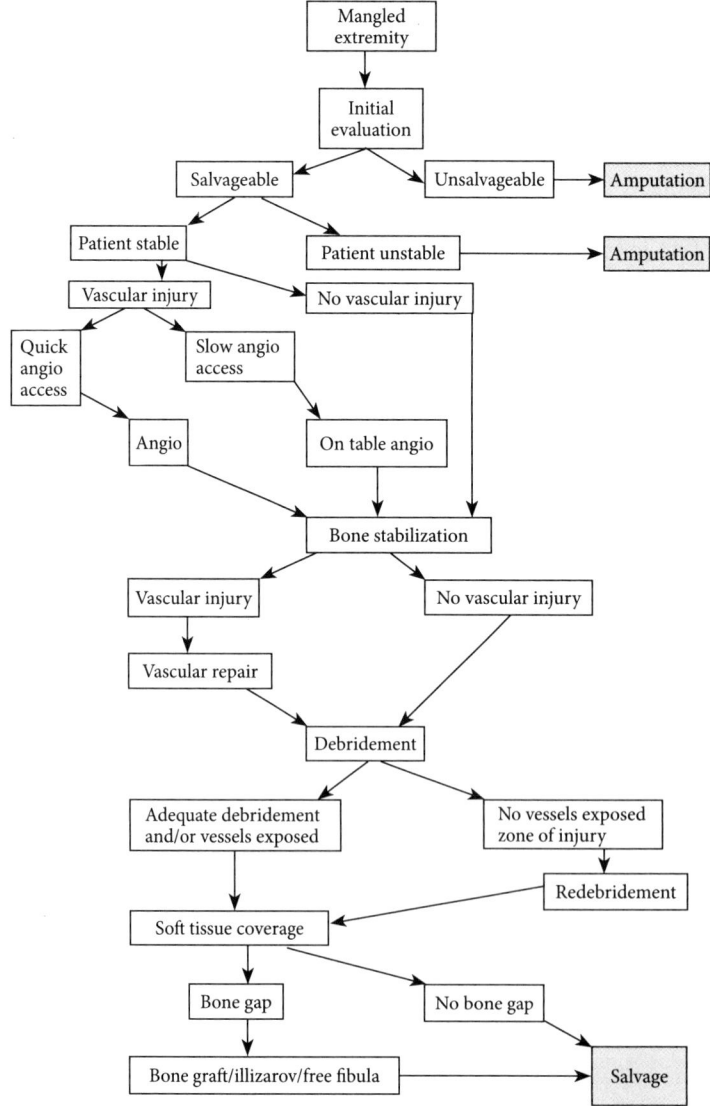

Figure 12-116-1　Algorithm for treatment of lower extremity trauma

二、诊断与评估

下肢暴力损伤常合并其他威胁生命的严重损伤。对出现多发性损伤的病人总是优先抢救生命,而不是先处理肢体损伤。对进行性加重的创伤的抢救及生命支持必须要优先于保肢治疗。如果病人伴有其他危及生命的损伤时,下肢的处理应限制在止血和下肢固定。

假如已知病人合并有其他损伤,必须要初步做出是否能进行保肢治疗的决策。可以通过视诊和手法检查来初步评估,通过认真检查创口情况来估计肢体保存的可能性。然后进一步对血管、骨质、软组织和神经的损伤情况仔细检查,并判断病人是否适于保肢。

通过检查足部血管搏动、皮肤颜色、皮温和血管充盈情况来对下肢的血管损伤情况做出判断。必须认识到肢体缺血并不意味着血管损伤。因为继发于外伤,血管可能出现扭结或痉挛,骨折复位后血管搏动就可能恢复。

开始先视诊检查开放伤口内骨质情况,有骨折时则需进行 X 线检查。通过检查皮肤软组织、肌肉和骨膜情况来评价局部软组织损伤程度。神经检查包括对胫后神经和腓神经运动和感觉功能的检查。下肢神经功能的完全损害应该是小腿保肢治疗的相对禁忌证。

三、特殊问题

1. 肌间隔间区综合征 是因为液体在骨与筋膜间隙内大量聚积引起压力增高,使得微循环障碍而出现肌肉和神经坏死的一种综合征。对闭合的肌间区任何的碾挫伤均可能引起肌间区综合征。软组织撕裂并不会使开放性骨折后局部肌间隔间区压力降低,这一点极为重要。

肌间隔间区综合征的主要征象是疼痛。疼痛的程度超过了损伤的限度,且无论被动的屈位或伸直位均存在,并可触及筋膜腔张力增高和肿胀。血管搏动消失多是晚期症状。只要有任何肌间隔间区综合征的怀疑,就应实施四个筋膜腔的切开。

2. 软组织撕脱伤 下肢的软组织撕脱伤要当做一个特殊问题来处理。通常在伤后早期,大部分被撕脱的软组织看起来生机尚存,因而试图将撕脱组织重新缝植原位。但是撕脱皮肤损伤范围要比开始判断的更广泛些,而且会渐进地出现皮下血管网的血栓形成,继而出现几乎全部皮肤软组织的坏死。通常比较慎重的方法是去除完全撕脱的软组织,取下全层皮肤回植来修复软组织创面。

3. 感染性糖尿病足 糖尿病足部溃疡主要病因是神经病变,约占 80% 以上。神经病变有代谢、坏死、解剖成分的病变。高血糖改变了轴索中的肌醇通道,导致细胞间山梨醇浓度增多,而 Na^+-K^+-ATP 酶活性降低,这些改变引起神经肿胀和功能异常。通过抑制葡萄糖向山梨醇转化可部分逆转此反应。神经微循环及氧释放的改变引起局部髓鞘神经和无髓鞘神经的丧失。伴有不愈合溃疡的约 60% 糖尿病病人有血管疾病。糖尿病有抑制免疫反应,增加感染的敏感能力。浅层糖尿病足感染通常由革兰阳性球菌引起如链球菌或金黄色葡萄球菌。而深层感染由多种微生物引起,如需氧革兰阳性和阴性球菌及厌氧菌。高血糖引起跟腱部胶原不可逆的糖基化,长时间使弹性丧失,最终导致跟腱短缩。

4. 神经性与缺血性糖尿病足部溃疡 神经源性溃疡病人足部温暖,可触摸到脉搏,溃疡潮湿、外渗。行 X 线检查了解内面的骨骼以排除异物、气体、骨髓炎、骨折或骨萎缩。溃疡表浅无蜂窝织炎,最好治疗方法为减轻步行时溃疡区的受压力,无须用抗生素。管装石膏是最有效方法可达到此目的,此方法可分散整个足部的行走压力和溃疡面上的压力。每 48 h 更换石膏使其更加合适,以后每周换 1 次。8~10 周内溃疡愈合,然后给病人换厚的、柔软鞋底的鞋,并准备合适的矫形鞋,使病人正常行走。

溃疡位于深部,有脓和(或)蜂窝织炎,则必须探查溃疡是否已达骨头。如果达到骨头,有 90% 发生骨髓炎。阳性骨活检是唯一诊断方法,而核医学检查是非特异性的。探查脓肿是否沿腱膜鞘、筋膜面或骨向近端延伸是很重要的,最好在手术室完成。打开所有感染皮下组织,切除所有失活组织。深部培养结果出来以后,应用广谱抗生素。若有蜂窝织炎,则用记号笔标记皮肤充血边缘,评估早期广谱抗生素治疗的效果,严密监测伤口,若红斑超过记号范围,说明细菌对抗生素不敏感或有未引流脓液存在,每 24~48 h 再次探查,直到无坏死组织及蜂窝织炎存在。只有在所有炎症反应体征消失及出肉芽组织出现时方可考虑修复。

相反,缺血性糖尿病足部溃疡可有或可无神经病变因素,足部通常呈紫红色、无毛发、触摸冷冰、脉搏不能触及,溃疡干、疼痛、边缘红色。非损伤检测血流量不足是很重要的,若趾压 <30 mmHg、TcO_2<40 mmHg,不行血管化伤口是不会愈合的。若蜂窝织炎较小,在治疗溃疡之前最好使腿部再血管化。若有坏疽及不断加剧的蜂窝织炎,则清创应先于再血管化。

四、修复治疗

下肢创伤、溃疡皮肤软组织创面的修复要根据损伤的范围和部位来决定用不同的方法。

1. 断层皮肤移植 断层皮肤移植用在暴露的肌肉或软组织创面最好,但偶尔也会用于带有健康骨膜的骨或留有腱周组织的肌腱创面的覆盖。在有些情况下,皮片移植还可以用来覆盖小面积的神经或血管的创面,但是在多数情况下,对于裸露的血管、神经、发生骨质和肌腱暴露,即使是带有健康的骨膜和腱周膜,都要用带有皮下组织甚至带有肌肉的皮肤软组织覆盖。

2. 局部皮瓣 局部筋膜皮瓣或肌瓣对修复中小面积的骨质损伤或覆盖裸露的血管和神经有良好效果。一般来讲,局部皮瓣能够覆盖小腿中 1/3 或上 1/3 的缺损,但不适宜修复小腿下 1/3 的缺损,小腿下 1/3 的缺损几乎均需用游离组织移植来修复。

小范围的骨损伤、血管或神经的暴露可以用蒂在近端的筋膜皮瓣修复,可是总的原则是要用旋转皮瓣来修复,一个小的缺损需用一个较大的旋转皮瓣来修复,而供瓣区经常要用断层皮片移植。

3. 游离组织移植 吻合血管的游离组织移植使暴力造成的伴有骨、软组织和肌肉缺损并有骨或重要结构暴露的下肢损伤的治疗发生了革命性的变化。一旦按清创原则清创,去除了所有失去活力的组织后,如果存在受区血管,就可能用大块的健康肌肉和软组织来修复创面,将暴露的主要组织结构覆盖。腹直肌、背阔肌或者是背阔肌联合锯肌可以覆盖大的缺损。

4. 交腿皮瓣 当伤区没有可供吻接的血管时,某些特殊情况下可进行交腿皮瓣治疗。

第二节 / 压疮

压疮(pressure sores)是指衰弱病人身上出现的组织溃疡,除了不能缓解的压力之外,尚有其他诱导因素如:感觉功能的改变、大小便失禁、潮湿的环境、活动性的改变、摩擦、切应力等。

最常用临床分级是 1989 年国际压疮顾问协作会议所订的压疮分级标准(Table 12-116-1)。

Table 12-116-1　Pressure sore staging

Stage	Description
Stage I	Skin intact but reddened for more than 1 hour after relief of pressure
Stage II	Blister or other break in dermis infection
Stage III	Subcutaneous destruction into muscle infection
Stage IV	Involvement of bone or joint infection

通常有 9% 住院病人会出现压疮,在急症病人发生率为 11%,而且压疮形成与原发病有很大关系。压力是压疮唯一最重要的发病因素。软组织受压导致缺血,如果不能缓解,将进一步发展成坏死及溃疡。对于某些敏感的病人,由于内源性因素如感染、糖尿病或神经系统的异常等存在,会加快溃疡的形成。在所有压疮病例中,96% 都发生于脐以下部位,且大多是仰卧位或坐位。75% 发生于骨盆周围。压疮易合并感染,究其原因,水肿因素不可忽视。压迫性创伤会导致炎性介质释放,这也是压疮病人出现水肿的原因之一。

压疮的治疗包括非手术和手术治疗。

非手术治疗包括:避免持续压力、控制感染(局部或远处)、控制失禁、改善营养、局部因子应用,如重组人血小板源性生长因子、碱性成纤维细胞生长因子。

手术治疗压疮要遵循以下三个主要原则:彻底清创,去除溃疡、黏液囊、任何的异位钙化灶等;部分或全部骨切除术减少骨突出;用耐受的健康组织如皮瓣、肌皮瓣和筋膜皮瓣来修复溃疡,保证在骨突出部位有充分的软组织衬垫。

第三节 / 淋巴水肿

淋巴水肿(lymphedema)是由于淋巴管功能不良而导致的富含蛋白的体液聚积在皮肤和皮下组织所致。全世界大约有 1.4 亿这样的病人。那些发病原因不清楚或者先天性淋巴管功能不良所致的淋巴水肿称为原发性淋巴水肿,原发性的淋巴水肿被认为是由于遗传所决定的,这种遗传基因表达可发生在出生时(如 Milroy's 疾病)、青春期(早发的淋巴水肿)或者发生在中年(迟发的淋巴水肿)。而那些因其他病因引起的淋巴水肿称为继发性淋巴水肿,最常见的原因是由于寄生虫感染导致的淋巴结的直接堵塞,手术、放射、肿瘤侵蚀或遭到感染或炎症而导致的局部淋巴结的损害或去除。淋巴水肿局限在皮下组织间区，其深部的肌肉间区并没有受累。淋巴水肿没有治愈的方法，其手术和非手术治疗的目的是减轻水肿和防止并发症。

一、诊断

在大多数病人中，淋巴水肿的诊断可以根据病史和体格检查来确定。水肿一般先发生在肢体远端，经过数月至数年向肢体近端发展。水肿开始较软，容易按压出现凹陷，而当组织出现纤维化时则变成非凹陷性，而且组织变得坚硬。皮肤发生改变，但并不出现溃疡。病人可能主诉患肢远端的疲劳或紧迫感。除非水肿程度进展极快，很少会出现疼痛。家族史并不典型。

二、治疗

有许多的治疗方法可以用来明显地改变疾病的进程，但没有一种治疗具有完全而持久的治愈效果。必须要让病人明白这种疾病的病程长期性和控制水肿与预防并发症的重要性。

1. 非手术治疗　包括抗真菌药、抗组胺药、抗生素、利尿药等药物治疗；手法淋巴引流；弹力绷带压迫；物理治疗练习；远红外或微波加热烘绑疗法。

2. 外科治疗　当药物治疗对控制淋巴水肿程度或预防并发症效果不佳时，则应考虑外科治疗。

(1) 手术治疗的目的　去除多余的淋巴水肿性组织、改善外形、功能和防止感染，手术切除方法通过去除皮肤和皮下组织来减小体积。尽管目前治疗淋巴性水肿的外科手段有许多种，但没有一种能彻底治愈。病人应该清楚手术后并不能一劳永逸，还需要其他的药物治疗。

(2) 外科治疗方法　带血管蒂的部分大网膜转移，淋巴管静脉和淋巴结静脉分流术，淋巴管与淋巴管分流术，手术切除术。

手术切除方法应用较广泛，现应用较多的方法是有步骤的行皮瓣下皮下组织切除方法，它能有效地改善病情，且不良的手术后并发症极轻。改善的程度直接与皮肤和皮下组织去除量有关。

这种手术方法分为两步。首先行肢体内侧切除，因为无论是上肢还是下肢，其内侧的组织切除量均要比外侧要多些。如果有必要，可在第一次手术后3个月再行外侧组织切除。如果两侧肢体都有病变，第一次手术可同时在两侧行组织切除，尽管有些水肿范围较大的病人，延长手术时间和(或)过多的出血会影响手术效果。3个月后再行外侧部分组织切除。手术方法与内侧的一样，只是要保留腓神经和膝踝筋膜的完整性。

(3) 手术并发症　主要有复发性的淋巴炎、蜂窝织炎、皮下组织纤维化、功能损伤和皮肤病变等。

(郭树忠)

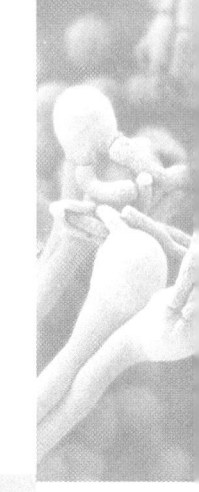

第 117 章

美容整形

本章要点 (Key concepts)

- **Background**

In the last hundred years aesthetic plastic surgery has progressed much, evolving from an almost casual practice to become an important part of the great field of plastic surgery.

- **Definitions**

Definitions of aesthetic plastic surgery are numerous, the most accepted being that of the ASPS(American Society of Plastic Surgeons), "Aesthetic plastic surgery is performed to reshape normal structures of the body to improve the patient appearance and self-esteem." This is in contrast with reconstructive plastic surgery which attempts to bring deformed individuals to normalcy.

- **Range of treatment**

Some common aesthetic operations will be introduced in this chapter.But this distinction seems artificial and may not be useful in the future because it is impossible to define "normal." We can name many other occasions related to "reconstructive" or medical situations where the aesthetic outcome is clearly important: breast reconstruction, congenital craniofacial anomalies, reanimation of facial paralysis, microsurgical reconstruction of the face, contour problems after gastroplasty -treated obesity. In both, plastic surgery is the method, and the well-balanced appearance, or the aesthetic outcome, that is the focus. So aesthetic plastic surgery should not be considered a peripheral or minor medical activity.

关于再造整形外科与美容外科的划分仅仅是理论上的,在临床实际工作中,常常很难区分一种手术是美容外科手术还是再造整形外科手术(Box 12-117-1)。因为施术部位是正常还是畸形有时很难界定,而且不同的民族往往有不同的标准。此外,多数再造整形外科手术本身也有美化外观的作用。

实际上,美容外科手术可分为广义与狭义两种:①广义的美容外科手术定义是,不论施术部位是正常还是有畸形存在,凡可改善或美化其外观的手术,均称为美容外科手术;②狭义的美容外科手术定义是,为改善病人外貌和自信对其身体上正常结构施行的形态重塑手术,亦即美国整形外科医生协会(American Society of Plastic Surgeons, ASPS)为美容外科手术下的定义。前者的外延包括了大多数再造整形外科手术,后者的外延则大为缩小,手术种类也相对较少。本章节简要介绍的是常见的狭义美容外科手术。

Box 12-117-1　再造和美容整形外科的区别

整形外科可分为再造整形外科(Reconstructive Plastic Surgery)和美容整形外科(Aesthetic Plastic Surgery),后者简称美容外科(Aesthetic Surgery)

再造整形外科的治疗对象是身体某个或某些部位有畸形存在的病人,畸形属先天性或后天性的,如创伤、感染、肿瘤等疾病引起的畸形。治疗的主要目的是恢复畸形的组织或器官的功能和(或)改善形态,及减轻病人的心理压力

美容外科的治疗对象是接受手术的部位没有畸形的个体,其目的是通过对体表正常结构进行重新塑形而美化外观,或使治疗部位显得年轻,从而增加治疗对象的自尊与自信。因此,美容外科有"锦上添花"和心理治疗作用

第一节 / 颜面部美容整形

颜面部形象的重要性是不言而喻的。拥有自然、和谐并且符合多数人审美观点的面部形象是每个人共同的愿望。所以，面部美容整形也自然而然地成为美容整形最重要的组成部分。

一、眼部美容整形

(一) 重睑成形术

重睑成形术(double eyelid blepharoplasty)是目前国内美容门诊最常见的眼部美容手术。

重睑的形成与上睑提肌的附着有密切的关系。上睑提肌的主要作用是提上睑，受动眼神经支配。上睑提肌腱膜纤维穿过眼轮匝肌附着于睑板前方的皮肤时，当提上睑肌收缩，睑板前方的皮肤随之上提，则形成重睑皱襞。重睑成形术的原理是通过手术的方法形成类似于上睑提肌腱膜纤维粘连附着于睑板前方的皮肤，使上睑在睁眼时形成重睑皱襞。

常见的重睑线设计有平行形、开扇形、新月形3种类型。术前根据病人的眼部形态、面部形态、性格、个人喜好等综合因素决定重睑线的宽度及形态。重睑成形术根据手术方式的不同可分为埋线法和切开法。埋线法适合于无明显上睑脂肪堆积、上睑皮肤较薄的病人，部分病人可能在术后一段时间之后出现重睑线消失。切开法可应用于各种类型的病人，且重睑效果保留持久(Color figure 74、75)。

(二) 上睑松弛整复术

上睑皮肤松弛多见于中老年人，由于上眼睑皮肤、眼轮匝肌、眶隔及眶内脂肪的老化而出现松弛下垂，严重的上睑松垂可超过睑缘以致影响视野，并可伴有老年性上睑下垂、倒睫和泪腺脱垂等并发症。

上睑松弛整复术(blepharoplasty for upper eyelid chalasia)是中老年眼部美容最常见的手术。中老年上睑皮肤松弛和外眦下垂的整形不仅可以改善眼部外观，尚有改善视野、矫正上睑下垂及倒睫的作用。上睑整复术中应根据病人上睑松弛的程度、并发症及全身情况综合考虑具体的手术方案，最关键的是如何准确的决定上睑松弛皮肤的切除量。

(三) 下睑袋整复术

睑袋(palpebral bags or eyelid pouches)是指因眶脂肪向前膨出而形成的袋状眼睑畸形，上、下睑均可发生，以下睑常见，通常所说的睑袋指下睑袋。睑袋是中面部衰老的主要特征之一，因此，效果良好的睑袋整复术对面中部1/3的年轻化有着非常显著的作用。睑袋的形成与下睑支持结构的松弛、薄弱有着密切的关系。

对于仅有眶脂肪膨出、无明显皮肤松弛的年轻病人，可采用经结膜入路的下睑袋整复术(lower blepharoplasty)，去除过多的眶隔内脂肪。该术具有创伤小、恢复快的特点。对于有明显下睑皮肤松弛、皱纹明显中老年病人，需采用经皮肤入路的睑袋整复术，去除多余的眶隔内脂肪及皮肤(Color figure 76、77)。对于伴有明显眶下缘显现体征(也称"泪槽畸形"，tear trough deformity)的病人，Humra 发明的"眶脂肪保留与眶隔重置"睑袋整复术可视为首选术式。

二、鼻部美容整形

(一) 鞍鼻矫正术(隆鼻术)

鞍鼻是最常见的鼻部畸形，表现为鼻梁的骨性和软骨部分平坦或凹陷，鼻尖、鼻孔上翘。隆鼻术(augmentation rhinoplasty)是矫正鞍鼻最直接的方法。术者可通过鼻内或鼻外切口在鼻背筋膜下或鼻骨骨膜下植入隆鼻材料，达到抬高鼻梁和鼻尖的目的。隆鼻的材料有多种，包括自体骨或自体软骨、医用硅橡胶、ePTFE(膨体聚四氟乙烯)等。植入材料在植入前需经术者修整以达到病人隆鼻所需的形态和大小，假体可以是"L"形或"柳叶"形。理论上，自体骨或自体软骨是隆鼻的最佳材料，但获取较复杂且供区遗留瘢痕。目前应用最多的仍为医用硅橡胶。

(二) 驼峰鼻矫正术

驼峰鼻多为先天性鼻骨过度发育造成，常表现为鼻骨下端与软骨交界处峰状突起。驼峰鼻可行驼峰鼻矫正术(hump nose plasty)。于病人侧位像的鼻根部与鼻尖上部作一直线，直线以外的部分即为术中所需截除骨性、软骨组织的范围。手术经鼻内切口或鼻外切口完成。鼻内切口隐蔽但操作较困难，鼻外切口则具有术野暴露充分、操作精确的优点。术中截除过多鼻骨和侧鼻软骨后，缩窄鼻背，必要时可同时截除部分鼻中隔软骨，并修复相应的鼻下部畸形。术后固定对保持良好鼻外形、减少继发畸形非常重要。

三、唇部美容整形

(一) 厚唇变薄术

先天性唇部肥厚、重唇是厚唇变薄术最常见的适应证。术中于上下唇红唇皮肤与黏膜交界处，根据上下唇肥厚程度，梭形或锯齿形切除一条口腔黏膜和肌肉，去除唇黏膜及黏膜下组织的宽度应以术后唇变得美观为度，一般切除宽度为 4~6 mm，口内切口直接拉拢缝合。该手术切口瘢痕隐蔽在口内，效果较理想。术后应注意保持口腔清洁，防止切口感染的发生。

(二) 薄唇丰唇术

是指以注射或手术的方法将自体材料(如自体脂肪、筋膜等)或人工材料(如透明质酸、胶原等)充填于唇部皮下或肌肉组织内，使嘴唇外观丰满的一种方法。植入物的安全性、有无可吸收性是术前必须认真考虑的问题。术中应注意双侧唇的对称及唇与面部形态的协调，以期达到良好的美容效果。

四、面部轮廓美容整形

(一) 颧弓缩小整形术

东方人与西方人的面部轮廓具有明显不同的特征。西方高加索人种面型狭长，鼻及眉弓高耸，高颧骨可增加面部的层次感，因而西方人多视高颧骨为青春和美的象征。而东方人面型相对短、宽，鼻及眉弓外形平缓，若颧部过于突出就破坏了面型的和谐美感，尤其是对于女性，高耸的颧骨常显示出男性化的倾向。借助颧弓缩小整形术(reduction malarplasty)，可以使颧弓肥大者面部的轮廓变得更为自然、柔和。

颧弓缩小手术可在局部麻醉或全身麻醉下，经头皮的冠状切口入路、口内颊沟切口入路、口内切口联合头皮冠状切口或者耳前小切口的联合入路进行，通过颧骨截骨移位、颧骨磨平等方法实现颧弓缩小的目的。术式的选择应依据病人的自身愿望、性别、文化背景、畸形特点、面部形态特点等综合因素全面考虑。

(二) 下颌角截骨整形术

对于下颌角的形态，东方人与西方人的审美观点有所不同。东方人眼中的美女形象多具有下颌角圆润柔和的特征。正常的下颌角的角度是 120°，外观看起来应没有棱角，而下颌角肥大者，则表现为下颌角的角度过小(呈现"国"字脸型)，以及下颌骨外翻增厚(呈现梯形脸型)。下颌角肥大应与单纯的咬肌肥厚进行鉴别。

以往下颌角缩小整形术多采用口外切口，以直线锯截除多余下颌骨，术后皮肤表面遗留瘢痕，而且截骨线生硬，外观线条不够流畅，操作不当易损伤面神经。目前已越来越多地采用口内切口，磨骨或截骨加骨残端打磨的方法，可以避免明显的瘢痕，不易损伤面神经，下颌角曲线流畅。

颧骨与下颌骨的协调性对于脸形具有不可忽视的影响。对于高颧骨合并下颌角肥大的病人，单独进行其中的任何一个手术都可能导致面部轮廓形态的不协调。因而，联合进行颧弓、下颌角缩小整形术对于此类病人是必要的。

(三) 隆颏术

对于颏部后缩的病人，可采用下颌骨颏部截骨前移或假体植入隆颏等手术方法进行矫正。由于假体植入隆颏术较为简便、创伤小、恢复快、效果明显，为更多的病人所接受。

隆颏术(chin augmentation)通常是在局部麻醉下经口内唇颊沟切口将隆颏假体植于下颌骨颏部骨膜下。常用的隆颏植入材料包括人工骨粉、医用硅橡胶、ePTFE(膨体聚四氟乙烯)、多孔聚乙烯等。术后加压包扎固定有利于保持假体固定及对称，术后口腔护理也很重要。

五、面部年轻化手术

随着年龄增长，面部皮肤、皮下组织、肌肉及骨骼逐渐松垂、萎缩，皮肤表面形成皱纹，表现出衰老的征象。面部除皱术是改善以上征象、使面部显得年轻的一种方法(Color figure 78、79)。面部除皱术根据手术部位的不同可分为额部除皱术、颞部除皱术、面中部除皱术、面颈部除皱术等，治疗原理是利用手术的方法，将面部或面颈部的皮肤、皮下以及其他深部组织提紧复位，并去除多余皮肤从而使皱纹展平、隐蔽。术后的血肿、血清肿是常见的并发症，因而术中止血、术后引流甚为重要。面神经损伤是面部除皱术的一种严重并发症，表现为一支或多支周围面神经麻痹的表现，熟悉面神经的解剖位置及术中谨慎操作是避免面神经损伤的最好方法。

面部皱纹的形成除了与皮肤松弛、紫外线照射及重力作用有关外，面部表情肌的长期收缩可产生皮肤动力性皱纹。A 型肉毒毒素注射除皱术是将 A 型肉毒毒素注入形成皱纹的肌肉内，阻断神经递质乙酰胆碱的释放，使肌肉麻痹瘫痪，肌肉张力及收缩力下降，皱纹减轻或消失，而达到去除皱纹的目的。对于较细小的面部动力性皱纹效果较明显，术后有效保持时间为 3~6 个月。

填充物注射除皱术是将自体(如自体脂肪)或人工植入材料(如胶原蛋白、透明质酸等)注射于形成皱纹或凹陷皮肤的皮下组织浅层从而达到消除皱纹目的的一种方法。手术方法简单,但对于植入物的安全特性及植入深度有较高的要求,在施术时应谨慎,防止出现不必要的并发症。

第二节 / 乳房美容整形

乳房是女性形体美的重要特征。曲线优美的乳房最能体现女性独特的魅力。随着现代文明的发展,人们普遍认为丰满、匀称的乳房才能体现出女性的健美风姿。

一、隆乳术

乳房容积小于 200 mL 称小乳症。增大不发育、发育不良或哺乳后萎缩等原因造成的小乳房的美容手术称隆乳术(augmentation mammaplasty)或称乳房增大整形术。隆乳术至今已有一百多年的历史。最早 Gersun(1899 年)利用液状蜡和凡士林混合橄榄油的材料作为乳房增大的植入物,但后期出现了乳房的严重纤维化。随着材料及手术技术的发展,目前根据充填材料的不同可将隆乳术分为:自体材料充填隆乳术、非自体材料充填隆乳术。常见自体植入材料包括自体脂肪组织(腹部、臀部为常见供区)、自体带血管蒂真皮脂肪组织(如背阔肌肌皮瓣、腹直肌肌皮瓣、臀大肌肌皮瓣等),但由于操作较复杂,乳房形态不够自然,术后并发症多,远期疗效欠佳等因素,目前应用相对较少。目前使用最广泛的非自体隆乳材料是硅胶囊乳房假体。随着材料技术的进步,目前硅胶囊乳房假体的安全性得到了显著的提高。

硅胶囊乳房假体隆乳术是目前最常见的隆乳术。可在局部麻醉、高位硬膜外麻醉或全身麻醉下经由乳晕切口、腋下切口、乳房下皱襞切口将假体植入乳腺组织下或胸大肌下。术中对乳腺后间隙或胸大肌后间隙的适度充分的分离、术后固定包扎是手术成功、减少并发症的关键。硅胶囊乳房假体隆乳术常见的并发症包括出血、血肿、感染、纤维囊挛缩、假体移位、假体破裂等。

二、乳房缩小整形术

东方人正常乳房体积为 250~350 mL。通常以乳房体积大于 1 500 mL 作为巨乳症的诊断标准。巨大的乳房可造成乳房下坠,由于重量的影响,可使病人出现肩背酸痛不适,乳房下皱襞处易发生湿疹、破溃,对病人心理及生理造成影响,多需手术矫正。

乳房缩小整形术(reduction mammaplasty)的治疗原则:定位新乳头乳晕位置,缩小乳房体积,保持良好的乳房形态及双侧对称并尽可能减少手术瘢痕。

常用的乳房缩小整形术术式:乳头乳晕游离移植的乳房缩小术、垂直真皮双蒂保留乳头的乳房缩小术、横向真皮双蒂保留乳头的乳房缩小术等。

三、乳头内陷矫正术(repair of inverted nipple)

乳头内陷是指乳头部分或全部凹陷于乳晕内,多为先天性,乳腺管周围纤维束牵拉或乳腺管自身纤维化是形成乳头内陷的常见原因。乳头内陷的矫正的方法较多。轻度乳头内陷可通过牵拉或吸引的非手术方法进行矫治。中度以上乳头常需通过手术方法矫正。

矫正乳头内陷的手术方法可达三十余种,但其矫治的原则是相近的(Color figure 80、81)。手术中应把握的主要原则包括:彻底松解乳头下方导致乳头内陷的纤维束,提供乳头下方足够的支撑组织,乳头颈部应作环形缝合以防支撑组织脱出,并尽可能减少乳腺导管的损伤。术后给予乳头的牵拉可有效减少复发。目前应用较多的手术方法有新月形乳晕瓣手术、Broadbent 法、改良 Pitanguy 法等。

四、乳房下垂矫正术

女性乳房下垂是以站立时乳头水平处于或低于乳房下皱襞水平为诊断依据的。乳房下垂是女性中比较常见的乳房畸形,尤其多见于某些生育及哺乳后的女性,由于乳房组织松弛而引起乳房整体下垂,不仅影响形体的曲线美,而且乳房的下皱襞处容易发生湿疹、疖疮等皮肤病,造成病人心理及生理上的痛苦,往往需要手术治疗。乳房下垂可依据乳房下皱襞和乳房下极的关系分度:乳房下极超过乳房下皱襞 1~2 cm 为轻度,2~3 cm 为中度,4~10 cm 为重度,超过 10 cm 为极重度。

乳房下垂矫正术(correction of mastoptosis)的主要目的是恢复乳房形态及乳头位置。对于乳房体积小(<250 mL)的轻中度乳房下垂可通过隆乳的方法矫正。对于乳房体积适中的轻中度下垂的乳房可采用乳晕双环切口的乳房塑形悬吊术。对于乳房体积巨大且松弛的中重度及极重度乳房下垂,常需在适度缩小乳房体积的基础上行乳房塑形悬吊术。

第三节 / 体形美容整形

随着人民生活水平的提高,营养过剩导致的肥胖越来越常见,尤其是腹部、腿部肥胖最为多见,不仅影响体形,严重者还可出现皮肤湿疹、破溃等并发症。腹部及腿部局部的肥胖可以是身体局部脂肪堆积的结果,也可以是全身性肥胖的局部表现。其常见的治疗方法包括(腹部、腿部)脂肪抽吸术、腹壁成形术等。

一、脂肪抽吸术

在肿胀麻醉技术发明之前,单纯借助负压进行脂肪抽吸出现的并发症较多,最常见的是出血。传统脂肪抽吸每抽吸 1 000 mL 脂肪可导致 200~400 mL 的出血,这极大地限制了脂肪抽吸技术的应用和发展。肿胀麻醉技术的发明和应用为脂肪抽吸带来了革命性的变化。在肿胀麻醉下,每抽吸 1 000 mL 脂肪,机体的失血仅 6~7 mL,这使脂肪抽吸的安全性大大提高,也使大范围、多部位、大容量的脂肪抽吸成为可能(Color figure 82、83)。

二、腹壁成形术

对于严重的腹壁肥胖,常合并有腹壁皮肤、筋膜、肌肉及腱膜等腹壁全层结构的松弛,单纯进行腹壁脂肪的抽吸并不能改善病人的腹壁形态。腹壁成形术(abdominoplasty)的主要目的是去除腹壁多余的皮肤及皮下脂肪,并通过腹壁腱膜折叠等方法加强腹壁结构。该手术涉及全腹壁,分离范围广泛,术中出血较多,术后并发症相对较多。因而,腹壁成形术前先在肿胀麻醉下以脂肪抽吸的方法去除腹壁多余的脂肪,这对减少术中出血,降低术后并发症具有明显的效果。

联合应用脂肪抽吸及腹壁成形术矫正腹壁肥胖与松弛已逐渐成为一种趋势。

第四节 / 皮肤美容整形

一、皮肤磨削术

皮肤磨削术(dermabrasion)是指应用器械(砂纸、砂轮、钢轮、钢丝刷、微晶体等)磨除表皮和真皮浅层,以去除皮肤浅表部位的色素、瘢痕、细小皱纹等的一种常见皮肤美容方法。术后通过皮肤附件上皮细胞增殖使创面愈合,达到皮肤平整、光滑、美观的目的。磨削程度应以术中创面细密点状出血为宜(真皮乳头层),防止磨削过深而形成瘢痕。术后应注意创面保护,防止感染及阳光直射。术区色素沉着是最常见的并发症,多可在 3~6 个月自行消退。

二、化学剥脱术

化学剥脱术(chemical peeling)是指应用某些具有腐蚀性的化学溶剂(如苯酚、三氯醋酸、水杨酸、α羟基酸等)作用于皮肤表面,使表皮及真皮浅层蛋白凝固、坏死、结痂并脱落,通过皮肤再生修复痂下创面,达到去除皮肤浅层色素、浅表瘢痕、细小皱纹的美容目的的一种方法。其作用机制与皮肤磨削术相似。术后可能出现色素减退、色素沉着、皮肤颜色不均匀等并发症,多可在 3~6 个月内自行恢复。由于酚类试剂可对于肝、肾、心肌等造成损害,因而在大面积使用化学剥脱术时密切病人心、肝、肾功能的变化,防止出现严重并发症。

(邢 新)

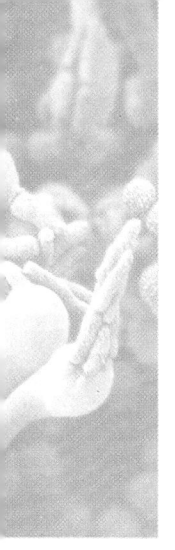

γ- 干扰素　interferon-γ, INF-γ

γ- 谷氨酰转移酶同工酶Ⅱ　γ-glutamyl transferase isozyme Ⅱ, GGT-Ⅱ

Barrett's 食管　Barrett's esophagus, BE

Bennett 骨折　Bennett's fracture

B 细胞抗原识别受体　B cell receptor, BCR

Charcot 三联征　Charcot triad

Codman 三角　Codman's triangle

CT 模拟结肠镜 computed tomographic virtual colonoscopy, CTVC

CT 血管造影　computed tomography angiogram, CTA

C 反应蛋白　C-reactive protein, CRP

DNA 配型　DNA typing

DNA 转录　DNA transcription

Down 综合征　Down syndrome

Dupuytren 氏挛缩　Dupuytren's contracture

D- 二聚体　D-dimer

Ewing 肉瘤　Ewing sarcoma

Fc 受体　Fc receptor, FcR

Glasgow 昏迷分级　Glasgow coma scale, GCS

G 蛋白　G protein

G 蛋白偶联受体　G protein-coupled receptors

HLA 配型　HLA typing

Horner 征　Horner sign

Kienbock 病　Kienbock's disease

Mirizzi 综合征　Mirizzi syndrome, MS

N- 甲基 -D- 门冬氨酸　N-methyl-D-aspartate, NMDA

Oswestry 功能障碍指数　Oswestry disability index, ODI

Poland 胸壁畸形　Poland chest wall deformity

PPH 手术　procedure for prolapse and hemorrhoids

Reynolds 五联征　Reynolds pentalogy

RNA 翻译　RNA translation

RNA 干扰　RNA interference, RNAi

RNA 诱导沉默复合物　RNA-induced silencing complex, RISC

Rolando 骨折　Rolando's fracture

UW 液　University of Wisconsin solution

Wong-Baker 面部表情量表　Wong-Baker Faces Pain Rating Scale

A

阿夫唑嗪　alfuzosin

阿加曲班　argatroban

阿霉素　doxorubicin

阿曲库铵　atracurium

癌胚抗原　carcino-embryonic antigen, CEA

艾森曼格综合征　Eisenmenger syndrome

氨苯蝶啶　triamterene

鞍鼻矫正术　augmentation rhinoplasty

鞍区麻醉　saddle anesthesia

B

巴德 - 吉亚利综合征　Budd-Chiari syndrome, BCS

白介素　interleukin, IL

白介素 -1β　interloukin, IL-1β

白膜　tunica albuginea

白三烯类　leukotrienes, LT

白细胞介素 -1　Interleukin-1, IL-1

白细胞介素 -6　Interleukin-6, IL-6

白细胞介素 -8　Interleukin-8, IL-8

白线疝　hernia of linea alba

败血症　sepsis

斑块内出血　intraplaque hemorrhage, IPH

半脱位　subluxation

半月板损伤　injury of menisci

半月板旋转试验　McMurray-Fouche's test

瓣膜、腱索或乳头肌损伤　injury of cardiac valve,chordae tendineae and papillary muscle

包虫囊肿　hydatidosis

包茎　phimosis

包扎　dressing

胞嘧啶　cytosine, C

保护性感觉功能　protective sensation

保留盆腔自主神经　pelvic autonomic nerve preservation, PANP

保留乳房的乳腺癌切除术　lunmpectomy and axillary dissection

爆炸性离断　explosion amputation

贝伐单抗　bevacizumab

背侧系膜　dorsal mesogastrium

背阔肌　latissimus dorsi muscle

背神经　dorsal nerve

背驮式肝移植　piggyback liver transplantation, PBLT

倍增时间　doubling time

贲门痉挛　cardiospasm

贲门失弛缓症　achalasia of cardia

本周蛋白　Bence Jones protein, BJ protein, BJP

苯巴比妥钠　phenobarbital

苯二氮䓬类　benzodiazepines

逼尿肌收缩障碍　impaired detrusor contractility

闭合复位　closed reduction

闭合性骨折　closed fracture

闭合性气胸　closed pneumothorax

闭合性损伤　closed injury

壁腹膜　parietal peritoneum

臂丛神经干　trunk of brachial plexus

臂丛神经炎　brachial plexus neuritis

臂丛神经后束　posterior cord of brachial plexus

臂丛神经内侧束　medial cord of brachial plexus

臂丛神经束　cord of brachial plexus

臂丛神经外侧束　lateral cord of brachial plexus

臂内侧皮神经　medial brachial cutaneous nerve

边缘性手术　marginal excision

扁平手　flat hand deformity

表面麻醉　topical anesthesia

表皮样囊肿　epidermoids

髌骨骨折　fracture of patella

丙泊酚　propofol

并指　syndactyly

病毒感染　viral infection

病理性骨折　pathologic fracture

病例报告　case report

病例对照研究　case control study

病例分析　case analysis

病人整体营养状况评估表　scored PG-SGA

病人自控镇痛　patient controlled analgesia, PCA

病损内手术　intra lesional excision

勃起功能障碍　erectile dysfunction

补体受体　complement receptor, CR

不可控尿流改道　noncontinent diversion

不能射精　anejaculation

不完全骨折　incomplete fracture

不稳定性骨折　unstable fracture

不育性激活　sterile activation

布比卡因　bupivacaine

C

彩色 Duplex 超声　carotid duplex ultrasound

残余肝体积　remnant liver volume, RLV

侧方压缩骨折　lateral compression, LC

测不准原则　the principle of uncertainty

肠段倒置　segmental reversal of the small bowel

肠段环形吻合　intestinal loop anastomosis

肠间脓肿　interloop abscess

肠膀胱扩大术　ileal or sigmoid augmentation cystoplasty

肠源性感染　gut derived infection

肠源性囊肿　neurenteric cyst

常规超滤　common ultrafiltration, CUF

超急性排斥反应　hyperacute rejection

超急性异种排斥反应　xenogeneic hyperacute rejection

超声内镜　endscopic ultra-sonography, EUS

超声显象　ultrasonography, US

晨僵　morning stiffness

程序性细胞死亡　programmed cell death

迟发型超敏反应　delated type hypersensitivity, DTH

迟发异种排斥反应　delayed xenograft rejection

持续剂量　continuous dose

尺侧屈腕肌　flexor carpi ulnaris muscle

尺神经　ulnar nerve

尺神经深支　deep branch of ulnar nerve

尺神经手背支　dorsal branch of ulnar nerve

尺神经掌支　palmar branch of ulnar nerve

冲击剂量　bolus dose

冲击伤　blast injury

出血性　capacity to blood

初次接触效应　first exposure effect, FEE

穿刺针吸活检术　fine needle aspiration, FNA

创伤性肺气腔　traumatic air cavity

创伤性关节炎　traumatic arthritis

创伤性窒息　traumatic asphyxia

垂腕　wrist drop

垂直剪切骨折　vertical shear, VS

锤状指　mallet's finger

磁共振成像　magnetic resonance imaging, MRI

磁共振弥散加权成像　diffusion weighted imaging, DWI

磁共振血管造影　magnetic resonance angiogram, MRA

磁源成像　megnetic source imaging, MSI

葱皮样改变　onion skin

促甲状腺激素　thyroid stimulating hormone, TSH

催化性受体　catalytic receptor

脆弱拟杆菌　bacteroides fragilis

D

大网膜　omentum majus

大圆肌　major teres muscle

代偿性抗炎反应综合征　compensatory anti-inflammatory response syndrome, CARS

代谢调理　metabolic intervention

代谢性碱中毒　metabolic alkalosis

代谢支持　metabolic support

丹毒　erysipelas

丹曲林　dantrolene

单侧肾缺如　unilateral renal agenesis

单纯饥饿型营养不良　marasmus

单纯小肠移植　small bowel with or without a portion of the colon, SI

单独胰腺移植　pancreas transplantation alone, PTA

单光子发射体层显像　single photon emission computed tomography, SPECT

单链断裂　single strand break, SSB

胆管癌　cholangiocarcinoma

胆漏　bile 1eakage

胆囊结石　cholecystolithiasis

胆囊切除术　cholecystectomy

胆囊造口术　cholecystostomy

胆石病　cholelithiasis

蛋白激酶C　protein kinase C, PKC

蛋白酪氨酸激酶　protein tyrosine kinases, PTKs

刀割伤　incised wound

导管　catheter

导管鞘　sheath

导管室　catheter suite

导管相关性感染　catheter-related infection

导丝　guidewire

低分子量肝素　low molecule weight heparins, LMWH

低枸橼酸尿症　hypocitraturia

低钾血症　hypokalemia

低镁尿症　hypomagnesuria

低渗性缺水　hypotonic dehydration

低温　hypothermia

骶管麻醉　caudal anesthesia

骶管阻滞　caudal block

地氟烷　desflurane

第1指掌侧总神经　1st common palmar digital nerve

第一指蹼挛缩　first web-space contracture

点突变　point mutation

电刺激治疗　electrical stimulating therapy

电烧伤　electric burn

电子计算机断层扫描　computed tomography, CT

丁卡因　tetracaine

动力加压钢板　dynamic compression plate, DCP

动脉导管未闭　patent ductus arteriosus, PDA

动脉调转术　arterial switch

动态静脉压测定　ambulatory venous pressure, AVP

冻疮　chilblain

冻僵　frozen stiff

冻结性冷伤　freezing cold injury

度洛西汀　duloxetine

度他雄胺　dutasteride

端侧吻合法　end-to-side anastomosis

端粒　telomere

短暂性脑缺血发作　transient ischemic attack, TIA

断裂基因　interrupted gene

断肢再植术　limbreplantation operation

断肢再植指征　indication of limb replantation

队列研究　cohort study

对比超声心动图　contrast echo

对乙酰氨基酚　paracetamol

多巴胺促效药　dopamine agonist

多层螺旋 CT　multiple slice spiral CT, MSCT

多发黏膜神经瘤病　multiple mucosal neuromas

多发性大动脉炎　Takayasu's disease

多发性颅内血肿　multiple intracranial hematomas

多发性内分泌肿瘤　multiple endocrine neoplasia, MEN

多模式镇痛　multimodal analgesia

多囊肾　polycystic kidney

多普勒超声引导下痔动脉结扎术　Doppler-guided hemorrhoidal artery ligation

多器官功能衰竭综合征　multiple organ failure syndrome, MOFS

多沙唑嗪　doxazosin

多指　polydactyly

E

鹅颈样畸形　swan-neck deformity

额外肾　supernumerary kidney

恶性高热　malignant hyperthermia

恶性黑色素瘤　malignant melanoma

恶性纤维组织细胞瘤　malignant fibrous histiocytoma, MFH

恶性肿瘤生长因子　tumor specific growth factor, TSGF

鳄梨大豆未皂化物　avocado soybean unsaponifiables, ASU

恩氟烷　enflurane

二次剖腹探查术　second-look operation

二尖瓣关闭不全　mitral regurgitation, MR

二尖瓣狭窄　mitral stenosis, MS

二期修复　secondary repair

F

法洛四联症　tetralogy of Fallot, TOF

反流　regurgitation

反流性食管炎　reflux esophagitis

反求遗传学　reverse genetics

反跳痛　rebound tenderness

泛素途径　ubiquitin pathway

房间隔缺损　atrial septal defect, ASD

放射免疫导向手术　radiommunoguided surgery, RIGS

放射诊断学　diagnostic radiology

放射肿瘤学　radiation oncology

非冻结性冷伤　non-freezing cold injury

非淋菌性尿道炎　non-gonococcal urethritis

非糜烂性反流病　non-erosive reflux disease, NERD

非那雄胺　finasteride

非去极化肌松药　nondepolarizing muscle relaxant

非热效应　non-thermal effects

非体外循环冠状动脉旁路移植术　off-pump coronary artery bypass, OPCAB

非同步型起搏器和同步型起搏器　asynchronous and synchronous pacemakers

非细菌性临床脓毒症　nonbacteremic clinical sepsis

非甾体类抗炎药　non-steroid anti-inflammatory drugs, NSAIDs

环氧合酶　cyclooxgenase, COX

肥厚型心肌病　hypertrophic cardiomyopathy, HCM

肺癌　lung cancer

肺包虫病　pulmonary hydatid disease

肺爆震伤　lung bursting trauma

肺部转移性肿瘤　pulmonary metastatic tumour of lung

肺大疱　pulmonary bulla

肺动脉瓣狭窄　pulmonary stenosis, PS

肺棘球蚴病　pulmonary echinococcus

肺毛细血管楔压　pulmonary capillary wedge pressure, PCWP

肺实质撕裂　lacerations

肺血肿　hematoma of lung

分化　differentiaton

分离麻醉　dissociative anesthesia

分叶状囊肉瘤　cystosarcoma phyllodes

分叶状纤维腺瘤　phyllodes fibroadenoma

分叶状肿瘤　phyllodes tumor

分子影像学　molecular imaging

粉碎型骨折　barton fracture

缝合皮肤及预防性深筋膜切开减压　skin suture and preventive decompression by incision of osteofascial compartment

缝合掌侧皮肤　suturing of volar skin

缝合指背皮肤　suturing of dorsal skin

否决细胞　veto cell

氟尿嘧啶　fluorouracil

氟烷　halothane

辅助性 T 细胞　T helper, TH

辅助性部分原位肝移植　auxiliary partial orthotopic liver transplantation

辅助性肝移植　auxiliary liver transplantation, ALT

辅助性异位肝移植　auxiliary heterotopic liver transplantation

负荷剂量　loading dose

附睾单纯性囊肿　epididymalsimple cysts

附睾炎　epididymitis

复合理疗法　compound physical therapy, CPT

复苏与早期目标导向治疗　earlygoal-directed therapy, EGDT

复制起点　replication origin

腹壁成形术　abdominoplasty

腹壁感染　infection of abdominal wall

腹壁缺损　the defect of abdominal wall

腹壁血肿　hematoma of abdominal wall

腹壁肿瘤　abdominal wall tumor

腹部多器官移植　multivisceral grafts in which up to five organs are transplanted simultaneously, MV

腹股沟斜疝　indirect inguinal hernia

腹股沟直疝　direct inguinal hernia

腹会阴联合直肠癌切除术　abdominoperineal resection

腹肌紧张　rigidity

腹裂　gastroschisis

腹膜　peritoneum

腹膜后出血　retroperitoneal hematomas

腹膜后脓肿　retroperitoneal abscesses

腹膜后纤维化　retroperitoneal fibrosis

腹膜假黏液瘤　pseudomyxoma peritonei

腹膜间皮细胞瘤　peritoneal mesothelioma

腹膜内疝　intraperitoneal hernia

腹膜腔　peritoneal cavity

腹内高压　intra-abdominal hypertension, IAH

腹内压　intra-abdominal pressure, IAP

腹腔　peritoneal cavity

腹腔灌注压　abdominal perfusion pressure, APP

腹腔间室综合征　abdominal compartment syndrome, ACS

腹腔镜胆囊切除术　laparoscopic cholecystectomy, LC

腹腔内高压　intra-abdominal hypertension, IAH

腹腔神经丛阻滞术　celiac plexus neurolysis, CPN

腹腔压力　intra-abdominal pressure, IAP

腹腔造口术　laporostomy

腹腔诊断性穿刺与灌洗　diagnostic peritoneal lavage

腹主动脉瘤　abdominal aortic aneurysm, AAA

G

改良超滤　modified ultrafiltration, MUF

钙神经素　calcineurin

钙神经素抑制剂　calcineurin inhibitor, CNI

盖氏骨折　Galeazzi fracture

肝肠联合移植　combined liver－small bowel grafts, LI

肝动脉血栓形成　hepatic artery thrombosis, HAT

肝豆状核变性　Wilsons disease

肝肺综合征　hepatopulmonary syndrome, HPS

肝门部　porta hepatis

肝门部胆管　hilar bile ducts

肝内胆管结石　hepatolithiasis

肝内胆管囊状扩张症　caroli disease

肝肾联合移植　combined liver and kidney transplantation

肝素　heparin

肝细胞癌　hepatocellular carcinoma, HCC

肝细胞移植　hepatocyte transplantation, HT

肝腺瘤　hepatocellular adenoma

肝血管瘤　hepatic hemangioma

肝血管造影　hepatic angiography, HA

肝重量 / 病人体重　graft-recipient body weight ratio, GRBW ratio

感觉丧失　sensory deprivation

感觉异常　paresthesia

感觉障碍　sensory disturbance

感染　infection

感染性耐受　infectious tolerance

干板照相　xeroradiography

干扰素　interferon, IFN

干扰素家族　interferon family

干细胞　stem cells

肛裂　anal fissure

肛瘘　anal fistula

肛瘘切除术　fistulectomy

高草酸尿症　hyperoxaluria

高度发育异常结节　high-grade dysplastic nodules

高钙尿症　hypercalciuria

高功率聚焦超声　high intensive focussed ultrasound, HIFU

高钾血症　hyperkalemia

高尿酸尿症　hyperuricosuria

高热　hyperthemia

高渗性缺水　hypertonic dehydration

睾丸炎　orchitis

膈上憩室　supradiaphragmatic diverticulum

膈下脓肿　subphrenic abscess

根治性手术　radical excision

跟骨骨折　fracture of calcaneum

功能 RNA　functional RNA

功能独立性测定　functional independence measure, FIM

功能元件　functional elements

功能重建　functional reconstruction

肱骨骨折　fracture of humerus

肱骨髁上骨折　humeral supracondylar fracture

肱桡肌　brachioradial muscle

肱三头肌　musculus triceps brachii

共刺激信号　costimulator

供肝总体积　total liver volume, TLV

供者　donor

股骨干骨折　fracture of the shaft of the femur

股骨颈骨折　fracture of the femoral neck

股骨髁上骨折　supracondylar fracture of femur

股骨转子间骨折　intertrochanteric fracture of the femur

股疝　femoral hernia

股神经牵拉试验　femoral nerve streth test

骨发育障碍　osteodysplasty

骨关节炎　osteoarthritis, OA

骨化性肌炎　ossifiying myositis

骨间背侧肌　dorsal interossei

骨间背侧筋膜　dorsal interosseous fascia

骨间肌　interossei

骨间掌侧肌　palmar interossei

骨间掌侧筋膜　palmar interosseous fascia

骨筋膜室综合征　osteofascial compartment syndrome

骨巨细胞瘤　giant cell tumor of bone

骨瘤　osteoma

骨囊肿　bone cyst

骨延长术　distraction osteogenesis

骨样骨瘤　osteoid osteoma

骨折　fracture

骨折不愈合　nonunion of fracture

骨折延迟愈合　delayed union

骨支架形成　bone stabilization

骨肿瘤　bone tumor

骨肿瘤外科分期系统　surgical staging system of bone tumor

挂线疗法　secton division

关节半脱位　subluxation of joint

关节僵硬　ankylosis

关节内骨折　intra-articular fracture

关节脱位　dislocation of joint

关节外骨折　extra-articular fracture

管状绒毛状腺瘤　tubulovillous adenoma

管状腺瘤　tubular adenoma

冠状动脉粥样硬化性心脏病　atherosclerotic coronary artery disease or coronary artery disease, CAD

胱氨酸尿症　cystinuria

广泛性手术　wide excision

贵要静脉　basilic vein

国际脊柱侧凸研究学会　scoliosis research society, SRS

国际前列腺症状评分　international prostate symptom score, I-PSS

腘动脉压迫综合征　popliteal artery entrapment syndrome

H

海绵体　corpus cavernosum

海绵体造影术　cavernosography

核糖体　ribosome

核糖体 RNA　ribosomal RNA, rRNA

核转录因子 β　nuclear transcription factor-β

黑色素拟杆菌　*B. melanigenicus*

黑素细胞　melanocytes

横断面研究　cross sectional study

横行骨折　transverse fracture

横结肠切除术　transverse colon resection

红细胞沉降率　erythrocyte sedimentation rate, ESR

后骨间神经综合征　posterior interosseous nerve syndrome

后路椎间融合术　posterior lumber interbody fusion, PLIF

呼气末二氧化碳浓度　end tidal carbon dioxide pressure, $PetCO_2$

呼气末正压通气　positive end-expiratory pressure, PEEP

呼吸机相关性肺炎　ventilator associated pneumonia, VAP

呼吸性碱中毒　respiratory alkalosis

胡桃夹现象　nutcracker phenomenon

琥珀胆碱　succinylcholine

华法林　warfarin

滑车系统　pulley system

滑动疝　sliding hernia

滑动型裂孔疝　sliding hiatal hernia

滑囊炎　bursitis

滑雪者拇指　skier's thumb

化脓性门静脉炎　pylephlebitis

化学剥脱术　chemical peeling

踝部骨折　fracture of ankle

踝部扭伤　sprain of ankle

环疽　gangrene

环孢素　cyclosporin, CS

环孢素 A　cyclosporine A, CsA

环磷酰胺　cyclophosphamide, CYC

环小指屈指深肌　flexor digitorum profundus of ring and little finger

环小指爪形畸形　claw-shaped deformity

寰椎骨折脱位　dislocation and fracture of atalas

磺胺米隆　sulfamylon

磺胺嘧啶　sulfadiazine

回肠贮袋肛管吻合术　ileal pouch-anal anastomosis, IPAA

混合型食管裂孔疝　mixed hiatal hernia

混合型酸碱平衡失调　mixed acid-base disturbances

混合性的炎症反应综合征　mixed inflammatory response syndrome, MARS

混合痔　mixed hemorrhoid

活化　activation

活体肝移植　living donor liver transplantation, LDLT

获得性迟发性淋巴水肿　acquired lymphedema tarda

获得性移植物特异性耐受　acquired donor-specific tolerance

获得性早发性淋巴水肿　acquired lymphedema praecox

J

机器人外科　intelligent robotic surgery

机械辅助循环装置　mechanical circulatory support device, MCS device

肌电图　electromyogram, EMG

肌腱附着点炎　enthesitis

肌腱损伤　tendon injury

肌腱移位　transfer of tendon

肌皮神经　musculocutaneous nerve

肌肉麻痹　paralysis

肌萎缩性侧索硬化　amyotrophoic lateral sclerosis

肌笑征　risus sardonicus

鸡胸　pectus carinatum, pigeon breast

基础治疗　baseline therapy

基底细胞癌　basal cell carcinoma

基因　gene

基因表达　gene expression

基因调控蛋白　gene regulatory proteins

基质金属蛋白酶　matrix metal proteinase, MMP

畸胎瘤　teratomas

畸形精子症　teratozoospermia

畸形腺窝灶　aberrant crypt foci, ACF

激光热消融　laser thermal ablation, LTA

急救医疗服务系统　emergency medical service system, EMSS

急救员　emergency medical technician, EMT

急性蛋白消耗型营养不良　kwashiorkor

急性动脉栓塞　acute arterial embolism

急性梗阻性化脓性胆管炎　acute obstructive suppurative cholangitis, AOSC

急性骨萎缩　acute bone atrophy, sudeck atrophy

急性呼吸窘迫综合征　acute respiratory distress syndrome, ARDS

急性化脓性甲状腺炎　acute suppurative thyroiditis, AST

急性阑尾炎　acute appendicitis

急性弥漫性腹膜炎　acute diffuse peritonitis

急性尿潴留　acute urinary retention, AUR

急性排斥反应　acute rejection

急性乳腺炎　acute mastitis

急性上消化道出血　acute upper gastrointestinal bleeding, AUGIB

急性肾盂肾炎　acute pyelonephritis

急性细胞排斥反应　acute cellular rejection

急性血管排斥反应　acute vascular rejection

急诊手外伤　emergency hand injury

急诊室剖胸术　emergency room thoracotomy

挤挫伤　contused wound

挤压伤　crash injury

挤压伤离断伤　crushing amputation

脊麻－硬膜外联合　combined spinal-epidural, CSE

脊膜脊髓膨出　myelomeningocele

脊膜膨出　spinal meningocele

脊神经电刺激　spinal cord stimulator, SCS

脊髓灰质炎　poliomyelitis

脊髓纵裂畸形　split cord malformation, SCM

脊柱侧凸　scoliosis

计算机辅助诊断　computed aided diagnosis, CAD

计算机体层 X 线成像　computed tomotraphy, CT

剂量密度　dose-density

剂量强度　dose-intensity

继发性腹膜炎　secondary peritonitis

继发性结核病　secondary tuberculosis

加巴喷丁　gabapentin

加强治疗科　intensive care unit, ICU

加速康复外科　fast track surgery

家族性腺瘤性息肉病　familial adenomatous polyposis, FAP

甲氨蝶呤　methotrexate, MTX

甲沟炎　paronychia

甲基苯异丙胺　methamphetamine

甲基泼尼松龙　methylprednisolone, MP

甲胎蛋白　alpha fetoprotein, AFP

甲胎蛋白　α−fetoprotein, AFP

甲硝唑　metronidazole

甲状腺球蛋白　thyroglobulin, Tg

假黏液瘤　pseudomyxoma

间接暴力　indirect violence

间接愈合　indirect union

肩胛上神经　suprascapular nerve

肩胛下肌　subscapular muscle

剪切　splicing

睑袋　palpebral bags or eyelid pouches

碱基对　base pairs, bp

腱滑膜鞘　tendinous synovial sheaths

腱间结合　intertendinous connections

腱膜下间隙　subaponeurotic space

腱纽　vinculum

腱鞘巨细胞瘤　giant cell tumor of tendon sheath, GCTTS

腱鞘囊肿　ganglion

腱鞘炎　tenovaginitis

腱纤维鞘　tendinous fibrous sheaths

胶囊内镜　capsule endoscope

焦虑　anxiety

绞窄性疝　strangulated hernia

结、直肠癌　colorectal carcinoma

结、直肠息肉病　colorectal polyposis

结核杆菌　*M.tuberculosis*

结核结节　tubercle

解剖学鼻烟窝　anatomic snuffbox

介入放射学　interventional radiology

介入技术　intervention technique

介入治疗学　interventional therapy

金标准　gold standard

金诺芬　auranofin

近指间关节　proximal interphalangeal joint, PIP

浸渍足　immersion foot

经腹腹膜前法 transabdominal preperitoneal approach, TAAP

经腹膜前修补术 transabdominal preperitoneal, TAPP

经腹腔镜疝修补术　laparoscopic hernia repair

经腹腔内补片植入技术　intraperitoneal onlay mesh technique, IPOM

经肝导管动脉内化疗栓塞　transcathether arterial chemoembolization, TACE

经肛内镜显微外科手术　transanal endoscopic microsurgery, TEM

经颅多普勒　transcranial doppler

经门静脉系统回流　portal venous drainage, PV

经尿道膀胱肿瘤电切除术　transurethral resection of bladder-tumor, TUR-BT

经尿道前列腺电切术　transurethral resection of prostate, TURP

经皮动脉穿刺 percutaneous arterial puncture

经皮经肝胆道镜 percutaneous transhepatic cholangioscopy, PTCS

经皮内镜下胃/空肠造口术 percutaneous endoscopic gastrostomy/jejunostomy, PEG/PEJ

经皮腔内血管成形术 percutaneous intraluminal angioplasty, PTA

经皮微波固化治疗 percutaneous microwave coagulation, PMC

经皮乙醇注射 percutaneous ethanol injection, PEI

经食管超声心动图 transesophageal echocardiography, TEE

经体循环回流 systemic venous drainage, SV

经直肠超声检查 transrectal ultrasonography, TRUS

经椎间孔椎间融合术 transforaminal lumbar interbody fusion, TLIF

精索静脉曲张 varicocele

精索炎 spermatitis

精液囊肿 spermatoceles

精子肉芽肿 sperm granulomas

颈部筋膜 cervical fascia

颈动脉海绵绵窦瘘 carotid cavernous fistula, CCF

颈动脉内膜切除术 carotid endarterectomy, CEA

颈动脉血管成形合并支架术 carotid angioplasty and stenting, CAS

颈椎病 cervical spondylosis

颈椎管狭窄症 cervical stenosis

胫腓骨干骨折 fracture of shaft of tibia and fibula

胫骨平台骨折 tibial plateau fracture

痉挛毒素 tetanospasmin

静脉导管感染 catheter-related infection

静脉－动脉转流模式 veno-arterial bypass, V-A ECMO

静脉－静脉转流模式 veno-venous bypass, V-V ECMO

静脉麻醉 intravenous anesthesia

静脉尿路造影 intra venousurography, IVU

静脉肾盂造影 intravenous pyelography, IVP

静脉修复 repair of veins

静息能量消耗 resting energy expenditure, REE

局部肺挫伤 contusion of lung

局部浸润麻醉 infiltration anesthesia

局部麻醉 local anesthesia

局灶性结节样增生 focal nodular hyperplasia, FNH

巨脾 massive splenomegaly

巨噬细胞 macrophage, Mφ

巨指畸形 macrodactyly

聚合酶链反应 polymerase chain reaction, PCR

聚维酮碘 povidone Iodine, PVP

菌血症 bacteremia

K

卡－梅综合征 Kasabach-Merritt syndrome

卡塔格内综合征 Kartagener syndrome

开放性骨折 open fracture

开放性气胸 open pneumothorax

开放性损伤 open injury

抗风湿药 disease modifying anti-rheumatic drugs, DMARDs

抗疟药 antimalarials

抗生素后效应 post-antibiotic effect, PAE

抗体依赖细胞介导的细胞毒作用 antibody-dependent cell-mediated cytotoxicity, ADCC

抗原递呈细胞 antigen-presenting cell, APC

抗原结合沟 antigen-binding groove

可控尿流改道 continent diversion

可乐定 clonidine

可逆性脑缺血发作 reversible ischemic neurologic deficit, RIND

克隆清除 clonal deletion

克隆无能 clonal anergy

克罗恩病 Crohn's disease

库欣病 Cushing's disease

库欣反应 Cushing's response

库欣综合征 Cushing syndrome

髋关节发育不良 developmental dysplasia of hip, DDH

髋关节脱位 hip dislocation

髋臼指数 acetabular index

溃疡 ulcer

溃疡性结肠炎 ulcerative colitis

扩张性心肌病 dilated cardiomyoparthy, DCM

L

来氟米特 leflunomide, LEF

阑尾 appendix

阑尾切除术　appendectomy

阑尾周围脓肿　periappendicular abscess

朗格汉斯细胞　langerhans cell

郎飞结　Ranvier node

雷帕霉素　rapamycin, RAPA

肋间神经　intercostal nerve

肋软骨骨折　cartilage fracture

泪槽畸形　tear trough deformity

泪嵴　dacryon

类癌　carcinoid tumors

类风湿关节炎　rheumatoid arthritis, RA

类风湿结节　rheumatoid nodules

类风湿因子　rheumatoid factor, RF

类肉瘤病　sarcoidosis

冷伤　cold injury

立体定向放射外科　stereotactic radiosurgery, SRS

利多卡因　lidocaine, lignocaine

连枷胸　flail chest

连续心排血量监测装置　continuous cardiac output, CCO

连续性肾替代疗法　continues renal replacement treatment, CRRT

链激酶　streptokinase, SK

良性前列腺增生　benign prostatic hyperplasia, BPH

裂纹骨折　crack fracture

临床试验　clinical trial

临时性腹腔关闭　temporary abdominal closure, TAC

淋巴瘤　lymphomas

淋巴水肿　lymphedema

淋巴细胞　lymphocytes

淋巴细胞功能相关抗原　lymphocyte function associated antigen 3, LFA−3

淋病　gonorrhoea

淋病双球菌　gonococcus

淋菌性尿道炎　gonococcal urethritis

磷酸化级联反应激活　mitogen-activated protein kinases, MAPK

鳞状细胞癌　squamous cell carcinoma

硫喷妥钠　thiopental sodium

硫酸鱼精蛋白　lrotamin sulfate

硫唑嘌呤　azathioprine, AZA

柳氮磺胺吡啶　sulfasalazine, SSZ

隆颏术　chin augmentation

隆乳术　augmentation mammaplasty

瘘管切开术　fistulotomy

漏斗胸　pectus excavatum, schusterbrust, funnel chest, or thorax en embudo

颅缝早闭　craniosynostosis

颅骨骨髓炎　osteomyelitis of skull

颅骨缺损　skull defect

颅内压　intracranial pressure, ICP

颅内压增高　increased intracranial pressure, intracranial hypertension

颅外颈动脉闭塞性疾病　extracranial carotid artery occlusive disease

挛缩膀胱　contracted bladder

卵黄管残迹　omphalomesenteric duct remants

卵黄管囊肿　vitelline cyst

罗库溴铵　rocuronium

罗哌卡因　ropivacaine

螺旋形骨折　spiral fracture

氯胺酮　ketamine

氯吡格雷　clopidogrel

氯己定　chlorhexidine

氯羟安定　lorazepam

M

麻醉　anesthesia

马库疝　pantaloon hernia

马蹄形肾　horseshoe kidney

马尾综合征　cauda equina syndrome

埋置式自动心脏转复除颤器　automatic implantable cardioverter defibrillator, AICD

麦卡因　marcaine

麦默通　mammotome

脉氧饱和度　pulse oxygenation saturation, SPO_2

慢性静脉功能不全　chronic venous insufficiency, CVI

慢性排斥反应　chronic rejection

慢性盆腔疼痛综合征　chronic nonbacterial prostatitis, CPPS

慢性肾盂肾炎　chronic pyelonephritis

慢性缩窄性心包炎　chronic constrictive pericarditis

毛细血管出血　capillary bleeding

酶偶联受体　enzyme-coupled receptors

霉酚酸　mycophenolate acid, MPA

霉酚酸酯　mycophenolate mofetil, MMF

美国麻醉医师协会　American society of anesthesiology,
　　ASA

美国器官分配联合网络　the united network for organ
　　sharing, UNOS

美国整形外科医生协会　American society of plastic
　　surgeons, ASPS

美克尔憩室　Meckel's diverticulum

美容外科　aesthetic surgery

美容整形外科　aesthetic plastic surgery

门静脉狭窄　portal vein stenosis, PVS

门静脉血栓形成　portal vein thrombosis, PVT

孟氏骨折　Monteggia fracture

咪达唑仑　midazolam

弥散性血管内凝血　disseminated intravascular coagulation,
　　DIC

弥漫性轴索损伤　diffuse axonal injury, DAI

糜烂性食管炎　erosive esophagitis, EE

米罗病　milroy disease

泌尿、男性生殖系统结核　genitourinary tuberculosis

密码子　codon

免疫监视学说　immune survillence theory

面部年轻化手术　face rejuvenation

面瘫　Bell's palsy

灭菌法　asepsis

拇短屈肌　flexor pollicis brevis muscle

拇短展肌　abductor pollicis brevis muscle

拇对掌肌　opponens pollicis muscle

拇收肌　adductor pollicis

拇收肌筋膜　adductor pollicis fascia

拇指桡掌侧固有神经　radial palmar nerve of thumb

钼靶 X 线摄片　radiography with molybdenum target tube

N

男性不育症　male infertility

男性生殖系统感染　male genitourinary tract infection

男性生殖系统结核　tuberculosis of male genital tract

难复性疝　irreducible hernia

脑挫裂伤　cerebral contusion and laceration

脑干损伤　brain stem injury

脑脊液　cerebrospinal fluid, CSF

脑膜脑膨出　encephalocele

脑膜膨出　meningocele

脑膜炎　meningitis

脑内血肿　intracerebral hematoma

脑脓肿　brain abscess

脑疝　brain hernia

脑水肿　cerebral edema

脑血流量　cerebral blood flow, CBF

脑震荡　brain concussion

内侧鞘　medial compartment

内侧支　medial branch

内骨痂　internal callus

内含子　intron

内镜鼻胆管引流术　endoscopic nasobiliary drainage,
　　ENBD

内镜技术　scope technique

内镜括约肌切开术　endoscopic sphincterotomy, EST

内镜黏膜切除术　endoscopic mucosal resection, EMR

内镜黏膜下层剥离术　endoscopic submucosal dissection,
　　ESD

内镜下逆行胰胆管造影　retrograde cholangiopancreatograph,
　　ERCP

内括约肌切除术　intersphincteric resection, ISR

内皮素　endothelin, ET

内稳态　homeostasis

内痔　internal hemorrhoid

尼卡地平　nicardipine

尼莫地平　nimodipine

逆行射精　retrograde ejaculation

黏液表皮样癌　muco-epidermoidal carcinoma of bronchus

黏液囊肿　mucocele

鸟嘌呤　guanine, G

尿道结核　tuberculosis of the urethra

尿道上裂　epispadias

尿道下裂　hypospadias

尿激酶　urokinase, UK

尿流改道术　diversion of urine

尿石症　urolithiasis

凝血酶调节蛋白　thrombomodulin

钮孔状畸形　boutonniere deformity

脓毒性休克　septic shock

脓毒血症　sepsis

脓毒症性低血压　sepsis-induced hypotensions

脓性指头炎　felon

脓血症　pyemia

P

排尿期膀胱测压　voiding cystometry

哌库溴铵　pipecuronium

哌替啶　meperidine

泮库溴铵　pancuronium

旁分泌　paracrine

膀胱测压　cystometry

膀胱出口梗阻　bladder outlet obstruction

膀胱外翻　exstrophy of bladder

膀胱炎　cystitis

膀胱重建　bladder reconstruction

泡型包虫病　alveolar hydatid disease

疱疹感染　herpetic infections

配体　ligand

盆腔脓肿　pelvic abscess

劈离式肝移植　split liver transplantation, SLT

皮肤　skin

皮肤磨削术　dermabrasion

皮肤移植　skin transplantation

皮毛窦　dermal sinus tract

皮内过敏试验　Casoni test

皮样囊肿　dermoids

皮质醇增多症　hypercortisolism

疲劳骨折　fatigued fracture

胼胝体脂肪瘤　corpus callosum lipoma

平衡超滤　balanced ultrafiltration, BUF

平足症　flat foot

泼尼松　prednisone, Pred

泼尼松龙　prednisolone

破伤风　tetanus

普鲁卡因　procaine

普罗菲登斯菌　Providencia

普瑞巴林　pregabalin

普通肝素　unfractionated heparin, UFH

Q

七氟烷　sevoflurane

脐肠瘘　omphalo-enteric fistula

脐窦　umbilical sinuses

脐膨出　omphalocele, exomphalos

脐疝　umbilical hernia

脐息肉　umbilical polyp

启动子　promoter

气管或支气管撕裂或离断　damage to the trachea and main bronchi

气管肿瘤　tumors of trachea

气胸　pneumothorax

牵拉伤　traction injury

牵张性骨赘　stretch osteophyte

前白蛋白　prealbumin, PA

前臂内侧皮神经　cutaneous antebrachii medialis nerve

前臂缺血性肌挛缩　ischemic contracture

前骨间神经　anterior interosseous nerve

前骨间神经综合征　anterior interosseous nerve syndrome

前后压缩骨折　anteroposterior compression, APC

前列腺上皮内瘤　prostatic intraepithelial neoplasia, PIN

前列腺素　prostaglandins, PGs

前列腺炎　prostatitis

前列腺增大　benign prostatic enlargement, BPE

前哨淋巴结　sentinel lymph node, SLN

前哨淋巴结活检　sentinel lymph node biopsy

浅筋膜　superficial fascia

浅淋巴管　superficial lymphatic vessels

浅支　superficial branch

嵌顿性疝　incarcerated hernia

腔镜下甲状腺切除术　endoscopic thyroidectomy, ETE

抢救性治疗　rescue therapy

桥本甲状腺炎　Hashimoto thyroiditis

鞘膜积液　hydrocele

切割性离断　sharp cut amputation

切开复位　open reduction

切口疝　incisional hernia

窃血综合征　steal syndrome

亲水性涂层　hydrophilic coating

青霉胺　D-penicillamine

青枝骨折　greenstick fracture

氢化可的松　hydrocortisone

清创　debridement

球囊　balloon

球囊闭塞试验　balloon occlusion test, BOT

区域麻醉　regional anesthesia

屈肌支持带　flexor retinaculum

屈拇长肌　flexor pollicis longus muscle

屈曲型骨折　Smith fracture

屈指浅肌　flexor digitorum superficial muscle

趋化因子家族　chemokine family

曲马多　tramadol

去氨加压素　desmopressin, DDAVP

去极化肌松药　depolarizing muscle relaxant

去甲肾上腺素再摄取抑制剂　selective serotonin and norepinephrine reuptake inhibitors, SSNRs

全腹膜外修补术　totally extraperitoneal, TEP

全脊椎麻醉　total spinal anesthesia

全人工心脏　total artificial heart, TAH

全乳房切除术　total mastectomy

全身麻醉　general anesthesia

全身炎症反应综合征　systemic inflammatory response syndrome,SIRS

全营养混合液　total nutrient admixture, TNA

全直肠系膜切除　total mesorectal excision, TME

拳击手或斗士骨折　boxer's or fighter's fracture

颧弓缩小整形术　reduction malarplasty

缺血性骨坏死　arascular bone necrosis

缺血性肌挛缩　ischemic contracture

缺血预适应　ischemic preconditioning

缺血再灌注损伤　ischemia-reperfusion injury, IRI

确定性手术　definitive management

R

桡侧化手术　radialization

桡侧球棒手　radial club hand

桡侧屈腕肌　flexor carpi radialis muscle

桡侧腕管　radial carpal canal

桡动、静脉　radial artery and veins

桡返动脉的扇形分支　the leash of Henry

桡骨茎突狭窄性腱鞘炎　de Ouervains disease

桡骨颈骨折　fracture of collum radii

桡骨头半脱位　subluxation of the radial head

桡浅神经卡压综合征　superficial radial nerve compression syndrome

桡神经浅支　superficial branch of radial nerve

桡神经深支　deep branch of radial nerve

热稳定抗原　heat-stable antigen, HAS

热效应　thermal effects

热休克蛋白　heat shock protein

人工心肺机　artificial heart-lung machine

人工心脏瓣膜－病人不匹配现象　prosthesisi-patient mismatch, PPM

人工血管动－静脉内瘘术　arteriovenous fistulia prosthetic graft

人工血管支架　stent-graft

人类白细胞抗原　human leukocyte antigens, HLA

气性坏疽　gas gangrene

韧带损伤　ligament injury

韧性　consistency

绒毛状腺瘤　villous adenoma

溶血毒素　tetanolysin

乳房后脓肿　retromammary abscess

乳房缩小整形术　reduction mammaplasty

乳房下垂矫正术　correction of mastoptosis

乳管内乳头状瘤　intraductal papilloma

乳头内陷矫正术　repair of inverted nipple

乳头湿疹样乳腺癌　Paget's disease of breast

乳腺癌　breast cancer

乳腺癌改良根治术　modified radical mastectomy

乳腺癌根治术　radical mastectomy

乳腺癌扩大根治术　extensive radical mastectomy

乳腺病　mastopathy

乳腺肉瘤　breast sarcoma

褥疮　bedsore

软骨内化骨　endochondral ossification

弱精子症　asthenozoospermia

S

赛尼哌 daclizumab

三"H"治疗　triple H therapy

三苯氧胺　tamoxifen

三环类抗抑郁药　tricyclic antidepressants, TCAs

三角肌　deltoid muscle

三聚体 GTP 结合调节蛋白　trimeric GTP-binding regulatory protein

三头肌皮褶厚度　triceps skinfold thickness, TSF

三维超声心动图　three-dimensional echocardiography, 3-DE

杀伤细胞抑制受体　killer-inhibitory receptors, KIRs

疝　hernia

伤害性疼痛　nociceptive pain

上臂肌周径　arm muscle circumference, AMC

上腹疝　epigastric hernia

上睑松弛整复术　blepharoplasty for upper eyelid chalasia

上尿路感染　upper urinary tract infection

上皮类瘤变　intraepithelial neoplasia, IEN

少、弱、畸形精子症　oligo-astheno-teratozoospermia syndrome

少精子症　oligozoospermia

射波刀　cyberknife

射精功能障碍　ejaculatory dysfunction

射精困难　retarded ejaculation

射精痛　painful ejaculation

射频消融　radiofrequency ablation, RFA

伸肌支持带　extensor retinaculum

伸直型骨折　Colles fracture

深静脉血栓形成　deep venous thrombosis, DVT

深支　deep branch

神经病理性疼痛　neuropathic pain, NP

神经丛阻滞　nerve plexus block

神经断裂　neurotmesis

神经缝合术　neurorrhaphy

神经根撕脱　avulsion

神经肌肉型脊柱侧凸　neuromuscular scoliosis

神经内膜　endoneurium

神经鞘瘤　schwannoma

神经上干　superior trunk

神经失用　neuropraxia

神经束膜　perineurium

神经松解术　neurolysis

神经外膜　epineurium

神经吻合术　neuroanastomosis

神经修复术　neural prosthesis

神经移位　nerve transfer

神经移位术　transposition of nerve

神经移植术　nerve grafting

神经元特异性烯醇化酶　neurone specific enolase, NSE

神经源性膀胱　neurogenic bladder

神经源性肿瘤 neurogenic tumors

神经植入术　implantation of nerve

神经轴突断裂　axonotmesis

神经阻滞　nerve block

肾穿刺造影　precutaneous antegrade pyelography

肾钙质沉积症　nephrocalcinosis

肾积水　nephrohydrosis

肾绞痛　renal colic

肾结核　renal tuberculosis

肾脓肿　renal abscess

肾切除术　nephrectomy

肾缺如　renal agenesis

肾移植后胰腺移植　pancreas after kidney transplantation, PAK

肾异位　renal ectopia

肾盂输尿管连接部梗阻　ureteropelvic junction obstruction

肾自截　autonephrectomy

生物效应范围　biological battlefield

生血素家族　hematopoietin family

生长抑素　somatostatin

生殖细胞肿瘤　germ cell tumors

声控机械手　voice-controlled robotic arm

十一酸睾酮　testosterone undecanoate, TU

食管癌　esophageal carcinoma

食管穿孔　perforation of esophagus

食管间质瘤　esophageal stromal tumors

食管良性肿瘤　leiomyoma

食管裂孔疝　hiatal hernias

食管旁疝　paraesophageal hernia

食管旁疝修补术　repairing of paraesophageal hernia

食管憩室　diverticulum of the esophagus

食管胃交界　esophagogastric junction, EGJ

食管消化性缩窄的外科治疗　surgical treatment of esophageal digestive stricture

食管中段憩室　midesophageal diverticulum

示指屈指深肌　flexor digitorum profundus of index finger

示指伸肌腱　tendon of extensor indicis

世界卫生组织　world health organization, WHO

视觉模拟评分法　visual analogue scales, VAS

适应证　indication

室间隔缺损　ventricular septal defect, VSD

收缩力　contractility

手背腱膜　aponeurosis dorsalis manus

手背静脉网　dorsal venous rete of hand

手背皮下间隙　dorsal subcutaneous space

手部间隙感染　infection of hand's interface

手指屈肌腱狭窄性腱鞘炎　trigger finger

手指总主动活动度　total active movement, TAM

手舟骨骨折　scaphoid fracture

受体　receptor

受体酪氨酸激酶　receptor tyrosin kinases

受者　recipient

狩猎场看护者拇指　gamekeeperts thumb

枢椎齿状突骨折　fracture of odontoid

输精管炎　deferentitis

鼠弓形体　toxoplasma

术后肠麻痹　postoperative ileus

术后认知功能障碍 postoperative cognitive dysfunction, POCD

术后治疗原则　postoperative management

术中超声　intraoperative US

树突状细胞　dendritic cell, DC

数字等级评定量表　numerical rating scale, NRS

数字减影血管造影　digital subtraction angiography, DSA

双侧肾缺如　bilateral renal agenesis

双链 RNA　double-stranded RNA, dsRNA

双链断裂　double strand break, DSB

双频指数　bispectral index, BIS

双吻器　double stapling technique, DST

水杨酰偶氮磺胺吡啶　sulfasalazine

水中毒　water intoxication

顺铂　cisplatin

顺式阿曲库铵　cisatracurium

撕脱骨折　avulsion fracture

撕脱性离断　avulsion amputation

松解减压　decompression

随机对照临床试验　randomized control trials, RCT

碎片陷落征　fallen fagment sign

损害控制外科　damage control surgery

损伤机制混合的骨折　combined mechanical of fracture, CM

损伤控制　damage control

损伤控制性外科　damage control surgery

损伤胸导管　thoracic duct injury

梭菌性肌坏死　clostridial myonecrosis

索拉菲尼　sorafenib

锁定加压钢板　locking compression plate, LCP

锁定时间　lockout interval

T

T 细胞受体　T cell receptor, TCR

他克莫司　tacrolimus, TAC

酞胺派啶酮　thalidomide

坦索罗辛　tamsulosin

特发性脊柱侧凸　idiopathic scoliosis

特拉唑嗪　terazosin

特异性的核酸内切酶　dsRNA-specific endonuclease

疼痛处理　pain management

体表敷贴　surface mould

体积压力反应　volume-pressure response

体外膜式氧合技术　extracorporeal membrane oxygenation, ECMO

体外循环　extracorporeal circulation, cardiopulmonary bypass, CPB

体位性扁平颅　positional plagiocephaly

体重指数 body mass index, BMI

剃刀背　razor-back

调节性 T 细胞　regulatory T cell, Treg

调控元件　regulatory elements

调强放射治疗　intensity modulated radiation therapy, IMRT

听神经瘤　acoustic neuroma

痛风性关节炎　gouty arthritis, GA

痛觉过敏　hyperalgesia

痛觉丧失　painlessness

头静脉　cephalic vein

透光试验　transillumination test

透视设备　fluoroscopy equipments

突变　mutation

退行性腰椎滑脱　degenerative spondylolisthesis

驼峰鼻矫正术　hump nose plasty

W

外侧鞘 lateral compartment

外侧支 lateral branch

外骨痂 external callus

外科手术部位感染 surgical site infection, SSI

外科学 surgery

外伤性癫痫 traumatic epilepsy

外伤性颈内动脉海绵窦瘘 traumatic arterovenous fistula in cavernous sinus

外显子 exon

外痔 external hemorrhoid

完全骨折 complete fracture

完全经腹膜外法 totally extraperitoneal approach, TEA

完全性大动脉转位 complete transposition of great arteries, TGA

完全性房室间隔缺损 complete atrioventricular septal defect, AVSD

完全性卒中 cerebrovascular accident, CVA

晚期修复 late repair

腕背网 dorsal carpal rete

腕尺侧管 ulnar carpal canal

腕尺管综合征 carpal ulnar tunnel syndrome

腕管 carpal canal

腕管综合征 carpal tunnel syndrome, CTS

腕横韧带 transverse carpal ligament

腕伸肌腱 carpal extensor tendons

腕掌侧韧带 palmar carpal ligament

腕掌屈试验 phalen test

网膜孔 epiploic foramen

网膜囊 omental bursa

网膜囊肿 omental cyst

网膜扭转和梗死 omentovolvulus and omental infarcton

微创概念 concept of minimally invasion

微创技术 minimally invasion technique

微创外科 minimally invasive surgery, MIS

微创医学 minimally invasive medicine, MIM

微囊藻毒素 microcystin

维库溴铵 vecuronium

胃肠道间质瘤 gastrointestinal stromal tumor, GIST

胃底折叠术 laparoscapic antireflux surgery, LARS

胃泌素瘤 gastrinoma

胃食管反流病 gastro-esophageal reflux disease, GERD

温缺血时限 warm ischemic time

文拉法辛 venlafaxine

稳定性骨折 stable fracture

乌拉地尔 urapidil

无瘢痕外科 scarless surgery

无精子症 azoospermia

无菌术 aseptic technique

无切口外科 incisionless surgery

无张力疝修补术 tension-free hernia repair

无准备型心死亡器官捐献 non-controlled DCD

戊乙奎醚 penehyclidine

X

西罗莫司 sirolimus

吸入麻醉 inhalation anesthesia

吸入性损伤 inhalation injury

膝关节韧带损伤 ligament injuries of the knee joint

喜树碱衍生物 camptothecin derivates

系膜囊肿 mesenteric cyst

细胞表面免疫球蛋白分子 surface immunoglobulin, sIg

细胞毒性 T 淋巴细胞 cytotoxic T lymphocyte, CTL

细胞间黏附分子 intercellular adhesion molecules, ICAMs

细胞因子 cytokine

细胞周期时间 cell cycle time

细菌性肝脓肿 bacterial liver abscess

细针抽吸活检术 fine-needle aspiration, FNA

细支气管阻塞综合征 bronchiolitis obliterans syndrome, BOS

下巴闭锁 lockjaw

下颌角截骨整形术 mandibular angle osteotomy

下睑袋整复术 lower blepharoplasty

下颈椎骨折脱位 fracture and dislocation of lower cervical spine

下尿路感染 lower urinary tract infection

下尿路症状 lower urinary tract symptoms, LUTS

下丘脑损伤 hypothalamus injury

下肢动脉硬化性闭塞症 peripheral arterial occlusive disease, PAOD

先天性胆道闭锁症 congenital biliary atresia

先天性胆管囊状扩张症 congenital cystic dilatation of bile duct

先天性脊柱侧凸 congenital scoliosis

先天性静脉畸形骨肥大综合征 Klippel-Trenaunay syndrome, KTS

先天性髋关节脱位 congenital dislocation of the hip, CDH

先天性马蹄内翻足 congenital talipes equinovarus

先天性拇指扳机指 congenital trigger thumb

先天性脑积水 congenital hydrocephalus

先天性无阴道与阴道闭缩 congenital absence of vagina

先天性斜颈 congenital torticollis

纤溶酶 plasmin

纤溶酶原 plasminogen

纤溶酶原激活物抑制因子 -1 plasminogen activator inhibitor, PAI-1

纤维蛋白降解产物 fibrin degradation products, FDPs

纤维腺瘤 fibroadenoma

显微手术 microsurgery

线样征 string sign

腺癌 adenocarcinoma

腺嘌呤 adenine, A

消毒法 antisepsis

小脑幕切迹疝 transtentorial hernia

小片段 RNA short interfering RNA, siRNA

小网膜 lesser omentum

小鱼际 hypothenar

小鱼际肌 muscle of hypothenar

小鱼际筋膜 hypothenar fascia

小鱼际鞘 hypothenar compartment

小圆肌 minor teres muscle

小指短屈肌 flexor digiti minimi brevis

小指对掌肌 opponens digiti minimi

小指伸肌腱 tendon of extensor digiti minimi

小指展肌 abductor digiti minimi

效应细胞 effector cells

斜方肌 trapezius muscle

斜角肌 scalene muscle

斜颈 torticollis

斜形骨折 oblique fracture

心肌恢复的过渡 bridge to recovery, BTR

心律失常 arrhythmia

心腔内超声 intracardiac ultrasound, ICUS

心室辅助装置 ventricular assist devices, VAD

心室间隔破裂穿孔 penetration of ventricular septum

心室纤颤 ventricular fibrillation

心排血量 cardiac output, CO

心死亡器官捐献 donation after cardiac death, DCD

心跳骤停 cardiac arrest

心脏挫伤 cardiac contusion

心脏黏液瘤 cardiac myxoma

心脏破裂 cardiac rupture

心脏起搏 artificial cardiac pacing

心脏压塞征 cardiac tamponade

心脏移植前的过渡 bridge to transplantation, BTT

心指数 cardiac index, CI

新月孢子菌 fusarium

信使 RNA messenger RNA, mRNA

信息技术 information technology

星形诺卡菌 nocardia astiroides

性高潮障碍 orgasm disorder

性欲减退 decreased libido

胸壁结核 tuberculosis of chest wall

胸壁缺损 the defect of chest wall

胸壁肿瘤 neoplasms of chest wall

胸部损伤 chest trauma

胸大肌 pectoralis major muscle

胸腹部 X 线平片 thoracoabdominal plainy radiographs

胸腹联合伤 thoracoabdominal combined injuries

胸骨骨折 sternum fracture

胸骨裂 sternal cleft

胸廓出口综合征 thoracic outlet syndrome, TOS

胸内甲状腺肿 intrathoracic goiter

胸前内侧神经 medial pectoral nerve

胸前外侧神经 lateral pectoral nerve

胸腔镜手术 video-assisted thoracic surgery, VATS

胸腺瘤 thymoma

胸腺嘧啶 thymine, T

修复软组织床及重建组织结构连续性 repair the soft tissue bed and reconstruct tissue continuity

修复伸、屈指肌腱 suturing of flexor and extensor tendons

修复神经 nerve repair

宿主抗移植物反应 host versus graft reaction, HVGR

溴隐亭 bromocriptine

序贯试验 sequential analysis

悬片征　hinged fragment sign

旋后肌近端腱弓　the arcade of Frohse

旋前方肌　pronator quadratus

旋前圆肌　pronator teres

旋前圆肌综合征　pronator syndrome

旋转泵　rotary pump

选择凝集素　selectin

选择性血管栓塞　selective arterial embolization

选择性阴部动脉造影术　selective pudendal arteriography

血管成形术和支架放置术　angioplasty and stent placement for atheromatous cerebrovascular diseases

血管内超声　intravascular ultrasound, IVUS

血管内皮粘附分子　vascular cell adhesion molecule 1, VCAM-1

血管球瘤　glomus tumor

血管通路　vascular access

血管外科腔内治疗　endovascular therapy

血管危象　vascular crisis

血管性血友病　von Willebrand's disease

血色病　hemochromatosis

血栓闭塞性脉管炎　thromboangitis obliterans, TAO

血栓烷 A2　thromboxane, TXA2

血小板活化因子　platelet-activating factor, PAF

血胸　hemothorax

血友病 A　hemophilia A

血友病 B　hemophilia B

血友病性关节病　hemophilic arthropathy, HA

循证外科学　evidence-based surgery

循证医学　evidance-based medicine, EBM

Y

压痛　tenderness

氩气刀凝切术　argon plasma coagulation, APC

咽食管憩室　pharyngoesophageal diverticulum, Zenker's diverticulum

延迟一期修复　delayed primary repair

严重脓毒症　severe sepsis

严重下肢缺血　critical limb ischemia, CLI

岩藻糖苷酶　α-L-fucosidase, AFU

炎性肠道疾病　inflammatory bowel disease, IBD

炎性假瘤　inflammatory pseudotumor

炎性乳腺癌　inflammatory breast carcinoma

炎症介质　inflammatory mediators

腰椎间盘突出症　lumbar disc herniation

腰椎狭部裂性滑脱　isthmic spondylolisthesis

夜间阴茎勃起监测　nocturnal penile tumescence, NPT

腋神经　axillary nerve

一分钟试验　Roos' test

一期修复　primary repair

一穴肛原癌　cloacogenic carcinoma

医源性脾损伤　iatrogenic spleen injury

医院病　hospitalism

医助　paramedics

依立雄胺　episteride

依托咪酯　etomidate

胰岛素瘤　insulinoma

胰岛移植　islet transplantation

胰肾联合移植　fstimuhaneous pancreas-kidney transplantation, SPK

胰腺癌　pancreatic carcinoma

胰腺内分泌肿瘤　pancreatic endocrine tumors, PETs

移行障碍　migration disorders

移码突变　frameshift mutation

移位泵　displacement pump

移植　transplantation

移植后糖尿病　post transplant diabetes mellitus, PTDM

移植耐受　transplant tolerance

移植术后代谢并发症　post transplant metabolic syndrome, PTMS

移植物抗宿主病　graft versus host disease, GVHD

移植物抗宿主反应　graft versus host reaction, GVHR

遗传密码　genetic code

乙酰唑胺　acetazolamide

乙状结肠扭转　sigmoid volvulus

异常凝血酶原　des-γ-carboxy prothrombin, DCP

异常性感觉　allodynia

异氟烷　isoflurane

异体抗原　alloantigen

易复性疝　reducible hernia

阴茎短小症　penis hypoplasia

阴茎缺损　penis defect

吲哚氰绿　indocyanine green, ICG

蚓状肌　lumbrical muscle

隐睾　cryptorchidism

茚地那韦　indinavir

婴儿良性阵发性斜颈　benign paroxysmal torticollis

罂粟碱　papaverine

应激反应　stress reaction

硬脊膜外脓肿　spinal epidural abscess

硬脊膜外腔阻滞　epidural block

硬脑膜外血肿　epidural hematoma

硬脑膜下血肿　subdural hematoma

永久植入以替代心脏移植　alternative to transplantation,
　　ATT

有限接触动力加压钢板　limited contact dynamic
　　compression plate, LC-DCP

有准备型心死亡器官捐献　controlled DCD

右半结肠切除术　right hemicolectomy

右心室双出口　double outlet right ventricle, DORV

幼稚 T 细胞　naive T cell

鱼际间隙　thenar space

鱼际筋膜　thenar fascia

鱼际鞘　thenar compartment

语言等级评定量表　verbal rating scale, VRS

预存抗体　performed antibody

预期供者　prospective donor

原发性腹膜后肿瘤　primary retroperitonealtumor

原发性腹膜炎　primary peritonitis

原发性静脉曲张　primary varicose veins

原发性醛固酮增多症　primary hyperaldosteronism, PHA

原发性移植物失功　primary graft dysfunction, PGD

原发性硬化性胆管炎　primary sclerosing cholangitis, PSC

原位肝移植　orthopedics liver transplantation, OLT

圆柱型腺瘤　cylindroid adenoma, cylindroma

远、近端清创　debridement of distal and proximal amputated
　　finger stumps

远程放射学　teleradiology

远指间关节　distal interphalangeal joint, DIP

月骨骨折　lunate fracture

月骨间关节不稳定　scapholunate instability

月骨缺血坏死　ischemic necrosis of the lunate

月骨脱位　lunate dislocation

月骨掌侧脱位　volar lullatedislocation

月骨周围背侧脱位　dorsal perilunate dislocation

运动障碍　dyskinesis

Z

杂交手术　hybrid operation

再造整形外科　reconstructive plastic surgery

再植方法　procedure of digital replantation

脏腹膜　visceral peritoneum

早泄　premature ejaculation

造影剂　contrast medium

增殖　proliferation

增殖比例　growth fraction

增殖障碍　proliferation disorders

谵妄　delirium

战壕足　trench foot

张力性气胸　tension pneumothorax

张力终丝　tight filum terminal

掌背动脉　dorsal metacarpal arteries

掌短肌　palmaris brevis

掌腱膜　palmar aponeurosis

掌腱膜挛缩症　contracture of the palmar aponeurosis

掌浅弓　superficial palmar arch, SPA

掌深弓　deep palmar arch, DPA

掌长肌　palmaris longus muscle

掌长肌腱　tendon of palmaris longus

掌指关节　metacarpophalangeal joint, MCP

掌中隔　palmar intermediate septum

掌中间隙　midpalmar space

着丝粒　centromere

枕骨大孔疝　transforamen magna hernia

镇静　sedation

整合素　integrin

正电子发射体层显像　positron emission tomography,
　　PET

正中神经　median nerve

正中神经返支　recurrent branch of median nerve

正中神经内侧头　medial head of median nerve

正中神经外侧头　lateral head of median nerve

正中神经掌支　palmar branch of median nerve

支点弯曲像　fulcrum bending radiograph

支架　stent

支气管扩张　bronchiectasis

支气管类癌型腺瘤　carcinoid adenoma of bronchus

支气管囊性腺样癌　cystic adenoid carcinoma of bronchus

支气管囊肿　tracheal and bronchogenic cysts

支气管腺瘤　adenoma of bronchus

脂肪抽吸术　liposuction

脂肪瘤性脊膜膨出　lipomyelomeningocele

脂肪栓塞综合征　fat embolism syndrome

直肠低位前切除术　low anterior resection

直肠肛管周围脓肿　perianorectal abscess

直肠肌鞘内回肠肛管吻合术　mucosal protectomy and
　　ileoanal anastomosis, Mp-IA

直肠脱垂　rectal prolapse

直肠系膜　mesorectum

直肠指诊　digital rectal examination, DRE

直接暴力　direct violence

直接愈合　direct union

直腿抬高试验　straight-leg raising test

跖骨骨折　metatarsal fracture

跖趾关节　metatarsophalangeal joint, MTP

止血　hemostasis

指背动脉　dorsal digital arteries

指背腱膜　aponeurosis dorsalis digit

指背神经　dorsal digital nerves

指骨内固定　internal fixation of phalangeal bone

指甲　nail

指腱鞘　tendinous sheaths of fingers

指浅、深屈肌腱　tendon of flexor digitorum superficialis and
　　profundus, FDS, FDP

指伸肌腱　tendon of extensor digitorum

指神经及动脉修复　anastomosis of digital nerve and artery

指掌侧固有动脉　proper palmar digital arteries

指掌侧固有神经　proper palmar digital nerve

指掌侧总神经　common palmar digital nerve

指总伸肌　common extensor muscle of digits

趾骨骨折　phalangeal fracture foot

质子加速器　proton accelerator

致密度　consistency

致死三联征　lethal triad

痔　hemorrhoids

中毒性巨结肠　toxic megacolon

中间鞘　middle compartement

中枢神经系统　central nervous system, CNS

中枢神经系统感染性疾病　infection diseases in central

nervous system

中心边缘角　center edge angle

中心静脉压　central venous pressure, CVP

中指屈指深肌　flexor digirorum profundus of middle finger

终末期肝病模型评分　model for end stage liver disease,
　　MELD

肿瘤　tumor, neoplasm

肿瘤标志物　tumor marker

肿瘤坏死因子　tumor necrosis factor, TNF

肿瘤坏死因子家族　tumor necrosis factor family

肿瘤特异移植抗原　tumor-specific transplantation antigens,
　　TSTAs

肿瘤相关移植抗原　tumor-associated transplantation
　　antigens, TATAs

肿瘤样疾患　tumorlike lesion

重复肾盂输尿管　pelvic and ureteral duplication

重睑成形术　double eyelid blepharoplasty

重建血液循环　re-establishment of blood circulation

重症肌无力　myasthenia gravis

重症监护治疗　intensive care

重症脓毒血症　severe sepsis

重症治疗医学　critical medicine

重组水蛭素　lepirudin

舟骨旋转半脱位　rotary subluxation of the scaphoid

舟月骨分离　scapholunate dissociation

轴突断裂　axonotmesis

肘管综合征　cubital tunnel syndrome, CuTS

肘外翻畸形　cubitus valgus deformity

蛛网膜囊肿　arachnoid cyst

蛛网膜下隙与硬膜外腔联合　combined spinal-epidural,
　　CSE

蛛网膜下隙阻滞　subarachnoid block

主动脉瓣关闭不全　aortic regurgitation, AR

主动脉瓣狭窄　aortic stenosis, AS

主动脉内球囊反搏　intra-aortic balloon pump, IABP

主要组织相容性复合体　major histocompatibility complex,
　　MHC

转化生长因子　transforming growth factor, TGF

转化生长因子β　transforming growth factor β, TGF-β

转录后基因沉默　post-transcriptional gene silencing, PTGS

转运 RNA　transfer RNA, tRNA

椎管　canalis spinalis

椎管内麻醉　intravertebral anesthesia

椎管内脓肿　spinal abscess

椎管内阻滞　intrathecal block

椎管狭窄　the lumbar canal stenosis

坠积性肺炎　hypostatic pneumonia

卓－艾综合征　Zollinger-Ellison syndrome

紫杉类　taxanes

自发性操作性耐受　spontaneous operational tolerance, SOT

自发性疼痛　spontaneous pain

自分泌　autocrine

自然杀伤细胞　natural killer cell, NK

自体血管内瘘　natural fistulas

纵隔　mediastinum

纵隔囊肿　mediastinal cyst

足下垂　foot drop

组胺　histamine

组织定征检查　ultrasonic tissue characterization

组织配型　tissue typing

组织因子　tissue factor, TF

组织因子途径抑制物　tissue factor pathway inhibitor, TFPI

最低肺泡有效浓　minimal alveolar concentration, MAC

左半结肠切除术　left hemicolectomy

左室射血分数　left ventricular ejection fraction, LVEF

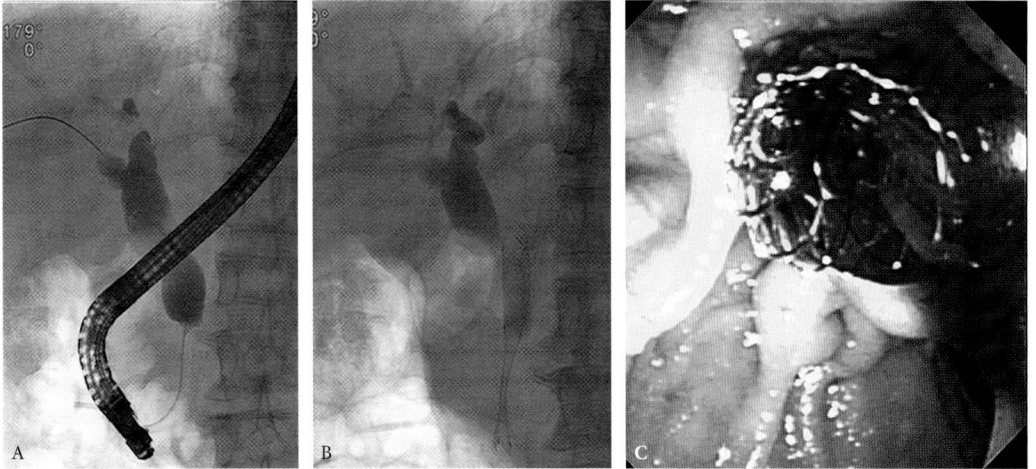

Color figure 1   Treatment of bile duct obstrucfion by endoscopic

A. Cholangiography shows stricture of the distal of common bile duct; B. A metal stent were placed into the blocked bile duct; C. Endoscopic view

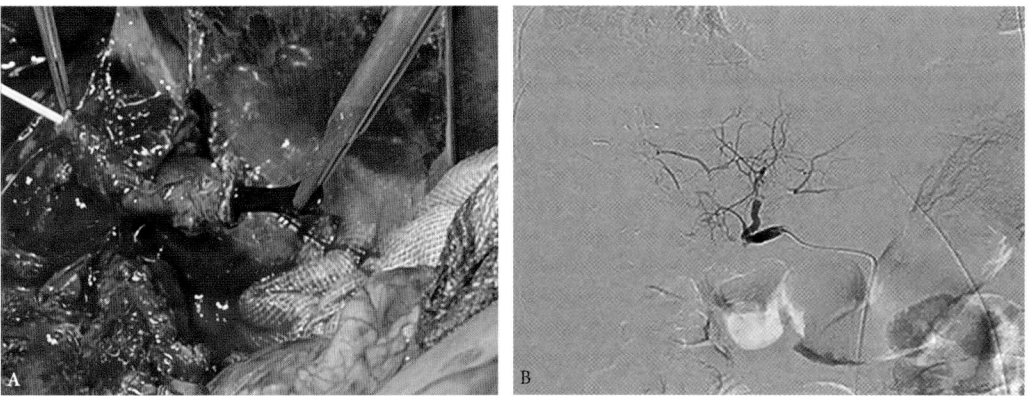

Color figure 2   Thrombus of hepatic artery being removed

A. Hepatic artery thrombus removed; B. Interventional thrombolysis by DSA

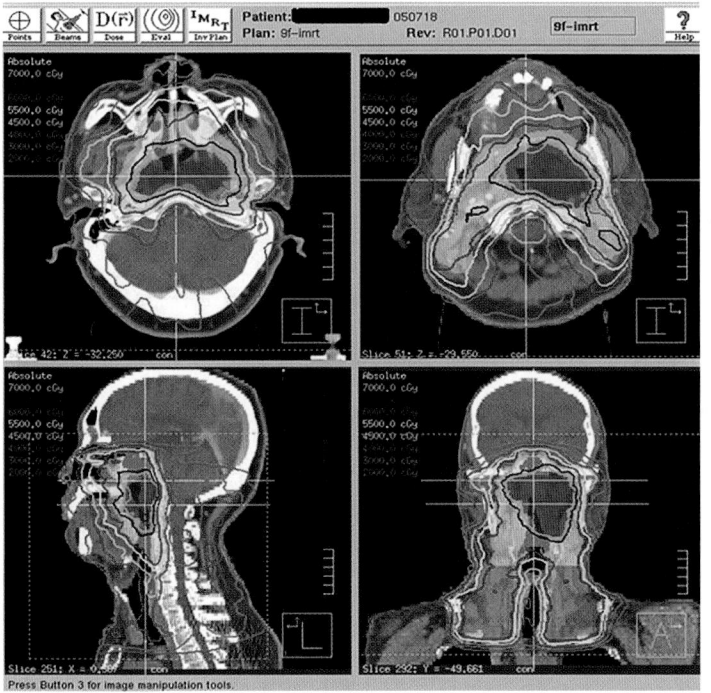

Color figure 3   IMRT dose distribution in nasopharyngeal carcinoma

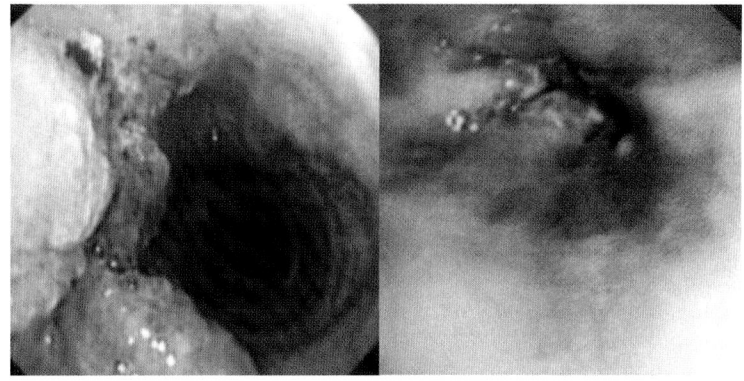

Color figure 4   Endoscope: Squamous cell carcinoma in middle segment of esophagus

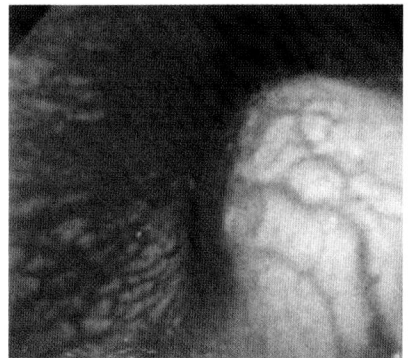

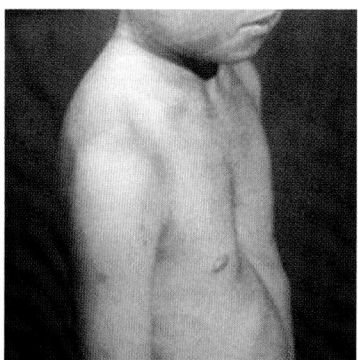

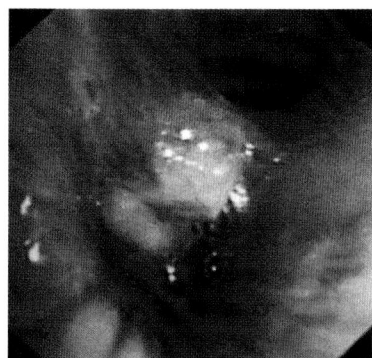

Color figure 5   Endoscope: Esophageal stromal tumor

Color figure 6   Funnel chest

Color figure 7   Brochoscope: Tumor inside the bronchial cavity of left lower lobe

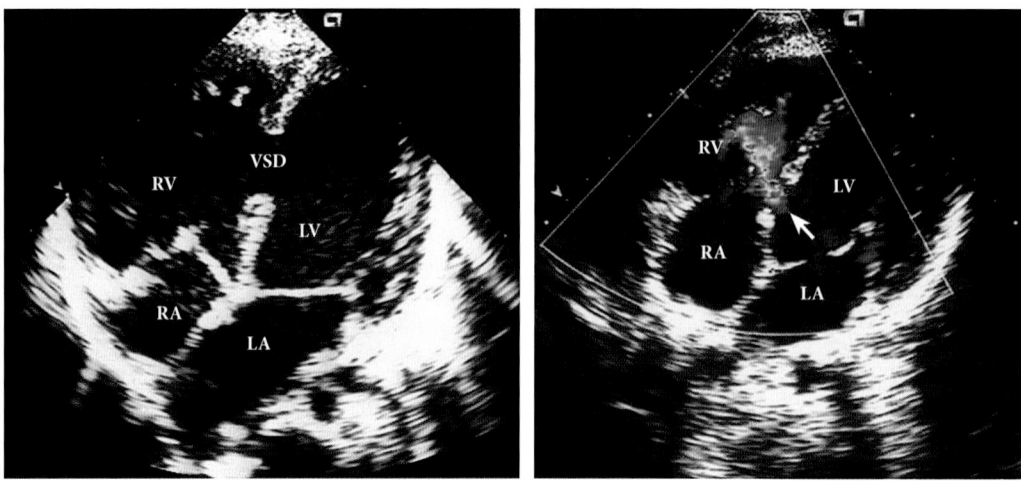

Color figure 8   Two-dimensional and Doppler flow echocardiographic images showing a ventricular septal defect

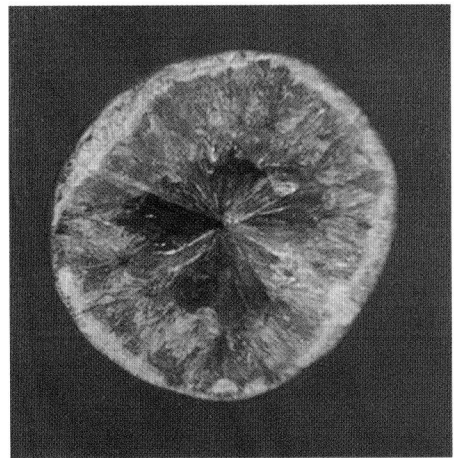

Color figure 24　Cholesterol stones

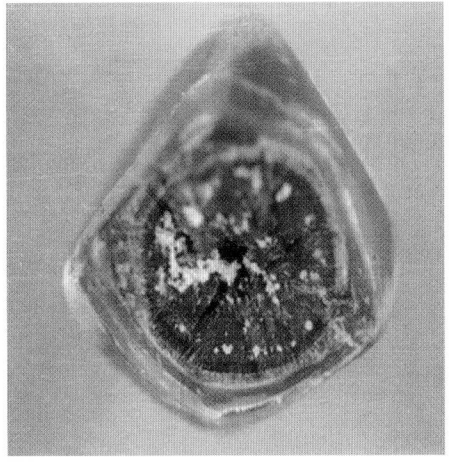

Color figure 25　Mixed type stone

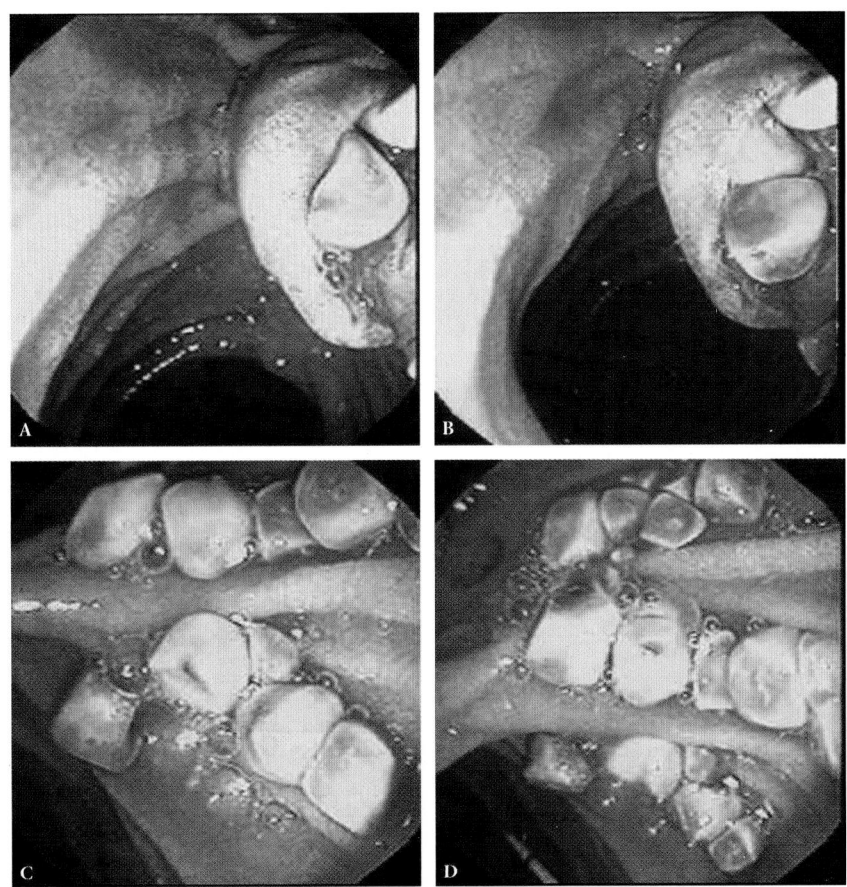

Color figure 26　Endoscopic retrograde cholangiopancreatography and endoscopic sphincterotomy
The above pictures demonstrate a sphincterotomy being performed, A and B. A sphincteratome is placed within the ampulla and a small cut is made; C and D. After the sphincterotomy is done, stones can be seen in the duodenum, where they will pass out of the digestive tract

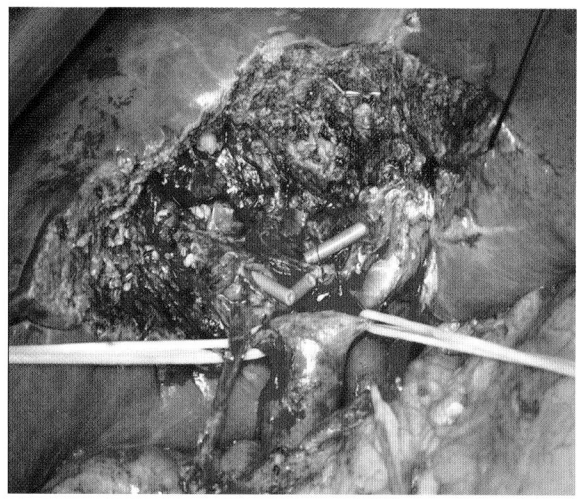

Color figure 27　Hilar cholangiocarcinoma in operation

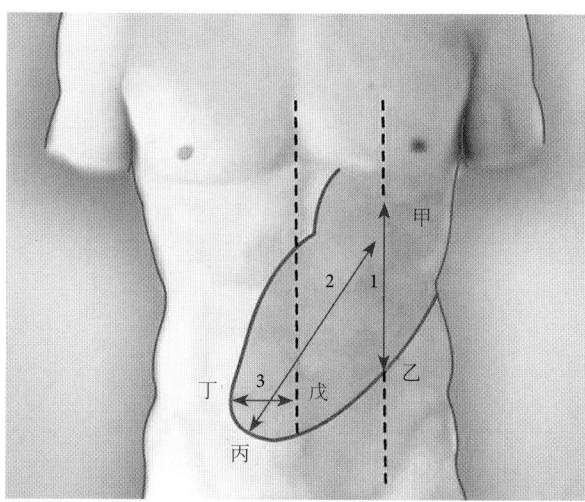

Color figure 28　Measurement of splenomegaly

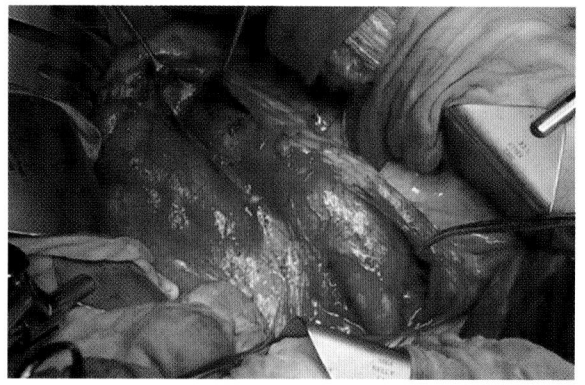

Color figure 29　Exposure of the AAA in open surgery

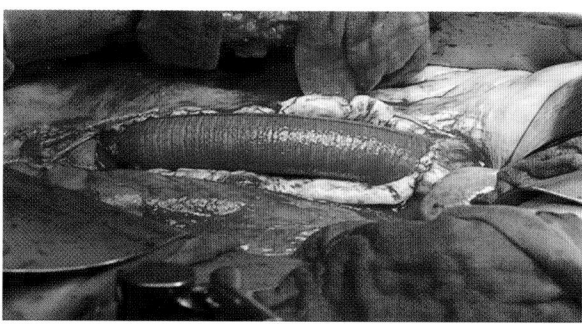

Color figure 30　Anastomosis of the graft with proximal aorta and distal iliac arteries

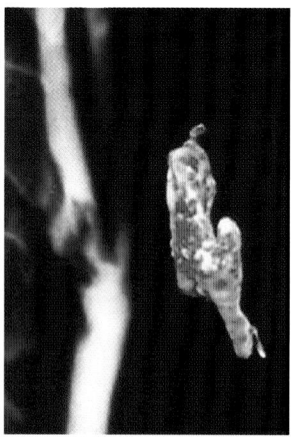

Color figure 31　An atheromatous plaque removed from carotid bifurcation

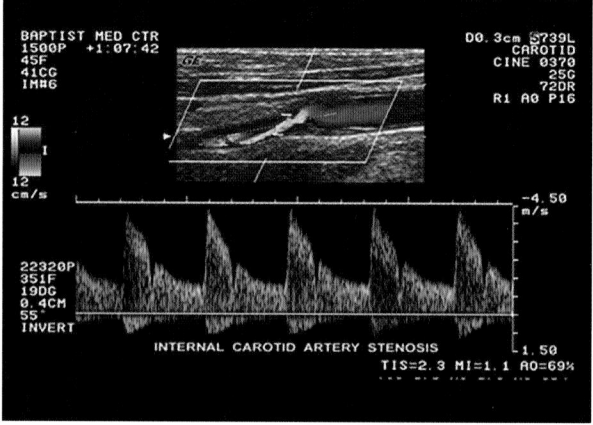

Color figure 32　Color Doppler image shows aliasing (blue/yellow color); the Doppler sample volume is placed within the area of highest velocity (turbulence) and the spectral waveform shows an abnormal waveform of 4.5 m/sec in this patient with severe internal carotid artery stenosis

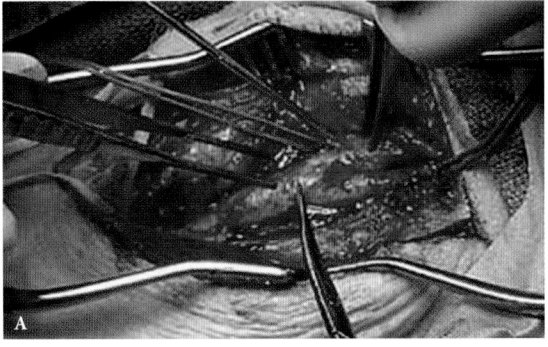
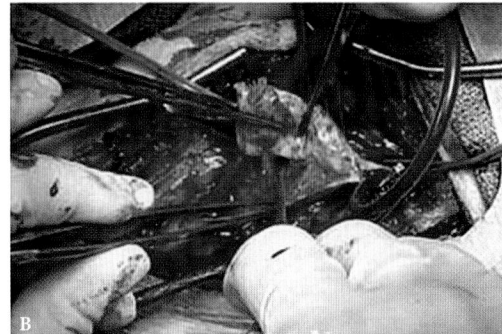
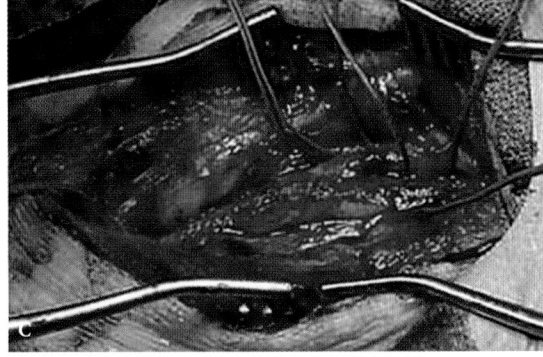

Color figure 33　Intraoperative image obtained during carotid endarterectomy shows
A. Exposure of carotid bifurcation; B. The artherosclerotic plaque scooped-out; C. Closure of arteriotomy

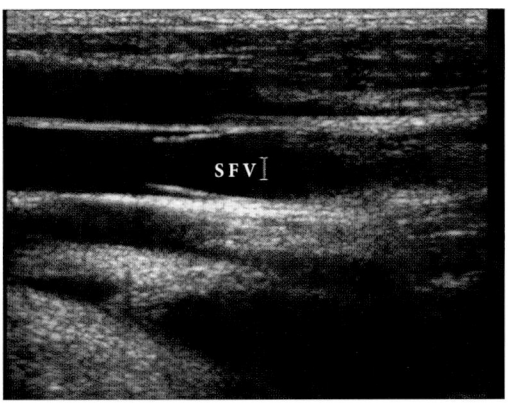
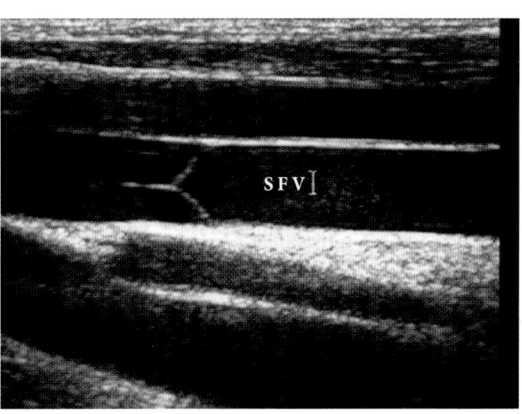

Color figure 34　Image of Duplex ultrasound shows the open valves with normal blood flow

Color figure 35　Image of Duplex ultrasound shows the shut valves without reflux

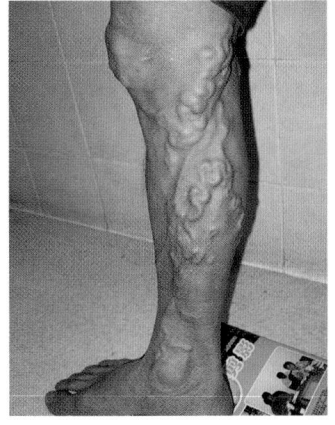
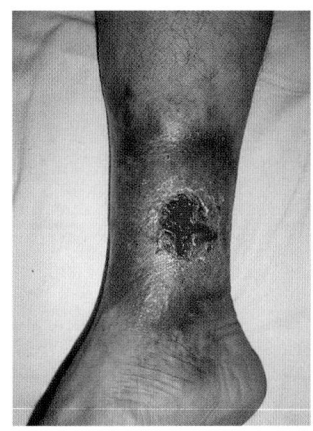

Color figure 36　Primary varicose vein

Color figure 37　Pigmentation and ulcer

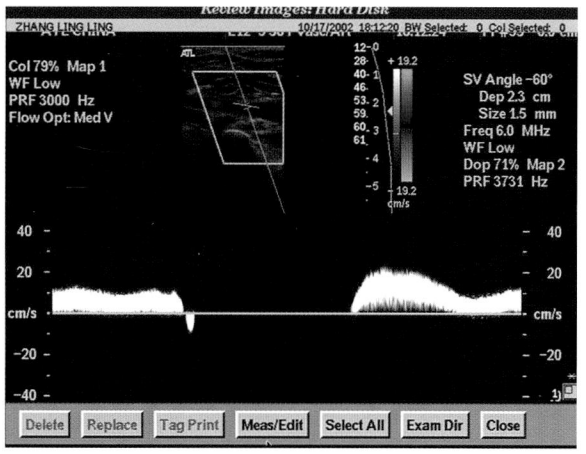
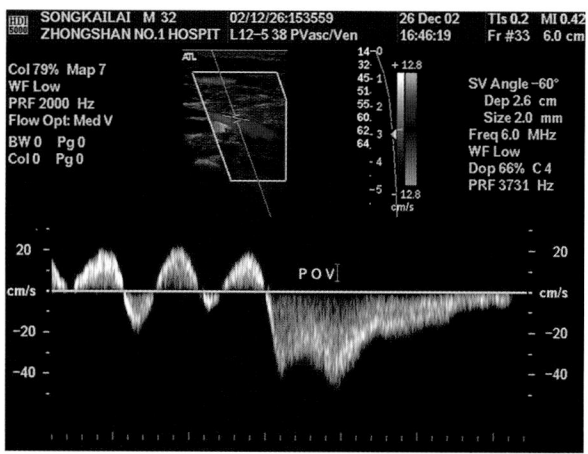

Color figure 38　Duplex showing competent valve without reflux

Color figure 39　Duplex showing incompetent popliteal vein with reflux

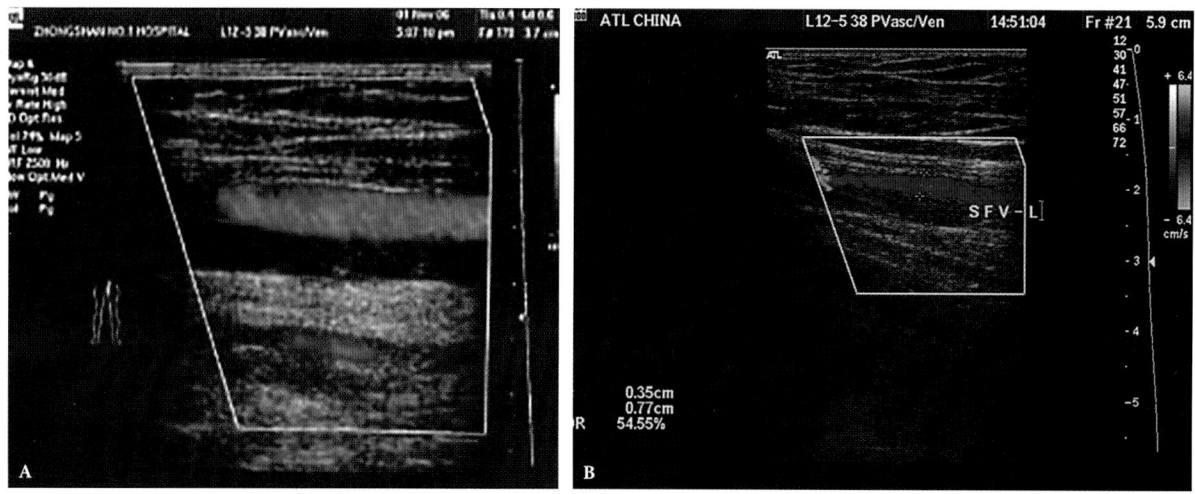

Color figure 40　Color Doppler ultrasonography

A. Occlusion of superficial femoral vein with thrombus; B. Stenosis of superficial femoral vein with thrombus

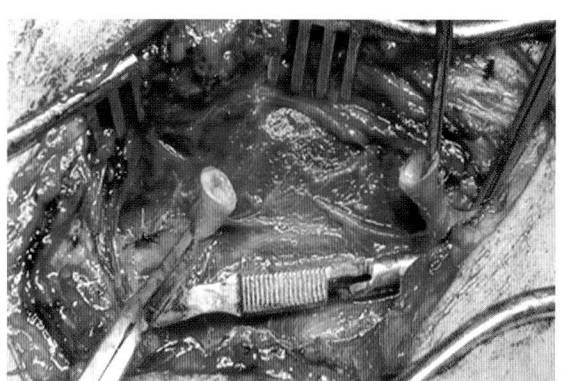
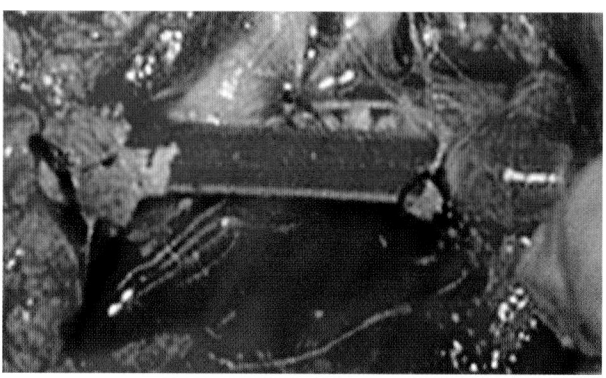

Color figure 41　Control of a transected artery

Color figure 42　A shunt in an artery

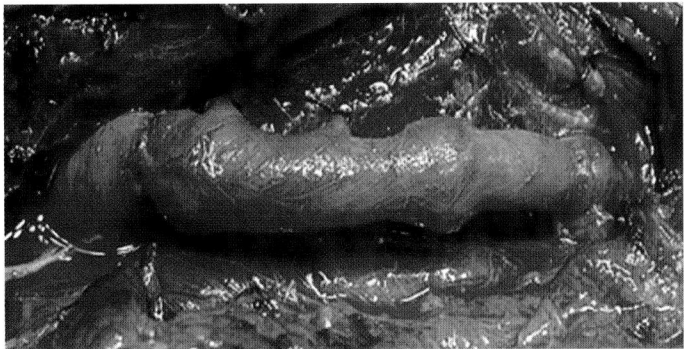

Color figure 43　Interposition graft of saphenous vein

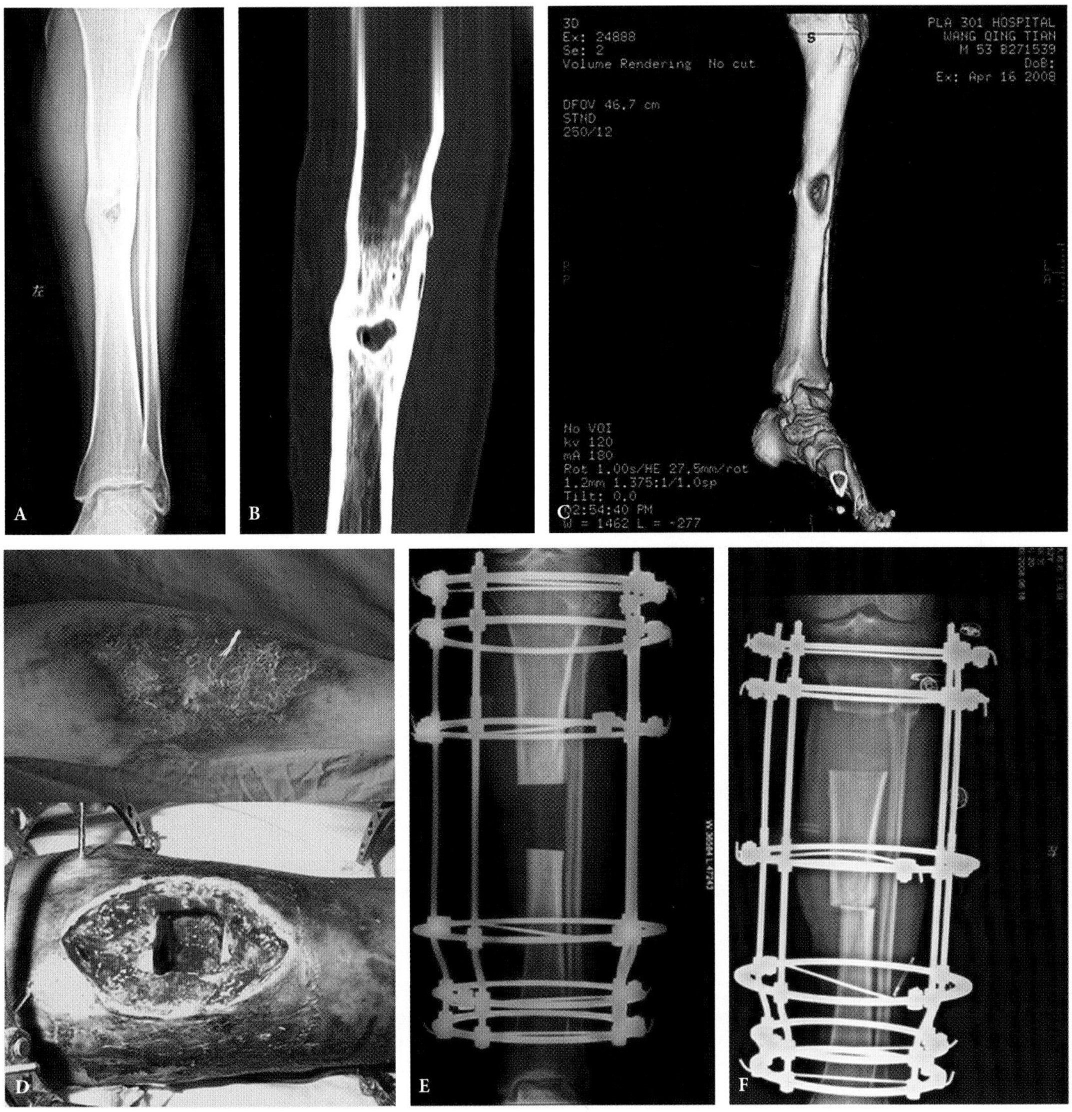

Color figure 44　Chronic osteomyelitis of tibia

A. Local abscess and sequestrum formation by X-ray; B and C. Local abscess and sequestrum by CT; D. Above: Skin change and sinus, Down: Remove of diseased bone and skin, bone move by external fixator; E. Bone remove after debridement and osteotomy; F. Closed bone defect after bone remove

（本图片由解放军总医院张群主任惠赠）

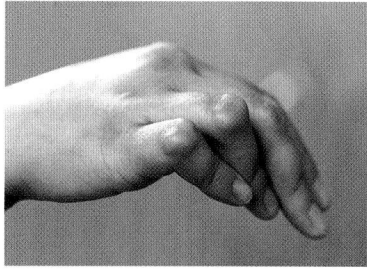

Color figure 45   A t ypical deformity of RA: boutonniere deformity

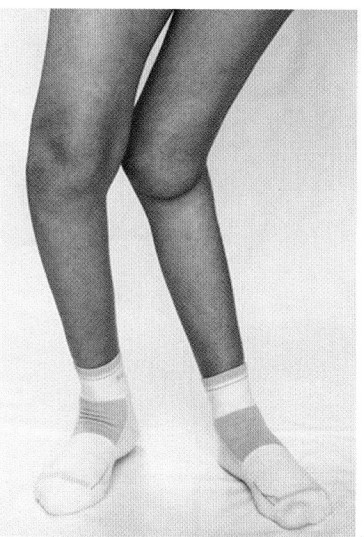

Color figure 46   A special knee deformities of RA: Genu valgum in one side and genu varum in the other side, like "swaying willow"

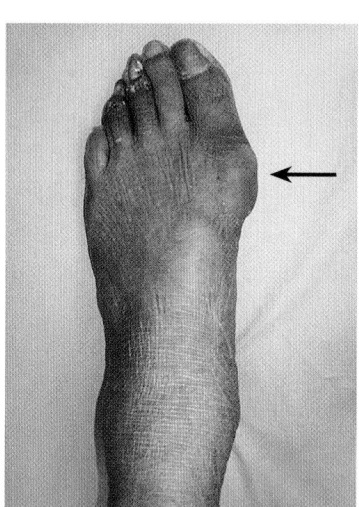

Color figure 47   The swollen first MTP joint affected by gouty arthritis

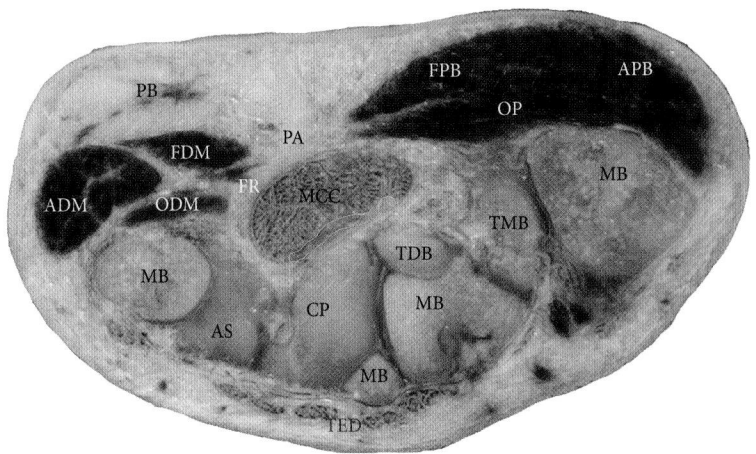

Color figure 48   A transverse section of the wrist (through radiocarpal joint)
ADM. abductor digiti minimi; FDM. flexor digiti minimi brevis; PA. palmar aponeurosis; PB. palmaris brevis; ODM. opponens pollicis minimi; MB. metacarpal bone; AS. the joint space between hamate bone and fourth metacarpal bone; CP. capitate bone; TDB. trapezoid bone; TMB. trapezium bone; MCC. the content of carpal canal; APB. abductor pollicis brevis; OP. opponens pollicis; FPB. flexor pollicis brevis; FR. flexor retinaculum; TED. extensor tendon

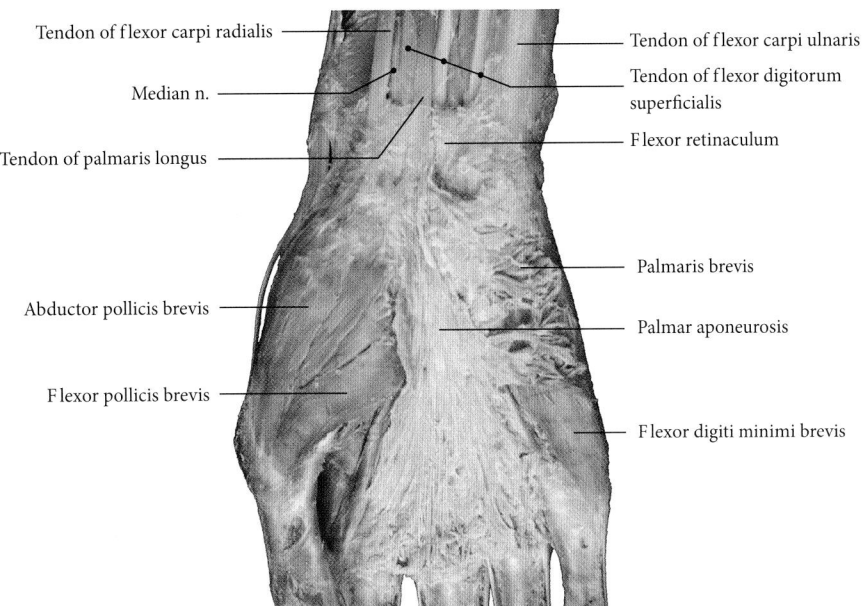

Tendon of flexor carpi radialis

Median n.

Tendon of palmaris longus

Abductor pollicis brevis

Flexor pollicis brevis

Tendon of flexor carpi ulnaris

Tendon of flexor digitorum superficialis

Flexor retinaculum

Palmaris brevis

Palmar aponeurosis

Flexor digiti minimi brevis

Color figure 49   Muscles and tendons of the wrist and the hand, palmar view

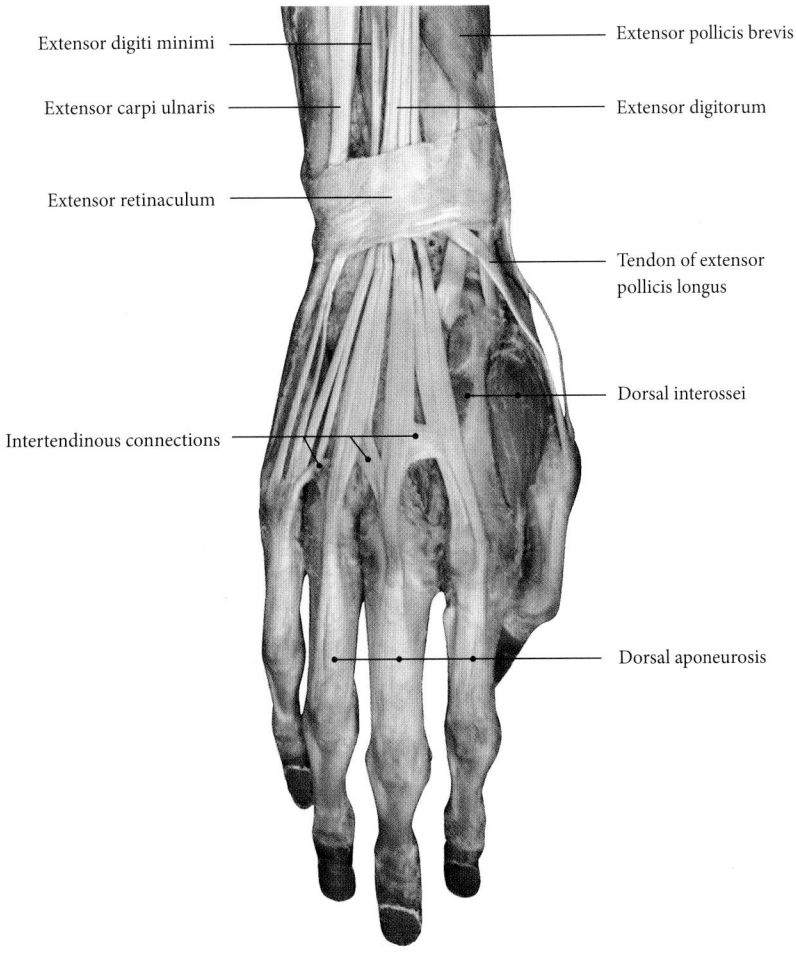

Extensor digiti minimi

Extensor carpi ulnaris

Extensor retinaculum

Intertendinous connections

Extensor pollicis brevis

Extensor digitorum

Tendon of extensor pollicis longus

Dorsal interossei

Dorsal aponeurosis

Color figure 50   Tendons of the wrist, dorsal view

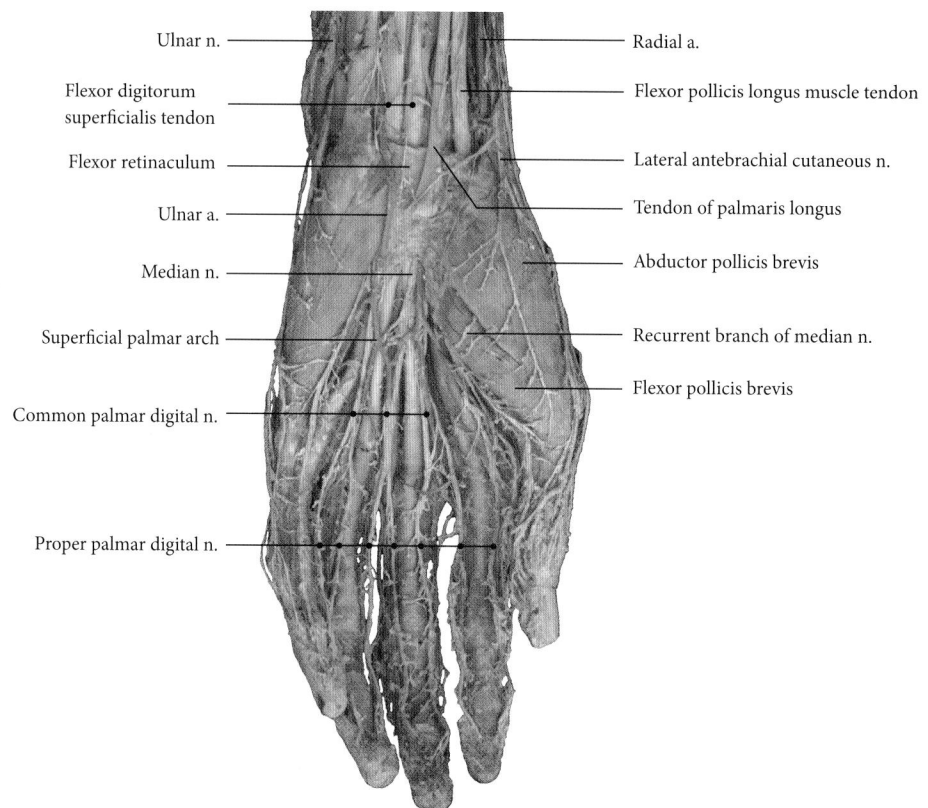

Ulnar n.	Radial a.
Flexor digitorum superficialis tendon	Flexor pollicis longus muscle tendon
Flexor retinaculum	Lateral antebrachial cutaneous n.
Ulnar a.	Tendon of palmaris longus
Median n.	Abductor pollicis brevis
Superficial palmar arch	Recurrent branch of median n.
Common palmar digital n.	Flexor pollicis brevis
Proper palmar digital n.	

Color figure 51   Tendons, blood vessels and nerves of the hand, palmar view

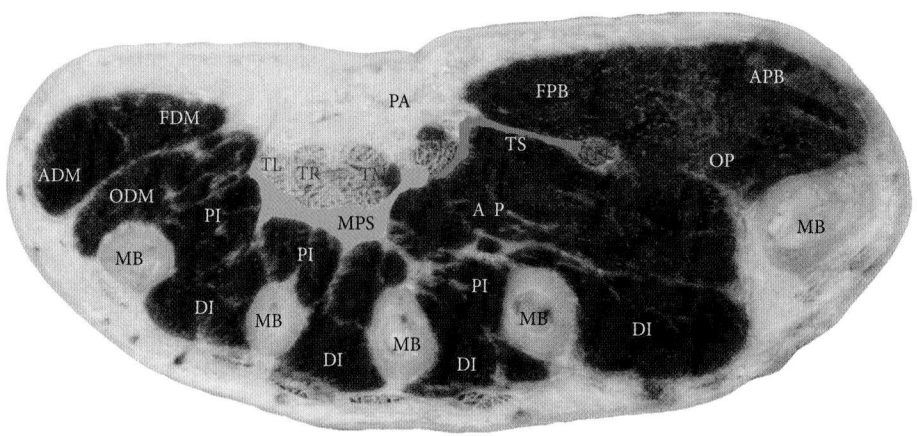

Color figure 52   A transverse section of the hand through the proximal 1/3 of the metacarpal bones

FDM. flexor digiti minimi brevis; ODM. opponens pollicis minimi; ADM. abductor digiti minimi; MB. metacarpal bone; PI. palmar interossei; DI. dorsal interossei; PA. palmar aponeurosis; AP. adductor pollicis; FPB. flexor pollicis brevis; APB. abductor pollicis brevis; OP. opponens pollicis; TL. Fourth lumbricales and muscle tendon of little finger; TR. Third lumbricales and muscle tendon of ring finger; TM. Second lumbricales and muscle tendon of middle finger; TI. first lumbricales and muscle tendon of index finger; TPL. tendon of flexor pollicis longus and its tendinous sheath; MPS. midpalmar space; TS. thenar space

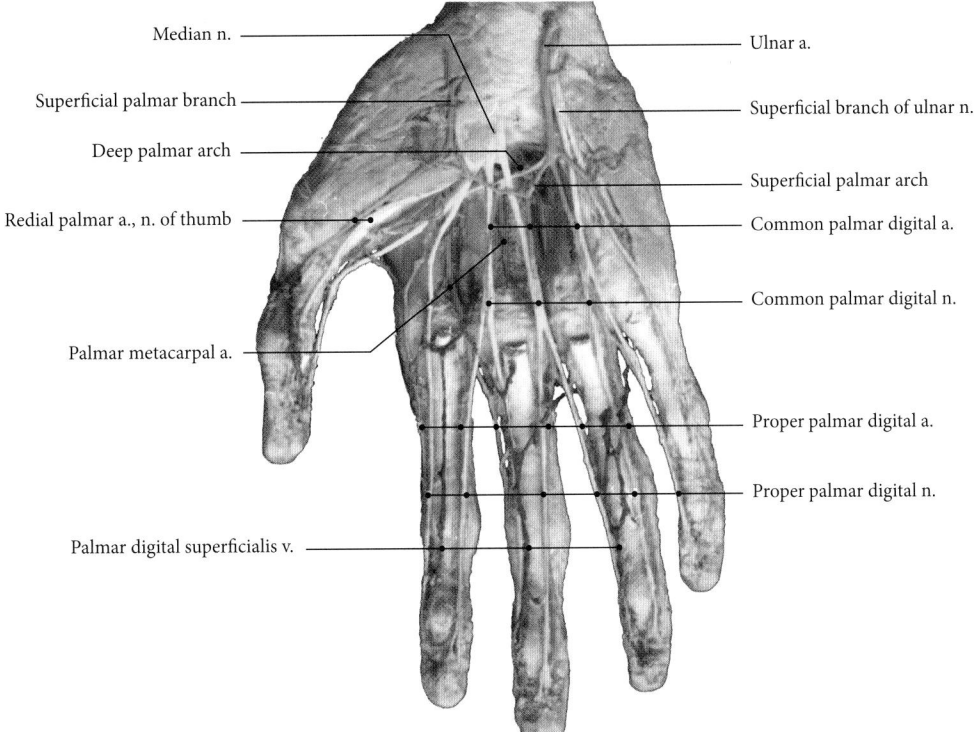

Median n. ——————————— Ulnar a.

Superficial palmar branch ——————————— Superficial branch of ulnar n.

Deep palmar arch ———————————

Superficial palmar arch ———————————

Redial palmar a., n. of thumb ——————————— Common palmar digital a.

Common palmar digital n. ———————————

Palmar metacarpal a. ———————————

Proper palmar digital a. ———————————

Proper palmar digital n. ———————————

Palmar digital superficialis v. ———————————

Color figure 53   Blood vessels and nerves in the palm

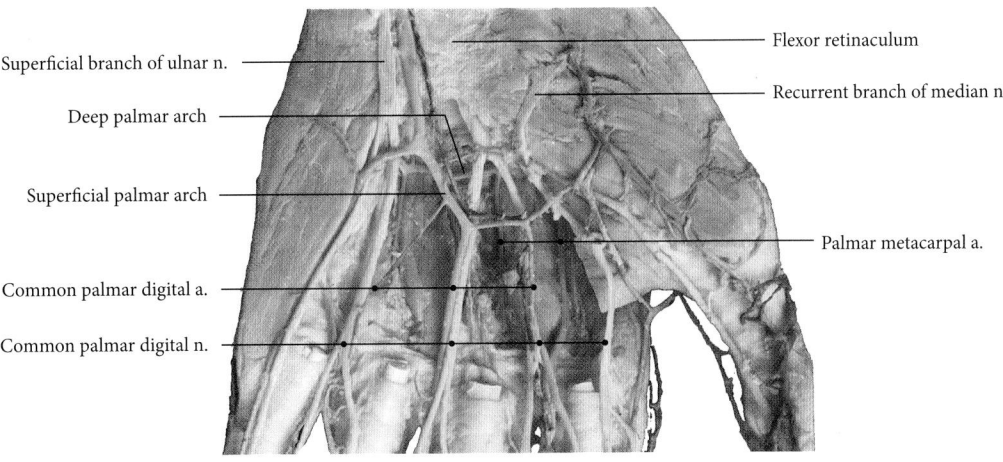

Superficial branch of ulnar n. ——————————— Flexor retinaculum

Deep palmar arch ——————————— Recurrent branch of median n.

Superficial palmar arch ———————————

Palmar metacarpal a. ———————————

Common palmar digital a. ———————————

Common palmar digital n. ———————————

Color figure 54   Superficial palmar arch and deep palmar arch

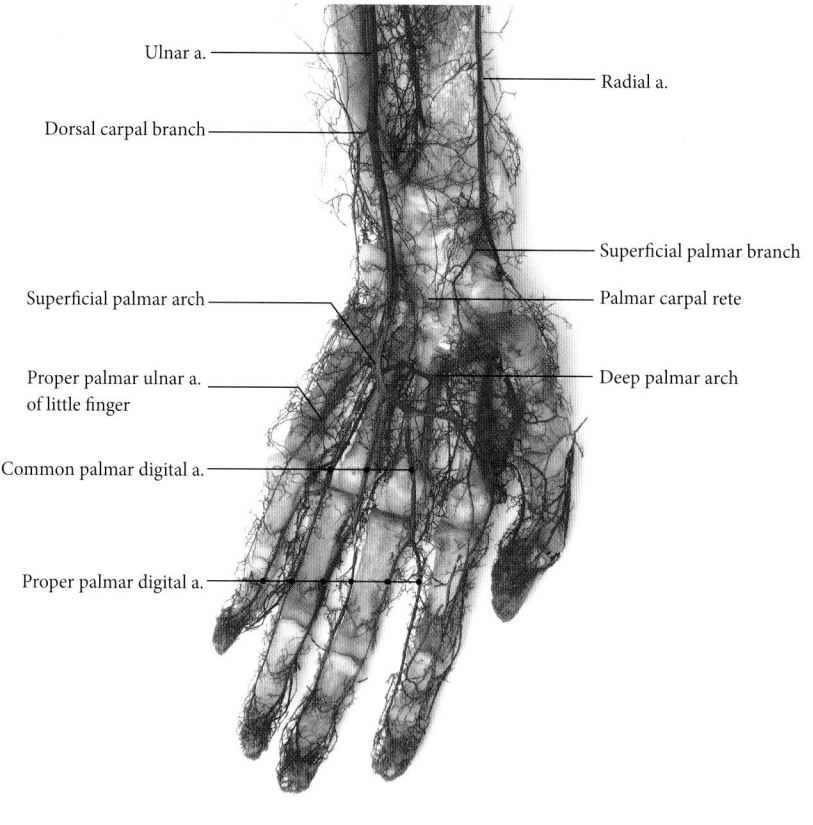

Ulnar a.

Dorsal carpal branch

Radial a.

Superficial palmar branch

Superficial palmar arch

Palmar carpal rete

Proper palmar ulnar a.
of little finger

Deep palmar arch

Common palmar digital a.

Proper palmar digital a.

A

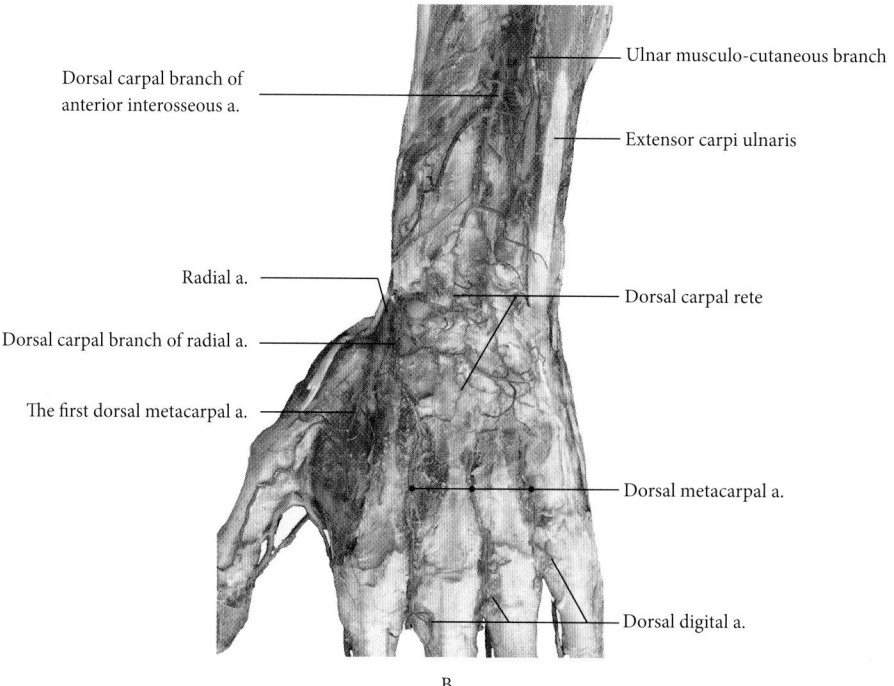

Dorsal carpal branch of
anterior interosseous a.

Ulnar musculo-cutaneous branch

Extensor carpi ulnaris

Radial a.

Dorsal carpal rete

Dorsal carpal branch of radial a.

The first dorsal metacarpal a.

Dorsal metacarpal a.

Dorsal digital a.

B

Color figure 55   Arteries of the hand
A. Palmar view; B. Dorsal view

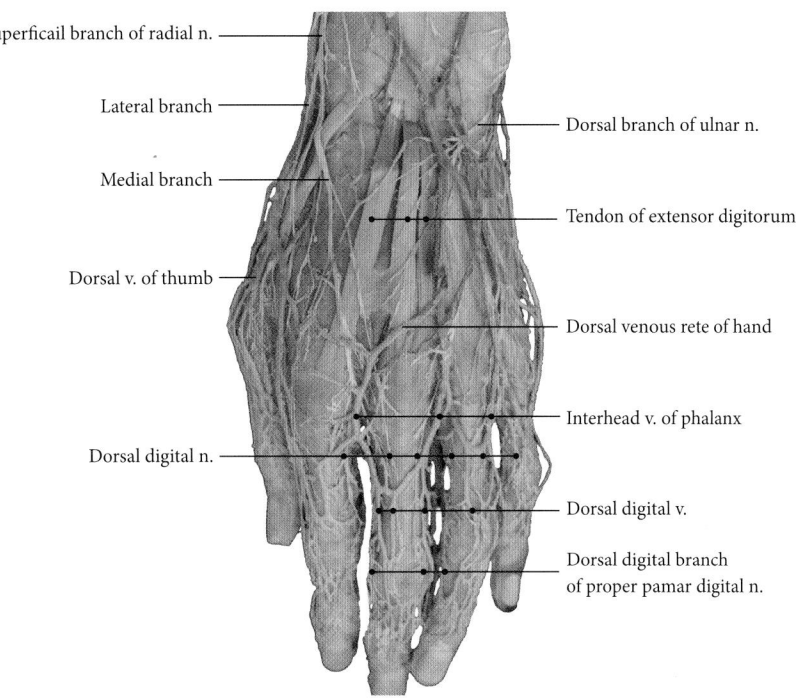

Superficail branch of radial n.

Lateral branch

Medial branch

Dorsal v. of thumb

Dorsal digital n.

Dorsal branch of ulnar n.

Tendon of extensor digitorum

Dorsal venous rete of hand

Interhead v. of phalanx

Dorsal digital v.

Dorsal digital branch of proper pamar digital n.

Color figure 56　Blood vessels and nerves of the dorsum of the hand

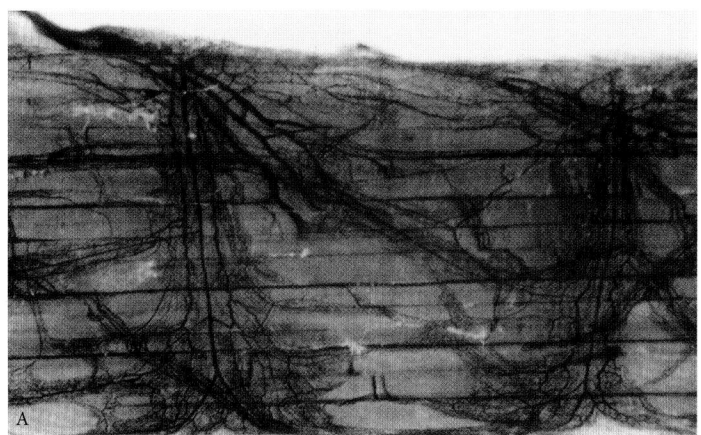

The blood supply of tendon without synovial membrane
Tendon of palmaris longus perfused with Chinese ink

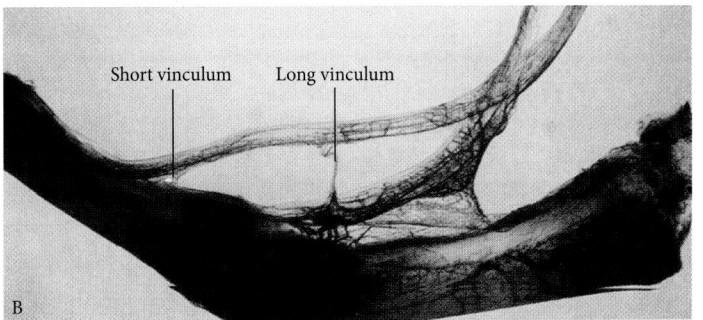

Short vinculum　Long vinculum

The blood supply of tendon with synovial membrane
Intrathecal muscle tendon perfused with Chinese ink

Color figure 57　Blood supply of the tendon

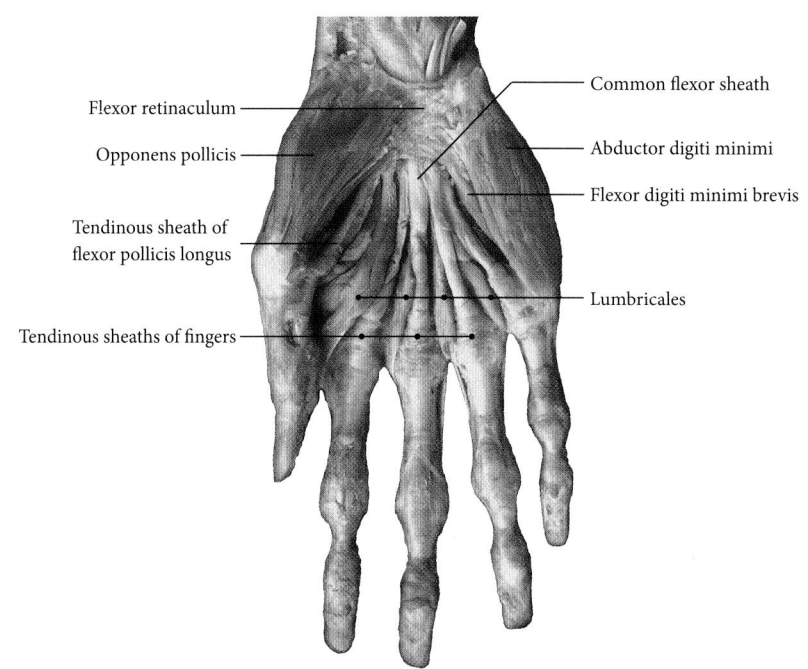

Flexor retinaculum

Opponens pollicis

Tendinous sheath of
flexor pollicis longus

Tendinous sheaths of fingers

Common flexor sheath

Abductor digiti minimi

Flexor digiti minimi brevis

Lumbricales

Color figure 58　The tendinous sheaths of fingers

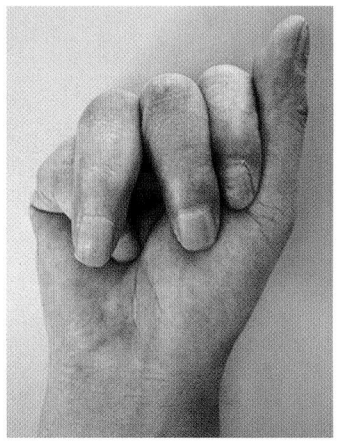

Color figure 59　Crossing of ring and little fingers
resulting from the union of proximal phalange fracture of
ring finger with rotation displacement

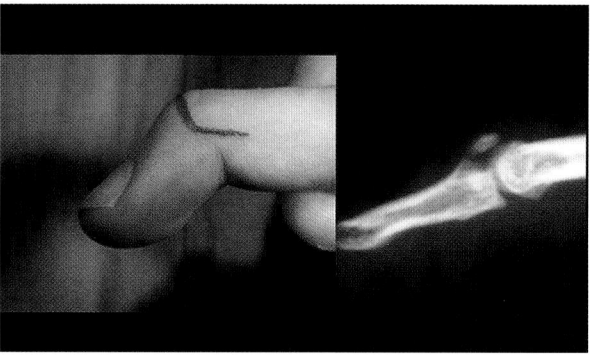

Color figure 60　Mallet finger resulting from fracture of the dorsal
base of distal phalanx

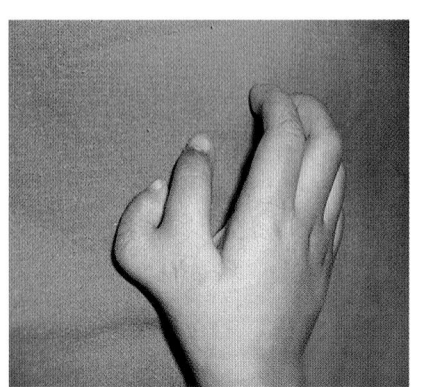

Color figure 61　Polydactyly of thumb

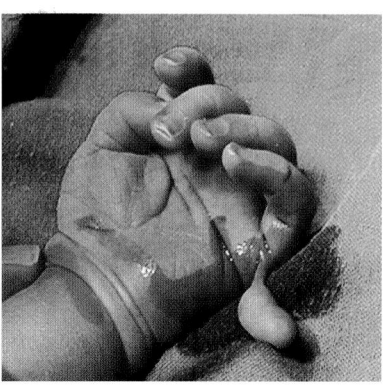

Color figure 62　Polydactyly of soft tissue

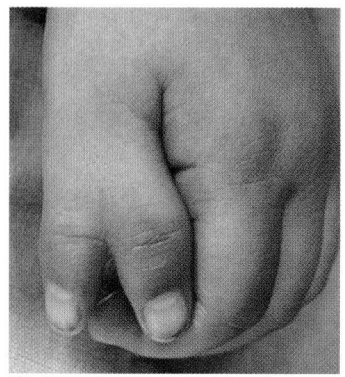

Color figure 63　Simple polydactyly

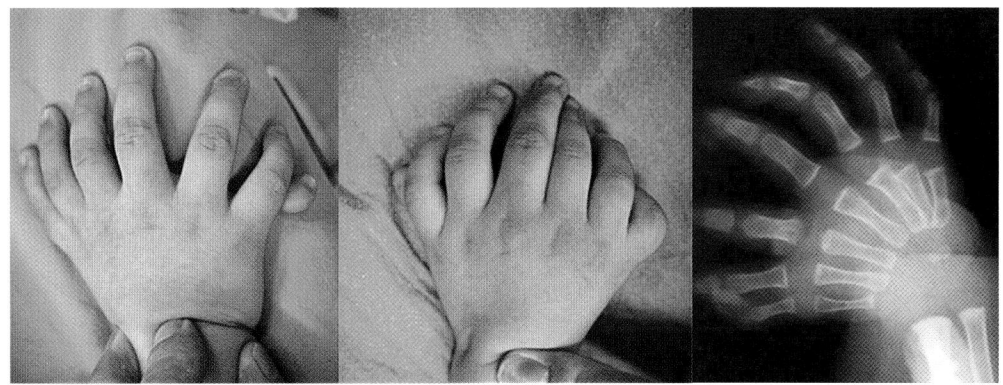

Color figure 64　Complex polydactyly

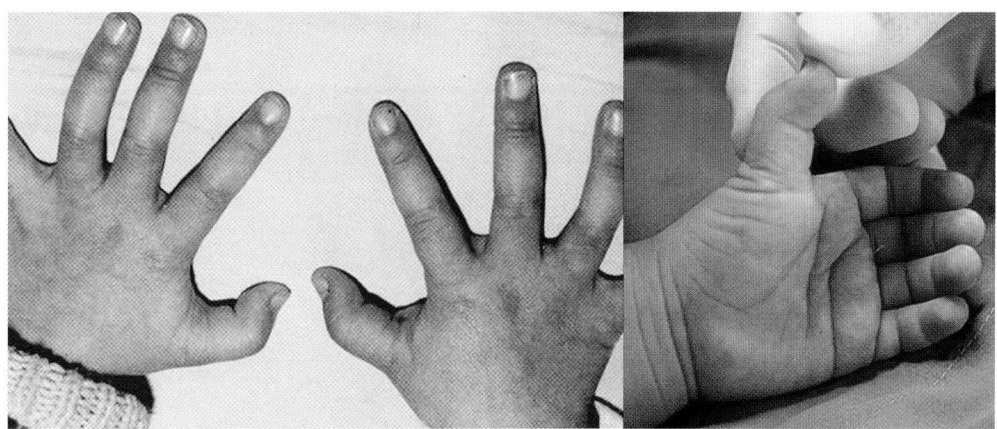

Color figure 65　Congenital trigger thumb

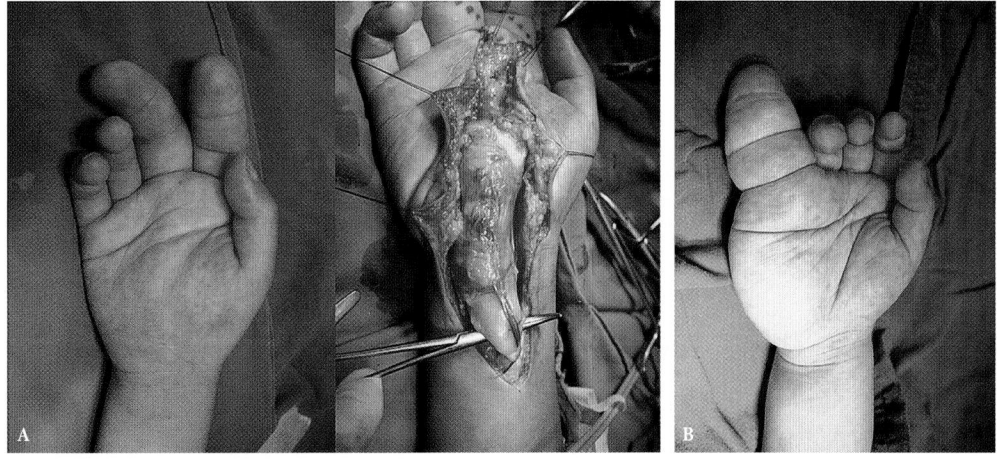

Color figure 66　Macrodactyly
A. Macrodactyly of index and middle finger; B. Macrodactyly of little finger

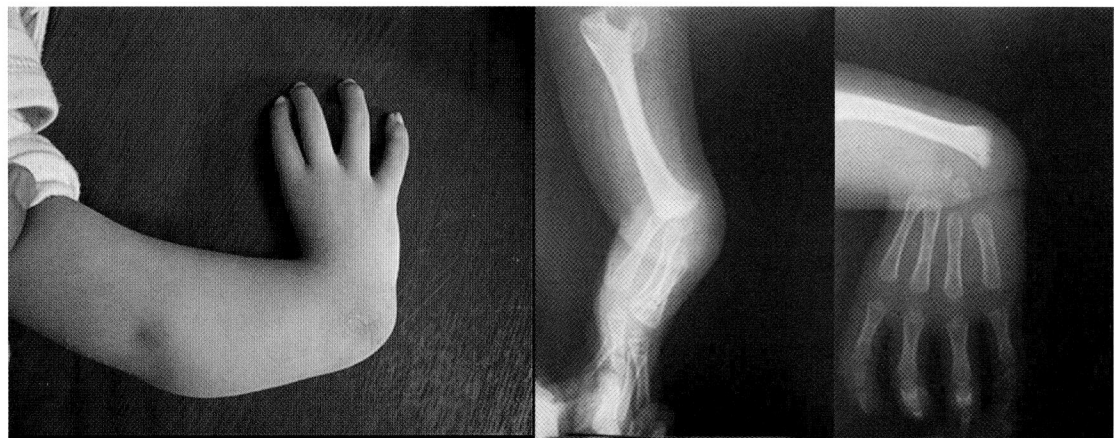

Color figure 67　Radial club hand

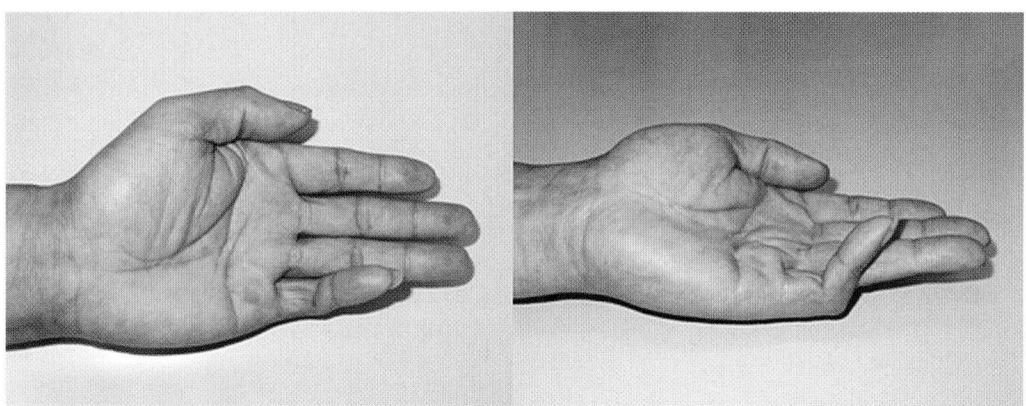

Color figure 68　Dupuytren's contracture

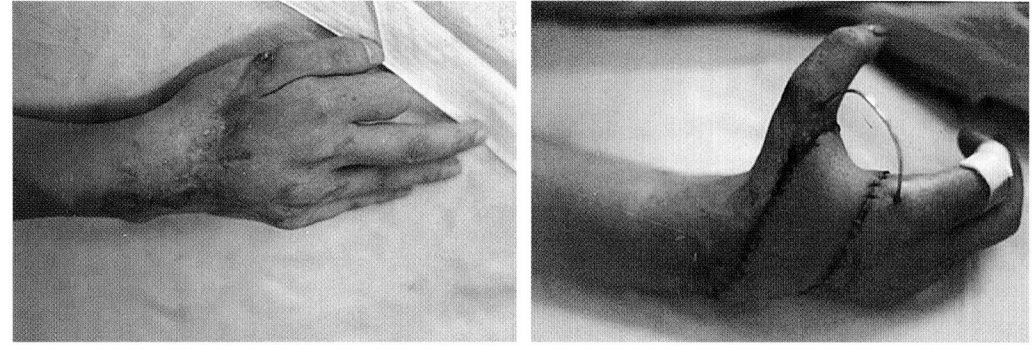

Color figure 69　First web-space reconstrunction with posterior interosseous artery flap

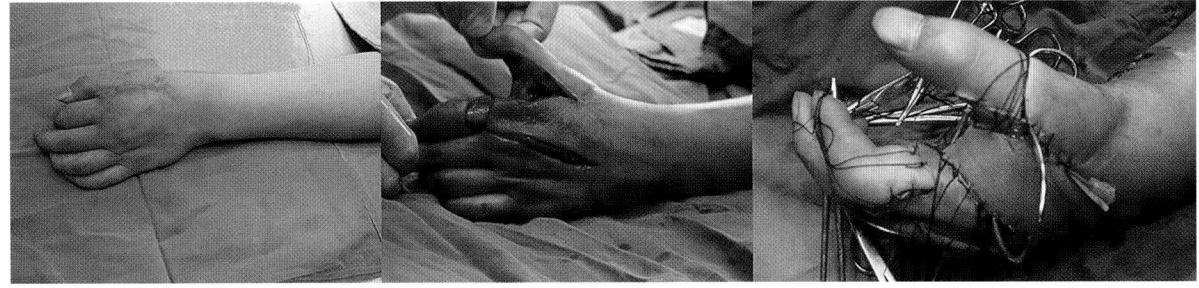

Color figure 70　First web-space repair with proximal dorsal indicator flap

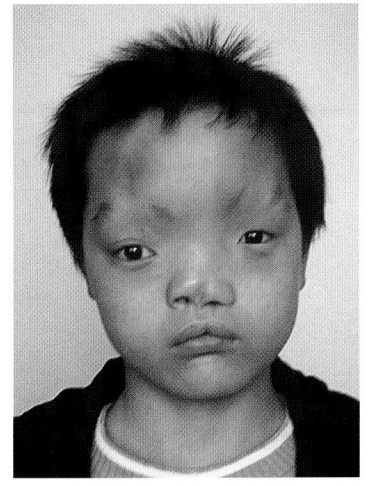

Color figure 71　Hypertelorism

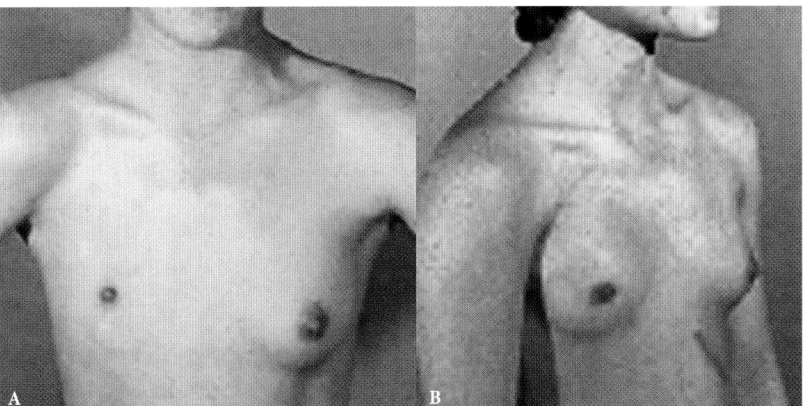

Color figure 72　Poland deformity of chest
A. Preoperation; B. Postoperation

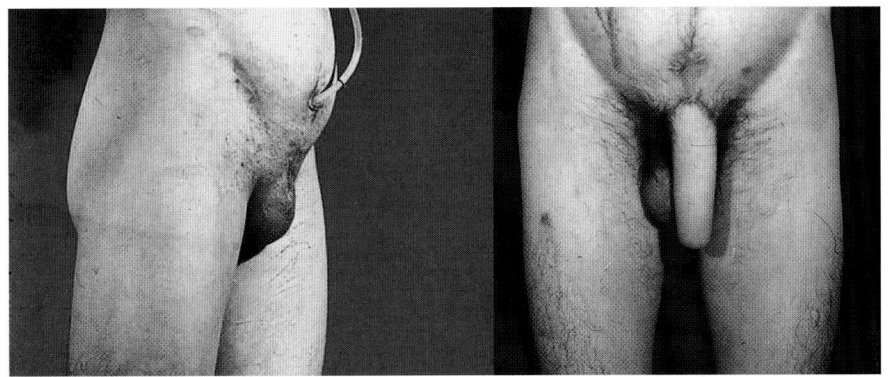

Color figure 73　Penis reconstruction using paraumbilical skin flap

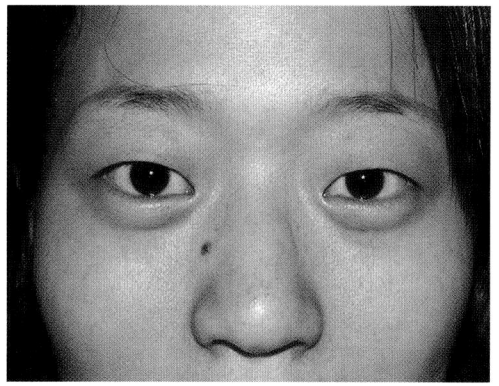
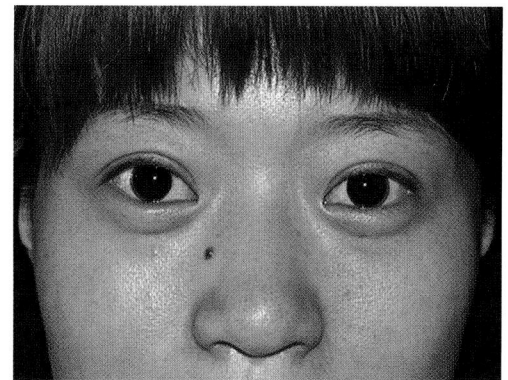

Color figure 74   Preoperative

Color figure 75   Postoperative

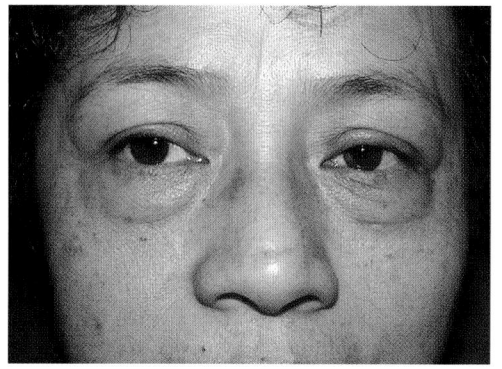
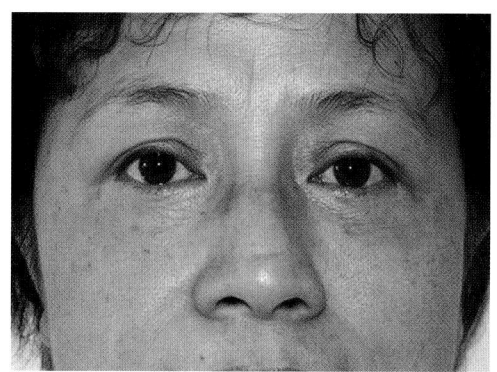

Color figure 76   Preoperative

Color figure 77   Postoperative

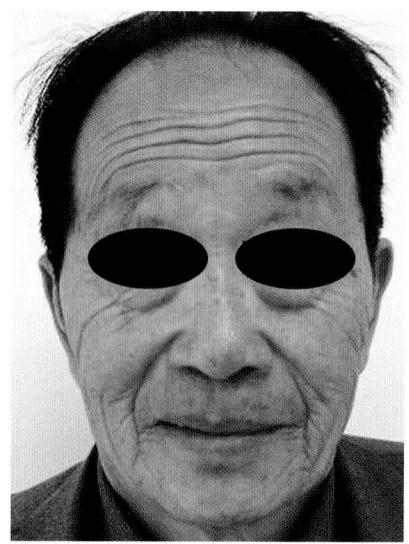
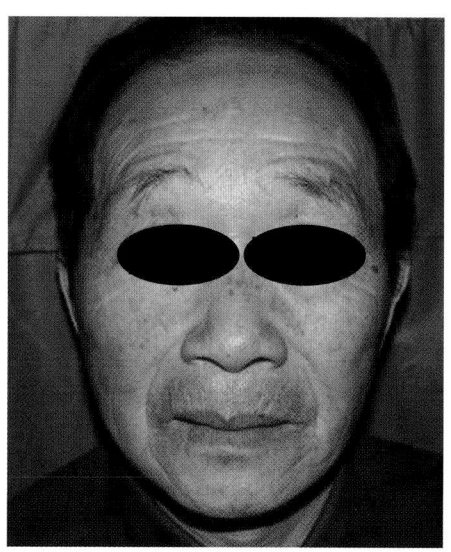

Color figure 78   Preoperative

Color figure 79   Postoperative

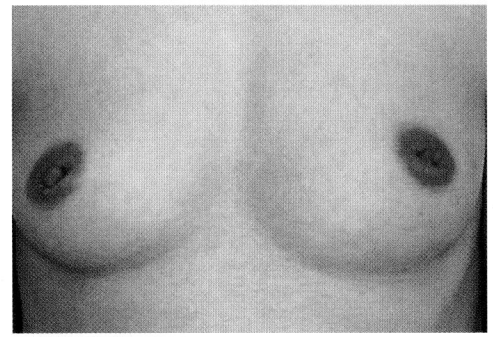

Color figure 80   Preoperative

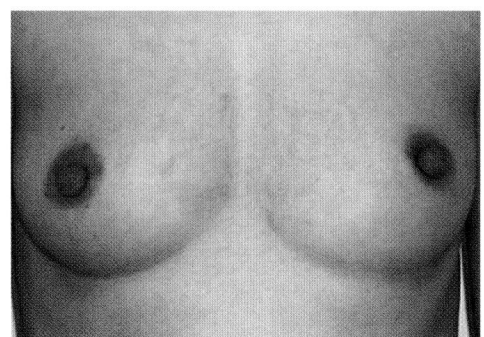

Color figure 81   Postoperative, 6 months

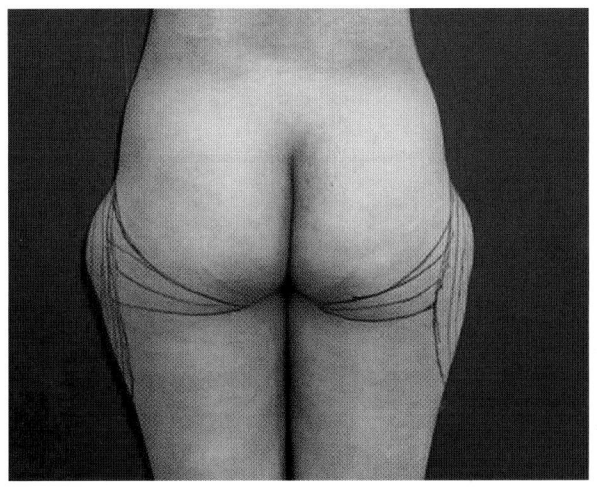

Color figure 82   Preoperative

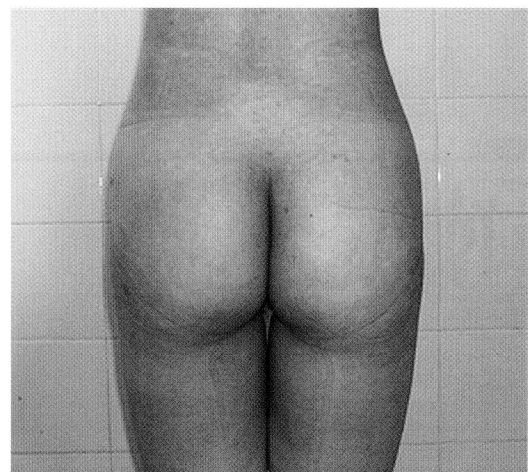

Color figure 83   Postoperative, 6 months